中国女性皮肤病学

主　编　曹元华　陈志强

主　审　靳培英

副主编　林　麟　崔盘根　顾　恒

吴余乐　弓娟琴　贾　虹

编　委（以汉语拼音为序）

曹元华　崔盘根　陈志强　方　方

冯素英　弓娟琴　顾　恒　贾　虹

李慧珠　林　麟　刘训荃　申国庆

王洪生　吴信峰　吴余乐　杨雪源

编　者（以汉语拼音为序）

卜　今　蔡丽敏　曹元华　陈志强

陈　敏　陈晓栋　崔盘根　方　方

冯素英　弓娟琴　顾　恒　贾　虹

金　懿　鞠　梅　孔丽娜　李慧珠

李晶冰　林　麟　刘彤云　刘苏俊

刘训荃　马道铭　申国庆　盛　楠

王洪生　王淼淼　王　强　王　焱

吴建兵　吴信峰　吴余乐　杨雪源

杨竹生　姚　煦　袁艳霞　张彩萍

张青松　赵　亮　钟连生　宗文凯

中国协和医科大学出版社

图书在版编目（CIP）数据

中国女性皮肤病学／曹元华，陈志强主编．—北京：中国协和医科大学出版社，2009.12
ISBN 978－7－81136－255－8

Ⅰ．中…　Ⅱ．①曹…②陈…　Ⅲ．女性－皮肤病学　Ⅳ．R751

中国版本图书馆 CIP 数据核字（2009）第 172421 号

中国女性皮肤病学

主　　编：曹元华　陈志强
策划编辑：李春宇
责任编辑：吴桂梅

出版发行：中国协和医科大学出版社
（北京东单三条九号　邮编 100730　电话 65260378）
网　　址：www.pumcp.com
经　　销：新华书店总店北京发行所
印　　刷：北京丽源印刷厂

开　　本：889×1194 毫米　1/16 开
印　　张：61
彩　　页：2
字　　数：1500 千字
版　　次：2009 年 12 月第 1 版　2009 年 12 月第 1 次印刷
印　　数：1—3000
定　　价：180.00 元

ISBN 978－7－81136－255－8/R·255

主编简介

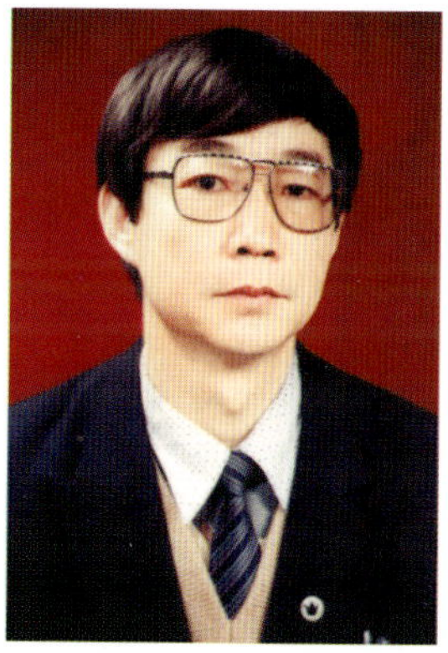

曹元华，1951年生，江苏邳州人，中共党员，汉族。1969年参加工作。1978年毕业于徐州医学院医疗系。曾任中国医学科学院皮肤病研究所（医院）医务处处长、副所院长，中国医学科学院学术委员会委员。现为教授、主任医师，《国际皮肤性病学杂志》常务编委，卫生部高级职称评审委员会委员，江苏省药品审评专家委员会委员，全国银屑病研究基金会常委，日本厚生省国立多摩研究所特别研究员。

1978年以来，长期从事皮肤病学临床和实验室研究，率先在国内开展血清中麻风杆菌特异性抗原的系列研究，并首次发现麻风家庭内接触者血清中存在麻风杆菌特异性抗原。在国内首次报告三色白癜风、色素性玫瑰疹、厚皮性嗜酸细胞增多性皮炎、歌舞伎化妆综合征，并报告过一些少见皮肤病种及综合征。

1989年以来作为日中医学协会的研修生、特别研究员及应日本科学技术厅和日本新技术事业团邀请，曾3次赴日本协作研究和访问讲学2年3个月。在日本期间与和泉真藏博士共同建立了“免疫斑点试验改良法”和“脱脂麻风整菌/酶联免疫吸附试验”两种新方法，日本《朝日新闻》曾于1994年8月23日进行过报道。先后在国内外杂志上发表论文40余篇。13次出席国际性学术会议并8次在会议上交流论文。个人业绩先后被录入《中国当代学者大词典》、《现代名医大典》、《中国医学专家》和《中国当代医药届名人录》。

曾获1988年卫生部科技进步三等奖、1991年SASAKAWA医学奖学金优秀论文三等奖、1995年全国第七届优秀科技图书一等奖、1996年度医药卫生杰出科技著作科技进步三等奖、1997年南京电视台“健康热线”优秀电视节目三等奖、1998年全国医药界精英奖、2004年度南京市科协第十一届优秀学术论文奖。

出版有个人译著《临床判断学》，主编《银屑病194问》，副主编《中国少见皮肤病彩色图谱》、《皮肤病药物治疗学》、《讲给银屑病患者的故事》。参编皮肤病专著5部。

主编简介

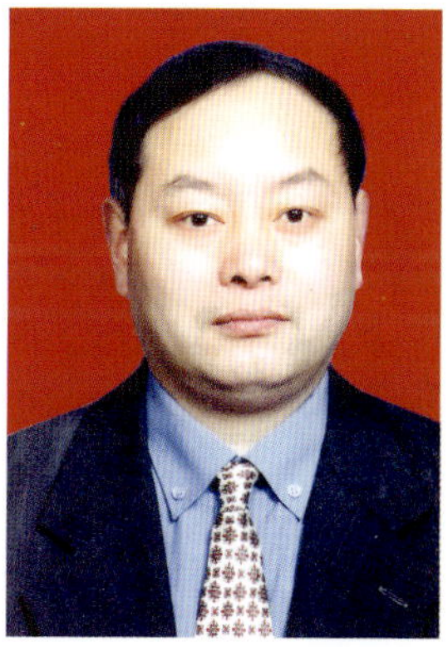

陈志强，男，1956 年出生，浙江宁波籍，汉族。医学博士，主任医师，教授。先后毕业于上海第一医学院医学系和中国协和医科大学研究生院。1983 年大学毕业后在南京医科大学第二附属医院内科做 3 年内科医生，后转至中国医学科学院皮肤病研究所从事皮肤科专业至今。曾于 1990～1991 年在日本和泰国主办的"Diploma Course in Dermatology"学习近一年，获得 diploma 与 certificate。

主要研究领域为皮肤病的免疫发病机制与分子发病机制，研究课题曾获得教育部高校博士点基金、卫生部科研基金、江苏省卫生厅 135 医学重点人才项目、江苏省人事厅六大人才高峰基金、江苏省自然科学基金、国家自然科学基金等资助。先后作为硕士研究生导师和博士研究生导师，所指导的学生各自成为其单位的学术骨干或学科带头人。作为第一作者和通信作者，曾在国内外发表论文 30 余篇。另发表综述 10 余篇。论文曾在国际皮肤科大会、欧洲皮肤科年会、亚太区域性皮肤科会议、中日双边皮肤科会议、中韩双边皮肤科会议等学术会议上交流。2007～2008 年，在 SCI 收录的国外杂志发表论文 5 篇。

曾担任《中国医学科学院学报》、《Chinese Medicine Journal》、《中华皮肤科杂志》、《临床皮肤科杂志》、《中国中西医结合皮肤性病学杂志》、《中国麻风皮肤病杂志》、《中国卫生人才》、《国外医学皮肤性病学分册》等杂志的编委。亦曾任卫生部高级职称评审委员会委员、卫生部艾滋病专家咨询委员会委员、中华医学会理事以及若干专业学会或地方专业学会的学术兼职。

出版物有参与主编《皮肤病药物治疗新进展》、《性病临床手册》、《性病治疗与家庭护理手册》，参与编写《皮肤病药物治疗学》、《临床皮肤病学》、《英汉皮肤性病学词典》、《英汉真菌学词典》、《现代皮肤性病学进展》、《皮肤科主治医师 600 问》、《荨麻疹的治疗》等著作。

序

中国人口有13亿多，其中约半数为女性，由于皮肤病的损害位于体表，极易影响外在美观、社会交往，乃至就业，从而造成生活质量下降，也危害人民的身心健康。由于中国女性的社会地位显著提高，从事几乎所有行业的工作。与男性相比，女性更注重容貌和外表，更关注发生在皮肤上的问题和疾病，在皮肤病治疗和皮肤养护等方面的需求亦高于男性，也是女性生活中的重要内容和消费支出的重要组成部分。中国有6亿多女性，遗憾的是迄今国内还没有一本女性皮肤病学专著，我很高兴地看到，本院校的曹元华教授和陈志强教授组织40位专家，集理论知识与临床实践于一体，编写了这本《中国女性皮肤病学》，不仅填补了国内女性皮肤病学专著的空白，也为中国医学科学院皮肤病研究所建所五十五周年献了一份厚礼。

中国医学科学院、中国协和医科大学皮肤病研究所（皮肤病医院）是我国唯一的一所国家级皮肤病研究与医疗机构，是教育部皮肤性病学重点学科，也是江苏省的医学工程重点学科和十大医学中心之一。1954年建所以来，为我国皮肤科学事业做出了诸多贡献，培养了众多人才，获得了重要的成果。在建所五十五周年之际，编撰出版颇具特色的《中国女性皮肤病学》，是对皮肤科学的拓展，相信会产生良好的社会效益。

《中国女性皮肤病学》由归国留学人员曹元华教授和陈志强教授主编，参与撰写者都是中国医学科学院、中国协和医科大学皮肤病研究所（皮肤病医院）的骨干，包括皮肤科临床和药学方面的专家。40位作者中，正高级职称专家13人，副高级职称专家8人；博士研究生导师与硕士研究生导师14人；医学博士22人，硕士4人；其中8人为归国留学人员。

全书共分7篇，涉猎的内容广泛、实用、新颖。除具体描述了主要发生于女性和女性多发的皮肤病外，分24个专题详细地介绍了皮肤科的常用药物及其具体应用，特殊治疗篇的内容丰富，治疗方面的内容约占全书内容的32%。将皮肤病的治疗作为重点是该书的一大特色。

皮肤养护和保健是女性最关注的内容之一，此书以近10%的篇幅介绍了女性皮肤的保健与养护，内容涵盖了皮肤老化、化妆及头发、指甲的养护，烟、酒、毒品对女性的影响，最后还涉及到性虐待诊治及皮肤科医师在变性手术中的作用。其中有些内容是已出版皮肤科专著中没有或较少涉及的。这也使该书颇具特色。

同其他医学学科一样，皮肤科学既是一门探索学科，也是一门实践学科，女性皮肤病学亦需要在探索中发展，在实践中前进。发展需要学术的争鸣，知识的深化需要实践的补正。该书作为填补空白的初版，难免有疏漏和欠完美之处，相信作者们会欢迎来自同道和读者的斧正。书将付梓，聊赘数语，是为序。

中国工程院院士，第三世界科学院院士，美国医学科学院院士
中国医学科学院、北京协和医学院院校长，中国工程院副院长
刘德培

2009年12月

编者的话

根据中华人民共和国国家统计局2006年3月公布的数据，2005年年末我国总人口为13.0756亿人，其中女性为6.3319亿人，占48.5%。解放近60年来，中国女性的社会地位显著提高，在各行各业发挥着巨大作用。随着医学的飞速发展和进步，女性疾病的科研、预防及治疗均取得了辉煌的成就，受到全世界的瞩目。

据统计，皮肤病已达1400余种。由于皮肤病的损害位于体表，容易暴露而影响外在美观、社会交往，乃至就业，从而造成生活质量下降，也危害人民的身心健康。尚有一些严重的皮肤病甚至可危及生命。由于性别差异、生理特点和社会角色等因素的影响，与男性相比，女性更注重容貌和外表，更在意发生在皮肤上的瑕疵和疾病，在皮肤养护和皮肤病治疗方面的需求也高于男性。

我国的皮肤科学已经发展成为一个独立的学科。新中国成立以来，国内出版了很多皮肤病专著，包括临床皮肤病学、皮肤性病学、皮肤病理学、皮肤病学基础、儿童皮肤病学、老年皮肤病学、职业皮肤病学、皮肤外科学、皮肤美容激光学以及皮肤病药物治疗学等。这些专著的出版，为推进皮肤病的预防、治疗和研究，保护人民健康做出了不可磨灭的贡献。

2001年，由Parish等主编的《Women's Dermatology》问世，这是世界上首部女性皮肤病学专著，美中不足的是关于皮肤病的内容仅占57%，涉及的病种也偏少。中国具有6亿多女性，但迄今国内还没有一本关于女性皮肤病的专著，虽然男女均可发生皮肤病，但正如Parish在《Women's Dermatology》的前言中所说：我们确信有些皮肤病是男女有别的，目前在这一方面还没有进行广泛的研究。承蒙中国协和医科大学出版社社长袁钟博士的鼎力支持，促成了这本《中国女性皮肤病学》的编写和出版，以奉献给广大的女性皮肤病患者和皮肤科的同道们。本书作者的成长离不开中国医学科学院皮肤病研究所和所内前辈们的教育、培养和帮助，今年是建所五十五周年，谨以此书报答前辈们的不倦教诲，并作为庆祝建所五十五周年的献礼！

参加本书编写的人员，既有长期工作在临床一线的皮肤病专家，长期从事皮肤病药物、制剂研究的专家，也有毕业多年并在科研和临床方面已小有成就的研究生们，并请中国医学科学院皮肤病医院总护士长孔丽娜副主任护师，撰写了皮肤病护理的章节。考虑到我们在心理辅导、美容护肤知识方面的薄弱，还邀请了南京大学社会学硕士、国家二级心理咨询师金懿女士撰写了相关内容。

参加本书编写的40人中，主任医师、主任药师13人，副主任医师8人；博士研究生导师3人，硕士研究生导师11人；医学博士22人，硕士4人；其中8人为归国留学人员。他们在临床、药物研究、外用制剂研制、护理、心理辅导及美容护肤方面具有丰富的实践经验，为本书内容的丰富、实用和新颖打下了坚实的基础。专门从事皮肤病研究的医、护、技、药人员联手编写、内容充实广泛也成为本书的一大特色。

本书共分6篇，具体描述了400余种皮肤病，其中主要发生于女性和女性多发的皮肤病约占70%。

在长期的皮肤科临床实践中，编者深深体会到，绝大多数的患者需要解决的是治疗问题，而皮肤科医师购买皮肤科专著的主要目的之一，也是希望能从中得到更多治疗方面的知识和信息。因此，本书在皮肤病的治疗方面倾注了较多的精力，除在每一种皮肤病中介绍其局部和系统治疗外，书中分24个专题详细地介绍了皮肤科的常用药物及其具体应用，包括基础、内服、外用、注射及研究进展，约占全书总篇幅的19%，特殊治疗篇的内容约占全书的14%，其中包括物理治疗、激光美容与治疗、女性医疗美容与外科治疗、女性皮肤心理学及心理疗法，二者相加，治疗方面的内容占全书内容的30%以上。力求能为皮肤科同道提供最实用的治疗参考。

皮肤养护和保健是女性最关注的内容之一，与化妆品厂商相比，皮肤科领域在这一方面的研究相对薄弱。为此，本书以近10%的篇幅介绍了女性皮肤的保健与养护，内容涵盖了皮肤老化及其预防，防晒化妆品知识，化妆品及其使用和不良反应，女性皮肤、头发、指甲的养护与美化，烟、酒、毒品对女性及其皮肤和疾病的影响，最后还涉及性虐待诊治及皮肤科医师在变性手术中的作用。其中有些内容是已出版皮肤科专著中没有或较少涉及的。相信这一部分的内容，不仅能为皮肤科工作者提供参考，对爱美女性的日常生活也将有所帮助。

由于国内没有女性皮肤病学专著可借鉴，我们对全书内容进行了尝试性的编排，在皮肤基础篇后，首选介绍主要发生于女性的皮肤病的内容，主要发生于女性的概念是指：特发于女性（如与月经及妊娠相关的皮肤病等），或女性占80%以上的皮肤病。在第三篇各章的皮肤病中，均按女性多发及性别差异不明显的顺序进行编排，所谓女性多发是指：国内外皮肤科专著中已明确女性多于或明显多于男性的皮肤病，不过，这种区分只是相对的。至于在本书中还编写了百余种性别差异不明显的皮肤病，是因为这些皮肤病比较重要和常见，如舍去则会影响其实用性。这种编排的合理性尚待皮肤科同仁赐教。

书将付梓，我们由衷地感谢中国工程院院士、第三世界科学院院士、美国医学科学院院士、中国工程院副院长，中国医学科学院、北京协和医学院院校长刘德培博士为本书作序。衷心地感谢著名皮肤病学家、中华医学会理事、中国女医师协会理事、“中国医学科学院协和医科大学名医”之一靳培英教授主审全书。这是对我们的鼓励和鞭策，我们将不懈地努力，为我国皮肤科学事业的发展增添片瓦。

作为本书的初版，旨在填补国内尚无女性皮肤病专著的空白，为推动我国皮肤病学事业的发展聊尽绵薄之力。作为主编，虽竭尽全力，试图使本书近乎完美，但限于学识和水平，加之数十位作者执笔，写作风格不同及疏漏甚至不妥之处在所难免，由于疾病分类上的原因，部分内容亦难免重复，我们诚恳地期盼读者和皮肤科同仁给予斧正。

曹元华　陈志强

2009年于古城金陵

声　　明

（依照国际惯例登载）

医学是一门不断发展的科学，因为新的研究成果层出不穷，临床经验的不断积累，所以我们有必要了解治疗及用药的新变化。本书编者及出版者核对了各种信息来源，并确信本书内容完全符合出版时的标准。然而，鉴于不可避免的人为错误和医学科学的发展，不管是编者、出版者还是其他参与本书出版的工作者，均不能保证此书中的内容百分之百正确。他们对因使用本书资料而引起的任何医疗差错和事故一律不能负责。他们鼓励读者参照其他材料来证实本书资料的可靠性，例如，可核对他们将要使用的药物说明书，以确认本书提供的资料是否正确及本书推荐的药物剂量或禁忌证有无改变，对于新药或不经常使用的药物更应如此。

Medicine is an ever – changing science. As new research and clinical experience broaden our knowledge，changes in treatment and drug therapy are required. The authors and the publisher of this work have checked with sources believed to be reliable to their efforts to provide information that is complete and generally in accord with the standards accepted at the time of publication. However，in view of the possibility of human error or changes in medical sciences，neither the editors nor the publisher nor any party who has been involved in the preparation or publication of this work warrants that the information contained herein is every respect accurate or complete，and they are not responsible for any errors or omissions or for the results obtained from use of such information. Readers are encouraged to confirm the information contained herein with other sources. For example and in particular，readers are advised check the product information sheet included in the package of each drug they plan to administer to be certain that the information contained in this book is accurate and that changes have not been made in the recommended dose or in the contraindications for administration. This recommendation is 0f particular importance in connection with new or infrequently used drugs.

（全文摘自：Braunwald E et a1. 2001. Harrison's of Internal Medicine. New York：McGraw-Hill Inc，Medical Publishing Group）

目 录

第一篇 女性皮肤病学基础

第二篇　主要发生于女性的皮肤病

第三篇 好发于女性及性别差异不明显的皮肤病

第四篇 部分药物在皮肤科的应用

第五篇 女性常见皮肤病的特殊治疗

第六篇 女性皮肤的保健与养护

第一篇　女性皮肤病学基础

第一章　皮肤的构造及性别特点

皮肤是人体最大的器官，其重量占体重的16%。皮肤位于人体的表面，是人体的第一道防线。皮肤的厚度随年龄、性别、部位不同而异，为0.5～4mm。眼睑、乳部和外阴等处皮肤最薄；枕后、项背、臀及掌跖处皮肤最厚。表皮的厚度为0.04～1.6mm，平均为0.1mm，眼睑处最薄，手掌处最厚。真皮厚度是表皮的15～40倍，为1～4mm，脸部最薄，股部最厚。总体来说，成人皮肤厚于儿童，男性皮肤厚于女性。

皮肤上由真皮结缔组织纤维束排列方向的不同，而形成具有一定方向的张力线，又名皮肤切线。外科手术时，按此方向切开的皮肤切口宽度较小。

皮肤的颜色各人不同，与种族、年龄、性别以及外界环境等因素有密切关系。即使同一人体的皮肤，在不同部位其颜色深浅也不同。

皮肤有其特有的组织形态，总体来说分为两大部分：内部的真皮及皮下组织和外部的表皮组织。真皮对表皮起机械支持作用。皮肤还附有毛发、皮脂腺、汗腺及指（趾）甲等附属器。

一、表皮

表皮属复层鳞状上皮，主要由角质形成细胞构成。其他细胞，如朗格汉斯细胞（Langerhans cells）、梅克尔细胞（Merkel cell）和黑素细胞也参与其中。

1. 角质形成细胞　属上皮细胞，在其分化过程中形成具有保护作用的角蛋白。角质形成细胞是表皮的主要细胞，占表皮细胞的80%以上。角质形成细胞之间有一定间隙，可见细胞间桥，即电镜下所见的桥粒。根据角质形成细胞分化的不同特点，表皮的角质形成细胞由内向外依次分为基底层、棘层、颗粒层、透明层和角质层。基底层借助基底膜带与真皮连接。

（1）基底层：基底层位于表皮的最下层，为一层排列整齐如栅栏状的柱状或立方状的基底细胞。

（2）棘层：棘层位于基底层上方，一般由4～8层细胞组成。细胞呈多角形，越位于表层，细胞越扁平。每个细胞均有较多的胞质突，称为棘突，故此层细胞称为棘细胞。

（3）颗粒层：颗粒层位于棘层之上，通常由2～4层扁平或梭形细胞组成，细胞质内充满粗大、深嗜碱性的透明角质颗粒。正常皮肤颗粒层的厚度与角质层的厚度成正比，因此，在角质层较厚的掌跖颗粒层细胞可多达10层。

（4）透明层：透明层仅见于掌跖等角质层较厚的表皮，是一层位于颗粒层上方、角质层下方的2～3层扁平、境界不清、无核、嗜酸性、紧密相连的细胞，是防止水及电解质通过的屏障。

（5）角质层：角质层细胞已不含细胞核，细胞器也几乎消失，由5～10层已经死亡的细胞组成。

桥粒和半桥粒是角质形成细胞间及与基底膜带相连接的主要结构。

用PAS染色时，在表皮和真皮连接处可见0.5～1μm厚的均匀一致的紫红色带，称之为表皮下基底膜带。此带在HE染色切片中看不到。基底膜带除连接真表皮外，还具有渗透和屏障作用。表皮内无血管，营养物质可通过此带进入表皮，代谢产物可通过此带进入真皮，但可限制分子量大于40000的大分子通过。当基底膜带损伤时，炎症细胞、肿瘤细胞和一些大分子可通过此带进入表皮。

2. 表皮内的树状突细胞　正常表皮内除角质形成细胞外，还有一组树状突细胞，包括黑素细胞、朗格汉斯细胞和梅克尔细胞。

（1）黑素细胞：黑素细胞主要位于表皮的基底层，约占基底层细胞的10%。在HE染色切片中，黑素细胞的胞质透明，胞核较小，故又称透明细胞。银染色及DOPA染色显示黑素细胞有较多的树枝状突起，伸向邻近的基底细胞和棘细胞。每一个黑素细胞借助树枝状突起可与10～36个角质形成细胞接触，向它们输送黑素颗粒，形成表皮黑素单元。

（2）朗格汉斯细胞：朗格汉斯细胞是一种来源于骨髓及脾的免疫活性细胞，主要存在于表皮中部，占表皮细胞的3%～5%。HE染色切片中，朗格汉斯细胞难以辨认，氯化金染色能显示其树枝状突起。朗格汉斯细胞能摄取外界物质并有吞噬及吞饮作用，具有抗原呈递作用，故又称其为表皮内的抗原呈递细胞，在皮肤的接触性变态反应和同种异体皮肤移植时的排斥反应中起重要作用。

（3）梅克尔细胞：梅克尔细胞位于表皮和口腔黏膜下面，相当罕见，分布不规则，在HE染色切片中，梅克尔细胞难以辨认。推测梅克尔细胞是一种触觉感觉细胞。

二、真皮

真皮主要由结缔组织构成，分为两个部分，即表皮下真皮乳头层和与脂肪层连接的网状层，两层间无截然界限。乳头层靠近表皮下部，较薄，其乳头向上与表皮突犬牙交错相连，乳头层内有丰富的毛细血管和毛细淋巴管，并有游离神经末梢；网状层内含较大的血管、淋巴管、神经以及皮肤附属器、肌肉等结构。真皮结缔组织由以多糖类（氨基葡聚糖）为主要成分的基质构成，这些多糖与蛋白质相结合形成大分子，称蛋白多糖。在这种多糖构成的基质中，富含胶原蛋白和弹性纤维，以及一些细胞成分，如成纤维细胞、肥大细胞，还有构成皮肤神经血管网的其他细胞。

1. 胶原纤维　胶原纤维是真皮结缔组织的主要成分，在真皮内均结合成束，各部位的胶原束粗细不等，在乳头层内的胶原束不但最细，而且无一定的方向。真皮的中、下部胶原纤维较粗，呈束状，且走向几乎与皮面平行。胶原纤维韧性大，抗拉力强，但缺乏弹性。

2. 网状纤维　网状纤维主要分布在乳头层，在皮肤附属器、血管和神经周围等处。HE染色时，网状纤维不易辨认。

3. 弹力纤维　弹力纤维也较细，在HE染色切片中可见弹力纤维呈波浪状缠绕在胶原束之间。弹力纤维使皮肤具有弹性，拉长后可恢复原状。

4. 基质　基质是一种无定形均质状物质，充填于纤维和细胞之间。主要化学成分为蛋白多糖、水、电解质等。蛋白多糖主要包括透明质酸、硫酸软骨素B、硫酸软骨素C等。使基质形成具许多微孔隙的分子筛立体构型。小于这些孔隙的物质，如水、电解质、营养物质和代谢产物可自由通过进行物质交换。大于孔隙者，如细菌则不能通过，被限于局部，有利于细胞吞噬。

5. 细胞　真皮结缔组织间可见成纤维细胞、肥大细胞、巨噬细胞、淋巴细胞、其他白细胞，以及朗格汉斯细胞、真皮树突细胞、噬黑素细胞等。成纤维细胞产生多种纤维和基质，也有人认为肥大细胞与基质的形成有关。

三、皮下组织

真皮下方为皮下组织，又称皮下脂肪层或脂膜。其结缔组织纤维皆自真皮下部延续而来，与真皮无明显界限，其下方与肌膜等组织相连。皮下组织由疏松结缔组织及脂肪小叶组成，其厚薄因身体不同部位及营养状况而异。

四、皮肤附属器

皮肤附属器由表皮衍生而来，包括毛发、毛囊、皮脂腺、小汗腺、顶泌汗腺及指（趾）甲等。

1. 毛发与毛囊

（1）毛发：毛发由角化的上皮细胞构成，分为长毛、短毛及毳毛。长毛，如头发、胡须、阴毛及腋毛等；短毛，如眉毛、睫毛、鼻毛及外耳道的短毛；毳毛细软、色淡、无髓，分布于面、颈、躯干及四肢。指（趾）末节伸侧、掌跖、乳头、唇红、龟头及阴蒂等处无毛。不同部位的毛发长短不同，是它们的生长期、退行期及休止期的时间长短不同所致，毛发的生长受多种因素（遗传、健康、营养、激素）的影响，毛发与皮肤成一定的倾斜角度。在毛囊的稍下段有立毛肌，属平滑肌，受交感神经支配。

毛发露出皮面以上部分为毛干；在毛囊内的部分称毛根；毛根下端略膨大，为毛球。毛孔头位于毛球下端向内的凹入部分，相当于真皮乳头，含有结缔组织、神经末梢及毛细血管，为毛球提供营养。毛球下层靠近乳头处称为毛基质，是毛发及毛囊的生长区，相当于真皮基底层及棘层，并有黑素细胞。

（2）毛囊：由表皮下陷而成。

2. 皮脂腺　皮脂腺是一种全浆分泌腺，没有腺腔，整个细胞破裂即成为分泌物。皮脂腺存在于掌、跖和指（趾）屈侧以外的全身皮肤。头、面及胸背上部等处皮脂腺较多，称皮脂溢出部位。皮脂腺通常开口于毛囊上部，位于立毛肌和毛囊的夹角之间。立毛肌收缩可促进皮脂的排泄。乳晕、口腔黏膜、唇红、小阴唇、包皮内侧等处的皮脂腺单独开口于皮肤。

3. 外泌汗腺　又称小汗腺，有分泌汗液和调节体温的作用。除唇红、包皮内侧、龟头、小阴唇及阴蒂外，小汗腺遍布全身。小汗腺可分为腺体和汗管两部分。

4. 顶泌汗腺　以往称为大汗腺，是较大的管状腺，其分泌部分在皮下脂肪层中，腺腔直径约为小汗腺腺腔的10倍，也由腺体和导管组成。顶泌汗腺主要分布于腋窝、乳晕、脐窝、肛门及外阴等处。外耳道的耵聍腺、眼睑的Moll腺和乳腺属变异的顶泌汗腺。顶泌汗腺的分泌活动主要受性激素影响，于青春期分泌旺盛。新鲜的顶泌汗腺分泌物为无臭的乳状液。排出后被某些细菌，如类白喉杆菌分解，产生有臭味物质。

5. 甲　甲由多层紧密的角化细胞构成，外露部分称为甲板，伸近端皮肤的部分称为甲根。覆盖甲板周围的皮肤称为甲廓，甲板之下的皮肤称为甲床。甲根之下的上皮生发层细胞称为甲母，是甲的生长区。甲板近端可见新月状淡色区，称为甲半月，这是甲母细胞层较厚所致。指甲生长速度每日约0.1mm，趾甲生长速度为指甲的1/3～1/2。疾病、营养状况、环境及生活习惯等的改变可使当时所产生的指（趾）甲发生凹沟或不平。

五、性别与皮肤结构特征

从功能上说，皮肤也许是人体最特殊的器官。皮肤的某些结构，如皮肤的腺体以及分泌的皮脂有显著的社会及性别特殊性，如青春期皮肤的皮脂腺分泌预示着人体性发育。女性对体味的敏感性要超过男性，在排卵期其敏感性最高。皮肤的新陈代谢也有其特殊性，如类固醇的代谢和性激素的合成。皮肤附属器对性激素的反应非常敏感，如皮脂腺的分泌增多，某些第二性征（如面部、腋下和阴部长出又黑又粗的体毛）就是在雄激素的刺激下产生的。

（一）性激素对皮肤的影响 皮肤是许多化学信使物质的作用靶位。许多化学物质的作用已经被研究得很清楚，人们认为这些化学物质是造成男女皮肤差异的原因。例如，毛球和皮脂腺是雄性激素和肾上腺皮脂激素的作用靶位。同样，黑素细胞受脑垂体产生的多肽类激素的直接影响。

尽管人们认为更年期后的皮肤变化提示雌激素对表皮细胞的有丝分裂有促进作用，但雌激素对皮肤的具体作用目前还不清楚。有证据证明，雌激素对真皮及骨骼的胶原纤维有保护作用，并可促进皮肤基质的合成。雌激素还可以阻碍皮脂腺的分泌，而这一作用可能还受其他因素的早期影响。

在经过同质化处理的老鼠的皮肤上，雌二醇与其细胞质内的受体有结合的能力。通过对老鼠皮肤注射用氚标记的雌二醇并使用放射自显影的方法，发现这种标记后的雌二醇在真皮和皮下的细胞的胞核内浓聚。雌激素受体在人类皮肤的胞质中也已被发现，但人类皮肤内雌激素的受体水平极低。相对而言，在脸部皮肤内的雌激素受体水平最高，而在股部和乳房部位受体水平最低。在痤疮患者中，无论男女，这种受体浓度的平均水平都较高。全身各处皮肤的细胞胞质内含有黄体酮受体，该受体水平在乳房皮肤处最高，而在会阴部位最低。雄激素的水平对诸如皮脂腺、毛球以及顶浆分泌腺都有强烈的影响。睾酮在5α－还原酶的作用下变为双氢睾酮，这种5α－还原酶在包括皮肤在内的全身多处组织内存在。在成年人中，这种酶的活性受睾酮影响较大，在患有痤疮的皮肤中，以及患有特发性多毛症妇女的毛发分布区，这种酶的分布水平非常高。

（二）不同性别皮肤厚度、皮肤胶原及皮肤密度 总体说来，男性皮肤胶原含量高于女性。雄激素作用可能是造成这一现象的原因之一。随着人体的衰老，无论男女，皮肤中胶原的含量都会减少，因女性皮肤内胶原基础含量较少，故女性的皮肤较男性更显得苍老。就皮肤而言，女性比男性要提早15年出现衰老。除此之外，女性皮肤胶原的密度也较男性低。因胶原含量是影响皮肤厚度的主要原因，故而女性皮肤的低胶原含量也就解释了为什么女性的皮肤比男性薄。对皮肤厚度以及皮肤内胶原含量的测定，可以为诊断代谢性疾病以及内分泌疾病提供有用的信息，同时也为监测药物对结缔组织的作用和治疗结缔组织相关性疾病提供了有效的手段。

（三）女性皮下脂肪组织的解剖学特点 股部的皮下组织由三层脂肪层构成，其中有两层结缔组织穿插其间。皮肤的柔软和富有弹性，与体内的皮下脂肪的厚度有关。妇女股部皮肤的最表层是由有“立体式脂肪库”之称的脂肪层组成的，这些脂肪层从切面上看，被结缔组织分割成大小约0.5cm×1.5cm的小块。这些网状脂肪层，呈放射状弓形分布，其上被覆真皮。脂肪乳头状小凸起嵌入真皮层，包绕毛球、汗腺及血管，并保护这些组织避免过度受压。脂肪细胞在受压后会发生变形，因此“床垫现象”为女性股部皮肤所特有。相比之下，男性股部的表皮就薄得多，而且其脂肪层被相互交叉的结缔组织分割开来。此外，男性的真皮比女性厚。虽然男性的皮肤也可以被折起，但是这种嵌入真皮的小凸起在一般的男性中往往并不存在。这种男女股部皮肤结构特性的差异很可能是雄激素对间质的增生作用导致，因为在那些雄激素分泌不足的男性，也可以出现类似于女性的“床垫现象”。由此可见，男女的皮肤的确不同，而激素是导致这种差异的原因。

（陈　敏）

第二章　皮肤的功能

皮肤是人体最大的器官，覆盖于人的体表，具有屏障、吸收、分泌和排泄、感觉、体温调节、代谢、免疫等生理功能，对机体的健康起十分重要的作用。皮肤的机械特性，特别是其活动能力，主要是由该处皮肤真皮层的纤维组织的特性决定。不同部位的皮肤，其延展性也各不相同。腹部皮肤的延展性较好，但如果超过了它的极限，也会对其造成损伤，如年轻人的萎缩纹和孕妇的妊娠纹。这些膨胀纹的出现有可能与遗传因素有关。皮肤有感觉功能，而且同时也产生体味。

一、皮肤的屏障作用

皮肤保护人体免受伤害，并防止体液流失以及外界液体的流入。人体正常皮肤有两方面屏障作用，一方面防止组织内的各种营养物质、水分、电解质和其他物质的丧失，另一方面保护机体内各种器官和组织免受外界环境中机械、物理、化学和生物性有害因素的侵袭，因此，皮肤在保持机体内环境的稳定上起着重要的作用。

1. 对机械性损伤的防护　正常皮肤的表皮、真皮及皮下组织共同形成一个完整的整体，质地坚韧、柔软，具有一定的张力和弹性，对外界的各种机械性刺激，如摩擦、牵拉、挤压及冲撞等有一定的保护能力，并能迅速地恢复到正常状态。

2. 对物理性损伤的防护　角质层具有防止机械损伤的功能，对抗外界的压力主要依靠真皮的胶原纤维，皮下脂肪可对皮肤所受的冲击起缓冲作用。皮肤是电的不良导体，它对低电压电流有一定的阻抗能力，电阻值的高低和含水量的多少成反比。正常皮肤对光有吸收能力，大部分紫外线可被表皮吸收，故可保护体内器官和组织免受光的损伤。磁能量可对人体组织（包括皮肤）产生一定的磁生物效应，但是一般不会引起组织损伤。

3. 对化学性损伤的防护　正常皮肤对各种化学物质都有一定的屏障作用，主要依靠角质层。皮肤有一定的中和酸、碱的能力。正常皮肤表面偏酸性，其 pH 为 5.5～7.0，最低可到 4.0，对碱性物质可起缓冲作用，被称为碱中和作用。而头部、前额及腹股沟处偏碱性，对 pH 在 4.2～6.0 范围内的酸性也有相当的缓冲能力，被称为酸中和作用。

4. 对生物性损伤的防护　皮肤对各种致病微生物具有多方面防御能力。首先角质层有良好的屏障作用，可防止直径 200nm 的细菌及直径 100nm 的病毒进入皮肤；其次，皮肤表面偏酸性不利于寄生菌生长；此外，皮表某些游离脂肪酸对寄生菌的生长有抑制作用。

5. 防止体内营养物质的丧失　正常皮肤除了汗腺、皮脂腺分泌和排泄，角质层水分蒸发及脱屑外，一般营养物质及电解质等都不能透过皮肤角质层而丧失，角质层的这种半通透膜特性起着很好的屏障作用。成人通过皮肤而丢失的水分每天为 240～480ml（不显性发汗），但如将角质层去掉，水分的丧失比不显性出汗时增加 10 倍或以上。

二、皮肤的吸收功能

皮肤对许多不同的分子有着良好的通透性，具有吸收外界物质的能力，称为经皮吸收、渗透或透入。人体不同部位的皮肤，对物质的通透性也有所不同。脸部皮肤对外界物质的通透性较好，而手掌的皮肤却几乎没有什么通透性。经皮吸收也是现代皮肤科外用药物治疗皮肤病的理论基础。皮肤主要通过三种途径进行吸收：①角质层（主要途径）；②毛囊皮脂腺；③汗管口。皮肤的吸收功能可受以下因素的影响。

1. 皮肤的结构和部位　皮肤的吸收能力与角质层的厚薄、完整性及其通透性有关，不同部位皮肤的角质层厚薄不同，因此，不同部位皮肤的吸收能力有很大差异，依次为阴囊 > 前额 > 下肢屈侧 > 上臂屈侧 > 前臂 > 掌跖。

2. 角质层的水合程度　皮肤角质层的水合程度越高，皮肤的吸收能力就越强。药物外用后用塑料薄膜封包要比外用的吸收系数高 100 倍，是封包阻止了局部汗液和水分的蒸发，使角质层水合程度提高的结果。

3. 被吸收物质的理化性质　完整皮肤只能吸收少量水分和微量气体；水溶性物质不易被吸收，而对脂溶性物质吸收良好，对油脂类物质也吸收良好。吸收强弱顺序为羊毛脂 > 凡士林 > 植物油 > 液体石蜡。

物质分子量的大小与皮肤的吸收率之间无明显关系。一般而言，物质浓度与皮肤吸收率成正比；剂型对物质吸收有明显影响，同种物质不同剂型，皮肤的吸收率差距甚大。

4. 外界环境因素　环境温度升高可使皮肤血管扩张、血流速度增加，加快已透入组织内的物质弥散，从而使皮肤吸收能力提高。环境湿度也可影响皮肤对水分的吸收，当环境湿度增大时，角质层水合程度增加，使皮肤对水分的吸收减少。

三、皮肤的感觉功能

皮肤内广泛分布着感觉神经末梢和特殊感受器，可感知体内外各种刺激并通过神经通路引起相应的神经反射，从而维护机体的健康。

皮肤的感觉可分为两类：一类是单一感觉，皮肤内感觉神经末梢和特殊感受器感受体内外单一性刺激，转换成一定的动作电位并沿相应的神经纤维传入中枢，产生不同性质的感觉，如触觉、痛觉、压觉、冷觉和温觉；另一类是复合感觉，即皮肤中不同类型的感觉神经末梢或感受器共同感受的刺激传入中枢后，由大脑综合分析形成的感觉，如湿、糙、硬、软、光滑等；此外，皮肤还有形体觉、两点辨别觉和定位觉等。痒觉又称瘙痒，是一种引起搔抓欲望的不愉快的感觉，属于皮肤黏膜的一种特殊感觉，其产生机制尚不清楚。

四、皮肤的分泌和排泄功能

皮肤的分泌和排泄功能主要通过皮脂腺和汗腺来完成。

1. 小汗腺的分泌和排泄　小汗腺几乎遍布全身，其分布和部位与遗传有关。小汗腺的分泌可受到体内外温度、精神因素和饮食的影响。外界温度高于 31℃时，显微镜下可见皮肤表面出现汗珠，称为不显性出汗。小汗腺的分泌在维持体内电解质平衡中起着相当重要的作用。另外，出汗可带走大量的热量，这对于人体适应高温环境极为重要。

2. 顶泌汗腺的分泌和排泄　顶泌汗腺的分泌在青春期后增强，并受情绪的影响，感情冲动时其分泌和排泄增加。新分泌的顶泌汗腺液是一种黏稠的奶样无味液体，细菌酵解可使之产生臭味。

3. 皮脂腺的分泌和排泄　皮脂腺是全浆分泌，即整个皮脂腺细胞破裂，胞内物全部排入管腔，进而分布于皮肤表面，形成皮脂膜。皮脂是多种脂类的混合物，其中主要含有角鲨烯、蜡脂、甘油三酯及胆固醇。皮脂腺的分泌受各种激素（如雄激素、孕激素、雌激素、肾上腺糖皮质激素、垂体激素等）的调节。此外，表皮损伤也可使损伤处的皮脂腺停止分泌。

五、皮肤的体温调节功能

皮肤对体温恒定具有重要的调节作用。一方面它作为外周感受器，向体温调节中枢提供外界环境温度的信息；另一方面，又可作为效应器，通过物理性体温调节的方式保持体温恒定。

正常成人皮肤体表面积可达 1.5m^2，为吸收环境热量及散热创造了有利条件。皮肤动脉和静脉之间吻合丰富，其活动受交感神经支配，这种血管结构有利于机体对热量的支配。四肢大动脉也可通过调节浅静脉和深静脉的回流量进行体温调节。

体表散热主要通过热辐射、空气对流、热传导和汗液蒸发，其中汗液蒸发是环境温度过高时主要的散热方式，每蒸发 1g 水可带走 2.43kJ 的热量。寒冷环境下，皮肤出汗减少，加上皮下脂肪的隔绝作用，热量散失减少。

六、皮肤的代谢与合成功能

1. 能量代谢　正常表皮的能量代谢比较活跃，与其再生速度较快相适应。皮肤和体内大多数组织一样，以葡萄糖或脂肪作为主要能量物质，其在人体各组织中是通过有氧分解和无氧酵解的两条途径，后者在皮肤中（尤其是在表皮）特别旺盛，其速度在人体各组织中是最快的。在有氧条件下，表皮中 50% ~75% 的葡萄糖通过糖酵解分解提供能量；缺氧时，则有 70% ~80% 的葡萄糖通过无氧酵解分解提供能量，且同时产生乳酸。

2. 糖代谢　皮肤中的糖类物质主要为糖原、葡萄糖和黏多糖等。葡萄糖浓度约为血糖的 2/3，表皮中的含量高于真皮和皮下组织。真皮中的黏多糖含量丰富，主要包括透明质酸、硫酸软骨素等，多与蛋白质形成蛋白多糖（或称黏蛋白），后者与胶原纤维结合形成网状结构，对真皮及皮下组织起支持、固定作用。

3. 蛋白质代谢　皮肤蛋白质包括纤维性和非纤维性蛋白质，前者包括角蛋白、胶原蛋白和弹性蛋白等，后者包括细胞内的核蛋白以及调节细胞代谢的各种酶类。角蛋白是角质形成细胞和毛发上皮细胞的代谢产物及主要构成成分；胶原蛋白有Ⅰ、Ⅲ、Ⅳ、Ⅶ型，胶原纤维主要成分为Ⅰ型和Ⅲ型胶原蛋白，网状纤维主要为Ⅲ型，基底膜带主要为Ⅳ型和Ⅶ型；弹性蛋白是真皮内弹力纤维的主要成分。

4. 脂类代谢　皮肤中的脂类包括脂肪和类脂质，人体皮肤的脂类总量（包括皮脂腺、皮脂及表皮脂质）占皮肤总重量的 3.5% ~6%。脂肪（即甘油三酯）的主要功能是储存能量和氧化供能，类脂（包括胆固醇、磷脂和糖脂等）是细胞膜结构的主要成分和某些生物活性物质合成的原料。真皮和皮下组织中含有丰富的脂肪，可通过 β－氧化途径提供能量。脂肪合成主要在表皮细胞中进行。

5. 水和电解质代谢　皮肤是人体重要的储水库。皮肤中的水分主要分布于真皮内，当机体脱水时，皮肤可提供其水分的 5% ~7% 以维持循环血容量的稳定。皮肤中含有各种电解质（包括 Na^+、Cl^-、K^+、Ca^{2+}、Mg^{2+}等），主要储存于皮下组织中。

七、皮肤的免疫作用

皮肤具有很强的非特异性免疫防御能力，是人体抵御外界环境有害物质的第一道防线，它能有效地防御物理性、化学性、生物性等有害物质对机体的刺激和侵袭，对人体适应周围环境、健康地生长发育和生存起到了十分重要的作用。

随着生物学和医学免疫学的不断发展，人们发现皮肤还具有非常重要的特异性免疫功能。近年来的研究表明，皮肤是一独特的免疫器官，具有独特的免疫功能。皮肤免疫系统的概念已经确立，在免疫学领域中有着十分重要的作用。皮肤的各种免疫分子和免疫细胞共同形成一个复杂的网络系统，并与体内其他免疫系统相互作用，共同维持皮肤微环境和机体内环境的稳定。

（陈　敏）

第三章 皮肤的类型

一、皮肤的类型

（一）**按皮肤对光的反应分型** 较广泛采用的是Fitzpatrick皮肤分型法，其具体方法为：用3倍最小红斑量（MED）的紫外光照射非曝光部位皮肤，24小时后观察皮肤晒红，7天后观测皮肤晒黑的情况。皮肤的白皙程度与皮肤内的黑色素有关，人体的表皮中有黑色素细胞，易于吸收紫外线，在日光的照射下会加深肤色。根据肤色及皮肤经一定剂量日晒后出现红斑和色素的程度，将皮肤分为6型，见下表。

Fitzpatric－Pathak 皮肤分型

皮肤类型	未曝光区肤色	日晒红斑	日晒黑化
Ⅰ	白色	极易发生	从不发生
Ⅱ	白色	容易发生	轻微晒黑
Ⅲ	白色	有时发生	有些晒黑
Ⅳ	白色	很少发生	中度晒黑
Ⅴ	棕色	罕见发生	呈深棕色
Ⅵ	黑色	从不发生	呈黑色

Fitzpatrick－Pathak皮肤分型法，在对皮肤进行光疗生物学研究、皮肤色素研究、防晒化妆品功效评价以及皮肤祛斑美白等领域内应用较广泛，但其具有一定的缺陷，如果按Fitzpatrick－Pathak皮肤分型法，Ⅰ～Ⅳ未曝光区肤色均为白色，显然不适用于亚洲的黄种人，国内以下研究即可证明此点。

2004年，国内刘玮等采用Fitzpatrick－Pathak皮肤分型法，用引导性答卷和自主性答卷两种方式进行调查，对北京、上海、广州和成都的404名健康成年女性进行了调查，并对Fitzpatrick－Pathak皮肤分型法用于国人的情况作了分析，结果表明，引导性调查和自主性调查中，Ⅲ型皮肤分别占71.1%和74.3%，Ⅱ型分别占14.7%和25.6%，Ⅳ分别占14.2%和1.0%，未见Ⅰ、Ⅴ、Ⅵ型皮肤。因此作者认为，皮肤类型和肤色是两种不同的概念，否则将直接影响有色人群皮肤的正确分型。

（二）**按皮肤含水、皮脂量及对外界刺激的敏感性分型** 临床上比较实用的皮肤分型的依据是：皮肤水分的多少、皮脂腺分泌状况以及皮肤对外界刺激的敏感性，可将皮肤分为6大类型。

1. 中性皮肤 亦称正常皮肤，为最理想的皮肤类型。油脂的分泌适度，皮脂及水分供应充足，并基本处于平衡状态，对外界的刺激不敏感，兼有油性和干性皮肤的特征。肌肤表面有一层油质膜，湿度适中，健康而有光泽，肤质柔软，质地细滑，皮肤中等厚度，富有弹性。颜色红润，表面没有瑕疵。皮纹平整，皮沟线细，皮丘小而平，毛孔细小。汗腺及皮脂腺分泌通畅，皮肤易上妆。冷时皮肤偏干性，热时肌肤偏油性。皮肤对外界刺激不敏感，较耐晒。外观光滑、清洁，有红润健康色彩。放大镜下：光滑柔嫩，厚薄适当，无油腻感。

2. 干性皮肤 亦称干燥性皮肤。形成原因可能有内源性和外源性两个方面的因素。先天性或后天性皮脂腺分泌功能减弱，肾上腺皮质分泌减少、营养不良和缺乏维生素 A 等内因，以及过度风吹日晒，滥用劣质化妆品等外部因素均可导致皮肤角质层水量和皮脂腺分泌量过少。干性皮肤含水量一般低于 10%，皮肤干燥易产生细小皱纹和黑斑，风吹日晒后皮肤易出现红斑、脱屑和皲裂。肤质肌理纹路较平整，毛孔细，易上妆。洗脸后肌肤易有紧绷和刺痛感，但不易长面疱。根据水油失衡的类型不同，又分为缺油性干性皮肤和缺水性干性皮肤两大类。

（1）缺油性干性皮肤：皮肤洁白、毛孔细而不明显，皮质薄而透明，不易出暗疮。皮肤油脂和汗腺分泌少，缺少自然油脂滋润，皮肤干涩无光，易老化，30 岁左右即可产生碎细皱纹。如饮食不科学、疾病或不正确的皮肤护理方法、使用化妆品不当等均可导致皮脂分泌率降低。皮肤紧绷，犹如纸张出现条纹，弯曲部位与重复活动处尤其明显。眼部、颈部皮肤松弛。放大镜下见毛孔细小，皮肤表面触感粗糙，有些部位毛细血管明显，皮肤出现脱屑。

（2）缺水性干性皮肤：皮肤表面脱水，没有水分或水分剧烈减少，皮脂分泌相应减少，皮肤保湿能力也降低。深度脱水性皮肤表皮出现代偿性增厚，以防止水分蒸发。根据皮肤厚度分两种类型：①细致组织皮肤：水分丢失严重，颞部可见明显毛细血管纹，对机体的物理、化学变化敏感；②极厚组织皮肤：皮肤苍黄，表面组织粗糙，毛孔粗大，颏部下脂肪聚积。

3．油性皮肤　亦称多脂性皮肤。大约 80% 的油性皮肤与遗传有关，为先天性皮脂腺分泌活跃，雄性激素分泌较多。此外也可能与喜食高脂和辛辣食物有关。皮脂腺分泌旺盛，溢出角质层，使皮肤显得油腻发亮。油性皮肤角质层含水量一般正常，但若对油性皮肤过度清洁油脂，会因缺水而出现脱皮现象。油性皮肤外观表现为皮肤油腻滋润，有光泽，不易衰老，但皮肤较粗糙，毛孔粗大，易黏附灰尘，毛孔堵塞易出现粉刺，导致痤疮，严重时形成炎性丘疹和结节。油性皮肤适宜皮肤表面的细菌生长，细菌分解皮脂成为脂肪酸，脂肪酸会刺激皮肤，形成炎症，促进痤疮、脂溢性皮炎和脂溢性脱发产生。

4．混合性皮肤　混合性皮肤同时具有干性和油性皮肤的特点。面部“T”形区为油性皮肤，包括前额、鼻部、颏部，常表现为毛孔粗大，皮脂腺分泌旺盛，易生痤疮。“V”形区为干性皮肤，包含面颊、眼和颈部，表现为皮肤干燥，易出现细小皱纹。

5．衰老性皮肤　皮肤有不同程度的萎缩，弹性减退或消失，皮肤松弛、皱纹加深。眼周肿胀，下睑出现眼袋。

6．问题性皮肤

（1）敏感性皮肤：亦称过敏性皮肤。主要原因是微血管脆弱，对外界环境各种刺激较为敏感，对紫外线或物理化学因素刺激的耐受能力较弱，皮肤易出现红斑、脱屑、丘疹、水疱和毛细血管扩张等现象。皮肤薄而细腻，特殊情况下也可表现为粗糙。皮肤敏感，过冷、过热和强烈日晒，以及过量饮酒都会诱发红斑。容易对食物、药物、化妆品过敏。有的正常皮肤的女性在月经来潮前 7～10 天内可出现敏感性皮肤的表现。关于敏感性皮肤的原因及发生机制等详见化妆品不良反应的诊断和治疗章。

（2）激素依赖性皮肤：为颜面部长期外用激素，并于激素停用而反复发生的一种程度不同的红斑鳞屑性炎性皮肤。

1）干性皮肤激素性皮肤：多数曾用过祛斑、美白类化妆品。表皮薄，可见红血丝，遇冷和热均可引起面红，偶可持续不断发生轻度红斑、鳞屑、瘙痒。

2）油性皮肤激素性皮肤：毛孔粗大，油脂过多，皮肤黝黑、粗糙，易生痤疮。常出现红斑、鳞屑、丘疹、小脓疱。鼻翼肥大，鼻唇沟多见炎性弥漫性红血丝。高度敏感，遇冷、热会脸红，严重时不能用任何化妆品。

就个体而言，皮肤的类型并非一成不变。青春期前皮肤一般为中性，青春期皮肤可能转为油性，而到了老年由于皮脂腺功能减退，可能变成干性皮肤。某一个体身体不同部位的皮肤性质也可能有差异。例如，有人面颊是干性，前额和鼻子是油性，身体的其他部位也可能是中性的。夏季皮脂腺分泌旺盛，冬季减少。因此，皮脂腺的分泌量随年龄、性别、季节的差异而变化，一般而言，青春期、男性皮脂分泌增加。年轻时是油性皮肤的人，随着年龄的增长，皮肤也会朝干性发展。

皮肤的光滑性与皮脂腺排出的皮脂有关，适量的皮脂可以使皮肤柔润。而皮脂分泌过少会使皮肤显得粗糙。油性皮肤的表面油层能延缓皱纹生长及面容衰老的过程，干性皮肤的女性年轻时往往有美丽的肤色，但极容易变质。女性的肌肤在月经期内会发生微妙的变化，排卵期肌肤显得光泽细腻，排卵后，卵巢分泌的黄体酮又可以使肌肤失去湿润性，变得暗淡起来。

二、辨别皮肤性质的方法

1. 自我辨别方法　将面颊洗净，2 小时后，用一张吸油纸，在额头、鼻尖、下颌处轻按。如果吸油纸上油点 5 个/cm^2 以上，呈透明状态，且面部油光、毛孔粗大，则为油性皮肤。如果纸上油点少于 2 个/cm^2，油点不融合，而且面颊感觉很干燥、绷紧，可见较多皱纹，为干性皮肤。如果纸上仅见少许油分，介于二者之间则为中性皮肤。

2. 皮脂腺活性检测　多采用光学测定法或光度计测定塑料薄膜的透过率，如 sebumeter，可无创性且相对准确地测定皮肤油脂的含量，区分不同的皮肤类型，使用护肤霜或外用药物可影响测试结果，因此，测试前要求将面颊洗净。

三、皮肤表面的 pH 值

皮肤的 pH 值是由角质层中水溶性物质、排出的汗液、皮肤表面的水溶性油脂层及排出的 CO_2 等共同决定的。皮肤 pH 为 5.5～7.0，最低时可到 4.0，最高时可达 9.0。pH 是对酸碱度的量化，它从一个方面反映了皮肤的性质。正常皮肤 pH 为 5.0～5.6，为弱酸性的环境，可以抑制皮肤表面外来微生物的生长，保持正常的酸性状态对保护皮肤抗细菌和真菌的侵害是很重要的。干性皮肤属碱性，而油性皮肤属酸性。皮肤表面 pH 值也反映了皮肤抗碱性物质的能力。当皮肤接触碱性物质后，起初 5 分钟皮肤的中和能力很强。一般来说，上肢及手背皮肤的中和能力很强，偏酸性；而头部、前额及腹股沟处皮肤偏碱性。皮肤表面酸度的检测仪器，如 pH 计，是通过测定 pH 计电极处氢离子活性，以获得皮肤表面 pH 值。pH 值测定常用于研究化妆品、洗涤用品及药品等对皮肤的影响，对选择合适的护肤品也具有一定的参考价值。

（陈　敏）

第四章　女性各年龄段的皮肤问题

第一节　新生儿及婴儿期

一、新生儿的皮肤

胎儿生理成熟度的主要评价指标有：①皮肤的外观：早产儿为近乎透明的，能看见皮下血管的胶质样皮肤；足月产婴儿为相对较厚、不透明角质化皮肤，这种皮肤上可见皮肤纹理和皮屑；②胎毛：胎儿发育到 27～28 周时最为茂盛；③足底从足跟到足趾的表面会出现皱纹；④外生殖器的发育状况是判断孕周的最可靠的指标。女性阴唇的发育状况与其脂肪的分布有关。只有足月的女婴，其小阴唇被大阴唇完全覆盖。由于阴唇发育不完全，女婴的阴蒂看上去会出现假性肥大。

二、重症监护所致的皮肤并发症

由于新生儿医学的不断发展，救治手段日益成熟，使得出生时仅有500g重的早产儿仍然能够成活。除了“产伤”以及产前检查对胎儿造成的损伤，新生儿重症监护中所使用的一些检查及治疗造成的新生儿皮肤损伤，目前也已经被人们所重视。

1. 产前检查的并发症　头皮电极可以损伤胎儿的头皮，导致胎儿皮肤出现一些小创伤，甚至瘢痕，这种损伤必须与皮肤发育不全所造成的损伤相区别。同时还应避免二次感染，羊膜腔穿刺有时会损伤胎儿皮肤，造成点状瘢痕，吸引式分娩器以及产钳也会导致胎儿皮肤受损。

2. 新生儿光疗的并发症　蓝光疗法是治疗新生儿黄疸的有效手段，但当血清结合胆红素 > 64.8μmol（4mg/dl），转氨酶及碱性磷酸酶升高时，光疗后胆氯素蓄积，可使皮肤呈青铜色，即“青铜婴儿综合征”。此为光疗所带来的并发症，同时可以提示患儿有潜在的肝脏疾病，但这种症状在停止光疗后可自行消退。故以结合胆红素增高为主或肝功能有损害的患儿不宜作光疗。

3. 重症监护室内的急性皮肤医源性损伤

（1）灼伤：重症监护室内婴儿的热灼伤通常是经皮进行氧气及二氧化碳监测所致。这种监测所使用的电极温度达44℃，用以增加表皮的血流，凡接触该电极的地方，可能致婴儿皮肤Ⅰ度烫伤。因此，使用这种加热电极必须把温度控制得越低越好，尤其是用于早产儿时。如果对女童使用，不应将电极接在他们的前胸部。

（2）刺激性皮炎：刺激性皮炎也是新生儿重症监护室内所常见的皮肤病，主要由胶布损伤及皮肤清洁剂中表面活性剂损伤两大原因所引起。在新生儿重症监护室胶布被频繁使用，使皮肤表面的保护性物质受到损伤。皮肤清洁剂应为低刺激性产品。

（3）接触性过敏性皮炎：接触性过敏性皮炎在婴儿中极少出现。为婴儿行心电图检查时，安放电极的部位时有发现。这种电极上涂有一层含丙烯酸的胶质物，这种胶质可成为变应原。过量使用杀菌剂，会导致皮肤被腐蚀或出现化学性烧伤。在皮肤表面使用酒精所导致的皮肤损伤是诸多致伤因素中最为常见的。

（4）永久性瘢痕：使用胸腔引流或注射用药物外渗可致严重的瘢痕形成。静脉用药的外渗会导致局部皮肤的坏死以及永久性瘢痕的形成。足跟穿刺或含钙液体的外渗会导致表皮及皮下组织发生钙化。

（5）早产儿皮肤松弛症：表现为一种圆形萎缩性斑，在早产儿电极或其他仪器安放处最为多见。皮肤受刺激被认为是导致这种皮肤松弛症的原因。因此，高度重视那些不可缺少的生命维持设备的安放位置，以减少类似的早产儿重症监护后遗症的发生。

（6）一过性的新生儿皮肤问题：了解这些一过性的皮肤问题，有助于消除产妇的恐惧心理和避免医护人员的过度处理。

1）生理性脱皮：足月产婴儿在出生后的第二天即会出现明显的脱皮现象，并可持续数天，皮屑可以被润肤露清洗掉。在这种生理性脱皮的高峰期，皮肤看上去类似鱼鳞病样外观，但是这与罕见的新生儿鱼鳞病不同。

2）粟粒疹：粟粒疹是由毛囊末端的角蛋白沉积所致，几乎都发生在面部，有时也可以发生在阴部。可自行消退。全身弥漫性粟粒疹是罕见的综合征的一部分，如口－面－指综合征（oro－facial－digital syndrome）Ⅰ型。

3）红色粟丘疹：俗称为痱子，是未成熟儿汗液滞留于不通畅的小汗腺管所致。足月儿只有在环境温度过高或者被衣服捂得厉害的时候才会出现。皮疹表现为半透明的小水疱，可自行消退。如果继发感染，可变成小脓疱。

4）体内激素变化造成的皮肤改变：在妊娠的最后几周，胎儿会受到母体及胎盘分泌的激素的共同影响。出生时，来自于母体激素的影响突然停止，会致皮肤发生相应的变化，如新生儿皮脂腺增生、新生儿痤疮、新生女婴假性青春期（包括腹白线及外生殖器的色素沉着、阴道溢液或假性月经、乳腺肥大，并在数天内会有白色分泌物溢出等）。

5）血管发育不全的影响：新生儿往往在出生后会出现中央型红斑及外周性发绀。新生儿皮肤血管发育不全最明显的表现是当婴儿受压后，其上半身及下半身皮肤回血时间会在数分钟内有很大的不同。这一现象在出生后的几天能观察到。

6）毛发及指甲异常：很多新生儿都长有成熟的头发，头发的生长周期往往是不定的，出生后第一个月即可出现静止性脱发，此后头发会再次长出来。出生时指甲的长度是胎儿妊娠时间的指标之一，那些过期出生的婴儿的指甲往往比较长。

7）结节性脂肪坏死：往往出现在难产之后，特别是在婴儿出现缺氧和低体温时更易发生。损伤多发生于背部上方，臀部、手臂及腿部也可能发生。该病常可触及皮下硬节，其表面的皮肤通常发红。新生儿往往健康状况良好，可以在数周内痊愈。

第二节 女童及青春期

当女童从学步到变成一个年轻女性时，会出现一些皮肤疾病。女童发育比男童早，因此更早出现痤疮。膨胀纹常发生于体重迅速增加的女性。女性头发长，较男性易生虱子。较常见于女童的有以下皮肤病。

1. 拔毛癖 是一种暂时性的强迫性行为造成的，头发长度参差不齐，具有不同大小和不同形状的受累区，其他头发不脱落。因为毛发生长终末期的头发已经都被拔掉，在显微镜下看，剩余的头发是弯曲的，并且已经损伤。

2. 牵拉性脱发 编束头发过紧、牵拉是主要原因，局限性或线状脱发在头皮边界部位常可见，常伴有短的断发。

3. 痤疮抓痕 痤疮损害会给一些年轻女性带来心理上的负担，其结果导致她们用指甲或其他工具去抓，从而形成了抓痕及浅表性溃疡，常见于额头和两颊。其损伤愈合慢，留下不规则色素沉着及萎缩性瘢痕，是一种不自觉的强迫行为。

4. 黄褐斑 黄褐斑表现为对称性浅褐色斑块，在两颊和额头多见。夏天时更显著。在年轻女性中，最常见的病因是口服避孕药。

5. 乳房皮疹 可因发生在乳房的皮肤病或乳罩接触性过敏引起，表现为红斑、肿胀、糜烂或角化。

6. 人工体孔 人工体孔是年轻人为了装饰的需要，常见的是耳洞，其他还包括鼻、口唇、舌头、乳头、肚脐以及一些隐蔽的地方。装饰物可能使这些人造的洞出现一些并发症，常见的有镍过敏、继发性感染。

第三节 20岁年龄段

随着年龄的增长，这一年龄段遇到比较常见的皮肤病和皮肤问题有以下方面。

1. 痤疮 痤疮通常出现在青春期，由于生活水平的提高和膳食结构的改变，我国痤疮的发病年龄明显提前，十几岁的女童也可以发生，但20岁年龄段所占的比例更多。国外学者统计，70%以上的女性在月经期前痤疮会加重或突然发生痤疮。25岁以后才出现者，称为迟发性痤疮。对于迟发性痤疮，治疗效果不如寻常性痤疮，且有的患者可或伴有雄激素增高的症状，如多毛症、女性型脱发、月经紊乱等。卵巢、肾上腺疾患有时也会出现雄性激素增高及其相关症状，应作相关检查，以排除寻常性痤疮以外的因素。

无论是什么年龄，痤疮都给女性带来烦恼、影响外观形象，甚至在求职时都会受到歧视，造成心理负担，影响自信心。不过，经过正规、有效的治疗，绝大多数患者痤疮的症状都能得到控制，获得较理想的效果。

2．扁平疣　是20岁年龄段比较常见皮肤病，女性的患病率明显高于男性。由于皮疹通常发生在面部，病程慢性，往往造成患者的精神负担和焦虑心理。扁平疣是一种自限性皮肤病，多数患者在数年内可自行消退，适当的药物或冷冻治疗，对于大多数患者均有较好的疗效。

3．化妆品皮炎　20岁年龄段是经常使用化妆品的活跃人群。由于化妆品的种类繁多，成分复杂，近年来由化妆品引起的皮肤问题逐年增多，其中以接触性过敏者占绝大多数，严重者可造成毁容。因此，年轻女性应警惕由化妆品导致的皮肤问题。可参考本书有关章节，合理选择、使用各种化妆品。

4．香烟与皮肤　谈到香烟，对于20岁年龄段的女性似乎太早，但吸烟的起步阶段多发生于这一年龄段。或因交际的需要，或因好奇的心理，或为表示自己已经是成人等因素，容易接受香烟的诱惑。研究表明，无论任何年龄、性别，吸烟者面部都容易产生皱纹，女性吸烟者较男性吸烟者更明显，久之出现“吸烟者面容”。“吸烟者面容”表现为：明显皱纹、瘦削、皮肤皱缩灰暗、面色黄、发紫或发红。这与吸烟导致的真皮弹性纤维增厚，弹性酶活性增强以及维生素A水平降低有关。有调查表明，在不吸烟及既往有吸烟史的人群中，仅8%的人具有“吸烟者面容”，而长期吸烟者中可达到46%。在这一年龄段，皮肤科医师提醒年轻女性吸烟会加速皱纹产生，可能有助于她们产生戒烟的愿望，退出烟民行列。

5．防晒　由于这一年龄段的特点，郊游、旅游等户外活动较多，防晒是女性日常生活中不可缺少的一部分。近年来，由于臭氧层的破坏，到达地面的紫外线增加，对皮肤会产生不良影响，长期、过度照射紫外线会导致皮肤光老化。因此建议，应尽早注意防晒和使用广谱防晒剂，国外专家曾甚至提议，使用防晒剂从娃娃抓起，长期使用防晒剂有减少癌前光线性角化作用及非黑色素性皮肤癌的发生。

6．妊娠的皮肤问题　20~30岁期间是女性结婚的高峰期。妊娠期对女性来说，是一个体内激素受影响以及生理变化最大的时期。在这个时期，约90%的孕妇会出现皮肤的问题，其中有些皮肤改变是生理性的，不用治疗也会在产后一段时间内自然消退；有些皮肤改变或疾病会受妊娠的影响，加重或减轻；有些皮肤改变和疾病是妊娠期间所特有的。了解这些基本知识，对于初次妊娠的女性具有重要意义，具体内容可参考本书妊娠期皮肤改变和疾病一节。

第四节　30岁年龄段

30多岁的女性面部开始出现皱纹及走向衰老的一系列变化。从组织学上讲，慢性衰老主要是血管韧性降低、皮肤变薄、表皮细胞结构的改变以及弹性纤维的减少。由紫外线造成的面部衰老约80%发生在前20年，成年人由于工作或生活方式造成的严重日晒而引起皮肤衰老，主要临床表现包括：皮肤粗糙、不规则的色素沉着以及毛细血管改变。组织学上改变有：表皮萎缩、棘层增生、基底层角质细胞异常增殖，过度激发或破坏的黑素细胞，胶原减少、弹力纤维变性以及血管减少。

研究表明，局部应用维A酸类药物可以预防皮肤老化，部分纠正表皮的异型，使新的胶原沉积，新血管重生。因此，年轻女性局部使用维A酸类药物可以起到保护皮肤的作用。这一年龄段常遇到以下问题。

1. 多毛症 多毛症常由雄激素过多导致。部分患者可于青春期时就有轻微的多毛现象。特别要注意的是，50%以上的女性表现出月经过少、多毛或痤疮，可能均与卵巢分泌的雄性激素过多有关。突发的严重多毛症常提示卵巢、肾上腺疾患或肿瘤，应及时做与激素水平相关的检查。

2. 女性型脱发 又称雄激素性脱发，毛发不能正常从休止期进入生长期，毛囊进行性萎缩，毛发渐渐变细，脱发主要发生于头皮的中央区，部分患者表现出一种弥散性的进行性脱发。女性还可以出现混合性脱发，如伴缺铁性脱发、休止期脱发或甲状腺疾病所致的脱发。研究表明，72%女性的弥漫性脱发都伴缺铁和缺铁性贫血。给患者补充铁，纠正体内铁的水平可以停止脱发，使得头发再生。数据表明，铁蛋白的水平为40μg对于毛发的生长最合适。此外，弥散性脱发可以是甲状腺功能减退初期的唯一表现，50%的黏液性水肿的患者也会表现出弥漫性脱发。

3. 静止期脱发 静止期脱发的特征是在毛发生长周期的变化。临床表现为头发脱落较正常更多，发弥漫性变细。整个头皮头发牵拉试验为阳性。在妊娠期的后6个月，头发更密，原因是生长期毛发的比例显著增加，在分娩后，生长期毛发很快向静止期转化，在产后第1~4个月脱发。这种脱发可能持续不到6个月，但也可以持续将近1年。

第五节 40岁和50岁年龄段

年龄在40岁以上的女性，身体也会发生许多特征性的变化。皮肤会发生很明显的变化，其过程是缓慢的，这与更年期身体因卵巢产生激素水平的减少而发生的系统性的变化相关。身体上发生的变化，大多是隐匿的，但是皮肤所发生的变化对社会接受度、个人自尊及对工作所带来的影响很大。保持一个年轻和健康的形象，是中年妇女们保持心理平衡的基础，因为这可以减轻更年期变化对人心理造成的影响。

1. 皮肤干燥和光损伤 皮肤干燥在组织学上与角质层的增厚有关，经常使用保湿剂可以使皮肤保持水分和光滑，保湿剂是由水分、乳化剂和油组成的，使用之后虽然只有很小一部分的水分被角质形成细胞吸收，但未挥发的部分油留在表面上起到润滑的作用。含有α-羟基酸的增湿剂可减轻角质细胞的聚集从而防止角质层的增厚，刺激表皮和真皮增生，促进胶原、弹力蛋白、蛋白质以及葡萄糖胺聚糖的合成。维A酸会使皮肤发生类似改变，当与α-羟基酸合用时可以起到协同作用。维A酸对于非日光暴露引起的慢性皮肤老化也非常有效。

40~50岁女性通常出现明显的光老化表现，为了修复阳光辐射的部位皮肤，在使用广谱的防晒剂的同时，应局部使用包括维A酸类药、维生素C、维生素E以及含保湿剂，可以改善轻到中度光老化。肉毒素A单独或者与牛胶原并用可明显改善额头和眼眶周围的深皱纹。更严重的光老化需要整形外科处理。

当女性进入停经期，伴随雌激素的减少皮肤更易衰老。雌激素和皮肤的关系非常复杂，受一系列因素的影响，真皮胶原在绝经后15年内大约每年减少2%，研究表明，外用雌激素药可以改善这些临床症状，且没有激素的不良反应，必要时可以通过口服雌激素来替代治疗。

2. 脱发 研究显示，所有女性的毛发在青春期后都有改变，但在绝经后会明显加速。这个时期女性雌激素减少而雄激素过多，这种激素的改变会导致雄激素性秃发，伴或不伴有多毛症和痤疮。慢性静止期脱发也很常见，虽然毛发牵拉试验阳性，但头发很少变细。无论哪种类型的脱发，找出其潜在病因都很重要，如缺铁、甲状腺疾病和缺乏蛋白质的饮食等。应针对病因精心治疗。

3. 玫瑰痤疮 常见于40~60岁的女性，面部皮肤出现潮红性斑块，毛细血管扩张以及间歇性痤疮性脓疱。与绝经期血管舒缩的不稳定有关。建议患者避免接触那些会引起面部发红的因素，如过冷、过热、日晒、吃辣和烫的食物，以及酒精性饮料。治疗包括每天局部外用0.75%

~1%甲硝唑，口服抗生素（如四环素），必要时可口服异维A酸。

4. 脂溢性角化 又俗称老年斑，是这一年龄段最常见的皮肤改变，系由上皮角质形成细胞组成的色素沉着性斑块，40岁以上人群脂溢性角化的患病率为50%。常发生于面部、手背及光照部位。因属于良性增生，发展成鳞状细胞癌的可能性很小，通常不需要治疗。

5. 老年性点状白斑和樱桃色血管瘤 随着年龄的增长，女性还会发现躯干上会出现越来越多的点状白斑和针头至绿豆大的樱桃色血管瘤，这是老年性的改变，通常没有症状，也不需要治疗。

6. 癌前病变和恶性肿瘤 紫外线照射与皮肤癌的发生有关，长期暴露在日光下的皮肤更易发生基底细胞癌和鳞状细胞癌。随着年龄的增长，发病率也是呈指数递增。标准治疗方法主要取决于发病部位，包括削除、电烙、刮除术以及冷冻手术、Mohs显微外科手术以及光动力疗法。

女性一生中的每个10年对于她本身和皮肤科医师都充满着变化和挑战。环境的因素（如日光的暴露）、激素的状态、基因以及内分泌的紊乱都可能是皮肤和毛发随着时间变化的重要决定因素。女性应该在年轻时就开始注重皮肤的保护和定期检查，至少应该了解如何全面防晒以及皮肤的简单自我检查方法，这将使未来几十年皮肤的问题大大减少甚至能够避免。女性应实行全面的健康计划，如适当的饮食、锻炼、调节压力、保证充足的睡眠，这些都有利于皮肤的健康，延缓或改变皮肤的衰老。

（陈 敏）

第五章 女性皮肤的衰老过程

皮肤老化是发生在所有人身上程序性老化的结果。它是一个多步骤的、时间依赖性的、连续的现象，这一现象能被临床医学、组织学、生理变化所验证。体表的损伤与体内的衰老发生相互叠加的作用，从而导致人体组织的极限功能及代偿功能的减少。这些都是人体发生在细胞及分子水平的变化所产生的相应的结果，导致在某种刺激下，细胞学行为、蛋白质制造及基因表达会发生的一系列的变化。

影响皮肤老化进程的重要因素为吸烟和长时间暴露于紫外线下。最明显的老年皮肤的标志是皮肤的萎缩、松弛、皱纹、下垂、干燥、黄斑、色斑、灰发等。皮肤的光老化和时间老化之间是有定量区别的。皮肤老化最明显的特点是细胞萎缩与细胞肥大的失衡：皮肤的内在老化表现为皮肤功能的衰退，皮肤的外在老化也是如此。起初皮肤细胞的肥大是细胞对紫外线照射后的一种保护性的炎症反应。皮肤光老化细胞会出现不断加速的时间依从性的功能衰退，其中包括细胞的基因变异，而基因变异是细胞对急性紫外线照射后的更高等级的最终分化及修复反应。皮肤老化的自然特征，表现为皮肤的皱纹、失去弹性、真皮层的萎缩以及皮下脂肪组织的减少，这一点在女性表现的尤为明显。从功能上说，皮肤是具表皮更新、化学物质清除、创口修复、机械防御、免疫功能、感觉功能、腺体功能、温度调节及血管反应等诸多功能的集合体。

一、老化皮肤的解剖和结构特征

普通的体细胞有着明确的分化，限制细胞分化的组织老化过程被称作复制性老化。老化细胞会发生诸如停止生长、抗凋亡以及功能改变等表型变化。老化过程中，影响最大的是角质细胞及成纤维细胞。这种细胞的变化，伴随着皮肤免疫功能的改变，使得老化的皮肤有更大的患皮肤癌的倾向。

皮肤内在的老化过程发生在三个连续的阶段：表皮层的早期和进行性的变化，40岁起发生在真皮乳头层的后期变化以及发生在50岁以后的皮肤变化。表皮外观的变化往往是女性陈述的第一症状，皮肤变得明显的粗糙。对人体表皮物理性质的进化研究表明，从8～89岁的人群中，自35岁以后皮肤的伸展性就会发生明显的下降，45岁以后则会下降得更快。无论男女，30～40岁时，皮肤的厚度会变薄，而且女性的变化较男性更为明显。更显著的皮肤变化发生在60岁以后，皮肤角质层的光泽会发生变化，基底层和真皮层的功能也会发生变化。

人们的表皮的特征会因人的年龄、性别以及皮肤的解剖位置的不同而异。但皮肤的厚度会随着人的年龄的增长而变得越来越薄，构成皮肤的细胞的排列参差不齐。这些细胞的大小、形状及染色特性也会随着年龄的改变而变化。皮肤的细胞层数在衰老的过程中始终是保持不变的，但皮肤的角质形成细胞会缩小，表皮变薄。细胞的更新速度会下降一半，而角质层的更新时间则会延长1倍。皮肤的延展性会逐渐下降，皮肤会变得更加脆弱。这往往表现为老年人皮肤的干燥、鳞屑和易瘙痒。皮肤对化学物质的渗透性也会发生相应的改变，角质层的携水性会变低。绝经后妇女的经表皮失水量比绝经前增多，皮肤对刺激的反应性也会下降。除此以外，可能是由于激素的作用，角质层中鞘类磷脂的成分会发生很大的变化。这些脂质对皮肤的基底层来说非常重要，这与绝经后妇女皮肤的相对不可修复性有关。

老化皮肤的最明显的变化之一是表皮与真皮层交接处变薄。由于皮肤表皮层和真皮层缺乏足够的物质的相互渗透，从而导致两层皮肤的交界面积变小，使得老年人的皮肤更易起水疱。最近，对9～79岁的女性皮肤的超微结构及免疫荧光研究表明，随着人的衰老，皮肤的表皮层与真皮层交界处的组织会发生变化，表皮的附着系统的功能降低。附着纤维会随着衰老而发生变化，而其主要成分Ⅶ型胶原对皮肤蛋白质水解酶的抵御力会降低。这一结构上的改变导致整个皮肤物理特性的重要变化。这一过程往往伴随着毛细血管循环的损伤，因为真皮的机械支持变得薄弱，表皮系统也会发生微小的变化。

皮肤的皱纹是人类衰老中最受关注的。固有损伤和光损伤导致结缔组织细胞外基质的一部分发生变化，这些基质基本上是由胶原蛋白、弹力纤维和氨基葡聚糖、蛋白多糖大分子构成的，细胞外基质改变的结果是表现为皮肤老化。发生在皮肤退化过程中的胶原蛋白的重新组合削弱了皮肤形变的协同作用，使得皮肤在承受扭曲时不增加表皮与真皮交界处的张力。当这一“缓冲带”减少时，损伤就会导致皮肤外观的老化。对普通老年人皮肤的组织学研究表明，皮肤真皮层的细胞和血管会变少，随着胶原蛋白的减少，以及肥大细胞、成纤维细胞数量的减少和大小的变化，胶原蛋白束会发生断裂和排列紊乱，弹性纤维也逐渐减少，从而导致菱形网状系统的破坏。这些变化会增加诸如日光照射等外界因素对皮肤的损伤。

男女皮肤密度的不同是女性皮肤比男性老化快的一个重要原因。皮肤的厚度与皮肤中胶原蛋白的量成正比，男女性别、年龄以及激素水平的差异都会导致其胶原蛋白含量的不同。对照研究表明，在成人期，皮肤的胶原蛋白含量以每年1%的速率线性减少，而这一速率在40岁后的女性中会更快。女性的初始胶原蛋白的浓度较男性低，而男性的雄性激素具有增加胶原蛋白浓度的作用，这一点可从患有多毛症女性皮肤胶原蛋白含量增高得以证明。由于人体90%的胶原蛋白集中于骨基质和皮肤，胶原蛋白的减少也是绝经后骨质丢失的主要原因。皮肤的皱缩对女性患骨质疏松性骨折有提示作用，因为皮肤皱缩与骨质疏松均提示人体胶原蛋白量的减少。

弹性纤维的减少也是皮肤老化的原因，弹性纤维随着年龄的增大而逐渐分解，达到70多岁时，大部分的弹性纤维都会发生变性。乳头状真皮层的细纤维（耐酸纤维）的垂直定向发生紊乱，可能是导致人体弹性系统组织破坏的最早变化。长期暴露于日光下，会使真皮中层中等直径的弹性纤维破坏速度加快。随着皮肤进一步的老化，真皮网状层的弹力纤维网会变得不规则。在真皮乳头状层，弹力纤维的数量也减少，从而导致皮肤的松弛和皱褶。

男性皮肤整体的厚度比女性厚，但由于女性胶原蛋白的密度、有更多的脂肪沉积，其皮下脂肪却比男性厚。随着年龄的增长，男性皮肤会逐渐变薄，而在女性，则到 50 多岁时皮肤才开始变薄。老年女性在 50 岁以后面部、手足的皮下组织厚度会变薄，而股部的厚度则会增加。

二、老化皮肤的血管系统

随着人的正常衰老，血管数量会逐渐减少，血管壁的厚度也会逐渐变薄。所以小的创伤也容易导致紫癜。血管和真皮的变化导致皮肤清除异物的能力降低，接触性皮炎的发病时间延长，容易产生水疱和风团，且水疱和风团消退的时间也会变长。在老化的皮肤中，规则排列的毛细血管袢变少，水平毛细血管也会变得更加扭曲、变长、排列紊乱和膨胀。营养交换面积的减少会导致显著的生理变化，并加速老化皮肤的退行性变。微循环直接受控于自主神经系统，这一系统的功能也在逐渐退化，导致血流速度减慢，并促进血管收缩药物在女性中的作用。更年期女性较易发生潮热，是自主神经系统和下丘脑的作用不协调所致，雌激素水平的不平衡是主要原因。

三、老化皮肤的肤色

色度测量结果表明，老化皮肤的色泽较深，即使没有日晒过的皮肤也是如此。表皮萎缩促进肤色的加深。肤色还受滋养皮肤血管的数量、深度、血管直径、血氧含量及皮肤透光性的影响。到 30 岁年龄段，人体黑色素细胞的分布会变得不均匀，是正常的衰老过程所致，与人的性别无关。在临床上表现为皮肤出现不规则的色素沉着，而长期暴晒于日光下的人群表现得尤为明显。此外，随着人的年龄变化，日晒后皮肤变黑的能力逐渐下降，使得老年人的皮肤更容易受到日光的损伤。

四、老化皮肤的皮肤附件

随着老化过程，皮肤附件的数量减少，功能也会逐渐衰退。汗腺的排汗功能降低，导致体温调节功能减弱。皮脂腺的分泌是激素依赖性的，40 岁以后的女性，皮脂分泌逐渐地减少引起皮肤干燥，可能是卵巢功能的衰退所致。皮脂腺分泌功能下降，可反馈性地刺激皮脂腺增生，可能是老年人易患皮脂腺增生的原因。

随着年龄增加，指、趾甲逐渐变脆、不透明、生长速度慢。50 岁以上的人群易发生甲白线。肝硬化、尿毒症及低蛋白血症者易出现白甲。

围绝经期女性头发的质地和分布会受到生理变化的影响。灰头发出现是开始衰老的特征，是黑素细胞的遗传性功能降低所致。头发中的色素是逐渐变淡的，因此头发会有从白到黑的不同色段的颜色。在高加索人中，白发通常出现在 34.2 ±9.6 岁，非洲人和日本人头发白得比较迟。最近，对绝经期后妇女白发与骨质疏松关系的研究表明，导致过早白发的基因位于常染色体上，在骨质密度高的非洲人中表达较少，证明了遗传因素对二者的影响。

在绝经期后，头发就变得细而稀疏很常见，这与激素分泌功能不全密切相关。除头发外，体毛也普遍减少，如腋毛及阴毛变少。

五、老化皮肤的功能变化

40 岁以后，皮肤的解剖学改变对其生理变化造成相应的功能影响。免疫功能降低导致对某些感染的易感性增加，自身免疫病及肿瘤的发生概率增加。年龄相关性疾病以及一些外部因素对体内免疫系统的变化有明确的影响，如紫外线对老化皮肤的免疫抑制作用等。目前有一些广为接受的定量免疫抑制程度的参数，随着成熟 T 细胞绝对及相对数量的降低，细胞的表现型会随着细胞因子的改变而变化，这也导致对刺激后的增殖反应，在 TCR 抗原组成成分的多样性和溶细胞活性方面的延迟。T 细胞免疫反应性的降低可以从细胞对特殊抗原以及一些所谓记忆抗原的致敏性降低中得到证明。

B 细胞的总体数量并不减少，但老年人 B 细胞介导的免疫功能不全，是体细胞发生变异而导致抗体多样性的局限。这种缺陷导致对某些特定的病毒感染及疫苗接种后免疫反应性降低。机体产生的特定抗体减少，这种异常现象表现为机体对入侵细菌的中和作用降低，机体产生的单克隆丙种球蛋白增多和抗体效价增高。

无论是否经受过日光的长时间暴晒，皮肤内的朗格汉斯细胞数量都会发生明显的减少。朗格汉斯细胞是皮肤免疫机制的核心，因此，老年人的致敏性降低。皮肤免疫系统的其他组成细胞，如巨噬细胞及角质化细胞也会随着衰老而发生相应的变化，表现为细胞因子的变化，从而导致老年人对内毒素易感性的增高。这种变化的协同作用会表现为一种细胞介导的免疫损伤作用，使得老年人超敏反应的程度降低，增加了光对老年皮肤的致癌作用，也提高了老年人罹患慢性皮肤感染的概率。

随着机体的衰老，皮肤的修复作用也降低，透明质酸在这一过程中起着基础性的作用。黏多糖在表皮及真皮内的分布方式会随着年龄的变化而不同：在表皮，它的含量会逐渐减少，在胶原纤维的外周以及在胶原纤维与弹性纤维之间，在真皮乳头层，这种多聚糖的含量则会增多。皮肤的细胞外基质主要是由透明质酸、皮肤素硫酸酯以及少量的软骨素硫酸酯和肝素类硫酸酯构成。透明质酸的亲水特性使其随基质的压力不断增加，导致那些可以溶解于水的分子在基质中迅速地扩散。随着衰老，体内透明质酸的水平逐渐降低，这种变化体现在细胞外基质的减少及基质黏性的降低上，离子以及大分子在血液与组织之间的扩散速率亦会降低，这为皮肤老化后变干燥和发生皱褶提供了一种新的解释。

老年人的创口愈合期较之年轻人相对较长，但愈合情况良好。年龄通常不太影响皮肤科医师及外科医师对一些严重的皮肤病患者进行脱皮、表皮重建或其他外科疗法。

六、激素对皮肤老化的影响

激素替代疗法目前广泛用于围绝经期的妇女。使用激素替代疗法有明确的应用指征，即控制更年期症状、防止骨质疏松以及预防心血管病。卵巢分泌激素水平衰退对皮肤的影响已经引起了妇科和皮肤科医师们的注意。激素水平的变化导致整个皮肤外观的改变，发生变化主要在真皮层。

已有许多关于真皮层胶原蛋白成分变化与绝经期皮肤改变之间的研究报告，使用雌激素治疗的女性皮肤中，代表其胶原蛋白含量的羟脯氨酸的量比平均值高出 48%，真皮层厚度增加了 30%，皮肤厚度增加了约 11.5%，皮脂分泌量增加 35%，明显改善了皮肤的亲水性、机械特性，皮肤的弹性增加，延缓更年期后皮肤老化松弛，可防止干燥和皱纹等现象的出现。减少了皮肤老化问题对女性的困扰，并能够预防骨质疏松，改善生活质量。

七、中国女性皮肤老化的特点

1999 年开始，中国和法国学者联合对中国苏州和法国贝桑松（与苏州环境、光照和降雨量有可比性）年龄段均等的各 160 名健康女性进行了标准统一、条件严格的对照研究。以眼角外鱼尾纹、眉间皱纹和口周皱纹的出现时间、密度，以及面部色素斑出现的时间、程度等作为皮肤老化的比较指标。结果表明，中国和法国女性皱纹按部位出现的时间顺序是一样的：眼角外鱼尾纹最先出现，继之是眉间皱纹，然后是口周的皱纹，但二者之间明显不同，可基本揭示出我国女性皮肤老化的特点。表现在以下方面。

1. 眼角外鱼尾纹出现的时间和密度　法国女性明显早于中国女性。在 21～30 岁组法国女性眼角外鱼尾纹发生率为 50%，在 31～40 岁组的几乎达到 100%，而 21～30 岁组中国女性眼角外鱼尾纹几乎无鱼尾纹出现，31～40岁组的发生率也少于50%，二者之间的显著差异具有统计学意义（$P<0.0001$）。中国女性在41～50岁组，眼角鱼尾纹发生率也仅为85.4%，仍然低于法国女性，但50岁以上年龄组两国女性已无差别。眼角外鱼尾纹的密度也是法国女性高于中国女性。

2. 眉间皱纹出现的时间　在31～40岁组，法国女性眉间皱纹的发生率已达到70%，而中国女性在41～50岁组，眉间皱纹的发生率也仅为54%，二者之间的明显差异具有统计学意义（$P<0.0001$）。

3. 口周皱纹的出现时间和密度　21～30岁组女性的口周皱纹太少，无法进行比较，但法国女性31～40岁年龄组的口周皱纹平均评分已经达到中国女性41～50岁年龄组的水平。因此，中国女性达到同一个口周皱纹密集度分数比法国女性晚10年。

4. 面部色素斑出现的时间和密度　无论哪个年龄组，约80%的法国女性几乎没有色素斑，只有5%的人色素斑很多。相反，大多数中国女性有较多色素斑，且发生率随年龄显著增加，色素斑的发生时间和密度远高于法国女性。

中国女性色素斑发生率高于法国的原因可能与日照有关。经调查，面部发生色素斑的中国女性，在童年期间经常受到阳光照射的占62.2%，受正常阳光照射的占37.8%，而法国女性与中国女性不同，童年期间不经常受到阳光的照射，提示童年期间过度阳光照射影响以后面部色素斑的发生。

以上的对照研究提示，中国女性皱纹发生的时间和密集度分数比法国女性晚10年，但中国女性在41～50岁之间，皱纹和密集急剧发展，并最终赶上法国女性。中国女性色素斑的发生时间和密度高于法国女性，与童年时期日照有关。由此可见，中国女性预防色素斑的发生应从童年开始，41～50岁之间是抗衰老、减少皱纹发生的最关键年龄段。

（陈　敏）

第六章　各年龄段的妇科检查

进行全身体检时，对外阴和乳房的检查是必不可少的，在女性的一生中，其外生殖器和乳房会发生很大的变化。医师的重要任务是要识别在特定的年龄阶段，其正常的表现应该是怎样的。生殖器对内分泌系统的变化非常敏感，医师必须很熟悉妇科检查的基础知识。根据不同患者的年龄和心理状态选择合适的检查措施或检查工具。

在这一章中，我们将讨论女性生殖器和乳房在人生各个阶段的变化和一些正常参数，对新生儿和婴儿的外生殖器作了详尽的描述，帮助医师做到检查时不对患者造成伤害。

第一节　新生儿的妇科检查

一、生殖器的解剖结构

新生儿的外生殖器特征与雌激素的刺激有关，这些雌激素是从胎盘中得到的，而且随着时间的变化，这些雌激素逐渐代谢，这个过程在宫外生活后2～3周就结束了。在临床表现上，这种内分泌的状况导致了一系列的特征。

在大多数（超过99%）新生儿患儿中，乳房是充血的，有些情况下会有乳液分泌，这种情况可以延续到出生后第2个月。大阴唇红肿、阴蒂明显、处女膜厚、阴道发育良好，长5cm，阴道被富含糖原的表皮层覆盖，胎儿的阴道不存在任何微生物，当胎儿通过产道下降时，患儿阴道迅速有微生物定植，母体的阴道环境是微生物的来源，它们是乳酸杆菌、微球菌、类白喉杆菌、厌氧菌、长球菌、链球菌和酵母菌，阴道中富含杜德莱因杆菌（Doderlein bacillus），由于黏膜富于营养和糖原，新生儿阴道的pH值在出生后第1个小时是5～6，然后逐渐下降到4～5。

出生时子宫的体积增大，使子宫所占身体的比例较大，是从母体和胎盘来源的激素造成的。出生时子宫的长度为2.5～3.5cm，宫颈和宫体比为3∶1，子宫肌层很薄，几乎没有发育，在10%的新生儿中，由于从母体来的雌激素水平逐渐下降，可以引起子宫出血，在出生前，内分泌影响的最重要的靶器官是胎儿的宫颈，在胎儿期间，宫颈呈现明显的肥厚外观，宫颈腺体分泌大量的黏液，输卵管很细，为3～4cm长，在这期间，黏膜对雌激素的作用不敏感，出生时每个卵巢约长20mm、宽5mm、厚3mm。

二、外生殖器检查

需仔细对大阴唇、小阴唇、阴蒂、尿道口、处女膜、会阴部、肛周、腹股沟进行检查，若需要，也必须对阴道进行检查。

仔细对阴蒂进行检查是非常重要的，阴蒂尺寸较正常范围大预示胎儿在出生前接受了异常的雄激素刺激，客观评估阴蒂尺寸是必需的，而主观评估往往会过度夸大阴蒂的尺寸，因为新生儿的阴蒂相对于她的身体和大阴唇来说显得大一些。应将新生儿处于蛙腿位，分开其大阴唇，将阴蒂包皮的皮肤分开，对阴蒂的尺寸进行评价。对159例新生儿进行的一项研究中，69例为早产新生儿，90例为足月新生儿，阴蒂的尺寸在胎儿40周时和27周时无差异。出生时阴蒂的横径为2～6mm，阴蒂的尺寸也可用阴蒂指数（CI）表示。它是由阴蒂龟头最长的矢状径和横径的乘积，结果用mm^2的形式表示。阴蒂指数的正常值为13.3～15.1mm^2。

新生儿雄性激素发挥作用始于妊娠14周之前，这时阴蒂尺寸不仅仅增大，而且可导致唇囊融合。唇囊融合可以用阴肛比来表示（AF/AC），它的计算方法为肛门中点到阴唇系带最后端的距离（AF）与肛门中点至阴蒂底部（AC）的比值。一项由115例新生儿参与的研究中，25～40周新生儿阴肛比的平均值为0.36±0.07，若这个比值大于0.50，那么唇囊融合的可能性就很大。

AF/AC比例与妊娠年龄、新生儿体重和大小无关，进行AF/AC测定时，新生儿的体位应与测定阴蒂尺寸时相同，也采用蛙腿位，不要过分压迫腹部，否则会使会阴扩张，AF/AC比例变化。当怀疑患儿患有唇囊融合时，AF/AC尤其重要，这种情况常常发生于21-羟化酶缺乏的情况下。然而，也有常染色体显性遗传和不同外显率导致的遗传性唇囊融合。AF/AC是新生儿妇科检查的重要项目，它反映了女性胎儿在妊娠前14周接受雄激素刺激的程度，即使没有阴蒂增大的证据，通过这个数据也能对新生儿整个生殖器的情况和可能存在的高雄激素的内分泌状况给予评价。

AF/AC是新生儿妇科检查的重要数值，即使没有阴蒂肥大，提示胎儿在宫内的前14周接受了过多雄性激素的刺激。

牵拉阴唇系带，拨开小阴唇，可以观察处女膜和阴道黏膜的情况，对女婴外生殖器做详细的观察是很重要的，任何改变都可能提示病理状态。若发现灰白色肿块提示无孔处女膜，鉴别诊断还要考虑处女膜囊肿，尿道旁或gartner囊肿，这些疾病常常可导致阴道入口阻塞；若处女膜有两个孔提示存在一种畸形，可能会有两套阴道和子宫；若发现处女膜前面的边缘遮盖着尿道口，这样阴道中会有尿液出现，可导致阴道中的微生物进入尿道，引起泌尿道感染。

若在处女膜或阴道壁上完全缺乏黏液，其原因值得进一步检查，需要证实可能存在的一些阻塞性病理性变化（如横向阴道隔膜或阴道闭锁）。

若在出生后阴道出血连续超过4天以上，需做阴道镜检查，排除阴道和宫颈可能存在的肿瘤。

三、内生殖器的检查

盆腔超声是用于评估内生殖器或任何盆腔内肿块的第一诊断方法。双手直肠腹盆腔检查是新生儿和婴儿妇科检查的第二个选择。做双手盆腔触摸时，先用左手固定新生儿的股部，并且使腿弯曲，同时这只手还要触摸患儿的腹部，与此同时，右手的小指插入患儿的肛门中。用这些方法可进一步确定盆腔中膨胀疾病的病情。因为盆腔的容积是有限的，在大多数情况下，这项检查对识别盆腔内的肿块是有效的。

妇科检查时，可能会导致外阴、阴道继发性感染，故进行所有检查时必须用无菌棉塞。

四、女性新生儿时期可能遇到的疾病

在女性新生儿时期最常遇到的疾病为尿道－生殖器官的畸形（如处女膜畸形、处女膜和尿道旁囊肿等），在新生儿时期，生殖系统的感染一般位于外阴处，在这个时期不存在阴道、子宫、输卵管感染。因为在出生后 1 周内新生儿相对高雄激素状态，可以保持内生殖系统不受感染，另外一些解剖因素和生物学因素（如乳酸杆菌使得出生后 2～3 天内阴道的 pH 为 4～4.5 等）也参与了这些防御机制。发生外阴阴道炎的概率很小。但新生儿的外阴炎可来源于以下几种情况：①出生时由母亲感染（毛滴虫、念珠菌、淋球菌、衣原体）；②由所用滑石粉和尿布感染；③卫生习惯不好；④由医院护理人员传染。

第二节　儿童的妇科检查

进行儿童妇科检查时，要收集患儿的病史，尤其对其精神状况、参加体育活动的状况要特别注意。做妇科检查时，不要忽视儿童的体重、身高、身长曲线、营养状态及第二性征出现等情况。如果新生儿乳房在出生后 6 个月仍充血，必须注意随访。

一、生殖器官的解剖

在婴儿生命的前几年中，由于不接受任何雄激素刺激，其阴蒂的大小没有明显增大。对于 1～8 岁的儿童，其 CI 的平均值为 15.1±0.9，由于从母体来的雌激素不断减少，阴道上皮发生了变化，变薄且缺乏糖原，阴道内 pH 值增大，阴道内微循环发生了变化。乳酸杆菌变得很少，但革兰阳性球菌和革兰阴性或阳性杆菌出现了，也有厌氧菌的生长。出生后，子宫经历了很大的变化，它们长度逐渐减小，6 个月时子宫的重量减少到原来的 30%，卵巢皮质厚度减少。婴儿时期，器官变大与器官基质增生有关。

二、外生殖器官的检查

进行外生殖器检查时，必须要儿童的配合，根据要检查部位的不同，一般需采用蛙样位，股部和双腿弯曲张开（尤其适合非常小的儿童）；膝胸位；截石位。如果儿童很紧张可以放在母亲膝盖上。要注意患儿前庭的情况。特殊情况下，为了更好地检查，可以有一些放大设备，如透镜、外阴镜和阴道镜等。

受了外伤的儿童往往拒绝进行妇科检查，可能由于以前被检查的经历、疼痛或有性虐待史。儿童过度紧张也可使会阴肌肉紧张，难于很好地对外生殖器进行观察。若不是很迫切，应口服镇静剂或全身麻醉后进行，尤其是在行外阴活检、阴道镜检查时。

观察处女膜一般采用仰卧位和膝胸位，尤其适于诊断虐待、评估肛周和括约肌紧张程度时采用。在传统诊断中，处女膜孔小于 5mm 是正常的，但这个数值在测量时的影响因素很多，如做妇科检查时的体位、会阴肌肉的紧张程度、是否存在炎症，所以这个数值只能作为一个相对的参考值。

检查时，处女膜可能出现的情况：①处女膜孔闭锁：必须手术治疗；②处女膜孔小或点状处女膜孔：一般不需要外科治疗，到青春期会自动变宽；③处女膜分隔：有一个水平或斜隔膜在处女膜上，形成两个独立的孔；④环状处女膜：处女膜的边缘完全围绕阴道孔，处女膜孔位于中间或偏前方，在尿道的下方；⑤处女膜有后缘：在处女膜后方出现组织，使处女膜孔的位置前移，处女膜缘位于尿道下方，在10点到11点位置和1点到2点位置，都不易观察到处女膜孔。

进行阴道检查时，主要排除是否存在炎症。由于儿童的阴道黏膜很薄，又富含血管，前庭沟和尿道周围的皮肤较红，不要误认为炎症所致。观察阴道是否存在粘连，观察外生殖器的特征和儿童的第二性征是很重要的，要注意是否有性早熟的情况。

三、内生殖器官的检查

儿童的内生殖器检查可用盆腔超声检查，很少用双手做直肠－腹部－盆腔检查，只用于腹－盆膨胀时，或怀疑有上生殖系统疾病时，这些疾病在儿童中很少见。

阴道镜不是常规检查，但可用于：①与性早熟无关的生殖器出血；②怀疑肿瘤；③怀疑先天性异常；④外伤；⑤反复生殖器感染（怀疑有异物或反复性虐待）。

检查阴道时，应做细胞学的检查及尿道肛周的淋球菌和衣原体的检查。在青春期前的儿童，阴道上面的细胞与宫颈来源的细胞相似，可被衣原体感染。

四、在儿童时期常见的疾病

疾病的分布状态：外阴道炎占60%～90%，生殖器出血15%～30%，外伤5%～10%，畸形5%，肿瘤1%～5%。在儿童时期，外伤和外阴道炎应给予足够的重视。

外阴部位的外伤高发年龄为4～12岁，肛门、生殖器的皮损可能由以下情况引起：①撕裂伤，两腿分开位落下时引起，如骑自行车；②异物意外地进入外阴部；③性虐待；④骨盆骨折引起的撕裂伤。

儿童在两腿分开时摔下，是外生殖器外伤的一个常见的原因。这个损害可以局限于会阴部形成淤斑，也可形成相当大的血肿，对周围组织造成压迫，耻骨、阴蒂、尿道、大小阴唇均可受累，但阴道入口受累较少见。

在受到性虐待的儿童中，90%的会阴部可受到影响。会阴部的大部分组织均会发生变化，除了处女膜孔发生变化，也有其他的变化。若体格检查在性虐待后不久，经常可见到红斑、出血水肿、撕裂和处女膜破裂等现象。在随访中，可以看到许多陈旧的改变，如点状处女膜边、V形不规则的边缘、赘生物、阴道内、阴道入口尺寸变化。急性组织变化恢复较快（红斑水肿的15～20天后，黏膜下出血后30天）。对于妇科检查的结果需要考虑的影响因素有年龄、内分泌的状态、个体差异、精神状态及外伤与检查之间相隔的时间等。

若要检查处女膜，儿童处于膝胸位，医师需让其深呼吸使她的腹部肌肉放松，这样便于观察处女膜的情况。

有时，尤其当儿童处于仰卧位的姿势，不易观察到处女膜孔的情况，如果处女膜不完整，有必要描述残余处女膜的形态。对肛周区域也要仔细进行检查，如瘢痕、色素沉着、皮肤增厚和新生物生成。

肛门的宽度小于1cm也不能完全排除性虐待的可能性。尽管有明确受虐待的历史，许多女童的肛周是正常的。仰卧时，若发现12点位置上出现赘生物，可看成是正常的，若它出现在别的位置，或组织变厚、粘连可被认为是外伤所造成的。若有可疑情况，可进行肛门检查，确定括约肌的紧张性。若粪便中有血，或既往有出血的病史，可行直肠镜检查。

第三节　青春期外生殖器的检查

一、青春期外生殖器的解剖

青春期已得到雌激素的充分刺激，即使外阴黏膜对雌激素的反应不如阴道和子宫，也变得柔软和肿胀，腺体分泌清亮黏液使阴道入口得到润滑，小阴唇已得到发育，有时变得很肥大。在青春期，阴蒂的尺寸不断增大。8～13 岁时，CI 值为 16.9 ±0.9mm²；到 13～18 岁时，阴蒂指数（CI）值为 20.7 ±1.6mm²。阴蒂的尺寸与患者的身高、体重有关，而与口服避孕药无关，但与生产情况有关。所有报道均提示，健康妇女阴蒂的 CI 小于 35mm²，如果其 CI 大于 35mm²，就要怀疑可能存在一些雄激素异常的情况，需认真行临床及内分泌的检查。阴蒂的长度在健康的妇女中平均为 16.0 ±4.3mm，在 95% 人中小于 23mm，但正确确定阴蒂的长度并不容易。

在青春期，处女膜变得水肿、厚、粉红色，它的孔直径可达到 1cm，但存在个体差异。在卵巢功能的激活作用下，阴道表皮经历着一系列的成熟的过程，厚度明显增加。

在月经来潮之前，可发生一系列情况，阴道的分泌物增加、阴道的 pH 值降低、阴道的菌群发生变化。尤其是葡萄球菌和大肠杆菌状的细菌数量减少，子宫迅速增大，主要发生于子宫的上部。此时子宫上部比宫颈组织对激素的刺激更敏感，宫颈的表皮变成圆柱状，分泌物增加。在月经来潮之前，每一个卵巢均增加为原来的 1 倍重。

青春期出现的第一个标志为乳房发育，它反映了卵巢分泌功能的开始。Marshall 和 Tanner 将乳房的发育定义为 5 期。伴随着生殖器的发育，耻骨和腋下出现体毛。Marshall 和 Tanner 也将这种第二性征分为 5 期。

月经常出现于骨龄 12.5～14.5 岁。而大多数人，则在 13～14 岁之间，但具有个体差异。

二、青春期的妇科检查

青春期妇科检查的目的：①评估生殖系统的发展阶段和乳房的情况，并确定与正常值的差异；②确定一些器质性和功能性生殖器官疾病，尤其需注意月经的异常情况，成人雄激素过多，和一些食欲异常有关的疾病；③对患者进行健康教育，更好地认识自身的特点和生物钟；④预防性传播疾病；⑤安慰患者；⑥回答患者有关避孕的问题。

妇科检查第一步为收集患者的病史，是与患者建立信任关系的最佳时机。在性活跃的成年人中，可进行完整的妇科检查，包括阴道镜检查。

在非性活跃人群，盆腔的超声检查仍然是妇科检查的第一步。但是，首先应行外生殖器的检查。盆腔超声检查可精确评价内生殖器官的成熟程度。

宫体的前后径（COAP）和宫颈的前后径（CEAP）比值定义其形态。婴儿子宫中，其 COAP/CEAP 等于或小于 0.9。过度状态下的子宫其 COAP/CEAP 在 0.9～1.1 之间。成熟状态下的子宫，其 COAP/CEAP 大于 1.1。在儿童，宫体的长度和宫颈长度为 1∶3。在成人子宫中，此比值变为 3∶1。子宫内膜边缘不出现于婴儿子宫中。在青春期，子宫内膜的边缘变化很大，这与体内雌激素水平的变化情况有关。在过渡状态下的子宫中，子宫内膜缘的出现率为 43%，在成人型子宫中，其出现率为 68%。

卵巢的大小和尺寸可以通过超声检查来体现。根据超声波检查得到的参数，可以定义不同的卵巢状态：①小卵巢（体积 <2cm³）均质外观；②小卵巢，小囊（<9mm）外观；③相对大卵巢，（体积 >2cm³）均质外观；④大卵巢，小囊（<9mm）外观；⑤大卵巢，大囊（>9mm）

外观。

将卵巢的超声图像与特定发展阶段的形态联系起来较子宫难，即使卵巢的超声形态在雌激素作用下从均质态发展至小囊状，再发展为大囊状。在青春期的发展过程中，不是总是这种规律性的变化，大囊状卵巢可见于卵巢发育的初期。现在认为，性腺的体积与卵巢的成熟程度和青春期的成熟程度成正比。

区分多囊状卵巢（与正常青春期成熟情况有关）和经典多囊卵巢（PCO）是很复杂的。PCO有10个以上的囊肿，直径为2~8mm，它们排列在致密的皮质周围，或散在皮质中，若用经过阴道的探针，有人发现至少有15个囊，直径在2~10mm之间。青春期的多囊卵巢与PCO有区别，前者卵巢的间质中无明显改变。所以间质的状态可用于鉴别诊断，可用新的方法对此展开研究，三维超声图比二维超声图更准确。Doppler超声中发现在PCO综合征中间质血流灌注增加。

通过超声图像可以将乳房的发展和在青春期内盆腔器官的变化对应起来。乳房超声检查也可用于评价机体的内分泌状态。对乳房超声检查标准的解释分为5期。

1期：腺体没有发芽，同时临床体检时也没有发现乳房发育和乳房区域脂肪沉积的证据。

2期：初次腺体发芽，表现为线状边缘，圆形与周围组织有明显区别，最大直径小于1cm。

3期：生长期腺体芽，其形态与2期相似，但其直径大于或等于1cm。

4期：分支状腺体芽，少量分支从腺体芽中伸出进入皮质中。

5期：生长的终末期，金字塔形态，在超声中呈三角形外观，这种形态表示乳腺进入完全成熟期，超声图中，乳房组织与基质组织难于区分。

第四节　成年妇女的妇科检查

一、成年妇女的外生殖器解剖结构

在妇女的生育期其外生殖器解剖结构与青春期晚期无很大区别，只有到停经时，生殖系统才经历重要的改变，在这个时期，卵巢逐渐衰竭，这个时期的内分泌环境以低水平的雌激素为特点，外阴逐渐萎缩，耻骨的毛发越来越稀少。由于皮下组织萎缩，大阴唇逐渐变小，小阴唇逐渐变薄，最后可以完全消失。前庭部位的黏膜变得苍白。最近的研究证实，这些变化在停经的前3年中最显著。阴蒂指数（CI）在这个时期的阈值为35mm^2，阴道变小且缺乏弹性，覆盖的上皮组织薄且缺乏糖原，当有轻微刺激或外伤时，阴道就很容易出血。阴道内环境也发生了变化，乳酸杆菌不再增生，pH值升高，阴道分泌物减少。子宫经历着不断的变化，子宫内膜组织变薄、萎缩，宫颈体积减小，子宫内膜的上皮变为立方体，剩余腺体呈囊状扩张。输卵管变薄、直径减小，卵巢逐渐失去其囊状结构、直到完全消失，卵巢体积变小。停经后，乳房的腺体结构和脂肪沉积变小，出现纤维组织。

二、成年妇女妇科检查

与青春期后期无大的区别，停经后妇科检查才具有特点，宫颈血管脆性增加，正常妇科检查时用阴道镜也可导致宫颈出现淤斑。由于雌激素水平降低，细胞学检查主要是过渡期细胞，缺乏表皮细胞，即使在停经后，声像检查也是基础。超声检查示子宫变小，这种变化在最后一次月经后约5年更显著，子宫体减小最明显，若发现子宫内膜增厚，有利于对早期肿瘤的诊断。在停经前，正常子宫内膜的厚度在月经周期的第4天为4mm，在第8天为8mm，在停经后，平均子宫内膜的厚度为3.6mm。一般不超过5mm。若子宫内膜厚度超过5mm，96%可能是子宫内膜癌患者。

停经后，随着卵巢功能的衰退，其大小也逐渐变小，用超声检查卵巢的大小更准确，在绝经第一年卵巢的平均体积为 $8.6 \pm 2.3cm^3$，绝经15年后，卵巢的平均体积只有 $2.2 \pm 1.4cm^3$，在停经后，发现大卵巢，可能有肿瘤生长。

（冯素英）

第七章 皮肤病的发病原因

皮肤病的发病原因多而复杂，限于目前的医学水平和检查手段，尚有很多暂时无法确定或病因并不十分明了的皮肤疾患。然而，相对于临床上的对症处理，针对病因进行治疗无疑是最科学和最正确。因此，通过病史的询问、调查、临床及实验室检查等多方面资料的综合，确定病因是诊断、治疗、预防及评估预后的基础。皮肤病的病因大致上可分为基础发病因素和主要发病原因。

一、基础发病因素

对基础发病因素的确认、分析，有助于某些皮肤病的诊断和治疗。

1. 年龄 许多皮肤病的发病与年龄相关，有些皮肤病容易发生在某一年龄段，如先天性皮肤缺损、鱼鳞病胶样儿、结节性硬化症的叶状白斑、神经纤维瘤的咖啡斑、新生儿寒冷损伤综合征等，其皮肤损害常在出生后即存在或出现在新生儿期。婴儿湿疹、大疱性表皮松解常发病于婴儿期。肠源性肢端皮炎、特应性皮炎、幼年性黄色肉芽肿、手足口病、色素性荨麻疹等往往在幼儿期出现。学龄儿童易患水痘、脓疱疮、传染性软疣等。痤疮、家族性慢性良性天疱疮、扁平疣好发于青春期。中年以后是天疱疮、大疱性类天疱疮及光老化皮肤疾病的易患年龄。皮脂腺增生、脂溢性角化、点状白斑等则是老年人多发皮肤病。

2. 性别 有些皮肤病与性别关系密切，某些皮肤病多发男性或女性，如早秃、雄激素源性脱发、痤疮等男性多发，系统性红斑狼疮、硬皮病、干燥综合征、结节性红斑、扁平疣等则以女性多见。有些皮肤病甚至几乎仅发生于男性或女性，如色素失禁症约97%为女性，痛性挫伤综合征女性约占95%，局灶性真皮发育不良几乎全部为女性，而皮肤子宫内膜异位症、外阴白色病变、妊娠多形疹等则更为女性所特有。先天性外胚叶发育不良约90%见于男性，慢性光化性皮炎中男性占90%，先天性角化不良几乎全部为男性，而须疮、糜烂性包皮龟头炎、阴茎海绵体硬结症及阴茎硬化性淋巴管炎则仅见于男性。

3. 家族 有些皮肤病有明显的遗传倾向。临床上可见一个家族几代人中有不同比例的人患有相同的皮肤病，仅症状轻重不同而已，如鱼鳞病、家族性慢性良性天疱疮、大疱性表皮松解症等。有时可见父母双亲正常，而其子女患有相同的皮肤病，也有家族几代人中仅男性或女性发病的现象。家族史的询问和家系调查，不但有助于遗传性皮肤病的诊断，也有助于利用产前诊断来进行预防，提高人口质量。

4. 职业 有些皮肤病与患者所从事的职业有关，如理发师、建筑业的瓦工、浴室的搓澡工、从事水产品销售人员的手部易患接触性皮炎、白念珠菌感染，演员易发生油彩皮炎，野外勘探人员易被昆虫叮咬和晒伤等。不但正在从事的职业，既往从事的职业也会与皮肤病相关，如既往长期接触砷类化学物质的人员，可在不从事该工作若干年后皮肤发生砷角化性皮损或皮肤癌。

5. 体质 某些皮肤病与患者个人体质因素相关，如瘢痕体质的人，即使在昆虫叮咬或轻微外伤的情况下也会发生严重的瘢痕疙瘩。因此，在无保护性措施的情况下，对瘢痕体质的患者不宜做冷冻、激光及手术等创伤性治疗。另外，过敏性体质的人容易发生变态反应性疾病，敏感性肌肤易对化妆品产生过敏等。了解患者的特殊体质，对于治疗，尤其是预防非常重要。

6. 习惯与嗜好　有些皮肤病与个人习惯、嗜好有关。烟、酒、辛辣食品对皮肤病的发生和影响已为人们所熟知。过度、不当的化妆易引起接触性皮炎。频繁洗浴易导致皮肤干燥、瘙痒加重。佩戴于体孔上的饰品易导致接触性过敏和继发感染。文身、文眉、文唇等早期可导致感染、瘢痕，晚期可继发异物肉芽肿。

7. 病灶　慢性病灶和某些隐匿因素常与某些皮肤病相关，但往往被忽略。如慢性扁桃腺炎与银屑病的发生或复发有关，龋齿、慢性中耳炎有时是感染性慢性荨麻疹的病因，部分特发性荨麻疹、酒渣鼻有时与幽门螺杆菌感染相关。手术后植入体内的金属器材可导致皮肤损害的出现。

8. 季节　很多皮肤病有季节性发病的特点，春季易发生与花粉过敏有关的面部皮炎、春秋季汗疱疹多发；夏季多发脓疱疮、花斑癣、股癣、虫咬皮炎等；寒冷性多形性红斑和冻疮则主要发生在冬季。

9. 地理环境　某些皮肤病受地理环境因素的影响，如银屑病在我国的发病率北方高于南方，麻风则南方高于北方。有些疾病只发生于某一地区，如皮肤利什曼病仅发生于白蛉存在的地域，缺氧性面颊红斑及继发性杵状指常见于高原地带。有报告，吉林某地盛产芦苇，腐烂的芦苇有利于孢子丝菌繁殖，虽该地区属于北方，但该地区皮肤孢子丝菌病高发。

10. 种族　由于种族、肤色的不同，有些皮肤病的发病率及临床表现有明显差异，如白种人皮肤色素少，易发生晒伤和皮肤肿瘤，大汗腺比黄种人多，狐臭的发生率高且严重。黑种人银屑病、晒伤发病率低。花斑癣皮损在黄种皮肤上可表现为色素加深或色素减退，而在黑种人则只表现为白色的点或片状细小鳞屑。

11. 社会　有些皮肤病的传播与流行与社会因素密切相关，包括经济情况、生活水平、营养状况、受教育程度及宗教信仰等。了解这些社会背景有助于指导诊断，提供可行的治疗方案。

二、主要发病原因

皮肤病的主要发病原因包括内因和外因两部分，积极、详细地寻找和确定内因和外因，并进行综合分析，是正确诊断和治疗的前提和基础。

（一）内因

1. 遗传　包括常染色体显性和隐性遗传、性联遗传和多基因遗传四种。①常染色体显性遗传：患者双亲中至少有一个是同病患者，其子女中至少有半数发病，在其后代中不断出现，发病与性别无关；②常染色体隐性遗传：患者双亲及上代可正常，但其双亲的亲属中同病的发病率高，患者的同胞中约25%发病，男女患病率大致相等，近亲结婚者其后代的发病率较高；③性连锁遗传：在家族性发病中患者绝大多数为同一性别，总体上男性多于女性，家族性发病呈非连续性，常隔代遗传，如患者是女性，其父必定是同病患者，且其子女中的男性约半数发病，近亲结婚者其后代的发病率较高；④基因遗传：受环境及外界因素影响大，虽无明显上述的遗传特点，但患者家族中同病的发病率高于一般人群，如银屑病、白癜风等。

2. 吸收障碍　由于消化道吸收障碍常影响某些物质的缺乏，如维生素类吸收障碍，出现维生素A、B、C、D等缺乏的相应临床症状。锌吸收障碍导致肠源性肢端皮炎，肠道对谷胶吸收的异常导致疱疹样皮炎的复发或加重，对某些食物过敏而诱发荨麻疹等皮肤病。

3. 代谢障碍　机体内某些物质代谢的障碍常可有皮肤表现，如钙磷代谢障碍引起的皮肤钙沉着，脂类代谢障碍导致的黄色瘤，糖尿病伴发的血管、神经及皮肤损害，卟啉代谢障碍引起的皮肤卟啉病等。

4. 血管和淋巴循环障碍　可引起相应的皮肤表现，如雷诺现象、雷诺病、红绀病、肢端青紫症、红斑灼痛病、淋巴性水肿、淋巴性象皮肿等。

5. 内分泌紊乱 可出现各种各样的皮肤症状，如甲状腺功能减退可发生黏液性水肿。肾上腺功能亢进引起多毛、痤疮、萎缩纹、满月脸等，绝经期可引起面红、角皮症等，妊娠期常出现的特异性皮肤改变和疾病，如妊娠多形疹、妊娠疱疹、妊娠痒疹、妊娠瘙痒性毛囊炎等。

6. 精神神经因素 精神因素可引起局限多汗症、人工皮炎、拔毛癖、斑秃等。神经受损可引起局部感觉异常、感觉障碍，如麻风、股外侧皮神经炎等。

7. 系统性疾病的影响 因疾患的不同，皮肤的表现可多种多样，如内脏肿瘤的皮肤表现可为黑棘皮病、皮肌炎、天疱疮、肢端角化等，糖尿病患者可出现皮肤瘙痒、水疱、易导致细菌和真菌感染等，肝、胆、肾脏功能障碍可导致胆汁性瘙痒和肾病性瘙痒，内脏恶性肿瘤的皮肤转移也并非少见。

（二）外因

1. 物理性因素 许多皮肤病与物理性因素有关。与光线有关的皮肤病有晒伤、多形性日光疹、光线性角化病、植物日光性皮炎、外源性光感性皮炎等。因寒冷引起的冻疮、寒冷性多形性红斑、冷球蛋白性股臀部血管炎等。与摩擦和压力有关的胼胝、压疮（褥疮）、鸡眼等。烧伤、烫伤、火激红斑等与高温物质有关等。

2. 化学因素 一些药物、染料、化学原料及其制品，可导致药物性皮炎、接触性皮炎、化学烧伤、慢性中毒。有些可引起职业性皮肤病，如沥青皮炎、油性痤疮、砷角化病等。

3. 动物性因素 随着人们生活水平的提高，饲养宠物的家庭越来越多，除宠物咬伤、抓伤增多外，近年来与动物有关的皮肤病有逐年增加趋势，如猫抓病，动物源性体癣、头癣、动物性疥螨感染等。

4. 昆虫、寄生虫 由昆虫导致的皮肤病很多，如隐翅虫皮炎、桑毛虫皮炎、蜂类蜇伤、臭虫和跳蚤叮咬等。与寄生虫有关的皮肤病，常见的有疥疮、阴虱、阴道毛滴虫病、稻农尾蚴皮炎、猪囊虫病及皮肤蝇蛆病等。其他尚有原虫类，如阿米巴及利什曼等，已经非常少见。

5. 植物性因素 包括直接接触和食用后导致的皮肤病，如接触荨麻引起荨麻疹、接触漆树引起的漆皮炎、收麦子可引起麦芒皮炎、芒果皮炎等。食用植物，如灰菜（藜）、紫云英、苋菜、鲜木耳等经日照后发生的植物日光性皮炎等。

6. 微生物因素 感染性皮肤病与微生物的因素很多，大致有以下方面。

（1）细菌：球菌感染，如脓疱疮、疖、痈、毛囊炎及丹毒等；杆菌感染，如皮肤结核、麻风、痤疮、非典型皮肤分枝杆菌病等。

（2）真菌：其所致的浅部和深部真菌病种类非常多，皮肤科最常见的有体癣、股癣、手足癣、头癣、甲癣、叠瓦癣、皮肤孢子丝菌病、足分枝菌病（足菌肿）及着色真菌病等。

（3）病毒：由病毒引起的皮肤病种类繁多，常见的有扁平疣、寻常疣、传染性软疣、单纯疱疹、带状疱疹、水痘、麻疹及手足口病等。

（4）螺旋体：引起的皮肤病不多，常见的有梅毒、莱姆病等。

（曹元华）

第八章 皮肤损害的基本表现

通常将皮肤病出现的各种皮疹称为皮肤损害，临床简称皮损，是指可以用视觉或触觉检查出来的皮肤或黏膜上的病变。皮损习惯上分为原发性及继发性两种，但有时二者不能截然分开。

一、原发性皮肤损害

是由皮肤异常组织病理性变化而产生的原始表现。原发性损害因皮肤疾病的不同而有所不同。

1. 斑疹　为皮肤限局性的色素改变，与皮肤表面齐。直径小于2cm，超过2cm者称为斑片。斑疹可以分为炎症性及非炎症性两种：

（1）炎症性斑：因感染、化学或物理性刺激使局部皮肤呈红色，指压时可褪色，放开手指后又恢复原状。炎症性红斑的大小及形状不定，较小的可呈点状，如猩红热及麻疹的皮疹，较大的可呈斑片，如丹毒的大片红斑。

（2）非炎症性斑：可由以下因素引起：①色素改变：色素沉着（如雀斑、黄褐斑），色素减退（如白癜风等）；②皮肤血管发育异常：血管增生（如鲜红斑痣），血管扩张（如酒渣鼻红斑期）；③皮内注入染料，如文身；④皮内出血，如紫癜、淤斑等。

2. 紫癜　是指红细胞渗出血管，在皮肤或黏膜内出血的总称。特点是指压时不褪色。可因出血程度、深浅的不同而表现各异。可高或不高出皮面。可呈淤点、淤斑或血肿。通常为紫色，真皮深部出血呈青色。由于外渗红细胞内血红蛋白的变化，按时间先后颜色可表现为红、紫、蓝灰、棕及黄色，最后消退。

3. 丘疹　为限局性高出皮面的实质性损害，可由表皮或真皮细胞成分的限局性增殖、真皮限局性细胞浸润、或代谢产物的沉积而形成。其直径小于0.5cm。丘疹顶部可呈尖、圆、扁平或中间凹陷如脐窝状。其底部可以是圆形、多角形或不规则形等。颜色可以是红色（如毛发红糠疹）、紫色（如过敏性紫癜）、黄色（如老年性皮脂腺增生）或白色（如粟丘疹）。丘疹呈毛囊部分布（如毛发红糠疹）或与毛囊无关。其上可覆以鳞屑，数目可多可少，可散在或群集分布，可以伴有或无自觉症状。介于斑疹与丘疹之间者称斑丘疹。丘疹上发生水疱或脓疱者，分别称为丘疱疹或脓疱丘疹。

4. 结节　为可见的隆起性、可触及的实质性损害，直径大于0.5cm，大小、形态、颜色不一。与丘疹的主要不同是其病变范围大而深。结节位于皮下组织中，有时仅稍高出皮肤表面。质地通常柔韧或坚实。有的结节可发生坏死、溃疡而遗留瘢痕。

5. 风团　表现为限局性水肿性隆起的圆顶皮肤损害。数目可多可少。呈粉红、暗红或苍白色，周围有红晕。可在数小时内消失。小者直径仅3～4mm（如胆碱能性荨麻疹），大者可达10cm以上。可形成圆形、环形、回状或不规则的斑片。

6. 水疱　为限局性腔内含液体的高起损害，可发生于正常皮肤上或发生于有炎症的皮肤上。直径一般小于0.5cm，超过0.5cm者称为大疱。可孤立或群集性分布。水疱可演变成脓疱或大疱。疱内可含血液、血清或淋巴液，其颜色随疱液不同而异。形状呈圆锥形、半圆形、扁平形或不规则形，有的中央有脐窝。疱壁可以紧张或松弛。疱周可有或无红晕。水疱和大疱可因发生的部位深浅不同而有表皮内和表皮下之分。水疱可呈单房性（unilocular）或多房性（multilocular）。

7. 脓疱　表现为内含脓液的隆起损害，可以是原发性损害，亦可从丘疹或水疱演变而来。因脓液颜色的不同，可呈黄色或黄绿色。大小不一，可呈圆形、半球形、扁平形或中央有脐窝，周围绕以红晕。毛囊性脓疱中央常有毛发穿出。脓疱深浅不一，浅者愈后不留瘢痕，深者可有瘢痕。

8. 肿瘤　为发生于皮内或皮下组织的肿块。大小、软硬不一。呈圆形、蒂形或不规则形。或高出皮面，或仅能触及。通常呈正常肤色，如有炎性或出血，则呈红色。如有色素细胞增多，则呈灰色、灰褐色或黑色。可属于良性或是恶性。可持续存在，或逐渐扩大，或破溃而形成溃疡，自行消退者少见。

9. 囊肿 为囊腔内含有液体或半固体物质的囊性损害，球形、半球形或卵圆形，可高出皮面，亦可位于皮下或更深部位，触之有弹性或波动感。常见的有表皮囊肿及皮脂腺囊肿等。

二、继发性皮肤损害

大多由原发性损害演变而来，也可由治疗及机械性损伤（如搔抓）所引起。

1. 鳞屑 属于死亡脱落的表皮细胞。正常表皮由基底层到最表层角质层的更替时间约为4周，最终演变为无细胞结构的角质层而自然脱落。在病理情况下，由于角化过度、角化不全及水疱的干涸等，可发生脱屑。鳞屑可因其多少、厚度、颜色而呈多种不同的外观，在单纯糠疹中可呈糠秕状，在银屑病中可呈云母状或蛎壳状，在剥脱性皮炎及猩红热中可呈大片状。鳞屑可因分泌物、血液、脓液的污染而颜色各异。

2. 表皮剥脱或抓痕 多由搔抓、外力损伤而导致的表皮缺失。因皮肤所受外力不同，或浅或深。皮肤所受外力方向不同，可呈线状、片状或点状。表皮剥脱较深者可伴有血清或血液渗出，干燥后形成黄痂或血痂。如搔抓只达到表皮或乳头部分，愈后不留瘢痕，如搔抓更深，则愈后可有瘢痕形成。

3. 浸渍 皮肤长时间浸泡或处于潮湿状态，皮肤变软变白，甚至起皱，称为浸渍。多见于指、趾间，久之易发生糜烂，并易继发细菌及真菌感染。

4. 糜烂 多由水疱、脓疱或浸渍后表皮的脱落，或丘疹、结节表皮的破损而形成潮湿面，称为糜烂。糜烂的基底部为表皮下层或真皮的乳头层，其形状因原发性皮损的不同而各异，愈后通常不遗留瘢痕。

5. 皲裂 皮肤出现线状的裂隙，称为皲裂。常发生于掌、跖、足跟等部位。主要是皮肤干燥或慢性炎症，导致局部皮肤弹性降低或消失，加上外力作用而形成。皲裂通常轻微、浅表，亦可深达真皮及皮下，引起疼痛，甚至出血。

6. 苔藓化 系角质细胞和角质层增殖及真皮炎症细胞浸润而形成的斑块，表现为局部浸润肥厚，皮纹加深，外观呈皮革或树皮状。多由反复搔抓、摩擦等慢性刺激而引起，如神经性皮炎、慢性湿疹及特应性皮炎的陈旧性皮损。

7. 硬化 是指限局性或弥漫皮肤变硬。通常由真皮或皮下水肿、细胞浸润、胶原增生而引起。触诊比视诊更易察觉。常见于硬皮病、慢性淤积性皮炎、慢性淋巴水肿及硬化萎缩性苔藓等。局限性真皮或皮肤组织钙化，通常表现为硬节或斑块。

8. 痂 由创面上浆液、脓液与脱落的表皮及细菌等混合、干涸而成。痂可薄可厚，柔软或松脆，并与皮肤粘连。痂的颜色可因其组成成分不同而各异，如血清形成的黄色痂，脓性渗出物形成黄色或黄绿色痂，由血液形成的则呈暗红色。

9. 溃疡 皮肤缺损或破坏达真皮及以下者称为溃疡。主要由结节或肿物破溃或外伤而形成，溃疡的大小、颜色、边缘、基底、分泌物、发展过程及自觉症状，可因原发性疾病及原发性损害的不同，而出现很大的差异。愈合后多留有瘢痕。

10. 萎缩 可发生于表皮、真皮，或二者同时受累，甚至累及皮下组织。主要表现为局部皮肤变薄。表皮萎缩时，局部无凹陷，皮肤纹理可保持或消失。老年皮肤萎缩仍能保持正常皮纹，其下的静脉及肌腱显露易见，而外伤或炎症后形成的萎缩，往往皮纹消失。

真皮萎缩是乳头层或网状层结缔组织减少所致，常表现为局部皮肤凹陷。多发生于较深的炎症或外伤之后。真皮与表皮均发生萎缩时，通常发生局部颜色和皮纹的改变，如妊娠、肥胖者中的萎缩纹等。

11. 瘢痕 为真皮或深部组织缺损，或破坏后经新生结缔组织修复而成。其轮廓与先前的损害相一致，但发生在瘢痕体质患者的瘢痕疙瘩则明显大于原损伤范围。瘢痕通常高出皮面，低于皮面者称为萎缩性瘢痕。瘢痕表面的皮肤菲薄，通常没有正常的皮纹及皮肤的附属器官。

12. 皮肤异色　是指皮肤同时存在色素沉着和色素减退。可以是原发性的损害，如皮肤异色病样淀粉样病、先天性皮肤异色综合征、皮肤异色－幼年白内障综合征等。继发性皮肤异色相对少见，如慢性湿疹的苔藓化皮损，有时可见局部色素沉着，其间杂有色素减退斑，这种色素减退斑可能是搔抓、破溃后的继发性色素脱失。在淤积性皮炎的慢性皮损中亦可见到皮肤异色现象。

三、皮肤损害的检查与描述

书写病历、撰写论文及学术报告时，皮肤损害的口头和文字描述是必不可少的，描述皮损时，除符合上述各种原发性和继发性皮肤损害的概念和定义外，还应描述皮损的以下特点。

（一）视诊所见

1. 性质　首先明确皮损的性质是原发性还是继发性损害，确定是哪一种皮损，是一种损害还是多种损害同时存在。

2. 分布　皮损是局限性还是播散性，是泛发性还是全身性，是单侧性还是对称性，是否沿神经、沿血管分布等。

3. 部位　不仅要指出皮损的具体位置，还应描述是否为暴露部位、遮盖部位、伸侧、屈侧、间擦部、皮脂分泌多的部位、皮肤黏膜交界部等。

4. 排列　皮损是孤立、群集，还是散在或融合。是否排列成线状、带状、环状、多环状、弧形、网状、或不规则排列。

5. 大小　可用直径是几毫米或几厘米表示，亦可或用针尖、针头、绿豆、黄豆、核桃及鸡蛋等实物来描述皮损的大小。

6. 数目　皮损是单发、多发。数目多少最好用数字来表明。

7. 形状　根据皮损的实际，描述是否为圆形、椭圆形、球形、半球形、多角形、弧形、线状、环状、脐状及形状不规则等。亦可用菜花状、草莓状、海绵状、桑椹状、樱桃状等实物形象地进行描述。

8. 颜色　皮损的颜色，可用正常肤色、红、紫、黄、茶、灰、褐、黑、蓝、白等颜色具体描述。

9. 光泽　是指皮损有无光泽，如蜡样光泽、珍珠样光泽、多汁样光泽等。

10. 边缘及界限　可用清楚、比较清楚、整齐、模糊、隆起及凹陷等进行具体描述。

11. 表面　可用光滑、粗糙、苔藓化、皲裂、扁平、隆起来描述，亦可用蜂窝状、乳头状、菜花状、半球形、圆锥形等畸形描述。还可用羊皮纸样、皱纹纸样、皮革状等形容皮损的外观。

12. 湿度　如潮湿、干燥、浸渍等。

13. 鳞屑或痂　应描述鳞屑或痂的性质和外观，如油腻、松脆、黏着、糠秕样、鱼鳞状、云母样及叠瓦状及颜色等。

14. 内容物　对于水疱、脓疱、囊肿等应描述其内容物，如清澈、浑浊、血液、脓液、浆液、黏液、汗液、皮脂、角化物及异物等。

15. 高低　是指皮损与皮面的关系，高出皮面、低于皮面或与皮面平行。

（二）触诊所见

1. 硬度　是指用手触摸后感觉的描述，如柔软、坚实、坚韧、坚硬等，亦可用鼻尖样、象皮样、皮革样、软骨样及坚硬如石等进行描述。

2. 温度　通常为临床触诊时检查者感觉的粗略判断，如皮损局部温度增高或降低，精确的检查应使用体温计进行测量。

3. 质感　也是检查者触摸皮损后的感觉的粗略描述，如干燥、潮湿、粗糙、棘手、波动感、囊性感、捻发感等。

4. 深浅 是指通过触摸检查，判断皮损的大致深度，如浅表、深在，估计皮损位于表皮、皮下、脂肪层或更深部位。

5. 活动度 是指通过触摸检查，描述皮损的活动情况，如是否与表皮粘连，基底部可否移动等。

6. 压力 通过手指的压力变化，观察皮损颜色或形状是否发生改变。如充血性皮损指压后可褪色，出血性紫癜则不褪色，鲜红斑痣指压后可部分褪色。神经纤维瘤的隆起性皮损指压后可恢复等。

7. 淋巴结 通过触摸可判断其有无肿大、压痛，其质地、活动度如何等。

由于皮损大多分布于体表，凭肉眼直观，熟练地掌握皮损的形态、色泽、硬度、排列和分布等，再结合触诊及其他症状和检查结果，对于大多数皮肤病可作出正确的诊断。

（曹元华）

第九章 常用的皮肤试验

皮肤试验是用来测定被试者是否对某些物质（如药物、食物、化学品、花粉、微生物等）过敏、是否感染了某种传染病的检查方法。被试物质（变应原）可分为特异性和非特异性两种，后者常用于测定机体的免疫功能。比较常用的试验有如下几种。

一、斑贴试验

是测定机体迟发型变态反应的一种诊断方法，常用于检测接触性变应原，通常在试验后48～72小时判定结果，根据被试物的不同也可在试验后4～7天进行判定，但对于接触性荨麻疹则可在试验后15～30分钟判定。

1. 操作方法 根据被试物的性质配制成适当浓度的溶液、软膏、油剂、粉剂或原物，浸湿或置于4层1cm×1cm的纱布上，然后贴于前臂或上臂屈侧或背部皮肤上，其上用大于纱布的玻璃纸覆盖并用胶布固定，24～48小时后取下被试物并观察、记录结果。

2. 结果的判定和记录方法 受试部位无反应者为阴性（－），呈微红和微痒者为可疑（±），出现红斑和瘙痒者为弱阳性（＋），水肿性红斑、丘疹为中等阳性（＋＋），红肿性丘疹或水疱者为强阳性（＋＋＋），水疱破溃、糜烂者为超强阳性（＋＋＋＋）。

3. 临床意义 阳性尤其是中等阳性以上反应通常表示患者对被试物过敏，阴性反应一般提示患者对被试物无敏感性。但应注意，有时会出现假阳性反应和假阴性反应，假阳性反应通常在去除被试物后，反应很快消失，而真阳性反应则在被试物去除的24～48小时内一般是反应增强。假阴性反应有被试物浓度低或接触皮肤的时间不够、患者处于低敏感状态等，应综合分析并作出正确判断。

4. 注意事项 操作者必须充分了解被试物的性质和配制成合适的浓度，并向被试者说明试验的意义和可能出现的反应，如试验中出现明显或严重的刺激症状应及时取下被试物并清洗或作适当处理。如果同时作多个不同被试物，每两个被试物之间的距离应大于4cm。

二、划破试验

主要用于测定产生速发型变态反应的变应原。对被测变应原高度敏感者有一定的危险性，应慎重。

1. 操作方法　通常在前臂屈侧皮肤进行，亦可将上臂外侧或背部作为试验部位，局部皮肤消毒后，用消毒过的注射针尖在皮肤上划0.5～1cm长的条痕，以不出血为度，将被试物滴于划痕上，再用针柄轻擦压一下。在对侧相应部位用生理盐水作阴性对照试验。20～30分钟后观察结果。

2. 结果判定和记录方法　阴性（－）：与对照实验相同，局部无反应。可疑阳性（±）：水肿性红斑或风团，直径小于0.5cm。弱阳性（＋）：风团有红晕，直径等于0.5cm。中等阳性（++）：风团伴有明显红晕，直径在0.5～1cm之间，但无伪足出现。强阳性（+++）：风团伴有明显红晕，并出现伪足，直径大于1cm。

3. 临床意义　用于测定荨麻疹、特应性皮炎、药物性皮炎及食物过敏等速发型变态反应的变应原。阳性通常表示患者对被试物发生不同程度的过敏，但应注意假阳性反应。

4. 注意事项　抗组胺类药物或糖皮质激素可减弱试验的反应，故应在停药48小时后进行测试。对被试物有过敏性休克史者，禁止做本试验。试验时应备有抢救过敏性休克的药物及相应措施。

三、皮内试验

原理和适应证与划破试验大致相同，用于检测Ⅰ型或Ⅳ型变态反应，前者，如青霉素试验；后者，如麻风菌素试验。但需注意到皮内试验的危险性比划破试验更大，试验时必须作好处理严重反应的急救准备。

1. 操作方法　前臂屈侧皮肤常规消毒，将被试物稀释成不同浓度，通常从低稀释度开始，用注射器抽取被试液，向皮内注射0.1ml，使之形成0.3～0.4cm大的皮丘，对侧相应部位设阴性对照。

2. 结果判定　可分为即刻反应和迟发反应两种。即刻反应：通常于15～30分钟出现，如出现风团即为阳性，结果判断和记录同划破试验。即刻反应阳性提示患者对被试物过敏。迟发反应：常在试验的24小时后出现，其结果的判断、记录及临床意义见结核菌素试验和麻风菌素试验。

四、结核菌素试验

可协助结核病的诊断。常用的被试物有旧结核菌素和纯蛋白衍生物（PPD）。

1. 操作方法　常用皮内注射法。先将旧结核菌素用含0.3%石炭酸的生理盐水稀释成1∶100、1∶1000、1∶1万、1∶10万的不同浓度，通常第一次试验从1∶1万的浓度开始，但若怀疑患者可能对旧结核菌素高度敏感或有严重的活动性结核，则开始的浓度以1∶10万为宜。若用PPD作试验，第一次的浓度为每毫升中含PPD 0.0002mg，这相当于旧结核菌素1∶1万的浓度。注射后48～72小时观察结果，对于阴性者应再作高一级浓度的试验，直至1∶100的浓度为止。

2. 结果判定和记录　阴性（－）：局部无反应。可疑（±）：红晕及硬结直径小于0.5cm。弱阳性（＋）：红晕及硬结直径为0.5～0.9cm。中等阳性（++）：红晕及硬结直径为1～1.9cm。强阳性（+++）：红晕及硬结直径大于2cm。超强阳性（++++）：除红晕及硬结外，尚可见疱疹或坏死。

3. 临床意义　机体在感染了结核杆菌后的2～10周开始出现结核菌素试验阳性，并将持续存在。本试验有助于结核病的诊断。皮肤结核的反应通常较内脏结核的反应强，特别是丘疹坏死性皮肤结核、硬红斑及瘰疬性苔藓。但全身性粟粒型皮肤结核患者的免疫力低下，反应可为阴性。

4. 注意事项　在某些病理情况下，可非特异性地降低机体的迟发型变态反应，使本试验的反应强度降低，如急性病毒性感染、大剂量糖皮质激素或免疫抑制剂的应用、恶性营养不良、恶性肿瘤及艾滋病等。尚有5%的结核病患者对中等剂量的结核菌素无反应，其原因尚不清楚。

五、麻风菌素试验

常用的是粗制麻风菌素，又称完整麻风菌素，是取瘤型麻风患者的皮肤结节或浸润性组织，制备而成的灭菌麻风菌混悬液，第八届国际麻风会议将麻风菌素的标准含菌量定为1ml含麻风菌1.6×10^8条。

1. 操作方法　前臂或上臂屈侧常规消毒后，皮内注射0.1ml麻风菌素悬液，形成6～8mm的皮丘。

2. 结果判定和记录

（1）早期反应：在注射后48小时观察并判定结果。阳性反应是在注射局部出现与结核菌素试验相似的红斑、结节。阴性（－）：无反应或红斑浸润直径在5mm以下。可疑（±）：红斑浸润直径在5～9mm。弱阳性（＋）：红斑浸润直径在10～14mm。中等阳性（＋＋）：红斑浸润直径在15～20mm。强阳性（＋＋＋）：红斑浸润直径大于20mm。

（2）晚期反应：在注射3周后观察并判定结果。阳性反应是注射局部出现浸润性小结节。阴性（－）：无反应。可疑（±）：轻度结节浸润，直径在3mm以下。弱阳性（＋）：结节浸润明显，直径在3～5mm。中等阳性（＋＋）：结节浸润直径大于5mm。强阳性（＋＋＋）：结节浸润有破溃。

3. 临床意义　虽无助于麻风的诊断，但对麻风病的分类及判断预后有重要的参考价值，该试验可反映患者的细胞免疫状况，晚期反应强阳性者预后较好。在瘤型麻风，麻风菌素反应阴性，预后较其他各病型为差；界限类偏瘤型麻风患者的麻风菌素反应为阴性，但预后比瘤型麻风好，比结核样麻风差；中间界限类麻风患者的麻风菌素晚期反应阴性，预后介于结核样型麻风和瘤型麻风之间；界限类偏结核样型患者的麻风菌素晚期反应弱阳性或可疑，预后一般较好，但不如结核样型麻风；结核样型麻风患者的麻风菌素晚期反应多为强阳性，在各型麻风中预后最好，少数患者可不经治疗而自愈；未定类麻风患者的麻风菌素反应依患者的机体免疫力强弱而定，强阳性者有的可自愈或转变为结核样型麻风，阴性者少数可转变为界限类或瘤型麻风。

六、光斑贴试验

是光生物学试验方法中的一种，常用于确定光敏物质和诊断外源性光感性皮炎。

1. 操作方法　通常将怀疑为光敏的物质配制成1%的浓度，或用标准的光斑贴试剂，一式两组，分别置于背部两侧做密封斑试，每处斑贴的面积约为$1cm^2$，24～48小时后去除斑贴，一组不进行光照射作为对照，观察其有无因单纯接触引起的反应，另外一组斑贴处，可用长波紫外线或中波紫外线以亚红斑量照射，分别于24、48、72小时观察结果并记录。

2. 结果判定与记录　观察照射组和非照射组皮肤出现的反应判定结果，局部无反应通常计为阴性（－），两组试验部位皮肤如出现红斑、水肿、丘疹和水疱，则分别用（＋）、（＋＋）、（＋＋＋）来表示阳性的反应程度。

3. 临床意义　照射组与非照射组均阴性提示无接触过敏和光接触过敏；两组均阳性通常表示为接触性过敏；如仅照射组出现阳性，则提示为光接触过敏；若照射组比未照射组显示出更强的阳性，则表示接触性过敏和光接触性过敏二者兼有。

4. 注意事项　若高度怀疑患者有光敏而光斑贴试验阴性，则需作进一步试验，如加大照射剂量和扩大照射面积等，以便确诊。

七、组胺试验

是用来测定患者皮损或麻木部位末梢神经功能是否正常的一种方法。在正常人皮内注射1∶1000的磷酸组织液0.1ml，可出现三联反应，即注射后10～20秒出现直径10mm以内的第一个红斑，30～40秒后在第一个红斑周围出现第二个红斑，并带有弥漫边缘，直径为30～40mm，最后在红斑中央出现3～5mm的风团，此称为三联反应完整。当三联反应不完整时则表明末梢神经受累。

八、出汗试验

选择正常皮肤及皮损，涂以3%～5%碘酊待干后，分别皮内注射1∶1000的毛果芸香碱溶液各0.1ml，立即撒上薄层淀粉，3～5分钟后正常部位淀粉变蓝，表明出汗正常，若汗腺被毁或泌汗神经纤维受累则不出现蓝染。用于判断多汗或少汗的程度。

九、立毛肌功能试验

用1∶10万的苦味酸烟碱溶液0.1ml，分别皮内注射于皮损和正常部位，若神经末梢正常，则立毛肌收缩而起鸡皮现象，如神经末梢受损，则无此现象。用于判断麻风等末梢神经是否受损及受累程度。

十、Kveim试验

它是一种特异性细胞免疫异常反应，抗原为结节病组织的10%生理盐水混悬液，于前臂内侧皮内注射0.2ml，经6周后，于注射部位作皮肤活检，若有典型的结节病组织学改变，则为阳性。用于结节病的辅助诊断。本试验有较高的特异性，急性患者的阳性率为75%，随着疾病缓解，反应由阳性转为阴性。因操作较复杂且历时较长，故未被普遍采用。

十一、醋酸白试验

用5%醋酸溶液涂于皮损及周围的皮肤黏膜，1分钟后可见人乳头状瘤病毒感染部位变白，常用于尖锐湿疣的诊断及亚临床感染的确定。

十二、Hanger－Rose试验

诊断猫抓病的一种抗原皮肤试验，特异性较高，有确诊意义，但抗原制作复杂，且猫抓病往往病史明确，现极少运用。

十三、蔗糖试验

用蔗糖0.8g置于舌背中央，记录完全溶解的时间，大于30秒为异常，是测定唾液腺功能的一种试验，用于干燥综合征的诊断，较简便、实用。

十四、皮肤窗试验

将受试皮肤的上皮刮除，至有少量点状出血为度，然后将待测物即抗原置于刮除上皮处（对照试验不置抗原），覆以盖玻片，4～24小时取下盖玻片并染色，进行嗜酸性粒细胞计数，如超过中性粒细胞则为阳性，对照试验渗出物中以中性粒细胞为主。此试验常用于检测花粉症的变应原，亦用于接触性皮炎及药疹的辅助诊断。

十五、皮肤微透析

皮肤微透析（microdialysis，MD）是近年来建立的一项新技术，其方法是将附有不同通透性膜的透析探针置于皮内不同的深度，从一侧注入不含待测物的液体，在探针上方涂抹待测物后，适时检测经皮肤进入并经过探针从另一侧流出液体中待测物的浓度，具有可动态测定皮肤内溶解在细胞外及局部体液未结合物质浓度的优点。目前常用于局部外用药物后，实时监测皮内药物浓度，对药效作用作定量分析，并利用皮肤药动学对不同浓度制剂、制剂剂型之间的生物等效性研究，联合体外试验，观察药物的体、内外浓度/效应（毒性）关系，使新药研究及临床用药研究水平提升到一个新的高度。

（曹元华）

第十章　皮肤病理的取材

组织病理检查是皮肤科最常用的检查方法之一，对许多皮肤病的诊断、分类、治疗及判断预后有非常重要的价值。取材前应详细询问病史，查看皮损的部位、性质以及活检的原因。暴露部位取材时（如面部）还应考虑到美容问题。

一、适应证

包括的病种、范围非常广泛，通常认为凡是组织病理上有非常特异性改变，病理检查即可确诊的疾病；组织病理有相对特异性和一定特异性改变，结合临床表现有助于诊断和确定诊断的疾病；组织病理有助于分型、分类、判断预后及疗效观察的疾病，以及组织病理可发现病原体和有助于鉴别诊断的疾病等，都是组织病理检查的适应证。

二、皮损的选择

皮损的选择非常重要，它将直接影响组织病理的结果判断。通常认为选择皮损应遵循以下原则。

1. 应选择发育成熟、未经治疗、具有代表性的原发性皮损，同时带一部分正常皮肤，以便与病变组织作对照。

2. 对水疱、脓疱或需寻找病原体的皮损，应选择早期皮损，并切取完整的水疱或脓疱。

3. 较大的皮损或环状皮损，应取其边缘。同时存在不止一种皮损时，应分别进行取材。对于观察疗效的病例，治疗后的取材应尽可能地在治疗前的同一部位或皮损切取。

三、取材的方法

常用的取材方法有钻孔取材，手术刀取材两种，利用手术刀取材时又有一般的取材和相对较困难的深部肌肉及淋巴结取材。根据取材要求及皮损的大小可以部分或完整的切除皮损，如小的水疱、色素痣等。对于面部且皮损面积较大者可以部分切除，以免影响容貌。常规消毒、局部麻醉皮肤后，根据皮损的大小、形状或性质等，可选用不同的取材方法。

1. 钻孔法取材　此方法简便易行，适用于皮损较小、面部以外的患处。钻孔取材一般只能钻取较表浅的皮肤组织，对皮损侵及到皮下组织则不宜采用这种方法。

选择适当孔径的皮肤组织钻孔器，左手固定皮损处，右手持钻孔器边旋转边加压，到达适当的深度后，用注射针头将皮损组织挑起，用小剪刀从根部剪下，取出圆柱状标本，放入装有固定液的瓶中备用。钻孔小于3mm以内者可以不予缝合，压迫创口止血，外用碘仿后包扎。所取面积较大者可以缝合1～2针，因钻孔后的皮损区是圆形，缝合时注意去除“猫耳”。

2．削除法取材　用于皮损相对表浅、明显高出皮面的皮损，如皮赘、尖锐湿疣、脂溢性角化等，但不能用于恶性黑色素瘤及因削除太浅不易作出病理诊断的皮肤损害。操作方法是局部消毒后，用手术刀片与皮肤平面平行削除突出的损害，标本固定后做组织学检查。

3．手术切除法取材　适用中等大小或一次可将皮损全部切除的损害。按无菌操作进行，按皮纹方向、沿皮损周围作菱形或梭形垂直切口，切取的标本应包括皮下组织，切勿钳夹所取组织，以免造成人为的组织变化。切取的标本应平放在吸水纸上，以防标本卷曲，立即放入盛有固定液的瓶中。缝合、包扎创口，适时拆线。

4．手术切开法取材　当皮损巨大，或不能一次全部切除皮损时可选用此法。取材要求与手术切除法大致相同，不同之处是通过切开皮损，取部分皮损作为标本，切取的梭形标本两端应包含正常皮肤。

5．肌肉活检　一般的取材部位是三角肌或股四头肌，切口2～3cm，切开皮肤、皮下脂肪，因为此两处的皮下脂肪较厚，有的可达3～4cm，切开脂肪后用皮拉钩向两侧牵拉，暴露肌膜、肌肉，切开肌膜暴露肌肉，用长血管钳分离出肌肉并钳夹住切除一块肌肉即可，肌肉两端出血处用丝线八字缝扎1针，皮下脂肪及皮肤分别给予间断缝合。术后给予抗生素口服预防感染，并嘱患者少活动。

6．淋巴结手术取材　淋巴结的一般分布部位有腋下、腹股沟区和腘窝等。取材时严格按照无菌的操作原则，局部麻醉后，切开皮肤皮下脂肪，用血管钳钝性分离皮下脂肪，并用皮肤拉钩向两侧拉开皮肤暴露视野，逐层分离直到淋巴结的表面，剪开淋巴结表面的筋膜暴露淋巴结，见其成肉色光滑团块，用巾钳钳夹淋巴结或缝线牵挂住淋巴结的一侧向上牵拉，于其基底部采用钝、锐性分离，完整的分离出淋巴结，周边组织分离时用丝线结扎以防淋巴液漏。逐层缝合切口外用敷料包扎。

（曹元华）

第十一章　女性皮肤病的护理

第一节　皮肤科护士的素质要求

护理工作是医疗工作中的重要组成部分，而护理学是一门专业性较强的学科。护理工作直接关系到患者的身体健康和生命安全。护士必须具有扎实的基础护理理论和专科知识，良好的职业素质，才能做好护理工作。皮肤性病科的护士应具备下列素质。

一、良好的职业道德

皮肤性病科的护士必须具有良好的道德情操，树立正确的人生观、价值观；有自尊、自强、自爱、自制的思想品质；热爱护理事业和护理工作，热心为患者服务。皮肤性病科患者的疾病多发生在体表，皮肤损害多种多样，如有的患者面部皮肤糜烂渗液而“面目全非”；有的大面积表皮剥脱而“体无完肤”；有的皮肤化脓感染有恶臭；有的皮肤病有传染性；有的生命垂危。再加上长期使用外用药物，衣物油污，气味难闻、外观难看。要求护士要有高度的责任感和同情心，认真做好基础护理工作。对待患者要主动关心体贴，不怕脏、不怕臭、不怕苦，及时清除病床上的污物和皮屑、更换被服等，让患者生活在一个舒适的环境中。对性病患者，要一视同仁，不要鄙视，同时要为患者保密，不谈论患者个人的隐私。向他们宣传性病的危害、传播途径及控制性病的重要性，树立正确的伦理道德观。

二、扎实的基础理论知识

皮肤性病专科的护理工作与其他科的护理工作相比，有其护理特色及技术要求。皮肤科的护理既有内、外科疾病护理的基础护理理论，还有本专科的护理知识和特色。因此，护士除了要掌握系统的护理学基础护理论和专科知识技能，并要熟悉内、外、妇、儿相关疾病知识和专科疾病的护理内容，学习心理学、社会学、人文学知识，才能在实施整体护理中准确找出护理问题，制定合理的护理计划并组织实施。要加强学习，与时俱进，努力提高专业能力和自身综合素质，做专业技能型、知识复合型、发展进步型的新一代护士。

三、熟练掌握皮肤专科理论知识和护理技术

1. 皮肤科护士要了解皮肤病与性病的发生、发展规律及诊治原则。熟悉各种皮肤损害的发生、发展和痊愈的过程，以便准确观察病情。了解多种化学物质和食物的特点，积极配合医师为患者寻找过敏性疾病的变应原。

2. 熟练掌握各种外用药的使用原则、常用外用制剂的浓度、剂型和使用范围，观察用药后的不良反应。协助和指导患者正确使用外用药，完成重症患者大面积的换药工作。

3. 由于许多皮肤病与精神因素有关，护士应具有一定的心理护理和健康教育知识，旨在消除患者自身存在的对疾病不利的精神因素，增强战胜疾病的信心。有的患者长期服用糖皮质激素，要注意观察有无药物性精神异常症状出现。并报告医师及时处理。

四、良好的身体和仪态素质

皮肤科的护士应具有健康的身体，仪态文雅大方，衣着整洁美观，待人热情真诚，举止端庄稳重，语言温和有礼，这样可以赢得患者及家属的信赖和尊重。

第二节　女性皮肤的护理特点

女性与男性生理特点的不同，决定了女性皮肤与男性皮肤的不同。雌激素分泌状况对皮肤的影响很大。从女童开始发育，雌激素分泌逐渐旺盛，皮下脂肪趋于发达，皮肤变得润滑、光泽、富有弹性，身体也逐渐显示出女性特有的曲线美。这种状况一般可保持至40岁左右。随着年龄的增长，雌激素的分泌量随之减少，皮肤也慢慢传递出衰老的信息。另外，有些青春期的女性由于激素分泌增多，皮脂腺合成和皮脂排泄增多，容易生痤疮。成年女性皮肤随着激素分泌周期性的变化而变化，在月经期皮肤特别敏感、粗糙。在排卵期皮肤则特别光滑细柔。同时，妊娠期的女性容易出现黄褐斑，皮肤较粗糙。进入哺乳期后黄褐斑会慢慢消退，皮肤又会变得亮丽了。总之，女性皮肤较男性皮肤细柔、娇嫩、敏感、易受到外界物理化学因素的伤害。

女性应注意保持皮肤清洁，洗浴时水温不宜太高，一般控制在41℃以内，避免用碱性强的肥皂。浴后趁皮肤湿润，可擦少量保湿霜，以保持皮肤的润泽。还应避免用力摩擦和外伤。女性皮脂的分泌量较少，毛囊皮脂腺开口较小，毛发少，有害物质和多种微生物在皮肤表面积蓄的机会少，不易引起感染；女性皮肤黑色素含量较少，显得比较白净，但容易遭受紫外线的伤害，更需避免阳光的过多照射，一般早上10点到下午2点之间紫外线的能量最强，非常容易晒伤皮肤，因此，尽量避免这段时间外出。如果外出，应该打伞来抵御部分阳光，并且配合使用合适的防晒霜。

女性血管收缩调节能力不如男性，所以冻疮、下肢静脉曲张的患者比男性多。女性的免疫系统较男性好，但是相对的，因为自身内分泌变化更为复杂的关系，出现各类免疫系统疾病的几率也比较高，如系统性红斑狼疮、干燥综合征等疾病都是以女性患者居多。了解这些女性皮肤的特点，对保护和促进女性皮肤的健康美是很有必要的。

第三节 心理护理

心理护理是现代医学和护理学的重要组成部分，是整体护理中的一些具体的实施内容，是促进患者康复的方法和手段。医学心理学研究证明，疾病的发展受心理因素的制约。随着医学模式的转变，心理护理越来越受到重视。

皮肤病是一种危害人类健康的常见病、多发病，它的发生、发展与人们当前的生活方式、工作压力、环境污染、个性特征及生活事件应付能力等生活心理因素有密切关系。由于皮肤病的损害大多表现在体表，这就给许多皮肤病患者不仅造成身体上的痛苦，而且给患者带来心理上的压抑和精神上的痛苦。而精神因素常是许多皮肤病的发病诱因及加重因素，许多皮肤病与精神创伤、情绪急躁、神经衰弱等有关。特别是女性情感细腻，感情脆弱，患病后心理压力大。而一些病程长治疗效果缓慢的疾病，如银屑病、红斑狼疮、皮肌炎、系统性硬皮病等，更能导致女性患者心理压抑和精神上的负担，影响治疗效果，病情易反复。因此，皮肤病也属于心身疾病范畴。护理人员应运用现代医学新模式，从生物、心理、社会三方面进行综合护理，应关心和安慰患者，使其解除思想顾虑，正确对待疾病，增强战胜疾病的信心，帮助患者自我调整到最佳心态，积极配合治疗。在护理过程中，通过人际交往，以医护人员的言行来影响、改变患者的心理状态和行为。临床护理和心理护理是相互依存的，其共同目标在于提高患者的“自我护理”能力，保持其身心的稳定状态。因此，作好皮肤病患者的心理护理工作，对促进皮肤病患者疾病的痊愈有十分重要的作用。

一、皮肤病患者的心理特点及护理

1. 焦虑、恐惧、悲观情绪的护理　如系统性硬皮病、皮肌炎、系统性红斑狼疮等结缔组织病患者，总觉得自己得了不治之症，容易胡思乱想，尤其听到或看到与自己所患相同疾病而又处在危重状态的患者时，就更恐惧和悲观。因此，对于此类患者护士要主动关心体贴患者，了解其思想情况，尽量为其解除思想顾虑，可以介绍同类疾病好转、稳定、重返工作岗位的实例。帮助患者树立和疾病作斗争的信心，动员家属协助做好患者的心理护理。保持稳定的情绪，长期配合治疗。

2. 焦急、厌烦感的护理　如天疱疮、银屑病的患者，病情易反复发作，需长期多次住院治疗，而且经常接受外用药物或糖皮质激素药物治疗而感到不适。因此，患者常表现出焦急、厌烦、惦念亲人或担心工作、学习，不能安心地接受治疗。许多女性患者都时时刻刻不能忘记自己作为主妇和母亲的责任，如果经常住院，会对家庭有负疚感。对这些慢性皮肤病患者，首先鼓励其树立战胜疾病的信心，指导她们做好心理调适，平衡好工作与家庭的关系。让她们阅读报刊、听音乐等，使思想不再集中在疾病的烦恼上。其次，让患者家属做好配合工作，主动探望和关心患者，让她们放下思想包袱，安心配合治疗。

3. 自卑、紧张心理的护理　多数皮肤病表现在皮肤暴露部位，影响美观。外界对女性形象的要求又给女性太多的压力，尤其是女青年患者，由于怕人嘲笑或影响恋爱婚姻问题，易产生自卑、紧张心理，精神由此变得沉闷。对因疾病影响美容而自卑的患者，给他们讲解疾病发生的原因及预后，告诉患者形象的改变是暂时的，使他们对疾病有一个正确的认识，避免精神紧张，坚定治愈的信心。

妇女一生经历五个期：小儿期、青春期、性成熟期、更年期、老年期。如果自己不注意调整心理状态，就容易出现心理问题。因此，护士不仅要注意患者的躯体护理，还要了解不同年龄段患者的心理特点，做好心理护理。

二、性病患者的心理特点及护理

近年来，妇女受性传播疾病（STD）感染的机会越来越多。由于女性解剖生理方面的特殊性以及社会、文化、经济等方面的因素使女性性病患者的精神负担加重，性病及其并发症严重威胁患者的身心健康，甚至影响其日常的工作、生活以及夫妻关系。如果处理不当，可导致一系列心理障碍以及给家庭、社会带来一定的危害，而加强性病患者的心理护理和健康教育，对稳定患者的情绪、提高治疗效果有一定的作用。

1. 焦虑与恐惧心理的护理　由于患者缺乏有关防治性病方面的知识，得知患有性病，往往担心患病后影响今后的生育及性生活，传染家人或造成家庭不和睦等。未育妇女担心造成不育，已妊娠的妇女担心胎儿畸形，这部分患者精神比较紧张，不思饮食、失眠、烦躁，对这种情况的患者，在护理上引导她们正确认识疾病，用通俗易懂的语言，结合患者的病情和症状，深入浅出地讲解有关疾病的知识，讲解疾病的治疗方法，消毒隔离措施，让孕妇做好定期产前检查，认真听取医师的意见，促使这部分患者情绪稳定，消除恐惧心理，接受正确的治疗，使其早日治愈。

2. 悲观与失望心理的护理　部分患者由于没有得到及时正确的治疗，使所患疾病迁延、慢性化，在一定的时间内难以得到根治，给患者造成沉重的心理压力和经济负担，而家属的埋怨、责怪，使患者产生悲观、失望情绪。针对此类患者的心理，应做好耐心解释、劝导、说服和鼓励工作。讲解性病的防治知识，使患者明白病情顽固难愈的原因，树立战胜疾病的信心，减轻精神压力，告知患者只要坚持正规治疗，建立健康的行为方式，此病是可以痊愈的。使其以乐观的情绪积极配合医师的治疗，与病魔抗争。

3. 无所谓心理　有的女患者得病后以消极的态度对待，自暴自弃，及时享乐。尤其是一些卖淫女，染上性病以后仍卖淫不止，往往反复得病，甚至几种性病集一身，但她们仍无所谓，认为只要打针、吃药，花些钱就行了。对此，我们向患者充分讲解性病知识及传播性病的危害性，宣讲法律和法规的严肃性。使其从根本上认识性病的发生发展规律，正确及时地接受治疗，预防再次感染、复发和传播性病，避免造成严重后果而遗憾终生。

4. 强迫性心理的护理　某些女患者经过治疗后，目前各项检查正常，但仍认为自己所患性病未愈，仍反复寻医求诊，常感失眠、乏力、腰酸背痛。有的女患者担心会把性病传染给家人，甚至治愈后亦不敢与配偶同房，整日忧心忡忡，不停地反复洗手。严重者可发生强迫性洗手心理障碍。对此类患者，我们做到关心、体贴患者，理解患者，耐心倾听患者诉说，不要对其谈话表示出厌烦的情绪。对患者进行心理支持，防止不良心理刺激，努力使其相信自己的病已治愈，必要时给予暗示疗法，促进其身心健康。

5. 被社会遗弃心理的护理　由于性病常因不洁性行为引起，加之社会上普遍存在的对性病患者的歧视，性病患者被认为是道德败坏，不仅领导、同事们瞧不起，就连家人也会嫌弃使患者觉得被社会遗弃、孤独无助，从而产生自卑心理，精神变得沉闷。有些人因此而自暴自弃，甚至走向犯罪道路。因此，医务人员应用尊重的态度和平等的口吻与之交谈，让患者在陌生的环境中感到亲切和温暖。要了解患者的心理状态，针对不同的心理问题施以适当的心理护理，帮助患者走出心理误区，同时也要做好家属的工作，家庭的亲情和科学的治疗及护理，是阻止患者病情发展的良策，使性病患者的心身得到完全的康复。

第四节 健康教育

健康教育是整体护理不可分割的组成部分。对皮肤病患者及家属有目的、有计划的教育过程，是患者了解及增进健康知识，转变健康观念和行为，向有利于健康的方面发展的活动，也是医院人性化服务的客观需要。

一、健康教育的目

1. 提供教育，以使患者能达到最大程度的自我照顾，并使其健康问题得到良好解决。
2. 鼓励患者的照顾者参与治疗和康复的过程，并提供延续性的服务。
3. 通过不断、持续的学习，保持自我健康。

二、健康教育的作用

1. 健康教育是一种对身心疾病有效易行的治疗和护理手段。健康教育可实现对患者的心理保健，满足患者的心理需求，帮助其树立战胜疾病的信心，对临床各种治疗方法起到增效作用。
2. 健康教育本身也是一种治疗方法。
3. 健康教育可提高护理质量。对降低疾病复发率，减少医疗纠纷起到积极作用。

三、健康教育的形式及方法

根据患者的需求及教育所要达到的目的选择教育形式。常用的教育形式有护患面对面交流、咨询、座谈会等。健康教育方法有讲解、示范、图片、健康教育处方、宣传手册、宣传栏、黑板报、电视、录像等。

四、护理健康教育的内容

可分为皮肤性病一般知识教育、病种知识教育及康复教育。包括入院教育、心理教育、疾病知识教育、自我护理教育、饮食指导、作息指导、用药指导、擦药指导、行为指导、康复指导、出院指导。

在健康教育过程中，注意结合患者的共性和个性问题，采用多种教育形式，以黑板报、宣传栏、音像资料等大众传媒方式解决共性问题，以个别指导和咨询的方式解决个别化的问题。不断地总结经验，把健康教育工作贯穿于医疗、预防、护理工作中，并深入到工作中的具体环节上，以满足皮肤病患者的健康需求。

第五节 饮食护理

皮肤病的治疗除药物治疗以外，饮食护理在皮肤科护理学上有其特殊的重要性。合理的膳食调养既可提高治疗药物的效果，也可达到降低治疗药物不良反应的目的。有许多皮肤病的发病与饮食有关系。饮食对其疾病的发生、发展、预后及预防复发有比较重要的意义。一般皮肤病患者给予正常饮食，忌食用一些使皮肤病的病情发展或加重的饮食，如变应性皮肤病需禁食海鲜、蛋类等食物；银屑病、神经性皮炎、瘙痒症等禁浓茶、酒类、辛辣、葱蒜刺激性食物；光感性皮肤病避免日晒，忌食紫云英、油菜、田螺等；疱疹样皮炎患者忌食带谷胶的食物；而有些食物又是引起某些过敏性皮肤病的变应原，饮食上更应注意避免食用这些食物。长期服用糖皮质激素治疗的患者，要给予低盐饮食，并补钾补钙，因此类药物有引起水、钠潴留和排钾作用，如食盐太多，会使水、钠潴留而发生水肿。天疱疮、多型红斑、重症药疹等口腔黏膜有损害而进食有疼痛的患者，应给予软食或半流食，并在饭前给予含有局麻药物的漱口液漱口以减轻疼痛。系统性硬皮病、皮肌炎吞咽困难者进食时宜取坐位或半卧位，给予低盐、高蛋白、高热量、高维生素饮食。进食饮水速度宜慢，防止呛咳，必要时应协助进餐，不能进食者可行鼻饲。

第六节 皮肤科病房的设置要求

根据皮肤科病房住院患者的护理特点，皮肤科病房除了要具备一般病房的常规设施外，有些设施是皮肤科专科病房应具有的。

一、男女换药室

皮肤科病区有条件应设有男女换药室，为患者提供进行皮肤科外用药物治疗的空间，是皮肤科专科病房的特点之一。除少数卧床的重症患者可以在床前换药、擦药外，一般患者需到换药室擦药。换药室的主要设备有：

1. 室内应有空调或暖气，室温应根据气候调节，一般控制在 25～28℃，冬季可加用取暖器，避免患者换药时受寒感冒。

2. 房间配有脚凳和椅子各数把，室内墙壁的一侧装上大玻璃镜，便于病情较轻的患者对着镜子自行擦药，同时自己还可以在镜子里观察皮损的变化。室内应设有布做的隔帘，便于患者对隐私部位擦药。布隔帘每周清洗更换 1 次。房间内设换药床 1 张，便于护士为病情较重的患者换药。

3. 室内设有多格外用药品柜，每个换药患者占有一格，格上标有患者的床号、姓名，将患者的外用药放置格内便于患者使用。每班责任护士负责检查核对，并根据每日医嘱及时更换、补充、检查外用药。

4. 皮肤科患者换药的专用物品　换药室应备有患者换药专用的衣帽及用具，如自制的换药背心、换药三角裤、多头带、股巾及一次性帽子等，便于搽药患者进行包扎，既方便，又卫生。还有湿敷盆、湿敷垫、调药板、擦药板等用具。

二、男女洗浴室

淋浴、药浴是皮肤病治疗的手段之一，皮肤病患者每天都要擦药，有的患者，如银屑病、天疱疮擦药前最好先清洁皮肤或行药浴，因此，病区应设有男女公共浴室和药浴室。浴室每日清洁 2 次、消毒 1 次，浴盆应一用一消毒。

三、病区病员活动室

在活动室墙上贴一些针对皮肤病的医学科普、健康教育方面的图片资料，并提供电视、棋牌、杂志书报，让患者适当地参加一些文娱活动，可以分散患者对疾病的注意力。定期召开工休人员座谈会，向患者讲解疾病的防治知识，以便更好地配合医疗护理工作。

第七节 皮肤科常用换药方法

一、换药一般规则

皮肤科病区的换药室是为患者提供换药空间，进行外用药治疗的场所，具有其特殊性。

1. 除重症患者在病室内换药外，一般患者均应分别在男、女换药室内换药。

2. 换药室应整洁卫生，并保持适当室温。布局合理，药品器材应放置有序。用过的敷料应投入污物桶内，由卫生员集中放在指定地点焚烧处理。

3. 患者依次进入换药室，由护士亲自或指导患者换药，不得让患者自行取药操作。

4. 严格查对患者姓名、床号、药名、浓度、部位、用法、时间。换药完毕，须检查各项治疗是否已逐一完成。

5. 所用器械应定期灭菌消毒。工作人员在换药时应随时注意将手洗净。

6. 每日对换药室清洁2次，紫外线空气消毒1次，每周大消毒1次。每月做空气培养1次，细菌培养不合格应重新消毒。

二、外用药换药原则

1. 根据皮损期选择剂型　①糜烂渗液者首选湿敷，无糜烂渗液者可选用洗剂、乳剂或油剂；②急性渗出性皮损选择振荡剂，亚急性期首选糊剂或油剂；③慢性期首选软膏；④无皮肤破损以瘙痒为主的选酊剂。

2. 根据病情选择药物　①因病因选用抗菌剂、抗真菌剂等；②依病理变化选用保护剂、收敛剂、角质促成剂等；③根据自觉症状选用止痒剂等。

3. 注意药物浓度及用药方法　①初次用药浓度宜低，以后酌情提高浓度。用药要考虑患者性别、年龄和患病部位，浓度高、刺激性强的药物不宜用于妇女、婴幼儿以及面部、乳房下、外阴等；②注意药物过敏反应及大面积用药后的不良反应；③注意药物的配伍禁忌，如碘遇汞剂生成碘化汞，对皮肤有较强刺激性。

4. 湿敷时必须保持敷料潮湿；糊剂涂药宜稍厚；洗剂应日擦多次。

三、外用药换药技术

1. 皮肤损害的清洁法　换药前应先清洁皮损，主要是清除皮损上的渗出物、痂皮、鳞屑或陈旧的外用药和污物。

（1）皮损面积大、污秽较多，且患者一般情况较好时，如银屑病，可用淋浴或浸浴方法除去，必要时可用肥皂清洗；肛门、会阴处皮损可采用坐浴法。

（2）如患部已有化脓感染，宜用1∶5000高锰酸钾溶液清洁，如系手足部位可用浸泡法。

（3）一般的渗液和痂皮，可用湿敷和浸泡法除去。结痂厚但无感染时可外涂软膏（或凡士林）并包扎，24小时痂皮软化后逐渐清除痂皮。

（4）皮损处残留的软膏或糊膏可用植物油或石蜡油除去。原涂有粉剂并已结痂者，应先用温水洗净。

（5）眼、鼻、口腔及黏膜部位的皮损可用生理盐水、3%硼酸液清洁，禁用酒精。外耳道分泌物多时用干棉球堵塞耳孔后，用过氧化氢清洁。

（6）毛发部位的皮损应将毛发剪短后再进行清洁，必要时把头发剃光，有利于创面清洁及换药。

（7）有大疱的皮损用无菌注射器沿大疱的下壁抽去疱液。注意尽量保留疱壁。有脓疱者可用无菌小剪刀剪破疱壁，引流脓液，但无感染的小水疱，不需处理。

（8）皮损周围的胶布痕迹，可用汽油清洁，再用酒精棉球擦净。

2. 湿敷法　适用于急性皮肤炎症及渗液较多的皮肤病。湿敷具有清洁、消炎、收敛和止痒作用。湿敷分开放式及封闭式两种，又各分冷热湿敷二类。治疗皮肤病常用开放式冷湿敷。

（1）开放式湿敷：按皮损面积大小，选用6～8层纱布做成的湿敷垫或2层小毛巾放在湿敷盆中浸透药液，稍拧干至恰不滴水为度，紧贴于病损上，每隔 15～20 分钟重新操作 1 次，每次持续 1～2 小时，每日湿敷次数根据医嘱而定。较清洁的皮损也可根据水分蒸发情况，适时滴药液在其湿敷垫上，以经常保持湿润。有感染的或分泌物多时宜勤换敷料。

（2）每次湿敷需更换溶液及湿敷垫。湿敷垫使用后必须清洁并高压消毒。2 次湿敷的间隔期涂以氧化锌油等药物保护。湿敷的温度，夏季以室温或低于室温为宜，冬季应稍加温。

（3）湿敷收效后，应根据病情及时更换剂型。

（4）面部热敷时，敷料可剪成假面具式，露出口、眼、鼻腔等部位。耳郭湿敷时，应用未脱脂的棉花填塞外耳道。手足部湿敷时各指（趾）应分别包扎。

（5）湿敷面积一般不可超过体表面积的 1/3。以免受寒及药物吸收过量，引起中毒。冬季及年老体弱患者尤应注意。

（6）手足、外阴、肛门部位有化脓或分泌物多时，可用浸浴代替湿敷。浸浴的药液选用含有杀菌药物的溶液。

3. 水疗法　分全身浴及局部浴两种。全身浴时应避免受寒，重症患者入浴时应有专人协助。一般常用温水浴水温为 36～38℃，热水浴 38～40℃。沐浴时间 10～20 分钟。浴水用量，成人全身浴 100～150L，儿童减半，幼儿 30～40L。局部浴水用量依部位而异。温水浴具有镇静、止痒、安抚作用，热水浴可充分改善皮肤循环，促进药物吸收。常用药浴有：

（1）淀粉浴：有润肤、安抚及止痒作用。适用于泛发性急性或亚急性红斑、脱屑性皮肤病。成人全身浴用淀粉 100g 加入浴水中搅匀即可。

（2）高锰酸钾浴：有较强的氧化、杀菌、去腐、除臭及收敛作用。适用于泛发性化脓性皮肤病及天疱疮患者。成人全身浴需高锰酸钾 10g 左右，先溶于 1L 水中，然后徐徐倾入浴盆，使浓度达 1∶10000，浴水呈淡紫红色为度，以免未溶解的高锰酸钾颗粒灼伤皮肤。

（3）中草药浴：可根据病情及药源情况选用。药浴过程中如有感觉不适或局部不良反应应立即停止。

4. 封包法　封包法是将药物涂在皮损上，然后用保鲜膜包裹的一种治疗方法，此法可增加药物经皮的吸收率而提高疗效。

（1）封包法适用于手、足、四肢、腰部等部位的皮损，如银屑病、湿疹、慢性皮炎等治疗效果不理想的肥厚性皮损。

（2）在每晚睡觉前将外用药直接涂在皮损上，药物比平时涂的稍厚些，再用保鲜膜包裹 2 圈后用胶布固定，与次日晨打开。每日 1 次，封包疗程根据病情而定。

（3）每次封包时间不宜过长，一般不超过 8 小时，尤其在夏季。避免局部皮肤发生毛囊炎。皮损伴有感染时不宜封包。

5. 各种外用制剂剂型的选用和用法　详见第五篇第六章皮肤科常用外用制剂及临床应用。

第八节　皮肤病性病护理常规

一、皮肤病性病住院患者的一般护理

皮肤性病科的护理除根据一般内外科护理常规外，尚应注意以下方面。

1. 病室环境整洁、舒适、安静，空气新鲜。护士要热情接待患者，主动向患者作自我介绍，向患者（家属）介绍病区环境及设施使用方法、作息时间、探视及相关制度，请患者积极配合。介绍主管医师、护士长、责任护士。

2. 护理人员要根据患者病种、病情妥善安置患者，光敏性皮肤病和系统性红斑狼疮患者的

床位不应安排靠近窗口，避免日光直射，促使病情恶化；感染性疾病与使用大剂量激素等免疫力低下的患者尽量不安排在同一病室；危重患者和身上异味较重的患者应安排单人房间或小病室。传染性皮肤病应安排住单人间或行床边隔离。

3. 通知医师接诊患者。新患者入院时，立即测量体温、脉搏、血压、体重1次，以后按有关要求测量。

4. 按分级护理医嘱，指导患者卧床休息或参加适当活动。对于一般健康状况良好，无全身症状，能自由活动，生活可自理的患者，可适当进行文娱、体育活动，学习有关疾病的护理常识。

（1）入院后次日晨留取三大常规（血、尿、便）标本送验。

（2）按护理程序护理患者。责任护士对患者的心理状态、生活习惯、健康状况、皮损的程度及范围进行评估，提供可行的护理计划，按护理级别做好护理记录。

（3）认真执行各项护理操作常规，正确执行医嘱，密切观察病情变化，如有异常及时报告医师，作必要处理。

（4）过敏体质患者，病房避免放置花草及避免接触易致敏物质。

（5）皮肤病是全身性疾病的一种局部表现，例如，系统性红斑狼疮、皮肌炎、硬皮病、天疱疮、药物性皮炎、皮肤肿瘤等，除皮肤病的一般护理外，按内科常规护理，防止并发症。

（6）保持患者床单整洁、平整，衣被柔软。每周定时更换被服。大量渗出、脱屑、结痂等皮肤损害的患者，需用大量外用药治疗，往往易污染衣服和被褥，需及时更换病床与衣服，使患者舒适；皮损严重者，直接接触皮肤的床单、被套等，须经消毒后方可使用；大面积表皮剥脱者，应按烧伤患者护理，床上用品每天更换并灭菌。

（7）根据病情，护士指导或协助患者进行药浴、湿敷、擦药等外用药治疗时，应注意避免受寒，防止感冒。注意观察药用后有无过敏、疼痛或吸收中毒等现象的发生。如发现异常应及时报告医师。

（8）督促患者定期修剪指甲，避免抓破皮肤引起感染。

（9）遵医嘱给予相应的饮食，掌握饮食的禁忌，并指导患者执行。患者亲友带来的食物，须经护理人员检查后方可给患者进食。

（10）对康复的患者要指导其办理出院手续。根据患者的康复现状，对患者进行健康教育，做好出院指导工作，如患者出院后的饮食、用药、休息、定期复查等方面的注意事项，并征求意见。

（11）性病及其他传染病患者用过的器械、敷料先送消毒后清洗，最后送高压消毒。一般手术患者用过的器械、物品及时清洗、消毒备用。

（12）严格执行消毒隔离制度，做好床单的终末消毒处理，预防交叉感染。对传染性皮肤病应按传染病消毒制度执行。

二、危重患者护理常规

1. 根据患者的病情制订切实可行的护理计划，并实施护理。要及时、准确、认真地做好各项护理记录。

2. 住单间病房，安排专人护理。必要时床旁备有氧气、吸痰器、急救车及各种抢救的药品、物品等。各种急救药品须经两人核对，方可使用。并做好抢救记录，注明执行时间与执行者。

3. 严密观察患者的生命体征变化，必要时使用心电监护仪测量，准确记录24小时出入量。发现病情变化及时报告医师处理。

4. 加强基础护理，定时做好口腔、皮肤等护理，保持床单位的清洁、干燥。定时翻身，防止并发症。

5. 保持室内清洁整齐，空气新鲜，严格执行消毒隔离制度，室内紫外线消毒每日 1 次，防止交叉感染。

6. 患者全身大面积换药时，应 2 人以上进行换药，动作应轻柔，快捷。必要时采取暴露疗法，使用支被架，避免皮损糜烂面与被单粘连。

7. 对于应用大剂量糖皮质激素或免疫抑制剂冲击疗法的患者，护士应严密观察疗效、药物反应及不良反应。发现消化道出血、高血压、精神异常、感染等症状时立即报告医师。

8. 了解患者的心理状态，加强心理护理，帮助患者树立战胜疾病的信心，更好地配合治疗，争取早日康复。

9. 饮食护理 根据患者的病情需要，合理安排饮食。一般给予高热量、高蛋白、含多种维生素、易消化食物。口腔黏膜有损害者进流质或半流质。不能进食者可鼻饲或静脉补充营养，保证患者的营养摄入。

10. 每班进行床旁交接班，保证抢救及护理措施的落实。

三、分级护理制度

（一）特别护理

1. 病情依据 ①病情危重，随时需要抢救的患者；②皮肤疾病伴心衰、脑水肿等病情急剧变化的患者；③全身性大疱型表皮松解坏死型药疹的危重患者。

2. 护理要求 ①患者宜住单人病房，应设专人护理，严密观察病情，备齐急救药品、器材，随时准备抢救；②根据患者的病情制订重病护理计划，并严格按照计划实施护理。严密观察并监测患者的生命体征变化，准确记录 24 小时出入量、及时客观地记录患者的病情及各种数据。病情变化时，要及时报告医师；③认真细致地做好各项基础护理，严防并发症的发生，确保患者安全。

3. 特别护理质量标准 ①派专人 24 小时护理，严密观察病情变化；②急救药品器材齐全完好，随时准备急救；③根据病情实施护理程序，针对护理诊断，采取切实有效的护理措施，并认真执行；④正确、及时做好各项治疗护理工作，并准确记录；⑤做好基础护理和生活护理，积极预防护理并发症的发生。

（二）一级护理

1. 病情依据 ①病重、病危、各种大手术后以及需要严格卧床休息，生活不能自理者；②各种内出血或外伤、高热、昏迷、肝肾功能衰竭、休克、极度衰弱者；③皮肤损害泛发全身或全身性大疱、糜烂、渗出，行动困难或伴有发热、关节病等全身症状者；④免疫性皮肤病应用超大剂量糖皮质激素冲击治疗期间的患者。

2. 护理要求 ①严格卧床休息，做好生活护理；②注意患者情绪的变化，做好心理护理；③严密观察病情变化，每 30 分钟巡视患者 1 次，定时测量体温、脉搏、呼吸、血压等，根据病情制订护理计划，观察用药后的反应及效果，做好各项护理记录；④加强基础护理，定时做好口腔、皮肤等护理，防止并发症。保持室内清洁整齐，空气新鲜，防止交叉感染；⑤加强营养，鼓励患者进食。

3. 一级护理质量标准 ①卧床休息，卧位舒适，生活上给予全面照顾；②密切观察病情变化，每 30 分钟巡视 1 次；③全面掌握患者的病情，协助各种生活需要，并做好心理护理；④认真做好基础护理，严防护理并发症的发生。患者个人卫生符合要求；⑤各项护理记录准确及时，符合要求；⑥加强皮肤护理，必要时建立翻身卡，每 2 ~ 3 小时翻身 1 次。

（三）二级护理

1. 病情依据 ①重病期已过，而身体仍虚弱或行动不便者；②年老体弱或慢性病不宜过多活动者；③破溃、糜烂的皮损已结痂，高热渐退，生活基本能自理者。

2. 护理要求 ①卧床休息，根据患者情况可在床上坐起，或室内活动；②注意观察病情和特殊治疗及用药后的反应及效果，每1~2小时巡视患者1次；③做好基础护理，协助翻身，加强口腔、皮肤的护理，防止发生并发症；④给予生活上必要的照顾，如洗脸、擦身、送饭、递送便器等。

3. 二级护理质量标准 ①生活上给予必要的协助；②注意观察病情变化，每1~2小时巡视1次；③做好各项治疗、护理工作，各项护理记录符合要求。

（四）三级护理

1. 病情依据 ①仅有皮肤损害无明显全身症状者以及术前准备阶段的患者；②各种疾病术后恢复期或即将出院的患者；③可以下床活动，生活可以自理者。

2. 护理要求 ①每日测量体温、脉搏1次，掌握患者的病情与心理状态；②督促患者遵守院规，保证休息，注意患者的饮食，每班巡视1~2次；③进行健康教育。

3. 三级护理质量标准 注意观察病情变化，每班巡视1~2次。按时治疗，督促清洁卫生和按时休息。

第九节 糖皮质激素和免疫抑制剂系统用药护理

一、糖皮质激素治疗的护理常规

做好心理护理工作，介绍服药的必要性、重要性，督促患者准时服药，切忌自行减药或停药。给予低盐高蛋白饮食，及时补钾、补钙。有尿糖时，给予低糖饮食。长期应用糖皮质激素者，须密切观察以下的药物不良反应。

有无满月脸、痤疮、水牛背、向心性肥胖、多毛、高血压等症状。有无多饮、多尿、多食等糖尿病症状。注意粪便的颜色，有无柏油样便，及时发现消化道出血症状。注意口腔黏膜有无白斑，必要时予以4%碳酸氢钠漱口液漱口，预防真菌感染。有无兴奋、激动、失眠等精神症状，加强防护措施。骨质疏松易引起骨折，应避免剧烈运动，防止摔伤。必要时加强生活护理。

二、糖皮质激素冲击疗法的护理常规

一般认为冲击疗法可能出现一过性高血压、高血糖、急性胰腺炎、过敏性休克、电解质剧烈变动、致死性心律失常或原因不明的突然死亡。除上述糖皮质素治疗的常规护理尚应注意：

1. 治疗期间及治疗后24小时内应密切观察体温、脉搏及血压的变化，尤其是血压、心率的变化，必要时给予心电监护，及时了解病情。严密观察电解质的动态变化，每次冲击前后需复查电解质。给药前后测血糖、尿糖，以便及时发现高血糖。

2. 预防交叉感染，必要时对患者实行保护性隔离。及时留取血、尿、粪等各种化验标本并送检。有精神异常症状者，要有人24小时陪护。冲击治疗期间，一级护理，禁止患者外出，以免发生意外。

三、应用免疫抑制剂疗法的护理常规

长期用药易致细胞免疫和体液免疫功能下降，导致各种感染，临床上应采取积极有效的防治措施。

加强病室消毒隔离，每日紫外线消毒1次，用1∶200“84”消毒液拖地，每日2次。加强皮肤、消化道、呼吸道的护理。定期肺部透视，送检血、尿、痰咽拭子标本，预防肺部感染及尿路

感染。经静脉给药者，注意保护静脉，防止药液外渗，防止静脉炎的发生。

静脉用环磷酰胺冲击时输液速度不宜快，以 30～40 滴/分为宜。避免滴入过快引起胃肠道反应。嘱患者治疗前多饮水，防止出血性膀胱炎。饮水量每日 2000～3000ml，24 小时尿量应多于 2000ml，夜间至少排尿 1 次。

第十节　部分皮肤病和性病护理

一、带状疱疹的护理常规

1. 护理措施　按皮肤病一般护理常规。本病疱液含有病毒，有一定的传染性，护理患者时如接触疱液后应立即用肥皂洗手或消毒液泡手后再护理他人。安排患者床位时避免与免疫力低下的患者同住一室。患者应与婴幼儿湿疹患者隔离，以防 Kaposi 水痘样湿疹的发生。

由于本病多数有疼痛，女患者多有思想负担或有恐惧感，对患者进行有关带状疱疹的健康教育，向患者解释本病具有自限性，通常不再复发。加强心理护理，消除因疼痛而引起的烦躁情绪。嘱患者应配合医师规范治疗。

2. 皮损护理　嘱患者剪短指甲，勿搔抓皮损。取健侧卧位，以防水疱破溃及继发感染。对侵犯三叉神经支的患者应注意有无角膜受损，加强眼部护理。要注意有无脑膜炎症状及听神经受累症状的发生。

二、湿疹的护理

对患者做好有关湿疹的健康教育。对患者的工作环境、生活习惯、饮食、嗜好及思想情绪等作深入的了解，尽可能寻找并去除致病因素。避免任何局部的刺激，如热水、肥皂烫洗及过度搔抓、日晒、感染等。忌食易致敏和刺激性的食物。避免化纤及毛织品直接接触皮肤。

乳房湿疹多见于哺乳的妇女。哺乳期间要注意乳房的清洁，皮损严重时停止哺乳。乳房下面有皮损时可用无菌纱布垫于乳房下方，防止乳房下皮肤粘连。

女阴湿疹时要保持外阴清洁，月经期要勤换月经垫，减少分泌物对皮损的刺激。每日用温水清洗 1 次，每日更换内裤。要避免过度的皮肤清洗，尤其是用热水肥皂或消毒药水烫洗。

儿童湿疹急性期暂缓预防接种。婴儿湿疹应注意保持皮肤清洁、干燥，减少摩擦，下颌可围旧绸巾或旧棉织品。必要时手部可以固定或带无指手套，以防抓伤。严禁与单纯疱疹或带状疱疹患者接触。

三、重症药疹的护理

1. 心理护理　重症药疹患者起病急、全身皮肤皮损严重、面积广泛、渗液多，加之大面积换药带来的疼痛不适，易使患者及家属产生恐惧担忧的情绪。护士应热情接待，妥善安置患者，安抚其情绪，多与患者及家属沟通，向其讲解疾病的相关知识，告知患者形象的改变只是暂时的，消除顾虑，积极配合治疗。

2. 一般护理　对过敏药物应交班。将致敏药物用红笔在病历夹的显著位置及床头卡上标明。告知患者，再次使用的危害性和多饮水可促进过敏药物的排泄。

经常协助患者翻身拍背预防肺炎和压疮（褥疮）发生，翻身动作要轻柔。测量血压时，袖带下垫微湿的生理盐水纱布，以防表皮撕脱。进行保护性隔离，限制家属探视的次数及人数。加强病室消毒，防止皮肤感染的发生。为女患者阴私部位换药时，要注意遮挡。

3. 饮食护理　由于患者皮损渗液多，每日有大量鳞屑脱落，大量蛋白质、维生素、电解质流失，予以低盐、高热量、高维生素、优质蛋白饮食。口腔有损害者，进半流或流质饮食。忌食坚硬、生冷、刺激性食物。

4. 皮肤护理　患者全身大面积换药时，应2人以上进行换药，首次换药力求彻底，皮损严重者按烧伤患者护理。对于病情许可的患者换药前可用1∶10000高锰酸钾药浴，水温一般在37～38℃，洗浴时间控制在10分钟，避免用力摩擦皮肤或黏膜。

对于皮肤糜烂面多的患者采用暴露疗法。渗出多时用支被架，并用烤灯或红外线照射，以利于皮肤干燥。然后将水包油型的复方新霉素乳剂放在浸泡消毒过的市售喷雾器中对创面多次进行喷雾。对于渗出不明显的皮损使用金霉素软膏均匀涂抹在无菌纱布上然后贴敷于糜烂面上。女患者乳房下面有皮损时可用无菌纱布垫于乳房下方，防止乳房下皮损粘连。

5. 口腔黏膜及眼部护理　口腔黏膜糜烂者禁做口腔黏膜擦拭，每日用4%碳酸氢钠溶液饭后睡前含漱，以防止真菌感染。疼痛明显者可在漱口液中加2%利多卡因。眼结膜有粘连者，用细玻璃棒轻轻分开，让患者上下左右转动眼球，宜用抗生素油膏类的眼药，有助于预防感染、防止结膜粘连。

6. 会阴及肛周护理　对累及包皮黏膜及会阴皮肤的患者，应保持会阴部清洁。排尿困难者可留置导尿。男性患者阴茎及阴囊分别用湿敷液包裹湿敷，将包皮上翻湿敷后外涂金霉素软膏，防止包皮粘连。女性患者会阴湿敷后，注意分离小阴唇。

7. 高热的护理　非感染性高热，一般不用药物降温以防交叉过敏，加重病情。应给予物理降温，禁用酒精擦浴。

8. 病情观察　准确记录24小时出入量。便于医师及时调整液体量。水肿渗出期应观察患者有无呼吸困难，防止大块气管黏膜脱落，堵塞呼吸道引起窒息。发病2周内床旁应备气管切开包。对使用大剂量糖皮质激素的患者，见糖皮质激素冲击治疗的护理。

9. 出院指导　嘱患者牢记致敏药物的商业名称和化学名称，每次就医时主动将过敏药物告诉医师，以免再次发生过敏。严格按照医嘱执行激素的减量计划。

四、银屑病的护理常规

1. 健康教育与心理护理　银屑病属于心身疾病，要强调自我照料的重要性，如合理饮食、戒烟戒酒、坚持锻炼、坚定信心、心情舒畅、小心用药等养生之道。银屑病病情的诱发和加重往往与精神因素有关。特别是女性患者情感细腻，感情脆弱，心理压力大，影响治疗效果，病情易反复。帮助患者正确认识银屑病，减少心理障碍，保持乐观情绪。了解自己发病的规律和诱因，并予以避免或消除，有利于疾病的缓解，减少复发。

2. 避免诱发及加重因素　患者平常要注意预防感冒、避免外伤、感染。避免过度劳累、紧张等因素。女患者在疾病进行期应避免妊娠。不乱用药物，尤其是普萘洛尔（心得安）、抗疟药等可诱发本病的药物。

3. 饮食护理　银屑病患者可因大量的鳞屑脱落而丢失大量的角蛋白，易造成低蛋白血症，因此饮食宜“三高一低”，即高热量、高蛋白、高维生素、低脂饮食。

4. 皮损的护理　避免搔抓皮损，以防引起同形反应或继发感染。减少静脉穿刺的次数，以减少同形反应发生。浴后涂药并局部按摩有利于药物的吸收。皮损位于毛发部位应将毛发剪掉后再涂药。对红皮病型银屑病患者，严重时按剥脱性皮炎护理。对关节型银屑病患者，卫生间应配备座式便器或座架，注意患者安全，防滑防摔。

5. 更换新药物时应先小面积试用，如有刺激症状应及时报告医师。糖皮质激素制剂宜间断外用并与其他药物交替使用。刺激性药物（如水杨酸、蒽林软膏等）禁用于进行期患者，也不宜用于头面部。使用封包治疗时，宜在夜间封包，时间控制在8～10小时以内。

6. 进行光疗的患者，应戴紫外线防护镜，注意保护面部及会阴部。接受 PUVA 治疗的患者在照射后 6～8 小时内应注意避光。

7. 注意药物的不良反应 口服红霉素应注意胃肠道反应。对应用免疫抑制剂的患者应注意观察其对血象及肝肾功能的影响。应用维 A 酸类药的患者会引起口、眼、鼻干燥，剥脱性唇炎及高血脂等，应给予适当护理。育龄男女患者服用维 A 酸或雷公藤等药物时应避孕。

五、系统性红斑狼疮的护理

1. 心理护理 本病多发于女性，临床上常见的有悲观、忽视、自卑三种心理反应。①悲观失望情绪：系统性红斑狼疮病程长，多呈慢性，女患者常易出现情绪低落，悲观失望。可以介绍该病好转、稳定、重返工作岗位的实例。告诉患者要正确对待疾病，做好长期治疗的心理准备，同时要动员家属配合做好患者的心理护理；②该病的缓解期几乎无明显自觉症状，患者会误认为疾病痊愈，加之大部分女性患者是家庭与工作双肩挑，易于忽视服药，不坚持系统治疗。因此，要给这类患者讲解本病相关知识，让其了解坚持治疗的重要性；③疾病的发展及长期的激素治疗所致体形、容貌的变化易致女性患者出现自卑心理。因此，护士要主动关心体贴患者，告知患者容貌、体形的改变是暂时的，以后随着疾病的好转和激素的减量，容貌和体形的改变将会逐渐恢复。尽量为其解除思想顾虑，更好地配合治疗。

2. 饮食护理 加强营养，禁食有光敏作用的食物；宜进食高蛋白、多种维生素、低盐、含钾丰富的饮食；避免进食辛辣及刺激性食物。用糖皮质激素时补钾、钙；如合并狼疮性肾炎应根据病情控制蛋白质及盐的摄入。

3. 皮肤护理 避免日晒或使用避光剂，忌用有光敏作用的药物，如酚噻嗪、克尿塞、磺胺类制剂和灰黄霉素等。面部皮疹外用糖皮质激素类药膏不宜过多、过久。

4. 急性期或活动期，有心、肾、造血系统等内脏损害者应卧床休息。尽量避免过度劳累、精神紧张等。观察有无累及心脏、肺部及脑部的症状，对呼吸困难和发绀者及时给予吸氧，必要时做好急救准备。

5. 妊娠、分娩可使病情加重，应在医师指导下掌握妊娠时间。

6. 对于长期应用糖皮质激素或大剂量冲击治疗患者的护理，见糖皮质激素冲击治疗的护理。

六、系统性硬皮病的护理

1. 心理护理 本病多发于女性，需要综合治疗，疗程比较长，而皮肤变硬、形体的改变，使女患者更易出现焦虑不安及恐惧感等。医护人员应关心和安慰患者，加强心理疏导，避免精神过度紧张和抑郁。向患者介绍本病的知识，通过系统治疗可以明显缓解症状，积极配合治疗有利于早日康复。

2. 饮食护理 本病累及消化道时可出现吞咽困难，应给予患者高营养易消化饮食、半流或流质饮食。要坐位进食或喝水，嘱患者细嚼慢咽，防止呛咳。

3. 肢体护理 防止寒冷刺激，冬季注意患肢保暖。注意观察皮肤的温度和颜色，如有 Raynaud 现象应尽早戴手套，穿棉鞋，必要时给予热水袋。关节或肢端皮肤有溃疡者，应防止感染。尽早进行肢体的功能锻炼，协助按摩，做好主动及被动运动。应禁止吸烟，有条件者每天进行热水浴或药浴，加强血液循环。

4. 眼的护理 面部皮肤硬化可造成眼睑闭合不全，应注意保护眼球，防止感染。外出时应防止受到沙尘等异物的侵袭。

5. 有肺间质纤维化的患者可出现通气障碍，要注意观察患者呼吸节律和频率的变化。必要时给予吸氧。

七、皮肌炎的护理

皮肌炎是以红斑、水肿为皮损特点，伴有肌无力和肌肉炎症、变性的疾病，主要累及皮肤和血管，常伴有关节、心肌等多器官损害。各年龄组均可发病，但多见于40～60岁，

1. 心理护理　本病女性多发，肌无力严重者生活难以自理，患者往往有悲观失望情绪，因而要加强心理护理，关心体贴患者，介绍疾病有关知识及一些治疗成功的病例，解除患者思想顾虑，帮助患者树立战胜疾病的信心。

2. 饮食护理　根据患者的吞咽功能，适当选择软食、半流质或流质。禁食过硬及刺激性食物。进食时宜取坐位或半卧位，防止呛咳和吸入性肺炎。对吞咽困难严重者，应协助进餐，必要时可行鼻饲。

3. 皮损的护理　急性期应绝对卧床休息。协助患者每天做好翻身、拍背等基础护理工作，按摩骨隆突处及受压部位，以防止压疮及肺炎的发生。避免过度日晒。恢复期的患者予以适当的功能锻炼，防止肌肉萎缩，定期测量肌力恢复情况。

4. 对有呼吸困难及排痰困难的患者做好吸痰及抢救准备工作。注意糖皮质激素及免疫抑制剂的不良反应。注意观察药物的不良反应或潜在并发症。

八、自身免疫性大疱病的护理常规

1. 心理护理　经常鼓励安慰患者，消除对大疱、糜烂皮损的恐惧心理。女患者尤其关注自己的形象，应向患者介绍激素治疗的重要性及其不良反应，使患者了解激素不良反应产生的满月脸等形象改变是可以恢复的，以避免患者不配合治疗或擅自减药。

2. 饮食护理　给予低盐、高蛋白、高维生素饮食。口腔有损害时，进食半流或流质饮食。尽量避免对口腔黏膜的刺激。疼痛明显者进食前可在漱口液中加2%利多卡因溶液含漱数分钟后进食。

3. 加强消毒隔离措施　定时进行病室内空气、地面、家具的消毒，严格遵守无菌操作原则，对于预防患者创面的继发感染极为重要。

4. 皮损护理　小面积的皮损可局部清洁换药。大疱可在严密消毒下用无菌注射器低位抽吸。皮损渗液多时给予抗生素溶液湿敷。对于皮肤糜烂面多的患者采用暴露疗法，渗出多时用支被架，并用烤灯或红外线照射。女患者乳房下有皮损时可用金霉素软膏涂在无菌纱布上垫于乳房下方，防止乳房粘连。大面积皮损换药时，应2人以上进行换药。换药时间长时要增加保暖措施。

5. 黏膜部位的护理　及时清除眼部分泌物，夜间用眼药膏涂眼睑以防止粘连。对口腔受累者应每日做好口腔护理，尽量减少对口腔黏膜的刺激。有口腔念珠菌感染者可局部外用制霉菌素胶浆，疼痛严重时贴敷口腔溃疡薄膜。每日用1∶8000高锰酸钾溶液冲洗外阴及腹股沟处糜烂面，可局部外用金霉素软膏或复方泼尼松软膏。

6. 密切观察糖皮质激素及免疫抑制剂的不良反应。定期监测血常规、电解质、血糖。注意血压的改变。大剂量糖皮质激素冲击疗法时，按冲击疗法予以特别护理。

九、皮肤血管炎的护理

1. 心理护理　因病程慢性，常伴有疼痛，易反复发作，女患者易出现烦躁、焦虑情绪。医护人员应对患者进行有关该病知识的讲解，帮助患者尽量找出并消除诱发因素。多与患者沟通，了解患者的心理状况，做好针对性的心理护理。

2. 急性期嘱患者卧床休息，抬高患肢以降低静脉压，减轻症状。行走或站立的时间不宜太久。加强生活护理，必要时使用轮椅或拐杖。

3．病情观察　严重时可侵犯肾脏血管，可出现血尿，嘱患者注意观察尿液变化，有异常颜色及时通知医师。注意观察有无高热或侵犯其他脏器出现的相应症状，及时发现，及时处理。

4．注意糖皮质激素及免疫抑制剂的不良反应，除定期观察肝功能和血象的变化外，还应观察有无消化道溃疡、出血、骨质疏松、感染、糖尿病、高血压及精神异常等症状。

十、性病护理常规

1．健康教育　尊重患者，保护患者隐私。帮助患者解除思想顾虑，向患者讲解有关性病的危害、预防、治疗及自我护理的知识。

2．加强消毒隔离　宜住单间病房。尖锐湿疣、淋病及Ⅰ、Ⅱ期梅毒应予接触性隔离，防止交叉感染。嘱患者注意个人卫生，每日更换内衣，每日用1∶8000高锰酸钾液坐浴。病室内家具、门窗、门把手、地面和坐便器，每日用含氯制剂擦拭。已污染的衣被用含氯制剂浸泡消毒后送洗衣房洗涤。污染的敷料要在指定地点焚烧处理。

3．医护人员在检查治疗前后需洗手，接触分泌物、血液要戴手套（尤其是操作者皮肤有破损时）。

4．对梅毒患者需询问青霉素过敏史，注意观察用药后反应。发现异常（如变态反应、吉海反应等）及时报告医师，做好抢救工作。心血管梅毒、神经梅毒、孕妇及儿童患者参照各专科护理。

5．对尖锐湿疣患者，激光或剥离术后需观察伤口渗血、渗液情况。注意尿道激光术后第一次排尿情况及有无尿潴留。排便前后用0.5%碘伏溶液坐浴。

十一、梅毒的护理

1．心理护理　梅毒患者往往有抑郁、焦虑、自责的心理，医务人员应尊重患者，保护患者隐私，杜绝任何可能带歧视性的言行。科学指导，及时释疑，减轻患者的精神压力，使其积极配合治疗。

2．消毒隔离　早期梅毒（Ⅰ期、Ⅱ期、早期潜伏）传染性强，应隔离治疗，住单间病房，房间内医疗用品固定使用，定期消毒。患者的用物单独处理。污染的被服先消毒，后清洗；病房的家具、门窗、门把手、地面和坐便器每天用含氯制剂消毒。

3．医护人员在检查治疗前后需洗手，接触分泌物、血液时皮肤有破损者要戴手套操作。换药尽量使用一次性医疗用品，用物及污染的敷料要焚烧处理。

4．急性期应卧床休息。对于发热、疼痛、皮肤损害等应采取相应的护理措施。晚期患者因内脏器官受损出现相应症状，应密切观察，严重者需心电监护。皮肤黏膜的深溃疡，需加强生活护理，并注意眼部和口腔损害的护理。

5．早期梅毒传染性强，应尽早治疗。治疗期间严禁性生活，劝说其性伴同时接受检查治疗。女患者患病期间不宜结婚、妊娠，一旦发生妊娠，应尽早进行治疗。是否保留胎儿，应根据孕妇的意愿进行。

6．观察药物反应　①注意吉海反应的发生。吉海反应多发生在首次使用抗生素驱梅治疗后24小时内，梅毒性损害可暂时加重，特别是内脏及神经系统梅毒症状可显著恶化。治疗期间，护士应加强巡视患者，注意病情变化，及时发现病情变化，有异常及时报告医师；②注意青霉素过敏反应，如休克、荨麻疹样皮疹等，并做好相应的抢救准备。

（孔丽娜）

第二篇 主要发生于女性的皮肤病

由于国内没有女性皮肤病学专著可借鉴，我们对此篇内容的编排是尝试性的，所谓主要发生于女性的概念是指：特发于女性（如与月经及妊娠相关的皮肤病等），或国内外皮肤病专著中女性占80%以上的皮肤病，这种区分只是相对的，其合理性尚待商榷。

第一章 外阴阴道皮肤疾病

发生于外阴阴道的皮肤病很多，有些是特发于女性的（如前庭大腺疾病，原发性女阴萎缩等），有些是男女两性均可发病，有些仅发于外阴阴道的局部，也有的是全身表现的一部分。本章所列的疾病相对多发于外阴阴道部位，而一些非常常见，易于诊断、且对于女性并无特异性的皮肤病，如银屑病、白癜风、阴虱、疥疮等未列入此章。

女阴瘙痒病（vulvar pruritus）

女阴瘙痒病是一种局限性瘙痒病，发病部位主要局限于大小阴唇，阴阜、阴蒂和阴道黏膜亦常有瘙痒感。

【病因及发病机制】 女阴瘙痒病主要因女性阴部局部因素引起，多与非特异性皮炎、慢性外阴阴道念珠菌病、阴道滴虫病、淋病、宫颈癌等有关。异常白带刺激、局部多汗及摩擦、穿化纤毛织品以及使用碱性过强的肥皂等，均易引起女阴瘙痒病或可加重女阴瘙痒的症状。使用卫生巾、香水、洗浴液及配偶的避孕套引起的接触性皮炎也是部分女阴瘙痒病的原因。此外，该病患者多为绝经期前后的女性，部分患者伴发糖尿病。因此，内分泌失调、皮肤血糖升高也是女阴瘙痒病的促发因素。Taleb 等报道1例服用大剂量地塞米松后引起的女阴瘙痒症患者。

【临床表现】 好发于绝经后女性，发病率约为2.18%。早期仅有女阴瘙痒而无原发性皮损，瘙痒为阵发性，尤以夜间为重。瘙痒的程度因人而异，有的症状轻微且持续时间短暂，有的瘙痒剧烈，患者难以忍受以至坐立不安，因不断搔抓而遗留抓痕、血痂、红肿和糜烂，久之局部皮肤肥厚、浸润，可有湿疹样改变、苔藓样变及色素沉着等继发性损害。偶见继发感染者，可见脓疱疮、毛囊炎、淋巴管炎。瘙痒剧烈者，由于长期休息欠佳，可有头晕、精神抑郁及食欲不振等神经衰弱的症状。

【组织病理检查】 发病初期无原发性皮损，组织病理多无特征性改变，可有女阴诱因导致的非特异性炎性细胞浸润。

【诊断与鉴别诊断】 病程早期仅有女阴瘙痒而无原发性皮损，即可诊断。一旦出现继发性皮损，则需和湿疹、神经性皮炎、虫咬皮炎等疾病相鉴别，仔细询问病史，寻找病因，明确初发病时仅有瘙痒而无皮疹方能确诊。

【预防与治疗】　首先尽量去除病因，积极治疗致病因素，如外阴阴道念珠菌病、阴道滴虫病、糖尿病等。对瘙痒明显者可对症治疗，避免搔抓、热水烫洗等，忌饮酒、浓茶及辛辣食品。治疗主要以局部治疗为主。

1. 系统治疗

(1) 首选 H_1 抗组胺药物，可选用第一代抗组胺药，如二苯环庚啶（赛庚啶）2mg，3 次/日；或酮替芬 1mg，3 次/日；或去氯羟嗪 25mg，3 次/日；或多塞平 25mg，2～3 次/日。可同时使用两种抗组胺药物以增强疗效，亦可加用一种 H_2 抗组胺药物。

(2) 钙剂、硫代硫酸钠可作为二线药物，用法为 10% 葡萄糖酸钙 10ml 静注，1 次/日，5% 硫代硫酸钠 10ml 静注，1 次/日。

(3) 瘙痒剧烈顽固者可选用镇静催眠剂。

2. 局部治疗

(1) 外阴清洗，可选用 1∶10000 高锰酸钾溶液、3% 硼酸溶液或麦饭石水坐浴，每次 20 分钟，每天 1～2 次。

(2) 首选糖皮质激素霜剂和软膏止痒制剂，如糠酸莫米松霜或丁酸氢化可的松霜每天 1～2 次，1% 达克罗宁霜或 5% 多塞平霜每天 1～2 次。

(3) 1% 吡美莫司软膏可作为二线外用药，每天 2 次。

(4) 对于难治的患者可给予皮损内注射糖皮质激素。

非特异性外阴阴道炎（nonspecific vulvovaginitis）

非特异性阴道炎是指除滴虫、念珠菌、淋球菌以外的病原微生物所致的阴道炎。由于阴道炎常与外阴炎并存，故通常混称为外阴阴道炎。

【病因及发病机制】　阴道内长期应用抗生素、避孕药物、过度阴道冲洗、异物（子宫托、遗留棉球、纱布）、阴道小手术损伤、腐蚀性化学药物、尿粪刺激、物理刺激、全身抵抗力减弱、长期子宫出血等均可引起菌群失调，或为病原体创造条件引起感染而致病。常见的病原体多为化脓性细菌，如葡萄球菌、乙型溶血性链球菌，大肠杆菌及变形杆菌等，通常以混合感染多见。

【临床表现】　多发生在外阴部，表现为外阴充血、水肿。有时形成湿疹、溃疡、外阴毛囊炎或疖肿。阴道充血水肿，有触痛，分泌物增多，呈脓性、浆液性或血性。患者自觉阴道内有烧灼感，阴道内除充血外，也可有浅表溃疡，阴道 pH 偏碱性。急性期可伴有体温稍升高，

【诊断与鉴别诊断】　能除外滴虫、念珠菌及淋球菌感染。详细询问有无上述病因存在。阴道分泌物作涂片，染色后在镜下可找到非特异性致病菌。必要时可做分泌物培养以明确诊断或鉴别。

【治疗】　积极查找致病诱因，并去除或避免。保持外阴部清洁。

局部治疗应恢复阴道的正常酸碱度，可每晚用 1% 乳酸或 0.5% 醋酸液冲洗阴道。调整阴道菌群，恢复阴道正常的生态环境。根据病原菌选用抗生素，可用 1∶5000 高锰酸钾液坐浴，或 0.1% 依沙吖啶溶液冲洗。

外阴可局部外涂抗生素制剂，如莫匹罗星软膏、夫西地酸乳膏、呋喃西林乳膏等。阴道内可用甲硝唑栓剂，或替硝唑凝胶，每日 1～2 次，7～10 天为 1 个疗程。

双唑泰栓：含有甲硝唑、克霉唑及醋酸洗必泰，适用于细菌、真菌、原虫感染的混合性阴道炎。

外阴湿疹（vulvar eczema）

外阴湿疹是一种常见的局限性湿疹。

【病因及发病机制】 外部物理和化学性刺激、过敏体质以及精神因素与本病的发生有关。

【临床表现】 女性常累及大小阴唇及其周围皮肤，男性常累及阴囊。发病初期常呈急性期表现，皮损局部红肿明显，出现针头大小的丘疱疹和水疱，边缘弥散不清，皮疹渐密集成片，可融合成较大的水疱，疱壁破后形成糜烂面，有淡黄色渗液，干燥后形成脆性痂皮，偶见继发感染形成脓疱。皮损常有不同程度的瘙痒，患者经常搔抓而致皮损变厚、浸润、苔藓样变，皮损向慢性期转变。慢性期皮损可略带红肿，边界清楚，皮损肥厚浸润，表面有抓痕，间有裂隙，因局部有炎症并经常搔抓，导致局部有色素沉着和色素减退斑。

【组织病理】 急性期主要表现为表皮海绵状水肿和水疱形成，弥漫性细胞间水肿，可见棘层细胞松解，严重时可形成网状变性，表皮可见单核细胞，组织改变常以表皮中层最重。慢性期主要表现为角化过度伴角化不全，棘层肥厚，真皮炎症细胞浸润，以淋巴细胞为主，亦可见中性粒细胞和嗜酸性粒细胞。

实验室检查无特异性，血中嗜酸性粒细胞偶见增加。对可疑过敏物质可做斑贴试验。

【诊断与鉴别诊断】 根据发病部位和多形性皮疹、并排除其他疾病即可诊断。急性期皮损需与急性接触性皮炎鉴别，后者常有明确的接触史，病变局限于接触部位，皮损多为单一形态，易起大疱。慢性期皮损需与神经性皮炎鉴别，后者皮损为苔藓样变，无多形性皮损，好发于颈、肘等部位。

【预防与治疗】 首先详细询问病史，尽量寻找并去除病因。避免搔抓、肥皂和热水烫洗止痒，使用不脱色的棉质内衣有助于缓解病情，避免饮酒、喝浓茶及食用辛辣食品，减轻精神压力有助于病情缓解。

1. 系统治疗

（1）首选兼有抗炎作用的抗组胺药物，如 H_1 受体阻断剂；亦可同时使用二种不同种类的 H_1 受体阻断剂或加用一种 H_2 受体阻断剂以增强疗效。

（2）钙剂、硫代硫酸钠可作为二线药物。

（3）瘙痒剧烈顽固者可选用镇静催眠剂。

2. 局部治疗

（1）急性期有糜烂渗出时，宜用湿敷，可选用 1∶8000 高锰酸钾溶液、3% 硼酸溶液、1∶20 醋酸铝溶液，每次 30 分钟，每天 3 次；仅有红肿丘疹水疱、无渗出时，宜用含止痒剂的炉甘石洗剂或扑粉外用；红肿不明显或有渗液时，可用氧化锌油或依沙吖啶糊剂等。

（2）慢性期可选含有糖皮质激素和止痒剂的霜剂或软膏，可用 0.1% 氢化可的松丁酸酯霜（尤卓尔）或 0.1% 莫米松糠酸酯霜（艾洛松），皮损消失后，改用非糖皮质激素药，如 0.1% 依沙吖啶糊剂外搽；苔藓化皮损外用 0.05% ~0.1% 维 A 酸软膏或霜，应与糖皮质激素霜联用。

（3）其他：非糖皮质激素抗炎药，5% 乙氧苯柳胺软膏治疗慢性湿疹的疗效与氟轻松软膏相当。止痒剂，5% 多塞平霜外搽，2 次/日，但不适用于渗出性皮损。润肤剂，常用 0.3% 尿囊素霜，一日数次，可减少激素用量并提高疗效。

（4）Reichrath 等报道应用 PUVA 治疗外阴湿疹患者取得了很好的疗效。具体方法：照射前最好先测定最小光毒量，首次照射采用最小光毒量或稍小，然后逐渐增加；也可从小剂量开始，逐渐增加。一般Ⅲ、Ⅳ型皮肤患者，开始剂量常用 1.5 ~ 4.0J/cm^2，每次增加 0.5 ~ 1J/cm^2，每周 2 ~ 3 次，先使用 8 - 甲氧补骨脂素软膏外用，用药后 1.5h 照射 UVA。一般治疗 10 ~ 20 次，累积剂量达4.5～180J/cm^2 之间可获得良好的治疗效果。

（5）难治性患者可皮损内注射曲安西龙（10mg/ml）。

乳房外 Paget 病（extramammary Paget disease）

【病因及发病机制】 乳房外 Paget 病分为原发性和继发性两种，目前认为前者可能起源于顶泌汗腺的细胞，后者则是由深部肿瘤，如直肠、子宫颈或膀胱癌扩散至表皮所致。

【临床表现】 最常发生的部位为女阴，其后依次为肛周、阴茎、阴囊和腹股沟。皮损如同乳房 Paget 病，呈界限清楚的红色斑片，大小不一，边缘狭窄稍隆起，呈淡褐色，中央潮红、糜烂或渗出，上覆鳞屑或结痂，有时呈疣状、结节状和乳头瘤状，有不同程度的瘙痒，少数患者有疼痛感。

【组织病理】 组织学上类似于乳房 Paget 病，即角化过度、角化不全、棘层肥厚和位于表皮突的淡染空泡状 Paget 细胞。耐唾液黏蛋白、耐淀粉酶和耐透明质酸酶，PAS 染色阳性。

【诊断与鉴别诊断】 根据皮损的特点和发病部位考虑乳房外 Paget 病时，做病理可确诊。需与湿疹、皮肤原位癌、浅表型恶性黑素瘤相鉴别，根据病理和免疫组化可资鉴别。

【治疗】 首选外科切除，继发性乳房外 Paget 病应对原发病作相应处理。目前 Mohs 显微外科手术可在最大限度保留组织的情况下将病灶完全切除。Ye 等对 1 例不愿再次手术治疗的复发患者给予咪喹莫特、维 A 酸和氟尿嘧啶联合外用 3 个月，患者皮损完全消退。

外阴接触性皮炎（contact dermatitis of vulva）

外阴接触性皮炎是接触外源性物质后发生的局部炎症性反应，是女性发病率较高的皮肤疾病。表现为接触部位出现红斑、肿胀、丘疹、水疱，甚至糜烂。

【病因及发病机制】 根据病因和发病机制可分为原发刺激性接触性皮炎和变态反应性接触性皮炎，临床上有时很难区分，通常可根据接触刺激物的性质以及接触刺激物后至出现皮损时间的长短，作出初步判断。

原发性刺激性接触性皮炎，通常在接触刺激物后在较短时间内发病，但接触强刺激物，如强酸、强碱及其他腐蚀性物质，皮肤症状可迅速出现。而变态反应性接触性皮炎，接触物本身通常无刺激性及毒性，多数人接触后不发病，仅少数敏感个体在接触后经一定的潜伏期，然后发病。

据报道，可导致接触性皮炎的抗原物质多达数千种，但引起外阴接触性皮炎的常见原因为生活用品所致，如外阴的洗涤剂、卫生巾、贴身内裤、外用避孕药、香水等。而原发性刺激性接触性皮炎的发生大多与药物有关，如高浓度的消毒防腐剂中的高锰酸钾、洗必泰，外用药，如乳酸、足叶草酯、维 A 酸、水杨酸等。比较少见的甚至对性伴的精液过敏。

引起外阴接触性皮炎，除接触物的理化性质、浓度、量、接触的时间、方式外，还与年龄、温度、湿度、摩擦、压力等局部因素有关。

【临床表现】 由于外阴部皮肤疏松、薄嫩，神经末梢丰富，同类物质诱发在外阴部的皮损，比发生在其他部位要严重。

接触性皮炎由强刺激物引起时，局部表现为红斑、水肿、水疱、糜烂。外阴、大小阴唇、阴蒂呈局限性水肿，而无明显的边缘。患部瘙痒明显，常伴有烧灼感、胀痛感，破溃后往往伴有疼痛。

刺激反应轻微者皮损较单一，可表现为外阴、大阴唇红斑、皮肤粗糙、干燥脱屑。常伴有程度不一的瘙痒，局部绷紧感。久之可导致外阴、大阴唇皮肤增厚、苔藓化，阴蒂、小阴唇可肥大。

【组织病理】 组织病理改变无特异性，加之发生在特殊的外阴部位，故通常不主张做组织活检，以免继发局部感染。

【诊断与鉴别诊断】 根据接触史、接触部位皮损表现可做出初步诊断，斑贴试验有助于确诊和寻找病因。本病通常应与外阴湿疹、外阴部固定性药疹相鉴别。

【治疗与预防】

1. 预防 避免过度烫洗、搔抓，保持外阴清洁干燥。内裤应宽松、透气，不用劣质卫生用品。寻找变应原，去除病因，避免再次接触已知变应原及类似物。

2. 局部治疗

(1) 急性期：有糜烂、渗出者可用生理盐水、3%的硼酸湿敷。急性皮炎红肿、水疱、渗液不多时可用氧化锌油、糖皮质激素霜。有继发感染者可用0.1%依沙吖啶、1∶5000高锰酸钾溶液湿敷。

(2) 亚急性期和慢性期：皮损干燥、肥厚者，可选用各种糖皮质激素外用制剂，亚急性期宜选用乳膏，肥厚性皮损宜选用软膏制剂，亦可将糖皮质激素与尿素类制剂，或多磺酸黏多糖（肝素衍生物）混合外用。

3. 系统治疗

(1) 抗组胺药：瘙痒严重、影响睡眠者，可首选具有镇静作用的第一代抗组胺药，如氯苯那敏、二苯环庚啶片、安太乐、多塞平等。瘙痒不太严重者，可选用新一代抗组胺药，如氯雷他定、西替利嗪、咪唑斯汀等。

(2) 急性期皮损严重者，可短期使用糖皮质激素口服，以泼尼松为例，成人通常每日20～30mg即可。

前庭大腺炎（Bartholin adenitis）

前庭大腺炎又称巴氏腺炎（Bartholinitis），为多种细菌感染所致的前庭大腺炎症。

【病因及发病机制】 国外报道，病原菌以淋球菌为主，而国内报告本病常为混合感染，常见病原菌为葡萄球菌、链球菌、大肠杆菌、淋球菌等，也可由厌氧菌所致。前庭大腺感染时，通常先累及腺管口及腺管，局部炎症、充血及水肿造成腺管口阻塞，导致前庭大腺内分泌物及渗出物潴留，而可形成脓肿。

【临床表现】 最初单侧大阴唇后1/3处出现红色炎症性肿块并逐渐增大，发展至鸽卵到鸡蛋大。肿块周围组织水肿，中间的表面皮肤变薄，形成脓肿时，触之有波动感。有自发性疼痛和触痛，以致影响正常行走。皮损多为单侧性，偶可双侧发病。往往伴有同侧腹股沟淋巴结肿大。严重者可伴有高热、头痛等全身症状。脓肿可自行破溃，脓液流出后局部肿胀消退、疼痛缓解，全身症状亦随之消失。若破溃口小，脓液未完全排出，潴留的脓液可使皮损反复发作。

【诊断】 根据典型的皮损和伴随的临床症状不难诊断。

【治疗】

1. 局部治疗

(1) 肿块早期可用0.1%依沙吖啶溶液或50%硫酸镁溶液做冷湿敷。

(2) 可选择外用抗菌药制剂，如莫匹罗星软膏、夫西地酸乳膏、呋喃西林乳膏、甲硝唑或替硝唑凝胶。

(3) 一旦脓肿形成，应立即切开排脓、引流，并在使用抗生素前将分泌物做细菌培养及药敏试验，以指导正确选择系统用药。

2. 系统治疗

（1）抗生素：如已有细菌培养及药敏试验报告，可根据药敏试验结果选择最佳治疗药物。如无细菌培养及药敏试验条件，通常宜首选用耐青霉素酶类药物，如双氯西林 0.25～0.5 克/次，每日 4 次口服或肌注；氟氯西林 1.0g/d，分 4 次口服或肌注；氯唑西林 0.25～0.5 克/次，每日 4 次口服，或 2.0～6.0g/d，分 4 次肌注或静滴。也可选用头孢类、喹诺酮类药物。

（2）联合用药：因前庭大腺炎往往合并厌氧菌感染，故在使用上述耐青霉素酶类药物的同时，可联合抗厌氧药物治疗，如甲硝唑口服或静脉滴注，或替硝唑及奥硝唑口服。

前庭大腺炎囊肿（Bartholin's gland cyst）

【病因及发病机制】 前庭大腺炎在炎症消失后脓液吸收，可为黏液所代替，而形成前庭大腺囊肿。常见的病因是前庭大腺导管因慢性炎症导致腺管口及腺管的阻塞，也有少数病例因分娩时阴道、会阴外侧部裂伤后发生的瘢痕组织所致，尚有因分娩做会阴侧切术时将腺管切断所致者。由于前庭大腺囊肿生长较慢，且往往无自觉症状，有时很难追溯起因。

【临床表现】 囊肿位于阴唇后部的前庭大腺所在处，常为单侧性发病，在大阴唇外侧明显隆起，大小不定，一般不超过鸡蛋大。腺管如不闭锁，则囊肿可随囊内容物的排除与潴留而改变大小。有时囊肿仅限于腺体的一部分，临床上浅部腺管囊肿较深部腺体囊肿多见。囊肿内容物为透明的黏液，很少为浆液性，有时混有血液而呈红、暗红或棕褐色。囊肿及其周围通常无炎症反应，亦无明显自觉症状及局部压痛。较大囊肿触之有波动感。

【组织病理】 囊壁的上皮可以是移行的上皮，也可以是单层立方上皮或扁平上皮，有时完全没有上皮，仅见慢性炎症的结缔组织，视囊内物质的不同而有所差异。

【诊断与鉴别诊断】 根据囊肿的部位、外形和局部无炎症等临床特点，一般易于诊断。必要时可行囊肿穿刺，其内容物可与子宫内膜异位囊肿及脓肿鉴别。

【治疗】 首选囊肿造袋术，出血较少，且可避免损伤附近脏器，术后袋口能保持通畅，也不影响前庭大腺的功能。切除术深部囊肿剥离时易大量出血，囊壁如延伸至尿道附近，则切除更困难。若囊壁不除尽，则囊肿可复发。

外阴丹毒（erysipelas of vulva）

外阴丹毒是链球菌引起的外阴皮肤炎症。病原菌为 A 族 B 型溶血性链球菌，偶由 C 型或 G 型链球菌所致。多由于外阴皮肤黏膜受损，诱发细菌侵入，但也可由血行感染。

【临床表现】 丹毒的潜伏期一般为 1～7 天，平均 4 天。发病前数小时患者可有发热、寒战、食欲减退、全身不适、头痛、关节痛的前驱症状。

丹毒可见于身体任何部位，但好发于小腿和头面部，反复发生于小腿者，往往伴有糜烂浸渍型足癣，面部单侧反复发生丹毒则往往与同侧的慢性牙或牙周病有关。发生与女性外阴的丹毒相对少见，发生丹毒部位附近往往有或轻或重的皮肤损伤，从而导致感染或反复发作。

皮损开始为水肿性炎性红斑，境界清楚，有光泽，表面紧张灼热，按之褪色并有压痛。皮损迅速向四周扩大，中央的红色逐渐消退，变成棕黄色并有轻微脱屑。往往伴有附近浅表淋巴结肿大。少数患者红斑上可出现水疱、大疱，亦可出现脓疱，发生坏疽者少见。有些患者病程慢性，反复发作，受累组织肥厚可形成局部象皮肿。

【诊断与鉴别诊断】 根据急性发病，局部红肿热痛，境界清楚，伴畏寒、发热等全身症状，诊断不难。但有时需与如下疾病鉴别：①蜂窝织炎：红肿境界不清，浸润深，中央红肿明显，边缘炎症渐减轻，化脓明显，复发较丹毒少；②接触性皮炎：有明显的接触史，皮损不如丹毒界限清楚，无发热及不适，皮疹主要为丘疹和水疱。有瘙痒。

【预防与治疗】 对反复发作的丹毒应积极寻找附近的原发病灶，并给予相应治疗，以预防复发。

1. 局部治疗

（1）皮损初期可用50%硫酸镁溶液或0.1%依沙吖啶溶液做冷湿敷。

（2）皮损红肿明显、炎症反应剧烈，但无表面破溃者，亦可局部短期外用强效糖皮质激素，以迅速缓解炎症反应。

2. 系统治疗

（1）通常可首选青霉素及耐青霉素酶类药物，如氟氯西林1.0g/d，分4次口服或肌注；或氯唑西林0.25~0.5克/次，每日4次口服，或2.0~6.0g/d，分4次肌注或静滴；或双氯西林0.25~0.5克/次，每日4次口服或肌注。儿童用量酌减。

（2）对青霉素过敏者，可选用不易耐药的大环内酯类药物。罗红霉素0.3g/d，分2次口服；或阿奇霉素（azithromycin）0.5g/d，口服或静滴；或克拉霉素（clarithromycin）0.5~1.0g/d，分2次口服。

（3）在体温恢复正常后，上述药物仍应持续用药1~2周，以防止复发。

外阴结核（tuberculosis of vulva）

外阴结核非常少见，偶可继发于严重的肺、消化道及胸、腹膜或内生殖器官的结核。

【临床表现】 外阴结核好发于阴唇和前庭黏膜，可分为溃疡型和增生型两种。溃疡型皮损发展较缓慢，最初表现为局限性小结节，以后发展为形状不规则的浅表溃疡，基底部凹凸不平，覆有干酪样黄色污秽痂皮，在分泌物涂片中可见抗酸染色阳性的结核杆菌。溃疡可累及会阴、尿道及肛门，有时使阴唇变形。可伴有腹股沟淋巴结肿大。增生型皮损往往呈疣状增殖性斑块，表面高低不平，境界清楚，炎症不明显，久之外阴肥厚，呈象皮肿样外观。

外阴结核通常无明显自觉症状，但摩擦或尿液刺激导致局部疼痛，影响行走，或发生排尿困难，性生活不便或性交疼痛等。

【诊断与鉴别诊断】 当患者患有其他部位结核，且外阴部发生经久不愈的慢性溃疡，应高度怀疑外阴结核。也有少数外阴结核患者找不到原发结核病灶。确诊需分泌物涂片找到抗酸染色阳性的结核杆菌，或组织病理有典型的皮肤结核改变。

溃疡型外阴结核与其他原因引起的急性外阴溃疡不难鉴别。增生型外阴结核需依靠组织病理学检查，与外阴疣状癌、外阴癌、扁平湿疣等相鉴别。

【治疗】

1. 局部治疗　病变局限，无其他原发结核病灶者，可进行局部冷冻、激光治疗，或考虑局部病灶手术切除。

2. 系统治疗　包括全身支持疗法和抗结核药物治疗（详见感染性疾病篇皮肤结核一章）。

外阴阿米巴病（amebiasis of vulva）

外阴阿米巴病是由溶组织阿米巴（Entamoeba histolytica）侵犯外阴皮肤、黏膜而引起的病变。由于生活水平提高和卫生条件改善，本病已非常少见。

【病因及发病机制】 溶组织阿米巴又称阿米巴原虫，有滋养体和包囊两种不同的形态，滋养体能引起组织的溶解，使组织发生坏死而引起病变，是传播疾病的主要形态。

阿米巴原虫不能侵犯完整的皮肤，只有当皮肤受到外伤、有破损时才能引起皮肤病变。女性外阴阿米巴病，往往由阿米巴痢疾通过擦伤的肛门或外阴蔓延而来，也可通过内裤、浴具等感染受损的外阴皮肤、黏膜，极少数可通过血流传播。成人的外阴阿米巴病常合并阿米巴阴道炎、宫颈炎。

【临床表现】 外阴阿米巴病主要表现为多发性、疼痛性溃疡。溃疡呈圆形或不规则形，境界清楚，边缘不整齐。逐渐向周边及深部扩展，可融合成片状较大的溃疡，表面为暗红色的肉芽组织，其上覆盖坏死组织及脓液，有恶臭。溃疡边缘可外翻，内缘向内凹陷，形成穿凿状。在分泌物和坏死组织中可查到阿米巴原虫。

经过一段时间，在溃疡的基底部可形成增生性肉芽肿，呈高低不平的乳头样结节或菜花状隆起，质地较硬，触之易出血。

【组织病理】 可见表皮溃疡，边缘表皮增生，棘层肥厚，真皮水肿，有淋巴细胞、浆细胞、中性粒细胞、嗜酸性粒细胞浸润，小血管、淋巴管扩张。在坏死组织中可找到大量阿米巴滋养体，内含有空泡及红细胞和核碎片，在滋养体的外周往往有一个空白晕。

【诊断与鉴别诊断】 根据病史和临床表现，分泌物涂片找到阿米巴原虫即可确诊。阿米巴原虫的检查是本病与急性女阴溃疡及其他感染性溃疡相鉴别的最重要依据。

【治疗】

1. 局部治疗

（1）局部可用 1:8000 的高锰酸钾溶液、0.5%聚维酮碘、0.1%依沙吖啶溶液湿敷，此后用甲硝唑软膏或替硝唑凝胶。

（2）根据皮损情况，可进行清创术、切除术、植皮术或电灼、微波、激光等理疗。

2. 系统治疗

（1）甲硝唑：为首选药物。成人 0.4～0.6 克/次，每日 3 次口服，儿童按 50mg/(kg·d)，分 3 次口服，5～7 天 1 个疗程。亦可选择替硝唑 0.5g，每日 4 次，连用 3～5 天；或奥硝唑每晚 1.5g 或早晚 0.5～1.0g 口服，每次 0.5～1.0g，每 12 小时 1 次静滴。

（2）氯喹：0.5 克/次，每日 2 次口服，2 天后改为 0.5g/d，共 2～3 周。

（3）喹碘仿：成人每日 1.5～3.0g，儿童 42mg/(kg·d)，分 3 次口服，10 天 1 个疗程。

（4）双唑泰栓：有阿米巴阴道和宫颈炎时，除上述治疗外，可选用双唑泰栓剂阴道内给药，该药含有甲硝唑、克霉唑及醋酸洗必泰，适用于细菌、真菌、原虫感染的混合性阴道炎。

（5）抗生素：并发细菌感染时，可根据细菌培养和药敏试验结果选用相应的抗生素。

外阴象皮肿（vulvar elephantiasis）

外阴象皮肿通常是由丝虫病、晚期梅毒或结核等疾病引起的外阴皮肤肥厚，状如象皮或皮革，质地坚韧。临床上以丝虫引起的外阴象皮肿相对常见，近年来梅毒和结核的发病率逐年上升，应引起高度重视。

【病因及发病机制】 丝虫病引起的象皮肿，是在淋巴系统发育成的成虫分泌的毒素和代谢产物累及泌尿生殖系统的淋巴组织，继而引起乳糜血尿和外阴象皮肿。经淋巴系统造影证实，象皮肿的形成是淋巴管曲张，淋巴循环动力学发生了病理生理改变，造成淋巴循环障碍所致，而非是简单的闭塞不通。

梅毒引起的象皮肿多见于晚期梅毒，是机体对梅毒螺旋体产生的超敏反应，使外阴组织产生慢性炎症性肉芽肿（又称树胶肿）。

结核引起的外阴象皮肿多由淋巴系统播散或由邻近病灶直接蔓延而来，亦可是外阴局部的寻常狼疮或疣状皮肤结核导致的慢性结核性肉芽肿。

【临床表现】 外阴象皮肿的早期表现，因原发病不同而有所不同，丝虫病所导致者，往往有其他器官受累的表现，外阴皮损并无特异性；晚期梅毒所致者，往往先出现梅毒树胶肿，形成局部斑块，中间软化、破溃、扩展，此后形成瘢痕，再后导致局部淋巴循环障碍；结核所致外阴象皮肿，在结核的基础上逐渐发展为局部肉芽肿和瘢痕。

发展至外阴晚期象皮肿时临床表现大同小异，外阴皮肤粗糙、肥厚、苔藓化，逐渐变硬，呈象皮或皮革样外观，阴唇肥大形如肿瘤。若局部血液循环障碍，皮肤抵抗力下降，易致细菌感染或形成慢性溃疡。

【诊断】 具备丝虫病流行病学资料、有不洁性交史或结核病病史，结合身体其他器官受累情况通常可确立初步诊断。丝虫病、梅毒及结核的相关实验室检查阳性结果，有助于确诊。

【治疗】

1. 药物治疗　丝虫病、梅毒及结核原发病的治疗，应按照国家卫生部颁布的治疗方案进行。

2. 手术治疗　在有效治疗原发病的基础上，对巨大外阴象皮肿，严重影响排尿或性生活者可考虑手术治疗，完全切除病变组织，用股内侧移行皮瓣修复大阴唇创面缺损区，或进行中厚度游离植皮术。

外阴假性湿疣（pseudocondyloma of vulva）

女阴假性湿疣是发生在女性阴唇黏膜的一种良性乳头瘤，又名绒毛状小阴唇，皮疹外观酷似早期的尖锐湿疣。本病属于女性黏膜的异常增生，病因不明。目前还没有证据表明皮损的发生与细菌或真菌感染相关。

【临床表现】 多见于青年女性小阴唇内侧，对称分布，偶可累及阴道前庭。典型损害为直径1～3mm的淡红色或珍珠色小丘疹，密集排列而互不融合，呈绒毛状或鱼子样外观，表面光滑。有时可见个别较大皮疹，呈息肉状。通常无自觉症状或偶有微痒。多数患者往往在无意中发现，误认为尖锐湿疣，引起恐慌。

【组织病理】 可见棘层肥厚，轻微角化不全，棘层上中部非灶性弥漫性细胞空泡化，自浅层向下逐渐缩小，如悬网状，无细胞核变性，亦无透明角质颗粒浓集现象。原位杂交法及抗HPV血清染色不能证实病毒的存在。

【诊断与鉴别诊断】 根据皮疹的特征性分布部位和形态，通常不难诊断。主要应与尖锐湿疣相鉴别。尖锐湿疣患者多有不洁性交史，皮疹发展较快，呈菜花状、鸡冠状外观，可融合呈斑片或斑块。组织病理可见表皮空泡细胞，乳头瘤病毒抗原检查往往呈阳性。

【治疗】 通常不需治疗，以解释为主。对高度恐惧、强烈要求治疗者，可采用冷冻、激光分批治疗。有明显瘙痒者，可将糖皮质激素与多磺酸黏多糖乳膏混合短期外用，必要时口服抗组胺药物。

尿道肉阜（urethral caruncle）

又称尿道肉芽肿或血管性尿道息肉，是指位于女性尿道外口的红色赘生物，为女性最常见的尿道疾病之一。好发于中老年女性，特别是绝经期之后。

【病因及发病机制】 本病病因及发病机制尚不十分清楚。以下各种病变均可使尿道周围的黏膜上皮增生、炎性细胞浸润，形成尿道肉阜。

1. 雌激素水平下降 本病好发于中老年女性，特别是绝经期之后的妇女，绝经后女性雌激素水平下降，使局部的黏膜萎缩，向内回缩，并将尿道口向内牵拉，使尿道黏膜暴露，受刺激而发生肉阜。

2. 慢性炎症刺激 外阴局部慢性外阴炎、不洁性交，孕产及使用卫生纸等慢性刺激因素。

3. 压力因素 由于尿道梗阻、排尿困难或妊娠子宫压迫，使尿道黏膜下小静脉曲张，易导致息肉形成。

【临床表现】 尿道肉阜好发于40～60岁妇女，多数位于尿道口的下唇，皮损大小不一，谷粒至蚕豆大，直径0.5～1cm，有的可呈环状或丛状。皮损多数基底较宽，小部分可带蒂。肉阜表面光滑，鲜红色，柔软，易破损出血，病变周围的尿道黏膜大多正常。皮损在尿道外口处缓慢增大，严重者可引起性交疼痛、排尿困难及行走不便。由于尿道外口易受到摩擦、损伤，有继发性感染时，可出现局部肿胀、出血。

【组织病理】 尿道肉阜主要由上皮、血管和炎性肉芽组织构成，根据其炎性细胞浸润、纤维化及静脉曲张的不同程度，有学者根据上述组织病理改变将尿道肉阜分为5型，即乳头瘤型、血管瘤型、肉芽肿型、腺样增生型及混合型。实际上这种分型对于诊断与治疗并无太大参考价值。

【诊断与鉴别诊断】 根据典型的临床表现通常易于诊断，病理检查有助于排除继发恶变或误诊为尿道癌。

【治疗】 无自觉症状者，通常无需治疗。

对于强烈要求治疗、肉阜体积较小者，可选择电解、激光或冷冻治疗，效果良好，但复发率较高。手术切除适用于肉阜体积较大者，手术时应注意多保留尿道口周围的前庭黏膜，否则易造成尿道黏膜外翻。

以往曾用局部注射硬化剂方法治疗本病，但该方法需局部麻醉，注射后局部组织产生无菌性坏死、疼痛，且疗效较为缓慢，仅适用于无激光、冷冻及手术治疗条件的基层单位，目前已倾向于淘汰。

外阴血管瘤（vulvar hemangioma）

血管瘤起源于中胚叶，是一种组织发生异常，而不属于真性肿瘤。本病属先天性疾病，其种类很多，可发生于身体的任何部位，常见于外阴的是毛细血管瘤或海绵状血管瘤。

【病因及发病机制】 毛细血管内皮细胞在一定条件下有新生血管的能力，因此认为，血管瘤及其周围正常组织表达的促血管生成因子和抗血管生成因子失平衡，可能是毛细血管瘤发生的原因。其中非血管内皮细胞，如肥大细胞可能起辅助作用。也有学者认为，内源性糖皮质激素在血管瘤的发生中起重要作用。

【临床表现】 皮损好发于大阴唇或阴阜处，面积大时可累及会阴、阴道、肛门。出生时或出生后不久发生。绝大多数于6～12个月内长到最大限度，直径从小于1cm至大于25cm不等。皮损以单发居多，少数为多发性皮损。约90%的病例可自行消退，4岁消退率约30%，5岁50%，7岁75%。消退开始时间越早，消退越彻底。

1. 毛细血管瘤 约65%的毛细血管瘤属表浅型，15%为皮下型，另外20%为混合型。

成熟的表浅型毛细血管瘤表现为境界清楚的圆形或椭圆形圆顶状深红色肿物，质软，表面平滑或分叶状，形似草莓，故又称“草莓状血管瘤”。皮下型毛细血管瘤表现为正常皮下圆形的淡蓝色团块，质地柔软，表面可见毛细血管扩张，弹性好，挤压后缩小，松压后迅速回复。婴儿哭喊腹压增大时皮疹可增大，颜色加深。

2. 海绵状血管瘤　皮损表现为大而不规则、柔软的皮下肿块，呈圆形或不规则形，可高出皮面，呈结节状或分叶状，边界不太清楚，质软而有弹性，多呈淡紫或紫蓝色，挤压后可缩小。可以仅表现为局限性的静脉畸形，但往往深部通过毛细血管或静脉与静脉循环相连，导致静脉曲张，或合并复发性血栓性静脉炎。

海绵状血管瘤除累及皮肤外，尚可累及其他脏器，如肝脏、消化道等。海绵状血管瘤也可能是综合征的皮肤表现，如蓝色橡皮球样痣（blue rubber bleb nevus）综合征，除血管瘤累及皮肤外，常波及肠道，引起慢性出血而产生贫血。

【组织病理】　毛细血管瘤的改变为，部分毛细血管扩张明显，管腔扩大，内皮增生肥大。分化成熟时退变期毛细血管变性，以后发生纤维化。

海绵状血管瘤位于真皮深层和皮下组织内，由大而不规则的腔隙组成，甚似静脉窦，腔内壁衬以单层内皮细胞，很少增生，外围则由厚薄不一的纤维组织包绕。腔内含有红细胞和纤维蛋白性物质。在小的腔隙内可见血栓或钙化。

【预防与治疗】　因大多数患儿的皮损在 5 岁左右可自行消退，故幼儿外阴及其他部位的血管瘤不宜急于治疗，尤其是损伤性治疗，可适当观察一段时间，如无消退迹象或逐渐扩大者再考虑治疗。

当血管瘤继发溃疡或有阻塞阴道时，需及时进行治疗。治疗方法视血管瘤的范围、深度不同而选择治疗方法，包括系统用糖皮质激素、弹力绷带压迫、局部皮损内注射硬化剂、冷冻、激光、深部 X 线照射及手术切除等。皮损局限、比较浅表者，浅层 X 线治疗，可获满意疗效。

外阴血管角化瘤（vulvar angiokeratoma）

又称外阴棘皮血管瘤，血管角化瘤可分为 5 型：①肢端型；②阴囊型；③丘疹型；④局限型；⑤泛发性系统型。后者又称弥漫性躯体血管角化瘤，是一种类脂质病，常可累及多个内脏器官。前四型中只有局限型是真性血管瘤，临床统称为血管角化瘤。外阴血管角化瘤似应属于丘疹型。

【临床表现】　通常发生于青年女性，在妊娠时易出现或加重。皮肤表现为外阴部直径 2～10mm 的斑丘疹、或丘疹，可单发或多发。早期通常为淡红色，逐渐演变为暗红、紫红或褐红色，皮损群集时呈桑椹样外观，偶可呈灰褐色。早期皮疹柔软，逐渐角化变硬，触之质地坚实感。破溃后常有出血。通常无症状。

【组织病理】　无典型血管瘤变化。真皮乳头层内毛细血管扩张，部分被延伸的表皮嵴包绕，包绕的血管被分隔形成多腔多叶状。晚期扩张的毛细血管壁紧贴表皮嵴，有些完全被表皮嵴包绕，似表皮内血肿。血管周围可有轻度炎症细胞浸润，弹力纤维断裂。陈旧性皮损表皮角化过度，棘层不规则肥厚。

【治疗】　单个或皮损较少时，可采用激光或冷冻治疗。多发性病灶以手术切除为宜。无论激光、冷冻或手术治疗，应达到适当的范围和深度，以避免复发。

外阴淋巴管瘤（vulvar lymphangioma）

本病是一种淋巴管良性过度增生。临床上可分为单纯性淋巴管瘤、海绵状淋巴管瘤及囊性淋巴管瘤 3 型。后者常发生于颈部，尤其是颈后三角区，偶可发生于腋下及腹股沟。外阴淋巴管瘤多为单纯性和海绵状。

【临床表现】　皮损大多在出生时或 1 岁内出现，也有迟发者，亦可发生于子宫颈癌手术或放疗后。多见于大阴唇，有时累及整个外阴。

1. 单纯性淋巴管瘤　皮损特点是内容物为淋巴液、外观呈半透明的水疱样，通常疱壁较厚，有一定张力。单个皮损直径1~3mm，一般不超过1cm，皮损大多群集，呈青蛙卵样外观。疱液混入血液后，视混入血液时间的长短，可呈淡红、紫红或暗红色。有时局部被覆皮肤棘层增生肥厚而呈疣状。如疱壁破溃，流出黏液样淋巴液。

2. 海绵状淋巴管瘤　皮损为境界不清的海绵状皮下组织肿块，受累的阴唇呈弥漫状肥厚，并可扩展到会阴或阴道内，质地柔软，通常不易破溃，除非伴有血管瘤，表面皮肤一般无颜色改变。

上述两型淋巴管瘤，亦可发生于身体其他任何部位，如口腔、上呼吸道和纵隔等处。

如反复发生溃疡、感染，可引起纤维化，使皮损进一步扩大。

【组织病病理】淋巴管瘤是由内皮细胞排列的腔隙而构成，腔隙内含淋巴液，有时可见淋巴细胞。单纯性淋巴管瘤的腔隙位于真皮上部，表皮可萎缩或增生，有些腔隙可在表皮内，类似血管角化瘤。海绵状淋巴管瘤则在皮下组织中含有大而薄壁的淋巴管，管腔不规则，有丰富的结缔组织间质。

【诊断与鉴别诊断】　单纯性淋巴管瘤根据临床表现可以诊断，另两型需做组织病理检查以确诊。

【治疗】　面积局限单纯性淋巴管瘤可用电干燥、冷冻或激光治疗，较大皮损可手术切除。海绵状淋巴管瘤切除后易复发，宜作根治性手术。

外阴大汗腺腺瘤（vulvar hydradenoma）

又称顶泌汗腺纤维腺瘤（apocrine fibroadenoma），或乳头状汗腺瘤（hidradenoma papilliferum），临床较少见。

【临床表现】　仅发生于中年以上的女性，50岁左右多见。主要发生于大阴唇、肛周和会阴部，而不发生于汗腺缺乏的小阴唇。通常无自觉症状，多在妇科检查时偶然发现。肿瘤为界限清楚、隆起于汗腺周围的圆形的实性结节，一般为单个，亦可多发，表面被覆正常皮肤。直径一般数毫米，质地软硬不一。有时表面可溃破而使内部红色乳头状物突出，易出血，颇似癌变或炎性肉芽样外观。

【组织病理】　肿瘤位于真皮明显增厚的乳头层和网状层上部。形态类似乳腺导管内纤维腺瘤，瘤内可见很多管状或囊状空腔，腔内有互相吻合的乳头状突起，其表面有两层细胞，即腔壁和乳头常衬以单层大汗腺型高柱状细胞，胞核较大，胞质嗜酸，常有顶浆分泌，其外周有一层断续排列的立方肌形上皮细胞。可有裂缝样空隙，裂缝样空隙可被增生的上皮细胞所阻塞。衬以两层上皮细胞，嵌于纤维间质内，腔面细胞可见顶质分泌。

【诊断与鉴别诊断】　组织病理学可确诊。小汗腺纤维瘤与之不同之处在于无顶浆分泌，向顶泌汗腺分化的混合瘤细胞索和小管与增生表皮融合，可与之鉴别。

【治疗】　根据临床表现、手术后的病理切片可确诊。治疗以手术切除为主，亦可考虑采用激光或冷冻治疗。

Fox－Fordyce 病（Fox－Fordyce disease）

该病皮损为发生于顶泌汗腺（大汗腺）部位皮肤的毛囊性丘疹，又称汗腺毛囊角化病。多数患者自觉剧痒，所以本病亦称为顶泌汗腺性痒疹，该病多发于青少年和刚成年的女性，90%的患者年龄在 13 ~ 55 岁之间。

【病因及发病机制】 本病多发生于青少年和刚成年的女性，月经期皮损的瘙痒感可加剧、妊娠可使本病好转、雌激素是该病的最常有效的治疗，这些都提示可能是内分泌因素导致顶泌汗腺的功能失调而发病，但个别患者于青春期前发病，因此，可能还有其他原因。Kamada 等报道 1 例 Fox – Fordyce 病患者是因大汗腺的顶泌细胞脱落堵塞汗管引起发病。

【临床表现】 主要发生于青少年和刚成年的女性，少数患者为绝经期后女性和男性。个别患者于青春期前发病。特征为大汗腺部位出现散在的圆锥形、肉色或灰色、极痒的毛囊性丘疹。腋窝和乳晕是主要受累部位，但也可累及脐凹、阴阜、大阴唇及会阴。病变区的大汗腺不泌汗且毛发稀疏。有的患者则表现为无瘙痒症状的毛囊性丘疹。

【组织病理】 该病的病理变化很大，其病理特征为：正常角化或角化不良的细胞阻塞毛囊口，毛囊上 1/3 和真皮上部血管周围有淋巴细胞浸润，大汗腺管进入毛囊的漏斗部呈海绵样水肿。

【诊断与鉴别诊断】 依据典型的临床表现，大汗腺部位的圆锥形毛囊性丘疹即可诊断。需与毛囊炎进行鉴别，后者皮损以丘疹和脓疱为主，皮损外周常有红晕。

【治疗】

1. 系统治疗

(1) 口服雌激素是最有效的疗法，常用己烯雌酚 1mg/d；也可采用口服避孕药，剂量及用法与避孕药相同。

(2) 口服维 A 酸对部分患者有效。用量和用法：异维 A 酸 0.5mg/(kg·d)。

2. 局部治疗

(1) 维 A 酸类制剂外用可改善皮损，可选用 0.025% ~ 0.1% 全反式维 A 酸、0.05% ~ 0.1% 异维 A 酸制剂。

(2) 合并感染时可用抗生素制剂，如新霉素溶液或克林霉素溶液。

(3) 外用止痒制剂，可缓解临床症状。

(4) 有报道，1% 吡美莫司软膏外用，每天 2 次，对该病有效。

(5) 对于难治的患者可给予皮损内注射糖皮质激素。

3. 其他疗法 紫外线光疗对部分患者有效。Chae 等报道，手术刮除局部大汗腺可达到治疗目的。

女阴汗管瘤 (syringoma of vulva)

本病是向小汗腺末端分化的一种小汗腺良性肿瘤。1876 年由 Kaposi 首先描述，同义病名包括管状汗腺腺瘤、汗管囊腺瘤。

【病因及发病机制】 约 18% 的 Down 综合征成年患者可发生本病。尚有相当一部分患者有家族史，泛发性家族型汗管瘤为常染色体显性遗传。也有学者认为可能与内分泌有关。

【临床表现】 好发于女性，国内上海华山医院报道女性与男性之比为 3.7∶1。根据皮损累及部位及范围可分为 4 型：①眼睑型：皮损发生于双侧眼睑，尤其多见于下眼睑；②外阴型：皮损累及外阴；③局限型：皮损限于除眼睑、外阴以外的其他一个部位；④发疹型：皮损广泛，累及体表大部分区域，如颈前、胸、腹部，眼睑不一定受累。

女性多发生于 20 ~ 30 岁。女阴汗管瘤可以是单纯的外阴型，也可是发疹型累及的部位之一。临床上外阴有皮疹者，往往眼睑、颈部、胸部亦有皮疹存在。

外阴汗管瘤主要发生部位为大阴唇、阴阜、会阴，少数可见于小阴唇及阴蒂，皮损为扁平丘疹，通常谷粒至绿豆大，较其他部位的皮损略大，可散在或群集分布，但很少可融合成斑块。皮损质地坚韧，数个至数百个不等。皮损可为正常肤色，或淡黄、淡褐、浅棕色、淡褐色等，表面略带光泽，女性患者的皮损色泽淡于男性。皮疹受月经周期影响，经前可增大。通常无自觉症状，少数患者在出汗时有痒或者肿胀感。部分患者自述皮损在夏季明显，而冬季减轻。病程缓慢，无自愈倾向。

【组织病理】 肿瘤位于真皮上半部，不累及乳头层，表现为汗腺导管的囊性扩张，部分呈小的逗号样，形成类似蝌蚪的特征性变。两层细胞构成管状结构，管腔内含无定形物质。周围可有增厚的致密胶原束。部分损害有时显示囊性结构，充满角化细胞。

【诊断与鉴别诊断】 根据本病的好发部位和临床表现，诊断不难。有时需与 Fox - Fordyce 病、鲍温样丘疹病及尖锐湿疣相鉴别。

【预防与治疗】 一般无须治疗，因其影响美观，必要时可用电解法、激光修复和液氮冷冻治疗。

淋巴瘤样丘疹病（lymphomatoid papulosis）

淋巴瘤样丘疹病（LyP）被定义为：临床表现为慢性、复发性、自愈性的丘疹坏死或丘疹结节，类似急性痘疮样苔藓样糠疹，病理呈“恶性形态”，有致密的 $CD30^+$ 淋巴细胞浸润的皮肤病。

【病因及发病机制】 病因不明。

【临床表现】 发病年龄报道不一，一般好发于成年人。国内报道好发于 40 岁以后，女性稍多见。《安德鲁斯临床皮肤病学》指出，该病好发于 20 ~ 40 岁成年人。最近世界卫生组织（WHO）在著名医学杂志《Blood》上指出，本病发病的中位年龄是 45 岁，男女之比为 1.5 : 1，亦可发生于儿童。本病不同阶段临床表现不尽相同，可表现为丘疹、丘疹坏死和/或结节，皮损主要分布于躯干和四肢。单个皮损一般 3 ~ 12 周可自愈，遗留浅表性瘢痕，但皮损可此起彼伏，病程数月至 40 年不等。大约 20% 淋巴瘤样丘疹病患者发病前、或同时、或发病后可发生另一种恶性淋巴瘤，主要是蕈样肉芽肿病、间变性大细胞淋巴瘤和霍奇金淋巴瘤。

【组织病理】 淋巴瘤样丘疹病的病理变化较大，国内将其分为 A、B 二型，而最近 WHO 将其分为 A、B、C 三型，A、B 型之间和 B、C 型之间有相似重叠的表现，使三型病理呈光谱样变化，A 型表现为分散和簇集 $CD30^+$ 细胞，这些细胞有时表现为多核和 Reed - Sternberg 样细胞（R - S 样细胞），并混有大量炎性细胞，如组织细胞、小淋巴细胞、中性粒细胞和/或嗜酸性粒细胞。C 型表现为大量簇集 $CD30^+$ 细胞，并混有相当少的炎性细胞。B 型少见（少于总数 10%），可见表皮浸润和小的非典型细胞，这种细胞有脑回状核，很像蕈样肉芽肿病。

【诊断与鉴别诊断】 临床表现类似急性痘疮样苔藓样糠疹，反复发作，病程慢性，结合组织病理可以明确诊断。需和急性痘疮样苔藓样糠疹、坏死性血管炎等疾病鉴别，病理和免疫组化可资鉴别。

【预防与治疗】 治疗可能无必要，没有证据表明，治疗 LyP 可阻止其进一步发展为淋巴瘤，只有中等程度症状的患者才考虑治疗。小剂量口服甲氨蝶呤（5 ~ 20mg/w）有效，局部 PUVA亦有效，因容易复发，应长期随访。

外阴假上皮瘤样增生（vulvar pseudoepitheliosis）

外阴假上皮瘤样增生是一种外阴鳞状上皮细胞良性增生的疾病，确切病因及发病机制尚不明了。可能与外阴潮湿及分泌物等长期慢性刺激有关。

【临床表现】 多见于中年或绝经后的老年女性。皮损无特异性，主要表现为外阴局部皮肤增殖、肥厚、苔藓化，可有色素沉着或搔抓、糜烂后的继发性色素减退。皮损可呈局灶性或融合成斑块，常累及大阴唇、阴蒂及阴唇后联合。往往伴有局部瘙痒。本病可与外阴浸润癌并存，恶变率约为2%。

【组织病理】 外阴表皮棘层增生，表皮突向下延伸，表皮突间可有淋巴细胞或少量浆细胞浸润，上皮细胞排列整齐，细胞及核无异形改变。

【诊断与鉴别诊断】 根据临床表现及组织学呈假上皮瘤样增生，细胞及核无异形改变，通常不难诊断。临床上需与外阴硬化萎缩性苔藓、外阴神经性皮炎等相鉴别。

【预防与治疗】

1. 预防 注意个人卫生，保持外阴清洁、干燥，内裤宜宽松，选择适于个人、无刺激性的外阴清洗剂。

2. 局部治疗

（1）糖皮质激素及联合用药：通常首选强至超强效糖皮质激素外用制剂，亦可将糖皮质激素与尿素类制剂，或肝素衍生物（多磺酸黏多糖、海普林）混合外用；尚可将糖皮质激素与维A酸类外用制剂混合外用。

（2）局部注射：对顽固局限性皮损、瘙痒剧烈、外用药无效者，可用复方倍他米松注射液与2%利多卡因等量混合后，局部皮损内注射。

（3）激光治疗：皮损较局限者可采用激光或冷冻治疗，以破坏真皮层内的神经末梢，改善瘙痒症状。但远期复发率较高。

（4）手术治疗：适用于皮损面积较大、药物治疗无效或有恶变可能者。手术方式以单纯切除为宜，若创面较大，估计术后瘢痕形成可致术后性交困难，可同时进行皮肤移植以减少瘢痕挛缩。

3. 系统治疗 瘙痒严重、影响睡眠者，可选用具有镇静作用的第一代抗组胺药，如氯苯那敏、二苯环庚啶、多塞平、去氯羟嗪等，亦可选择具有抗炎作用的第二代抗组胺药，如咪唑斯汀等。

外阴乳头状瘤（vulvar papilloma）

外阴乳头状瘤相对少见，可分为乳头状瘤和疣状乳头状瘤，属于良性上皮性肿瘤，病变以上皮增生为主。尚有一种以上皮增生为主的纤维上皮乳头状瘤，可被视为外阴乳头状瘤的一种亚型。

【临床表现】 外阴乳头状瘤多发生于中、老年妇女，发病年龄大多在40～70岁。皮损多见于大阴唇、阴阜、阴蒂或肛门周围等部位。

乳头状瘤为单发或多发的局部突起，表面有无数乳头状突起，乳头通常比较大，偶可大至4～5cm。肿瘤可带蒂呈葡萄状或者菜花状，质地略硬。疣状乳头状瘤乳头细而密，呈疣状或菜花状，质地硬。纤维上皮乳头状瘤的特点是肿瘤表面有较宽而粗的突起或皱襞。

皮损生长缓慢，可无症状，但也可有外阴瘙痒及局部炎症病史。肿瘤恶变率低，为2%～3%。纤维上皮乳头状瘤一般不发生恶变。

【组织病理】

乳头状瘤：可见棘层细胞增生肥厚，上皮向表面突出而形成多数的乳头状，表皮突变粗向真皮纤维结缔组织内伸展。上皮细胞排列整齐，细胞无明显的变异，但偶尔可见少数核分裂象。

疣状乳头状瘤：可见上皮棘层细胞增生肥厚，基底膜较平坦，无明显表皮突向下伸展。

纤维上皮乳头状瘤：由肿瘤上皮与纤维组织构成，属于乳头状瘤者其上皮成分多于纤维组织，可见表面为复层鳞状上皮覆盖，细胞有中度增生，细胞无异形性，表皮突多而宽大。

【诊断与鉴别诊断】 根据病史、临床表现及组织病理学检查，通常不难诊断。临床上主要与尖锐湿疣相鉴别，后者往往有不洁性交史、皮损生长迅速，组织学检查可见典型的挖空细胞。

【治疗】 皮损面积小而局限者，可选择激光或冷冻治疗。手术治疗适用于皮损较大者，以局部切除为主，切除范围宜稍大，切除不干净可复发。手术时应作冷冻切片检查，若证实有恶变，则应作较广泛的外阴切除。

外阴软纤维瘤（soft fibroma of vulvar）

软纤维瘤又称纤维上皮性息肉，俗称为皮赘、颈部乳头瘤等。是一种以纤维血管为核心、带蒂的良性肿瘤。

【病因及发病机制】 确切病因不明。有学者认为与内分泌的改变有关，常发生于生育期女性，妊娠期间损害数量可明显增多，更年期后女性更多见。发生于腹股沟的大的损害常和糖尿病有关。

【临床表现】 皮损多发生在大阴唇，可单发或多发，以多发性常见。临床表现：①多发性皱纹状：皮损较小，直径1～2mm，呈散在小丘疹状，无蒂；②丝状：表现为细小的丝状或绒毛状，互不融合；③悬垂状：皮损较大，直径可达1cm，带有蒂，通常称为皮赘。皮损质地柔软，通常无炎症反应，无明显自觉症状。

外阴部有软纤维瘤者，其他部位亦往往存在皮损，如颈部、腋窝等处。

【组织病理】 外生带蒂的皮损，常有扁平的黑棘皮病样或者折叠成叶状的表皮，表层覆以较为正常的或萎缩的鳞状上皮，也可出现乳头状增生和过度角化。包绕的真皮间质中有疏松结缔组织，其间有膨大的血管，类似于乳头状真皮。细胞多形性明显，可有奇异大细胞及多核细胞，且有时可见有明显增多的核分裂象。免疫组化染色结合蛋白（desmin）、波形蛋白（vimentin）阳性，肌动蛋白（actin）部分阳性。

【诊断与鉴别诊断】 根据分布部位和皮损特点，通常不难诊断。本病临床上需与尖锐湿疣、外阴假性湿疣相鉴别。

【治疗】 通常无需治疗。如有治疗要求，对皮损较小且较少者，可采用激光或冷冻治疗，局部外用液态酚或三氯醋酸亦有效。较大的皮损宜外科手术切除。

外阴纤维瘤（vulvar fibroma）

外阴纤维瘤是来源于外阴结缔组织的良性肿瘤，是在外阴良性实性肿瘤中常见的肿瘤之一。

【临床表现】 本病多见于生育年龄妇女。常发生于大阴唇，以单发者居多。皮损表现通常为绿豆、黄豆、樱桃大的有蒂赘生物，少数患者皮损可较大，国外曾有重达268磅的文献报道。表面有皱纹，质地较硬。可呈正常皮色或呈淡黄色。生长缓慢，一般无自觉症状，

当局部血液循环发生障碍时，较大的皮损可囊性变，质地柔软，肿瘤表面溃破后易继发感染。皮损巨大者可影响性交。

【组织病理】 切片可见包膜为纤维结缔组织，实质由成熟的纤维细胞和胶原纤维组成，纤维组织呈束状纵横交错排列或呈漩涡状排列。无细胞及核的异形。

【诊断与鉴别诊断】 外阴纤维瘤多发生于生育年龄的女性，一般根据临床表现即可诊断。

如发展快，表面有溃破应作活检明确诊断，除外恶变。

【治疗】 对单个、较小的皮损可采用激光或冷冻治疗。较大皮损手术切除效果良好，术后一般不复发。

外阴疣状黄瘤（verruciform xanthoma of vulva）

疣状黄瘤于1971年由Shafer首次描述并命名。是一种好发于口腔黏膜，外生殖器部位的良性肿瘤。临床上很少见，有人统计发病率约为0.05%。

【病因及发病机制】 本病的确切病因及发病机制尚不明了。有学者认为，可能与吸烟、局部创伤、局部炎症刺激有关，这些因素导致表皮增殖、变性，使上皮细胞内的脂滴进入真皮乳头，从而引起巨噬细胞的泡沫细胞化，表皮出现乳头瘤样增生。曾有报道，皮损发生于患过寻常型天疱疮的部位，故认为属于同位反应（isotopic response，即一种新的皮肤病发生在另一种已愈皮肤病的位置上）。

【临床表现】 本病与其他具有黄瘤皮损疾病的最大不同点是，仅发生于黏膜而不发生于皮肤，且不伴有血脂、血糖异常，更无任何系统受累。男女患病率几乎相等，各年龄段均可发病，但多见于中年人，有统计40岁以上者占74%。

疣状黄瘤好发于口腔黏膜及外阴部位，发生于女阴者主要侵犯阴唇、阴道，皮损通常为单个慢性生长的病变，外观为疣状、乳头状、扁平隆起或菜花状，有蒂或无蒂，界限清楚，部分患者皮损基底部呈足状延伸。正常黏膜色，淡红、淡黄、棕黄或灰白色。皮损直径通常在20mm左右，最大一般小于2cm，但个别病例皮损直径可达4cm。无任何不适或偶有轻微触痛。平均病程为数月，最长可达30年。

【组织病理】 表皮呈疣状或乳头状增殖，表面角化过度混合角化不全，表皮钉突向真皮延伸扩展，呈一平面。真皮乳头层内毛细血管和胶原纤维之间可见大的圆形或多边形泡沫细胞，胶原纤维可见玻璃样变性。苏丹黑B和猩红染色，可在泡沫细胞发现脂质。

【诊断与鉴别诊断】 根据临床症状结合病理可诊断。本病需与女阴尖锐湿疣、寻常疣、疣状癌等鉴别，组织病理可明确诊断。

【治疗】 单个较大皮损首选手术切除，皮损较小者可选择CO_2激光或冷冻治疗。

外阴疣状癌（verrucous carcinoma of the vulva）

外阴疣状癌（verrucous carcinoma of the vulva，VC）是发生于外阴的一种较少见的肿瘤，既往认为本病在组织学上为良性鳞状上皮增生，现已明确是外阴鳞状细胞癌的一种特殊类型。肿瘤分化好，恶性度低，通常不会发生淋巴结转移，预后良好。

1966年Kraus等首次报道了2例发生于女性生殖道的VC，1例发生于外阴，1例发生于阴道。1991年Valante等报道，111例发生于女性生殖道的VC，其中58例发生于外阴。中国医学科学院30年间收治的300例外阴恶性肿瘤中仅2例诊断为外阴VC。

【病因及发病机制】 其病因至今不明，但有学者认为其发生与外阴的不洁及局部感染人乳头状瘤病毒（human papilloma virus，HPV）有关。Japaze报道的24例患者中3例患有梅毒，12例有外阴尖锐湿疣病史。尚有报道，于外阴VC患者中检测出HPV6型、11型、16型，其中以6型最为常见。但亦有不同的看法，认为HPV感染只是本病的发病因素之一。

【临床表现】 文献报道，本病好发年龄为54~56岁，绝经后妇女占70%。好发部位为口腔、鼻咽、生殖道，也可发生于直肠和膀胱等处。1988年Andersen等总结了文献报道的88例发生于女性生殖道的VC，其中外阴占50%以上，宫颈占30%，阴道占10%左右。

肿瘤多局限于一侧大阴唇，约1/4为双侧，直径1～10cm不等，外观呈灰白色菜花状，其基底与下方分界清楚，外观颇似巨大的尖锐湿疣。晚期可因溃疡出现继发感染，局部有异常分泌物或出血，主观感觉为外阴瘙痒及疼痛。本病可与外阴上皮内瘤变（vulvar intraepithelial neoplasia）或浸润癌同时存在。

【组织病理】 镜下呈外生性乳头状瘤样生长，乳头无中心柱间质，棘细胞层突出，表面呈角化过度和角化不全，底部呈棍棒样粗大上皮角化突向间质，整个乳头内无间质组织，呈膨胀性生长，推挤性浸润，可围绕炎性细胞浸润，细胞分化好，少见细胞异形及退行性变，核分裂象少见。

与鳞状细胞癌的区别在于：本病不具有细胞不典型性，肿瘤组织与周围间质界限清楚，而后者则发病年龄较轻，病理上表现不规则的外缘呈锯齿状的上皮巢，并可见细胞不典型性。

【诊断与鉴别诊断】 因疣状癌外观上与巨大尖锐湿疣难以区别，但可根据组织病理进行鉴别。

【治疗原则】 肿瘤对放疗及化疗均不敏感，物理治疗，如局部冷冻、电凝等效果也不显著，但亦有单用放射治疗治愈的报道。试用生物疗法，如干扰素等，但疗效不肯定。

目前首选手术治疗，但不主张行根治术，一般采用局部广泛切除，因其易局部复发，故切除基底部要够深，同时应切除同侧腹股沟淋巴结或进行淋巴结活检。

因本病细胞分化好，呈局部浸润生长，临床少见远处转移，故患者预后较好，优于鳞状细胞癌，Japaze报道的24例中17例单用手术治疗，5年生存率为94%，7例接受手术加放疗，5年生存率为42%。24例中9例复发，其中6例因复发死亡。因此，术后应作较长期的随访。

外阴平滑肌瘤（vulvar leiomyoma）

平滑肌瘤根据肿瘤的组织发生可分为三类：起源于立毛肌的单发或多发性皮肤平滑肌瘤；起源于肉膜的阴囊、乳头或大阴唇皮下的肉膜性平滑肌瘤；起源于静脉的血管平滑肌瘤。外阴平滑肌瘤属于第二类，是一种皮肤良性肿瘤。

【临床表现】 各种年龄均可发病，以年轻女性多见。肿瘤常单发，皮损为位于阴唇或阴唇系带处，基底广而无蒂，可推动的皮下结节，谷粒至豌豆大，偶见较大的皮损，可呈分叶状或哑铃状。表面正常肤色，或褐红、青灰色。质地较硬。大多数患者无自觉症状，病期久者可有阵发性疼痛。如肿瘤过大可产生外阴下坠感，甚至影响活动与性生活。

若肿瘤直径大于5cm，边界不清楚及组织病理中核分裂象>5个高倍视野，则应高度警惕有恶变的可能。

【组织病理】 肿瘤由走向不同的平滑肌纤维纵横交错组成，或呈漩涡状排列。肌纤维束间常杂有胶原纤维束，Mallory亚尼林蓝（MAB）染色，平滑肌纤维则染成暗红色。平滑肌纤维与周围瘤组织无明显界限。

【治疗】 对肌瘤浅表或带蒂者，可手术切除。其他治疗可参考第十四章平滑肌瘤。

外阴白色病变（white lesions on vulva）

本病指女性阴部皮肤黏膜营养障碍而导致的组织变性及色素改变的疾病，因局部皮肤或黏膜多呈白色而得名。

【病因及发病机制】 病因不明确，除全身性因素外，外阴局部的潮湿、热刺激也可导致外阴白色病变。近年来研究发现，该病患者皮损处真皮中存在一种蛋白质激素，称为抑素，参与了该病的发生。

【临床表现】 临床上外阴白色病变分3型：

1. 增生型营养不良（外阴鳞状上皮增生） 多发生于30～60岁女性，皮损为慢性湿疹样变，暗红色或粉红色，间有边界清楚的白斑，一般无萎缩和粘连，自感剧痒，常抓破导致疼痛，主要累及阴蒂、大阴唇和阴唇间、后联合处。

2. 硬化苔藓型营养不良 表现为外阴皮肤黏膜变白、干燥、变薄、失去弹性易皲裂。阴蒂萎缩、小阴唇平坦，晚期皮肤菲薄皱缩似卷烟纸，阴道口挛缩狭窄，仅容指尖。

3. 混合型营养不良（硬化性苔藓合并鳞状上皮增生） 表现为菲薄的外阴白斑区，其间可见局灶性皮肤增厚和隆起。

外阴白色病变常引起患者剧烈难忍的瘙痒，少数患者还可能发展为不典型增生甚至恶变。

【组织病理】 三型均有表皮角化过度，真皮可见淋巴细胞浸润，病变组织中的血管存在异常，主要表现为血管数目减少，其中硬化苔藓型营养不良型患者血管减少最显著。增生型还有棘层肥厚，上皮突向下延伸；硬化苔藓型营养不良型有角栓、表皮萎缩变薄、上皮突变钝或消失，伴有基底细胞液化变性；混合型兼有上述二型的改变。

【诊断与鉴别诊断】 本病的确诊主要靠组织病理检查，为提高病理诊断准确率，可先用1%甲苯胺蓝涂于病变区，待晾干后，再用1%的醋酸液清洗，而后在着色深的部位取材。

该病应与硬化性萎缩性苔藓、白癜风、炎症后继发性色素减退斑以及真菌性阴道炎相鉴别，增生型营养不良应与扁平苔藓以及神经性皮炎相鉴别。

【预防与治疗】

1. 一般治疗 去除病因，经常保持外阴皮肤清洁干燥，避免搔抓、肥皂和热水烫洗，避免饮酒、喝浓茶及食用辛辣刺激性食物。嘱患者定期复诊，疑有恶变应及时活检，发生恶变时及早进行手术切除。

2. 局部治疗 外用苯唑卡因霜和糖皮质激素类软膏有效；角化增生性皮损可联用维A酸软膏；硬化苔藓型营养不良者，可外用2%丙酸睾酮鱼肝油软膏，每日3～4次。

党洁明用皮康霜和多磺酸黏多糖（商品名喜辽妥）联合治疗外阴白色病变56例。结果：增生型29例，痊愈23例，显效4例，好转2例，无效0，有效率为93.1%；硬化苔藓型19例，有效率为100%；混合型8例，有效率为87.5%；三型的总有效率为94.6%。

3. 超声治疗 是一种安全有效、无创伤、无明显不良反应和后遗症的物理疗法，具有可多次反复治疗的特点，治疗外阴白色病变的有效率为97.1%，治愈率为86.7%。

超声治疗的原理：超微结构显示，外阴白色病变的主要病理变化是真皮微小血管痉挛，血管内皮细胞质中细胞器变性、溶解，导致局部微循环障碍，继而表皮细胞发生程度不等的病变。超声具有良好的穿透性和沉积性，能将其能量透过表层，直接聚于特定深度的靶组织，通过超声的机械效应、热效应及空化效应，调节真皮层的血流，改善局部组织修复的微环境，从而使治疗区的外阴皮肤逐渐恢复正常。

4. 其他方法

（1）波姆红外线：一般采用12～14W照射功率，照射距离10cm，照射角度上下垂直，照射时间15～20分钟，每日或隔日1次，10次为1个疗程。

（2）高压氧：多采用人工舱空气加压，压力0.15MPa下面罩吸氧20分钟3次，中间吸空气2次，每次5分钟，1次/日，10次为1个疗程。

（3）激光治疗：一般采用CO_2激光或He－Ne激光，激光破坏皮肤深度0.2cm即可消灭异常上皮组织和破坏真皮层内神经末梢，从而阻断瘙痒和搔抓引起的恶性循环。

（4）微波：功率50W，辐射器放置距离病灶3～4cm处，照射时间15～20分钟，1次/日，10日1个疗程。

女阴黑变病（vulvar melanosis）

本病原因不明。

【临床表现】 皮损局限于女性阴部，小阴唇最常受累，表现为边界清楚的斑驳样色素沉着，临床上有点像原位恶性黑素瘤，即使现在的皮肤镜也很难在临床上区分二者。

【组织病理】 基底细胞过度着色，有时伴有黑素细胞的增加和靠近基底层的棘层细胞着色增加，偶见异形黑素细胞。

【诊断与鉴别诊断】 根据患者发病部位和皮损特点，结合病理可确诊。临床上需和原位恶黑相鉴别，病理是鉴别的重要手段，原位恶黑皮损多位于曝光部位，尤以面部最常见，后者病理示黑素细胞有显著的异形性。

【治疗】 可对患者进行安慰，不需药物治疗。

女阴硬化性萎缩性苔藓
（lichen sclerosus et atrophicus of vulva）

硬化性萎缩性苔藓是一种病因不明的炎症性疾病，后期的特征性表现为多数境界清楚的白色萎缩性丘疹，因真皮上层胶原硬化，皮损触之发硬。本病好发于女性，有报告359例患者中女性和男性之比为10∶1。

【病因及发病机制】 病因和发病机制不明，目前主要有以下几种假说：

1. 感染和外伤 有人在活检皮损中检测到博氏螺旋体和抗酸菌的DNA。部分患者发病前皮损部位有慢性炎症病史，少数患者皮损发生于接种部位或瘢痕部位，估计局部创伤和炎症可能是一种诱发因素。

2. 自身免疫 部分患者免疫检测指标有异常，可检测到自身抗体，某些患者伴有白癜风、斑秃、红斑狼疮等自身免疫性疾病，亦有并发甲状腺病和银屑病的报道。

最近研究显示，自身细胞毒性T细胞在本病的发生过程中可能起了关键性的作用，Ⅰ型干扰素及其下游干扰素诱导蛋白10的过量表达是导致该病迁延不愈的重要机制。

3. 内分泌 该病多见于女性，尤其最常见于绝经期妇女，如为女童患者在青春期后可自然好转。患者血中二氢睾酮水平明显低于正常同龄妇女，更有意义的是当临床上采用睾酮对患处皮肤进行局部治疗时往往有效，因而提示患者血中睾酮水平低下可能为发病因素之一。

4. 遗传 有母子、母女和兄弟姐妹同患该病的报道。研究发现，患者HLAⅠ类抗原B40阳性率增加，另有A29、B44阳性率增加的报道。HLAⅡ类抗原DQ7、DQ8、DQ9阳性率亦有增加，HLAⅠ类和Ⅱ类抗原方面的研究也说明该病与免疫相关。

5. 神经血管营养失调 外阴深部结缔组织中神经血管营养失调，导致覆盖其上的皮肤发生病变。有人将外阴的病变皮肤与患者股部正常皮肤交换移植，发现被移植到股部的病变皮肤逐渐转为正常，而被移植到外阴的正常皮肤发生了硬化性苔藓。因此，提出局部神经血管营养失调是本病的原因。

虽然临床上观察到上述各种不同现象似与发病有关，但迄今尚未能获得证实和普遍承认。

【临床表现】 此病可发生于包括幼女在内的任何年龄妇女，但多见于围绝经期妇女。初发皮损为群集的瓷白色或象牙白色的丘疹和斑块，呈圆形、卵圆形或不规则形，紧密排列而不融合；表面有光泽，可见小的黑头粉刺样毛囊性角质栓，部分皮损中心轻度凹陷；皮损境界清楚，绕以红晕；触之较硬。有时皮损处水肿明显，可见水疱和血疱，形成糜烂面。皮损好发于生殖器部位，常是唯一的受累部位。女性硬化性萎缩性苔藓好发于大阴唇、小阴唇、阴蒂包皮、阴唇后联合及肛周。发展到后期皮损萎缩扁平，甚至凹陷，可呈羊皮纸样外观，女性阴道口萎缩而变狭窄，以致性交困难，但患者仍有受孕可能。严重者出现排尿困难。此外，尿液浸渍外阴菲薄的皮肤，可造成糜烂和刺痛。

女性会阴部皮损往往瘙痒剧烈，其他部位的皮损瘙痒不显著，口腔黏膜皮损表现为白色斑块，呈网状外观或形成表浅性溃疡，与口腔外的皮损伴发或先出现，一般无自觉症状。

幼女患者瘙痒症状多不明显，可能仅在排尿或排便后感外阴及肛周不适。至青春期时，多数患者的病变可能自行消失。

【组织病理】 表皮角化过度，表皮突变平，基底细胞液化变性。真皮上部水肿均质化，弹性纤维减少，真皮中层带状或片状炎性细胞浸润，以淋巴细胞为主，真皮深层和皮下组织无明显改变。

实验室检查：女性患者中大约3/4的患者可检测到自身抗体，通常为抗甲状腺微粒体抗体、抗甲状腺球蛋白抗体及抗胃壁细胞抗体等，男性患者自身抗体的阳性率仅为女性的一半，通常为抗平滑肌抗体和抗胃壁细胞抗体等。

【诊断与鉴别诊断】 根据皮损的颜色和萎缩性表面特点及好发部位，结合病理变化可以确诊。

本病需与下列疾病相鉴别：①滴状硬皮病和斑块状硬皮病：硬皮病无丘疹损害和毛囊角栓，病理上无基底细胞液化变性；②萎缩性扁平苔藓：外围皮损为紫红色，触之不硬；③神经性皮炎：皮损肥厚、不萎缩，无明显脱色；④斑状萎缩：皮损处皮肤萎缩变薄，呈淡蓝白色，触之软、凹陷，有疝孔感。

【预防与治疗】 去除病因，定期对女性进行体检，及早治疗泌尿生殖系统感染。本病可以自行消退，尤其是儿童和年轻女性患者。临床上主要是对症治疗。

1. 局部治疗

（1）首选强效糖皮质激素软膏外用，亦可与尿素类外用制剂或肝素衍生物制剂（如喜辽妥、海普林）混合外用，具有更好的保湿、抗增生及软化局部皮损的作用。

（2）2%睾酮和2%黄体酮软膏作为二线用药，氢化可的松与黄体酮的复方制剂，疗效更佳。

（3）有报道，吡美莫司或他克莫司软膏每天2次外用疗效满意。

2. 系统治疗

（1）有报道，阿维A酯，每日0.6～1mg/kg，分次口服，连用3个月，常获良效。亦可选用阿维A、异维A酸及维胺酯口服。

（2）抗疟药氯喹、羟氯喹口服可作为二线治疗药物。

3. 其他疗法　对顽固局限性皮损、瘙痒剧烈、外用药无效者，可用复方倍他米松注射液与2%利多卡因等量混合后，局部皮损内注射。

外科手术仅用于矫正粘连，皮损泛发者采用PUVA治疗有效。

原发性女阴萎缩（primary vulvar atrophy）

【病因及发病机制】 病因不明，可能与女阴局部炎症和体内性激素改变有关。

【临床表现】 皮损早期呈急性或亚急性改变，外阴红肿，可见浅表性糜烂和淤斑，伴有瘙痒感、烧灼感或疼痛感。皮损因搔抓渐变厚、浸润。后期皮肤炎症消退，皮肤萎缩，表面光滑，半透明，呈羊皮纸样，色泽呈珍珠色或蓝白色。萎缩最早发生于小阴唇，而后波及前庭、阴道口和阴蒂，大阴唇也逐渐变平，组织疏松。阴道狭窄一般不明显。

【组织病理】 病变早期表皮可有上皮细胞增生，呈假性上皮瘤样。晚期表皮萎缩变薄，上皮嵴变平。真皮上部带状或片状炎性细胞浸润，以淋巴细胞为主。

【诊断与鉴别诊断】 根据典型的临床表现不难诊断。但需与老年性女阴萎缩和萎缩性硬化性苔藓相鉴别，老年性女阴萎缩多发生于绝经期的女性或做过卵巢切除者，是体内雌激素分泌减少继发的一种生理性改变，病程中局部炎症不明显，病理也不同本病；萎缩性硬化性苔藓皮疹多形性，病程后期多有组织挛缩，病理可见基底细胞液化变性。

【预防与治疗】 应定期对女性进行体检，早期发现泌尿生殖系统感染，及早治疗，预防女阴萎缩的发生。女阴萎缩发生后，因组织萎缩脆性增加，避免局部创伤和刺激。瘙痒明显者外用糖皮质激素和止痒剂霜剂或软膏，并发感染者给予抗感染治疗。雌激素局部或全身应用可能有效。定期随访，疑有白斑病变或癌变者，及早活检确诊。

老年性女阴萎缩（senileatrophy of vulva）

【病因及发病机制】 老年女性体内雌激素衰退导致女阴萎缩。此外，还与皮肤老化，皮肤中含水量减少等有关。因此不应将老年性女阴萎缩归类为“疾病”，而应视其为一种生理性改变。

【临床表现】 多见于绝经期的女性或做过卵巢切除者，患者小阴唇、阴蒂和大阴唇的内侧面黏膜干燥、变薄，体积缩小，组织弹性可轻度减退。局部常伴有轻到中度炎性浸润，瘙痒一般不剧烈。

【组织病理】 表皮、真皮均变薄萎缩。表皮棘层层数减少，乳头变平。真皮血管、胶原纤维和弹性纤维数量减少，轻度退行性变和慢性炎症细胞浸润。

【诊断与鉴别诊断】 根据发病年龄和皮损特点及组织病理改变可以确诊。与原发性女阴萎缩和萎缩性硬化性苔藓鉴别要点见前述（原发性女阴萎缩）。

【预防与治疗】 因老年性女阴萎缩是一种生理性改变，一般不需特殊处理，可局部使用保湿剂，有利于改善症状。外阴瘙痒者给予雌激素、糖皮质激素或止痒剂软膏。严重者给予口服雌激素替代治疗，可同时加用维生素 B。

女阴干枯症（kraurosis vulvae）

【病因及发病机制】 病因不明，可能与卵巢功能低下、局部慢性炎症刺激、维生素 A 缺乏等因素有关。Sidorenko 等发现，多数女阴干枯症患者体内雌激素和糖皮质激素水平升高，促甲状腺激素、催乳素和三碘甲腺原氨酸（T_3）激素水平降低。多数学者认为，该病是女阴部位的硬化性萎缩性苔藓。

【临床表现】 好发于闭经的老年妇女、不能生育或卵巢切除的年轻妇女。病变初期，女阴部轻度红肿伴痒及灼热感。随后，女阴部皮肤和黏膜逐渐萎缩，皮肤弹性降低，表面变得光滑发亮而干燥，随着病情的发展，阴蒂和小阴唇消失，大阴唇变平，阴道口狭窄。病变处呈白色或蜡黄色，间杂红色斑点。可继发黏膜白色病变，偶发展成鳞癌。常伴剧痒。可因剧烈搔抓导致局部苔藓样变。

【组织病理】 表皮角化过度，表皮突变平，基底细胞液化变性。真皮上部水肿均质化，弹性纤维减少，真皮中层带状或片状炎性细胞浸润，以淋巴细胞为主，真皮深层和皮下组织无明显改变。

【诊断与鉴别诊断】 根据发病部位和特殊的临床表现即可诊断。需与外阴白色病变相鉴别，后者表现为境界清楚的淡白色或灰白色肥厚性斑块，病理可资鉴别。

【预防与治疗】 局部外用糖皮质激素软膏、维A酸软膏或已烯雌酚软膏，也可酌情口服维生素A和已烯雌酚。

Sommer等采用冷冻方法治疗32例女阴干枯症患者收到较好的效果，但患者皮损易复发。

Poliakov等采用氦氖激光局部照射皮损取得良效，激光波长632.8nm，为单色红光，连续输出，功率密度1mW/cm^2，每次照射10分钟，隔日1次，10次为1个疗程，可促进炎症吸收和创伤修复。

老年性阴道炎（senile vaginitis）

【病因及发病机制】 本病常见于绝经后的妇女，也可见于卵巢功能早衰或手术切除卵巢的女性。绝经后，由于卵巢功能衰退，雌激素水平低下，阴道黏膜变薄，局部抵抗力差，上皮细胞内糖原含量减少，阴道内pH值上升，为细菌提供了适宜的环境，使寄生于女性阴道内的条件致病菌转变为致病菌，如需氧菌类大肠杆菌、厌氧菌类的脆弱杆菌等在适宜的条件下大量繁殖，导致混合性感染而致病。此外，不注意外阴的清洁卫生，性生活频繁，营养不良，维生素B类缺乏等亦易患此病。

【临床表现】 主要表现为阴道分泌物增多，呈淡黄色，严重者可有血样脓性白带。外阴部往往有瘙痒或灼热疼痛感。有时出现尿频、尿痛等泌尿系统症状。

阴道检查可见阴道呈老年性改变，上皮萎缩、皱襞消失、上皮变平滑、菲薄。穹隆消失，腔呈管形而无弹性。阴道黏膜充血，有时可见出血点或出血斑，亦可发生浅表溃疡，或与对侧粘连，粘连严重时可造成阴道闭锁。炎症分泌物引流不畅，可形成阴道或宫腔积脓。

【诊断与鉴别诊断】 根据发病年龄及临床表现，阴道分泌物检查能除外滴虫及念珠菌感染，通常不难诊断。血性白带需与宫颈、宫体及输卵管肿瘤相鉴别，须常规做宫颈刮片，必要时分段诊刮，或做局部活检。

【治疗】

1．局部治疗

（1）改善阴道pH值：可每晚用1%乳酸或0.5%醋酸液冲洗阴道，以增加阴道酸度。冲洗后将甲硝唑栓剂或氟哌酸片剂，放入阴道深部，7～10天为1个疗程。

（2）倍美力软膏：每晚睡前清洗外阴，用送药器将倍美力软膏（每克含硫酸雌酮和硫酸孕烯雌酮0.625mg）推入阴道深部，连用21天，或连用5天后改为隔日1次。有报道，410例老年性阴道炎患者治疗28天后，阴道黏膜菲薄、潮红的现象以及阴道干燥、性交困难、尿频、尿急显著改善。外阴瘙痒、压力性尿失禁与用药前相比差异有显著性，阴道健康评分>15分，接近成熟女性评分。

（3）已烯雌酚：每晚将已烯雌酚0.125～0.25mg放入阴道1次，7天为1个疗程。或温水阴道冲洗后，将尼尔雌醇0.03mg、甲硝唑0.1g、氯毒素125mg混合制成粉剂（为每次量），涂布阴道壁，每天1次，7天为1个疗程。

2．系统治疗 在阴道局部用药的基础上，可口服倍美力片0.625mg/d，连服22天，服用倍美力第13天后加服安宫黄体酮片6mg/d，连服10天。停用1周复查，可重复用药。

据报道，由于雌激素替代治疗后体内雌激素水平的提高，自净作用的增强，阴道健康状态的明显改善，可从根本上去除老年性阴道炎的病因，使治愈时间缩短，复发率降低。

急性女阴溃疡（ulcus vulvae acutum）

1912 年首先由 Lipschutz 报道，又名 Lilschutz 溃疡，祖国医学称之为阴蚀疮。

【病因及发病机制】 病因尚未完全清楚。全身或局部抵抗力减低，如贫血、营养不良、内分泌障碍（月经不调）等对本病的发生和发展具有一定的作用。

曾怀疑是病毒感染，但未能证实。病变处可分离出革兰阳性的粗大杆菌，可能为致病菌。因该菌的形态和乳酸杆菌酷似，可能同属于乳酸杆菌一组，很多未发病的妇女也可检测到这种细菌，且溃疡治愈后，此种粗大杆菌仍可继续存在于阴道中，所以有学者提出异议。Torok 等皮损培养发现厌氧菌，最近 Svedman 等证实皮损处有 EB 病毒的存在。

也有人认为本病可能是 Behcet 病、结节性红斑和生殖器疱疹的一种临床表现，但目前多数认为是一种独立性疾病。

【临床表现】 主要发生于年轻女性，偶见于女性儿童。发病突然，开始为外阴部溃疡，皮损多分布于小阴唇内侧，常伴有轻重不等的全身症状，如疲劳、乏力、发热和食欲减退等，病程一般 3 ~4 周，溃疡愈后均遗留萎缩性瘢痕，可反复发作，根据溃疡的临床特点分为 3 型。

1. 粟粒型　是急性女阴溃疡的最轻类型，溃疡浅表，为粟粒大小，数目较多，溃疡中央凹陷，边缘稍隆起，自觉症状轻微，一般无全身症状，病程相对短。

2. 性病型（软下疳型）　是急性女阴溃疡的最常见类型，溃疡外观和软下疳很相似，与粟粒型比较，该型溃疡面积大且深，表面附有脓样分泌物，边缘有穿凿现象，周围有明显炎性浸润，溃疡数目大小不定，自觉疼痛明显，附近淋巴结也肿大，伴有阵发性发热。

3. 坏疽型　是急性女阴溃疡的最重类型，常见于全身营养情况差，或合并有糖尿病、免疫功能差的患者。该型溃疡大而深，数目少，表面有坏死物和脓性物，边缘不整齐，红肿明显，小阴唇处溃疡可导致穿孔、甚至残毁，自觉明显的疼痛和烧灼感，尤以行走和排尿时为重，有明显的全身症状，常高热，体温可达 39 ~40℃。

【组织病理】 溃疡处有组织缺损，深达真皮或皮下，溃疡上层坏死，染色不良，覆以网状纤维凝固物。溃疡底层炎性浸润明显，以中性粒细胞为主，可见少量的浆细胞和肥大细胞，血管周围浸润尤为显著，血管扩张，内皮细胞肿胀可导致血管管腔狭窄、甚至阻塞。革兰染色时，可查见粗大杆菌。

【诊断与鉴别诊断】 根据急性发病和典型的临床表现进行诊断，溃疡处找到粗大杆菌对诊断有帮助。本病需与性病溃疡、Behcet 病的溃疡等相鉴别。

【预防与治疗】 本病病因不明，无特效疗法，以对症治疗为主。嘱患者卧床休息，加强营养支持疗法。

1. 系统治疗

（1）首选青霉素 80 万 U 肌注，每日 2 次。青霉素过敏者，换用其他对革兰染色阳性菌敏感的药物，如红霉素。

（2）补充大量维生素 B、维生素 C，肌注组胺球蛋白对病情的缓解有效。

（3）坏疽型者应系统应用糖皮质激素。

（4）病情危重时，可静注丙种球蛋白。

2. 局部治疗

（1）外阴清洗，可选用 1∶8000 左右的高锰酸钾溶液，水温 40℃左右坐浴，每次 20 分钟，每天 1 ~2 次。

（2）含糖皮质激素霜剂、抗生素和镇痛药的复方制剂，兼有杀菌、镇痛、消炎和促进愈合的作用，每日外用2次。

（3）外用重组人表皮生长因子和重组成纤维生长因子制剂，每日2次，促进溃疡的愈合。

3. 其他疗法

理疗：紫外线照射具有抑制局部炎症、促进局部血运、杀菌的作用，促进溃疡愈合。氦氖激光改善局部微循环、提高局部免疫功能、促进炎性介质的吸收，还有镇痛作用。

中药治疗：有报道，龙胆泻肝汤和当归芦荟汤治疗有效。

慢性浆细胞女阴炎（vulvitis chronica plasmacellularis）

本病最先由Zoon报道，又称Zoon女阴炎（Zoon vulvitis），是女阴部位的一种炎症性疾病，组织学上为弥漫性成熟浆细胞浸润。这种浆细胞浸润亦可发生于口腔和龟头，分别成为浆细胞性唇炎和浆细胞性龟头炎，后者亦称为Zoon龟头包皮炎。

【病因及发病机制】 病因不明，可能是对某些病理性刺激发生的一种免疫反应。

【临床表现】 发病于26～70岁之间的女性，临床特征为女阴皮损部位持续性红斑，红斑表面有生漆样光泽，形状不规则，边界明显，但无任何症状。有时可发生糜烂、点状出血、粘连和石板色至红褐色的色素沉着。腹股沟淋巴结不肿大。

【组织病理】 表皮仅见萎缩，无其他变化。真皮乳头几乎均为浆细胞的带状浸润，可见扩张的血管。

【诊断与鉴别诊断】 根据临床表现和病理可确诊。

【治疗】 局部应用糖皮质激素有一定疗效。

外阴痛与外阴痛综合征（vulvodynia and vulval pain syndrome）

外阴痛（vulvodynia）是以灼痛、刺痛、触痛或刺激为特征的慢性外阴不适。一些疾病可以引起外阴痛，如外阴阿弗他溃疡、水痘－带状疱疹病毒和单纯疱疹病毒感染等，这些继发性外阴痛的诊治参见原发病章节。但大部分外阴痛患者缺乏明确的原发疾病，其中无明显感染或器质性病变的外阴痛称为外阴痛综合征（vulval pain syndrome，VPS），包括外阴前庭炎（vulvar vestibulitis，VV）和感觉异常性外阴痛（dysaesthetic vulvodynia，DV）。

【病因及发病机制】 外阴痛是一组异质性疾病，病因可能与多种因素有关。文献报道VV较多，而DV的研究较少。发病可能与念珠菌感染、心理和性心理因素、遗传素质、饮食习惯、雌激素影响、人乳头状瘤病毒（HPV）感染、盆底肌肉张力、神经因素等有关。

【临床表现】 不同患者的临床表现有一定的差异，但最突出的特征为外阴局部疼痛感。发病初期患者会阴区外观正常或有淡红色斑疹，局部间断性有异物刺激感，尤其在正常性活动后发生，部分患者皮损区轻触可诱发明显的刺痛感。以后皮损颜色加深，局部渐有浸润，皮损面积可扩大累及肛周、会阴和股内侧，皮损区疼痛感可呈持续性非激惹性外阴灼痛和钝痛。

【组织病理】 有些文献报道患者局部组织中炎性细胞或肥大细胞增多，而另外一些文献报道患者和正常对照之间的炎性细胞浸润无差别，最近有报道显示，患者女阴活检组织中神经元增生且分支多，但原因不明。

免疫组化显示局部白介素－1β升高，但白介素－1受体减少，干扰素－α减少。

【诊断与鉴别诊断】 诊断时必须有以下临床表现：①严重的前庭触痛或阴道插入痛；②阴道前庭局限性压痛；③阴道镜检可见阴道潮红。病理上没有特异性。

本病需与下述疾病鉴别：①外阴炎症性疾病，如硬化性苔藓、湿疹；②紧张性阴唇系带和脆裂外阴综合征；③症状性皮肤划痕症；④骶脊膜囊肿；⑤阴道痉挛；⑥阴部管综合征；⑦外阴阿弗他溃疡、糜烂性扁平苔藓、大疱性疾病和单纯疱疹病毒感染。

【预防与治疗】 对患者进行疾病教育，避免长时间久坐，避免骑自行车，避免用劣质洗剂清洗局部，减少性生活次数，避免穿染色内衣，穿宽松棉质衣服和进食低草酸盐饮食有助于缓解症状。

1. 局部治疗

（1）麻醉剂外用，如5%利多卡因凝胶或乳膏局部外用，每天1～2次。

（2）4%色甘酸钠乳膏局部外用，每天1～2次。

（3）有报道局部注射肉毒素A有效。

2. 系统治疗

（1）首选三环类抗抑郁药，阿米替林每晚25mg，10天后加至50mg，以后根据病情可加至0.1g，一般不超过0.2g。

（2）柠檬酸钙（枸橼酸钙）：每次2片，每日2次，以后剂量可加大1倍。

3. 手术治疗 症状严重的患者可手术切除疼痛敏感区，行会阴成形术和前庭切除术。

外阴阴道牙龈综合征（vulvovaginal－gingival syndrome）

本病由Pelisse于1989年提出，是糜烂性扁平苔藓的一种新的异型。

【病因及发病机制】 为扁平苔藓的一种特殊类型，发病与遗传、自身免疫、感染、药物和某些自身免疫性疾病有关，最近Setterfield等发现该病和Ⅱ类人白细胞抗原DQB1＊0201相关。

【临床表现】 表现为糜烂性外阴炎、阴道炎和齿龈炎，三者不一定同时存在，有时可伴发皮肤非糜烂性扁平苔藓。

1. 外阴炎 外阴发红糜烂，自感灼痛，可继发外阴粘连，大小阴唇萎缩，状似硬化性萎缩性苔藓。

2. 阴道炎 阴道鲜红色糜烂，表面有白色网纹，有绿色或血性分泌物。

3. 齿龈炎 可先于或后于外阴炎和阴道炎，间隔2～9年不等，好发于上颌部齿龈，表面弥漫性潮红、糜烂，易出血，糜烂边缘可见白色网状带，小部分仅有白色网状样皮损。

【组织病理】 白色细纹处示典型的扁平苔藓象，炎症部位示非特异性炎症，可见数量不等的浆细胞。

【诊断与鉴别诊断】 根据临床表现和组织病理学改变即可诊断。需与硬化性萎缩性苔藓、特发性脱屑性阴道炎相鉴别。

【治疗】 外用糖皮质激素软膏和口服糖皮质激素、维A酸有效，个别患者口服硫苯酰胺有良效。

Behcet病（Behcet disease）

又称眼－口－外生殖器综合征，是一种原因不明，以细小血管炎为病理基础的多系统疾病。病情呈反复发作和缓解交替。

【病因及发病机制】

1. 感染 早期认为病毒为其发病原因，后经流行病学调查、组织培养、血清学检查、动物接种、免疫荧光及电镜检查，均未得到证实。有人认为，本病与链球菌感染的慢性病灶有关，以链球菌抗原做皮肤试验及巨噬细胞游走抑制试验，结果均为阳性。还有人发现，本病与结核病灶感染和过敏有关。新近的研究证明，病毒、链球菌与结核杆菌能产生共同的抗原——热休克蛋白或应激蛋白，它能引起循环抗体产生并能与T细胞反应而致病。

2. 免疫异常　患者血清中存在抗口腔黏膜抗体、抗动脉壁抗体等；血中免疫球蛋白升高；血中CIC和补体（主要是C3）明显升高。在许多病变部位，如血管周围、脑脊液和血管壁等处可以见到与免疫反应有关的淋巴细胞及免疫球蛋白、补体出现。在体外培养中发现患者的淋巴细胞对口腔黏膜上皮细胞显示细胞毒作用。这些都提示免疫失调在本病发病中占有重要地位。

3. 遗传因素　不同种族发病率差异较大，并且部分患者具有遗传背景。HLA关联性分析表明与HLA-B51密切相关，在亚洲其阳性率可高达61%～88%。而且此序列阳性患者病情较重，常伴有后葡萄膜炎或神经系统累及。除发现与HLA-B51有关外，近来研究发现与该病相关的既有HLA基因成分又有非HLA基因成分，其中包括肿瘤坏死因子（TNF）基因、主要组织相容性复合体Ⅰ类相关分子（MIC）基因、凝血因子Ⅴ基因及细胞间黏附分子（ICAM）基因等。

4. 微量元素　有报道发现，患者病变组织，如血管内皮细胞、巨噬细胞、眼房水、血清和中性粒细胞内多种微量化学物质含量增高，研究较多的是有机氯、有机磷和铜离子。这可能是由环境或职业所致。

5. 血清中的纤维蛋白溶酶抑制物　它可使纤维蛋白溶解活性降低和纤维蛋白原增高，中性粒细胞的化学趋化活性增强，在病情的发展中起一定作用。

【临床表现】　本病多发于古丝绸之路一带，自东亚到地中海地区。在东亚多见于女性，而中东则男性多见，好发于30～40岁，2%～5%的患者有家族史，而中东国家则达10%～15%。患者以青壮年为主，20～30岁患者占74%。

大多数患者是慢性发病，少数患者急性发病。往往先于一个部位发病，然后经反复发作与缓解后，再分别于其他部位发病。无论是急性型或是慢性病程中的急性加重，全身症状主要有发热、头痛、乏力、食欲不振和关节疼痛等。过度劳累、睡眠不佳、月经前后、气候突变或季节改变等都有可能引起口腔等处的损害加重。有报道，女性发生结节性红斑和关节受累较男性多见，而男性胃肠道受累较女性多见。

1. 口腔损害　主要是溃疡，每年至少发作3次，早期甚至每月1次。本症状见于99.0%的患者，且多数为首发症状。口腔溃疡发生于舌、颊黏膜、齿龈及腭等处，呈圆或椭圆形疼痛性溃疡，直径2～10mm，境界清楚，中心为淡黄色坏死性基底，周围为鲜红色晕。多于2周左右愈合，不留瘢痕，但亦有持续数周最后遗留瘢痕者。严重时累及咽、喉部。损害数量少而面积大，症状重，愈合慢。

2. 眼部损害　占43.0%。主要为虹膜睫状体炎、前房积脓、结膜炎和角膜炎，重者可发生脉络膜炎、视神经乳头炎、视神经萎缩及玻璃体病变，可导致青光眼，白内障和失明。完全失明和典型虹膜睫状体炎伴前房积脓者并不多见。眼损害发生一般较晚，而危害性较大。

3. 生殖器溃疡　73.6%的患者有此症状。好发于龟头、阴道、阴唇和尿道口，也见于阴囊、肛周和会阴等处。溃疡外观和病程与口腔溃疡类似，但反复发作次数较少，数目亦少，深而大，边缘不规则，疼痛剧，愈合慢，愈后常有瘢痕。

4. 皮肤损害　①结节性红斑样损害：是皮肤损害中最多见的一型，占68.6%。好发于下肢，尤以小腿的皮下结节多见，蚕豆至胡桃大，疼痛和压痛，皮肤颜色淡红、暗红、紫色不等，几个至10余个不等。病程1个月左右消失，但新损害不断出现，极少破溃；②毛囊炎样损害：占41.2%。见于头、面、胸、背、下肢、阴部等处，损害多少不一，反复发作。特点是顶端为小的脓头，周围红晕较宽，细菌培养阴性，抗生素治疗无效；③针刺反应：用生理盐水皮内注射、无菌针头皮内刺入以及静脉穿刺等，均可在受刺部位于24小时左右出现毛囊炎和脓疱，48小时左右最明显，以后逐渐消退。此种反应阳性者达40%～70%，对本病诊断有价值。其他少见的皮肤损害还包括 Sweet 病样损害、多形红斑样损害、环状红斑样损害等。

5. 关节损害 约占60%。四肢大小关节均可受累，单发或多发，对称或不对称，通常以膝、肩、踝、肘关节尤多，约占83%。常见表现是疼痛，红肿者极少。寒冷引起疼痛加重，但一般可以耐受。尽管长期反复发作，但能自行缓解，进行骨、关节 X 线摄片，一般无明显异常，即使有破坏亦较轻微。滑膜活检亦只见其浅层有轻度病变。特别的是少数病例一或两侧指、肘和膝等关节单发或多发性显著肿胀，活动受限但不发红。抽出液培养阴性，白细胞计数升高。一般抗炎药物难以奏效，偶有自行缓解者。个别有跟骨和蹠趾关节破坏、指骨囊性改变和强直性脊柱炎病例。

6. 心和大血管损害 心脏损害较少，有报告约6%，临床表现有心律失常和心音改变等。较少的有心内膜炎、心包积液、心肌纤维化、主动脉瓣关闭不全、主动脉硬化等。全身各部位中等以至大的动、静脉均可发病，静脉多于动脉。静脉损害发生率一般为 10% ~46%。基本病变是血栓性静脉炎和静脉血栓形成，偶有食管静脉曲张者。浅和深静脉可以同时或分别发病，下腔静脉发病多于上腔静脉。浅静脉发病者常伴发严重眼底病变，下腔静脉患者可伴发小腿溃疡，也有发展成 Budd - Chiari 综合征。动脉损害的发生率一般为 1.5% ~2.2%。发病以青壮年男性为主。通常是在 Behcet 病未得到控制情况下发生，故其出现较晚。基本病变是动脉炎，在此基础上引起血栓形成，管腔狭窄、动脉扩张和动脉瘤。全身中至大的动脉均可发病，可限于一处，也可以同时或先后在几条动脉上发生。在动脉闭塞和动脉瘤等病变基础上，依发生部位、血管大小、损害类型和发生缓急等不同而引起不同的临床症状和体征。

7. 消化道损害 发生率为 8.4% ~27.5%。表现上腹部饱胀不适、嗳气、中下腹胀满或阵发性疼痛、便血，便秘多于腹泻。病变主要是溃疡，回肠和结肠最常发生，特别是在回肠远端和回盲部。纤维胃肠和直肠镜检查能在食管下段、胃部和直肠发现浅表性溃疡，其中胃部溃疡症状不如消化性溃疡典型。在 1 ~2 年后复查可见溃疡消失。回肠溃疡可能穿孔引起腹膜炎，回盲部溃疡能引起类似慢性阑尾炎的症状。

8. 神经系统损害 男性发病多于女性。大脑、中脑、脑干、小脑、脊髓、脑膜、脑神经及脊神经均可受累，其中脑干、脊髓、中脑和大脑为好发部位，脑干发病病情最为严重。原发病变多为细静脉炎、毛细血管炎或细动脉炎，而最常见的继发性病变则多为脱髓鞘性病变，其次是脑软化和血管周围炎性细胞浸润。由于发病部位和病理基础不同而有不同的临床表现，如脑炎、脑膜脑炎、脑脊髓炎，脑神经中以外展和面神经多见，亦可为多发性神经炎等，少数病例呈颅压增高和精神障碍症状，故临床症状和体征多种多样而又缺乏典型表现。神经系统发病一般较晚，极少认为有以中枢神经系统为本病初发表现病例。神经系统病情发展也呈反复发作与缓解的慢性过程。

9. 肺损害 约占5%。可以是肺内血管为主的病变，也可以是与体内其他部位动脉或静脉同时存在的病变，还可以是其他部位静脉血栓形成后脱落的栓子而累及肺部的。受累的有毛细血管、细血管和不同大小的动脉和静脉。表现为血管炎、血栓形成、血栓栓塞或梗塞、结节形成和动脉瘤以及弥漫性间质性纤维化等。因病变血管种类、大小和病变类型以及发病部位和病期等不同而呈多种多样的临床表现。常见的是一或两侧肺部弥漫性炎症或片状阴影，间质性肺炎，支气管炎或支气管周围纤维化以及胸膜炎或胸腔积液等；肌型动脉病变后的肺动脉炎或肺动脉血栓形成，单发或多发性动脉瘤破裂时引起肺内大出血可迅速死亡。或有肺动脉高压引起左心室肥大等；肺静脉病变后的血栓性静脉炎或静脉血栓形成，此时多同时伴发上腔静脉闭塞或其他部位，如脑和肾静脉血栓形成，也有因心滑膜炎或其他部位静脉血栓脱落成为栓子而致多发性肺梗死。

10. 其他系统损害 本病还可并发附睾炎、尿道炎、肾小球肾炎、胰腺炎、扁桃体炎等。

【组织病理】 本病基本病变是血管炎，累及毛细血管、细及小静脉、少数为细动脉，在大血管中是静脉多于动脉。血管各层病变程度不一，一般是内皮细胞肿胀和增生，显著者聚集成团，以及管壁水肿，少许嗜伊红性物质沉积，肌层分离，管壁增厚，管腔狭窄，而血栓形成者少；细动脉内膜下纤维性增生而内膜增厚。管壁及其周围组织内以淋巴细胞浸润为主，伴红细胞外溢及中性粒细胞渗出。

【诊断与鉴别诊断】 日本厚生劳动省2003年组织专家，成立了Behcet病调查研究小组，对1987年的标准进行了较大改动和细化，于2005年颁布了如下最新修订的Behcet病诊断标准。

1．主要症状

（1）口腔黏膜的复发性阿弗他溃疡。

（2）皮肤症状：①结节性红斑样皮疹；②皮下血栓性静脉炎；③毛囊炎样（痤疮样）皮疹；④皮肤的应激性增高作为参考。

（3）眼部症状：①虹膜睫状体炎；②视网膜葡萄膜炎（脉络膜炎）。如有以下所见也视为①②：考虑系①②所致的虹膜后粘连，晶状体上有色素沉着，脉络膜萎缩，视神经萎缩，并发白内障，继发性青光眼，眼球结核。

（4）外阴部溃疡。

2．次要症状 ①不伴有变形和强直性的关节炎；②附睾炎；③以回盲部溃疡为代表的消化道病变；④血管病变；⑤中等程度以上的中枢神经病变。

3．病型诊断标准

（1）完全型：病程中出现4个主要症状。

（2）不全型：①病程中出现3个主要症状，或出现2个主要症状和2个次要症状；②病程中出现典型的眼部症状和其他1个主要症状或2个次要症状。

（3）疑似患者：虽有部分主要症状出现与消失，但不能满足不全型的诊断条件，或典型的次要症状反复发作或加重。

（4）特殊型Behcet病：①肠道型Behcet病，应记载有无腹痛及粪便潜血反应；②血管型Behcet病，应分别记载大动脉、小动脉，大、小静脉的损害；③神经型Behcet病，应记载有无头痛、麻痹、脑脊髓病及精神症状等。

4．HLA检查 应作1次关于HLA－B51（B5）检查，并记录HLA的分型。

5．作为参考的检查（并非必须）

（1）针刺反应阴性或阳性（应使用22～18G的注射针头）。

（2）链球菌疫苗单刺试验阴性或阳性，因Behcet病患者往往对溶血性链球菌为主的口腔内链球菌呈现很高的变态反应，用灭活链球菌抗原作单刺试验（26G针头），20～24h后可见很强的红斑反应。

（3）炎症反应：红细胞沉降率加快，血清C－反应蛋白阳性，末梢血白细胞增多，补体增高。

（4）HLA－B51（B5）阳性。

（5）组织病理：急性期结节性红斑样皮疹可见脂肪间隔炎症，脂肪小叶间的浸润细胞为中性粒细胞和单核细胞。在初期中性粒细胞增加，单核细胞浸润为中心，可呈现淋巴细胞性血管炎的组织象。应注意有无坏死性血管炎的存在，若有则提示可能伴有全身性血管炎。

6．Behcet病活动期分类

（1）活动期：能够见到以下任何一个临床症状则视为活动期：①眼部症状（虹膜睫状体炎，视网膜葡萄膜炎）；②口腔黏膜阿弗他溃疡；③皮肤症状（皮下血栓性静脉炎，结节性红斑样皮疹等）；④外阴部溃疡（随月经周期性发作者除外）；⑤关节症状；⑥肠道溃疡；⑦进行性中枢神经病变；⑧进行性血管病变；⑨附睾炎；⑩物理学检查（包括眼科检查所见）或者实验室检查有明显炎症特征者（血清 C 反应蛋白，脑脊液检查，肠道内镜检查所见等）。关于口腔黏膜阿弗他溃疡，皮肤症状，外阴部溃疡以及眼部症状，达到活动指数评分为 2 以上者，视为活动期 Behcet 病。

（2）非活动期：不符合活动期定义者。在临床上本病应与单纯性口腔溃疡、Reiter 综合征、强直性脊柱炎等相鉴别。

1）单纯性复发性口腔溃疡：是一种最常见的，具有反复发作特征的口腔黏膜溃疡性损害。好发于唇、颊、舌尖、舌边缘等处黏膜，一般无明显全身症状。多发生于青壮年。而 Behcet 病是一种全身性疾病，不仅有口腔溃疡，而且有眼部病变、会阴溃疡和针刺反应等。

2）Reiter 综合征：可有口腔溃疡、龟头炎及结膜炎，易与本病相混淆，但前者无针刺反应和静脉炎。

3）强直性脊柱炎：本病的基本病变是肌腱、韧带骨附着点的炎症性病变。常常 HLA－B27 阳性，严重或晚期者出现脊柱强直，脊椎关节呈竹节样改变，可与本病区别。

【预防与治疗】

1. 局部治疗　皮肤黏膜病变，特别是生殖器溃疡应保持局部清洁，避免继发感染。可外用糖皮质激素和麻醉剂。也可用四环素溶液治疗口腔阿弗他病变（0.25g 四环素溶于 5ml 水后外涂）。轻度的前葡萄膜炎选用扩瞳眼药水和激素眼药水。

2. 系统治疗

（1）糖皮质激素：需全身应用糖皮质激素治疗的有：急性发作的眼部病变；出现神经精神症状；血栓性大血管炎；全身中毒症状严重，伴有高热者；口腔和外阴溃疡面积大而深且疼痛剧烈者。

一般口服泼尼松 30～60mg，症状缓解后减量，并需维持一段时间。若病情危重，可行冲击治疗。

（2）免疫抑制剂：可选用硫唑嘌呤 1～2mg/(kg·d)、环磷酰胺 8～12mg/(kg·w)，或雷公藤多苷 40～80mg/d。用于糖皮质激素单独使用病情不能缓解者，或使用糖皮质激素有禁忌者。苯丁酸氮芥可用于治疗眼的病变。环孢素在减少眼部疾病的发病频率和严重程度方面优于秋水仙碱。小剂量环孢素联合糖皮质激素治疗 BD 较单用环孢素效果更好，而且肾脏毒性更小。

（3）免疫调节剂：可用转移因子、左旋咪唑、中药黄芪等。

（4）其他药物：非甾体类抗炎药，如吲哚美辛，25mg 口服，每日 4 次，可有效缓解本病的关节症状及脓疱性皮肤损害。秋水仙碱 1～1.5mg/d 治疗皮肤黏膜症状有效，可能的作用机制是抑制中性粒细胞的趋化。可以减少患者的口腔和生殖器溃疡的复发，该药对关节炎症状也有效。沙利度胺可以明显减轻严重的口腔和生殖器溃疡，并且可以抑制毛囊炎样皮疹，用量 50mg～0.1g/d。但要注意其致畸性。柳氮磺氨吡啶 2～4g/d 可有效地治疗胃肠道溃疡；米诺环素 0.1g/d，持续用药 3 个月，能有效地缓解生殖器溃疡，但对口腔溃疡无效。

细菌性阴道病（bacterial vaginosis）

【病因及发病机制】　细菌性阴道病（BV）是阴道中正常乳酸杆菌菌群被混合菌群取代所致，取代细菌包括加特纳菌、厌氧菌和人型支原体。这种阴道微生物生态平衡失调的主要原因有雌激素水平低下、阴道上皮萎缩、细胞合成糖原减少，不利于乳酸杆菌生长；抗生素或肥皂等碱性液体过度冲洗阴道，抑制乳酸杆菌生长；性乱、性交频繁，碱性精液和性交引入一些特殊的微生物可能促进该病的发生。

Chiaffarino 等调查发现，每周阴道灌洗或穿紧身裤多于 1 次者，其发生 BV 的危险性明显增加。

【临床表现】 临床表现多样，轻重不一，很多患者没有临床症状，Bhalla 等报道 BV 患者中没有临床症状的可达 31.2%；典型的表现为白带轻度到中度增多，白带为灰色或灰绿色，扩阴器检查可见阴道壁上附有稀薄而均一的分泌物，伴有特殊的鱼腥样臭味，常在月经或性交后加重。部分患者会出现阴道及其周围瘙痒或灼热感。

流行病学调查发现，BV 与孕妇未足月产、女性盆腔炎、HIV 感染有关。Mares 等证实，BV 患者阴道的分泌物可激活 HIV 长末端重复序列。

【实验室检查】 因阴道乳酸杆菌减少，检测阴道 pH 大于 4.5；加特纳菌可产生挥发性胺类（鱼腥样臭味），所以胺试验阳性；阴道分泌物在显微镜下可见大量加特纳菌和游动钩菌等厌氧菌附着于阴道上皮细胞，外观呈点彩状，称之为线索细胞，该细胞是诊断细菌性阴道病最为敏感和特异性的。

加特纳菌是 BV 的主要致病菌之一，对 BV 的诊断有重要价值。肖刚等发现 180 例 BV 患者加特纳菌的检出率为 43.3%，而 100 例健康女性的加特纳菌检出率为 7%，二者有显著差异性。

【诊断与鉴别诊断】

1. 诊断标准 在以下 4 项标准中满足 3 项即可诊断 BV，一般认为线索细胞阳性为必需条件。①阴道壁上有均一稀薄的灰白色分泌物；②阴道分泌物 pH 大于 4.5；③胺试验阳性；④阴道分泌物镜检线索细胞阳性。

2. 鉴别诊断 需与念珠菌性阴道炎、滴虫性阴道炎相鉴别。前者阴道分泌物呈奶酪样，镜检可见假菌丝或圆形及卵圆形芽生细胞，pH 小于 4.5，胺试验阴性。后者阴道分泌物呈黄白色或黄绿色泡沫状分泌物，湿片镜检可见活动的滴虫。

【预防与治疗】

1. 预防 减少性伴，减少阴道冲洗。

2. 局部治疗 包括局部使用抗菌药和乳酸菌制剂。

（1）甲硝唑栓剂或克林霉素栓剂，每晚 1 个，纳入阴道深处，7 ~ 10 天 1 个疗程。

（2）阴道内使用乳杆菌活菌胶囊，每晚 1 个，纳入阴道深处，10 天 1 个疗程。目前认为，应用乳杆菌活菌治疗以恢复阴道内乳杆菌优势和正常的阴道菌群的微生态平衡目的是治愈 BV、防止复发的关键所在。

3. 系统治疗 主要是抗菌药治疗。

（1）甲硝唑：0.4 ~ 0.5g，口服，每日 2 次，连用 7 天。或甲硝唑 2.0g 顿服。治疗期间和治疗后 48 小时内避免饮酒，以防发生双硫醒反应。

（2）克林霉素：0.3g，口服，每日 2 次，连用 7 天。

需要指出的是，由于 BV 是菌群失调引起的一种疾病，使用抗菌药物治疗只是一种治标不治本的方法。当前较肯定的药物有甲硝唑，因其对胎儿有致畸和致癌作用，不能用于妊娠早期。克林霉素虽有较高的治愈率，但 Megregon 等对妊娠期间 BV 患者使用克林霉素软膏治疗效果的调查显示，治疗后的复发率随时间推移而升高，36 周复发率高达 20%。复发的原因在于没有建立起正常的阴道菌群；同时抗生素治疗也是造成阴道菌群失调的重要原因。报道表明，不管初次用抗生素治疗 BV 如何成功，治疗后 9 个月内的复发率高达 80%。

女性儿童外阴阴道炎（childhood vulvovaginitis）

【病因及发病机制】 在出生后的第 1 个月，新生儿体内仍有来自于母亲的雌激素，新生儿阴道表面为复层上皮细胞，以后到青春期，阴道被覆立方形细胞，阴道 pH 约为 7.0。青春期后，在雌激素影响下，阴道逐渐被覆分层的含有糖原的鳞状上皮，随着兼性产生过氧化氢的乳酸杆菌的生长，可将糖原分解产生乳酸，因此，成年女性阴道 pH 在 4.0～4.5 之间。女性儿童阴道上皮的特点决定其对一些病原体，如淋球菌和沙眼衣原体有易感性。

有关女性儿童外阴阴道炎病原体的研究较少，国外对 275 例最常见的女性儿童外阴阴道炎患者（急性患者占 10.5%，亚急性患者占 6.8%，慢性患者占 82.7%）进行了病原体检测，结果发现，急性患者中 58.6% 的病原体为葡萄球菌，其次为肠道杆菌、革兰阳性双球菌、滴虫和蠕虫；而亚急性患者中病原体为白念珠菌、厌氧菌、滴虫和解脲脲原体；慢性患者中 36.1% 为沙眼衣原体，14.1% 为解脲支原体，11.9% 为厌氧菌，其他还有革兰阳性双球菌、链球菌、滴虫、葡萄球菌、肠道球菌。所有患者均没有检测到淋球菌。

几项研究已证实，青春期前受性虐待的女童有沙眼衣原体的感染。另外的研究发现，青春期前女孩阴道有异常分泌物者 1/3 是由淋球菌引起，而白念珠菌仅从月经初期的女孩阴道中分离到。检出淋球菌可能与患者青春期前是否受性虐待有关，检出肠道球菌、肠道杆菌、厌氧菌与患者外阴局部卫生有关，检出白念珠菌与患者年龄偏大、阴道表面为复层上皮细胞有关，因为儿童阴道立方形细胞对白念珠菌有很强的抵抗力。

【实验室检查】 阴道分泌物涂片：分泌物中中性粒细胞增加。衣原体、支原体、淋球菌、念珠菌和滴虫等病原体的检查见相关章节。

【临床表现】 外阴可有瘙痒、灼热，严重者有排尿困难。体检可见外阴阴道红肿，阴道分泌物增多。很多患者没有临床症状，仅有阴道分泌物增多。

【诊断与鉴别诊断】 主要根据女性儿童阴道分泌物增多，分泌物中中性粒细胞增多进行临床诊断，查到病原体有助于治疗方案的选择。

【预防与治疗】 宣传教育、注意会阴部卫生有助于控制女性儿童外阴阴道炎的发生。根据病原体的不同采取相应的治疗措施，具体治疗见相应病原体疾病章节。

外阴阴道念珠菌病（vulvovaginal candidiasis）

外阴阴道念珠菌病（vulvovaginal candidiasis，VVC）是由念珠菌引起的外阴阴道疾病。

【病因及发病机制】 引起 VVC 的念珠菌中，85%～90% 为白念珠菌，非白念珠菌的毒力较低，以光滑念珠菌和热带念珠菌较常见。

念珠菌为阴道常住双向真菌，是条件致病菌，约 20% 左右正常健康育龄妇女阴道内有白念珠菌寄生。但数量极少，不足以致病。正常阴道内有乳酸杆菌，它是阴道菌群生态优势的常住菌，它可以在阴道壁上形成一个生物膜样的保护层，乳酸杆菌分泌乳酸，所以正常阴道 pH 值为 4.5，偏酸性不利于白念珠菌的生长、繁殖。一般情况下，念珠菌以芽生细胞的形式寄居在阴道中，当阴道菌群失调及微生态失衡、机体抵抗力下降时，该菌入侵组织，导致发病。

导致阴道菌群失调及微生态失衡的因素有抗生素的滥用、阴道冲洗、妊娠、性乱等。抗生素可以破坏阴道的正常菌群，尤其是乳酸杆菌提供的保护屏障，使微生物之间相互制约的关系失调，使念珠菌更容易侵入和繁殖。阴道正常菌群最重要的成员是乳酸杆菌，为阴道提供保护屏障，并有自净的作用，而反复的阴道冲洗破坏了阴道本身的自净作用，改变了阴道内的 pH 值，此外，反复阴道冲洗可损伤阴道的黏膜上皮，使念珠菌有机会在破损的阴道上皮上繁殖，引起阴道念珠菌感染。

发病机制为阴道菌群失调及微生态失衡，念珠菌侵袭、繁殖导致阴道内菌群改变，进而引起患者临床症状。

【临床表现】 VVC 最突出的临床表现是白带增多和外阴阴道瘙痒。患者白带呈水样或脓性，其中有豆腐渣样或白色凝乳样物，略有臭味。外阴阴道瘙痒剧烈，常因搔抓导致外阴部位出现抓痕和血痂。大小阴唇弥漫性肿胀、潮红，伴有烧灼感，严重的可出现性交痛、排尿疼痛或困难。反复发作的外阴皮损粗糙肥厚，色素沉着呈苔藓样外观。

约有75%的育龄女性至少患过1次念珠菌性阴道炎，40%～50%的患者有再次发作的经历。而有5%～10%的VVC患者每年复发4次以上，并经病原学证实的，称为复发性外阴阴道念珠菌病（RVVC）。使用抗生素、阴道冲洗、口服避孕药、妊娠和口交是RVVC的危险因素。

无症状妇女下生殖道念珠菌阳性率为15%～20%。频发严重的性交痛多见于RVVC患者。

【实验室检查】

显微镜检查：10% KOH湿片、盐水湿片或革兰染色涂片中，可见假菌丝或芽生细胞。其中10% KOH湿片的敏感性相对较高，在有症状的VVC中检出率可高达85%。

念珠菌培养：在下列情况下考虑念珠菌培养：①念珠菌种类的鉴定或药敏实验；②临床提示VVC而镜检阴性时；③采用经验治疗无症状VVC失败时；④准备对有并发症VVC作长期抑制性抗真菌治疗前。

【诊断与鉴别诊断】 根据病史和典型的临床表现一般可做出临床诊断，症状不典型的可做镜检和培养。

需和细菌性阴道病、滴虫性阴道炎、外阴神经性皮炎、外阴瘙痒、外阴湿疹等相鉴别，鉴别依据临床表现尤其是主观症状、阴道分泌物的性状，必要时进行实验室检查。

【预防与治疗】

预防：勤洗勤换内衣，穿宽松棉质内衣，避免穿紧身化纤内衣，保持外阴局部清洁干燥。

治疗：仅对有症状的VVC患者进行治疗。目前没有任何一种制剂或剂型适合所有的VVC患者，也没有任何一种剂型或制剂可在24小时内杀灭全部念珠菌。非白念珠菌对多种咪唑类抗念珠菌制剂耐药。咪唑类抗念珠菌制剂对急性VVC的治愈率为80%～90%，氟康唑和伊曲康唑有较高的治愈率。

1. 局部治疗　首选局部治疗，局部治疗不良反应小，疗效与口服抗真菌药物相当，可以达到临床治愈和真菌学治愈效果。孕妇推荐使用制霉菌素或唑类药物栓剂治疗。

（1）制霉菌素阴道栓剂：10万U，每晚1～2个，连用14天。

（2）咪康唑阴道栓剂：0.1g，阴道内给药每晚1次，连用7天。

（3）克霉唑阴道片剂：0.1g，阴道内给药每晚1次，连用7天；或0.5g阴道内单次给药。

（4）0.8%特康唑膏：阴道内给药5克/次，连用3天。

（5）硼酸明胶胶囊：0.6g，阴道内使用，1～2次/日，10～14天。

2. 系统治疗　复发以及患者抱怨阴道给药麻烦，且药物经常流出，故口服给药患者有更好的依从性。全身治疗往往不能立即缓解症状，尤其是在治疗的前2天，需联合应用局部治疗迅速缓解瘙痒感。

（1）氟康唑：单剂量口服0.15g。

（2）伊曲康唑：口服0.2克/次，每天2次。

3. RVVC的治疗　长期局部或口服用药有效，可采用如下治疗。

（1）外用药连用6个月，如克霉唑阴道片剂0.5g，阴道内给药每周1次，连用6个月。

（2）氟康唑：单剂量口服0.15g，3天后重复使用1次，同时延长外用药物时间。

（3）伊曲康唑：0.2g，每日2次，1次/月，连用6个月。

（4）氟康唑：0.15g，1次/月，在月经的21天给药，6～12个月。

（5）每周局部使用0.8%特康唑霜，对预防念珠菌阴道炎的复发效果很好，患者依从性也好。

4. 其他疗法 最近有报道，采取念珠菌自身菌苗接种可成功治愈 VVC 患者。

初发性生殖器疱疹（initial genital herpes）

【病因及发病机制】 正常人因与生殖器疱疹患者或无症状的病毒排放者发生性接触，经生殖器皮肤和黏膜或破损处首次感染单纯疱疹病毒（herpes simple virus，HSV）而发病。HSV 有两个血清型，即 HSV－1 和 HSV－2，二者 DNA 碱基序列约有 70% 的同源性。生殖器疱疹常由 HSV－2 引起，约 85% 的初发性生殖器疱疹患者由 HSV－2 感染所致。自 20 世纪 80 年代中期以后，HSV－1 感染比例增高，可高达生殖器疱疹患者的 40%。女性宫颈癌细胞中常能查到 HSV－2 和 HPV 的 DNA，可能 HSV－2 和 HPV 在女性宫颈癌发生中有协同作用。

【临床表现】 初发性生殖器疱疹包括原发性生殖器疱疹和非原发的初发性生殖器疱疹。第一次感染 HSV 而出现症状者称为原发性生殖器疱疹，由于患者没有免疫力，其症状较重，可伴有全身症状。部分患者曾经感染过 HSV 两型中的一型（如 HSV－1），又再次感染另一型（如 HSV－2）而出现的生殖器疱疹的初次发作，称为非原发的初发性生殖器疱疹，此时的临床症状一般较初发性生殖器疱疹为轻，较复发性生殖器疱疹为重。宿主的免疫力和感染 HSV 的类型和数量不同，可使原发感染 HSV 患者的临床表现变化很大，女性患者症状常较男性为重。

潜伏期多为 1 周左右，70% 以上的患者发疹前有头痛、发热、全身不适及肌痛等系统症状，系因病毒血症所致。生殖器部位先有轻微的烧灼感或感觉异常，继而在红斑的基础上出现丘疹，很快有单个和成簇小水疱形成，1～3 天发展成为脓疱并很快形成溃疡，常伴有明显的疼痛。溃疡表浅，基底不硬，上有灰白色渗出物覆盖，多持续 4～15 日后渐愈，愈后一般不留瘢痕。

皮损多发生于阴唇、阴蒂、阴道、宫颈、尿道和肛周，80% 原发感染 HSV 的女性累及子宫颈和尿道，阴道和宫颈的皮损常导致阴道炎症、水肿、分泌物增多；尿道受累者可见清亮的黏液状排出物以及因尿道疼痛剧烈发生的排尿困难。2～3 周后腹股沟淋巴结可触及肿大，质硬，压痛。偶见原发感染 HSV 患者累及子宫内膜和输卵管。

【组织病理】 表皮和黏膜细胞气球状变性、网状变性，细胞间棘刺松解形成水疱，气球状细胞的细胞核中常见病毒包涵体，周围可见多核巨细胞。真皮有轻重不等的炎性细胞浸润。

【实验室检查】

1. Tzanck 涂片 可见细胞内包涵体，但不能区分 HSV 感染和水痘－带状疱疹病毒感染。

2. 病毒培养 取水疱疱液做组织培养，是最敏感和特异的检查方法，但价高耗时，不能广泛采用。

3. HSV 抗原检测 使用 HSV 特异性单克隆抗体检测皮损中的 HSV。

4. HSV 抗体检测 被 HSV 感染的人体中有 IgM 和 IgG 两种抗 HSV 抗体，使用 ELISA 和免疫荧光等方法检测人血中有无 HSV 特异性抗体，如果 IgM 型抗 HSV 抗体阳性说明近期有 HSV 感染，若 IgG 型抗 HSV 抗体阳性说明曾经有 HSV 感染。

5. 分子生物学检查 如 PCR 技术设计扩增特异性 HSV－1 和 HSV－2 基因组的基因序列。

【诊断与鉴别诊断】 有不洁性交史，当生殖器部位出现疼痛性皮肤红斑和簇集水疱时，即可作出临床诊断，符合实验室检查的可以确诊。

生殖器疱疹需同其他引起生殖器溃疡的疾病，如硬下疳、软下疳、Reiter 病和 Behcet 病等进行鉴别，根据皮损的特点、主观症状和实验室检查可资鉴别。

【预防与治疗】 治疗以系统用药为主。

1. 局部治疗 保持患处清洁、干燥。皮损处可外涂 3% 阿昔洛韦霜、1% 喷昔洛韦乳膏和酞丁胺霜等。

2. 系统治疗

(1) 2006 年美国疾病控制中心推荐生殖器疱疹治疗方案：①阿昔洛韦 0.4g，每日 3 次口服，连服 7～10 天；②阿昔洛韦 0.2g，口服，5 次/日，连服 7～10 天；③泛昔洛韦 0.25g，口服，3 次/日，连服 7～10 天；④伐昔洛韦 1g，口服，2 次/日，连服 7～10 天。以上任选其一，10 天治疗后仍未愈者，延长用药时间。

(2) 累及直肠者，需加大用药剂量或延长治疗时间。症状严重或皮损广泛者，如播散性 HSV 感染，给予阿昔洛韦 5～10mg/kg，静脉点滴，每 8 小时 1 次，用 5～7 日或直至临床症状消退。疼痛剧烈者给以镇痛药。

(3) 对所有存在新生儿疱疹病毒感染征象者均应及时评估，并对这些婴儿选择阿昔洛韦治疗，即静滴阿昔洛韦 20mg/kg，每 8 小时 1 次，如感染限于皮肤、黏膜，疗程为 14 天，如感染播散到中枢神经系统，疗程为 21 天。

(4) 免疫疗法：在使用上述抗疱疹病毒药物的同时，加用干扰素、胸腺肽、卡介菌多糖核酸、左旋咪唑、转移因子以及中药等治疗生殖器疱疹，比单用抗疱疹病毒药物皮损愈合快，缩短了病程。Svensson 等证实，干扰素是通过调节 Toll 样受体（TLR）3、7 和 9 产生抗疱疹病毒的作用。

复发性生殖器疱疹（recurrent genital herpes）

【病因及发病机制】 原发生殖器单纯疱疹病毒（HSV）感染后，HSV 潜伏于骶神经根区，当病毒携带者机体抵抗力下降时，如劳累、酗酒、月经、使用免疫抑制剂、HIV 感染等，潜伏的 HSV 可复制增殖，导致生殖器疱疹的复发。HSV－2 感染引起的复发比 HSV－1 高 6 倍，而初发性生殖器疱疹患者中 85% 的是由 HSV－2 感染引起，复发生殖器疱疹患者中 98% 是由 HSV－2 感染引起。

【临床表现】 90% 的复发性生殖器疱疹患者于原发感染后 12 个月内首次复发，尤其多出现于 1～4 个月内，复发的频率个体差异较大，从没有复发到 1 年内复发数十次，免疫受损的患者复发频率高，症状也较重。

复发性生殖器疱疹患者的临床症状类似于初发性生殖器疱疹，但明显轻于后者。全身症状少见，多无腹股沟淋巴结肿大。每次复发往往局限在同一部位，有轻微到中度的痛、痒等症状，通常女性症状重于男性。红斑局限，其上水疱较少，轻者数个，重者 1～20 个，皮损愈合也较快，病程为 6～10 天，水疱多在 5 天内愈合。

【组织病理】 同初发性生殖器疱疹。

【诊断与鉴别诊断】 在生殖器部位反复出现疼痛性皮肤红斑和簇集水疱，即可作出临床诊断，符合实验室检查的可以确诊。鉴别同初发性生殖器疱疹。

【预防与治疗】 为防止新生儿感染疱疹，对分娩时存在复发性生殖器疱疹病损者应选择剖宫产分娩。但剖宫产不能完全排除疱疹病毒传播给婴儿的风险。

1. 局部治疗 免疫调节治疗与初发性生殖器疱疹相同。

2. 系统治疗

(1) 发作期治疗：复发性生殖器疱疹最好在出现前驱症状或损害出现 24 小时内开始治疗。2006 年美国疾病控制中心推荐复发性生殖器疱疹发作期治疗方案（口服）：①阿昔洛韦 0.4g，3 次/日，连服 5 天；②阿昔洛韦 0.8g，2 次/日，连服 5 天；③阿昔洛韦 0.8g，3 次/日，2 天；④泛昔洛韦 0.125g，每日 2 次，5 天；⑤泛昔洛韦 1g，2 次/日，1 天；⑥伐昔洛韦 0.5g，2 次/日，3 天；⑦伐昔洛韦 1g，1 次/日，5 天。以上任选其一。

（2）抑制疗法：频繁复发患者（1年复发6次以上），为减少复发次数，在患者无任何症状时可采用抑制疗法。2006年美国疾病控制中心推荐复发性生殖器疱疹抑制疗法方案：①阿昔洛韦0.4g口服，2次/日；②泛昔洛韦0.25g，2次/日；③伐昔洛韦0.5g，口服1次/日；④伐昔洛韦1.0g，口服1次/日。以上任选其一。以上药物均需长期服用，一般服用4个月到1年。

最近循证医学亦显示，这种抑制疗法可以很好的控制疱疹的复发，提高复发生殖器疱疹患者的生活质量。

阴道毛滴虫病（trichomoniasis vaginalis）

【病因及发病机制】 病原体为阴道毛滴虫，属原生动物门鞭毛纲滴虫目原虫，它对人的易感组织是复层鳞状上皮，主要寄生于人体泌尿生殖道，尤其是女性阴道。女性阴道感染阴道毛滴虫则称阴道毛滴虫病，全世界每年患者达1.8亿。

【临床表现】 感染后潜伏期为4～28天，通常为4～7天。临床表现为白带增多，黄白色或黄绿色泡沫状分泌物，带有臭味，严重时带有血性。外阴阴道常有不同程度的瘙痒、尿痛和性交痛。起病可急可缓，不同患者临床表现差异较大，常分为急性、慢性和无症状感染。

急性感染：表现为弥漫性外阴阴道炎，主观症状外阴阴道瘙痒、尿痛，严重时下腹可有疼痛感。体检可见外阴红肿，阴道充血、分泌物增多，从少量稀薄到大量稠厚不等，伴有异味。10%～30%患者出现典型的大量泡沫状黄绿色分泌物，常有明显臭味。子宫颈充血水肿，有2%～5%的患者子宫颈上皮广泛糜烂、点状出血，称为草莓状子宫颈，草莓状子宫颈发生率虽然很低，但是阴道毛滴虫病特异性体征。

慢性感染：无症状感染者（带菌者）病情发展或急性感染患者未得到有效及时治疗可以转变为慢性感染，临床症状轻微，可有轻到中度的瘙痒和性交痛，阴道分泌物较少，常伴有黏液。是阴道毛滴虫病的主要传染源。

无症状感染：10%～50%的女性感染者可无任何临床症状，但这些无症状感染患者中有一半患者可在半年内出现临床症状。

少数阴道毛滴虫病患者的尿道、尿道旁腺、前庭大腺也可受累。并发症包括子宫内膜炎、输卵管积脓、子宫附件炎、不孕症等。孕妇患有阴道毛滴虫病可导致胎膜早破、早产、低出生体重儿等。

【实验室检查】

1. 悬滴法　将取得标本的棉拭子置于含有0.5～1.0ml温生理盐水的试管中，摇匀涂在玻片上立即低倍下镜检，找到活动的毛滴虫即为阳性，冬天操作时要注意维持室温在20℃左右。

2. 涂片染色法　取分泌物涂片，用瑞特或姬姆萨染色，可见虫体。

3. 培养法　是诊断滴虫病的金标准，常用培养基有肝浸液培养基和蛋黄浸液培养基，阴道分泌物加入培养基中，置37℃温箱培养48小时后，取培养液镜检。

4. 其他　①PCR特异性扩增滴虫的铁还原蛋白基因；②荧光抗体法；③ELISA方法；④乳胶凝集法；⑤DNA探针等。

【诊断与鉴别诊断】 根据阴道泡沫状分泌物、带有臭味的典型临床表现即可诊断，实验室检查阳性可确诊。需和细菌阴道病和念珠菌性阴道炎相鉴别，通过阴道分泌物颜色、性状、气味和实验室检查可鉴别。

【预防与治疗】 不使用公共的浴盆、浴巾和马桶，不搞婚外性关系，不互穿内衣裤。治疗期间避免性交，勤沐浴勤更衣。

1. 局部治疗

（1）阴道内使用甲硝唑栓剂，或滴维净、卡巴肿栓剂、乳杆菌栓，每晚1个，纳入阴道深处，10天1个疗程。

（2）1%乳酸或0.5%醋酸等酸性溶液冲洗阴道，每日1～2次，可抑制毛滴虫的生长。

（3）苦参、蛇床子、黄柏等中药煎剂冲洗阴道。

（4）孕妇禁止系统使用甲硝唑，可采用克霉唑阴道内塞用，每晚0.1g，连用2周。

2．系统治疗

（1）甲硝唑0.4～5g口服，每日2次，连服7～10天为1个疗程。或甲硝唑2.0g顿服。

（2）替硝唑单次服用2.0g，或0.5g口服，每日2次，连服7～10天为1个疗程。

（3）奥硝唑0.5g口服，每日2次，连服7～10天为1个疗程。

（4）塞克硝唑单次服用2.0g。

尖锐湿疣（condyloma acuminatum）

【病因及发病机制】 由人乳头状瘤病毒（HPV）感染所致，目前至少已检出20多型HPV，如HPV6、11、16、18、31、33、35、39、41～45、51、53、54、56、59等。HPV通过上皮缺损而接种于活的表皮进而增殖形成皮损。主要的传播途径为性接触传播，偶见母婴、污染物等其他方式传播。

【临床表现】 好发于性交摩擦部位，如阴道口、外阴皮肤，宫颈和阴道少见，异常性交方式可导致肛周和直肠出现疣状损害。

外阴黏膜部位一般表现为质软的粉红色、有多个指状小突起；阴道黏膜皮损表现为由密集细小凸出物构成的“斑块样”或“片样”损害，阴道多累及上1/3和下1/3，阴道中段常不受累；子宫颈处为扁平状而非外生性，需仔细辨认，醋酸白试验可使增厚的上皮变得不透明，有助于识别皮损的范围。

皮肤部位表现为着色性可有明显角化的赘生物，有的表面光滑、无明显角化呈丘疹或扁平丘疹样损害。一般无自觉症状，少数出现瘙痒、白带增多和性交后疼痛。

【组织病理】

醋酸白试验：将3%～5%醋酸液涂抹于可疑的损害上，外阴损害3～5分钟变白，阴道和子宫颈损害约1分钟变白，肛周可能需要15分钟变白。但注意可以出现假阳性和假阴性的结果。

组织病理：表皮角化不全、角化过度，乳头瘤样增生、棘层肥厚，表皮中浅部可见片状或灶状的凹空细胞。真皮浅层血管扩张，有中等程度的炎性细胞浸润。

免疫组化：使用HPV抗原特异性抗体和显色剂，显微镜下表皮凹空细胞内可见棕褐色颗粒状沉着，阳性率为40%～60%。

HPV的DNA检测：可选用PCR、原位杂交、斑点杂交、生物芯片等方法检测。

【诊断与鉴别诊断】

1．诊断 根据女性生殖器、会阴或肛周出现的外生性赘生物，实验室检查有HPV感染证据即可确诊。

2．鉴别诊断

（1）扁平湿疣：是二期梅毒疹的特殊类型，好发于肛周、外阴等处，表面湿润、糜烂、渗液，暗视野显微镜检查可见大量梅毒螺旋体，梅毒血清试验强阳性。

（2）外阴假性湿疣：女性小阴唇内侧、尿道口和阴道口周围呈绒毛状和鱼子样密集且不融合的丘疹，直径1～2mm，大小均一，黏膜色或淡红色，表面光滑。醋酸白试验阴性。

（3）女阴皮脂腺异位：青春期发生，好发于阴唇，皮损表现为多发性淡黄色小丘疹，直径1

~2mm，活检示皮脂腺结构。

（4）女阴部位汗管瘤：好发于女性大阴唇内侧，活检示汗管结构。

【治疗】 以局部治疗为主。

1. 物理疗法 可采用激光、电灼、微波、冷冻去除疣体。

2. 外用药物 疣体较小且多时，也可选用5%足叶草毒素酊、0.5%鬼臼毒素酊（又名普达非洛，podofilox）、50%三氯醋酸溶液、思可得、氟尿嘧啶软膏或5%咪喹莫特霜等外用。咪喹莫特霜为外用免疫调节剂，通过刺激局部产生干扰素及其他细胞因子而起作用，治疗尖锐湿疣具有较低的复发率，用法为每周3次，外用，用药6~10小时后洗掉，最多使用16周。

注意：孕妇禁用足叶草毒素酊、氟尿嘧啶软膏及咪喹莫特霜。

3. 系统治疗 疗效缺乏确切的评价，不良反应高，且治疗费昂贵，一般不推荐常规应用。有报道使用干扰素在疣体基底部注射，每周3次，共4~12周，有一定疗效。

4. 手术切除 疣体巨大时，可手术切除。或者手术削平增生的疣体，再对创面电灼。

女性淋病（female gonorrhea）

女性淋病是指由淋球菌引起的各种女性感染，除最常见有症状或无症状的泌尿生殖系统的淋球菌感染外，还包括眼、咽、皮肤、直肠、盆腔等部位的淋球菌感染和血行播散性淋球菌感染。

【病因及发病机制】 致病菌为淋病奈瑟菌，简称淋球菌，该菌对外界理化因素抵抗力较差，不耐干燥和高温，适宜在潮湿、温度35~36℃、含2.5%~5%二氧化碳、pH为7.0~7.5环境下生长。人类是淋球菌的唯一天然宿主。淋球菌主要通过接触尤其是性接触传播，因为淋球菌对柱状上皮与移行上皮具有特别的亲和力，所以女性子宫颈和男性前尿道较易受到侵袭。淋球菌进入上皮细胞后，在细胞中增殖，然后扩散感染新的细胞，导致更多的黏膜细胞破坏，局部免疫导致化脓性炎症，出现脓性分泌物。病情可进一步发展，扩散至上生殖道以及其他部位，也可发生血行播散性感染。

【临床表现】 相对于男性患者，女性泌尿生殖系统的淋病患者症状较轻，其中大约60%无症状，这些患者是淋病的重要传染源。根据发病部位的不同，临床上将女性淋病分为泌尿生殖系统淋病、有并发症的（生殖系统）淋病、其他部位的淋病和播散性淋病。

1. 泌尿生殖系统淋病 根据发病部位和临床表现分为：①淋菌性子宫颈炎：最常见，阴道口有较多脓性分泌物，子宫颈充血红肿，宫颈口有黏液脓性分泌物，可伴有外阴刺痒和烧灼感；②淋菌性尿道炎、尿道旁腺炎：少见，偶见于幼女和绝经期女性。患者尿频、尿急、排尿时有烧灼感，体检可见尿道口充血，挤压尿道旁腺时尿道口有脓性分泌物渗出；③淋球菌性前庭大腺炎：多为单侧感染，表现为单侧大阴唇下皮肤红、肿、热、痛，严重时可形成脓肿。患者发热，伴局部疼痛；④淋球菌性肛周炎：常由阴道分泌物流至肛周而引起，局部红肿，瘙痒，肛周表面有脓性分泌物，局部可破溃；⑤淋球菌性阴道炎：少见。与成年妇女不同，幼女阴道由柱状上皮细胞组成，易被淋球菌感染；绝经期女性的阴道黏膜细胞发生退化，因此，淋球菌性阴道炎多发生于幼女和绝经期女性。表现为外阴红肿，疼痛明显，阴道脓性分泌物较多，部分患者可伴有尿频、尿急、尿痛和排尿困难。

2. 有并发症的（生殖系统）淋病 女性生殖系统与盆腔相通，因此，女性生殖系统淋病可上行感染并发盆腔炎、肝周围炎等。①淋菌性盆腔炎：包括淋菌性子宫内膜炎、输卵管炎、继发性输卵管卵巢脓肿及其破裂后引起的盆腔腹膜炎和盆腔脓肿等。患者突发高热、寒战、头痛、恶心、呕吐等，下腹部疼痛，以一侧为重，体检附件增厚、压痛，有时可触及欠活动的肿块，肿块可能是附件增厚的发展，亦可能是脓肿，后者，常有波动感。淋菌性盆腔炎可导致不孕或异位妊娠；②淋菌性肝周围炎：临床表现个体差异很大，轻重不一，部分患者可没有症状。患者突然发生剧烈右上腹1/4处锐痛，并向右肩部放射，伴有发热、寒战、出汗和头痛，也可出现恶心、呕吐。体检可见右上腹肌紧张和压痛，墨菲征阳性，听诊可发现肝区摩擦音。急性阶段的肝周围炎实质上就是急性腹膜炎，可导致肝和腹膜之间琴弦状粘连，引起持续数年的间歇性上腹疼痛的发作，但很少形成膈下脓肿。

3. 其他部位的淋病　根据不同的发病部位，主观症状轻重不一。①淋菌性眼炎：是新生儿眼接触患病母亲的产道分泌物所致，多为双侧感染；成人眼因接触污染淋球菌的手或物体引起，多为单侧感染。患者有明显的刺痒感和畏光，表现为眼结膜充血水肿，有较多的脓性分泌物，巩膜充血，呈片状充血性红斑，角膜浑浊呈雾状，严重时发生溃疡，引起角膜穿孔，导致失明；②淋球菌性咽炎：常见于口交患者，通常无明显症状，有症状者大多数仅有轻度咽炎，表现为咽干、咽痛和咽部不适。咽部可见潮红充血，部分患者有稀薄的黏液附于咽部。少数伴有扁桃体炎和齿龈炎，偶有颈部淋巴结肿大；③淋球菌性直肠炎：由阴道分泌物流至肛周而引起，亦见于肛交者，表现为直肠肛门部瘙痒和刺激感。排便时疼痛，重者有里急后重感。体检可见直肠黏膜充血水肿，有黏液样或脓性分泌物。

4. 播散性淋病　临床少见，患者中大约2/3是女性。①淋球菌性菌血症：表现为间歇性发热、寒战，全身不适和食欲不振，亦有不发热者。3%～20%的患者有皮肤损害，特征性表现为淋菌性脓疱疹，常出现在四肢远端和关节附近，初始为红斑，逐渐变为水疱和脓疱，周围有红晕，中间呈暗褐色，多有疼痛感。还可以发生淋球菌性关节炎、心内膜炎、心包炎、脑膜炎、肺炎和肝炎等；②淋球菌性关节炎：90%以上发生淋球菌性菌血症的患者会累及关节，以四肢关节为主，一般不对称，偶可累及髋、肩和脊柱关节；③其他：还可发生淋菌性心内膜炎、心包炎、脑膜炎、肝炎和腱鞘炎等。

【实验室检查】　分泌物涂片检出率不高，常低于50%；淋球菌培养是诊断淋病的实验室金标准。其他，如聚合酶链反应、药敏试验也有助于诊断和治疗。

【诊断与鉴别诊断】　根据：①有直接或间接接触淋病患者分泌物的病史；②典型的临床表现；③淋球菌培养阳性即可确诊。

女性淋病需与非淋菌性子宫颈炎、滴虫性阴道炎、细菌性阴道病、念珠菌性阴道炎等病相鉴别。

【预防与治疗】　避免不洁性交史，公共场所注意清洁卫生。治疗应遵循及时、足量、规则用药的原则，根据不同的病情采用相应的治疗方案。性伴如有感染应同时接受治疗；治疗后应进行随访判愈；注意是否合并其他性传播疾病。具体治疗方案如下：

1. 淋菌性宫颈炎、尿道炎、直肠炎　可选用头孢曲松0.25g，单次肌注；或大观霉素2g（宫颈炎4g），单次肌注；或环丙沙星0.5g，单次口服；或氧氟沙星0.4g，单次口服；或头孢噻肟钠1g，单次肌注。

2. 淋菌性咽炎　可选用头孢曲松0.25g，单次肌注；或环丙沙星0.5g，单次口服；或氧氟沙星0.4g，单次口服。应注意大观霉素对淋菌性咽炎疗效较差。

3. 淋菌性眼炎　①新生儿：头孢曲松25～50mg/kg（单剂不超过0.125g/kg），静脉或肌注，1次/日，连续7天。②成人：头孢曲松1g，肌注，1次/日，连续7天。或大观霉素2g，肌注，1次/日，连续7天。在上述药物治疗的同时，用生理盐水冲洗眼部，每小时1次。

4. 妊娠期淋病　禁用氟喹诺酮类和四环素类药物。可选用头孢曲松0.25g，一次肌注；或大观霉素4g，一次肌注。

5. 儿童淋病　可选用头孢曲松0.125g，一次肌注；或大观霉素40mg/kg，一次肌注。应注意体重大于45kg者按成人方案治疗。

6. 淋菌性附睾炎　可选用头孢曲松0.25～0.5g，1次/日，肌注，连续10天；或大观霉素2g，1次/日，肌注，连续10天。

7. 淋菌性盆腔炎　可选用头孢曲松0.5g，1次/日，肌注，连续10天；或大观霉素2g，1次/日，肌注，连续10天。同时应加服甲硝唑0.4g，2次/日，连续10天；或多西环素0.1g，2次/日，连续10天。

8. 播散性淋病　可选用头孢曲松1g，肌注或静滴，连续10天以上；或大观霉素2g，2次/日，肌注，连续10天以上。淋菌性脑膜炎疗程约2周，心内膜炎疗程要4周以上。

9. 伴支原体或衣原体感染者　在用上述药物同时需加用多西环素0.1g，2次/日，口服，连服7天以上；或阿奇霉素1g，顿服，并随访。

【判愈和预后】　治疗结束后2周内，在无性接触史情况下符合如下标准为治愈：①症状和体征全部消失；②在治疗结束后4～7天淋球菌培养阴性。

淋病患者若能早期、及时、适当治疗，一般预后良好，但若延误治疗时机或治疗不当，亦可产生合并症或播散性淋病，造成严重后果。

非淋菌性宫颈炎（nongonococcal cervicitis）

非淋菌性宫颈炎又称女性非淋菌性泌尿生殖道炎、女性非淋菌性尿道炎（nongonococcal urethritis，NGU），是性传播疾病的一种。患者常有宫颈炎、尿道炎等的症状，但分泌物中查不到淋球菌，实验室检查阴道分泌物或尿沉渣中中性粒细胞增多。

【病因及发病机制】　主要由沙眼衣原体和支原体感染引起，二者分别占25%～55%和20%～40%，另有10%～20%由阴道毛滴虫、单纯疱疹病毒、类杆菌微生物引起。但NGU不包括结核杆菌、金黄色葡萄球菌、肺炎球菌、变性杆菌、铜绿假单胞菌和产碱杆菌引起的泌尿生殖道炎，因为后者一般不通过性接触传播。

美国CDC于1996年修订的NGU定义中，不包括衣原体感染，即将衣原体感染单独列出。因此，最近美国CDC的NGU定义是排除了淋球菌和沙眼衣原体感染后的一种临床诊断。但目前这种定义在我国尚未被普遍接受。

【临床表现】　潜伏期7～21天，49%的NGU患者没有任何症状，其中沙眼衣原体感染者占无症状NGU的70%～90%，这种无症状的情况可持续数月至数年。有症状的女性患者首先累及子宫颈，临床表现为白带增多，异常的阴道出血（如性交后出血、非月经期出血），子宫颈红肿、糜烂，但也可外观正常，子宫颈口有黏液脓性分泌物，表现为黏液脓性宫颈炎。

女性尿道受累者多无症状，有症状者表现为尿频、尿急和排尿困难，尿道口可充血水肿，但外观也可正常，局部挤压尿道口可有黏液分泌物溢出。

有症状者如不及时进行有效的治疗，病原体可上行导致盆腔炎等并发症。

【实验室检查】　衣原体检测：①细胞培养法：此法是检测衣原体的最为特异的方法，常用对衣原体敏感的McCoy细胞，经放线菌酮处理后，加入患者分泌物孵育，最后用衣原体单克隆荧光标记抗体（商品化试剂有Mico Trak，Pathfinder，Monofluor等品种）染色，文献报道此种检测方法的敏感性65%～90%不等。缺点为耗时、价贵、需要一定的设备；②直接免疫荧光法：采用衣原体单克隆荧光标记抗体直接检查细胞涂片中的衣原体，特异性约90%，稍低于细胞培养法，敏感性为68%～100%；③酶联免疫吸附试验（ELISA）：一抗为衣原体特异性抗体，二抗为生物素等标记的一抗抗体，检测的特异性和敏感性与直接免疫荧光法相当；④快速免疫扩散试验：已有商品试剂盒，如Clearview，特异性与酶联免疫吸附试验相似，但由于没有级联放大作用，敏感性低于酶联免疫吸附试验；⑤聚合酶链反应（PCR）：扩增衣原体特异性DNA，特异性和敏感性可达90%以上。

支原体检测：①支原体培养：常用培养基为牛心浸液或蛋白胨，其中含10%～20%的动物血清，还加入葡萄糖和精氨酸促进支原体生长，加入尿素供其代谢，加入青霉素抑制杂菌生长；②其他方法：如ELISA、PCR、DNA探针等。

【诊断与鉴别诊断】 根据临床表现和实验室检查可以确诊，但应注意NGU患者可能同时存在2种以上NGU病原体感染。NGU应和淋病鉴别，同时注意是否合并其他性传播疾病。

【预防与治疗】 注意清洁卫生，推迟首次性交的年龄，减少性伴，使用安全套，避免不洁性交。已感染的女性预防其传播给性伴，感染的孕妇预防其传播给新生儿，感染的患者预防发生输卵管炎等并发症，以防发生不孕、异位妊娠和附件炎。应早期诊断，早期治疗，及时、足量、规则用药，不同病情采用不同治疗方案，疗后要进行随访判愈。同时要对性伴检查，如有感染及时治疗。治疗方案如下。

1. 初发非淋菌性尿道炎（黏液性宫颈炎） 可选用多西环素0.1g，每日2次/口服，连服7～10天；或阿奇霉素1g，1次顿服，需在饭前1小时或饭后2小时服用；或红霉素0.5g，每日4次口服，连服7天。或乙琥红霉素0.8g，每日4次口服，连服7天；或氧氟沙星0.3g，每日2次口服，连服7天；或米诺环素0.1g，每日2次口服，连服10天。

2. 复发性或持续性非淋菌性尿道炎（黏液性宫颈炎） 尚无有效治疗方案，推荐方案为：甲硝唑2g，单次口服，加红霉素0.5g，每日口服4次，共7天；或乙琥红霉素0.8g，每日口服4次，连服7天。

3. 孕妇黏液性宫颈炎 禁用多西环素和氧氟沙星，推荐方案为：①红霉素0.5g，每日口服4次，连服7天；②红霉素0.25g，每日4次口服，共服14天；或琥乙红霉素0.8g，每日4次口服，共服7天；或阿奇霉素1g，1次顿服。

4. 新生儿衣原体眼结膜炎 可用红霉素干糖浆粉剂，剂量每日为50mg/kg，分4次口服，连服2周。如果有效再延长1～2周。外用0.5%红霉素眼膏或1%四环素眼膏，出生后立即滴入眼中有一定预防衣原体感染的作用。

【判愈和预后】 判愈标准：患者的自觉症状消失，无尿道分泌物，尿沉渣无白细胞。判愈时，一般可不作病原体培养。因分子生物学可查出死菌的DNA，故不能用来判愈。

预后：非淋菌性尿道炎经及时正规治疗后预后良好，症状消失，无任何后遗症。若患者治疗后症状持续存在或反复，原因可能是性伴未经治疗，发生再感染，或者是引起尿道炎或宫颈炎的其他原因存在，应劝告患者复诊以查明原因。目前已发现有少数对四环素有耐药性的支原体株。

女性梅毒与胎传梅毒（femalesyphilis and congenital syphilis）

【病因及发病机制】 梅毒是由密螺旋体属中苍白螺旋体（TP）所致的一种慢性传染病，主要通过性接触传播，TP又常称为梅毒螺旋体。未经治疗的梅毒患者在感染后1年内最具传染性，TP大量存在于皮肤黏膜损害的表面，也见于唾液、乳汁、精液、尿液中，随着病期的延长，传染性逐渐减弱，病期超过4年的患者，多无传染性。

TP通过破损的皮肤黏膜由感染者传给性伴，被感染的性伴是否发病以及发病前潜伏期的长短与入侵梅毒螺旋体的量和人体免疫力有关。给自愿者接种，计算出本病的半数感染量为57个TP，这些发病的志愿者平均潜伏期大于21天。当皮内注射10^6个TP，则常在3天内出现病灶。

TP侵入人体后，大多数滞留在皮肤黏膜皮损处，少数TP可进入淋巴系统、进而入血而播散。经2～4周的潜伏期，滞留在皮肤黏膜皮损处的TP大量繁殖，每克局部组织中TP的数量达到或超过10^7，通过免疫反应引起侵入部位出现破溃，即硬下疳。由于局部免疫的增强，硬下疳经3~8周可自行消退，但消退前局部大量的TP可经淋巴系统、再经血液播散全身其他组织和器官，进而增殖出现二期梅毒疹和梅毒系统性损害（如关节炎）。若不经治疗，可进一步发展成三期梅毒，在各组织器官中形成树胶肿损害。

人对TP无天然免疫，感染TP后，机体逐渐产生获得性免疫，但这种免疫是不全免疫，大多数患者不能完全清除TP，人对TP的免疫分为体液免疫和细胞免疫两种。体液免疫表现为人体产生很多针对TP不同成分的抗体，如抗心磷脂抗体和梅毒特异性抗体等，这些抗体也是我们进行梅毒血清学检查的依据，抗心磷脂抗体对机体无免疫保护作用，二期梅毒时，梅毒特异性抗体很高，但TP仍繁殖扩散，说明其保护作用有限。细胞免疫表现为梅毒初期皮损中有很多T淋巴细胞浸润，外周血中单核细胞增多、体积增大、吞噬活性加强，三期梅毒形成树胶肿损害中，细胞反应与Ⅳ型超敏反应相似，用TP抗原做皮试，也发现一、二期梅毒患者无Ⅳ型超敏反应，而三期梅毒出现Ⅳ型超敏反应。结合临床上早期梅毒治愈后可再感染梅毒，而晚期梅毒则不发生再感染，这可能与Ⅳ型超敏反应有关。

【临床表现】 根据传染途径分为获得性梅毒（后天梅毒）和胎传梅毒（先天梅毒）；根据不同病期分为早期梅毒（病程2年内，包括一期和二期梅毒）和晚期梅毒（病程2年以上，三期梅毒）；根据有无症状分为显发梅毒和潜伏梅毒（隐性梅毒）。

1. 一期梅毒　主要表现为硬下疳和腹股沟淋巴结肿大。

（1）硬下疳：发生于性交后2~4周，很少超过6周。皮损好发于生殖器部位，女性多见于大小阴唇、阴唇系带、子宫颈、阴道壁等处，生殖器以外见于唇、乳房、舌、手指等处。开始为小红斑，2~3天演变为丘疹硬结，继而很快破溃糜烂形成硬下疳。硬下疳多为单个溃疡、不痛、表面清洁、硬如软骨，不经治疗3~8周痊愈。

（2）腹股沟淋巴结肿大：硬下疳出现1~2周后，腹股沟淋巴结常肿大，称梅毒性横痃。其特点为较硬，彼此不融合、不化脓，表面无红、肿、热、痛。穿刺淋巴结检查，梅毒螺旋体常阳性。淋巴结肿大消退缓慢，可持续数月。

2. 二期梅毒　系一期梅毒未治疗或治疗不规范，梅毒螺旋体由淋巴系统进入血液循环大量繁殖播散而出现的症状，可侵犯皮肤、黏膜、骨、内脏、心血管及神经系统，常先有流感样全身症状及全身淋巴结肿大，继之出现以皮肤黏膜疹为主的临床表现，骨、内脏、眼及神经系统症状较轻或少见。

（1）皮肤黏膜及附属器损害

1）皮肤损害：为二期梅毒的主要损害。形态多种多样，可有斑疹、斑丘疹、脓疱疹等而类似很多皮肤病，但也有一些共同特点有助于临床诊断：皮疹广泛对称，疏散而不融合，发展和消退均缓慢，客观症状明显而主观症状轻微，皮疹常呈铜红色、褐红色，掌跖皮损常有环状脱屑，常伴有黏膜、毛发、骨损害；梅毒血清反应阳性。

扁平湿疣为二期梅毒特异性皮损，好发于肛周等皮肤摩擦潮湿的部位，为直径1~3cm红褐色样斑块，表面灰白或暗红色、有渗液，内含大量梅毒螺旋体、传染性极强。

2）黏膜损害：常与皮损伴发，黏膜损害多发生在口腔、咽喉、鼻腔，少数见于生殖器部位黏膜。典型皮损为浅表性的糜烂，糜烂表面扁平、灰白色或粉红色，较清洁，糜烂周围有暗红色晕，黏膜损害含有大量TP，传染性极强，一般2~3周愈合。

3）梅毒性秃发：约有10%的患者二期梅毒会发生脱发，Lee等发现48%的二期梅毒患者出现脱发，由于许多梅毒性脱发患者缺乏二期梅毒典型的皮疹或皮疹不典型，常导致漏诊、误诊。临床表现呈急性、小而分散的斑片状脱发，部分患者可呈大斑片状或弥漫性脱发，最常见的为圆形和/或椭圆形小斑片状脱发，直径0.3~5cm不等，多为0.5cm左右，脱发区内尚可见参差不齐的稀疏的断发根，故而常形容为鼠咬状或虫蚀样脱发，多发生在二期梅毒后期，亦可见于二期梅毒早期，如果治疗时发生吉海反应则加速头发脱落。脱发主要发生于颞部、顶部及枕部，少数表现为头发弥漫性稀疏，偶见眉毛外侧1/2、睫毛、胡须和阴毛脱落。拔毛试验发现，皮损边缘的毛发易从根部折断，折断处齐如刀切，不同于斑秃的感叹号样头发，根部折断处犹如磨断的绳子。患者一般无自觉症状。经抗梅毒治疗后，头发可在6~8周内再生，甚至不治疗头发也可再生。

4）甲损害：引起甲床炎、甲沟炎及甲变形。

（2）全身浅表淋巴结肿大：发生率50%~80%，肿大的淋巴结与一期梅毒的梅毒性横痃（腹股沟淋巴结肿大）相似，质较硬，彼此孤立不融合、不化脓、不破溃，与周围组织不粘连。

（3）骨关节损害：骨损害主要表现为骨膜炎，偶见骨炎。关节损害多为关节炎，亦可见到滑膜炎和腱鞘炎。一般自觉症状轻微，白天和活动时疼痛减轻，晚间和休息时疼痛加重。

（4）二期眼梅毒：包括虹膜炎、虹膜睫状体炎、脉络膜炎、视神经炎和视网膜炎等。

（5）二期神经梅毒：多为无症状神经梅毒，仅脑脊液检查异常，其他的还有梅毒性脑膜炎、脑血管梅毒和脑实质梅毒等。

（6）二期梅毒内脏损害：包括肝炎、胆管周围炎、肾病、脾肿大、胃肠道疾病等。

（7）二期复发梅毒：二期梅毒各种损害（以皮肤黏膜损害为主）消退后，部分患者可在1~2年内复发，多因抗梅毒治疗剂量不足或患者免疫力降低所致。以血清复发多见，其他还有皮肤黏膜、眼、神经、骨关节、内脏损害复发。值得注意的是，二期复发梅毒皮损虽与二期初发梅毒皮损相似，但不同点有：二期复发梅毒皮损数量少、分布不对称、好发于前额、口角、颈部、掌跖、会阴和皱褶部位，这种皮损较大、更具浸润性，形态奇特、对组织破坏性大，持续时间较长。

3．三期梅毒　梅毒患者如未经治疗，约有40%患者病程迁延2年以上，发展为三期梅毒，即晚期梅毒。根据损害的组织器官和对人体的危害性，将晚期梅毒分为：

（1）晚期良性梅毒：指梅毒侵犯非致命的组织和器官，如皮肤、软组织、骨关节或睾丸等。

1）晚期皮肤梅毒：临床上可分为结节性梅毒疹、树胶肿和近关节结节，以前二者为主，特点是数目少、分布不对称、破坏性大，但自觉症状轻微或缺如，皮损中没有或仅有极少的TP，传染性小。由于晚期皮损破坏性大，发生于头部的可引起瘢痕性永久性脱发，发生于鼻黏膜的树胶肿可导致鞍鼻或鼻穿孔。

2）晚期骨关节梅毒：骨损害以骨膜炎多见，其次为骨髓炎、骨炎和骨树胶肿等。临床特点：骨损害一般为增生性的，如胫骨骨膜增生形成“佩刀胫”。病程慢性，一般无全身症状，局部骨损害可有钝性疼痛，白天轻、晚间重，有自愈倾向，抗梅毒治疗效果好。

3）晚期眼梅毒：包括间质性角膜炎、虹膜睫状体炎、视网膜脉络膜炎、视神经炎和视神经周围炎等。

（2）晚期心血管梅毒：发生于感染后10~30年，危害性大、病死率高，常分为单纯性梅毒性主动脉炎、梅毒性主动脉瘤、梅毒性主动脉瓣闭锁不全、梅毒性冠状动脉口狭窄或阻塞、心肌树胶肿。

（3）晚期神经梅毒：早期梅毒未经正规治疗是导致晚期神经梅毒的重要因素，临床上多为无症状神经梅毒、有梅毒性脑膜炎、脑血管梅毒和脑实质梅毒等。

4．胎传梅毒　又称先天梅毒，指患有梅毒的孕妇经胎盘将TP传播给胎儿，一般发生在妊娠4个月内。患儿2岁以内出现症状称为早期先天梅毒，2岁后出现症状称为晚期先天梅毒。

（1）早期先天梅毒：2岁以内发病，有传染性，特点是不发生硬下疳，可出现肝、脾、肺、骨关节损害。患儿出生时多表现正常，部分患儿早产、低体重，多在出生后3~8周出现症状，开始表现为营养差、消瘦、发育欠佳、皮肤干皱，以后发生皮肤黏膜和内脏损害。

1）皮肤黏膜损害：皮肤损害类似获得性二期梅毒的皮疹，为斑疹、斑丘疹、丘疹、疱疹、脓疱疹等多形性皮疹。其中水疱-大疱性皮损称为梅毒性天疱疮，具有高度诊断意义。口周和肛周等腔孔周围表现为湿疹样、脓疱样损害，可出现皲裂出血，以后可形成放射形瘢痕。扁平湿疣较获得性二期梅毒少见。掌跖可出现糜烂性浸润和脱屑，有时指（趾）甲脱落。

黏膜损害出现早，尤其是鼻黏膜最易受累，初期表现为卡他性炎症，分泌物中含有大量 TP，以后变得黏稠或脓性，重者毁及鼻骨。梅毒性鼻炎是早期先天梅毒最常见的特征之一。

2）骨损害：表现为骨软骨炎、骨膜炎、骨髓炎等，可伴有疼痛。鼻中隔受累，使鼻背塌陷形成鞍鼻；四肢骨受累重者，因活动会加剧疼痛，导致患儿不愿活动，似肢体麻痹，称为梅毒假瘫。

3）早期先天神经梅毒：临床上多为无症状神经梅毒，仅脑脊液检查异常，有症状者以脑膜炎多见，1/3 患者可有不同程度的脑水肿，其他有脑血管梅毒等。

4）其他损害：淋巴结和肝脾肿大、贫血、肾受累、眼受累等。

（2）晚期先天梅毒：2 岁以后发病。表现与晚期后天梅毒基本相似，以角膜、骨和神经系统损害最为严重。临床上可见活动性损害及标记性损害两种，后者为早期活动性梅毒损害所遗留的永久性标志，可以终生存在，具有特征性，有助于先天梅毒的诊断。

1）皮肤黏膜损害：症状与后天梅毒相似，唯发病率较低，其中以树胶肿多见，好发于硬腭、鼻黏膜，破溃后形成上腭穿孔和鞍鼻。结节性梅毒疹少见。

2）眼梅毒：以间质性角膜炎最常见，表现为角膜周围炎症显著，继而出现特征性弥漫性云雾状角膜，进而角膜部分或完全混浊，导致失明。

3）骨梅毒：多为骨膜炎，常累及股骨，引起胫骨肥厚前弓，称为军刀胫。其次为长骨或颅骨可发生树胶肿。较少见的骨损害为双侧渗出性关节炎，其特点为膝关节肿胀，轻度强直，不疼痛，称为 Clutton 关节。

4）神经梅毒：可发生脑膜、脑膜血管和脑实质梅毒，患者可出现一个或多个肢体麻痹、脊髓结核和麻痹性痴呆，第Ⅷ脑神经受累导致神经性耳聋、视神经萎缩。

5）标志性损害：Hutchinson 齿，切牙切缘中央呈半月状短缺，上宽下窄，牙体短而厚呈圆柱状，齿间隙增宽。实质性角膜炎，常见于 5 ~ 25 岁时，呈急性角膜炎（疼痛、流泪、失明），继之角膜混浊，部分或完全失明，抗梅毒治疗常无效。神经性耳聋，多发生于学龄儿童，成人罕见。先有眩晕，随之丧失听力，常与其他梅毒标志伴发，不单独出现。以上 3 种症状称哈钦森三联征。其他标志包括额骨圆凸、短颌、硬腭高耸、鞍鼻、桑椹齿、胸锁关节增厚、孔口周围放射状瘢痕、军刀胫、Clutton 关节、下颌骨相对隆凸等。

【组织病理】 早期梅毒的基本病变为：①血管内膜炎，血管内皮细胞肿胀、增生；②血管周围炎，血管周围可见大量的淋巴细胞和浆细胞浸润。晚期梅毒除上述变化外，尚有上皮样细胞和巨细胞肉芽肿性浸润，局部组织可有坏死。

【实验室检查】

1．梅毒螺旋体检查　适用于早期梅毒皮肤黏膜损害，如硬下疳、扁平湿疣、口腔黏膜斑等，其中硬下疳尤为重要，因梅毒血清反应在硬下疳出现 2 ~ 3 周始呈阳性。

（1）暗视野检查：是最常用的螺旋体检查方法，在暗视野显微镜下可观察到病损内的梅毒螺旋体，对早期诊断具有十分重要的价值。

（2）涂片染色检查法：可用镀银染色法，螺旋体染成棕黑色、背景为黄色。

（3）直接荧光抗体检查法：取患者皮损疮面血清，干燥后加兔抗人梅毒螺旋体荧光抗体，在荧光显微镜下观察，可见梅毒螺旋体呈亮绿色荧光，其他种类螺旋体不发光，此法特异性高，但敏感性差。多用于含 TP 量多的硬下疳和黏膜损害的检查。

2．梅毒血清学试验　是诊断梅毒必需的检查方法，血清学试验对诊断潜伏梅毒尤为重要。梅毒螺旋体感染人体后，可产生两种抗体。一种是非特异性的抗心脂质抗体，可用牛心脂质检测出，称非梅毒螺旋体抗原血清反应；另一种是特异性抗梅毒螺旋体抗体，可用梅毒螺旋体（活的或死的梅毒螺旋体，也可以是梅毒螺旋体的成分）检测出来，称为梅毒螺旋体抗原血清反应。

（1）非螺旋体抗原血清反应：为梅毒的非特异性梅毒血清反应，此种反应阳性率和敏感性高，方法简便、价格便宜，常作为常规试验及筛选试验。此外，梅毒患者经足够的抗梅毒治疗后，这种血清反应效价会下降、转阴，故常用于梅毒疗效观察、复发或再感染的判断。常用的非螺旋体抗原血清反应有：性病研究室玻片试验（VDRL）、血清不加热反应素试验（USR）、快速血浆反应素环状卡片试验（RPR）等。

（2）梅毒螺旋体抗原血清反应：敏感性及特异性均高，用作证实试验，判断非梅毒螺旋体试验阳性的真假性。缺点为此项试验费用高，需较高的设备条件，而且即使患者经足够的抗梅毒治疗后，血清反应亦不阴转或降低，故不适用于疗效观察、复发及再感染的判断。常用的螺旋体抗原血清反应有：荧光螺旋体抗体血清试验（FTA - ABS）、梅毒螺旋体血凝试验（TPHA）、梅毒螺旋体被动颗粒凝集实验（TPPA）等。

3. 脑脊液检查　以除外神经梅毒，检查项目包括 VDRL 试验、细胞计数、总蛋白测定等。

【诊断与鉴别诊断】　患者临床表现怀疑梅毒时，一般先用非螺旋体抗原血清反应（如 USR 或 RPR）作筛选检查，如果阴性一般可以否定梅毒；如果为阳性，且病史及体检符合梅毒者，即可以确定诊断。病史及体检不符合梅毒者，应进一步作梅毒螺旋体血清反应，如 FTA - ABS 试验，以除外生物学假阳性反应。

梅毒皮损多样，可以相似于多种皮肤病和性病，主要通过不洁性交史、典型的皮损（如硬下疳）、实验室检查等与其他疾病进行鉴别。

【预防与治疗】　治疗应遵循早诊断、早治疗的原则，用药规则、足量，治疗后要追踪观察，对传染源及性接触者应同时进行检查和治疗。

1. 早期梅毒（包括一期、二期及早期潜伏梅毒）

（1）青霉素：可选用苄星青霉素 G 240 万 U，分两侧臀部肌注，1 次/周，共 2 ~ 3 次；或普鲁卡因青霉素 G，80 万 U，1 次/日，肌注，连续 10 ~ 15 天，总量 800 万 ~ 1200 万 U。

（2）青霉素过敏者：可选用盐酸四环素 0.5g，每日 4 次口服，连续 15 天；或多西环素 0.1g，每日口服 2 次，连续 15 天；或红霉素 0.5g，每日 4 次口服，连续 15 天。

2. 晚期梅毒（包括三期皮肤、黏膜、骨骼梅毒，晚期潜伏梅毒或不能确定病期的潜伏梅毒）及二期复发梅毒

（1）青霉素：可选用苄星青霉素 G，240 万 U，分两侧臀部肌注，1 次/周，连续 3 周，共 3 次；或普鲁卡因青霉素 G，80 万 U，1 次/日，肌注，连续 20 天为 1 个疗程。2 周后进行第 2 个疗程。

（2）青霉素过敏者：可选用盐酸四环素 0.5g，每日口服 4 次，连续 30 天；或多西环素 0.1g，每日 2 次口服，连续 30 天；或红霉素 0.5g，每日 4 次口服，连续 30 天。

3. 心血管梅毒　应住院治疗，如有心力衰竭，应予以控制后，再开始抗梅治疗。

（1）青霉素：不选用苄星青霉素。为避免吉海（Jarisch - Herxheimer）反应的发生，青霉素注射前一天口服泼尼松 10mg，每日 2 次，连续 3 天。水剂青霉素 G 应从小剂量开始，逐渐增加剂量。首日 10 万 U 肌注 1 次；次日 10 万 U 肌注，每日 2 次；第三日 20 万 U 肌注，每日 2 次；自第四日用普鲁卡因青霉素 G，80 万 U 肌注，每日 1 次，连续 15 天为 1 个疗程，总量 1200 万 U，共 2 个疗程，疗程间休息 2 周。必要时可给予多个疗程。

（2）对青霉素过敏者，可选用下列方案治疗，但疗效不如青霉素可靠。盐酸四环素 0.5g，每日 4 次口服，连续 30 天；或多西环素 0.1g，每日 2 次口服，连续 30 天；或红霉素 0.5g，每日 4 次口服，连续 30 天。

4. 神经梅毒 应住院治疗，为避免吉海反应，可在青霉素注射前一天口服泼尼松 10mg，每日 2 次，连续 3 天。

（1）青霉素：可选用水剂青霉素 G，每日 1200 万～2400 万 U，静滴，即每次 200 万～400 万 U，每 4 小时 1 次，连续 10～14 天。继以苄星青霉素 G 240 万 U，1 次/周，肌注，连续 3 次。或普鲁卡因青霉素 G 240 万，每日 1 次，同时口服丙磺舒每次 0.5g，每日 4 次，共 10～14 天。继以苄星青霉素 G 240 万，1 次/周，肌注，连续 3 次。

（2）对青霉素过敏者，可选用下列方案，但疗效不如青霉素。盐酸四环素 0.5g，每日 4 次口服，连续 30 天；或多西环素 0.1g，每日 2 次口服，连续 30 天；或红霉素 0.5g，每日 4 次口服，连续 30 天。

5. 妊娠梅毒 根据孕妇梅毒分期不同，采用相应合适的青霉素方案进行治疗，用法及用量与同期其他梅毒患者相同（禁服四环素、多西环素），必要时可增加疗程。

（1）普鲁卡因青霉素 G，80 万 U/d，肌注，连续 10 天。妊娠初 3 个月内，注射 1 个疗程，妊娠末 3 个月注射 1 个疗程。

（2）对青霉素过敏者，只选用红霉素治疗，每次 0.5g，每日 4 次，早期梅毒连服 15 天，二期复发及晚期梅毒连服 30 天。妊娠初 3 个月与妊娠末 3 个月各进行 1 个疗程。但其所生婴儿应用青霉素补治。

6. 先天梅毒（胎传梅毒）

（1）早期先天梅毒（2 岁以内）：脑脊液异常者：水剂青霉素 G，10 万～15 万 U/(kg·d)，出生后 7 日以内的新生儿，以每次 5 万 U/kg，静注每 12 小时 1 次；出生 7 天以后的婴儿每 8 小时 1 次，直至总疗程 10～14 天。或普鲁卡因青霉素 G 肌注，5 万 U/(kg·d)，每日 1 次，连续 10～14 天。脑脊液正常者：苄星青霉素 G，5 万 U/(kg·d)，分两侧臀部肌注 1 次。

如无条件检查脑脊液者，可按脑脊液异常者进行治疗。

（2）晚期先天梅毒（2 岁以上）：水剂青霉素 G，20 万～30 万 U/(kg·d)，每 4～6 小时 1 次，静注或肌注，连续 10～14 天；或普鲁卡因青霉素 G 肌注，5 万 U/(kg·d)，连续 10～14 天为 1 个疗程。可考虑给第二个疗程。

较大儿童青霉素的用量，不应该超过成人同期患者的治疗用量。

对青霉素过敏者，可用红霉素治疗，7.5～12.5mg/(kg·d)，分 4 次口服，连服 30 天。8 岁以下儿童禁用四环素。

【治疗后随访及判愈标准】 梅毒经充分治疗，应随访 2～3 年。第一年每 3 个月复查 1 次，以后每半年复查 1 次，包括临床和血清学检查（非螺旋体抗原试验）。如在治疗后 6 个月内血清效价未有 4 倍下降，应视为治疗失败，或再感染，除需加倍重新治疗外，还应考虑是否需作脑脊液检查，以观察神经系统有无梅毒感染。一期梅毒在 1 年以内、二期梅毒在 2 年以内多数患者可转阴。少数晚期梅毒血清持续低效价（随访 3 年以上）可判为血清固定。神经梅毒要随访脑脊液，每半年 1 次，直至脑脊液完全转为正常。

女性艾滋病（female acquired immunodeficiency syndrome）

艾滋病的全称是获得性免疫缺陷综合征（acquired immunodeficiency syndrome，AIDS），感染人类免疫缺陷病毒（HIV）后，可导致机体的细胞免疫功能部分或完全丧失，继而发生条件致病性感染及恶性肿瘤等。

我国自 1985 年报告首例艾滋病患者以来，至 2007 年 10 月，全国累计报告艾滋病病毒感染者和艾滋病患者 223501 例，其中艾滋病患者 62838 例，死亡报告 22205 例。艾滋病病毒感染者中，男性占71.3%、女性占28.7%；艾滋病患者中，男性占60.6%、女性占39.4%。其中女性艾滋病病毒感染者及艾滋病患者所占比例有逐年增高趋势，这表明，女性感染HIV的危险性大于男性。

一、女性感染HIV的危险因素

有研究表明，女性感染HIV的危险性是男性的2~4倍，与以下因素有关。

（一）生物学方面的因素

1. 性交中女性暴露给（或接触到）性伴的性分泌物的黏膜面积比男性更大。

2. 感染了HIV的精液，其含有的病毒浓度要高于妇女的性分泌物。

3. 年轻妇女的生物性脆弱。生理上尚未成熟的子宫颈和不足量的阴道分泌物对HIV的屏蔽作用差。有证据表明，绝经后的女性，其易感性再次增加。

4. 性交时的撕裂和出血，无论是因为粗暴的性行为、强奸还是无保护的肛交，HIV感染的危险都会成倍增加。

5. 性伴中任何一方患有未治疗的性病，将使HIV传播危险增加约10倍。据统计，50%~80%的女性性病患者自觉症状不明显，或症状不易被发现。另外，在一夫一妻制中，女性通常不会怀疑自己处于被感染的危险之中。

（二）社会和经济方面的因素

1. 由于妇女的社会、经济及文化程度等地位相对较低，自主性受到削弱，又害怕男性伙伴的离弃或暴力，对采取性行为的方式和时间无法控制，因而难以控制HIV感染的危险。

2. 尽管通过广泛宣传HIV的传播途径、筛查输血用的血液、推广使用安全套、及时治疗性病等措施能有效降低HIV感染率，但在很多情况下很多女性并不能得到这些服务，或这些服务不适用于她们，如女性的配偶或性伴反对使用安全套等。截至2006年12月底，我国在接受产前保健服务的265万名孕产妇中，只有77.8%和74.0%的孕产妇接受了艾滋病咨询和检测。

3. 由于女性受教育的机会和时间少于男性，她们对其生殖系统以及HIV感染及性传播疾病的预防知识知之甚少，也增加了感染的机会和风险。

4. 女性的人权得不到尊重和保障，从而得不到同等的就学、接受培训和就业的机会，加重她们在经济上对男性或性伴的依赖性。对于性关系稳定的女性，即使怀疑她的伴侣感染了HIV，也往往不敢作出可能导致断绝生活来源的言行。而对于卖淫妇女来说，这种依赖就是不断地接客，使感染的机会和风险大大增加。

5. 性传播疾病会增加女性对HIV的生物脆弱性，加之女性患性传播疾病会带来比男性更严重的社会歧视，故即使已经出现了症状也常常得不到及时和完善的治疗。

二、艾滋病的临床表现

从初始感染HIV到终末期是一个较为漫长复杂的过程，在这一过程的不同阶段，与HIV相关的临床表现也是多种多样的。根据中国卫生部《艾滋病临床技术方案（试行）》的通知［卫医发（2005）19号］，即艾滋病诊疗指南，HIV/AIDS临床表现与分期如下。

1. 急性期　通常发生在初次感染HIV后2~4周。部分感染者出现HIV病毒血症和免疫系统急性损伤所产生的临床症状。大多数患者临床症状轻微，持续1~3周后缓解。临床表现以发热最为常见，可伴有咽痛、盗汗、恶心、呕吐、腹泻、皮疹、关节痛、淋巴结肿大及神经系统症状。

此期在血液中可检出HIV-RNA和P24抗原，而HIV抗体则在感染后数周才出现。$CD4^+$ T淋巴细胞计数一过性减少，同时CD4/CD8比率亦可倒置。部分患者可有轻度白细胞和血小板减少或肝功能异常。

2. 无症状期 可从急性期进入此期，或无明显的急性期症状而直接进入此期。

此期持续时间一般为6~8年。其时间长短与感染病毒的数量、型别，感染途径，机体免疫状况的个体差异，营养条件及生活习惯等因素有关。在无症状期，由于HIV在感染者体内不断复制，免疫系统受损，$CD4^+$ T淋巴细胞计数逐渐下降，同时具有传染性。

3. 艾滋病期 为感染HIV后的最终阶段。患者$CD4^+$ T淋巴细胞计数明显下降，多<200/μl，HIV血浆病毒载量明显升高。此期主要临床表现为HIV相关症状、各种机会性感染及肿瘤。

HIV相关症状：主要表现为持续1个月以上的发热、盗汗、腹泻；体重减轻10%以上。部分患者表现为神经精神症状，如记忆力减退、精神淡漠、性格改变、头痛、癫痫及痴呆等。另外还可出现持续性全身性淋巴结肿大，其特点为：①除腹股沟以外有两个或两个以上部位的淋巴结肿大；②淋巴结直径≥1cm，无压痛，无粘连；③持续时间3个月以上。

各系统常见的机会性感染及肿瘤如下：

呼吸系统：肺孢子菌肺炎（PCP）、肺结核以及复发性细菌、真菌性肺炎。

中枢神经系统：隐球菌脑膜炎、结核性脑膜炎、弓形虫脑病、各种病毒性脑膜脑炎。

消化系统：白念珠菌食管炎，巨细胞病毒性食管炎、肠炎；沙门菌、痢疾杆菌、空肠弯曲菌及隐孢子虫性肠炎。

口腔：鹅口疮、舌毛状白斑、复发性口腔溃疡、齿龈炎等。

皮肤：带状疱疹、传染性软疣、尖锐湿疣、真菌性皮炎和甲癣。

眼部：巨细胞病毒性及弓形虫性视网膜炎。

肿瘤：恶性淋巴瘤、卡波西肉瘤等。

需要注意的是，艾滋病期的临床表现呈多样化，并发症也不尽相同，所发疾病与当地流行现患率密切相关。

三、HIV/AIDS的诊断标准

根据中国卫生部《艾滋病临床技术方案（试行）》的通知［卫医发（2005）19号］，即艾滋病诊疗指南，HIV/AIDS诊断标准如下。

诊断原则：HIV/AIDS的诊断需结合流行病学史（包括不安全性生活史、静脉注射毒品史、输入未经抗HIV抗体检测的血液或血液制品、HIV抗体阳性者所生子女或职业暴露史等）、临床表现和实验室检查等进行综合分析，慎重作出诊断。诊断HIV/AIDS必须是HIV抗体阳性（经确认试验证实），而HIV RNA和P24抗原的检测有助于HIV/AIDS的诊断，尤其是能缩短抗体“窗口期”和帮助早期诊断新生儿的HIV感染。

1. 急性期 患者近期内有流行病学史和临床表现，结合实验室HIV抗体由阴性转为阳性即可诊断，或仅实验室检查HIV抗体由阴性转为阳性即可诊断。

2. 无症状期 有流行病学史，结合HIV抗体阳性即可诊断，或仅实验室检查HIV抗体阳性即可诊断。

3. 艾滋病期

（1）原因不明的持续不规则发热38℃以上，>1个月。

（2）慢性腹泻次数多于3次/日，>1个月。

（3）6个月之内体重下降10%以上。

（4）反复发作的口腔白念珠菌感染。

（5）反复发作的单纯疱疹病毒感染或水痘-带状疱疹病毒感染。

（6）肺孢子菌肺炎（PCP）。

（7）反复发生的细菌性肺炎。

（8）活动性结核或非结核分枝杆菌病。

（9）深部真菌感染。

（10）中枢神经系统占位性病变。

（11）中青年人出现痴呆。

（12）活动性巨细胞病毒感染。

（13）弓形虫脑病。

（14）青霉菌感染。

（15）反复发生的败血症。

（16）皮肤黏膜或内脏的卡波西肉瘤、淋巴瘤。

有流行病学史、实验室检查 HIV 抗体阳性，加上述各项中的任何一项，即可诊为艾滋病。或者 HIV 抗体阳性，而 $CD4^+$T 淋巴细胞数 <200/μl，也可诊断为艾滋病。

四、女性艾滋病的特点

（一）女性艾滋病患者的机会性感染和并发症与男性不同

1. 比男性 HIV 感染者更容易发生贫血。

2. Kaposi 肉瘤发生率为 1%，男性为 3%。肺孢子菌肺炎的发病率较男性艾滋病患者低。

3. 发生下生殖道感染的机会较多，如生殖器疱疹、念珠菌或滴虫性阴道炎和盆腔炎等。

4. 尿道感染亦较男性 HIV 感染发生多。

5. 妇女人乳头状瘤病毒感染的宫颈发育不良较常见，并易发生宫颈癌。

（二）HIV/AIDS 感染妇女中、晚期可能合并的妇科疾病

1. 外阴阴道感染　念珠菌感染常发生在疾病早期，每年可以发作多次，或间歇性加重。单纯疱疹病毒感染较常见，不仅侵犯外阴部，还影响阴道及肛门，呈顽固性，易复发。

2. 盆腔炎症性疾患　盆腔炎症疾患常累及输卵管、子宫、宫颈。各种病原菌均可引起盆腔感染，包括沙眼衣原体、淋球菌等，特别是结核性输卵管、卵巢脓肿易见。

3. 子宫颈上皮肿瘤　感染 HIV 的妇女在子宫颈上皮内肿瘤的发病率比正常妇女高，估计为 10∶1，人乳头状瘤病毒感染在致病方面起重要作用。

4. 月经功能　可发生月经过多、过少和闭经等。

五、HIV/AIDS 的抗反转录病毒治疗

根据中国卫生部《艾滋病临床技术方案（试行）》的通知［卫医发（2005）19 号］，即艾滋病诊疗指南，HIV/AIDS 的抗反转录病毒治疗如下。

（一）治疗目标　最大限度地抑制病毒的复制，保存和恢复免疫功能，降低病死率和 HIV 相关性疾病的发病率，提高患者的生活质量，减少艾滋病的传播。

（二）开始抗反转录病毒治疗的指征和时机

1. 成人及青少年开始抗反转录病毒治疗的指征和时机　根据艾滋病的临床分期及 CD4 细胞计数（个/μl）情况，决定是否进行抗反转录病毒治疗。

（1）急性感染期：无论 CD4 细胞计数为多少，均考虑进行治疗。

（2）无症状感染期：①CD4 细胞计数 >350/μl，无论血浆病毒载量的值为多少，定期复查，暂不治疗；②CD4 细胞计数在 200～350/μl 之间，定期复查，出现以下情况之一即进行治疗：CD4 细胞计数 1 年内下降 >30%，或血浆病毒载量 >10 万/ml。

（3）艾滋病期：无论 CD4 细胞计数为多少，均进行治疗；患者迫切要求治疗，且保证有良

好的依从性。

如果无法检测 CD4 细胞数，但出现临床症状，且淋巴细胞总数≤1200/μl 可以开始治疗。

在开始进行抗反转录病毒治疗前，如果患者存在严重的机会性感染，应控制感染后，再开始治疗。

2. 婴幼儿和儿童开始抗反转录病毒治疗的指征和时机　婴幼儿期，对于小于 18 个月婴儿体内有来自母体抗 HIV 抗体，首选应用 HIV DNA PCR 法检测，阳性可早期诊断 HIV 感染；如无条件，也可用 HIV RNA PCR 法来代替，两次检测阳性也可诊断 HIV 感染。

考虑到婴幼儿病情进展要比大龄的儿童和成人快，对于 < 12 个月龄的婴幼儿，可不考虑病毒学、免疫学指标及是否伴有临床症状的改变，建议治疗。

1 岁以上的儿童，艾滋病期或 $CD4^+$T 淋巴细胞的百分数 < 15% 建议治疗；如果 $CD4^+$T 淋巴细胞介于 15% ~20% 之间，推荐治疗，如果介于 21% ~25% 之间建议延迟治疗、密切监测患者 $CD4^+$T 淋巴细胞的变化。无临床症状，$CD4^+$T 淋巴细胞 > 25%，建议延迟治疗，定期随访，监测临床表现、免疫学及病毒学指标的变化。

（三）国内现有抗反转录病毒（antiretrovirus，ARV）药物　目前国内的抗反转录病毒药物共 12 种，分为 3 类，即核苷类反转录酶抑制剂（NRTIs）、非核苷类反转录酶抑制剂（NNRTIs）及蛋白酶抑制剂（Pis）。具体用法、用量及主要副作用如下。

1. 核苷类反转录酶抑制剂

（1）齐多夫定（zidovudine，AZT）：成人：0.3 克/次，2 次/日；新生儿/婴幼儿：2mg/kg，4 次/日；儿童：0.16g/m^2，3 次/日。

主要副作用：①骨髓抑制、严重的贫血或中性粒细胞减少症；②胃肠道不适：恶心、呕吐、腹泻等；③CPK 和 ALT 升高；乳酸酸中毒和/或肝脂肪变性。

（2）拉米夫定（lamividine，3TC）：成人：0.15 克/次，2 次/日或 0.3 克/次，1 次/日；新生儿：2mg/kg，2 次/日；儿童：4mg/kg，2 次/日。

主要副作用：少，且较轻微。偶有头痛、恶心、腹泻等不适。

（3）去羟肌苷（didanosine，ddI）：片剂：成人：体重≥60kg，0.2 克/次，2 次/日；体重 < 60kg，0.125 克/次，2 次/日；散剂：成人：体重≥60kg，0.25 克/次，2 次/日，体重 < 60kg，0.167 克/次，2 次/日；新生儿/婴幼儿：50mg/m^2，每天 2 次；儿童：0.12g/m^2，每天 2 次，空腹服用。

主要副作用：①胰腺炎；②外周神经炎；③消化道不适，如恶心、呕吐、腹泻等；④乳酸酸中毒和/或肝脂肪变性。

（4）司坦夫定（stavudine，d4T）：成人：体重≥60kg，40 毫克/次，2 次/日；体重 < 60kg，30 毫克/次，2 次/日；儿童：1mg/kg，2 次/日（体重 > 30kg 按 30kg 计算）。

主要副作用：①外周神经炎；②胰腺炎；③乳酸酸中毒和/或肝脂肪变性。

（5）阿巴卡韦（abacavir，ABC）：成人：0.3 克/次，2 次/日；新生儿/婴幼儿：不建议用本药；儿童：8mg/kg，2 次/日，最大剂量 0.3g，2 次/日。

主要副作用：①高敏反应，一旦出现高敏反应应终身停用本药；②恶心、呕吐、腹泻等。

（6）combivir（AZT + 3TC）：商品名双汰芝，为齐多夫定和拉米夫定的复合制剂。成人：1 片/次，2 次/日。主要副作用同 AZT 和 3TC。

（7）trizivir（AZT + 3TC + ABC）：商品三协唯，为齐多夫定、拉米夫定和阿巴卡韦的复合制剂。成人：1 片/次，2 次/日。主要副作用同 AZT、3TC 和 ABC。

2. 非核苷类反转录酶抑制剂

（1）奈韦拉平（nevirapine，NVP）：成人：0.2 克/次，2 次/日；新生儿/婴幼儿：5mg/kg，

2次/日；儿童：<8岁，4mg/kg，2次/日；>8岁，7mg/kg，2次/日。

注意：奈韦拉平有导入期，即在开始治疗的最初14天，需先从治疗量的一半开始（每日1次），如果无严重的副作用才可以增加到足量（每日2次）。

主要副作用：①皮疹，出现严重的或可致命性的皮疹后应终身停用本药；②肝损害，出现重症肝炎或肝功能不全时，应终身停用本药。

（2）依非韦伦（efavirenz，EFV）：体重>40kg及成人：0.6克/次，1次/日；儿童：体重15~25kg：0.2~0.3g，1次/日；25~40kg：0.3~0.4g1次/日，睡前服用。

主要副作用：①中枢神经系统毒性，如头晕、头痛、失眠、非正常思维等；②皮疹；③肝损害；④高脂血症和高甘油三酯血症。

3. 蛋白酶抑制剂

（1）印第那韦（indinavir，IDV）：成人：0.8克/次，3次/日；儿童：0.5g/m^2，3次/日。空腹服用。

主要副作用：①肾结石；②对血友病患者有可能加重出血倾向；③腹泻、恶心、呕吐等；④甲外翻、甲沟炎、脱发、溶血性贫血等；⑤高胆红素血症；⑥高脂血症、糖耐量异常、脂肪重新分布等PI类药物共性毒副作用。

（2）利托那韦（ritonavir，RTV）：成人：在开始服药的2周内将剂量逐渐增加至0.6克/次，2次/日。通常为：第1、2天，口服0.3克/次，2次/日；第3~5天，口服0.4克/次，2次/日；第6~13天，口服0.5克/次，2次/日。

主要副作用：①恶心、呕吐、腹泻、头痛等；②外周神经感觉异常；③转氨酶和γGT的升高；④血脂异常；⑤糖耐量降低，但极少出现糖尿病；⑥应用时间较长时可出现脂肪的重新分布。

（3）洛匹那韦（lopinavir）/利托那韦（LPV/RTV）/kaletra：成人：3粒/次，2次/日（kaletra每粒含LPV 133.3mg，RTV 33.3mg）；儿童：7~15kg，LPV 12mg/kg和RTV 3mg/kg，每天2次；15~40 kg，LPV 10 mg/kg和RTV 2.5mg/kg，每天2次。

主要副作用：腹泻、恶心、血脂异常；也可出现头痛和转氨酶升高。

（四）几种推荐用药方案 每种方案都有其优缺点，如毒性、耐药性对以后治疗产生的影响、实用性和可行性等，需根据患者的具体情况来掌握。现以我国已有药物为基础推荐以下几种组合方案。

1. 成人 一线推荐方案：AZT（或d4T）+3TC+EFV（或NVP）。替代方案：①AZT（或d4T）+3TC+IDV；②ddI+d4T+EFV（或NVP）；③AZT+ddI+EFV（或NVP）。

2. 儿童 儿童治疗首选3种抗病毒药物联合治疗方案。许多成人使用的ARV药物在根据儿童体重和体表面积改变药物配方后也可以用于儿童。

一线药物：①2NRTIs加一种非核苷类药物（NVP或EFV）；②2NRTIS+EFV（用于3岁以上或能够吞服胶囊的儿童）；③2NRTIs+NVP（用于3岁以下或是不能吞服胶囊的儿童）。

替代方案：2NRTIs加一种PI，PI首选LPV/RTV；由于IDV需要大量饮水，并需要8小时服用1次，故推荐为次选。

3. 孕妇 孕妇与成人开始抗病毒治疗的时机相同，但必须同时考虑：①采用的治疗方案要有能同时降低母婴传播的效果；②必须权衡抗病毒药物对孕妇、胎儿和新生儿的影响。

一般原则是妊娠前已应用HAART的，不建议停用治疗；如原方案中无AZT，在可能的情况下，应加入AZT；如未开始治疗的孕妇在妊娠的前3个月一般不推荐治疗。

有研究表明，在应用d4T治疗过程中，发生乳酸性酸中毒或肝脂肪变性的概率大于应用其他核苷类药物，在孕妇尤其明显。因此在HIV感染的孕妇中，不主张应用含d4T的方案。由于EFV对胎儿有致畸性，至少在妊娠的前3个月应避免应用EFV。因孕妇服用PIs类的药物有发生妊娠糖尿病的危险，从而增加巨大儿、流产、早产和死胎等的危险，故PI类药物一般不推荐使用。

推荐AZT+3TC+NVP可以作为孕妇的一线方案。

需要指出的是，对于孕妇应用ARV副作用资料，多来源于动物模型、发生的病例、注册的资料以及临床科研，在孕妇中应用ARV的药代动力学情况以及安全性的相关资料尚有限。

4. 同时合并有结核的HIV/AIDS患者　由于抗结核药物和ARV会出现药物间相互影响，加重肝毒性，故对诊断结核时未接受抗病毒治疗的TB/HIV合并感染者，一般建议在开始ARV治疗前先完成结核的治疗。但对于AIDS晚期患者，推迟ARV治疗可能会影响患者生存，故建议：如患者$CD4^+$T淋巴细胞计数<50/μl，当结核治疗有效，病情有好转即开始抗病毒治疗；如$CD4^+$T细胞计数在50~200/μl，结核治疗强化阶段结束开始抗病毒治疗。

如果需要同时服用抗结核药物和抗HIV药物，首选药物包括AZT/3TC或者d4T/3TC加另外一种非核苷类药物或者是ABC。如果服用非核苷类药物，则EFV是首选的配伍药物，因为其对结核治疗过程中肝脏毒性作用小于NVP。但其剂量可能需要增加到0.8g/d。在结核治疗过程中不推荐使用蛋白酶抑制剂，因为后者和利福平具有拮抗作用。

5. 静脉吸毒药物依赖者　对静脉药物依赖患者开始抗病毒治疗的时机与普通患者相同。在静脉药物依赖者中开展ARV治疗、提高依从性和可持续性是治疗成功的关键。开始前，应向患者提供充分信息，评估依从性所面临的潜在障碍。在自愿的基础上开展治疗，增加治疗成功的概率，以免导致治疗失败和耐药性。

对于静脉药物依赖患者来说，最好采用简单的治疗方案、固定剂量联合方案。d4T+3TC+NVP是一种比较理想的方案，但应注意NVP的肝毒性。

注意抗病毒药物和其他药物，尤其是美沙酮之间存在的药物相互反应。研究证明，AZT与美沙酮联用时浓度会上升约40%，到目前为止，还没有任何经验表明可以减少AZT剂量，但应密切监控AZT的毒性或避免二者合用。ddI与美沙酮联用时浓度被发现会降低约60%。这可能会导致ddI剂量不足、病毒抑制不完全和形成抗药性。此外，抗病毒药物，如奈韦拉平、依发韦仑会通过诱导细胞色素P450系统降低美沙酮的浓度，在某些患者中出现阿片戒断症状（多在开始治疗后的4~8天出现）。故在开始新的抗病毒治疗后，应对这些患者开展经常性的医学评估，以监控戒断症状。

（五）疗效的评估　治疗的有效与否主要是通过3个方面进行评估，即病毒学指标、免疫学指标和临床症状，病毒学的改变是最重要的指标。

1. 病毒学指标　对于应用HAART方案治疗的患者，大多数患者血浆中病毒载量的水平4周内应下降1个log以上，在治疗后的3~6个月，病毒载量即可达到检测不到的水平。

2. 免疫学指标　经HAART治疗3个月后，$CD4^+$T淋巴细胞计数与治疗前相比增加30%即提示治疗有效，或在治疗第一年后$CD4^+$T淋巴细胞计数增长100/μl，提示治疗有效。

3. 临床症状　当治疗有效时，临床症状能够缓解，机会性感染的发病率和艾滋病的死亡率可以大大降低。

（六）换药的指征和原则

1. 换药的指征

（1）存在治疗失败的情况：①经HAART 8周后，血浆中病毒载量比原水平降低没有超过1 log或HAART 6个月后，血浆中病毒载量没有降至“测不出”的水平；②血浆中病毒载量经HAART治疗已达到“测不出”的水平后又出现明显反跳；③$CD4^+$T淋巴细胞计数不升高或治疗过程中出现$CD4^+$T淋巴细胞计数下降且低于治疗前的水平；④HAART过程中，患者仍反复出现机会性感染或HIV相关性疾病。

（2）出现ARV药物的严重副作用：如骨髓抑制、胰腺炎、重症皮疹、高脂血症、严重的肝功能异常等。

2. 换药的原则

（1）治疗失败的换药原则：①根据耐药试验结果进行分析后，对出现耐药的药物进行更换；②无法进行耐药试验，在可能的条件下应更换所有的治疗药物。

（2）因药物副作用换药的方案可参照下表（以我国现有药物为基础）。

换药的方案表

治疗药物	换药的原因	可更换的药物
AZT	骨髓抑制作用、严重的胃肠道反应	d4T
d4T	外周神经炎、胰腺炎	AZT
	脂肪丢失或脂肪重新分布	
NVP	严重的肝损害；重症非致命性的皮疹	EFV
	致命性的皮疹（高敏反应）	IDV
EFV	中枢神经系统毒性	NVP

六、HIV 感染的母婴垂直传播处理

根据中国卫生部《艾滋病临床技术方案（试行）》的通知［卫医发（2005）19 号］，即艾滋病诊疗指南，阻断 HIV 母婴垂直传播的有效措施为：产科干预 + 抗病毒药物干预 + 人工喂养。应用此综合措施，可使母婴垂直传播率降低为 1% ~2%。自愿咨询和检测（VCT）是所有母婴垂直传播预防项目的先决条件，也是最重要的内容之一。

（一）产科干预

1. 终止妊娠　对于已确定的艾滋病病毒感染孕妇要给予相关知识的指导，使其认识到艾滋病病毒感染的危害，强调妊娠、分娩和产后哺乳有将艾滋病病毒传染给胎婴儿的危险，但是否终止妊娠应根据其个人意愿而定，并应进行产前咨询。

（1）对于要求做人工流产的艾滋病病毒感染孕妇，应尽早手术，以减少并发症的发生。

（2）对于要求继续妊娠的孕妇，应给予优孕、优育、孕期保健、产前哺乳准备以及产后母乳喂养等问题的咨询，并采取相应的阻断措施。

2. 分娩方式

（1）剖宫产分娩：择期剖宫产可降低母婴传播概率，但急诊剖宫产对预防艾滋病母婴传播没有明显作用。一般择期剖宫产的时机选择在妊娠 38 周。

（2）阴道分娩：会阴侧切术、产钳或吸引器助产等，除非有必要的产科指征，否则避免使用。如果出现胎膜早破或临产早期出现胎膜破裂，应积极处理，缩短产程。

（二）抗反转录病毒药物干预　对孕妇进行抗病毒治疗时，必须权衡抗病毒药物对孕妇、胎儿和新生儿的影响。目前常用治疗方案：

1. AZT + NVP 联合用药　孕妇自妊娠 28 周开始服用 AZT 0. 3g，口服，每日 2 次，至分娩。分娩过程中每 3 小时 AZT 0. 3g，口服，至分娩结束。孕产妇临产后服用 NVP 0. 2g，若孕妇服药 24 小时后仍未分娩，则于临产后给予重复剂量 NVP 0. 2g。若选择性剖宫产，应在手术前 2 小时服用 NVP 0. 2g。婴儿出生后 72 小时内一次性服用 NVP 2mg/kg，最多不超过 6mg。

2. AZT + 3TC 联合用药　孕妇从妊娠 36 周开始服用 AZT 0. 3g + 3TC 0. 15g，每天 2 次，至

分娩。分娩过程中 AZT 0.3g，3 小时 1 次，3TC 0.15g，每日 2 次，至分娩结束。产后产妇 AZT 0.3g，每日 2 次，3TC 0.15g，每日 2 次，持续用药 7 天。

新生儿 AZT 4mg/kg，每日 2 次，3TC 2mg/kg，每日 2 次，持续用药 1 周。

3. NVP 方案 孕产妇临产后服用 NVP 0.2g，若孕妇服药 24 小时后仍未分娩，则于临产后给予重复剂量 NVP 0.2g。若选择性剖宫产，应在手术前 2 小时服用 NVP 0.2g。婴儿出生后 72 小时内一次性服用 NVP 2mg/kg，最多不超过 6mg。若新生儿服用 NVP 1 小时内呕吐，则应重复服用 NVP1 次。

（三）产后阻断

1. 提供喂养咨询 对于 HIV 阳性产妇提供细致周到的喂养咨询服务，使其知道如何通过改变喂养方式，最大限度的降低婴儿感染 HIV 的可能，帮助其处理因改变喂养方式而遇到的心理和社会问题。

2. 确保产后良好的营养 产妇哺乳期应进食富有营养的饮食；应补充铁、叶酸、锌和其他微量元素；产后应补充高剂量的维生素 A。

3. 指导正确的喂养技术，注意哺乳期乳房的保护。乳头皲裂、乳腺炎和乳腺脓肿显著增加母乳传播 HIV 的危险。

4. HIV 阳性产妇婴儿的喂养方式选择 ①人工喂养：人工喂养可以完全杜绝 HIV 通过母乳传播给新生儿的可能，是最安全的喂养方式；②单纯母乳喂养：单纯母乳喂养的婴儿比混合喂养更安全。早期断奶非常重要；③其他喂养方式：将从产妇体内挤出的母乳进行消毒处理后再哺乳，通常的方法是巴氏消毒法。

七、常见机会性感染的诊治与预防

根据中国卫生部《艾滋病临床技术方案（试行）》的通知［卫医发（2005）19 号］，即艾滋病诊疗指南，常见机会性感染的诊治与预防如下。

（一）肺孢子菌肺炎

1. 诊断 ①起病隐匿或亚急性，干咳，气短和活动后加重，可有发热、发绀，严重者发生呼吸窘迫；②肺部阳性体征少，或可闻及少量散在的干湿啰音。体征与疾病症状的严重程度往往不成比例；③胸部 X 线检查：可见双肺从肺门开始的弥漫性网状结节样间质浸润，有时呈磨玻璃状阴影；④血气分析：低氧血症，严重病例动脉血氧分压（PaO_2）明显降低，常在 60mmHg 以下；⑤血乳酸脱氢酶常升高；⑥确诊依靠病原学检查，如痰液或支气管肺泡灌洗/肺组织活检等发现肺孢子菌的包囊或滋养体。

2. 治疗

（1）对症治疗：卧床休息，给予吸氧、改善通气功能，注意水和电解质平衡。如患者进行性呼吸困难明显，可人工辅助呼吸。中重度 PCP 患者（PaO_2 < 70mmHg 或肺泡 - 动脉血氧分压差 > 35mmHg），可用泼尼松 40mg，每日 2 次口服 5 天；改 20mg 每日 2 次 口服 5 天；20mg 每日 1 次口服至抗 PCP 结束；如静脉用甲基泼尼松龙，用量为上述泼尼松的 75%。

（2）病原治疗：①首选复方新诺明 9 ~ 12 片/日（TMP 每日 15mg/kg，SMZ 每日 0.1g/kg），口服，每日 3 ~ 4 次，疗程 2 ~ 3 周。复方新诺明针剂（剂量同上），每 6 ~ 8 小时 1 次，静滴；②替代治疗：氨苯砜 0.1g，口服，每日 1 次；③联合应用甲氧苄啶 0.20 ~ 0.4g，口服，每日 2 ~ 3 次，疗程 2 ~ 3 周。或克林霉素 0.6 ~ 0.9g，静注，每 6 小时 1 次，或 0.45g 口服，每 6 小时 1 次；④联合应用伯氨喹 15 ~ 30mg，口服，每日 1 次，疗程 2 - 3 周。或喷他脒，3 ~ 4mg/kg，每日 1 次，缓慢静滴（60 分钟以上），疗程 2 ~ 3 周。

3. 预防 ①预防指征：$CD4^+$ T 淋巴细胞计数 < 200/μl 的成人和青少年，包括孕妇及接受

HAART 治疗者；②药物选择：首选复方新诺明，体重≥60kg 者，2 片/日，体重＜60kg 者，1 片/日。若患者对该药不能耐受，替代药品有氨苯砜和 TMP。患 PCP 患者经 HAART 治疗使 $CD4^+$T 淋巴细胞增加到＞200/μl 并持续≥6 个月，可停止预防用药。如果 $CD4^+$T 淋巴细胞计数又降低到＜200/μl，应重新开始预防用药。

（二）结核病

1. 诊断　临床证实有活动性结核。

2. 治疗　HIV 阳性患者一旦并发结核病，其治疗原则与常规抗结核治疗方法相同，但疗程应适当延长。抗结核药物使用时应注意与抗病毒药物之间存在相互作用及配伍禁忌。

治疗药物：异烟肼（H）、丁胺卡那（A）、利福平（R）、利福喷丁（L）、乙胺丁醇（E）、对氨基水杨酸钠（PAS）、吡嗪酰胺（Z）及链霉素（S）。

化疗方案：仅列举 2 个初治常见化疗方案，更多治疗方案见中国国家结核病防治指南，各种药物的剂量按照说明书使用。

（1）2HRZE/4HR：强化期：2 个月，H、R、Z、E 每日 1 次；继续期：4 个月，H、R 每日 1 次。

（2）2H3 R3 Z3 E3/4H3 R3：强化期：2 个月，H、R、Z、E、隔日 1 次；继续期：4 个月，H、R 隔日 1 次。

3. 预防　艾滋病患者并不是都必须对结核病进行化学药物预防，但临床医师可参考以下意见进行预防性化疗：患者的 $CD4^+$T 淋巴细胞计数＜200/μl 时，可进行预防性化疗，其方案是：①异烟肼＋利福喷丁，连续服用 4～6 个月；②异烟肼，连续服用 12 个月。

（三）分枝杆菌感染

1. 诊断　分枝杆菌感染的临床症状同活动性结核病相似，但全身播散性病变更为常见。确诊：血培养、痰培养、支气管肺组织活检、痰支气管冲洗物培养为非结核分枝杆菌。

2. 治疗　其他分枝杆菌治疗同结核病的治疗。

鸟分枝杆菌（MAC）治疗：首选治疗方案为克拉霉素 0.5 克/次，2 次/日，或阿奇毒素 0.6g/d，加乙胺丁醇 15mg/(kg·d)，分次服，重症患者可同时联合应用利福布汀 0.3～0.6g/d，或阿米卡星每次 10mg/kg，肌内注射，1 次/日，疗程 6 个月。替代治疗方案：利福布汀 0.3～0.6g/d，加阿米卡星每次 10mg/kg，肌内注射，1 次/日，加环丙沙星 0.75 克/次，2 次/日，疗程 6 个月。

3. 预防　艾滋病患者并不是都必须对非结核分枝杆菌病进行化学药物预防，医师根据临床可参考以下意见。艾滋病患者，当 $CD4^+$T 淋巴细胞＜50/μl 者，可预防性治疗，以减少发生播散性 MAC 的概率。方案是克拉霉素 0.5 克/次，2 次/日；或阿奇霉素，1.2g/w。如患者经 HAART 治疗使 $CD4^+$T 淋巴细胞增加到＞100/μl 并持续≥6 个月，可停止预防用药。

（四）巨细胞病毒视网膜脉络膜炎

1. 诊断　临床常见的表现为快速视力下降，确诊有赖于眼底镜检查。

2. 治疗　①更昔洛韦 5mg/(kg·d)，分 2 次静滴，2～3 周后改为 5mg/(kg·d)，每日 1 次，终身维持。该药可引起白细胞减少，血小板减少和肾功能不全。病情危重或单一药物治疗无效时可联用膦甲酸钠 90mg/kg 静滴，每日 2 次。若为视网膜炎亦可球后注射更昔洛韦；②膦甲酸钠 90mg/kg 静滴，每日 2 次，应用 2～3 周后改为长期 90mg/kg 静滴，每日 1 次。该药可导致肾功能不全、恶心及电解质紊乱，若肌酐清除率异常，则需调整剂量。

3. 预防　对于 $CD4^+$T 淋巴细胞计数＜200/μl 的 AIDS 的患者，应定期检查眼底。一旦出现 CMV 病，应积极治疗，在疾病控制之后需终身服药以预防复发。对于 $CD4^+$T 淋巴细胞计数＜50/μl 的 AIDS 的患者应常规给予预防服药（更昔洛韦口服），在经 HAART 治疗有效的患者若其

$CD4^+$T 淋巴细胞计数≥100/μl 且持续 6 月以上，可以考虑停止预防给药。

（五）弓形虫脑病

1. 诊断 弓形虫脑病常发生在 $CD4^+$T 淋巴细胞计数 <100/μl 的患者。表现为局灶性或弥漫性中枢神经系统损害，有头痛、低热、嗜睡、躁动和昏睡，局灶症状包括癫痫和脑卒中，其他症状包括复视、偏盲、失明、步态不稳、肌阵挛、颤动、人格改变、幻觉和晕厥。脑膜炎不常见。脑 CT 为一个或多个低密度病灶，增强扫描呈环状或结节样增强。脑 MRI 较 CT 更敏感，典型的 MRI 表现为颅内多发长 T1 和长 T2 信号。确诊依靠脑活检。

2. 治疗 首选乙胺嘧啶 0.1g，口服，2 次/日，此后 50～75mg/d 维持，磺胺嘧啶 1～1.5g，口服，4 次/日，疗程一般为 3 周，重症患者和临床、影像学改善不满意患者疗程可延长至 6 周以上。不能耐受者和磺胺过敏者可以选用克林霉素 0.6 克/次，静脉给药，每 6 小时 1 次，联合乙胺嘧啶。为减少血液系统不良反应，可合用甲酰四氢叶酸 10～20mg/d。

3. 预防 对无弓形虫脑病病史但 $CD4^+$T 细胞计数 <100/μl，且弓形虫抗体 IgG 阳性的患者应常规用复方新诺明 2 片/日预防，对既往患过弓形虫脑病的患者要长期用乙胺嘧啶（25～50mg/d）+联合磺胺嘧啶（2～4g/d）预防。患者经 HAART 治疗使 $CD4^+$T 细胞增加到 >200/μl 并持续≥6 个月时，可停止预防用药。对弓形虫抗体阴性且 $CD4^+$T 细胞计数 <100/μl 的患者应避免弓形虫感染。具体措施包括：肉类食物应在 -20℃冷藏；肉类食物要煮熟（至少 60℃以上）以杀灭组织中的包囊；蔬菜水果要清洗干净；不养宠物。

（六）真菌感染

1. 诊断 临床诊断为真菌感染，常见的是念珠菌感染和新型隐球菌感染。

2. 治疗

（1）念珠菌感染：口腔念珠菌感染的首选治疗是制霉菌素局部涂抹加碳酸氢钠漱口水漱口，如果对上述治疗无反应，可以给予氟康唑口服，0.05～0.1 克/次，1 次/日，疗程 1～2 周。食管念珠菌感染，氟康唑首剂 0.2g/d，后改为 0.1 日/次，1 次/日，1～2 周，重症患者氟康唑可增加剂量和延长疗程。对复发性念珠菌感染建议氟康唑 0.1g/d，长期服用。

（2）新型隐球菌脑膜炎

1）降颅压治疗：首选甘露醇，重症者可行侧脑室外引流。

2）抗真菌治疗：首选两性霉素 B，第 1 天 1mg，加入 5% 的葡萄糖 500ml 缓慢静滴（不宜用生理盐水，需避光），滴注时间 6～8 小时，第 2 天和第 3 天各为 2mg 和 5mg，加入 500ml 葡萄糖滴注。若无反应第 4 天可以增量至 10mg。若无严重反应，则每天增加 5mg，直至每日 30～40mg（最高剂量 50mg/d）。疗程需 3 个月以上，两性霉素 B 的总剂量为 2～4g。

本药不良反应较大，需严密观察。本药与氟胞嘧啶合用具有协同作用，后者剂量为 0.1g/(kg·d)，二者共同使用至少 8～12 周。本药也可与氟康唑联合使用，氟康唑 0.2g/d，口服或静滴，疗程 8～12 周。

3）必要时可由脑室引流管注射两性霉素 B 0.5～1 毫克/次，隔日 1 次。

4）病情稳定后可改用氟康唑维持，0.2 克/次，1 次/日，长期维持，以预防复发。

（李承让 弓娟琴 李晶冰）

第二章 乳房皮肤病

乳房湿疹（breast eczema）

乳房湿疹与身体其他部位皮肤的湿疹一样，是一种皮肤变态反应性疾病，中医称之为“乳头风”，是指乳头、乳晕、乳房及其周围皮肤出现红斑、丘疹、水疱、糜烂、渗出、结痂等多形性皮疹，伴有瘙痒的疾病。多见于中青年的哺乳期女性。

【病因及发病机制】 乳房湿疹的病因复杂，与机体的过敏素质有密切关系。以哺乳期的妇女最常见，因此还可能与婴儿吮吸乳头、乳汁等刺激有关。患者多为过敏体质，常有过敏性疾病病史。授乳、婴儿的吮吸、局部的过分潮湿、过多使用肥皂等局部刺激，常可诱发乳头及附近皮肤的过敏性反应，而出现乳房湿疹。有些患者对某些物质具有高度的敏感性，每当接触到某些物质即引起湿疹，如丝织物、动物皮毛、某种肥皂、化妆品、染料等。此外，还有某些食物（如鱼、虾等）、药物以及失眠、精神紧张、劳累过度等，也可诱发或加重乳房湿疹。

【临床表现】 以哺乳期妇女多见，通常是双侧发病，也可只累及单侧，通常发生在乳晕、乳头和乳房下部，严重者可延及整个乳房皮肤，常常反复发作，迁延不愈。

临床表现有急性、亚急性和慢性湿疹之分。急性乳房湿疹常在皮肤表面红斑的基础上出现大小不等的密集的粟粒样丘疹、丘疱疹、水疱，伴剧烈瘙痒。抓破后破损处出现糜烂及浆液性渗出，表面可结痂，若合并细菌感染可出现脓性分泌物。亚急性乳房湿疹，是由急性湿疹延续而来。皮疹多为小丘疹或斑块、脱屑、糜烂和结痂，并伴局部瘙痒和灼热感，尤其夜间更甚。慢性乳房湿疹，由急性、亚急性湿疹反复发作所致。皮疹多为浸润性斑块、肥厚，搔抓后可形成苔藓样变，还可出现皲裂、脱屑、抓痕等。

【组织病理】

1．急性期 主要变化在表皮，表现为细胞间及细胞内水肿，可出现海绵形成，棘层及角层下水疱，疱内含少数淋巴细胞、中性粒细胞和细胞碎片。在水疱周围的表皮细胞间可见移入表皮的淋巴细胞及中性粒细胞。真皮上部血管扩张，结缔组织水肿，血管周围轻度的炎细胞浸润，主要为淋巴细胞、中性粒细胞和嗜酸性粒细胞。

2．亚急性期 可见表皮细胞内水肿、海绵形成以及少数水疱，轻度的表皮肥厚和角化不全，真皮血管周围较多的淋巴细胞浸润。

3．慢性期 表现为棘层肥厚，表皮突延长，伴有角化过度和角化不全，真皮上部可见血管周围淋巴细胞浸润，还可见嗜酸性粒细胞和成纤维细胞。可见毛细血管增生，内皮细胞肿胀。

【诊断与鉴别诊断】 根据中青年哺乳期妇女的乳头乳晕区皮肤出现的红斑、丘疹、水疱等多形性皮损，诊断不难。但需与乳房湿疹样癌相鉴别，后者发病年龄较大，50岁前后多见。突然出现单侧的乳房湿疹样改变，甚至有溃疡形成与乳头的溃烂或消失。后期可出现乳房内肿块及乳头溢液或其他改变。皮肤组织病理检查可有助于鉴别诊断。

【治疗】 乳房湿疹病因较复杂，治疗以对症治疗为主。一般防治原则：①积极寻找病因，去除诱发因素，如治疗内分泌、消化道等相关的疾病；②保持心情舒畅，避免精神紧张和过度劳累；③忌食辛辣刺激性食物、海腥鱼虾及牛羊肉等；④局部避免搔抓、热水、肥皂等刺激；⑤哺乳期妇女要勤换内衣，养成良好的哺乳习惯，注意婴儿的口腔卫生；⑥加强体育锻炼，增强机体对疾病的抵抗能力。

1．局部治疗 根据皮肤损害炎症情况来选择适当的剂型和药物。急性皮炎有明显渗出时可用3%硼酸溶液、1∶10000高锰酸钾溶液做冷湿敷；急性皮炎红肿、水疱，渗出不多者可选用氧化锌油。轻度红肿、丘疹、水疱，无渗出者使用炉甘石洗剂，其中可加入适量苯酚、薄荷脑或樟脑以止痒。亚急性皮炎可用2%～5%的糠馏油、煤焦油乳剂或糊剂，以及各种糖皮质激素霜剂。慢性湿疹可用各种糖皮质激素霜剂或软膏，皮损肥厚者可选用50%松馏油软膏、20%黑豆馏油软膏或维A酸类药物等。限局性慢性湿疹还可选用浅层X线或放射性核素^{32}P、^{90}Sr治疗。

2．系统治疗 哺乳期妇女要慎用内服药物治疗，以免影响婴儿健康。可以选择口服第二代抗组胺药物，如西替利嗪、氯雷他定、依巴斯汀、咪唑斯汀、地氯雷他定、左西替利嗪、非索非那定等，必要时可两种药物配合使用或交替使用，或与第一代抗组胺药物伍用，如安泰乐、二苯环庚啶等。影响睡眠者，可在晚餐后或睡前服药。对急性期渗出明显者可给予糖皮质激素口服或肌注，可迅速缓解症状。但因其不良反应较多，不可滥用或长期使用。

3. 中医中药治疗　湿疹的方剂或验方很多，对急性乳房湿疹以湿、热重者，治宜清热泻火，凉血利湿，可用龙胆泻肝汤加减。若风、湿、热兼有者，治宜凉血、祛风、清热、除湿，可用消风散加减。亚急性乳房湿疹治宜健脾除湿，可用除湿胃苓汤加减。慢性乳房湿疹治宜养血、祛风、润燥，方用四物消风饮或养血定风汤加减。

乳头乳晕过度角化症（hyperkeratosis of the nipple and areola）

乳头乳晕过度角化症是一种少见的皮肤病，主要表现为乳头和/或乳晕皮肤弥漫性增厚，表面覆以丝状或疣状增生，伴有明显的色素沉着。

【病因及发病机制】　本病的病因不清，雌激素水平的改变可能参与疾病的发生。

【临床表现】　在1938年，Levy和Frankel首先报道了3例乳头乳晕角化过度症，并将其分为3型：Ⅰ型角化过度为疣状表皮痣向乳头和/或乳晕部位的延伸所致，可发生于男女两性，通常为单侧；Ⅱ型为与其他皮肤病相关的角化过度，包括黑棘皮病、鱼鳞病、脂溢性角化、毛囊角化病、淋巴瘤或慢性湿疹等，可发生在双侧；Ⅲ型为痣样角化过度，与表皮痣或其他皮肤病无关，多为双侧。Mehanna等建议将此病分为原发性、继发性和特发性。特发性乳头乳晕角化过度症即痣样角化过度；原发性乳头乳晕角化过度是指继发于黑棘皮病、疣状表皮痣、脂溢性角化、鱼鳞病、毛囊角化症、慢性湿疹等其他皮肤病；继发性乳头乳晕角化过度是继发于体内激素水平变化、淋巴瘤、内脏肿瘤以及某些药物（如己烯雌酚、螺内酯等）。

特发性痣样乳头乳晕角化过度症十分罕见，至今只报道50多例。虽然男性和女性均可发生，但大约80%的患者为女性，多为20～30岁，也可发生在青春期和妊娠期，男性多发生于前列腺癌的患者在应用己烯雌酚治疗后。表现为乳头乳晕皮肤角化过度性斑块，伴色素沉着。有时可见疣状损害。多发生于双侧，偶见单侧。可仅累及乳头或乳晕，也可二者同时受累。Kubota等对45例痣样乳头乳晕角化过度症患者进行回顾后发现，17%发生在乳头，25%发生在乳晕，58%乳头和乳晕同时受累。通常没有自觉症状，有时有痒感，可出现哺乳困难。

【组织病理】　可见角化过度、乳头瘤样增生、棘层肥厚、角栓形成，真皮内血管周围见淋巴细胞浸润。

【诊断与鉴别诊断】　本病需与疣状表皮痣、慢性湿疹、黑棘皮病、特应性皮炎、鱼鳞病、脂溢性角化、毛囊角化病、乳房Paget病、基底细胞癌、皮肤真菌感染、Bowen病等相鉴别。

【治疗】　本病尚无明确的治疗方法。可局部应用糖皮质激素、维A酸、卡泊三醇等软膏治疗，口服维A酸类药物，也可应用射频、CO_2激光和手术切除。

乳头糜烂性腺瘤病（erosive adenomatosis of the nipple）

乳头糜烂性腺瘤病是一种罕见的乳腺良性肿瘤，又称乳头导管花样乳头状瘤病（florid papillomatosis of the nippleducts）、乳头腺瘤（nipple adenoma）、表浅乳头状腺瘤病（superficial papillary adenomatosis），是乳头基质形成乳头瘤样增生所致。

【临床表现】　本病最主要的临床表现是硬结或肿块。最初表现为乳头部红斑、糜烂、结痂，呈湿疹样，可排出血样或浆液性液体；晚期增大，形成硬结或肿块。

【组织病理】　见病变处不规则形扩大的导管空腔，导管自表皮伸入真皮内。靠近表皮处导管腔衬以鳞状上皮。导管具有高柱状的腔细胞和外层致密的立方形小细胞。腔细胞示顶浆分泌。某些导管的囊状腔内可见有增生的腔细胞形成的乳头状突起。这种突起甚至很明显，几乎完全充满整个囊腔。腔内可见脱落的部分坏死细胞。因乳腺可认作是变形的大汗腺，故此瘤相当于此类大汗腺相应的乳腺导管肿瘤。

【诊断与鉴别诊断】 需与以下疾病鉴别：①乳头状汗腺腺瘤：此瘤的管状结构一般不与表皮相连；②乳房 Paget 病（乳腺导管内癌）：立方形细胞较大，且胞核不典型。

【治疗】 需局部手术切除，若切除不彻底可复发，需再次扩大切除。预后良好，很少恶变。

乳房 Paget 病（mammary Paget disease）

Paget 病又名湿疹样癌（eczematoid carcinoma），为临床表现湿疹样皮损，病理表皮内有大而淡染的异常细胞（Paget 细胞）为特点的一种特殊型癌。根据发病部位不同可分为乳房 Paget 病及乳房外 Paget 病二型，前者发生于乳头及乳晕部，后者常见于顶泌汗腺分布区，如女阴、男性生殖器、肛周、腋窝、耵聍腺及睫腺等。

本病除少数见于男性外，患者几乎全部为女性，占女性乳腺癌的 0.7% ~3%，发病年龄为 25 ~86 岁，以 50 ~60 岁为多。病程最短为 2 个月，最长达 20 年，平均为 2.8 年，半数以上在 1 ~5 年之间。

【病因及发病机制】 病因未明，目前多认为本病起源于乳腺导管及顶泌汗腺导管开口部原位癌，并从该处向下沿乳腺导管及腺上皮伸展，往上累及乳头表皮，或在较少病例中病变位于较深处乳腺导管内甚至腺体，向上扩展至乳头，也见乳腺深位癌与 MPD 并存，但查不出二者之间的关系。Paget 细胞起源于乳管或顶泌汗腺可由以下几点得到支持：①Paget 细胞内含有癌胚抗原；②Paget 细胞像顶泌汗腺和乳腺细胞一样常含有中性黏多糖；③酶组织化学证实乳房 Paget 病的表皮内 Paget 细胞呈现顶泌汗腺的酶型。

【临床表现】 损害常初发于乳头，渐及乳晕和周围皮肤，大多为单侧，呈湿疹样，覆以干性灰黄色或淡绿色痂。去痂后露出鲜红色糜烂面或肉芽组织，有不等量的渗液或干痂，覆以灰白色鳞屑或皲裂。可暂时好转，后又复发，并逐渐向四周扩展，持续数年，最后累及乳房大部分。偶尔可达前胸其他部位，或远至背、腹部。损害边缘界限鲜明，稍隆起，其外围常见小而散在、点状的损害，逐渐与原损害融合。损害向深部扩展时，乳头开始内陷、破坏甚至消失。乳头溢液（常为血性）为初发症状者甚少，但晚期并非少见。

【组织病理】 组织病理早期表皮内仅见少量 Paget 细胞（PC）。此细胞的胞体大，呈圆形或椭圆形，胞膜不清楚，无细胞间桥，细胞核较大，一般为 1 个，也可为数个，常有明显核仁。胞质丰富、苍白，较邻近角质形成细胞淡得多，核周呈云雾状。PC 在表皮内为单个或簇集，偶或排列呈管状，增多时将角质形成细胞挤压成网架状。还可扩展至毛囊上皮内，但不侵犯真皮，与真皮之间隔以受压变扁的基底细胞。在损害中央表皮基底部，PC 大多不典型，胞核深染，胞质变空，但在边缘表皮浅层的 PC 则多典型。

乳头下乳腺导管内可见管内癌，后者可局限于单个导管，也可见于多个导管。癌细胞与 PC 相似，但较小，在管上皮内扩展，往上先达表皮基底部，位于基底细胞和基底膜之间，以后向上扩展至表皮。管内癌也可向深处侵犯乳腺导管腔，偶或直达腺体。较小的乳腺导管受累后，癌细胞极易穿破基底膜而成浸润性癌，其中偶见与 PC 相似的癌细胞。

免疫组化染色结果不一致。仅在某些病例中，PC 的胞质对 PAS 呈阳性，阳性细胞数目不多，耐或不耐淀粉酶。在某些病例中，PC 对阿新蓝染色（pH 为 0.25 而非 0.4 的情况下）呈阳性。PC 内偶见黑素，但它对多巴呈阴性反应。PC 对癌胚抗原呈阳性反应而角质形成细胞和黑素细胞则不表达此抗原。PC 表达对腺上皮细胞角蛋白，但不表达表皮角蛋白。

酶组织化学示，PC 呈大汗腺酶型阳性反应，包括对酸性磷酸酶和酯酶呈强阳性；对氨肽酶和琥珀酸脱氢酶呈弱阳性。

【诊断与鉴别诊断】 中老年患者，单侧乳房及顶泌汗腺分布区发生湿疹样斑片，境界清楚，基底有浸润，病程缓慢，持久存在，按湿疹治疗无效，均应怀疑本病，组织活检可以确诊。

需于以下疾病鉴别：①乳房湿疹：通常发生在两侧乳房，边缘不大清楚，时好时犯，瘙痒明显。按湿疹治疗多有效；②乳头糜烂性腺瘤病：早期乳头糜烂发炎，常有浆液性渗出，临床与乳房 Paget 病十分相似，晚期乳头呈结节状肿大容易鉴别。组织病理见从表皮向下伸展的不规则扩张性管状结构可以鉴别；③Bowen 病：可发生于任何皮肤及黏膜部位，罕见侵犯乳头及乳晕部，组织病理见角化不良及多核巨表皮细胞而不同于 Paget 病；④浅表性恶性黑素瘤：瘤细胞直接与真皮接触，对癌胚抗原、多巴、PAS 和阿新蓝等染色均呈阴性反应；⑤组织学需与皮肤透明细胞丘疹病鉴别：表现为播散性、白色、扁平的损害，沿乳管线分布，多见于儿童。组织学检查显示基底层有良性的 Paget 样透明细胞，这些透明细胞抗角蛋白 AE1 染色阳性。

【治疗】 对触不到乳腺肿块（因其很少侵犯腋下淋巴结）者可作全乳房切除术，若触及乳腺肿块，宜行根治手术。

多乳房或多乳头症（supernumerary breasts，polythelia）

乳房或乳头数目在两个以上者称为多乳房（supernumerary breasts）或多乳头（polythelia），后者比前者更为常见。多乳房和多乳头合称多乳房畸形（polymastia），后者还包括有乳腺组织和乳晕、而无乳头的情况。本病女性较多见，女性发病率为 2% ~6%。

【病因及发病机制】 胚胎期乳房始基为腋前区和腹股沟连线（乳线）上 6 ~8 对外胚层上皮增生区。出生时除胸前一对外，其他的均退化。未退化或退化不全者即出现多乳头和（或）多乳房。

【临床表现】 增加的乳头一般位于胚胎乳线所经过的地方。自腋部到股内侧，常见于腋部和正常乳房下方，偶有发生于胚胎乳线以外者，如股外侧或股后侧、面部、肩胛区、大阴唇和会阴部等。

多乳头在生后即可发现，表现为在乳腺上有酷似正常的乳头，可能提示伴有泌尿生殖系统畸形或恶性肿瘤；多乳房系指发育完全的副乳腺，常见于腋窝部，也偶发生于其他部位，如胸、腹等处。副乳腺多为对称性，较正常乳房小，绝大多数无乳头及乳晕。其组织结构与正常乳腺相似，青春期前不易被发现，青春期、妊娠早期或哺乳时，可在雌激素的刺激下出现增大，表现为可触及的肿块，有胀痛感，有时可出现肩关节活动受限。位于腋窝的副乳腺常与正常乳房相通，并将乳汁排至正常乳房。但多数副乳腺与正常乳房不相通。乳房的这种畸形常有遗传倾向。这种情况不仅出现于女性，有时也出现于男性，但女性的发生率是男性的 4 ~5 倍。副乳有的也可以发育到完全程度，也可以和正常乳房一样患病，但是副乳乳癌的发病率明显高于正常乳房，也明显高于副乳良性肿瘤。

【诊断与鉴别诊断】 根据典型的临床表现诊断本病不难，但有时易与色素痣混淆，可同时伴随泌尿系统（最常见的是肾脏）和心血管系统的其他先天性异常。

【治疗】 治疗多乳头和异位乳腺可用外科手术切除达到诊断、治疗和美容的目的。

乳腺癌（breast cancer）

乳腺癌是女性最常见的恶性肿瘤之一。在我国，占女性全身各种恶性肿瘤的7%～10%，仅次于子宫颈癌，而且近年来有超越子宫颈癌的趋势。沪、京、津及沿海地区是我国乳腺癌的高发地区。

【病因及发病机制】 乳腺癌的病因尚不清楚。乳腺是多种内分泌激素的靶器官，如雌激素、孕激素及泌乳素等，其中雌酮及雌二醇与乳腺癌的发病有直接关系。有研究发现，绝经期后发生乳腺癌者癌肿中17β-雌二醇的浓度是血中的20倍。20岁前本病少见，20岁后发病率迅速上升，45～50岁较高，绝经期后发病率继续上升，可能与年老者雌酮含量升高相关。

一级亲属中有乳腺癌病史者，发病危险性是普通人群的2～3倍。除年龄>50岁以及有家族史外，乳腺癌的高危因素还包括月经初潮年龄早、绝经年龄晚、不孕及初次足月产的年龄大者及长期应用口服避孕药或雌孕激素替代疗法者。

乳腺良性疾病与乳腺癌的关系尚有争论，多数认为乳腺小叶上皮高度增生或不典型增生者可能与乳腺癌发病有关。北美、北欧地区乳腺癌发病率约为亚非拉地区的4倍，而低发地区居民移居至高发地区后，第二三代移民的乳腺癌发病率逐渐升高，提示环境因素及生活方式与乳腺癌的发病有一定关系。

【临床表现】 早期表现是患侧乳房出现无痛、单发的小肿块，常是患者无意中发现而就医的主要症状。肿块质硬，表面不光滑，与周围组织分界不清楚，在乳房内不易被推动，随着肿瘤增大，可引起乳房局部隆起。若累及Cooper韧带，可使其缩短，而致肿瘤表面皮肤凹陷，形成所谓“酒窝征”。邻近乳头或乳晕的肿瘤侵入乳管，可使乳管缩短，把乳头牵向癌肿一侧，进而可使乳头扁平、回缩、凹陷。肿块继续增大，可堵塞皮下淋巴管，引起淋巴回流障碍，出现真皮水肿，皮肤呈“橘皮样”外观。

乳腺癌发展至晚期，可侵入胸筋膜、胸肌，以致癌肿固定于胸壁而不易被推动。如癌细胞侵入大片皮肤，可出现多数小结节，可融合。有时肿块破溃而形成溃疡，常伴恶臭，易出血。乳腺癌淋巴转移最初多见于腋窝。肿大淋巴结质硬、无痛，可被推动。数目增多后可融合成团块，甚至与皮肤或深部组织黏着。乳腺癌转移至肺、骨、肝时，可出现相应的症状，如肺转移可出现胸痛、气短；骨转移可出现骨骼局部疼痛；肝转移时可出现肝肿大、黄疸等。

特殊类型的乳腺癌通常有两种。

1. 炎性乳腺癌　炎性乳癌是一种极为罕见的临床类型，常呈弥漫性变硬变大，皮肤红、肿、热、痛和水肿明显。发病呈暴发性，十分近似急性炎症，因而又称为癌性乳腺炎。本病的主要表现如下。

（1）局部虽表现为红、肿、热、痛，但无发冷、发热等全身炎症反应。

（2）体温和白细胞计数多在正常范围。

（3）早期皮肤呈典型的紫罗兰色，呈斑片状水肿，境界清楚，边缘稍隆起，毛孔粗大如橘皮样改变，红肿范围大于乳腺的1/3以上，消炎治疗1周后红肿不见消退。

（4）在红肿乳腺组织内有时能触及质地硬韧的肿块。

（5）同侧腋窝多能触及质地较硬的淋巴结。

（6）应用手术或放射治疗的预后很差，生存期为4～9个月。

2. 妊娠期和哺乳期乳腺癌　乳腺癌发生于妊娠期或哺乳期者占乳腺癌病例中0.75%～31%，妊娠期及哺乳期由于体内激素水平的改变，可能使肿瘤的生长加快，恶性程度增高。同时在妊娠期及哺乳期乳腺组织的生理性增大、充血，使肿瘤不易早期发现，同时易于播散。妊娠期乳腺癌的处理原则与一般乳腺癌相似，但治疗方法的选择还决定于肿瘤的病期及妊娠的不同时期。早期妊娠时是否中止妊娠应根据不同的病期，病期较早时可不必中止妊娠，病期是Ⅱ、Ⅲ期或估计术后需要化疗及放疗者则宜先中止妊娠能提高生存率，相反常由于中止妊娠延迟了手术治疗，反而影响治疗效果。

【乳腺癌的分期】 为比较治疗效果以及判断预后，现多采用国际抗癌协会1988年修订的T（原发癌瘤）N（区域淋巴结）M（远处转移）分期法：

T_0：原发癌瘤未查出；Tis：原位癌（非浸润性癌及未查到肿块的乳头湿疹样癌）；T_1：癌瘤长径≤2cm；T_2：癌瘤长径>2cm，≤5cm；T_3：癌瘤长径>5cm；T_4：癌瘤大小不计，但侵及皮肤或胸壁（肋骨、肋间肌、前锯肌），炎性乳腺癌亦属之。

N_0：同侧腋窝无肿大淋巴结；N_1：同侧腋窝有肿大淋巴结，尚可推动；N_2：同侧腋窝肿大淋巴结彼此融合，或与周围组织粘连；N_3：有同侧胸骨旁淋巴结转移。

M_0：无远处转移；M_1：有锁骨上淋巴结转移或远处转移。

根据以上情况进行组合，可把乳腺癌分为：0期：$T_{is}\ N_0\ M_0$；Ⅰ期：$T_1\ N_0\ M_0$；Ⅱ期：$T_{0\sim1}N_1M_0$，$T_2N_{0\sim1}M_0$，T_3N_0，M_0；Ⅲ期：$T_{0\sim2}N_2M_0$，$T_3N_{1\sim2}M_0$，T_4任何NM_0，任何T N_3 M_0；Ⅳ期：包括M_1的任何TN。

已上分期以临床检查为依据，实际并不精确，还应结合术后病理检查结果进行校正。

【转移途径】 可通过局部扩散、淋巴转移和血运转移。腋窝淋巴结转移约60%，胸骨旁淋巴结转移为20%~30%。后者原发灶大多数在乳房内侧和中央区。癌细胞也可通过逆行途径转移到对侧腋窝或腹股沟淋巴结，最常见的远处转移顺序依次是肺、骨、肝。

【病理类型】 乳腺癌的病理形态复杂，为了较全面及确切的反映乳腺癌的病理形态特征与生物学行为，各家有不少的分类法。1978年全国乳腺癌早期诊断座谈会将乳腺癌分为非浸润性癌、非特殊型浸润性癌及特殊型浸润性癌3大类。1983年全国乳腺癌病理协作组会议再修订为现行的分类法，为非浸润性癌、早期浸润性癌、浸润性特殊型癌、浸润性非特殊癌4大类，此分类法较符合病理分类要求。

1. 非浸润性癌　是乳腺癌的早期阶段，当癌瘤局限在乳腺导管或腺泡内，未见突破其基底膜时称非浸润性癌。包括导管内癌（癌细胞未突破导管壁基底膜）、小叶原位癌（癌细胞未突破末梢乳管或腺泡基底膜）及乳头湿疹样癌（伴发浸润性癌者，不在此列）。此型属早期，预后较好。

2. 早期浸润癌　包括早期浸润性导管癌（癌细胞突破管壁基底膜，开始向间质浸润）及早期浸润性小叶癌（癌细胞突破末梢乳管或腺泡基底膜，开始向间质浸润，但局限于小叶内）。此型仍属早期，预后较好。

3. 浸润性特殊癌　包括乳头状癌、髓样癌（伴大量淋巴细胞浸润）、小管癌（高分化腺癌）、腺样囊性癌、黏液腺癌、大汗腺样癌、鳞状细胞癌等。此型分化一般较高，预后尚好。

4. 浸润性非特殊癌　包括浸润性小叶癌、浸润性导管癌、硬癌、髓样癌（无大量淋巴细胞浸润）、单纯癌、腺癌等。此型一般分化低，预后较上述类型差，且是乳腺癌中最常见的类型，占80%，但判断预后尚须结合疾病分期等因素。

【诊断】 通常根据病史、体格检查及辅助检查以确定诊断。可选用的辅助检查有：X线检查、高频超声及彩色多普勒超声、热图像检查、近红外线扫描、CT检查、肿瘤标志物（如癌胚抗原、单克隆抗体CA15-3和铁蛋白）检查、活体组织（针吸、切取、切除及前哨淋巴结）检查等。

【鉴别诊断】 乳腺癌需与以下疾病相鉴别。

1. 纤维腺瘤　常见于青年妇女，肿瘤大多为圆形或椭圆形，边界清楚，活动度大，发展缓慢，一般易于诊断，但40岁后的妇女不要轻易诊断为纤维腺瘤，必须排除恶性肿瘤的可能。

2．乳腺囊性增生病　多见于中年妇女，特点是乳房肿痛、肿块可呈周期性，与月经周期有关。肿块或局部乳腺增厚与周围乳腺组织分界不明显。可观察一至数个月经周期，若月经来潮后肿块缩小、变软，则可继续观察，若无明显消退，可考虑做手术切除及活检。

3．浆细胞性乳腺炎　是乳腺组织的无菌性炎症，炎细胞以浆细胞为主，临床上60%呈急性炎症表现，肿块大时皮肤可呈橘皮样外观，40%患者开始即为慢性炎症，表现为乳晕旁肿块，边界不清，可有皮肤黏连和乳头凹陷。急性期应予抗炎治疗。炎症消退后，肿块仍存在，则需手术切除，做包括周围部分正常乳腺组织的肿块切除术。

4．乳腺结核　是结核分枝杆菌所致的乳腺组织慢性炎症。好发于中青年女性，病程较长，发展缓慢。局部表现为乳房内肿块，肿块质硬偏韧，部分区域有囊性感，肿块境界有时不清楚，活动度可受限，有疼痛，但无周期性。治疗应包括全身治疗及局部治疗，可做包括周围正常乳腺组织在内的乳腺区段切除。

【预防】　提倡检出早期癌，减少晚期癌的出现，将是提高乳腺癌生存率的有效途径。为了更多的检出此类早期癌，应做到：①建立早期乳腺癌的新概念，迄今绝大多数检诊者仍沿用以“乳房肿块”作为诊断乳腺癌首要体征的传统概念，而早期癌未必都形成明显的肿块，现代对早期乳腺癌的要求应是将微小癌（直径≤0.5cm）和临床上触不到肿块的T_0癌列为早期；②认真查询乳腺癌易患因素；③对乳房出现的任何异常均应查明原因；④大力普及早期乳癌的检诊知识，广泛开展乳癌普查和妇女自查乳腺，以期早日实现提高生存率和降低病死率的目的。

【治疗】　手术切除是乳腺癌的主要治疗方法，还有化疗、放疗、免疫治疗、激素治疗以及生物治疗等，具体治疗和药物可参阅妇产科专著。

目前乳腺癌治疗观念已发生改变：从强调“最大耐受剂量”治疗转变为“最小有效治疗”，具体表现在小手术代替“毁损性”手术；靶向放疗代替大野放疗；剂量密度个体化和靶向治疗代替大剂量化疗。

乳腺癌皮肤转移（cutaneous metastatic breast carcinoma）

乳腺癌的皮肤转移是指乳腺癌经不同途径传播至皮肤。皮肤表现较复杂。可分特异性（肿瘤的皮肤浸润）和非特异性两大类。

【病因及发病机制】　乳腺癌转移至皮肤的途径主要为：皮肤下方的恶性肿瘤直接扩展到皮肤；从转移的淋巴结直接扩展至皮肤；通过血液或淋巴至皮肤，并由该处发展为转发转移瘤，手术切除原发肿瘤时也可意外地植入皮肤。目前，瘤细胞脱离原发瘤而扩散至其他部位并形成转移瘤的确切机制尚不明。

【临床表现】　皮损表现因人而异，多见为无症状性皮下结节，皮色或紫红色，可发生在任何部位，好发于躯干、上肢，头皮少见。其他常见的皮肤症状还有：

1．乳房皮肤凹陷或皱缩，说明癌瘤已累及皮肤或局部乳房组织已被癌瘤浸润而引起纤维化和挛缩。

2．当癌瘤广泛侵犯乳房皮肤及皮下淋巴管时，可引起橘皮样水肿。

3．皮肤溃疡多见于病程长和体积大的晚期乳腺癌，预后不好。

4．皮肤卫星结节是由于一些癌栓随着淋巴液逆流，发展为多数性皮肤转移小灶。这是一个更为晚期的体征。

5．若多个结节集合成片，皮肤变得硬而粗糙，颜色变暗，似铠甲，此种病变可延及大片范围。

【组织病理】 组织病理均示真皮及皮下组织内恶性肿瘤细胞，与原发癌相同，胶原束间可见单排癌细胞浸润具有特征性，可发现血管内癌栓。

1. 炎性癌 肿瘤细胞呈团状和条索状，广泛侵袭淋巴管，使淋巴管阻塞，毛细血管扩张充血。

2. 毛细血管扩张癌 癌细胞位于表浅的淋巴管，血管扩张充血。

3. 铠甲癌 呈纤维化，仅含少数肿瘤细胞，细胞较大，不规则，可见肿瘤细胞在增厚的胶原纤维束间成单行排列，称为列队哨兵式。

4. 结节状癌 真皮内可见大小不等的肿瘤细胞团块，周围纤维化。

5. 肿瘤性秃发 真皮内纤维变性，毛囊缺失和肿瘤细胞浸润。

6. 乳房下皱褶部癌 真皮内可见组织样细胞。

【诊断和治疗】 不明原因的结节，经一般治疗无效或激素治疗效果不佳，甚至进行性加剧者，要考虑有恶性肿瘤的可能。尤其对既往有恶性肿瘤病史者，皮肤出现原因不明的结节、炎症型皮损，应及时作病理活检，确诊后可给予必要治疗，对延长生存时间有意义。

乳房切除后综合征（postmastectomy syndrome）

本病又称慢性淋巴水肿性肢体淋巴管肉瘤综合征，血管内皮细胞瘤和血管肉瘤。本病于1948年由Stewarth和Treves首先报道，故亦称Stewart－Treves综合征。其特征为乳腺癌根治术后和放疗数年后，在患侧上肢淋巴回流障碍部分出现淋巴管肉瘤。

【病因及发病机制】 有研究发现，90%的患者均接受了乳腺癌乳房切除术、腋窝淋巴结切除术以及术后的乳房及腋窝的放射治疗。患者患侧上肢发生慢性淋巴水肿，水肿通常在乳腺癌放射状乳房切除术及腋窝切除术后12个月内发生，约有65%的患者还接受了胸壁及腋窝的放射治疗。长期的淋巴水肿导致局部微环境免疫功能受损，诱发肿瘤形成。多在乳腺癌手术后5～25年发生患侧上肢慢性淋巴水肿，持续9年发生淋巴管肉瘤。平均在乳腺癌切除术和放射治疗10年后发生该病。

【临床表现】 一般发病年龄为50～70岁。发病部位多见于患者上肢，其次为前臂、肘部和前胸壁。初起在水肿部位出现淤斑，很快发展成为暗黄色或暗红色结节，附近出现散在的皮色结节，肿瘤增大时水肿加剧，肿瘤表面破溃。肿瘤转移发生较早，常易发生局部复发和血行转移（常见肺和骨转移）。

【组织病理】 组织病理与Kaposi肉瘤相似，不易区分。Donnell等提出以下分级法。

Ⅰ级（分化良好）：血管肉瘤由被小叶间基质分隔开的相互吻合的血管构成，血管管腔大，充满红细胞，内皮细胞核明显且深染。

Ⅱ级（中等程度分化）：血管肉瘤中，至少75%的肿瘤区域由分化良好的Ⅰ级血管肉瘤构成，并存在一些分散的实性细胞区域。

Ⅲ级（分化差）：血管肉瘤容易诊断，可见呈相互吻合的血管与实性的内皮细胞或梭形细胞区域混合存在，而后者伴有局灶坏死和大量的核分裂象。50%以上的肿瘤区域由实性的内皮细胞或梭形细胞构成，而无明显的血管存在。Ⅷ因子、CD34和CD31是鉴别内皮分化的最常用抗体。所有的Ⅰ级血管肉瘤和大多数Ⅱ级血管肉瘤均表达阳性，而分化差的血管肉瘤或局部区域缺乏表达。

【治疗及预后】 治疗应早期截肢，手术治疗后辅以放疗和化疗。一般预后较差，平均生存时间为24个月，5年存活率低于10%。

（姚 煦）

第三章 与月经相关的疾病

月经疹（exanthema menstruale）

月经疹是指妇女月经前及月经期出现的皮疹，常与黄体酮、雌激素等水平有关。如月经前出现轻度痤疮、皮脂溢出等，可能是雌激素和黄体酮的直接作用。另有些皮肤病，如湿疹、银屑病及某些炎症性疾病，月经前可呈周期性加重。月经周期后半期，机体代谢率增高，皮肤血循环加快，加之机体耐受性降低而引起皮肤瘙痒和炎症加重。

【病因及发病机制】 月经疹与雌激素及黄体酮分泌有关。雌激素能抑制皮脂溢出，并能增加真皮中的透明质酸，使水的含量增加，减少胶原分解形成不溶性胶原，月经前数天具有水、盐潴留而出现水肿。雌激素尚可促使皮肤色素增生，在月经期，眼及乳头乳晕色素加深，在月经周期后半期使皮肤供血明显增多，行经前达高峰。黄体酮在月经周期后半期可促使非持续性的皮脂溢出，月经前发疹可能是机体对黄体酮及其代谢产物产生的一种自身免疫反应。行经期血小板计数可降低，血循环内出现纤维溶解现象，纤溶试验阳性，故易发生紫癜。也有认为系月经期血管运动神经功能障碍所致。

【临床表现】

1. 经前综合征 3%的年轻未婚妇女可出现精神障碍、头痛、水肿和乳房变化，也可出现便秘、尿频。月经周期后半期，基础代谢率增高，甲状腺肿大，葡萄糖耐量轻度降低，还可有前列腺素、血管紧张素及醛固酮增高。皮疹中70%出现痤疮，30%头皮皮脂溢出，约50%头皮干燥不适，有的手足及面部水肿，眶周色素沉着。

2. 原有皮肤病加重 经前面部炎性疾病，如酒渣鼻、痤疮、红斑狼疮皮疹加剧或易激惹，单纯疱疹和口疮常定期发生。银屑病、扁平苔藓及湿疹等呈不同程度的加重，肛门生殖器部瘙痒明显加剧。

3. 自身免疫性黄体酮皮炎 月经周期激素水平变化可使皮肤病周期性加重，主要与黄体酮水平的波动有关，而与雌激素的关系较弱。月经来潮时，体内雌激素水平降低，皮肤敏感性增强，易发生变态反应。机体对黄体酮及其代谢产物产生自身免疫反应而发疹。Shelly 等于1964年首先提出自身免疫性黄体酮皮炎，其特征为月经周期中的黄体阶段出现复发性皮疹，如多形红斑、汗疱疹、湿疹和荨麻疹等。皮疹首发于月经初潮后，常在月经周期后半期开始加重，经前达高峰，月经开始后逐渐缓解。月经周期的前半期皮疹不明显或消退，至后半期排卵后血浆中黄体酮水平升高，引起速发性及迟发性变态反应疾病。

4. 自身免疫性雌激素皮炎 Mayou 等发现，雌激素可使原有皮肤病皮疹加重，并指出引起月经性荨麻疹的是雌激素而不是黄体酮。

【诊断】 根据发病与月经周期的密切关系和各种皮损的特点，诊断不难。

【治疗】 治疗时可给予抗组胺药物和维生素C等，但效果不佳。对自身免疫性黄体酮皮炎可采用人工合成的雌激素治疗，卵巢切除术疗效更佳。对雌激素治疗无效者，可应用抗雌激素药他莫昔芬10～30mg/d，可获成功。对自身免疫性雌激素皮炎用他莫昔芬治疗也有效，若仍无效且症状严重者，则可作双侧卵巢及子宫切除才可控制。

因中医认为该病的主要病机为瘀血阻滞，经脉循行不畅。治疗当以活血化瘀，通经活络为主。故可选用血府逐瘀汤化裁。

更年期角皮症（keratoderma climactericum）

更年期角皮症是发生于绝经期妇女掌跖部位的局限性角化性皮肤病。1891 年由 Baooke 首先描述，1934 年 Haxthausen 更详细地报告了本病的临床表现，并提出了其发生与更年期有关，又称 Haxthausen 病。

【病因及发病机制】 可能与内分泌变化有关，但具体是哪种性激素所致尚不清楚。有报告，服用胆固醇合成抑制剂重氮基胆固醇时可产生类似于本病的掌跖角化增厚现象。

【临床表现】 本病仅发生于女性，尤其是肥胖女性，常在绝经期前后发病。皮疹首先出现在跖部，尤其是在受压部位，如足跟、足跖边缘部位出现散在分布，界限清楚的圆形或卵圆形角化性扁平丘疹，逐渐增大，并融合成片，最后蔓延至整个掌跖部，角化增厚斑块表面可发生皲裂，局部疼痛致行走不便。冬季症状加重。轻症患者仅表现为掌跖部鳞屑。

【组织病理】 为非特异性表现。表皮明显角化过度伴角化不全，但无银屑病中的微脓疡和棘层肥厚。

【诊断与鉴别诊断】 根据临床表现及妇女在绝经期前后发病的特点容易诊断。但需与先天性及一些获得性掌跖角化病鉴别。前者有家族史，出生时或青年期发病；后者常继发于银屑病、毛发红糠疹、皮肤真菌感染、慢性湿疹及职业性皮肤病等。

【治疗】 无特效疗法。对过度肥胖者应减肥。局部外用角质松解剂软膏，如 10% 水杨酸软膏、6% 水杨酸凝胶、20% ~30% 尿素软膏、0.25% 蒽林软膏或 0.05% ~0.1% 维 A 酸软膏等。小剂量 X 线局部照射可暂时缓解症状。内服阿维 A 和异维 A 酸有效，前者效果更好。也可口服雌激素，有甲状腺功能减退者口服甲状腺素片。

绝经后痛性肥胖症（adiposis dolorosa）

本病是一组少见的病因不明的进行性综合征，主要表现为多发性疼痛性脂肪瘤，好发于成年人，尤其是肥胖的绝经妇女。疼痛随脂肪组织的增加而加剧，且与月经相关，但雌激素替代治疗并不能缓解疼痛。本病由美国神经科医师 Dercum 于 1892 年首先报道，故又称 Dercum 病。除上述表现外，患者尚有全身肥胖、疲乏无力以及无法解释的精神异常（包括抑郁、精神错乱、痴呆等症状）。因此，有学者提出将本病改称为 Dercum 综合征。

【病因及发病机制】 本病病因尚不清楚，大多为散发病例，但有学者认为可能是常染色体显性遗传伴不完全外显。皮损活检发现，脂肪组织中有炎细胞浸润，推测本病可能与免疫反应有关。另有作者认为，自主神经系统可能在疼痛的发生发展中起作用。有报道，大剂量糖皮质激素可诱发本病，在减量后缓解，推测激素导致的脂肪代谢异常可能在本病的发生中起作用。单不饱和脂肪酸合成缺陷和内分泌功能紊乱也可能参与发病。

【临床表现】 本病罕见。好发于绝经期的肥胖妇女，发病年龄为 45 ~60 岁。

本病起病隐匿，突然出现脂肪瘤样结节或肿块，常多发，对称分布，逐渐增大。伴有不适、疼痛或剧痛，在局部肿胀、受压、接触、穿紧身衣或淋浴时出现，疼痛是温度依赖的，干热或高压时减轻，而且雌激素替代治疗对疼痛缓解无效。皮疹可以发生在任何部位，通常发生在腹部、下肢、头部和颈部，特别是膝关节周围。发病前患者通常只是轻度肥胖，但发病后短期内体重迅速增加，通常超过正常体重的 50% 以上，而且疼痛随着脂肪组织的增加而加剧，并与月经相关。脂肪组织沉积压迫神经导致无力和疼痛。

有时可出现骨骼疼痛。根据疼痛的播散范围分 3 型：Ⅰ型：即近关节型，发生在膝关节或髋关节内侧的疼痛性脂肪皱褶，较少发生在上肢脂肪；Ⅱ型：即播散型，最常见。从皮损处发生播散性的疼痛，可发生在上肢伸侧脂肪、腋窝和臀部脂肪、腹壁、背部和足跖等；Ⅲ型：结节性多发性脂肪瘤型，在多发性脂肪瘤周围有剧烈疼痛，有时缺少全身肥胖，脂肪瘤直径0.5～4cm，质软，与周围组织相粘连，有时为血管脂肪瘤。

另外，还可出现肢端肿胀、刺痛、有麻木等感觉异常，常继发于正中神经受压，易受挫伤，可有毛细血管扩张。有发热，衰弱，无力，易疲劳。出现晨僵，紧张性头痛或偏头痛。若发生眼球后脂肪沉积可出现眼球疼痛。可发生感染，并能使疼痛加剧。可出现认知功能障碍、抑郁等症状。还可伴失眠，口干、眼干，肠道激惹，尾骨痛，外阴阴道炎，外阴痛，腕管综合征，Tietze综合征，Pickwickian综合征，髌骨软骨软化症，甲状腺功能减退，肌腱炎及纤维肌痛症等。虽然患者肥胖，但很少发生高血压和2型糖尿病。

【实验室检查】 血胆固醇轻度升高，血沉增快，血 α_1－抗胰蛋白酶、α_1－酸性糖蛋白、结合珠蛋白及补体C3，C4，C1q，C1s等轻度升高。脑脊液中的P物质和神经肽Y明显降低，β－内啡肽升高。超声检查及磁共振有助于本病的诊断，MRI可见壳核形成软化囊，蛛网膜下腔进行性增宽可作为幕上萎缩的证据。

【组织病理】 无特异性改变。血管周围有淋巴细胞、浆细胞和极大脂肪细胞浸润，脂肪瘤可有包膜，脂肪组织也可播散沉积。

【诊断与鉴别诊断】 根据本病主要的临床表现，即多发性、疼痛性脂肪瘤；多为全身肥胖的绝经期妇女；衰弱、无力、易疲劳；精神异常包括情绪不稳、癫痫、抑郁、精神错乱、痴呆等，不难诊断。但需与纤维肌痛病、Madelung综合征、家族性多发性脂肪瘤病、Proteus综合征、Weber－Christian病等相鉴别。

【治疗】 无特效药物治疗，主要是对症治疗。

1. 药物治疗

（1）泼尼松：20mg/d，可缓解疼痛，但大剂量激素可诱发本病。

（2）麻醉药：静注利多卡因0.4g，隔日1次，可缓解疼痛数天至数月，确切机制不清，推测可能与影响中枢神经系统和血流有关。长期应用有神经毒性。

（3）镇痛药：非甾体类抗炎药疗效差，对乙酰氨基酚和右旋丙氧芬为首选。局部疼痛时可用激素封闭。

（4）对症治疗：有肢端肿胀时可用利尿剂。可肌注IFNα－2b 300万U，每周3次，共6周。有报道应用英夫利昔单抗（infliximab）和甲氨蝶呤治疗有效。

2. 外科手术治疗

（1）吸脂术：是一种支持疗法，术后疼痛明显缓解，可改善生活质量，但这种作用会逐渐减弱。

（2）手术切除：对孤立的疼痛性脂肪瘤可手术切除，对缓解症状有效。

3. 非药物治疗 主要是辅助治疗，包括针灸、认知行为疗法、催眠和生物反馈等。

中毒性休克综合征（toxic shock syndrome）

中毒性休克综合征是一种由毒素介导的急性发热性疾病，可快速导致多系统器官功能障碍，死亡率很高，与经期使用月经棉塞有关。由Todd等于1978年首先报道。

【病因及发病机制】 致病菌主要为凝固酶阳性的Ⅰ组噬菌体金黄色葡萄菌和A组溶血性链球菌。目前认为，是在经期使用月经棉塞，使阴道原有的或从体外带入的金黄色葡萄球菌大量繁殖，产生一种外毒素，即毒性休克综合征毒素－1（TSST－1），进入血液循环而产生全身中毒性症状所致。TSST-1 可抑制中性粒细胞趋化，诱导抑制性 T 细胞活化，封闭单核-吞噬细胞系统；并可作为超抗原刺激多种细胞因子、前列腺素、白三烯的释放；还可诱导机体产生保护性抗体，但效价较低 <1:5，而正常女性的抗 TSST-1 效价 >1:100。

【临床表现】 多见于青年女性，绝大多数在经期第 2~4 天急剧发病。少数非经期发病者，病前有刮宫、流产、分娩或身体某部位化脓性疾病等病史。

其主要症状有：突发持续性高热，至少有一次热度高达 38.9℃，常伴有畏寒。在发病的次日，可发生猩红热样或红皮病样皮损，可泛发全身，也可局限于腹、股及关节伸面。面部和四肢末端可出现非凹陷性水肿。红斑常于 3~4 天内消退，1~2 周后开始脱屑，躯干和四肢为糠状脱屑，掌跖则呈大片剥脱。之后 2 个月，毛发和指甲也可脱落。除红斑外，尚可出现紫癜和淤斑。黏膜常有炎症，表现为外阴红肿、阴道弥漫性充血和附件压痛。尚可有咽炎、杨梅舌及结膜炎等。低血压常发生在发热后 72 小时内。此外，患者多有呕吐、腹痛、关节和肌肉疼痛、烦躁及精神错乱等。也可发生肝、肾损害，产生黄疸、急性肾功能衰竭以及心肌炎、房室传导阻滞、心力衰竭和弥散性血管内凝血等心血管系统和神经源性肺水肿、急性呼吸窘迫综合征等呼吸系统损害。

【实验室检查】 患者的血、鼻、咽及阴道分泌物培养可分离出凝固酶阳性的 I 组噬菌体金黄色葡萄球菌和 A 组溶血性链球菌。还可见外周血白细胞增多，中性粒细胞核左移，部分患者血小板和红细胞减少，凝血酶原时间延长，血清胆红素含量增高，转氨酶、γ-谷氨酰胺转肽酶和乳酸脱氢酶升高，血尿素氮、肌酐升高，低血钙和低磷酸盐血症。

【诊断与鉴别诊断】 根据发热、猩红热样或红皮病样皮损，1~2 周后皮肤脱屑、低血压，至少有 3 个系统受累即可诊断。但需与猩红热、川崎病及金黄色葡萄球菌性烫伤样皮肤综合征等疾病相鉴别。

【治疗】 诊断确立后，应积极寻找并消除体内化脓性病灶，迅速去除阴道月经棉塞。静脉补液纠正低血压和水、电解质紊乱及其他合并症。选用对金黄色葡萄球菌敏感的抗生素进行治疗，如头孢菌素、洁霉素、庆大霉素、新型青霉素等。还可选用糖皮质激素和大剂量免疫球蛋白治疗。

皮肤子宫内膜异位症（cutaneous endometriosis）

子宫内膜异位症是指具有周期性增殖功能的子宫内膜出现在子宫以外其他部位。子宫内膜可以侵犯全身任何部位，绝大多数位于盆腔，仅有大约 9% 的病例为盆腔外子宫内膜异位症，主要发生在外阴、脐部等皮肤上。当内膜在子宫肌层内生长，且局限于子宫者，为内在性子宫内膜异位症；内膜侵犯子宫肌层以外的组织，称外在性子宫内膜异位症，多发生于生育年龄妇女，近来发病率明显增高。

【病因及发病机制】

1. 种植学说　盆腔子宫内膜异位症的发生，系子宫内膜碎片随经血逆流，通过输卵管进入盆腔而种植于卵巢或盆腔其他部位所致。临床上在月经期行剖腹探查时可在盆腔中发现经血，且经血中查见子宫内膜。剖宫手术后所形成的腹壁瘢痕性子宫内膜异位症，是种植学说的例证。

2. 化生学说　认为卵巢及盆腔子宫内膜异位症系由腹膜的间皮细胞层化生而来。副中肾管是由原始腹膜内陷发育而成，与卵巢的生发上皮、盆腔腹膜、闭锁的腹膜凹陷，如腹股沟部的腹膜鞘状突（努克管）、直肠阴道膈、脐等，都是由体腔上皮分化而来。凡从体腔上皮发生之组织，均有潜在能力化生成几乎与子宫内膜不能区分的组织，因而腹膜间皮细胞可能在机械性（包括输卵管通气、子宫后位、宫颈阻塞）、炎性、异位妊娠等因素刺激下，易发生化生而成异位症的子宫内膜。卵巢表面的生发上皮因属原始体腔上皮，更具有分化的潜能。在激素、炎症的影响下就可分化成胚胎时所能形成的各种组织，包括子宫内膜。卵巢是外在性子宫内膜异位症中最易累及的部位，用化生学说很易解释。种植学说不能解释超越盆腔以外的子宫内膜异位症的发生原因。

3. 免疫学说　异位内膜周围有淋巴细胞、浆细胞浸润，巨噬细胞内含有铁血黄素沉着及不同程度的纤维化。他们认为是异位内膜病灶作为异物，激活了机体的免疫系统所致。

4. 内分泌学说　认为是雌激素的绝对或相对含量增多所致；将子宫内膜移植，只有在雌激素含量高的患者身上能产生子宫内膜异位；临床上本病呈周期性病程，在妊娠和绝经期缓解也支持内分泌学说。近年来又认为，系下丘脑－垂体－卵巢系统功能不全所致。

有关子宫内膜异位组织发生的理论还有：①淋巴播散学说。认为子宫内膜可经淋巴道播散，先后有人发现在宫旁淋巴结及髂内淋巴结中含有子宫内膜组织。但这一学说的弱点在于区域性淋巴结中央很少见到内膜组织，常发部位也不符合正常的淋巴引流；②血流播散学说。根据文献报道，在静脉、胸膜、肝实质、肾脏、上臂、下肢等均曾发现过异位的子宫内膜。一些学者认为最大可能是内膜经过血流播散至上述组织、器官而致。

【临床表现】　92.6%～94%的子宫内膜异位症发生于生殖器官，包括内外生殖器官；发生于盆腔以外者约占9%，而自发性皮肤子宫内膜异位症的发病率约占盆腔外者的1%。可侵及皮肤、盲肠、膀胱、肾脏、脐等。发生于皮肤的损害好发生在手术瘢痕上，包括子宫切除术、剖宫产、异位妊娠、输卵管结扎、阴道侧切术、腹腔镜等，常见于手术后5年。平均发病年龄为34岁。最常见的皮损为周期性疼痛的、可触及的肿块。疼痛与体内激素的周期性变化有关，也与炎症、压迫、粘连、前列腺素升高及精神因素有关。经期皮损有时破裂出血，在手术瘢痕上的损害不易引起周期性出血。损害呈良性而非进行性，妊娠可使症状缓解，损害缩小，绝经期后损害有时也可缩小。少数病例可恶变。

【诊断与鉴别诊断】　本病诊断比较困难。当腹壁瘢痕有周期性硬结、疼痛，结节在经期增大或出血，病史中有经腹子宫腹壁悬吊术、剖宫产或剖宫手术者，则诊断可确立，必要时可做组织病理。尚需与卵巢囊肿、切口肉芽肿、脂肪瘤、疝气、蜂窝织炎和生殖股神经炎等相鉴别。

【治疗】　过去单用外科手术切除，但有20%～30%复发，目前主张手术切除后继以内分泌治疗（雌激素）以抑制下丘脑中枢，减少促性腺激素的分泌，治疗3个月休息1个月。

1. 激素治疗

（1）达那唑：是一种合成甾体17α－乙炔睾丸酮的衍生物。其主要作用是抑制下丘脑GnRH产生，从而使FSH、LH合成及释放减少，导致卵巢功能受抑制。亦可直接抑制卵巢甾体激素的合成或竞争性与雌孕激素受体结合，从而导致异位内膜萎缩，不排卵及闭经。

常用剂量为0.4g/d，为2～4次口服，从月经开始服用，一般在1个月左右症状即有所减轻。如无效，可加至0.6～0.8g/d，取得效果后再逐渐减至每日0.4g。疗程一般为6个月，90%～100%均取得闭经的效果。达那唑对盆腔腹膜的内膜异位症疗效较好，对大于1cm直径卵巢异位肿块疗效较差。

（2）内美通（nemestran）：即3烯高诺酮（R2323），为19去甲睾丸酮衍生物，具有较高抗孕激素活性及中度抗雌激素作用。

（3）促性腺激素释放激素激动剂（GnRHa）：LHRHa治疗内膜异位症获得良好效果。LHRHa对垂体有双相作用。LHRHa大量持续应用，使垂体细胞呈降调反应，即垂体细胞受体被激素占满无法合成释放FSH、LH，而起反调节作用。副作用为潮热、阴道干燥、头痛、阴道少量流血等。

（4）三苯氧胺（tamoxifen）：为双苯乙烯衍生物。剂量为10mg，每日2次，月经第5天开始，20天为1疗程。

（5）合成孕激素：可用炔异诺酮、炔诺酮或甲孕酮（安宫黄体酮）等作周期性治疗，使异位内膜退化。从月经周期第6天开始至第25天，每日口服上述一种药物5~10mg。疗程视治疗效果而定，此法可抑制排卵。因此，对希望生育者，可从月经周期第16天开始到第25天，每日应用炔异诺酮或炔诺酮10mg。这样既可控制子宫内膜异位症，又不至于影响排卵。部分病例在治疗期有较重的不良反应，如恶心、呕吐、头痛发胀、子宫绞痛、乳房疼痛以及由于水分潴留及食欲改善而体重过度增加等，给予镇静剂、镇吐剂、利尿药及低盐饮食可以减轻。

（6）睾丸素：对本症也有一定疗效。应用剂量应随患者之耐受量而定。最好开始剂量为10mg，每日2次，于月经周期后2周开始口服。这种剂量很少影响月经周期及发生男性化不良反应。但要达到镇痛目的常需持续服用几个周期。此后可减低剂量再维持治疗一个时期后，停药观察。如能妊娠，则本病即能治愈。

2. 手术治疗　手术治疗为子宫内膜异位症的主要方法，因为在直视下可以基本上明确病灶范围和性质，对解除疼痛，促进生育功能效果较好，疗程短，尤其适用于纤维化多、粘连紧密、药物不易奏效的重症患者。手术可分为保守性手术，半根治性手术和根治性手术3种。

（1）保守性手术：主要用于年轻、有生育要求者。保留子宫及附件（尽量保留双侧），只是切除病灶，分离粘连，重建卵巢，修复组织。

（2）半根治性手术：无生育要求，病灶严重，而年龄较轻者（<45岁），可行子宫和病灶全切，但尽可能保留一侧正常的卵巢组织，以避免绝经期症状过早出现。一般认为半根治术后复发率低，后遗症少。切除子宫可去除具有活力的子宫内膜细胞种植的来源，从而减少复发机会。但因保留了卵巢仍有可能复发。

（3）根治性手术：年龄接近绝经期，尤其病情重，有过复发者，应实行全子宫及双侧附件切除。手术时尽可能避免卵巢内膜囊肿破裂。囊液流出时应尽快吸尽，冲洗。术后出现更年期综合征者，可用镇静剂及尼尔雌醇。

腹壁、会阴切口处发生子宫内膜异位症者，应彻底切除，否则会复发。

子宫内膜异位症患者常合并排卵功能障碍，故不论采用激素治疗或保守性手术治疗，皆可用HMG或/及克罗米芬促卵泡成熟排卵。

（姚　煦）

第四章　与妊娠相关的皮肤疾病

女性在妊娠过程中，内分泌功能、免疫功能、新陈代谢等会发生一系列变化，受这些变化的影响，其皮肤及其附属器亦随之发生一些生理或病理性改变。对于妊娠期间皮肤发生的各种改变或疾病，目前尚无国际上公认的分类，通常分为3类：①妊娠后皮肤的生理性改变（本章不赘述）；②受妊娠影响但属非特异性的皮肤改变和疾病；③妊娠的特异性皮肤改变或疾病。正确的分类和诊断，可避免过度治疗，有利于母体和胎儿的安全。妊娠期间的治疗用药亦有其特殊的要求和使用方法，将在有关专题详细介绍。通常将妊娠的前3个月称为妊娠早期，第4~6个月称为妊娠中期，第7个月至分娩则为妊娠晚期，以便于在不同时期作出不同的医疗处理。

第一节　受妊娠影响的非特异性皮肤改变和疾病

此类皮肤改变和疾病易受妊娠的影响，因妊娠减轻或加重，但不属于妊娠期独有或特发，了解这些疾病在妊娠期的变化，有助于对希望妊娠的患者进行生殖健康教育，对疾病做出初步预测，并采取相应的医疗处理。

一、因妊娠而好转的疾病

1. 化脓性汗腺炎和大汗腺痒疹（Fox－Fordyce 病） 在妊娠后其症状可减轻或好转，据认为这与妊娠后激素分泌的改变引起顶浆分泌腺分泌功能下降有关。

2. 结节病 妊娠中其症状常有不同程度的减轻，机制不明，可能与妊娠后内分泌及激素分泌水平的改变有关。

3. 银屑病 有人对妊娠与银屑病的关系进行统计分析表明，银屑病患者在妊娠后其症状减轻为16%～50%、无变化约50%，加重的比例为4%～18%。也有学者统计，大多数银屑病患者（76.7%）在妊娠过程中病情会有变化，40%～63.3%的患者注意到妊娠期间病情有所减轻，87.7%的患者分娩后病情有所加重，多在4个月内。易受妊娠影响的是慢性斑块性银屑病。有30%～45%的关节型银屑病在产后发作。这些病情的变化，研究者认为是妊娠时雌激素和孕激素水平的变化导致了免疫监视状态的改变。

另外，妊娠亦可使部分特应性皮炎和类风湿关节炎患者的症状有不同程度的减轻。

二、因妊娠而加重的皮肤病

1. 感染性疾病 在正常妊娠期间，由于血清雌激素水平增高可引起免疫抑制，尤其是细胞免疫功能降低，从而使某些感染首次出现，使原有感染性疾病加重。

（1）真菌感染：最常见的是念珠菌性阴道炎，妊娠期间念珠菌性阴道炎的发生率可增加10～20倍。有报告，妊娠妇女念珠菌性阴道炎的发病率高达56%，严重的白念珠菌感染可导致胎儿宫内感染死亡。患念珠菌性阴道炎的孕妇可经产道感染新生儿，新生儿念珠菌培养阳性率可高达50%，通常于产后数天，口腔和尿布区出现念珠菌感染性皮损。有报告，孕妇可发生芽生菌及球孢子菌的系统感染，其发生率很低。

（2）病毒感染

1）风疹与先天性风疹综合征：风疹是风疹病毒感染所致，主要表现为24小时内迅速发生全身性粉红色斑或斑丘疹，口腔黏膜暗红色斑或淤点，伴有发热及枕骨下和后颈部淋巴结肿大，在无并发症的情况下，数日内自行消退。孕妇在妊娠早期患风疹，可能发生流产、死产、早产或胎儿畸形，畸形发生率30%～50%，常见的畸形包括先天性白内障、青光眼、耳聋、先天性心脏病、智力障碍、骨发育异常等，称先天性风疹综合征。接种活减毒风疹病毒疫苗具有预防作用。如孕妇接触风疹患者，应立即注射丙种球蛋白6～9ml。

2）生殖器疱疹：由单纯疱疹病毒Ⅱ型引起，原发性和复发性单纯疱疹病毒感染，可初发于妊娠期或复发及加重，妊娠早期感染单纯疱疹病毒可导致流产、新生儿死亡或发生中枢神经系统后遗症。妊娠的前6个月有症状者可用阿昔洛韦、喷昔洛韦、泛昔洛韦及万乃洛韦治疗，美国FDA已将这些抗病毒药列为致畸危险的B级，通常对胎儿不造成危害。

3）尖锐湿疣：可在妊娠期初发，原有的皮损在妊娠期迅速增长，巨大的赘疣可阻塞产道，在权衡利弊的情况下，可采用二氧化碳激光或手术治疗。对胎儿有致畸或严重影响的药物禁用于孕妇，如免疫疗法和抗代谢药物等。

4）艾滋病：有报告，约45%的HIV阳性感染者在妊娠2年内可发展为艾滋病，远高于非妊娠的妇女，但最近的研究表明，妊娠对新近感染HIV孕妇的病程无影响。艾滋病患者细胞免疫力低下，易导致条件性感染，使孕妇和胎儿的安全风险明显增加。有报告，AIDS对胎儿有破坏性影响，婴儿有较高的艾滋病发生率，最近描述了一种艾滋病患者所生的畸形综合征患儿，该综合征特征为：小头、眼距过远、方颅、扁鼻背、斜视、矮鼻、青色巩膜及厚唇等。

5）水痘：妊娠早期感染水痘－带状疱疹病毒，孕妇的临床症状较通常严重，可并发肺炎、脑炎等，并可能导致产出先天性畸形综合征的婴儿，表现为低体重、眼缺陷、四肢发育不良、脑脊髓炎，小颌及皮肤瘢痕等。如果孕妇在分娩前1～16天患水痘，约有25%的新生儿在10天内发生水痘，新生儿死亡率可高达20%。在分娩前4天或分娩后2天内发生水痘者，应给予水痘－带状疱疹免疫球蛋白及阿昔洛韦、喷昔洛韦、泛昔洛韦及万乃洛韦治疗。

（3）杆菌感染：妊娠可使结核和麻风病情活动或加重。Bjune认为，麻风患者在病情稳定期血液中有某种因子能抑制机体超敏反应的发生，在妊娠、产褥及哺乳期，抑制因子的作用减弱或消失，加之妊娠期间体内免疫状态及内分泌系统失衡，故易发生Ⅰ型或Ⅱ型麻风反应，可导致小胎盘、新生儿低体重及死亡率增高等。

（4）寄生虫：由于妊娠期孕妇的免疫力下降，可在妊娠期首次发生阴道毛滴虫病，并使原来患有的阴道毛滴虫病病情加重，有报告，妊娠期间的发病率高达60%。

2. 自身免疫性疾病　由于妊娠期间激素水平的变化、内免疫状态及内分泌系统的改变，可加重自身免疫性疾病，并累及胎儿。

（1）红斑狼疮：慢性皮肤型红斑狼疮通常不受妊娠影响。妊娠是使系统性红斑狼疮（SLE）加重的因素之一。据报告，活动期SLE患者在妊娠期间约有60%、在分娩后几乎100%的人病情加重；非活动期SLE患者在妊娠及分娩后加重者分别为25%和55%，均以分娩后加重为明显。

妊娠对红斑狼疮病情和对胎儿的影响及处理，详见系统性红斑狼疮与妊娠。

（2）硬皮病：妊娠对局限性硬皮病一般无明显影响，但对于伴有肾脏、心脏及肺部严重受累的系统性硬皮病孕妇，则胎儿危险性增加，有先兆性子痫及肾功明显减退者，应中止妊娠。

妊娠对系统性硬皮病病情和对胎儿的影响及处理，详见系统性硬皮病与妊娠。

（3）皮肌炎：孕激素可使皮肌炎症状加重，但皮肌炎患者妊娠后，仅20%的患者临床症状加重，约有20%的患者症状减轻，而60%的患者病情无变化。有报告，多发性肌炎和皮肌炎症状严重的患者妊娠后，对孕妇和胎儿均有不良的影响，约半数孕妇可出现新发皮损和近端肌无力症状加重，半数以上的胎儿可因自发性流产、死产、早产而夭折。对于皮肌炎妊娠患者欲生育者，可参照红斑狼疮孕妇的治疗和处理。

（4）干燥综合征：约30%的患者会因妊娠使原病情加重，并可造成胎盘功能障碍。Julkunen等对21例原发性干燥综合征患者的55次妊娠，与42例健康妇女的94次妊娠进行回顾性分析表明，干燥综合征患者发生胎儿丢失的风险性增加。还可导致胎儿、新生儿的生长发育异常，如先天性心脏传导阻滞等。

（5）自身免疫性大疱病：有报告，寻常型、落叶型和增殖型天疱疮在妊娠期间易复发或加重，尤其是在妊娠后的第1～6个月之间。有报告，口服避孕药（如雌二醇和孕酮）诱发天疱疮，临床上有些天疱疮患者的病情变化与月经周期相关。属于自身免疫性大疱病之一的妊娠疱疹，即绝大多数发生于孕妇。可见，妊娠期间天疱疮的复发和加重，可能与妊娠后雌激素和孕酮水平的变化有关。

3. 肿瘤　妊娠对与皮肤科相关肿瘤的影响，大样本调查的流行病学资料不多，大多为零星个案报告，但仍应引起足够的重视。

（1）化脓性肉芽肿：可发生在1.2%～5%的孕妇，常见于妊娠的30周以后，也有报告可在妊娠的第2～5个月发生。好发部位为指腹、上唇、颊部、鼻背及口腔黏膜。口腔黏膜内以齿龈为多，其次为舌和颊黏膜。皮损突然出现，且迅速增大，表现为深红色或紫色结节，据认为与妊娠期雌激素水平升高有关，可在分娩后1～2个月内消退。

（2）神经纤维瘤病（NF）：NF可初发于妊娠期内，或妊娠后原皮损增多、变大。有学者统计1260例NF中有69例孕妇，其中32例在妊娠中皮损增多、增大，有15例病情及色素斑均加重，仅色素斑加重者3例，占69例孕妇总数的72%。尚有人报告1例NF孕妇，在其妊娠7个月时因颈部脊髓腔内神经纤维瘤体迅速增大，引起呼吸麻痹而死亡。该病在分娩和绝经期后皮损未见缩小。

（3）黑素细胞痣和恶性黑色素瘤（MM）：妊娠对黑素细胞痣和MM的影响一直是有争议的问题。在21世纪更让人重视，因为很多女性晚育至30~40岁，可能导致妊娠期间MM发生率上升。过去的50多年，临床病例报告和研究提示在妊娠的过程中黑素细胞痣很可能恶变，MM预后很差；在Pack和Scharnage的回顾性资料中，1050例恶性黑素瘤患者，其中10名患者妊娠时确诊为恶性黑素瘤，5名在30个月内死亡；11名患者的黑素细胞痣在妊娠过程中发生变化，在产后期确诊为恶性黑素瘤。有些临床和实验室研究也提示，妊娠期激素的变化可以影响黑素细胞痣和MM。这些研究结果，使皮肤科界和患者都十分关注，患者尤其担心妊娠对黑素细胞痣和MM的不良影响。

2006年，Marcia和Jane就妊娠对黑素细胞痣和MM的影响，进行了大量文献的总结、统计和分析，其中包括1991~1999年加利福尼亚癌症登记记录和1958~1999年瑞典国家和地方记录。根据妊娠过程中或者在妊娠1年之内确诊为恶性黑色素瘤患者462例，与6184例没有妊娠的年龄匹配的对照组的预后方面研究，以及以往大量的临床和实验室的资料和数据，两位学者得出结论：虽然以往的临床病例报告提示妊娠对孕妇确诊为MM的预后很重要，但妊娠过程中、妊娠之前以及分娩后确诊为局限性MM的对照研究显示，妊娠不影响MM的预后，对存活率没有影响；也不导致黑素细胞痣的重大改变。实验室研究没有一致地鉴定出一种具体的与妊娠有关的激素可以促使黑色素瘤细胞株的增殖，流行病学研究也没有发现一种药用激素（如口服避孕药）有促发MM的危险，目前尚不能确定激素和MM之间有必然的联系。建议：在妊娠中黑素细胞痣有变化和局限性恶性黑色素瘤的孕妇，其预后和没有妊娠者同样；医师在指导妊娠前已确诊为MM的女性是否可受孕时，如果肿块是早期的、薄的MM，则可以妊娠，如果肿块恶化风险性很高，那么延迟妊娠观察2~3年是合理的。对于妊娠过程中黑素细胞痣的大小和颜色发生变化时，应及时进行活组织检查。

（4）其他肿瘤：除上述肿瘤外，文献报告中妊娠可加重的还有血管瘤、血管内皮瘤、血管球瘤、平滑肌瘤及蕈样肉芽肿等。

4．妊娠期间加重的其他皮肤病　文献报告中，妊娠期间可出现或使病情加重的还有以下一些疾病。

（1）皮肤弹性过度综合征：又称为Ehlers-Danlos综合征，是一种以皮肤和关节过度伸展、皮肤脆弱易形成萎缩性瘢痕及关节易脱位为主要表现的结缔组织病，临床上可分为10种类型，其中Ⅰ型（重型）和Ⅳ型（血管型）在妊娠期间可出现严重的并发症，如产后出血、大血管破裂、伤口愈合迟缓、子宫破裂、膀胱子宫脱垂及腹壁疝等，故对于确诊为Ⅰ型和Ⅳ型的Ehlers-Danlos综合征患者，应告之其不宜妊娠或尽早中止妊娠，以避免由妊娠导致的高风险。

（2）弹力纤维性假黄瘤：妊娠可增加弹力纤维性假黄瘤患者血管并发症，如消化道出血、顽固的鼻出血及伴室性心律失常的充血性心力衰竭，可导致胎盘异常和胎儿宫内发育迟缓。

此外，文献报告中妊娠期间可出现或加重的皮肤病还有瘢痕疙瘩、特发性斑状萎缩、多形性红斑、结节性红斑、可变性红斑角化、玫瑰糠疹、卟啉症、鲍温样丘疹病、黑棘皮病、肠病性肢端皮炎、结节性硬化及遗传性出血性毛细血管扩张症等。

第二节 妊娠的特异性皮肤改变或疾病

对于妊娠特异性皮肤病，究竟应包括哪些病种还存在较多争议。传统的疾病分类包括：妊娠疱疹，妊娠期天疱疹，妊娠期结节性红斑，妊娠期瘙痒性毛囊炎，妊娠期多形疹，妊娠痒疹，妊娠丘疹性皮炎，妊娠瘙痒症，环形痒疹等。对这些疾病的病因和机制缺乏深入了解，分类也存在重叠现象，因此，Holmes 和 Black 在 1983 年首次对这些病因不明的皮疹进行了研究和分类，按照该分类标准，妊娠期间特异性皮疹包括 5 类：①妊娠肝内胆汁淤积症；②妊娠疱疹；③妊娠多形疹；④妊娠丘疹样皮疹：包括妊娠痒疹和妊娠期丘疹样皮炎；⑤妊娠瘙痒性毛囊炎。而 Roger 等在 1994 年建议将妊娠期特有皮肤病分为 3 类：①妊娠疱疹；②肝内胆汁淤积症；③妊娠多形疹。但 Roger 等的分类中妊娠多形疹包括传统分类中的许多诊断名称。

上述分类仍然比较混乱，目前倾向于将妊娠期独有、特发或更容易发生的皮肤病通称为妊娠特异性皮肤病（specific dermatoses of pregnancy，SDP）。与上述分类不同，从皮肤科的角度出发，我们将多见于孕妇、且具有皮肤表现的疾病也列入本专题，并建议称为妊娠的特异性皮肤改变或疾病。

妊娠期肝内胆汁淤积症（intrahepatic cholestasis of pregnancy）

妊娠期肝内胆汁淤积症（intrahepatic cholestasis of pregnancy，ICP）以往曾称为妊娠瘙痒症，是一种临床上以皮肤瘙痒、生化上以肝内胆汁淤积为特征的疾病。由于受种族、地域的影响，文献报告其发病率为 0.06% ~4.4%，也有高达 17% 的报告，2004 年，国内漆洪波报告 5392 例分娩者中，确诊为 ICP 的患者 321 例，发病率为 6%。约 80% 患者的皮肤瘙痒和黄疸症状通常在妊娠晚期出现，虽对孕妇预后良好，但对胎儿有不良影响，可导致早产、胎儿窘迫及胎死宫内等，使围生儿患病率和死亡率增高，近年来已被列为高危妊娠而日益受到重视。

【病因及发病机制】 本病的确切病因和发病机制尚未十分明了，通过大量研究认为其发病可能与下列因素有关。

1. 雌激素 诸多学者认为，本病与妊娠后血中雌激素水平增高，或肝酶对妊娠期生理性增加的雌激素产生异常代谢应答，即过度敏感有关。雌激素化学结构式中的 C－17 被烷化后，可提高它损害肝脏的能力。Reyes 等指出，雌激素导致胆汁淤积可能与以下因素有关：胆管的渗透性增加，胆汁流量减少；雌激素作用于肝细胞，使钠、钾及三磷酸腺苷酶活性下降，导致胆汁酸摄取减少和胆盐的运转障碍；雌激素水平增高使胆酸载体数量及活性发生改变，导致胆酸的淤积和胆盐的排泄下降。

2. 孕激素 雌激素和孕激素有协同作用，妊娠后孕酮的代谢能力下降，导致硫酸盐代谢产物增加，导致本病易感者体内出现引起胆汁淤积的化合物和沉淀物。临床上用孕酮预防早产时易发生皮肤瘙痒或诱发本病，停药后症状消失，也可佐证孕激素可能是促发本病的外源性因素。

3. 遗传 国内外文献报告本病具有明显的家族性、地域性和种族性。Leevy 等报告，波多黎各 4 个姐妹共 14 次妊娠，妊娠期内均发生本病，且服用避孕药后均诱发皮肤瘙痒。Doxon 等报告，MDR_3 基因突变与本病的发生密切相关，在对 MDR_3DNA 序列分析时发现，在 546 密码 14 外显子上存在 C→A 的移位。这提示本病与遗传有关，但目前认为本病可能是多因素共同作用的结果。

4. 甲状腺激素 有学者研究发现，本病患者血中甲状腺激素水平明显低于正常孕妇，提示甲状腺激素水平降低可能是本病发生的原因之一。妊娠期甲状腺激素需求增加，分泌相对不足，从而使钠、钾及三磷酸腺苷酶活性降低，胆汁分泌减少，胆盐依赖性和非依赖性胆汁流量也明显减少，造成胆汁淤积，促发本病。

5. 其他因素　文献中报告与本病发病有关的因素还有：胎盘对胆汁酸的转运系统受损，如位于胎儿面的胎盘膜组织的胆汁酸的交换部位减少，胎盘中的细胞色素 P450 依赖型单加氧酶及芳香化酶的活性降低。微量元素水平异常，如血清硒降低、血清铜离子增高。氧化和抗氧化平衡失调，如氧自由基和过氧化脂质增高，血清一氧化氮含量降低等。妊娠期细胞免疫和体液免疫的改变，如 CD4/CD8 比值增高，IgG 水平下降等。

【临床表现】

1. 皮肤瘙痒　瘙痒常是首发症状，系胆汁淤积、胆盐刺激感觉神经末梢所致。多在妊娠 28 ~32 周发生，也有早至 12 周出现者。国内艾瑛等报告 1241 例本病患者中，有 1201 例（96.8%）发生皮肤瘙痒，全身性瘙痒者占 80.2%，仅四肢瘙痒者占 13.0%，仅躯干瘙痒者占 6.8%，瘙痒的部位中以四肢为重。瘙痒通常呈持续性，夜间为甚。瘙痒程度不一，瘙痒较明显、皮肤有抓痕但不影响睡眠者约占 50%，严重影响睡眠者仅占 10% 左右。虽然瘙痒严重程度不同，但无皮疹出现。瘙痒通常在分娩后数日内自行消失，个别可持续产后数周。有报告再次妊娠的复发率为 47%。

2. 黄疸　黄疸通常在瘙痒发生数日至数周后出现，个别与瘙痒同时发生。文献报告中，黄疸的发生率在 15% ~60% 不等，但国内艾瑛等报告 1241 例本病患者中，发生黄疸者仅 20 例，仅占 1.6%。黄疸程度一般较轻微，有时仅表现为巩膜轻度黄染。多数患者诉尿色变深，可能与伴有高胆红素血症、尿胆红素增高有关。黄疸通常在分娩 1 ~2 周内自行消失，个别可持续至产后 1 个月。

3. 其他症状　瘙痒严重者常伴有失眠、乏力、恶心、食欲不振等。尚可出现临床症状不明显的脂肪痢，并有可能影响母体营养状态和脂溶性维生素的吸收。

【实验室检查】

1. 血清胆汁酸　本病患者的血清胆汁酸可较正常孕妇增加 10 ~100 倍，与病情严重程度呈正相关，且出现时间早于皮肤瘙痒和其他实验室检查指标的改变，故此项检查是早期诊断的最敏感指标。国内多采用放射免疫分析法测定血清甘胆酸含量作为判断指标。Brites 等经实验研究后认为，在对本病的早期诊断和随访中最具有预测性和准确的指标是：①血清中总胆酸浓度 >11.0mmol/L；②胆酸/鹅脱氢胆酸 >1.5，胆酸所占百分比 >42%；③甘胆酸/牛磺胆酸 <1.0，或甘胆酸 >2.0mmol/L。

2. 肝功能测定　多数患者早期即有 ALT 和 AST 轻度增高，有 20% ~60% 患者较正常值高 2 ~10 倍，其灵敏度仅次于血清胆汁酸检测。有 20% ~66% 患者的血清胆红素升高，国内报告 1241 本病患者中，直接与间接胆红素升高者均在 30% 以上。直接胆红素/间接总胆红素比值常超过 0.35，是胆汁淤积的重要特征。

3. 其他检查　部分患者的碱性磷酸酶及肾功能检查可发现异常，但无诊断价值。国内漆洪波等的研究指出，血清胆红素或肝酶水平更能反映本病的严重程度及其对胎儿的危害程度。

【诊断与鉴别诊断】

1. 诊断　目前国内多参考的诊断标准是：①在妊娠期出现以皮肤瘙痒为主的主要症状；②胆汁酸水平升高，<5μmol/L 为轻度，5 ~15μmol/L 为中度，>15μmol/L 为重度；③肝功能异常，主要是 ALT、AST 的轻度升高，大约达 100U，超过 200U 以上者较少；④可伴轻度黄疸，血清胆红素轻度或中度升高，平均 34.2μmol/L，但很少 >171μmol/L；⑤患者一般情况良好，无明显呕吐、食欲不佳、乏力及其他疾病症状；⑥分娩后瘙痒及黄疸迅速消退，肝功能也迅速恢复正常。

2. 鉴别诊断　本病主要应与妊娠期内的急性病毒性肝炎、胆管结石、妊娠期急性脂肪肝、药物性溶血等进行鉴别。通过病史、体检及结合实验室检查指标，通常不难鉴别。

【对母婴的影响】

1. 对孕妇的影响　本病对孕妇的影响相对较小，较常见的是易发生产后出血，可能与孕妇胆汁分泌不足、维生素 K 吸收减少、肝功能异常、凝血因子合成减少及胆酸的扩张血管作用有关。孕妇近分娩期时补充维生素 K，有助于预防产后出血。

2. 对胎儿的影响　本病对胎儿的预后影响较大，胎儿宫内窘迫、新生儿窒息及围生儿死亡的发生率较高，其影响主要有：

（1）胎儿宫内窘迫：国外文献报告，本病的胎儿宫内窘迫并发率为 20% ~35%，国内报告为28.9% ~38.6%。其确切原因尚不十分明了。目前认为，母体血中高浓度的胆汁酸通过胎盘进入胎儿体内，其细胞毒性作用使胎儿受到损害。国内有学者报告501 例孕妇患者中，有黄疸者的胎儿宫内窘迫、新生儿窒息及围生儿死亡率均高于无黄疸者，并认为胆红素对胎儿有一定毒性，还可增加胆汁酸的细胞毒性作用。另外，患者脐静脉血中促红细胞生成素水平低下，可能是造成胎儿缺氧、发生窘迫的重要原因之一。英国的研究证明，不明原因的死胎、死产中，有半数是由本病所致，且本病患者的胎儿可于临产前突然死于宫内而无法预测。

（2）早产：国外文献报告，患者的早产率为 10% ~36%，国内报告为 16.9% ~18.0%，围生儿死亡率为 1.2%。动物实验表明，高浓度的胆汁酸能促进前列腺素释放，诱发子宫收缩导致早产。也有学者认为，胎盘产生的 16 - α - 羟基 - 去氢表雄酮增多，使活性雌二醇增多而导致早产。患者胎盘一氧化氮合成减少，使子宫平滑肌敏感性增加，也可能是造成早产的原因之一。

3. 其他　Heinonen 等 Logistic 回归法分析表明，患者的剖宫产率为 25.3%，明显高于正常对照组 15.8%。有人统计，患者的胎儿未成熟率为29% ~33%，胎儿死亡率为0% ~37%，新生儿体重少于 2500g 者占 30%，围生儿死亡率为 6.3% ~11.0%。

【预防与治疗】

1. 预防　本病对胎儿具有较严重的危害性，目前还没有能准确而早期的反映胎儿宫内安危的指标，针对患者高胆酸和肝脏功能异常等的有效治疗是改善母婴预后的关键。但多数学者认为以下一些监测指标有助于降低胎儿死亡率：①重复检测胆酸水平和肝功能，可预告分娩结局和提示对胎儿的危险性；②妊娠晚期对本病患者每周进行电子胎心监护、超声波及多普勒检查，临产时连续胎心监护，可明显改善患儿的预后；③妊娠 33 ~34 周时进行羊膜囊穿刺可了解羊水中胆酸浓度、羊水性状及胎儿成熟度；④胎儿脐血和羊水的促红细胞生成素检查可较早而精确提示胎儿的缺氧程度。根据以上的指标综合考虑，适时、恰当进行处理，必要时终止妊娠。

2. 治疗　药物治疗主要是针对本病的孕妇，其疗效应从三个方面评价：①自觉症状的改善；②血生化指标，包括肝功能和胆汁酸的下降；③母婴预后的改善。较常用的药物如下。

（1）地塞米松：能通过胎盘抑制胎儿肾上腺脱氧表雄酮的分泌，降低血中雌激素以减轻胆汁淤积。地塞米松能非特异性降低胆红素、促进胎儿肺成熟、缓解瘙痒，使血胆汁酸、ALT、雌三醇、雌二醇明显降低。可作为首选药物，通常用法为：每日 9 ~12mg，共 7 ~10 天。

（2）乌索脱氧胆酸：又名熊脱氧胆酸，与作用机制可能相关的因素有：改变胆汁中的胆酸成分，抑制肠道对疏水性胆汁酸的重吸收，降低血清胆汁酸的水平；通过利胆作用防止胆汁淤积，降低血清胆红素。临床应用表明，能明显改善瘙痒症状及肝功能指标，减少死胎、死产的发生，改善母婴预后。

Zapata 等通过 10 年临床调查，认为此药安全、有效，对胎儿无远期不良影响。用法：每日 0.6 ~2.0g，分 2 ~3 次口服，20 天为 1 疗程，间隔 2 周后可给第 2 疗程。

（3）S - 腺苷蛋氨酸：通过甲基化对此雌激素的代谢物起灭活作用，并通过增加肝浆膜磷脂成分，防止雌激素所引起的胆汁淤积。促使胆汁酸经硫酸化的途径转化，防止或减轻毒物和胆汁酸对肝细胞的损伤。尚可调节细胞膜上钠、钾、ATP 酶活性，减轻患者的瘙痒症状。通常建议用法为：每日 0.8g，静注，16～20 天为 1 疗程。有报告，其与熊脱氧胆酸联合使用效果更佳。

（4）其他药物：文献报告，消胆胺和苯巴比妥治疗本病有效，但存在争议。消胆胺在肠道中与胆酸结合，阻断胆汁酸的肠肝循环，降低血清胆汁酸水平，减轻患者瘙痒症状，但不能明显改善生化指标异常和胎儿预后。该药可影响脂肪、维生素 K 及其他脂溶性维生素的吸收，增加产后出血的危险性，长时间使用此药应注意补充维生素 K 及其他脂溶性维生素。用法为每日口服 8～16g。苯巴比妥能降低血中胆红素水平，影响胆汁酸的生成，其镇静作用可缓解瘙痒症状。有报告可引起新生儿呼吸抑制，故近分娩期应慎用。用法为每日口服 0.1g。

另外，国外还有一些正处于试用阶段的药物，如瓜阿胶（guar gum），是一种可食用凝胶纤维，能促进肠道内胆汁酸的排泄，阻止胆汁酸水平的升高，明显改善患者的瘙痒症状，但不能改善胆汁淤积。Epomeidol 是一种萜类化合物，能逆转雌激素诱导的胆汁淤积。

国内哈宝书等用中西医结合治疗本病患者 63 例，治疗组用药为：①维生素 C 2.0g、维生素 B_6 0.2g、三磷酸腺苷 40mg、辅酶 A 0.1g，加入 500ml 10% 葡萄糖中，低分子右旋糖酐 500ml 加丹参 8ml，静滴，每日 1 次；②茵陈汤：柴胡 10g、郁金 10g、丹参 15g、茵陈 10g、泽泻 10g、当归 10g，每日 1 剂煎服。苯巴比妥 0.03g，每日 3 次口服。同期 40 例本病患者未经中西医治疗作为对照组。结果：治疗组 63 例全部为活产新生儿，新生儿中 5 例窒息，2 例感染；对照组 40 例中，死胎 2 例，新生儿死亡 3 例，窒息 7 例，肺炎 2 例。治疗组疗效明显高于对照组。

妊娠期静脉血栓栓塞（venous thromboembolism during pregnancy）

妊娠期静脉血栓栓塞（venous thromboembolism in pregnancy，VTP）是导致孕妇发病及死亡的最主要原因之一。妊娠期发病率为 0.05%～0.18%，是非妊娠期的 2.5～6 倍，产后发生率为产前的 2 倍。McColl 报告，产褥期 VTP 发生的危险性是同龄非孕妇的 20 倍。以左下肢深部静脉血栓栓塞及肺栓塞为多见。有学者统计，妊娠早、中、晚期的发生率分别为 17%、50%、27%，产后约 6%。肺栓塞继发于下肢深部静脉血栓，多发生于产褥期，尤其是剖宫产术后。

【病因及发病机制】 血栓形成的病因和机制虽然非常复杂，但主要原因是凝血系统的激活，血管壁的损伤及血流淤滞。主要因素是多方面的。

1. 妊娠因素　孕妇的凝血和纤溶系统的变化是促使血栓形成的主要因素。妊娠期和产褥期孕妇体内除凝血因子Ⅺ和Ⅷ浓度降低外，所有凝血因子均增加，特别是在妊娠后 3 个月纤维蛋白生成更加明显，而天然抗凝蛋白 S 的水平及活性均有所降低，纤溶系统受到抑制，使机体处于高凝状态，即易栓状态。因此，血栓形成的最大危险期是在妊娠的最后 3 个月。

妊娠后机体静脉血容量增加，静脉张力增高，加之妊娠子宫对下腔静脉及髂静脉的压迫，盆腹腔压力升高，均可导致下腔静脉血流缓慢、停滞，导致血栓形成。孕妇在妊娠后期及产褥期活动减少、卧床时间增多、妊娠高血压、前置胎盘及羊水栓塞等可增加血栓栓塞的发生。

2. 遗传因素　遗传性血栓形成倾向是导致女性血栓栓塞及相关不良妊娠结果发生增多的主要原因之一。凝血因子 V 基因突变（FV Leiden 变异）引起活化蛋白 C 抵抗（APC－R），该突变使 FV Leiden 保留更长时间的促凝活性，导致血栓形成倾向，增加了妊娠血栓的危险性。先天性或获得性抗凝蛋白 C、S，抗凝血酶Ⅲ缺陷、纤维蛋白溶解酶原－纤维蛋白溶酶系统的缺陷，以及凝血酶原基因（PTG20210A）突变、亚甲基四氢叶酸酯还原酶基因不耐热的变异等，均可增加血栓形成的危险。

3. 其他因素　阴道助产操作、剖宫产手术创伤以及分娩时脱水、液体量补充不足所致血液浓缩均是血栓形成的诱因。另外，高龄初孕、肥胖、口服避孕药、感染，以及妊娠前已存在的心、肺、肾、肿瘤等疾病，也是血栓形成的危险因素。

【临床表现】 妊娠期深静脉血栓常始于腓静脉或髂股静脉段，且以左下肢常见。发生栓塞时表现为患侧肢体疼痛、弥漫性肿胀，活动受限。皮肤可表现为红斑、暗红色斑、水肿及局限性皮肤温度增高或降低，有时可触及沿静脉走行的条索状物，并伴有压痛。

肺栓塞常表现为呼吸困难、胸痛、咳嗽、恐惧感，发热出汗，并可出现心动过速、血压下降，发绀、昏厥、循环衰竭等症状。这些症状通常是突然出现，急骤、严重。

【实验室检查】 以往认为，肺通气/灌注显像是诊断肺栓塞的首选方法，静脉造影是诊断下肢深静脉血栓的金标准，虽然近年来已被非介入性检查，如肢体容积描记、多普勒彩色超声波、CT 及磁共振检查所取代，但若将肺通气/灌注显像、下肢静脉造影以及肺动脉造影的放射线剂量调整在不影响胎儿的安全范围内，仍可作为诊断的重要检查手段。

肢体容积描记敏感性较低，对于血栓较小、阻塞不严重的患者，有可能漏诊。CT 及磁共振对于诊断肺栓塞的敏感性和特异性可分别达到 100% 和 96%。磁共振检查对髂股静脉和卵巢静脉血栓更有诊断价值，因缺乏其对胎儿影响的数据，故不宜用于妊娠早期。超声波检查对于下肢和盆腔深部静脉血栓均具有诊断价值。

D-二聚体是目前应用最广泛的血凝标志物，但在诊断妊娠期血栓栓塞上缺乏特异性，应结合临床表现和其他仪器检查结果进行综合分析。

FV Leiden 基因、凝血酶原基因（PTG20210A）及抗凝蛋白 C 的检测，可用于预测危险人群（包括孕妇）是否存在遗传性血栓形成倾向。

【诊断与鉴别诊断】 根据妊娠期和产褥期发病，起病急骤、症状严重，尤其是影像学检查结果，通常可以对深部静脉血栓栓塞或肺栓塞作出诊断。本病应与抗磷脂综合征相鉴别，该病临床上亦可出现大、小动脉和静脉的栓塞，微血管或小血管栓塞导致的皮肤损害多样化，但同时伴有血小板减少、习惯性流产，实验室检查血中存在中等或高效价的 IgG 型和/或 IgM 型抗心磷脂抗体，或血浆中存在狼疮抗凝物。发病机制与妊娠期静脉血栓栓塞有明显的不同，详见抗磷脂综合征。

【预防与治疗】 对有静脉血栓史、遗传性或获得性血栓形成倾向的妇女，妊娠期发生血栓的危险性明显增加，因此建议，在整个妊娠期和产褥期均应给予预防性治疗。常用药物为普通肝素或低分子肝素。低分子肝素与普通肝素相比，具有更强的抗活化凝血因子 X（FXa）和抗凝血酶活性，半衰期长，生物利用度高，不良反应较少，将取代普通肝素成为预防和治疗本病的主要药物。

因妊娠期凝血系统发生变化，普通肝素作用于 FXa 和凝血酶，而低分子肝素主要作用于 FXa，测定抗 FXa 水平是检测肝素用量的最好方法，通常在注射肝素 4~6 小时，以维持抗 FXa 水平在 0.2~0.5U/ml 为宜。

1. 预防 在不具备监测 FXa 水平的条件下，可采用皮下注射普通肝素进行预防性治疗，妊娠早期剂量为 5000 U/12h，妊娠中期 7500 U/12 小时，妊娠晚期 10000 U/12h。

妊娠期应用低分子肝素的最新国际标准：低分子肝素（nadroparin），预防剂量为 0.3ml（951U/kg），每日 1 次皮下注射，用于整个妊娠期至产后 6 周。

2. 治疗

（1）肝素：血栓栓塞急性期，普通肝素起始量为 70~100U/kg 静注，此后持续滴注 15~20U/(kg·h)，7~10 天。开始阶段每 4~6 小时检测 1 次活化部分凝血活酶时间（APTT），使之为正常的 1.5~2 倍；或在注射肝素 4~6 小时，维持抗 FXa 水平在 0.2~0.5U/ml；或血浆肝素水平达到 0.2~0.4U。此后给予适当剂量维持，为减少分娩时出血过多，出现规律宫缩时应停止使用肝素。

妊娠期应用低分子肝素的最新国际标准：低分子肝素（nadroparin），治疗剂量为预防剂量的2倍，即每日2次皮下注射，用于整个妊娠期至产后6周。

（2）华法林：由于华法林对胎儿的致畸等不良反应，在整个妊娠期间均应避免使用。仅用于肝素治疗无效时或对肝素治疗有禁忌者，最好在妊娠36周以后使用。使用华法林时，必须告知孕妇其对胎儿造成的可能危险。妊娠期发生血栓的孕妇，产褥期仍可能再发血栓，故产后肝素与华法林应重叠抗凝3～5天，直至华法林显效为止。根据血栓栓塞的程度，华法林须使用至产后6～12周，并注意监测凝血酶原时间。肝素和华法林的使用无哺乳禁忌。

（3）手术治疗：Pillny等为97例妊娠相关的血栓栓塞患者实施血栓切除术和静脉造瘘术，证实是一种妊娠期内安全的治疗方法，并可有效预防妊娠及产褥期肺栓塞和静脉炎后综合征。

妊娠疱疹（herpes gestationis）

妊娠疱疹（herpes gestations）又称妊娠性类天疱疮（pemphigoid gestations），是一种较少见的自身免疫性大疱病，有人统计其发病率为1/4000～10000。最早可于妊娠的前3个月发病，但多数发生在妊娠中晚期（平均妊娠21周），皮损于产褥期消失者居多，最晚于产后8个月消失，再次妊娠又可复发。

【病因及发病机制】 本病确切的发病原因和机制尚不十分清楚。目前认为，可能是妊娠期间血中升高的雌激素和胎盘产生的免疫物质，导致机体产生抗体而引起的一种自身免疫性疾病，口服避孕药可诱发或导致复发，还可见于患有葡萄胎或绒毛膜癌的妇女中，亦证明本病的发病与雌激素的水平增高有关。近年来，有学者用蛋白印迹法（Western blotting）证明本病的抗体与180kD人表皮抗原相反应，而在大疱性类天疱疮患者中亦可检测到240kD和（或）180kD的抗原，因而认为180kD的表皮蛋白是妊娠疱疹因子所识别的抗原，本病皮损的直接免疫荧光病理检查可见基底膜处有C3的沉积，与大疱性类天疱疮皮损C3沉积的部位相一致，故认为本病很可能是类天疱疮的一种亚型。然而，大疱性类天疱疮的自身抗原分子量与妊娠疱疹不完全相同，自身抗体为IgG_4，而妊娠疱疹的自身抗体为IgG_1，这种IgG型抗体，被称为妊娠疱疹因子（herpes gestationis factor）。

有报告，HLA－DR3和HLA－DR4等位基因与妊娠疱疹遗传易感性相关。61%～85%的患者HLA－DR3阳性，HLA－DR4阳性者52%，HLA－DR3和HLA－DR4均阳性者为43%～50%，而正常对照女性的阳性率仅为3%。有研究认为，孕妇患本病与其丈夫的人白细胞抗原（HLA）有关，使胎儿产生抗体，再与孕妇皮肤发生反应。在孕妇体内产生抗基底膜的IgG型抗体，称为妊娠疱疹因子，可在孕妇表皮基膜带上结合补体C3，活化补体传统途径，引起免疫性损害。妊娠疱疹因子能通过胎盘进入胎儿体内，沉着在表皮基膜带。通常胎儿在子宫内并不致病，使出生后1～2个月的婴儿皮肤发生水疱，但在数周内妊娠疱疹因子在婴儿体内可以自然消退。

【临床表现】 前驱症状有乏力、恶心、头痛、可能高热，常常在明显瘙痒后发生皮疹。皮损最早可在妊娠前3个月期间发生，但多数病例发生在妊娠4个月以后，直至妊娠足月。约有10%病例发生在产褥期间。22%的患者在妊娠8～9个月皮疹可自行消失。有50%～85%患者的皮疹出现于腹部或脐周，也可累及躯干、四肢、手足和头面部，但很少累及黏膜，有报告，口腔黏膜受累者约为20%。皮损呈多形性，开始为红色荨麻疹样红斑，以后成为丘疱疹，直至形成疱壁紧张的大疱，有时排列成环形。水疱疱壁较厚，不易破溃，尼氏征阴性，大疱破溃后结痂，愈后遗留色素沉着，皮损数日至数周发作1次，常可见新旧并存。常伴有严重的烧灼感或瘙痒。

约75%的患者分娩时病情加重，分娩后数日内减轻，通常在分娩后3个月恢复，最晚于产后8个月消失。有报告，部分患者分娩后每次月经期可轻微发作，通常持续2年左右，最长可持续11~12年。再次妊娠时可复发，且发病时期更早，临床表现更严重。

关于本病对胎儿的影响，有报道称与正常妊娠相比，早产儿和低体重儿比例增加，但原发流产和胎儿死亡的机会并未增加。有报告，有2%~10%患者的新生儿可发生水疱，但病情轻微且有自限性，通常在1个月内自愈，不再复发。

【组织病理】　皮肤组织病理学可见红斑和水肿部位真皮血管周围有多量嗜酸性粒细胞和单核细胞浸润，真皮乳头明显水肿，表皮内可见嗜酸性粒细胞，细胞水肿和海绵形成，基底细胞局灶坏死，导致表皮下大疱形成，大疱内及周围有明显炎细胞浸润，主要为嗜酸性粒细胞。

直接免疫荧光检查，皮损及周围皮肤基底膜带有补体C3和IgG呈线状沉积，几乎所有病例均有C3沉积，有10%~40%患者IgG沉积，IgA、IgM沉积者少见。间接免疫荧光检查，有10%~20%的病例血清中有抗基底膜带抗体，即妊娠疱疹因子。直接免疫电镜下，补体C3和IgG沉积于基底膜透明板内，与大疱性类天疱相同。

日本学者松村等制作了含有180kD抗原NC16a区的融合蛋白，将其用于免疫印迹法并与通常用表皮提取物的免疫印迹法进行比较，结果两种方法的阳性率分别为78%和37%，提示前一种方法对诊断本病更具有实用价值。

妊娠疱疹产妇分娩的新生儿，血清或脐血清中，经间接免疫荧光检查证明有补体C3和妊娠疱疹因子存在。在有皮损的新生儿中，皮肤基底膜区可显示补体C3和IgG。

【诊断与鉴别诊断】　根据妊娠中、晚期发病，皮损及水疱的形态，结合组织病理学检查结果，通常可以作出诊断。

本病应与药物诱发的天疱疮及大疱性类天疱疮相鉴别，通过询问病史，往往能追寻出所服用的诱发药物，可诱发的药物包括巯基类药物（如青霉胺、巯甲丙脯酸等）、含二硫键药物（如脑复新、硫代金钠）、抗生素类（如青霉素及其衍生物、利福平）、解热镇痛药（如非那西汀、布洛芬）、呋塞米、疫苗接种等。

【预防与治疗】　注意营养，补充钙剂及维生素C等。皮损局部可外用安抚止痒剂，有糜烂创面者，涂布1%甲紫液有效。

病情较轻、瘙痒明显者，可尽量选用对胎儿无害的抗组胺药，如口服苯海拉明25mg，每日3次，氯苯那敏4mg，每日3次口服，美可洛嗪（meclozine）每次25mg，每天1~3次口服。也可选用苯巴比妥0.09g/d，分3次口服，同时服用维生素B_6 0.2g，每日3次口服。

皮损严重、瘙痒剧烈，应用抗组胺药及镇静药无效时，可选用泼尼松20~30mg/d，口服能迅速见效，皮疹和瘙痒控制后，随即减量至10mg/d维持量。

可参照天疱疮及大疱性类天疱疮的预防和药物治疗，但在选择治疗药物的品种、剂量及疗程等方面，应充分权衡对母婴的利弊，慎重使用。有报道，血浆置换疗效好，且对孕妇和胎儿的影响较小。

疱疹样脓疱病（impetigo herpetiformis）

1872年由Hebra首报，是一种相对少见、急性、较危重的皮肤病，又称为脓疱性疱疹样皮炎（dermatitis herpetiformis pustulosa）。有报告，女性约占76%，其中妊娠妇女患者占82%。也有男性、非孕妇及幼儿发病的报告。

【病因及发病机制】　确切的发病原因和机制尚不十分明了。因多见于孕妇，有报告与妊娠相关者占53%~57%。常伴有低血钙和抽搐，故认为可能与内分泌紊乱有关，如甲状腺功能低下。Lever 认为，与脓疱型银屑病及连续性肢端皮炎的发病机制、组织学所见相同，临床上亦有许多类似之处，倾向将本病分类为妊娠并发脓疱型银屑病，并认为可能是脓疱型银屑病的一种变形，但既往多无银屑病史。

本病还见于较长期服用复方炔诺酮片（也称短效避孕药I号，成分为炔雌醇和炔诺酮）的非孕妇女，因此，并非是孕妇特有的疾病。妊娠可能是本病的一个激发因素。

【临床表现】 多在妊娠7～9个月发病，也有早至妊娠1个月发病者，发病后可持续到分娩甚至分娩后很长时间。

起病急骤，皮疹常先发于腹股沟、乳房下、腋窝及脐周等处。初起为片状红斑，其上很快出现针头至绿豆大的脓疱，迅速向周围扩大，形成环形或多环形外观，可融合成大片“脓湖”。皮损可泛发全身，舌、颊、食管、肠管、生殖器黏膜均可受累，在摩擦部位的糜烂面可呈肉芽增殖隆起，覆有黄绿色痂皮，有腥臭味。可出现沟纹舌。常有甲损害和毛发脱落。但面部和手足部皮损少见。脓疱经数日逐渐干燥、结痂，皮损消退后局部往往留有褐色色素沉着。

皮损局部除有瘙痒感外，可伴灼热和疼痛感。皮损广泛者，往往伴有高热、呕吐、腹泻、手足抽搐等全身症状。病情严重者可出现呼吸困难、谵妄、昏迷。本病急性发病，以后则可呈慢性经过。反复发作和病情严重者预后不良，以往统计，死亡率为23%～71%，但及时正确治疗可大大降低孕妇的死亡率，但常难免发生胎盘功能不全、流产、死胎，或新生儿夭折。患者病情多于产后缓解，再次妊娠时常见复发。

【组织病理及实验室检查】 表皮角化不全，颗粒层消失，表皮突伸长，表皮内中性粒细胞渗入。真皮乳头水肿，浅层小血管扩张，周围有淋巴细胞、中性粒细胞和嗜酸性粒细胞浸润。典型的组织病理改变与脓疱型银屑病大致相同，表现为表皮内 Kogoji 海绵状脓疱，含有中性粒细胞和嗜酸性粒细胞，脓疱增大时，中央表皮角质形成细胞完全溶解，形成单个大的空腔，周围仍可见由变窄角质形成细胞所形成的网络。脓疱周围表皮细胞水肿。真皮浅层血管扩张，周围有淋巴细胞及嗜酸性、中性粒细胞浸润。

白细胞总数增多，中性粒细胞增多。血沉加快。血液和脓液的细菌培养阴性。血钙常常降低。

【诊断与鉴别诊断】 根据发病于妊娠期，皮损为红斑基础上的环形脓疱或片状“脓湖”，常伴有全身症状，结合组织病理，通常不难诊断。本病最易于和角层下脓疱病相混淆，后者亦多发于中年女性，皮损形态也可表现为环形脓疱或“脓湖”，但无发热等全身症状，且组织病理脓疱位于角层下，疱底由颗粒层和棘层的最上层组成。根据病史、体征和病理改变可以鉴别。

【预防与治疗】 针对皮损可选择外用雷佛奴尔氧化锌油，金霉素软膏、凡士林羊毛脂等。加强患者的口腔护理。

出现手足抽搐者经化验检查证实为低血钙时，应立即静脉缓慢注射10%葡萄糖酸钙10ml，必要时4小时后以同样剂量再缓慢静注1次，同时应肌注维生素 D_3 注射液30万～60万U，并配以口服钙剂。

对皮损广泛和全身症状严重者，及时终止妊娠，可选用泼尼松口服或泼尼松龙静滴，初始剂量为每日30～40mg，一旦病情控制则减量维持。在使用糖皮质激素的同时，可联合使用雷公藤多苷片20mg、红霉素0.25，每日3～4次口服，有利于尽快控制病情和尽快撤除糖皮质激素。

亦可根据病情选用氨苯砜75 mg～0.2g/d，分2～3次内服。口服长效磺胺0.5～1.5g/d，或磺胺吡啶1.5g～2.0g/d，注意同时加服等量碳酸氢钠。红霉素静脉点滴，1～1.2g/d。硫唑嘌呤/环磷酰胺0.5～1mg/(kg·d)。其他也可选用秋水仙碱、甲氨蝶呤等。口服雷公藤制剂有效，如雷公藤多苷片：10毫克/片，每次2片，每日3～4次，或昆明山海棠。但应权衡对孕妇和胎儿的利弊，慎重使用。

产后可选用维 A 酸及 PUVA 治疗，有较好的疗效。肌注绒毛膜促性腺激素，每次 500 ~ 1000U，每周 2 次，可预防妊娠时复发。

妊娠多形疹（polymorphic eruption of pregnancy）

1983 年，Holmes 和 Black 首次对妊娠期间发生的一组病因不明的皮疹进行研究和分类，并提出妊娠多形疹（polymorphic eruption of pregnancy，PEP）的命名。此前的命名比较混乱，如妊娠毒血症、妊娠迟发性痒疹、妊娠毒性红斑、妊娠瘙痒性荨麻疹样丘疹和斑块（pruritic urticarial papules and plaques of pregnancy，PUPPP）等。20 多年来，妊娠多形疹（PEP）这一名称得到比较广泛地认同，PEP 包含妊娠期出现的荨麻疹样丘疹、斑块，多环状红斑性风团、水疱，靶形损害等。目前在美国大多数沿用 PUPPP 病名，而 PEP 的病名在欧洲比较通用。目前，国际上倾向于同意 PUPPP 和 PEP 为同一种疾病。1994 年，Roger 等建议将妊娠特有皮肤病分为 3 类：妊娠疱疹、肝内胆汁淤积症及妊娠期多形疹，但在他的分类中 PEP 所包括的病种和皮损形态更多。可见，PEP 的命名和其包括的病种亦存在争议。

【病因及发病机制】 确切的病因和发病机制目前尚不十分明了。与变应性子痫前期或自身免疫现象均无关，患者的 HLA 频率也无异常。因本病见于妊娠期，故推测体内性激素水平的改变可能也在发病中起作用，但对照研究结果表明，除血清皮质醇水平在 PEP 患者明显降低外，两组患者的绒毛膜促性腺激素、雌三醇和雄激素均无明显区别。Charles - Holmes 等观察 14 例服用含雌、孕激素避孕药的患者无 PEP 复发，此外月经的恢复也与 PEP 复发无关。

皮损多局限于腹部妊娠纹处，且孕妇和胎儿往往体重超重。Kroumpouzos 等报告，双胎妊娠孕妇中 PEP 的发生率为9.9%，多胎妊娠孕妇中的发生率为11.7%。Vaughan 等报告的44 例 PEP 患者中，有 6 例为双胎妊娠，1 例为 3 胎妊娠，二者的发病率为 15.9%，而在 200 例单胎孕妇中 PEP 发生率仅为 0.5%。故认为妊娠后体重的急剧增加和腹部皮肤的过度伸展，引起结缔组织损伤，从而导致 PEP 的炎症反应；有人认为，腹部的皮损可能是小免疫复合物（small immune complex）漏出血管引起的局部炎症反应；皮损的免疫组化研究提示，可能是一种迟发性超敏反应。也有学者认为，与妊娠后期胎盘老化、变性释放的物质进入母体血液循环所激发的成纤维细胞增殖有关。

有报告证明，孕妇外周血中存在胎儿细胞，妊娠后期有 90% 以上的孕妇存在循环胎儿 DNA。新近报告，在妊娠尤其是在妊娠后期，在 PEP 孕妇外周血中存在“循环胎儿微嵌合体（circulating fetal microchimerism）”，也支持胎儿细胞可迁移到母体皮肤而导致炎症反应的观点。可见胎儿的因素也可能参与 PEP 的发病。

【临床表现】 PEP 的发病率约为 1/160，皮疹发生时间可从妊娠 17 周至产后 1 周，一般在妊娠 35 ~ 36 周。病程为 1 ~ 16 周，平均病程为 6 周，但皮疹极期不超过 1 周。

大多数皮损初发于腹部，约近半数发生于腹部妊娠纹上，而脐周无损害，其后皮损可扩展至股部、臀部、乳房、背部、手臂和小腿等处，但头、面部和掌、跖极少受累，不累及毛发、指甲、口腔和生殖器黏膜。本病可出现同形反应，但无系统受累的证据。

皮疹开始为直径 1 ~ 3mm 大的红色丘疹，部分融合成荨麻疹样丘疹和斑块，丘疹和斑块周围可见苍白晕。皮疹在整个病期呈多形性，除丘疹外，70% 的病例皮损融合成片，类似于药物引起的中毒性红斑样损害，40% 病例出现丘疱疹，20% 病例有靶形损害，18% 的病例有环形和多环形风团，仅个别患者有小水疱融合形成的大疱和无菌性脓疱。随着皮疹的消退，88% 的病例可出现细小鳞屑和结痂，且可出现湿疹样变。

1998 年，Amson 等曾根据皮损的形态将 PEP 分为 3 型，但 3 种类型在发病时间、产次和免疫荧光检查结果均无区别，对诊断、治疗及预后方面无实用价值。

【组织病理】 组织病理学改变为非特异性，随着皮疹的演变而组织病理学的变化不同。早期荨麻疹样丘疹和斑块，有表皮和真皮上部水肿，伴有血管周围淋巴、组织细胞浸润，其中部分标本在浸润部位含有较多嗜酸性粒细胞。水疱损害的组织病理常表现为明显的灶性海绵形成，偶尔也见表皮下水疱，在皮疹的消退期有灶性角化不全和棘层肥厚。这种随皮疹演变而发生的组织病理学变化，可解释以往报道的不一致性。新近研究显示，在真皮上有散在嗜酸性粒细胞浸润，细胞间有嗜酸性蛋白呈颗粒样沉积。

Charles - Holmes 等对 50 例本病患者作了间接免疫荧光检查，对 23 例作了直接免疫荧光检查均未见基底膜带有 C3 和 IgG 沉积。仅个别作者报告在基底膜带有少量 C3 沉积，及真皮血管周围有 C3 纤维蛋白沉积。

免疫组化显示，浸润细胞主要为 Th 淋巴细胞，在真皮内活化性 T 淋巴细胞（$HLA-DR^+$，$CD25^+$，$LFA-I^+$）伴有 $CDIa^+$、$D54^+$ 树突状细胞和 $CDIa^+$ 表皮朗格汉斯细胞的增加，提示可能是一种迟发性超敏反应。

【诊断与鉴别诊断】 诊断可依据皮损发生于妊娠后期；皮损多局限于腹部妊娠纹处而脐周无分布；剧烈瘙痒性荨麻疹样丘疹和斑块或非荨麻疹样红斑、丘疹和水疱；分娩后不久皮损自行消退；无孕妇和胎儿并发症。

主要应与妊娠痒疹和妊娠疱疹鉴别：妊娠痒疹皮损常发生于妊娠早期，持续时间可长达整个妊娠期，无荨麻疹样风团损害。妊娠疱疹皮损好发于腹部或脐周，初期虽可为荨麻疹样红斑，但不久即形成疱壁紧张环形水疱或大疱，皮损直接免疫荧光检查均可见基底膜带有 C3 和 IgG 沉积。根据病史、体征及相关检查，不难与药疹、荨麻疹、水疱型丘疹性荨麻疹多形红斑等相鉴别。

【预防与治疗】

1. 预防 应向患者说明本病是一种良性皮肤病，短期内可自然消退，对母体和胎儿无危险性，胎儿的预后良好。出现皮疹后不要用热水烫洗和随便使用具有刺激性的外用药物，应在医师指导下选择用药。

2. 治疗 由于本病具有自限性和无严重并发症的特点，应避免过度治疗，采用保守疗法比较合适。通常仅需对症处理。局部可外用温和的止痒药、润肤剂，如炉甘石洗剂、甘油、硅油霜等；瘙痒较严重者，可外用弱至中效糖皮质激素，内服对胎儿无明显影响的、致畸危险等级为 B 类的抗组胺药，如苯海拉明、氯苯那敏等，不推荐使用第二代抗组胺药；对瘙痒顽固或皮损广泛、严重的患者，宜短期口服可在胎盘灭活的糖皮质激素，如泼尼松或泼尼松龙 20 ~ 30mg/d，皮损消退即可停药。有报告，对上述治疗无效的严重患者，剖宫产后皮损可迅速消退。

妊娠痒疹（prurigo gestationis）

该病于 1904 年由 Besnier 首先报告和命名。据 CosteUo 统计约有 2% 的孕妇发病，也有学者统计其在孕妇中的发病率为 1/300。目前倾向于将该病分为早发、迟发和重症 3 型。

【病因与发病机制】 确切的发病原因与机制尚不明了。患者可有肝内胆汁淤积家族史。约 33% 的患者有特应性皮炎史或家族史，部分患者血清 IgE 明显增高。可能与遗传因素有关。

【临床表现】

1. 早发型 主要发生于妊娠的第 3 ~ 4 个月，再次妊娠时皮疹出现提前。皮损为 1 ~ 3mm 瘙痒性丘疹，多见于躯干及四肢伸侧，呈群集分布，但无融合现象。病程较长，可持续至产后 3 个月。

2. 迟发型 皮疹出现于妊娠 25 ~ 30 周，约见于 1/200 的孕妇。瘙痒性丘疹往往初发于妊娠纹上，此后蔓延至腹部、四肢。患者多为身材矮小、体重增加明显者。分娩后皮损可自行消退。

3. 重症型 Spander 等曾提议称为妊娠丘疹性皮炎。皮疹常泛发于全身，包括头面部位。呈 3～5mm 的红色丘疹，不群集，瘙痒剧烈，7～10 天后可不留瘢痕而自愈。尿中绒毛膜促性腺激明显增高。原报告若不治疗胎儿死亡率可高达 27%，Winton 等对 Spangler 等报告的胎儿死亡情况进行重新调查表明，实际上胎儿死亡率应为 12.5%。

【治疗】 早发型和迟发型的局部和系统治疗可参照妊娠多形疹。对于重症型患者应及时、短期、足量静滴糖皮质激素，如甲基泼尼松龙 20～30mg/d，3～5 天，以迅速缓解症状，保护胎儿安全。

妊娠瘙痒性毛囊炎（pruritic folliculitis of pregnancy）

妊娠瘙痒性毛囊炎的病因和发病机制不明，没有证据表明该病与免疫学或激素水平异常有关。1981 年由 Zoberman 和 Farmer 首先报告 6 例，至 2004 年已有 24 例报告，发病率有增高趋势，在英国，该病与妊娠疱疹和妊娠痒疹一样常见，往往被误诊为细菌性毛囊炎。

皮损于妊娠中、晚期初发，产后 2～3 周自行消退。皮疹可遍及全身，但好发部位为肩、上背、腹部和上肢。皮损表现为 3～5mm 的瘙痒性红斑性毛囊性丘疹或无菌性脓疱，酷似痤疮样外观，偶见荨麻疹样皮损。

组织病理表现为急性毛囊炎样改变，伴混合性炎细胞，真皮上部水肿和海绵样变性，革兰染色阴性。直接免疫荧光检查阴性。

本病对母体和胎儿预后无影响，仅有新生儿体重偏低的报告。治疗可参照妊娠多形疹，有报告，外用过氧化苯酰和 UVB 照射疗效满意。

自身免疫性黄体酮皮炎（autoimmune progesterone dermatitis）

自身免疫性黄体酮皮炎（APD）是一种罕见的周期性发作的皮肤病，通常在月经周期的黄体期发病或加重，月经结束后部分或完全缓解。由 Shelly 等于 1964 年首先报道本病。

【病因及发病机制】 病因主要是机体对黄体酮产生的变态反应。在月经开始前 14 天体内的黄体酮水平开始升高，在月经前 7 天达到峰值，而在月经开始后 1～2 天黄体酮水平又回到正常水平。APD 的临床表现与体内黄体酮的周期性变化一致。有时口服避孕药可诱发本病。黄体酮及其衍生物皮试阳性，可表现为即刻反应（30 分钟内）或延迟反应（24～48 小时），提示可能为Ⅰ型或Ⅳ型超敏反应；肌内注射黄体酮可模拟本病的临床表现；黄体酮可直接刺激肥大细胞脱颗粒释放组胺；还可检测出抗黄体酮及其衍生物的抗体，均提示本病可能为自身免疫性疾病。另外，嗜酸性粒细胞也可能参与 APD 的发病。

【临床表现】 APD 通常在月经开始前 3～10 天发病，在月经开始 1～天后缓解。主要的皮肤表现是多形性皮疹，最常见的是红斑、丘疹、水疱、脓疱、丘疱疹、斑块等湿疹样皮损，有时表现为荨麻疹或血管性水肿，可见风团、潮红，可出现支气管痉挛和喉头水肿，还可见口炎、毛囊炎、固定型药疹、多形红斑、Stephens－Johnson 综合征、疱疹样皮炎样发疹、离心性环状红斑样皮疹以及黏膜损害等。APD 可在妊娠期或围生期发生、改善或加重。妊娠期母体黄体酮水平升高，可使 APD 病情加重，但症状改善的原因可能与妊娠期间黄体酮的升高缓慢导致脱敏、母体的免疫反应降低以及体内糖皮质激素的水平升高有关。另外，在妊娠期间发生 APD 可能与自然流产相关。

【诊断与鉴别诊断】 诊断主要根据月经前周期性发作的病史和临床表现。当患者月经不规则时很难诊断。黄体酮或安宫黄体酮皮试阳性，雌激素皮试阴性，他莫西芬试验治疗皮疹消退可确诊。应与多形红斑、湿疹、药疹、自身免疫性大疱病等相鉴别。

【治疗】 本病对常规抗组胺药物治疗抵抗，系统应用大剂量糖皮质激素可使症状暂时缓解，有时也无效。现在治疗主要依靠通过抑制排卵从而减少内源性黄体酮的产生，可应用促性腺激素释放激素类似物、达那唑、他莫西芬、结合型雌激素等。顽固者可应用双侧输卵管卵巢切除术。

妊娠线状 IgM 皮病（linear IgM dermatosis of pregnancy）

1988 年由 Alcalay 等报告。妊娠期发病，前臂、腹部、股部及小腿出现毛囊性红色丘疹，剧痒，组织学上无特异性改变，但直接免疫荧光检查可见基底膜处有 IgM 线状沉积。血中未测到抗基底膜抗体。皮损在产褥期结束后消退。

妊娠股臀红斑（gluteofemoral erythema of pregnancy）

2001 年，国内张建中等报告 3 例发生于妊娠期、病因不明的风团样红斑，其特征不同于以往报告的任何一种妊娠期皮肤病，并建议命名为妊娠股臀红斑。2007 年，张文娟也报告 1 例同样患者。其共同特点为：①发生于 28～34 岁的首次妊娠者；②皮损于妊娠 2～8 个月出现，其中 3 例发病于妊娠 5～8 个月；③皮损为界限清楚的、大片隆起性、浸润性、地图状红斑，形态单一，局限性对称分布于臀部和股上部；④皮损无任何自觉症状，持续至产前或产后 2 周自行消退。

组织学改变为真皮中上部水肿和稀疏的血管周围淋巴细胞浸润。因无自觉症状和系统性异常，故可不予治疗。应告知患者本病对母体和胎儿无不良影响，以减轻患者精神负担，避免过度治疗。

系统性红斑狼疮与妊娠（systemic lupus erythematosus and pregnancy）

系统性红斑狼疮（SLE）常常在妊娠期加重，并伴有高血压、先兆子痫和疾病活动性指标的增高。因此妊娠被认为是一个高危因素，尽管一些作者反对这种观点并强调妊娠期疾病的加重仅发生于病情没有控制的病例，尤其是伴有活动性肾炎和中枢神经系统损害的患者。母体内存在抗心磷脂抗体、狼疮抗凝血抗体和/或抗 Ro/SS－A 抗体，有发生胎儿死亡、早产、新生儿狼疮和围生期死亡的危险。

【妊娠对 SLE 的影响】 一般认为，妊娠不改变 SLE 的长期预后，但妊娠是 SLE 的激发和加重因素，使病情活动的占 58%，妊娠期病情活动比非妊娠期高 1～2 倍，产后比非妊娠者高 6～7 倍。有报告，在 SLE 活动期妊娠恶化率为 66.7%，在缓解期妊娠恶化率为 20%。妊娠期和产后可能使 SLE 活动或加重的主要影响因素如下：

1. 妊娠加重了已经受累的心脏、肾脏的负担，诱发 SLE 活动。

2. 妊娠期增加的糖皮质激素在产后迅速下降，出现反跳式病情恶化。

3. 妊娠过程中的性激素变化，机体免疫反应增强。多数文献认为，妊娠阶段 SLE 的发作主要累及皮肤、关节，小部分有肾脏、血液及神经系统受累。有报道，SLE 妊娠阶段肾脏受累的比例高达 40% 以上，但仅有一半患者出现了肾病综合征，而且治疗后或产后大部分恢复正常。至于 SLE 易在妊娠哪一阶段发作，认识不一，所以在整个妊娠期及产后均需严密监护患者病情变化。

【SLE 对妊娠的影响】 SLE 并不影响妇女的生育能力，但对妊娠的过程和结局有影响。SLE 患者一旦妊娠，即可能处于高危状态，易发生流产、死胎、死产等胎儿丢失情况及胎儿宫内生长迟缓，也易发生妊娠期高血压疾病。

SLE 对妊娠的影响主要与狼疮性肾炎、抗磷脂抗体（APL）改变及低补体血症引起胎盘血管功能障碍有关。其原因认为在妊娠早期，绒毛膜促性腺激素及雌二醇增加，加剧免疫学的变化；在胎盘形成后，血清抗淋巴细胞毒抗体和胎盘滋养层相互作用；还有抗磷脂抗体可使胎盘血管壁炎症和纤维蛋白样物质沉积，胎盘内血栓形成及胎盘梗死发生；许多自身抗体可通过胎盘进入胎儿致使新生儿出现 SLE 某些症状。SLE 的肾脏病变导致高血压，可引起子宫、胎盘血管痉挛，胎儿、胎盘血液循环障碍。APL 包括狼疮抗凝物（LAC）和抗心磷脂抗体（aCL），可以引起血液的高凝状态，促进血栓形成，损伤胎盘。使用免疫组织化学技术在胎盘绒毛血管壁可见 IgG、IgA、C3 沉积，显示免疫损伤也是 SLE 妊娠高危状态的重要因素。

张红卫等分析了 24 例 SLE 妇女 44 次妊娠及 48 名健康妇女 94 次妊娠的结局，发现 SLE 对妊娠结局有较大的不良影响，胎儿丢失、早产和分娩低体重儿的风险均高于健康妇女。合并狼疮肾炎或高血压者，风险将进一步升高。即使尚未出现临床症状，妊娠合并 SLE 者所产新生儿的预后亦较差，提示存在一种疾病前状态。SLE 病情控制 1 年以上妊娠，胎儿的安全性提高。

SLE 患者妊娠时，胎儿发育异常、低体重儿出生率明显增加。有证据表明，抗核抗体（ANA）可以通过胎盘到达胎儿体内，引起新生儿红斑狼疮。新生儿红斑狼疮以一过性皮肤损害和先天性心脏传导阻滞为主要临床表现，几乎均发生于抗 Ro（SSA）自身抗体阳性母亲的子女，患者的心肌组织中可检出 Ro 及 La（SSB）抗体，这些抗体可能会损伤房室束和房室结，造成永久性损害，表现为不完全或Ⅲ度房室传导阻滞。对 SLE 患者子代应追踪观察到青春期以后。SLE 对妊娠的影响程度与妊娠时 SLE 是否被控制密切相关。

【SLE 患者妊娠时机的选择和妊娠期监护】 目前对允许 SLE 患者妊娠的条件尚无统一的标准，病情稳定或缓解期的 SLE 患者，妊娠成功机会较大，也不易恶化。一般来说，以下条件可以作为决定妊娠时机的参考。

1. SLE 经正规治疗，病情缓解至少 6 个月，泼尼松维持量≤10mg/d。
2. 无 SLE 引起的肾脏等重要内脏器官和中枢神经系统病变。
3. 无糖皮质激素所致的严重不良反应。
4. 未应用免疫抑制剂或已停用 6 个月以上。

一般认为，活动期 SLE 患者，使用泼尼松剂量 > 15mg/d，或有严重心、肾、中枢神经系统损害者，应避免妊娠。一旦避孕失败，应争取早期行治疗性流产，但中、晚期妊娠患者行治疗性流产有一定的危险性，应全面权衡。在行治疗性流产术前、术后应加大激素用量。

在选择妊娠及妊娠过程中，内科与产科医师应密切协商配合。在妊娠早、中、晚期分别进行心电图、肝功能、肾功能、自身抗体和补体的监测，了解 SLE 病情变化，并通过自测胎动、B 超检查、动态观察血或尿雌三醇含量来了解胎儿大小、羊水量、胎盘功能和成熟度，判断胎儿宫内安全程度。当 SLE 患者伴有心内膜炎、心肌炎、心功能衰竭、进展型肾小球肾炎、肾功能衰竭、肾病综合征时应终止妊娠，在妊娠早期及时进行治疗性流产；在妊娠 33 周以后，估计胎儿体重为 2kg 左右，有计划地干预性终止妊娠，早产比一味等待自然分娩要好。但必须密切监视妊娠期临床症状和实验室指标的变化，尤其是在妊娠晚期和分娩后的 1 个半月内。

【SLE 患者妊娠期的治疗】 为避免 SLE 患者病情的复发或加重，在妊娠的早期、产前和产后应给予小剂量糖皮质激素治疗，首选应用泼尼松和泼尼松龙，因为二者可被胎盘产生的 11 - β 去氢酶氧化为无活性的 11 - 酮基形式，避免了药物对胎儿的影响。地塞米松及倍他米松可以通过胎盘屏障，影响胎儿，一般情况下不宜应用。妊娠期间如病情活动，应根据具体情况决定是否终止妊娠。如妊娠前3个月病情明显活动，建议终止妊娠。出现疾病活动时可口服泼尼松，剂量应≤30mg/d，如妊娠后期病情活动，也可根据病情短期加大激素剂量。为避免产后SLE病情波动，在分娩过程中和产后可适当调整激素用量。妊娠前3个月至妊娠期应用免疫抑制剂，可影响胎儿生长发育导致畸胎。此外，长期应用激素会增加感染的几率，故应注意加强预防感染。

有文献报道，采用DNA免疫吸附治疗妊娠合并SLE，临床效果优于常规治疗，能改善妊娠结局，减少并发症。最近也有文献讨论了甘露聚糖酶结合植物血凝素（mannose - binding lectin）替代疗法用于SLE的可能性。

王江玲等对妊娠合并SLE的时机和结局进行了分析，结果发现，SLE患者中初次发病和活动期病例，妊娠丢失率为66.7%，控制期和缓解期病例，妊娠丢失率为14.3%。说明只要掌握好妊娠时机，加强妊娠期母婴监护，正确应用糖皮质激素，多数SLE患者可以完成妊娠，安全渡过孕产期而无严重的并发症，甚至人工生殖技术也可以安全地用于SLE患者。

系统性硬皮病与妊娠（systemic scleroderma and pregnancy）

系统性硬皮病（PSS）和妊娠的相关性报道很少，因为50%以上的患者在发病前已有妊娠或生育史，30%以上的患者没有妊娠和生育过。Steen和他的同事们进行了一个较大规模的研究，结果表明，PSS患者早产和流产的发生率分别为11%和6%，新生儿死亡率为2%。Slate和Graham的报道有更高的合并症。不同的研究结果可能与更有效的治疗和患者的状态有关。最新的一项研究表明，如果PSS患者病情稳定，妊娠的前景则比较乐观，在这种情况下早产、流产和胎儿死亡的概率并未增加。除非发生肾脏危机，要用血管紧张素酶抑制剂进行治疗。否则，硬皮病患者的妊娠并不像SLE患者那样存在许多的高危因素，尽管有分娩后病情加重的可能，但也有一些患者在妊娠期病情却明显缓解或改善。目前报道的PSS和妊娠的相关性多数为小样本或小范围的研究，因此PSS患者的妊娠问题仍需进一步的研究。

最让人感兴趣的问题是妊娠和PSS发病机制之间的关系。最近的研究表明，胎儿造血细胞可通过胎盘持久存在母体循环中几十年，同样，脐带血的母体细胞也许存在于儿童体内。遗传学上有少量差异细胞的存在（如嵌合体）也许会引起移植抗宿主反应（GVHR）。有生育史的女性PSS患者至少生过1个男婴，男性细胞DNA或Y染色体序列存在于母亲外周血单一核细胞和活动性皮损内。HLAⅡ型相容性妇女所生的婴儿携带有母体的基因并与DQA10501等位基因明显相关。胎儿-母体细胞转移是一个常见的现象，同样也可发生于健康女性。就像同种异体细胞输血一样，移植抗宿主病（GVHD）也许由于母亲与婴儿的组织相容性而诱导，并非HLA不一致。如果抗原与自体抗原的差异可打破免疫耐受但不足以诱导免疫反应，则可导致GVHD的发生。研究发现，PSS女性患者体内隐藏的胎儿细胞（可长达27年）可能与PSS的发生有关。与对照组相比（20%），70%的女性PSS患者与其孩子的HLAⅡ等位基因是相容的。正因为如此，穿过胎盘的胎儿细胞或母体细胞宿主则不能辨认，随后一些不明原因的刺激导致其激活而发展为PSS。因此，妊娠期的嵌合体也许参与了PSS的发病过程，HLAⅡ型相容的母亲-儿童的关系是硬皮病发病的一个高危因素。尽管嵌合体诱导的耐受也许是其他结缔组织自身免疫性疾病的高危因素，但目前的研究表明嵌合体仅与PSS有关。这也许是免疫遗传学差异所致，例如，仅20%类风湿关节炎患者与他们子女的HLAⅡ等位基因相容，而PSS患者则为70%。嵌合体的存在也许能够解释女性极高的PSS发病率，妇女生育期PSS发病率的增加及与PSS相似的移植抗宿主病的发生。

妊娠期间性传播感染的处理
(management of sexually transmitted infections in pregnant women)

因以往普遍使用的“性传播疾病(sexually transmitted disease, STD)”一词，不能更好地涵盖无临床症状的感染，故世界卫生组织(WHO)建议将性传播疾病改为性传播感染(sexually transmitted infections, STI)，自1996年起，STI一词被学术界和公共出版物广泛采用。

妊娠期间孕妇机体细胞免疫及体液免疫力的下降，导致STI的发病和复发率均明显增高。由于STI对孕妇本身及其胎儿具有潜在的危险，妊娠期间许多药物又慎用或禁用，且有些药物对胎儿的不良影响尚未充分研究，即使某些药物在妊娠期间使用很安全，孕妇也往往存有顾虑而不愿使用，这就给妊娠期间STI的处理带来很多困难，故对妊娠期间STI的治疗和处理应引起特别的重视。

治疗妊娠期间STI的目标之一是治疗孕妇的STI，目标之二是预防及治疗胎儿的STI，以尽可能避免性病对胎儿的不利影响，避免和降低新生儿发生性病的危险性。此外，孕妇和非孕妇的STI的治疗方案及疗效也有所不同。

关于孕妇的STI国内的调查报告不多。吴道深等报道，2003年共收集深圳龙岗区有效孕妇资料19027例，其中孕妇梅毒97例占0.51%，淋病185例占0.97%，尖锐湿疣101例占0.53%，生殖器疱疹58例占0.30%，非淋菌性宫颈炎171例占0.89%，发病总人数612例，占孕妇总数的3.22%。作者指出，该调查的发病率基本上与国内报道一致，表明孕妇人群患STI的情况比较严重。

在外阴阴道皮肤病一章已涉及STI的治疗，以下主要以WHO性传播感染处理指南(2003)及美国疾病控制中心(CDC)治疗指南为基础，结合文献复习，介绍妊娠期间STI的治疗和处理。

一、梅毒

近年来，梅毒在我国呈现较严重的流行态势，梅毒报告发病率已从1987年的0.083/10万上升到2006年的13.35/10万，20年间增长了160倍，且全国梅毒病例数首次超过淋病。

梅毒可经母婴传播，有1/2～2/3的未经治疗的梅毒孕妇可将感染传播给胎儿。国外统计，未经治疗的梅毒孕妇100%可以引起不良后果，其中约半数发生流产、死胎和新生儿死亡。迄今为止，青霉素依然是治疗梅毒的首选药物，尚无青霉素耐药的报道。

(一)WHO性传播感染处理指南(2003)中梅毒的治疗方案

1. 早期梅毒(一期、二期、或病程少于2年的潜伏梅毒) 推荐方案：苄星青霉素240万U，一次肌注。替代方案：普鲁卡因青霉素120万U，每日1次肌注，连用10天。对青霉素过敏的妊娠梅毒患者的替代方案：红霉素0.5g，每日4次口服，连用14天。

2. 晚期梅毒(病情2年以上，没有梅毒螺旋体感染的临床症状) 推荐方案：苄星青霉素240万U，每周1次肌注，连续3周。替代方案：普鲁卡因青霉素120万U，每日1次肌注，连用20天。对青霉素过敏的妊娠梅毒患者的替代方案：红霉素0.5g，每日4次口服，连用30天。

3. 神经梅毒 推荐方案：水剂青霉素每日1200万～2400万U静滴，分为每次200万～400万U，每4小时1次，连用14天。替代方案：普鲁卡因青霉素120万U，每日1次肌注，同时口服丙磺舒0.5g，每日4次，连用10～14天。

(二)美国(CDC)治疗指南中梅毒的治疗方案 孕妇早期梅毒(一期、二期和潜伏梅毒，病程短于1年)治疗方案为苄星青霉素240万U，一次肌注；病程大于1年者(神经梅毒除外)，予以苄星青霉素240万U，每周1次肌注，共3次。

Alexander等对美国CDC的推荐方案进行了临床验证，以确定其预防先天梅毒的可靠性。研究结果表明，病程短于1年的一期、二期和潜伏梅毒的孕妇采用该方案治疗，预防新生儿先天梅毒的成功率分别为100%、94.67%和98.04%，总的成功率为98%。其中二期梅毒组与其他组别的结果差异有显著性，且预防失败与HIV感染无关。作者推测可能是胎儿在宫内感染程度较重，在治疗前进行超声波检查可以预测受累胎儿治疗失败的危险性。

Donders等对180例患有早期梅毒的孕妇予以苄星青霉素治疗。结果显示，与未治疗组相比，采用苄星青霉素240万U单次治疗组并不能有效预防早产、死胎和先天梅毒儿的产生，但若用同等剂量的苄星青霉素在1周后复治，则能达到较为满意的预防效果，其结果与连续3次苄星青霉素G治疗组差异无显著性。该研究显示，苄星青霉素240万U单次肌注不足以防止螺旋体对胎儿的侵害，因此，对于病程短于1年的患者，特别是对妊娠早期或病期不明确的患者，正确的做法是在初治的1周后，用同等剂量复治1次。

2006年，杨帆等报道，将90例妊娠梅毒患者分为两组，治疗组47例行抗梅毒治疗，用普鲁卡因青霉素80万U肌注，每日1次，共15天，或苄星青霉素240万U每周1次肌注，连续3周。非治疗组43例未进行抗梅毒治疗。结果：非治疗组有不良妊娠结局者33例，占76.74%，其中流产8例、死胎8例、死产2例、新生儿死亡1例，新生儿先天梅毒14例；治疗组有不良妊娠结局者8例，占17.02%，其中无流产、死胎、死产及新生儿死亡，新生儿梅毒8例。两组之间的差异有显著性（$P<0.05$）。该研究结果提示，妊娠梅毒对胎儿的危害性大，青霉素抗梅毒治疗能有效减少流产、死胎、死产、新生儿死亡及新生儿梅毒的发生。

梅毒治疗后的随访是判断疗效的唯一手段。妊娠期间RPR效价下降速度慢于非妊娠期间，且妊娠期间梅毒治疗越晚，梅毒血清学效价下降越慢。妊娠期间偶有吉海反应发生，当妊娠晚期发生时，可导致期前宫缩，对胎儿不利。妊娠期间青霉素过敏发生率约为10%，但严重的过敏反应罕见。若青霉素过敏，则应严格按照规定程序进行青霉素脱敏。大环内酯类药（如红霉素）治疗梅毒的疗效不如青霉素。有文献报道，头孢曲松（剂量0.25～2g/d，持续5～10天）可有效治疗梅毒，但经验有限，尚需扩大治疗样本和经历时间，以进一步验证。

二、淋球菌感染

妊娠期间淋球菌感染与胎膜早破和早产相关。母亲可在新生儿经产道娩出时将疾病传播给新生儿。若胎膜破裂时间过长，淋球菌可在新生儿娩出前就传播给胎儿。

因淋球菌和沙眼衣原体双重感染普遍存在，故WHO性传播感染处理指南（2003）指出，除非经实验室检查证实没有沙眼衣原体感染，建议所有淋病患者同时给予抗衣原体治疗。

1．WHO性传播感染处理指南（2003）中淋球菌感染治疗方案

（1）无并发症的肛门生殖器感染：推荐方案：环丙沙星0.5g，单剂量口服，或头孢曲松0.125g，单剂量肌注，或头孢克肟0.4g，单剂量口服，或大观霉素2.0g，单剂量肌注（妊娠期禁用环丙沙星，儿童及青少年不推荐使用）。

（2）播散性淋球菌感染：推荐方案：头孢曲松1.0g，每日1次肌内或静注，连用7天（也可选用第三代头孢菌素代替，但需增加给药次数），或大观霉素2.0g，每日2次肌注，连用7天（淋球菌性心内膜炎可按相同剂量，但需连续治疗4周）。

（3）淋菌性眼炎：成人淋菌性结膜炎推荐方案：头孢曲松0.125g，单剂量肌注，或大观霉素2.0g，单剂量肌注，或环丙沙星0.5g，单剂量口服。替代方案：卡那霉素2.0g，单剂量肌注（妊娠期禁用环丙沙星）。

（4）淋病妇女所生新生儿及新生淋菌性结膜炎：推荐方案：头孢曲松50mg/kg，单剂量肌

注，最大剂量不超过 0.125g。替代方案：卡那霉素 25mg/kg，单剂量肌注，最大剂量不超过 75mg，或大观霉素 25mg/kg，单剂量肌注，最大剂量不超过 75mg。

2. 美国（CDC）治疗指南中淋球菌感染治疗方案　对妊娠期间无合并症的淋球菌感染者给予头孢克肟 0.4g 单剂量口服。或头孢曲松 0.125g，单剂量肌注。二者对淋球菌感染可获得同样好的疗效，但前者具有口服的优点。不能耐受头孢菌素者可使用大观霉素 2.0g，单次肌注。Donders 认为，考虑到早产的危险性以及妊娠期间药物的分布容量增加 30%，最好采用头孢曲松 0.25g，单次肌注。

妊娠期间淋球菌感染治疗后须做判愈试验，若结果为阳性，则应通知性伴，调查患者的治疗过程，并进行复治。妊娠早期的淋球菌感染经诊断和治疗后，在妊娠最后 3 个月须重新进行淋球菌培养。

三、沙眼衣原体感染

沙眼衣原体母婴传播可导致新生儿眼炎或肺炎，危险性分别为 20% ~50% 和 10% ~20%。

1. WHO 性传播感染处理指南（2003）沙眼衣原体感染治疗方案

（1）无并发症的肛门生殖器感染：推荐方案：多西环素 0.1g，每日 2 次口服，连用 7 天，或阿奇霉素 1.0g，单剂量口服。替代方案：阿莫西林 0.5g，每日 3 次口服，连用 7 天，或红霉素 0.5g，每日 4 次口服，连用 7 天，或氧氟沙星 0.3g，每日 2 次口服，连用 7 天，或四环素 0.5g，每日 4 次口服，连用 7 天（妊娠期间禁用四环素族药物）。

（2）妊娠沙眼衣原体感染：推荐方案：红霉素 0.5g，每日 4 次口服，连用 7 天，或阿莫西林 0.5g，每日 3 次口服，连用 7 天。

（3）新生儿衣原体结膜炎：推荐方案：红霉素（糖浆）每日 50mg/kg，分 4 次口服，连用 14 天。替代方案：甲氧苄啶 40mg，磺胺甲恶唑 0.2g，每日口服 2 次，连用 14 天。

2. 美国（CDC）治疗指南中沙眼衣原体感染治疗方案　妊娠期间沙眼衣原体感染：红霉素 0.5g，每日 4 次口服，共 7 日，为第一线药物。亦可用阿莫西林 0.5g，每日 3 次口服，共 7 日，或单次口服阿奇霉素 1.0g。

阿奇霉素已在孕妇中广泛使用，疗效优于红霉素，无值得注意的不良结果出现。阿奇霉素可以单次服用，更适用于依从性差和难以随访的人群。

四、生殖器疱疹

虽有文献提示，在分娩前，无论是原发性还是复发性生殖器疱疹（GH）均对妊娠结局无不良影响，但更多的文献表明，GH 对妊娠可能有不良影响，且原发性 GH 传染胎儿的危险性高于复发性 GH。生殖器疱疹病毒的传播与胎膜早破的时间相关，若超过 4 小时，则传播的危险性显著增加。原发性 GH 与复发性 GH 处理原则有所不同，但尚无足够的依据证明妊娠期间感染 HSV 应中止妊娠。

1. 妊娠期间原发性 GH 的处理　迄今已有阿昔洛韦大量的使用经验，尚未发现其有致畸作用。已有研究显示，在不同妊娠阶段服用过阿昔洛韦的孕妇其新生儿生育缺陷率未超过整体人群，且未观察到有规律的缺陷类型。英国国家性病治疗指南指出，在妊娠期间（包括妊娠初期）可用标准剂量的口服或静滴阿昔洛韦治疗本病。WHO 性传播感染处理指南（2003）中对原发性生殖器疱疹的推荐治疗方案如下。

阿昔洛韦 0.2g，每日 5 次口服，连用 7 天，或 0.4g 每日 3 次口服，连用 7 天；或伐昔洛韦 1.0g，每日 2 次口服，连用 7 天，或泛昔洛韦 0.25 g，每日 3 次口服，连用 7 天。

（1）妊娠前 6 个月感染者：首先根据患者的临床情况决定治疗方案，使用标准剂量的阿昔洛韦口服或静滴。如无妊娠意外，则有望自然分娩。此外，在妊娠最后4周内持续使用阿昔洛韦治疗可预防复发，因此，可避免剖宫产术。

（2）妊娠最后3个月感染者：因分娩时排毒的危险性极高，故建议所有孕妇应考虑采用剖宫产术，特别是在分娩前6周内有持续症状的孕妇。若阴道分娩不可避免，应建议母亲及所生的婴儿使用阿昔洛韦治疗。

2．妊娠期间复发性GH的处理　WHO性传播感染处理指南（2003）中对复发性生殖器疱疹的推荐治疗方案如下。

阿昔洛韦0.2g，每日5次口服，连用5天，或0.4g每日3次口服，连用5天，或0.8g每日2次口服，连用5天。或伐昔洛韦0.5g，每日2次口服，连用5天，或1.0g每日1次口服，连用5天。或泛昔洛韦0.125g，每日2次口服，连用5天。

首先在妊娠晚期无需作持续的单纯疱疹病毒（HSV）培养，以预测分娩时的排毒情况，分娩时无生殖器损害的妇女无需行剖宫产术以预防新生儿疱疹。其次，在最后3个月出现的有症状的复发性GH经过短暂，若分娩时无皮损出现，则可经阴道自然分娩。医师对于在分娩开始时有皮损的孕妇通常进行剖宫产术，但有证据表明，经阴道自然分娩对胎儿的危险性较小，且剖宫产术对母亲本身亦有一定的危险性，故应权衡利弊后再作决定。

目前，美国对于在分娩期间有症状的GH孕妇通常行剖宫产术。但Brown等的研究发现，在分娩时血清HSV－2阳性，生殖道内有HSV－2感染的孕妇，其新生儿受病毒感染的威胁极小，而在分娩时血清HSV－1阳性，生殖道内有HSV－1感染的孕妇，其新生儿受感染的机会较大。因在分娩时绝大多数有症状的皮损是由复发性HSV－2感染引起，而大多数新生儿疱疹是无症状初发感染的结果，故对分娩期间所有复发性GH的孕妇行剖宫产术并不是预防绝大多数新生儿疱疹的有效策略。

五、阴道毛滴虫感染

阴道毛滴虫感染会对妊娠产生不利影响，可导致胎膜早破、早产或出生低体重儿等，且阴道毛滴虫常与其他病原体共存而导致阴道菌群失调，进一步增加了早产的可能性，这尤其多见于有临床症状的患者。尽管不主张妊娠最初3个月内使用甲硝唑，但因及早治疗可以减少妊娠的不良结局，故仍应积极进行治疗。

甲硝唑是治疗阴道毛滴虫感染的首选药物。因阴道毛滴虫常感染附属腺体和子宫，而阴道给药无法保证在上述部位有足够的药物浓度，故建议用口服药治疗。

既往的研究曾提示，甲硝唑对小鼠有致癌性和致畸作用，增加了医师和患者的担心而不愿使用甲硝唑，但在人类的研究结果和已发表的文献资料和数据，并未证实妊娠期间使用甲硝唑与新生儿畸形或基因突变有相关性。故甲硝唑可在妊娠全程和哺乳期使用，但最好避免大剂量，长时间使用。亦可选用替硝唑，但尚无资料证实在妊娠期间可使用奥硝唑。

WHO性传播感染处理指南（2003）中对阴道毛滴虫感染的推荐治疗方案为：甲硝唑2.0g单剂量口服，或替硝唑2.0g单剂量口服。替代方案为：甲硝唑0.4～0.5g，每日2次口服，连用7天，或替硝唑0.5g，每日2次口服，连用5天。

对甲硝唑重复治疗无效者，可给予甲硝唑2.0g每日口服，同时每晚甲硝唑栓剂0.5g，阴道内给药，连续3～7天。

新生儿毛滴虫感染的推荐治疗方案为：甲硝唑5mg/kg，每日3次口服，连用5天。

接受甲硝唑或其他咪唑类药物治疗者，在治疗过程中及治疗结束24小时内不得饮酒。

六、细菌性阴道病

细菌性阴道病（BV）是育龄妇女出现异常阴道分泌物的最常见原因。BV 与其他 STI，如阴道毛滴虫感染、衣原体感染、淋病、梅毒和 HIV 感染相关。

因妊娠期间 BV 可使自发性流产、早产、羊水感染、胎膜早破、分娩后子宫内膜炎以及剖宫产术后伤口感染的发病率增高，故应积极治疗妊娠期间的 BV。

美国 CDC 推荐剂量为甲硝唑 0.25g 口服，每日 2 次，共 5 ~ 7 天。

WHO 性传播感染处理指南（2003）中对妊娠细菌性阴道病的推荐治疗方案为：妊娠前 3 个月内单剂量口服甲硝唑 2.0g；妊娠 3 个月后，甲硝唑 0.2 ~ 0.25g，每日 3 次口服，连用 7 天。替代方案：甲硝唑 2.0g 单剂量口服，或克林霉素 0.3g，每日 2 次口服，连用 7 天，或 0.75% 甲硝唑凝胶 5.0g，每日 2 次阴道内给药，连用 7 天。

甲硝唑和克林霉素可清除 85% 的 BV，但在 6 个月内 BV 的复发率高达 40% ~ 80%，且复发率并不能通过治疗孕妇的性伴而得到改善，因此，必须进行疗效判愈和随访。

七、外阴阴道念珠菌病

外阴阴道念珠菌病大多是白念珠菌感染所致。尽管有一些单剂量口服药物治疗本病有效的报道，但在妊娠期间使用对胎儿的安全性尚未确定，故建议妊娠期尽可能进行局部治疗。

WHO 性传播感染处理指南（2003）中对妊娠外阴阴道念珠菌病的推荐治疗方案为：咪康唑或克霉唑 0.2g，每日 1 次阴道内给药，连用 3 天，或克霉唑 0.5g，单次阴道内给药，或氟康唑 0.15g，单剂量口服。替代方案为：制霉菌素 10 万 U，每日 1 次阴道内给药，连用 14 天。

八、尖锐湿疣

尖锐湿疣（CA）是由人乳头瘤状病毒（HPV）感染引起。经阴道分娩时生殖器 HPV 可传播给新生儿，包括复发性呼吸道（喉）乳头瘤病以及肛周生殖器疣，但罕有发生。妊娠期间 CA 的治疗目的是使皮损数目在分娩时尽可能减到最少，以减少新生儿接触 HPV 的机会。

妊娠期间外阴、阴道 CA 的治疗方案可选用冷冻疗法、或 80% ~ 90% 三氯乙酸外搽，宫颈 CA 需经涂片确诊，并由专家会诊后制订治疗方案，不主张用足叶草酯或三氯乙酸治疗。孕妇禁止外用足叶草脂/足叶草毒素和氟尿嘧啶，以避免可能的致畸作用。妊娠期间外用足叶草酯和咪喹莫特的安全性尚未评价。妊娠期间 CA 的剖宫产术指征仅限于产科原因，即疣体堵塞产道。尚无生殖道 HPV 有致畸作用的报道。

九、软下疳

软下疳常与其他 STI 伴发，主要有 HIV 感染、HSV 感染、梅毒，也可伴发衣原体感染和淋病。WHO 性传播感染处理指南（2003）的推荐治疗方案为：环丙沙星 0.5g 口服，每日 2 次，共 3 天，或口服红霉素 0.5g，每日 4 次，共 7 日，或阿奇霉素 1g，单剂量口服。替代方案为：头孢曲松 0.25g，单剂量肌注。这些药物在妊娠期间可安全使用。

十、性病性淋巴肉芽肿和腹股沟肉芽肿

性病性淋巴肉芽肿和腹股沟肉芽肿临床上非常少见，故治疗药物和疗法很有限，WHO 性传播感染处理指南（2003）中可用于孕妇的治疗方案如下。

性病性淋巴肉芽肿：红霉素 0.5g，每日 4 次，连用 14 日。对有波动感的淋巴结，切开引流或手术切除可能延迟愈合，故推荐经正常皮肤进行穿刺，抽出脓液。

腹股沟肉芽肿：阿奇霉素口服首日1g，以后每日1次0.5g，或红霉素0.5g，每日4次口服。直至所有皮损消退。

（曹元华）

第五章　其他主要发生于女性的皮肤病

颜面再发性皮炎（recurrent facial dermatitis）

本病的病名于20世纪60年代首见于日本皮肤科杂志，为发生于额面部的一种红斑鳞屑性皮炎。因好发于女性，又称女子颜面再发性皮炎，还可称为颜面颈部糠疹皮炎、复发性潮红脱屑性颜面红皮症等。

【病因及发病机制】　本病的病因目前尚不十分明确，综合多家报道，大致可分为外因和内因二方面。

外因可以是化妆品、花粉等过敏，也可以是温热、日光、尘埃等刺激所致。其中尤以化妆品最为突出，甚至有人认为本病即属于化妆品皮炎。由于本病春秋二季多见，也有人认为发病与日光照射关系密切，属光变态反应范畴。最近 Rycroft 等报道甘菊可引起本病的发生。李东宁等发现该病患者血液中特异性 IgE 增高。

本病也可由内因所致，如内分泌失调、自主神经功能紊乱、消化系统障碍、精神紧张和疲劳、维生素B族和微量元素缺乏及贫血等，均有零星个案报道，缺乏对照研究。

【临床表现】　春秋季节发病多，以20～40岁女性多见，发病突然，初发在眼睑周围，逐渐向颧颊部、耳周部扩展，有时可累及整个面部、颈部和上胸部“V”形三角区。皮损为局限轻度水肿性红斑，上覆细薄糠状鳞屑，但绝无丘疹、水疱、苔藓化皮损。伴有轻度瘙痒感，约经1周消退，但反复发作。反复发作者皮疹消退后可留有色素沉着。

【组织病理】　病理无特异性。又因皮损在面部，不推荐做病理检查。

【诊断与鉴别诊断】　根据好发于春秋二季，女性多见，皮损表现为局限性红斑，上有细小鳞屑，瘙痒轻微等临床特点，不难诊断。需和面部接触性皮炎、湿疹和脂溢性皮炎相鉴别。

1. 湿疹　没有性别、季节倾向，皮疹呈多形性，可有丘疹、渗液、苔藓化等，瘙痒剧烈。
2. 接触性皮炎　有明确接触史，皮损常表现为局部红肿，可有密集丘疹、水疱，境界清楚。
3. 脂溢性皮炎　没有明显的性别及季节差异，一般好发于头皮、额、颧等皮脂腺丰富部位，脱屑较多。

【预防与治疗】　注意休息，不吃辛辣刺激食品。减少面部皮肤受到刺激，春秋季节少外出、少晒阳光，外出后用温和清洁剂洁面去除接触到的花粉等变应原。

口服抗组胺药及维生素B、C等有助于病情的缓解。

外用安抚性保湿霜、防晒霜，有报道肝素钠软膏、氟芬那酸丁酯软膏、0.03%他克莫司软膏疗效较好。局部还可给予冷敷，或给予凉血脱敏汤、复方甘草甜素等中药治疗。

口周皮炎（perioral dermatitis）

本病于1957年由 Frumess 等首次报道，因患者皮损日晒后加重，故称之为光感性皮脂溢出，认为是光敏皮炎的一种症状。1964年 Mihan 等确认这是一种独立的疾病，并证实该病与光线无关，认为病名“光感性皮脂溢出”不适合，首次将之命名为口周皮炎。本病以成年女性多见，但在儿童没有发现明显的性别及种族差异。

【病因及发病机制】 确切病因不明，可能与使用含氟的牙膏、局部外用含氟的强效糖皮质激素有关，还有学者认为与化妆品、洗涤剂有关，但尚无定论。有人研究发现，口周皮炎患者合并有较高的幽门螺杆菌感染率，部分患者皮损中可查见蠕形螨。其他还可能与香料、含酒石酸的牙膏、保湿霜、封闭性护肤品及含汞化妆品等有关。还有人发现某些女性在经前期和妊娠期发作口周皮炎，因此认为本病与内分泌因素有关。

患者90%以上为年轻女性，避孕药可诱发该病，且部分患者可在月经期或妊娠期发病，提示雌激素在发病中可能起一定的作用。最近 Dirschka 等研究发现，口周皮炎和口周皮肤屏障受损，导致口周皮肤敏感性增高以至发病。也有报道，本病患者念珠菌和梭形细菌检出率明显高于正常人，但并未得到广泛认可。

【临床表现】 患者90%以上为女性，年龄多在23～35岁之间，皮损表现为口周红斑鳞屑基础上散在的丘疹、丘疱疹，常对称，唇线与受累皮肤之间常有一圈约5mm宽的正常皮肤。除口周外，皮损也可见于两侧颊部、下颌、上唇、鼻唇沟，甚至眶周，可波及眼睑。瘙痒程度轻重不一，常有刺激、烧灼感。日光易使病变加重，使用肥皂及化妆品甚至一些作用温和的药品也易引发或加重症状。本病病情轻重不一，反复发作，病程慢性。

儿童患者累及眶周和鼻周者较为常见，但疗效相对较好。同时儿童患者中肉芽肿性口周皮炎较为多见。

【组织病理】 组织病理与酒渣鼻相似，表现为真皮乳头水肿，毛细血管扩张，炎性细胞浸润，偶见白细胞碎裂型血管炎。

【诊断与鉴别诊断】 根据发病部位、口周常有约5mm宽的不受累区、皮损的特点可确诊。根据病史、发病部位和皮损特点可与脂溢性皮炎、接触性皮炎及酒渣鼻相鉴别。本病常需与舔唇性唇炎相鉴别，该病以7～15岁的儿童最为多见，是长期舔舐口周皮肤所致，皮损常呈浅红色，表面脱屑，丘疹和脓疱少见，唇红缘周围也常有1～2mm的狭窄正常皮肤，但根据病史及临床表现可以鉴别。

【预防与治疗】 停用含氟糖皮质激素、氟化牙膏及其他可疑因素，以局部治疗为主。

1. 局部治疗

(1) 皮损查出蠕形螨者，首选0.75%甲硝唑凝胶外用，或1%替硝唑凝胶。

(2) 儿童口周皮炎可外用1%红霉素软膏和甲硝唑凝胶。

(3) 1%克林霉素凝胶（达林凝胶），或1%氢化可的松丁酸酯，每日2次。也可外用依沙吖啶炉甘石洗剂每晚1次。

(4) Rodriguez－Martin 等报道，1%吡美莫司软膏每日2次，疗效较好。

2. 系统治疗

(1) 四环素1g，分3～4次服用，连服3周，然后减为0.5g，再连服3周。

(2) 米诺环素50mg，2次/日，皮损消退后50mg隔日1次，约1个月。然后逐渐停药；亦可口服红霉素0.25g，4次/日。

3. 其他疗法 Richey 等报道光动力学治疗有显著疗效，具体方法为局部外用5－氨基－γ－酮戊酸后进行 UVA 光疗，疗效明显优于外用克林霉素组。

色素性口周红斑（pigmented peribuccal erythema of Brocq）

Brocq 于1923年首次报道，女性好发，常见于皮脂分泌旺盛和酒渣鼻倾向的妇女。

【病因及发病机制】 Brocq 认为，本病与自主神经紊乱导致末梢血液循环功能和皮脂腺分泌异常有关。后来有人认为是5-羟色胺的代谢异常所致。目前认为最可能与化妆品中的光敏成分有关，Zaynoun 等认为该病可归类于化妆品中的香料（如佛手柑内酯）引起的一种特殊类型的接触性皮炎。

【临床表现】 好发于青中年女性，偶见于男性，皮损常累及面中部，大致对称，特别是颏和口周。最初损害为红斑，反复发作数月至数年后，渐呈现弥漫性的棕红色色素沉着斑，并可扩展颌角、额颞部、鼻翼皱襞处，但在唇红缘周围常留有一狭窄的正常皮肤带，境界鲜明。损害往往持续多年不变，但皮肤颜色的深浅可波动，甚至每日不同，并常有面颈部的血管性潮红现象，无主观症状。本病可同时伴有 Civatte 皮肤异色病。

【组织病理】 真皮乳头层炎性细胞浸润，毛细血管扩张，可见噬黑素细胞增多，并有较多的黑素体。

【诊断与鉴别诊断】 根据本病好发于女性，特征性的口周褐红色斑片，伴有色素沉着等特点不难诊断，但应与口周皮炎相鉴别，口周皮炎常由化妆品及外用激素引起，皮损以丘疹、丘疱疹等多形性损害为主，基底也为红色，但较鲜明而非褐红色，瘙痒感较重。

【预防与治疗】 首先尽量去除病因，避免刺激性食物，如咖啡、酒等。局部外用抑制皮脂分泌的制剂、糖皮质激素制剂，有色素沉着的给予熊果苷、氢醌等治疗。系统治疗可给予缓和的镇静剂、利血平、维生素 C、维生素 B_2 等，停经妇女可试用雌激素替代疗法。

淤滞性皮下硬化症（stasis - induced subcutaneous sclerosis）

本病是下肢静脉曲张、血液循环淤滞引起的小腿局限性皮下纤维性结缔组织增生性疾病，是下肢静脉曲张引起的淤滞性湿疹和淤滞性溃疡病谱中的一个少见类型。

【病因及发病机制】 患者发病前均出现小腿大隐静脉曲张，并都有小腿深浅静脉交通支瓣膜功能不全，尤其是后者妨碍血流由浅静脉向深静脉回流，久之，导致浅静脉曲张。长期静脉淤血导致静脉炎，进而引起静脉周围炎，当累及邻近脂肪组织时，可引起脂肪变性、坏死，释放的脂肪酸因血液淤滞不能及时带走，进一步加重局部炎性反应，导致脂肪小叶间隔结缔组织的增生，进而发生淤滞性硬化。

【临床表现】 患者多见于中年妇女，男女之比为1∶16，职业需长期站立者易发病，发病前至少已有静脉曲张1年以上。皮损初发于小腿内下1/3和踝部，左侧多于右侧。开始出现数个皮下结节，并不断的聚和，可融合成斑块，以后斑块可变大，周围出现新的小皮损，沿小腿长轴扩展，皮损不累及小腿外侧。斑块境界清楚，表面正常肤色或为红斑，可有轻度疼痛。触之坚硬，有压痛。长时间站立可使斑块硬度增加，症状加重。治疗后皮损消退，局部表皮、皮下脂肪出现不同程度的萎缩，皮损久者可有色素沉着。

【组织病理】 组织活检皮损切开时可见少许灰白色乳糜液。表皮正常或轻度增厚。真皮下部和脂肪小叶间隔内结缔组织显著增生，皮肤附属器被挤压，脂肪小叶间隔增宽、细血管增多，管腔增大，无血栓形成，其间散布少许淋巴细胞。脂肪细胞可正常或坏死。

下肢静脉造影显示深、浅静脉交通支瓣膜功能不全。

【诊断与鉴别诊断】 根据患者下肢有静脉曲张，局限于小腿内侧下2/3处皮下硬结或斑块而诊断。需和下肢丹毒、硬结红斑相鉴别，根据是否有静脉曲张、是否有全身症状以及实验室检查可鉴别。

【预防与治疗】

1. 预防 控制原发病，降低静脉压力。避免长时间站立、避免长时间约束性坐姿，尽可能多抬高患肢、应用弹力袜或绷带促进静脉回流，锻炼腓肠肌；也可血管外科手术治疗。避免外伤很重要。

2. 治疗 以改善局部血运为主。可采用促进血运药物，如丹参、烟酰胺等，丹参每次口服3~4片，每日3~4次，或静滴；烟酰胺0.1~0.2g，每日3次。局部给予肝素钠软膏，同时给予局部频谱、黑光等理疗。水肿显著时给予氨基己酸0.1g，每日3~4次。

Kaur等用治疗和预防糖尿病引起视网膜病变和糖尿病性肾病的药物羟苯磺酸钙（calcium dobesilate）口服0.5g，每日2次，连续8周，治疗淤滞性溃疡和皮炎，所有患者的症状，如痒痛感、坠重感、疲劳感、溃疡、水肿、渗出均明显减轻，取得了很好的疗效。

头皮脓疱糜烂性皮病（erosive pustular dermatosis of the scalp）

头皮脓疱糜烂性皮病是一种少见的非感染性脓疱性皮肤病，皮损局限于头皮，由Pye等1979年首先报道并命名。

【病因及发病机制】 病因不明，目前报道的易感因素主要是创伤，包括新生儿产伤、头皮手术、眼部水痘-带状疱疹病毒感染、头皮日光角化冷冻等治疗后。其他还有血清锌水平低、合并自身免疫性疾病等。

【临床表现】 EPDS患者多为老年女性。Pye等首先报道的6例EPDS患者全是老年女性，年龄在78~90岁之间，Layton等、Bahmer分别报道53岁、69岁1例女性EPDS患者。Wollenberg等报道2例患者中1例为74岁女性，而另1例为54岁男性，Ena等报道的3例患者中也有2例男性患者。最近Siegel等报道4例新生儿因头皮产伤发生EPDS。

EPDS特征性皮损为头皮脓疱、糜烂、痂皮，很多EPDS患者伴有进行性瘢痕性脱发，个别报道可以癌变。

【组织病理】 组织病理不具有诊断性，表现为非特异性皮肤萎缩和慢性炎症性改变，表皮、真皮和毛囊均有萎缩，真皮浅层有淋巴细胞和浆细胞浸润。实验室检查无异常，细菌和真菌培养阴性。

【诊断与鉴别诊断】 根据头皮局限性无菌性脓疱等皮损，结合非特异性皮肤病理可以确诊。银屑病、扁平苔藓、红斑狼疮等病的皮损可累及头皮以外的部位，且各有不同的特异性病理表现，可以鉴别。

【预防与治疗】 抗生素无效，糖皮质激素外用有效，血清锌水平低的EPDS患者口服硫酸锌有效，多个报道局部使用他克莫司和卡泊三醇有效。

Mastroianni等对1例EPDS患者使用糖皮质激素和尼美舒利治疗无效，最后使用异维A酸治疗，每日0.75mg/kg，数月后症状完全消退，随访1年无复发。

女性多毛症（female hirsutism）

女性多毛症是女性出现终毛过多，累及雄激素依赖性毛发生长的部位，如上唇、颏部、胸中部等部位，呈明显的男性型分布，这种毛发生长的改变可伴有或不伴有其他男性化体征，男性化体征包括男性型秃发、男性体形、声音低沉、阴蒂肥大和闭经。该病在育龄妇女中发病率高，可对女性的心理产生不可低估的影响。

【病因及发病机制】 多毛症是一种体征，可由多种疾病引起，其病因有：

1. 卵巢疾病 多囊卵巢综合征（PCOS）是引起女性多毛症最常见的原因，其他导致多毛症的卵巢疾患有卵泡膜细胞增生症及产生雄激素的卵巢肿瘤，这些卵巢肿瘤多是男性化卵巢肿瘤、卵巢男性母细胞瘤、卵巢门细胞肿瘤、卵巢单侧良性微腺瘤、黄体瘤等，其中黄体瘤发生于妊娠妇女。PCOS 导致女性多毛的发病机制是针对骨骼肌和脂肪组织产生胰岛素抵抗，血中胰岛素水平代偿升高，高水平的胰岛素所致：①直接作用于卵巢泡膜细胞增强雄激素合成；②刺激垂体分泌促黄体生成激素（LH），使促黄体生成激素/促卵泡激素－释放激素（LH/FSH）比值升高，卵巢泡膜细胞雄激素合成分泌相对过剩，颗粒细胞将雄激素转化为雌激素相对不足；③抑制肝细胞合成性激素结合球蛋白（SHBG），进而增加血中游离雄激素水平，诱发多毛症。

2. 肾上腺疾病　①先天性肾上腺皮质增生，又称肾上腺生殖器综合征或肾上腺性变态征，为常染色体隐性遗传，90% 以上的患者 21 羟化酶缺乏。此酶缺乏，使皮质醇合成减少，反馈促进促肾上腺糖皮质激素（ACTH）分泌以代偿皮质醇合成之不足，继而导致其中间产物雄激素大量合成和分泌；②肾上腺肿瘤：单纯分泌雄激素的肾上腺肿瘤临床少见，多伴有男性化表现；③库欣综合征：无论是肾上腺皮质肿瘤、异位内分泌肿瘤或垂体分泌过量 ACTH 的库欣病，都可促使皮质醇及其中间产物雄激素的过量分泌，诱发多毛症。

3. 医源性多毛症　最常见的是患者使用糖皮质激素；其他，如使用甲基睾丸酮、丹那唑、其他合成类固醇等药物、环孢素、米诺地尔等。

4. 垂体腺瘤　育龄妇女多见，垂体腺瘤中促肾上腺糖皮质激素细胞腺瘤、生长激素细胞腺瘤可出现多毛症。

5. 伴内分泌异常的非垂体腺瘤　非垂体肿瘤伴有激素分泌异常，导致出现多毛症状。张华等报道 1 例肺癌患者首发临床表现为多毛，以颜面部为著。

6. Achard－Thiers 综合征　也称妇女糖尿病性长须，女性患者有雄激素过多的临床表现。

7. 特发性多毛症　指不能确定病因的多毛症。5%～6% 的多毛症患者属此类，临床表现为月经规律，血清甲状腺（T）、游离睾酮、硫酸脱氢异雄酮（DHEAS）和双氢睾酮（DHT）水平正常。其病因可能与外周毛囊皮脂腺单位的细胞受体对雄激素的敏感性升高和 5α－还原酶活性增强有关。

其中卵巢源性、肾上腺源性、药物性和特发性的女性多毛症较常见。卵巢肿瘤和肾上腺肿瘤导致的多毛症常伴有显著的男性化表现。

【临床表现】　女性多毛症具有多毛的临床表现，此外根据不同病因可有相应的临床症状。

1. 多囊卵巢综合征　具有闭经或月经稀发、慢性无排卵、不孕、肥胖和卵巢多囊性增大的临床特征。

2. 先天性肾上腺增生　90% 患者可查出 21 羟化酶缺乏，导致肾上腺分泌糖皮质激素、盐皮质激素不足而雄性激素过多，故临床上出现不同程度的肾上腺皮质功能减退，女性患者伴有男性化，而男性患者则表现性早熟，此外尚可有低血钠或高血压等。

3. 肾上腺肿瘤　种类很多，最多见为醛固酮瘤和嗜铬细胞瘤，可分泌皮质醇和睾酮，有时也分泌雌激素，临床表现、病理表现复杂多样，有时可有库欣综合征的表现。库欣综合征除多毛外，临床还有向心性肥胖、满月脸、水牛背、痤疮等，部分患者在腹部和股部还可出现萎缩纹、月经紊乱、高血压、骨质疏松，少数患者可伴有雄激素、糖皮质激素、泌乳素、ACTH 分泌过多的表现，如男性化、电解质紊乱、溢乳、色素沉着等。

4. 医源性多毛症　最常见的是患者使用糖皮质激素，如地塞米松等引起的女性多毛，其他，如使用甲基睾丸酮、丹那唑和其他合成类固醇等药物，可能引发毛发过度生长和痤疮。许多女性避孕药含有 19－去甲睾酮衍生而来的孕激素，也可引起女性多毛。另外，还有环孢素、米诺地尔等。

5. 垂体腺瘤　育龄妇女多见，有多种类型，如肾上腺糖皮质激素细胞腺瘤、生长激素细胞腺瘤可出现多毛症。促肾上腺糖皮质激素细胞腺瘤的临床表现为身体向心性肥胖、满月脸、水牛背、多血质、腹部及股部皮肤有紫纹、毳毛增多等。

6. 类癌综合征 如非垂体肿瘤所致肢端肥大症，垂体以外的肿瘤可因分泌生长激素释放激素（GHRH），极少数为分泌生长激素而引起肢端肥大症。分泌 GHRH 的肿瘤主要为类癌，其次为胰岛细胞瘤，较少见者为嗜铬细胞瘤、副神经节瘤。患者血中 GHRH 升高，生长激素及胰岛素样生长因子 - 1（IGF - 1）亦升高，生长激素的昼夜节律消失。非垂体肿瘤所致肢端肥大症的临床表现与垂体性肢端肥大症无明显区别。张华等报道 1 例肺癌患者首先发现皮肤出现多毛，纤细、柔软，似羊毛，以颜面部最多，随后出现腹泻，每天多则 10 余次，少则 3 ~ 4 次，呈稀水样，间断伴有恶心、呕吐。

7. Achard - Thiers 综合征 女性患者有激素紊乱的临床表现，包括痤疮、多毛、肥胖、阴蒂肥大、乳房缩小、发音改变，月经无或少等症状。

【实验室检查】

1. 基础激素水平 包括血清 T、DHEAS、17α - 羟孕酮、泌乳素、LH、FSH 和性激素结合球蛋白（SHBG），对 PCOS、先天性肾上腺皮质增生和卵巢或肾上腺皮质肿瘤有较好的筛查作用。

2. 兴奋和抑制试验 不完全先天性肾上腺皮质增生行 ACTH 刺激试验；库欣综合征行地塞米松抑制试验。

3. 腹部 B 超、计算机体层摄影（CT）以及垂体磁共振成像（MRI）为检测肿瘤性女性多毛症的重要方法。

【诊断与鉴别诊断】 根据患者的多毛体征、伴发的其他症状和相关的实验室检查可确定患者属于哪一种多毛症。

【治疗】

1. 病因明确的以病因治疗为主，如有肿瘤的患者手术切除瘤体。

2. 无明确病因的伴高雄激素血症多毛症的患者，宜长期小剂量药物治疗，以防止复发并降低药物毒副反应，常用的药物如下。

（1）醋酸塞普隆（cyproterone acetate）：为 17α - 羟孕酮的衍生物，具有抗雄激素作用，对多毛症及痤疮的治疗效果较好，在欧洲已广为应用 20 余年。其作用机制：①竞争性与雄激素受体结合而抑制雄激素作用；②作为一合成孕激素反馈抑制促性腺激素的释放，抑制卵巢雄激素的合成和分泌。用法：在月经周期 5 ~ 14 天服用 0. 05 ~ 0. 1g/d，在月经周期 5 ~ 25 天加服炔雌醇 35μg/d，持续服药 4 ~ 9 个月有显效。

（2）螺内酯：是另一广泛用于治疗多毛症的一线用药，其作用机制为竞争与雄激素受体结合，进而抑制雄激素作用，治疗剂量为 0. 05 ~ 0. 4g/d。尽管短期试验显示，每日 0. 2g 的用量效果优于 0. 1g，但由于大剂量螺内酯的副作用，绝大部分作者认为每日 0. 1g 为宜。Ylostalo 等采用小剂量螺内酯每日 50mg，每个月经周期的第 4 ~ 22 天服用，使用 3 ~ 8 个月后可见明显疗效，作者认为该疗法安全有效，无明显不良反应。然而，McLellan 等采用双盲对照试验发现对特发性女性多毛症患者使用螺内酯 0. 1g/d，连续 9 个月，其疗效不优于安慰剂，而且患者血液中雄激素的浓度也没有明显下降。笔者认为，这种不同的治疗效果可能和不同病因引起的多毛症有关。

（3）氟他胺（flutamide）：为一强效高特异性非类固醇类抗雄激素，最先由美国 Schering - Plough 公司设计合成，1989 年作为治疗前列腺癌药物在美国首先上市，其化学名为 2 - 甲基 - N - ［4 - 硝基 - 3 - （三氟甲基）苯基］丙酰胺，属酰基苯胺药。没有内在激素或抗促性腺激素作用，多篇文献显示氟他胺对多毛症的疗效等于或优于螺内酯。叶军等对 5 例经传统糖皮质激素治疗后临床控制不良的先天性肾上腺皮质增生症（CAH）患儿，在原糖皮质激素治疗剂量不变或减少情况下，加用氟他胺 7. 5 ~ 10mg/(kg · d) 治疗 6 个月左右，生长速率、血睾酮水平、血 17 - 羟孕酮、脱氢表雄酮、雄稀二酮及尿 17 - 酮类固醇水平均有不同程度下降。研究表明，氟他胺联合较低剂量糖皮质激素治疗，可使CAH患儿生长速率正常化，改善高雄激素血症。

3. 对病因不明的特发性多毛症患者可采取浅层X线照射和激光脱毛。

女性型脱发（female pattern halopecia）

【病因及发病机制】 女性型脱发，又称女性雄激素性脱发。多个研究发现，本病患者体内雄激素水平显著高于正常对照组，但在这些研究中总有些患者体内的雄激素并不增高，也没有其他雄激素的临床表现，如多毛等，这可能与患者毛囊的高反应性雄激素受体有关。可能是一种多基因皮肤病，病因可分为高雄激素依赖和非高雄激素依赖二种方式，后者可能包括雄激素受体多态性导致对雄激素敏感性增高，以及甲状腺疾病和低血清铁蛋白血症。因此，有学者认为女性型脱发比女性雄激素性脱发更合适。

【临床表现】 本病多于青春期前发病，发病率随着年龄的增加而增高，50岁以上女性的FPHL发病率约为5%，随着年龄的增大，到70岁时可增加到30%。

典型的临床表现为顶骨中央或冠状区毛发均匀减少，前额发际线保留，额顶部的头发变得稀疏，患者毛发纤细、颜色减淡，末端易折，少数患者可累及整个头部。这种中央脱发多、四周脱发少常被形容为"圣诞树"样脱发。

1977年Ludwig按脱发程度由轻到重将PHL分为3级。Ⅰ级（轻度）：为初发阶段，患者冠状区前毛发变薄，须改变发型才能掩盖前额顶部毛发变薄；Ⅱ级（中度）：患者冠状区毛发明显变薄，不能以发型遮盖或遮盖更困难，该型脱发常是雄激素过多的标志，这些雄激素通常来自于卵巢；Ⅲ级（重度）：为头顶部毛发几乎完全脱落。

【组织病理】 检查患者头发可发现患者生长期的毛发减少而休止期的毛发增多。多数患者体内雄激素水平增高。部分患者还可检测到甲状腺异常和低血清铁蛋白等。

雄激素受体基因的多态性局限于实验研究阶段。

【诊断与鉴别诊断】 依据患者中央脱发多、四周脱发少的临床特点和实验室检查进行诊断。需和其他脱发相鉴别：斑秃常为局限性脱发，进行期拔毛实验阳性；梅毒性脱发常为虫蚀样，梅毒血清实验阳性；黏蛋白沉积性脱发多见于年长者，可表现为泛发性脱发，其病理具有特征性。

【预防与治疗】

1. 局部治疗

（1）米诺地尔（minoxidil）：又名长压定。用于治疗高血压时发现其有促进毛发生长的作用，动物和游离毛囊体外培养试验中都证实米诺地尔有明显促毛囊生长的作用。在毛乳头细胞培养中发现米诺地尔可上调毛乳头细胞血管内皮生长因子（VEGF）mRNA的表达，VECF是强有力的促毛囊生长的细胞因子。临床外用米诺地尔有2%和5%二种浓度，每日2次，有明确疗效，5%浓度的米诺地尔疗效更好，局部外用很少有刺激反应等不良反应，仅极少数可出现变态反应性接触性皮炎。但米诺地尔治疗过程中停止用药后会出现快速的脱发。

（2）维A酸：0.025%全反式维A酸每晚1次。可与米诺地尔合用增加疗效。

（3）环孢素：5%每日2次，12个月有良效。

（4）他克莫司：临床外用有0.03%和0.1%二种浓度，他克莫司疗效强于环孢素，且其分子量小、易透皮吸收，动物实验可刺激鼠毛生长。

2. 系统治疗

（1）非那雄胺：是一强有力的5α-还原酶抑制剂，1997年美国药物和食品管理局批准该药用于男性雄激素脱发，在4项临床研究1441名患者中仅1名患者没有控制病情的发展，继续脱发。最近，Iorizzo等联用非那雄胺、口服避孕药（包括屈螺酮和乙炔雌二醇）治疗FPHL取得了很好的疗效。非那雄胺的主要不良反应是性欲减退，停用后可恢复正常，本药禁用于妊娠和可能妊娠的妇女，由于包括非那雄胺在内的Ⅱ型5α-还原酶抑制剂具有抑制睾酮转化为二氢睾酮的作用，妊娠妇女服用后，可引起男性胎儿外生殖器异常。

（2）孕激素：又称环丙氯地孕酮或环丙孕酮，每日50mg或0.1g，治疗12个月后，88%的FPHL患者停止进一步脱发，其中50%的患者头发密度增加。

（3）螺内酯：每日0.2g，疗效与孕激素相当。

（4）其他抗雄激素药物：西咪替丁每日0.3g；盖屋棕榈每日3粒，餐后分次服用；锌制剂每日0.2g，餐后分次服用；有报道氟他胺每日0.25g治疗FPHL的疗效优于孕激素、炔雌醇或非那雄胺。

3. 其他疗法　对于头顶部秃发严重的FPHL患者可采取毛发移植，将取自于枕部的毛发剔除毛囊周围组织，种植于头顶部秃发区的手术小缝隙中。

症状性黑棘皮病（symptomatic acanthosis nigricans）

黑棘皮病是一种好发于皮肤皱褶部位、以皮肤色素沉着及绒毛状或乳头状增生为特征的皮肤病。症状性黑棘皮病是黑棘皮病的一种类型，因某些综合征具有黑棘皮病的皮肤表现，将之统称为症状性黑棘皮病。

【病因及发病机制】　症状性黑棘皮病的病因为引起黑棘皮病临床表现的综合征。症状性黑棘皮病常见于A型、B型和C型胰岛素抵抗综合征，还见于Hirschowitz综合征、Wilson病等。

胰岛素抵抗综合征，又称代谢综合征（metabolic syndrome，MS），该病引起黑棘皮病的机制很复杂，主要是胰岛素抵抗导致代偿性的高胰岛素血症，过多的血胰岛素与皮肤内胰岛素样生长因子-1（IGF-1）受体相结合，同时促进生长素（GH）受体与生长素的结合，从而使皮肤角质形成细胞和成纤维细胞增殖，形成黑棘皮病样皮损，此外成纤维细胞生长因子受体2和3的功能缺陷也参与发病。A型胰岛素抵抗综合征的特征是胰岛素受体数量减少或功能下降，包括胰岛素受体基因突变导致的矮妖综合征；B型胰岛素抵抗综合征是由于体内产生针对胰岛素受体的特异性抗体；C型胰岛素抵抗综合征的特征是受体后缺陷所致。

【临床表现】　黑棘皮病特征性皮损为皮肤色素沉着，皮肤变厚、粗糙，表面可有小乳头状隆起如天鹅绒状，好发于皮肤皱褶处，如颈、腋、腹股沟、生殖器、乳房下、颜面、背等处。引起症状性黑棘皮病的各型综合征除具有黑棘皮病的皮损外，还具有各自综合征的其他临床表现。例如，A型胰岛素抵抗综合征引起的症状性黑棘皮病：患者常有家族史，多见于婴儿或儿童期患黑棘皮病的黑人妇女，这些女性患者具有黑棘皮病的皮肤表现，还有生长过速或有男性化体征。患者可有多毛或多囊卵巢，也可有肢端肥大、阴蒂肥大等。实验室检查可见体内雄激素水平增高。B型胰岛素抵抗综合征多见于中老年女性，黑棘皮病的表现轻重不一，可伴有系统性红斑狼疮、硬皮病、干燥综合征、混合性结缔组织病、白癜风或桥本甲状腺炎。但多数仅有免疫学检查异常，如白细胞减少和高效价的抗DNA抗体。

【组织病理】　病理示表皮中度角化过度和乳头瘤样增生。不同的综合征具有不同的实验室检查异常，胰岛素抵抗综合征可能有胰岛素增高，血糖、尿糖的异常。

【诊断与鉴别诊断】　症状性黑棘皮病的诊断主要体现在对引起黑棘皮病表现的综合征的诊断上，例如，胰岛素抵抗综合征引起的症状性黑棘皮病的诊断标准是：患者具有黑棘皮病的特征性皮损，同时能满足胰岛素抵抗综合征的诊断标准。

根据国际糖尿病联盟（IDF）于2005年4月在第一届国际糖尿病前期和代谢综合征会议上，

诊断代谢综合征必须具有中心性肥胖（用腰围尺寸衡量，具体标准具有人种差异，中国人男性≥90 cm，女性≥80 cm）这个指标，加上以下4项指标中的任何2项。

1. 甘油三酯（TG）升高　≥150mg/dl（1.7mmol/L），或已开始药物治疗。

2. 高密度脂蛋白（HDL－C）降低　男性＜40mg/dl（1.03mmol/L），女性＜50mg/dl（1.29mmol/L），或已开始药物治疗。

3. 血压升高　收缩压≥130mmHg或舒张压≥85mmHg，或已开始药物治疗。

4. FPG升高≥100 mg/dl（5.6mmol/L），或已诊断为2型糖尿病。如果FPG＞5.6 mmol/L，应进行口服葡萄糖耐量试验（OGTT）检查，但不是诊断代谢综合征的必须指标。

根据黑棘皮病的临床表现和综合征的其他表现和实验室检查，不难确诊。根据综合征的其他临床表现可与其他种类的黑棘皮病相鉴别。

【预防与治疗】　症状性黑棘皮病的治疗主要是针对原发综合征的诊治，如胰岛素抵抗综合征的治疗应着重强调减肥，首选饮食及运动疗法，有报道加强运动能有效地降低血胰岛素水平。如果饮食和运动疗法无效，则须进行系统治疗，可选用胰岛素增敏剂（如二甲双胍、罗格列酮等）、α－糖苷酶抑制剂（如阿卡波糖）、生长抑素类（如奥曲肽）均可长期使用。钙制剂（如维生素D_3）、卡泊三醇以及维A酸类药物都有一定疗效，但疗效维持时间较短。

匍行性血管瘤（angioma serpiginosum）

匍行性血管瘤（angioma serpiginosum，AS）好发于女性，是真皮上部乳头层毛细血管痣样改变的一种少见病，由Hutchinson于1889年首次报道。

【病因及发病机制】　病因还不完全明了，AS多为散发患者，偶见家族中多位患者，表现为常染色体显性遗传，亦有个别报道AS患者的皮损呈线状、沿Blaschko线或节段性分布，这些提示AS发病与遗传有关，最近Blinkenberg等将伴有食管乳头状瘤病的AS定位于X染色体上。

【临床表现】　可发生于任何年龄，其中90%患者为16岁以下的女性，偶见男性患者。除掌跖和皮肤黏膜交界处以外的部位，皮损可累及身体的任何区域，尤其是双下肢和臀部最为常见，个别患者皮损泛发。皮损表现为不规则但边界很清的淡红斑背景，其上有细小的针尖大小的红色血管瘤性斑点，直径为0.5～1mm大小，这些斑点多发呈群集状，可扩大融合成丘疹。也有斑点自发性消退，偶有皮损的局部甚至全部消退。

【组织病理】　真皮乳头毛细血管扩张、弯曲，常无炎性细胞浸润和红细胞外渗。扩张的毛细血管不显示碱性磷酸酶活性，与正常毛细血管形成对比。

【诊断与鉴别诊断】　临床结合病理不难诊断，需与单纯紫癜、色素性紫癜性皮病相鉴别。后二者均为红细胞外渗性皮损，临床和病理具有特征性。

【预防与治疗】　Long等采用染料激光、Poenitz等采用强脉冲光（intense pulsed light，IPL）治疗AS均取得了较好的治疗效果。目前还没有可变脉宽式长脉冲的VP532血管激光治疗仪治疗本病的报道，但从理论上说也应该具有很好的治疗效果。

圆柱瘤（cylindroma）

圆柱瘤也称真皮小汗腺圆柱瘤、Spiegler瘤、头巾瘤和番茄瘤。皮损单发或多发，多发型常为常染色体显性遗传，常伴发毛发上皮瘤。单发者无家族史。

【病因及发病机制】　家族性圆柱瘤（familial cylindromatosis，FC）是一种常染色体显性遗传性皮肤病，多篇文献证明其致病基因是位于人类16号染色体长臂上的CYLD1（OMIM *

605018）基因。最近还发现，CYLD1 基因也是毛发上皮瘤的致病基因。研究发现，CYLD1 基因是一种抑癌基因，可通过肿瘤坏死因子特异性受体，进而影响 NF - kappa - B 活性产生生物学效应。CYLD1 基因突变如何引起 FC 和毛发上皮瘤症状，目前还不明了，推测可能引起毛囊 - 皮脂腺 - 大汗腺单位干细胞功能异常导致疾病的发生。

【临床表现】 女性患者多见，分二种：①多发型：患者多于青春期后头皮迅速出现大量不等的圆形团块，皮损类似番茄，故称番茄瘤，有时皮损累及整个头皮，像盖在头上的头巾，故又称头巾瘤，常伴发毛发上皮瘤。最近研究发现，CYLD1 基因既是家族性圆柱瘤、也是毛发上皮瘤的致病基因，这从分子水平上解释了二者伴发的原因；②单发型：常无家族史，见于成人，好发于头面部，皮损同多发型。

【组织病理】 肿瘤位于真皮内，可扩展到皮下，边界清楚，无包膜。大小、形状不一的瘤细胞团块之间隔以透明膜，透明膜 PAS 染色阳性、耐淀粉酶。瘤细胞分二种，一种小而深染，另一种大而淡染，前者位于瘤细胞团块周边靠近透明膜处，后者占据瘤细胞团块的大部分。有时可见瘤体内小管样结构，类似汗腺的管腔。

【诊断与鉴别诊断】 多发型易诊断，单发型需做病理确诊。

【预防与治疗】 无有效治疗方法，皮损少或癌变的需手术切除。

结缔组织增生性毛发上皮瘤（desmoplastic trichoepithelioma）

结缔组织增生性毛发上皮瘤（desmoplastic trichoepithelioma，DTE）的临床和病理特点早在 1960 年就曾描述过，当初被认为是单发性毛发上皮瘤（又称孤立性毛发上皮瘤）的管样变异类型。1976 年，Brownstein 等认为本病的临床和病理特点不同于单发性毛发上皮瘤和家族性毛发上皮瘤，首次提出结缔组织增生性毛发上皮瘤是一个独立的疾病并命名，是一种少见的毛源性良性肿瘤，1977 年 Macdonald 等报道的硬化性上皮错构瘤（sclerosing epithelial hamartoma）与 DTE 实为同一种疾病。

【病因及发病机制】 根据免疫组化和电镜的研究，目前认为，DTE 是毛源性良性肿瘤，可能来源于外毛根鞘的基底细胞，但其发生的原因至今未明。多篇报道 DTE 和色素痣伴发，有 2 篇报道 DTE 瘤细胞中含有较多的 Merkel 细胞，黑素细胞和 Merkel 细胞均来源于神经组织，提示 DTE 的发生可能和神经组织有关。Blanc 等报道 1 例 DTE 发生于水痘的瘢痕上，Fukui 等报道 1 例患者面部色素痣在冷冻和皮肤磨削术后发生 DTE，提示外伤可能是 DTE 的促发因素。家族性 DTE 的报道提示该病可能具有遗传易感性。

【临床表现】 85% 的患者为女性，年龄 8 ~ 70 岁（平均年龄 46 岁），病程多为 1 ~ 5 年。皮损一般单发，偶见多发皮损的报道。典型表现为环形、光滑的浅碟样皮损，肤色或浅黄色，边缘轻度隆起，中央轻度凹陷，直径通常 3 ~ 8mm，大的可达 1cm。质硬，呈缓慢进行性增大。皮损好发于颜面，包括面颊、下颌、前额、上唇、鼻部、眉区和颞部，个别患者皮损可出现在颜面以外（如头、颈部等）。近年，国内罗育武等和杨励等报道的 2 例分别发生于眉区和头部。

DTE 患者的皮损一般缓慢进行性增大，部分患者皮损可以多年不变。

【组织病理】 表皮多正常，可轻度萎缩或增厚，至今所有报道的 DTE 皮损的真皮都具有 3 个重要病理改变：瘤细胞排列成窄的条束状，而非团块状；角质囊肿多见；细胞间质结缔组织增生明显。真皮基质有大量致密的胶原纤维，条束状瘤细胞和角囊肿散在其中，条束状瘤细胞由 2 ~ 3 层立方形小基底样细胞构成，核呈卵圆形，胞质少，角囊肿大小不一，囊肿外周围以嗜碱性小基底样细胞，有时从囊壁伸出呈逗号或芽状上皮条索，偶有角囊肿破裂后释放角蛋白，可引起异物反应，角囊肿可钙化、骨化。

【诊断与鉴别诊断】 DTE 最易与硬化性基底细胞癌（morpheaform basal cell carcinom，mBCC）相混淆，后者表现为扁平、白红色斑块，亦好发于颜面，可有数年的缓慢生长史，病理上真皮基质胶原纤维明显增生，其间有条索状或巢状基底样细胞，但 mBCC 细胞有异形性，瘤团和基质间有裂隙，基质有明显的透明变性，无角质囊肿。

DTE 需与微囊肿性附属器癌相鉴别，后者表现为红色或黄色的斑块或结节，好发于鼻唇沟和眶周，病理学上有导管形成，呈浸润生长模式，神经周围常受累。DTE 有时在临床上与环状肉芽肿不易区分，但二者的好发部位和组织病理学表现均明显不同。

【治疗】 Brownstein 等使用刮除术或电灼术治疗 46 处 DTE 皮损、手术切除 4 处，随访 3 个月到 6 年，无复发。有报道皮损切除后复发，可能与皮损未切净有关。面部皮损保守治疗可给予异维 A 酸口服、外用维胺酯乳膏治疗，DTE 皮损能明显好转。值得注意的是，Chuo 等对 Carter 等报道 1 例先天性 DTE 女婴患者随访了 9 个月，患儿头、面、颈部皮损均有明显的消退，这也是目前唯一未经治疗而皮损减轻的病例。作者认为，对于年幼的 DTE 患者可观察，暂不处理。

妇女糖尿病性长须（diabetic bearded woman）

【病因与发病机制】 妇女糖尿病性长须又称 Achard - Thiers 综合征（Achard - Thiers Syndrome），病因与患者糖耐量下降有关，还有人报告患者有多囊性卵巢综合征、肾上腺腺瘤或增生。

【临床表现】 女性患者有激素紊乱的临床表现，包括痤疮、多毛、肥胖、阴蒂肥大、乳房缩小、发音改变，月经无或少等症状。多毛在 15 ~ 30 岁后变得明显，糖尿病可在若干年后出现。

Lubowe 报道 1 例随访多年的 Achard - Thiers 综合征，患者为女性，首先表现为月经变少，其后颜面、双侧胸部、腹中下部出现明显的多毛，患者绝经 3 年后出现糖尿病、高血压和肥胖，血压高达 240/160mmHg，体重 110.7kg。

【实验室检查】 尿常规检查示糖耐量下降，体内肾上腺类激素、性激素水平可异常。

【诊断与鉴别诊断】 根据临床表现和实验室检查可确诊。

【预防与治疗】 本病为其他疾病的继发表现，应积极寻找、治疗原发病，如发现患有肾上腺腺瘤或增生，则应予手术切除。

泛发性胃肠息肉（generalized gastrointestinal polyposis）

泛发性胃肠息肉是一综合征，患者在有胃肠泛发性息肉的同时，还有色素沉着、脱发、甲肥厚症状，因此，又称息肉 - 色素沉着 - 脱发 - 甲肥厚综合征。该病于 1955 年由 Cronkhite 和 Canada 最先报道，又称 Cronkhite - Canada 综合征。

【病因及发病机制】 本病病因不明，患者无家族性肠道息肉史。

【临床表现】 主要发生于女性，发病平均年龄 60 岁。

病名“息肉 - 色素沉着 - 脱发 - 甲肥厚综合征”很好地概括了该病的症状：①胃肠息肉引起的恶心、呕吐、腹泻、厌食等症状；②皮肤色素沉着多发生于面、四肢和掌跖处，以皱褶处更为明显；③弥漫性脱发；④甲营养不良。

症状可自发性的缓解，但经常复发，病程进行性加重。

【组织病理】 胃肠镜检可见多数息肉，息肉活检为腺瘤性或错构瘤，黏膜固有层黏液腺扩张，息肉组织中有嗜酸细胞浸润。

【诊断与鉴别诊断】 本病作为综合征有多种临床表现，不难与其他疾病鉴别。

【预防与治疗】 目前无明确有效的治疗方法。现治疗方案集中在使用免疫抑制剂、肥大细胞稳定剂，Ⅰ、Ⅱ型组胺受体阻断剂，胃酸分泌高的患者给予强有力的抑酸剂，以上为经验疗法，因患者病情可自行缓解，尚没有证据认为上述疗法确切有效。

预后较差，5年存活率55%，常死于胃肠道出血、脓毒血症、充血性心力衰竭等严重的并发症。

垂体功能减退综合征（Simmonds syndrome）

垂体功能减退（hypopituitarism）综合征，常称为西蒙综合征（Simmonds syndrome）、席汉综合征（Sheehan syndrome）、西蒙－席汉综合征（Simmonds－Sheehan syndrome），是垂体前叶激素分泌不足所致。临床表现主要取决于垂体前叶激素缺乏的种类与程度。

【病因及发病机制】 垂体前后叶各自有独立的血液供应，多因垂体、下丘脑附近肿瘤，手术、放疗、脑外伤及感染，导致垂体门脉系统缺血，因垂体门脉血管无交叉重叠，缺血时不易建立侧支循环易继发组织功能减退甚至坏死，故能影响垂体血供的病变均可引起本病。

女性患者的主要病因是产后大出血导致的席汉综合征，表现为产后闭经、无乳、体毛脱落、第二性征减退；而男性以垂体瘤为最常见病因，特别是手术后的患者；其他较少见的病因为鞍旁附近肿瘤、空泡蝶鞍等，个别患者找不到具体病因，称为特发性垂体功能减退。

【临床表现】 西蒙综合征起病时症状取决于垂体的病变程度，其功能的减退程度和速度及病因、临床表现取决于垂体各种促激素减退情况及相应靶腺的萎缩程度。因其靶腺受累不同，故临床表现也复杂多样，腺体受累程度轻重不一，临床症状也表现各异。多见于女性，青春期后发病，主要症状有：

1. 多数患者性腺功能减退症状 表现为性欲低下、闭经（女性）、产后无乳（女性）、阳痿（男性）等症状，多数患者有阴、腋毛稀少或脱落。

2. 部分患者甲状腺功能减退症状 表现为恶心、呕吐、厌食、食欲不振、乏力、畏寒、情绪淡漠、记忆力减退、嗜睡等甲减表现。

3. 少部分患者肾上腺皮质功能减退 表现为畏寒、乏力、虚弱、抵抗力低下、贫血、低血压、低血糖、低血钠等。

根据引起垂体功能减退综合征的原因，患者可能还有其他的症状，如垂体、下丘脑附近肿瘤可导致脑垂体内或附近肿瘤压迫症状，表现为头痛、视神经受压引起的偏盲和失明、颅压增高和精神神经症状等，病变损及下丘脑和垂体后叶，可引起尿崩症。

【实验室检查】 ①性腺功能减退症状患者几乎全部有LH、FSH、T、雌二醇（E_2）水平低下，符合性腺轴受累的规律，对应相关的垂体激素是促性腺激素的缺乏；②甲状腺功能减退症患者可发现促甲状腺激素刺激激素（TSH）、甲状腺素T_3和T_4低于正常，行促甲状腺激素释放激素（TRH）兴奋试验进一步证实；③肾上腺皮质功能减退患者的促肾上腺糖皮质激素（ACTH）和皮质醇测定基础值低于正常；④垂体、下丘脑附近肿瘤患者CT等可有相应的影像学改变。

【诊断与鉴别诊断】 典型病例诊断不难。但对早期、轻症患者由于缺乏特异性症状，诊断有困难。

【预防与治疗】 首先尽量去除病因，女性产后大出血者及时扩充血容量，垂体、下丘脑附近肿瘤患者及时行手术治疗，防止正常垂体组织进一步受累。

治疗上采用靶腺激素替代治疗，以垂体激素最为合理，如性腺功能减退症状患者LH、FSH、T、E_2水平低下是对应相关的垂体促性腺激素的缺乏导致，以补充促性腺激素为宜。但此类激素属肽类，不易补充，长期服用易发生相应抗体而失效。目前该病已大多应用多种靶腺激素联合替代，及时处理各种并发症和应激状态，根据患者的病情制订具体的替代治疗方案，一般首先替代糖皮质激素，在治疗1~2周后加用甲状腺素，以避免肾上腺皮质危象的发生。因垂体前叶功能减退很少引起盐皮质激素的缺乏，故一般不补充盐皮质激素。

缺铁性吞咽困难综合征
(sideropenic dysphagia syndrome，Plummer－Vinson syndrome)

缺铁性吞咽困难综合征以吞咽困难、缺铁性贫血和食管蹼为主要特征。1912年Plummer首先报道1例具有长期缺铁性贫血、吞咽困难、上部食管痉挛而无解剖上狭窄的患者。1919年，Vinson报道另1例具有上述症状的患者，这位患者同时具有食管成角（angulation of the esophagus），即食管蹼，并将之作为该病的特点之一，因此，该病也称Plummer－Vinson综合征（P－V综合征）。该病还称为Paterson－Kelly综合征，因为Paterson和Kelly于1919年分别报道了该病患者，并对该病临床特点进行了归纳，前者还指出该病与喉环状软骨处鳞癌的发生有关。

【病因及发病机制】 发病与缺铁、营养不良、自身免疫、胃黏膜损害等有关，但详细的发病机制尚不清楚。Chen等发现20世纪前叶P－V综合征患者较多，20世纪50年代以后发病率明显减少，认为该病发病率的下降可能与人类营养改善有关。但非洲人营养较差，但发病率却很低。

【临床表现】 患者多为北方国家的高加索人种，尤其多见于中老年女性，有统计P－V综合征患者90%为女性，好发于40~70岁之间，但也可发生于儿童和青年，男性少见。东南亚，如中国和韩国也偶有报道，徐宏胜等报道3例均为女性，年龄分别为41、42、67岁。

临床表现主要为吞咽困难、贫血相关症状，其他具有特征性的有舌炎、口角唇炎和匙状甲，有时可发现患者脾脏和甲状腺肿大。

吞咽困难表现为吞咽坚硬食物时喉部有疼痛感和烧灼感，或食物梗塞在喉部，有时患者体重减轻。吞咽困难主要是因铁缺乏导致食管硬化或食管入口挛缩使吞咽能力下降，舌炎或咽部溃疡产生的吞咽痛也为原因之一。食管蹼与吞咽困难的关系不清，但可以肯定食管蹼的机械性梗阻不是引起吞咽困难的主要原因，至少在吞咽困难的早期。

缺铁性贫血最早出现在P－V综合征的病程中，缺铁性贫血可有疲劳、皮肤黏膜苍白和其他缺铁性贫血的体征。贫血原因可为月经过多、胃次全切除术后、萎缩性胃炎、痔疮等。

P－V综合征患者易患上消化道肿瘤，患者发生咽喉部和食管鳞状细胞癌的概率远高于正常人，15%的患者、尤其是15~50岁女性患者可发展成为食管癌或咽癌。P－V综合征患者铁缺乏、铁依赖酶的活性下降会导致其他器官的损害，尤以上皮细胞分化代谢活跃的器官更为明显，如铁缺乏导致食管硬化；由于反复的损伤和自行修复，导致瘢痕增生和粘连，使器官出现梗阻和功能障碍；进而会增加癌症的发生率。有学者把P－V综合征的食管黏膜改变视为癌前病变。Kim等报道1例韩国P－V综合征患者发生胃癌。

【组织病理】 临床上对有明显的吞咽困难和舌炎者，应行血液学检查，如发现有血清铁、组织铁、血清未饱和铁结合力（UIBC）、铁饱和度减少的低血红蛋白性小细胞性缺铁性贫血，食管吞钡或碘油造影检查发现颈段食管前壁有蹼样像，必要时行食管镜检查多能明确诊断。

X线或上消化道内镜检查食管蹼表现为光滑的薄膜状，好发于食管近心端。

食管病理活检示黏膜萎缩、过度角化，黏膜下慢性炎症及纤维组织增生，免疫组化阴性。

【诊断与鉴别诊断】

1. 诊断　依据患者缺铁性贫血、1个以上食管蹼和环状软骨后的吞咽困难进行诊断。

2. 鉴别诊断　主要和其他引起吞咽困难的疾病相鉴别，包括食管恶性肿瘤、食管良性狭窄、食管环、食管憩室和动力性障碍（贲门失弛缓症）等，可通过胃镜、食管造影等方法鉴别。

【预防与治疗】 治疗以补充铁剂为主，多数患者食管蹼可消退，吞咽困难很快消失，少数患者吞咽困难改善不明显，可行上消化道内镜破坏食管蹼、扩张食管达17mm。

由于P－V综合征患者发生肿瘤概率高，应密切观察随访，胃镜检查每年至少1次。

局灶性真皮发育不良（local dermal hypoplasia）

局灶性真皮发育不全与局灶性真皮发育不良实际上是同一疾病，是一种中胚层和外胚层结构发育异常而引起皮肤和骨骼改变的疾病，为X连锁显性遗传病。1920年由Jessner首次报道，1962年Goltz又报告3例并复习相关文献，正式命名为本病，故又称为Goltz综合征。到目前为止报道已超过200例，90%是女性。

【病因及发病机制】 局灶性真皮发育不良主要发生于女性，大多数有家族史，与自发性流产、死产和男性新生儿死亡史有关，提示一种X连锁的显性遗传特性伴有男性半合子的致死性。如果男性胎儿存活下来，则可能出现了新的突变。近年来解释为功能性X染色体嵌合现象，推断致病基因位于Xp22.31。

【临床表现】 所有的患者在出生时就出现皮损，线状或网状萎缩性和皮肤异色症样的条纹，主要见于躯干、四肢和臀部，它们沿皮纹延伸，皮损周围有毛细血管扩张，并且有时沿Blaschko线分布。许多病例在皮损区有脂肪疝形成。皮肤先天性缺失，类似于皮肤再生不良，头皮出现大的溃疡，愈合缓慢，愈后形成萎缩性瘢痕。口唇、咽部和食管、外阴和肛周黏膜可见小的红色乳头瘤，也可见于肢端，如手掌、手指、足趾和耳。其他皮肤表现还有风团、皮肤划痕征、跖部角化、口周放射状沟纹、出汗异常、光敏、水疱等。

大约有80%的患者表现出多种骨骼异常：面部、躯干或肢体不对称；手指异常伴有并指、多指、无指或者表现为一种虾爪样的变形；脊柱侧凸；乳房不发育；严重的脊柱裂导致一些神经系统异常。放射线检查可见在长骨的干骺端有细微的、平行的、垂直条纹，即所谓的条纹状骨病。

40%患者出现眼的缺陷，包括虹膜缺损、小眼球、无眼、小角膜和视神经发育不良，与播散性的脑皮质和小脑萎缩有关。

齿的异常也很常见，大约见于40%的患者，齿发育不良伴釉质缺陷。

毛发稀疏易脆，头皮和耻骨区散在秃发斑和甲营养不良。

偶尔可见泌尿生殖道缺陷，如分叉型输尿管或肾发育不良。一些典型面部特点有面部不对称，三角形脸，耳突出或小颅骨。15%患者有智力低下。

【组织病理】 真皮的组织学表现为发育不全伴散在的细胶原纤维束。在很薄的发育不全的真皮内可见黄红色的脂肪结节，部分达到表皮。皮损的电镜检查可见疏松的胶原束，胶原纤维失去常规的带状排列，异常的成纤维细胞和基底膜带的破裂提示Ⅶ型胶原功能的异常。红色口周或黏膜的乳头瘤的组织学表现类似于血管纤维瘤。受累真皮氨基葡聚糖的代谢异常导致透明质酸来源的二糖单位数量减少，并且可能为受累区域成纤维细胞缺陷的一个标志。

【诊断与鉴别诊断】 根据带状排列的皮肤异色病样表现及脂肪疝形成，易于诊断。该病应与变形综合征，眼大脑皮肤综合征，色素失禁征，Rothmund－Thomson综合征，浅表脂肪瘤样痣，Adams－Olive综合征，外胚叶发育不良和线状硬皮病进行鉴别诊断。

【治疗】 无有效治疗方法。影响美容者可行整形外科手术。

色素失禁症（incontinentia pigmenti）

色素失禁症是一种少见、遗传性、多系统受累的疾病。几乎均发生于女性。首例报道于1920年。该病名来源于在该病的第三阶段即色素沉着期的真皮上层黑色素的失禁。

【病因及发病机制】 遗传方式为X连锁的显性遗传，女女传递，胎儿自发性流产发生率增加，通常是男胎。目前报道有700多例患者，其中仅有49例男性患者，且男性患者的发病情况均较女性为重。男性患者通常伴有非整倍性性染色体，可能是由于半染色单体突变模式或合子后突变，也就是嵌合体现象。

大约50%的色素性失禁症的患者有家族史，其他的可能是新的突变所致。男性患者无家族史。5例患病的男性婴儿同时患有Klinefelter综合征（47，XXY），因为他们具有第二条X染色体，所以才使他们免于宫内死亡而存活下来。

色素失禁症Ⅰ型推测的基因位置位于染色体Xp11.2，色素失禁症Ⅱ型的致病基因定位于X染色体长链末端（Xq28）。NF－κB基因调节体（NEMO）基因突变在抑制肿瘤坏死因子诱导的细胞凋亡中起作用，是本病发生的主要原因。色素失禁症Ⅰ型为散发病例，而色素失禁症Ⅱ型呈家族性，其基因位点与Xq28连锁，为X连锁的显性遗传。Happle提倡用嵌合现象来解释该病，色素失禁症Ⅰ型无炎症性或大疱样皮损，并且组织学缺乏典型表现。他认为色素失禁症Ⅰ型属于伊藤痣的黑色素过少症。

【临床表现】 色素失禁症的皮损表现很典型。尽管发育缺陷尤其是骨骼、眼和中枢神经系统缺陷不常见，但却是影响患者生活质量的主要威胁。皮肤改变以固定的时间顺序呈阶段性进展。

第一阶段，90%患者在出生时和出生2周内出现明显的临床表现，表现为线状排列的小水疱或红皮样损害，主要分布于四肢。

第二阶段，主要表现为线状疣状损害，与第一阶段分布模式相似，通常发生于患儿第2和第6周。通常持续存在几个月，并且有80%的患儿的皮损在第6个月时渐消退。

第三阶段，皮损的发生部位与前面阶段的不同，是由沿Blaschko线分布的棕褐色线状或涡旋状的条纹组成，受累区域较大，主要分布于躯干。此阶段是本病的标志，从1～2岁开始并且持续数年，至青春期完全消退。

部分患者表现为4个阶段；其中14%的患者在之前的色素沉着区出现色素减退，28%患者仅有小的萎缩性斑块。

80%的患者出现一些系统症状。包括中枢神经系统症状，如抽搐、智力迟钝或强直性麻痹；多种视觉异常，如斜视、白内障、蓝巩膜、视网膜脱落、小眼球、视神经萎缩或失明；患者还可出现甲萎缩，有时伴有甲下肿瘤；瘢痕性秃发；齿改变，如出牙延迟，钉状牙或局部无牙；骨骼异常，包括颅骨变形、侏儒症、脊柱裂和唇腭裂；乳房异常，如多乳头症、乳房发育不良或不发育、乳头色素异常；染色体的不稳定性所致的恶性肿瘤是导致患儿死亡增加原因。

【组织病理】 四个临床阶段的组织学表现不同。在小水疱时期，可见棘刺松解和表皮内水疱，周围伴嗜酸性粒细胞浸润，同时也见于真皮和小水疱内。外周血中白细胞（高达40000/L）和嗜酸性粒细胞增多。中性粒细胞趋化缺陷和免疫应答性改变。第二阶段，疣状增生阶段，主要表现为棘层肥厚，不规则的乳头瘤样增生，角化过度和角质形成细胞角化不良。第三阶段，涡旋状色素沉着阶段，主要表现为真皮上部黑色素沉积，基底层较多的嗜色素细胞和空泡变性。第四阶段，萎缩性斑片阶段，主要表现为轻度表皮萎缩，皮肤附属器缺失，小黑素细胞数量减少。

【诊断与鉴别诊断】 根据典型的临床表现，容易诊断。但需与大疱性表皮松解症、儿童期大疱性类天疱疮及 Franceschetti－Jadasson 综合征相鉴别。

【治疗】 无需治疗，常在 2 岁开始逐渐消退，到成年时除一些原有并发症外，几乎无任何不适。

持久性色素失禁症和网状色素失禁症
(incontinentia pigmenti perstants and incontinentia pigmenti reticularis)

是色素失禁症的一种异型，也是 X 性联显性遗传。女性异常基因位于两个 X 染色体之一上，属杂合子，病变轻。而男性病例异常基因位于单个 X 染色体上，是纯合子，病变重，多在子宫内死亡。故本病 95% 见于女性，少数男性病例是自发突变所致，症状并不重。

【临床表现】 女性自幼发病，于躯干、四肢有米粒至黄豆大褐色斑点，随年龄增长而增多扩大并排列呈条纹状，并随身高增长而延长，至成年时褐色斑亦不退。在褐色斑出现前皮肤可无水疱史，故是色素失禁症之异型称持久性色素失禁症。

网状色素失禁症是持久性色素失禁症患者所生的男孩，症状较女性重，可能是未死于宫内的症状严重而非自身突变的色素失禁症患者，表现为出生后头面、颈、躯干、四肢有无数针头大小褐色斑点，后增多并连成网状。除皮肤表现外，还有发育不良、性幼稚及神经系统累及，如癫痫等。

【组织病理】 有表皮角化过度，基底细胞空泡变性及色素减少，真皮浅层有嗜色素细胞及色素颗粒增多。

【诊断与鉴别诊断】 根据典型的临床表现、病理变化及家族史，可确诊。应与 Franceschetti－Jadassohn 综合征相鉴别，后者为常染色体显性遗传，且两性均发病。

【治疗】 尚无特效疗法。

女性痛性挫伤综合征 (painful bruising syndrome)

又称自身红细胞敏感综合征 (autoerythrocyte sensitization syndrome)，于 1955 年首先由 Gardner 和 Diamond 报道，故又称 Gardner－Diamond 综合征。是一种多见于中青年女性的局部紫癜反应，患者通常表现有某些精神和性格障碍。

【病因及发病机制】 病因尚不明确。给患者皮内注射自身红细胞可产生典型的皮肤损害，患者对自身全血、库血或洗涤的红细胞或部分红细胞基质可发生类似的反应。情况通常难以判断，因为还有与血红蛋白、磷脂酰丝氨酸、组胺、组氨酸、胰蛋白酶、PPD、自身血清和血小板等的相似反应。为了避免人为创伤而进行的盲法对比试验得出的结果也较为混乱。组织纤维蛋白溶酶原依赖性纤维蛋白溶血症、血小板增多症和抗心磷脂抗体都可能与发病有关。直接免疫荧光检查发现，损害的真表皮交界处有 IgM、C3 等沉积，但未发现皮肤敏感的抗体，故不能确定存在免疫性原因。部分患者皮内注射自身红细胞不能产生损害，且大多数患者存在精神障碍和肉体创伤，情绪烦躁为其诱发因素，因而可能是人为因素，但也有学者认为皮损是自发产生的。

【临床表现】 95% 的患者为中青年女性。常在外伤、静脉穿刺、手术和情绪障碍后发病。皮损好发于下肢，也见于躯干、面部等其他任何部位。皮损初为结节，约钱币至小儿手掌大小，数小时后由于血液外渗于组织内引起强烈的炎症反应，局部发红，然后出现青紫和明显的淤斑，水肿性红斑可持续数天。皮疹初起时有麻刺或痒感，继之出现疼痛和触痛。可单发或成批出现，约经 1 周吸收，但常反复发作。可伴有发热、头痛、关节痛、全身不适、乏力，半数有腹痛、恶心、呕吐、腹泻、血便等胃肠道症状，也有报道有血尿或脑血管意外者。部分患者有精神症状，如癔病或性格异常。一些患者在数月内自然痊愈，也有持续数年者。

【组织病理】 真皮及皮下组织内有大量红细胞外渗，无血管炎证据，有报道血管周围有淋巴细胞和单核细胞浸润，真皮水肿；晚期红细胞破碎，见含铁血黄素、巨噬细胞和成纤维细胞。

【诊断与鉴别诊断】 根据典型的临床表现，不难诊断，自身红细胞皮内试验有诊断价值。需与人工皮炎与过敏性紫癜等相鉴别。

【治疗】 注意避免身体和精神创伤。有些患者给予精神治疗是很有价值的。有报道，二苯环庚啶 2 ~ 4mg，每日 4 次，有良效。也可使用抗疟药、非甾体类抗炎药及糖皮质激素等治疗。

先天性卵巢发育不全综合征（congenital ovarian aplasia syndrome）

先天性卵巢发育不全综合征是最常见的性染色体异常性疾病，其发病是由于 X 染色体缺失或结构异常（XO）。主要特征为女性特征发育不全伴有其他先天畸形。Turner 于 1938 年首先描述了本病，故称 Turner 综合征。Ford 等于 1959 年发现本病的原因是 X 染色体缺失（45，X）。此病又称为 Ullrich – Turner 综合征 或 Bonnevie – Ullrich – Turner 综合征。

【病因及发病机制】 为最常见的性染色体异常疾病。此病的发生率占女童的 1/2000 ~ 3000，在所有妊娠中有 3% 发生 X 染色体缺失，其中 99% 出现流产。大约 80% 的患者有 45 个染色体，一条 X 染色体缺失，性染色体型为 XO，推测丢失的染色体在妊娠前或妊娠时丢失。20% 的患者可检测到 46 条染色体，但其中 1 条 X 染色体的短臂有部分缺失。她们的表型与常见的 XO 型无明显差异，但可表现得更正常一些。也可见少数其他不同型别的嵌合型，如 XX/XO 或 XXX/XO 等。有的患者可能有环形 X 染色体，其临床表现较轻，易出现认知障碍和早期绝经。部分患者可能有 Y 染色体（45，X/46，XY），又发生男性化、成性腺细胞瘤和无性细胞瘤的风险。

【临床表现】 一般为女性表型，体型有明显异常或不突出，有身材矮小、蹼状颈、斜颈、突眼、斜视、眼距增宽、下颌骨发育不良、脊柱后侧凸、肘外翻、第 4 掌骨或跖骨比正常短等表现。

常出现内分泌异常表现，10 岁以内出现性早熟，青春期后出现原发性闭经、无腋毛、阴毛稀少或缺如，性发育不全或早衰。男性表型的患者出现生殖器发育不全、睾丸小而未降、阴毛呈羊毛状。

皮肤表现主要有显著的手足水肿、黑素细胞痣数量增加、甲发育不良、后发际降低、瘢痕疙瘩和萎缩性瘢痕、皮肤干燥、脂溢性皮炎和皮纹异常等。皮肤发生黑色素瘤的危险增加。

主动脉缩窄多见。本征还与一些自身免疫性疾病有关，如桥本甲状腺炎和斑秃等。有 1 例报道唐氏综合征与白癜风、扁平苔藓和新生儿红斑狼疮并发。银屑病也被报道见于此病患者。

【诊断与鉴别诊断】 羊膜腔穿刺术可应用于进行此病的产前诊断。女性发育后的性腺功能低下，尿中排出大量的促性腺激素和染色体组型检查是确诊的主要依据。体型和其他畸变在青春发育期前对诊断有提示作用。口腔或阴道黏膜上皮细胞检查无性染色体存在（只有 1 个 X 染色体），对诊断甚有价值。

【治疗】 雌激素替代疗法将会促进第二性征的发育，但对身材和不孕无影响。生长激素治疗可增加身高。依赖于生长激素治疗的患者要定期进行皮肤检查，并建议使用防光剂。

寿命比正常人平均减少 13 年。心血管疾病是 Turner 综合征的最主要死因，尤其有先天性心脏病的患者。

多囊卵巢综合征（polycystic ovarian syndrome）

多囊卵巢综合征（PCOS）是育龄妇女常见的妇科内分泌疾病，也是病因和发病机制极其复杂的疾病。以持续不排卵、月经不规则和雄激素过多征象为临床主要特征，常伴2型糖尿病、高脂血症、高血压、心血管疾病、妊娠糖尿病和妇科肿瘤等。有5%～10%的育龄期妇女患有此病。因Stein和Leventhal于1935年首先报道，故又称Stein－Leventhal综合征。

【病因及发病机制】 病因尚不清楚。PCOS的主要内分泌特征包括：①雄激素过多；②雌酮过多；③促性腺激素比率失常；④胰岛素过多。产生以上变化的机制可能涉及以下几个方面：

1. 遗传学说　本病有明显的家族聚集特点，下丘脑促性腺激素释放激素（GnRH）分泌异常、胰岛素抵抗、卵巢泡膜细胞中细胞色素P450c17α酶功能亢进可能各存在着遗传易感性，或者它们之间有某种共同的遗传学联系。虽然已有研究显示，与PCOS发病相关的候选基因已基本明确，包括胰岛素受体基因19p13.3、编码胆固醇侧链裂解酶的细胞色素P450c11α基因15q23－24、性激素结合蛋白基因17p12－13等，但并未找到特异的PCOS致病基因。可能是一种多基因遗传病，与多个基因异常有关。另外，环境因素也可能参与发病（如出生前宫内高雄激素环境、丙戊酸等物质的接触史等）。

2. 下丘脑－垂体－卵巢轴调节功能异常学说　垂体对GnRH敏感性增加，分泌过量促黄体激素（LH）及卵巢中作为雄激素形成酶的细胞色素P450c17的功能失调，导致卵巢间质、卵泡膜细胞产生过量雄激素。卵巢内高雄激素抑制卵泡成熟，引起发育中卵泡闭锁，不能形成优势卵泡，以致雌激素的正常分泌模式中断，但很多小卵泡仍然分泌雌激素，因而PCOS患者兼有高雄激素和高雌激素，但以雄激素过多占优势。PCOS时过多的雄激素主要是雄烯二酮和睾酮，尤其是游离睾酮增加；过多的雌激素主要是雌酮（E_1）增高，增高的雌酮作用于下丘脑和垂体，对LH的分泌呈正反馈。LH水平上升又促使卵巢分泌雄激素，进一步形成雄激素过多、持续无排卵的恶性循环。

3. 胰岛素学说　研究证明，肥胖的PCOS患者中有30%～45%存在胰岛素抵抗和高胰岛素血症。过量的胰岛素作用于卵巢内相应受体，加之局部雄激素的过量分泌，导致卵泡发育，但成熟障碍，无优势卵泡形成。高胰岛素血症可抑制肝脏性激素结合球蛋白（SHBG）的合成，使体内游离雄激素增加，雄激素尚可通过垂体的胰岛素受体促使LH分泌增加。严重的胰岛素抵抗患者可发生雄激素过多、胰岛素抵抗和黑棘皮症综合征。

4. 肾上腺内分泌功能异常　50%PCOS患者中存在脱氢表雄酮（DHEA）及脱氢表雄酮硫酸盐（DHEAS）升高，可能与PCOS患者肾上腺中合成甾体激素的关键酶活性增加以及肾上腺细胞对促肾上腺糖皮质激素（ACTH）敏感性增加及功能亢进有关。

【临床表现】 多在青春期或青春期后发病，常见的表现如下：

无排卵性无定期阴道出血。开始月经正常，后随体重增加月经量逐渐减少和不规则，而肥胖者在体重减轻后，月经可变规则。

双侧多囊卵巢，通常增大，但不排卵，导致不孕，约占不排卵所致不孕的70%。

高雄激素血症的表现，包括多毛、痤疮、男性脱发和黑棘皮症等。有轻度男性化特征，如嗓音变粗、肌肉增多、阴蒂肥大等。本病是女性多毛症的最常见原因，几乎80%的PCOS患者可出现多毛，逐渐进展，多发生在上唇和下颌，其次常累积的部位是胸前和会阴部。20%的患者可出现痤疮和皮脂腺功能增强。

PCOS患者肥胖的发生率约为50%，而糖耐量降低和糖尿病的发生率也较正常月经者高。肥胖、高胰岛素血症和外周胰岛素抵抗，均与高血压、高血脂、冠心病等有关。PCOS患者一旦受孕，妊娠糖尿病、妊娠期高血压疾病（妊高征）的危险性增加。肿瘤的发生率明显升高，尤其是子宫内膜癌、乳腺癌和卵巢癌。

【实验室检查】

1. 基础体温测定　多表现为单相。

2. B型超声检查　子宫小于正常；双侧卵巢增大，包膜回声增强，轮廓较光滑，间质增生回声增强，可见多个2~8mm直径的无回声区围绕卵巢周边，称为项链征。连续监测未见主导管卵泡发育及排卵现象。

3. 诊断性刮宫　应选择月经前数日或月经来潮6小时内进行，表现为子宫内膜呈增生期或不同程度增生，无分泌期变化。年龄>35岁的患者应常规诊断性刮宫，以早期发现子宫内膜不典型性增生或子宫内膜癌。

4. 腹腔镜检查　可见卵巢增大，包膜增厚，表面光滑，呈灰白色，有新生血管。包膜下显露多个卵泡，但无排卵征象（排卵孔、血体或黄体）。腹腔镜下取卵巢组织送病理检查，可明确诊断。

5. 激素测定　血泌乳素轻度升高；17α-羟孕酮轻度升高；睾酮水平升高；LH水平轻度升高，促卵泡激素（FSH）偏低，LH/FSH≥2~3；雌二醇正常或轻度增高，缺乏周期性变化。E_1/E_2高于正常周期。PCOS尤其肥胖患者，应测定空腹血糖及口服葡萄糖耐量试验（OGTT），有条件时测定空腹胰岛素水平及葡萄糖负荷后血清胰岛素最高浓度。

【诊断与鉴别诊断】　根据临床表现和辅助检查不难诊断。目前认为诊断PCOS的主要指标为：①持续无排卵；②高雄激素；③高雄激素的临床表现；④排除其他原因。次要诊断标准为：①胰岛素抵抗；②LH/FSH≥2~3；③与高雄激素相关的间隙性无排卵；④多毛症。

本症需与卵泡膜细胞增殖症、卵巢男性化肿瘤及皮质增生肿瘤、高泌乳素血症、雄激素分泌瘤、中枢神经系统肿瘤、先天性肾上腺增生、库欣综合征、甲状腺功能减退、肢端肥大症和胰岛素抵抗等相鉴别。

【治疗】　对于肥胖的PCOS患者，应加强锻炼、控制饮食、服用降代谢的减肥药以减轻体重及降低胰岛素、睾酮及SHBG水平，并有可能恢复排卵及生育功能。

1. 多毛的治疗

（1）口服避孕药：是治疗多毛的一线药物，主要机制包括抑制LH分泌，减少雄激素生成；刺激肝脏生成性激素结合球蛋白，使游离雌激素水平下降；抑制肾上腺生成雄激素。多采用雌激素为主的避孕药抑制雄激素生成，避免应用雄激素效应的炔诺酮和左炔诺酮。

（2）抗雄激素药物：螺内酯可与睾酮竞争受体，从而抑制睾酮作用，也可抑制卵巢生成睾酮。一般剂量为0.05~0.1g，每日2次，有效率约30%。但可引起月经不规则，与避孕药合用不但可加强对多毛的疗效，且可避免此不良反应。非那雄胺和醋酸环丙孕酮（达因-35）也有抗雄激素作用。需至少治疗3~6个月后才能判断疗效。

（3）其他药物：GnRH类似物可抑制卵巢分泌雄激素。与避孕药或雌激素合用对抗雄激素和避孕药治疗无效的高雄激素患者有效。胰岛素增敏剂罗格列酮可降低雄激素水平，双胍类降糖药也可降低睾酮和LH水平。

（4）激光治疗：应用半导体激光脱毛，长期效果较好，可作为治疗多毛的首选方法。

2. 不孕的治疗　用克罗米芬治疗可使排卵率达80%，最大剂量为0.2g/d。目前，对卵巢进行聚焦超声治疗以及经腹腔镜用激光或电凝烧灼是很好的治疗方法。若经上述治疗仍未妊娠，可行体外受精-胚胎移植。

3. 子宫内膜癌　不排卵月经伴内膜增生是子宫内膜癌的高危因素。30岁以下的子宫内膜癌多数是PCOS患者。最好的预防方法是维持每月月经发生，如不能自发月经，应加服孕酮或口服避孕药。

4. 肥胖和胰岛素抵抗　进食低热量饮食并坚持运动。双胍类降糖药和罗格列酮可增加胰岛素敏感性，同时减少卵巢雄激素分泌，恢复月经。

干燥综合征（Sjögren's syndrome）

1933年由Sjögren首先报道，是一种以泪腺和唾液腺的淋巴细胞浸润伴有干燥性角结膜炎及口腔干燥为主要临床表现的免疫反应介导的慢性炎症性疾病。临床上分为原发性和继发性。继发性常伴有类风湿关节炎、系统性红斑狼疮或系统性硬皮病等结缔组织病；原发性不伴其他疾病，作为一种原发性疾病单独存在。

【病因及发病机制】　该病是一种自身免疫病，在我国人群的患病率为0.3%～0.7%。发病涉及免疫、遗传、感染和激素等多种因素。

患者血清中有高频出现的Ro/SSA、La/SSB自身抗体，迄今已知SSA抗原包括分子量为52000和60000两种蛋白，SSB为分子量48000的磷蛋白。研究结果显示，SSA和SSB抗原的功能主要与转录和转录后mRNA的修饰密切相关。在10%～70%的患者血清中发现抗唾液腺导管的自身抗体，而患者小唾液腺中小的淋巴细胞浸润灶，主要是$CD4^+$T细胞，周围为B细胞和浆细胞，其组织损伤机制可能是抗体依赖细胞介导的细胞毒反应或Ⅳ型变态反应。

另有证据表明，遗传与发病有关，原发性与HLA－B8、DR3有关，继发性伴有类风湿关节炎时与HLA－DR4有关。

患者唾液腺上皮中发现EB病毒颗粒，血清中也发现抗EB病毒的抗体，故推测病毒（慢病毒或反转录病毒等）感染可能参与发病，是激发因素而并非直接致病因素。

本病以女性为主，雌激素可使免疫反应活动加强，表明性激素可能与发病有关。

【临床表现】　本病90%以上的患者为女性，多发生于30～50岁。分原发性和继发性两类，前者有干燥性角结膜炎和口腔干燥，不伴有其他结缔组织病；后者则伴发其他结缔组织病。

1. 眼　呈干燥性角结膜炎，常表现为眼异物感、灼热感、干燥及易疲劳感。反复发生眼红、眼痒、眼痛，视物模糊，内眦有丝状黏液性分泌物，泪液少。角膜可见许多浸润性小点、糜烂或溃疡，甚至穿孔合并虹膜脉络膜炎。

2. 黏膜　干燥性口腔炎为主要表现，唾液分泌减少，自觉口干、口渴，味觉异常，咀嚼困难，尤其在进食馒头或面包等干食时。由于唾液减少，易发生龋齿。有20%～50%患者发生腮腺肿大，颌下及舌下腺肿大。除泪腺和唾液腺外，鼻腔、咽喉、气管、支气管、胃等黏膜的分泌均可受累，导致鼻出血、声嘶和反复发作性中耳炎、支气管炎或肺炎，甚至汗腺或阴道分泌也可减少而感到干燥。

3. 皮肤　约有50%的病例表现皮肤干燥，皮肤表面覆有鳞屑，全身皮肤或肛周外生殖器部位瘙痒，由于搔抓可继发苔藓样变。毛发干燥、稀疏、质脆。头皮、躯干、腋及耻骨部可有弥漫性脱毛。下肢皮肤可有非血小板减少性紫癜，并伴有高丙种球蛋白血症和（或）白细胞碎裂性血管炎。患者还可有光敏性红斑。约25%可出现雷诺征。

4. 关节症状　63.6%～100%病例有关节痛或关节炎。本病合并类风湿关节炎者约占50%，而类风湿关节炎合并本病者占10%～20%。

5. 系统症状　可有浅表淋巴结肿大，可并发慢性支气管炎、胸膜炎、间质性肺炎及肺纤维化，肝脾肿大、萎缩性胃炎、胰腺炎，间质性肾炎或Ⅰ型肾小管酸中毒、心肌炎、心包炎等。

可有假性淋巴瘤表现，有的可转变为恶性淋巴瘤。

常与其他疾病合并存在，如类风湿关节炎、硬皮病、红斑狼疮、多发性肌炎或皮肌炎、结节性多动脉炎、青年型类风湿关节炎、慢性活动性肝炎、原发性胆汁性肝硬化、慢性淋巴细胞性甲状腺炎及淋巴网状细胞肿瘤。

【实验室检查】 约25%的患者有轻度正细胞正血色素贫血，6%～30%的患者有白细胞减少，5%有轻度嗜酸性粒细胞增多，90%以上的患者血沉增快。患者的血清丙种球蛋白增高，以IgG最显著。Coombs试验阳性，70%以上病例类风湿因子阳性，常为IgM型。ANA17%～68%为阳性，CIC增高，补体正常或升高，合并血管炎时可降低。

原发性干燥综合征中抗Ro/SSA抗体阳性率达70%～75%，为分子量52000和60000的蛋白多肽，该抗体敏感性高，并有一定的特异性。抗La/SSB抗体达48%～60%，抗原分子量为48000，抗体虽特异性强但敏感性差。抗SS－C抗体在干燥综合征合并类风湿关节炎达68%，而在原发性干燥综合征中少见。血清和唾液中β_2微球蛋白增高，尤其在有肾脏或淋巴组织增殖性合并症的干燥综合征中，其血清中的效价可用作观测疾病活动的指标。

唾液腺功能检查：含糖试验可测唾液分泌量，以蔗糖压成片，每片0.8g，放在舌背中央，记录完全融化所需的时间，正常人通常<30秒。用40%碘油做腮腺造影，观察腺体形态是否破坏与萎缩、造影剂在腮腺内停留时间、腮腺导管是否狭窄或扩张。也可用放射性核素检查唾液腺的分泌功能和受损程度。

泪腺功能检测：有Schirmer试验，方法是用滤纸测定泪流量，以5mm×35mm滤纸，折弯5mm处，放入结膜囊内，5分钟后观察泪液湿润滤纸的长度，<10mm为低于正常。泪膜破裂时间（BUT试验）<10s为异常。用2%荧光素或1%刚果红或1%孟加拉玫瑰红滴入角膜做活体染色，以角膜浅层染色点少于10个为正常。

【组织病理】 特征性的病理组织变化是唾液腺中弥漫性淋巴细胞浸润，腺泡组织被破坏或消失，重者淋巴细胞浸润成淋巴滤泡样，可见生发中心。虽然大量的淋巴细胞浸润，但腺体的分叶结构仍保留，导管组织变性、萎缩，有些病例可见沿导管排列的肌上皮细胞增生，形成所谓肌上皮岛。

本病除腮腺的特异性组织病理变化外，下唇部的小唾液腺活检也可有和腮腺同样的破坏性淋巴细胞浸润的组织变化，50个以上淋巴样细胞聚集在一起称为一个病灶，病灶积分高于1分是本病的特点（即每$4mm^2$腺体组织中有1个以上的病灶）。下唇部小唾液腺活检因很少发生合并症，现已用作代替腮腺的活体组织检查，其他，如泪腺以及结膜、鼻腔、咽喉、气管、支气管的黏液腺也可有同样的淋巴样细胞浸润而继发萎缩。

【诊断与诊断标准】

1. 症状及体征

（1）口腔症状：①持续3个月以上的每日感到口干，需频频饮水，半夜起床饮水等；②成人期后腮腺反复或持续性肿大；③吞咽干性食物有困难，必须用水辅助；④有猖獗性龋齿，舌干裂，口腔往往继发有真菌感染。

（2）眼部症状：①持续3个月以上的每日不能忍受的眼干；②眼内异物感或磨砂感；③每日需用人工泪液3次或3次以上。

（3）其他：有阴道干涩、皮肤干痒、临床或亚临床型肾小管酸中毒或上述其他系统症状。

2. 辅助检查

（1）眼部：①Schirmer（滤纸）试验（+），即≤5mm/5min；②角膜染色（+），即双眼各自的染点>10个；③泪膜破碎时间（+），即≤10s。

（2）口腔：①唾液流率（+），即15分钟内只收集到自然流出唾液≤1.5ml；②腮腺造影（+），即可见末端腺体造影剂外溢呈点状或球状阴影；③涎腺核素检查（+），即涎腺吸收、浓聚、排出核素功能差；④唇腺活检组织学检查（+），在$4mm^2$组织内有50个淋巴细胞聚集则称为 1 个灶，凡是有淋巴细胞灶≥1 者均为（+）。

（3）尿液：尿 pH 多次 >6 则有必要进一步检查肾小管酸中毒相关指标。

（4）血液：周围血液检测可以发现血小板计数低下，或偶有的溶血性贫血。血清免疫学检查：①抗 SSA 抗体：是本病中最常见的自身抗体，见于 70% 患者；②抗 SSB 抗体：本病的标志抗体，见于 45% 的患者；③高免疫球蛋白血症：均为多克隆性，见于 90% 患者。

（5）其他：如肺影像学、肝肾功能测定可发现相应系统损害的患者。

3. 诊断标准　2002 年修订的干燥综合征国际分类诊断标准如下：

Ⅰ. 口腔症状：3 项中有 1 项或 1 项以上：①每日感口干持续 3 个月以上；②成年后腮腺反复或持续肿大；③吞咽干性食物时需用水帮助。

Ⅱ. 眼部症状：3 项中 1 项或 1 项以上：① 每日感到不能忍受的眼干持续 3 个月以上；②眼内异物或磨砂感；③ 每日需用人工泪液 3 次或 3 次以上。

Ⅲ. 眼部体征：2 项检查中任 1 项或 1 项以上阳性：① Schirmer 试验（+）；②角膜染色（+）。

Ⅳ. 组织学检查：下唇腺病理活检示淋巴细胞灶≥1。

Ⅴ. 涎腺受损：4 项检查中任 1 项或 1 项以上阳性：① 唾液流率（+）；②腮腺造影（+）；③ 涎腺放射性核素检查（+）。

Ⅵ. 自身抗体：抗 SSA 或抗 SSB（+）。

诊断具体条例如下：

（1）原发性干燥综合征：无任何潜在疾病的情况下，符合下述任 1 条则可诊断：①符合上述标准中 4 条或 4 条以上，但必须含有条目Ⅳ和/或条目Ⅵ；②条目Ⅲ、Ⅳ、Ⅴ、Ⅵ 4 条中任 3 条阳性。

（2）继发性干燥综合征：患者有潜在的疾病（如任一结缔组织病），而符合上述标准中Ⅰ和Ⅱ中任 1 条，同时符合条目Ⅲ、Ⅳ、Ⅴ中任 2 条。

（3）必须除外：颈头面部放疗史，丙型肝炎病毒感染史，AIDS，淋巴瘤，结节病，移植物抗宿主病，抗乙酰胆碱药的应用。

【预防与治疗】　目前以对症处理为主，避免应用减少唾液腺分泌的药物，如阿托品类、利尿剂、某些抗高血压药、抗抑郁药及抗组胺药等。

1. 眼干者可用 0.5% 羧甲基纤维素作为人工泪液，严重者可将泪小管封闭或鼻泪管堵塞。口干者可给枸橼酸或柠檬汁以解渴。必嗽平（溴苄环已胺）16mg，每日 3 次，能增加支气管的分泌，减少痰的黏稠度，对本病眼及口干燥亦能明显缓解，并可减轻皮肤及阴道干燥感。

2. 龋齿常是本病的合并症，为预防发展，应注意口腔卫生，每次餐后漱口或刷牙。

3. 合并其他外分泌腺受累的患者常需用糖皮质激素治疗，小剂量泼尼松可减轻症状，较大剂量对肺纤维化或周围神经病变等合并症有效。急性腮腺肿胀应用糖皮质激素也有帮助。也可选用免疫抑制剂。慢性腮腺肿大禁用外科手术或 X 线照射。

继发性患者应首先治疗合并的结缔组织病。中医疗法多用养阴滋润法，可用滋燥养营汤加减。

库欣综合征（Cushing syndrome）

是肾上腺皮质功能亢进，糖皮质激素分泌过多所引起的疾病。好发于垂体、肾上腺及其他脏器良恶性肿瘤或长期服用糖皮质激素的任何年龄患者。于 1932 年由 Cushing 首先描述。非医源性病例中，女性受累比男性多 4 倍，发病年龄多在 20～30 岁。死亡率较高，约 40% 死于心血管并发症，约80%有高血压症状，是发生心血管疾病的主要危险因素。

【病因及发病机制】 本病由肾上腺糖皮质激素分泌过多所致。造成的原因有：下丘脑-垂体功能紊乱导致ACTH分泌过多，即双侧肾上腺皮质增生，又称库欣病，最为多见；良性或恶性肾上腺肿瘤；各种肿瘤所致的异位ACTH分泌综合征，包括肾上腺以外的肿瘤，如支气管癌、胸腺癌、胰腺癌、胆囊癌等，其癌细胞分泌类似ACTH的活性物质，致使肾上腺皮质功能亢进；长期服用较大剂量的糖皮质激素所致的医源性库欣综合征，停药后症状可缓解。

【临床表现】

1. 脂代谢紊乱 初发患者可表现为均匀肥胖，但随着病程进展，由于糖皮质激素引起血糖升高继发高胰岛素血症，使胰岛素敏感区脂肪堆积，肥胖多呈向心性分布，头面部、颈后部、锁骨上窝及腹部等有大量脂肪堆积，可呈现特征性的“满月脸”、“水牛背”及“鲤鱼嘴”，四肢相对瘦小。

2. 蛋白质代谢紊乱 皮质醇促进肝外蛋白质分解，抑制蛋白质合成，可表现为面部红润、皮肤菲薄，呈多血质面容。典型的紫纹对库欣综合征的诊断有一定的价值，紫纹多见于腹部、股内外侧、臀部等处，表现为宽大、梭形、表皮变薄的紫色裂纹，与皮肤张力增加、蛋白过度分解有关。

3. 糖代谢紊乱 糖尿病的发病率较正常人群高，多为隐性糖尿病，糖耐量异常，胰岛素相对不足。部分患者可出现多饮、多尿、多食。

4. 高血压 约80%库欣综合征患者有高血压症状。高血压通常为持续性，收缩压和舒张压均有中度升高。

5. 性功能改变 女性可有月经稀少、不规则或闭经、不育、痤疮、多毛，男性可有阳痿、性欲减退、睾丸缩小变软等。

6. 肌肉骨骼改变 四肢肌肉可有萎缩。晚期多见骨质疏松，患者可有明显的骨痛，X线平片可见脊椎压缩性骨折，多发性肋骨骨折等，与糖皮质激素抑制骨基质蛋白形成、增加胶原蛋白分解、抑制维生素D的作用、减少肠道钙吸收、增加尿钙排泄等有关。

7. 造血系统改变 糖皮质激素可破坏淋巴细胞和嗜酸性粒细胞，并使中性粒细胞释放增多，故血中中性粒细胞增多，而淋巴细胞和嗜酸性粒细胞减少。

8. 电解质及酸碱平衡紊乱 一般少见。肾上腺癌或异位ACTH综合征可有严重低血钾、碱中毒、尿钙增多等。

9. 其他 可有神经精神障碍，约10%的患者出现Addison病样色素沉着，主要是ACTH和α-MSH分泌增多所致。女性患者可出现面部或体表多毛，而头发稀疏。

【实验室检查】 可见红细胞增多，血细胞比容超过0.5。白细胞总数及中性粒细胞增多，嗜酸性粒细胞减少，淋巴细胞减少等。

1. 激素水平测定

（1）血浆皮质醇测定：正常人血浆皮质醇具有明显的昼夜周期波动，以早晨6~8时为最高。平均值为10±2.1μg/dl（276±58nmol/L），下午4时平均值为4.7±1.9μg/dl（138±52nmol/L），至午夜12时最低，平均值为3.5±1.2μg/dl（97±33nmol/L）。库欣综合征患者则昼夜节律消失，即清晨8时高于正常，而下午4时或晚12时不明显低于清晨值。

（2）尿游离皮质醇（F）测定：正常成人尿游离皮质醇排出量为47~110μg/24h（130~304nmol/24h），平均值为75±16μg/24h（207±44nmol/24h）。库欣综合征患者大多明显高于正常。

（3）小剂量地塞米松抑制试验：①1mg地塞米松抑制试验：午夜一次口服地塞米松1mg，次晨8时测血皮质醇，正常人血氢化可的松抑制率超过50%，当1mg地塞米松不能抑制到对照值

50%以上时提示有库欣综合征的可能；②地塞米松抑制试验：口服地塞米松每次0.5mg，每日4次，或每次0.75mg，每日3次，连服2天，分别测定服药后的血浆氢化可的松和24小时尿氢化可的松，正常人抑制率可超过50%，不能抑制到50%提示库欣综合征可能。

2. 影像学检查

（1）肾上腺B超：可发现肾上腺增生或肿瘤。

（2）垂体和肾上腺CT或MRI检查：较大的垂体肿瘤可使蝶鞍扩大及破坏，CT扫描对垂体微腺瘤的定位诊断有较大价值，可发现绝大多数的微腺瘤，高分辨率的CT能查出3～5mm的微腺瘤。肾上腺CT扫描可显示其大小和形态，增生患者为双侧肾上腺增大，肿瘤患者则显示一侧的占位病变。

（3）放射性核素碘化胆固醇肾上腺扫描：诊断准确率可达80%以上，胆固醇呈两侧浓集者提示肾上腺皮质增生，浓集仅局限于一侧提示肾上腺腺瘤，腺癌患者两侧均不显影或病变侧不显影而正常侧显影。

【诊断与鉴别诊断】 根据典型体态，高血压，女性少经或闭经，男性阳痿，葡萄糖耐量试验降低，骨质疏松，血中嗜酸性粒细胞减少，淋巴细胞低于15%，地塞米松抑制试验及尿游离皮质醇测定阳性，容易诊断。

【治疗】 积极寻找病因，给予适当治疗。对已确诊为肾上腺肿瘤者，须及早手术，术后需结合化疗。

若肿瘤转移不能切除者，可采用化疗。常用药物有双氯苯二氯乙烷，该药为肾上腺皮质损坏药，初剂量为每日10g，以后逐渐减量至每日3g，分3次口服，一般服药2个月后需加服泼尼松20～30mg/d，一般服药不超过6个月。也可用肾上腺皮质抑制药，如美替拉酮，每日口服3次，每次0.25～0.5g，或氨鲁米特控制。

对因大量使用糖皮质激素治疗其他疾病而继发本病者，可逐渐减少糖皮质激素剂量，或每晨1次足量或隔日1次足量给药，可避免或减少本病发生。

Sneddon 综合征（Sneddon syndrome）

Sneddon综合征是一组具有皮肤网状青斑或网状青斑样血管炎，与脑血管缺血性损害、低血压和脑外动静脉血栓有关的慢性复发性临床综合征。可在35%的患者血清中检测到抗内皮细胞抗体，还可检测到抗磷脂抗体、抗β_2糖蛋白抗体和抗凝血酶原抗体。由Sneddon于1965年首先报道。有人认为是一种特发性进展性闭塞性动脉病，也有人认为是一种类似于抗磷脂抗体综合征的自身免疫性动脉病，是免疫介导的一种血栓形成状态。

【病因及发病机制】 本病病因不清。可能与以下因素有关。

1. 遗传因素　通过家系分析发现该病为常染色体显性遗传，伴不完全外显。部分病例为常染色体隐性遗传，大部分为散发病例。

2. 抗磷脂抗体　抗磷脂抗体多见于自身免疫或非自身免疫异常者，又是多发性血栓性脑血管疾病的高危因素，与血栓形成率密切相关。因此，推测抗磷脂抗体可能是本病发病的相关因素之一。

3. 风湿性心脏病　本病常伴有风湿病变，其中风湿性心脏病可能与其发病有关联，患者发病前数年常有心脏瓣膜病变（二尖瓣关闭不全、狭窄或狭窄伴关闭不全），这种血流动力学的改变可产生心房增大及其他类型的心脏损害，在形成局部凝血功能异常的各种病因中，风心病可能为来自左心房的微血栓所诱发。而各种病因所致的瓣膜损害又可产生抗磷脂抗体。

4. 内分泌紊乱　有报道，Sneddon综合征首发短暂性缺血发作或缺血性卒中与雌激素应用或妊娠有关。雌激素可通过短暂增高的凝血因子Ⅶ、Ⅸ、Ⅺ或增强血小板聚集能力，从而诱发血栓形成。多发生于成年女性，妊娠期间症状加重，口服避孕药可诱发或加重，均表明机体内分泌紊乱可能参与发病。

5．其他　吸烟、高血压、动脉硬化、糖尿病等对本病也有一定影响。

【临床表现】　多见于成年女性，发病年龄19～35岁，男女比例最高达1∶15。发病前有头晕、头痛等前驱症状，临床表现包括：

1．皮肤表现　网状青斑为本病的首发和主要表现，首先出现在躯干（臀部或背部下方），为持续性环状或不规则斑片，呈红蓝色或紫色，以后逐渐扩展至四肢。很少形成溃疡，无肿胀和疼痛。在寒冷、情绪激动、神经功能受损急性阶段或妊娠期加重。温暖、卧位与按压皮肤可使症状缓解或消失。

2．神经症状　多在皮损出现数年后发生，以一过性脑缺血和缺血性脑卒中为主要表现。多为复发性，部分患者在脑血管受损症状出现前数年可有头痛、头晕等前驱症状，发病后可表现为偏瘫、感觉异常、失语、失认、失算、失用、书写不能、发音困难、视野缺损及跌倒发作等。有些患者可伴癫痫发作或进行性痴呆，痴呆是多发性脑梗死所致。多数患者可出现周围缺血性表现，如肢端紫红色、手足发凉、动脉搏动减弱以及雷诺征等。

3．其他　轻度高血压，多为良性，低盐饮食和降压药物较易控制。

【实验室检查】　血常规正常，血沉增快，抗“O”、IgG、IgM升高，抗核抗体、狼疮抗凝物质和抗磷脂抗体阳性，血胆固醇可升高，肾脏受累可出现蛋白尿、肌酐清除率下降等。

心电图有心肌缺血或心肌梗死表现。超声心动图显示主动脉瓣区纤维化，伴风心病者可见典型的瓣膜狭窄或关闭不全表现。血管造影可见四肢远端、脑部中小动脉狭窄或闭塞，并可形成侧支循环。CT检查可见单发或多发的脑梗死灶，伴脑萎缩及脑室扩大。MRI可见室周深部白质高密度改变。

【组织病理】　受损血管多位于皮肤和皮下组织交界处的中小血管，早期为炎症反应，随后出现皮下细胞浸润，晚期表现为纤维样变。但有学者经皮肤血管活检并未发现受累血管的慢性或急性炎症性改变，无纤维蛋白坏死、无脂质沉积，而是表现为广泛累及中小动脉的非炎症性病变，主要损害为中小动脉内膜局限或节段性增生，主要是弹性纤维组织伴少量内膜平滑肌细胞，内弹力纤维层除被病灶分割区域外均正常，中层不受累，外膜轻度纤维样变。

【诊断与鉴别诊断】

诊断标准：主要标准为皮肤网状青斑，皮肤活检具有典型的病理改变，局灶性神经功能缺损的临床表现以及神经放射学检查的依据，支持标准为脑卒中或短暂性缺血发作病史和MRI T2加权像具有小的高信号。

须与下列疾病鉴别：结节性多动脉炎、系统性红斑狼疮、冷球蛋白血症、抗磷脂抗体综合征、冷凝集素血症、血管炎、动脉硬化、多发性硬化等。

【治疗】　应避免口服避孕药以及其他一些危险因素，如吸烟、肥胖、脑外伤、严重感染等。妊娠会使病情加重的危险性增加。

华法林等抗凝治疗是公认的最有效的治疗方法，特别是对进行性或严重神经疾患的患者。已证明，抗血小板制剂及各种免疫方法，包括糖皮质激素、免疫抑制剂、血浆置换、大剂量免疫球蛋白静滴等治疗无效。

【预后】　病程慢性，经数年或数十年后有各种不同程度的灶性神经症状，进展可快可慢。单一的中枢神经系统损害比多发的预后好，而皮肤受累面积与大脑动脉或内脏损害无关。死亡率无法准确估计，大约为10%，主要死于缺血性脑卒中或其后遗症（支气管肺炎或肺栓塞）。除生存时间缩短外，生活能力也因进行性的神经病变和智力障碍而明显下降。

Graham Little 综合征（Graham Little syndrome）

Graham Little 综合征是一种少见的主要表现为瘢痕性脱发和毛周角化的疾病。由 Piccardi 于 1914 年首先描述本病，1 年后 Graham Little 和 Lassueur 也报道 1 例。故又称 Graham Little - Piccardi - Lassueur 综合征，被认为是毛囊性扁平苔藓的一个异型，特征是苔藓样皮疹、毛周角化及头皮进行性瘢痕性脱发。也有学者认为，其可能是一种自身免疫反应，并发现 INCENP 着丝粒蛋白是主要的自身抗原。

【临床表现】 主要发生于 20 ~ 70 岁的女性。临床表现主要为头皮瘢痕性秃发、毛周角化及耻骨和腋下非瘢痕性脱发。所有三种表现不一定同时出现。头皮瘢痕性秃发可伴有毛囊角栓或脱屑，毛囊角化性丘疹可见于躯干、四肢、面部或眉毛。症状可同时或先后出现，但秃发通常早于躯干和四肢的毛囊性丘疹的出现数月或数年。早期报道的毛周角化表现为小棘苔藓，由角状丘疹伸长变为明显的棘状突起。常聚集成斑块，可广泛分布。

【组织病理】 毛囊扩张，可见毛囊角栓，毛囊中上部围以密集的淋巴细胞浸润，内外毛根鞘出现空泡化，真皮和血管周围有慢性淋巴细胞浸润。晚期毛囊被完全破坏，并由硬化的胶原性毛囊瘢痕替代，伴皮脂腺缺失，弹力纤维染色显示缺乏弹力纤维。

【诊断与鉴别诊断】 主要根据头皮瘢痕性脱发、苔藓样丘疹、耻骨和腋下非瘢痕性脱毛等典型的临床表现和组织病理检查来明确诊断。但需与毛囊性扁平苔藓、Broc 假性斑秃、毛发红糠疹、盘状红斑狼疮、结节病、毛囊黏蛋白病、脱发性毛囊炎和萎缩性毛周角化等相鉴别。

【治疗】 局部可应用维 A 酸类药物和糖皮质激素制剂。有报道，口服环孢素 A 治疗有效，4mg/(kg · d)，连用 3 个月，毛囊角化性丘疹和红斑减轻，随访 3 个月后发现，除毛囊性丘疹持续缓解外，瘢痕性脱发处有新生毛发出现。还可采用 PUVA。对瘢痕性秃发可进行外科手术切除。

X - 连锁显性的点状软骨发育不全
(X - linked dominant chondrodysplasia punctata)

点状软骨发育不良（CDP）的主要特征是在骨形成过程中软骨区的点状钙化。胎儿在宫内即出现骨骺的钙化，并且通常是短暂的，可通过放射线检查和超声检查发现。其他的畸形包括眼和皮肤的异常。

1914 年 Conradi 首先发现并描述了 CDP，又称 Conradi 病。1971 年有作者将 CDP 分类为 2 型：①常染色体隐性肢根型，患儿生后不久便死亡；②常染色体显性 Conradi - Hunermann 型。20 世纪 70 年代末该病被命名为 X 连锁显性的点状软骨发育不全。然而伴随遗传异质性的概率不同，后者的临床表现从轻到重不等，这种临床表现的不对称是 X 染色体失活的差别所致。近年来，一些以往报道为常染色体显性遗传型 CDP 的病例逐渐表现为 X 连锁显性型。但有证据表明，常染色体显性遗传型 CDP 仍存在。点状软骨发育不良的最近期的分类见下表。

【临床表现】 CDP 均发生于女性，主要特征为不对称性的肢端短缩、白内障及新生儿期的广泛红斑的基础上出现图案状鱼鳞病样的皮损，早期皮肤损害比骨骼异常更显著。该病的各型均伴有点状钙化。

1. 鱼鳞病样红皮病　本病的特征性临床表现是患儿出生时皮肤明显表现为鱼鳞病样红皮病，在广泛红斑的基础上覆盖黏性鳞屑，沿着 Blaschko 线呈线状或斑点状排列。皮损在数周或数月内可自行消退。最后特征性的表现为毛囊性皮肤萎缩，主要见于手背和相邻部位，是新生儿期的图案状的角化过度所致。随着年龄的增长及成年后，萎缩区域出现显著鳞屑，沿着 Blaschko 线分布。

2. 骨骼异常　出现在新生儿和婴幼儿期，通过放射线和超声检查可发现软骨内的点状钙化，是非对称性的，并且年老后可出现退化，主要包括：单侧股骨和肱骨短缩和屈侧挛缩、脊柱侧凸、先天性髋关节错位、身材矮小、鞍鼻、额部隆起、扁平面、头部双侧发育不良、足畸形。也可伴有其他较小骨骼的异常。

3. 白内障　最常见先天性白内障，通常是单侧性的，并局限于眼的局部（扇形白内障），即使是双侧的，在密度上也是不均一的。尚可见内眦赘皮、伴小角膜的双侧小眼球、眼球震颤、角膜云翳、单侧青光眼和视萎缩。

4. 假性斑秃样瘢痕性秃发　尤其多见于老年患者。它们可发生于高度角化增生的部位。在无斑秃的部位头发可正常或不规则扭曲。异常的头发通常生长于秃发斑周围，并且显微镜检查未见特异性改变。非秃发区也可观察到正常和非正常毛发的混合（功能性的嵌合）。

5. 眉毛和睫毛也常受累，呈稀疏和零乱外观。指甲也可出现微小的异常，如甲板变平和甲松离。

一些患者可出现色素性改变，如沿 Blaschko 线的浅色和深色条纹。然而，这些色素性改变与角化性鳞屑性皮损相反，与图案状的萎缩性皮肤不一致，提示色素性的异常改变不是新生儿期皮损发展的结果。这种色素性的条纹易与色素性失禁症的皮损混淆。

可出现先天性心脏或肾脏缺陷，肺动脉狭窄，耳异常感染和早产易感性增加。

点状软骨发育不良分类表

型　别	特　征
原发性点状软骨发育不良	
肢根型	常染色体隐性遗传的过氧化物酶异常；预后不良，高度早期致死性；有存活可能；28% 患者有鱼鳞病样的皮损
X 连锁显性型（男性致死）	非对称性伴白内障；沿 Blaschoko 线的暂时性的鱼鳞病样的皮损；致病基因为 8 - 7 固醇异构酶（Xp11，22 - 11，23）
X 连锁隐性型	对称性：终末短指，鼻发育不全；致病基因位于 Xp22.3
Sheffield 轻度型	对称性：可能是杂合性的
胫骨掌骨型	面平，短肢，好发于胫骨和掌骨，散发
伴有点状钙沉积的疾病	
Zellweger 综合征和其他肢根疾病	常染色体隐性；高度早期致死性；张力过低，异形的特征
胚胎病	胎儿暴露于：华法林，苯妥英钠，酒精，风疹病毒
维生素 K - 环氧化物还原酶缺陷病	少见的常染色体隐性出血性异常伴华法林胚胎致病性表型
染色体疾病	18 和 21 - 三体

【组织病理】　在新生儿期，皮损角化过度伴颗粒层减少或缺少颗粒层角化不全和常见局灶性角化不全。特征性的毛囊角栓可以解释黏着性鳞屑。毛囊根据患者的年龄显示早期或进展期萎缩指征。表皮有轻度或中度的棘刺松解。真皮上部的改变不明显。某些作者认为，持续的角化过度具有指示意义。偶尔有报道：表皮钙沉积，多见于毛囊角栓周围，基底层色素增加，汗管顶端扩张明显，表皮银屑病样的改变。鱼鳞病样的皮损表现为棘刺松解伴角化过度，银屑病样皮损的活检表现与脓疱型银屑病的表现一致。后者被认为是 X 连锁显性 CDP 的一部分而不是真性或伴

发的银屑病，因为脓疱型银屑病无沿 Blaschko 线分布的特点。

瘢痕性秃发的组织学特点与假斑秃一样，有时表现为角化过度伴颗粒层变薄。

【诊断与鉴别诊断】 产前诊断对患有此病的孕妇或生育过患此病婴儿的健康孕妇是非常必要的。应时刻关注那些仅具轻微症状而易被忽略的患者。胎儿羊水细胞的核型检测，超声检查有骨骼干骺端过早的钙沉积，其他异常的钙沉积，脊柱后侧凸和非对称性肢体缩短。可利用绒毛膜细胞或羊水细胞培养进行过氧化物酶体异常的产前诊断，这些方法有助于此病的早期诊断，可早于超声检测。

【治疗】 无有效治疗方法。

CHILD 综合征（CHILD syndrome）

CHILD 是先天性偏侧发育不良伴鱼鳞病样红皮病和肢体缺陷（congenital hemidysplasia with ichthyosiform erythroderma and limb defects）的缩写，由 Happle 等于 1980 年命名，而最早是由 Zellweger 等 1948 年首先描述。近年来，由于单侧皮损为痣样，又称为 CHILD 痣。因而，缩略词中的"I"现代表为鱼鳞病样痣。该综合征是一种多系统受累的偏侧发育不良，均发生于女童，具有 X 连锁的显性遗传特征和男性胚胎致死性。

【病因及发病机制】 CHILD 综合征均见于女性，少见呈家族性发病。1990 年首次报道为母亲－女儿的遗传方式，母亲症状较轻，是一种 X 连锁的显性方式遗传。

近年来报道，CHILD 综合征的皮损存在表皮分化标志的表达缺陷。同时也有报道皮肤成纤维细胞存在过氧化物酶体的异常，过氧化物酶体数量减少和两种过氧化物酶体的酶（过氧化氢酶和 DHAP－AT）活性降低。另外，有研究发现来源于皮损区的真皮成纤维细胞增生较慢，前列腺素 E_2（PGE_2）合成呈循环模式。PGE_2 是一种类花生酸，对表皮细胞和成纤维细胞的功能均有作用。受损皮肤成纤维细胞与非受损皮肤的成纤维细胞相比较，其 PGE_2 的循环产生是导致其生长减慢的主要原因。

现在认为是胆固醇生物合成障碍疾病，为 NSDHL（NADH sterol dehydrogenase－like）基因突变所致，位于 Xq28，NSDHL 基因编码胆固醇生物合成中的 3β－羟类固醇脱氢酶，基因突变导致胆固醇合成障碍，使胆固醇水平降低，而固醇前体水平升高，从而影响胚胎的发育。

【临床表现】

1. 骨骼异常 是单侧性。可累及任一骨骼，肢体发育不全最具特征性，但很少有肢体的不发育。手和足可严重变形。脊柱侧凸很常见，主要是肢体不对称或真性脊柱缺陷所致。单侧发育不全可影响头和躯干，导致颅骨、下颌骨、肩胛骨、锁骨和肋骨的缺陷，生后不久便出现骺的斑点状钙沉积，也可见于骨盆、蝶鞍、胸腺软骨、肋骨、脊柱和喉。最后发展为挛缩。

2. CHILD 痣 是一种局限性的炎症性皮肤疾病，多见于出生时，但也可见于出生后第 1 个月或之后。该病特征性地仅累及肢体的一侧，严格按前、后中线为界。通常红皮病样的损害表面被覆蜡样鳞屑，但在某些部位呈疣状增厚。CHILD 痣的一个显著的特征是分布倾向于身体皱褶部位。有时痣的一部分可自然消退，但发生于皱褶部位的痣常持续存在。另一方面，痣还可扩展至新的部位。

3. 皮损 既可扩展至躯体的半侧，又可沿 Blaschko 线条状分布。通常两种模式均存在。颜面和口腔很少受累。肢体的对侧也可出现一些皮损。

4. 中枢神经系统缺陷 可出现同侧的中枢神经系统缺陷，如大脑发育不全、脊髓和脑神经发育不全和脑电图异常。同侧脏器异常，如心血管畸形、肾积水、肾发育不全、肺及其他器官的发育不全。对侧皮肤、骨或内脏也可发生微小的异常。

部分患者仅表现为CHILD痣而无其他的异常，只有当同一家族中的其他成员出现该综合征的临床表现时才可以明确诊断。表面上看，骨异常可不与皮损同时发生，但是确定诊断还需参照患者亲属中有具备该综合征临床表现。

可发生智力受损，早期死亡的原因主要是先天性心脏疾病。

【组织病理】 可见角化不全和角化过度交替出现区域。也可见明显的棘刺松解和中性粒细胞外移，并集聚形成Munro脓肿。真皮淋巴细胞与组织细胞浸润。这种组织学表现很难与银屑病鉴别。皮肤皱褶部位取材组织学表现呈疣状黄瘤样改变，真皮乳头层增厚，组织细胞胞质呈泡沫样。超微结构上，部分角化不全的角质层细胞内可见液化空泡和角质层细胞间见小水疱。基底细胞层少见水疱样的结构，在角质化过程中可增多。真皮乳头层的泡沫样细胞内可见大的细胞质内的空泡。成纤维细胞聚集层板状膜和空泡样结构。

【诊断与鉴别诊断】 根据典型的临床表现，容易诊断。但需与以下疾病鉴别：

本病易与X连锁的点状软骨发育不良混淆，尤其是伴有点状骨骺端钙沉积时。其他常见特征是非对称性肢体缩短、先天性鱼鳞病样红皮病和女性发病。然而，与CHILD综合征不同的是，X连锁显性的点状软骨发育不良累及身体的双侧，并且图案状角化过度损害沿Blaschko线分布；而且年龄较大的儿童，萎缩性皮损以相同的模式分布。

CHILD痣经常被误诊为炎症性线状疣状表皮痣（ILVEN）。然而，与ILVEN不同的是，CHILD痣被覆大的、黄色的、蜡样鳞屑，无线状排列倾向，并且只发生于女童。CHILD痣特征性地发生于皱褶部位，无明显的瘙痒，有疣状黄瘤样的组织学改变，所有的这些均不发生于ILVEN。CHILD痣可以呈现银屑病样的组织学表现，但其疣状黄瘤样的改变有助于排除银屑病，临床上容易与银屑病相区分。其他的表皮痣易于被排除。虽然疣状黄瘤的组织学改变不特异，但在其他表皮痣中无此损害。呈疣状黄瘤样改变的CHILD痣多位于皱褶部位。

【产前诊断】 对于仅具有CHILD痣的母亲来说，产前诊断非常重要，因为她生出一个患完全型CHILD综合征的女婴的危险性增加。

【治疗】 对症处理。

Morgagni综合征（Morgagni syndrome）

Morgagni综合征也称Morgagni－Stewart－Morel综合征，是一种头颅额骨内板异常性疾病，早在230年前人们通过尸检已经开始认识本病，但直到1930年才由Morel等报道本病患者。因本病症状多种多样，且常有肥胖、内分泌功能和精神神经异常，故又被称为代谢性脑病。

通常发生于中老年女性，主要表现为额骨内板增生，呈光滑和圆形，是一种骨髓腔内的骨样增生，其表面覆盖硬脑膜并且突出于颅腔内。这种骨内板增生通常很小，最大直径通常不超过1cm，之后很少扩大，不超过冠状沟。通常伴有内分泌的异常，包括肥胖、多毛、性腺异常和其他男性化体征等，伴有糖尿病、尿崩症或甲状旁腺功能亢进等；神经系统异常，包括强度不一的头痛、眩晕、癫痫、抑郁、易怒、易疲劳和认知功能障碍等，还可出现短暂脑卒中、听力障碍和脑神经受损等。认知功能障碍可能与额骨内板增生压迫大脑皮层有关。也可发生于无上述伴发症状的女性。但是颅骨异常的存在可能是一种全身性代谢异常的表现。

本病由于临床表现多样，容易误诊，且有较高的死亡率。

嗜酸性粒细胞增多肌痛综合征（eosinophilia－myalgia syndrome）

嗜酸性粒细胞增多肌痛综合征是指有严重肌痛，伴嗜酸性粒细胞增多，并除外其他原因

(如感染、肿瘤等) 的一组综合征。本病于1989年11月被首次报道，均有含L-色氨酸食物添加剂的接触史。几乎可累及全身各个脏器，特别是血管、内皮细胞、肺、心脏、皮肤和结缔组织等。

【病因及发病机制】 与进食L-色氨酸有关，常于失眠、抑郁、耳鸣、月经前症状和保健等长期服用L-色氨酸后发生。有人认为是L-色氨酸的污染物DTAA所致。也有人认为与L-色氨酸的代谢途径有关。色氨酸有两个代谢途径：一是产生5-羟色胺，另一是经犬尿氨酸途径产生烟酸。有报道，L-色氨酸诱发的纤维性变可能有遗传机制。原位杂交显示L-色氨酸可促进胶原基因的表达而导致真皮和筋膜的纤维性变，最后产生血管改变。内皮细胞的变化也可引起硬化。

【临床表现】 发病年龄为4~85岁，平均48岁。其中女性占83%。起病急骤或隐匿。早期症状有低热、乏力、呼吸困难、咳嗽、关节痛、易消失的红色斑疹、肌肉痉挛和严重肌痛等，可有肺部浸润，2~3个月后出现硬皮病样皮损。皮肤表现可分为3大类：①硬斑病样硬化；②荨麻疹样和丘疹性皮疹；③全身硬化症。有一定特异性，在同一患者身上皮疹不会从一型转变为另一型。绝大多数皮损位于肢端，全身硬化症者面部及躯干也可受累及。此外，曾有报道有嗜酸性筋膜炎、红皮病、麻疹样发疹、口腔溃疡、皮肤划痕征、网状红斑、丘疹性黏蛋白病及一过性无瘢痕性脱发等表现。可伴有外周神经病，能导致麻痹和呼吸衰竭。可有认知障碍，记忆受损和注意力不集中等。有些患者有心肌炎和心律失常，少数发生肺动脉高压。约1/3患者有嗜酸性筋膜炎表现。

【实验室检查】 外周血嗜酸性粒细胞显著升高，超过$1.0\times10^9/L$。乳酸脱氢酶和醛缩酶增高。

【组织病理】 最特征的表现是血管周围淋巴细胞浸润，纤维性变，筋膜炎，真皮胶原束均质化，黏蛋白沉积而无硬化。与此相反，硬斑病、硬皮病和嗜酸性筋膜炎则无黏蛋白可见。免疫组化显示炎性浸润中$Ⅷ_a$因子和MAC387-阳性细胞增多，而在硬皮病和嗜酸性筋膜炎中仅见少量散在。另外，还有两个特点：虽然外周血中嗜酸性粒细胞增多，但在组织中嗜酸性粒细胞很少；虽有明显的肌痛而极少见肌萎缩、退行性变或坏死。

【诊断与鉴别诊断】 根据典型的临床表现、组织病理检查及L-色氨酸接触史，不难诊断。但应与系统性硬皮病、嗜酸性筋膜炎、毒油综合征及热带心内膜心肌纤维化相鉴别。与系统性硬皮病的不同之处是无肢端硬化、毛细血管扩张及雷诺征。本病全身硬化症的患者在临床上较难与嗜酸性筋膜炎相鉴别，后者同样有四肢皮下组织和筋膜发硬，也可于进服L-色氨酸后诱发。本病真皮和筋膜的胶原变化较显著，真皮水肿和淋巴管扩张显著，而嗜酸性筋膜炎则无或轻微，硬皮病可有不同程度的水肿，常与炎症有关，但未见有淋巴管扩张。神经炎症是本病特有的变化，外周神经病变是本病典型的发现，嗜酸性筋膜炎和硬皮病则无神经炎症。本病极像毒油综合征，但无雷诺征发生，肺动脉高压和血栓栓塞性疾病的发生率也较低。热带心内膜心肌纤维化是一种地方流行病，好发于东南亚和热带非洲，尤其是经济落后地区，主要表现为心内膜心肌纤维化伴高嗜酸性粒细胞血症。

【治疗】 停用L-色氨酸。可用泼尼松治疗，严重者可同时加服硫酸羟氯喹、苯丁酸氮芥、环孢素或硫唑嘌呤。也可用大剂量免疫球蛋白静滴或血浆置换。

【预后】 可引起死亡。死亡原因主要为多神经病变致呼吸停止，其次为心肌梗死、心律不齐、肺动脉高压、肺炎、血栓形成、脑血管炎等。

胰高血糖素瘤综合征 (gucagonoma syndrome)

本病是一种罕见的由胰腺α细胞肿瘤分泌大量胰高血糖素所致的，以泛发性、游走性环状或回旋状边缘的暗红色斑，或条丝状皲裂为特征的皮肤病。由 Becker 于 1942 年首先报道。本病典型的皮肤表现与中毒性表皮坏死松解症相似，又称坏死松解性游走性红斑（necrolytic migratory erythema）。

【病因及发病机制】 大多数患者有胰高血糖素瘤，认为是由胰腺中 α 细胞分泌的胰高血糖素增多引起的一系列异常。肿瘤大部分位于胰尾，其次为胰体，胰头和胰颈部少见。电镜可见肿瘤细胞的分泌颗粒致密、均匀、无晕、大小一致，属 α 细胞的特征。肿瘤可为良性，也可为恶性。病程中出现皮肤黏膜损害者提示肿瘤可能为恶性。胰高血糖素以氨基酸为底物进行糖异生作用，转化为葡萄糖，因此，胰高血糖素增多可导致低氨基酸血症或低蛋白血症，进而促进肝糖原分解出现血糖升高或糖耐量降低，临床表现为消瘦和糖尿病症状，低氨基酸血症可出现蛋白质缺乏病的皮肤黏膜损害。而色氨酸过低可出现陪拉格样皮损和肠病性肢端皮炎的肢端和口腔周围皮肤症状。也有人认为炎症介质，如花生四烯酸及其代谢产物是致病原因。

但对胰高血糖素增多的作用尚有争议，因为当肿瘤存在时皮疹也可自动缓解，而且局部注射胰高血糖素并不能产生皮疹，最近也有报道，不伴胰高血糖素瘤及血浆胰高血糖素水平均未见升高者，称为假性胰高血糖素瘤综合征。

【临床表现】 多见于女性，占 78%，发病年龄为 45 ~ 65 岁，尤其是绝经期妇女。摩擦、压迫或外伤常可诱发本病或使之加重。

皮疹具有特征性，常泛发，好发于会阴、臀、腹股沟、下腹、口鼻周围、四肢远端、踝和小腿等，以易受摩擦和外伤部位多见。基本损害为红斑，呈多角形或不规则形，偶见稍高于皮面的细小丘疹和水疱，很快向周围游走、扩展和融合，形成多环状、地图状或回旋状暗红色斑，中央可出现水疱，表面发皱，破溃后糜烂结痂脱屑。有时呈树皮样线条状暗红色斑或皲裂，表面有黏着性鳞屑，继之从周边或两端向外延伸扩展，呈片状、线条状剥脱，在皱褶处呈糜烂结痂。愈后遗留色素沉着斑。口周皮损多为红斑、结痂及鳞屑性损害。肢端和手足背为棕红色斑，表面覆鳞屑，中央愈合后向周围扩展。自觉有烧灼感或瘙痒。本病呈周期性变化，一般 1 ~ 2 周为 1 周期，不治也能自愈，常常反复发作，呈进行性加重。痂皮和鳞屑与表皮分离犹如墙上剥脱的油漆，有特殊性。

指甲呈现营养不良性变化，如变薄、变脆等，毛发稀少脱落。舌面光滑，呈猩红牛肉状，有刺痛感，继之颜色变淡，恢复正常。可同时伴有口腔炎、口角炎、睑缘炎、结膜炎和阴道炎等。可出现腹痛、腹泻，呕吐、黑便。约半数患者有轻度糖尿病、消瘦、贫血或神经精神症状。常伴有静脉血栓，尤其是肺栓塞常是死亡的直接原因，已证实与胰 α 细胞产生的 X 因子有关。

切除肿瘤可使皮肤黏膜损害在 2 天 ~ 2 周内消失，故皮损已被认为是内脏肿瘤的一个特异性标志。肿瘤可转移至肝脏，少数转移至局部淋巴结、脊柱或肾上腺。

【实验室检查】 低血红蛋白性贫血，血细胞比容降低，血清铁和饱和铁减少，血沉增快，有间歇性糖尿，糖耐量试验异常，血浆胆固醇和钾偏低。血浆氨基酸水平降低，胰高血糖素水平显著升高，可升高数十倍。

选择性腹腔血管造影、超声、CT、MRI、PET、逆行胰胆管造影等有助于确定胰腺肿瘤，放射性核素肝脏扫描可发现肝脏转移灶。

【组织病理】 早期皮损表皮马尔匹基层下半部或下 2/3 层基本正常，而上层出现境界清楚的坏死松解，即"突然死亡"，形成裂隙或小水疱，分离的坏死部位淡染、嗜酸性、核固缩，随中性粒细胞的侵入，分离的表皮形成结痂。无水疱形成时可有明显的细胞间水肿。真皮浅层血管周围有淋巴细胞和组织细胞浸润。陈旧性损害有不同程度的角化不良、棘层肥厚和真皮中淋巴细胞浸润。组织病理改变与急性锌缺乏相似，但后者细胞退行性变以及裂隙和水疱的形成位于基底细胞水平，可以鉴别。

【诊断与鉴别诊断】 根据特征性皮疹、舌炎、糖尿、血浆氨基酸值降低，胰高血糖素水平显著升高（放免技术测定 >143.5pmol/L）容易诊断，选择性腹腔动脉造影、B 超、CT、逆行胰胆管造影等可以明确胰腺肿瘤的部位，放射性核素肝扫描可发现肿瘤转移灶等。

需与蛋白质缺乏病、陪拉格、肠病性肢端皮炎、皮肤念珠菌病、脓疱型银屑病和离心性环状红斑等相鉴别。

【治疗】 应首先切除胰腺肿瘤。对已转移的病例，因其恶性程度一般不高，也应切除原发肿瘤以缓解症状。可应用氮烯咪胺（dacarbazin，DTIC），每天 0.25 ~ 0.3g/m^2，静注，连续用药 5 天为 1 疗程，每月 1 次。可使转移灶缩小，体重增加，皮疹消失，贫血改善，血糖恢复正常，胰高血糖素水平下降。也可用链唑霉素（streptozotocin），每日 0.5g/m^2，静注，连用 5 天为 1 疗程，可减轻症状。此外，奥曲肽（octreotide）、兰乐肽（lanreotide）、生长抑素类似物、双碘喹啉、糖皮质激素和四环素对某些患者也有一定效果。局部可外用糖皮质激素制剂。还应给予静滴复方氨基酸或蛋白乳以及高蛋白饮食。注意补充维生素和锌制剂。

青年女性主动脉弓动脉炎综合征（Takayasu arteritis）

本病是一种罕见的肉芽肿性疾病，主要侵犯主动脉及其主要分支，可导致血管狭窄和脉搏减弱或消失，故又称无脉症。动脉瘤形成是其另一特征。由日本学者高安于 1905 年首先报道，又称高安动脉炎（Takayasu arteritis）。本病多见于日本、中国、朝鲜、东南亚、印度和墨西哥，欧美罕见。

【病因及发病机制】 病因不清，常伴有其他疾病，如结节性多动脉炎、结核、Crohn 病、多发性肌炎、结节病和类风湿关节炎等，推测本病可能属自身免疫性疾病。有研究发现细胞介导的细胞毒反应、NK 细胞、抗内皮细胞的单克隆抗体以及 IL－6 和趋化因子等细胞因子在血管损伤过程中起重要作用。

【临床表现】 女性多见，尤其是 20 岁以下的青年女性最易发病，男女比例为 1∶10。也可见于儿童。症状可呈间歇性。开始可出现发热、不适、体重下降、盗汗等前驱症状。

50% 的患者有皮肤损害，皮肤表现主要有面部皮肤萎缩和色素沉着，颧部潮红，结节红斑，硬红斑和雷诺征。

心血管异常包括上肢血压低而下肢血压高，两侧脉搏不一致，桡动脉脉搏减弱甚至无脉，上胸部和颈部可听到血管杂音，心悸，冠状动脉供血不全导致心绞痛或心肌梗死、充血性心力衰竭、心包炎。

肺受累时可出现呼吸困难、咯血、胸膜炎等。肾血管性高血压是肾脏受累时最常见的表现。

中枢神经系统病变可有头痛、眩晕、晕厥和惊厥，一过性的弱视或持久性失明，咀嚼肌无力和疼痛，偶有上肢用力时无力、麻木或疼痛。

眼损害包括白内障、虹膜萎缩、眼底视盘周围血管吻合、视神经萎缩、视网膜萎缩或色素沉着。还可出现关节痛、肌肉疼痛。

【实验室检查】 血沉可增快。

动脉造影可见动脉闭塞、狭窄，管腔不规则，扩张或形成动脉瘤。常累及升主动脉、主动脉弓、降主动脉、腹部动脉、肾动脉等及其分支。根据受累血管的解剖位置不同将 Takayasu 动脉炎的动脉造影分为 5 级。

【组织病理】 可表现为肉芽肿性血管炎、白细胞碎裂性血管炎、淋巴细胞性血管炎以及结节性多动脉炎样表现，可伴间隔或小叶性脂膜炎。与其他血管炎性疾病很难鉴别。

【诊断与鉴别诊断】 诊断主要依据临床表现和放射学检查。必要时可进行组织病理检查。

1990 年美国风湿病学会对本病的诊断标准为：①年龄小于 40 岁；②下肢跛行；③肱动脉搏动减弱；④双侧血压差大于 10mmHg；⑤锁骨下动脉或主动脉杂音；⑥动脉造影异常。符合 6 条标准中的 3 条以上者，很可能为 Takayasu 动脉炎（敏感性为 90.5%，特异性为 97.8%）。

【治疗】 治疗的目的主要是改善各脏器和四肢的血液灌注以及提高生活质量。可应用抗凝剂、血管扩张剂、糖皮质激素、免疫抑制剂及手术治疗。预后不佳，诊断后 5 年死亡率为 3% ~6%。

（李诚让 姚 煦 杨雪源）

第三篇 好发于女性及性别差异不明显的皮肤病

由于国内没有女性皮肤病学专著可借鉴，我们对此篇内容进行了尝试性的编排，将部分传统皮肤病的分类进行了合并，如感染性皮肤病就包括了细菌性、真菌性、病毒性及杆菌性皮肤病。每章均按女性多发及性别差异不明显的顺序进行编排，所谓女性多发是指：国内外皮肤科专著中女性多于或明显多于男性的皮肤病。这种区分只是相对的，至于还保留一些性别差异不明显的皮肤病，是因为这些皮肤病比较重要和常见，如舍去则显得本书过于专一，影响其实用性。这种编排的合理性有待商榷。

第一章 感染性皮肤病

第一节 女性多发疾病

扁平疣（verruca plana）

又称青年扁平疣，有时俗称扁平瘊，由人乳头状瘤病毒（human papillomavirus，HPV）感染引起，为常见的皮肤感染性疾病。各年龄段均可发病，但儿童和青少年好发，女性较男性多见。

【病因及发病机制】 HPV为无包膜的双链DNA病毒，人是其唯一宿主。主要通过直接接触或性接触传染，皮肤黏膜外伤是感染的重要因素。利用核酸杂交技术，目前已证实HPV有130多个基因型，引起扁平疣的主要为HPV-3、10、28、41、49。HPV成熟与宿主细胞角化程度密切相关，完整的病毒仅见于不全角化的上皮细胞中，带有HPV DNA的细胞也可无任何临床表现而呈潜伏状态。免疫缺陷状态，如恶性淋巴瘤、AIDS、肾移植患者易发生本病，提示细胞免疫功能异常与HPV感染有关。抗体和补体的中和或调理作用，在HPV急性感染扩散和再感染方面亦发挥一定作用。

【临床表现】 典型损害为直径2~4mm大小的扁平丘疹，表面光滑，质硬，淡褐色或正常肤色，圆形、椭圆形或多角形。常无自觉症状，偶有微痒。一般多发，在面、颈、手背等部位成群发生，前额、颊、鼻，特别是口周和手背为好发部位。剃胡须男性和剃腿毛女性，可因自身接种而发生大量扁平疣。部分患者有同形反应，表现为外伤或抓痕部位线性条状排列轻微隆起的丘疹性损害，具诊断价值。病程慢性，未经治疗，多数患者2~3年内皮损可自然消退，但亦可持续多年不退，愈后不留瘢痕。

【组织病理】 表皮角化过度，间有角化不全，颗粒层均匀增厚，表皮突轻度延长。棘层上部和颗粒层有明显空泡形成，核位于中央，有不同程度的核固缩，胞质内含少量透明角质颗粒，附近非空泡化细胞内则含大量透明角质颗粒。角质层细胞因空泡形成而呈明显的网篮状。基底层内有大量的黑素。真皮无特异变化。

【实验室检查】 使用聚合酶链反应和限制性内切核酸酶法检测皮损中 HPV 及其基因型，有助于诊断与鉴别诊断。

【诊断与鉴别诊断】 根据发病年龄、好发部位、皮损表现及组织病理，诊断不难，需与下列疾病鉴别：

1. 脂溢性角化病 多见于老年人，男性多见，早期损害为小而扁平、境界清楚的斑片，表面光滑或略呈乳头瘤状，淡褐色或深褐色；以后皮损逐渐增大，直径 1mm 至数厘米，界限清楚，表面乳头瘤样，干燥、粗糙，无光泽，可形成油腻性厚痂。好发于面、头皮、躯干和上肢。可单发，但常多发，20～40 个不等。病程慢性，无自愈倾向。组织病理表现为角化过度、棘层肥厚和乳头瘤样增生，病变基底位于同一水平面上，两端与正常表皮相连。

2. 汗管瘤 多见于 20～30 岁女性，皮损表现为直径 1～2mm 大小、肤色或略带黄色的半球形丘疹，表面有蜡样光泽，数个或数百个，密集而不融合，好发于两下眼睑，也可发于胸、面颊、手臂和腹部等部位，无自行消退趋势。病理改变为真皮上部多数嗜碱性上皮细胞聚集的小团块，细胞团块最大直径不超过 8 个细胞长度，多数中央有一管腔，表现为发育不良的汗管。

【预防与治疗】 扁平疣常自发消退，且不少患者即使采用深度破坏性治疗，仍会复发，因而治疗应尽可能温和，避免可能造成瘢痕的治疗。

1. 局部治疗

（1）水杨酸制剂：可为一线治疗药物，浓度为 15%～20%，每日 1～2 次；有效率 40%～84%（平均 61%）。

（2）5% 咪喹莫特：可为一线治疗药物，为局部免疫调节剂，对难治性扁平疣亦有效。有研究外用 5% 咪喹莫特治疗扁平疣，每日 2 次，连用 2～12 个月，疗效明显。但也有无效的报道。不良反应主要有局部瘙痒、红斑、烧灼感、疼痛、糜烂等。

（3）氟尿嘧啶软膏：每日 2 次，可能非常有效。可能的不良反应有局部疼痛、水肿、红斑、色素沉着等。

（4）维 A 酸类制剂：第一代的全反维 A 酸和第三代的他扎罗汀凝胶和阿达帕林凝胶均可使用，每日 1～2 次。不良反应有局部烧灼感、红肿、脱屑及色素沉着。

（5）3% 酞丁胺霜或 3% 酞丁胺二甲基亚砜制剂：每日 4～5 次，部分患者有效。无明显不良反应。

2. 系统治疗

（1）聚肌胞注射液：每次 2mg，肌注，每周 2 次。少数患者可有过敏、低热等不良反应。

（2）维 A 酸制剂：阿维 A、依曲替酯、异维 A 酸均可使用；依曲替酯 1mg/(kg · d)，疗程少于 3 个月，完全清除率 80%，无明显复发；异维 A 酸 10mg，每日 2～3 次，疗效明显。不良反应有皮肤黏膜干燥、唇炎、血脂升高、肝酶升高、骨质疏松、假性脑瘤及致畸性等。育龄期妇女使用前必须进行妊娠试验。依曲替酯治疗后 3 年内、异维 A 酸治疗后 6 个月内均不宜妊娠。但在男性患者，维 A 酸类制剂似乎不影响精子生成、形态、活动度，精液中存在的维 A 酸是否对胎儿有影响，目前尚不明确。

（3）卡介菌多糖核酸：彭峰等用卡介菌多糖核酸（商品名斯奇康）治疗 46 例扁平疣患者，1 支/次，肌注，隔日 1 次，疗程 6 周，总有效率 80.4%，无明显不良反应。

（4）左旋咪唑：50mg，每日 3 次，连用 3 天，停 11 天，6 周为 1 疗程。不良反应主要有胃肠道症状、口中金属味、皮疹及粒细胞减少等。

（5）西咪替丁：一般用量较大，国外推荐剂量几乎达到治疗胃肠道疾病所用的最大剂量。不良反应有头痛、疲乏、腹泻、皮疹、男性乳房发育及肾毒性等。

3. 其他疗法 冷冻治疗、脉冲染料激光治疗及皮损内免疫疗法。

鲍温样丘疹病（Bowenoid papulosis）

本病少见，1970年由Lloyd首先描述，称为多中心性色素性鲍恩病，后由Kopf等确定为一独立疾病。相继有伴原位癌改变的色素阴茎丘疹和生殖器角化细胞发育异常等名称。特点为在生殖器部位发生多发性斑丘疹，组织病理呈原位癌改变，而临床上则表现良性，可自行消退。

【病因及发病机制】 近年来，认为本病的发生可能与病毒感染有关，电镜检查发现本病皮损表皮角质形成细胞中可见病毒颗粒，王家璧等用聚合酶链反应检测16例鲍温样丘疹病，9例HPV16DNA阳性，对患者皮损进行DNA序列分析，也提示本病与HPV16感染有关。HPV16编码的E6和E7蛋白，可与宿主细胞抑癌蛋白p53或成视网膜细胞瘤蛋白结合并使它们灭活，导致细胞增殖失控，出现异型细胞。HPV－18、31、33、51偶也可引起鲍温样丘疹病。

【临床表现】 发病年龄1～64岁，但多好发于21～30岁之间的年轻患者，女性略多于男性。皮损表现为扁平、单发或多发丘疹；肤色、红褐色或黑褐色；大小不等，直径2～20mm；圆形、椭圆形或不规则型；表面光滑或成疣状；好发于腹股沟、外生殖器和肛周皮肤黏膜，男性多见于阴茎及龟头，女性多见于大小阴唇及肛周；一般无自觉症状，少数伴瘙痒或烧灼感；病程慢性，部分皮损可自然消退，但可复发；女性患者或男性患者的性伴在鲍温样丘疹病基础上可发展为侵袭性鳞状细胞癌，年龄大于40岁女性有更大的恶变危险。

【组织病理】 显示典型的鲍恩病特征，包括表皮全层成群不规则的异型细胞，核大、深染多形；可见角化不良和多核角质形成细胞及不典型核分裂象。基底膜完整，基底层色素增加。真皮内可见嗜色素细胞。

【实验室检查】 使用聚合酶链反应，可检测皮损中HPV及其基因型。

【诊断与鉴别诊断】 根据临床表现及组织病理改变，可确认诊断。需鉴别的疾病有：

1．尖锐湿疣 为大小不等的疣状丘疹，一般2～5mm，多发性，表面粗糙，灰色或粉红色；好发于男性阴茎、龟头、包皮和肛周，在女性，皮损多见于外阴、子宫颈黏膜表面和会阴或肛周。组织病理细胞无异型。

2．扁平苔藓 为紫红色丘疹，有瘙痒，常有明显的黏膜损害，病理有特异性改变。

3．鲍温病 多发于老年人，皮损为界限清楚、略高起的暗红色持久性斑块，表面有鳞屑或结痂，缓慢离心增大，浸润明显。发生于身体任何部位的皮肤黏膜，头面和四肢多见。组织病理呈表皮内鳞状细胞癌改变。

4．脂溢性角化病 老年男性多见，皮损为扁平、境界清楚的斑片或丘疹，表面光滑或略呈乳头瘤状，淡褐色或深褐色；干燥、粗糙，无光泽，可形成油腻性厚痂；直径1至数厘米；好发于面、头皮、躯干和上肢。可单发，但常多发。病程慢性，无自愈倾向。组织病理表现为角化过度、棘层肥厚和乳头瘤样增生，病变基底位于同一水平面上，两端与正常表皮相连。

【预防与治疗】 因本病与高危型HPV16相关，且组织病理细胞有异型，有发生癌变的可能，对鲍温样丘疹病患者应早期治疗，女性患者或男性患者的性伴应作宫颈HPV16和细胞学检查，预防宫颈癌的发生。

目前可采用的治疗方法较多，如冷冻、电凝、光动力学疗法、腐蚀剂、外用氟尿嘧啶霜或局部手术等，但上述各种方法存在患者耐受差、破坏性大、可留下瘢痕及有一定复发性等缺点。近来报道，局部应用免疫调节剂咪喹莫特治疗鲍温样丘疹病，有一定疗效，方法为5%咪喹莫特乳膏每周3次外用，连续给药14周，皮损消退，HPV检测阴性，患者耐受良好；随访18个月，无复发。

风疹与先天性风疹综合征（rubella and congenital rubella syndrome）

风疹又称德国麻疹，是一种由风疹病毒感染引起的发疹性传染病。多见于儿童和青少年，10岁以下儿童风疹抗体阳性率达93%以上。冬春两季好发，主要经空气和飞沫传播。传染期自发病起至皮疹消退止，患者鼻咽分泌物、血及尿中均可分离出病毒。患病后可产生持久免疫。

【病因及发病机制】 病原体为风疹病毒，此病毒直到1962年才在人羊膜细胞中培养成功，为一种环行单链RNA病毒，直径120~180nm。病毒进入人体后，开始在上呼吸道及颈淋巴结处繁殖，以后通过血液播散至身体其他部位。发疹时或发疹后1~2天内，血清中可出现中和抗体，此时血中病毒消失，因此，皮疹的产生可能为抗体-病毒复合物引起的一种炎症反应。

【临床表现】 潜伏期12~23天，前驱期1~5天，可有发热、咳嗽、怠倦、咽痛、头痛等症状；发热1~2天后出现皮疹，表现为大小不等的淡红色丘疹、斑丘疹或斑疹，在软腭、颊、腭垂等处出现暗红色斑疹或淤点（Forscheimer征）。皮疹初起于面部，以后向下进展，24小时遍及全身，至第3天消退。消退后不留痕迹，亦可有轻度脱屑。发疹前24小时左右，耳后、枕骨下及颈后淋巴结肿大，有触痛。

儿童并发症少见，可有气管炎、中耳炎、脑炎、血小板减少或血小板正常性紫癜；在成人或较大儿童，并发关节炎和关节痛，男女之比为1∶6，一般在皮疹消退后发生，常伴发热，表现为一个或多个关节肿痛，症状可持续1个月或更长。孕妇在妊娠头4个月内患风疹，可发生流产、死产、早产或畸胎，此种胎儿畸形称为先天性风疹综合征，生下的新生儿可有先天性白内障、心脏缺陷和耳聋，皮肤表现可有血小板减少性紫癜；脐部、前额和颊部色素沉着及蓝红色浸润损害。

【组织病理】 为非特异性急性或慢性炎症变化，表现为轻度的血管周围淋巴细胞浸润。

【实验室检查】 急性期呼吸道分泌物、血、尿及粪分离风疹病毒；直接免疫荧光检测咽分泌物中病毒抗原；酶联免疫吸附试验检测病毒特异性IgM。

【诊断与鉴别诊断】 根据病史、临床表现及分离出病毒或检测到病毒抗原或特异性IgM，可确立诊断。主要鉴别如下：

1. 麻疹 由麻疹病毒引起，5岁以下儿童最常感染，前驱期一般4天，有中重度呼吸道症状，症状较风疹为重；发疹时间3~5天，皮疹全身分布，表现为斑疹或斑丘疹，可融合，发病2~3天后，可出现特征性的Koplik斑，首先出现于最靠近下磨牙的颊黏膜上，蓝白色或紫色，大小1mm左右，周围有红晕，可扩展至口腔黏膜和咽部其他部位。6~7天后皮疹消退，体温下降，皮疹消退后留色素沉着斑，伴细小糠状脱屑。

2. 猩红热 为A组B型溶血性链球菌感染引起，主要发生于儿童，前驱期1天，突起高热、咽痛；皮损为弥漫性细小密集的红斑，压之褪色，肘窝、腋窝及腹股沟等皮肤皱褶处，皮疹更加密集，形成深红色线条；可出现特征性“环口苍白圈”和“杨梅舌”；皮疹消退后，手足部大片状脱屑。

【预防与治疗】 出疹后隔离5天，预防孕妇与患者接触；当孕妇接触风疹患者后，立即注射丙种球蛋白；已确诊风疹的早期孕妇，应终止妊娠。对儿童、青少年女性及易感育龄期妇女可接种风疹减毒活疫苗。

无需特殊治疗，主要对症，卧床休息，多饮水。

汗孔周围炎及多发性汗腺脓肿
(periporitis and multiple sweat gland abscess)

本病为葡萄球菌感染引起的汗腺化脓性炎症。好发于产妇及体质虚弱的婴儿。祖国医学称为热疖，俗称“痱毒”。

【病因及发病机制】 病原菌主要为金黄色葡萄球菌，由汗腺口侵入。营养不良、多汗、皮肤不洁常为本病诱发因素。

【临床表现】 皮损开始为针尖大小丘疱疹，很快发展成黄豆大圆顶结节，境界清楚，红色或紫红色，无压痛。结节迅速化脓形成脓肿，中心无脓栓，破溃后排出黄色脓液，经1周左右结瘢而愈。好发于头、面、颈和臀部，常多发。本病多在湿热的夏秋季节发生。

【组织病理】 真皮汗管和小汗腺周围脓肿形成，中心有中性粒细胞浸润，四周绕以上皮样细胞和单核细胞。Gram－Weigert 染色可见成团的染色阳性球菌。含有化脓性葡萄球菌的脓疱位于汗孔部位者，病理上称为葡萄球菌性汗孔周围炎（periporitis staphylogenes）。

【诊断与鉴别诊断】 根据本病好发于夏秋季节，多见于婴儿及产妇，好发于头、面、颈和臀部，多发脓肿，中心无脓栓等特点，不难诊断。主要与疖病鉴别，本病无压痛，圆顶，不累及毛囊。

【预防与治疗】 加强营养，保持皮肤清洁。局部治疗与疖病相同，严重者可酌情使用抗生素。脓肿成熟时，可切开排脓。

化脓性汗腺炎（hidradenitis suppurativa）

本病1839年由Velpeau首先描述，1854年Verneui正式命名，为顶泌汗腺慢性复发性化脓性炎症。好发于腋窝和会阴部。发病率约1/300，女性多见，男女比例为1∶3，由儿童至中年均可发生，但最多见于青春期，停经后少见。

【病因及发病机制】 病因不明。可能与局部皮肤附件结构有关，Shelly等对正常受试者腋窝封包，可产生化脓性汗腺炎的临床及病理表现，因此，他们认为是腋窝浸渍使顶泌汗腺阻塞引起的局部感染。最近，有学者认为，化脓性汗腺炎为毛囊上皮性疾病，是毛囊阻塞而引起临床表现。最初表现为毛囊角化过度，引起毛囊阻塞，伴发顶泌汗腺受累，毛囊破裂后引起炎症及继发微生物感染；约1/4患者有家族史，表现为常染色体显性遗传；肥胖和吸烟与本病可能有一定关系；因部分患者抗雄激素治疗有效，所以有学者认为本病与雄激素有关，但还需要进一步证实。本病与聚合性痤疮、头皮穿掘性蜂窝织炎可同时存在，称为毛囊阻塞三联征。

【临床表现】 腋部化脓性汗腺炎发病隐匿，最初患者感觉发病部位不适或瘙痒，以后出现一个或多个丘疹或皮下结节，触痛，结节可自发消退，但通常扩大，与周围结节融合形成大片斑块，表面可出现小脓疱，也可无明显化脓。经数周或数月，结节深部化脓，穿破表面形成窦道及较大的潜行性不规则溃疡。腋部化脓性汗腺炎更多见于女性，而会阴部化脓性汗腺炎男性较多，且常伴有聚合性痤疮。皮损表现为豌豆大结节，较硬，位于腹股沟、阴阜、外阴、股内侧、肛周及阴囊。结节破溃后形成穿掘性脓肿及潜行性溃疡，形成瘘道互相连接。女性乳房也可累及，常伴黑头粉刺，其病程较腋窝化脓性汗腺炎更持久，可持续数年。

【组织病理】 早期毛囊角化过度，随后毛囊导管阻塞及扩张，毛囊及毛囊周围中性粒细胞、淋巴细胞和组织细胞浸润，可见窦道、纤维化及肉芽肿形成；部分患者顶泌汗腺导管周围有炎症细胞浸润；皮下组织可见纤维化、脂肪坏死和炎症细胞。

【实验室检查】 皮损及脓液细菌培养常阴性；部分患者细菌培养多为金黄色葡萄球菌和凝固酶阴性葡萄球菌；其他可分离出链球菌和厌氧菌。

【诊断与鉴别诊断】 根据腋窝、会阴等顶泌汗腺分布部位发生硬性结节、潜行性溃疡和窦道，结合组织病理改变，典型病例不难诊断。溃疡性损害需与皮肤瘰疬性结核鉴别；腹股沟皮损应与腹股沟肉芽肿、性病性淋巴肉芽肿及梅毒性淋巴结肿大等鉴别；可做细菌学和血清学检查排除其他感染疾病，必要时行组织病理检查。

【预防与治疗】 戒烟；饮食控制以减轻肥胖；穿宽松衣服以减少出汗。

1. 局部治疗

（1）抗生素：随机对照试验显示目前仅克林霉素外用有效。

（2）糖皮质激素：损害内注射，对散在孤立的触痛损害可使用。

2. 系统治疗

（1）抗生素：四环素2g/d，共10天，对大部分早期患者有效；有学者建议使用抗生素长期抑制疗法，但无证据表明该法能改变病程。

（2）维A酸：异维A酸20～30mg/d，治疗重度痤疮疗效较好，但对本病疗效不定；阿维A 25mg/d，报道有效。

（3）糖皮质激素：对顽固病例，可口服泼尼松20～30mg/d，连用5～7天。

（4）免疫抑制剂：有报道，口服环孢素有效，但需注意其不良反应。

（5）抗雄激素治疗：醋酸环丙氯地孕酮、乙炔雌二醇和醋酸亮丙瑞林均可使用，部分患者有效。

3. 外科治疗 对成熟脓肿，可切开排脓；有窦道者，切开窦道顶部造袋；累及广泛的顽固病例，可行根治性切除，切除皮损处皮肤及皮下组织，必要时可植皮。

4. 其他 放射线治疗、激光治疗。

面部脓皮病（pyoderma faciale）

1940年首先由O'Leary和Keirland描述，其特点为在面部突然发生的穿凿性、化脓性结节，好发于20～30岁青年女性。

【病因及发病机制】 尚不清楚。许多学者认为本病为酒渣鼻的严重型（暴发性酒渣鼻）。脓液中虽常培养出凝固酶阳性的葡萄球菌，但该菌在本病中的作用不明。

【临床表现】 突然起病，面部发生脓肿，形成痛性结节，无黑头粉刺，局部皮肤呈鲜红色或紫红色，继而形成窦道，窦道口常流出黄绿色脓液，面部、颊部和前额均可累及。如不治疗，可持续数周至数月，愈后留有瘢痕。有报道本病可合并结节性红斑。

【组织病理】 病理表现为毛囊和皮脂腺周围脓肿形成，可见中性粒细胞和淋巴细胞浸润，呈急性或亚急性炎症。

【诊断与鉴别诊断】 根据发生于青年女性面部急性穿凿性化脓性结节，而无寻常痤疮表现，可以诊断。与聚合性痤疮的鉴别主要是本病无黑头粉刺及粉刺样损害。

【预防与治疗】 脓肿成熟或有窦道时可切开排脓；局部或系统使用糖皮质激素，联合异维A酸治疗通常有效。

婴儿坏疽性皮炎（dermatitis gangrenosa infantum）

又称暴发性紫癜，是一种非血小板减少性紫癜，以突然发生对称性大面积淤斑为特征，好发于3岁以下女童。

【病因及发病机制】 病因不明。发生于各种感染，如水痘、猩红热或链球菌性咽炎之后。因高热、微小血栓、脓毒血症、细菌内毒素等导致血管内皮细胞损伤和弥散性血管内凝血，引起全身广泛的淤斑及皮肤坏死；有人认为本病凝血障碍和血管周围炎症浸润是一种Schwartzman反应。有报道饮酒和服用对乙酰氨基酚诱发的暴发性紫癜。

【临床表现】 儿童多见，常发生于急性感染期或感染后2～4周，突然起病，皮损常位于四肢，尤其四肢受压部位，偶可累及躯干、面部及臀部，皮疹表现为广泛的触痛性淤斑，分布对称，境界清楚，边缘不规则，淤斑上可有出血性大疱和凝固性坏死。常伴高热、寒战、血压下降等严重全身症状；可因休克、昏迷、衰竭或脑出血而死亡。

【组织病理】 表皮和真皮坏死区附近血管栓塞，栓子由血小板和纤维蛋白组成；大疱部位真表皮分离；真皮内可见大量出血，该部位小血管壁灶性坏死；血管内无明显炎症反应。

【实验室检查】 可有白细胞增多，红细胞和血小板减少，凝血因子Ⅰ、Ⅱ、Ⅴ、Ⅶ、Ⅷ等可降低，凝血酶原时间和部分凝血激酶时间延长。

【诊断与鉴别诊断】 根据儿童发病，发病前多有感染史，起病突然、对称性广泛淤斑和坏死，结合组织病理改变及实验室检查，可确立诊断。需与过敏性紫癜鉴别，后者为好发于下肢的可触及的紫癜或淤斑，常有关节和腹部症状，全身症状较前者轻，无坏死损害，组织病理示白细胞碎裂性血管炎，免疫病理血管壁IgA、C3等沉积。

【预防与治疗】 积极治疗原发感染，可用强效抗生素；加强支持治疗；清除坏死病灶；肝素等抗凝治疗，可合并使用糖皮质激素，输新鲜血；有报道高压氧可促进皮损消退。

瘰疬性皮肤结核（scrofuloderma）

又称液化性皮肤结核，好发于儿童和青少年，多见于青年女性。

【病因及发病机制】 为人型或牛型结核分枝杆菌感染引起，常由淋巴结结核、骨结核或关节结核直接扩散或经淋巴道蔓延至皮肤，形成寒性脓肿，导致局部皮肤溃疡；少数患者身体其他部位无结核病灶；亦有接种卡介苗后发生瘰疬性皮肤结核的报道。

【临床表现】 损害初起为皮下结节，黄豆至白果大，境界清楚，质地坚硬，可自由活动，无自发痛和压痛，其上皮肤正常。数月后，结节增大、数目增多，相互粘连，当炎症波及其上皮肤时，可与皮肤发生粘连，并逐渐软化形成干酪样坏死，中心软化，皮肤变薄、破溃，形成瘘管，有干酪样物质和稀薄脓液流出。瘘管上方皮肤红色或紫红色，偶尔皮肤坏死，形成较大溃疡；溃疡呈狭长或椭圆形，边缘紫红色、潜行性，质软，有触痛，基底深，高低不平，有松弛、柔软肉芽组织，溃疡愈合后形成瘢痕。损害不断发生，可同时出现结节、脓肿、溃疡、瘘管及瘢痕等多形损害。

好发于颈部和胸上部，其次为腋下、腹股沟等处。

患者通常无全身症状，但一般情况不佳。结核菌素试验常阳性。

【组织病理】 损害中央常为非特异变化，表现为脓疱或溃疡；在损害深部或周边，可见结核样肉芽肿，有干酪样坏死和大量的炎症细胞浸润，组织中易见结核杆菌。

【实验室检查】 血沉可增快；结核杆菌培养阳性；皮损PCR可找到结核杆菌DNA。

【诊断与鉴别诊断】 根据发病年龄、好发部位、身体其他部位结核病灶、临床表现及病理特点，诊断不难。需与下列疾病鉴别：

1. 孢子丝菌病　为孤立或沿淋巴管呈串状排列的结节或溃疡，脓液培养可见申克孢子丝菌，组织病理浸润细胞呈三层改变，PAS染色有时可见真菌孢子或星状小体。

2. 放线菌病　主要位于下颌部，有多数瘘管但无束状瘢痕，脓液中有较多硫磺色颗粒，厌氧培养阳性，镜检可见放线菌，组织病理示非特异细胞浸润，无干酪样坏死。

3. 化脓性汗腺炎　为青春期女性腋窝和会阴部硬性结节、潜行性溃疡和窦道，有疼痛；组织病理为非特异性肉芽肿，无干酪样坏死。

【预防与治疗】　主要系统抗结核治疗，方案同内脏结核，至少2种以上抗结核药联合。异烟肼5mg/(kg·d)；利福平0.6g/d；初始阶段同时联用乙胺丁醇25mg/(kg·d)、链霉素10～15mg/(kg·d) 或吡嗪酰胺15～30mg/(kg·d)，异烟肼和利福平用药至少9个月，如最初2个月4种化疗药联用，异烟肼和利福平用药时间可缩短至6个月。

较小孤立损害或愈后瘢痕，可手术切除。对溃疡和瘘管，局部可用1%聚维酮碘溶液或1∶5000高锰酸钾溶液清洗、湿敷。

硬结性皮肤结核（erythema induratum）

又称Bazin硬红斑、Bazin病。1861年由Bazin首先描述。多见于青年女性，临床特点为慢性持续性、复发性小腿部结节，可破溃形成溃疡。

【病因及发病机制】　患者常伴有肺结核或其他结核病灶，可能是一种血源性皮肤结核；但部分患者损害部位未找到结核杆菌，而结核菌素试验强阳性，故有学者认为，本病可能是一种结核疹，为对结核病灶的高敏反应。

本病好发于冬季，患者常有手足发绀，因而可能与寒冷及循环不良有关。

【临床表现】　好发于小腿下段屈侧，偶尔见于足、股、臂和面部。皮损初起为数个或数十个皮下结节，对称分布，直径1～2cm大小，质硬，其上皮肤颜色正常；以后结节逐渐增大，与皮肤粘连，使皮肤略高起，呈暗红色或紫蓝色斑块或结节，局部有胀痛或烧灼感，并有不同程度触痛。数月后结节自行消退，伴或不伴有溃疡形成；溃疡呈圆形或椭圆形，边缘不整，一般不深，基底为柔软暗红色肉芽组织，覆有稀薄脓液，病程慢性，易复发，愈后留有萎缩性瘢痕。

患者一般无全身症状。结核菌素试验强阳性。

【组织病理】　典型改变为肉芽肿性小叶性脂膜炎和脂肪间隔受累动脉的血管炎，伴不同程度的急性或慢性细胞浸润，可出现凝固性或干酪样坏死。

【实验室检查】　结核杆菌培养常阴性；皮损PCR偶可扩增出少量结核杆菌DNA；结核菌素试验强阳性。

【诊断与鉴别诊断】　根据青年女性好发，皮损对称分布于小腿屈侧，表现为暗红色或紫蓝色结节或斑块，可破溃形成溃疡，自觉疼痛，部分患者抗结核治疗有效，结合病理改变，诊断不难。应与下列疾病鉴别：

1. 结节性红斑　皮损位于小腿伸侧，表现为暗红色皮下结节，有疼痛及压痛，但不破溃，有发热、关节痛等全身症状，病程较短。

2. 结节性血管炎　多发于30～60岁妇女，皮损好发于小腿屈侧，为皮下结节或较大的浸润斑块，有疼痛及压痛，常不对称，结节不破溃，与结核感染无关，抗结核治疗无效。

【预防与治疗】　积极寻找体内结核病灶。

抗结核治疗对部分患者效果明显；对抗结核治疗无效者，糖皮质激素制剂系统或局部应用可能有效，但由于可能导致潜在的结核感染扩散，使用应慎重并严密监测。已破溃者，可湿敷或局部应用抗生素制剂。

Whitfield 硬红斑（erythema induratum Whitfield）

1901 年由 Whitfield 首先描述，好发于中年女性，表现为双小腿痛性结节，病程慢性。

【病因及发病机制】 患者常伴有循环不良，认为可能为静脉血液淤积和小血管血栓形成等引起的结节性血管炎；感染或外伤等也起一定的作用。

【临床表现】 皮损表现为小腿成批的结节，有疼痛及压痛，夜晚加剧，卧床休息后疼痛缓解；结节不破溃。少数患者可伴有乏力、全身不适等症状。

【组织病理】 病理无特异性，呈血管炎改变。实验室检查可无异常发现。

【诊断与鉴别诊断】 根据中年女性小腿结节或斑块，有疼痛及压痛，病程慢性，病理呈血管炎改变，可确立诊断。

【预防与治疗】 无特异治疗方法，抗结核治疗常无效，可系统或局部使用糖皮质激素制剂。

第二节 性别差异不明显的疾病

水痘（varicella，chickenpox）

是水痘 - 带状疱疹病毒（varicella zoster virus，VZV）引起的原发感染；具传染性，接触者 80% ~90% 发病，冬春两季好发，多见于儿童和青少年，90% 患者年龄 <14 岁。6 个月以下儿童和成人少见，在北美，约 10% 成人感染水痘，孕妇发病率为 0.01% ~0.07%。

【病因及发病机制】 病原体为水痘 - 带状疱疹病毒，为有包膜双链 DNA 病毒。存在患者血液、疱液和呼吸道分泌物中，可经飞沫和直接接触传播。病毒最初在结膜和上呼吸道黏膜定植，通过细胞膜上甘露糖 -6 - 磷酸受体（mannose 6 - phosphate receptor，MPR），进入宿主内皮细胞，被单核细胞吞噬后，在其内复制并带到局部淋巴结，发生第一次病毒血症；经一段时间病毒复制，在潜伏期末 4 ~5 日，病毒扩散，引起第二次病毒血症，感染表皮细胞，导致细胞水肿及细胞病变，出现皮肤损害。恢复期，病毒向所支配神经的神经节移动，潜伏于三叉神经节内。患者为唯一传染源，从出疹前 4 天到出疹后 5 天具有传染性。患病后可获持久免疫，主要为细胞免疫，尤其 T 细胞介导的免疫，体液免疫也起一定作用。

【临床表现】 潜伏期 10 ~21 天，一般为 14 ~15 天。起病急，可有发热、头痛、咽痛、全身倦怠等前驱症状，成人较儿童明显。发病 24 小时内出现皮疹，首先在躯干，然后头皮、面部、四肢、掌跖出现红色针尖大小的斑疹和丘疹，数小时后发展为绿豆大小水疱，水疱周围绕于红晕，2 ~4 天后干燥结痂，1 ~2 周后痂脱而愈，不留瘢痕，但较大损害或继发感染者，愈后可留下特征性浅色圆形凹陷性瘢痕，多见于深肤色患者。皮疹以躯干为多，四肢和面部较少，掌跖更少，呈向心性分布，口腔黏膜亦常受累，表现为水疱或浅表溃疡。皮疹可分批出现，少者一批，多者 5 ~6 批，病程中同时可见丘疹、水疱、脓疱、结痂等不同时期皮疹。部分患者可出现大疱型、出血型和坏疽型等不典型水痘，艾滋病患者可呈深脓疱疮或疣状损害。皮损部多无明显症状，部分患者可有瘙痒，全身症状轻微。但成人水痘皮疹更广泛，全身症状明显，易并发肺炎、脑炎甚至死亡。

水痘的并发症不多见，主要为皮肤、黏膜的继发感染，如蜂窝织炎、淋巴结炎、皮下脓肿，偶可出现坏死性筋膜炎；在无免疫抑制的患者，可出现以下一些系统并发症：

1. 原发性水痘肺炎　约发生于 14% 的成人水痘患者，表现为高热、咳嗽、胸痛、咯血和呼吸困难，X 线检查两肺可见大小不等的结节状阴影。病死率高。

2. Reye 综合征　主要发生于儿童，成人亦可见，大多数并发于水痘，亦可发生于其他病毒感染之后。表现为急性重度致死性脑炎，常有内脏的脂肪坏死，尤其肝脏。

3. 胎儿和新生儿水痘　妊娠前 20 周感染水痘的孕妇，2% 出现胚胎异常或产生先天性胎儿畸形；妊娠后期感染者，可通过胎盘感染胎儿或产道传染给新生儿，引起新生儿水痘。

【组织病理】　类似于单纯疱疹的病理改变，表现为表皮细胞气球状变性，棘刺细胞松解，形成水疱。血管破坏、小血栓和出血较单纯疱疹多见。重度病例，真皮受累毛细血管内皮细胞和成纤维细胞核内可见嗜酸性包涵体。用水痘－带状疱疹病毒特异糖蛋白免疫组织可出现阳性表现。

【实验室检查】　水疱底 Tzanck 涂片可见单核或多核气球状细胞，敏感性 80% ~100%；疱液病毒培养可发现 VZV，为金标准，阳性率 60% ~64%。透射电镜毛细血管内皮细胞内见病毒颗粒。

【诊断与鉴别诊断】　根据好发年龄，皮损发病，临床表现及病理改变和实验室检查结果，不难诊断。需与下列疾病鉴别：

1. 丘疹性荨麻疹　多见于婴幼儿和儿童，春秋季好发，可能为昆虫叮咬所致的一种变态反应。初起为风团，很快风团消退后形成坚实的水肿性丘疹，顶端可有小水疱，少数可形成较大的水疱，剧烈瘙痒，易再发。

2. 脓疱疮　为金黄色葡萄球菌或链球菌感染引起，好发于夏秋季，多见于面部、四肢等暴露部位，初起为水疱，继而形成脓疱，可结厚痂，黏膜不受累，皮损无分批出现，患者全身症状不明显。

3. 天花　由天花病毒感染引起，潜伏期较水痘短，皮损呈离心性分布，多见于头面和四肢，表现为圆形脐凹的水疱或脓疱，身体同一部位皮疹多为同一类型，愈后留有瘢痕。

【预防与治疗】

1. 预防　患者需隔离至全部皮疹干燥结痂为止。易感儿童接触水痘患者后，应留院观察 3 周；体弱者接触后 4 天内注射丙种球蛋白或胎盘球蛋白以预防。新生儿其母亲在分娩前 5 天至分娩后 2 天内患水痘应注射水痘－带状疱疹免疫球蛋白。对未患水痘儿童注射水痘疫苗，能有效预防水痘发生或减轻患病后症状。

2. 对症处理　本病有自限性，治疗主要以对症治疗、预防继发感染和加强护理。发热期卧床休息，高热时可予退热剂，多饮水。瘙痒明显者口服抗组胺药。

3. 局部治疗　外用炉甘石洗剂止痒；有脓疱者予莫匹罗星软膏等抗细菌感染；水疱破溃者可予 2% 龙胆紫液。

4. 系统治疗

（1）对于免疫功能正常儿童和成人水痘患者，发病早期（皮疹出现 24 小时内）使用阿昔洛韦治疗有效，治疗不影响机体产生对再次感染的免疫力。阿昔洛韦剂量在体重 <40kg 的儿童为 20mg/kg（最大为 0.8 克/次），每日 4 次，共 5 日；体重 >40kg 的儿童和成人为 0.8g，每日 4 次，共 5 日；皮损严重或伴发内脏损害者，可静注阿昔洛韦 10mg/kg，8 小时 1 次，应根据肌酐清除率调整药物剂量。其他尚可选择伐昔洛韦和泛昔洛韦，用法见带状疱疹的治疗。

（2）妊娠期的严重水痘或播散性水痘，或伴发水痘性肺炎，应静注阿昔洛韦；美国儿科学会不推荐孕妇口服阿昔洛韦，因其治疗妊娠期其他类型水痘的价值尚未知。FDA 尚未批准阿昔洛韦在妊娠期使用，因此，还需更多的资料评价其有效性和安全性。

（3）免疫受损患者水痘的处理：最好的方法是免疫抑制前使用水痘疫苗；只要疑诊为水痘，应立即静注阿昔洛韦，体重 <40kg 的儿童，剂量为 0.5g/(m^2·d)，iv，8 小时 1 次，连用 7 ~10

日；成人患者，剂量为10～12mg/kg，iv，8小时1次，连用7～10日。

（4）李惠对8例成人水痘，用丙种球蛋白2.5g加生理盐水10ml静滴，其中6例仅单次给药，2例静滴2次，8例均在2周内痊愈。

带状疱疹（herpes zoster）

由水痘－带状疱疹病毒感染引起。祖国医学称为“缠腰火丹”、“串腰龙”，俗称“腰丹”、“蜘蛛疮”。发病以春秋季节为多，发病率随年龄增长而增加。在美国，45岁以下年发病率小于1/1000，大于75岁人群发病率增加4倍以上。免疫抑制患者发病率亦增加。

【病因及发病机制】 病原体为VZV，该病毒有亲皮肤和亲神经特性。在自然感染或免疫接种后，病毒可在脊神经或脑神经的感觉神经节的神经元中保持潜伏状态。以后在某种诱因下，病毒复制并从感觉神经移至皮肤，使受累的神经节和皮肤角质形成细胞发生水肿、炎症或坏死，产生神经痛，皮肤上出现节段性水疱。激发带状疱疹的诱因，目前尚未完全清楚，除免疫抑制和年龄外，其他可有外伤、劳累、月经、紫外线照射、神经系统疾患、各种感染以及引起免疫力低下的疾患等。文献报道，初次感染VZV发生水痘时，机体仅产生不完全免疫反应，当发生带状疱疹后，产生完全免疫反应。故发生水痘后，仍可患带状疱疹，而带状疱疹愈后一般不复发，获终生免疫。

【临床表现】 成人多见，发病前常有轻度发热、乏力、全身不适和食欲不振等。在发疹部位，往往先有疼痛或瘙痒等感觉异常，以神经痛最为突出。大多数患者神经痛后1～3日出现皮疹，少数患者可无任何症状，亦有无前驱症状者，部分患者可先有皮疹而后有神经痛或瘙痒。典型皮疹沿神经节段分布。由于患者年龄、免疫状态、既往治疗及VZV基因表达差异，带状疱疹临床可呈多样性，表现为急性带状疱疹、无疹型带状疱疹、慢性带状疱疹和播散型带状疱疹。

1. 急性带状疱疹　免疫功能正常人群发病率随年龄增加而增加，婴儿期感染水痘的儿童发病率较未感染者高。发病前常有发热、乏力等前驱症状。皮疹出现前局部常有疼痛等感觉异常，常易误诊，尤其在胸区（可误诊为消化性溃疡、胆管疾病、肾绞痛和心肌梗死等）。最常受累神经为脊柱胸腰段（T3～L2）和面区（V1）。皮损表现为不对称簇集的红色斑疹和丘疹，基底水肿，继而演变成水疱，甚至脓疱，约2周后，皮损结痂而愈。局部淋巴结可肿大；受累神经炎症明显时，出现明显疼痛、触摸痛和皮肤敏感性增加。年龄>50岁和免疫功能低下患者神经痛明显。

2. 妊娠期带状疱疹　妊娠期带状疱疹并非一个严重问题，不会导致宫内严重感染或病死率增加，患带状疱疹的母亲，其VZV不经胎盘传播，母亲的免疫能力可保护胎儿不受病毒血症影响。然而，母亲分娩前数日患带状疱疹，婴儿可发生水痘。

3. 慢性带状疱疹　典型损害表现为发疹样或疣状皮损，界限清楚，而无水疱。皮疹持续数周至数月，皮疹出现与消退交替，没有完全愈合。少数患者有疼痛感。疣状皮损可经2～3周结瘢而愈，但可再发，累及同一皮节或另一皮节区。由于其表现不典型，可类似于传染性软疣、基底细胞癌、坏疽性臁疮和播散性深部真菌感染，因而较难诊断。多数慢性带状疱疹病例与HIV感染和器官移植有关，患者有明显的免疫抑制，CD4细胞常小于200。多数患者以前患有带状疱疹，长期用小剂量阿昔洛韦预防治疗。慢性带状疱疹VZV常为阿昔洛韦耐药株，应常规组织病理活检、病毒培养及药敏试验。

4. 无疹型带状疱疹　仅感觉疼痛而无皮疹，临床少见。可能为病毒感染导致神经炎症和破坏。常被误诊为在同一皮节区有疼痛的其他疾病。可通过急性期和恢复期VZV特异的IgG抗体效价变化来诊断。

5. 播散型带状疱疹 常发生于免疫低下人群，播散型皮肤带状疱疹类似于水痘，表现为广泛的水痘样皮疹，可能为病毒血行播散所致，可为内脏受累的标志。最常受累的器官有肺、肝脏和脑。本病可致死，尤其是免疫低下患者。

免疫功能正常人群：带状疱疹并发症少见，老年人或免疫功能低下患者常有并发症。最常见带状疱疹后遗神经痛，定义为皮损痊愈后1个月，受累部位持续发生的神经痛。发生率与年龄相关，>60岁患者，约半数发生后遗神经痛，而年龄<60岁患者，发生率约为15%。常表现为烧灼痛或皮肤触碰后不能忍受的异常感觉。多数患者，未经治疗1年内疼痛可消失。其他并发症可有肌无力、运动神经麻痹、视力受损、结膜炎以及继发皮肤感染等。

免疫功能低下人群：由于细胞免疫功能低下或免疫功能失调，这类人群带状疱疹发病率为同年龄免疫功能正常人群的20倍。发病率最高的是放疗或化疗后白血病或淋巴瘤患者，尤其是霍奇金淋巴瘤。文献报道，原发性妇科肿瘤与随后发生的腰骶部带状疱疹相关，原发性胸腔或呼吸道肿瘤与胸区带状疱疹相关。免疫功能低下患者的带状疱疹，病程与免疫功能正常者类似，皮损未经治疗，2~3周可自行痊愈。但易发生不典型或严重带状疱疹，可出现内脏受累、弥漫性皮损（水痘样带状疱疹）、慢性增殖性损害、大疱性深脓疱疮样损害、苔藓样损害、毛囊性带状疱疹以及阿昔洛韦耐药VZV感染。HIV感染患者，当CD4细胞减少或缺失时，可表现慢性严重易复发的带状疱疹，可多个皮节受累，病程延长，愈后留有瘢痕。

【组织病理】 其皮损的病理变化与水痘类似，表现为表皮细胞气球状变性及嗜酸性包涵体。与水痘不同的是本病毛囊表皮细胞亦有气球状变性，同时水疱下方神经的神经鞘细胞内可见嗜酸性包涵体，在受累神经的神经根和神经节周围有严重的炎症细胞浸润。

【实验室检查】 水疱底Tzanck涂片可见单核或多核气球状细胞；组织培养可发现VZV；免疫荧光检测血清中可有VZV抗体；透射电镜神经节细胞内见病毒颗粒。

【诊断与鉴别诊断】 典型病例根据簇集性水疱、单侧性、沿周围神经分布、排列成带状而有明显的神经痛等，诊断不难；不典型病例可根据临床表现、组织病理改变及组织培养等综合分析。本病需与下列疾病鉴别：

1. 单纯疱疹 好发于皮肤黏膜交界处，多见于发热性疾病过程中，分布无一定规律，疼痛相对较带状疱疹轻，常反复发作。

2. 接触性皮炎 本病有明确的接触史，皮损位于接触部位，与神经分布无关，自觉灼痛或瘙痒，无神经痛。

3. 隐翅虫皮炎 皮损分布于露出部位，无前驱症状，突然发现的条索状、水肿性红斑、丘疹或水疱，有瘙痒或灼痛感。

在带状疱疹前驱期和无疹型带状疱疹，神经痛易与其他导致相应部位疼痛的疾病混淆，应予注意。

【预防与治疗】 本病有自限性，治疗原则为镇痛、缩短病程和预防继发感染。

1. 局部治疗 以消炎、干燥、收敛和预防继发感染为原则。

（1）早期水疱皮损可局部外用喷昔洛韦或阿昔洛韦霜剂或软膏，前者的止疱和痊愈时间高于后者。

（2）水疱破溃有继发感染者，可选用0.1%新霉素溶液或0.1%依沙吖啶溶液湿敷，亦可外用抗生素霜剂或软膏，如莫匹罗星软膏、夫西地酸乳膏及0.5%新霉素软膏等；坏疽溃疡者，可局部外涂复方泼尼松软膏（内含泼尼松、庆大霉素和利多卡因）。

（3）眼受累者可用0.5%疱疹净滴眼液或3%阿糖腺苷眼膏。

（4）局部疼痛可选用3%利多卡因软膏、5%多塞平软膏，或0.025%辣椒素霜。

2. 系统治疗

(1) 抗病毒药：目前认为阿昔洛韦、泛昔洛韦、伐昔洛韦是治疗带状疱疹的一线药物，宜尽早使用，连用7~10天。通常用法为口服阿昔洛韦0.8g，每日5次；泛昔洛韦0.5~0.75g，每日3次口服；伐昔洛韦0.3g，每日2次。阿糖腺苷15mg/(kg·d) 静滴7~10天。

Nikkels等对HIV感染的多发性慢性疣状带状疱疹患者，用阿昔洛韦30mg/(kg·d)，口服或静脉注射10天；每天口服泛昔洛韦0.5g，或伐昔洛韦1g，共3~5天。

(2) 镇痛剂：急性期给吲哚美辛、百服宁、芬必得等口服；后遗神经痛可口服阿米替林、多塞平等三环类抗抑郁药；曲马朵、阿片类及各种安定药亦可使用，但对于高龄患者应慎用。

对口服药物无法控制的严重疼痛患者，国外文献报道可用0.05%利多卡因、1∶100000肾上腺素、曲安西龙60~80mg、0.9%氯化钠溶液，作局部封闭。Hwang等用布比卡因和甲泼尼松龙硬膜外阻滞麻醉，治疗严重带状疱疹后遗神经痛，获得满意疗效。

针灸和理疗也能使大部分患者的后遗神经痛得到有效缓解。

手、足、口病（hand－foot－and－mouth disease）

又称水疱疹和口炎病，1957年新西兰首次报道该病。1958年由Robinson首先描述，同年分离出柯萨奇病毒，1959年提出手足口病命名。以手、足、口出现水疱为特征，主要发生于儿童，成人少见。可发生暴发或流行。

我国于1981年上海首次报道本病，此后，北京、河北、天津、福建、吉林、山东、湖北、青海和广东等十几个省份均有本病报道。1983年天津发生柯萨奇A16引起的手足口病暴发，1986年再次暴发。1995年武汉病毒研究所从手足口患者中分离出肠道病毒71型（EV71），1998年深圳市卫生防疫站也从手足口病患者标本中分离出EV71。自2008年5月2日起，手足口病纳入丙类传染病管理。

【病因及发病机制】 病原体主要为柯萨奇A16型病毒，柯萨奇A 4－7、9、10、B 1－3和5型也可引起，1970年，鉴定出一个新的病原体——EV71。EV71感染与柯萨奇A16为手足口病的主要病原体。病毒主要通过口腔由人传播到人，少数通过呼吸道飞沫传播。

【临床表现】 潜伏期3~7日，主要见于学龄前儿童，年龄<5岁者病情重。常有发热（体温38.3~40℃）、乏力、咽痛等前驱症状。发热1~2日后出现皮疹。损害开始为发生在软腭、硬腭、舌、颊黏膜和齿龈小的红色斑疹，很快发展为直径1~3mm，少数可达2cm的水疱，水疱迅速破裂形成糜烂和溃疡。口腔皮疹可持续1~6日。此外，手、足可发生米粒至豌豆大小的水疱，半球形，疱壁薄，周围绕于红晕，主要见于手足背侧和掌跖。皮损数目从几个到几十个不等。臀部和肛周亦可出现皮疹，多见于戴尿布的婴幼儿，开始为斑疹和丘疹，很快演变为基底红晕的表浅水疱，直径3~7mm，持续2~7日，愈合有浅表鳞屑。

【组织病理】 早期表皮水肿，水疱位于表皮内，真皮下可见局限的陈旧水疱。真皮网状变性、多房性水疱；真皮深层可见气球状变性，无包涵体和多核巨细胞。

【实验室检查】 咽拭子和疱液病毒培养和RT－PCR法检测病原体；微量中和试验检测血清中和抗体；透射电镜角质形成细胞胞质内可见晶状的病毒颗粒。

【诊断与鉴别诊断】 根据发病年龄、临床特点、组织病理及病毒培养等即可诊断，鉴别诊断包括：

1. 单纯疱疹　病原体为单纯疱疹病毒，成人及儿童均可发生，好发于皮肤黏膜交界处，多见于发热性疾病过程中，分布于身体一个部位，极少在几个部位同时发生，疼痛，常反复发作。

2. 水痘　病原体为水痘－带状疱疹病毒，皮疹以躯干为多，四肢和面部较少，掌跖更少，呈向心性分布，皮疹表现为丘疹、水疱、脓疱和结痂，成批出现，病程2~3周。

3. 口蹄病 临床类似于手、足、口病，病原体为柯萨奇 A 组病毒，从家畜传染给人，人与人之间很难相互传染，潜伏期 2～18 日，好发于牧民、兽医及儿童。

【预防与治疗】 主要是对症治疗，发热高时可口服退热剂，口腔溃疡、糜烂影响进食者，可涂口腔溃疡膜。

目前尚无特效药物。王瑾等在《中国医学文摘（儿科学）》2008 年第 3 期，对近年来治疗小儿手足口病的药物进行综述，可作为参考。综述中所列的药物：

1. 西药

（1）阿昔洛韦：治疗剂量为 20mg/kg，加入 10% 葡萄糖液 100 ml 静滴，每日 1 次；或口服阿昔洛韦 5～10mg/(kg·d)，每日 3 次。阿昔洛韦作为一种高效广谱的抗病毒药物，可明显缩短发热及皮损愈合时间，减轻口腔疱疹疼痛，且在治疗期间未见任何副反应。

（2）利巴韦林：治疗剂量为 10 mg/kg，加入 10 % 葡萄糖液 100ml 静滴，每日 1～3 次/天，疗程 3 天；或者口服利巴韦林含片 1/4～1/2 片，每日 4 次。虽在医院本药不作为首选药物，但因其总体上不良反应少、价格低廉，治疗小儿手足口病疗效肯定，适用于基层医疗单位。

（3）更昔洛韦：治疗剂量为 5～10mg/kg，加入 10% 葡萄糖液 100ml 静滴，每日 1 次/天，疗程 3～5 天。用药期间酌情使用抗生素及退热药。黄世雄研究表明，更昔洛韦治疗手足口病的热退及疱疹消退的时间优于利巴韦林。陈云健的研究表明，使用利巴韦林注射液联合更昔洛韦治疗小儿手足口病效果优于单用一种药物。

（4）干扰素：治疗剂量为 100 万 U 肌内注射，每日 1 次。足量应用干扰素能提高机体的细胞免疫力，达到抑制病毒、促进机体康复目的。胡恭等研究表明，干扰素联合中药制剂，如小儿清热宁治疗手足口病具有明显疗效。

（5）思密达：思密达的有效成分是八面体蒙脱石微粒，对消化道的病毒、细菌及其产生的毒素有较强的固定、吸附和清除作用，能与黏液蛋白结合，提高黏膜屏障对攻击因子的防御功能，并促进上皮组织恢复和再生。

用法：制剂 3 克/袋，成人每次 1 袋，每日 3 次；儿童≤1 岁，1 袋/日；1～2 岁：1～2 袋/日；>2 岁，2～3 袋/日；均分 3 次口服。将思密达用温开水搅成糊状，分别于早、午、晚饭后及睡前涂于口腔溃疡处，可明显缩短小儿口腔溃疡的愈合时间，思密达口味香甜，患儿易于接受。

2. 中药方剂 近 5 年国内报告以中药为主治疗小儿手足口病，均是以清热解毒祛湿为主要原则，采用自拟方或成方为基础，随症加减，效果满意。张敏涛用清热泻脾散共治疗 50 例，痊愈 36 例，有效 13 例，无效 1 例，痊愈率 72 %，总有效率 98 %。龚人爱自制银翘导赤散治疗本病 76 例，治愈 58 例，有效 16 例，无效 2 例，有效率为 97.4 %。此外还有学者用莪术油注射液治疗本病，因莪术油有活血化瘀、消肿止痛的功效，能有效减轻口腔溃疡的疼痛，促进皮疹及口腔溃疡部位的血液循环，加速皮疹和溃疡面的愈合。又因莪术油有抑制病毒作用，病程早期应用可以抑制病毒的复制，防止病毒的播散，减少对心肌的损害。

在临床工作中，双黄连注射液、穿琥宁注射液等中成药，以及导赤散、葛根芩连汤、泻黄散等祖国传统方剂及其加减方，也被用于治疗小儿手足口病，并且疗效显著。

传染性软疣（molluscum cntagiosum）

本病为传染性软疣病毒（molluscum contagiosum virus，MCV）感染引起的病毒性皮肤病，可发生于任何人，常见于儿童及青年人，但 1 岁内婴儿少见，特应性皮炎和毛囊角化病患者较常见，热带地区多见，儿童发病率约 20%。又称皮脂性软疣、传染性上皮瘤、上皮软疣。

【病因及发病机制】 本病系由 MCV－1 至 MCV－4 及其变异型引起，MCV 为痘病毒，为双链 DNA 病毒，呈砖型，病毒直径 200～300nm，核酸在胞质内复制。大多数患者由 MCV－1 引起，在年幼儿童，几乎所有感染都由 MCV－1 引起。HIV 感染者中，MCV－2 感染占大多数（60%），提示 HIV 感染相关的传染性软疣不是儿童期软疣的复发，但病毒类型与皮损形态及分布无关。主要经过接触传染，也可通过性接触传染和自体接种。

【临床表现】 潜伏期 14 日～6 个月。好发于儿童，性活跃期成人及细胞免疫功能受损个体。皮疹发生于身体任何部位，但掌跖少见。表现为 1～2mm 大小的丘疹，珍珠白色或肤色，有蜡样光泽，表面光滑，圆顶状，中心有脐凹，但较小儿童脐凹不明显，不易察觉，常类似于痤疮样表现，丘疹周围可绕有红斑。丘疹为 11～20 个，但也可达到数百个，引起在免疫功能受损儿童。皮疹常影响皮肤，少数患者黏膜亦可受累，主要为生殖器黏膜和结膜，在眼睑边缘或结膜的损害可伴有结膜炎和角膜炎。极少情况下，毛囊可发生不典型损害，可伴有脓肿。传染性软疣亦可发生在特应性皮炎、湿疹损害周围，由于搔抓，增加了自身接种的危险性。如患者免疫功能正常，皮疹常于 3～12 个月内消退，不留瘢痕，免疫功能受损患者病程更长。其他少见皮疹有巨大软疣，类似尖锐湿疣或寻常疣，可发生于身体任何部位；很少情况下可出现皮角样的传染性软疣。

【组织病理】 病变主要在表皮，表皮高度增生伸入真皮。棘层增厚，在表皮角质形成细胞胞质中，可见大量嗜酸性包涵体，称为软疣小体，早期表现为小的单个卵圆形嗜酸性结构，位于基底层上 1～2 层，向表皮上层移动，软疣小体增大，将细胞核挤压到细胞的一侧，固缩成新月形。至颗粒层，软疣小体由嗜酸性变为嗜碱性，角质层可有很多嗜碱性软疣小体。皮损中央，角质层可脱落，排出软疣小体，形成中央火山口样外观。真皮常无明显的变化。消退期，皮损部位可见单个核细胞浸润。

【实验室检查】 原位杂交组织中可发现 MCV；限制性核酸内切酶法可鉴别 MCV 型别；电镜检查可见蛋白基质中软疣小体，其内有大量 MCV，呈“砖型”，疣底部细胞核增大，线粒体肿大，细胞质内见病毒颗粒；棘层细胞核膜模糊，细胞内几乎找不到完整线粒体，有时胞质内可见束状排列的张力丝核卷曲膜状结构，胞质内有成熟病毒。

【诊断与鉴别诊断】 根据发病部位、年龄、蜡样光泽、有脐凹的丘疹、能挤出乳酪样物质，结合组织病理改变，诊断较易。

【预防与治疗】 防止接触感染，患者应避免去公共浴室、游泳池，直至皮损消退。根据临床情况决定治疗方案。

1．局部治疗

（1）将损害中的软疣小体完全挤出或挑除，或用小镊子夹住疣体，将之拔除，然后涂 2% 碘酒。

（2）0.5% 足叶草毒素霜，2 次/日，每周连用 3 日，连续使用 12 周，治愈率 90%。

（3）5% 咪喹莫特乳膏，3 次/日，连用 5 日，尤其对 HIV 感染患者有帮助。

（4）成人生殖器部位传染性软疣，冷冻疗法或刮除术效果较好。

（5）特应性皮炎患者，刮除术或冷冻治疗前最好局部外用麻醉剂。

（6）湿疹化损害可外用中效或弱效糖皮质激素，但应短期使用，以防皮损扩散；他克莫司乳膏也有益处，且可长期应用，但有文献发现其可增加疱疹感染的风险。

（7）儿童眶周皮损，可不处理，让其自行消退，如必须处理，应使用全身麻醉药。

（8）其他可试用的局部治疗有维 A 酸制剂、10% 氢氧化钾、40% 硝酸银、35%～100% 三氯醋酸、10% 聚维酮碘、50% 水杨酸糊及 3% 西多夫韦软膏。

2．系统治疗

（1）西多夫韦 5mg/(kg·d)，静滴，每周1次；2周后，5mg/kg，每2周1次。

（2）西咪替丁 40mg/(kg·d)，连用2个月。

猫抓病（cat－scratch disease）

又称猫抓热，良性淋巴网状细胞增多症，1950 由 Debré 描述。本病在世界上广泛存在，多见于欧洲、美国和日本，美国每年报道约2.4万例，约10%患者需住院治疗。秋冬季常见，热带地区好发。主要感染儿童和青少年，80%患者年龄<21岁，多数患者发病前有猫抓、猫咬和猫舔史。

【病因及发病机制】 病因未完全明了，大多认为可能由杆菌状巴尔通体（Bartonella bacilliformis）属的 Bartonella henselae 或 Bartonella clarridgeiae 引起，目前多数学者认为此杆菌为 Rochalimaea henselae。感染因子通过蚤在猫与猫之间传播，通过猫抓或咬伤由猫传播给人。在皮肤和结膜的原发损害处、淋巴结和其他感染组织中可找到此种病原体。

【临床表现】 猫抓后1～2周，在受损部位出现原发损害，表现为红褐色丘疹或结节，可有水疱、脓疱和溃疡。皮损多见于手和前臂，25%发生于面、颈，少数发生于小腿。原发损害数周内可自行消退，不留瘢痕。原发损害出现后1～2周或接种10～50日（平均17日）后，出现局部淋巴结肿大，呈单侧分布，有自发痛和压痛，化脓，活动，可伴系统症状（如发热、疲乏和食欲减退）。不经治疗，2～6周排脓后消退。不典型表现可累及眼（即视神经视网膜炎）、肝、脾、中枢神经系统、皮肤和骨，出现急性脑病、溶骨损害、肝脾脓肿、高钙血症和肺部损害，少见皮肤损害可有结节性红斑和弥漫性发疹和紫癜。

【组织病理】 猫抓部位原发丘疹真皮内可见一个或数个无细胞的坏死区，呈圆形、三角形、星状，周边环绕数层组织细胞和上皮样细胞，间有少数巨细胞。最内层上皮样细胞排列成栅栏状，周围可见一些淋巴样细胞。淋巴结改变类似于皮肤变化，但由于中性粒细胞浸润，中心坏死区上皮样细胞肉芽肿内脓肿形成，可见巨噬细胞形成的巨细胞，脓肿扩大可融合成片。受累淋巴结和猫抓部位皮肤 Warthin－Starry 银染色，坏死周围见纤细的多形性革兰阴性杆菌。免疫组织化学亦可发现杆菌。

【实验室检查】 细菌培养可生长革兰阴性杆菌；猫抓病抗原皮肤试验（Foshay 或 Hanger－Rose 试验）几乎100%病例呈阳性反应；PCR 可检测出 Bartonella henselae 或 Bartonella clarridgeiae 核酸。电镜检查细胞外可见细菌，形成小的菌落，长0.8～1.5μm，宽0.3～0.5 μm，细菌胞壁具有同源性。受累淋巴结中的 Rochalimaea henselae，革兰染色阴性，不耐酸，呈链或成群排列。

【诊断与鉴别诊断】

1. 诊断　满足4条标准中3条标准，才可诊断：①接触动物史（通常为猫），伴抓痕或眼损害；②猫抓病抗原皮肤试验阳性；③接触动物后2周出现局部淋巴结病；④淋巴结活检见典型组织病理改变。

2. 鉴别诊断　需与性病性淋巴肉芽肿、皮肤结核、孢子丝菌病相鉴别。

【治疗】

1. 局部治疗

（1）抓伤或咬伤部位可外用0.3%环丙沙星软膏或0.5%氧氟沙星凝胶。

（2）对已化脓、有波动的淋巴结，可用注射器将脓液抽出，但不可切开排脓。

2. 系统治疗

（1）Holley 报告用喹诺酮类药物环丙沙星1.0g/d，分2次空腹口服治疗5例本病患者，疗程10～16天，结果全部治愈，且无复发。在目前对本病尚无特效治疗药物的情况下，值得试用，但不宜用于12岁以下儿童和孕妇。

（2）对不宜用喹诺酮类药物的12岁以下儿童，可选用红霉素50mg/(kg·d)，分3次口服；或阿齐霉素0.1g/(kg·d)；或克拉霉素7.5mg/(kg·d)，分2次口服。

（3）亦可选用四环素族药物，如多西环素0.2g/d，分2次口服，或米诺环素0.2g/d，分2次口服。不宜用于儿童和孕妇。

川崎病（Kawasaki disease）

又称急性发热性皮肤黏膜淋巴结综合征，Kawasaki病。1961年日本Tomisaku Kawasaki发现，并于1967年首次报道。是一种急性、发热性、多系统受累的疾病，特点是抗生素治疗无效的非化脓性颈淋巴结炎、持续发热、结膜充血、口唇潮红、掌跖皮肤硬性红肿、猩红热样或麻疹样皮疹，约20%患者可并发冠状动脉瘤。好发于婴儿和儿童，顶峰年龄1岁，平均2.6岁。男性好发，男女之比为1.5∶1。冬春季节多发。在日本，年龄<5岁儿童年发病率为80～90/10万，美国为10/10万，发病率与人种有关，美国日裔人>非裔美国人>白种人。

【病因及发病机制】 病因未明。因本病有自限性、儿童发病、地区分布及多数患者发病与季节有关（冬末春初），故推测可能与感染有关。一般认为可能是多种病原，包括腺病毒、EB病毒、柯萨奇病毒、冠状病毒、细小病毒B19、化脓性链球菌、肺炎衣原体等感染。但常规细菌、病毒培养及血清学检测并不能确定特定致病原。由于本病多见于日本人，在美国和英国，日本裔后代发病率较其他种族人群高，提示与遗传有关。本病多见于HLA－BW22和HLA－BW51亚型患者，患者单核细胞趋化蛋白－1基因调节区、血管紧张素Ⅰ转换酶、SLC11A1基因存在多态性。本病存在免疫学改变，急性期，大量免疫因子，如T淋巴细胞活化、细胞因子和一氧化氮释放、自身抗体产生和黏附分子过度表达，引起血管内皮细胞炎症。最近有学者认为，本病发病可能与超抗原、环境污染或花粉有关。

【临床表现】

1. 急性发热期　持续约12天。

（1）发热：突然发热，体温38～41℃，多呈弛张热。可伴食欲低下、嗜睡，部分患者有腹泻和黄疸。

（2）结膜充血：发热后不久即出现，双侧对称，畏光。

（3）口腔黏膜改变：初起口唇潮红、充血，以后干燥、结痂、皲裂。舌、咽黏膜亦可充血，舌乳头突起，发红，呈杨梅状。

（4）皮疹：发热后1～3天出现皮疹，表现为猩红热样皮疹、麻疹样皮疹或多形红斑样皮疹，皮疹一般不痒，持续1～2天至10天左右消退，愈后无色素沉着。皮疹以躯干部为多，也可发生于颜面和四肢。开始发疹时，掌、跖部出现大片红斑，手足呈硬性水肿。指（趾）梭形肿胀，常因关节剧烈疼痛而活动受限。

（5）淋巴结肿大：约50%患者可出现颈部淋巴结肿大，多为单侧。肿大的淋巴结质硬，直径1.5cm，红、热不明显，呈急性非化脓性淋巴结炎。

2. 亚急性期　持续至病程30天左右。主要表现为掌跖部大片脱皮，指（趾）末端甲周处出现膜状脱屑，继而全身脱屑。部分患者出现关节炎和严重的心脏受累症状。

（1）脱皮：病程第2周，掌跖部开始出现大片脱皮，躯干部呈糠秕样脱皮。

（2）关节炎：约见于20%患者，大小关节均可受累。

（3）心脏受累：特别见于1岁以下男孩，男女之比约11∶1。主要为冠状动脉病变，如冠状动脉瘤、冠状动脉炎以及心肌炎、心包炎和传导阻滞等。70%患者心电图可有异常，表现为QRS低电压，QT延长，PR间期延长，不完全右束支传导阻滞及室性期前收缩等。患者可因心脏病变而突然死亡。

3. 恢复期　开始于病程8~10周，此期所有临床症状逐渐消失，血象、血沉恢复正常。

【组织病理】　主要为小中等大动脉炎变化，表现为血管内皮细胞肿胀，小血管扩张，真皮血管周围淋巴细胞、单一核细胞浸润。

【实验室检查】　白细胞增多，肝功能异常，心电图异常，超声心动图约20%可发现冠状动脉瘤。

【诊断与鉴别诊断】

1. 诊断　日本川崎病研究委员会诊断标准（1974年修订）6条中，除发热外，至少尚需具备4条才能诊断。

（1）不明原因发热，持续5天或更长；抗生素治疗无效。

（2）双眼球结膜充血。

（3）肢端改变：①手足硬肿（早期）；②掌跖红斑（早期）；③指尖膜状脱屑（恢复期）。

（4）口腔黏膜改变：①口唇干燥、潮红、皲裂；②舌乳头水肿（草莓样）；③口腔及咽部黏膜弥漫性潮红。

（5）躯干多形性发疹，无水疱及结痂。

（6）颈淋巴结肿大。

2. 鉴别诊断

（1）婴儿结节性动脉外膜炎：本病病因不明，临床表现为持续或间歇发热，暂时性红斑、结膜炎，可有充血性心力衰竭、高血压、中枢神经系统症状、心包渗出、心脏扩大、心电图异常变化、尿沉淀异常变化及肢端坏疽。

（2）猩红热：本病由A族β型溶血性链球菌感染所致。起病后1天发疹，皮疹表现为细小密集红斑，肘窝、腋窝和腹股沟等皮肤皱褶处，皮疹更加密集，可见深红色淤点状线条。口鼻周围呈现特征性的口周围苍白。由于舌乳头红肿，可出现“杨梅舌”改变。其他系统受累少见。

（3）中毒性休克综合征：多见于青年妇女，在月经2~4天发病，为凝固酶阴性的金黄色葡萄球菌感染，产生外毒素进入血流引起。临床表现为发热、猩红热样皮疹、外阴黏膜红肿、口咽弥漫性充血、低血压、肢端脱屑，可出现肝脏损害、急性肾功能衰竭、心肌炎、肺水肿、弥散性血管内凝血等多系统损害。

【预防与治疗】　尽量寻找可能致病原，接种相应病原疫苗或注射中和抗体。避免接触患者，尤其对易感人群。

1. 急性及亚急性期治疗

（1）静注免疫球蛋白（IVIG）：已证实早期IVIG加口服阿司匹林，可降低川崎病冠状动脉瘤的发生率。必须在发热后10天内用药。用法为IVIG 2g/kg，一次性给药，>12小时输入，或0.4g/kg，2~4小时输入，连续4~5天。同时阿司匹林80~100 mg/(kg·d)，分4次口服。

（2）阿司匹林：早期口服可控制急性炎症过程，减轻冠状动脉病变。每日0.05~0.1g/kg，分3~4次，连续14天，热退后减量至每日5~10mg/kg，一次顿服，直到血沉及血小板计数正常。

（3）糖皮质激素：存在争议。虽然可缓解症状，但易致血栓形成，并妨碍冠状动脉病变修复，促进动脉瘤形成。

2. 恢复期治疗

（1）抗凝治疗：阿司匹林每日5~10mg/kg，一次顿服，直到血沉及血小板恢复正常；对阿司匹林不耐受者，可用双嘧达莫每日3~6mg/kg，分2或3次口服。

（2）溶栓治疗：对心肌梗死及血栓形成的患者采用静脉或导管经皮穿刺冠状动脉内给药，促使冠状动脉再通，心肌再灌注。可用尿激酶。

脓疱疮和新生儿脓疱疮（impetigo and impetigo neonatorum）

脓疱疮又称传染性脓痂疹，俗称“黄水疮”，是一种常见的由化脓性球菌引起的急性炎症性皮肤病，具有传染性。多见于炎热的夏季。主要见于儿童，学龄前儿童占全部患者的87%~96%，1~4岁为高发年龄。新生儿脓疱疮为发生于新生儿的一种大疱性脓疱疮，发病急骤，传染性强，在婴儿室、哺乳室中，常可造成流行。临床表现为丘疹、水疱、脓疱，易破溃形成脓痂。本病有自限性，病程数天至数周，少数患者长至数月。

【病因及发病机制】　病原菌为金黄色葡萄球菌、A族β型溶血性链球菌，或二者混合感染。系接触传染。流行时多数为化脓性葡萄球菌71、55型。A族β型溶血性链球菌感染者可继发急性肾小球肾炎。机体衰弱或患瘙痒性皮肤病，使皮肤局部抵抗力下降，细菌入侵而感染。其他，如皮肤外伤可为发病诱因。小儿由于皮肤细嫩，局部抵抗力差、易遭受伤害等因素而易发病。新生儿皮肤薄嫩，分泌功能发育不全，免疫力低下，神经功能亦不健全，感染后易泛发全身，造成新生儿室流行。

【临床表现】　根据临床表现，可分为两型。

1. 大疱性脓疱疮　80%由金黄色葡萄球菌感染所致，其产生的表皮松解性毒素，引起表皮颗粒层裂隙，形成水疱。主要发生于面部，身体其他部位亦可发生。初起为散在小水疱，水疱迅速扩大，形成大疱，疱内容物由澄清变为混浊，脓液沉积于疱底部，呈半月形的积脓现象，为本型脓疱疮特点之一。疱壁薄而松弛，疱顶部破裂，露出湿润糜烂面，上附蜜黄色结痂。有时大疱中央愈合，边缘向四周扩大，形成环状外观，称为环状脓疱疮。皮损愈后可留色素沉着，但无瘢痕形成。自觉瘙痒，一般无全身症状。婴儿大疱性脓疱疮可并发骨髓炎、化脓性关节炎及肺炎。

2. 寻常性脓疱疮　亦称接触性脓疱疮，由A族β型溶血性链球菌感染所致，或与金黄色葡萄球菌混合感染。初为单一红斑，直径2~4 mm，迅速变为水疱或脓疱，水疱壁薄易破，破后渗液，干燥后结成黄色厚痂，痂可不断向四周扩散，与邻近皮损相互融合。自觉瘙痒，因搔抓可接种到身体其他部位。重者可并发淋巴结炎、发热及全身症状。此型好发于颜面、口周、鼻腔、耳部及四肢暴露部位。

【组织病理】　角质层下或颗粒层可见水疱、脓疱，疱内有较多中性粒细胞。在水疱脓疱底部，常可见许多棘层松解细胞。偶尔水疱脓疱内见革兰阳性球菌。真皮浅层有中性粒细胞和淋巴细胞浸润。晚期水疱破裂后，角质层缺失，表面结痂，生发层上可见中性粒细胞核尘。

【实验室检查】　血常规可有白细胞增多。疱液革兰染色直接镜检可发现革兰阳性球菌。分泌物细菌培养，可培养出金黄色葡萄球菌和（或）溶血性链球菌。

【诊断与鉴别诊断】　根据临床表现，诊断不难。主要与以下疾病鉴别：

1. 角质层下脓疱皮肤病　好发于中年女性，初起发生于腋下、腹股沟等身体皱褶部位，逐渐向周围扩散。皮损开始即为脓疱，疱壁松弛，有时上部澄清，下部混浊，呈弦月状。脓疱破后，留下浅表薄痂，叶状鳞屑。脓疱细菌培养多为阴性。

2. 落叶性天疱疮　在外观正常或红斑基础上发生水疱，一般很少脓疱，水疱松弛，疱壁极薄，迅速破裂，形成湿润糜烂面，表面结黄褐色、油腻性叶状痂。疱液细菌培养阴性。组织病理中性粒细胞少见，而棘层松解细胞多见，偶可见角化不良细胞。

3. 脓疱性湿疹　呈弥漫潮红，境界不清，皮疹多形性，无一定好发部位，与年龄、季节无关。

【预防与治疗】 家长应注意患儿卫生，夏秋高温季节，皮肤潮湿多汗，应保持皮肤清洁干燥。对患者要适当隔离；患者接触过的物品（如衣服、毛巾等）应消毒。对原发性瘙痒性皮肤病应及时治疗。

1. 一般处理 使用抗菌药前，做皮损处细菌培养。局部清洗、去除结痂。

2. 局部治疗 轻型患者一般不需内服药，使用外用抗菌药，以杀菌、消炎、收敛、干燥为原则。

（1）对局部湿润糜烂面，可使用1%聚维酮碘溶液，或1:（5000~10000）高锰酸钾溶液，或3%硼酸溶液湿敷。

（2）皮损干后任选的外用制剂：①2%莫匹罗星软膏；②2%夫西地酸霜；③5%聚维酮碘凝胶或软膏；④0.3%环丙沙星凝胶或软膏；⑤1%利福平软膏。外用药每日2~3次，连用7~10天。

3. 系统治疗 值得注意的是，近年来国内各地均有报道，金黄色葡萄球菌对青霉素和红霉素广泛耐药，故最好根据药敏试验结果选择抗生素。

（1）首选耐青霉素酶的青霉素，轻型患者口服青霉素V钾，儿童0.125g，4次/日，成人0.25g，4次/日，连用10d。重者可选择氯唑西林25mg/kg，4次/日，至少10天；双氯西林1.0g/d，分4次口服或肌注。

（2）对青霉素过敏者，可选用大环内酯类抗生素，如红霉素、阿奇霉素、罗红霉素等。

（3）杨凤珍报道，用利福平10~20mg/(kg·d)，分2次空腹口服，治疗47例儿童脓疱疮，其中8例伴有发热和淋巴结肿大，均在5日内痊愈，且未见不良反应。

疖与疖病（furuncle and furunculosis）

疖是一种急性、圆形、有触痛、局限性毛囊及其周围的深在感染，多发或反复发作者称为疖病，多见于儿童及青少年，男性较女性稍多发。

【病因及发病机制】 病原体主要为金黄色葡萄球菌，大多对甲氧西林敏感。近年来，甲氧西林耐药金黄色葡萄球菌感染有增多趋势。其他，如白色葡萄球菌亦可引起。常见易感因素有：①糖尿病；②肥胖；③慢性金黄色葡萄球菌携带状态（鼻腔、腋下、肛周、外阴）；④卫生条件差；⑤机体杀菌机制缺陷（如慢性肉芽肿病）；⑥机体免疫细胞对细菌的趋化性机制缺陷；⑦高IgE综合征（如Job综合征）；⑧艾滋病。

【临床表现】 皮损初起为红色丘疹，单个或多个，渐增大形成疼痛性硬结节，直径1~2cm。随后结节波动、化脓坏死形成脓肿，中心有坏死脓栓，破溃后排出脓液，病程1~2周，愈后留有瘢痕。皮损可发生于任何部位，但常见易受摩擦和外伤部位，如股前端、臀部、颈后、腹股沟、腋下及腰部。一般无全身症状，少数患者可有发热、头痛，附近淋巴结可肿大。发生于面部的疖，尤其鼻腔和上唇者，因面部有丰富的淋巴管和血管，且和颅内血管相通，易引起海绵窦血栓性静脉炎、败血症，甚至脑脓肿等。皮疹数目较多，反复发生，经久不愈者，称为疖病。有些疖病尽管经过治疗，复发仍不可避免，可持续成批发生达数月至数年之久，则为慢性疖病。

【组织病理】 表现为深毛囊炎和毛囊周围炎，毛囊周围可有脓肿，有密集的中性粒细胞和少量的淋巴细胞浸润，毛发、毛囊和皮脂腺被破坏。

【实验室检查】 ①革兰染色：外周血中性粒细胞中见革兰阳性球菌；②细菌培养：脓疱细菌培养生长金黄色葡萄球菌。

【诊断与鉴别诊断】 根据毛囊性结节、化脓、局部疼痛等，诊断不难。需与下列疾病鉴别：

1. 痈 局部浸润明显，表面有多个脓头，疼痛剧烈，全身症状明显。

2. Bockhart 脓疱疮 本病为毛囊口成群的表浅脓疱，而疖为深在的散在结节。

【预防与治疗】 预防疖病复发关键在于避免自体接种。必须强调的是，鼻部金黄色葡萄球菌携带状态易产生明显疖病。另外，肛周及其相邻部位也是疖病复发的重要因素。这些部位每日用抗菌肥皂清洗，内衣、床单及衣物经常换洗，常洗手。

1. 局部治疗

(1) 未化脓之前的红肿、结节性皮损，可用黑布化毒膏（赵炳南方）局部贴敷，数日内可使皮损不化脓而消退。结节中间出现脓点时，在化脓点周围涂布黑布化毒膏，可使脓液迅速排出而愈。

(2) 未化脓的皮损亦可外用20%鱼石脂软膏。

(3) 其他外用药可参见寻常性脓疱疮。

2. 系统治疗

(1) 对于贫血、营养不良、慢性肾炎及糖尿病并发的疖病，首先应积极治疗基础疾病。

(2) 抗生素的选用可参见寻常性脓疱疮和深脓疱疮的系统治疗。

(3) 对于反复发作的疖病，可注射自家菌苗或多价葡萄球菌菌苗，每周1~2次，从0.1ml开始，逐渐增加至1.0ml。

(4) 据报告，鼻腔带菌是疖病复发的主要原因。鼻腔内涂布2%莫匹罗星软膏5天或每晨空腹口服利福平0.6g，共10天，可使鼻腔内金黄色葡萄球菌消失达3个月之久。这对反复发作的疖病患者兼有治疗和预防作用，且方便、易行。

(5) Wahba - Yahav 等报告1例病程达30年的疖病患者，曾连续用半年抗生素，疗效不佳。改用己酮可可碱（pentoxifylline）1.2g/d，2个月后病情明显缓解，6个月后皮损完全消失。作者指出，体外试验己酮可可碱并无抗菌作用，但在体内，它可增强中性粒细胞的变形和移动能力，提高其杀菌活性。

(6) 有人发现，疖病患者的血清锌值降低，补充锌后，血清锌值恢复正常，活动性病灶消失，且无新皮损出现。可口服锌制剂，如甘草锌0.5克/次，每日3次。

3. 物理治疗 早期可热敷，顽固者可照射紫外线、红外线、超声波等，可以减轻疼痛，促进吸收。

丹毒（erysipelas）

丹毒又称“流火”，是A族β溶血性链球菌感染引起的皮肤和皮下组织内淋巴管及周围软组织的急性炎症。<3岁儿童和老年人多发，春秋两季好发。

【病因及发病机制】 病原菌主要为A族β溶血性链球菌，多由皮肤和黏膜外伤而侵入，足癣和鼻炎常是引起小腿丹毒和面部丹毒的主要诱因。病原菌入侵后，细菌分泌的透明质酸酶分解基质多糖，炎症扩散至组织间隙，在纤维蛋白溶酶作用下，纤维蛋白溶解。同时卵磷脂酶使细胞膜破坏，致局部组织失活。

【临床表现】 潜伏期一般1~7天，平均3天。发病前数小时患者可有发热、寒战、食欲减退、全身不适、头痛、关节痛的前驱症状。

皮疹开始为水肿性炎性红斑，境界清楚，有光泽，表面紧张灼热，按之褪色并有压痛。皮损迅速向四周扩大，中央的红色逐渐消退，变成棕黄色并有轻微脱屑。局部淋巴结可肿大。少数患者红斑上可出现水疱或大疱，称为水疱或大疱性丹毒；有脓疱者，称为脓疱性丹毒；症状严重者，患部皮肤及皮下组织可发生坏疽，称为坏疽性丹毒。此种情况多见于新生儿，往往开始发生于脐部或生殖器，迅速蔓延而发生坏疽，病情凶险，易引起败血症和腹膜炎，严重者可死亡。如皮疹连续扩大呈岛屿状蔓延者，称游走性丹毒。有些患者病程慢性，可反复发作，受累组织肥厚，发生于小腿时可形成象皮肿，又称为慢性复发性丹毒。小腿反复发作的丹毒，常于夏季出现，且往往可发现趾间有浸渍、糜烂型足癣。丹毒可见于身体任何部位，但好发于小腿和头面部，婴儿常好发于腹部。多呈急性经过，若不积极治疗，常可发生肾炎、皮下脓肿、败血症、心肌炎等，见于婴儿及年老体弱患者。皮疹消退后，局部可留下轻度的色素沉着和脱屑。

【组织病理】 真皮高度水肿，毛细血管和淋巴管扩张，水肿明显时可引起表皮下水疱。真皮弥漫性炎症细胞浸润，主要为中性粒细胞。部分炎症细胞可通过真皮进入皮下脂肪。切片 Giemsa 或革兰染色，组织或淋巴管中可见链球菌。慢性复发患者，真皮和皮下组织淋巴管壁纤维化增厚，管腔部分或全部阻塞。

【实验室检查】 血常规见白细胞和中性粒细胞增多。血沉可增快。皮损渗出物、脓液或疱液革兰染色见球菌。细菌培养可生长溶血性链球菌。

【诊断与鉴别诊断】 根据急性发病，局部红肿热痛，境界清楚，伴畏寒、发热等全身症状，诊断不难。但有时需与如下疾病鉴别：①蜂窝织炎：红肿境界不清，浸润深，中央红肿明显，边缘炎症渐减轻，化脓明显，复发较丹毒少；②接触性皮炎：有明显的接触史，皮损不如丹毒界限清楚，无发热及不适，皮疹主要为丘疹和水疱，有瘙痒。

【预防与治疗】

1. 局部治疗

（1）皮损初期可用50%硫酸镁溶液或0.1%依沙吖啶溶液做冷湿敷。

（2）对反复发作的丹毒应积极寻找原发病灶，如足癣、颜面部的感染病灶等，并给予有效治疗。

2. 系统治疗

（1）通常首选青霉素及耐青霉素酶类药物，如氟氯西林1.0g/d，分4次口服或肌注；或氯唑西林0.25～0.5克/次，每日4次口服，或2.0～6.0g/d，分4次肌注或静滴；或双氯西林0.25～0.5克/次，每日4次口服或肌注。儿童用量酌减。

（2）对青霉素过敏者，可选用不易耐药的大环内酯类药物。罗红霉素0.3g/d，分2次口服；或阿奇霉素（azithromycin）0.5g/d，口服或静滴；或克拉霉素（clarithromycin）0.5～1.0g/d，分2次口服。

（3）在体温恢复正常后，仍应持续用药2周左右，以防止复发。

葡萄球菌性烫伤样综合征（staphylococcal scalded skin syndrome）

又称新生儿剥脱性皮炎、Ritter 病。是一种泛发性、浅表性、剥脱性皮肤病，最常见于3个月内新生儿和<5岁的年幼儿童，成人少见。成人患本病的危险因素为肾功能不全或免疫抑制状态。

【病因及发病机制】 大多数患者的致病菌为凝固酶阳性噬菌体Ⅱ组金黄色葡萄球菌（71和55型），从患者皮损、眼、脐部、肛周及伤口部位可分离出金黄色葡萄球菌。目前的研究认为，金黄色葡萄球菌可分泌剥脱毒素A（exfoliative toxins A，ETA）和剥脱毒素B（ETB），ETA含242个氨基酸，分子量26950 kD，对热稳定，编码基因位于染色体上；ETB含246个氨基酸，分子量27274 kD，对热亦稳定，编码基因位于质粒，二者有40%序列同源性。ETA和ETB均可造成皮肤损伤，形成水疱和表皮剥脱。

【临床表现】 临床表现为三种类型。

1. 大疱性脓疱病 皮疹多位于间擦部位，原发损害为群集的松弛性脓疱，脓疱破裂后，留下鲜红的糜烂面，表面可结痂，尼氏征阳性。在新生儿，大疱性脓疱疮可迅速扩散，称新生儿天疱疮。

2. 新生儿剥脱性皮炎 早期表现为明显的口周充血，24~48小时，可很快累及全身，呈广泛的水肿性红斑，表皮迅速剥脱，有触痛。偶尔出现水疱或大疱，尼氏征阳性。表皮剥脱后，留下鲜红色裸露区，如烫伤样。多见于颈、腋、腹股沟、背部受压部位。糜烂面愈后有大片脱屑。患者可有低热、嗜睡、腹胀、呕吐等全身症状。5~7天皮损开始愈合，如病情危重或处理不及时，可导致死亡。

3. 成人型 可先于眼睑、结膜、口或生殖器发生轻度炎症，10~14天后出现皮损。初为红斑，24小时内迅速扩展至全身，尼氏征阳性。继之，在红斑基础上，形成大疱，疱液澄清。随后潮湿坏死的表皮开始剥脱，留下有渗出的裸露的糜烂面，如烫伤样，表面有触痛。皮损常在2周左右痊愈。感染严重时可留下瘢痕。

【组织病理】 在颗粒层内或颗粒层下表皮分离，可见到少量的棘层松解细胞，水疱内无或有少量的炎症细胞。真皮内亦无明显的炎症细胞浸润。

【实验室检查】 革兰染色：松解表皮或水疱内无革兰染色阳性球菌；细菌培养：水疱内无金黄色葡萄球菌生长。

【诊断与鉴别诊断】 根据新生儿及儿童发病，在发病基础上发生松弛性大疱及表皮大疱剥脱，结合组织病理，可获得诊断。需与下列疾病鉴别：

1. 新生儿脓疱疮 皮疹以脓疱为主，无表皮棘层松解，水疱内无棘层松解细胞，但炎症细胞较葡萄球菌性烫伤样综合征多见。

2. 大疱性表皮坏死松解症（TEN） 本病多数由药物过敏引起，成人多见，皮损多形性，类似多形红斑，黏膜损害多见，病理显示水疱位于表皮下。

【预防与治疗】 新生儿应避免与有化脓性皮肤病患者接触。注意清洁卫生，衣物、尿布等保持干燥、洁净。一旦发现新生儿患病，立即严格隔离。

1. 局部治疗

（1）应选择无刺激性并有收敛、消炎和杀菌的外用制剂，如0.1%依沙吖啶炉甘石洗剂；或1:(5000~10000）高锰酸钾溶液；或1%聚维酮碘溶液。

（2）皮损不广泛者可任选一种外用制剂：2%莫匹罗星软膏；2%夫西地酸霜；1%利福平软膏；0.3%盐酸环丙沙星凝胶或软膏；1%诺氟沙星软膏等。

2. 系统治疗

（1）抗生素应首选耐青霉素酶青霉素，如氟氯西林1.0g/d，分4次口服或肌注；或氯唑西林0.25~0.5克/次，每日4次口服，或2.0~6.0g/d，分4次肌注或静滴；或双氯西林0.25~0.5克/次，每日4次口服或肌注。儿童用量酌减。

（2）青霉素过敏者可选择：红霉素乳糖酸盐1.0g/d，分4次肌注或静滴；或红霉素抗坏血酸盐0.1~0.2克/次，每日2~3次静注。

（3）双去氧卡那霉素B 0.05~0.1克/次，每日2次肌注。

（4）在有效抗感染治疗的同时，应及时对高热等全身症状进行处理，并注意保持水、电解质平衡和补充营养。

（5）关于糖皮质类激素的使用问题虽有不同意见，但在病情凶险、中毒症状严重时，可在足量、有效使用抗生素的同时，给予短疗程、中等剂量的糖皮质激素制剂，以泼尼松为例，可按1mg/(kg·d）给药，在中毒症状明显改善后减量、停药。

（6）陈谨萍报告20例本病患者，年龄11天~5岁，平均1.6岁。其中3例用青霉素1万~1.5万U/(kg·d)、丁胺卡那霉素8mg/(kg·d)静滴；9例用头孢唑林80mg~0.1g/(kg·d)、妥布霉素1.5mg/(kg·d)静滴；8例用头孢拉定80mg~0.1g/(kg·d)、丁胺卡那霉素8mg/(kg·d)静滴。全部病例均并用相当于泼尼松1~2mg/(kg·d)剂量的地塞米松静滴。结果，20例患者均在7~9天治愈。

头癣（tinea capitis）

头癣是头皮癣菌感染头皮和头发的真菌性疾病，通常可导致炎症性或非炎症性脱发。多见于6~10岁的学龄儿童，>16岁少见。成人发病多在农村。黑种人较白人多见。男童多于女童，但由断发毛癣菌引起的头癣发病率无性别差异。除絮状表皮癣菌和同心性毛癣菌外，所有的致病性皮肤癣菌都可引起头癣。按照产生孢子在头发角质层外还是在头发内，分为发外型和发内型；按照亲宿主性可分为亲人、亲动物和亲土性皮肤癣菌感染；按临床表现可分为黄癣、白癣、黑癣和脓癣。头癣可自发好转，但毛癣菌属感染可持续至成年。

【病因及发病机制】 三种头癣病原菌在我国常见为许兰毛癣菌、铁锈色小孢子菌、犬小孢子菌、紫色毛癣菌及断发毛癣菌。在美国和西欧，90%病例由断发毛癣菌引起；而在东欧和北非，主要为紫色毛癣菌感染。

头癣主要通过直接或间接接触患者、患病动物或其污染物传染。头癣病原菌从外伤部位感染头皮后，在角质层繁殖，菌丝进入毛囊和毛干，并在发内继续生长直到毛囊角质形成区。同时可离心性向四周扩展感染邻近头皮和毛发。受累毛发较未受累毛发易断。病原菌仅影响进行期毛发，而不影响休止期毛发。随着毛发生长，真菌可被带出毛囊，在头皮和毛发表面产生分生孢子。在白癣和黑癣中，由于真菌破坏毛发，可使毛发干枯无光泽或折断。在黄癣易引起毛发弯曲，但不折断。

真菌侵入不一定都致头癣，与机体对真菌的抵抗力有关。大多数儿童对真菌的抵抗力弱，故头癣多见于儿童；成人对真菌抵抗力强，且成人皮脂腺中脂肪酸高，可使白癣自愈。

【临床表现】 临床表现为4种类型。

1. 黄癣　俗称“秃疮”、“癞痢头”。在我国，黄癣由许兰毛癣菌所致。主要发生在头皮，也可侵犯光滑皮肤和甲板。常自儿童时发病。开始为黄红色表皮下小点，继而形成一小脓疱，脓疱可破裂，干后形成碟形蜜黄色痂，有鼠臭味。随皮损的增大而相互融合，黄痂变厚，边缘翘起，中央黏着，有一毛发穿过。除去黄痂，其下为鲜红湿润糜烂面或浅溃疡。黄癣痂为黄癣的特征性损害，由菌丝和上皮碎屑组成。日久痂处皮肤萎缩，毛囊破坏，头发永久性脱落。在光滑皮肤上，皮损表现为针尖到2cm大小的杯状痂，即黄癣痂，像头皮一样常有毛发穿过，有明显鼠臭味，甲板受侵犯后易碎，不规则增厚，游离缘下结痂。

2. 白癣　亦称“蛀毛癣”。在我国，病原菌以铁锈色小孢子菌为主，现多为亲动物的小孢子菌。白癣一般仅感染儿童，至青春期可自愈，可能与青春期皮脂腺分泌活跃有关。皮损常开始为头皮上红色小丘疹，很快覆以灰白色鳞屑，稍有痒感。若不治疗可逐渐扩大，周围出现卫星状小鳞屑斑，基底可有轻度炎性红斑，鳞屑斑可融合成片，但界限清楚。病发根部有一白色套样菌鞘为本病特点。病发离头皮2~4mm处均匀一致地折断。

3. 黑癣　我国主要由断发毛癣菌和紫色毛癣菌引起。儿童和成人都可发病。常自儿童期开始感染，病程慢性，可延续多年。初期为头皮小点状炎症轻微地鳞屑斑片，稍痒，以后逐渐扩大成灰白色鳞屑斑，外观酷似脂溢性皮炎。病发紧贴头皮折断，留下黑色小点，故称黑点癣。有时病发带白套，也在距头皮2~4mm或更高位处折断，此时临床表现类似于白癣，应注意鉴别。

黑癣病程长，进展缓慢，可至成年尚未愈合，毛囊可被破坏形成瘢痕。

4．脓癣 脓癣常由亲动物或亲土性真菌感染引起。起病急，为一片或数片红肿的痈状隆起，伴水疱和脓疱，可形成脓性窦道，排出脓液。常伴局部淋巴结肿大，发热、疲乏。皮损内毛发松动、折断，易拔除。愈后形成瘢痕，遗留永久性脱发。

【组织病理】 表皮毛囊及毛囊周围炎症细胞浸润。PAS染色角质层和毛发表面可见真菌菌丝，发内型感染毛干内见分节孢子。真皮可见毛囊周围单一核细胞浸润，有时在破坏的毛囊附近见多核巨细胞。脓癣患者毛囊及毛囊周围大量中性粒细胞浸润。

【实验室检查】

1．伍德灯 所有头皮有鳞屑损害或不明原因脱发的患者，均应行伍德灯检查。黄癣痂及病发呈暗绿色荧光；白癣病发呈亮绿色荧光；黑癣病发无荧光。

2．直接镜检 可取皮肤鳞屑和毛根。鳞屑中可见菌丝和孢子。黄癣可见发内孢子菌丝，有气沟、气泡；白癣见发外型孢子；黑癣常见发内链状孢子，少数为发外型；脓癣见发内稀疏链状孢子，有气沟、气泡。

3．真菌培养 黄癣、白癣及黑癣鳞屑、病发等接种于加氯霉素和放线菌酮的沙堡琼脂培养，见有菌落生长。菌落形态和光镜下特征依病原菌不同而不同。

【诊断与鉴别诊断】 头癣的诊断主要依据临床表现、真菌镜检和培养以及滤过紫外线检查。但在临床上，黄癣需与脓疱疮、深脓疱疮和挪威疥鉴别；白癣和黑癣需与脂溢性皮炎、头皮银屑病、慢性单纯苔藓、慢性皮肤红斑狼疮等鉴别；而脓癣需与头皮蜂窝织炎、疖和痈鉴别。

【预防与治疗】

1．预防 检查家庭和学校中无症状携带者，对这类患者可使用酮康唑香波和二硫化硒香波清洗。对患者的衣、帽、枕、被等采取晒、烫、煮等预防措施。带菌的毛发、鳞屑及痂等进行焚毁。

2．局部治疗 局部用药无明显疗效。

3．口服抗真菌药 灰黄霉素为治疗的选择，短期使用特比奈芬、伊曲康唑、氟康唑亦有效。

（1）灰黄霉素微粒化制剂：①白癣：儿童15 mg/(kg·d)，最大0.5g/d；超微粒化制剂10mg/(kg·d)。治疗时间为6周~数月，脂餐可促进吸收；②黑癣：剂量和疗程更长，直至真菌镜检和培养均阴性；③脓癣：0.25g，每日2次，4~8周，热敷，如合并细菌感染，使用抗生素。

（2）特比奈芬：0.25g/d，儿童按5mg/(kg·d）给药，剂量酌减，4~8周。

（3）伊曲康唑：成人0.2g/d，儿童5mg/(kg·d)，4~8周。

（4）氟康唑：成人0.2g/(kg·d)，儿童6mg/(kg·d)，3~4周。

4．辅助治疗 ①泼尼松：1mg/(kg·d)，连用14天，用于儿童伴疼痛的重度脓癣；②系统抗生素：如并发金黄色葡萄球菌或A族链球菌感染，可使用红霉素、双氯西林或头孢菌素Ⅳ等。

5．外科手术 脓癣可切开排脓。

花斑癣（tinea versicolor）

花斑癣俗称汗斑，是慢性皮肤角质层真菌感染，通常无症状。好发于出汗多的年轻人，50岁以上老年人少见。临床表现为境界清楚的淡色或棕色的鳞屑性斑。

【病因及发病机制】 病原菌为糠秕马拉色菌，是一种嗜脂酵母，为人体皮肤的正常菌群，该菌平时寄居于皮肤角质层和毛囊，以游离脂肪酸和甘油三酯为营养。表现为孢子形态，在某种条件下，可从孢子相转变为菌丝相，具有感染力，侵犯周围组织产生损害。常见的诱因有长期使用糖皮质激素、库兴综合征、营养不良、口服避孕药、油性皮肤、多汗、高温潮湿、遗传、皮肤使用油脂类制剂以及免疫低下患者。目前尚不知本病是否可接触传染。本病全球分布，温带地区多见于夏季，约2%人群受累。亚热带和热带地区，年发病率约20%。我国南方患本病者较多。皮损可自行消退，经常活动人群，皮损可持续。糠秕马拉色菌可产生一种酶，能使皮肤表面脂肪酸氧化产生二羟酸，抑制表皮黑素细胞中酪氨酸酶活性，从而使皮损呈现色素减退。但也有人认为色素减退系糠秕马拉色菌及其代谢产物能阻止紫外线透入局部皮肤，干扰局部皮肤黑素形成。从人体皮肤可分离出正圆形糠秕孢子菌和卵圆形糠秕孢子菌，许多学者认为它们为糠秕马拉色菌的不同形态。

【临床表现】 皮损表现为多发境界清楚的小斑片，圆或卵圆形，大小不一，颜色可呈白色、粉红色或褐色，每个个体皮损颜色一致。表面有细小鳞屑。在白肤色个体，单个斑疹为淡黄色或淡棕色，而在黑肤色个体则多为色素减退斑。部分患者，皮损可沿毛囊分布，类似毛囊丘疹，扁平，稍微高出皮面，上覆鳞屑。皮损常夏季加重，冬季减轻或消退。好发部位为上胸部、上臂、腋下、颈和腹部、背部等，头皮、面、手背和腿偶可受累。面部受累多见于儿童，前额多见。患者一般无自觉症状，少数感轻度瘙痒。病程慢性，常数月至数年。

【组织病理】 表皮轻度角化过度，棘层水肿，真皮炎症反应少见，或真皮浅层见少许淋巴细胞浸润。皮损角质层常可见短粗、弯曲的菌丝和成堆圆形或卵圆形厚壁孢子。PAS染色更明显。

【实验室检查】 ①直接镜检：取鳞屑加15%氢氧化钾液直接镜检，见短粗菌丝或大小不等的孢子，这些纠缠菌丝和大量孢子结合在一起，通常称为“面条加肉丸”。镜检阳性结合临床表现即可诊断；②培养：在沙堡培养基加1～2ml橄榄油或其他植物油，接种鳞屑后37℃培养，3天后即有奶油色酵母样菌落生长。培养一般不作为诊断常规；③伍德灯检查：鳞屑或皮损可呈棕黄色荧光，但沐浴后可不显示荧光。

【诊断与鉴别诊断】 本病诊断不难，根据临床表现，皮屑10%氢氧化钾液直接涂片镜检找到弯曲或弧形酵母菌丝或芽生孢子，即可确诊。色素减退皮损需与白癜风、单纯糠疹、炎症后色素减退以及结核样麻风色素减退斑鉴别；鳞屑性皮损需与体癣、脂溢性皮炎、玫瑰糠疹、红癣、点滴状银屑病和钱币状湿疹鉴别。

【预防与治疗】 灰黄霉素和特比奈芬口服对本病无效。许多抗真菌药均可使用，但可获暂时缓解，有40%～60%患者复发。应使患者了解治疗后，色素减退斑不能立即消退。照射阳光可加重色素沉着。

1. 预防 花斑癣易复发或再感染。皮肤应经常保持清洁干燥。颈、躯干和四肢近端外用酮康唑香波，每周1次，对预防复发有益。

2. 局部治疗

（1）酮康唑香波：疗效较好，为一线用药。2%酮康唑香波，外用于从后发际以下至股部的全部皮肤，保留5分钟后清洗掉，每日1次，连用3日，同时用酮康唑香波洗头。

（2）2.5%二硫化硒（希尔生）洗剂：外用于从后发际以下至股部的全部皮肤，保留10分钟后清洗掉，每日1次，连用7日。或洗剂在局部皮肤保留24小时，然后清洗掉，每周1次，连用4周。同时用二硫化硒洗剂洗头。

（3）特比萘芬溶液：皮损处外用1%特比奈芬溶液，每日2次，连用1周。

（4）唑类抗真菌药乳膏制剂：如咪康唑、酮康唑、克霉唑、益康唑乳膏，外用皮损处，每日1～2次，连用2～4周。

3. 系统治疗 对皮损广泛，或对常规外用治疗无效，或反复发作者，可口服抗真菌药治疗。

（1）伊曲康唑：0.2g，每日1次，连用7日。

（2）氟康唑：0.3g或0.4g，单次给药；必要时2周后再给药1次。

（3）酮康唑：0.4g，单次给药。

糠秕孢子菌性毛囊炎（pityrosporum folliculitis）

糠秕孢子菌性毛囊炎系圆形或卵圆形糠秕孢子菌引起的皮肤毛囊性真菌感染。1973年由Potter正式报道和命名。热带地区、夏季好发。多见于中青年，平均发病年龄30岁。

【病因及发病机制】　病原菌为糠秕马拉色菌，不仅能侵犯皮肤表面和毛囊漏斗部顶端，亦能侵犯毛囊深部。在促发因素下，如长期用抗生素、糖皮质激素和免疫抑制剂，糠秕马拉色菌在毛囊内大量繁殖，其脂肪分解酶使毛囊的甘油三酯变成游离脂肪酸，刺激毛囊口产生脱屑，导致毛囊导管阻塞。糠秕马拉色菌的过度繁殖、皮脂的潴留，细胞碎屑积聚和游离脂肪酸的刺激，引起阻塞的毛囊扩张，继而破裂，内容物释放入组织而产生炎症。

【临床表现】　病程慢性。好发于皮脂腺丰富的部位，如胸背部，也可见于颈部和上臂。特征性皮损为瘙痒的毛囊性丘疹和脓疱，直径2~6mm，弥漫或散在，数目多少不等，不融合，但皮疹大小与炎症程度趋于一致。有时与花斑癣、脂溢性皮炎和痤疮同时存在。

【组织病理】　受累的毛囊上皮角化过度，由于角质物质的堆积致毛囊漏斗部角栓形成。毛囊漏斗内和周围炎症细胞浸润。PAS染色，可见扩大的毛囊腔内见PAS染色阳性而淀粉酶阴性的球形或卵圆形的芽生孢子，直径2~4μm，无菌丝。

【实验室检查】　①直接镜检：取皮疹毛囊角栓加15%氢氧化钾液直接镜检，见短粗菌丝或成堆的圆形或卵圆形厚壁孢子；②培养：在沙堡培养基加1~2ml橄榄油或其他植物油，接种鳞屑后37℃培养，3天后即有奶油色酵母样菌落生长。

【诊断与鉴别诊断】　镜检在毛囊角栓内发现短粗菌丝或成堆的圆形或卵圆形厚壁孢子，或培养有奶油色酵母样菌落生长，结合临床表现，诊断不难。需与下列疾病鉴别。

1. 痤疮　皮疹多形性，不仅有毛囊性丘疹，还可有白头及黑头粉刺、脓疱、囊肿或结节。

2. 细菌性毛囊炎　培养可见细菌生长，起病急，病程较短。皮疹为红色毛囊丘疹，顶端迅速化脓，周围绕于红晕，主要有痒痛感。

3. 嗜酸性脓疱性毛囊炎　本病病因不明，皮疹表现为毛囊丘疹脓疱性损害，男性多见，血嗜酸性粒细胞升高，外用或口服糖皮质激素效果好。

【预防与治疗】　去除诱发因素，保持皮肤清洁、干燥，尽可能避免长时间使用抗生素或糖皮质激素。

1. 局部治疗　本病侵犯毛囊，部位较深，外用药一般抗真菌效果差，复发率高。疗程一般4周以上。

（1）2%酮康唑香波：外用于皮损，保留5分钟后清洗掉，每日1次。

（2）2.5%二硫化硒（希尔生）洗剂：外用于皮损，保留10分钟后清洗掉，每日1次。

（3）唑类抗真菌药乳膏制剂：如咪康唑、酮康唑、克霉唑、益康唑、联苯苄唑乳膏等，外用皮损处，每日1~2次。

2. 系统治疗　皮损广泛、炎症反应较重者，可口服抗真菌药治疗。

（1）伊曲康唑：0.2g，每日1次，连用14日。

（2）氟康唑：0.1g，每日1次，连用14日；或0.15g，每周1次，共4次。

（3）酮康唑：0.2g，每日1次，连用14日，应注意对肝脏的影响。

孢子丝菌病（sporotrichosis）

孢子丝菌病是由申克孢子丝菌引起的皮肤、皮下组织和附近淋巴结的亚急性和慢性感染。在免疫功能受损患者，可发生播散性感染或内脏器官受累。本病世界范围内散发，温带、热带地区好发。多见于园艺工人、农民、花卉栽培者、林业工人、采矿工人等。任何年龄均可发病，但多数患者为青壮年，男性多于女性，在播散性申克孢子丝菌感染，男性更好发。病程慢性，大多预后良好。

【病因及发病机制】 病原菌为申克孢子丝菌，本菌为一种土壤、木材及植物的腐生菌，是一种双相性真菌，在37℃为酵母相而在室温下为菌丝相。本病主要通过损伤的皮肤、黏膜、上呼吸道或消化道传染，常因外伤后接触污染的土壤和带菌的花草，或由于荆棘、生锈的铁丝、木刺、竹尖等刺伤皮肤，使病原菌直接进入皮肤感染。有报道，猫等动物的申克孢子丝菌可传染给人。但少有报道人与人之间传染。

【临床表现】 临床表现与病原菌的接种量、宿主免疫状态、真菌毒力、外伤深度有关。虽然表现多种多样，但主要分为三种临床类型，即皮肤淋巴管型、固定型和播散型。

1. 皮肤淋巴管型孢子丝菌病　为最常见的孢子丝菌病，好发于身体暴露部位（如四肢和面部），多单侧分布，极少患者可有双侧分布。潜伏期一般为7～30天。最初为小而硬的丘疹，逐渐增大形成结节，呈红色或紫色，最后皮损中央坏死，形成溃疡，溃疡表面有稀薄脓液，可结痂。边缘稍红，隆起，称为初疮，又称孢子丝菌性下疳。无明显自觉症状。可持续数月。同时，沿淋巴管走向先后出现新的类似皮下结节，排列呈串状。新出现的结节可继续扩大、变色、溃疡、结痂。如发生于面部，表现为放射状排列。在鼻周和眼睑则常为环行或半环行。

2. 固定型孢子丝菌病　又称局限性孢子丝菌病。常好发于面、颈、躯干和腿部。皮损固定于初疮部位，不沿淋巴管继续播散。表现为硬性或疣状丘疹、结节。偶尔可表现为溃疡、肉芽肿性损害、浸润性斑块、痤疮样损害、皮下囊肿样、红斑鳞屑性损害等不典型皮疹。

3. 播散型孢子丝菌病　一般通过血液或淋巴播散而来。常见于免疫功能受损个体。皮肤表现为广泛的溃疡、结节。可播散而累及骨骼、关节、脑膜、眼及肺等。累及骨、关节者可引起骨膜炎、残毁性关节炎，致关节肿痛及运动受限。眼及附件感染包括眼睑、结膜和泪囊等，多为原发性感染。损害为溃疡或树胶肿样，常无局部淋巴结肿大。

肺部孢子丝菌病罕见，主要由吸入孢子而发病。症状类似肺结核，有肺门、气管及支气管淋巴结肿大。有时起病，如急性肺炎或急性支气管炎，肺部可形成薄壁空洞。

其他尚可引起鼻炎、睾丸炎、脑膜炎、肾盂肾炎和乳腺炎等。

【组织病理】 组织学变化是一种感染性肉芽肿，有深部脓肿、窦道和溃疡的变化。早期皮损表现为非特异炎症浸润，见中性粒细胞、淋巴样细胞和浆细胞。在发展成熟的损害中心，聚集中性粒细胞、嗜酸性粒细胞和巨噬细胞，在中央和外周之间有大量上皮样细胞和朗格汉斯细胞，外周部分是由浆细胞、淋巴细胞和结缔组织细胞组成。PAS染色一般不易找到孢子。有时可见直径5～10μm的星状小体。

【实验室检查】 与其他真菌病不同，直接镜检不作为孢子丝菌病的诊断常规。因标本中常见不到申克孢子丝菌，且孢子不易与标本中其他成分区别。培养方法简便，阳性率高，所以怀疑为孢子丝菌病应以培养确诊。在沙堡培养基上培养，3～7天内可长出一种潮湿的白色菌落，表面有皱纹和皱褶。继而培养物棕褐色、最后为褐色。在玻片培养标本中，菌落显示有分枝的分隔菌丝。如培养物在37℃生长，则产生灰黄色、天鹅绒样菌落。镜下见雪茄状、圆形、卵圆形、出芽的孢子、菌丝和分生孢子。

【诊断与鉴别诊断】 诊断依据发病史、沿淋巴管呈线状排列的无痛小结节。最终确诊依靠真菌培养和组织病理证实。临床上皮肤淋巴管型孢子丝菌病需与利什曼病、非典型分枝杆菌感染、兔热病、巴西奴卡菌病等鉴别；固定型孢子丝菌病需与着色芽生菌病、利什曼病、非典型分枝杆菌感染、组织胞质菌病、疣状皮肤结核、麻风等鉴别。

【预防与治疗】 注意保护皮肤，勿接触腐烂草木，勿刺伤皮肤。

1. 局部治疗 温热疗法 适用于皮肤损害数目较少，对碘剂过敏或无效者。局部热敷、热包扎或使用热垫，每日 2～4 次，每次 30 分钟。

2. 系统治疗

（1）碘化钾：迄今仍为治疗皮肤淋巴管型孢子丝菌病的首选药物，一般成人用 10% 碘化钾液，每次 10ml，每日 3 次。饭后或与牛奶同服。开始小剂量，逐渐增加以使患者适应，避免不良反应。儿童用量酌减。治疗应持续至皮损全部消退后至少 1 个月，以防复发。该药常见的不良反应有恶心、呕吐、腮腺肿大、痤疮样皮疹、鼻炎、打喷嚏、眼睑肿胀、甲状腺功能低下、口腔金属味、泪液与唾液增加等。

（2）伊曲康唑：对固定型和皮肤淋巴管型有效。一般 0.1～0.2g/d，连用 3～6 个月，有效率 90%～100%。

（3）氟康唑：疗效不如伊曲康唑，一般用于不能耐受伊曲康唑或伊曲康唑禁忌的患者。推荐剂量为 0.4g/d，连用 6 个月

（4）特比萘芬：对皮肤淋巴管型孢子丝菌病可能有效。剂量 0.5g/d，疗程平均 18 周。

（5）两性霉素 B：对肺部或播散性孢子丝菌病有效。也可由于不能耐受口服抗真菌药的皮肤淋巴管型孢子丝菌病。用量为 1～2 g/d，连用 2～3 个月。

寻常狼疮（lupus vulgaris）

曾经是最常见的皮肤结核，目前发病率已显著减少。患者的营养、生活条件、卫生状况、个人抵抗力等与寻常狼疮的发生与发展有很大关系。

【病因及发病机制】 寻常狼疮发生在先前感染过结核，且已致敏者身上的一种继发性皮肤结核，结核菌素试验高度敏感。可以是结核杆菌经不同程度的外伤处进入皮肤，亦可由破溃的淋巴结、骨关节结核病灶直接或经淋巴管蔓延至皮肤，尚可由内脏结核经血液循环播散至皮肤，另有少数患者是由接种卡介苗所致。

【临床表现】 本病大多于儿童时期发病，有统计约 80% 的患者发病于 20 岁以前。

好发于头颈部，常侵犯黏膜。基本损害为粟粒至豌豆大的狼疮结节，红褐色至棕褐色，柔软且半透明状，结节表面薄嫩，可融合成大片损害。结节可形成溃疡，溃疡中央可愈合形成瘢痕，但其边缘不断向周围扩展。组织毁坏性大。

寻常狼疮的另一个特点为已愈之瘢痕组织上又可再生新的狼疮结节，再破溃形成溃疡，故本病常迁延数年乃至数十年不愈。

根据对感染的局部组织反应，临床表现可分为 5 种类型，即斑块型、溃疡和残毁型、真菌感染样型、肿瘤样型和丘疹结节型，但不典型表现越来越常见。

寻常狼疮的并发症：除了瘢痕、淋巴水肿、溃疡损害外，有发生其他感染的危险，也可发生鳞状上皮细胞癌，偶见基底细胞癌。

【组织病理】 损害内有典型的结核结节，伴有稀少的干酪性坏死。浸润细胞有淋巴细胞、上皮样细胞和巨细胞。一般较难找到结核杆菌。

【实验室检查】

1. 用探针检查时极易刺入结节，故称为“探针贯通现象”。如用玻璃片按压结节，可见苹果酱样颜色，谓之“苹果酱结节”。

2. 结核菌素试验常阳性。如果阴性，需排除内脏结核可能。

【诊断与鉴别诊断】 根据病史、病程、临床特点，诊断一般不甚困难。遇有疑难时，可做结核菌素试验、病理检查及分子生物学检测等。治疗试验亦有帮助。

非常见部位的非典型皮疹容易误诊。临床上常需与结节病、梅毒、麻风、盘状红斑狼疮、深部真菌病等鉴别。

【预防与治疗】 增强抗病能力，寻找及消除体内潜在的结核病灶。

1. 局部治疗

（1）皮损早期可用链霉素 0.4～1.0g、异烟肼注射液 0.1g 加 1% 普鲁卡因或 2% 利多卡因 10ml 沿皮损边缘皮下注射，隔日 1 次。

（2）溃疡表面用 1% 聚维酮碘溶液或 1∶5000 高锰酸钾溶液清洗、湿敷，此后外用 1% 利福平软膏、1% 异烟肼软膏。

2. 系统治疗

（1）本病应按内脏结核处理，至少 2 种以上药物联合治疗。可选择的短疗程化疗方案有：①前 2 个月链霉素 1.0g/d、异烟肼 0.3g/d、利福平 0.6g/d、吡嗪酰胺（pyrazinamide）1.0～1.5g/d，此后异烟肼、利福平连续 4 个月；②前 2 个月乙胺丁醇 0.75～1.5g/d、异烟肼 0.3g/d、利福平 0.6g/d、吡嗪酰胺 1.0～1.5g/d，此后乙胺丁醇、异烟肼、利福平连续 4 个月；③前 3 个月链霉素 1.0g/d 或乙胺丁醇 0.75～1.5g/d、异烟肼 0.3g/d、利福平 0.6g/d，此后异烟肼、利福平连续 6 个月。

对利福平耐药者可改用利福喷丁（rifapentin）0.6g，每周 1～2 次。

（2）1999 年张岚报告 2 例病程长达 20 余年的本病患者，曾用链霉素及异烟肼等治疗，未能控制皮损扩展，改用卡介苗多糖核酸注射液 2ml 隔日肌注，1 例在注射 3 个月后皮损痊愈。另 1 例肌注 6 周后改为每周皮损内注射 1ml，15 周后临床治愈，2 例均随访 1 年无复发。

（3）2002 年刘光汉用局部封闭治愈 1 例 35 年病程的患者，方法是：用 0.25% 普鲁卡因 10ml，异烟肼注射液 0.1g（10ml），链霉素 1g 稀释后加入，常规消毒沿皮损边缘作环行皮下封闭，每日或隔日 1 次，共治疗 39 次，痊愈后仅留有白色瘢痕。随访 21 年未见复发。

颜面播散性粟粒狼疮（lupus miliaris disseminatus faciei）

又称簇状痤疮、痤疮炎、Lewandowsky 酒渣鼻样结核疹、狼疮样酒渣鼻等。为一少见的肉芽肿性皮肤病，皮损主要位于颜面中心部位，好发于青年人。

【病因及发病机制】 过去认为本病系一种血行播散的皮肤结核，属寻常狼疮的变型或结核疹，依据是皮损的组织病理有结核样改变，但结核菌素试验常阴性，体内也无其他结核病灶。虽然有时皮损中可发现结核杆菌 DNA，然而皮损中找不到结核杆菌。抗结核治疗往往无效，病程有自限性。近年来认为本病与结核无关。但其确切的病因尚不明确。有人认为系与酒渣鼻类似的对皮脂腺脂质的一种肉芽肿样反应，或对未知抗原的细胞免疫反应。尚有学者认为，本病可能是一种微丘疹型（micropapular form）肉样瘤病。

【临床表现】 皮损表现为粟粒至绿豆大小的丘疹或结节，对称分布于颊部、鼻两侧、眼睑，也可发生于面部以外部位。下眼睑和上唇损害具有特征性。结节柔软，有时坚实，表面光滑，淡红或淡褐色。玻片压诊可呈苹果酱色。少数结节可破溃，愈后留有色素性凹陷性瘢痕。病程慢性，结节可分批发生，孤立或簇集，数目不定，数个至数十个不等，无自觉症状。

【组织病理】 典型的病理改变为：真皮中下层可见界限清楚的结核性团块，中心干酪样坏死。浸润内有胶原纤维和弹力纤维变性或消失，血管内可有血栓形成和阻塞现象。

【诊断与鉴别诊断】 根据青年人面部发生对称性红色丘疹、结节，尤其下睑有丘疹或结节，无自觉症状。体内无其他结核病灶，结核菌素阴性，结合组织病理改变，诊断不难。需与下列疾病鉴别。

1. 酒渣鼻 多发于中年人，女性较多，皮损不发生于下眼睑和上唇，有面部红斑和毛细血管扩张。病理改变皮脂腺常肥大，无干酪样坏死。

2. 口周皮炎 皮损分布于口周为主，丘疹脓疱小，治疗后易消退，不留瘢痕。

3. 寻常痤疮 皮疹形态多形，特征性皮损为白头和黑头粉刺。病理改变为毛囊口角栓，无结核样浸润。

【治疗】

1. 局部治疗

(1) 视患者的皮肤耐受性可任选不同浓度的维甲类外用制剂：①0.25% ~0.5%维胺酯霜剂或软膏；②0.025% ~1%维A酸霜剂或软膏；③0.1%阿达帕林（adapalene，商品名达芙文）凝胶。我们的经验是将维A酸类制剂与中效糖皮质激素制剂，如0.1%糠酸莫米松乳膏混合外用，可减少维A酸类制剂的局部刺激，并缩短病程。

(2) 可试用喜辽妥霜或海普林软膏（均含肝素或其衍生物），具有软化瘢痕和硬结及抗增殖的作用。

(3) 外用1%利福平软膏，每日2次。

2. 系统治疗

(1) 2000年马百芳等报告，雷公藤多苷片1mg/(kg·d)，分3次口服治疗本病患者25例，疗程3个月，并于停药3个月时随访，结果治愈率为64%，显效24%，有效12%。

(2) Berbis等对抗结核治疗无效的本病患者用异维A酸1mg/(kg·d)口服，治疗3个月皮损明显改善，此后1个月内减量至停药，1年后随访未复发。2001年赵天恩报告1例用传统疗法失败的顽固性患者，改用芳香维A酸乙酯内服，3周内见效，12周痊愈。

(3) 用三联疗法治疗本病亦可取得较满意的疗效，方法是泼尼松15~20mg/d，上午8时1次口服，氨苯砜75mg~0.1g/d，2~3次口服，雷公藤多苷片40~60mg/d，分3次口服。国内尚有一些单用泼尼松治疗本病有效的报告。

(4) 传统的抗结核治疗在部分患者亦有较好的疗效，如口服异烟肼0.3g/d、利福平0.3~0.45g/d。其作用机制可能与抗炎症等作用有关，通常在治疗2个月无效时应改用其他治疗药物。

麻风（leprosy）

麻风是由麻风分枝杆菌（mycobacterium leprae）感染而引起的一种慢性传染病。麻风在中国也有两千多年的流行历史，广泛流行于东南沿海和长江流域各省，黄河流域及东北、西北各地亦有少量患者。1950~1992年我国累计登记麻风患者近48万人。经过40多年来的积极防治，尤其是联合化疗的实施，现症患者迅速减少，但近年来新发病人数仍多达3000~4000人，因此，要在我国彻底消灭麻风可谓任重而道远。

【病因及发病机制】 麻风杆菌是麻风的致病菌，系挪威麻风专家韩森（Gerhard Armauer Hansen）于1873年从麻风患者皮损中首先发现的。该菌抗酸染色呈阳性，至今人工培养尚未成功，仅在少数几种动物身上接种成功。就目前所知，只有人类（麻风患者）是麻风杆菌的天然宿主，其主要侵犯并生存于皮肤、黏膜、周围神经、淋巴结和单核－吞噬细胞系统，并可不同程度地累及呼吸、消化、运动、泌尿生殖、造血及内分泌等系统。

麻风的潜伏期可短至数十天或长达十余年，其传播方式至今尚不十分清楚。过去认为与麻风患者长期密切接触是麻风的主要传播方式，近年来认为，随麻风患者的鼻涕及皮损破溃处的分泌物可排出较多的麻风杆菌，吸入或皮肤轻微外伤处接触带有麻风杆菌的飞沫或粉尘，亦造成感染。近有日本学者在印度尼西亚麻风高流行区调查证实，该地区有约8%的健康村民鼻黏膜带有麻风杆菌，提示麻风有经呼吸道传播的可能性；并证实该流行区的生活用水中有麻风杆菌的存在，但通过消化道传播的可能性尚有待进一步证实。另外，尚有接触麻风患者衣物、用品，用带有麻风杆菌的针头注射、文身，昆虫叮咬，误输麻风患者血液等而发病的零星报告。

尽管目前尚无足够的证据肯定什么是麻风的最主要传播途径，但有一点是肯定的，即麻风杆菌进入人体后是否发病及其发病后的临床表现主要取决于被感染者的细胞免疫力。只有细胞免疫有缺陷的人感染麻风菌后才有发病的可能。研究证明，临床病型的差别是由机体免疫状态的不同所决定的，而不是麻风杆菌的差异。

国内外对麻风患者的体液免疫和细胞免疫状态进行了大量研究，结果表明，麻风患者，特别是瘤型麻风患者的体液免疫反应几乎没有缺陷，而是细胞免疫缺陷。总的趋势：体液免疫水平为LL > BL > BB > BT > TT，而细胞免疫反应的强度则为TT > BT > BB > BL > LL。

【临床分类】 麻风的分类有很多种方法，国际上比较通用的是免疫光谱五级分类的方法，人们很早就注意到麻风在临床上存在着两个迥然不同的“极型”，即结核样型麻风（TT）和瘤型麻风（LL），在两个“极型”之间有中间界线类麻风（BB）、界线类偏瘤型麻风（BL）和界线类偏结核样型麻风（BT），这犹如一个光谱状，故称为免疫光谱五级分类法。在免疫光谱之外尚有一型未定类麻风（Ⅰ），据认为此型是麻风的早期，它可以演变成免疫光谱中的任何一个类型，也可以自愈而不发展。

在上述免疫光谱中最稳定的是TT和LL，其他三型都有不同程度的不稳定性，例如，一个BL患者，当其细胞免疫力增强时可“升级”而移向BB或BT，反之，一个BT患者可因细胞免疫力降低而“降级”，移向BB或BL。其中BB最不稳定，很少有患者能长期停留在这一病型上，很可能会移向BT或BL。为了便于流行病学调查及现场治疗观察，近年来又将免疫光谱五级分类简化为多菌型麻风（MB）和少菌型麻风（PB），MB包括LL、BL、BB，细菌指数≥2；PB包括BT、TT和Ⅰ，细菌指数<2。

【临床表现】 麻风杆菌可侵犯皮肤、周围神经乃至许多内脏器官，因而临床症状和表现复杂，几乎可涉及临床各个学科，但其主要症状仍然表现在皮肤与周围神经方面，现以免疫光谱五级分类为基础将各型麻风的主要临床表现分述如下。

1. 未定类麻风　这类麻风的临床症状较轻，不累及内脏，皮损只有斑疹、浅色斑或红斑，以浅色斑为多见。表面平滑无浸润和萎缩，毳毛可脱落。损害大小不一，常单个或数个，呈圆、椭圆或不规则形，边缘清楚或部分不清楚。局部轻至中度感觉障碍。神经症状较轻，可有浅神经粗大，但硬度较结核样型低，发生运动障碍和畸形者少。

大部分患者查菌阴性，少数阳性。麻风菌素晚期反应可阳性或阴性。预后依机体的免疫力强弱而定，可自愈亦可转变为结核样型、界线类或瘤型麻风。

2. 结核样型麻风　此型麻风的细胞免疫力强，故皮损局限、量少、不对称、边缘清楚，病情稳定。典型的皮肤损害是大的红色或暗红色斑块，边缘清楚且有时隆起，表面干燥、粗糙，局部毳毛脱落，可覆盖少许鳞屑。皮损常发生于面、肩、臀、四肢等易受摩擦的部位。除面部的皮损外均有明显的感觉障碍。有时可见损害由小丘疹构成，聚集而成苔藓样，或向四周扩展成环状、半环状。皮损附近常可摸到粗硬而不规则的皮神经。神经的损害多限于一二条周围神经，常见的是尺神经、腓总神经、耳大神经等。神经功能障碍出现早而明显，如局部麻木，温觉、痛觉及触觉障碍等，并可产生严重的肌肉萎缩、运动障碍及畸形等。若无皮损而只有周围神经粗大及相应的功能障碍，如疼痛、感觉过敏或感觉障碍及肌无力等则称为结核样型纯神经炎。

结核样型麻风患者局部损害的组织反应较明显，故神经受累出现的症状比瘤型要早而严重。一般不累及黏膜、眼及内脏器官。

查菌通常阴性，麻风菌素试验晚期反应多为强阳性。少数患者可不经治疗而自愈。治疗后皮损消退快，预后较好，但若病变在周围神经干，则可引起畸形。

3. 界线类偏结核样型麻风　常见皮损有斑疹或斑块，呈红色或略带淡黄色。边缘境界清楚，有的皮损中央可见有明显的“空白区”或“打洞区”，又称为“免疫区”，故可形成内外界均清楚的环状损害。皮损表面不太干燥，有时出现鳞屑。对毳毛的生长影响较轻。皮损常多发，大小不一，有的呈“卫星状”分布。好发部位包括面部、躯干和四肢，分布广但不对称。除面部外一般感觉障碍较明显。神经损害亦多发，但不如结核样型麻风那样粗硬和不规则。

本型一般查菌阳性（1+~3+）（对数分级法，下同）。麻风菌素晚期反应呈弱阳性或可疑或阴性。一般较少累及黏膜、淋巴结、睾丸、眼及内脏，预后一般较好，但不如结核样型麻风。可“降级反应”变为BB或“升级反应”移向T型。发生麻风反应时易产生畸形。

4. 中间界线类麻风　皮损比较复杂，可有斑疹、斑块、浸润性损害等。颜色亦多样，可呈葡萄酒色、橘黄色、黄褐色或红色，有时同一处皮损可带有两种以上的颜色。皮损的边缘部分清楚，部分不清楚。典型患者面部的皮损呈展翅的蝙蝠状，灰褐色。有的皮损像靶子一样，称做“靶形斑”或“徽章样斑”，常以淡红、淡黄或棕色与色素减退互相间隔呈多环状，有的皮损中央可有“空白区”或“打洞区”，通常皮损的内缘清楚而外缘可清楚或不清楚。有时在不同的部位可以同时见到类似瘤型或结核样型麻风特征的皮损。皮损数量多，分布广，但不对称，也可见到“卫星状”损害。神经损害比结核样型麻风轻，比瘤型麻风重，有轻度麻木。

查菌阳性（2+~4+）。麻风菌素晚期反应阴性。此型麻风最不稳定，易发生“升级反应”或“降级反应”。浅神经干损害多发，但不对称，中度粗大，质地较软且均匀。眉毛可脱落，治疗后能再生。可发生黏膜、淋巴结、睾丸及内脏病变。预后介于结核样型和瘤型麻风之间。

5. 界线类偏瘤型麻风　皮损的特点是乍看上去颇似瘤型麻风，可有斑疹、斑块、浸润、丘疹和结节，分布广泛。与瘤型不同的是皮损多发但不对称，多数皮损维持时间不长。有的皮损中央有“空白区”或“打洞区”，内缘清楚而外缘模糊。皮损不像瘤型麻风那样有光亮、多汁感。受累神经有两侧对称倾向，质较软且较均匀。晚期患者面部深在性浸润也可以形成所谓“狮面”。鼻黏膜病变出现较早，充血、肿胀，可发生鼻内溃疡或鞍鼻。眉毛和睫毛可脱落。并可发生麻风性结节性红斑反应。亦可侵犯内脏器官。

查菌为强阳性（4+~5+）。但“空白区”中央查菌却阴性。鼻黏膜查菌常阳性亦可阴性。其预后比瘤型好，较结核样型差。根据机体免疫力的变化，可发生“升级反应”或“降级反应”而转变为中间界线类或瘤型麻风。

6. 瘤型麻风　根据病期长短、症状轻重、范围大小等可划分为早、中、晚三期。

早期：皮损以斑疹为主，或有少数浅在的浸润性损害，分布对称，边缘模糊不清。眉毛分布正常或轻度稀疏。周围神经受累较轻，无畸形。鼻黏膜充血、阻塞。浅表淋巴结轻度肿大，内脏器官无明显受累。

中期：皮损以浸润性、弥漫性损害为主，亦可见少数结节。眉毛和头发脱落，甚至连鼻毛、睫毛也全部脱光。鼻黏膜充血明显，有浸润甚至发生结节。因面部有弥漫性浸润及眼结膜充血而呈“醉酒状”外貌。周围神经普遍受累，对称的浅神经干粗大、均匀，质软，除感觉障碍外，可产生运动障碍、畸形及足底溃疡等。浅表淋巴结中度肿大，肝、脾、睾丸轻度或中度肿大。

晚期：皮损以弥漫性浸润或结节为主，损害更加明显、广泛，往往遍及全身。皮损麻木、闭汗。面部结节和深在性浸润可形成“狮面”。口唇肥厚，耳垂肿大，鼻背塌陷，鼻中隔穿孔。其他黏膜，如口腔、腭垂、喉头等均可有浸润或结节。眼部损害可导致失明。所有毛发均可脱落。神经受累严重，可产生面瘫、手足运动障碍、溃疡和畸形。骨质吸收，指（趾）挛缩，指端变细。下肢水肿，小腿皮肤变硬呈蜡样光泽。淋巴结与各内脏器官受累较严重，如男性睾丸病变可导致不育、阳痿及乳房胀大。晚期瘤型麻风虽可侵犯全身许多器官，但很少直接造成死亡。

瘤型麻风常可查见大量细菌（4+~6+）。麻风菌素反应阴性。预后较其他各型为差。此外，瘤型及界线类偏瘤型麻风可以出现组织样麻风瘤皮损，其临床特点是在面部、四肢或躯干发生凸起的褐色、质地坚硬、大小不等的结节，严重者可以破溃。细菌检查可见大量麻风杆菌，有些菌较细长，有人认为此种皮损可能与耐药有关。

7. 麻风反应　在麻风的慢性过程中突然发生症状活跃，称为麻风反应。

麻风反应的原因很多，如药物、精神因素、预防接种、合并症、内分泌失调、酗酒及外伤、手术等。麻风反应分为三型。

Ⅰ型麻风反应：是一种迟发型超敏反应，属于机体对麻风杆菌抗原的细胞免疫反应，此型麻风反应主要发生于不稳定的界线类（BT、BB、BL）麻风患者，全身症状轻微，主要表现为皮肤症状和神经症状。皮肤表现是原有老皮损部分或全部活跃，变红、充血、水肿、高出皮面，损害向外周扩大。剧烈反应时可发生坏死、溃疡。有的皮损很像丹毒。除老皮损活跃外，可在老皮损附近或其他部位出现新皮疹，呈淡红或鲜红色，数目、大小不等，分布不对称。“升级”反应时皮损边缘境界清楚，色鲜红或暗红，查菌减少或阴性。“降级”反应的皮损边缘模糊，呈黄或橘黄色，菌量增多。浅神经干突然粗大、疼痛，触痛明显。神经的炎症可引起各种神经障碍，造成畸形、残疾。可因累及迷走神经和吞咽神经而出现吞咽困难、食物反流等。神经血管功能障碍可引起肢端和面部水肿、肌肉萎缩和运动障碍。淋巴结可肿大，但一般无内脏受累的症状。

Ⅱ型麻风反应：此型反应是由麻风杆菌抗原、免疫球蛋白和补体组成的免疫复合物反应。主要发生于瘤型或界线类偏瘤型麻风，最常见的是麻风性结节性红斑（ENL）。反应前患者往往有乏力、不适、畏寒、厌食、淋巴结肿痛和掌跖触痛等前驱症状。可有高热。ENL发生快，消退也快。皮损可小如花生米，可大如鸡蛋，数目少者1~2个，多者可达数百个，呈半球状，开始时鲜红，颜色逐渐变淡，经1~2天或1~2周而消退，消退后留有色素斑。坏死性结节性红斑消退后可留下明显的瘢痕。此型反应黏膜症状很常见，主要发生于鼻、咽、喉黏膜，表现为充血、肿胀、糜烂和溃疡。患者有鼻塞、流涕、干咳及呼吸不畅等症状。喉头水肿严重者可造成窒息而危及生命。常发生淋巴结肿痛，但很少化脓。虹膜睫状体炎也很常见。其他，如关节炎、睾丸炎、胫前骨膜炎等均可出现。重者可损害肾脏，尿内出现蛋白质和红细胞等。

Ⅲ型麻风反应：又称混合型麻风反应，它可兼有Ⅰ和Ⅱ型麻风反应的临床症状和特点。

【实验室检查及特殊检查】

1. 组织病理　麻风组织病理学对于诊断、鉴别诊断、病型分类、疗效观察及治愈的判断等都具有重要的参考价值。麻风的病理变化涉及许多系统与脏器组织，但从防治和临床工作的需要来看，皮肤组织病理学检查的应用最为广泛、实用。因此，重点介绍麻风的皮肤病理改变。

（1）未定类麻风：表皮无明显变化。真皮内有散在的非特异性炎症浸润。皮神经内有时可见散在的抗酸杆菌。如果向瘤型发展，则抗酸菌较多，若向结核样型发展则抗酸菌少或阴性，可见少量上皮样细胞小肉芽肿。

（2）结核样型麻风：表皮常有炎症细胞侵入。真皮内神经、血管和皮肤附件可见上皮样细胞肉芽肿，抗酸菌阴性或很少。朗格汉斯细胞的有无或多少与皮损性质有关，静止期皮损朗格汉斯细胞少，而活动性或反应期皮损内则较多。通常结核样型麻风上皮样细胞肉芽肿很少坏死，但病情活跃或反应剧烈时，神经组织内上皮样细胞肉芽肿中央可发生坏死。

（3）界线类偏结核样型麻风：表皮内无炎症细胞侵入。真皮上部“无浸润带”比较窄。真皮内上皮样细胞肉芽肿周围淋巴细胞比较少。可见抗酸菌，但量较少（1+~2+）。

（4）中间界线类麻风：表皮内无炎症细胞侵入。真皮上部“无浸润带”明显。真皮内变化有两种：同一标本内可见两个“极型”麻风的病理改变；不同部位不同标本内可见两个“极型”麻风的病理改变。抗酸菌量多（3+~4+）。

（5）界线类偏瘤型麻风：主要组织变化与瘤型麻风相似，但泡沫细胞浸润中可见成团的淋巴样细胞或向上皮样细胞发展趋势的组织细胞。可见大量抗酸菌（4+~5+）。

（6）瘤型麻风：表皮萎缩，无炎症细胞侵入，基底层无破坏。真皮上部有“无浸润带”。真皮内甚至皮下脂肪层有大量泡沫细胞浸润，类脂质染色阳性。皮神经组织破坏比结核样麻风轻而且发生得晚。皮肤附件破坏明显。可见大量抗酸菌。未经治疗者抗酸菌色鲜红，菌体完整，而治疗后菌体淡染、变形。神经干的变化和皮肤一样，抗酸菌多而炎症较轻。施万鞘受累和破坏则发生纤维化，轴索退行性变终将发生脱鞘。

即使是静止期瘤型麻风，其肝、脾、淋巴结、肾上腺和睾丸内亦可找到抗酸菌，可能是瘤型麻风容易复发的原因之一。

（7）麻风反应：Ⅰ型麻风反应的组织病理变化为表皮水肿，有时有角化过度或点状角化不全。棘层常有炎症细胞侵入。真皮内上皮样细胞肉芽肿明显，严重者有纤维蛋白变性。血管扩大、充血，但无中性粒细胞浸润或血栓形成。“升级”反应者，上皮样细胞肉芽肿周围淋巴细胞增多，抗酸菌减少或阴转，而“降级”反应则相反，组织变化向瘤型一端变化，抗酸菌增多。Ⅱ型麻风反应的变化为血管炎和脂膜炎。真皮内特别是皮下脂肪层内血管内皮细胞水肿，血管壁有炎症细胞浸润，纤维蛋白样变性，血管腔狭窄或栓塞。严重者组织坏死。这些变化类似阿瑟（Arthus）现象。

2. 细菌检查　麻风杆菌涂片检查对麻风的诊断、分型、观察疗效和复发，尤其对实施联合化疗方案非常重要。

（1）皮肤查菌法：多菌型麻风（MB）应查6个部位，少菌型麻风（PB）则查5个部位。取材部位均为眶上、耳垂、颧部及下颌。如有多处皮损则选取2~3处，若仅有1个皮损则分别取皮损的两侧，如无皮损，应加取膝关节上方、腕背或中指背面皮肤。

消毒取材部位后用左手拇指与示指捏紧皮肤，使皮肤呈苍白色，右手持刀切一长约5mm、深2~3mm的切口，用刀尖刮取切口底部和边缘的组织液，立即涂在玻片上呈一圆形薄膜，干燥、固定后抗酸染色并镜检。

（2）鼻黏膜查菌法：取材部位以鼻中隔下部为宜，用刀刮取少量黏膜组织然后涂片、干燥固定，抗酸染色后镜检。

镜检及记录包括细菌数量和细菌形态，前者称细菌密度指数（BI），后者称细菌形态指数（MI）。计算方法如下：1+：100个视野内有1~10个菌；2+：每10个视野内有1~10个菌；3+：每个视野内有1~10个菌；4+：每个视野内有10~100个菌；5+：每个视野内有100~1000个菌；6+：每个视野内细菌数超过1000个。细菌密度指数：各部位查菌“+”数的总和/查菌部位数；细菌形态指数：完整菌数/观察的细菌总数。

由于麻风杆菌在涂片内是随机分布，且涂片未必均匀，应多看一些视野，对阴性涂片至少应查100个视野，3+~6+的涂片至少应查50个视野，以使检查结果具有相对的准确性。

3. 麻风菌素试验　应用最广泛的是粗制麻风菌素试验，此试验的目的是检测患者对麻风菌的防御免疫功能，在瘤型麻风患者中，早期和晚期反应一般均阴性，而在结核样型麻风患者通常均为阳性，界线类麻风介于其间。正常人晚期反应应为阳性，表明机体对麻风的抵抗力高，这对麻风的分类及判断预后有重要的参考价值，但无助于麻风的诊断。

麻风菌素试验方法和结果的判定详见常见的皮肤试验。

4. 组胺试验　是用来测定患者皮损或麻木部位末梢神经功能是否正常的一种方法。试验方法和结果的判定详见常见的皮肤试验。在正常人皮内注射磷酸组织液后可出现三联反应，当三联反应不完整时则表明末梢神经受累。

5. 出汗试验　试验方法和结果的判定详见常见的皮肤试验。正常皮肤及皮损涂以3%～5%碘酊待干后，分别皮内注射毛果芸香碱溶液，立即撒上薄层淀粉，3～5分钟后正常部位淀粉变蓝，表明出汗正常，若汗腺被毁或泌汗神经纤维受累则不出现蓝染。

6. 立毛肌功能试验　试验方法和结果的判定详见常见的皮肤试验。用苦味酸烟碱溶液分别皮内注射于皮损和正常部位，若神经末梢未受损害则立毛肌收缩呈鸡皮样外观，而末梢神经受累则无此现象。

7. 抗麻风杆菌抗体的检测　目前国际上比较常用的是酶联免疫吸附试验。此试验是以从麻风杆菌提取的特异性酚糖脂（PG）作为抗原，用酶标方法检测患者血清中有无抗PG抗体。此方法有较高的特异性。大量检测结果表明，抗PG抗体的效价与患者体内麻风杆菌的数量大致呈正比，且经抗麻风药物治疗后其抗体效价也随之缓慢下降。对评价疗效亦有一定的价值。对麻风家内接触者进行抗PG抗体检测，可望发现发病的高危人群或“亚临床”感染。

8. 麻风杆菌抗原的检测　由于只有麻风杆菌的活菌才能分泌抗原物质并释放入血液中，故麻风杆菌抗原检测的特异性比抗体检测更高。国内曹元华与日本学者和泉真藏对国外建立的免疫斑点实验A进行改进，建立了免疫斑点试验改良法，并采用此方法对麻风患者、麻风家内接触者及麻风患者治疗前后血清内麻风杆菌抗原的动态变化进行了检测，结果表明，血清内麻风杆菌抗原的量与菌负荷呈正比；患者经抗麻风药物治疗后血清中抗原量的下降速度远快于抗体，治疗3个月时抗原量已减少99%以上，而抗体仅下降20%左右。还首次证明麻风家内接触者中有麻风抗原阳性者存在，占6%左右。有学者指出血清中麻风杆菌特异性抗原的量能较好地反映机体内麻风杆菌的活菌量，且较细菌指数和形态指数更可靠，故此方法较抗体检测更特异、准确，可望用于研究麻风潜伏期，发现高危人群，评价治疗效果，发现耐药菌株及抗麻风新药的筛选等，是一个较有应用前景的检测方法。

【诊断标准】　因社会上恐惧和歧视麻风患者的现象还存在，故确定麻风的诊断必须十分慎重。无论是把麻风误诊为非麻风还是把非麻风误诊为麻风，均可造成严重后果。要根据临床症状、抗酸菌及组织病理等检查的结果进行综合分析才能确定诊断。

1. 感觉障碍　这在麻风的诊断上非常重要，因为它是麻风最常见和较早出现的症状。感觉障碍可见于皮损部位，也可见于麻木闭汗区。是否有感觉障碍不能以患者主诉的“麻木”为依据，必须通过温觉、痛觉及触觉等检查来证实，尚需区分感觉障碍是属于末梢型还是根型或中枢型，麻风的感觉障碍属于末梢型。

（1）温觉检查：用2支大小相等的试管，一置冷水，一置热水，用试管底端分别触试正常皮肤和皮损部位，如皮损部位分辨冷热迟钝则为温觉减退，不能分辨冷热，则为温觉丧失。

（2）痛觉检查：用大头针或缝衣针分别刺试正常皮肤和皮损，让患者回答痛还是不痛，如皮损处比正常皮肤刺痛轻，则为痛觉减退，如无刺痛则为痛觉丧失。

（3）触觉检查：用棉絮或羽毛轻触正常皮肤和皮损，并让患者闭眼指出触试部位或回答触试次数，皮损处不如正常皮肤感觉清楚，为触觉减退，如毫无感觉则为触觉丧失。

2. 神经粗大　麻风杆菌具有嗜周围神经的特性，且常侵犯某些特定的周围神经，如耳大神经、尺神经、腓总神经、眶上神经、正中神经、桡神经及胫后神经等。周围神经粗大是一个重要特征，是诊断麻风的重要依据。

3. 查到麻风菌　皮肤内查到麻风菌是诊断麻风的可靠依据。凡疑为麻风者均需查菌。查菌阴性不能排除麻风，如结核样型麻风常规查菌多为阴性。查到了麻风菌通常可诊断为麻风。

4. 组织病理变化　有下列病理改变之一可诊断为麻风：病变中有典型的麻风杆菌和麻风细胞者；神经组织内结核样肉芽组织变化者；神经内查到麻风杆菌者。

必须符合前述4项中2项以上者方可确诊为麻风。如皮损局部有感觉障碍，且同时有周围神经粗大，查菌虽阴性亦可诊断结核样型麻风。如皮损感觉障碍不明显，周围神经也不粗大，但在皮损部位查到麻风杆菌，也可诊断为早期瘤型麻风。

【鉴别诊断】　与麻风皮损相似的皮肤病甚多，主要需与麻风相鉴别的皮肤病有：结节性红斑、寻常狼疮、蕈样肉芽肿、结节病、环状肉芽肿、结节性黄色瘤、白癜风、花斑癣、体癣、固定性药疹、多形性红斑、局限性硬皮病、多发性神经纤维瘤、鱼鳞病及扁平苔藓等。尽管这些皮肤病的皮损有时很难与麻风皮损相区别，但与麻风还是有区别的，最重要区别点是：多数皮肤病有瘙痒等症状，但通常局部无麻木、闭汗，神经不粗大，麻风杆菌检查阴性，组织病理无麻风的相对特异改变。结合病史、体检及上述的一些特殊检查还是可以鉴别的。

因麻风的主要症状之一是感觉障碍，故需与神经系统的一些疾病相鉴别。

1. 股外侧皮神经炎　本病发病的特有部位是股外侧，局部可有麻木、烧灼、紧缩、蚁行或刺痛等异常感觉，但时轻时重，通常无皮损出现，出汗试验一般正常。无肌萎缩和运动障碍及浅神经粗大等。

2. 非麻风性周围神经炎　多由病毒、细菌毒素、营养缺乏、代谢障碍、药物中毒及肿瘤等因素引起。临床表现为肢端对称性感觉障碍，呈手套或袜套样分布，有麻木感、肌力减退、肌肉萎缩、反射减弱或消失及皮肤营养障碍等，但浅表神经不粗大，抗酸菌检查阴性。

3. 增生性神经炎　是一种慢性、进行性周围神经疾患，多有家族史，儿童期发病，肢端呈手套或袜套形麻木或感觉异常，肌力减退，肌肉萎缩、畸形，逐渐向心性发展。病变部位深反射减弱或消失。周围神经明显粗大，常伴有眼和脑脊液的改变。无皮损及其他麻风改变。

4. 脊髓空洞症　本病为先天性脊髓病变，单侧或双侧上肢或胸背部呈节段性、分离性感觉障碍（温觉、痛觉消失而触觉存在）。根据受累的部位和程度可出现肌无力、营养性溃疡、挛缩、坏死、痉挛性麻痹等症状，但组胺试验三联反应完整，出汗试验正常。

尚有一些神经系统的疾病需与麻风鉴别，如进行性肌营养不良症、面神经麻痹、急性感染性多发性神经炎、周围神经损伤、运动神经元疾病等。通过病史、体检、抗酸菌及组织病理检查不难与麻风鉴别。

【治疗】

1. 常规治疗方法　1950年至80年代初，我国主要以氨苯砜（DDS）单一药物治疗麻风。40多年来的经验表明，DDS对麻风的疗效是肯定的。瘤型麻风用标准剂量口服，一般在3～4个月即可杀灭99%的活菌，多菌型麻风经标准剂量治疗2年左右，皮损可基本消退，但皮肤查菌阴转需6～8年，少菌型麻风单用DDS治疗需3～5年才能治愈。由于耐药者不断增加，现该药已不在治疗麻风中单独使用。

2. 联合化疗　我国从1982年起开始试行联合化疗，1987年起已经在全国范围内全面推广使用世界卫生组织推荐的联合化疗（muhidrug therapy，MDT）方案。该方案是：多菌型麻风（LL、BL、BB）或任何一部位皮肤涂片查菌密度≥2+者，利福平0.6g，每月1次，监督口服；氯法齐明（氯苯吩嗪，B663）0.3g，每月1次，监督口服，同时50mg/d自服；DDS 0.1g/d，自服。疗期至少2年或直至皮肤查菌阴转。少菌型麻风（BT、TT、I）或任何一个皮肤涂片查菌密度<2+者，利福平0.6g，每月1次，监督口服；DDS 0.1g/d，自服。疗期为6个月。少菌型麻风的皮损如超过5处，或有3条神经受累，尽管各查菌部位细菌密度<2+，也应按多菌型麻风的联合化疗方案治疗。

3. 新的治疗药物　在麻风的化学治疗中，可选择药物十分有限，迫切需要寻找与现有抗麻风药物作用机制不同的杀菌性药物，以便更有效地治疗患者并防止耐药的发生。现将近年来研究的有望用于麻风治疗的药物（尽管这些药物早已在其他疾病中应用，但尚未用于麻风的治疗）简介如下。

（1）培氟沙星（pefloxacin）：经动物试验和临床初步应用，表明该药对麻风杆菌有抑制或杀菌作用。有人用此药0.4g，2次/日，共24周治疗瘤型麻风，发现治疗1～2个月即有临床进步，表现为皮损浸润消退、结节变平和鼻塞改善，治疗4～6个月时，细菌形态指数已降至基础线。国内亦有学者证实，培氟沙星治疗麻风有较好的疗效，但单用此药治疗瘤型麻风6个月，时间和剂量可能不足，并有产生耐药的可能。

（2）氧氟沙星（ofloxacin）：对革兰阳性和革兰阴性菌均有效，对结核和其他分枝杆菌亦有很强的抗菌作用。其抗麻风杆菌的活性比培氟沙星强。国外有人用氧氟沙星治疗17例瘤型麻风患者，口服0.4g/d，共56天，初步证明其有杀菌作用，治疗22天时约杀灭活菌的90%以上。世界卫生组织正在组织氧氟沙星和利福平联合治疗试验，尚需要时间以进一步证实。

（3）帕氟沙星（sparfloxacin）：Franblau等用此药治疗瘤型麻风患者，首次给药0.4g，此后每日0.2g，共12周，治疗第2周皮损即有进步，症状逐渐好转。治疗4周后皮损活检组织中分离的麻风杆菌即失去活性，提示杀菌迅速，有望成为氟喹诺酮（fluroquinolones）类药物中治疗麻风的首选药物。

（4）米诺环素（minocycline）：是四环素族中唯一具有抗麻风活性的药物，实验研究证明，该药对麻风菌有杀菌作用。临床试验表明，0.1g/d治疗瘤型麻风患者3个月，患者皮损明显消退，麻风杆菌鼠足垫活力测定显示，治疗3个月时所有活菌均被清除，是一个有希望治疗麻风的药物。

（5）克拉霉素（clarithromycin）：近有人用此药治疗瘤型麻风，第一周3g/d，第8～21天1g/d，以后0.5g/d，共12周。结果临床疗效与司氟沙星相似，且耐受性良好，副作用较轻。

另外，尚有罗红霉素及利福平的衍生物等一些药物，尚处于试验研究阶段。

4. 麻风反应的治疗　由于Ⅰ型麻风反应的神经炎常导致神经不可逆的损伤和畸形残疾。Ⅱ型麻风反应除出现结节性红斑外，往往伴发虹膜睫状体炎、神经炎、关节炎、睾丸炎甚至肾损害，可导致失明、畸形等影响患者正常生活的后果，因此，应积极防治麻风反应。

Ⅰ型麻风反应：应首选糖皮质类激素，剂量以泼尼松为例，视反应严重程度30～60mg/d，分3～4次口服，症状控制后逐渐减量至停用；同时可给予雷公藤多苷片30～60mg/d，分3次口服；可同时用非甾体抗炎剂，如吲哚美辛50～75mg/d，分2～3次口服。

Ⅱ型麻风反应：首选沙利度胺（反应停）0.2～0.4g/d，分3次口服，直至症状控制后用50mg～0.1g/d维持至停用。同时给予氯法齐明0.2～0.4g/d，分3次口服，至症状控制后缓慢减量。开始治疗时可并用泼尼松30mg/d，症状控制后逐渐减量至停用。

（吴建兵　曹元华）

第二章　物理性和变态反应性皮肤病

第一节　女性多发的疾病

冻疮（pernio）

冻疮是一种好发于寒冷季节的局部炎症性损伤。多见于女性及儿童。

【病因及发病机制】 本病是长时间处于寒冷环境中，局部皮肤的小动脉受冷而收缩，导致血液供应不畅，组织细胞缺氧受损，继而导致血管壁肌肉松弛而扩张，血管渗透性增加，血浆渗入组织而发病。潮湿和风吹因可以增加热量的传导和对流而诱发本病，而末梢循环较差的人也易患本病，女性因末梢循环普遍比男性差而易患本病。

【临床表现】 本病常发生于初冬、早春季节，隆冬季节反而较少发生。以耳、鼻尖、近端手指、手背、足跟、趾背等部好发。初起表现为单发或多发的紫红色斑块，肿胀，损害界限不明显，压之褪色，解压后红色缓慢恢复。伴有明显瘙痒、烧灼或疼痛感，受热后症状更明显。严重者可有水疱、脓疱或溃疡。愈合后可遗留色素沉着或萎缩性瘢痕。天气转暖后可以自愈，但次年冬季还会复发。

【诊断与鉴别诊断】 根据本病的好发季节及临床表现诊断并不困难。但须与寒冷性多形红斑相鉴别，后者也好发于冬季，但常发于手指远端及手掌面，皮损为多形性，可有红斑、丘疹、丘疱疹等，典型皮损呈靶状红斑。起病较快，病程较短。皮损严重的女性患者还必须排除结缔组织病，尤其是系统性红斑狼疮。Viguier M 等观察了 33 名女性重型冻疮患者，其中 22 例存在免疫学指标异常，其中 8 例确诊为系统性红斑狼疮。

【组织病理】 组织病理可表现为真皮乳头水肿，浅层或深层小血管周围淋巴细胞浸润。部分血管内膜增生致血管壁增厚，血管腔堵塞。部分患者血黏稠度及血冷凝集素升高。

【预防与治疗】

1. 预防 ①注意防寒保暖，穿宽松、防潮的衣服，保证温暖的工作和生活环境；②多参加体育锻炼，促进血液循环，增强御寒能力；③如有慢性贫血等疾病者应同时治疗基础疾病；④入冬宜多食高热量、维生素丰富的食物；⑤一旦受冻不宜即用热水浸泡或烘烤。

2. 局部治疗

（1）侯连兵等用云南白药酊治疗冻疮，每日 3～4 次，1 周内显效，结果 261 例中有效 258 例，无效 3 例，总有效率为 98.9%。

（2）王江军等用治疗烧、烫、灼伤的中成药湿润烧伤膏治疗不同程度的冻疮 85 例，连续 2 周治疗后，痊愈 80 例，有效 4 例，无效 1 例，总有效率 98.8%。

（3）王蕾用辣椒颠茄贴膏（曾用名：辣椒痛可贴）治疗未溃破冻疮，每日 1 次，结果 2～3 次即可痊愈，32 例 30 例全部治愈，2 例复发，经再次使用基本痊愈。

（4）王钺等用多磺酸基黏多糖乳膏（商品名喜辽妥）治疗冻疮，以 1% 维生素 E 乳膏为对照，每日涂药 2 次，10 天为 1 个疗程，1 个疗程后，治疗组治愈率为 90.6%，对照组为 56.6%。田文英等用海普林软膏（含低分子肝素钠、透明质酸钠、皮肤角质软化剂）治疗早期冻疮 62 例，每日 3 次，7～15 天为 1 个疗程，1 疗程后治愈 39 例，显效 10 例，进步 8 例，无效 5 例，总有效率 79%。

（5）卢文兴报道，将 20 mg 山莨菪碱注射液混入 50g 乳膏基质中外涂，每日 4～5 次，1 周为 1 个疗程，治疗 50 例冻疮患者，结果均在 2 周内治愈。

3. 系统治疗

（1）口服硝苯地平 10mg，每日 3 次，维生素 E 0.1g，每日 2 次。

（2）孙增拯等用口服盐酸氟桂利嗪（西比灵）治疗冻疮 67 例，52 例口服烟酸作为对照，结果治愈率分别为 75% 和 27%，有显著统计学差异。

（3）范平用口服地奥心血康治疗冻疮 38 例，2 粒/次，每日 3 次，对照组口服复方丹参片 3 片/次，每日 3 次，共治疗 10 天，两组的有效率分别为 84.21% 和 54.39%，疗效有统计差异。

（4）对末梢循环差者，可用复方丹参或脉络宁注射液 20～40ml 加入低分子右旋糖酐液 500ml 中静滴。

（5）新近贾虹等报告，咪唑斯汀 10mg，每日 1 次，疗效优于二苯环庚啶，且起效快，治愈率高。

4. 物理治疗　可用氦氖激光、红外线照射、音频电疗等。

寒冷性多形红斑（cold erythema multiforme）

也称多形红斑型冻疮，本病是否为一独立疾病尚存争议。有人认为属于冻疮的急性型，也有人认为是多形红斑的一个亚型。但其临床表现和病程转归有独特之处，故仍作为独立疾病加以论述。好发于女性，男女比例约为 1∶1.5，秋冬季节多见。

【病因及发病机制】　本病发病最大病因是寒冷，是一种对寒冷的异常反应，因寒冷潮湿致皮下小动脉收缩，日久血管麻痹扩张，静脉淤血，导致末梢血液循环障碍而发病。也有认为与免疫反应有关，有研究发现，部分患者血 IgG 和循环免疫复合物升高，因此，也有可能是一种免疫性疾病。

【临床表现】　本病好发于暴露部位，如颜面、耳、四肢远端，也可发于臀、腰、踝、膝等部位。典型损害为水肿性红色丘疹和上有水疱的类圆形紫红斑，也可有中央深四周浅的虹膜样红斑，水疱破裂后可有糜烂面，瘙痒可有可无。一般自然病史为 14～21 天，往往随气温降低而加重，至天气完全转暖后才会停止复发。有部分患者可合并冻疮。

【诊断与鉴别诊断】　根据好发于秋冬寒冷季节，好发于面部、四肢远端等暴露部位，皮损为多形红斑样，典型的虹膜样损害等，可以诊断。但应与冻疮及多形红斑鉴别。冻疮常整个冬天持续存在，皮损局限，以暗红色水肿性斑块为主。多形红斑好发于春秋季，病程较短，可有畏寒发热等前驱症状，无末梢循环不良表现。

【组织病理】　可见表皮细胞内及细胞间水肿，海绵形成，局部可有坏死，基底细胞液化，有时表皮下水疱形成。真皮乳头毛细血管扩张，血管周围有以单一核细胞为主的炎症细胞浸润。

【实验室检查】　可有冷球蛋白、冷凝集素阳性，血 IgG 和循环免疫复合物升高，甲皱微循环不良，但以上试验阳性率均不高。

【预防与治疗】

1. 预防　寒冷季节来临之前，做好防寒保暖工作。加强体育锻炼，提高免疫水平。

2. 治疗　本病的局部和系统治疗可参照冻疮的治疗用药。

瘙痒剧烈者可用抗组胺药物，如二苯环庚啶、酮替芬等。文献报告，咪唑斯汀疗效优于其他第二代抗组胺类药物。

皮损严重肿胀、出现水疱、糜烂倾向时，可给予糖皮质激素，如泼尼松 20mg/d，口服 1 周。

冷球蛋白血症性股臀部血管炎
（cryoproteinemia associated with femoro－gluteal cutaneous lesions）

是一种以股臀部皮损为主要表现的冷球蛋白血症或冷纤维蛋白原血症性疾病。本病好发于女性，特别是股臀部肥胖女性多见。通常冬天发病，天气转暖后消退，反复发作。

【病因及发病机制】　本病一般有冷球蛋白血症或冷纤维蛋白原血症等基础疾病。主要与寒冷刺激有关。冷球蛋白症相关者一般为特发型，无内脏损害，病程慢性。部分患者 HbsAg 阳性，推测可能与乙肝病毒隐性感染有关。好发于股臀部是因为该处皮肤温度较低，易导致血冷球蛋白沉淀及激活补体。

【临床表现】　临床可分为 3 型，即多形红斑型、青斑性血管炎型、红斑结节型。多形红斑型表现在股臀部发生黄豆至指头大小、圆形水肿性红斑，中央红色略暗，皮损稍有隆起，日久互相融合，境界较清，分布对称，呈多形红斑样。自觉稍有痒感或触痛。青斑性血管炎型表现为青紫或青褐色网状斑，表面可有糜烂、结痂、脱屑，糜烂处愈合后可遗留浅瘢痕，手足可有雷诺征，自觉疼痛，病程较长。红斑结节型表现为暗紫色至紫红色红斑、结节，有时可融合成斑块，分布对称，手足皮肤呈青紫色。

【组织病理】　表皮基本正常，真皮上部血管扩张，血管壁增厚，内皮细胞肿胀，血管周围淋巴细胞和单核细胞浸润。实验室检查可有抗补体试验阳性，血冷球蛋白值增高，根据抗体一般为 IgG－IgA－IgM 型或 IgG－IgM 型。部分患者 HbsAg 阳性，但肝功能通常正常。伴发冷纤维蛋白原症者冷纤维蛋白原值常可增高，CH50 减少。

【诊断与鉴别诊断】　根据好发部位及临床特征可以诊断。但须与多形红斑、冷球蛋白血症、冻疮、白细胞碎裂性血管炎鉴别。多形红斑好发于手足等部位，少见于股臀部，皮损有特征性的虹膜样红斑，多发于春秋两季。冷球蛋白血症较少发于股臀部，皮损以紫癜、水疱为主，可并发恶性肿瘤。冻疮好发于青年女性，常于严冬季节发病，表现为股臀部外侧对称性浸润性蓝红斑，局部皮温降低，大多同时有手足或面部冻疮，天气转暖后很快消退。

【预防与治疗】

1．预防　关键在于防寒保暖，治疗原发病。

2．治疗　可参照冻疮的局部和系统治疗用药。局部浸润、肿胀严重，有出现坏死及溃疡倾向时，可短期内给予泼尼松 20～30mg/d，并给予雷公藤片 66μg，或雷公藤多苷片 20mg，均每日 3 次口服。亦可口服脉管复康片（脉管炎片）6～8 片，每日 3 次，连用 1～2 周。

冷凝集素综合征（cold agglutinin syndrome）

冷凝集素是一种免疫球蛋白（IgM），分子量约为 100 万，在 4℃以下无须使用任何抗球蛋白血清即可产生凝集，因此得名。冷凝集素综合征是在低温环境下，冷凝集素使红细胞发生交联、凝集，导致肢体末端皮肤微循环障碍及溶血性贫血的一种自身免疫性疾病。本病好发于女性，男女比例约为 1∶2。

【病因及发病机制】　正常人体内也会产生冷凝集素，只是在正常体温下，冷凝集素表现为无活性状态，即使在 4℃时，其效价也不足 1∶64。但在病理状态下，在 30℃甚至 37℃时效价都可以高达 1∶1000 以上。如抗体效价超出正常范围且末梢循环温度低于 37℃，可导致血管内红细胞直接凝集。但没有和补体结合时，不会产生明显溶血。当温度升高后，抗体与红细胞抗原分离，临床症状消失。但在某些情况下，冷凝集素显著升高，当处于低温的时间较长时，大量补体结合于红细胞表面，从而通过补体途径激活单核－吞噬细胞系统，导致红细胞破坏而溶血。

本病大致可以分为三型，多克隆型、感染后型、单克隆型。多克隆型好发于儿童，常与病毒感染有关，有自限性，可自发缓解。感染后型可继发于肺炎支原体感染和传染性单核细胞增多症，治疗原发病可迅速缓解症状。单克隆型病程往往较长，治疗效果也较差，可能与红细胞表面补体浓度很高有关。

近年来，细胞遗传学研究发现，本病与 3 号染色体三体化、12 号染色体三体化及 8 号与 22 号染色体易位 t（8；22）相关，从而认为可能是一种潜在的淋巴增殖性疾病。也有研究发现，单克隆型冷凝集素综合征与编码免疫球蛋白重链的 V4. 34 基因片段有关。

【临床表现】　本病好发于 50 岁以上老年女性，冬季发病，天气转暖后缓解。表现为手指、耳郭、鼻尖、口唇等易受冷部位皮肤苍白、发绀，伴有局部皮肤感觉异常，一般无疼痛，触之有冷感，有雷诺征，但没有苍白及发红现象，且温暖一指不能使其余手指症状缓解，坏疽较为罕见。重症患者可有溶血性贫血及血红蛋白尿，但通常较轻，也可有脾肿大。

【组织病理】 组织病理无特异性。实验室检查可有轻度贫血，白细胞及血小板无异常，间接胆红素和乳酸脱氢酶升高，Coombs 试验阳性。冷凝集试验正常人效价一般在 1∶64 以下，但大多数患者效价会超过 1∶1000。

【诊断与鉴别诊断】 根据临床表现及冷凝集素试验高效价不难确诊。但应与雷诺征相鉴别，雷诺征不一定与寒冷相关，可因精神因素诱发，有苍白与发红交替现象，温暖一指可使其余手指症状缓解，冷凝集素试验阴性。

【预防与治疗】

1. 预防 本病最有效的预防方法是保暖，冬天应少外出，多着衣物。

2. 治疗

（1）首选利妥昔单抗，0.375g/m^2，1 次/周，连用 4 周。利妥昔单抗是 CD20 单克隆抗体，疗效已有循证医学证据支持。

（2）有报道，达那唑 0.2g，每日 2 次，治疗本病有效，但应该注意其雄激素样不良反应，如多毛、声粗、痤疮、乳房缩小等。其他阻止 IgM 合成的药物，如糖皮质激素、烷化剂、硫唑嘌呤、干扰素、嘌呤核苷类似物等，但临床应用发现糖皮质激素和烷化剂的实际治疗效果很差。

（3）对急性加重或需低体温手术者，可以采取血清冷却过滤法治疗。

日晒伤（sunburn）

本病又名晒斑、日光红斑、日光皮炎等，是皮肤对强烈日光照射的一种急性损伤性反应。多见于春末夏初，以暴露部位出现红斑、水肿、水疱为临床特征。症状严重程度往往与照射强弱、皮色深浅、种族差异等有关。本病女性发病稍多于男性，美国最近的流行病学调查女性为 51.8%，男性为 48.2%，同时发现年龄 20 岁左右，收入较高是发病的危险因素。

【病因及发病机制】 本病属于一种光毒性反应，致病光谱主要为 UVB，但 UVA 能加强 UVB 的致红斑效应。UVB 作用于人体皮肤后，被真皮吸收使真皮内多种细胞产生组胺、5－羟色胺、激肽、溶酶体酶、前列腺素等炎症介质，真皮毛细血管扩张，渗透性增加，从而引起红斑反应，其中前列腺素的作用尤为重要。还有研究发现，局部神经阻滞麻醉后，其支配的皮肤区域红斑反应明显减弱，说明在本病发病过程中有神经因素的参与。其他，如辐射强度、皮肤类型、照射部位及生理因素等均是发病的影响因素。

【临床表现】 一般在日晒后 30 分钟至数小时即可出现暴露部位灼痛感、紧绷感，随即出现鲜红色斑，伴水肿，严重者可形成水疱，疱壁紧张发亮，尼氏征阴性，逐渐红斑变暗，疱液吸收，结痂，伴较多脱屑而消退，可遗留色素沉着或色素减退。部分患者日晒面积较大时，可发生全身症状，如畏寒、发热、头痛、恶心，甚至发生休克。病程一般为 1 周左右。有时日晒伤可成为其他疾病的诱因，如多形性日光疹、红斑狼疮、单纯疱疹、日光性荨麻疹、迟发性皮肤卟啉病、多形红斑、白癜风等。

【组织病理】 可见散在的凋亡角质形成细胞，即“晒伤细胞”，胞质呈均匀淡红色，核固缩，表皮可有海绵形成，真皮乳头部水肿，有中性粒细胞浸润。本病无特异性实验室检查。

【诊断与鉴别诊断】 根据日晒史，红斑、水肿、水疱等典型皮损伴灼痛感等可以诊断本病。但须与接触性皮炎、烟酸缺乏症等相鉴别。接触性皮炎和日晒无明显关系，而有接触致敏物病史，无季节性，皮损位于接触处而非日晒处。烟酸缺乏症患者常有酗酒史或营养不良史，皮损常可涉及非暴露部位，可伴发有腹泻、痴呆等消化系统和精神神经系统症状。

【预防与治疗】

1. 预防 预防措施不应单纯防晒，而应该多参加室外体育活动，提高皮肤对日光的耐受性。对耐受性很差的人，应逐渐加强日光暴露强度，正午外出时可使用防光剂，以防 UVB 为主。

2. 治疗 以对症治疗为主，外用可选用炉甘石洗剂、糖皮质激素霜剂，也可使用吲哚美辛酊剂。瘙痒较著者可口服抗组胺药，如二苯环庚啶 2mg，每日 2 次；西替利嗪 10mg，每日 1 次；某些镇静剂，如多虑平 25mg，1～2 次/日。重症者可短期口服糖皮质激素，如泼尼松 20～30mg/d。

光线性扁平苔藓（actinic lichen planus）

光线性扁平苔藓也称热带扁平苔藓、亚热带扁平苔藓、苔藓样黑皮病、环状萎缩性苔藓，是一种长期日光照射后引起的苔藓样皮疹，是扁平苔藓的一种异型。本病好发于暗肤色人群，三十多岁的女性更易发生本病，男女比例约为 1∶2.5。地理分布以中东地区多见，但亚洲其他地区及欧美也常有报道。

【病因及发病机制】 本病的发生主要与日光照射有关，UVB 的作用尤其关键，实验证明，UVB 能很好地复制出光线性扁平苔藓，而 UVA 则不能。也有与营养缺乏、受热、乙肝病毒感染及遗传有关的报道。

【临床表现】 本病于夏季发作，冬季可明显改善甚至消退。皮损好发于面、颈、手背等处，主要表现为环状色素沉着性斑块或斑片，也可表现为密集的针头大小皮色丘疹，皮损继续发展可融合成连环状，境界清楚，表面一般无鳞屑，色素沉着可长期不消退，日晒伤部位可发生同形反应。可有轻微瘙痒或无症状。病程很长。

【组织病理】 与扁平苔藓基本相似，表现为角层变厚，角栓形成，皮损中央棘层萎缩，皮突消失，边缘棘层肥厚，皮突延长，基底细胞液化变性。浅表真皮小血管扩张，有带状浸润淋巴细胞，散在黑素细胞。

【诊断与鉴别诊断】 根据夏季好发，冬季消退，皮损主要位于暴露部位，以及皮损表现形态和特征性病理表现较易作出诊断。主要应与经典型扁平苔藓相鉴别，后者好发于四肢屈侧、躯干及黏膜，暴露部位较少，常有甲受累，病情与季节无关，皮损瘙痒较剧。必须注意，当扁平苔藓样皮损同时发生于暴露部位和非暴露部位时，不应诊断为光化性扁平苔藓。

【预防与治疗】

1. 预防 首先要避免日光照射，夏季应少外出，在室外应使用防晒霜等避光措施。

2. 治疗 强效糖皮质激素，如氯倍他索或倍他米松外用，曲安西龙皮损内注射有一定疗效。氯喹 0.25g，每日 2 次，羟氯喹 0.2g，每日 2 次也有效，但对其疗效评价不一。也有口服阿维 A 配合外用糖皮质激素获得很好疗效的报道。

多形日光疹（polymorphous light eruption）

多形性日光疹（PLE）是一种 20 世纪初期才被认识的光线性皮肤病，是光线性皮肤病中最常见的一种。发病率女性高于男性 2～3 倍，邓丹琪等的研究发现，云南省 PLE 的患病率为 0.65%，男女比例约为 1∶3.8。本病各种族均可发生，但在浅色人种相对较多，在欧美国家的发病率为 10%～20%。地理分布上以温带地区多见，热带和亚热带地区较少。

【病因及发病机制】 本病的发病机制至今仍未完全清楚，主要与遗传、环境、免疫等方面相关。

1. 遗传 有人调查了 23 例 PLE 先证者家谱，发现其一级亲属发病率为 21%，但未发现有单基因遗传模式，推测可能是多基因遗传。也有研究发现，单卵双胎患病一致率为21%，异卵双胎患病一致率为18%。有研究发现本病与HLA－A24、HLA－CW4有相关性，但也有研究未发现本病患者与正常对照组的HLA分型有明显差异。

2. 环境　本病的发生必须由环境因素参与，但实验研究常发现，患者对亚红斑量的自然光敏感，而对人工紫外线不敏感，具体原因尚不清楚。通常认为，UVA在发病中起了主要作用，但也有UVB成功激发皮损的报道。在UVA中，UVA1（340～400nm）可能是发病的主要因素，而UVA2（320～340nm）则可能是拮抗发病的因素，因为有人用实验证明广谱紫外线不能激发皮损的患者，但在滤过了UVA2后激发试验呈阳性。

3. 免疫　本病可能是曝光部位皮肤对光诱导产物的一种迟发性超敏反应，但激发此反应的抗原还不甚清楚。最近有人提出热休克蛋白（HSP）在多形性日光疹发病中起作用，日光通过形成氧自由基诱导表皮角质形成细胞产生HSP，而HSP可作为新抗原激发迟发性超敏反应。研究发现，IL－1、IL－8、ICAM－1在本病患者皮损中明显升高，而这些细胞因子的升高可能与单态氧的氧化作用机制有关。Aubin分析了本病好发于女性的免疫学因素，认为17β雌二醇可以解除紫外线通过抑制性细胞因子，如IL－10等起作用的免疫抑制，从而使女性更易发生对紫外线的敏感。

【临床症状】　本病主要见于春季及夏初，秋季也较常见，盛夏反而少见，偶有因雪地反射日光而致冬季发病者。皮损好发于面部、颈、手背、前臂伸侧等光暴露部位，常在日光暴晒30分钟至数小时后发生，皮损呈多形性，分布对称，伴有明显瘙痒。有的以小丘疹或丘疱疹为主，日久发生湿疹和苔藓样变，也有以大丘疹或红斑水肿为主。但对单个患者来说，一般以单一形态为主，且同一部位皮损类型基本不变，混合型损害罕见。如不继续接受日晒，皮损可在几天内消退，愈后不留瘢痕。本病病程一般较长，可反复发作几个月甚至几十年，许多患者随着发作次数增多，会出现耐受，症状减轻，可能与皮肤的“老化”有关。

【组织病理】　组织学变化可随年龄及病程有所不同。疾病早期，表皮可正常或轻度水肿，局灶性淋巴细胞外渗，真皮血管和附属器周围轻度至中度炎症细胞浸润，浸润细胞多为T辅助细胞，也有少量嗜酸性粒细胞和中性粒细胞。随着病程进展可以出现明显真皮乳头水肿，炎症细胞浸润更为显著，可有轻度基底细胞液化变性，与红斑狼疮病理变化相似。

实验室检查没有很有效的手段，可行光激发试验，但可靠性较差。某些患者可有抗核抗体、抗Ro抗体、抗La抗体阳性，也可有血、尿、粪卟啉阳性。

【诊断与鉴别诊断】　本病的皮损虽无特异性，但通过仔细检查病人，查看皮损的部位是否位于光暴露部位，详细询问病史，了解皮损发生与日照的关系，并结合临床皮损形态可以诊断。本病应与红斑狼疮、红细胞生成性原卟啉病、慢性光化性皮炎、接触性皮炎等相鉴别。

1. 红斑狼疮　发病没有明显季节性，皮损为盘状红斑或丘疹鳞屑性或环状、多环状，具有特征性的免疫学异常。

2. 红细胞生成性原卟啉病　一般幼年发病，潜伏期短，日照后迅速发生皮疹，皮疹为红色水肿性斑片，愈后留有蜡样瘢痕，为常染色体显性遗传病，常有家族史。

3. 慢性光化性皮炎　多发于老年人，病程很长，损害为湿疹样改变，病理可有特征性改变。

4. 接触性皮炎　某些以空气为媒介的接触性皮炎皮疹表现与本病相似，但其常累及上眼睑、鼻下区、颏下区、腕屈侧及肘窝等多形性日光疹的非好发区，且有致敏物接触史而非日光诱发。

【预防与治疗】

1. 预防　首先在于避光，外出时穿长袖衣物，戴宽边遮阳帽，外用广谱防晒霜。

2. 局部治疗

（1）根据皮损的情况，可选择弱至强效糖皮质激素，还可在外用糖皮质激素后再涂抹防晒制剂。

（2）文献报道，0.5%～1%吲哚美辛霜，每日2～3次，疗效满意，但应注意此药物有时出现刺激现象。

3. 系统治疗

（1）抗组胺药：瘙痒剧烈可选用抗组胺药，如二苯环庚啶、羟嗪、西替利嗪、氯雷他定、咪唑斯汀、氯环利嗪等。

（2）维生素类：有报道，口服大剂量维生素B_6和烟酰胺有效，前者每日0.15g，后者每日可达2g，分次服用。也可使用β－胡萝卜素0.18g/d。

（3）糖皮质激素：用于重症患者或发作早期，可以口服泼尼松每日20～30mg，病情控制即减量，逐渐停药。

（4）氯喹：0.25g/d，羟氯喹0.2～0.4g/d，分2次服。有学者认为，抗疟药对大丘疹型疗效较好，对小丘疹型疗效较差。

（5）沙利度胺：0.15～0.3g/d，分2～3次口服，对部分患者有良效。

（6）重症患者可选用雷公藤多苷片20 mg，每日3次。

（7）免疫抑制剂：对顽固性反复发作患者可试用硫唑嘌呤，0.05～0.15g/d，病情控制后减量至25～50mg/d维持，通常在3个月左右症状显著改善。禁用于妊娠期及哺乳期。

（8）紫外线脱敏疗法：近年来研究较多，一般在春天使用1个疗程的PUVA或窄谱中波紫外线进行照射，夏季时规则地暴露于日光下以维持耐受状态，对预防发病有较好的效果。如在治疗时产生皮疹，可外用糖皮质激素控制症状，并继续治疗。

泥螺－日光性皮炎（bullactophoto dermatitis）

泥螺是一种生活在海中的贝壳类生物，属软体动物门腹足纲侧腔目，栖息于海滩潮湿泥土中，以齿舌刮取植物为食，我国沿海较为多见。因其肉质鲜美，营养丰富，不少人都喜欢食用。但因其体内含有卟啉等光感性物质，敏感者食用后，经日光照射可发生光毒性反应。本病好发儿童和青年，女性多于男性。

【病因及发病机制】 泥螺体内含有卟啉等光感性物质，大量进食后此光感性物质在人体内积聚，经日光照射而发生光化学反应，从而致病。

【临床表现】 日光暴露部位，如头、面、手背等处皮肤潮红，弥漫性肿胀发亮，伴丘疹、水疱，疱液澄清或带血，严重者可有糜烂、坏死或溃疡，鼻背及颧部可见淤斑，2周左右可消退，溃疡愈合后遗留萎缩性瘢痕。部分患者可有口唇黏膜水肿、糜烂，有瘙痒和灼痛感。一般无全身症状，但严重者会出现发热、头晕、头痛、腹痛、腹泻、无力、食欲不振等症状。

【组织病理】 病理与植物－日光性皮炎相似，无特异性。实验室检查可见嗜酸性粒细胞增多，血铁增高，血沉加快。有些患者尿卟啉检查可呈阳性。

【诊断与鉴别诊断】 根据患者食用泥螺及日光暴晒史，皮疹多发于暴露部位，以及皮损特点，诊断并不困难。但应与日晒伤、植物－日光性皮炎、光毒性药疹相鉴别。日晒伤无服食泥螺史，可有皮肤红肿及水疱，但无淤斑。植物日光性皮炎和光毒性药疹分别有明确进食光感性植物和药物史，但无食用泥螺史，可资鉴别。

【预防与治疗】

1. 预防 首先应加强宣传教育，避免过量食用泥螺，不食泥螺内脏，一旦食用后应避免日晒。

2. 治疗 硼酸溶液局部冷湿敷，糜烂溃疡处可外用氧化锌油及抗生素软膏，如莫西罗星和夫西地酸等。

可选用第二代抗组胺制剂口服，严重者可短期口服糖皮质激素，如泼尼松 0.3～0.5mg/(kg·d)，并给予雷公藤片 66μg，或雷公藤多苷片 20mg，均每日 3 次口服。

植物－日光性皮炎（phytophoto dermatitis）

植物－日光性皮炎是服食或接触光感性植物后再接受日光暴晒而引起的一种急性光毒性炎症反应。以 20～40 岁女性好发，男女之比约为 1:4，多发于春夏季。

【病因及发病机制】 本病主要以特异性体质为内因，食用或接触光感性植物以及接受日光照射为外因共同作用而致病，但确切的发病机制尚未完全清楚。引起本病的光感性植物主要属伞形科、芸香科、十字花科、菊科、藜科、豆科、桑科以及真菌类等。伞形科有芹菜、欧防风、胡萝卜、香菜、茴香等；芸香科有柠檬、柑橘、佛手等；十字花科有油菜、芥菜等；菊科有野菊、黄花蒿、欧蓍草等；藜科有灰菜、甜菜等；豆科有紫云英等；桑科有无花果等；真菌类有蘑菇、木耳、香菇等。光感性植物中最重要的光敏物质是呋喃香豆素。致病光谱主要是 UVA（320～400nm），可能是植物中的光敏化合物吸收光能后发生化学变化，导致氧自由基形成，从而造成细胞损伤。

【临床表现】 一般在进食光感性植物后不久，颜面、颈、手等光暴露部位出现红斑、水肿、水疱，严重者可有大疱、血疱，患处皮肤紧张发亮，有灼痛感。如为补骨脂素引起，可延至 24～48 小时后发病。发生于面部者可有双侧眼睑肿胀，甚者眼不能张开，口唇外翻，张口受限。病程一般 1 周左右，严重者可为 2～3 周。之后水疱吸收，红肿消退而痊愈，但可遗留色素沉着，需数月方消退。皮损面积大时，可有发热、头晕、乏力、呕吐、腹泻等全身症状。

【组织病理】 可有表皮细胞间水肿，有时可形成表皮内或表皮下疱。真皮也有水肿，毛细血管扩张，可见红细胞外溢，炎症细胞浸润。实验室检查常有白细胞增多，嗜酸性粒细胞比例增加，可有尿蛋白和尿卟啉阳性。

【诊断与鉴别诊断】 根据明确的光感性植物接触或食用史，日光暴晒史，以及暴露部位的特征性皮损，或伴有全身症状等可以确诊。但应与接触性皮炎、肿胀性红斑狼疮相鉴别。

1. 接触性皮炎 有明确的致敏物接触史，皮疹常局限于接触部位而非曝光部位，与性别关系不明显，没有明显的季节性。

2. 肿胀性红斑狼疮 病程较长，没有光感性植物接触史，多伴有其他系统症状，免疫学指标有特征性改变。

【预防与治疗】

1. 预防 本病预防重在避免进食或接触光感性植物，防止日光暴晒。

2. 局部治疗 外用可行对症处理。急性期无渗液皮损可予炉甘石洗剂外搽，痒感明显可外用含酚的炉甘石洗剂，4～5 次/日。急性期有渗液时可用 1:20 醋酸铝溶液或 3% 硼酸溶液冷湿敷，配合使用氧化锌油。

皮损干燥后可用糖皮质激素霜剂，2～3 次/日外搽，如仍有少量渗液可联用依沙吖啶糊剂或氧化锌糊剂。慢性期可外用糖皮质激素软膏。

3. 特需治疗

（1）促进排泄：可予利尿剂，如螺内酯 50mg，2 次/日。

（2）维生素：可给予大剂量维生素 C 口服或静注，或口服烟酰胺 0.2～0.3g，每日 3 次。

（3）抗组胺药：瘙痒灼痛明显者可口服抗组胺药，如二苯环庚啶 2mg，2 次/日，西替利嗪 10mg，1 次/日，咪唑斯汀 10mg，1 次/日。

（4）糖皮质激素：严重者可短期口服泼尼松 0.3～0.5mg/(kg·d)。

光线性痒疹（actinic prurigo）

光线性痒疹是一种发生于光暴露部位的以慢性、瘙痒性丘疹，结节为特征的一种疾病。又称夏令痒疹或 Hutchinson 夏令痒疹，好发于美洲混血人种，女性多见，男女比例约为 1∶2。一般儿童期发病，到青春期多可自发缓解。

【病因及发病机制】 患者病情往往于春夏季加重，提示本病主要是日光照射引起。研究发现，大多数患者皮肤对紫外线，特别是 UVA 存在异常反应。因曾用日光模拟器作用于光线性痒疹患者后激发出多形日光疹样皮损，临床常发现光线性痒疹与多形日光疹可相互转化，而且早期皮损中真皮浅层血管周围单一核细胞浸润的表现和多形日光疹相似，故被认为是多形日光疹的异型，是一种迟发型超敏反应。有研究发现本病与遗传有关，80%～90%的患者 HLA－DR4 阳性，而正常人群组阳性率仅为 30%。而其亚型 HLA－DRB1＊0407 在本病患者中阳性为 60%（正常人群仅为 6%）。因此有人推测，上述 HLA 阳性患者易由多形日光疹转化为光线性痒疹。二者之间的确切关系还有待进一步研究。

【临床表现】 本病一般从儿童期 4～5 岁开始发病，病程慢性，春夏季皮损加重，入冬缓解甚至消失。15%～50%患者有家族史，10%患者有特应性家族史。皮损多发于面部手背等日光暴露区，表现为脱屑性丘疹、结节，搔抓后可有渗出、结痂，日久有湿疹化及苔藓化。也常有口唇及结膜累及，引发唇炎及翼状胬肉。

【组织病理】 长期以来，光线性痒疹的病理变化被认为没有特异性。但近年来研究认为其病理表现仍具一定特征。主要表现为角化过度或角化不全，棘层规则肥厚，基层增厚，真皮浅层血管周围致密淋巴细胞浸润，无弹性纤维溶解，不累及真皮中下层和皮肤附属器。溃疡处可以看到淋巴滤泡，采用免疫过氧化物酶或免疫磷酸酶染色可以发现滤泡主要由 $CD45^+$、$IL2^+$T 细胞和 $CD20^+$B 细胞组成，此外真皮乳头部有大量嗜酸细胞和 IgG、IgM、C3 细胞外沉积。

【诊断与鉴别诊断】 根据本病儿童起病，女性多见，皮损多见于光暴露区域，以丘疹、结节为主，夏季加重，冬季缓解等特点可以诊断。但需要与多形性日光疹、慢性光化性皮炎及伴光敏的特应性皮炎相鉴别。

1. 多形性日光疹　可表现为每年复发，加重，完全缓解交替，病程较短，组织病理无淋巴样滤泡。

2. 慢性光化性皮炎　好发于老年人，日照部位出现红斑、丘疹、苔藓样斑块，可对多种光敏物存在接触过敏，组织病理可见不规则单一核细胞呈淋巴瘤样浸润。

3. 伴光敏的特应性皮炎　临床表现与光线性痒疹很相似，但有明确的特应性家族史，发病更早，伴有干皮症，外用糖皮质激素及润肤剂疗效好等可以鉴别。

【预防与治疗】

1. 预防　首先还是应避免日晒，外出应穿戴避光衣物，外用广谱防晒霜。

2. 治疗

（1）沙利度胺：是治疗本病最有效的药物，而且可用于治疗性诊断。首次剂量为 0.1～0.2g/d，控制症状后逐渐减量，甚至有的患者 25mg/w 也可控制病情，但仍须注意其致畸、外周神经炎等不良反应，妊娠期和哺乳期绝对禁用。

（2）糖皮质激素：急性期皮损较严重者可配合使用泼尼松 20～30mg/d，病情控制后逐渐减量，直至停用。

（3）抗生素：给予红霉素 0.25g，4 次/日，或四环素 0.25g，4 次/日口服，对有些患者也有效。

（4）抗组胺药：主要用于控制瘙痒，视情况可选用第一代或第二代抗组胺药。

（5）抗疟药：虽然治疗多形性日光疹很有疗效，但治疗光线性痒疹疗效较差。

日光性荨麻疹（solar urticaria）

日光性荨麻疹又称光源性荨麻疹，是一种紫外线或可见光照射后皮肤起风团为特征的疾病，比较少见，可严重影响生活质量，重者甚至会导致死亡。本病的发生没有明显的种族和地理差异，30～40年龄段的女性好发，初发年龄一般不会超过60岁。有调查发现，患者中女性约占59%，男性为41%，但据Harber等报告，女性患者约为男性的3倍。

【病因及发病机制】 日光性荨麻疹是由皮肤或循环中光变应原激发的一种速发型Ⅰ型超敏反应。它的发病机制可以有两种类型：Ⅰ型是由患者体内产生的特异性光变应原激发的IgE介导超敏反应，Ⅱ型是由患者和正常人体内都存在的非特异性光变应原激发的IgE介导超敏反应。两型的变应原不同，作用光谱也有差异，Ⅰ型光变应原分子量在25～34kD之间，作用光谱为可见光，Ⅱ型光变应原分子量在25～1000kD之间，作用光谱范围较大且可变。虽然日光性荨麻疹患者皮损中常有肥大细胞脱颗粒，释放组胺，但单纯抗组胺治疗效果不太理想，因此认为，中性粒细胞和嗜酸细胞趋化因子在发病机制中也起着重要作用。其可能机制是血清因子在光照后成为光变应原，与肥大细胞表面抗体结合使其脱颗粒，释放组胺，导致中性粒细胞和嗜酸细胞募集，嗜酸细胞主要碱性蛋白（MBP）在组织中沉积，进一步放大了炎症效应，导致风团形成。

【临床表现】 一般在日光照射后数分钟即可出现皮损，极少数患者可在数小时后才出现风团。皮损好发于颈前V区和上臂，初起有瘙痒和烧灼感，随即出现红斑、风团。如果暴露时间较短，可以只出现红斑而无风团。数小时后风团可完全消退，不留任何痕迹。但如果日光照射面积较大，时间较长，可以出现头晕、嗜睡、气喘、呼吸困难甚至虚脱等全身症状。

颜面、手背等光暴露部位不易发生皮损，可能是耐受性增加所致。夏天衣着较少时，日光可透过衣服激发皮损。对可见光敏感的患者，室内的灯光有时也可致病。

【组织病理】 表现与一般荨麻疹相似。可见真皮中上部水肿，轻至中度血管周围中性粒细胞和单一核细胞浸润，偶可见嗜酸细胞。在迟发而持续时间较长的患者皮损中可见白细胞碎裂性血管炎改变，如中性粒细胞浸润、核尘、内皮细胞肿胀。

日光性荨麻疹往往需要光试验来确诊，如有可能应测试患者发病的精确作用光谱，但事实上由于不同波段光线之间会相互干扰，往往很难精确测定。通常日光性荨麻疹是由UVA和可见光激发，由UVB激发很少。最常用的方法是用氙灯配合单色仪测定不同波段的最小荨麻疹量（MUD），可马上获得结果，也可以6个小时或24小时后读取。阳性反应为清晰可见的瘙痒性红斑。如果没有氙灯、单色仪，也可用日光模拟器、UVA或UVB灯管代替。必须注意，如果是阴性结果不能排除诊断，必须继续做激发试验，只有当激发试验也为阴性时，方能排除本病的诊断。

【诊断与鉴别诊断】 根据患者的病史，典型风团样损害，光试验阳性等可以确诊。不典型患者可行卟啉生化测定和免疫学检查以排除卟啉病、红斑狼疮、多形日光疹等。主要应与局部热性荨麻疹及胆碱能性荨麻疹早期相鉴别，但病史的明显差异有助于鉴别。

【预防与治疗】

1. 预防　本病无特效疗法，因此，强调防护非常重要，应尽可能避光，外出应用对UVA和UVB均有防护作用的防晒霜。

2. 治疗

（1）H_1受体阻断剂：为治疗首选，而H_2受体阻断剂几乎无效，可选用西替利嗪10mg/d，咪唑斯汀 10mg/d，非索非那定 60mg，每日 3 次，或多塞平 75mg/d。

（2）抗疟药：可予氯喹 0.25g，2 次/日，或羟氯喹 0.2g，2 次/日，有较好疗效。

（3）利血平：0.5mg/d，也有一定疗效。

（4）光疗：人工光源小剂量反复照射法或光化学疗法可诱导耐受，对本病的治疗也有效。光化学疗法对诱导耐受效果更好，但其作用机制目前尚不太明确。

（5）血浆置换疗法：可配合 PUVA 治疗，有很好的疗效，但疗效维持时间较短。

季节性接触性皮炎（seasonal contact dermatitis）

本病是一种特殊的面部接触性皮炎，主要与花粉的接触变态反应有关，有明显的季节性，春秋季好发，女性的发病率高于男性。

【病因及发病机制】 本病主要与花粉的接触变态反应有关，但其发病机制与经典变应性接触性皮炎有所不同。有研究发现，季节性接触性皮炎患者血清总 IgE 水平、花粉变应原特异性 IgE 水平及 IL－4 水平均高于非季节性接触性皮炎患者，在花粉变应原斑贴试验阳性的组织中发现 IgE^{+} 细胞的存在，从而认为季节性接触性皮炎与 IgE 介导的皮肤迟发相反应有关。还有研究发现，季节性接触性皮炎患者血淋巴细胞表达 CCR 的能力减弱，同时血单核细胞在 PHA 刺激下合成 IL－10 减少，进一步提示患者淋巴细胞向 Th1 方向分化能力减弱以及对炎症的自身调节能力下降，这也是本病容易反复发作的一个原因。

【临床表现】 好发于春、秋季节，每年都可发生，有时也可自行消退。皮疹好发于面颈部，一般不累及非暴露部位。皮损形态多样，轻者表现为单纯的眶周或颈部红斑，炎症反应不明显；也可表现为面颈部轻度隆起性红斑，其上可有粟粒大小丘疹，稍有水肿；严重者可有湿疹化，表现为红斑、丘疹、渗出，日久可有轻度苔藓化，上有少许鳞屑，可伴有轻重不等的瘙痒。少数患者可有哮喘、过敏性鼻炎等特应性病史。

【组织病理及实验室检查】 组织病理与接触性皮炎相似。实验室检查可有血清总 IgE 及特异性 IgE 水平增高，CCR5 和 IL－10 水平下降，花粉斑贴试验常可阳性。

【诊断与鉴别诊断】 根据每年春秋季发病，无外界致敏物接触史，表现为面颈部等暴露部位轻度水肿性红斑、丘疹，血清 IgE 水平升高，花粉斑贴试验阳性等可以诊断。需与多形性日光疹和化妆品皮炎鉴别。

1. 多形性日光疹　本病也多见于青年女性，春秋季好发，但皮损形态呈多形性，皮损范围较大，严重者可蔓延至非暴露部位，反复发作后可有明显的苔藓化样变，光斑贴试验阴性。

2. 化妆品皮炎　有明确的化妆品使用史，皮疹多见于眶周、颊部、口周等部位，境界清楚，停用可疑化妆品后皮损不再发作等特点。

【预防与治疗】

1. 预防　主要在好发季节减少外出，避免去公园、森林等场所游玩。

2. 局部治疗　急性期无渗液皮损可予炉甘石洗剂外搽，亦可短期外用弱至中效糖皮质激素霜剂。有渗液时可用 3% 硼酸溶液或依沙吖啶溶液冷湿敷，有轻微糜烂者可外用氧化锌油、依沙吖啶糊剂或氧化锌糊剂。慢性期可外用糖皮质激素软膏制剂。

3. 系统治疗　瘙痒明显者可用抗组胺药，如二苯环庚啶 2mg，2 次/日，西替利嗪 10mg/d，咪唑斯汀 10mg/d 等。皮疹严重者可短期口服或静滴糖皮质激素，治疗剂量相当于泼尼松 0.3～0.5mg/（kg·d）。

足跟淤斑（black heel）

又称黑踵或黑趾，于1962年由法国学者首报，多见于体健的青年人，女性显著多于男性，主要临床特征是足跟部无症状的丛集黑色斑点。

【病因及发病机制】 确切病因目前尚未完全明了，可能与局部皮肤受摩擦而导致损伤有关，在许多球类运动员中，经常发生球鞋与足跟的摩擦，使真皮浅层毛细血管破裂、出血，血红蛋白通过表皮的代谢而排出，形成蓝黑色斑点。这也是本病多在学校中较为流行的原因。也有人认为，本病是青春期血小板减少性紫癜所致出血综合征的一部分。

【临床表现】 损害通常位于单侧或双侧足跟的角化过度边缘上方，也可见于趾部，但跖部罕见。表现为密集的蓝黑色色素沉着斑点，境界不清，压之不褪色，可融合成片。通常无自觉症状，有时运动时可有轻痛。

【组织病理】 表皮角质层内可见汗腺管腔结构呈囊性扩张，显示有无定形黄褐色物质聚集，真皮乳头层可有红细胞外渗，此种黄褐色物质过氧化酶和联苯胺染色阳性，而Peri染色阴性，证明其来自于血红蛋白。

【诊断与鉴别诊断】 根据好发于青少年，足跟处群集的蓝黑色斑点，有典型的病理表现，Peri染色阴性可以确诊。需与恶性黑素瘤相鉴别，恶性黑素瘤皮疹一般为结节样，可迅速增大，表面可有破溃，可以有全身播散，病理检查可见真皮内有异型性黑素细胞，有明显的核分裂，不难鉴别。

【预防与治疗】

1. 预防　重在保护皮肤，穿宽松的鞋，避免剧烈摩擦，必要时应暂停运动。

2. 治疗　通常不需特殊处理，让其慢慢自然吸收即可。也可外用肝素衍生物制剂，如喜辽妥、海普林软膏，以加快淤斑吸收。

足跟压力性疼痛性丘疹（painful piezogenic pedal papules）

又称疼痛性脂肪疝形成（painful fat herniation），1968年由Shelley等首次报道。因其表现为丘疹样损害，伴疼痛，且与局部受压有关，故得此名。本病好发于成年女性，可能与女性皮下筋膜较为薄弱有关。

【病因及发病机制】 可能是长期站立而致足跟处皮下脂肪及血管神经疝入真皮而形成丘疹样皮损，局部血管和神经缺血缺氧导致疼痛。同时也与真皮胶原纤维和弹性纤维发生损伤变性有关。

【临床表现】 损害常表现为足跟后或内外侧出现数十至几十个皮肤色丘疹，每个丘疹大小约数毫米，足跟部呈鹅卵石路样外观，局部可有疼痛和压痛，以负重和行走时为甚，足跟解除压力后丘疹及疼痛均可自发缓解。

【组织病理】 显示表皮变厚，角化过度，真皮层也增厚，皮下脂肪小叶上移突出，而连接脂肪小叶的小梁明显减少。多无坏死、水肿等炎症变化，血管也无异常。

【诊断与鉴别诊断】 患者有长期站立史，且多在负重和久立后发作，并有典型的疼痛性丘疹，根据上述情况可以诊断。但须与平滑肌瘤和多发性脂囊瘤相鉴别。

1. 平滑肌瘤　多发性损害者多见于男性，皮损表现为隆起的实性结节，常在寒冷或局部刺激下发生疼痛，和体位关系不大。

2. 多发性脂囊瘤　也以男性为多，好发于前胸及面颈部而并非负重或受压部，刺破皮损可挤出油脂样物质，常无自觉症状。

【预防与治疗】

1. 预防　主要在于避免长久站立，适当减轻体重，行走时将负重前移也有帮助，穿高跟鞋可缓解症状。

2. 治疗　本病无特效疗法，有报道局部电针治疗15分钟，每周1次，连续2周有较好疗效，也可用弹力绷带包扎缓解症状，如保守治疗无效且疼痛剧烈者，可考虑手术治疗以纠正筋膜缺陷。

第二节　性别差异不明显的疾病

外源性光感性皮炎（exogenous photosensitizing dermatitis）

本病是由于机体与光感性物质接触后并接受光线照射，产生皮肤毒性反应或变态反应，统称为外源性光感性皮炎。根据光感性物质进入人体的途径不同，可分为光接触性皮炎和光线性药疹；根据作用于皮肤的机制不同，又可分为光毒性皮炎和光变态反应性皮炎。发病率男女大致相当。

【病因及发病机制】　本病是由于皮肤接触光敏物质或内服光感性药物而发病。光毒性皮炎的发病是由于处于基态的光敏剂吸收光能后跃迁为激发态，处于激发态的光敏剂分子通过氧依赖途径生成各种自由基，从而损伤细胞。也可以通过生成稳定的光产物，结合DNA等底物以及产生各种炎症介质引起组织损伤。光变态反应是由光敏剂和光线共同参与的Ⅳ型变态反应，处于激发态的光敏剂分子返回基态，释放能量，在此过程中，该分子可与载体蛋白结合，成为完整抗原，从而引发Ⅳ型变态反应。能引发光毒性皮炎的物质，外用药物主要有呋喃香豆素类、焦油类，口服药物则较多，包括抗焦虑药、抗抑郁药、抗肿瘤药、抗真菌药、抗生素、抗疟药、心脏病药物、利尿剂、降糖药、非甾体类抗炎药、染色剂、呋喃香豆素类以及维A酸类等。能引发光变态反应物质，外用主要有遮光剂、香料、抗生素、抗真菌药等，口服的主要有利尿剂、抗生素及非甾体类抗炎药等。

【临床表现】　光毒性皮炎通常在暴露于光毒性物质及日光后几小时内发生，前额、鼻、颈胸V形区、手背等光暴露部位红斑、水肿，严重者可有水疱、大疱，伴有烧灼或刺痛感，非曝光部位不受累。但补骨脂素引起的光毒性反应可晚至24小时才出现，48～72小时达到高峰。皮损消退后遗留色素沉着可长达几个月。也可引发甲剥离、毛细血管扩张等其他症状。

光变态反应性皮炎在接触光敏物质并接受日光照射后24～48小时后发生，表现为瘙痒性湿疹样皮损，临床类似一般的接触性皮炎，初发可局限于光暴露部位，并逐渐扩展至非暴露部位，消退后很少遗留色素沉着。

【组织病理】　光毒性皮炎可有明显的角质形成细胞坏死，严重者甚至表皮坏死，表皮海绵形成，真皮水肿，伴淋巴细胞、中性粒细胞和巨噬细胞浸润。光变态反应性皮炎病理表现与接触性皮炎类似，可有表皮海绵形成，真皮单一核细胞浸润。

实验室检查可行光斑贴试验。将可疑物质分为二份，分别放置背部或腹部二侧，24小时后除去试验物，一处以物遮盖作为对照，另一处用UVA照射，24、48、72小时读取结果，将照射部位与遮盖侧比较。如二处均为阴性则既无接触过敏也无光过敏，如只有照射部位阳性，则为光接触过敏，如二处阳性程度一致，则为接触过敏，若照射处阳性程度大于非照射处，则兼有接触过敏和光过敏。

【诊断与鉴别诊断】　光毒性皮炎可通过详细询问病史，明确接触或服用光毒性物质史，以及曝光部位的典型皮损，通常可以作出明确诊断。光变态反应性皮炎可通过观察皮损主要分布于曝光部位，明确的接触或服用光敏物质史，光斑贴试验阳性等作出诊断。

主要与多形性日光疹、接触性皮炎，药疹、红细胞生成性原卟啉病相鉴别。

1．多形性日光疹　病程较长，常易复发，无光感物质接触史，光斑贴试验阴性。

2．接触性皮炎　与日光照射及用药无关，而有明确的刺激物品接触史。

3．药疹　虽有用药史，但所发生皮疹部位不一定在曝光部位，与光线照射无明确关系。

4．红细胞生成性原卟啉病　多见于儿童，可有血卟啉增加，荧光红细胞及光溶血试验阳性。

【预防与治疗】

1．预防　应立即停止接触或内服光毒性或光敏性物质，避光，使用广谱防光剂。光毒性皮炎可以在1周内缓解，而光变态反应性皮炎则需要3周以上。

2．治疗

（1）光毒性皮炎：可内服抗组胺药物，如二苯环庚啶、西替利嗪、咪唑斯汀等。局部可予3%硼酸溶液冷湿敷，外用糖皮质激素软膏。除非症状非常严重，一般不主张系统使用糖皮质激素。慢性顽固者可口服泼尼松15～30mg/d，2周为1个疗程。需要长期维持用药者可配合使用免疫抑制剂，首选硫唑嘌呤，0.15g/d。也有使用环孢素、IFN－α、霉酚酸酯有效的报道。

（2）光变态反应性皮炎：可以内服及外用糖皮质激素，还可采用PUVA与口服激素联合治疗。对慢性者，长期外用糖皮质激素应注意局部不良反应的发生，有报道他克莫司及匹美克莫司也有较好效果，此类非激素药物可能更适用于慢性患者。

种痘样水疱病（hydroa vacciniforme）

种痘样水疱病也称痘疮样水疱病，是一种少见的特发性光线性皮肤病，表现为日光照射后产生水疱、结痂，愈合后可遗留瘢痕。本病由Bazin在1862年首报，好发于儿童，但也有20岁才发病的报道，有报道（安德鲁斯皮肤病学）认为本病好发于女性，但多数观点及临床报道都显示男性多于女性。女性发病常早于男性，但症状持续时间要短于男性。

【病因及发病机制】　本病多由日光照射引起，但具体发病机制尚未完全明了，目前主要有两种假说：①遗传假说：推测其是一种先天性的代谢异常性疾病，且对日光敏感性增高，已经有兄妹同患此病的报道；②病毒感染假说：近年来研究较多，主要是EB病毒，有研究发现，在大多数患者皮损组织内可分离出EB病毒RNA和EB病毒感染的细胞，可能是EB病毒感染NK/T细胞，导致机体免疫功能紊乱所致，但其具体作用机制还有待进一步探讨。

【临床表现】　皮损主要位于光暴露部位，尤其是颊、鼻背、额、耳郭上缘、下唇、手足背等处，皮损初起为红斑、丘疹，很快出现水疱，水疱中央有脐凹，周围有红晕，数天后干燥、结痂，局部可有坏死。痂皮脱落后可形成凹陷性瘢痕。严重者可致器官残毁。

本病一般春夏季加重，冬天好转甚至痊愈，反复发作，发病前常有患处瘙痒或灼痛感，发热、头痛等全身症状较为少见，有伴脱发和甲变形的病例报道。到青春期后常可自愈。但值得注意的是，本病常有转化为血液系统恶性肿瘤的倾向，特别是与EB病毒相关的患者，更应密切随访。

【组织病理】　特征性改变可见表皮细胞内及细胞间水肿，显著网状变性，水疱形成，最终导致大片表皮坏死，疱液中含纤维蛋白和炎症细胞，真皮血管周围显著淋巴细胞、组织细胞和中性细胞浸润，但没有血管炎改变。局部浅表真皮可有轻度坏死。

【诊断与鉴别诊断】　根据日光暴露部位发生红斑、水疱、结痂、坏死及遗留凹陷性瘢痕等特征性皮损，结合幼年发病病史，日晒后加重等，诊断并不困难。但应与红细胞生成性原卟啉病、多形性日光疹、光线性痒疹、Hartnup 病等相鉴别。

1. 红细胞生成性原卟啉病　临床症状较重，病程长者可有面部多毛，口周放射状萎缩纹等，且卟啉试验阳性。

2. 丘疱疹型多形性日光疹　发病较晚，好发于女性，且愈后不留瘢痕。

3. 光线性痒疹　多见于女性，皮疹较广泛，可见于面颈、四肢、臀部等处，皮损以丘疹、小结节为主，愈后无瘢痕。

4. Hartnup 病　并非以水疱为主要表现，皮损与烟酸缺乏病相似，可有小脑共济失调，可有氨基酸尿。

【预防与治疗】　在春夏好发季节应避免直接暴露于日光下，外出应使用防晒霜，有报道口服深海鱼油可提高皮肤对紫外线的耐受性。

治疗：外用可予炉甘石洗剂保护止痒，也可外用弱至中效糖皮质激素霜剂。

口服可以选择抗疟药，如羟氯喹，0.1g，每日 2～4 次，但其临床价值还有待进一步验证。β 胡萝卜素、烟酰胺、氨苯砜等均有一定疗效，亦可试用。对出现水疱及坏死性皮损的患者可短期口服泼尼松 0.3～0.5mg/(kg·d)。

预防性 UVB 或 PUVA 照射也有效，但须密切观察以防病情恶化。

光线性肉芽肿（actinic granuloma）

本病又名环状弹性纤维溶解性肉芽肿，1975 年由 O'Brien 首次报道，认为是长期遭受日光暴晒引起的一种肉芽肿疾病。但后来有人提出质疑，认为本病不是一种独立疾病，而是环状肉芽肿的一种亚型。但 McGrae（1986）、Ibrahim A（2002）的研究发现，本病与环状肉芽肿在临床表现、组织病理及免疫组化等方面都有显著差异，证明了本病是一种独立疾病。本病男女发病率相当，好发于热带、亚热带地区。

【病因及发病机制】　确切的发病机制还不十分清楚，但发病肯定与日光暴晒有关，可能是暴露部位皮肤弹性纤维受日光照射后发生变性后，作为自身抗原引发自身免疫反应而致病。

【临床表现】　本病好发于面颈等日光暴露部位，初起一般为单个或群集针尖至粟粒大小丘疹，可为正常肤色至淡红色。皮损逐渐扩大，形成斑块，中央凹陷呈环形或不规则形，边缘光滑隆起，皮损直径一般为 0.5～4cm，质地较韧，有浸润感，基本无鳞屑。环中央可为正常皮色或灰白色，可有萎缩，相邻皮损可呈线状排列或融合成连环状。皮损可持续数月至数年，常此伏彼起，迁延难愈，消退后不留痕迹或遗留色素减退。一般无自觉症状。

【组织病理】　皮疹初起时，表皮正常，日久发生萎缩。真皮上层有大量卷曲变形的粗大弹性纤维，皮损隆起处可见异物巨细胞和组织细胞浸润，巨噬细胞内有被吞噬的变性弹性纤维。血管周围有较多单一核细胞浸润，大多为 $CD4^{+}$ Th 细胞。本病无其他特异性实验室检查。

【诊断与鉴别诊断】　根据有长期日光暴晒史，发于面颈部等暴露部位，特征性的环状斑块和病理组织象可作出明确诊断。但应与环状肉芽肿、结节病、类脂质渐进性坏死相鉴别。

1. 环状肉芽肿　可发生全身任何部位，组织病理可以更好地予以鉴别，通常光线性肉芽肿环的中心区域完全缺失弹性纤维，多核巨细胞数量较多，没有黏蛋白沉积。

2. 结节病　多伴眼、骨骼及肺等内脏病变，组织病理无弹性纤维溶解及吞噬变性弹性纤维的多核巨细胞。

3. 类脂质渐进性坏死　好发于小腿伸侧，有毛细血管扩张，皮损色较深，组织病理有坏死改变。

【预防与治疗】　预防主要在于避免长时间日光暴晒，必要时应用防晒霜。

1. 局部治疗　皮损局限者可外用强至超强效糖皮质激素，亦可用曲安西龙局部皮损内注射。

2. 系统治疗

（1）抗疟药：氯喹 0.25g/d，分 2 次服。皮损控制后可减量为 0.125g/d。

（2）维 A 酸类：Stefanaki 等予阿维 A 25mg/d，连续 2 个月治疗 1 例患者，获得明显的疗效。

（3）免疫抑制剂：有环孢素、甲氨蝶呤口服治疗有效的报道。

着色性干皮病（xeroderma pigmentosum）

着色性干皮病由 Kaposi M 等首先命名，是一种少见的常染色体隐性遗传的遗传病。以光敏，光暴露部位大量色素沉着斑，日久发生癌变为特征。发病率为 1/100 万～1/10 万，男女比例大致相当。

【病因及发病机制】　本病的发生主要与核酸的剪切修复障碍有关，日光中的中波紫外线作用于皮肤以后，可直接或间接作用于 DNA，合成环丁烷嘧啶二聚体（CPD）和 6－4 光产物（6－4PP），通常细胞可以通过核酸剪切修复（NER）功能进行修补，清除 CPD 和 6－4PP。但着色性干皮病患者由于编码 NER 功能的基因突变，丧失修补功能，导致 CPD 和 6－4PP 的积累，从而发生恶变。

导致 XP 的突变基因共有 8 类，分别以 A、B、C、D、E、F、G、H 命名，目前已知 XP－A 基因定位于人类染色体 9q34，能与受损 DNA 特异性结合。XP－B 基因位于人类染色体 2q21，有 DNA 螺旋酶和 ATP 酶作用。XP－C 基因位于第 5 号染色体，编码蛋白有 DNA 内切核酸酶和 ATP 酶的作用。XP－D 基因位于人类染色体 9q13，其编码蛋白有 DNA 螺旋酶和 ATP 酶作用。XP－E 基因可能编码损害特异性 DNA 结合蛋白，XP－F 基因位于第 15 号染色体，XP－G 基因位于人类染色体 13q32－38，编码蛋白有 DNA 螺旋酶和转录因子的作用。

【临床表现】

1. 皮肤表现　患者通常 1～2 岁起病，轻度紫外线照射即可发生晒伤，日光暴露部位可进行性出现雀斑样色素沉着斑，并可出现毛细血管扩张，皮肤干燥、萎缩，日久可呈羊皮纸样。损害通常仅局限于暴露部位，界限清楚。皮肤光老化非常明显，患者儿童期的光老化水平即和正常中老年人相似，早年就可发生日光性角化等癌前病变。着色性干皮病患者患皮肤癌的概率比正常人高出 1000 倍，非黑素瘤性皮肤癌发生的中位年龄是 8 岁。口腔肿瘤的发生率也很高，尤其是舌尖鳞癌。另外脑、脊髓、肺、子宫、乳房、胰、胃、肾以及白血病等内脏肿瘤的发生率也较高，可以是正常人的 10～20 倍。

2. 眼部表现　着色性干皮病患者眼部损害和皮肤损害一样普遍，主要表现为畏光、结膜充血、角膜炎、睫毛缺失、睑内翻或外翻，严重者可出现角膜浑浊，睑缺失，日久也可发生鳞癌或黑素瘤。

3. 神经系统表现　约 30% 的患者还可出现神经系统症状，发病时间不定，有婴儿期发病，也有青年期发病者，轻者可仅表现为反射减弱，重者可表现为进行性智力低下，神经性耳聋、癫痫发作。最严重者可发生 De Sanctis－Cacchione 综合征，可出现一系列异常，如小头畸形、精神衰退、低智商、低或无反射、舞蹈徐动症、共济失调、癫痫发作等。尸检发现，患者大脑和小脑神经元减少甚至缺乏，存在原发性轴索变性。

【组织病理】　早期病理表现并无特异性，主要表现为角化过度，马尔匹基层变薄，皮突延长，真皮浅层炎症细胞浸润，基底层不规则黑素聚集，但黑素细胞数量可正常。中期角化过度和黑素聚集等现象更明显，表皮可以出现萎缩和增生交替，细胞核排列紊乱，某些区域表皮可有向下不典型增生，类似于日光性角化，真皮上部嗜碱性胶原变性。晚期即肿瘤期可出现各种恶性肿瘤的典型变化。无常规实验室检查异常，测试患者体外培养细胞对 UV 的敏感性可能是唯一有效的实验室检查手段。

【诊断与鉴别诊断】 根据患者的典型临床表现，诊断并不困难。但需与着色性干皮病样综合征、早老症、Rothmund - Thompson 综合征、Bloom 综合征、Cockayne 综合征等相鉴别。

1. 着色性干皮病样综合征 一般 30 ~ 40 岁发病，DNA 剪切修复功能正常，但 UV 照射后 DNA 合成能力较差。

2. 早老症 以全身脏器进行性老化为特征，并不局限于皮肤，伴有大量系统症状，如动脉硬化、血栓，骨质疏松等，有暴露的头皮静脉，突出的前额结节，矮小的身体等典型特征。

3. Rothmund - Thompson 综合征 好发于女性，主要表现为面颊、耳壳、臀、四肢等暴露部位出现红斑、血管扩张、色素沉着、色素减退等皮肤异色病样改变，可以伴有白内障，病程往往有自限性。

4. Bloom 综合征 多见于男性，典型皮损为面部毛细血管扩张性蝶形红斑，而非雀斑样色素沉着皮损，同时伴有垂体性侏儒。

5. Cockayne 综合征 常见于男性，暴露日光后出现面部蝶形红斑，日久形成色素沉着和萎缩性瘢痕，有早老症状，同时伴有视网膜变性和耳聋。

【预防与治疗】

1. 预防

（1）预防本病的发生，主要应强调优生优育，严禁近亲结婚，进行必要的婚前遗传学检测。

（2）发病后的预防主要是避免日光照射诱发的皮肤肿瘤。一旦确诊应尽早、长期使用高指数、广谱防晒剂，如 SPF30 ~ 60、PA（+++）的防晒霜，外出应穿戴防紫外线服饰、打遮阳伞、佩戴遮光眼镜。

2. 治疗 癌前病变，如日光性角化可外用氟尿嘧啶治疗，亦可采用液氮冷冻。已形成皮肤肿瘤者可采取电干燥术、刮除术、化学腐蚀以及外科切除术。皮损面积较大者可以植皮。

对于多发的，不宜外科切除的肿瘤也可采取大剂量异维 A 酸口服治疗，其作用机制可能在于提高 DNA 的修复能力，阻断光老化，从而控制肿瘤生长，但容易复发，故宜长期维持治疗。

最近有研究提出，基于不同基因型的组织疗法，可以有效地提高 DNA 修复能力，但这种疗法还在起步阶段，还需要更多的研究。

接触性皮炎（contact dermatitis）

接触性皮炎是指皮肤、黏膜接触外源性物质后发生的炎症反应，主要表现为红斑、丘疹、水疱，甚至肿胀、坏死等损害，以接触部位为主，可波及邻近其他部位。虽然早已有关于接触性皮炎的描述，但通过斑贴试验对它有初步认识也只有近 100 年的历史。

【病因及发病机制】

1. 外源性病因 主要是各类变应原，主要有：①衣物类，如偶氮染料、尼龙涤纶等人造纤维等；②化妆品类，如香料、染发剂、发胶、指甲油、牙膏、除臭剂、遮光剂等；③药物类，如杆菌肽、维 A 酸、链霉素、青霉素、磺胺、新霉素、氮芥、异丙嗪、龙胆紫等；④金属类，如铍、镉、铬、镍、钴及无机砷等；⑤杀虫剂类，如砜类、硝基苯酸、醌、水银制剂、酰胺、γ - 666、氨基甲酸苄酯、除虫菊、华法林、安妥等；⑥动物类，如蚊、臭虫、跳蚤、虱、螨、水母等；⑦植物类，如漆树、荨麻、豚草等；⑧其他，如橡胶单体、聚乙烯、合成树脂、环氧树脂等。

2. 发病相关内在因素 可分为性别、种族、年龄、职业、爱好、原发病等。

（1）性别：本病可能多发于女性，但尚有争议。有研究采用23种变应原检测567个健康成人，结果发现15.2%至少对1种变应原发生变态反应，女性发生率更高，为18.8%，男性为11.5%。但也有研究发现，男女接触性皮炎发生率差异不大，只是女性在致敏物浓度较低时即可产生变态反应，且症状较男性重。

（2）种族：黑种人比白种人发生接触性皮炎的概率要低，且症状较轻，可能是因为黑种人皮肤更为致密，油脂更丰富。东方人的发生率可能要比白种人高，但还需要进一步的研究证实。

（3）年龄：临床研究发现，青年人接触性皮炎的发生率较高，而老年人及儿童发生较少。可能是因为老年人免疫功能下降导致对变应原不敏感，而儿童因接触致敏物种类较少且免疫系统未发育完善而不易发生变态反应。

（4）职业：有些职业不可避免地会接触某些致敏物，从而导致接触性皮炎的发生，如橡胶工人接触橡胶制品，牙科医师接触戊二醛等。

（5）爱好：许多爱好也会接触致敏物而诱发，如体育爱好者多见镍皮炎，而猫狗饲养者易发手部皮炎。

（6）原发病：在某些细胞免疫受损的疾病中，接触致敏物后反应会明显减弱，如艾滋病、淋巴瘤、结节病、瘤型麻风及特应性皮炎。但在特应性皮炎患者，长期外用治疗会削弱皮肤屏障，从而使皮肤敏感性增加。

发病机制主要分为原发性刺激和变态反应二大类。

原发性刺激：是由于接触物对皮肤有很强的刺激性，所有人接触后均会发生皮炎，又称为毒性刺激。其中又可分为强刺激和弱刺激，前者是接触后短时间内发病，如强酸、强碱，后者是较长时间接触后才发病，如肥皂、有机溶剂等。

变态反应：大多数环境中的变应原都是半抗原，必须与大分子蛋白结合形成半抗原－载体蛋白复合物后才具有完全抗原性。许多接触性致敏物可与皮肤内的载体蛋白结合而形成全抗原，被朗格汉斯细胞所吞噬、加工，形成抗原肽与HLA－DR结合后表达于细胞表面，携带抗原的朗格汉斯细胞在表皮内与T淋巴细胞发生反应，将抗原递呈给T细胞，同时朗格汉斯细胞和角质形成细胞释放IL－1，促使T细胞合成IL－2、IFN－γ等，形成Th1细胞占优势的免疫反应。T细胞随后增殖、分化，形成致敏T淋巴细胞，致敏T淋巴细胞分化，产生T效应细胞和记忆细胞，效应细胞离开淋巴结进入皮肤及血循环，记忆细胞仍留于淋巴结。此时的机体已处于被致敏的状态，如再遇到同样的抗原，可很快释放大量炎症细胞因子，从而引发一系列皮肤炎症反应。一般从第一次接触致敏物到反应时可能需要4～25天，平均为8天。

【临床表现】 皮损表现没有太大的特异性，根据发生部位和时间而定。急性期可有红斑、丘疹、水疱甚至大疱，严重程度随接触致敏物的性质、浓度等不同而定，轻者可有淡红至鲜红色斑，稍显水肿，可有密集针尖大小丘疹，重者皮损鲜红、肿胀，大量丘疹、水疱，或有大疱，水疱破裂后有糜烂、渗液，甚至可有表皮及真皮坏死、溃疡。在组织疏松部位，如眼睑、阴茎、阴囊等处以红斑、肿胀为主，很少有水疱。病程长者表现为苔藓化、鳞屑，偶有丘疱疹，可呈皲裂性湿疹样表现。发病部位一般局限于接触部位，但也可由自身敏感等因素扩展至他处，头皮及掌跖部位很少累及。皮损形状根据接触情况而定，由植物变应原引起的可呈线状损害，气溶胶变应原引起可呈暴露部位弥漫性损害，而纺织品所致损害主要位于非暴露部位。自觉症状通常有瘙痒感或烧灼感、胀痛感，少数重症患者可有发热、头痛、恶心等全身症状。在接触性皮炎皮损的基础上，有报告还可出现接触性荨麻疹等皮损。

【组织病理】 早期皮损可表现为急性湿疹样改变，表皮棘细胞海绵样水肿，可见嗜酸细胞浸润，如有水疱，用电镜观察疱液可见朗格汉斯细胞，真皮浅层可有淋巴细胞、嗜酸细胞、巨噬细胞浸润，以血管周为著。后期转为慢性者可见棘层肥厚，皮突延长，仍有轻度细胞间水肿，真皮浅层血管周围炎症细胞浸润，多数为淋巴细胞，也有嗜酸细胞和成纤维细胞，血管内皮细胞肿胀及增生。

目前实验室检查中诊断接触性皮炎最好的方法是斑贴试验，但由于商品化变应原数量有限，且查出的变应原与疾病的相关性不太理想，限制了其临床使用。近些年体外及动物试验和计算机模型技术在诊断接触性皮炎方面获得了一些进展，但都存在一些缺陷，仍不能替代斑贴试验金标准的地位。

【诊断与鉴别诊断】 根据接触致敏物病史，皮损边界鲜明，去除病因后皮炎迅速消失，再接触后又复发可以诊断。但主要应与急性湿疹相鉴别。急性湿疹变应原不太明确，没有明显接触史，部位不限，皮损比较多形性，病程较长，有复发倾向等可以鉴别。

【预防与治疗】

1. 预防 接触性皮炎的预防重点在于寻找和去除变应原，可以通过斑贴试验鉴定变应原，同时指导患者优化环境，增强个人防护，避免接触致敏物。一旦接触致敏物应即用大量清水清洗，出现症状后应避免搔抓及热水烫洗。

2. 局部治疗 急性期无渗液皮损外用炉甘石洗剂外搽，4～5次/日，短期外用弱至中效糖皮质激素霜剂，2～3次/日外搽。急性期有渗液时可用1:20醋酸铝溶液、3%硼酸溶液、依沙吖啶洗剂冷湿敷，可配合使用氧化锌油。有糜烂面者可用依沙吖啶糊剂或氧化锌糊剂。

3. 系统治疗

（1）瘙痒明显者可用抗组胺药，二苯环庚啶2mg，2次/d，西替利嗪10mg/d，咪唑斯汀10mg/d等。皮疹广泛而严重者可口服或静滴糖皮质激素治疗，用量相当于泼尼松1mg/(kg·d)；同时口服雷公藤片66μg，或雷公藤多苷片20mg，均每日3次。

（2）光疗：有报道，PUVA或UVB照射对某些患者也有效。

湿疹（eczema）

湿疹是由多种内外因素作用下，在急性期以丘疱疹、渗出为主，慢性期以表皮增厚、苔藓化斑块为主的瘙痒性皮肤病。它的名称起源于希腊语“ekzein”，是沸腾、翻泡之意，以形容湿疹急性期皮损如同沸腾。现在很多学者认为，湿疹是一种描述性术语而非特异性诊断，但在不少临床医师看来，保留这个病名对临床还是有重要的意义。本病一般按发病部位分类，另有一些特殊类型的湿疹有其特定的命名方法。男女发病率大致相当。

【病因及发病机制】 湿疹的发病因素很复杂，各种内外因素均可导致发病。内因主要有慢性胃肠道疾病、慢性内分泌疾病、局部感染、精神紧张、过度疲劳等。外因主要有日光、寒冷、湿热、干燥、搔抓、摩擦、食物、动物皮毛、花粉、尘螨、化妆品、去污剂、染料、纺织品等。最近的循证医学证据表明，在上述诸多内外因素中，特定食物、屋尘螨、精神紧张、季节变换是加重病情的主要因素，而去污剂和纺织品则未有明确的证据会加重病情。

湿疹的发病机制尚未完全阐明，主要是以Ⅳ型变态反应为主的迟发型变态反应。一般患者都有一定的遗传素质，所以好发于特定人群，并在一定的外因刺激下诱发或加重，但外在刺激消失之后，疾病进程并不一定中止。而瘙痒所致的搔抓和摩擦又会加重病情。

【临床表现】 按病程可分为急性湿疹和慢性湿疹。

1. 急性湿疹 可发生于任何部位。发病一般较快，皮损为多形性，在水肿性红斑基础上发生密集针头大丘疹、丘疱疹、水疱，搔抓后局部糜烂，有大量浆液渗出，干燥后形成痂皮，痂皮下仍有浆液溢出，伴有剧烈瘙痒。不久，炎症渐消退，红肿减轻，渗出减少，糜烂面愈合，有部分患者皮损逐渐浸润增厚，向慢性湿疹转化。

（2）避免外界刺激因素：皮损不宜过度搔抓，不用热水烫洗，避免皮毛制品刺激。饮食应避免辛辣发物，如烟酒、浓茶、咖啡、海产品等。

（3）健康教育：让患者了解湿疹发生发展的规律及防治方法，主动配合治疗。

2. 局部治疗

（1）急性期：对于炎症显著无糜烂、渗液者可搽炉甘石洗剂，炎症控制后无渗液者可外用糖皮质激素制剂，头面部、间擦部位可用糠酸莫米松、丁酸氢化可的松等中效制剂，手足部位可以使用强效制剂，如倍他米松霜等。

渗液明显者可用3%硼酸溶液、0.1%依沙吖啶溶液冷湿敷，每次30分钟，次数视渗出多少而定，一般2~3次/日。有糜烂面者可予依沙吖啶糊剂或氧化锌糊剂外用。

（2）慢性期：可外用糖皮质激素软膏，顽固的苔藓化皮损可用强效制剂，如丙酸氯倍他索配合维A酸软膏外用。范围较小的肥厚性皮损可用，如肤疾宁敷贴，也可用黑豆馏油膏或去炎松尿素软膏封包。顽固性小片皮损也可行糖皮质激素注射剂局部封闭，或浅层X线放射治疗。

3. 系统治疗

（1）抗组胺药：是治疗湿疹最常用的药物之一。可选用第一代抗组胺药，如二苯环庚啶2mg，每日3次；酮替芬1mg，每日2次等。也可选用第二代，如西替利嗪10mg，每日1次；氯雷他定10mg，每日1次；咪唑斯汀10mg，每日1次等。根据病情可将不同类别的第一代和第二代抗组胺药联合使用。

（2）糖皮质激素：尽量不用，但对泛发严重的急性湿疹者，如对其他治疗不敏感可以短期使用。可予泼尼松20~40mg/d或得宝松1ml，每月1次，症状缓解后逐渐减量。

（3）免疫抑制剂：使用糖皮质激素无效或有禁忌证时可考虑使用免疫抑制剂。环孢素、环磷酰胺、硫唑嘌呤均有一定效果，但临床极少使用。

（4）非特异性脱敏治疗：可将10%葡萄糖酸钙10ml或10%硫代硫酸钠10ml加入5%~10%葡萄糖溶液20ml，静注，每日1次。

（5）中医治疗：中医多认为，本病病机以湿为主，兼夹风热等邪，外侵肌肤而发病。急性期治以清热利湿，祛风止痒，方选消风导赤散或萆解渗湿汤加减；慢性期治以养血润燥，熄风止痒，方选四物消风散或当归饮子加减。

荨麻疹（urticaria）

荨麻疹俗称为“风疹块”，是以迅速出现的风团或血管性水肿为特征的一种疾病。风团的特征为大小可变，中央水肿，周围绕以红晕，伴有明显瘙痒，持续时间很短，几十分钟或数小时，多在24小时内消退。严重患者可有呼吸道和胃肠道症状，部分急性荨麻疹可转化为慢性荨麻疹。荨麻疹的发病没有明显的种族和性别差异，年龄呈9岁和30~40岁双峰分布。

【病因及发病机制】 荨麻疹的致病因素很多，常见原因分类如下。

1. 药物 许多药物或药物中的添加剂可引起荨麻疹：①药物，如青霉素、链霉素、磺胺类、安乃近、他巴唑、各种疫苗等；②添加剂，如山梨醇、苯丙烯酸等。临床以青霉素类致病最为多见，由于青霉素在动物制品及饮料中普遍存在，往往不易引起重视。

2. 食物 食物中的蛋白成分尤其动物蛋白及添加剂容易致病，常见食物有鱼、虾、蟹、牛奶、蘑菇、草莓等，添加剂有苯甲酸、水杨酸、亚硫酸盐、酒石酸、日落黄、胭脂红、VitE、二丁基羟基甲苯等。

3. 吸入物 吸入物过敏也很常见，最多见的是尘螨，其他还有花粉、动物皮毛、粉尘、孢子等。

4. 接触物 对接触物也可产生荨麻疹，如昆虫叮咬、毒毛、荨麻、动物皮毛、山梨醇、苯丙烯酸等。

5. 感染 寄生虫和各种微生物均可引起荨麻疹。常见寄生虫有蛔虫、蛲虫、血吸虫、钩虫、丝虫、疟原虫等；常见微生物有幽门螺杆菌、金黄色葡萄球菌、链球菌、白念珠菌、毛癣菌、青霉、乙肝病毒、柯萨奇病毒、埃可病毒、螺旋体、支原体等。

6. 物理因素 许多物理因素都可引起荨麻疹，如压迫、摩擦、冷热刺激、日光照射等。

7. 精神因素 如情绪激动、精神紧张、心理压抑等均可诱发荨麻疹。

8. 内科疾病 有些内科病会伴发荨麻疹，可能是影响了人体的免疫平衡所致。常见的有甲状腺功能亢进、糖尿病、月经不调、胆囊炎、白血病、淋巴瘤等。

荨麻疹的发病机制是各种致病因素导致肥大细胞及其他炎症细胞释放炎症介质，引发临床症状。肥大细胞是各种致病因素共同作用的靶细胞，外部物质（如吗啡、可待因）及内部细胞因子［如P物质（SP）、血管活性肠肽（VIP）］均可刺激肥大细胞释放组胺。组胺进入真皮后引起真皮毛细血管扩张，血管通透性增加，导致组织水肿。除了组胺以外，可能还有激肽系统、补体、血小板活化因子、前列腺素、白三烯等多种因子参与。而慢性特发性荨麻疹主要与自身免疫相关，因为许多研究发现，不少患者都伴发自身免疫性疾病，最常见的是自身免疫性甲状腺炎。另有研究发现，慢性特发性荨麻疹患者中，有10%血液中可测出抗IgE、IgG抗体。遗传因素可能也参与了慢性特发性荨麻疹的发病过程，患病人群中HLA－DRB1＊04、HLA－DQB1＊0302、HLA－DRB1＊15、HLA－DQB1＊06阳性率明显高于一般人群。

【临床表现】 一般可分为急性荨麻疹和慢性荨麻疹2类。

1. 急性荨麻疹 好发于儿童，表现为皮肤突然出现风团，大小不等，数目不定，伴剧烈瘙痒，很快消退，不超过24小时，但往往退而复起，风团颜色可为鲜红至苍白不定。泛发者皮损可彼此融合而形成环状、地图状等各种形状。风团消退后一般不留痕迹，也可遗留红斑，消退时间较长。部分重症患者可出现发热、呼吸困难、腹痛等全身症状。发热时体温一般在38～39℃之间，呼吸道黏膜受累可出现气喘、胸闷等呼吸困难症状，甚至会引起喉头水肿导致窒息死亡。也有患者可伴腹痛、腹泻，甚至可以首发症状出现，腹痛一般为痉挛性、阵发性，压痛及反跳痛均不太明显，常被误诊为急性肠炎或菌痢、胃痉挛等病。有的重症患者还可出现四肢冰凉、冷汗淋漓、心动过速，血压下降等过敏性休克症状。

2. 慢性荨麻疹 一般病程超过2个月者称为慢性荨麻疹。国外有皮肤病专著载此型荨麻疹女性为男性的2倍。慢性荨麻疹可由急性荨麻疹日久不愈转化而来，也可以是特发性的。通常皮损数目不多，面积不大，睡前和晨起时多发，白天较少，瘙痒较轻，一般在可以忍受范围内，重症患者很少，偶尔可出现急性发作，症状加重常与感染等因素有关。

特殊类型的荨麻疹：

（1）压力性荨麻疹：常表现为深在的红斑、肿胀，可伴疼痛，一般在受压后0.5～6个小时发作，好发于臀部、足底、肩部等易受压部位。可有寒战、发热、关节痛、肌痛、血沉增快、白细胞增多等全身症状和体征。1/3患者可伴有慢性特发性荨麻疹或皮肤划痕征。

（2）寒冷性荨麻疹：有遗传性和获得性二种类型，但以获得性为多见。遗传性寒冷性荨麻疹为常染色体显性遗传，致病基因是位于染色体1q44上的CIAS1。症状一般于接触寒冷后数小时后发作，平均持续时间为12小时，遇冷部位出现风团或红斑，瘙痒不明显，可有烧灼感，有的伴有恶寒、发热、关节及肌肉疼痛等全身症状，偶可伴肾脏淀粉样变。皮肤活检可见肥大细胞脱颗粒，中性粒细胞浸润，冰块试验和被动转移试验阴性。而获得性寒冷性荨麻疹遇冷后数分钟即可发作，局部出现风团，伴瘙痒，进食冷饮者可出现喉头水肿。可伴有冷球蛋白血症、冷凝集素综合征等。冰块试验阳性。

（3）热性荨麻疹：较少见，多见于有特应性体质的人。皮肤受热后数分钟内局部可出现风团，伴瘙痒。激发试验后检测组胺、中性粒细胞趋化活力及 PGD_2 升高。有报道，患者血清 B 因子水平升高，推测可能存在补体旁路途径的激活。

（4）日光性荨麻疹：多见于30多岁的女性，可表现为日光或人工光源照射数分钟后，局部出现红斑、风团伴瘙痒，可有头痛、头晕、恶心、气喘等全身症状。其激发光谱通常为 UVA 和可见光，UVB 较少见。

（5）胆碱能性荨麻疹：好发于23～28岁的青年人，常由精神因素或基础体温升高诱发，如紧张、情绪不安、热水浴、运动、发热。风团一般较小，为1～2mm，周边围以大片红晕，有时也可融合形成血管性水肿，瘙痒剧烈。可伴头晕、恶心、喘息、腹泻等全身症状。约1/3患者在皮内注射胆碱能药物后可出现风团样皮损。研究发现，患者吸入乙酰胆碱后可有肺功能的改变。发病原因可能是患者体内缺乏胆碱酯酶或对乙酰胆碱过敏，因此，当各种因素导致副交感神经兴奋后皮疹发作。本病有遗传倾向，可能为常染色体显性遗传。

（6）水源性荨麻疹：极少数患者接触水后可以发生荨麻疹，主要表现为毛发周围细小风团，瘙痒较剧，手掌和足底等无毛发处一般不累及。发病与水温无关，饮水不会引发皮疹，被动转移试验阴性。

（7）黄体酮性荨麻疹：多见于黄体酮分泌较多的月经前期和中期，黄体酮注射可以诱发风团，口服避孕药则可以预防发作。实验室检查可发现患者血液中含有抗黄体酮抗体，黄体酮皮内注射呈阳性，被动转移试验阳性。

【组织病理】　典型荨麻疹组织病理表现为真皮中上部水肿，真皮浅层毛细血管后静脉和淋巴管扩张，血管周围可有混合炎症细胞浸润，包括中性粒细胞、嗜酸细胞、巨噬细胞、淋巴细胞等，肥大细胞数量增加。血管性水肿患者上述表现可扩展至真皮深层和皮下组织。延迟性压力性荨麻疹患者炎症细胞浸润主要在真皮中下部。

一般的实验室检查对荨麻疹的诊断无太大价值，但可以用来查找病因及明确特殊类型荨麻疹。寒冷性荨麻疹患者往往伴有冷球蛋白血症，日光性荨麻疹患者常有抗核抗体阳性，伴自身免疫性甲状腺病的患者有抗甲状腺球蛋白和过氧化酶阳性，测定血浆补体浓度可以用来和荨麻疹性血管炎鉴别。

【诊断与鉴别诊断】　根据典型的多发性风团，此起彼伏，不难诊断。但应详细询问病史，并行必要的检查以准确分型，明确病因。应与莱姆病、色素性荨麻疹等相鉴别。

1. 荨麻疹样血管炎　除实验室检查和组织病理改变与荨麻疹不同外，临床上的主要区别在于本病单块皮损持续时间大于24小时，部分环状皮损的红色边缘压之不褪色，即有紫癜现象，消退后往往留有色素沉着。另外，本病瘙痒不如荨麻疹剧烈，往往为刺痛感。

2. 色素性荨麻疹　皮损为棕红色斑片，持续不退，摩擦皮损可引起水肿，组织病理可见大量肥大细胞浸润。

【预防与治疗】　预防重点在于查明病因，并避免接触致病因素。治疗可以选用的药物和方法有：

1. 抗组胺药　治疗本病最常用的药物是抗组胺药，第一代抗组胺药止痒效果比较好，但嗜睡、口干等不良反应较大，现已逐渐被第二代抗组胺所代替，但一些第一代药物因其在某些方面的特殊优势仍在临床广泛应用，如二苯环庚啶对寒冷性荨麻疹，安太乐对慢性荨麻疹有良效。第二代抗组胺药基本无嗜睡作用，常见有氯雷他定、西替利嗪、阿伐斯汀、咪唑斯汀、依巴斯汀等。对治疗顽固的荨麻疹可以选择不同类别的第一代和第二代抗组胺药联合应用，或加用 H_2 受体阻断剂。

2. 糖皮质激素　不作为常规治疗药物，仅适用于急性重症荨麻疹、迟发性压力性荨麻疹等。

泼尼松 30 ~ 40mg/d 顿服，或地塞米松 5 ~ 10mg 加入 5% 葡萄糖液中静滴，也可用得宝松 1ml 肌注。

3. 拟交感神经药物　常用于严重的急性荨麻疹，甚至威胁生命时。可用 1∶1000 肾上腺素 0.2 ~ 0.4ml（儿童 0.01mg/kg）皮下注射或肌注，也可用麻黄碱 25 ~ 50mg，每 4 小时 1 次口服，儿童 3mg/(kg · d)，分 4 次服。

4. 钙制剂　10% 葡萄糖酸钙溶液或 5% 溴化钙溶液 10 ~ 20ml 静注，每天 1 ~ 2 次。或葡萄糖酸钙片 1g，每天 3 次口服。

5. 免疫抑制剂　如环孢素，3 ~ 5mg/(kg · d)，分 2 ~ 3 次口服，可直接抑制肥大细胞释放炎症介质，疗效已得到循证医学证据支持，但因其不良反应较大，仍不推荐为常规疗法。甲氨蝶呤、硫唑嘌呤、霉酚酸酯等也可试用。

6. 静脉封闭　普鲁卡因 0.3g 加入生理盐水 500ml 中，静滴，每日 1 次，有报道具有很好的疗效。

7. 抗乙酰胆碱药　对胆碱能性荨麻疹有很好疗效，主要有阿托品、普鲁本辛、山莨菪碱等，部分第一代抗组胺药也有相似作用。

8. 抗激肽药　抑肽酶对慢性荨麻疹及血管性水肿有一定效果。可用 10 万 U 静注或滴注，隔日 1 次。

9. 白三烯受体阻断剂　孟鲁司特是一种被证实有效的药物，且不良反应发生率较低，主要用于治疗慢性特发性荨麻疹。

10. 雄激素　达那唑 0.2g，2 次/日，或司坦唑醇 1 ~ 2mg，2 次/日，可在几天内诱发治疗反应，有助于糖皮质激素减量，常用于激素依赖性荨麻疹和血管性水肿。

11. 血浆超滤法　可隔天进行 1 次，连续治疗 4 ~ 8 周，也可用于治疗日光性荨麻疹。

12. 免疫球蛋白　多用于治疗自身免疫性荨麻疹，有人用 IVIG 0.4g/(kg · d)，连续治疗 5 天，2 例患者均完全缓解，未有复发。

13. 光疗法　PUVA 能减少真皮浅层的肥大细胞数量，与抗组胺药有协同作用，可用于治疗顽固性荨麻疹。

14. 其他治疗　华法林和羟氯喹已被证明对荨麻疹有疗效。有氨苯砜、柳氮磺胺吡啶、干扰素治疗荨麻疹有效的报道，但尚缺乏循证医学的证据。而随机、安慰剂对照试验证明，色苷酸钠、止血环酸、硝苯地平治疗慢性荨麻疹无效，秋水仙碱和吲哚美辛治疗延迟性压力性荨麻疹无效。

药疹（drug eruption）

药物通过各种途径进入人体后，引起皮肤、黏膜的反应及相应全身症状称为药疹。药物的并发症目前已成为引起患者致残和死亡的主要原因之一，而出现药物副反应的住院患者中 14% 可出现皮肤症状。药疹可以局限于皮肤，也可以是系统症状的一部分。本病没有明显的种族、性别、地理差异。但老年人药疹一般发生较晚，死亡率较高，应该引起重视。

【病因及发病机制】　可引起药疹的药物种类较多，主要有 5 类：抗生素类、抗痛风药类、解热镇痛类、安眠镇静类、磺胺类。抗生素类主要是青霉素类和头孢类，抗痛风药类代表是别嘌呤醇，解热镇痛类有阿司匹林、安乃近等，安眠镇静类有苯巴比妥等，磺胺类以复方新诺明多见。近年来中草药引起的药疹日见增多，许多单味中药（如葛根、大青叶、板蓝根、紫草、穿心莲等）以及某些复方制剂（如六神丸、云南白药、牛黄解毒丸、清开灵注射液、双黄连注射液、穿心莲注射液、板蓝根注射液等）都可诱发药疹。

药疹的发生和患者特异性的药物代谢酶和HLA亚型有关，如快速乙酰化个体患TEN和药物超敏综合征的风险较小，在药物性红斑狼疮患者中，HLA-DR4阳性率较高。因此，遗传因素在药疹发病中起着很重要的作用。药物的性质也会影响药疹的发生，具有苯核和嘧啶核的药物，一些药物的赋形剂（如油、羟甲基纤维素等）容易引起药疹。用药剂量、疗程、方法等使用不当也易引发药疹。其他，如病毒感染、药物之间相互作用等均可激发药疹。其具体作用机制可能是作为低分子量半抗原的药物或其降解代谢产物，结合某些大分子物质，形成半抗原-载体结合物，引起机体的特异性免疫反应。至于为何有些药疹只出现皮肤变态反应表现而没有其他系统的累及，可能是由于皮肤中的某种特殊成分能起到载体作用，而其他组织没有此种成分，但具体作用机制还有待进一步研究。

【临床表现】 药疹的表现多种多样，同一种药物作用于不同个体会激发不同类型的药疹，而同一种类型药疹也可由完全不同的药物诱发。分型介绍如下：

1. 固定型药疹 已发现有100多种药物可引起固定型药疹，主要为解热镇痛类、磺胺类及四环素类。固定型药疹可发生于任何部位，但以会阴部及外生殖器最为多见，服药后0.5~16小时发病。初起一般表现为孤立的圆形或椭圆形鲜红或暗红色斑，渐形成水肿性斑块，边界清楚，重者可有大疱形成，可伴烧灼或刺痒感。日久可以出现灰黑色的色素沉着斑，需很长时间才能完全消退。如再服用同一类药物，可在原皮损处再发，甚至出现新的皮损。发生于女性外阴的固定型药疹常为无色素沉着，双侧对称发生的急性糜烂性炎症损害，见到此类损害应考虑固定性药疹的可能。

2. 麻疹样/猩红热样药疹 是药疹最常见的一种类型，几乎任何药物均可引起，但以青霉素类、磺胺类、抗癫痫类及非核苷类反转录酶阻滞剂最为常见。常于用药1周内发生，7~14天缓解，皮疹一般初发于躯干，逐渐向四肢和头面部扩展，很快可以遍布全身，可呈水肿性鲜红色斑，分布对称，但无水疱及脓疱，可有恶寒、发热、头痛等全身症状。病程有自限性，停用致敏药物后全身症状会逐渐消失，皮疹颜色逐渐变暗，伴有大片脱屑，鳞屑逐渐变小，皮肤也渐恢复正常。但未停止用药者可发展为剥脱性皮炎型药疹。

3. 荨麻疹型药疹 较常见，是一种药物诱发的IgE介导的速发型超敏反应。常由青霉素或其他抗生素类诱发，血管性水肿则常由ACEI诱发。皮损常为泛发性，表现为突发性风团样损害，风团大小、形状不一，伴明显瘙痒，可持续几小时，少数甚至达24小时以上。

4. 多形红斑/重症多形红斑型药疹 主要由磺胺类、青霉素类、非甾体类抗炎药及别嘌呤醇等诱发，常发于四肢远端，重者可泛发全身，分布对称。临床表现常为多形性损害，有斑疹、丘疹、水疱及大疱，具有特征性的虹膜样损害。其中的严重型称Stevens-Johnson综合征（SJS），表现为泛发性水肿性红斑，有大疱形成，并有重度眼、口腔、外生殖器黏膜累及，表现为糜烂、结痂，伴有明显全身症状，可危及生命。

5. 大疱性表皮坏死松解型药疹 也包括中毒性表皮坏死松解型药疹（TEN），多由青霉素类、头孢类抗生素，磺胺类，别嘌呤醇，解热镇痛类等药引起。临床表现为起病急，数日内泛发全身，皮损初起为弥漫性鲜红色斑块，其上很快出现松弛性大疱，尼氏征阳性，稍加摩擦即可大片脱落，同时也有眼、鼻、口腔、外生殖器黏膜受累，常伴严重全身症状，体温可高达40℃以上，全身脏器均可有不同程度损害，治疗不及时，可导致死亡，死亡率可高达25.6%。

6. 剥脱性皮炎型药疹 是重型药疹之一，常由青霉素类、别嘌呤醇、苯巴比妥、氨苯砜、保泰松等药物引起。本病特点为潜伏期较长，常为1个月以上，甚至可达4个月，病程可长达1月以上。初起可仅表现为躯干部大片红斑，伴瘙痒，此时停药，症状可消退。如继续用药，皮损可扩展至全身，出现肿胀性鲜红斑，可有渗液、结痂，大片鳞屑脱落，可累及黏膜，伴有畏寒、发热等全身症状。然后可进入剥脱期，皮肤炎性明显消退，但脱屑增多，皮屑可呈大片状脱落，手足可呈袜套状脱屑，甚至毛发、指（趾）甲也可脱落。最后鳞屑逐渐变少，皮肤趋向正常。

7. 急性泛发性发疹性脓疱病型药疹　此型在临床上日见增多，是一种伴白细胞增多的无菌性脓疱病，常由抗生素、卡马西平、钙阻滞剂等引起。可有 1～3 周潜伏期，但复发者在服药后 2～3 天即可发疹。皮损一般首发于头面部和皮肤皱襞部位，表现为片状红斑，上有散在的针尖至绿豆大小的脓疱，互不融合，全身症状可有可无。停止用药，约 2 周后可脱屑而痊愈。

8. 苔藓样药疹　多由金制剂、非甾体类抗炎药、氢氯噻嗪、奎尼丁、青霉胺、抗疟药等诱发。临床表现与扁平苔藓极为相似，较难鉴别，皮疹分布广泛，以曝光部位多见，通常不累及黏膜和甲，皮疹为密集紫红色丘疹，或脱屑性红斑，可有瘙痒。皮损消退很慢，可为 2～4 个月，甚至更长，

9. 药物性红斑狼疮　常见致病药物有普鲁卡因酰胺、异烟肼、苯妥英钠、米诺环素等。主要症状有关节痛、肌痛、发热、体重下降及胸膜和肺症状，也可累及肾脏、神经系统和血管。一般无皮肤症状，可有均质型抗核抗体和抗组蛋白抗体阳性。某些药物，如氢氯噻嗪、钙阻断剂、ACEI 等可以引起亚急性红斑狼疮样表现，可有丘疹鳞屑或环状红斑样皮损，系统症状无或较轻，常伴光敏，血 Ro 抗体可阳性。

10. 药物性血管炎　皮肤急性血管炎中 10% 是由药物引起的，引发血管炎的药物主要有别嘌呤醇、青霉素类及噻嗪类利尿剂。潜伏期在 7～21 天之间，皮损以发生于下肢的紫癜为主，其他还有风团、出血性大疱、结节、溃疡等，可伴雷诺现象和指（趾）坏死，严重者可有肝、肾、肠、神经系统等累及，甚至危及生命。

11. 药物诱导的皮肤假性淋巴瘤　主要由抗惊厥药、磺胺类及抗抑郁药等诱发，皮疹可表现为丘疹、斑块、结节等，类似于蕈样肉芽肿，但行为学呈良性，且在停用致病药物后皮损可消退。

此外，还有湿疹、痤疮、脱发、多毛、色素沉着等多种临床表现，总之，药疹表现多种多样。

【组织病理】　药疹的组织病理学表现随分型不同而异。现将几种主要类型分述如下：多形红斑型及中毒性表皮坏死型药疹可出现大量坏死的角质形成细胞，坏死区可出现表皮下大疱，而炎症反应相对轻微。固定型药疹病理表现类似于多形红斑型，常有基底细胞层液化变性，色素失禁，真皮上部有吞噬黑素颗粒的巨噬细胞，坏死角质形成细胞胞质嗜酸性，核固缩，真表皮分离可形成大疱，浸润细胞基本是单一核细胞。麻疹样/猩红热样药疹真皮血管周围可有稀疏的淋巴细胞和嗜酸细胞浸润，真表皮连接处可见凋亡的表皮细胞。大疱性表皮坏死松解型药疹病理表现与寻常型天疱疮和落叶型天疱疮完全一样。苔藓型药疹则与扁平苔藓病理表现基本一致。

【实验室检查】　实验室检查手段较多，应用最多的是皮肤试验，包括皮内试验、划痕试验、挑刺试验、皮窗试验等，但检查结果均不太可靠。也可采取放射性变应原吸附试验（RAST），可用来检测血清特异性 IgE 抗体，其特异性和敏感性相对较高。特异性淋巴细胞转化试验因所测定的变应原难以肯定，假阴性也较多，故诊断价值不大。其他，如嗜碱细胞脱颗粒试验及被动转移试验对测定Ⅰ型药物反应有一定作用。

【诊断与鉴别诊断】　药疹的临床表现多种多样，病理表现缺乏特异性，实验室手段有限，因此诊断比较困难。目前只能根据病史及临床表现相结合加以诊断。诊断要点有明确的近期用药史，规律性的潜伏期，起病突然，进展迅速，皮疹较泛发，常伴发热等全身症状，病程自限性。

1. 病毒疹　应与麻疹/猩红热样药疹区别，病毒疹一般始发于头面部，皮疹较为对称均匀，没有可疑用药史，血淋巴细胞常升高等可资鉴别。

2. 皮下淤血　固定型药疹有时应与局部皮下淤血相鉴别，前者无外伤史，有服用可疑药物史，皮损形状规则，位置较为固定等可以鉴别。

3．天疱疮　应与大疱性表皮坏死松解型药疹相鉴别，天疱疮好发于中老年人，无服用可疑药物史，发病较缓，病程较长，症状相对较轻，很少出现大片表皮坏死脱落，病理和免疫病理有助于鉴别诊断。

【预防与治疗】

（一）预防　仔细询问患者既往用药史，避免使用已知过敏药物或同类药物。医务人员应熟练掌握用药知识，并注意相关部门定期公布的药物不良反应监测报告，避免使用易发生交叉过敏药物。

（二）治疗　虽然根据皮损形态，可将药疹分为十数种型，但在治疗上有诸多相同之处，现以固定性药疹、中毒性表皮坏死松解症型药疹及过敏性休克的治疗方案为例，作为轻、中、重症各型药疹治疗时的参考。

1．固定性药疹

（1）局部治疗

1）对于炎症反应较轻微、无水疱的皮损可给予具有止痒作用的外用制剂，如0.1%依沙吖啶炉甘石洗剂、1%酚炉甘石洗剂，均每日外用3～4次。

2）局限性有水疱而无破溃、瘙痒明显的皮损，可短期外用一种糖皮质激素制剂，如0.04%醋酸地塞米松搽剂、0.1%曲安奈德乳膏、0.025%氟轻松擦剂或乳膏、0.1%糠酸莫米松霜（商品名艾洛松）等，均每日外用2～3次。

3）对已破溃、糜烂的皮损，可先用1:（5000～10000）高锰酸钾溶液或0.5%～1%聚维酮碘溶液局部湿敷。渗出不明显后可局部外用具有抗菌、消炎的外用制剂，可任选一种：2%莫匹罗星软膏、0.1%依沙丫啶糊、0.5%呋喃西林软膏等。口腔的糜烂面和溃疡可局部贴敷口腔溃疡薄膜（内含地卡因、泼尼松和新霉素）。均每日外用2～3次。

（2）系统治疗

1）轻症药疹：可口服抗组胺药。瘙痒剧烈甚至影响睡眠者，应首选以下具有镇静作用抗组胺药中的一种：①安他乐25mg，每日3次；②二苯环庚啶2mg，每日3次；③去氯羟嗪25mg，每日3次；④多塞平25mg，每日2～3次。瘙痒不太严重者可选用一种第二代抗组胺药：①咪唑斯汀10mg/d；②氯雷他定10mg/d；③西替利嗪10mg/d；④阿伐斯汀8毫克/次，每日2次。

2）病情略严重者：可短期合并应用小到中等剂量糖皮质激素，如泼尼松20～40mg/d，上午8时1次口服，皮损消退即可减量、停药。对于较严重的药疹，除给予抗组胺药和糖皮质激素外，可联合应用雷公藤多苷片，60～80mg/d，分3～4次口服。

3）猩红热样、麻疹样、荨麻疹样、扁平苔藓样、湿疹样、紫癜样、多形性红斑样药疹，治疗可参照上述内服、外用药物。

4）血管炎型和泛发性脓疱型药疹：可参照上述内服、外用药物。除抗组胺药、糖皮质激素和雷公藤制剂外，可联合应用：①DDS，75mg～0.10g/d，分3次口服；②四环素1.0g/d，分4次口服，或多西环素0.2g/d，分2次口服。

2．中毒性表皮坏死松解症

（1）局部治疗

1）对重症药疹的皮损：如果有烧伤病房条件，可按烧伤处理，采用全身暴露干燥疗法，皮损处局部红外线照射。在不具备烧伤病房的条件下，应在采取严格消毒、隔离、无菌操作的环境下，治疗主要是减少糜烂皮肤和黏膜的渗出、防止局部感染，促进糜烂面的愈合。①皮损早期：渗出明显时，可用1:（5000～10000）高锰酸钾溶液湿敷或泡浴，或05%～1%聚维酮碘溶液局部湿敷。糜烂面可用浸有0.5%呋喃西林溶液或0.1%依沙吖啶溶液或含有抗生素溶液的单层纱布覆盖，并注意保暖。Lehrer－Bell等报告，用含有0.5%硝酸银溶液的敷料，对皮损进行湿敷，具有收敛、减轻疼痛及加快皮损愈合的作用；②口腔黏膜损害：可用3%硼酸溶液或3%苏打溶液或1%过氧化氢清洗或用朵贝尔液漱口。疼痛剧烈或进食前，可用10%丁卡因或2%利多卡因或2%普鲁卡因溶液含漱。口腔损害较局限者，可局部贴敷口腔溃疡薄膜（内含丁卡因、泼尼松和新霉素）；③眼部损害：亦可用3%硼酸溶液或3%苏打溶液或1%过氧化氢清洗，此后局部用醋酸可的松滴眼液、氯霉素滴眼液，每日3~4次，睡前涂以足量金霉素眼药膏或四环素可的松眼药膏，以免眼结膜粘连；④皮损渗出减少，干燥并脱屑：可选择外用0.1%依沙吖啶氧化锌油、1%金霉素软膏、0.5%呋喃西林软膏，或0.1%曲安奈德、1%金霉素、0.3%尿囊素3种乳膏等比例混合外用。

（2）系统治疗

1）糖皮质激素：对于重症药疹尤其是大疱性表皮坏死松解型药疹，尽管有人对大剂量使用糖皮质激素持有反对意见，但Brand等对使用和不使用糖皮质激素进行对照研究，结果不使用糖皮质激素的6例中3例死亡，而使用糖皮质激素6例中仅死亡1例。故在严格消毒、隔离、无菌操作、适当局部治疗并严防外来感染的情况下，及早、足量使用糖皮质激素仍是治疗和抢救成功的关键。当然，根据医疗条件和患者的经济状况，国外一些不使用糖皮质激素的治疗方法亦值得借鉴和尝试。

关于糖皮质激素的使用剂量，通常以泼尼松1~2mg/(kg·d)进行换算，可选用甲基泼尼松龙80 mg~0.12/d，或地塞米松10~20mg/d或氢化可的松0.2~0.4g/d，加入5%~10%葡萄糖溶液1000~2000ml中静滴。使用糖皮质激素，应注意其储钠排钾作用，且生物半衰期短，在患者皮肤有大面积糜烂面的情况下，易造成电解质紊乱。当无新皮疹出现、且皮损颜色变暗、水疱干涸、Nicolsky征转为阴性时，糖皮质激素即可减量，每周减原剂量的1/4左右，至停药。大剂量糖皮质激素的冲击疗法详见冲击疗法一章。

2）免疫球蛋白：国外已有使用免疫球蛋白成功治疗大疱性表皮坏死松解型药疹的多篇报告。Magina等报告1例16岁女患者，因服磺胺类药物，皮损面积达90%，第3天起，静滴免疫球蛋白0.4g/(kg·d)，连续5天，停药3天后皮损全部愈合。Viard等用免疫球蛋白0.2~0.75g/(kg·d)，连续静滴4天，治疗10例患者，在24~48小时内，所有患者的皮损停止发展，此后，皮损迅速痊愈。Phan报告1例艾滋病患者治疗中发生大疱性表皮坏死松解型药疹，静脉给予丙种球蛋白共48g，2周后皮损恢复接近正常。

3）己酮可可碱：Sanclemente等用己酮可可碱治疗1例大疱性表皮坏死松解型药疹和1例重症型多形红斑。其中1例静滴12mg/(kg·d)，17天后改为相同计量口服。结果在第7天皮损停止发展并开始恢复，口服3周后痊愈。另1例静滴14.4mg/(kg·d)，15天后改为口服，尽管在开始治疗的第5天曾因停药皮损恶化，但最终获得痊愈。Redondo等亦用己酮可可碱0.9g/d，静脉给药10天治疗1例患者，3周后皮损完全消退。

4）环孢素和粒细胞集落刺激因子：Jarrett等用环孢素（cyclosporin）和粒细胞集落刺激因子（G-CSF）治疗1例因服卡马西平所致的大疱性表皮坏死松解型药疹，皮损达体表面积80%。用环孢素4mg/(kg·d)，静滴15天，粒细胞集落刺激因子5.3μg/(kg·d)，每日皮下注射1次，4天后改为隔日注射，共8次。在治疗后48小时皮损即有明显改善，最终痊愈。

5）血浆置换法（plasmapheresis）：Chaidemenos等用血浆置换法治疗7例大疱性表皮坏死松解型药疹，方法是去除患者的血浆2.5L，然后补充新鲜的冷冻血浆和4%白蛋白，隔日1次，可进行1~4次。7例患者均在第1次血浆置换后，病情开始显著好转，然后痊愈。作者指出，血浆置换目前被认为是本病的第一线治疗方法。

6）营养与支持疗法：可参考红皮病的系统治疗。

7）剥脱性皮炎或红皮病型药疹及重症多形性红斑型药疹的治疗，可参照上述内服和外用药物。

3. 过敏性休克的处理

（1）密切观察呼吸、血压、心率及尿量。取平卧位，立即吸氧并皮下或肌内注射0.1%肾上腺素0.5～1.0ml，视病情亦可将上述剂量的药物加入50%葡萄糖溶液20～50ml中静脉注射。可同时给予氢化可的松0.1～0.2g或地塞米松5～10mg加入5%～10%葡萄糖500ml中静滴。若血压仍低于80mmHg，可重复注射0.1%肾上腺素0.5～1.0ml，或去甲肾上腺素2～4mg，或多巴胺20～40mg，或间羟胺20～40mg，加入5%～10%葡萄糖250～500ml中静滴，并根据血压情况调整滴注的速度。

（2）呼吸困难及有呼吸衰竭征兆：可用氨茶碱0.5g加入5%～10%葡萄糖250～500ml中静滴；或哌甲酯（利它林）20mg，或尼可刹米（可拉明）0.25g加入50%葡萄糖溶液20ml中静注。可同时合并使用洛贝林（山梗菜碱）3～10mg，肌注。对呼吸道阻塞症状严重者，应及时气管插管，必要时气管切开。

（3）扩张血容量：首日输液量控制在3000～4000ml。首次给药可选择低分子右旋糖酐500ml静滴，滴速宜快。此后给予5%～10%葡萄糖溶液或生理盐水。次日起根据血压、脉搏、尿量或中心静脉压调整输液量。

（4）休克后往往合并代谢性酸中毒，可先用5%碳酸氢钠溶液100～200ml或11.2%乳酸钠溶液100ml加入葡萄糖溶液中静滴，此后据二氧化碳结合率及血气分析结果酌情补充碱性液体。

特应性皮炎（atopic dermatitis）

特应性皮炎又名异位性皮炎、遗传过敏性皮炎，是一种伴有表皮屏障功能障碍的慢性复发性炎症性皮肤病。多发于婴儿期和儿童期，但也可迁延至成年。常伴有血清IgE升高，及特应性皮炎、哮喘或过敏性鼻炎的家族史。特应性皮炎在世界范围内都很常见，但以欧美发达国家更为多见，有报道儿童发病率超过20%，而在我国相对较低，顾恒等在1998年11～12月调查我国6～20岁人群的患病率为0.70%，2002年10～11月又对我国10个城市1～7岁人群再次进行调查，患病率为2.78%。有报道本病的发病以女性多见，男女比率为1∶2或1.6∶1，但是上述我国的调查结果显示，发病为男性多于女性。本病的发病率有逐年上升的趋势，过去的30年里，发病率已经增加了2～3倍。

【病因及发病机制】　本病发病机制复杂，迄今仍未完全清楚。总结近期研究成果，主要归纳为以下几个方面。

1. 遗传因素　本病患者大多有家族史，因此，遗传因素在本病的发病过程中起着重要的作用。研究发现有特应性素质的母亲其后代更容易患特应性皮炎。患有特应性皮炎的父母，其子女患同样疾病的概率要明显高于患哮喘及过敏性鼻炎父母所生子女，说明特应性皮炎可能有其特异的遗传基因。有研究发现，编码Th2型细胞因子（IL－3、IL－4、IL－5、IL－13、GM－CSF）基因的染色体5q31－33在特应性皮炎患者可能存在遗传突变。另有研究发现，IL－4基因启动子区域－590C/T基因多态性T等位基因与本病发病有关，当等位基因为C时IL－4基因启动子活性要强于等位基因为T时，从而导致血IL－4水平升高。同时，下调炎症反应的细胞因子TGF－β1的编码基因却表现为低活性。AD还与肥大细胞糜蛋白酶基因多态性有关，这个特征在哮喘及过敏性鼻炎患者中没有发现，是本病特异性的遗传学改变。

2. 外界因素

（1）食物：40%中重度特应性皮炎患者对一种或几种食物变应原敏感。许多AD患者对食物变应原的皮肤试验呈阳性反应。常见食物变应原有鸡蛋、牛奶、小麦、大豆、花生等。

（2）气溶胶：AD 患者也可因吸入气溶胶变应原而发病。30% ~50% AD 患者气溶胶斑贴试验阳性，而健康志愿者均为阴性。常见气溶胶变应原有屋尘螨、野草、动物皮毛、真菌等。

（3）自身变应原：早在 20 世纪 20 年代就有人发现特应性皮炎患者可以对人的皮屑产生速发型超敏反应。引起超敏反应的自身变应原主要为细胞内蛋白，来源于受损组织。有研究发现，用环孢素治疗本病患者后，血清 IgE 自身变应原效价下降，这就意味着尽管 IgE 介导的免疫反应是由外界变应原激发的，但内源性抗原保证了炎症过程的持续。

（4）金黄色葡萄球菌：金黄色葡萄球菌在特应性皮炎发病中的作用越来越受到重视。超过 90% 的患者皮损中（特别是有渗出的皮损）金黄色葡萄球菌数量增加。在治疗中联合外用抗金黄色葡萄球菌抗生素和糖皮质激素的疗效要明显优于单用糖皮质激素。目前认为，金黄色葡萄球菌主要通过分泌超抗原，刺激 T 细胞和巨噬细胞活化，加重炎症反应。

3. 免疫因素

（1）系统免疫反应：特应性皮炎患者可表现出明显 Th2 型免疫反应占优势，而 Th1 免疫反应削弱，血 IL-4、IL-5、IL-13 等细胞因子升高，而 IFN-γ、IL-12 等细胞因子降低。IL-4 在 IgE 类别转换中起作用，而 IL-5 能趋化嗜酸细胞并延长其寿命，从而使外周血嗜酸细胞及 IgE 升高。循环 Th1 细胞凋亡增加也是本病患者血 Th2 细胞占优势的一个重要原因。

（2）局部免疫反应

1）细胞因子：在特应性皮炎患者皮肤中，同样可以检测出 Th2 型细胞因子（IL-4、IL-5、IL-13 等）mRNA 水平升高。在急性期皮损中，Th1 型细胞因子（IFN-γ、IL-12）几乎检测不出，但在慢性期皮损中，IFN-γ、IL-12、GM-CSF 明显升高。从而可以认为，该病是一个双相过程，急性期 Th2 型免疫反应占优势，而慢性期 Th1 型免疫反应占优势。

2）趋化因子：趋化因子在患者皮损炎症细胞浸润过程中起重要作用。最高表达的趋化因子是 MIP-4/CCL18，最近研究发现它对皮肤炎症的启动和放大很重要。RANTES/CCL5、MCP-4/CCL13 及 eotaxin/CCL11 可以趋化 $CCR3^+$ 嗜酸细胞和 Th2 细胞。而 CCL18/DC-CK1 也在本病患者皮损中高表达并由金葡菌分泌产物调节。

3）抗原提呈细胞：在特应性皮炎患者皮损中有大量的表达 IgE 高亲和力受体 FcεRI 的朗格汉斯细胞（LC）和炎症性树突状上皮细胞（IDEC），而这些细胞在健康人群中没有发现。表达 FcεRI 的 LC 和 IDEC 在摄取变应原并提呈给 T 细胞的过程中起着很重要的作用。最近有研究发现，浆细胞样朗格汉斯细胞（p DC）参与了疾病的发病过程，p DC 可分泌 I 型干扰素，并防御病毒攻击。尽管数量较少，但它可表达高水平的 FcεRI，改变 MHC 分子表达，分泌 IL-10。

【临床表现】 特应性皮炎一般初发于婴儿期，约 50% 的患者在出生第 1 年发病，30% 在 1 ~5 岁之间发病。80% 患者在儿童期可发生过敏性鼻炎或哮喘。多数患者在秋冬季症状加重，可能与湿度下降及穿羊毛织物有关。

1. 皮肤表现　根据皮损的临床特点可分为三个阶段，即婴儿期、儿童期、青少年成人期。

（1）婴儿期：出生不久即可发生，一般初起于头面部，表现为红斑、丘疹，逐渐融合成大片，重者还可出现水疱、脓疱，疱破后有渗液、溢脓，干后结痂，痂下仍可有脓液溢出，除去黄痂，下有糜烂面。有的可仅表现为黄痂、鳞屑，酷似脂溢性皮炎。皮损瘙痒较剧，搔抓后留有抓痕、血痂。如有继发感染，可有发热、淋巴结肿大等全身症状。轻者 1 ~2 岁可痊愈，重者可迁延不愈，发展至儿童期。

（2）儿童期：表现形态多样，常见的为面部损害消退，但肘窝、腘窝出现红斑、丘疹、水疱，有脱屑，红色慢慢消退，脱屑更明显，有剧烈瘙痒，搔抓后皮肤渐增厚，呈苔藓样变。也可表现为全身散发皮色或褐色绿豆大小丘疹，扪之坚实粗糙，呈痒疹样，尤以四肢伸侧多见，伴有抓痕、血痂等继发损害。少见还有局限于双膝下方皮肤增厚、苔藓样变，有少许鳞屑，皮损为椭圆样，瘙痒较轻，可自愈。

（3）青少年成人期：与儿童晚期相连续，也好发于肘窝、腘窝，但范围常较广，可累及面颈及手部，全身皮肤干燥，皮损处皮肤增厚、粗糙、苔藓样变。

2. 伴发症状　特应性皮炎伴发症状很多，分述如下。

（1）掌纹症：可见于约一半患者，可合并鱼鳞病。表现为双掌，特别在鱼际、小鱼际及指掌面皮纹加深。

（2）鱼鳞病：可见于1/3的患者，与寻常型鱼鳞病相似。

（3）干皮症：是大多数患者共有的症状，表现为皮肤干燥、皲裂、脱屑，摩擦部位更为明显，冬季加重。

（4）眶下皱褶：通常双侧出现，为内眼睑至眶外下方的一道皮肤皱褶，为特应性皮炎的一个特征。

（5）眶周黑晕：约半数患者可存在，表现为眶周境界不清的暗灰色晕，有一定的特征性。

（6）毛周隆起：表现为毛囊口处正常肤色针尖大小丘疹。

（7）白色糠疹：好发于面部，表现为圆形或椭圆形色素减退斑，上附有少许鳞屑。

（8）唇炎：较少见，好发于上唇，表现为干燥、脱屑，有时可有皲裂。

3. 并发症状

（1）哮喘及过敏性鼻炎：这是本病的一个基本特征，可发生于80%患者。伴呼吸道过敏史者以男性多见，发病较早，皮损较重，血清IgE值高。

（2）眼病变：慢性睑炎、角膜结膜炎可致瘙痒、烧灼感、羞明、分泌物增加等症状，重者可导致角膜瘢痕形成，从而影响视力。患者还好发春季卡他性结膜炎、圆锥形角膜、白内障等。但最近有研究认为，本病患者白内障高发生率与激素的广泛使用有关，与特应性皮炎的关系不大。

（3）感染：由于局部T细胞功能异常，患者常发生皮肤病毒感染。最常见的是单纯疱疹病毒感染，引起卡波西水痘样疹或疱疹样湿疹。注射疫苗后常可引起种痘后湿疹，因此，必须认真考虑接种疫苗的利弊。浅表真菌感染也较为常见，并可进一步加重病情。患者对红色毛癣菌较正常人易感，而糠秕马拉色菌的感染则更为重要，患者常有抗糠秕马拉色菌IgE抗体阳性，同时外用抗真菌药对改善皮损有效。而金黄色葡萄球菌感染更为常见。

（4）手部皮炎：AD患者常可发生非特异性刺激性手部皮炎，潮湿环境及常接触肥皂、去污剂、消毒剂可加重皮损。表现为手部角化过度性斑块，手指皲裂，瘙痒不剧。如长期在潮湿环境下工作，则顽固难治。

（5）剥脱性皮炎：皮损累及范围过大时，可发生剥脱性皮炎。常由金黄色葡萄球菌、单纯疱疹病毒感染引起，也可由于皮肤过度刺激或用药不当引起。表现为全身发红、脱屑、渗出、结痂，可伴发热、淋巴结肿大等全身症状。

【组织病理】 AD患者外观正常皮肤的显微镜下有时也可见轻度表皮增生，浅层血管周围稀疏淋巴细胞浸润等病理变化。急性期湿疹样皮损可有显著表皮海绵形成，少量T淋巴细胞侵入表皮，真皮血管周围大量淋巴细胞浸润，也可有少量单核巨噬细胞。免疫标记T细胞为CD3、CD4、CD45RO阳性。慢性苔藓化皮损可有角化过度，表皮增生，皮突延长，轻度海绵样变性，表皮朗格汉斯细胞增多。真皮巨噬细胞及嗜酸细胞增加。

【实验室检查】 在大多数患者有外周血嗜酸细胞和血清IgE升高。约85%患者有针对食物、吸入物或微生物变应原速发型皮肤试验或IgE抗体阳性。嗜酸细胞阳离子蛋白和尿嗜酸细胞蛋白X也会升高，并与病情严重程度呈正相关。皮肤白色划痕试验、乙酰胆碱迟缓发白反应及组胺试验均可为阳性反应。

【诊断及鉴别诊断】 目前仍以 Hanifin - Rajka 标准为金标准，但该标准较为繁琐，临床很难掌握。近年来应用较多的是 Williams 诊断标准：具有皮肤瘙痒史，并有下列 2 条及 3 条以上即可确诊。①屈侧皮肤受累史，包括肘窝、腘窝、踝前或围绕颈周（10 岁以下儿童包括颊部）；②哮喘或过敏性鼻炎史（或一级亲属 4 岁以下儿童发生 AD 史）；③全身皮肤干燥史；④屈侧有可见皮炎；⑤2 岁前发病（适用于大于 4 岁者）。

据顾恒等研究发现，Williams 诊断标准对医院人群敏感性和特异性分别可达 95.50% 和 97.52%，可以替代以往的标准而在临床应用。

本病需与湿疹和脂溢性皮炎鉴别。湿疹一般发病较晚，过敏性家族史不明显，好发部位不定，形态呈多形性。儿童脂溢性皮炎一般生后立刻发病，皮损局限于头面部，瘙痒较轻或无，无明确的过敏史。

【预防与治疗】 预防主要应避免诱发及加重因素。不用碱性较强的肥皂和清洁剂，避免接触食物和吸入变应原，使用空气净化剂，避免出汗过多，沐浴后应使用润肤剂，同时对患者进行教育，使其在日常生活中加强防范，配合治疗。

1. 局部治疗

（1）糖皮质激素：外用糖皮质激素常用于特应性皮炎急性加重期的治疗，一旦控制症状后不应立即停用，而应逐渐减少用药次数。常选用弱效至中效制剂，如醋酸氢化可的松、丁酸氢化可的松、糠酸莫米松等。必须注意激素的不良反应，其不良反应与效价高低、使用长短密切相关。超强效激素只能短期使用，并禁用于面部和间擦部位。

（2）他克莫司：治疗特应性皮炎有很好的效果，可抑制引发本病的关键炎症细胞，如 T 细胞、树突细胞、肥大细胞及角质形成细胞。国内外大量研究显示，0.03% 和 0.1% 他克莫司软膏成人特应性皮炎及 0.03% 他克莫司软膏治疗儿童特应性皮炎疗效均明显优于安慰剂组。起效迅速，不良反应少，相比外用激素，其长期使用不会导致皮肤萎缩及毛细血管扩张，可使用于面部。

（3）匹美莫司：作用机制与他克莫司大致相仿，1% 匹美克莫司软膏外用已被大量临床研究证实为安全有效的，可有效控制患者的皮肤炎症，减少对激素的依赖。

（4）焦油类：焦油制剂有一定的抗瘙痒和抗炎症作用，一般适用于慢性期皮炎。Munkvad 对 30 例患者与 1% 氢化可的松软膏进行自身对照试验，疗程为 4 个月，结果发现红斑、脱屑、干燥、苔藓化等皮损指标改善程度二者无显著差异。但使用时应注意其不良反应，如毛囊炎、光敏反应及致癌等。

（5）辣椒辣素：在痒疹、银屑病等病的治疗中应用较多。动物实验表明，0.025% 辣椒辣素酊可显著改善特应性皮炎皮损，缓解瘙痒，不良反应少。

（6）多塞平乳膏：多塞平为三环类抗抑郁药，具有较强的抗胆碱能作用。局部外用 5% 多塞平乳膏可明显减轻特应性皮炎患者的瘙痒。也可与曲安缩松混合外用治疗，Drake 等将 5% 多塞平乳膏与 0.025% 曲安缩松软膏混合外用，每天 4 次，共 7 天，治疗 24 例患者，均有不同程度改善，未发现药物不良事件。

2. 系统治疗

（1）抗组胺药：一般选用具有镇静作用的抗组胺药，因为有研究显示抗组胺药对特应性皮炎引起的瘙痒无明显作用而是通过其镇静作用起效。焦虑患者可加用多塞平。小儿可用氯雷他定糖浆或氯苯那敏。

（2）糖皮质激素：很少使用，在皮损急性发作期如病情顽固可短期使用，常用剂量为泼尼松 0.3 ~ 0.5mg/(kg·d)，疗效一般较好，但停药后常可反跳。

（3）环孢素：环孢素是一种强效免疫抑制剂，能有效地抑制 T 细胞因子转录，作用机制与他克莫司和匹美克莫司相似，都是通过与胞内蛋白结合起作用。对重症且其他治疗无效患者可用环孢素治疗，常可获得较好疗效。常用剂量为5mg/kg，但停药后皮损会很快复发，且可能会有血肌酐和血压升高等不良反应，价格较为昂贵，临床应用受限。

（4）霉酚酸酯：霉酚酸酯是一种嘌呤合成抑制剂，在皮肤科主要用于治疗顽固性炎症性皮肤病。单用霉酚酸酯2g/d即可较好的控制症状，但如4～5周未见效即应停药换用其他治疗。霉酚酸酯耐受性一般较好，偶有疱疹性视网膜炎和剂量依赖性骨髓抑制的报道。甲氨蝶呤和硫唑嘌呤也可用于治疗，但相关的随机对照试验较少。

（5）白三烯阻断剂：可用扎鲁司特20mg，每日2次，孟鲁司特0.1g，每日2次，齐留通0.4～0.6g，每日4次，疗程4～6周，以上均为成人量，小儿酌减，均有一定疗效。Carruci等用扎鲁司特10mg，2次/日，治疗4例成人AD患者，疗效明显。

（6）γ-干扰素：IFN-γ可下调Th2细胞功能。应用重组人γ-干扰素可降低血嗜酸细胞数量，从而改善临床症状。Boguniewicz等皮下注射重组人γ-干扰素治疗，连续6周治疗22例AD患者，均有不同程度疗效。但因早期治疗常可出现流感样症状而限制了其临床应用。

（7）静脉大剂量免疫球蛋白注射（IVIG）：IVIG对重症、激素依赖的特应性皮炎有确切疗效，对儿童期患者疗效尤佳，有效率可达90%。

（8）抗生素治疗：如有严重继发感染，可系统使用抗生素。可以使用一、二代头孢菌素或半合成青霉素7～10天，通常有效。如有青霉素或头孢过敏，可用克林霉素替换。如发生疱疹样湿疹等病毒感染可用阿昔洛韦或伐昔洛韦等抗病毒药物治疗。如有皮肤真菌感染可予伊曲康唑等口服治疗，但尚需进一步证据支持。

1. 其他治疗

（1）光疗：干燥温暖的日光照射对缓解患者症状有用，但过分炽热的日光反而会加重皮损。各个波段的紫外线治疗本病均有效，但通常UVA、UVB混合照射比单用UVA效果好。PUVA仅用于严重泛发患者。有报道，体外光分离置换法对降低血IgE浓度，改善症状也有较好疗效。光疗短期不良反应主要有红斑、瘙痒、灼痛、色素沉着，长期不良反应主要是光老化和致癌。

（2）特异性免疫治疗（SIT）：特异性免疫治疗是目前唯一针对变态反应性疾病病因治疗的方法。它通过调节Th1/Th2的平衡，控制炎症细胞的聚集、活化和炎症介质释放而达到治疗目的。其治疗过程：首先对患者行变应原检测，明确变应原后临时配制脱敏液，若多种变应原阳性则进行混合脱敏。治疗分为常规脱敏和混合脱敏两个阶段。常规脱敏剂量一般从0.1ml开始，每周皮下注射2次，每次递增0.1ml，10次为1个疗程。然后重新配制高浓度脱敏液，也从0.1ml开始。直至药物浓度达到$1:10^2$后进入维持脱敏，浓度不变，每次0.5ml，每周2次，以后逐渐延长注射间隔，直至症状完全消失。总疗程平均12个月。国内外大量研究证明，SIT是治疗特应性皮炎行之有效的一种手段，对同时预防呼吸道过敏反应也有作用，但所需疗程可能较长。

（3）中药治疗：中医治疗儿童期以健脾化湿、祛风止痒为主，成年期则重在养血祛风、除湿止痒。对本病有一定的疗效，但尚缺乏大样本随机对照研究，具体治疗机制有待于进一步阐明。

（张青松　鞠　梅　顾　恒）

第三章　结缔组织病

结缔组织病（CTD）常发生于女性，主要与免疫遗传、性激素和妊娠有关。最新的研究发现，胎儿-母体细胞转移和母亲-儿童关系是自身免疫性疾病的一个危险因素，尤其是系统性硬皮病（SSc），这也许可部分地解释结缔组织病在女性有更高发病率的原因。尽管各种结缔组织病女性的危险因素不尽相同，但相对来说女性比男性受到更多发病危险因素的影响。

第一节　女性多发的疾病

红斑狼疮（lupus erythematosus）

红斑狼疮是一个病谱性疾病，病谱的一端为盘状红斑狼疮（discoid lupus erythematosus，DLE），病变主要限于皮肤，另一端为系统性红斑狼疮（systemic lupus erythematosus，SLE）伴弥漫增殖性狼疮性肾炎。中间有很多亚型，如播散性盘状红斑狼疮、肿胀性红斑狼疮、深在性红斑狼疮、亚急性皮肤型红斑狼疮、新生儿红斑狼疮、抗核抗体阴性的系统性红斑狼疮等。各型红斑狼疮在临床表现上有其特点，但也有一些共同或相似之处。约有15%的SLE患者可有临床和组织学上典型的盘状狼疮，大多数先有DLE的SLE患者病程较良性。2%～10%的DLE可转为SLE。

【流行病学】 LE的发病年龄、性别、种族根据所在地区不同存在明显差异。当今世界SLE的患病率是17～48/10万。发病年龄多为20～40岁，占发病者的47%～51%。生育年龄的女性SLE的发病率明显高于男性，男女之比为1∶3～1∶8，有的甚至高达1∶10。中国地域辽阔，SLE患病率差异较大。叶冬青等对安徽淮南潘集区204345人群进行调查，SLE的患病率为0.44/万，其中40～50岁女性患病率2.83/万。而黄铭新等对上海32000纺织工人的调查结果，SLE的人群总患病率约为7.0/万，其中女性患病率高达11.3/万。

【病因及发病机制】 红斑狼疮的病因及发病机制较为复杂，归纳起来有以下几个方面。

1. 遗传因素　常是多基因，约有12%与遗传有关。SLE存在家庭聚集现象，同胞患病率是一般人群的20倍，10%～12%的SLE患者中有患SLE的一级亲属，LE亲属中血清抗核抗体、类风湿因子、高丙种球蛋白血症及其他免疫异常较一般为高。单卵双胎同时患病的机会为25%～70%，比二卵双胎同时患病的机会（1%～3%）高。遗传性补体缺乏者有明显发生SLE或其他结缔组织病的倾向。研究已发现，HLA-A1、HLA-B8、HLA-DR3、HLA-W3单型者发生SLE的危险性明显高于正常对照组。HLA-DR、HLA-DQ的多态性与SLE密切相关。连锁分析表明，有8个区域包括1q23、1q25-q31、1q41-q42、2q35-q37、4p16-p15.2、6p11-p21、12q24和16q12与SLE发生显著相关。

2. 免疫异常　Th1/Th2细胞因子及其受体网络的变化及平衡的破坏，T细胞和B细胞功能的缺陷和改变，补体成分的缺陷及其受体的变化，活性淋巴细胞的活化和凋亡的异常，均与自身免疫性疾病的发生发展密切相关。目前的研究已证实，多种细胞因子参与了SLE的免疫病理损伤过程，其中IL-2、IL-4、IL-6、IL-10、IL-12、IL-13、IFN-γ、TNF、ICAM-1、BGEF在SLE的发生发展及其转归中起重要作用。

3. 内分泌因素　SLE主要发生于女性及妊娠期间的病情复发说明了性激素在SLE发病中的作用。临床上可见到口服雌激素类避孕药可诱发SLE，或使SLE病情加重。临床检测发现，女性SLE患者的16-α羟雌酮、雌二醇、雌三醇和泌乳素的水平均显著增高，而睾酮、雄烷二酮、脱氢异雄酮则降低，雌二醇和雌二醇/睾酮的比值增高，且活动期雌二醇和泌乳素明显高于稳定期，治疗后则可降低。研究认为，雌激素通过影响免疫球蛋白的合成、B细胞的分化、T细胞亚群的形成、自然杀伤细胞的活性及细胞因子的分泌等参与SLE的发病过程。同时还发现，雌激素受体在SLE发病中也起重要作用。在妊娠期间，雌激素的羟基化和雄激素的氧化水平均受到影响，会产生更多的雌激素代谢产物，加之雌激素受体水平的增加，从而进一步加重SLE的病情。

研究证实，睾丸酮在体外能抑制 SLE 患者外周血单核细胞产生抗 DNA 抗体，抑制 B 细胞的高活性，下调单核细胞 IL－6 的产生。相反，雌二醇会刺激 Ro/SS－A 蛋白的产生并增强对 UV－B 的反应，还可增加抗 dsDNA 抗体和循环免疫复合物的水平。

性激素的作用能解释青春期后 SLE 发病率的增加及 SLE 主要发生于生育期女性的原因。疾病的严重程度和病程在不同性别间存在明显差异，但最近的一项研究报道男性患者预后更差，可能与性腺功能减退有关。

4．环境因素 紫外线（UV）的照射，主要是 290～320nmUVB 段，可使表皮细胞破坏改变 DNA 的抗原性。研究证明，UV 可诱导角质形成细胞产生白介素、粒细胞－巨噬细胞克隆刺激因子（GM－CSF）和 TNF－α 等细胞因子，并影响巨噬细胞处理抗原能力和抑制性 T 细胞的活化。30%～40% 的 LE 患者对光敏感，UV 可促发或加重 LE，有的 DLE 暴晒后可演变为 SLE。

5．感染因素 黏病毒、链球菌及结核可以引起免疫活性细胞突变或感染后机体产生的抗体和自身组织抗原有交叉抗原抗体反应。在 SLE 动物模型中发现有 C 型 RNA 病毒，在 SLE 患者的皮肤、血管、内皮组织、纤维细胞以及肾小球内皮细胞也发现有 C 型病毒抗原。在 SLE 患者的血清中还发现有麻疹、副流感、风疹病毒、EB 病毒及黏病毒等抗体。近期研究发现，LE 发病与反转录病毒有关，EB 病毒与 LE 的关系是新近研究的热点。

6．药物因素 有些药物为半抗原进入体内与组蛋白结合而形成全抗原，可刺激机体产生自身抗体，如青霉素、磺胺、四环素、灰黄霉素、大仑丁、异烟肼、对氨基水杨酸、甲基多巴、利血平等；有的药物能增加免疫原性，如肼苯达嗪与脱氧核糖核蛋白形成药物——核蛋白复合物，能与核蛋白起反应，又如普鲁卡因酰胺与 DNA 形成的复合物，可产生相应抗体作用于 DNA；有些药物（如大仑丁、肼苯达嗪、异烟肼等）可诱发狼疮样综合征，其发生的机制并不十分清楚。近年来发现生物制剂，如 α－干扰素、γ－干扰素治疗过程亦可出现狼疮样综合征。

7．其他因素 精神因素可诱发 SLE，寒冷、创伤、火光亦可诱发或加重 LE，还有化学物品，氯化乙烯、石棉、染发剂及发胶，后二者含有芳香胺类物质，可经头皮吸收而乙酰化引发 LE。另外，蘑菇、烟草可增加胺类导致 LE 发病。

SLE 的确切发病机制尚未完全清楚，但大量的研究证明是一种自身免疫性疾病。在患者有易于产生自身免疫的多基因遗传背景基础上，在多种因素的影响下，使机体免疫调节机制紊乱，产生大量自身抗体，并损伤自身组织而发病，表现为高丙种球蛋白血症、低补体血症。

SLE 自身免疫的免疫病理相当复杂，多数情况下，引起组织损伤的变态反应不是单一型而是混合型。主要为Ⅲ型变态反应，DNA－抗 DNA 抗体形成可溶性免疫复合物沉积在肾小球基底膜及小血管内膜上，激活补体，释放各种细胞因子和炎症介质造成局部水肿，纤维蛋白样物质沉积于血管壁引起肾小球肾炎、血管炎及皮炎等病变。其次为Ⅱ型变态反应，表现抗血细胞成分抗体，引起溶血性贫血、血小板减少、粒细胞减少等。还有Ⅳ型变态反应，导致致敏的 T 淋巴细胞大量分化、繁殖，聚集在抗原周围，并释放淋巴因子，引起炎症甚至坏死。所造成的组织损伤改变了抗原性，又作为新的抗原刺激 B 细胞产生大量的自身抗体，周而复始，使得病变迁延缠绵。

【临床表现】

1．DLE 临床特点为持久性圆形或椭圆形红斑，边界清楚，如同盘状，边缘水肿稍隆起，中心附着黏着性鳞屑，剥离鳞屑后可见扩大的毛囊和嵌入的角质栓。一般初起损害为绿豆至黄豆大小的红斑，皮损逐渐扩大，最后中心萎缩，出现色素减退或瘢痕，而四周则色素沉着，毛细血管扩张。皮损好发于面部、特别是双颊和鼻背处，其次是耳郭、头皮、手背，呈散在分布或在颊鼻背处融合成蝶形。发生在头皮的损害，萎缩更为显著，常引起永久性秃发。黏膜损害以下唇最多见，皮损表面可有特征性的银白色鳞屑，有时有糜烂及浅溃疡，愈后留下萎缩，经久不愈者在慢性溃疡或瘢痕基础上可继发鳞状细胞癌。有时皮损累及较广泛的部位，如头皮、耳轮、颜面、颈肩、胸部及四肢，称为播散性盘状红斑狼疮（disseminated discoid lupus erythematosus，DDLE），此型约有5%可转为SLE。DLE病程较为慢性，25%～40%可以自然缓解，一般愈后留下色素减退斑或萎缩性瘢痕。无自觉症状，少数有关节痛，低热，乏力，皮损处有轻微的灼热及痒感。

DLE尚有几种特殊类型：①疣状DLE：皮损为角化过度的疣状增生性盘状损害或肥厚性丘疹、结节，无痒感，好发于面部、四肢伸侧及双手处，类似棘皮瘤和肥厚性扁平苔藓，组织学有时会出现鳞状细胞癌、角化棘皮瘤的特征，但可根据其他部位的典型DLE皮疹加以区别。有时疣状DLE还可与扁平苔藓重叠；②毛细血管扩张性DLE：此型比较少见，也容易误诊，好发于面部、鼻翼处，为点状至盘状大小的毛细血管扩张性红斑，有时融合为蝶形，红斑上无鳞屑，可以消失，也可遗留DLE特征性萎缩性瘢痕，此型与酒渣鼻难以区分。

2. 肿胀性红斑狼疮（lupus erythematosus tumidu，LET） 临床上一直认为LET是慢性皮肤型红斑狼疮（CCLE）、亚急性皮肤型红斑狼疮（SCLE）的特殊类型，直到最近，LET才引起人们的重视，逐渐从CCLE、SCLE中区分出来，成为一个单独的亚型。

临床特点：多发于青年男性，发病年龄高峰为41～50岁。皮损好发于面部、头皮、背部上方、颈部V形区、上肢伸侧等日光暴露部位。皮损为渗出性、紫红色斑块，荨麻疹样单个或多发，表面光滑，边界清楚，表面无毛囊角栓。部分患者皮损边缘融合成环形或旋涡状，很像SCLE环状皮损。皮损可在数天或数周内自然消退，部分患者皮损可反复发作，但愈后不留瘢痕。LET不伴有系统性表现，有报道在DLE和SLE病程中可发生LET。

光敏现象是LET的一个显著特征，LET比SCLE、DLE对光更为敏感。对LET患者重复照射UVA和UVB，结果照射后几天红斑瘙痒加重，之后出现LET特征性皮损，伴有与原发皮损相似的组织学变化。56%的患者对UVA、UVB均有反应，40%对UVA有反应，38%对UVB有反应，但这种光敏反应并不伴有抗Ro/SSA抗体的产生。

实验室检查：少部分患者可出现抗核抗体（ANA）阳性，极少数患者抗Ro/SSA、La/SSB抗体、抗双链DNA（dsDNA）抗体、抗心磷脂抗体低效价阳性，可有暂时性C3、C4下降。组织病理学的主要特点是真皮网状层有黏蛋白沉积，真表皮交界处直接免疫荧光检测阴性。

3. 深在性红斑狼疮（lupus erythematosus profundus，LEP） 又称狼疮性脂膜炎。系皮下脂肪的炎症反应所致，可单独存在，也可与LE的其他类型共存，发生率占LE的2%以上，约30%发生于SLE。男女均可发生，但主要见于20～45岁女性，少数儿童亦发生。

临床特点：皮损为深部皮下炎症性硬结或斑块，一个或多个，无触痛，直径1～10cm，表面为正常皮色或淡红或紫红色。本病呈慢性过程。有的结节持续不变，而在其他部位又发生新的损害，有的皮损逐渐扩大并与邻近的结节融合形成较大的斑块。部分结节可自行消退，遗留凹陷区；有的结节坏死、溃疡、预后遗留萎缩性瘢痕。结节可发生于任何部位，常见于颊、臀、臂，其次为股、胸部。单侧或对称分布。近来多有眶周狼疮性脂膜炎的报道，表现为眼睑水肿或眼周肿胀。有报告1例手和下肢皮下结节与眼睑水肿红斑并存的患者，皮下结节活检为LEP。提示某一病理过程在不同的解剖部位能产生不同的临床表现。LEP一般全身症状轻微，可有轻度发热，关节痛，但无系统性损害。LEP为不稳定型LE，可向DLE或SLE转变，亦可初为DLE，以后转为LEP。

近来有作者报道了临床少见的2例硬化性线性狼疮性脂膜炎，其中1例发展成伴有严重肾损害的系统性红斑狼疮，另1例发生自然流产且出现抗心磷脂抗体，似乎这一变种的临床表现与红斑狼疮性脂膜炎相比似乎更具有攻击性。线性分布可能是这一独特的红斑狼疮性脂膜炎的“硬化性”亚型的临床指征。

实验室检查：可有贫血、白细胞减少、血小板减少和血沉增快。30%病例ANA阳性，免疫球蛋白升高。组织病理改变主要在皮下脂肪组织，特征的组织学变化为脂肪小叶玻璃样变、淋巴细胞聚集浸润。直接免疫荧光示脂肪小叶间隔内血管壁有免疫球蛋白沉积。

4. 亚急性皮肤型红斑狼疮（SCLE） 过去曾称为亚急性播散性 LE、银屑病样 LE，糠疹样 LE 以及自身免疫性环状红斑等，因兼有 DLE 和 SLE 某些症状，又有独特的皮肤损害，故而命名为 SCLE。大约 20% 的 SCLE 患者在起病之前有 DLE 损害。约 50% 的 SCLE 患者符合 SLE 的诊断标准，但系统损害较轻，较少累及中枢神经系统和肾脏。近年来有学者提出该病可能属于一种“副肿瘤性皮肤病”，最终结论及 SCLE 与肿瘤的关系尚需进一步研究确定。

皮肤表现主要有两种类型：①环形红斑型：初起水肿性红斑，渐向四周扩大，可形成环形、弧形或多环形或融合成多环形、脑回形、边缘水肿隆起，内缘有细小鳞屑，中央消退留下色素沉着和毛细血管扩张。好发于面部、双手臂；②丘疹鳞屑型或鳞屑性红斑型：初起为红色丘疹，逐渐扩大为大小不等形状不规则斑，上覆菲薄鳞屑，呈银屑病样或糠疹样，无毛囊性栓塞和黏着性鳞屑，一般消退后不留瘢痕，好发于颜面、耳、肩背、上胸、上臂伸侧、手指，腰以下少有。通常出现一种类型皮损，偶尔 2 型同时存在。

此外，尚可有光敏、弥漫性无瘢痕性秃发，黏膜受累，雷诺现象、网状青斑和甲周毛细血管扩张等。除皮损外还可合并骨骼和肌肉症状，表现为关节炎、关节疼痛和肌痛，其次为发热和浆膜炎。肾脏损害少而轻，无心脏和神经系统的损害。

实验室检查：有贫血、白细胞减少、血小板减少、血沉快。LE 细胞阳性，79% 患者 ANA 阳性。63% 患者抗 Ro/SSA 抗体阳性，50% ~70% 抗 La/SSB 抗体阳性，此两种抗体测定的高阳性率为 SCLE 的免疫学特征。也可有 dsDNA 抗体、抗核糖核酸蛋白（nRNP）抗体和抗糖蛋白（Sm）抗体。此外，部分患者免疫复合物（CIC）呈阳性、补体水平降低。直接免疫荧光检测皮损，约 60% 患者真表皮交界处有 IgG 沉积，呈连续性、不规则颗粒型，无皮损处约 30% 阳性。

补体缺乏综合征为 SCLE 的一种特殊类型，由补体成分特别是 C2 和 C4 的缺陷引起。临床表现主要为广泛的环状 SCLE 样皮损、光敏感。实验室检查有补体 C3、C4 缺乏，70% 的患者血清抗 Ro/SSA 抗体阳性。

5. 新生儿 LE（NLE） 以一过性皮肤损害和（或）先天性心脏传导阻滞（CHB）为主要临床表现，偶尔伴肝脏疾病和血小板减少症。其母亲通常抗 Ro/SSA 抗体阳性，且疾病的活动性随母亲体内自身抗体的代谢而降低。胎儿出生后数月血清中抗 Ro/SSA 可持续阳性，部分患儿 ANA 和抗 dsDNA 抗体可低效价阳性。NLE 患儿母亲妊娠期一般无任何临床表现，部分患儿母亲血液中可有抗 La/SSB 抗体和抗 nRNP 抗体，后者患儿的母亲则易患疾病谱不一的各种结缔组织病。

临床特点：多见于 3 个月内的新生儿，男、女之比约为 1∶3。患儿于初生时或出生后数周内面颈部出现环形红斑，表面可附有鳞状皮屑，有时也可侵犯眼周，出现褐色色素沉着。严重者皮损可波及躯干和四肢，并常伴有日光过敏。一般 4~6 个月内皮肤损害可自行消退，不留瘢痕。个别患儿可遗留毛细血管扩张。环形红斑的组织学与免疫荧光结果与成人 SCLE 相似。有报道，抗 nRNP 抗体阳性 NLE 患儿仅有皮损，而无先天性房室传导阻滞。

NLE 典型的心脏损害是 CHB，多开始于妊娠期 6~9 个月，很少于胎儿出生后才发病，且一般表现为永久损害。在患儿心肌组织中可检测到抗 Ro/La 抗体，这些抗体可能会损伤胎儿房室束和房室结。有报道 2 例伴心脏损害的 NLE，早期表现为 CHB，几个月后出现广泛的心肌病变，其母亲血清中的自身抗体效价均非常高，且自身抗体在患儿血清中持续时间也很长。

此外，有些患儿还可伴有血小板减少、肝大、肝功能异常、脾大或溶血性贫血等，但也均为一过性的。大多在 6 个月内能自行消退。NLE 一般预后较好，少数患者可发展为活动性 SLE。如有房室传导阻滞则预后较差。抗 Ro/La 抗体可作为判断 NLE 预后的指标。对于高危人群，可以行脐静脉穿刺取脐血检测有关抗体水平而进行筛检。对有抗 Ro/SSA 抗体阳性的孕妇，要密切观察胎儿的心脏变化。

6. ANA 阴性的 SLE　一般认为，ANA 阳性对诊断 SLE 具有重要价值，但约有 5% 的 SLE 患者符合 ARA 的 SLE 诊断标准，而血清 ANA 却持续阴性。这组患者被称为 ANA 阴性的 SLE，是常易被忽略的一种 LE 亚型。但是大约 60% 以上 ANA 免疫荧光试验阴性的 SLE 患者可检出抗 Ro/SSA 抗体。因此，未用免疫扩散法检测除外抗 Ro/SSA 抗体或其他抗核抗体存在时，不能诊断为“ANA 阴性的 SLE”。

临床特点：有明显的皮肤表现，91% 有颧和双颊部的蝶形红斑，79% 有光敏性皮炎，脱发、口腔溃疡、雷诺征的发生率也较高。10% ~15% 的患者有肾脏损害，但受累不严重，其他器官受累则甚少。全身症状较轻微，如发热、关节痛、乏力等，故预后较好。部分患者在复发时 ANA 可能转为阳性。

7. 药物性狼疮　是服用某些药物后引起的 LE 样临床表现和免疫学异常。据文献报道，至今引起 LE 的药物已有 40 余种，其中以普鲁卡因酰胺和肼苯达嗪的发病率最高。药物性狼疮的发病机制还不完全清楚，一般认为和肝脏乙酰化转化酶的活性及遗传基因的差异有关。

临床特点：①患者发病年龄相对较大；②起病急，常表现为发热、肌痛、关节痛、浆膜炎，而蝶形红斑、脱发、盘状皮损、黏膜溃疡及系统损害少见，肾脏和中枢神经系统极少侵犯；③病程短，一般停药后数天至数周临床症状可逐渐好转。

免疫学检查：ANA 及 LE 细胞阳性，抗核小体抗体阳性，抗组蛋白抗体阳性，抗单链 DNA（ssDNA）抗体阳性，但抗 dsDNA 抗体及抗 Sm 抗体常阴性，补体值正常。抗组蛋白抗体（尤其 IgG 型）阳性对药物性狼疮的诊断有意义。

8. 系统性红斑狼疮（SLE）　由于受累脏器不同，临床表现复杂多样。多数呈隐匿起病，开始仅累及 1 ~2 个系统，表现轻度的关节炎、皮疹、隐匿性肾炎、血小板减少性紫癜等，部分患者长期稳定在亚临床状态或轻型狼疮；部分患者可由轻型突然变为重症狼疮，更多的则由轻型逐渐出现多系统损害；也有一些患者一起病就累及多个系统，甚至表现为狼疮危象。SLE 的自然病程多表现为病情的加重与缓解交替。这些症状有时长达数年而查不出原因，直至有典型临床症状和实验室表现才确诊。

（1）全身表现：患者常有发热，90% 以上为不规则型，长期低热较多见，急性者或疾病恶化时常有高热，伴畏寒、头痛等。发热可为首发症状或在病程中发生，可能是 SLE 活动的表现。疲乏是 SLE 常见但容易被忽视的症状，常是狼疮活动的先兆。有的患者还伴有消瘦或体重下降等。

（2）皮肤黏膜表现：80% ~90% 患者有皮肤损害，皮损形态呈多形性，较常见的皮肤黏膜表现如下：

1）蝶形红斑（30% ~61%）：是 SLE 特有的皮损特征，以水肿性红斑最常见，初起绿豆至黄豆大小，鲜红色或紫红色，境界清楚或不清楚，表面光滑或附有少许灰白色鳞屑，炎症严重时有小水疱及结痂，好发于双颧、颊、鼻背部位，大多数皮疹无明显自觉症状，部分患者有痒感及烧灼感。在病变发展过程中，颧、颊、鼻背处红斑可融合成片，呈对称性蝶形分布，谓之“蝶形红斑”。当病情缓解时，皮损也逐渐消退，留下色素沉着斑，偶尔有萎缩。蝶形红斑常为 SLE 早期表现，皮损与全身症状常呈正相关。约 33% 患者对日光敏感，暴晒后皮损加剧或促发新皮损出现。

2）狼疮掌和甲周红斑：手掌的大、小鱼际及指背、足跟侧缘、趾部可有网状毛细血管扩张性红斑，鲜红色或暗红色，如朱砂样。甲周可出现毛细血管扩张红斑及甲半月红斑。掌、指有散在丘疹样毛细血管扩张，是 SLE 具有特征性的改变。

3）冻疮样皮损：好发于耳垂、颧颊、手指、足趾、足跟等处，为暗红色水肿性紫红斑或为褐红色小结节，有的轻度糜烂，少许渗液及结痂。寒冷时加重，春暖季可渐消退，故常易误诊为冻疮，发生率为10%，缓解期患者亦可发生。可伴有雷诺现象及光敏。

4）血管炎样损害：可出现淤斑、紫癜性损害，发生在指（趾）尖，为点状鲜红或紫红色斑点和点状出血，久之局部轻度点状萎缩；亦可表现为结节、坏死、溃疡等坏死性血管炎性皮损。

5）大疱－血疱样皮损：大疱、血疱可在正常皮肤或红斑上出现，疱壁厚，类似类天疱疮，疱破后糜烂，结痂，最后留下色素沉着或有萎缩性瘢痕。

6）荨麻疹样血管炎皮损：为风团性损害，皮损持续时间比一般荨麻疹长，通常为数天，无瘙痒，部分患者局部有疼痛感。病变为真皮的白细胞碎裂性血管炎，或为血管周围单核细胞浸润，常伴有肾脏损害，补体降低，血沉增快，抗 dsDNA 抗体阳性。

7）网状青斑或树枝状青斑样皮损：发生率为10%，好发于四肢伸侧面尤以小腿多见，皮损为暗红、紫红或青色网状分布的斑疹或结节性损害，有压痛，愈后留下色素斑。因局部小血管病变致血流缓慢，故皮肤出现网状青斑或树枝状青斑。

8）皮肤黏蛋白病：在 SLE 的发生率为4.8%，SCLE，DLE 则不常见，主要表现为躯干、手臂的丘疹结节性损害，组织病理显示弥漫的真皮黏蛋白沉积但缺乏 LE 特异的空泡变性。

9）黏膜损害：25%～45%的 SLE 患者和25%的 DLE 患者会发生口腔溃疡，而且多见于疾病的活动期。溃疡多见于硬腭且无自觉症状，口腔黏膜和唇部常有毛细血管扩张性红斑、淤点、糜烂或溃破，严重患者鼻黏膜和咽部亦可出现溃疡。

10）毛发改变：51%～71%的患者有脱发。当病情活动时常有弥漫性脱发，表现为毛发稀疏、干燥、失去光泽、变脆容易拔脱。狼疮发（lupus hair）为 SLE 的特征，表现为前发际下降，额至头顶处毛发稀疏，呈参差不齐乱散外观。斑状脱发（假性斑秃）常在 DLE 或狼疮性黏蛋白病的基础上产生。此外，糖皮质激素撤退或精神紧张可引起休止期脱发，有些治疗药物也可造成头发稀疏。

（3）骨和关节表现：90%以上患者均有不同程度的关节炎和关节痛，呈对称性、游走性、多关节性，并伴有关节附近的肌肉疼痛及周围软组织的肿胀，好侵犯四肢大小关节。X 线检查无关节破坏及关节致畸表现。5%～40%有无菌性缺血性骨坏死，大部分是在激素治疗过程中发现，好发部位为股骨头，早期症状为单侧髋关节和股根部疼痛，行走或负重时加重，常有关节功能受限，严重者步行困难。一般临床症状出现后2～6个月 X 线检查方可显示典型的早、中、晚期三期病变。

（4）肌肉症状：70%患者有肌痛、肌无力，常在 SLE 活动时出现，血清肌酶乳酸脱氢酶（LDH）可升高，活检皮肤肌肉无明显异常，仅有血管、肌束有单核细胞浸润。应注意 SLE 的肌肉症状与糖皮质激素所致肌炎的差异，后者主要为肌纤维肿胀及空泡形成。

（5）肾脏损害：又称狼疮肾或狼疮性肾炎（LN），为 SLE 最常见而严重的内脏损害，表现为蛋白尿、血尿、管型尿，乃至肾功能衰竭。LN 对 SLE 预后影响甚大，肾功能衰竭是 SLE 的主要死亡原因之一。50%～75%的 SLE 病程中会出现临床肾脏受累，肾活检显示几乎所有 SLE 均有肾脏病理学改变。约1/3的狼疮肾患者无临床症状，呈隐匿性，数年后可出现临床症状。狼疮肾的临床症状与肾损害活动性并不平行，有严重的活动性肾外症状的 SLE 患者，可无肾脏损害，但有严重肾脏活动性损害时常见于SLE。约一半的患者发生在 SLE 第一年，临床表现为肾小球肾炎和肾病综合征，前者尿内出现红细胞、白细胞、蛋白及管型，胆固醇正常或增高，肾功能测定早期往往正常，后期可出现尿毒症和高血压；后者全身水肿，可伴有不同程度的心包积液、胸腔积液及腹腔积液。

LN 的诊断标准：需 A 组中1项，或 B 组中至少3项。A 组：①肾活检符合狼疮性肾炎的病理改变；②一年中内生肌酐清除率 >30%；③24 小时尿蛋白定量 >0.5g。B 组：①血浆白蛋白 <30g/L；②尿蛋白定性（++~+++）；③尿中有颗粒管型、透明管型或红细胞管型；④尿中红细胞 >5/HP。

世界卫生组织（WHO）根据肾穿刺活检将 LN 病理分为 6 型。

Ⅰ型：正常或微小病变：①光镜、电镜、免疫荧光检查均未见病理学改变；②光镜下正常、电镜或免疫荧光检查发现有沉淀物、临床无肾脏受累表现，因此，很少做肾穿刺活检。

Ⅱ型：系膜增殖性病变：①系膜增宽和/或轻度细胞增生；②中度细胞增生。本型肾小球正常，细胞增生多局限于血管系膜，是一种最轻的肾炎。尿检可无异常或暂时性轻度蛋白尿或轻度血尿，80% 患者肾功能正常，20% 患者有狼疮性活动的血清学证据。

Ⅲ型：局灶节段增殖性病变：①活动性坏死性病变；②活动和硬化性病变；③硬化性病变。Ⅲ型病变呈局灶、节段分布、受累肾小球数 <50%，每个肾小球受侵的毛细血管袢 <50%。小管 - 间质病变呈局灶性，包括间质炎症、水肿和小管萎缩。50% 患者尿检异常，多呈血尿和管型尿；25% ~50% 患者出现肾病范围的蛋白尿；10% ~25% 患者出现肾功能减退，高血压常见；2/3 患者自身抗体阳性，并存在低补体血症。

Ⅳ型：弥漫增殖性病变：①伴节段病变；②伴急性坏死性病变；③伴活动和硬化性病变；④伴硬化性病变。本型肾小球受累与Ⅲ型无质的区别，只是病变范围 >50%。临床症状较Ⅲ型为重，75% 患者有中度及重度蛋白尿、血尿，50% 患者有轻度至中度肾功能不全。

Ⅴ型：弥漫性膜性病变：①单纯膜性肾小球肾炎；②伴 IIa 或 IIb。为肾小球基底膜增厚，病变可持续多年而无严重的肾功能损害，临床表现为肾病综合征，显著蛋白尿，但血尿较少见，血清学常见临床活动的证据。

Ⅵ型：进行性肾小球硬化性病变：①节段性，相当于单个肾小球的病变范围在 50% 以下；②球性，相当于单个肾小球的病变范围超过 50% 以上。此型最常见的临床特征是肾功能不全，可有蛋白尿，但尿沉渣呈阴性。

病理分型对于估计预后和指导治疗有积极的意义，通常认为，Ⅰ型和Ⅱ型肾功能无明显损伤，预后较好，Ⅳ型和Ⅵ型肾功不良，预后较差。但 LN 的病理类型是可以转换的，Ⅰ型和Ⅱ型者有可能转变为较差的类型，Ⅳ型和Ⅴ型经过免疫抑制剂的治疗，也可以有良好的预后。

肾脏病理还可提供 LN 活动性的指标，如肾小球细胞增殖性改变、纤维素样坏死、核碎裂、细胞性新月体、透明栓子、金属环、炎细胞浸润，肾小管间质的炎症等均提示 LN 活动；而肾小球硬化、纤维性新月体，肾小管萎缩和间质纤维化则是慢性指标。活动性指标高者，肾损害进展较快，但积极治疗仍可逆转；慢性指标提示肾脏不可逆的损害程度，药物治疗只能缓解而不能逆转慢性指数的继续升高。

（6）呼吸系统：发生率为 50% ~70%，临床表现包括咳嗽、咳痰、呼吸困难、偶有咯血。肺部表现可以是 SLE 的最初表现，亦可以是 SLE 加剧的表现。临床上以胸膜炎最为常见，常合并胸腔积液。胸膜炎作为早期表现对于 SLE 的诊断具有重要意义，胸膜渗出常为双侧型，胸腔积液的蛋白质含量在 3g 以上，补体降低，偶尔可找到 LE 细胞。年轻人（尤其是女性）的渗出性浆膜腔积液，除需排除结核外应注意 SLE 的可能性。

其次为间质性肺炎，表现为活动后气促、干咳、低氧血症。胸部 X 线主要表现为急性和亚急性期的磨玻璃改变和慢性期的纤维化。肺功能检查符合限制性肺病，肺容量和弥散量均减低。急性狼疮性肺炎为 SLE 严重的呼吸系统疾病，由肺间质弥漫性血管炎引起，临床表现为重病容伴发热、呼吸急促和缺氧，常找不到感染的病因，抗微生物药物治疗无效。X 线表现为界线不清的密度增高阴影，或者是一侧或两侧广泛性肺浸润，伴或不伴渗液。有时还可发生肺不张及膈肌功能障碍肺容量减低。少数病情危重者，伴有肺动脉高压或血管炎累及支气管黏膜者可出现咯血。SLE 合并弥漫性出血性肺泡炎死亡率极高。此外，SLE 还可出现肺动脉高压、肺梗死、肺萎缩综合征等，严重者以至呼吸衰竭。

（7）神经系统损害：又称神经精神狼疮。轻者仅有偏头痛、性格改变、记忆力减退或轻度认知障碍；重者可表现为脑血管意外、昏迷、癫痫持续状态等。精神症状：主要为情绪变化和精神分裂症，表现为痴呆、意识改变、焦虑、抑郁、幻觉、妄想和精神分裂等，这些症状常为可逆性，经系统性治疗能减轻，但最初的精神症状必须注意与糖皮质激素治疗引起的精神症状相鉴别。神经症状表现有：

1）脑部损害：可表现为癫痫样发作、偏瘫、失语、肢体肌张力增高、震颤以及舞蹈样和投掷样不自主动作，严重者可表现为项强直、昏迷、尿便失禁，甚者可导致死亡。典型偏头痛亦是 SLE 的症状之一。还可表现为视神经乳头水肿，突然出现失明、偏盲，脑神经麻痹，感觉和/或运动神经传导束受损，脑膜脑炎、智能障碍或痴呆。

2）脊髓损害：出现上运动神经元性截瘫或四肢瘫、深浅感觉丧失、尿便障碍、汗腺分泌障碍、皮肤湿度障碍等自主神经症状。

3）周围神经损害：表现为多发性脊神经根炎或脑神经炎。磁共振/X 线断层摄像，可见缺血/梗死、出血、局限性脱髓鞘、脑萎缩等改变。

（8）血液系统表现：常见贫血和/或白细胞减少和/或血小板减少。

贫血可能为慢性病贫血或肾性贫血。短期内出现重度贫血常是自身免疫性溶血所致，多有网织红细胞升高，Coombs 试验阳性。血红蛋白的减少多与病情活动有关。

白细胞减少的发生率为 42% ~57%，有粒细胞或淋巴细胞减少，但需与治疗 SLE 常用的细胞毒药物所致的白细胞减少相鉴别。本病所致的白细胞减少，一般发生在治疗前或疾病复发时，多数对糖皮质激素敏感，治疗后白细胞总数会较快恢复正常；而细胞毒药物所致的白细胞减少，其发生与用药相关，恢复也有一定规律。

血小板减少的发生率为 20% ~40%，其发生与血清中存在抗血小板抗体、抗磷脂抗体以及骨髓巨核细胞成熟障碍有关。少数病例有严重的血小板减少，临床表现有皮肤淤点、淤斑、鼻出血、齿龈出血、月经过多等。血小板减少与病情并不一致，常较长时间缓慢恢复，有时常不稳定，故血小板计数与病情变化须严密观察。

（9）心血管系统：发生率为 30% ~70%，常见心包炎，有心包积液，患者心前区疼痛，气短，心前区可听到心包摩擦音，心音减弱，通过超声心动图可诊断。其次为心肌炎、心律失常，表现为气短、心前区疼痛、心动过速、奔马律，心脏扩大者可导致心功能不全，为预后不良指征。心电图出现低电压，ST 段抬高，T 波平坦或倒置，T－R 间隔延长，有时临床亦可无任何症状，在其他诱因下发作。心瓣膜受累可引起二尖瓣狭窄及闭锁不全，心前区可闻及收缩期杂音，应注意与感染性心内膜炎的鉴别。SLE 可以有冠状动脉受累，表现为心绞痛和心电图 ST－T 改变，甚至出现急性心肌梗死。有的患者会出现血栓性静脉炎、周围血管病变血栓性闭塞性静脉炎等。

（10）消化系统：40% 有消化道症状，表现为食欲减退、恶心、呕吐、腹痛、腹泻、呕血、便血、便秘等，其中以腹泻较常见，可伴有蛋白丢失性肠炎，并引起低蛋白血症。腹痛可能与腹膜炎、肠炎、肠系膜炎或腹膜后结缔组织病变有关，严重者表现为外科急腹症。部分患者可表现为狼疮性肝炎，以肝酶增高较常见，但一般不严重，仅少数出现严重肝损害和黄疸。此外，SLE 还可并发急性胰腺炎。

（11）眼部病变：20% ~25% 有眼底病变，包括结膜炎、葡萄膜炎、眼底改变、视神经病变等。眼底改变表现为视网膜静脉怒张，动脉痉挛缩窄，眼底中心血管周围出现丝绵样白斑。其他尚有眼底出血、视盘水肿、视网膜渗出等。

（12）单核－吞噬细胞系统：约50%有淋巴结肿大，常见颈部和腋下，为花生米大小或更大，质软、无粘连、活动，一般无压痛，易误诊为结核及淋巴瘤，病理为慢性非特异性炎症，多见于病情进展或复发时，经糖皮质激素治疗很快可恢复。40%肝肿大，较少引起黄疸及肝硬化，15%～36%脾脏肿大，常以轻度肿大为多见。

（13）外分泌腺病变：SLE常伴有继发性干燥综合征，临床表现为口眼干燥症状，90%有泪腺、唾液腺损害，有的出现腮腺肿胀，常与SLE病情活动与缓解相一致。

（14）伴发疾病：SLE可与硬皮病、皮肌炎、类风湿关节炎重叠出现，或先后并发；也可与其他自身免疫性病，如桥本甲状腺炎，天疱疮、疱疹样皮炎、重症肌无力、口眼干燥综合征、Behcet病等并发；还可与银屑病、白癜风并发，有的报道伴发卟啉综合征。

（15）男女两性SLE临床表现的差异：与女性SLE比较，男性SLE具有以下特点：①起病较隐匿，病情不典型，首发症状多样化，容易被误诊或忽视；②面部蝶形红斑的发生率明显低于女性；③精神症状、肺部损害、心脏损害和狼疮肾炎的发生率较女性高；④免疫系统、血液系统和肾脏受损一般较明显，预后较差。

【组织病理】

1. 皮肤病理　①表皮角化过度，角栓形成；②颗粒层增厚，棘细胞层萎缩；③基层细胞液化变性，表皮突变平；④真皮胶原纤维水肿并有纤维蛋白样变性，浅层嗜黑色素细胞增加；⑤血管和皮肤附属器周围有成片淋巴细胞浸润，及少许浆细胞、组织细胞浸润。DLE以前3项为主要表现，SLE以后3项为明显，但SLE早期或有的皮损也常与DLE基本相同，SCLE的皮肤组织病理与DLE相似。

2. 内脏病理　广泛性的纤维蛋白样变性，累及各系统结缔组织、毛细血管、小动脉、浆膜及滑膜（如胸膜、关节）。IF检查发现纤维蛋白样坏死处有大量的免疫球蛋白、补体和纤维蛋白原沉着，并可见紫红色无结构的卵圆形苏木紫小体。

肾脏损害典型表现为毛细血管袢基底膜嗜酸性增厚，如“铁丝圈”样改变。脾脏的特征变化为小动脉周围纤维化呈洋葱样表现。

心包膜有弥漫性纤维蛋白样物质沉着，心肌炎时小动脉呈局灶性纤维蛋白样变性，典型的心内膜炎为心瓣膜赘生物，即所谓“Libman Sacks”心内膜炎。中枢神经系统主要为小血管的破坏或增生和淋巴细胞为主的浸润，广泛的微血栓和局灶性软化灶。

肺部改变初为血管炎和血管周围炎，波及间质和实质时为毛细血管的纤维蛋白样变性、坏死和透明性变，伴淋巴细胞及浆细胞浸润。

关节病变主要为滑膜细胞增生及小血管纤维蛋白样坏死。横纹肌受累为肌肉组织的局灶纤维蛋白样变性及炎症细胞浸润，有时肌纤维会发生透明样变性。

3. 狼疮带试验（LBT）　采用直接免疫荧光法（DIF）检测真表皮交界处免疫复合物沉积的一种方法，在LE真表皮交界处有Ig及C3的免疫复合物沉着，形成特殊的荧光带称狼疮带（lupusband）。沉积的免疫复合物有IgG、IgM、IgA或C3，有时IgG与IgM、IgG与IgA结合沉着，一般说来，IgG沉着多见，IgM沉着意味着病情较轻，IgG与IgA结合沉着常与重度肾病有关。LBT荧光很亮，常呈颗粒状、细线状，均质形、团块形。在SLE新鲜水肿性皮损为细线状，SLE正常皮肤为颗粒状，分散排列；DLE皮损为均质形，边界清楚连续均匀，发亮明显，有时呈团块状。

根据LE的病变性质及部位，LBT具有不同的阳性率。在皮损部位，SLE阳性率为90%，DLE阳性率为90%～100%；无皮损处LBT阳性对SLE有高度特异性，曝光部位正常皮肤阳性率为70%～80%，非曝光部位正常皮肤阳性率为50%；DLE正常部位皮肤阳性率均为0%。

LBT要达到试验准确性，必须注意：①取2个月以上的皮损，或4个月以上SLE的正常皮肤；② 2 周内未外用过糖皮质激素，以避免出现假阴性。

对拟诊 LE 者进行皮损或正常皮肤 LBT 检查具有重要的临床意义：①LBT 特异性高，有助于 LE 的诊断和鉴别；②正常皮肤 LBT 阳性高度提示 SLE，有助于与 DLE 的鉴别和确诊无皮损的 SLE，特别是无肾外症状的 LE 肾炎；③正常曝光部位皮肤 LBT 中 Ig 类别和荧光强度与疾病活动性、肾病有关，有助于估计疾病活动性及判断预后。

【实验室检查】

1. 血液学　白细胞减少，总数 $<4\times10^9/L$，病情活动可 $<2\times10^9/L$，以淋巴细胞减少为主，3/4 患者血清中可有抗白细胞抗体，其存在与 SLE 活动有关。可有程度不等的低色素或正色素性贫血，少数有溶血性贫血（约 15% 患者 Coombs 直接试验阳性），血红蛋白 <100g/L，可达 20 ~ 40g/L。血小板减少（ $<100\times10^9/L$），严重者可达（20 ~ 30） $\times10^9/L$，可发生血小板减少性紫癜，有抗血小板抗体。

血沉增快，病情活动时可达 100mm/h 以上，一般可随病情缓解而下降，但有时与病情并不平行。白蛋白减少，常伴显著蛋白尿和水肿，球蛋白增高，白蛋白/球蛋白倒置，丙种球蛋白增加。纤维蛋白原、冷球蛋白和凝集素增高。狼疮细胞对 SLE 有一定诊断价值，活动性 SLE 阳性率为 75% ~90%。类风湿因子为 10% ~49% 阳性，梅毒血清反应假阳性为 10% ~20%。

2. 抗核抗体　为各种细胞核成分抗体的总称，是 SLE 的筛选检查。在未经治疗的活动性 SLE 阳性率为 95%，其他结缔组织疾病及一些慢性感染也可出现低效价的 ANA，但要注意 ANA 阴性的 SLE。不同核成分可产生不同的抗核抗体，主要有以下几种。

（1）抗 DNA 抗体：可分为抗 dsDNA 抗体和抗 ssDNA 抗体。其中抗 dsDNA 抗体对 SLE 特异性很高，活动期阳性率可达 75% 以上，其效价常与病情活动性相平行，该抗核抗体形成的免疫复合物与 SLE 肾脏损害密切相关。活动性狼疮性肾炎血清中抗 dsDNA 抗体效价高，常伴低补体血症，提示预后比较严重。抗 ssDNA 抗体在 SLE 中可以与抗 dsDNA 抗体同时出现或不同时出现或仅出现一种。抗 ssDNA 抗体对 SLE 亦有一定的特异性，但不如抗 dsDNA 抗体特异性高，亦可见于药物引起的 LE。在其他结缔组织病和慢性活动性肝炎，也可以以低效价出现。

（2）盐水可提取性核抗原（ENA）：可溶性核抗原有多种成分，其中最主要的是抗 Sm 抗体和抗 nRNP 抗体。抗 Sm 抗体对 SLE 有高度特异性，几乎仅存在 SLE 患者血清中，起“标记”抗体作用，阳性率为 25% ~30%。抗 Sm 抗体的单独出现与 SLE 的中枢神经系统损害有关，具有抗 Sm 抗体的患者有肾脏损害的危险，并可出现雷诺征。抗 Sm 抗体单独出现较少，常与抗 dsDNA 抗体或抗 nRNP 抗体同时出现。抗 nRNP 抗体在 SLE 患者阳性检出率为 40%。单独出现抗 nRNP 抗体的患者，肾脏损害发生率低，常显示预后较好；当同时存在其他特异性抗体，如抗 Sm 抗体，尤其是抗 dsDNA 抗体时可出现肾脏损害。此外，具有抗 nRNP 抗体的患者雷诺征、弥漫性非瘢痕性脱发、色素沉着及盘状损害发生率高。

（3）抗核小体抗体（anti - nucleosome antibody）：可出现于 SLE 疾病进程的各个时期，其敏感性和特异性分别为 56.0% ~64.2% 和 97.0% ~98.2%，可能是 SLE 的标志性抗体之一。抗核小体抗体的敏感性及与肾脏损害的相关性均高于抗 dsDNA 抗体，抗核小体抗体的水平与疾病的活动性存在明显的相关性，是诊断 SLE 和评估病情变化的更好检测指标，尤其对抗 dsDNA 抗体和抗 Sm 抗体阴性的 SLE 患者更具有诊断价值，在判断病情活动及治疗效果方面具有指导作用。

（4）抗增殖细胞核抗原抗体（抗 PCNA 抗体）：是 DNA 聚合酶与副蛋白复合物，与 DNA 复制有关。在 SLE 患者中的阳性率为 3% ~5%，但很少在其他疾病中出现。因此，抗 PCNA 抗体对 SLE 的敏感性虽较低，但特异性较高。

3. 抗细胞质成分抗体　与 SLE 有明显关系的抗体有抗 Ro/SSA 抗体和抗 La/SSB 抗体，约

25%的SLE患者和45%的干燥综合征患者有这种抗体。抗Ro/SSA抗体对具有环形皮损、光敏感的LE，尤其是SCLE具有诊断价值。NLE亦与抗Ro/SSA抗体密切相关，常认为是NLE的标志抗体，患儿母亲血中常存在抗Ro/SSA和抗Lo/SSB抗体。综合资料表明，ANA抗体阳性，又具有抗Ro/SSA抗体的SLE患者，颊部光敏感性皮炎、肾炎和干燥综合征的发生率高。

4. 抗磷脂抗体（APA） 包括抗心磷脂抗体（ACA）、狼疮抗凝因子（LA）和梅毒生物学假阳性反应因子（BFP），是结合在磷脂抗体中的IgG、IgM或IgG－IgM复合型抗体。APA常见自身免疫性疾病为IgM、IgA型，ACA与SLE病情活动有关，与血栓形成、血小板减少关系密切，临床表现为网状青斑、小腿溃疡、神经系统症状及自发性流产。所谓SLE抗磷脂综合征是指血栓形成、血小板减少、胎儿死亡组合的综合征。

5. 抗中性粒细胞胞质抗体（ANCA） 包括核周ANCA（pANCA）和细胞质ANCA（cANCA）两种，与LE相关的主要为pANCA，阳性率为15%～20%，pANCA的水平与疾病的活动性有一定的相关性。

6. 抗神经组织成分抗体 近年来对SLE的神经损害研究较重视，证实SLE血中有许多抗神经成分的IgG、IgM类自身抗体。患者血清中可检出抗神经细胞毒性抗体，在SLE患者脑脊液中存在的抗神经细胞毒性抗体可作为中枢神经系统受累的指标。

7. 免疫球蛋白和补体 SLE病情活动时，免疫球蛋白IgG、IgM、IgA水平会升高；有75%～95%患者血清中CH50、C3、C4会明显降低，尤其在狼疮性肾炎时下降更为明显，尤以C3显著，在疾病的缓解期，C3、C4可缓慢恢复，故监测补体水平可作为SLE治疗的观察指标之一。循环免疫复合物（CIC）：SLE在病情活动时，有大量的CIC形成。CIC阳性率在SLE为56.1%，在DLE为50%。新近研究发现，抗C1q抗体与SLE的肾脏损害明显相关，检测其水平变化可预测狼疮肾炎的预后。

8. 细胞免疫异常 活动期T淋巴细胞数减少，$CD4^+/CD8^+$比例失调；T细胞功能降低，植物凝集素、二硝基氯苯、结核菌素、念珠菌素、链球菌脱氧核糖核酸酶和链激酶皮试均为阴性。

【诊断与鉴别诊断】

1. 诊断

（1）DLE：依据典型皮损：①盘状红斑；②黏着性灰白色鳞屑，角质栓，扩大的毛囊口；③中心萎缩色素减退斑及四周色素沉着。一般诊断不难，其他类型DLE，如疣状DLE、毛细血管扩张性DLE必须借助于病理组织检查和LBT。

（2）SCLE：①光敏现象；②典型皮损，环形红斑或丘疹鳞屑皮损；③免疫学检测，其中抗Ro/SSA及抗La/SSB抗体较有诊断意义。

（3）LET：①临床表现：发生于日光暴露部位的红斑，渗出性、荨麻疹样无瘢痕性斑块；②组织病理：血管及附属器周围淋巴细胞浸润，间质黏蛋白沉积；③光敏试验：UVA、UVB诱发皮损再现。

（4）其他LE亚群：①各自典型的临床表现；②组织病理和免疫病理；③免疫学检测。

（5）SLE的诊断标准：由于病变错综复杂，一个较为理想的诊断标准，长期以来一直为之探讨。

1985年中华风湿病学会修订的SLE诊断标准：①颊部皮疹或盘状红斑；②光过敏；③关节炎；④脱发；⑤浆膜炎；⑥肾脏损害，蛋白尿红细胞或管型；⑦神经、精神异常；⑧血液学异常、溶血性贫血或淋巴细胞减少或血小板减少；⑨LEC阳性或抗DNA抗体增高；⑩ANA效价增高；⑪抗Sm抗体阳性。

符合以上4项即可确诊，如不足4项，可进一步作LBT及肾活检。

1997 年美国风湿病学会（ARA）修订的 SLE 诊断标准：①颊部红斑：固定红斑，扁平或隆起，在两颧突出部位；②盘状红斑：片状隆起于皮肤的红斑，黏附有角质脱屑和毛囊栓；陈旧性病变可发生萎缩性瘢痕；③光过敏：对日光有明显的反应，引起皮疹，从病史中得知或医师观察到；④ 口腔溃疡：经医师观察到的口腔或鼻腔溃疡，一般为无痛性；⑤关节炎：非侵袭性关节炎，累及 2 个或更多的外周关节，有压痛、肿胀或积液；⑥浆膜炎：胸膜炎或心包炎；⑦肾脏病变：蛋白尿 >0. 5g/24h 或蛋白尿（+++），或管型（红细胞、血红蛋白、颗粒或混合管型）；⑧神经病变：癫痫发作或精神病，除外药物或已知的代谢紊乱；⑨血液学疾病：溶血性贫血，或白细胞减少，或淋巴细胞减少，或血小板减少；⑩ 免疫学异常：抗 dsDNA 抗体阳性，或抗 Sm 抗体阳性，或抗磷脂抗体阳性（包括抗心磷脂抗体、或狼疮抗凝物、或至少持续 6 个月的梅毒血清试验假阳性，三者中具备 1 项阳性）；⑪抗核抗体：在任何时候和无药物诱发“药物性狼疮”的情况下，抗核抗体效价异常。

符合 4 项或 4 项以上者，在除外感染、肿瘤和其他结缔组织病后，可诊断 SLE。目前普遍采用这一标准，其敏感性和特异性分别为 95% 和 85%。需强调指出的是，患者病情的初始或许不具备分类标准中的 4 条，随着病情的进展方出现其他项目的表现。11 条分类标准中，免疫学异常和高效价抗核抗体更具有诊断意义。一旦患者免疫学异常，即使临床诊断不够条件，也应密切随访，以便尽早作出诊断和及时治疗。

2. SLE 病情活动性和病情轻重程度的评估

（1）疾病的活动性：各种 SLE 的临床症状，尤其是新近出现的症状，均可提示疾病的活动。与 SLE 相关的多数实验室指标，也与疾病的活动有关，提示 SLE 活动的主要表现有：中枢神经系统受累（可表现为癫痫、精神病、器质性脑病、视觉异常、脑神经病变、狼疮性头痛、脑血管意外等，但需排除中枢神经系统感染），肾脏受累（包括管型尿、血尿、蛋白尿、脓尿），血管炎，关节炎，肌炎，皮肤黏膜表现（如新发红斑、脱发、黏膜溃疡），胸膜炎，心包炎，低补体血症，DNA 抗体效价增高，发热，血三系减少（需除外药物所致的骨髓抑制），血沉增快等。

国际上通用的几个 SLE 活动性判断标准包括：SLE 活动指数（SLEDAI）及 SLE 活动评估（SLAM）等。目前多采用 SLEDAI，其理论总积分为 105 分（下表）。

SLEDAI 积分对 SLE 病情的判断：0 ~ 4 分，基本无活动；5 ~ 9 分，轻度活动；10 ~ 14 分，中度活动；≥15 分，重度活动。SLE 发作：SLEDAI 增加 >3 分；好转：SLEDAI 降低 <3 分；持续性活动：SLEDAI ±3 分；痊愈：SLEDAI 为 0。

（2）累及器官损害：是指 SLE 确诊后，内脏器官不可逆的、持续在 6 个月以上的病变，这些病变一般需通过临床评估来确定。损害可由 SLE 本病引起，也可由 SLE 的并发症或长期治疗的药物不良反应所致。美国风湿病学会制订的 SLE 损害指标包括眼、神经精神、肾、肺、心血管、周围血管、胃肠道、肌肉骨骼、皮肤等 10 个器官系统的 20 种损害和生殖功能丧失、糖尿病和恶性肿瘤。

（3）健康状况：包括体力功能、作用功能、社会功能、精神状态、健康感觉、疼痛等方面的 20 个问题，每个问题又分不同的程度计分，然后计算总分。

根据以上三个方面的综合评分，最终对 SLE 的病情进行总体评估。

（4）病情轻重程度

轻型 SLE：诊断明确或高度怀疑者，但病情稳定，所累及的靶器官（包括肾脏、血液系统、肺脏、心脏、消化系统、中枢神经系统、皮肤、关节）功能正常或稳定，呈非致命性。

重型 SLE：①心脏：冠状动脉血管受累，Libman - Sacks 心内膜炎，心肌炎，心脏压塞，恶性高血压；②肺脏：肺动脉高压，肺出血，肺炎，肺梗死，肺间质纤维化；③消化系统：肠系膜血管炎，急性胰腺炎；④血液系统：溶血性贫血，粒细胞减少（WBC1000/μl），血小板减少

(50000/μl)，血栓性血小板减少性紫癜，动静脉血栓形成；⑤肾脏：肾小球肾炎持续不缓解，急进性肾小球肾炎，肾病综合征；⑥神经系统：抽搐，急性意识障碍，昏迷，脑卒中，横贯性脊髓炎，单神经炎/多神经炎，精神病发作，脱髓鞘综合征；⑦其他：包括皮肤血管炎，弥漫性严重的皮损、溃疡、大疱，肌炎，非感染性高热有衰竭表现等。

狼疮性危象：是指急性的危及生命的重症 SLE。包括急进性狼疮性肾炎、严重的中枢神经系统损害、严重的溶血性贫血、血小板减少性紫癜、粒细胞缺乏症、严重心脏损害、严重狼疮性肺炎、严重狼疮性肝炎、严重的血管炎等。

临床 SLEDAI 积分表

积分	临床表现
8	癫痫发作：最近开始发作的，除外代谢、感染、药物所致
8	精神症状：严重紊乱干扰正常活动。除外尿毒症、药物影响
8	器质性脑病：智力的改变伴定向力、记忆力或其他智力功能的损害并出现反复不定的临床症状，至少同时有以下 2 项：感觉紊乱、不连贯的松散语言、失眠或白天嗜睡、精神运动性活动增加或降低。除外代谢、感染药物所致
8	视觉障碍：SLE 视网膜病变，除外高血压、感染、药物所致
8	脑神经病变：累及脑神经的新出现的感觉、运动神经病变
8	狼疮性头痛：严重持续性头痛，麻醉性镇痛药无效
8	脑神经意外：新出现的脑血管意外。应除外动脉硬化
8	脉管炎：溃疡、坏疽、有触痛的手指小结节、甲周碎片状梗死、出血或经活检、血管造影证实
4	关节炎：2 个以上关节痛和炎性体征（压痛、肿胀、渗出）
4	肌炎：近端肌痛或无力，伴 CPK 增高，或肌电图改变或活检证实
4	管型尿：HB、颗粒管型或 RBC 管型
4	血尿：>5/HP RBC，除外结石、感染和其他原因
4	蛋白尿：>0.5g/24h，新出现或近期增加
4	脓尿：>5/HP WBC，除外感染
2	脱发：新出现或复发的异常斑片状或弥漫性脱发
2	新出现皮疹：新出现或复发的炎症性皮疹
2	黏膜溃疡：新出现或复发的口腔或鼻黏膜溃疡
2	胸膜炎：胸膜炎性胸痛伴胸膜摩擦音、渗出或胸膜肥厚
2	心包炎：心包痛及心包摩擦音或积液（心电图或超声心动检查证实）
2	低补体：CH50、C3、C4 下降，低于正常最低值
2	抗 dsDNA 抗体：效价增加
1	发热：体温 >38℃
1	血小板减少：$<100\times10^9/L$
1	白细胞减少：$<3\times10^9/L$

3. 鉴别诊断　根据病史、体检及组织病理改变，DLE 不难与酒渣鼻、寻常狼疮、脂溢性皮炎、银屑病、LP 等鉴别。

LET 需与 DLE、SCLE、多形性日光疹、Jessner 皮肤淋巴细胞浸润症、网状红斑性黏蛋白沉积症、假性淋巴瘤等鉴别。

LEP 在临床上很难与深部硬斑病、嗜酸性筋膜炎、皮下环状肉芽肿、类风湿结节等鉴别，但 LEP 有特征的组织学变化，即脂肪小叶玻璃样变、淋巴细胞聚集浸润。

SCLE 皮损的光敏部位分布、Ro/SSA 抗体阳性和组织学特征是鉴别的关键点。需要鉴别的皮肤病包括离心性环状红斑及图形红斑、多形性日光疹及环状肉芽肿等。

SLE 的皮肤、黏膜损害，根据病史、体检及组织病理改变，通常不难与多形性红斑、结节性红斑、冻疮、药疹、日光性皮炎、阿弗他口炎、口腔扁平苔藓等鉴别。

SLE 存在多系统累及，每种临床表现均须与相应的各系统疾病相鉴别，如狼疮性肾炎需与原发性肾小球疾病鉴别；血液系统受累需与自身免疫性溶血性贫血、特发性血小板减少性紫癜、再生障碍性贫血等鉴别；狼疮性脑病需与非狼疮性脑部疾病鉴别；SLE 还应与某些发热性疾病、类风湿关节炎、血管炎等相鉴别。

【预防与治疗】

1. 一般治疗

（1）一般处理：加强对 LE 患者的知识宣传，增强治疗信心，并要有规律性用药，定期复查。避免强烈日光和紫外线的照射，采取避光、防晒等，如出门戴帽打伞，外用光防护系数（SPF）在 15 以上的遮光剂，避免日光浴。不宜在日光灯下工作，不宜烤火。避免过度疲劳及外界的刺激或创伤。SLE 患者病情活动时应避免妊娠，但禁服避孕药，一旦妊娠，应至医院诊治。合并多系统受累的重症 SLE 患者，要注意水、电解质的平衡紊乱及恶病质的出现，加强营养，卧床休息。

（2）局部治疗：皮损部位可外用糖皮质激素制剂，高效激素可周期性使用，颜面等敏感部位可应用中低效激素，如 0.1% 糠酸莫米松霜等。个别顽固皮损，可采用局部注射糖皮质激素，泼尼松龙 25mg，或得宝松 1ml 加入 2% 利多卡因 2~4ml，局部封闭，前者每周 1 次，5 次为 1 疗程；后者 3 周注射 1 次，共 3~4 次为宜。冷冻治疗亦适用于皮损较局限而顽固的 DLE。

2. 系统治疗　强调早期诊断和早期治疗，以避免或延缓组织脏器的病理损害。临床医师应根据患者的病情轻重程度，掌握好治疗的风险与效益之比，选择出适合每个患者的最佳方案。

（1）DLE、SCLE 和轻型 SLE 的治疗

1）抗疟药：氯喹每次 0.125g，每日 2 次，连用 1~2 个月后，减为每日 0.125g 维持；羟氯喹每日 0.4g，分 2 次口服，4~8 周控制后减为每日 0.2g 维持。一般情况下每日 0.4g 的羟氯喹可在 2~3 周内明显改善皮肤症状。但应注意此类药对眼的不良反应，用药超过 6 个月者，可停药 1 个月，有视力明显下降者，应检查眼底。有心动过缓或有传导阻滞者禁用此类药物。

2）沙利度胺（反应停）：适用于 DDLE、SCLE。用法：每日 0.1~0.2g，分 2 次口服，2 周后减为每日 25~50mg。本药有致畸作用，育龄妇女慎用，孕妇禁用。

3）氨苯砜（DDS）：抑制白细胞趋化、稳定溶酶体膜。适用于对氯喹反应差的 DDLE、SCLE 及 SLE 的严重性血管炎性皮损。用法：每日 50mg~0.15g，分 2~3 次口服，控制后可减为每日 25~50mg。此药注意溶血性贫血及肝功受损。

4）糖皮质激素：适用于顽固的 DLE、DDLE、SCLE 及轻型 SLE，泼尼松每日 20~30mg，早晨 1 次顿服。

5）必要时可用环磷酰胺、硫唑嘌呤和甲氨蝶呤等免疫抑制剂。

应注意 2%~10% 的 DLE 在病情发展过程中可转化为 SLE，轻型 SLE 也可因过敏、感染、妊娠生育、环境变化等因素而加重，甚至进入狼疮危象。

（2）重型 SLE 的治疗：治疗分两个阶段，即诱导缓解和巩固治疗。

1）糖皮质激素：具有强大的抗炎作用和免疫抑制作用，是治疗 SLE 的首选有效药物，早期应及时、足量应用，起效后根据病情逐渐减量，并维持治疗。调查研究表明，不接受糖皮质激素治疗的 SLE 患者，死亡率明显高于激素治疗者，同时其生活质量亦显著降低。重型 SLE 的激素标准剂量为泼尼松 1mg/(kg·d)，给药方式取决于病情的严重程度。疾病活动期应每隔 8～12 小时 1 次，疾病控制后应每晨顿服。判断激素的用量是否足够对治疗效果至关重要，如果用量足够，则在 1～2 天内发热、关节痛、中毒症状消失，一般情况好转；如用药 3～5 天后症状无改善，可考虑加量，一般加原剂量的 1/4 或 1/2。皮肤红斑、胸膜炎、心包炎、白细胞减少和精神障碍在 1～2 周内改善。肺炎、血沉、肝脾肿大在数周内好转。肾损害在 2～3 个月内改善。同时 SLE 活动的一系列实验室指标也会相应改善，如血沉降低，抗核抗体效价下降，补体回升，免疫复合物转阴等。

在足量激素治疗下，当临床症状改善，实验室指标好转，再持续治疗 2 周，开始以每 1～2 周减 10% 的速度缓慢减量，但递减剂量必须根据各个器官受累情况调整。当减至泼尼松 0.5mg/(kg·d) 后，减药速度按病情适当调慢；如果病情允许，维持治疗的激素的剂量尽量小于泼尼松 10mg/d。在减药过程中，如果病情不稳定，可暂时维持原剂量不变或酌情增加剂量或加用免疫抑制剂联合治疗。可选用的免疫抑制剂，如环磷酰胺、硫唑嘌呤、甲氨蝶呤等，联合应用以便更快地诱导病情缓解和巩固疗效，并避免长期使用较大剂量激素导致的严重不良反应。

对有重要脏器受累的狼疮患者，如重症肾病、脑病、血小板减少性紫癜及常规治疗效果不好的 SLE 患者，可以应用较大剂量，泼尼松≥2mg/(kg·d) 甚至冲击疗法。经典的冲击疗法为甲基泼尼龙 1g 或地塞米松每日 0.1～0.15g 加入 5% 葡萄糖液 500ml 中静点，每日 1 次，连续 3～5 天，每周 1 次或 2 周 1 次为 1 个疗程，可进行 2～3 个疗程。间隔期和冲击后需口服泼尼松 0.5～1mg/(kg·d)，疗程和间隔期长短应据患者的具体病情因人而定，待病情缓解后开始减量。

因已有用冲击疗法产生严重的甚至致死性合并症的报告。为有效的治疗疾病并减轻冲击治疗的不良反应，中国医学科学院皮肤病研究所常用改良的 3、2、1 冲击疗法，即甲基泼尼松龙第 1 天 0.3g，第 2 天 0.2g，第 3 天 0.1g，每周 1 次。

激素冲击疗法只能解决急性期的症状，疗效不能持久，一般必须与环磷酰胺冲击疗法配合使用，否则病情容易反复。需强调的是，在大剂量冲击治疗前或治疗中应密切观察有无感染发生。如有感染应及时给予相应的抗感染治疗。同时在冲击治疗期间，应密切观察患者的血压、心率、血糖变化及水、电解质平衡，防止高血压、心动过速、电解质紊乱、过敏性休克、急性胰腺炎等的发生，必要时应进行 24 小时心电监护。有肾功能减退、电解质紊乱、心律失常史和用利尿药的患者应忌用冲击疗法。

糖皮质激素使用注意事项：①原则上开始剂量要用足，维持时间要够，递减剂量先快后慢；②避免突然停药或随便加剂量，不规则的使用药，可影响病程和预后；③密切注意临床症状和实验室指标的变化，以便合理的调整剂量及药物；④在大剂量激素应用的同时应联用钙剂、钾剂及抑胃酸药，以减少激素引起的不良反应；⑤密切注意并及时处理糖皮质激素所引起的不良反应，如高血压、高血糖、高血脂、消化道出血、感染、骨质疏松、无菌性骨坏死、水钠潴留等。

2）免疫抑制剂或细胞毒性药物：可抑制细胞免疫和体液免疫，减少血清 DNA－抗 DNA 免疫复合物及其在肾脏的沉积，以下情况选用：①与糖皮质激素联合用药，以增加疗效；②糖皮质激素剂量减不下来或糖皮质激素的不良反应不能使用；③稳定肾功、降低肾衰，减少肾组织纤维化；④急性或重症 SLE，如狼疮肾、狼疮脑等。

此类药物包括：硫唑嘌呤、环磷酰胺、甲氨蝶呤、苯丁酸氮芥、环孢素等。药物的选择取决于疾病的严重程度和个体的耐受性。例如，重度关节炎首选甲氨蝶呤，而狼疮性肾炎首选环磷酰胺或硫唑嘌呤。研究表明，狼疮性肾炎以糖皮质激素加环磷酰胺治疗优于糖皮质激素加硫唑嘌呤治疗，且在预防肾功能衰竭上二者均优于单用糖皮质激素治疗。

①环磷酰胺（CTX）：是治疗重症 SLE 的有效药物之一，尤其是狼疮性肾炎和血管炎患者，CTX 与激素联合治疗能有效地诱导疾病缓解，阻止和逆转病变地发展，改善远期预后。用法：每日 50mg ~ 0.15g，分 2 ~ 3 次口服；或每周 0.4g 静注。冲击疗法：CTX 0.5 ~ 1.0g/m^2，加入 250ml 生理盐水中静滴，每 3 ~ 4 周 1 次，个别难治、危重患者可缩短冲击间期。多数患者 6 ~ 12 个月后病情缓解，而在巩固治疗阶段，常需要继续使用 CTX 冲击治疗，逐渐延长用药间歇期，至约 3 个月 1 次维持数年。过去认为 CTX 累计剂量不应超过 9g 以上，新近研究提示，CTX 累积剂量并不受此限制。但是，个人对 CTX 的敏感性存在差异，年龄、病情、病程和体质使其对药物的耐受性有所区别，所以治疗时应根据患者的具体情况，掌握好剂量、冲击间隔期和疗程。白细胞计数对指导 CTX 治疗有重要意义，治疗中应注意避免导致白细胞过低，一般要求白细胞低谷不小于 3×10^9/L。CTX 冲击治疗对白细胞影响有一定的规律，一次大剂量 CTX 进入体内，第 3 天左右白细胞开始下降，7 ~ 14 天至低谷，之后白细胞逐渐上升，至 21 天左右恢复正常。对于间隔期少于 3 周者，更应密切注意血象监测。除白细胞减少和诱发感染外，CTX 冲击治疗的不良反应还包括：性腺抑制（尤其是女性的卵巢功能衰竭）、胃肠道反应、脱发、肝功能损害，少见远期致癌作用，出血性膀胱炎、膀胱纤维化和长期口服导致的膀胱癌。

②硫唑嘌呤（AZT）：疗效不及 CTX 冲击疗法，尤其在控制肾脏和神经系统病变效果较差，而对浆膜炎、血液系统、皮疹等较好。用法：1 ~ 2.5mg/（kg·d），常用剂量 50mg ~ 0.1g/d，分 1 ~ 2 次服，其作用较缓慢，用药 4 ~ 8 周起效，有效后 2 ~ 4 周递减量每日 25 ~ 50mg 维持量。本药不良反应相对较小，应注意白细胞及肝功能的检查。少数敏感患者用药短期就出现严重脱发和造血危象，应加以注意。

③甲氨蝶呤（MTX）：疗效不及 CTX 冲击疗法，但长期用药耐受性较佳。剂量 10 ~ 15mg，每周 1 次，或依据病情适当加大剂量。主要用于关节炎、肌炎、浆膜炎和皮肤损害为主的 SLE。MTX 也与糖皮质激素、抗疟药等联合应用。不良反应有胃肠道反应、口腔黏膜糜烂、肝功能损害，骨髓抑制等。肝肾功不良者应慎用。

④环孢素（cyclosporine）：对狼疮性肾炎（特别是Ⅴ型 LN）有效。用法：3 ~ 5mg/（kg·d），分 2 次口服或静注。用药期间注意肝、肾功能及高血压、高尿酸血症、高血钾等，有条件者应监测血药浓度，及时调整用药剂量，血肌酐较用药前升高 30%，需要减药或停药。环孢素对 LN 的总疗效不如 CTX 冲击疗法，且价格昂贵、不良反应较大、停药后病情容易反跳等使得其未广泛使用，近年来用于重症 SLE 有一定疗效，但必须与糖皮质激素联合用药，早期较晚期应用更有效。本药因有肾毒性、肝毒性及中枢神经毒的不良反应，要慎用。

⑤麦考酚酯（MMF）：治疗狼疮性肾炎有效，对于 CTX 冲击治疗无效的患者，应用 MMF 能减少尿蛋白，降低血中肌酐含量，有效控制Ⅳ型 LN 的活动。一般用量为 10 ~ 30mg/（kg·d），分 2 次口服。目前使用 MMF 治疗的狼疮性肾炎患者多为对 CTX 无效或无法耐受其他免疫抑制剂的不良反应，因此，尚缺乏 MMF 的减量替代经验。由于 MMF 特有的高效、低不良反应特点，除非万不得已，一般不主张对使用 MMF 治疗的患者进行减量或停药。同硫唑嘌呤、CTX 相比较，MMF 具有对骨髓抑制作用轻，肝、肾毒性小，能减少恶性肿瘤的发生率等优点。与泼尼松联用具有协同作用，减少单用糖皮质激素时产生的不良反应。最常见的不良反应为胃肠道反应及中性粒细胞减少。可以预测，随着制造成本的逐渐降低，MMF 将有可能成为治疗 SLE 肾脏损害的首选药物。

⑥他克莫司（FK506）：有报道 3 例对 CTX 或环孢素治疗耐药的狼疮患者，用 FK506 治疗取得成功，关节痛、胸膜炎和肾脏疾患症状均减轻，且耐受良好无明显不良反应。但潜在的肾毒性仍应关注，应密切监测肾功能。

（3）狼疮危象的治疗：目的在于挽救生命、保护受累脏器、防止后遗症。通常需要大剂量甲基泼尼松龙冲击治疗，针对受累脏器的对症治疗和支持治疗，以帮助患者度过危象。后继的治疗可按照重型 SLE 的原则，继续诱导缓解和维持巩固治疗。

1）急进性肾小球肾炎：表现为急性进行性少尿，水肿，蛋白尿/血尿，低蛋白血症，贫血，肾功能进行性下降，血压增高，高血钾，代谢性酸中毒等。治疗主要包括纠正水电解质酸碱平衡紊乱、低蛋白血症，防治感染，纠正高血压、心衰等合并症，必要时可进行透析支持治疗。应抓住时机进行肾穿。对明显活动、非纤维化/硬化等不可逆病变为主的患者，应积极使用激素［泼尼松≥2mg/(kg·d)］，或应用大剂量 MP 冲击疗法，同时用 CTX 0.4～0.8g，每 2 周静脉冲击治疗。

2）神经精神狼疮：在控制 SLE 的基础上强调对症治疗，包括抗精神药物，癫痫大发作或癫痫持续状态时需积极抗癫痫治疗，注意加强护理。有全身血管炎表现的明显活动证据，应用大剂量 MP 冲击治疗。中枢狼疮包括横贯性脊髓炎在内，在除外中枢神经系统感染的情况下，可试用地塞米松 10mg，或地塞米松加 MTX10mg 鞘内注射，每周 1 次，共 2～3 次。

3）重症血小板减少性紫癜：血小板 $<2\times10^4/\mu l$，有自发出血倾向，常需加大激素用量至 2mg/(kg·d) 以上。还可静滴长春新碱 1～2mg/w，共 3～6 次。重症血小板减少性紫癜可采用静脉输注大剂量免疫球蛋白（IVIG），剂量为 0.4g/(kg·d)，连续 3～5 天为 1 个疗程。无骨髓增生低下的重症血小板减少性紫癜还可试用环孢素等免疫抑制剂。内科保守治疗无效者，可考虑脾切除。

4）弥漫性出血性肺泡炎和急性重症肺间质病变：本病极易合并感染，常同时有大量蛋白尿，预后很差。迄今无治疗良策。对 SLE 肺脏累及应提高警惕，以求早期发现、及时诊断。治疗包括氧疗，必要时机械通气，控制感染和支持治疗。可试用大剂量 MP 冲击治疗，IVIG 和血浆置换。

5）严重的肠系膜血管炎：常需 2mg/(kg·d) 以上的激素剂量方可控制病情。应注意水、电解质酸碱平衡，加强肠外营养支持，防治合并感染，避免不必要的手术探查。一旦并发肠坏死、穿孔、中毒性肠麻痹，应及时手术治疗。

（4）关节炎的治疗：重度关节炎的治疗除 MTX 外，来氟米特、丁二酰磺胺噻唑和金诺芬亦有较好的疗效。

（5）免疫增强剂的应用：常用有转移因子：每周 1 支或隔周 2 支皮下注射，疗程 4～6 个月；胸腺肽（素），每日或隔日 1 次肌注，2～4mg，连用 3 个月。此外，尚有多甲抗素、薄芝片和薄芝注射液等均有一定的疗效。

（6）性激素疗法：常与糖皮质激素、羟氯喹等联合应用。有报道，用脱氢表雄酮（DHEA）0.2g/d 治疗 10 例 SLE 患者，3～6 个月后整体评分降低，泼尼松用量下降。另有报道，溴隐亭可抑制 SLE 疾病的活动性，如减轻皮疹和关节痛的症状，也可使糖皮质激素易于减量，还可减轻疲劳、狼疮性头痛，降低胆固醇及抗 dsDNA 抗体。用量 1.25～7.5 mg/d。不良反应包括鼻塞、多梦。在妊娠的狼疮患者疾病活动期，催乳素水平高，可以考虑用溴隐亭。

（7）对症治疗：阿司匹林、吲哚美辛、布洛芬可缓解发热、关节痛等，长期使用注意消化道症状及消化道出血。抗凝药物，如双嘧达莫、丹参片等用于肾炎，血管炎性皮损；硝苯地平、康力隆、VitE 用于雷诺现象。

（8）中西医结合治疗：有效率明显高于单纯的糖皮质激素治疗。常用的中成药为雷公藤类，包括雷公藤片、雷公藤总苷和昆明山海棠等，三者均有较强的抗炎及非特异性免疫抑制作用和调节作用，对 LE 关节痛、血管炎性皮损、肾炎均有较好的疗效。尤其在糖皮质激素减量过程中发挥了良好稳定病情的作用。这类药适用于 DDLE、SCLE、轻症 SLE 及重症 SLE 糖皮质激素控制后。用法：雷公藤片（33 微克/片）每次 2～3 片，每日 3～4 次；雷公藤多苷每次 20mg，每日 3 次；昆明山海棠每次 3 片，每日 3 次。这类药可引起白细胞减少、消化道症状及闭经。长期应用对肝、肾功能也有一定的影响，因此，用药过程中应定期检查血象和肝、肾功能，白细胞低下者、心肝肾功能不全者、孕妇及哺乳妇女忌用，未婚或未生育者应慎用，老年体弱者或儿童应减量使用。

3. 特殊治疗

（1）全身淋巴结放射线照射治疗：用于重症难治的 SLE 治疗，绝大多数可获缓解。方法：^{60}Co 分区照射全身淋巴结，每次 150～200rad，总量为 4000rad。有报告狼疮性膜性增殖性肾炎，经 2000rad 照射量，收到一定的效果。

（2）血浆置换法：能去除患者血浆中特异性自身抗体、免疫复合物以及参与组织损伤的非特异性炎症介质等有害物质，改善单核－吞噬细胞系统清除免疫复合物的功能。每周置换 1500～1800ml 血浆，总量 6～8L。注意停止治疗时，病变有反跳，故要巩固治疗。适应证：弥漫性增殖性肾炎、全血细胞减少、狼疮脑病、糖皮质激素治疗无效的重症 SLE。不良反应常有头晕、恶心、血压下降、电解质紊乱、变态反应、出凝血异常及继发性感染。此法只能作辅助治疗，不宜长期使用。

4. 新治疗方法及新药

（1）维 A 酸：对 DLE、SCLE 有效，尤其适用于疣状 LE。单用或与抗疟药联用治疗 DLE，均发现角质减轻，基底细胞液化变性缓解，LBT 转阴。常规治疗无效的 SCLE 采用维 A 酸治疗也获好转。用法：13－顺维 A 酸 0.5～1mg/(kg·d)，依曲替酯 50～75mg/d，阿维 A 0.5～1mg/(kg·d)，疗程数周或数月。应注意肝功变化及血脂水平，采用有效的避孕措施。

（2）达那唑（danazol）：对活动性皮损、关节炎、口腔溃疡和白细胞减少均有疗效。适用于经期前加剧的 SLE、LET 及有造血系统损害，且对大剂量糖皮质激素无效或有禁忌证的 SLE 患者。另有报道，达那唑配合泼尼松、雷公藤等对狼疮性肾炎也有一定的疗效。用法：每日 0.4～0.6g，分 2～3 次服，6～10 周，有效后可减为 0.1～0.2g 维持。注意肝、肾功能，孕妇禁用。

（3）来氟米特（LEF）：是一种新型免疫抑制剂，有报道其对 SLE 有效并且安全性较好。

（4）静注免疫球蛋白（IVIG）：是一种强有力的辅助治疗措施，适用于不能用免疫抑制剂治疗的患者。通过抑制 Fc 受体介导的单核－吞噬细胞系统的破坏作用、抗独特型抗体作用及调节细胞因子的分泌发挥作用。对 SLE 发热、皮损、血管炎，降低激素用量，降低狼疮抗凝物及增加血小板均有效。一般每日 0.4g/kg，静滴，连用 3～5 天为 1 个疗程。SLE 妊娠期，每日 0.4g/kg，共 4 日，以后每 3 周 0.6g/kg 维持。注意有无流感综合征样表现、变态反应及肝功异常。

（5）造血干细胞移植：一般分为异体干细胞移植和自体干细胞移植，文献报道多采用自体外周血干细胞移植，主要应用于中晚期难治性 SLE 患者。目前，最常用的方案是在大剂量使用免疫抑制剂（多为环磷酰胺加抗胸腺细胞球蛋白和甲强龙）后，再进行自体造血干细胞移植，以达到免疫重建的目的。入选标准：①危及生命的 SLE 患者，CTX 治疗无效的Ⅲ～Ⅳ肾小球肾炎，不能控制的血管炎（肺心脑），依赖输血的血细胞减少症；②常规治疗 3 个月无效，所有器官有足够功能，可耐受整个移植过程所引起的不良反应。目前的研究表明，大剂量免疫抑制剂治疗伴或不伴自体 HSCT 能使难治性 SLE 痊愈。即使 HSCT 不能治愈 SLE，也能明显延长 SLE 患者的生命。但作为一种新方法，干细胞移植仍存在不少问题，包括复发、移植成功率低、感染及带来新的自身免疫疾病。

（6）免疫吸附：用葡聚糖硫酸酯纤维素柱去除致病性抗体。在 19 例患者的临床开放性试验中，该方法使 60% 的患者红斑狼疮疾病活动指数明显降低，且使糖皮质激素用量减少，无临床并发症。

（7）新型生物制剂：是近年来研发的热门课题，主要通过干预免疫、诱导特异性免疫耐受形成而达到免疫治疗的目的。

1）共刺激分子的单克隆抗体：通过干扰外周血 Th－B 淋巴细胞共刺激信号的相互作用，阻断或降低致病性自身抗体的产生。主要包括抗 CD40L 单克隆抗体、细胞毒性 T 淋巴细胞相关抗原4－免疫球蛋白融合蛋白、B7－1、B7－2 单克隆抗体。

2）治疗性 Th 细胞表位疫苗：应用免疫学方法筛选出自身抗原的特异性表位，加以改造形成修饰的肽配体（APL）或直接用来诱导特异性 Th 细胞耐受。

3）LJP394：是一种 B 细胞耐受原，具有与 B 细胞表面的 dsDNA 抗体交叉结合的活性，却不存在激活相应 T 细胞的活性信号。动物试验和Ⅰ期临床试验已证实，LJP394 可以降低 dsDNA 抗体效价、缓解蛋白尿症状，治疗效果可以维持4～8周。

4）重组 DNAase：DNAase 是一种核酸内切酶，可以通过单链切口（sin strandednicking）机制催化双链 DNA 的水解。

5）利妥昔单抗（RTX）：是一种特异性针对 B 淋巴细胞表面 CD20 抗原的人鼠嵌合单克隆抗体。近年来已有文献报道，RTX 治疗 SLE 是安全有效的，常用剂量 0.375g/m^2，静滴，每周1次，连用4周。

6）抗细胞因子抗体：包括抗 IL－10 抗体、抗 TNF－α 抗体。有报道，IL－10 单克隆抗体治疗 SL E 可以改善关节和皮肤症状，但目前仍处于临床试验阶段。

（8）基因治疗：对于自身免疫性疾病，运用基因治疗的方法纠正免疫紊乱可能是最有效的措施之一，但利用基因治疗人类 SLE 还有许多问题亟待解决，其中最主要的问题在于 SLE 是一种多基因遗传病，其易感基因目前仍无统一的认识。另外，重要问题是目的基因产物能否在体内稳定、持续地表达。但不论如何，基因治疗的方法仍是 SLE 治疗研究的一个重要方向。

【预后】 不定期随诊、不遵循医嘱、不规范治疗是导致 SLE 死亡的重要原因。在过去 SLE 的预后是十分严重的，4 年存活率仅为50%。近年来，由于加强了对患者的教育，以及诊治水平的提高，SLE 的预后与过去相比已有显著提高。经正规治疗，1 年存活率为96%，5 年存活率为85%，10 年存活率已超过75%。急性期患者的死亡原因主要是 SLE 的多脏器严重损害和感染，尤其是伴有严重神经精神性狼疮和急进性狼疮性肾炎者；慢性肾功能不全、药物（尤其是长期使用大剂量激素）的不良反应和冠状动脉粥样硬化性心脏病等，是 SLE 远期死亡的主要原因。吴建农等对 50 例 SLE 患者的临床资料进行了回顾性分析，其1 年、5 年、10 年的存活率分别为98%、86%、76%。主要死亡原因为肾功能衰竭（33.3%）和感染（33.3%）。影响预后因素为：多脏器受累，弥漫性血管炎，持续性低补体血症，严重贫血，血肌酐升高，重度蛋白尿。血小板减少、雷诺现象对预后无不良影响。未发现中枢性狼疮对预后的严重影响。认为早期诊断和治疗，防治激素治疗的副反应，控制感染和肾功能衰竭有助于改善 SLE 患者的预后，提高存活率。

影响 SLE 患者预后的因素有：

1. 糖皮质激素的应用　未用糖皮质激素前 SLE 的死亡率相当高，2 年内为 52.3%，5 年内为 80%，生存率超过 4 年以上者仅 9%，有狼疮肾损害很难生存 3 年以上，随着糖皮质激素的使用，治疗方案的改进，死亡率明显降低。然而由于激素治疗后所引起的并发症，如感染，常有致命性的威胁，因而又是致死的主要原因。

2. 严重的肾、心、脑损害　预后较差。死亡原因中尿毒症占第一位，心或脑损害占第二位。

3. 免疫抑制剂的使用　免疫抑制剂与糖皮质激素联合用药，增强了疗效，减少了激素的用量，使 SLE 的预后更进一步的得到改善。同样免疫抑制剂也降低了机体的免疫反应，使得患者抵抗力低下，并发症增多，如常见脑部隐球菌感染，有时易误诊而致死亡；肺部真菌感染也是较为严重的并发症；皮肤病毒感染并发带状疱疹，往往有严重的皮损，如大疱、血疱、坏死至溃疡等，侵犯部位也较为广泛。如不及时防治，感染并发症常可以上升为SLE死亡原因的第一位。

4. 不规则使用糖皮质激素　时停时用，或上梯式的加大剂量，都会使SLE病情加剧，得不到缓解，严重的影响预后。

患者的心理状态、依从性、妊娠、性别、种族、社会经济文化状况等对SLE的预后也产生一定的影响。

总之，影响SLE患者预后的影响因素很多，目前相关研究结果提示，SLE的早期诊断、预防和控制感染、合理而规范的用药、减少药物的不良反应等是改善SLE患者预后，提高其生存质量的重要措施。

【儿童及老年SLE】　儿童SLE预后不好。由于年龄的差异，各年龄段的SLE表现也各具其特点。SLE极少见于儿童，约占SLE患者的11.9%，男女之比为1∶4，10岁以上多见。常以发热为早期症状，皮损、关节痛与成人类同，但具有相对较低的光敏性，无皮损表现比成人更多，更易误诊，淋巴结肿大比成人更为显著，肝脾肿大也较明显，肾脏、脑部损害严重，预后较成人为差。老年SLE占SLE发病中7%，男女之比为1∶2，以50～59岁为高发年龄段，关节痛作为首发症状的发生率最高。自然绝经后发病的SLE患者肌痛、肌无力及体重下降的发生率明显增高，而皮疹的发生率则较低。内脏损害肺部主要表现为胸膜炎，X线显示肺纹理增加、增粗、胸膜有病变，心包炎和肝脏损害亦较多见，肾脏受累较少。实验室检查，以ANA阳性、补体C3下降和丙种球蛋白增高最多见，但免疫学的变化不如青壮年组显著，故易误诊，对老年性SLE的治疗，多主张保守治疗。

【SLE与避孕】　普遍的观点认为，疾病活动期的女性应尽量避免口服避孕药，尤其是有肾脏受损和高效价抗磷脂抗体的患者，否则易导致疾病的复发和血栓的形成。但静止期和病情稳定者是否可应用避孕药目前尚有争议。有学者认为，口服避孕药可诱导抗核抗体的产生，并发现应用雌激素替代疗法的妇女SLE的发生率升高。大量病例报道口服避孕药与SLE的起病具有时间相关性。口服避孕药与SLE病情活动性的三个回顾性研究结论不一。研究发现，有肾脏损害的SLE患者，口服避孕药后43%的患者病情加重；但另一研究则表明，口服避孕药者与不服该药者疾病加重的发生率无显著差异；问卷调查发现，口服避孕药后狼疮加重的发生率为13%。需要注意的是经常与排卵诱导剂接触亦可引起高水平的促性腺素和雌二醇，也许会导致有基因优势妇女SLE的发生。

口服避孕药种类很多，其中最常用的是复方口服避孕药（COCs）。较多研究表明，COCs可加重SLE病情。但也有研究发现，COCs并不增加稳定红斑狼疮妇女的发作风险，并可能有利于某些SLE病情的控制而不是加剧其活动。因此，对于SLE病情周期性加剧的女性患者，应用小剂量的COCs可使患者激素水平降低，每年仅有2～3次月经，其潜在好处是可有效避孕、可能减少病情周期性加剧的次数，保持骨质密度、保护环磷酰胺治疗期间的生育能力。但多数学者认为，育龄期静止期和病情稳定的SLE患者，可选择应用仅含孕激素的新一代口服避孕药，包括第一、二、三代孕激素。绝经前SLE患者则可考虑应用COCs。

由于SLE患者易并发感染，一般不宜采用宫内节育器避孕。使用阴道隔膜和含杀精药物的避孕药相对来说是比较安全有效的避孕方法。

抗磷脂综合征（antiphospholipid syndrome，APS）

抗磷脂综合征是一组与抗磷脂抗体有关的症候群。临床主要特征为抗磷脂抗体（antiphospholipid antibody，aPL）阳性、复发性静脉或动脉栓塞、习惯性流产和血小板减少症。患者可伴有或不伴有其他结缔组织病。多见于年轻女性及育龄妇女。

【病因及发病机制】 APS 的病因目前尚不明确，可能与遗传、感染等因素有关。自身抗体-抗磷脂抗体的产生是该病发生的主要原因。主要症状的发生与产生的不同抗体密切相关。引起梅毒血清反应假阳性物质是第一个被认识的抗磷脂抗体，有 5% ~19% 的患者可能发展成红斑狼疮或其他结缔组织病；狼疮抗凝物质（lupus anticoagulant，LAC）也是一类抗磷脂抗体，能阻断凝血酶原转化为凝血酶，LAC 患者临床上常有凝血酶障碍，并伴有出血倾向；心磷脂是梅毒血清反应假阳性的主要抗原成分，抗心磷脂抗体（anticardiolipin antibody，aCL）有 IgG、IgM 和少量的 IgA 三个血清型，有抗磷脂酰丝氨酸抗体、抗磷脂酸抗体（APA）和抗磷脂酰甘油抗体（APG）等几种。研究表明，IgG 型 aCL 与血栓形成及习惯性流产密切相关，IgM 型 aCL 与溶血性贫血有一定的关系。

研究认为，血栓形成与 APA 作用于凝血系统有关，APA 可激活凝血酶原酶，使凝血酶原促进凝血酶的活化；使各种血小板因子活化；使血小板磷酸脂酶 A2、C 活化及其衍生物的产生亢进；阻碍血管内皮细胞上前列腺环素及纤维蛋白溶解酶原激活剂的释放；阻碍 C 蛋白活化或抑制 S 蛋白活性；阻碍前激肽释放酶向激肽释放酶转化等。这些作用可加速血凝过程，使血栓形成加快。血小板减少与局部炎症或血管病变致使凝血系统被激活有关，此时血小板膜内面带有负电荷的磷脂翻转于表面，aCL 则与其发生反应。附着有抗体的血小板在脾脏内破坏加快，以致出现血小板减少。APS 和 SLE 均可见血小板减少，且血小板数往往与 aCL 的效价呈负相关，但亦可出现随着血小板数减少而 aCL 的过多消耗来解释。据统计，aCL 阳性患者约有 70% 的人可发生习惯性流产，其机制可能与胎盘发生栓塞致使胎儿循环障碍有关。近来有人发现，血管内皮细胞和胎盘中存在一种具有抗凝作用的 annexin 蛋白（又称脂皮素-1），认为 APS 患者血中可能存在某种能直接与该抗凝蛋白发生反应的抗体，继而使胎盘血栓形成，导致流产。

【临床表现】 APS 可分为原发性抗磷脂综合征（PAPS）和继发性抗磷脂综合征（SAPS），SAPS 多见于系统性红斑狼疮或类风湿关节炎等自身免疫病。很少数的 PAPS 会演变为 SAPS。二者的抗磷脂抗体并无特异性，临床特征也基本相同，但在继发性患者中的心瓣膜病变、溶血性贫血、低补体血症和中性粒细胞减少症更为多见。有抗心磷脂抗体的红斑狼疮患者常有不典型的狼疮，抗核抗体常阴性，多有复发性静脉或动脉栓塞并发症和习惯性流产、血小板减少症。此外，还有一种少见的恶性抗磷脂综合征（catastrophic APS），表现为短期内进行性广泛血栓形成，造成多器官功能衰竭甚至死亡。

抗磷脂综合征是多系统累及的疾病，主要临床表现有：

1．皮肤表现　皮损常常是患者最早的临床表现，最常见为网状青斑，其次为小腿溃疡，可发展为如坏疽性脓皮病样。其他表现有因远端皮肤缺血而导致的指（趾）红斑或紫红斑，甲下碎裂样出血，浅表性血栓性静脉炎，网状青斑性脑血栓形成，贝赫切特综合征和恶性萎缩性丘疹病样皮疹。

2．血栓形成　主要是深静脉栓塞，患者中可达 60% ~70%，发生率远远高于动脉血栓，还可以累及视网膜血管、肾静脉。也有其他的静脉栓塞发生。血栓形成也可发生在冠状血管与肠系膜血管，以及大的周围动脉，导致指（趾）或肢体的坏死和截肢。

3．中枢神经系统　主要是卒中，常常复发，偶可导致多发性偏头痛和舞蹈症等。

4．习惯性流产。

5．血小板减少所致的出血、紫癜等。

【实验室检查】 目前临床上使用的常用检查是 aCL。一般说来，aCL 阳性时其他几种抗磷脂抗体也阳性，故目前常用 aCL 检测代表抗磷脂抗体的检测。其他检测项目还包括抗磷脂酰丝氨酸（PS）抗体、抗 β_2-GPⅠ抗体和抗凝血酶原（PT）抗体，但 aPS/PT、抗 PS 抗体和抗 PT

抗体等在临床检测中还没有普及。

在 APS 患者中 IgG、IgM、IgA 三类 aCL 抗体的阳性率分别为 36%、17% 和 14%。持续中高效价的 IgG、IgM 类抗心磷脂抗体与血栓相关。在 SLE 患者中 aCL 的阳性率为 12% ~30%，随访 20 年，阳性率可以达到 70%，以 IgG 和 IgM 型 APA 居多。同时发现正常人中亦存在效价较低各型 aPL。

抗 β_2 - GP Ⅰ抗体，通常测定 IgG、IgM，阳性率均为 20%，一般认为其与血栓的相关性要比抗心磷脂抗体强，假阳性低，诊断 PAPS 的敏感性与抗心磷脂抗体相仿。

PT 抗体或抗 PS/PT 抗体，阳性率为 28% ~58%，尤其是抗 PS/PT 抗体具有 LA 活性，与血栓和血小板减少相关性强，可以认为是 APS 的特征性抗体。

【诊断与鉴别诊断】

1．诊断标准

（1）临床指标：①静脉血栓形成；②动脉血栓形成；③习惯性流产；④血小板减少的相应临床表现。

（2）实验室指标：①中至高效价的 IgG 抗心磷脂抗体；②中至高效价的 IgM 抗心磷脂抗体；③狼疮抗凝物质阳性。

至少 1 项实验室指标加 1 项临床指标可诊断为抗磷脂综合征，其中抗磷脂抗体必须有 2 次检查阳性（间隔至少 3 个月）。

2．鉴别诊断　因 20% 的 SLE 患者可合并 APS，故临床上应注意二者的鉴别，当 SLE 合并 APS 时，APS 的症状与原发性 APS 几乎相同，但心瓣膜病变、溶血性贫血及白细胞减少的发生率却远高于原发性 APS。

【预防与治疗】　无临床症状抗磷脂抗体阳性患者可不治疗或用小剂量的阿司匹林，并注意减少可能引起血栓形成的因素，如中止吸烟，不再口服避孕药等。但对有高效价 aPL 的妊娠女性、未发生血栓但有高凝倾向的患者和早期发生动脉粥样硬化的患者要预防性用药，常规使用 75mg ~0.325g/d 的小剂量阿司匹林（ASA）可以有效预防流产的发生。既往有血栓的患者应终生使用华法林抗凝预防血栓再发，或流产则使用肝素抗凝。此外，使用羟基氯喹不但能预防血栓发生，还可以预防疾病或激素治疗相关的高脂血症、糖尿病等并发症。

对于有急性深静脉血栓形成的患者静注肝素仍然是最有效的方法，同时可联合使用其他的溶栓药物。对于血栓形成后的长期治疗可采用华法林（warfarin），但应注意治疗中的出血倾向。伴有血小板减少的抗磷脂综合征患者的治疗可用泼尼松、达那唑（danorine，炔睾醇），或大剂量静注免疫球蛋白（IVIG）治疗。

恶性 APS 病死率高达 50% 以上，因此，应采用积极的联合治疗方案，可联用糖皮质激素、抗凝治疗、环磷酰胺、血浆置换和 IGIV 治疗，以提高患者的生存率。广泛的静脉血栓还可以考虑溶栓治疗，合理使用血浆置换可以明显改善严重的血栓栓塞性血小板减少性紫癜的预后。

【预后】　通过对大样本的患者进行随访，在正规治疗的情况下，APS 患者仍有 29% 再发血栓，而非 APS 患者只有 14%，APS 患者的 4 年病死率高达 15%。因此，合理治疗非常重要。

皮肌炎（dermatomyositis）

皮肌炎（dermatomyositis，DM）是以累及皮肤、横纹肌和小血管炎症为特征的自身免疫性结缔组织病。本病在儿童易引起软组织钙化，在成人易合并恶性肿瘤。近年来，其发病率有逐渐增高的趋势，女性发病率约是男性的 2 倍。发病有两个高峰，一个是 5 ~15 的岁儿童（JDM），另一个是 40 ~60 岁的成人。发达国家的发病率高于第三世界国家，黑人的发病率明显高于白人，比例达4∶1，其中黑人女性的发病率最高。

皮肌炎发病形式多样，首发症状可出现面部红斑，也可能为发热或关节炎等症状。少数患者在1个月左右出现典型皮炎和肌炎症状，称急性发病。约2/3患者在数月至半年呈亚急性发病而确诊为皮肌炎。另有极少数患者呈慢性发病，在1～2年、甚至数年后才发展成皮肌炎。慢性和亚急性发病者，临床上常易误诊和漏诊。因此，需要1个月随诊1次，以免延误诊疗。

【病因及发病机制】 DM的病因至今不明，已知与遗传、肿瘤、药物、化学物品、感染以及免疫机制有关。

1. 遗传因素　研究发现，DM患者中HLA－B8和HLA－DR3的阳性率较正常人增高，Jo－1抗体的产生及临床类型与HLA－DR3表现型有关。DM的包涵体肌炎HLA－DR1的发生率为正常对照组的3倍。尽管本病的家族聚集发病现象非常少，但仍可以认为，在皮肌炎和多发性肌炎的发病中可能有遗传倾向存在。

2. 感染因素　多种感染因素与DM有关，如寄生虫、立克次体等感染可造成严重的肌炎症状。目前对病毒的研究较为深入，尤其是柯萨奇病毒、人类细小病毒B19、丙肝病毒、流感病毒、EB（Epstein－Barr）病毒、人T细胞淋巴瘤病毒、人免疫缺陷病毒、弓形虫感染与DM的发病有关。至今已成功地用小RNA病毒，如柯萨奇病毒B1、流行性腮腺炎（SAIDSD）病毒及HTLV－1型（人T淋巴瘤病毒1型）病毒造成多发性肌炎样动物模型，其中某些小RNA病毒的结构与组氨酰tRNA（Jo－1抗原）相似，能诱导产生Jo－1抗体，而Jo－1抗体一般只出现在HLA－DR3人类白细胞抗原表型和（或）HLA－DRW6B人群中。病毒可能通过分子模拟机制，诱导机体产生抗体，在一些易感人群中导致DM的发生。

3. 自身免疫　本病临床上与SLE及硬皮病有许多共同之处，亦可测出某些器官非特异性自身抗体，如抗Mi－抗体、抗PM－1抗体、抗Jo－1抗体等，半数患者抗肌凝蛋白抗体阳性。这些抗体阳性的患者有并发间质性肺纤维化的倾向，但抗体比肺部表现出现早。除自身抗体外，70%的皮肌炎患者可发现有循环免疫复合物的存在。在患者的骨骼肌和皮肤血管壁中可见到IgM和C3颗粒的沉积，这些沉积即为免疫复合物，有人称之为后期补体成分参与的膜攻击复合物（memberanceattackcomplex），提示CIC造成的肌肉和皮肤内的血管损伤与本病发病有关。

在并发恶性肿瘤的患者，高球蛋白血症与恶性肿瘤常同时存在，提示本病可能与对肿瘤的异常反应有关。将其自身瘤体浸出液作皮内试验呈阳性反应，被动转移试验亦为阳性。故认为肿瘤组织可作为机体自身抗原，与皮肌炎患者的肌纤维、腱鞘、血管等有交叉抗原性，与相应的抗体发生交叉抗原－抗体反应而发生病变。

近来有人发现，皮肌炎和多发性肌炎的发病可能是一种淋巴细胞介导的超敏反应。在患者受累肌肉的浸润细胞中有大量的T淋巴细胞，CD4/CD8值增大，自然杀伤（NK）细胞活性增加，在体外用肌肉抗原刺激患者的淋巴细胞可见以淋巴细胞转化为反应指数的增高与病情活动一致。患者外周血淋巴细胞对胎儿骨骼肌具有细胞毒作用，对照者无此效应。

研究还发现，DM患者体内存在细胞因子、趋化因子、黏附分子及补体的改变，说明这些因子均参与了DM的发病过程。在DM的肌肉组织中可检测到白细胞介素－1α（IL－1α）、IL－1β、转化生长因子β（TGF－β）、巨噬细胞炎症蛋白1a（MIP－1a），说明促炎症细胞因子在DM发病中也有一定作用。此外，DM也与其他自身免疫性疾病，如重症肌无力、慢性淋巴细胞性甲状腺炎及类天疱疮相关。

4. 药物　诱发DM的药物包括乙醇、D－青霉胺、西咪替丁、羟脲、非甾体类抗炎药、抗菌药、降脂药（如氯贝丁酯和他汀类药物）、吐根和疫苗等。这些药物可以诱发DM患者典型的临床表现，如发生皮肌炎样皮损，激发多发性肌炎（PM）、肌无力或肌损害；使血清肌酶升高。

5. 恶性肿瘤　成人DM患者恶性肿瘤的发生率为4.4%～60%，DM＞PM，最常见的恶性肿瘤包括乳腺癌、肺癌、胃癌、女性生殖系统肿瘤（如卵巢癌）及淋巴瘤、多发性骨髓瘤、鼻咽癌和胸腺瘤等，肿瘤可发生于DM发病之前、之后或与其同时发生，但在DM诊断后5年再发生肿瘤的可能性降低。

DM的发病机制尚不十分清楚，目前认为，PM/DM可能是某些具有特定遗传易感性的个体受环境因素的影响，触发机体免疫应答的改变，导致肌组织受损的一组病症，一般认为PM属于细胞免疫异常，而DM主要是体液免疫起作用。PM为抗原直接作用主要组织相容性复合体（MHC）-1限制性细胞毒性介导的免疫反应，其中主要是$CD8^+$T细胞发挥毒性作用。炎性细胞攻击肌纤维，T细胞多于B_1淋巴细胞，其中$CD8^+$细胞多于$CD4^+$细胞。释放出引起肌纤维坏死的物质，如穿孔素（perforin）、肿瘤坏死因子α（TNF-α）和粒酶（granzyme）等，PM的刺激物是肌纤维膜表面抗原，且与$CD8^+$T细胞MHC分子一级结构有关，DM是体液免疫激活的免疫过程，导致补体激活、膜攻击复合物形成，毛细血管内皮细胞破坏而产生微栓塞，导致肌纤维、皮肤、肺、心脏及胃肠道损害。肌束周围肌纤维萎缩的肌肉损害，可见B_1淋巴细胞而非T淋巴细胞浸润，表皮下及肌肉的微血管C5b-9补体沉积，因而认为，DM的肌肉损害继发于血管病变，患者血清中出现抗氨基酰-tRNA合成酶抗体。

【分类】 皮肌炎病型分类方法很多，目前大多数作者采用6型分类方法：①多发性肌炎（PM），约占35.0%；②皮肌炎，占25.0%~35.0%；③伴有恶性肿瘤的皮肌炎和多发性肌炎（副肿瘤性皮肌炎），占15.0%~20.0%；④儿童（幼年）型皮肌炎或多发性肌炎，约占10.0%；⑤PM/DM并发胶原-血管疾病（重叠综合征），占5.0%~10.0%；⑥无肌病性皮肌炎（ADM）约占5%，男女之比为1∶3。

【临床表现】 本病多数呈缓慢起病，少数呈急性或亚急性发病。皮肤和肌肉受累是本病两组主要症状。皮损往往先于肌炎数周至数年发生。有时可伴全身不适、发热、头痛、关节痛等，约10%成人患者可有雷诺现象。皮损与肌炎的临床表现程度不平行，二者可同时发生或在其前后发生，有的为严重肌炎而轻度皮炎，有的则呈严重皮炎而轻度肌炎。

1. 皮肤损害 特征性的皮损常见于肌无力发生几个月之前，有的报道可高达2年或更多，25%的患者最先的主诉是皮疹。

（1）特异性皮损：①特征性睑淡紫色皮疹，一侧或双侧眼睑出现，常伴眼睑或颜面水肿，典型皮损为双上睑为中心的水肿性紫红色斑（Heliotrope疹）；②特征性Gottron征和Gottron丘疹，前者为肘部、膝部、踝部内侧和指间关节背侧的紫红色斑或萎缩斑，可覆有糠状鳞屑，后者为指间关节背侧、肘部、膝部的紫红色或葡萄酒色扁平丘疹，随后可变成瓷白色。

（2）非特异性皮损：①暴露部位皮疹，包括上胸和颈前V形区红斑，日照后加重，在前额、颊部、耳前、颈三角区、肩部和背部亦可见皮疹；②躯干部弥漫性或局限性暗红色斑疹、斑片；③指甲两侧呈暗紫色充血皮疹、手指溃疡、甲缘可见梗死灶。部分患者双手外侧掌面皮肤出现角化、裂纹，皮肤粗糙脱屑，与技术工人的手相似，称“技工”手，在抗Jo-1抗体阳性的PM与DM中多见；④甲皱毛细血管扩张和甲周红斑、甲小皮角化，常见于成人皮肌炎，可见腊肠样扩张的毛细血管，血管丢失；⑤雷诺现象、网状青斑、多形性红斑、结节性红斑、慢性溃疡等血管炎表现；⑥非典型皮疹有一过性红斑、荨麻疹、光感性皮炎、弥漫性脱发、口腔溃疡、获得性鱼鳞病、指腹丘疹及皮肤钙沉着等。此外有多毛症、多汗症、指甲凹陷等；⑦慢性病例尚可出现皮肤异色病样改变，表现为角化性丘疹、斑点状色素沉着、毛细血管扩张、轻度皮肤萎缩和色素脱失，称为血管萎缩性异色病性DM；⑧硬皮病样表现，有些患者在6个月或3年后发生皮肤硬化，又称为硬化性皮肌炎。

（3）少见皮损：少数患者皮损呈鲜红色、火红色或棕红色，称为恶性红斑，高度提示伴有恶性肿瘤。当皮损广泛，波及躯干为类似脂溢性皮炎的红斑时也应检查有无并发肿瘤。出现播散性角化过度性毛囊性丘疹、掌跖部角化过度性丘疹、非瘢痕性脱发、皮肤坏死等常提示并发有内脏恶性肿瘤。而女性 DM 患者如皮肤有水疱和大疱则高度提示存在卵巢癌的可能。

2. 肌肉症状　对称性近端肌无力是肌炎的主要临床表现。起病可在数月或数年之内逐渐发生，也可以突然发生并迅速进展。主要侵及横纹肌，但平滑肌和心肌有时亦可受累，任何部位肌肉均可受累，但以四肢近端肌最甚，最常侵犯的肌群为肩胛带肌、四肢近端肌群、颈部肌群、咽喉部肌群，出现相应症状，如举手、下蹲、上台阶、抬头、吞咽困难及声嘶或带鼻音等。晚期未得到充分治疗的病例可有肌挛缩、肌萎缩、肌钙化和肌力下降，引起运动功能障碍和残废。肌肉萎缩和挛缩的程度不仅取决于肌肉的炎症和坏死，也与是否进行有效的物理疗法有关。某些急性患者肌肉病变急速发展，广泛的肌肉无力伴急性肿胀和疼痛，甚至短期内卧床不起，自主运动完全丧失。

为了便于临床记录疗效，将肌功能不全分为 1～4 级。1 级为上楼和梳头困难；2 级需扶栏杆上楼和不能梳头；3 级为不能上楼和上肢不能抬举过肩；4 级为全瘫。正常成人握力男性为 35～45kg，女性为 25～30kg，而患者握力常在 2～16kg。定期检查肌功能和握力，有助于判断病情和疗效。

3. 心肺病变　DM 肺部受累的发生率为 9%～30%，而肺功能异常者约为 40%，主要引起 3 种病变：①间质性肺炎（41%）；②弥漫性肺泡炎（36.2%）；③闭塞性机化性肺炎（22.8%）。其中 DM 并发间质性肺炎的预后比单纯 DM 差，病死率仅次于 DM 并发肿瘤者。乳酸脱氢酶（LDH）在肺组织中的活性比血清中高 4 倍以上，故 LDH 的突然升高提示存在肺和胸膜病变，LDH 不升高和 Jo－1 抗体阳性也有发生间质性肺部病变的危险。无肌病性 DM 也有发生致死性间质性肺炎病变的可能。DM 累及心肌可引起心肌炎、心律失常和心包炎。约有 40% 的患者有心电图（ECG）异常，包括 ST－T 段和 Q 波的改变、束支传导阻滞、充血性心力衰竭和心律失常等。心包炎虽少见，但心脏压塞可引起死亡，应予重视。心肌受累时，血清肌酶也可升高。

4. 其他症状　部分患者有低热，尤以小儿患者多见。关节炎和关节痛占 20.0%～53.8%。累及食管平滑肌可有食管蠕动差，通过缓慢，食管下端扩张。少数患者视网膜有渗出或出血、视网膜脉络膜炎。本病较少累及肾脏和中枢神经系统，有时可有轻度蛋白尿。发生末梢神经炎则出现感觉减退、多汗、膝反射减退或消失。此外，本病可与 SLE、硬皮病等病重叠。

5. 伴发恶性肿瘤　文献报道，皮肌炎/多发性肌炎并发恶性肿瘤的发生率为 9.0%～52.0%，国内报道为 8.9%～20.0%。皮肌炎较多于多发性肌炎，可早于、同时或晚于皮肌炎的诊断。肿瘤多见于 40～50 岁的患者，恶性肿瘤是独立的预后不良因素。据统计 DM 患者恶性肿瘤的总危险性可增加 3～6 倍，女性更是男性的 2 倍。危险性增加的时期一般在该病诊断的前后 4 年内。诊断 5 年后发生恶性肿瘤的危险性逐渐降低。

肿瘤谱和一般人群相似，女性常见乳腺癌和卵巢癌，男性为肺癌和胃肠道癌。亚洲报道鼻咽癌与皮肌炎相关。与恶性肿瘤相关的皮肌炎，7%～55 % 的患者出现皮肤坏死。瘙痒与恶性肿瘤有潜在的相关性，尤其是淋巴瘤和白血病。持续的瘙痒常提示潜在的恶性肿瘤，尤其老年人。儿童病例偶见并发肿瘤。多数先有皮肌炎，而后并发肿瘤，也有先有肿瘤，后并发皮肌炎或肌炎和肿瘤同时发生。一般在肿瘤得到有效的治疗后，肌炎可以缓解，但也有病例皮肌炎无好转。

【实验室检查】

1. 血清肌酶升高　由于肌细胞变性、坏死和细胞膜通透性增加，可使血清中肌细胞释放的诸酶显著升高，各种酶的活性与肌肉病变的范围、轻重大致平行，具有诊断意义。如肌酸激酶（CK）、醛缩酶（ALD）、乳酸脱氢酶（LDH）、谷草转氨酶（AST）和谷丙转氨酶（ALT），其中以 CK、ALS 和 AST 最有意义，与疾病活动性相关，即在病情加重时升高，缓解时下降，以此可与激素肌病相鉴别（后者 CK 不升高）。治疗成功的病例，CK 可在 1～2 个月降至正常，ALD、

AST 和 ALT 在 2~3 个月降至正常，LDH 在 4 个月后降至正常。定期测定血清肌酶和肌功能级别可作为判断疗效和治疗是否适当的两个主要指标。一般在肌力改善前 3~4 周肌酶降低，临床复发前 5~6 周升高。但也发现少部分 DM 患者 CK 并不升高，这类 DM 常并发恶性肿瘤或有严重的间质性肺部疾病，预后较差。α-羟丁酸脱氢酶（HBDH）是近年来新开展的血清酶检查项目，其特点与 LDH 相似，在 DM 活动期患者，HBDH 升高者可高达 90% 以上。

2. 尿肌酸排出量增加　皮肌炎患者由于肌炎病变，血中肌酸量增高，而肌酐量降低，患者尿中排出肌酸增加，排出肌酐降低。计算患者 24 小时尿中排出肌酸超过 0.2g 有助于诊断。活动期病例 2/3 以上尿中排出肌酸增加，常达 0.4~10.2g，伴肌酐排泄量减少。妇女经期、青少年发育期和老人可有生理性肌酸尿，但 24 小时总量不超过 4mg/kg。有作者认为，定期测定 24 小时尿肌酸是观察疾病活动性的指标，但在慢性和局限型病例，尿肌酸可不增高或稍增高。由于留取尿标本和化验方法繁琐，目前查血清肌酶来替代尿肌酸的测定。

3. 肌电图改变　肌电图呈肌源性损害有助于诊断本病。常出现多相、短时限、低限幅的运动单位。纤维震颤、正相锐波、插入激惹现象增加，出现不规则不随意的放电波形，肌电图检查的阳性率为 70%~90%。

4. 血清抗体　①抗核抗体（ANA）：在 PM/DM 阳性率为 20%~30%，对肌炎诊断不具特异性；②抗 Jo-1 抗体：是诊断 PM/DM 的标志性抗体，阳性率为 25%，在合并有肺间质病变的病人中可达 60%。成人 DM 患者抗 Jo-1 抗体的阳性率为 11%~20%，在抗合成酶综合征有高度特异性，与间质性肺病、关节炎、雷诺现象、技工手相关；③抗 Mi-2 抗体，出现在 5%~10% 的成人 DM 患者，常出现光暴露皮损，病程呈慢性，有中度的肌肉和皮肤受损。抗 Mi-2 抗体阳性儿童皮肌炎的临床特点与成人类似，常表现为单相病程，对治疗反应好。

5. 磁共振成像（MRI）和超声检查　MRI 可显示出肌炎的范围和程度。有助于确定肌酶不高的活动性肌炎的活检部位，监测复杂和重症患者的治疗反应。高频超声可通过炎症组织的血流变化发现活动性肌炎的部位，比 MRI 技术要求低，但检测结果与操作者的主观性关系较大。检查钙化高频超声优于 X 线。

6. 其他变化　血尿常规通常无显著变化，有轻度贫血，白细胞增多和血沉增快，轻度蛋白尿。血清白蛋白减少，α2-球蛋白和丙种球蛋白增加，抗核抗体和类风湿因子少数患者阳性。

【组织病理】　皮肤病理变化无特异性，早期红斑皮损组织学上类似亚急性系统性红斑狼疮的改变。可见表皮棘层萎缩、钉突消失，基底细胞液化变性。真皮胶原纤维水肿，血管扩张，周围以淋巴细胞浸润为主，间有少量组织细胞。如发现胶原纤维水肿，断裂和破碎有助于诊断本病。晚期皮损表现为表皮和皮肤附件萎缩，胶原纤维均质化或硬化，少数患者有钙化现象。直接免疫荧光检查有时在表皮真皮交界处可见 IgG、IgM 和 C3 沉积。

肌肉基本病理变化为肌纤维变性和血管周围、间质内炎性病变，如横纹消失、肌浆透明变性、肌纤维膜核增加、纤维断裂、颗粒和空泡变性、肌束间水肿、肌纤维小血管周围和间质内以淋巴细胞为主的炎症细胞浸润。晚期病例有肌束萎缩、硬化和钙化。直接免疫荧光检查部分病例在横纹肌血管壁有 IgG、IgM 和 C3 沉积。若平滑肌和心肌受累，其组织学改变和横纹肌相同。

【诊断与鉴别诊断】

1. 诊断标准　1975 年 Bohan 和 Peters 提出 DM 的 5 条诊断标准：①特征性的皮肤损害，即 Heliotrope 疹和 Gottron 征；②四肢近端肌群肌无力、肌痛、肌压痛和吞咽困难；③血清肌酶升高，尤以 CK 和醛缩酶升高最有意义，其次为 LDH 升高；④有特征性的肌电图改变：肌源性损害——短的多相运动单位和纤颤，以及异常的高频反复放电；⑤肌肉活检符合肌炎组织病理学改变。

当临床上符合上述 3 个或 4 个条件（有皮损）时即可确诊为 DM；当符合 4 个条件（无皮

5. 中药　主要用活血化瘀药，可改善微循环及结缔组织代谢。对于久病体虚，合并症较多，临床症状复杂或经长期治疗而效果缓慢不易巩固者，则除选用合适的活血药外，必须强调辨证施治，对体虚患者尤需注意调治。对病情顽固者剂量一般宜大，服药时间要长，可选用解毒活血汤等汤剂，亦可口服脉管复康片。

【预后】　局限性硬皮病预后较好，部分硬化性斑可自行缓解或经治疗消退，通常在消退后局部残留萎缩性瘢痕，并有色素沉着。但线状型和致残型则常呈进行性，一般不能消退。

系统性硬皮病的自然病程差异很大，首次确诊后的10年生存率为65%。一般为慢性进行性，但也可自行缓解。病程中缓解与病情加重常交替进行，多数患者最终出现内脏病变，如果疾病早期发生心、肺或肾损害，则预后不良。一般男性比女性临床过程快，且男性患者预后往往较差。有肾、心和肺受累者预后差。硬皮病患者出现肾损害症状为一恶兆。Canon等报道，硬皮病伴有肾损害者10年内的病死率为60%，不伴有肾损害者10年内的病死率仅为10%，CREST综合征患者可长期局限而不发展，预后良好。女性妊娠期病情可缓解呈静止状态，产后病情又可再度进展。

本病致死原因包括肾功能衰竭、心力衰竭、肺部感染、营养障碍、肠坏死等。

混合性结缔组织病（mixed connective tissue disease）

混合性结缔组织病是一种以多脏器损害为主的自身免疫性疾病，该病的临床特征有类似系统性红斑狼疮（SLE）、系统性硬化症（PSS）、多发性肌炎/皮肌炎（PM/DM）和类风湿关节炎（RA）的混合表现，并伴有血清学上极高效价的斑点型抗核抗体和高效价U1RNP抗体，对糖皮质激素反应良好的一组疾病。是否MCTD是一个独立的疾病一直存在争论，有学者认为该病是不同结缔组织病在发展过程中的共存，经过一段较长时间后有可能发展为某一确切的结缔组织病。然而新的免疫遗传学发现表明，MCTD是一种独立的疾病，该病不仅有其临床特征和血清学改变，而且具有免疫遗传学特征。

MCTD发病有明显的女性优势，国内报道女男之比为4∶1，尤以30岁左右女性多见，但儿童和老年都可发病。国外报道女性发病率更高，女男之比为8∶1。一项对96例成人MCTD患者的调查表明，男性患者仅占7.3%。28例儿童MCTD患者中，7例为男童，女男之比为3∶1。儿童发病的平均年龄是10.5岁（从4～13岁），病情一般比成人更严重，常常有更明显的硬皮病特征，并与U1RNP抗体相关。

【病因及发病机制】　该病病因及发病机制尚不明确，是一种免疫功能紊乱性疾病，B细胞过度活化产生的自身抗体、Th1/ Th2细胞的平衡偏离导致细胞因子网络的改变在MCTD的发病机制中可能存在着一定的作用。

【临床表现】　患者可表现出各种结缔组织病（SLE、PSS、PM/ DM和RA）的任何临床症状。典型的临床表现是关节炎、雷诺现象、手指肿胀或硬化、肌病和肌无力、食管功能障碍、肺部炎性改变、淋巴结肿大、脱发、颧部皮疹以及浆膜炎等。

最常见的关节表现为多发性关节痛或关节炎（95%），大多为轻到中度的关节功能障碍，也可有关节肿胀，一般无关节畸形。仅有极少数病例会有类风湿关节炎的关节畸形、挛缩、关节破坏以致残疾。

手部弥漫性水肿（66%）伴有指端变细或梭形手指，手部肿胀的病例局部皮肤紧张而肥厚，似腊肠样。组织病理检查显示胶原组织增生，这种硬皮病样的表现有时较为广泛，但呈弥漫性者相对少见。毛细血管扩张常见，多见于面部和甲皱襞上部，但一般不发生坏死性及溃疡性病变。在暴露部位常可见到类似红斑狼疮样皮损，亦可见SLE样蝶形红斑，以及像皮肌炎所见的手指损）时可确诊为PM；当符合2个条件（有皮损）时诊断DM的可能性很大；当符合3个条件（无皮损）时诊断PM的可能性很大；当符合1个条件（有皮损）时即有可能诊断为DM；当符合2个条件（无皮损）时有可能诊断为PM。若患者有皮肌炎的特征性皮损持续2年以上，红斑处皮肤病理符合皮肌炎病理改变，无肌无力，无吞咽困难，肌酶、肌电图和肌活检均无异常，可诊断为无肌病性皮肌炎。需定期随诊，一旦有临床或/和实验室出现肌炎的证据，则确诊为皮肌炎。

Tamimoto等（1995年）提出诊断DM时还应增加下列诊断标准：①肌痛；②抗Jo-1抗体阳性；③非破坏性关节炎或关节痛；④全身出现炎症性体征（发热、血沉增快等）。

Tangoff等（1997年）提出增加肌炎特异性抗体（如Mi-2抗体对DM高度特异，但仅见于15%~20%的患者）、磁共振成像及^{31}P磁共振分光镜检查可用来证实是否存在肌肉炎症，以提高DM诊断的敏感性。

2．鉴别诊断

（1）光敏性皮炎：皮损主要分布于曝光部位，日晒后加重，但缺乏肌痛和肌无力症状。

（2）接触性皮炎：有明显的接触史，病程短，治疗反应好。

（3）系统性红斑狼疮：特征性皮损、特异性抗核抗体、狼疮带试验等可确定诊断。

（4）系统性硬皮病：四肢末端、颜面、上胸、上背等部的非炎症性水肿硬化，高发的雷诺现象、病理检查、血清肌酶无明显改变等可与皮肌炎鉴别。

（5）药物所致肌病：如长期服用大剂量糖皮质激素所导致的肌病，肌痛一般从下肢开始，肌酶正常，加大激素用量病情加重，降低用量病情则缓解。

（6）各种累及肌肉的系统性疾病相鉴别，包括神经肌肉性疾病、内分泌代谢性疾病、中毒性肌病和各种感染引起的肌病等。

【治疗】

1．一般治疗　在疾病各阶段都很重要，包括卧床休息、高维生素饮食、预防感染及对症治疗。为恢复肌力需要物理治疗，在早期可通过被动的物理治疗预防挛缩，随着疼痛及敏感的缓解，应进行主动的物理治疗及锻炼，可酌情选用按摩、推拿、水疗、透热电疗等物理疗法，以防肌肉萎缩和挛缩。同时检查有无并发恶性肿瘤（特别是40岁以上患者），如有则需及时对症处理。

2．糖皮质激素　可减轻肌肉炎症，缩短肌肉各种酶活性恢复正常的时间，是治疗皮肌炎的首选药物。疾病初发2个月内进行激素治疗，疗效最好，儿童的疗效较成人为佳。治疗开始多选用泼尼松，剂量取决于疾病活动程度，开始宜用较大剂量。急性期一般初量泼尼松为每日1~2mg/kg，晨起1次口服，重症者可分次口服，待病情控制后逐渐减量，以临床表现的改善、肌力测定及有关血清肌酶水平下降3项评定疗效，临床表现的改善比后2项检查指标更重要。减量过快或骤然停药，可致血清酶反复升高和症状再现。如果采用大剂量泼尼松治疗2个月后，患者的临床症状、血清CK和24小时尿肌酐的排泄量仍没有好转者，或病情发展迅速或有呼吸肌无力、呼吸困难、吞咽困难者，则可考虑甲基泼尼松龙的静脉冲击法（方法、剂量同SLE）。约有3/4的患者对单用糖皮质激素的临床反应好。儿童需大剂量糖皮质激素才能产生缓解，开始剂量每日1.5~2mg/kg，病情改善，逐步减量。已消瘦且挛缩的患者应用激素无效。在服用激素过程中应严密观察感染情况，必要时加用抗感染药物。

激素的撤减仍是治疗的关键问题，患者常因出现激素的不良反应而自行减药甚至停药，导致病情反复。一般认为皮肌炎患者激素治疗时间至少需2~3年，在症状出现的1年内治疗，肌无力症状改善较好。建议在用足量激素治疗后，肌酶下降，并接近正常时方可减量，一般每3或4周泼尼松减少5mg/d，待撤减至原剂量的一半时，再巩固治疗2~3个月，以后再每3或4周撤减2.5mg/d，直至10～20mg/d维持，维持时间至少2年以上，采用隔日给药效果更好。从初始给药至维持量一般需时1年以上，在减量期间若肌酶又上升，可暂维持用原量，继续观察1～2个月，必要时可加用免疫抑制剂。在治疗过程中，若出现肌无力症状改善不明显或加大激素用量后肌力下降，应高度警惕糖皮质激素引起的激素性肌病，尽量避免应用地塞米松和去炎松等含氟的激素；同时治疗期间应常规测定电解质，注意补充钾盐，防止发生低钾血症引起的肌无力。

3．免疫抑制剂　对糖皮质激素治疗2～3个月无效，因并发症不能耐受大剂量激素的患者，可考虑应用免疫抑制剂。其中甲氨蝶呤（MTX）、环磷酰胺（CTX）、硫唑嘌呤（AZA）最为常用。

（1）MTX：开始剂量为10～15mg/w，之后逐渐增加到25～50mg/w，一般治疗4～8周后出现疗效。随着症状改善，血清酶水平降低，MTX用量应隔周递减，渐减为每3～4周给1次，维持治疗数月或数年。MTX也已应用于儿童，每周低剂量口服MTX在治疗DM的皮损中证明有效。有的患者为控制该病持续小剂量服用MTX 5年以上，并未出现不良反应。MTX的不良反应主要有肝酶增高、骨髓抑制、血细胞减少、口腔炎等，用药期间应定期检查血常规和肝、肾功能。

（2）AZA：常用剂量为每日2～3mg/kg口服，初始剂量可50mg/d开始，逐渐增加至0.15g/d，待病情控制后逐渐减量，维持量为50mg/d。不良反应主要有骨髓抑制、血细胞减少、肝酶增高等，用药开始时需每1～2周查血常规1次，1～3个月肝功能1次。

（3）CTX：对MTX不能耐受或不满意者可用CTX 50mg～0.1g/kg口服，重症者可0.6～0.8g加生理盐水200ml静脉冲击治疗。不良反应主要有骨髓抑制、血细胞减少、出血性膀胱炎、卵巢毒性、诱发恶性肿瘤等。用药期间，需监测血常规、肝肾功能。对伴有神经系统改变的患者应用环磷酰胺已取得一定疗效。

4．新疗法

（1）环孢素：用于顽固型DM，剂量为3～5mg/(kg·d)，与糖皮质激素合用可减少激素用量，并可避免病情加重。使用过程中应监测患者的肝肾功能、血压及外周血白细胞计数。

（2）霉酚酸酯：部分难治的DM有效，剂量为1～2g/d，不良反应较小。有报道12例对传统治疗抵抗或因传统治疗出现毒性反应的DM患者，应用霉酚酸酯治疗，10例患者在4～8周内症状改善。多数患者可耐受霉酚酸酯治疗。

（3）大剂量静注免疫球蛋白（IVIG）：DM具备IVIG治疗的最佳指征，剂量为0.4g/(kg·d)，共5天，或1g/(kg·d)，共2天，每月1次，疗程至少为6个月。双盲对照研究显示，15例顽固DM患者应用IVIG治疗后，肌无力及红斑显著缓解，肌细胞骨架也明显改善，3例顽固PM/DM且伴食管受累的患者，亦明显且快速改善。此疗法安全、可靠，无糖皮质激素及其他免疫抑制剂引起的不良反应。恶心、呕吐和意识模糊是最常见的不良反应。

（4）来氟米特：对于常规治疗无效的顽固难治性患者，应用小剂量（20mg/d）异唑类新型免疫抑制剂常常有效，治疗后患者皮损明显消退，肌力改善，肌酶显著下降，间质性肺炎减轻，并可减少糖皮质激素用量，故可用于替代易发生肝损害的MTX。

（5）英利昔（infliximab）：是一种单克隆抗体，可特异性高亲和力地与肿瘤坏死因子（TNF－α）结合，中和TNF－α的生物活性，常用剂量3～5mg/kg，每4周1次，尤其是与MTX联用可改善肌无力和肌痛症状。

（6）血浆置换：有5%～10%的患者对糖皮质激素和免疫抑制剂都无效，可推荐应用血浆置换、全身放射线照射等治疗方法，现已有这些疗法成功治疗DM的文献报道。

（7）自体外周血干细胞移植：适用于伴有重症自身免疫性疾病和危及生命且治疗抵抗的患者。有报道1例46岁男性患者同时发生DM及多发性骨髓瘤伴结节病样改变，经自体外周血干细胞移植及大剂量化疗，肌病缓解，结节病样改变也部分改善。

5. DM皮损的治疗　DM皮损的治疗较为困难，临床上皮损的改善与肌炎的改善并不一致。治疗方法有：①尽可能避光，外用具有高紫外线防护指数（SPF）的遮光剂；②外用糖皮质激素特别是高效糖皮质激素对治疗皮损有帮助；③羟氯喹0.2～0.4g/d（可加用阿的平0.1g/d），用药期间需定期检查眼底；④对常规治疗抵抗者可考虑给予小剂量MTX（每周2.5～30mg）治疗，常能使糖皮质激素的用量减少乃至停用；⑤长波紫外线（UVA）治疗；⑥沙利度胺对局限性皮损有效；⑦恶性红斑患者应仔细检查有无肿瘤，肿瘤去除后红斑可逐渐消退；⑧每月1次IVIG治疗可消除皮损；⑨近来有文献报道，局部应用0.1%他克莫司软膏治疗6例皮肌炎患者皮损，应用6周后2例皮损消退90%以上；⑩也可试用雷公藤、薄芝注射液、胸腺肽等。

6. 对症和辅助治疗

（1）非甾体类抗炎药：对伴炎症性关节炎的患者早期治疗效果好。

（2）保护胃肠道的药物：质子泵抑制剂和H_2受体阻滞剂可治疗和预防疾病本身的胃肠道症状或药物引起的胃肠道不良反应。

（3）骨质疏松的治疗：钙吸收不良、应用糖皮质激素和活动量少，均会导致骨质疏松的危险性增大。应注意均衡营养、预防性应用钙剂和维生素D。二磷酸盐可治疗骨质疏松性骨折或者易于骨折的患者。

（4）钙质沉着的治疗：早期积极控制疾病的活动可能是最好的预防措施。钙离子通道阻滞剂（硫氮䓬酮）、丙磺舒、华法林、二磷酸盐、抗肿瘤坏死因子和雷公藤等药物，均可治疗钙化。严重钙化者，理疗同药物治疗一样重要，可以预防功能障碍。钙化发生在重要部位时可手术切除，但一般很少有治愈者。

（5）蛋白同化剂：丙酸睾酮或苯丙酸诺龙25mg肌内注射，每周2次；或司坦唑醇口服，可促进蛋白合成和减少肌酸尿的排泄。

（6）其他：亦可给予三磷酸腺苷、新斯的明或加蓝他敏、大量维生素E、维生素C等配合使用。

7. 康复和理疗　早期理疗可预防软组织挛缩及肌肉萎缩。理疗包括被动伸展和有限的运动、水疗、步态校正和耐力训练。全身无力有吸入性肺炎者应加强呼吸肌锻炼和胸部物理治疗。

8. 中医疗法　急性期病情活动，治则为清热解毒、利湿消肿，可用茵陈蒿汤合萆薢渗湿汤加减。慢性期病情缓解或处于稳定期，治则为养血益气、双补脾肾，一般可用归脾丸、补中益气丸或十全大补汤加减。

【预后】早期诊断、合理治疗，本病可获得满意的长时间缓解，可同正常人一样从事正常的工作、学习。一般认为儿童预后比成人好。并发心、肺病变者，病情往往严重，且治疗效果差。儿童患者通常死于肠道血管炎和感染。成人患者可死于严重的进行性肌无力、吞咽困难、营养不良以及吸入性肺炎或反复肺部感染所致的呼吸衰竭。合并恶性肿瘤的肌炎患者，其预后一般取决于恶性肿瘤的预后。

DM主要的后遗症为：纤维化导致的肌肉萎缩和硬化、肌肉的挛缩、钙化及长期应用糖皮质激素和免疫抑制剂治疗导致的医源性合并症。生存率1年约为82%，2年为74%，5年为67%，9年为55%。

【少见类型皮肌炎】

1. 儿童型皮肌炎（JDM）　常发生于5～14岁的儿童。研究发现，HLA－DQAL1＊0501儿童具有原发性JDM的易感性，具有这种遗传背景的儿童属于高危人群。儿童皮肌炎与成人皮肌炎比较，除具有经典皮肌炎的特点外，还具有：①发病前常有上呼吸道感染史；②多伴发更明显的血管炎改变，出现消化道出血、胃肠黏膜坏死、胃肠穿孔或视网膜血管炎等；③起病较成年人急，常见光敏感，肌水肿更为明显，无雷诺现象和硬皮病样变化；④后期大多发生皮下和肌肉组织的泛发性钙化和挛缩；⑤肌肉受累的范围常很难通过体格检查、组织学改变和肌酶水平来评价，最好的方法是超声波检查和磁共振；⑥JDM 糖皮质激素剂量较大，常规为泼尼松每日 2mg/kg，至少 4～8 周，待肌力有所恢复、肌酶下降，方可考虑缓慢减量。总疗程应在 2 年以上；⑦JDM 较少伴发恶性肿瘤，死亡率较低，预后好。

依据 JDM 的发病特点可分为急性型（Banker 型）和慢性型（Brunsting 型）。一般认为，Brusting 型是一种比较良性型；而 Banker 型的最显著特点是累及小动脉、毛细血管和皮肤、肌肉、皮下组织及消化道静脉的广泛的血管炎。两型 JDM 的主要不同点为：Banker 型呈急性经过，有发热、白细胞增多、吞咽困难、肠道溃疡及血管病变，无钙质沉着，糖皮质激素治疗往往无效；而 Brusting 型呈慢性经过，无发热、吞咽困难、内脏体征及炎症性肌炎，有钙质沉着，糖皮质激素有良效。

2. 无肌病性皮肌炎　在皮肌炎患者中，对那些没有皮肤表现而只有肌炎症状的患者称为“多发性肌炎”。患者先有典型皮肌炎的皮损，在 3～6 个月后再出现肌病，也并非少见。但近来发现，部分有典型皮肌炎皮损的患者在有典型皮损后 2 年或更长的时间并不出现肌病，或只有轻微的一过性的肌病。Pearson 在 1979 年首次提出将其命名为“无肌病性皮肌炎”（ADM）。

1991 年 Euwer 等将 ADM 列为皮肌炎的第Ⅵ型，并提出了 ADM 的 4 条标准诊断：①具有 DM 特征性皮损，即必须有 Gottron 丘疹、Gottron 征（指关节有紫红色斑），并伴有眶周水肿性淡紫红色斑疹（Heliotrope 疹）；②皮损组织病理学检查符合皮肌炎组织病理学改变：表皮增生伴灶性萎缩，沿基膜有坏死性和空泡变性的角质形成细胞；真皮浅层血管周围有淋巴细胞浸润；③皮损持续至少 2 年，无肌无力和吞咽困难等任何肌肉受累的表现；④血清肌酸激酶（CK）和醛缩酶至少 2 年无异常。在皮肌炎患者中约有 10% 的人符合无肌病性皮肌炎标准，男性与女性之比为 1∶3，高于其他类型的 DM（2∶3）。

ADM 可以分为 3 型：①仅有皮肤表现（73%）；②有皮损和肌无力、肌痛，但无肌病的实验室证据（13.5%）；③有皮损和异常的实验室检查指标，但无肌病的临床表现（13.5%），后两种情况也可称为低肌病性皮肌炎。ADM 预后不明，可以并发间质性肺炎，与 DM 一样也有较高的恶性肿瘤的伴发率，因此认为是一种副肿瘤性皮肤病。Tangoff 等（1997 年）提出，增加肌炎特异性抗体（如 Mi－2 抗体对 DM 高度特异，但仅见于 15%～20% 的患者）、磁共振成像及 ^{31}P 磁共振分光镜检查可用来证实是否存在肌肉炎症，以提高 DM 诊断的敏感性。

对无肌病的皮肌炎治疗目前仍有不同的看法。有部分患者皮损有自愈倾向。一般主张以糖皮质激素治疗为主，口服常用剂量为泼尼松 0.5～1.5mg/(kg.d)，即能有效控制 ADM 的皮肤损害。疗效不好者可联用羟氯喹或免疫抑制剂。单用羟氯喹治疗对患者皮损似乎帮助不大。近来有报道，外用他克莫司对皮损的治疗有良效，且无糖皮质激素所致的不良反应。

3. 与抗氨基酰 tRNA 合成酶抗体相关的炎症性肌病

合成酶综合征：其特征是多发性肌炎伴有一些与系统性硬皮病相似的临床表现，包括手指肿胀伴指端硬化、颜面水肿、关节炎、肺纤维化和雷诺现象。

最常见的是与抗组胺酰合成酶抗体相关的综合征，即 Jo－1 抗体综合征。其主要的临床特点为：多发性肌炎伴有一些皮肌炎和硬皮病的体征，间质性肺病，关节痛或关节炎。有报道在 28 例 Jo－1 抗体综合征患者中，女性的发病率是男性的 3 倍。两个主要的临床症状是肌炎或肌痛，关节炎或关节痛；发病初期有发热，少数患者有肺纤维化。皮肌炎和硬皮病的皮肤损害较多见于男性，但大部分患者无雷诺现象。

应该注意，一般性多发性肌炎与抗合成酶抗体相关的多发性肌炎的鉴别，因为二者都存在肺损害，常常仅用一般的技术诊断，容易忽视合成酶抗体的检测。伴有硬皮病样皮肤改变的合成酶综合征往往被认为是少见的硬皮病，而不采用多发性肌炎的治疗方案。

4. 硬化性皮肌炎　硬化性皮肌炎是一种与 PM - Scl 抗体有关的硬皮病/皮肌炎重叠综合征，因临床表现或相似于系统性硬皮病（SSc）或相似于皮肌炎，故目前对这种名称仍有争论。主要特征为：肌炎或肌痛，关节痛或无变形性关节炎，雷诺现象，手、颜面 SSc 样皮肤改变（唇轻度变薄，口周放射状沟纹，面具样面容）和 DM 样改变（紫红色皮疹和手部 Gottron 征）。1/3 的成人患者有肺纤维化和食管运动减弱。临床表现一段时间具有 SSc 的特征，而另一段时间则更具有 DM 的临床特点，因此，同一个患者在不同时间不同医师的诊断可能不同。一项对 81 例患者（成人 59 例，儿童 22 例）的研究显示，硬化性皮肌炎成年女性的发病率是男性的 3 倍多，儿童患者的女男比例为 2∶1。

一般情况下，男女患者的临床症状基本相同，但有约 30% 的男性患者无雷诺现象，1/3 的女性不存在 DM 样皮肤损害。硬皮病样改变儿童比成人更多见，但大多数没有 DM 样改变。慢性病例儿童会发生肌肉萎缩，就如在慢性 JDM 常见的一样。内脏受累男童和女童有明显差异，几乎所有的女童肺功能试验都有异常，尽管还没有达到肺纤维化程度，约 25% 的女童有食管运动障碍，但未发现男童有内脏受累的现象。50% 的女性和 70% 的女童都具有 DM 毛细血管检查的特征性改变，而男性和男童则罕见有类似变化。

所有病例均有阳性的 PM - Scl 抗体，然而这种抗体在其他结缔组织病也有 20% 多的阳性率。这与 U1 - RNP 抗体非常相似，在混合性结缔组织病患者中有 70% 阳性率且被认为是其标志性抗体，但也见于其他结缔组织病，尤其是 SLE 和 SSc。

硬皮病（scleroderma）

硬皮病是一种原因不明的、临床上以局限性或弥漫性皮肤及内脏器官结缔组织的纤维化或硬化，最后发生萎缩为特征的结缔组织病。本病女性多见，发病率大约为男性的 4 倍，儿童相对少见。

【分类】

1. 局限性硬皮病

（1）硬斑病：①点滴状硬斑病；②斑块状硬斑病；③泛发性硬斑病。

（2）线状硬皮病：线状硬皮病伴颜面偏萎缩。

2. 系统性硬皮病　也称进行性系统性硬化症。依据不同的临床表现和预后分为多种亚型。

（1）肢端硬皮病：也称肢端硬化病，皮肤增厚限于肘（膝）的远端，但可累及面部、颈部。

（2）弥漫性硬皮病：除面部、肢体远端和近端外，皮肤增厚还累及躯干。

（3）CREST 综合征：即指钙质沉着、雷诺现象、食管功能障碍、指端硬化和毛细血管扩张。

（4）无皮肤硬化的硬皮病：临床无皮肤增厚的表现，但有特征性的内脏表现和血管、血清学异常。

（5）重叠综合征：上述 4 种情况中任一种与诊断明确的类风湿关节炎、系统性红斑狼疮、多发性肌炎/皮肌炎同时出现。

（6）未分化结缔组织病：雷诺现象伴系统性硬化病的临床和/或血清学特点，但无系统性硬化的皮肤增厚和内脏异常。

两类硬皮病有不同的临床表现，它们的内脏损害和预后不同。局限性硬皮病病变主要局限于皮肤，早期的损害往往只限于肢体远端，或手指以及面部的皮肤，内脏一般不受累，预后较好；系统性硬皮病则有广泛分布的皮肤硬化，雷诺现象和多系统受累，预后不定，大多较好，弥漫性者预后不良。CREST 综合征病程缓慢，预后良好。

两类硬皮病均以女性发病率较高，女男比例为3∶1。发病年龄：局限性者多数在11～40岁，系统性者在21～50岁。发生于女性的系统性硬皮病主要与其亚型有关。一项有关507例患者的研究发现，所有病例女男比例为8∶1，而弥漫性为5.7∶1，肢端性为12∶1。尽管系统性硬皮病在女性有明显优势，但PSS与性激素异常的相关性仍不清楚。与SLE主要发生于青年女性不同，PSS的发生率随着生育年龄增加，50岁和60岁达到发病高峰。

【病因及发病机制】 病因不明。可能与以下方面的异常有关。

1. 胶原代谢方面 研究已表明，硬皮病皮肤的绷紧和硬化是由于新合成的胶原替代了大部分或全部的真皮和（或）皮下脂肪，使皮肤与其下组织紧贴。其早期组织学表现为：胶原束肿胀，整个真皮增厚，成纤维细胞增多。这与成纤维细胞合成胶原增加有关。研究发现，硬皮病患者皮肤成纤维细胞在培养中比正常成纤维细胞合成更多胶原，这种差别在体外培养中可传15代之多。患者真皮下部和皮下组织的成纤维细胞活性较真皮上部更强，而正常皮肤中，真皮上下部的成纤维细胞之间没有功能差别。真皮和皮下成纤维细胞胶原产生增加的刺激因素不明，有报告，前胶原氨基末端伸长的肽，即前胶原肽（procollagen peptides）通过反馈抑制能调节正常成纤维细胞的胶原合成，将前胶原肽加入硬皮病成纤维细胞培养基中，其胶原合成过度可基本恢复正常，而不影响其他蛋白质的形成。在硬皮病中，由于这些前胶原肽从胶原上延迟切除，减弱了其反馈抑制作用，从而使胶原纤维形成增加。最近的观察提示，致敏淋巴细胞也可能在其中起作用。

基质金属蛋白酶（MMPS）及其抑制剂（TIMPS）在维持基质动态平衡中起重要作用，在硬皮病中，过多的基质积累引起了皮肤和内脏的纤维化，提示MMPS的减少或者TIMPS的升高可解释这种基质的积累。有学者用ELISA法测定了硬皮病患者血清MMP－1抗体，其水平明显高于对照组，而系统性红斑狼疮或皮肌炎患者血清的MMP－1抗体与正常对照组无明显差别，表明MP－1抗体通过抑制MMP－1的活性而减少基质的降解，从而在硬皮病的纤维化过程中发挥重要的作用。也说明了在硬皮病中MMP－1抗体的存在是系统性自身免疫和纤维化之间的链条。

硬皮病的细胞外过多积累的基质成分中，最主要的是Ⅰ型和Ⅲ型胶原。研究发现，热休克蛋白47（HSP47）与Ⅰ型胶原关系密切，可能在硬皮病的发病中发挥重要作用。有报道，硬皮病患者成纤维细胞培养中HSP47mRNA及其蛋白水平明显高于正常对照人群。培养的HSP47mRNA及其蛋白水平明显升高的硬皮病成纤维细胞也有Ⅰ型胶原表达水平的升高。通过原位杂交试验，硬皮病比正常对照组有更多数量的高水平的HSP47和原胶原mRNA的皮肤成纤维细胞，并且HSP47和Ⅰ型胶原mRNA在分布上是相似的。

2. 细胞因子方面 至今已发现多种细胞因子对胶原成分的表达起调节作用。首先转化生长因子－β（TGF－β）在组织纤维化产生的病理机制中起重要作用，TGF－β能直接促进成纤维细胞增殖，促进胶原基因及其他细胞外基质的转录及表达；抑制血浆酶原活化因子及胶原酶，刺激产生基质金属蛋白酶组织抑制因子和血浆酶原活化抑制因子，抑制基质降解，从而导致组织器官纤维化。硬皮病原位免疫组织化学分析，皮损中TGF－β表达异常，未受累部位亦有TGF－β表位表达，而且在胶原大量沉积前的早期皮损有TGF－β亚型表达。研究发现，TGF－β强烈诱导正常成纤维细胞Ⅰ型胶原α_2（CoL1α_2）mRNA的表达，而对PSS成纤维细胞的刺激程度较低。

另外研究还证实，在动物实验中运用抗TGF－β抗体，可使血清白细胞介素（IL）－4和IL－6水平降低，羟脯氨酸含量减少，减轻皮肤纤维化。对硬皮鼠的研究发现，将硬皮鼠TGF－β的一个等位基因定点突变，使TGF－β表达减少，此鼠皮肤增厚程度较未突变鼠减轻。外源性TGF－β_2可显著促进瘢痕疙瘩成纤维细胞的增生和DNA的合成，而添加TGF－β_2抗体则可逆转上述结果。

Mcgaha等培养瘢痕疙瘩成纤维细胞发现，TGF－β_1和TGF－β_2的含量较正常皮肤成纤维细胞高，进一步证明了他们的致纤维化作用。研究显示，TGF-β能刺激正常成纤维细胞金属蛋白酶组织抑制因子（TIMP）-1的产生，PSS患者血清TIMP-1水平高于对照组。而TIMP-1对正常人和PSS成纤维细胞有明显的促有丝分裂活性。

实验研究发现，TGF-β分别使PSS和正常皮肤成纤维细胞中TIMP-3 mRNA的表达增强816倍和811倍，PSS皮肤成纤维细胞所表达的TIMP-3特殊活性又提示其在皮肤纤维化发病原因中起作用。另外，硬皮病成纤维细胞保持活化状态，凋亡减少，这也与TGF-β有关。比较硬皮病成纤维细胞及正常成纤维细胞对所诱导凋亡的发生率，硬皮病成纤维细胞凋亡较正常成纤维细胞明显减少。而正常成纤维细胞暴露于TGF-β中6周，再以抗Fas诱导凋亡，不仅凋亡减少，而且发生增殖，从而表现出与硬皮病成纤维细胞相似的生物学行为。

试验表明，硬皮病中成纤维细胞与正常对照组相比表达高水平的转化生长因子-β受体(TGF-βR)、TGF-βRI、TGF-βRII及其mRNA，也表达高水平的Ⅰ型胶原及其mRNA。与正常对照组成纤维细胞相比较，TGF-βRI和TGF-βRII基因启动子的活性明显增加。可见，在硬皮病成纤维细胞TGF-βR水平升高对胶原过多产生起作用，而且其上调可能出现在转录水平。运用原位杂交和免疫组织化学检测TGF-βRI和TGF-βRII在硬皮病患者皮损切片中明显升高。硬皮病表达TGF-βRI和TGF-βRII的成纤维细胞数量明显高于正常对照组。硬皮病患者皮肤病理切片中血管周围的炎症细胞也强烈表达TGF-βRI和TGF-βRII。在培养的正常皮肤成纤维细胞中观察到，TGF-β和IL-4可使细胞HSP47mRNA及其蛋白表达上调，相反IFN-γ可使HSP47mRNA及蛋白表达下调，而这些细胞因子在调节HSP47分泌增减的同时同步调节着Ⅰ型胶原RNA及其蛋白表达的升降。

原位杂交发现，硬化性损伤的成纤维细胞中存在较强的结缔组织生长因子（CTGF）mRNA表达，尤其在真皮深层，而对照组却无表达。采用ELISA法测定了硬皮病患者血清中CTGF的水平，发现其水平明显高于系统性红斑狼疮、皮肌炎等其他结缔组织病。同时也发现弥漫型硬皮病患者的血清CTGF水平明显高于局限型患者。故认为CTGF与硬皮病纤维化的发展有密切关系。

在全身性硬化症患者的皮肤，尤其是深部真皮的硬化病变斑块成纤维细胞中，可见高水平表达的CTGFmRNA。推测CTGFmRNA的表达与皮肤硬化症活动性相关。Duncan等提出TGF-β诱导皮肤纤维化的发生，而CTGF的作用则在于维持纤维化过程。鉴于TGF-β的生物效应复杂，并且影响多种细胞，相比之下，CTGF作为TGF-β的下游介质，其选择性地作用于成纤维细胞，且不影响上皮细胞和免疫细胞。因此，CTGF可作为选择性干预纤维化疾病结缔组织形成的特殊靶子，临床上具有抗纤维化治疗的美好前景。

Wang等研究表明，CTGF小RNA干扰（CTGFsiRNA）导致了靶细胞的CTGF蛋白含量和mRNA表达以剂量和时间依赖方式明显下降。同时Ⅰ型和Ⅲ型原胶原、胶原、HSP47、TIMP-1，2，3和碱性成纤维细胞生长因子的mRNA的水平也明显下降。将TGF-β加入到细胞中可导致CTGFmRNA水平的上升，但是这种上升被CTGFsiRNA所阻断，表明CTGF能调节细胞外基质分子、生长因子和蛋白酶抑制基因的表达。该研究对临床具有重要的指导作用，可以设想应用这种方法来治疗硬皮病。

对白细胞介素的研究表明，IL-1促进胶原表达。而CD4阳性T细胞衍生的IL-4是一种强而有效的胶原促进剂。Northern点印迹法分析发现，用IL-4处理的PSS成纤维细胞，其Ⅰ型和Ⅲ型胶原mRNA水平分别增加111倍和113倍，而正常成纤维细胞经IL-4处理后均增加310倍(因PSS成纤维细胞的胶原合成处于亢进状态，故经IL-4处理后Ⅰ型和Ⅲ型胶原mRNA增加倍数较正常人低)。他们认为IL-4是通过增加胶原mRNA的稳定性和转录来促进胶原生物基因的。

用ELISA法测定PSS患者的IL-6和IL-8产物显著高于正常人，他们通过反转录聚合酶链反应（RT－PCR），当没有细胞因子刺激时在PSS患者的成纤维细胞中测得了IL－6和IL－8mRNA，而成纤维细胞则没有。因此认为，硬皮病成纤维细胞中IL－6和IL－8产物的增加可能是正常人受体内某些细胞因子刺激的结果。而IL－6和IL－8基因的过度表达又可引起局部免疫功能的持久失调并导致PSS患者持久性的成纤维细胞活化，说明CD4阳性T细胞衍生的IL－4是一种强而有效的胶原促进剂。还有资料表明，IL－6基因的表达和胶原产物呈正相关。实验研究还发现，PSS患者血浆中IL－12和IL－13水平升高，二者可能在严重的微血管损伤中发挥作用。IL－17可刺激成纤维细胞的增殖，通过激活成纤维细胞合成IL－6、IL－8，诱导内皮细胞合成IL－1，间接促进PSS成纤维细胞胶原蛋白的合成。

血小板衍化生长因子（PDGF）、中性粒细胞衍生因子（PMNs）、内皮素等亦促进胶原合成。有研究表明，表皮细胞生长因子、基础成纤维细胞生长因子（bFGF）、肿瘤坏死因子（TNF）、干扰素、甲状旁腺素、松弛素等有抑制胶原表达的作用。可见影响硬皮病胶原基因表达的因素很多，但细胞因子在其中起了很重要的作用。了解各种细胞因子对硬皮病胶原产生的影响，在阐明硬皮病的病因及寻找更有效的治疗方法方面有重要意义。

3．免疫学方面　本病常合并LE、皮肌炎、类风湿关节炎等自身免疫性疾病，血清中存在多种自身抗体，虽然这些自身抗体在发病中的作用尚不清楚，但已发现与疾病的型别相关，如抗着丝点抗体对CREST综合征有高度特异性，抗Scl－70抗体与PSS相关，并常标志着患者有肺部受累和病情较重。直接免疫荧光发现，在PSS患者的皮肤、肌肉和肾脏血管的平滑肌和弹力层中有IgM、IgA、IgG的沉积。患者中还有高丙种球蛋白血症、循环免疫复合物增加等，均提示本病属自身免疫性疾病范畴。

在细胞免疫方面已经证明，硬皮病早期损害的真皮和皮下组织中有单一核细胞浸润，这些浸润细胞多为T淋巴细胞，并几乎都表达Ia抗原，说明这些T淋巴细胞处于活化状态。在人类胚胎的组织培养中，来自PSS患者的淋巴细胞能破坏培养的胚胎成纤维细胞。在体外用植物血凝素（PHA）刺激患者的淋巴细胞，可引起淋巴因子释放，能刺激成纤维细胞产生胶原。骨髓移植后发生的慢性移植物抗宿主病，其皮损在临床和组织学上均与硬皮病相似，进一步支持细胞免疫在硬皮病发病机制中的作用。

4．血管病变及血液流变学方面　雷诺现象常为PSS早期表现，PSS中可见到的毛细血管扩张发生部位通常是雷诺现象的好发部位，即颜面、舌、唇、手和上胸。在硬皮病中，95%的患者具有雷诺现象，其中75%以雷诺现象为首发症状，这些患者往往具有内脏损害，且硬皮病的预后和最终结局很大程度上取决于血管损害的范围和严重性。其血管变化主要包括：血管舒缩功能障碍，小血管结构异常，动脉内膜增殖，微循环闭塞，血小板活性增强，红细胞变形能力下降和血栓形成。主要影响皮肤、肺、冠状血管、指（趾）和肾叶间动脉，这些变化常出现在疾病早期和组织硬化之前，提示血管变化是发病的基础环节，认为硬皮病原发损害发生在血管内。研究表明，血管内皮细胞的损害和功能失调是其中的中心环节。内皮细胞的损伤可使内皮细胞肿胀，毛细血管扩张，血管通透性增加，血管壁嗜伊红蛋白沉积，血管内膜增殖，以至于弥漫性血管和微血管堵塞，使皮肤、肺、肾等重要脏器处于低灌注和慢性缺血状态，使组织处于缺氧状态。实验表明，低氧状态时，成纤维细胞寿命和克隆生长延长，促进组织纤维化，从而启动和维持硬皮病的急慢性表现。

导致内皮细胞损伤的解释：①有研究证实，部分硬皮病患者血清中存在内皮细胞特异性细胞毒因子，如酸性溶酶体水解酶、白三烯B_4（LTB4）和抗血管内皮细胞抗体等；②由于细胞免疫反应，患者的Th细胞和单核细胞处于活化状态，血清中IL－1、IL－2、TNF、sIL－2R和可溶性CD4抗原水平增高，这些可溶性介质可以直接或间接抑制内皮细胞生长，损伤其超微结构；③也有证据表明，振动能与内皮细胞损害有关，使用振动性工具者可发生雷诺现象，并可引起指

(趾）硬皮病；④患者血小板的激活可能继发于内皮细胞损伤和活化，与内膜增殖性损害有关。

5. 微嵌合性　近来认为，微嵌合性细胞涉及到自身免疫性疾病，尤其是系统性硬皮病的发病机制中，研究表明，来自于硬皮病患者的外周血和组织中的微嵌合性细胞是明显增加的，而且有试验证明微嵌合性细胞是特别活跃的并可以识别患者的白细胞抗原。研究表明，硬皮病患者外周血的单一核细胞中微嵌合性的频率高于正常对照组，然而，其表达水平并无明显差别。此外，有1例硬皮病患者的外周血进行过4次微嵌合性的检测都是阴性，但是在其骨髓抽吸检查中发现是微嵌合性，而且在其后的尸检中发现肺脏和心脏中有高水平的嵌合性细胞，说明微嵌合性可以出现于骨髓和受硬皮病影响的组织器官。其机制可能是通过激发宿主抗移植物样反应。

有人比较了硬皮病患者、其他的结缔组织病患者与健康对照人群之间微嵌合性的差异，结果发现三者无明显差异，认为胎儿-母亲微嵌合性在健康的对照组和结缔组织患者中是很普遍的事情，它似乎对于结缔组织疾病包括硬皮病并不是一种危险因素。有研究也表明，在西班牙女性硬皮病患者中，胎儿-母体微嵌合性似乎不起主要作用。微嵌合性是目前研究的热门问题，不同的试验得出的结论有很大的差别，原因可能是检测方法的差异，也可能是人种不同造成的。其在硬皮病的发病机制中是否有作用还有待进一步的探讨。

6. 感染　不少硬皮病患者发病前有急性感染病史，有报道青霉素治疗后可以使病情稳定，甚至使病情完全恢复，提示硬皮病的病因与感染因素有关。自从发现伯氏疏螺旋体（Borrelia burgdorferi，Bb）是莱姆病的致病原因后，就出现了Bb和硬皮病可能有关的讨论。在1985年，Aberer等人第一次提出Bb感染导致硬皮病的假说。后来许多报告认为，Bb与硬皮病的发生可能存在关联。经过十余年的广泛研究，虽然许多学者通过各种技术证明在硬皮病患者体内存在Bb，但是Bb感染与硬皮病发生的确凿证据还有待于继续研究。近来报道1例61岁女性PSS患者在感染伯氏疏螺旋体后病情急性加重，该患者有雷诺征、甲褶改变及循环抗着丝点抗体，突然出现颜面和躯干上部的红斑和苍白色肿胀，随后出现皮肤增厚和类似弥漫系统性硬皮病的皮肤硬化。包括ELISA、免疫印迹法及聚合酶链式反应（PCR）的实验室检查显示有Bb感染。静脉用头孢三嗪治疗获得成功，治疗14天后，皮肤硬化和硬结消退，皮肤恢复到正常外观。

硬皮病常有钙质沉积于指端和肘、膝关节部位的软组织，在钙质沉着处常出现溃疡，并引起疼痛。大量研究表明，纳米细菌与钙质沉着有关。有试验表明用二甲胺四环素治疗局限性硬皮病患者的溃疡，其溃疡的发生率随着治疗而有所下降，其钙质沉着的范围亦缩小，说明二甲胺四环素在控制系统性硬皮病的钙质沉着中可能是有效的。体外试验观察到四环素可以抑制纳米细菌的增殖，故推测纳米细菌在硬皮病的钙质沉着中有重要作用。

7. 遗传和环境因素　研究表明，人类白细胞抗原（HLA）与硬皮病关系密切，现发现PSS患者中HLA-DR3、HLA-DR2的检出率明显增高。抗核抗体（ANA）阳性的患者HLA-DQB1*0501的频率增高。抗Scl-70抗体阳性的患者HLA2DQB1*0301的频率明显增加。此外，环境因素（如长期接触矽尘）有可能发生特发性硬皮病，而某些药物（如博来霉素、氨苯砜等）亦能导致与硬皮病类似的疾病。

【临床表现】

1. 局限性硬皮病

（1）点滴状硬斑病：多发生于上胸、颈、肩、臀或股部。损害为黄豆至五分硬币大小，白色或象牙色的集簇性或线状排列的斑点，圆形，有时稍有凹陷。病变活动时，周围有紫红色晕。早期质地硬，后期质地可变软或有“羊皮纸”感觉。病变发展很慢，向四周扩展而相互融合或持续不变。某些皮损可消退，局部残留轻度萎缩的色素沉着。

（2）斑块状硬斑病：较常见。最常发生于腹、背、颈、四肢、颜面。初呈圆或不规则淡红色或紫红色水肿性斑片，经数周或数月后扩大，直径可达1~10cm或更大，呈淡黄或象牙色。

表面干燥平滑，具蜡样光泽，周围有轻度紫红色晕，触之有皮革样硬度，有时伴毛细血管扩张。局部无汗，亦无毛发。经过缓慢，数年后硬度减轻，渐渐萎缩，中央色素脱失。可侵及真皮及浅表皮下，但仍可移动。皮损的数目和部位不一，多数患者只有一个或几个损害，有时呈对称性。皮损在头皮时可引起硬化萎缩性斑状脱发。

（3）线状或带状硬斑病：皮肤硬化常沿肋间神经或一侧肢体呈带状分布，亦可发生于前额近正中部向头皮延伸呈刀砍形，局部皮损显著凹陷，常开始即成萎缩性，皮肤菲薄不发硬，程度不等地贴着于骨面上。额部带状硬斑病大多单独出现，某些病例可合并颜面偏侧萎缩。带状损害常累及浅部及深部皮下层（如皮下脂肪、肌肉和筋膜），最终硬化固定于下方的组织，常引起严重的畸形。在肘、腕、指等关节面越过时，可使关节活动受限，并发生肢体张弓状挛缩和爪状手。

（4）泛发性硬斑病：点滴状、斑块状和线状等类型损害可部分或全部合并存在，损害很多，分布于全身各个部位，但很少累及颜面，损害常有融合倾向，常可合并关节痛、腹痛、神经痛、偏头痛和精神障碍，偶可转为系统性硬皮病。

（5）深部硬斑病：Su 及 Person（1981）报告的病例，即深部脂膜及筋膜硬化的硬斑病，有时亦侵及真皮、真皮深层及浅部肌肉。

（6）致残性全硬化性硬斑病：是一种最近报告的另一种类型硬斑病，发生于儿童，发病年龄 1～14 岁，多见于女童。真皮、皮下组织、筋膜、肌肉及骨骼发生炎症和硬化，好发于四肢，特别是伸侧，手、足、肘和膝呈屈曲挛缩，很少侵犯内脏，无雷诺现象，患者可有硬化性苔藓样皮损，身体其他部位可有典型硬斑病表现。

2. 系统性硬皮病

（1）早期症状：最多见的初期表现是雷诺现象和隐袭性肢端和颜面肿胀，并有手指皮肤逐渐增厚。约 70% 的病例首发症状为雷诺现象，雷诺现象可先于硬皮病的其他症状（手指肿胀、关节炎、内脏受累）1～2 年或与其他症状同时发生。多关节病同样也是突出的早期症状，胃肠道功能紊乱（胃烧灼感和吞咽困难）或呼吸系统症状等，偶尔也是本病的首发表现。患者起病前可有不规则发热、胃纳减退、体重下降等。

（2）皮肤症状：发病常自手、足和面部开始，渐扩展至前臂、躯干上部等处，呈对称性。局部先发生红斑肿胀，压之无凹陷，继之皮肤坚实发亮、有紧绷感，手指褶皱消失呈灰黄色似蜡样，可有色素异常和毛细血管扩张。皮肤因与皮下组织粘连而用手指不能提起皱褶。面部表情丧失呈假面具样。鼻尖似鹰嘴。口唇变薄且收缩成放射状沟纹，口裂狭小。指关节活动受限可呈爪状手，肘、膝关节可屈曲挛缩。胸部和肩部有紧绷感，颈前可出现横向厚条纹，仰头时会感到颈部皮肤紧绷，严重者可影响呼吸运动。皮肤、皮下组织、肌肉均可萎缩，甚至皮肤直接贴于骨面。损害处毳毛可脱落，出汗减少，皮脂缺乏。甲可增宽，表面有纹，易碎或变薄，脱落。

皮肤病变可局限在手指（趾）和颜面，或向心性扩展，累及上臂、肩、前胸、背、腹和腿。有的可在几个月内累及全身皮肤，有的在数年内逐渐进展，有些呈间歇性进展，通常皮肤受累范围和严重程度在 3 年内达高峰。

临床上皮肤病变可分为水肿期、硬化期和萎缩期。水肿期皮肤呈非可凹性肿胀，触之有坚韧的感觉；硬化期皮肤呈蜡样光泽，紧贴于皮下组织，不易捏起；萎缩期浅表真皮变薄变脆，表皮松弛。

肢端硬化者可表现为典型指（趾）硬皮病，即手指逐渐变细，皮肤光亮绷紧，多发生雷诺现象，轻者只有血管痉挛，没有皮肤持久性改变；重者为发作性血管功能不全，引起指尖溃疡或坏疽。

有报告，少数硬皮病患者在皮肤硬化区中出现瘢痕疙瘩样结节，称为结节性硬皮病（nodular 或 keloidalsclerderma)。

硬皮病常伴有色素异常，有 3 种表现：①泛发性色素沉着或暴露部位和黏膜色素增加，色素沉着不限于硬化部位，类似于肾上腺皮质功能不全，但肾上腺皮质功能正常；②硬化部位局灶性色素沉着或色素脱失；③色素全部脱失，背景上出现毛囊周围色素沉着斑。常见于上胸和背部，头皮、发线、面和前臂伸侧以及耳郭。

大多数患者甲后皱襞有线状毛细血管扩张。毛细血管扩张几乎无一例外地见于硬皮病，其特点为呈线状、卵圆形、正方形和多角形的境界清楚、局限性毛细血管扩张性斑，粉红至鲜红色，1 ~5mm 大小，少数可达 1 ~2cm。常见于颜面、手、唇和颊黏膜。仔细检查有些损害中可见纤细的毛细血管扩张性血管，另一些损害仅能见均匀的红斑，损害境界清楚或稍模糊。皮肤钙沉着一般见于病程晚期，主要在大关节周围和手指，不影响功能，但常发生疼痛。

（3）黏膜损害：舌、齿龈、软腭、咽喉、阴道黏膜等均可硬化萎缩。舌肌可萎缩，舌系带硬化缩短，致舌不能伸出口外。硬化可累及腭垂、眼球及睑结膜的结缔组织和肌肉而引起咽门窄小、眼闭合不全、眼球转动受限等表现。不少患者可有干燥综合征的表现，如口腔和喉干燥，唾液腺功能减退等。

（4）系统病变：系统性硬皮病可侵犯内脏各器官，以关节、肺、食管多见，其他如心、肠道、胃、肾、肌肉、肝、脾、骨髓、淋巴结、中枢神经系统、内分泌腺等。内脏损害也可发生于皮肤症状之前，但 5% 以下的患者不发生皮肤增厚和其他皮肤表现，称为无硬皮病的系统性硬化症（systemic sclerosis sinescleroderma)，又称无皮肤损害的内脏硬皮病。

1）骨和关节：多关节痛和肌肉疼痛常为早期症状，也可出现明显的关节炎，可有少量关节渗液。约 29% 的患者有侵袭性关节病。大小关节可同时受累，但以手部小关节常见，可有畸形。X 线表现关节间隙狭窄和关节面的硬化。骨变化以指骨的吸收较特殊，临床可见指骨变短变细，X 线变化常为骨疏松，也可发生骨硬化、骨破坏、骨变形、骨萎缩。齿槽突骨可萎缩，齿周间隙增宽，齿脱落显著。下颌关节 X 线检查亦有关节间隙变窄，可有下颌角的骨吸收，此与颜面皮肤的拉紧、咬肌和翼状肌的萎缩及口裂变小有关。

2）消化系统：消化道受累为硬皮病的常见表现，仅次于皮肤受累和雷诺现象。消化道的任何部位均可受累，其中食管受累最为常见（90%），肛门、直肠次之（50% ~70%），小肠和结肠较少（40% 和 10% ~50%）。①口腔：张口受限，舌系带变短，齿周间隙增宽，齿龈退缩，齿脱落，齿槽突骨萎缩；②食管：约 42% 的患者有食管受累的临床表现，主要症状为不同程度的吞咽困难，进固体食物时尤为明显。有时累及食管下端的括约肌，导致胃内容反流。66.9% 的患者有食管 X 线异常改变。钡剂透视见整个食管扩张和食管下 2/3 蠕动减弱以至消失，而食管下 1/3 处常见有狭窄；③胃肠道：胃的变化较少，常侵犯十二指肠和小肠。表现为腹痛，腹泻与便秘交替，有类似麻痹性肠梗阻的表现及吸收障碍综合征。X 线检查示消化道扩张，钡剂排空和通过时间延长。结肠可见憩室，但缺乏临床症状。如肛门括约肌受累，则可出现直肠脱垂和便失禁。

3）肺部：肺脏受累普遍存在，病初最常见的症状为运动时气短，活动耐受量减低；后期出现干咳。肺间质纤维化和肺动脉血管病变常同时存在，但往往是其中一个病理过程占主导地位。在弥漫性硬皮病伴抗 Scl－70 阳性的患者中，肺间质纤维化常常较重，在 CREST 综合征中，肺动脉高压常较为明显。肺间质纤维化常以嗜酸性肺泡炎为先导，约 25% 的患者有肺部弥漫性间质性纤维化。有时伴支气管扩张和肺气肿，少数可见囊肿形成。胸膜炎少见。大约 95% 硬皮病患者肺功能试验异常：肺活量降低，气体弥散障碍，肺顺应性低，提示肺泡弹性减退和肺动脉高压。系统性硬皮病合并肺癌的病例报告近来渐增多，特别是肺泡细胞癌。

4）心脏：心脏病变与心肌纤维化和肺小动脉炎密切相关。有研究表明，大部分患者有轻微的左心功能不全迹象。心肌受累约占10%，可为继发性，也可为原发性心肌损害。同时可侵犯心包及心内膜。临床表现有气短、胸闷、心悸和各种房性与室性心律不齐，也可有踝部水肿、呼吸困难，有时可发生心绞痛或晕厥，甚至心力衰竭。X线表现心脏扩大、心搏减弱或心包积液。心电图示有心房纤颤、期前收缩、低电压、房室传导阻滞、ST段偏移及T波平坦等改变。超声心动图显示，约半数病例有心包肥厚或积液，但临床心肌炎和心脏压塞不多见。

5）肾脏：硬皮病肾脏病变临床表现不一，以慢性型居多，部分患者有多年皮肤及其他内脏受累而无肾损害的临床现象，有些在患病2~3年后逐渐出现轻度蛋白尿和镜下血尿，常是疾病严重的表示。一些作者在尸解及肾组织病理研究时发现，硬皮病患者肾损害并不少见，在通常的临床检查时不能发现。当出现氮质血症、恶性高血压、视网膜病变和高血压脑病时，患者迅速死亡，称为“硬皮病性肾危象”，是PSS的主要死亡原因。肾危象的主要受损部位在弓形动脉、小叶间动脉以及小动脉，早期以血管痉挛为主，临床上应用有力的抗高血压疗法可使肾危象逆转，血压恢复正常。晚期则主要由硬化性肾小球肾炎和肾小球毛细血管基底膜增厚引起。肾危象的预测因素有：①系统性硬皮病；②病程<4年；③疾病进展快；④抗RNA聚合酶Ⅲ抗体阳性；⑤服用大量激素或小剂量环孢素；⑥血清肾素水平突然升高。

6）其他器官：周围神经和自主神经系统亦常受累，表现为末梢血循环不良，指（趾）麻木，感觉异常，掌跖发冷，多汗等。中枢神经系统的原发性损害较少见。部分患者会出现头发稀疏，性欲减退或消失，月经过少或闭经。

比较男女两性PSS在临床表现方面的差异，男性PSS具有的特点：①发病年龄与女性PSS相似；②病程短，病情缓慢进展，急骤加重；③疾病以弥漫型居多；④心脏及食管受累、指尖溃疡发生率低于FPSS，肺及神经系统病变率高于FPSS；⑤ESR增高，CRP增高，IgG升高、ANA阳性率均低于FPSS，补体C3降低率明显高于女性PSS；⑥预后差。

【组织病理】

1. 组织病理　皮肤主要组织病理变化在真皮胶原纤维和小动脉。纤维化和微血管闭塞是系统性硬化患者所有受累组织和器官的特征性改变。

第Ⅰ期（临床无皮损部）：真皮内间质水肿，胶原纤维分离及真皮上层小血管周围有轻度淋巴细胞浸润，以T细胞为主。

第Ⅱ期（临床水肿硬化部）：胶原纤维肿胀，血管周围细胞浸润消退，小血管及胶原纤维周围酸性黏多糖增加。

第Ⅲ期（临床硬化部）：胶原纤维均质化，与表皮平行排列的胶原纤维束增加，胶原纤维数量明显增多，以致向深部扩展到汗腺。弹性纤维破坏。在真皮硬化胶原内仅见少数血管，血管管壁增厚，纤维化，管腔狭窄或闭塞。晚期继发改变为表皮萎缩及皮脂腺、毛囊和毛发消失，汗腺明显萎缩，周围正常存在的脂肪组织减少或消失，代之以新生胶原，还可见钙盐沉着。此外，筋膜、肌肉也可累及。局限性硬皮病改变基本上同PSS，但表皮萎缩一般不明显。诊断依据第Ⅱ期或Ⅲ期变化。

2. 免疫病理　临床正常皮肤表皮细胞核有IgG沉积，呈斑点型或颗粒型，无特异性。少数患者皮损处表真皮连接处有Ig沉积，但无诊断意义。

【实验室检查】

1. 一般实验室检查　无特殊异常，血沉可正常或轻度增快，可有缺铁性贫血，外周血中嗜酸性粒细胞常增多；尿中见蛋白、红细胞、管型；血中纤维蛋白原含量明显增加，血液凝固性增高等。

2. 免疫学检查　①抗核抗体（ANA）：阳性率不一，介于36%~91%之间，为斑点型和核仁型或抗着丝点型，以核仁型多见；②抗Scl-70抗体：在PSS中阳性率为34%~40%，特异性高，是PSS的标志抗体。该抗体与弥漫性皮损、肺间质性病变有关；③抗着丝点抗体（ACA）：在CREST综合征中阳性率为50%～96%，是该综合征的标志抗体，在弥漫性硬皮病中仅为10%，效价不随时间和病程而变化，有助于硬皮病的诊断和分类。此外，抗着丝点抗体也是硬皮病预后良好的指标；④其他：有高丙种球蛋白血症和血清白蛋白降低，IgG增高，约50%的病例有低效价的冷球蛋白血症，有30%～50%类风湿因子阳性，15%～70%PSS检出循环免疫复合物，10%的患者LE细胞阳性。

Jablonska研究发现，男女性硬皮病患者均有高频率的抗-Scl70抗体，弥漫性检出率为79.5%，肢端性为51%。抗着丝粒抗体见于肢端性硬皮病，两性无明显差异。男性PSS患者（包括弥漫性和肢端性）病情相对更严重，极少数PSS患者不能检出抗体。

3. 甲皱襞皮肤毛细血管镜检查　大多数患者显示视野模糊，有水肿，血管袢数目显著减少，血管支明显扩张和弯曲，血流迟缓，大多数病例有出血。甲皱襞出血可能是早期诊断硬皮病病谱性疾病的一项指标。有报道认为，系统性硬化的甲皱微循环变化与内脏器官受累的严重程度相一致，可间接反映内脏器官受累情况。

【诊断与鉴别诊断】

1. 诊断标准　根据局限性皮肤象牙色水肿硬化，病变活动期其周围有淡红色晕可初步诊断为局限性硬皮病。皮肤组织病理检查有助于确诊。

系统性硬皮病依据1980年美国风湿病学会（ARA）提出的系统性硬皮病的分类标准作为诊断标准。

（1）主要条件：近端皮肤硬化，手指及掌指（跖趾）关节近端皮肤增厚、紧绷、肿胀。这种改变可累及整个肢体、颜面、颈部和躯干（胸、腹部）。

（2）次要条件：①指硬化：上述皮肤改变仅限手指；②指尖凹陷性瘢痕，或指垫消失：由于缺血导致指尖凹陷性瘢痕，或指垫消失；③双肺基底部纤维化：在立位胸片上，可见条状或结节状致密影，以双肺底为著，也可呈弥漫斑点或蜂窝状肺。要除外原发性肺病所引起的这种改变。

（3）判定：具有主要条件或2个以上次要条件者，可诊断为系统性硬化。此外，雷诺现象，多发性关节炎或关节痛，食管蠕动异常，皮肤活检示胶原纤维肿胀和纤维化，血清有抗ANA抗体和抗着丝点抗体均有助于诊断。

2. 皮肤病变的评估　受累皮肤范围的评定及动态监测不仅是硬皮病分类的主要依据，而且也与预后有关。皮肤受累的范围、程度和进展速度与内脏器官受累密切相关，而内脏受累是硬皮病患者预后的重要决定因素。其动态监测不仅有助于系统性硬化的病情分期及活动性的监测，而且还有助于临床疗效的观察。

常用改良Rodnan皮肤厚度积分法：检查者捏起以下17个部位的皮肤：面、前胸、腹、左/右手指、左/右手、左/右前臂、左/右上臂、左/右足、左/右小腿、左/右股部。对每一部位皮肤的厚度进行评分：厚度正常为0分，轻度增厚为1分，明显增厚为2分，极度增厚为3分。最后将这17个部位的评分累加。此半定量评分比较准确可靠，与皮肤活检结果一致，可用于临床监测及临床研究。

3. 鉴别诊断

（1）局限性硬皮病应与下列疾病相鉴别

1）Pasini-Pierini特发性斑状萎缩：呈不规则形、境界清楚、1～10mm直径的灰色斑，皮肤略凹陷。与硬皮病相反，本病先发生轻度萎缩，继后出现皮肤硬化。周围无淡紫色晕。多见躯干，组织学上无真皮基质硬化。但也有认为它是局限性硬皮病的一型。

2）硬化性萎缩性苔藓：其轻度硬化的斑块由有白色光泽的多角形扁平丘疹组成，斑上有毛囊性黑色角栓，最后发生萎缩。组织学上可与硬皮病鉴别。

3）类脂质渐进性坏死：是由红色丘疹扩展成的硬皮病样斑块，中央萎缩呈褐色且有光泽，有毛细血管扩张。病理上有特殊改变。

(2) 系统性硬皮病需与以下疾病鉴别

1）雷诺病：PSS 早期时的雷诺现象应与雷诺病鉴别，雷诺病少有皮肤硬化或骨变化。部分雷诺病例可能代表硬皮病的最轻型，需随访观察。

2）成人硬肿病：以皮肤深层、筋膜和肌肉的木质样变为特点。自颈部开始发病，手足很少受累，无雷诺现象及系统病变。有自愈倾向。

3）争光霉素的皮肤毒性症状呈硬皮病样变化，且组织变化与硬皮病相似。主要是手部的浸润斑与带状发硬，但有用药史，且为可逆性变化。

4）肢端骨质溶解症（acro－osteolysis），即氯化乙烯病（vinyl chloride disease）。本病发生在聚氯乙烯制造业中接触氯化乙烯单体者，具有三联临床症状：雷诺现象、硬皮病样皮损和骨的溶解性损害（最常见于末节指骨），脱离接触后，部分患者皮肤硬皮病样损害可逐渐消退，溶解性骨损害亦可自然痊愈，但手指变短呈杵状。手部 X 线片显示手远侧指（趾）骨中心溶解性损害。

5）皮肌炎、混合结缔组织病、苯酮尿症、类癌综合征：亦可呈硬皮病样表现，但它们有各自临床、病理、生化等方面的特点。

6）慢性移植物抗宿主病（GVHD） 皮肤虽有硬皮病样改变，但有接受骨髓移植病史。

【治疗】 硬皮病目前尚无特效疗法。可应用的药物及方法虽多，疗效的评价比较困难，效果也不一。早期治疗的目的在于阻止新的皮肤和脏器受累，而晚期的目的在于改善已有的症状。

1．局限性硬皮病 小片损害可选用普鲁卡因加糖皮质激素悬液，如泼尼松龙 2.5mg/ml 或去炎松 5～10mg/ml，局部皮内注射或皮损内注射。亦可外用氟化糖皮质激素制剂。肢体受累病例应使用物理疗法，如音频、蜡疗、推拿、按摩等。坚持体疗、配合蜡疗能很快改善带状硬皮病的肢体关节挛缩及活动受限，恢复肢体功能。口服维生素 E，每日 0.2～0.3g，有一定效果。

近年来有报道，应用骨化三醇口服治疗 7 例线状硬皮病患儿，5 例获显著疗效。初量 0.25μg/d，每周酌情加量 0.25μg，最大剂量 1.25μg/d，疗程 3～10.5 个月。在另一项开放性前瞻性研究中，19 例硬斑病患儿在进行低剂量长波紫外线（UVA）照射的同时外用 0.005% 卡泊三醇软膏，10 周后皮肤评分下降 67.1%。12 例对外用糖皮质激素治疗抵抗的活动期硬斑病或线状硬皮病患者局部外用 0.005% 卡泊三醇软膏，每日 2 次，3 个月后皮损红斑、毛细血管扩张和色素脱失减轻。但其疗效评价还需进一步的临床研究来证实。

此外，有报道应用光动力学疗法（PDT）治疗局限性硬皮病，获得较好疗效。

2．系统性硬皮病

(1) 一般治疗：避免精神刺激及过度紧张，注意保暖休息，避免潮湿，防止寒冷刺激、停止吸烟和避免其他诱发和加重血管收缩的因素，如应用肾上腺素、麦角新碱等，以尽量减少雷诺现象的发生。除去体内慢性感染病灶，尽早作维持功能的理疗及给予营养丰富的饮食等均十分重要。

(2) 糖皮质激素：有非特异性抗炎、抑制胶原和酸性黏多糖生物合成的作用，可改善关节痛和一般情况，对发热、肌痛、浆膜炎和间质性肺炎也有一定的疗效，但不影响内脏受累的进程，也不能改变疾病的预后，有人认为可促使肾衰，故在治疗本病中存有争议。对处于病情进展期的系统性硬皮病，伴关节、肌肉和肺部等器官系统累及者，以及弥漫性硬皮病，可谨慎使用，一般常先用泼尼松 20mg/d，连用数周，渐减为维持量 5～10mg/d。一般不用于肢端型硬皮病，对肺纤维化和（或）有肾损害者，则应限制或不使用。

(3) 免疫抑制剂：疗效不肯定，常用的有环孢素、环磷酰胺、硫唑嘌呤、甲氨蝶呤等。有报道，对皮肤、关节和肾脏病变有一定疗效，与糖皮质激素合并应用，常可提高疗效和减少糖皮质激素用量。甲氨喋呤0.6～1.0mg/(kg·w)，主要用于硬皮病皮肤病变的治疗；环磷酰胺2.5mg/(kg·d)，主要用于伴有肺受累的PSS患者。不良反应有胃肠道症状、骨髓抑制和肝损害等。环孢素2.5～5mg/(kg·d)对皮肤硬化、雷诺现象以及迅速进展的病例有效。不良反应有肾损伤和高血压等。新型免疫抑制剂他克莫司、霉酚酸酯也可改善皮肤硬度，使系统性病变保持稳定，但由于目前应用较少，尚待进一步研究证实。

（4）结缔组织形成抑制剂：常用药物为D－青霉胺、松弛素、积雪苷、秋水仙碱等。

1）D－青霉胺：可抑制原胶原转变为成熟的前胶原，裂解胶原分子间的结合或阻止侧链而增加不溶和可溶性胶原的交换，增加胶原的可溶性。在疾病早期用小剂量长期治疗可改善皮肤受累程度和减少皮肤硬化的严重程度，并可能减少新的器官受累，提高5年生存率。但其临床应用价值尚有争论，只限用于弥漫性硬皮病或迅速进展的肢端型硬皮病，剂量为0.25g/d口服，逐渐增加至0.5g/d，疗程2个月以上方可出现疗效，且治疗必须维持2～5年，当疾病停止活动后应继续治疗至少1年。其对内脏病变的疗效有争议，有人认为可使内脏损害减轻，特别对肾脏，也可作为肺受累的首选药物，对病情急速进展的病例是适应证。此药不良反应较大，尤其在长期应用时，如骨髓抑制、新月体性肾小球性肾炎、胃肠道反应、味觉丧失和皮疹（包括红斑狼疮和天疱疮样反应）等。

2）秋水仙碱：通过瓦解微管来抑制胶原合成，减少胶原沉积，促进胶原降解和增加胶原的活性，能使皮肤变软或阻止其进展，至少可使病情稳定，对雷诺现象、皮肤硬化和吞咽困难有一定疗效，对病期<5年者疗效较好，一般需服数月后才显出效果，治疗应继续很长时间。剂量为1mg/d，每周服6天，并逐渐加量，但最大量不应超过2mg/d。不良反应较小，偶有胃肠道反应、骨髓损伤和脱发等。

3）维A酸：可减少胶原的合成，对皮肤硬化、缺血性溃疡有效，对胃肠道症状和关节症状的改善也有好处。剂量13－顺维A酸为0.5mg/(kg·d)，疗程为数周。阿维A为50mg/d，共2～5周，以后减为20～40mg/d。不良反应有致畸、肝损、光敏和血脂增高等。

4）松弛素：是妊娠期黄体分泌的一种激素，具有组织重建和抗纤维化作用，可促进胶原酶活性，抑制PSS成纤维细胞产生胶原，应用于临床效果尚未肯定。有报道，用重组人松弛素25mg/(kg·d)皮下注射，连用24周，可使重度PSS皮肤变薄、皮肤活动度、手伸展度功能得到改善。

5）积雪苷：是一种中草药，国外商品名为madecassol（积雪草经提取精制而成）。能抑制成纤维细胞的增殖和抑制酸性黏多糖的合成，使患者症状改善，如肿胀的皮肤变软、色素沉着转淡、加快溃疡愈合等，但对雷诺现象的改善无效。

6）其他：Taniguchi报告1例病程2年的14岁下肢局限性硬皮病患者，曾外用双醋氟美松软膏和口服弹性蛋白酶，一度缓解，但1年后复发并加重，口服曲尼司特0.2g/d，治疗1年后，皮损及关节活动受限明显缓解。随访3年皮损处恢复正常。这可能与曲尼司特能抑制皮损处TGF－β的释放，抑制成纤维细胞增殖和胶原合成有关，动物实验也证实抗TGF－β抗体有效。另外，如依地酸钙钠、氨基苯甲酸钾等均能抑制结缔组织的形成，使硬化的皮肤变软。

（5）血管活性药物：包括血管扩张药、改变血小板黏度的药物、纤维蛋白溶解剂和血浆增容剂等，对肢端型和有雷诺现象的患者效果较好。

1）前列腺环素、前列腺素E_1及前列环素的同类物：伊洛前列腺素（iloprost）、依前列醇（epoprostenol）是具有广泛生理活性的激素，对血管平滑肌有抑制作用，具有强力的血管扩张和抑制血小板聚集的作用，可增加微循环血流量，以改善皮肤微循环和肾血流、肺功能和雷诺现象。可减少血管痉挛的频率和强度、促进指（趾）溃疡的愈合。用法：前列腺环素2.5ng/(kg·

min)，前列腺素 E_2 4 ~ 12ng/(kg · min)，均经中心静脉导管滴注 > 72 小时。伊洛前列素口服 50μg，每日 2 次；依前列醇≤2ng/(kg · min)，但有效维持期不长。因用前列腺环素治疗后仅能改善症状约 2 个月，且不良反应较多，如恶心、呕吐、头痛和颜面潮红等。故本方法仅用于晚期发生坏疽和致残等营养障碍的患者。

2）低分子右旋糖酐：可抑制血小板凝集并增加纤维蛋白溶解活性，改善微循环、减轻指（趾）尖疼痛和促进溃疡愈合，但效果仅能持续数周。国内主张与活血化瘀中药丹参合用以增强疗效（低分子右旋糖酐 500ml，复方丹参注射液 20ml，静滴，每日 1 次，10 ~ 20 天为 1 疗程）。但也有人作对照试验认为分子右旋糖酐治疗 PSS 无效，反而有促进肾衰的危险。不良反应为偶可致过敏性休克，且多在首次输入数滴至数毫升时发生，有人认为应避免与复方丹参等中药注射液联合应用。

3）硝苯地平和维拉帕米（异搏定）：为钙离子通道阻滞剂，能松弛血管平滑肌，解除动脉痉挛，在血管扩张的同时可降低周围血管阻力和增加血流。故可减少 PSS 患者雷诺现象的发作频率和严重程度，促进指（趾）溃疡的愈合。用量硝苯地平为 10 ~ 20mg，每日 3 次。不良反应有面红、头痛、心动过速、眩晕，偶可使本病食管疾病加重。维拉帕米为 40mg，每日 3 ~ 4 次，可有眩晕、恶心、呕吐、便秘、心悸等不良反应。最近发现，血管紧张素Ⅱ受体Ⅰ阻断剂氯沙坦（losartan）50mg/d 也能有效改善雷诺现象的发作频率和严重程度，且耐受性好。

4）康力龙：为蛋白同化剂和纤维蛋白溶解剂。能增加血管内皮纤维蛋白溶酶原激活剂的释放，对于血浆或皮肤中纤溶性血管扩张剂降低的 PSS 患者有用，能改善指缺血和雷诺现象，需服药 2 个月才有显效，疗程为 6 个月左右，剂量为 10mg/d。不良反应有男性化综合征、肝损害等。同时应用联苯双酯能有效地减少康力龙的不良反应。

5）卡托普利（巯甲丙脯酸）和依那普利（enalapril）：前者为 1977 年合成的一种口服血管紧张转换酶抑制剂，能抑制血管紧张素Ⅱ的生成和使循环激肽积聚而致血管扩张。在 PSS 中，肾损害严重而进展快，一旦发生肾危象伴有肾衰和恶性高血压时，患者常可在短期内死亡，而巯甲丙脯酸对伴恶性高血压的硬皮肾肾危象有效，可减少其死亡率。有些患者停药后高血压可不复发，若在早期用药，可保持和改善肾功能，对肢端溃疡、雷诺现象和软化皮肤也有效，故本药的问世，对硬皮肾的治疗是一大进步。平均剂量为 0.15g/d（75mg ~ 0.45g）。不良反应有胃肠道反应、蛋白尿、白细胞减少和皮疹等。后者的血流动力学作用与前者相似，降低总外周阻力和肾血管阻力，增加肾血流量，但其作用为前者的 10 倍，且更持久，不良反应同前者，但较少，且轻。

6）丝氨缩酮（ketanserin）：为 5 - 羟色胺受体阻断剂，可对抗 5 - 羟色胺的血管收缩和血小板聚集作用。主要用于本病的雷诺现象，可使肢端溃疡好转，但对病情进展无明显效果。剂量为 40mg ~ 0.12g/d。常见不良反应有眩晕、疲劳、体重增加和胃肠道症状等。2% 软膏局部外用可治疗皮肤溃疡。

7）尿激酶：可溶解纤维蛋白，抑制微小血栓形成，增加侧支循环，缓解雷诺现象及促进肢端溃疡愈合，剂量为 1 ~ 2 万 U/d，静滴。不良反应主要为出血倾向，使用过程中应测定出凝血情况。严重肝功能障碍、低纤维蛋白原血症及出血性素质者忌用。

8）蝮蛇抗栓酶：具有降低血浆纤维蛋白原、全血黏度和血小板聚集功能，扩张血管和改善微循环的作用，适应证同尿激酶，用量为 0.01 ~ 0.012U/(kg · d)，静滴。15 天为 1 疗程，用 4 个月才能见效。不良反应有头痛、嗜睡、无力和肢体胀痛等，一般无需停药，但治疗中应查纤维蛋白原和血小板。

9）维生素 E：能维持毛细血管的正常通透性，改善末梢血管的血流循环，故对本病的雷诺现象和手指溃疡坏死有效。剂量为 0.8 ~ 1.2g/d。

10）己酮可可碱：是一种甲基黄嘌呤，可增加纤溶活性，减少血黏滞度，减少血栓形成的危险，增加红细胞通过微血管时的变形能力和抑制血小板聚集，降低血浆纤维蛋白原，故可改善血液循环，改善静脉溃疡和动脉病症状，剂量为0.4g，1日3次，静滴0.1～0.4g/d，滴注90～180分钟，基本疗程为8周。不良反应有胃肠道症状和眩晕。

尚有一些减轻血管痉挛和改善肢端血流的药物，如哌唑嗪、利血平、胍乙啶、酚苄明、妥拉苏林等也可用来治疗本病。最近已证明，神经肽参与了血管紧张性的调节，故与降钙素基因相关的肽作为强力血管扩张药将试用于PSS的治疗。

3. 新的治疗方法

（1）血浆置换：可除去免疫复合物和其他循环血管活性物质，改变血黏度而发挥纠正血管异常的作用，能使肢端疼痛、溃疡及血管功能改善，对硬皮病肾衰也有效。但因价格昂贵及可能有血流动力学方面的反作用，故推广较难，仅适用于皮肤广泛硬化、多脏器损害可在短期内导致死亡的严重进行性的病例。

（2）体外光化学疗法（ECP）：是一种免疫调节疗法，以提取光敏细胞为理论基础，先抽取已口服光敏药物8－MOP患者的全血，提取出白细胞，用UVA光源照射白细胞和血浆，然后回输入患者体内，经处理过的白细胞因已发生改变，可以诱发T细胞的免疫应答。临床试验结果显示，ECP对初发的系统性硬皮病是一种安全、易耐受的治疗方法，可部分逆转皮肤硬化过程，但对皮肤以外的症状和生活质量并无益处。因此，目前美国食品药品管理局尚未批准用ECP治疗PSS。

（3）γ－干扰素：可调节细胞的增殖、趋化作用、表面受体表达、胞外基质蛋白的合成及成纤维细胞的凋亡。近年来体内外研究均证实γ－干扰素有明确的抗纤维化作用，临床研究认为γ－干扰素对皮肤硬化及其他症状有轻度改善作用，不会引起肾功能紊乱，不良反应主要是轻、中度流感样症状。

（4）自体造血干细胞移植（HSCT）：治疗本病已有个案报道，移植后临床获得明显和持续改善，是一种有希望的治疗手段。英国伦敦皇家自由医院对41例PSS患者进行了HSCT治疗，结果有69%患者皮损明显改善。但其远期疗效尚未知晓，有待更大样本、对照、随访时间更长的临床研究。

（5）骨化三醇：用平均剂量1.75g/w口服，经2～36个月可能有效，不良反应为高钙血症和尿钙升高。

（6）沙利度胺：可改善皮肤纤维化，减轻胃肠反流，促进肢端溃疡愈合，常用剂量为0.1～0.4g/d。

（7）静脉注射免疫球蛋白（IVIG）：用IVIG 2g/(kg·d)，每月1次，连用6个月，可有效改善皮肤厚度，适用于快速进展型患者。对PSS/DM重叠综合征也可使其获得明显的临床改善。

（8）长波紫外线1（UVA1）：用中小剂量UVA1（340～400nm）照射，对肢端硬化症有效，剂量为30～60J/cm^2，每周4次，共8周，以后减为每周3次，共6周，累计UVA1量达1500J/cm^2。

（9）依那昔普（etanercept）：为TNF－α特异的抑制剂，可减轻炎症的纤维化，初步的临床研究显示，对本病治疗6个月后患者的主观感觉和耐受性均好，指（趾）端溃疡改善，肺功能稳定。

4. 其他疗法　发生指部溃疡时则需局部清创，切除纤维和脓性物，油纱布包扎加之抗生素和镇痛剂。疼痛性钙化结节可外科切除。出血的毛细血管扩张可用电灼法治疗。

物理治疗也为本病治疗的重要方法，可与药物治疗配合，作为药物治疗的补充。使用的方法有蜡疗、局部按摩、体疗、透热治疗、热浴、矿泉浴、透明质酸酶或碘离子透入，氦氖激光照射和音频电疗等。

关节背面的萎缩性红斑性皮疹及眼睑紫红色水肿等。约25%的患者有脱发、指（趾）硬化、色素减退、光敏感、荨麻疹等。

雷诺现象（85%）在发病早期即可出现，其中2/3患者可见与进行性硬皮病相同的食管蠕动降低，后者约占67%。

炎症性肌肉病变（66%）表现为近心端肌压痛、肌无力，AST、LDH和CK等可升高，活体组织检查证明有淋巴细胞浸润的广泛性炎症。

肺病变发生率高达85%，多为胸膜炎、间质性肺炎和纤维化。临床上约33%病例可无呼吸道症状，而肺功能测定示肺弥散功能降低，X线检查表现为肺间质性纤维化。

此外，有心包炎（30%）、心肌炎、心律紊乱及瓣膜病变。50%的病例有轻度至中等度的肝脾肿大，但肝功能严重障碍者很少。有些病例淋巴结明显肿胀而疑有淋巴瘤。周围神经病变者约占10%。肾损害少见，有报告5%可确定有肾病变，5%疑有肾病变。

【实验室检查】 中度贫血，白细胞减少，血沉增快，重症者有Coombs试验阳性的溶血性贫血。很少发生血小板减少症。约半数患者类风湿因子阳性。亦可有高丙种球蛋白血症。

本病的免疫学特征为：①几乎100%患者抗RNP抗体阳性，效价高（>1∶4000）；②ANA表现为高效价斑点型；③抗Sm抗体阴性；④CIC增高，补体正常或增高；⑤皮损处直接免疫荧光可见：表皮棘细胞核荧光染色阳性，以IgG沉积为主，约1/3患者表真皮连接处有Ig沉积，以IgM为多。

【诊断与鉴别诊断】

1. 诊断　目前尚无统一诊断标准，根据雷诺现象，关节痛或关节炎，手肿胀，手指腊肠样，皮肤硬化，高效价斑点型ANA和高效价抗U1RNP抗体，抗Sm抗体阴性，除外SLE、PSS和DM则可考虑MCTD的诊断。高效价抗U1RNP抗体是诊断MCTD必不可少的条件。

Sharp（1983）提出的诊断标准：①雷诺现象或食管蠕动功能低下；②重度肌炎；③肺一氧化碳弥散功能（DLCO）<70%，和（或）肺动脉高压，和（或）肺活检示血管增殖性损害；④手肿胀或手指硬化；⑤抗ENA抗体效价≥1∶1万。上述有4项，加上血清抗nRNP抗体效价≥1∶4000阳性，Sm抗体阴性可以确诊。

2. 鉴别诊断　MCTD可能在某一时期以SLE样症状为主要表现，在另一时期又以SSC或PM/DM或RA样症状为主要表现，或最终转为某一特定的结缔组织病。因此，本病需与SLE样、SSC、PM/DM、RA和原发性干燥综合征相鉴别。

【治疗】 标准的治疗方法是低剂量糖皮质激素合并羟氯喹和非甾体抗炎药（NSAID）。多数患者联合用药可以得到很好的治疗。

糖皮质激素的用量一般为泼尼松1mg/(kg·d)，但应根据临床症状和实验室检查来调整。一般情况下，糖皮质激素治疗对发热、关节炎、皮疹、浆膜炎、肾炎、肌炎疗效显著，而对于手指硬化、食管蠕动弛缓、肺部病变疗效较差。

以肌炎为主要表现者，应选用糖皮质激素和免疫抑制剂治疗。甲氨蝶呤可减少糖皮质激素的用量，急性起病和重症患者可同时加用甲氨蝶呤，必要时静脉用免疫球蛋白。

雷诺现象，首先注意保暖，避免手指外伤，避免使用振动性工具工作，戒烟等。应用抗血小板聚集药物（如阿司匹林），予扩血管药物（如钙离子通道阻断剂硝苯地平等），局部可外用前列环素软膏。如出现指端溃疡或坏死，可使用静脉扩血管药物（如前列环素）。

以关节炎为主要表现者，轻者可应用非甾体抗炎药，重者加用甲氨蝶呤或抗疟药。肺动脉高压是MCTD患者致死的主要原因，所以应该早期、积极治疗。除了阿司匹林、钙离子通道阻断剂、血管紧张素转化酶抑制剂外，还可应用中、大量糖皮质激素和免疫抑制剂，首选环磷酰胺和甲氨蝶呤。

膜性肾小球肾炎可选用糖皮质激素，肾病综合征对激素反应差，可加用环磷酰胺或苯丁酸氮芥等免疫抑制剂，有肾功能衰竭患者应进行透析治疗。

此外，用中药雷公藤制剂对皮疹、发热、关节痛、关节炎、肌炎等症状也有效。丹参及辨证复方疗效亦较好。部分难治患者也可选用自体造血干细胞移植。

【预后】 Jablonska 等对 94 例患者进行了 1～17 年（平均 5.9 年）的随访，33% 的患者进行性发展更具有 SSc 的特征，27% 的女性患者向 SLE 方向发展，但大多数保持不变。国内随诊 50 例 MCTD 患者，年生存率为 80%，其中 13 例（26%）发展为其他结缔组织病，包括 7 例 SLE，6 例 SSC。

MCTD 预后相对良好。死亡原因主要为肺动脉高压、充血性心力衰竭及合并感染等。儿童患者死亡率为 7.6%，死亡原因包括败血症、脑并发症、心力衰竭、肺动脉高压、肾衰以及消化道大出血。

播散性嗜酸性细胞胶原病（disseminated eosinophilic collagen disease）

1956 年 Engfeldt 及 Zetterstrom 首先报告。其后本症的报告陆续增多。为嗜酸性粒细胞增多综合征的一种。因本病有弥漫的嗜酸性粒细胞浸润及广泛的结缔组织病变，故以此命名。

【病因及发病机制】 本病的本质尚不清楚。因其有嗜酸性粒细胞增多、特应性皮炎、哮喘、IgE 增高，故可能有以特应性为基础的Ⅰ型变态反应；另外有关节痛、肌痛，特别是结节性多动脉炎血管炎，又接近于结缔组织病，可能与第Ⅲ型变态反应有关。

【临床表现】 本病好发于女性。皮肤表现有红斑、风团、特应性皮炎、痒疹、多形红斑样皮疹、红皮病等，剧烈瘙痒。

全身症状有不规则发热、水肿、肌痛、肌无力、关节痛、肌无力、关节痛或类风湿关节炎表现、腹痛、腹泻。

内脏病变可有哮喘样呼吸困难、一过性肺炎、胸部 X 线检查有异样阴影，心血管系统症状，如高血压、心脏杂音、心动过速、心脏扩大、心包炎、心功能不全、肝脾肿大、淋巴结肿大等。

渠涛等报道 1 例播散性嗜酸性细胞胶原病患者，首发症状为肌肉、关节疼痛，以后出现不规则发热，皮损呈剧烈瘙痒的湿疹样改变，因 ANA、RF 和 ACL 抗体均阳性，曾一度诊断为系统性红斑狼疮，但该患者嗜酸性粒细胞增多明显，且皮损加重或缓解与 ANA 效价、嗜酸性粒细胞分类和计数的变化明显相关。

【组织病理及实验室检查】

实验室检查：有白细胞增多，末梢血和骨髓明显的嗜酸性粒细胞增多，大多为成熟型。血沉快，C－反应蛋白增高，多伴有高丙种球蛋白血症。血清 IgE 值高。抗核抗体和类风湿因子可阳性。

组织病理特点：①纤维结缔组织发生纤维蛋白样变及纤维蛋白样坏死；②血管炎，主要为小血管的病变；③比较成熟的嗜酸性粒细胞弥漫性浸润各器官。

【诊断与鉴别诊断】

1. 诊断标准　①外周血持续性嗜酸性粒细胞增多，绝对计数超过 $1500 \times 10^6/L$ 达 6 个月以上；②除外嗜酸性粒细胞增多的其他疾病，如寄生虫病、变态反应性疾病；③有多系统及多脏器受累的证据。

2. 鉴别诊断　首先应与变态反应、寄生虫病、感染、继发于肿瘤性疾病的反应性嗜酸性粒细胞增多鉴别，并注意与结缔组织病进行鉴别。

【治疗】 大多数病例糖皮质激素治疗有效，当激素无效或患者不能耐受时，可联用或改用免疫抑制剂，亦可选用雷公藤制剂。

成人斯蒂尔病（adult onset Still's disease）

成人 Still 病（adult onset still disease，AOSD）是一组病因、发病机制不清，临床上以高热、一过性多形性皮疹、关节炎或关节痛为主要表现，伴有周围粒细胞增高，肝、脾及淋巴结肿大等多系统受累的一种临床综合征。该病好发于 30～40 岁人群，女性多见。抗生素治疗往往无效，糖皮质激素可使症状缓解。

【历史和名称】 1896 年 Still 首先对本病进行了描述，后有关该病的报道逐渐增多，并有不同的名称。1934 年 Wissler 描述了一组急性发热性疾病，临床表现类似败血症，但血中找不到病原学证据，同时临床上又具有变态反应的一些特点，以后 Fanconi 作了补充描述，此即现在的变应性亚败血症（subsepsis allergica），又称为 Wissler－Fanconi 综合征。1971 年 Bywater 开始使用成人 Still 病这一名称。国内曾长期使用变应性亚败血症这一诊断名称。目前，国家自然科学名词审定委员会主张废弃变应性亚败血症这一命名，而统一使用成人 Still 病这一国际通用名。但也有人对此持不同意见，认为从临床角度和有利医师诊断思维，使用变应性亚败血症更好。以至于国内不少文献仍在沿用变应性亚败血症这一病名。

【病因及发病机制】 确切病因和发病机制至今尚不完全清楚。国内多数学者认为，是一种感染性变态反应性疾病，感染在急性期起一定作用，变态反应则在整个病程中起作用。

1．感染 因 70% 的患者在发病时伴有咽喉炎、齿龈炎、抗“O”增高，许多学者认为与链球菌感染有关。某些风疹病毒、丙型肝炎病毒、EB 病毒、腺病毒引起的一种过度免疫反应也与本病的发病有关。目前，比较趋向一致的看法是感染后的变态反应，可能是慢性感染与变态反应或自身免疫反应的组合。感染可能作为诱因并在急性期起一定作用，当细菌数量不多、毒力不强时，使抗原和抗体结合，而引起机体变态反应。变态反应与免疫因素在整个病程中起主要作用，但尚缺乏直接感染的证据。近来，Perez 报道肺炎支原体感染、Cretel 报道乳腺植入硅酮和胶原后也可以导致该病的发作。

2．免疫紊乱 免疫调节异常被认为在本病的发病机制中起重要作用，表现为细胞免疫紊乱。血液中 $CD4^+$ 辅助性 T 细胞减少，$CD8^+$ 抑制性 T 细胞增多，T 细胞总数减少，中性粒细胞、单核细胞增多；发病时，患者血清、滑液中肿瘤坏死因子及 IL－1、IL－6 增多，提示细胞免疫异常。在体液免疫方面，发现病情活动期出现高球蛋白血症，丙种球蛋白、IgG、IgA、IgM、IgE 均升高，这些异常均反映了患者的体液免疫异常。皮肤组织病理改变为非坏死性免疫复合物性血管炎，表现为皮肤胶原纤维水肿，毛细血管周围有粒细胞、淋巴细胞和浆细胞浸润。

3．遗传 实验研究发现，本病与 HLA 有一定的关联，目前已发现，HLA－DR4、DR5、DR6、DR7、DR8、HLA－B8、BW35 与本病有关。

【临床表现】 男女均可发病，多发于 30～40 岁女性，本病具有以下特点。

1．发热 弛张型高热是本病的特点，体温每日波动于 36～41°C 之间，骤升骤降，一日内可出现 1～2 次高峰。高热时可伴寒战和全身中毒症状，如乏力、食欲减退、肌肉关节疼痛等，但罕有抽搐；也可高热而中毒症状轻，一般情况好。发热持续数周后自行缓解，间歇 1 周至数周后又重复发热，有时可间以数周的稽留热，热程绵延可数个月，有的可长达 1～2 年，甚至 10 余年。高热时患者意识清醒，抗生素治疗效果不佳。

2．皮疹 大多数病例均有皮疹，皮疹多在午后或发热至高峰时出现，是本病的典型症状，具有诊断意义。皮疹形态多形和多变，可呈斑疹、丘疹、荨麻疹样、猩红热样红斑、麻疹样红斑、多形红斑、环状红斑、结节红斑等多种形式，大小不一，分布不定，散在或融合成片，可见于身体任何部位，但以胸部和四肢近端多见，也可累及颈颜面，掌跖部少见。少数患者皮疹可表现为淤点与淤斑。皮疹出现时间短暂，甚至在数小时内自行消退，少数可持续较长时间，消退后可留有色素沉着。无热期也可发疹，常反复出现。一般不痒。

3. 关节症状 关节痛或关节炎亦为本病的特征之一。发病率80%以上，可呈多关节炎或少关节炎，以累及大关节为主，如肘、股、膝、踝关节，其次为指、趾、颈等关节。表现为疼痛，而肿胀较轻且少，少数可呈游走性疼痛。一般无明显骨质损害。这些症状在发热时发作或加剧，持续1日到数日后自行缓解，多数可恢复正常，个别病例可遗留关节畸形。关节症状既可首发，又可在发热数周乃至数年之后出现。

4. 咽痛 可作为本病早期诊断的重要指标之一，发生率69%以上。咽痛常见于发病的初期，与发热有关，表现为咽部充血，少数扁桃体肿大，热退后咽痛多消失。

5. 淋巴结肿大 发生率为60%左右，常见于发病初期，多见于颈侧、腋下、腹股沟等处，活动，无压痛。如累及肠系膜淋巴结，可引起腹痛。淋巴结肿大可历时数天至数月，常随全身症状的缓解而消失。

6. 其他 约有半数病例在高热时出现心前区功能性收缩期杂音，部分累及心包形成心包炎，但心包积液者少见，极少数累及心肌而发生心肌炎。部分患者有肝、脾肿大，肝脏功能损害，严重者可导致肝功能衰竭，肝脏的损害除与病情活动有关外，还可能与治疗药物的毒性有关。少数患者可有腹痛、胸膜炎及脑部症状等。病程10年以上者，由于慢性炎症而导致淀粉样变者可高达31%。

【实验室检查与组织病理】

1. 实验室检查 白细胞总数及中性粒细胞增多，常伴有核左移，白细胞总数一般在（15.0~20.0）$\times 10^9/L$，有的可高达$100.0\times 10^9/L$。多数患者有中度正常细胞性或低血色素性贫血，红细胞沉降率增速，C-反应蛋白增高。血培养阴性。偶有肝功能受损。

有报道，Still病患者血清铁蛋白（SF）显著升高，特别是高于正常值3倍以上时，有助于排除其他发热性疾病，若SF>4000mg/L有诊断意义；同时发现病情活动期SF水平显著高于非活动期，因此认为SF水平变化可以作为病情活动和治疗效果观察的指标。近年资料显示，SF异常升高、糖化铁蛋白降低支持本病的诊断。

2. 骨髓涂片检查 多数表现为增生活跃，粒系增高，中性粒细胞内有中毒颗粒，核左移，红系颗粒减少，类似感染性骨髓象。

3. 组织病理 淋巴结活检表现为慢性非特异性炎症或反应性增生。

【诊断与鉴别诊断】

1. 诊断 AOSD临床表现复杂，诊断比较困难，目前对该病尚无统一诊断标准。临床上AOSD的诊断多为排除性诊断。具有以下条件，可考虑诊断本病。

（1）长期反复发作的弛张型或稽留型高热，但患者一般情况较好，中毒症状不明显。

（2）反复发生一过性、多形性皮疹。

（3）关节炎、关节痛伴肌肉酸痛。

（4）肝、脾、淋巴结肿大及肺、心、脑、肾浆膜等多器官损害，治疗后可恢复正常。

（5）血白细胞总数增多，中性粒细胞核左移，血沉增快，感染性骨髓象，血液、骨髓细菌培养阴性，肝功能受损少见，ANA、RF多阴性，SF增高，糖化铁蛋白减低。

（6）多种抗生素治疗无效，而对糖皮质激素或其他免疫抑制剂反应良好。

（7）除外感染性疾病，L型败血症及其他疾病。

2. 鉴别诊断

（1）败血症：中毒症状重，皮疹多为出血性，病情无一过性、间歇性发展的特点，血培养阴性，后期可发生中毒性休克及迁徙性病灶，抗生素治疗有效等可资区别。

（2）风湿热：好发于学龄儿童，皮疹主要为环状红斑或皮下结节，关节炎呈游走性，不遗留关节畸形，常伴有心内膜炎，遗留心脏瓣膜病变。发热呈稽留热，水杨酸类药物有显效。可资区别。

（3）类风湿关节炎：关节症状突出，以侵犯小关节、顽固性关节肿痛与遗留畸形为特点，类风湿因子阳性可与区别。

（4）系统性红斑狼疮：以侵犯20～40岁妇女为多见，除发热、关节痛外，有颧颊部水肿蝶形红斑，盘状红斑，对光敏感，口腔溃疡等，多脏器累及，抗核抗体阳性，抗dsDNA抗体效价增高，抗Sm抗体阳性，狼疮细胞阳性，补体降低，皮疹直接免疫荧光检查狼疮带实验阳性，病情转归较差。

（5）应注意与传染性单核细胞增多症、药疹、肺炎、淋巴瘤、伤寒、恶性组织细胞增多症等相鉴别。

【治疗】 目前尚无AOSD治疗的统一方案，治疗上以解除或缓解病情，防治并发症及预防复发为主要治疗原则。

1．非甾体类抗炎药 首选阿司匹林及其他非甾体类抗炎药，对退热和减轻关节症状有效。

2．糖皮质激素和免疫抑制剂 糖皮质激素是目前治疗本病较为有效的药物，如泼尼松1～2mg/(kg·d)，对控制症状有显著疗效。对糖皮质激素治疗无效或出现糖皮质激素相关的不良反应不能耐受者，可联用免疫抑制剂。有报道，小剂量甲氨蝶呤每周5mg口服，3～16周后可缓解病情，另有用大剂量免疫球蛋白、小剂量环孢素A治疗难治性AOSD取得良好效果的报道。

3．抗感染治疗 由于本病和感染的关系较密切，并且还可能存在着未被清除的感染病灶，初期应用广谱抗生素是必要的，待体温降至正常即停用。

4．对症处理 高热时应用物理或药物降温，脱水者补液，烦躁不安时可给予镇静剂。

【预后】 一般来说，AOSD预后较好。但近年来陆续有AOSD引起脏器损伤和导致死亡的报道，如发生急性呼吸衰竭（ARDS），肝脏衰竭，骨髓衰竭，面瘫，颅压升高，肾炎，眼受累，快速破坏性关节炎等。

复发性多软骨炎（relapsing polychondritis）

又名萎缩性多软骨炎（atrophic polyhondritis）、系统性软骨软化症（systemic chondromalacia）或von Meyenberg病。特点为关节与非关节部位的软骨间歇地发生病变，最终导致局部软骨营养不良、溶解与萎缩。

【病因及发病机制】 病因及发病机制至今未明。由于本病与类风湿关节炎、红斑狼疮及桥本甲状腺炎有一定联系，提示其发病机制可能与自身免疫有关。推测其发病机制是各种原因引起的细胞和体液免疫功能异常并攻击自身的软骨组织，导致含有软骨组织器官的结构破坏，从而导致本病的发生。

大量的研究发现，在病变部位有针对软骨蛋白糖原的细胞免疫反应。免疫组化和病理学研究发现，病变的软骨组织中可见沉积的免疫球蛋白、补体及免疫复合物，患者的血清中有抗软骨抗体和抗Ⅱ、Ⅺ、Ⅸ型胶原的抗体。

近期研究发现，RP发病与HLA－DR4有一定的关联性。一种称为Matrilin－1的抗原也可能与本病的发病有关。Matrilin－1是一种软骨基质蛋白，为成人气管、耳、鼻软骨所特有，RP患者针对Matrilin－1抗原产生抗体导致自身免疫反应。当结缔组织的软骨基质发生破坏时，产生大量蛋白酶及氧化代谢产物，同时中性粒细胞浸润，病变处浸润单核细胞释放的溶酶体对分解蛋白质起一定作用，而硫酸软骨素-蛋白复合物分解后释放的酸性黏多糖，可导致软骨溶解，从而导致受累组织和器官结构的破坏。

【临床表现】 既往报道，本病多见于女性，但近来发现性别倾向不明显，各年龄阶段均可发病，好发年龄为30～60岁。病初常为急性炎症，经数周至数月好转，以后呈慢性反复发作。晚期因起支撑作用的软骨组织遭破坏，出现松软耳、鞍鼻以及嗅觉、视觉、听觉和前庭功能障碍。

患者发生多发性软骨炎，发病部位大多在3处以上（早期可仅有1～2处），其中见于外耳、鼻、关节或喉部软骨约占80%，见于器官或肋软骨占40%～50%，见于支气管或甲状软骨较少。

在急性期，患区红肿、触痛，以后变松软。耳部被累时呈牛肉样红色，仅限于耳郭而耳垂正常，可因软骨肿胀及阻塞，导致传导性耳聋，并由于软骨变性发生双耳松软。鼻中隔被侵犯时引起鼻塞、鼻出血及鼻炎，以后形成鞍鼻。侵犯喉部、气管或支气管软骨时产生声嘶、咳嗽及呼吸困难，局部反复感染。有些患者伴有巩膜外层炎、结膜炎及虹膜炎，偶有干性角膜结膜炎或脉络视网膜炎。关节病变则主要表现为外周关节非侵袭性非畸形性多关节炎。心血管病变表现为心肌炎、心内膜炎或心脏传导阻滞，主动脉瓣关闭不全和血管炎。少数病例可见神经系统和肾脏病变。

病程很不一致，常反复发作，但复发的频率、每次发作持续的时间和严重程度以及预后都因人而异，有些患者可连续频繁发作达20年以上，也有短期后即静止不发。常见耳、鼻发生畸形，仅少数因广泛支气管病变致死。

【组织病理及实验室检查】

1. 组织病理 可见软骨溶解，合并软骨及软骨膜炎。软骨病变的特征是嗜碱性消失，是局部附着于软骨蛋白、呈嗜碱性的酸性黏多糖被释放所致。病变区软骨细胞固缩，有以单核细胞、巨噬细胞为主的炎症浸润，围以淋巴细胞与浆细胞，弹性纤维染色显示软骨弹性纤维破坏。晚期，病变区由纤维组织取代。皮损的组织象显示血管炎、主动脉炎或大动脉炎。

2. 实验室检查 血沉加快及贫血，类风湿因子阳性，并可能发现红斑狼疮细胞。周围血中白细胞总数可以正常，但40%的患者嗜酸性粒细胞可超过3%。患者每次复发都可以发现尿中酸性黏多糖增多。X线检查无诊断价值，仅提示关节软骨有广泛性破坏而邻近骨骼无变化，一部分患者X线检查的结果与类风湿性关节炎无法区别。

【诊断与鉴别诊断】 复发性多软骨炎的诊断主要依据典型的临床表现，可按1976年McAdam的诊断标准：①双耳软骨炎；②非侵袭性多关节炎；③鼻软骨炎；④眼部炎症；⑤喉和（或）气管软骨炎；⑥耳蜗和（或）前庭受损。具有上述标准3条或3条以上者可以确诊，无需组织学证实。不足3条者需软骨病理活检证实诊断。

当病变累及耳、鼻、喉、眼、气管软骨时，应与临床表现相类似的其他疾病相鉴别，包括韦格纳肉芽肿、结节病、结核、淀粉样变、类风湿关节炎和罕见的梅毒或麻风。

【治疗】

1. 一般治疗 急性发作期应卧床休息，视病情给予流质或半流质饮食，注意保持呼吸道通畅，预防窒息。

2. 药物治疗

（1）糖皮质激素：可抑制病变的急性发作，减少复发的频率及严重程度，用于急性期及活动期患者；重症患者激素的剂量可酌情增加，甚至行甲基泼尼松龙冲击治疗，临床症状好转后，可逐渐减量，以最小维持剂量维持以至停药。

（2）免疫抑制剂：甲氨蝶呤和硫唑嘌呤作为激素的后备用药，也有一定的疗效。对病情严重的患者，可使用环磷酰胺。

（3）氨苯砜：可抑制补体的激活和淋巴细胞转化，也能抑制溶菌酶参与的软骨退行性变，治疗本病有效。剂量开始用50mg/d，后改为0.1g，每日1次或2次，治疗2～3周皮损消退后，再维持4～6个月。

（4）非甾体抗抗炎药：阿司匹林、吲哚美辛或保太松等对关节痛和轻度关节炎有一定疗效。

3．生物学疗法　一种抗CD4的嵌合单克隆抗体已被成功地作为一种援救性治疗。当其他治疗都失败时，自身干细胞移植可能彻底缓解RP。

4．对症处理　一些患者可能需要辅助治疗，如持续正压通气、气管切开、外科手术使气道固定对外开放或重建等。

【预后】　患者5年病死率接近1/3，通常死于喉和气管软骨支持结构塌陷，或心血管病变（大动脉瘤，心脏瓣膜功能不全）或系统性血管炎。在1986年的一个系列调查中，10年存活率为55%，而在另一个1998年的系列调查中，8年存活率为94%。

第二节　性别差异不明显的疾病

红斑狼疮与扁平苔藓重叠综合征（LE/LP overlap syndrome）

盘状红斑狼疮（DLE）和扁平苔藓（LP）是两种独立的疾病，都具有独特的临床表现、组织病理和免疫病理表现。近年来有报告，在皮损的临床、组织病理和免疫荧光检测方面同时显示LE和LP二者的典型表现，这些患者不可能明确诊断两种疾病中的任何一种，称之为LE/LP重叠综合征。

通常可见3种皮损：LE样损害、苔藓样皮损、苔藓样丘疹及疣状损害。

所有患者几乎都有DLE样损害，为圆形紫红色斑或斑块，境界清楚，轻度浸润，部分皮损表面萎缩，常有毛囊性角化过度和鳞屑，偶有毛细血管扩张小点。也有报告，皮损中央有水疱，溃疡者，好发于面部与四肢末端、手足背、甲皱襞和掌跖部位。

有的患者可见苔藓样扁平紫红色丘疹，常位于前臂屈侧、腕部、小腿和外生殖器。

疣状损害表现为紫红色硬的丘疹，结节，位于四肢伸侧或掌跖。皮损瘙痒不明显，可有疼痛和触痛。

部分患者口腔黏膜有白色或红色网状斑，偶有糜烂。亦可有甲损害，光敏感，脱发，关节痛等。

实验室检查：可有类风湿因子阳性，梅毒血清反应假阳性，ANA低效价阳性。个别患者抗DNA抗体阳性。

对本病的本质尚有不同看法，有人认为进一步的实验室检查有助于LE/LP重叠综合征区别出是LE或LP。在LE及LP中均可见胶样小体中有免疫球蛋白及在BMZ中有线状纤维蛋白原沉积，但如在同一标本上可见上述两种表现，则是LP的特征性表现，如BMZ无颗粒免疫蛋白沉积则更支持为LP。应用组织化学技术，用maleimide衍生的荧光色素测出胶样小体中二硫化物（disulfide）可将LP从LE中区别出来。1983年的Olsen等用自身皮损作底物作间接免疫荧光，可在颗粒层及棘层发现有LP特异性抗原（LPSA），这些方法的应用，将进一步了解本病的本质，而有助于指导对本症的治疗。

重叠综合征（overlap syndrome）

又称重叠结缔组织病。随着对结缔组织疾病的临床和基础研究的进展，发现这些疾病在免疫及临床症状上有重叠现象，例如，在同一患者身上红斑狼疮与类风湿关节炎的临床表现互相重叠，或类风湿性关节炎向系统性红斑狼疮的移行。此外，还有其他各种重叠病例的报告，如皮肌炎与系统性红斑狼疮、结节性多动脉炎等。因此，重叠综合征并非各个结缔组织疾病的不典型病例和诊断困难的病例，而是既有诊断某一结缔组织病的足够证据，同时又有诊断另一结缔组织病的足够证据的同一病例，才能称为重叠综合征。

【病因及发病机制】 确切发病机制目前尚不清楚，目前研究认为当机体免疫系统对相应的自身组织细胞抗原产生免疫应答时，可能同时或先后激活其他结缔组织或多器官产生类似应答，从而发生重叠综合征。

【临床表现与分类】 重叠综合征临床表现多种多样，病情复杂多变，根据重叠疾病的不同，表现出相应的临床症状。

根据大藤真的分类，将重叠综合征分为3型。Ⅰ型为同时合并型，即同一患者在同一时间内患有两种以上结缔组织病，如SLE与PSS、PSS与PM等，因各种结缔组织病的发病率都很低，故两种病偶然并发的概率很小。Ⅱ型为移行型，即两种以上结缔组织病在发病时间上具有差异性，如先有SLE以后又表现有PSS，或先有RA以后成为SLE等。Ⅲ型为不完全型，目前对该型尚有争议，部分病例可能属于混合型结缔组织病（MCTD）。

邱实等通过对34例重叠综合征的分析发现，由SLE与其他结缔组织病重叠最为常见，其中以SLE和PM重叠概率最高，达26.5%。临床表现中以关节症状占首位，其次是皮肤黏膜和肌肉损害，这无疑给临床诊断带来一定的困难，特别是Ⅰ型患者，必须结合各自的特征和必要的辅助检查才能辨别。在受累脏器中，以肺、肾、心脏居多，肾功能和心功能损害主要见于SLE与PSS重叠患者，损害程度较其他因素严重，也是导致患者死亡的原因之一。其他的临床分析也表明，几乎所有的患者临床表现有关节肿痛，3/4的患者有雷诺现象，2/3患者有皮肤硬化，约半数患者有晨僵，约1/3患者有呼吸系统症状。肺功能主要表现为弥散功能和小气道功能障碍，其中又以弥散功能下降发生率最高。

【诊断与鉴别诊断】 同一病例具有满足两个以上结缔组织病的诊断标准。需注意与混合结缔组织病相鉴别，鉴别的关键在于各重叠疾病的独立性。

【预防与治疗】 治疗依据重叠病种类型决定，采用糖皮质激素、免疫抑制剂、中药或其他药物。目前糖皮质激素和免疫抑制剂仍是主要治疗药物，其剂量视重叠疾病的病种而异，且更应注意针对受损器官的综合性治疗。

【预后】 死亡的主要原因是肺部感染，其次是肾衰和恶性肿瘤。

嗜酸性筋膜炎（eosinophilic fasciitis）

本病是一种罕见的伴外周血嗜酸性细胞增多、累及肢体皮肤深筋膜而有硬皮病样表现的结缔组织病。1974年Shulman首次报告3例，曾命名为伴高丙种球蛋白血症及嗜酸性粒细胞增多的弥漫性筋膜炎（diffuse fasciitis with hypergammaglobulinemia and eosinophilia），又名嗜酸性粒细胞增多性弥漫性筋膜炎（diffuse fasciitis with eosinophilia）、Shulman综合征等，有人认为本病为局限性硬皮病的皮下型。本病好发于男性，男女之比为2∶1，任何年龄均可发病，但以30～69岁为多。

关于本病是否为一独立性疾病及与硬皮病的关系，存在不少争议。目前主要有2种观点。一种观点认为，由于本病以肢体肿硬及筋膜胶原纤维肿胀、变厚、均质化伴慢性炎性细胞浸润为特点，可累及手、足背，有肺纹理改变及淤斑萎缩、硬皮病重叠发病，并可转变为系统性硬皮病，早期激素治疗有效，提示本病与硬皮病有许多相似之处，可能属于硬皮病病谱中一个类型，介于限局性和系统性硬皮病之间。另一种观点认为，嗜酸性筋膜炎无论从临床表现、病理组织变化以及激素治疗效果都具有其特征性，可能是一独立性疾病。

【病因及发病机制】 病因及发病机制尚不明。根据患者的临床表现特点，特别是血和筋膜组织中嗜酸性粒细胞显著增高，高丙种球蛋白血症，IgG、C3沉积，对糖皮质激素反应良好，多初发于秋冬季节等，认为本病可能是与季节性抗原（某些变应原、病毒等）有关的一种免疫疾病。有报道，11例患者中有7例患者检测到包柔螺旋体阳性。

因本病患者可出现硬皮病的特征，有认为是硬皮病的亚型，其发病机制与硬皮病相似。亦有人发现本病有肉芽肿性血管炎，认为本病属血管炎范畴。

【临床表现】 本病好发于秋冬季节，发作突然，发病前数日至数周30% ~50%患者有肌肉负重病史、过度劳累史或外伤史等。起病时常有低热、全身倦怠、肌肉酸痛。

皮损表现初为弥漫性水肿，继而硬化与下部组织紧贴。患处凹凸不平呈橘皮外观，在大静脉或肌腱部位可呈明显条沟状凹陷，皮面正常或为红斑，亦有色素沉着者。有疼痛及压痛。好发于四肢，也可累及躯干，面部及指（趾）很少累及。关节活动因皮肤发硬常受限制，严重病例甚至导致关节疼痛性挛缩。雷诺现象、指尖溃疡、毛细血管扩张、食管功能障碍和内脏受累非常少见。有报道个别病例可并发间质性肺炎、皮肤淀粉样变。

【组织病理及实验室检查】

1. 组织病理 病变主要为深筋膜炎症，胶原纤维呈弥漫性增厚、均质化，小血管内皮细胞肿胀，管腔变窄，血管周围有淋巴细胞、组织细胞、浆细胞和嗜酸性粒细胞浸润；后期筋膜则呈弥漫性增厚、纤维化、硬化。炎症可扩展到附近肌肉和皮下组织。一般表皮和真皮上层无明显改变。直接免疫荧光检查，筋膜处有IgG和（或）IgM沉积。

2. 实验室检查 末梢血嗜酸性粒细胞显著增高，比例可高达10% ~40%，绝对计数约1900×10^6/L，多发生于疾病早期。血沉增快。高丙种球蛋白血症，高IgG。少数患者类风湿因子、ANA阳性。血清肌酶常正常。骨髓象有嗜酸性粒细胞增高。

【诊断与鉴别诊断】 主要依据为：①发病前常有过度劳累史；②急性发病；③硬皮病样皮肤损害；④末梢血嗜酸性粒细胞显著增多；⑤皮肤组织病理示深筋膜炎症伴嗜酸性粒细胞浸润，而表皮、真皮无明显改变。

需与嗜酸性肌痛综合征、泛发性硬斑病、系统性硬皮病等进行鉴别。

【治疗】 口服糖皮质激素常有显著疗效，一般用泼尼松30 ~60mg/d，2个月后临床症状改善，1 ~3年内痊愈。部分病例停药后复发。少数患者需联用免疫抑制剂类药物，有报道，应用环孢素A、硫唑嘌呤、环磷酰胺、秋水仙碱治疗成功的病例。

对某些顽固难愈的皮损，可采用曲安西龙20mg，肌内注射或局部注射，每周2次。

同时可辅以低分子右旋糖酐、丹参注射液、脉络宁等治疗，以改善局部血液循环，加强疗效。近来报告部分患者用西咪替丁治疗有效。

【预后】 自然病程良性。大多数病例皮损自行消退或经糖皮质激素治疗后逐渐改善及消退。

嗜酸性粒细胞增多综合征（hypereosinophilic syndrome）

本病为Hardy和Ankerson（1965年）提出的一组病因不明、血及骨髓嗜酸性粒细胞持续增多、组织中嗜酸性粒细胞浸润为特征的一类疾病，包括Loffler综合征、嗜酸性粒细胞肉芽肿、Loffler心内膜炎、播散性嗜酸性细胞胶原病和嗜酸性细胞白血病等。本病是一谱性疾病，病谱一端为良性自限疾病，常只有皮肤症状，表现为高嗜酸性粒细胞增多性皮炎，而另一端为病程长、嗜酸细胞浸润广泛、预后不良的播散性嗜酸性粒细胞性胶原病、嗜酸性粒细胞白血病。

【病因及发病机制】 尚不清楚，可能与以下因素有关。

1. 细胞因子异常 多数学者认为，嗜酸性粒细胞增多是由于特异性单克隆T细胞活化，产生IL－5，激活酪氨酸激酶，再激活Ras－MAPK及JAK信号传导途径，从而延长嗜酸性粒细胞的生存期。HES相关的组织损伤是直接的细胞浸润和间接作用所致，包括释放的阳离子蛋白、酶、活性氧、炎症因子、花生四烯酸来源的因子和其他细胞因子。

2. 克隆性分子细胞遗传学异常 主要是通过基因重排产生新的融合基因，具有很强的酪氨酸激酶活性，该酶增强嗜酸性粒细胞的增殖能力，导致HES发生。伊马替尼是一种酪氨酸激酶抑制剂，治疗HES有效亦说明了酪氨酸激酶活性增高在HES发病中的作用。

3. 类胰蛋白酶与HES 类胰蛋白酶是一种肥大细胞产物，一项观察研究表明，15例HES患者中有9例出现血清类胰蛋白酶增高，提示肥大细胞增多，同时出现广泛的器官浸润。肥大细胞的产物，如IL－5、TNF－α，蛋白酶等能活化嗜酸性粒细胞，后者的产物又能活化肥大细胞，提示肥大细胞与嗜酸性粒细胞的相互作用与HES的发生有关。

【临床表现】 本病以男性中年多见，有皮疹者占27%～53%。皮疹一般分为两类：①荨麻疹和血管性水肿；②红斑、丘疹和结节，包括水肿性红斑、弥漫性浸润性红斑、多形红斑、麻疹样红斑、红皮病等。此外有荨麻疹样、痒疹样、脓皮病样及黄色瘤样皮疹，亦有水疱、溃疡、淤点、色素沉着斑、角化过度等。皮疹消退后多不留痕迹，亦可有色素沉着和瘢痕。可以仅有一种疹型，或两种或多种疹型并存。皮疹分布呈全身性，无好发部位，可分布于头面、躯干和四肢，或仅限于肢体的一部分。自觉瘙痒或剧痒。皮疹持续存在，或缓解与复发交替出现。皮肤损害也可以是本病的唯一表现。极少数患者临床表现为红皮病。

全身症状有发热、疲倦、体重下降、水肿、关节肿痛、肌肉疼痛、肌无力等。

心血管系统可有心肌病变、充血性心力衰竭，此外有心脏扩大、心律失常、高血压、心电图及超声心动图异常等。呼吸系统有咳嗽、胸痛、呼吸困难、哮喘，可闻及干湿啰音、哮鸣音，亦有胸腔积液及胸部X线片有浸润阴影等。神经系统有昏迷、神经错乱等，也有视物模糊、言语不清、运动失调和周围神经炎等。此外，可有腹痛、腹泻、肝脾肿大、全身浅表淋巴结肿大等。

【组织病理及实验室检查】

1. 病理变化 皮损病理特征是真皮血管周围有显著的嗜酸性粒细胞和单一核细胞浸润。血管壁可见内皮增生、管腔闭塞。

2. 实验室检查 有贫血，大多数患者末梢血白细胞增多，总数为（10～30）$\times 10^9$/L，嗜酸性粒细胞增多达30%～70%，甚至达90%。骨髓象示颗粒细胞增生，主要为嗜酸性粒细胞。血清IgE增高，IgG、IgA、IgM、丙种球蛋白、CIC、补体亦可增高，类风湿因子和C－反应蛋白可阳性。

【诊断与鉴别诊断】 目前国内多采用1975年Chusid提出的诊断标准：①外周血持续性嗜酸性粒细胞增多，绝对计数超过1500×10^6/L达6个月以上；②除外嗜酸性粒细胞增多的其他疾病，如寄生虫病、变态反应性疾病；③有多系统及多脏器受累的证据。

高嗜酸性粒细胞增多性皮炎仅累及皮肤，诊断应主要基于特征性的临床表现和特应性外周嗜酸性粒细胞增多，而组织学检查并不总具有指示性。因此，诊断上经常被忽略。

鉴别诊断：首先应与变态反应、寄生虫病、感染、继发于肿瘤性疾病的反应性嗜酸性粒细胞增多鉴别，并注意与结缔组织病进行鉴别。

【治疗】

1. 糖皮质激素 首选，作用机制为：抑制细胞因子和趋化因子的产生、诱导嗜酸性粒细胞凋亡；也可能促使嗜酸性粒细胞由血液进入淋巴细胞和脾脏。初始剂量泼尼松应大于1mg/(kg·

d)，当有危及生命的症状时，可用大剂量激素冲击治疗。治疗有效者，往往在用药后数日即可见到嗜酸性粒细胞计数下降。症状控制后激素应逐步减量，并以小剂量维持治疗。儿童患者则慎用激素。

2. 免疫抑制剂　当激素无效或患者不能耐受其不良反应时，则需增加或改用免疫抑制剂类药物，如羟基脲、环磷酰胺、马利兰等。最常用羟基脲，单独使用时剂量为1～2g/d，7～14天后起效。疗效满意后逐渐减量维持，可长期服用。主要不良反应为骨髓抑制，因此，需定期观察血象。

3. α－干扰素　适用于骨髓增殖型患者中取得了很好的疗效。适用剂量100万～300万U/d，皮下注射。长期应用不仅可改善临床症状，也可减少外周血嗜酸性粒细胞数。不良反应为流感样症状和白细胞减少、血小板减少。α－干扰素应在激素治疗失败后选用。据研究，α－干扰素对嗜酸性粒细胞有直接的生长抑制作用，降低其趋化性，也可通过抑制Th2细胞分泌IL－5，间接影响嗜酸性粒细胞。

4. 酪氨酸激酶抑制剂　主要用于具有FIPILI－PDGERA融合基因的HES患者，伊马替尼的有效率接近100%，使用剂量由0.4g/d开始，达到临床或分子生物学缓解后逐渐减量。服用后嗜酸性粒细胞下降，除心脏损害外的其他临床症状改善。在缺少融合基因的患者，伊马替尼的有效率约40%，表明患者体内存在其他类型被激活的酪氨酸激酶。伊马替尼的不良反应包括消化道症状、肝功能异常、骨髓抑制、水肿、皮疹等，个别出现心功能不全。需要强调的是，伊马替尼是靶向治疗药物，且价格昂贵，临床应用有较严格的适应证，不宜作为常规或首选的治疗药物。

5. 其他治疗　包括IL－5单克隆抗体，异基因造血干细胞移植，环孢素A等。但多数尚处于临床试验阶段。

【预后】　除嗜酸性细胞性白血病外，多数患者呈慢性进行性经过。死亡原因主要为嗜酸性粒细胞增多性心肌病和心脏扩大引起的心力衰竭，此外为肝肾功能障碍。

（弓娟琴）

第四章　神经精神障碍性皮肤病

第一节　女性多发的疾病

色素性痒疹（prurigo pigmentosa）

【病因及发病机制】　1971年由Nagashima等报告，是一种少见的慢性复发性炎症性皮肤病。本病国内已有数例报告。色素性痒疹病因不明。Nagashima提出环境因素是致病原因。衣服摩擦及机械性损伤是其诱因。

【临床表现】　青年女性多见，好发于颈部、背部、肩胛、胸部，其次为上臂和躯干等部位。临床主要表现为淡红色丘疹，可融合或呈风团样及湿疹样改变，剧痒，皮损消退后遗留特征性的网状或斑状色素沉着。本病春夏季节易复发，复发主要限于原色素沉着区，病程0.5～8年。

【组织病理】　改变呈非特异性苔藓样组织反应。

【诊断与鉴别诊断】　色素性痒疹需与融合性网状乳头瘤病、血管萎缩性皮肤异色症及暂时性棘层松解性皮病（Grove病）鉴别。融合性网状乳头瘤病好发于胸部，为色素性疣状或乳头瘤状丘疹，融合成网状，组织病理学改变为真皮水肿，呈乳头瘤状增生，但无炎症反应过程，可资鉴别；血管萎缩性皮肤异色症除网状色素沉着外，还应具有皮肤萎缩、血管扩张。有丘疱疹、水疱者需与 Grove 病鉴别，但组织病理学改变无棘层松解，可排除 Grove 病。

【治疗】 局部外用和口服糖皮质激素或抗组胺药物对色素性痒疹无效。口服氨苯砜、磺胺类或米诺霉素被认为是有效的治疗方法。但是这些药物不能减轻网状色素沉着。氨苯砜和米诺霉素可抑制中性粒细胞的作用，在以中性粒细胞浸润为主的起始阶段，这些药物可阻止病理过程的发展。

结节性痒疹（prurigo nodularis）

结节性痒疹亦称结节性苔藓，是一种好发于四肢伸侧，尤以小腿伸侧为多，皮疹为疣状结节性损害，常见于成年妇女，伴有剧痒的慢性炎症性皮肤病。

【病因及发病机制】 病因尚未明确，患者多为过敏性体质，如蚊、蠓、臭虫、水蛭叮咬常促使本病发生。胃肠功能紊乱及内分泌障碍者可能与本病有一定关系，亦有人认为是一种非典型的神经性皮炎，精神神经因素在发病中起一定作用。

【临床表现】 初起风团样红色丘疹，瘙痒剧烈，患者搔抓后变成半球样结节，顶端角化明显，呈半球状增生，成群或散在分布，表面常被抓破、结痂。皮疹以小腿伸侧最多，严重时全身其他部位也有皮疹。

【组织病理】 表皮角化过度，棘层肥厚，表皮嵴不规则向真皮增生，形成假性上皮瘤状，真皮内显示非特异炎症浸润，并可见到神经组织明显增生。

【诊断与鉴别诊断】 丘疹性荨麻疹，主要临床表现为风团，中央有丘疹及水疱形成，病程较短，好发于儿童。寻常疣，损害表面角质增殖，呈乳头样，表面粗糙，为 HPV 感染所致。

【预防和治疗】

1. 局部治疗

（1）糖皮质激素：糖皮质激素及其复方制剂外用有较好的疗效。根据皮损部位和厚度可选用0.1%糠酸莫米松、0.1%氯氟舒松软膏、复方氯倍霜（内含皮质激素、维A酸、尿囊素）与0.04%地塞米松二甲基亚砜擦剂交替外搽；皮损数目少者可用肤疾宁硬膏外贴；躯干部皮损数量较多者，不宜大量使用激素以防经皮吸收，可用曲安奈德-尿素霜与5%～10%硫磺煤焦油软膏或25%蛇床子酊交替外搽。如皮损抓破有继发感染可用0.1%依沙吖啶糊膏或氧氟沙星凝胶。

（2）皮损局部注射：皮损顽固，外搽药疗效不显者可考虑激素局部注射，如得宝松1ml（每毫升含倍他米松二丙酸酯5mg和倍他米松磷酸二钠盐2mg）加2%利多卡因5～10ml，每点（即每个皮疹）0.1～0.2ml，每次得宝松用量不超过1ml，1个月1次，有较好的疗效。也可选用去炎松和利多卡因局部注射。

2. 系统治疗 对皮损泛发，病情顽固、局部治疗效果不好者可选择几种内服药物联合治疗往往可取得满意的疗效。

（1）中国医学科学院皮肤病研究所采用四联疗法治疗结节性痒疹有较好的疗效，即泼尼松15～30mg/d、雷公藤多苷60mg/d、DDS 50～75mg/d、四环素1g/d。

（2）李慧珠等用泼尼松20mg/d、秋水仙碱1.0mg/d，共4周，治疗40例患者，治愈率为25%，显效率为97.5%，无明显不良反应。

（3）国外有人用环孢素治疗3例顽固性结节性痒疹，使病情缓解。此3例患者病程均较长，分别为30年、8年余及15年。曾用多种治疗包括激素局部外搽、局部封闭及系统应用，沙利度胺、阿维A酯、UVB等均无效，给予环孢素治疗，起始剂量为3mg/(kg·d)，瘙痒很快缓解，以后皮损逐渐消退，无新发结节出现。维持量为2mg/(kg·d)，总疗程10个月。

（4）沙利度胺25mg，每日2次口服，单独使用效果差，一般与雷公藤、DDS、泼尼松联合应用，量不宜过大，注意此药的不良反应。

（5）抗组胺药物口服，可选用曲尼司特0.1g，每日3次，联合羟嗪25mg，每日2次，也可配合其他抗组胺药物使用。

（6）皮损增生明显、质硬者可口服维胺酯25mg，每日3次，或异维A酸10mg，每日1~2次，用药时注意患者肝、肾功能的变化。同时加服维生素E 0.1~0.2g，每日2次。

皮肤垢着病（cutaneous dirt-adherent disease）

1960年板本邦树首次报告1例17岁女性，双侧乳晕部有多发性褐色丘疹样色素沉着，用棉花蘸汽油擦后消失，而1964年命名该病为皮肤垢着病。

【病因及发病机制】 国外学者认为，与长期未擦洗有关，是一种神经功能障碍性皮肤病。有学者认为是一种精神性皮肤病，精神因素引起皮脂腺、汗腺腺体分泌功能失调，腺体数量增加，分泌增多，堆积黏附于皮肤表面而形成痂。心理学检查可发现性格异常。但也有报告无精神异常和外伤史者。国内有学者提及本病与糠秕孢子菌感染有关，应用伊曲康唑治疗有效。

【临床表现】 以青中年女性为多。本病好发于乳晕、面颊和前额部位，面颊和前额部位皮损呈黑褐色污垢样色素沉着或油腻的黑褐色痂，表面皲裂呈树皮状，亦可呈绒毛状。乳晕周围则呈褐色小丘疹样色素沉着，或似轻度鱼鳞病样网状褐色色素沉着。损害均可用棉花蘸汽油或用酒精棉球擦去，但不久后复发。

【预防和治疗】 皮肤垢着病的治疗可局部外搽20%紫草油，或用棉花蘸汽油或用酒精擦洗，必要时辅以心理治疗。对马拉色菌感染引起者，可使用抗真菌药，如口服伊曲康唑或氟康唑，外用酮康唑等。皮疹厚者可局部外用角质松解剂，如0.025维A酸乳膏。

渗出性神经性皮炎（exudative neurodermatitis）

【病因及发病机制】 渗出性神经性皮炎是面部及四肢伸侧出现急性湿疹样皮损，好发于中老年女性，病因不明。

【临床表现】 绝经期女性好发。发病多突然，于面部及四肢伸侧出现急性渗出性湿疹样皮损，皮损成片，可相互融合，但掌跖从不受累，主觉剧烈瘙痒及灼热感，接触水常可使瘙痒及病情加重。皮损发作与缓解交替出现。

【组织病理】 表皮角化不全，粒层缺乏，棘层不规则增厚，水肿明显并含海绵状小疱，常伴淋巴细胞和粒细胞浸润。真皮亦有水肿，上部血管扩张，周围有炎性浸润。

【诊断与鉴别诊断】 根据临床皮损特征，发生于绝经女性，可予以诊断。需与以下疾病相鉴别：①接触性皮炎：有明确接触史，皮疹局限于接触部位，界限清楚；②特应性皮炎：皮损好发于四肢伸侧，表现为干燥，苔藓样损害；③淤积性皮炎：浅表的静脉曲张，好发于下肢踝关节周围的皮肤。

【预防和治疗】 粗制煤焦油疗效最好。剂型可视具体情况采用洗剂或糊剂。湿敷可使症状加剧，应避免。如粗制煤焦油无效，局部或系统使用皮质激素也有效。

灼痛（causalgia）

【病因及发病机制】 灼痛是周围神经不完全性损伤引起的局部皮肤表面剧烈而持久的烧灼

感觉。Postts 在 18 世纪晚期首先论述了外伤引起本病的报道。Mitehell 在 1972 年确定了“灼痛”这个名词。

在较大的神经损伤，灼痛的早期发病率约占 20%，但仅 5% 的患者病期较长，是受损害的神经含有大量的交感神经纤维或受损伤的神经传导性尚未完全破坏，或外伤使血管毒性物质释放到神经末梢及丘脑受到过度的刺激所致。

【临床表现】 整个病程是持续的，上肢往往较下肢常见，多见于正中神经及坐骨神经损伤。约 50% 的患者痛一开始位于损伤的部位，以后可局限于患侧神经的分布区域，表现为烧灼痛、感觉过敏及营养障碍。疼痛通常在损伤后 1～2 周开始，多发生在伤肢的远端部位，以指端、手掌或足底为剧。呈自发的剧烈的持续性烧灼样疼痛，可因轻微的刺激或情绪激动而加剧。并且可伴有血管舒缩变化的改变，可出现患肢皮肤充血或苍白、发热、发亮、变薄及出汗。指甲生长快并压痛、变形，常由于指尖疼痛而致使甲沟弯曲。关节强直，不灵活及肿胀。骨骼脱钙，肌肉萎缩。

【诊断与鉴别诊断】 根据病史，排除中枢神经系统疾患以后，诊断不难。

【预防和治疗】 早期患者可考虑内科疗法，口服苯妥英钠、镇痛剂。亦可给予普鲁卡因静脉封闭及维生素 B_1 肌内注射。此外，局部按摩、电疗都可应用。如以上方法均无效可做交感神经节切除术。

皮痛（dermatagia）

【病因及发病机制】 皮痛又称“皮肤神经痛”，表现为皮肤无明显原发损害，却有疼痛感觉，病因尚不清楚。多见于中年女性，男性亦可发病。发病与皮肤感觉过敏有关，常见于神经症患者，也可见于中枢神经及周围神经系统某些疾病。

【临床表现】 皮痛常为局限性，多见于头皮、脊柱部位或掌跖部。疼痛的程度不定，可由轻微的灼热感至剧烈的疼痛。痛的性质不同，有灼热感、冷热感、冷冻感、刺痛、摩擦痛、切痛或撞击感等。也可像有一股热气或冷水或电流突然袭击皮肤的感觉。但都无皮肤的任何损害。闭经的患者亦可发生皮痛。

【预防和治疗】 应针对病因治疗。也可用镇痛剂或镇痛药。维生素 B_1、维生素 B_{12} 可减轻症状。此外，用针灸及理疗也能缓解症状。可将热水袋和冰袋放于痛处，也可暂时减轻痛觉。

拔毛癖（trichotillomania）

【病因及发病机制】 拔毛癖患者强迫自己拔除头发、眉毛、睫毛和耻骨区的毛发。在儿童时期，拔发常见于男童，但这是暂时的。但在青春期，女性发病率高，男女之比为 1:5，在这些患者中常发现母亲和孩子之间关系异常。研究显示，患有拔毛癖的青春期女子不是一个同质人群；她们有不同的起因，喜欢拔取不同部位的毛发，经历了不同的情感变化。

【临床表现】 拔发癖为一种慢性、反复发作性、冲动性拔掉毛发行为。患儿多无明显合理的动机而出现拔发行为，明知会造成自身的损伤，却无法克制，如同吸吮手指、咬指甲、挖鼻腔、手淫一样。也有一部分患儿总觉头皮发痒，但头皮无炎症及鳞屑，拔掉毛发后有舒服感，因此，不自觉地拔掉毛发。本病最常见受累部位是手比较容易伸及的额顶或额颞部，其次为枕顶部，拔眉毛、睫毛、腋毛及阴毛者罕见。同一患者的拔毛部位较固定，但不同患者拔发部位各异。局部可见大小不等的脱发斑，可见高度不同的毛发呈虫蚀样。通常不对称。

父母常常对这种状况感到沮丧，但不能控制疾病的发展。很难让他们相信脱发是由孩子自己造成的，在诊断确定之前，他们往往花费大量的经历寻找疾病的原因，拔发是秘密的行动，常在晚上进行，患者仔细地挑选头发且拔除它，甚至有些患者将拔下的头发吃掉。

【组织病理】 在1990年，muller研究了66例拔毛癖的头皮标本，发现有撕破的毛囊，在剩余毛球组织周围可见到渗血。

【诊断与鉴别诊断】 拔毛癖要与斑秃鉴别，拔毛癖中脱发斑的形态不规则，在脱发斑中的头发长短不一，在斑块的边缘，很短的毛发紧邻着未受损的长发，轻触脱发斑的表面，有刺手的感觉。拔毛癖缺乏炎症反应和毛囊数量未减少可与瘢痕性的秃发鉴别。真菌镜检和培养可用于排除头癣。

【预防和治疗】 没有经过治疗的拔毛癖其病情长期处于加重和恢复的交替进行中，当这个诊断被家长和患者接受后，就可以进行心理治疗。心理分析和心理治疗可使疾病得到长时间的缓解，行为干预和认知行为治疗可使患者症状缓和。

选择性5-羟色胺重吸收抑制剂类药物（如帕罗西汀、氟伏沙明、氟西汀、西肽普兰等），与认识行为精神治疗相结合，可对患者症状的各个方面有效。有报道，小剂量利培酮对拔毛癖有效，虽然能用以上的治疗方法控制疾病，但是否能使拔毛癖长期缓解还不能确定。

人工性皮炎（factitial dermatitis）

人工性皮炎常发生于青春期，女性多见。因此病缺乏严格的诊断标准，故其男女发病在不同著作中有差异，为1∶3到1∶20不等。

【病因及发病机制】 为了得到别人的关心，患者在自己的皮肤上制造皮损，通过皮损产生的不适和疼痛来定义身体和情感的界限。患者极力否定自己的行为。

【临床表现】 人工性皮炎的皮损形态怪异，常呈角状或地图状，不同于天然疾患，皮损可单个或多个，非对称性的或双侧对称，但均位于患者双手能及的范围。所谓的“空病史”使医师不可能明确疾病的发展过程，皮疹出现得很神秘。患者自身对其面部的皮损和疼痛并不在意，患者及其家庭对医院诊断、检查和治疗不满意。

大部分人工性皮炎患者在精神科被诊断为界限型人格障碍（BPD），人工性皮炎可以作为多种人格障碍（MPD）的一个伴发疾病，其可伴发饮食障碍，尤其是神经性厌食症。她们可持续有严重的皮损，但患者的自觉症状很少。

【诊断与鉴别诊断】 人工性皮炎主要与一些原发疾患相鉴别，还要与神经症性表皮剥蚀、强迫观念-行为综合征（OCD）的其他表现和诈病区别。界限型人格障碍（BPD）患者能公开地对自己的所作所为负责。从患者空洞的病史，奇怪的皮损，实验室检查的阴性结果和组织学表现中可排除原发性皮肤病。OCD的皮损缺乏隐秘性；他们的病史中有反复搔抓、摩擦的历史，患者会自己为这些行为负责。在诈病患者中，以男性多发，发病年龄大，具有经济或其他原因的证据。

【预防和治疗】 人工性皮炎不易治疗，患者下意识中需要这种疾病，不能允许这种疾病痊愈，故建立规律的随诊是很重要的，开始，随诊间期要短，这样可以与患者之间建立情感交流，但表面上是观察外用药治疗的效果。医师不要向患者直接陈述疾病的病因，在每次交流中，避开病因的话题。可以谈一些不可知的观点，告诉她们：虽然这种疾病的原因是不可知的，但我们知道如何治疗。大部分患者用选择性5-羟色胺重吸收抑制剂后，病情会好转，若治疗反应欠佳，可加用抗精神病类药物。

【预后】 预后取决于疾病的严重程度。对于青年人或未成熟女性支持治疗会使患者放弃自毁性活动。

在具有严重人格障碍的患者中，有必要长期使用抗精神病药物，有研究显示，人工性皮炎可以持续数年。

神经症性表皮剥脱（neurotic excoriation）

神经症性表皮剥脱是一种强迫性搔抓皮肤症状，在儿童时期，搔抓蚊虫叮咬处，青春期抓破毛周角化和痤疮的皮损。但对于大多数人来说，这只是一个习惯，处于正常行为范围内，神经症性表皮剥脱是指对自身造成伤害，虽然患者意识到抠抓皮肤是没有意义的，但他们不能停下来，有时他们需要花费数小时来完成这一项任务，最终他们感觉到耻辱和尴尬。虽然该病在两性中均可发病，但更多的是妇女，尤其是停经后的妇女中。

【病因及发病机制】 明显的皮肤抓破主要发生在3种情况下：①可作为身体意象异常表现的一部分；②可由强迫观念与行为症状引起；③抑郁的老年妇女，局部皮肤瘙痒，由于摩擦出现荨麻疹样小风团或痒疹样皮损，致使患者不断抠抓皮肤。

【临床表现】 不管诱因如何，一旦皮肤产生剥脱，患者就不可控制地移除皮损表面的痂皮，抠抓和痂皮形成而成为恶性循环，最后产生了结节性痒疹。在一些患者中，抠抓皮肤已成习惯，经常发生在每天晚上，患者经常抓破每个皮损的表面。对于另外一些患者，被不负责的丈夫激怒后，不能用语言表达她们的愤怒情绪，她们就会用菜刀将她们腿上，上百个或更多的皮损痂皮清除掉，与人工皮炎和拔毛癖不同，神经症状妄想症是有意识的，她们对自己所造成的皮损负责。

【组织病理】 组织病理学是非特异性的，可见到结痂，有些可继发细菌感染。

【实验室检查】 如果怀疑有感染存在，可以行细菌培养，若不能确定有无原发性皮肤病，也可通过活检来确定。

【诊断与鉴别诊断】 根据临床表现，需排除丘疹性荨麻疹、寻常痤疮、疱疹样皮炎和疱疹样天疱疮。

【预防和治疗】 外用治疗要尽可能使患者的皮肤看起来光滑，这样就减少了患者抠抓皮肤的愿望，湿敷皮损后除结痂，系统用抗生素，外用或皮损内注射皮质激素，均可以适时选用。包含有乳酸、尿素的乳剂可帮助患者的皮肤变的光滑。当出现皮肤划痕征时，可用多虑平12.5～25mg，每日3次，或者选用一种非镇静类抗组胺类药物，抑制风团的产生，心理方面的治疗同强迫观念－行为综合征。

【预后】 一旦发现潜在的导致患者发现的原因，症状将能缓解，但当遇到压力时，有复发的可能性。

寄生虫病妄想（delusions of parasitosis）

寄生虫病妄想（delusions of parasitosis，DOP）的临床表现与异形妄想非常相似，只是想象的内容不同。虽然它可在任何年龄组发病，但在独居的老年妇女中发病最高，大多数男性发病者为肾透析患者或部分妄想（shared delusions）的一个伴随症状。

【病因和临床表现】 精神病理认为DOP是一种单一症状疑患病妄想症，患者在其他方面的功能正常。如果花些时间仔细观察这些患者，会发现这些患者具有抑郁、害羞、正常活动受限、用过分的卫生方式惩罚自己，将自己与他人隔离以防传染他人等特点。

【诊断与鉴别诊断】 本病需与其他长时间的皮肤瘙痒和感觉障碍疾病相鉴别，如肝肾疾病、可卡因和安非他命中毒、糖皮质激素、精神病、脑血管粥样硬化和其他脑部疾病等。

【预防和治疗】 传统上，可选择匹莫齐特，该药作用于内源性阿片途径；利培酮和奥氮平

（olanzepine）也是可选择的药物。

【预后】 开始治疗后，在10天~2周内，患者能够获得某种程度的缓解，但症状完全缓解需数月时间，虽然焦虑、抑郁和皮肤症状消失了，但患者很少意识到她们的皮肤未被寄生虫感染。这时可逐渐减少药物剂量，但随着时间的推移，病情会突发。

三叉神经营养性溃疡（trigeminal trophic ulceration）

【病因及发病机制】 疾病、外伤或手术使三叉神经传导痛觉和温觉的纤维破坏，在三叉神经分布部位发生神经营养性改变，如麻风的三叉神经炎可导致鼻翼部溃破。小脑下后动脉闭塞，脑干感觉功能受阻碍而使面部感觉缺失。延髓空洞症也可引起皮肤溃疡。也有三叉神经根切除术后而发病。

外伤也是神经营养性溃疡的重要因素之一，如患者有局部感觉异常、烧灼感、瘙痒、虫爬感、针刺感等，使患者常去抓、擦、摸、挖局部皮肤而使其发生损伤。

【临床表现】 本病主要发生于女性，男女之比为1∶2.2，平均就诊年龄为57岁。三叉神经痛虽右侧较多，但三叉神经营养性溃疡约半数发生在左侧。溃疡常伴发感觉改变，个别病例双侧知觉消失，溃疡发生在左侧，也可有双侧神经病变，双侧面部均发生溃疡。

三叉神经节破坏后，出现神经营养性溃疡。鼻翼部为最常见，初起为覆有结痂的炎症性损害，以后形成新月形、三角形或Y形溃疡，溃疡底部覆有结痂、干涸的血液和肉芽组织。破坏鼻翼软骨，渐扩展到颊部和上唇，上唇可由瘢痕牵引而出血，一般不累及鼻尖。知觉消失的部位比溃疡更广泛。少数病例可于前额、头皮、颧部发生营养性溃疡。这种溃疡顽固难愈。

【诊断与鉴别诊断】 虽然三叉神经知觉症状、面部感觉异常和鼻翼侵袭这三个主要表现提示三叉神经营养性综合征，但必须排除以下疾病。

1. 疱疹性溃疡　半月神经节手术后使潜在的病毒感染激活产生疱疹性溃疡。肾移植后免疫功能受抑制的患者也有相似的、但呈疼痛性的疱疹性损害发生。可用Tzanck涂片和病毒培养确诊。

2. 感染　如梅毒、雅司、麻风的三叉神经炎，深部真菌病（芽生菌病和类球孢子菌病）和皮肤leishman病，必须用培养和血清学检查来摒除。

3. 基底细胞上皮瘤　损害呈侵袭性并缓慢扩张。

4. 坏疽性脓皮病。

5. 面部中线肉芽肿。

6. 人工皮炎　人工皮炎和神经营养性溃疡均可人为引起，并可先有局部感觉异常，但后者无精神因素。有明显神经症状时不应诊断为人工皮炎。

【治疗】 用维生素B、地西泮、抗抑郁药阿米替林（amitriptyline）疗法，星状神经节切除，电离辐射等治疗有效。控制感染可局部或系统应用抗生素。

第二节　性别差异不明显的疾病

神经性皮炎（neurodermatitis）

神经性皮炎又称慢性单纯性苔藓，是一种常见的慢性皮肤病，以皮肤苔藓样变及剧烈瘙痒为主要特征。

【病因及发病机制】 本病的病因目前还不十分清楚，但与神经精神因素有明显的关系，多数患者有头晕、失眠、烦躁、易怒、焦虑不安等神经衰弱症状。亦可能与胃肠功能障碍或自体中毒有关。内分泌异常及感染性病灶的致敏可能成为发病因素。局部受到纺织品或化学物质等的刺激，以及某些其他原因引起瘙痒而长时间不断搔抓，可促使本病的发生。

【临床表现】 根据皮疹分布范围的大小，本病常分为两型。

1. 局限性神经性皮炎 皮损仅限于颈后及颈两侧、肘部、腘窝、股内侧、尾骶及腕部、胫前和踝部等部位。此型临床上比较常见。

2. 泛发性神经性皮炎 除在局限性神经性皮炎中所述的部位外，眼睑、头皮、躯干及四肢等均可受累。此型也多在颈部开始发疹，向上蔓延至眼睑及头皮，向下蔓延至胸、背、腰及四肢。通过患者典型的临床表现即可对神经性皮炎作出诊断。

该病常见的临床表现有以下特点。

（1）年龄：青年及成年人多见，老年人较少见，儿童一般不发病。

（2）皮疹的演变过程：起初发病时，患者皮肤仅有瘙痒感，而无皮疹发生。经常搔抓或摩擦后，出现粟粒大的丘疹，顶端扁平，呈圆形或多角形，散在分布。丘疹逐日增多，密集，融合，形成皮纹加深和皮嵴隆起的苔藓样变。可呈淡红色、黄褐色或正常肤色，也可有色素沉着。皮疹上覆有鳞屑，边界清楚，周边有散在扁平的丘疹。皮疹可能融合成斑片状，斑片的数目不定、大小不等，呈圆形或不规则形。皮疹表面多干燥，无明显渗液，可因搔抓而有抓破、出血点或血痂。

（3）好发部位：本病好发于颈后及颈两侧、肘部、股内侧、尾骶及腕部、胫前和踝部等部位，但其他部位亦可发生。

（4）自觉症状：本病常表现为阵发性剧烈瘙痒，每到夜晚瘙痒症状更加明显，泛发性神经性皮炎更表现为奇痒难忍，可严重影响工作与睡眠。搔抓后，可出现表皮剥脱及血痂。

（5）病程：慢性病程，常多年不愈，治疗后也易复发。

【治疗】 本病的主要临床症状就是瘙痒，解决或缓解患者的瘙痒症状是治疗神经性皮炎的关键所在。所以，首先必须改善患者的瘙痒症状，树立患者治疗疾病的勇气和信心。可根据患者病情及受累范围的大小选择行之有效的方法。

1. 局部治疗

（1）可选用各种含糖皮质激素类物（如氟羟氢化泼尼松、醋酸氟轻松、地塞米松、氟氢可的松）的乳剂、软膏及二甲基亚砜液、涂膜剂及气雾剂等外用。

对长期苔藓样变严重、皮损肥厚显著者可用糖皮质激素制剂封包治疗，效果会更显著。需要注意的是，长期外用糖皮质激素类药物或封包疗法可能引起局部皮肤感染，尤其是已经有破溃的皮损。选用各种焦油类药物配成5%～20%的乳剂、酊剂、糊剂或软膏外用。

（2）皮损内注射：对皮损局限、肥厚明显，各种外用药物无效的病例，可用复方倍他米松（得宝松）或曲安奈德与2%利多卡因按1:1皮损内注射。

2. 系统治疗 瘙痒症状，可用镇静剂及抗组胺药物，每个患者对不同的抗组胺药可能产生不同的反应，可根据临床效果调整用药，选择有效的抗组胺药物。应用1种抗组胺药物疗效不理想时，可选择2～3种不同类型的抗组胺药物联合应用，可提高疗效，并减少不良反应的发生。

泛发性神经性皮炎用局部封闭难以达到理想的效果。可行静脉封闭，如用0.125%普鲁卡因注射液（用药前要做皮肤过敏试验，阴性者可以应用）100ml加维生素C 0.5～1g静滴，1次/日，10～15天为1个疗程。

性病神经症（venereoneurosis）

性病神经症是指与性病相关、缺乏器质性病理基础的一组精神障碍。表现为精神反应的强度、形式和内容均缺乏客观依据，但基本上与性病的发生、发展有较为明显的逻辑联系。目前对这类疾病的患者治疗困难。

【病因及发病机制】 ①自身因素：对性病的烦恼、有过不洁性交史或曾经患过某些性病；②社会因素：对性病知识的贫乏，对性病盲目恐惧，社会对性病患者的歧视、排斥以及非法宣传品，对人们正确认识性病起了误导作用；③医源因素，少数医务人员的态度和误诊、误治、漏诊或解释不当，甚至夸大病情，以赚钱为目的，欺骗患者致加重患者的精神负担。

【临床表现】 近年来，随着性传播疾病的增多，与性病有关的精神障碍日益增多。有很多性病患者经过常规系统治疗后，临床器质性病变已愈，各类相关实验室检查无阳性发现，但出现忧虑、恐惧、紧张，感觉过敏，甚至为自己继续虚构莫须有的疾病，把一些正常的生理改变现象视为疾病，频繁更换医师、换医院，虽经多次多项检验、检查和解释，仍不能打消其疑虑。他们表现出注意力不集中、记忆力减退、烦躁、恐惧、失眠、性功能障碍等等，甚至对周围的其他任何事物失去兴趣等，已远远超出皮肤科的症状。这部分患者可归于性病神经症的诊断，患者大致可分为性病恐怖症、性病疑病症、虚拟疾病3类。

【治疗】 对以上对性病已形成焦虑、恐惧、怀疑等观念的人群治疗相当棘手，医师不仅要从医学方面解释有无性病的根据，还要体谅其生活和思想中的难处，取得患者信任。在取得患者充分信任的情况下，医师应从医学角度以断然的语气否定其性病的存在，劝其自身和家属正确对待，逐渐解除患者的焦虑、恐惧及继续求医的念头。

疾病恐怖（nosophobia）

【病因及发病机制】 疾病恐惧症是以对某些特殊的疾病怀有强烈恐惧为特征的一种神经症，病因未明。有些患者具胆怯、害羞、依赖、内向等性格。部分患者有受不适当卫生宣教或精神创伤作为诱因。

【临床表现】 与皮肤有关的疾病恐怖称为皮肤病恐怖（dermatophobia）。常见的有麻风恐怖（leprophobia）、梅毒恐怖（syhilophobia）、疥疮恐怖（scabiophobia）、臭汗症恐怖（bromidroziphobia）等。患者因怕罹患此种疾病常反复考虑患了这种疾病如何得了，会有很大痛苦等，终日情绪焦虑，思想包袱沉重，常反复要求医师作不必要的检查或给予预防性治疗措施，不达目的，纠缠不休。

【治疗】 可参照性病神经症的处理，应以心理疏导为主，必要时应用地西泮等抗焦虑药物和小剂量氯丙米嗪（chlorimipramine）等抗抑郁药物。

（冯素英）

第五章 角化性皮肤病

第一节 女性多发的疾病

疏散性跖部汗孔角化症（porokeratosis plantaris discreta）

本病皮损常限于跖部负重区，其皮损特征为基底宽，边缘清楚之丘疹，用钝器剖开可见一不透明的栓，移去不出血。皮损直径为7～10mm，常为多发性，触之有压痛。见于成人，女性较多，男女之比为1:4。

病理上可见柱状角样板层与汗管口一致，真皮内见汗管扩大，边缘有炎症改变。

治疗可用外科切除或电灼，也可用液氮冷冻；用合适的鞋垫使人体重力再分布有利于减轻症状。

残毁性掌跖角皮症（mutilating palmoplantar keratoderma）

本病为一种罕见的常染色体显性遗传性疾病，呈家族性发病，女性发病率比男性高，欧洲白人女性尤为多见。

【临床表现】 在婴幼儿期发病，掌跖部呈现弥漫性角化过度，表面呈现蜂窝状小凹，手足背的皮损呈现特殊的海星状角化或条状角质增生，角化过度可以向足背、腋、踝、肘、膝及足底等处扩展，肘与膝部呈现线状角化，掌跖可发生暂时性大疱。患儿从4～5岁以后趾（指）发生纤维性收缩窄带，呈现进行性趾（指）断裂改变，出现环形缩窄的时间似与掌跖角化的程度无关。趾（指）甲可有嵴状拱起及残缺不全。患者掌跖皮肤常因皲裂、浸渍或感染，导致疼痛和活动障碍。多数患者趾（指）在发生环形缩窄后多年可仍无断离和自截。

偶可伴有先天性鱼鳞病，表皮松解性角化过度，瘢痕性秃发，高频性耳聋，听觉丧失，口周脂溢性鳞屑，暗红色角化斑及腋窝浸渍性白斑等，还能合并性功能减退及脊髓空洞症。若残毁性掌跖角皮病合并口周皮肤病，则称为Olmsted综合征，属常染色体显性遗传的一种弥漫性掌跖角皮症。

【组织病理】 表皮角质层高度角化过度，颗粒层增厚，棘层肥厚，真皮浅层有炎性细胞浸润。

【诊断与鉴别诊断】 一般根据幼儿期发病，女性多见，弥漫性掌跖角化过度，手、足背海星状角化损害和肘、膝部线状角化性损害以及趾（指）缩窄残毁等特点即可作出诊断。

临床上应与弥漫性掌跖角皮症及Meleda病相鉴别，后二者均缺乏手、足背海星状角化损害及趾（指）残毁现象。

X线检查：掌指骨质脱钙，有营养性骨萎缩，远端指（趾）骨吸收，骨干缩窄。

【预防与治疗】 口服阿维A酯或阿维A有明显的近期疗效。对疼痛较剧的缩窄环，必要时可考虑手术切除。

进行性指掌角皮症（keratodermia tylodes palmaris progressiva）

由日本学者土肥等于1924年首次报告并命名。其他报告的名称有肢端干燥症、手掌干燥症，也有人认为本病即为皲裂性湿疹。多见于年轻女性（90%以上）。

【病因及发病机制】 病因不明。但干燥、寒冷环境，特别是接触肥皂、洗涤剂等碱性物质常可加重病情。另外，雌激素降低与发病可能有一定的关系。

【临床表现】 皮损好发于指屈面及掌前部1/3，对称分布，并缓慢向近心端扩展；皮肤干燥、起皱，皮色淡红，带光泽，伴浅表裂纹及少量角化性鳞屑，重者绷紧指端变细，指部不能完全伸直，使活动受限，部分甲皱襞轻度潮红、肿胀；少数因皲裂而感疼痛，另一些有微痒；病程呈现慢性进行性而少有自愈倾向，上述环境因素可致病情加重。

【鉴别诊断】

1. 慢性湿疹 可发生于任何年龄，常有急性湿疹史，局部瘙痒明显。

2. 手癣 皮损多不对称，蔓延迅速，可扩展至手背等处，常起水疱，边缘清楚，有瘙痒感，真菌检查可发现病原菌。

【预防与治疗】 患者应少洗手，忌用肥皂、洗洁精、洗衣粉等碱性物质。

1. 局部治疗 外用15% ~20%尿素霜、5%水杨酸软膏、甲基硅油霜及喜辽妥霜等作对症治疗。

2. 系统治疗 可内服维生素A、维生素E；非育龄女性可考虑使用阿维A酯、阿维A或小剂量异维A酸治疗。可使用雌激素治疗（已烯雌酚1mg，每晚1次）；也有报道用黄体酮肌注治疗有效。

可变性红斑角化症（erythrokeratodermia variabilis）

本病是一种少见的鱼鳞病样红皮病，多属于常染色体显性遗传，病变常于出生后或1岁内发病。

【病因及发病机制】 其遗传模式是常染色体显性遗传。致病基因定位在1p34 -35。

【临床表现】 本病特征损害为边界清楚的红斑性和角化过度性斑片，形态奇特。损害有两种，一种为边缘清晰的红斑，散乱分布，大小、数量和位置变化迅速，可在几小时或几天内消退，部分持久不变，逐渐形成角化过度斑片。另一种为散在、持久性红棕色角化过度性斑片，常呈现图案形、逗点形、环形或多环形；皮损多见于四肢伸侧、臂部、腋下、腹股沟和面部，有时掌跖部有角化，而头发、甲和黏膜部很少受累。女性绝经期后减轻，但在妊娠期往往加重，皮损也可由于暴露于热、冷、风后或因情绪波动而加重，一部分患者在夏季可部分或完全缓解。本病终生不愈，但不影响一般健康。

【组织病理】 为非特异性变化，表皮角化过度和角化不全，颗粒层正常，棘层肥厚，真皮乳头延长，真皮有轻度水肿和非特异性炎症细胞浸润。

【预防与治疗】 口服异维A酸能修复减少的角质小体和消除角化过度及游走的红斑，但停药后可复发；外用糖皮质激素可有一定的效果。

腋窝颗粒状角化不全症（axillary granular parakeratosis）

本病病因不明确。可能是接触除臭剂或止汗剂等物质的不常见的反应。患者多见于成人女性，年龄37 ~73岁。

【临床表现】 腋部单侧或双侧的色素沉着斑点或鲜红色、暗红色、褐色斑片，可伴有脱屑；可以单个存在，也可融合；皮损境界清楚，一般2 ~3cm直径大小，也可延及整个腋窝。常有瘙痒，气温高出汗多时加重。

【组织病理】 角化过度并角化不全，胞质嗜伊红染色深，但可见有透明角质颗粒。颗粒层正常或轻度增厚。表皮嵴增生，棘层轻度肥厚。轻度乳头瘤样增生，毛细血管增生、轻度至中度充血。真菌特殊染色阴性。

【预防与治疗】 局部保持干燥，外用糖皮质激素制剂，也可应用冷冻疗法。

疣状肢端角化症（acrokeratosis verruciformis）

本病是一非常少见遗传性皮肤病，发病于婴儿期或儿童期。女性约为男性的2倍。

【病因及发病机制】 是一种常染色体显性遗传性疾病，常同时伴发毛囊角化病，有时可见在同一家族的不同成员中分别患有这两种病，Waisman认为本病与掌跖点状角化及毛囊角化病是一种共存的三联征，与同一显性基因传递有关。

【临床表现】 皮损为多发性角化过度性扁平疣状丘疹，但较之更扁平，对称发生于肢端的手足背部，也可蔓延至手指屈侧、腕、前臂、时、膝、掌、跖等部位，但颜面及躯干部一般不被累及，皮疹经磨擦可以发生水疱，一般无自觉症状。患者可有掌跖部皮肤弥漫性增厚及甲板增厚、浑浊。发病后皮损逐渐增多，持续终生不消退，尚未见有恶变的报道。

【组织病理】 有明显的角化过度，颗粒层及棘层增厚，但角化不全不明显，表皮呈现轻度乳头瘤样增生，乳头顶部隆起如“教堂顶尖状”，表皮嵴轻度下凹，多在同一水平。

【诊断与鉴别诊断】 在肢端尤其在手足背部有多数坚实的角化性疣状扁平丘疹，幼时发病，长期存在以及有明显的家族史等，应考虑为本病，可作病理检查以协助诊断。

需要与扁平疣、疣状表皮发育不良、脂溢性角化病和灰泥角化病相鉴别。

【预防与治疗】 应避免日光暴晒，以免皮损加重或防止诱发恶变。

皮损可试用电灼、CO_2 激光、液氮冷冻治疗，也可外用 0.1% 维 A 酸软膏、5% 氟尿嘧啶霜或薄层切除。

理论上口服维 A 酸类药物应有效，可使用异维 A 酸、阿维 A、阿维 A 酯口服。

播散性浅表性光线性汗孔角化症（disseminated superficial actinic porokeratosis）

本病系汗孔角化症中最常见的一种类型，其皮损广布于露出部位，病损表浅播散，发疹与日光有明显关系。女性发病多见，发病年龄常在 20～40 岁间，不发生于儿童。

【病因及发病机制】 属常染色体显性遗传，日光、PUVA、放射线等是诱发本病的因素，约 2/3 病人皮损在夏季加重。

【临床表现】 皮损好发于经常暴露于日光的部位，主要为四肢，其次为胸背部，但面部皮损很少见。早期的皮损为 1～3mm 大小之角质性小丘疹，一般发生在毛囊部位；丘疹呈现离心性扩大，形成边缘清楚、高起 0.5～1mm 的角化嵴，呈现圆形、花环状或不规则形。一般随年龄增长而皮损数目增多，但年过 50 岁后皮损可逐渐减少和消退。

一般无自觉症状，有的患者皮疹在夏季重冬季轻。可与其他类型的汗孔角化症伴发，如 Mibelli 汗孔角化症或线状汗孔角化症等，已有发展成鳞癌的报道。

【组织病理】 与 Mibelli 汗孔角化症相似，但表现不如其明显。

【诊断与鉴别诊断】 本病与 Mibelli 汗孔角化症的区别在于后者常于幼年开始发病，皮损常孤立、数目少而不一定分布于日晒部位。

【预防与治疗】 应尽量避免或减少光线照射，户外活动时应外用遮光剂。

1. 局部治疗 外用 0.05%～0.1% 维 A 酸霜有效，如采用内服和外用维 A 酸的联合治疗则效果更好。外用卡泊三醇软膏（商品名达力士）有效。

2. 系统治疗 口服阿维 A 酯 1mg/(kg·d) 或阿维 A 20～30mg/d，皮损消退后减量维持治疗。

3. 物理疗法 液氮冷冻适用于皮损数较少者，效果较好，但少数治疗后有色素沉着，且皮损可能会复发；CO_2 激光也适用于皮损数目较少者。

4. 其他 据报道，口服氯喹 0.25～0.5g/d，治疗本病有效；皮损数目较少者，皮损内注射曲安奈德也能使之消退。

进行性掌跖角皮症（progressive palmoplantar keratoderma）

进行性掌跖角皮症是弥漫性非表皮松解性掌跖角皮症的变型，为常染色体显性遗传。男女发病之比为1∶9。

【临床表现】 从婴儿期就出现掌跖部角质增厚，以后症状逐渐加重，范围逐渐扩大可达数年之久，有时直至30余岁时才停止发展。掌跖角化过度通常较轻，呈现弥漫性，而手足的侧缘及背面角化却总是很明显存在，四肢也可不规则地出现角化过度斑片，呈现青灰色。而甲受累不常见。

【预防及治疗】 同弥漫性掌跖角皮症。

第二节 性别差异不明显的疾病

毛囊角化病（keratosis follicularis）

毛囊角化病是一种少见的，以表皮细胞角化不良为基本病理变化的慢性角化性皮肤病。是一种常染色体显性遗传病，表现为散发的丘疹鳞屑性皮损，伴有结痂、瘙痒和难闻的气味，导致毁容。皮损也可累及甲部和黏膜。疾病常常终身存在。患者通常小于20岁时发病，男女比例相仿。

【病因及发病机制】 常染色体显性遗传。常见的突变位点位于12q23－q24，外显率>95%。在Ca^{2+}－ATP酶异构体2（SERCA－2）上有一组不同的突变位点。疾病常常在夏天加重，炎热和潮湿是加重疾病的主要因素，UVB、机械性损伤、细菌感染常常也是加重疾病的因素，发病常和情绪失调相关，患者偶尔伴有智力减退。

【临床表现】 常常隐匿，在致病因素作用下，起病突然，伴有严重的瘙痒，也通常有痛感。皮损为多发的、散在的、痂屑的、瘙痒性丘疹，当痂屑被去掉后，可见裂隙状的开口。皮疹常常融合成增生性的疣状斑块，并伴有恶臭，特别在间隙部位。好发于皮脂溢出的部位，如胸部、背部、双耳、鼻唇沟、前额、头皮、腹股沟。头发不受累，但因广泛的头皮受累可常引起持久性斑秃。甲板变薄，远端分离，还可表现为特征性的V字扇形改变。皮损常在夏季加重，病人有对光敏感，可因严重日晒而诱发病损。本病实际上不是一种毛囊性疾病，可由某些缺乏毛囊的部位，如掌跖口腔黏膜可以发病的事实得到证实。

【组织病理】 本病的特征性病理改变为：可在棘层（圆体）和角质层（谷粒）发现嗜酸性的角化不良细胞。还可在基底层细胞上方发现棘层松解，甚至裂隙形成，真皮乳头向上增生，伴有表皮角化过度。口腔黏膜损害的组织象与皮损相似，也有角化不良和隐窝，但一般无典型的圆体形成。

【诊断与鉴别诊断】 可根据家族史、临床表现和病理检查来作出诊断。需要与脂溢性皮炎、暂时性棘层松解性皮病、家族性慢性良性天疱疮和落叶性天疱疮相鉴别。

【预防与治疗】

1. 局部治疗 对炎症皮损的局部治疗包括外用糖皮质激素霜或软膏，对陈旧性、角化性皮损也可外用水杨酸、煤焦油或硫磺软膏等，0.1%维A酸霜封包治疗数月可使皮损消退；对局限、顽固、肥厚性皮损，可考虑激光或手术切除。

2. 系统治疗 近20年来已逐渐用维A酸类药物替代维生素A治疗。常用的维A酸类药物有异维A酸、阿维A酯及其主要代谢产物阿维A。用阿维A酯50～75mg/d治疗可迅速控制皮损，以后逐渐减量改用维持量25~30mg/d。应用异维A酸每日10~20mg/d、阿维A25～30mg/d，或维胺酯25～50mg，每日3次也能奏效。

汗孔角化症（porokeratosis of Mibelli）

汗孔角化症是一种较少见的慢性遗传性的进行性角化性皮肤病。以边缘堤状疣状隆起、中央轻度萎缩为特点。本病男性较多见，初发于幼年期，但也有起于成年者。

【病因及发病机制】 本病属常染色体显性遗传，可在一个家族几代成员中发病，但也有无遗传证据而散发于人群者。我国有研究者将浅表播散型汗孔角化症的致病基因定位在12q23.2－24.1染色体上。

【临床表现】 皮损开始为一小的角化性丘疹，缓慢地扩展，形成边缘堤状角质性隆起、中心部分皮肤干燥光滑而有轻度萎缩的环形、地图形、匐形性或不规则形的边界清楚的灰色或棕色斑片。皮损形态不一，可从细小的角化性丘疹直至巨大疣状隆起。数目也因人而异，从单个至百余个不等。

皮损好发于四肢、颜面、颈、肩部及外阴，也可累及头皮及口腔黏膜，不同部位的皮损有不同的临床表现，位于受压或磨擦部位皮肤增厚处者，堤状角质性隆起的边缘特别显著；位于趾间者类似鸡眼；位于面部等皮肤娇嫩处，其角化和萎缩均轻；位于口腔黏膜者边缘浸渍，呈现乳白色升高的条索；位于阴茎者可产生糜烂性龟头包皮炎。一般无主观症状。皮损往往持续存在，趋向缓慢和不规则的进展。汗孔角化损害易于恶变，恶变大多发生在线状型，且大多数在下肢。

本病除了经典斑块型汗孔角化症（常为单个或仅数个孤立性角化损害，主要分布在手足、前臂和股部等处）外，还有一些异型，主要有浅表播散型、单侧线状型 、播散性浅表性光线性汗孔角化症、显著角化过度型、炎症角化型 、掌跖泛发性型、点状汗孔角化症。

【组织病理】 若病理取材来自皮损周围高起的角化过度嵴处，镜下该嵴呈现充有角蛋白的凹陷，其以某种角度向下方深部伸展。在充有角蛋白的凹窝部中央，有一角化不全角化柱，即圆锥形板层，此为本病最有特征的组织象。在板层内，角质细胞呈现同质性并有嗜碱性固缩核，其下方的表皮，角质形成细胞排列不规则，空泡化，颗粒层缺如。皮损中央部的表皮棘层萎缩，但也可呈现正常厚度（偶有肥厚），真皮可见非特异性血管周围慢性炎性细胞浸润。

【诊断与鉴别诊断】 本病根据临床表现，一般诊断不难，必要时可做活检证实，因本病的组织病理象有诊断价值。

本病需与扁平苔藓、萎缩性硬化性苔藓、病毒疣、光线性角化症、疣状表皮痣、Bowen病以及穿通性弹性纤维病相鉴别。

【治疗】

1. 局部治疗 可外用10%水杨酸软膏或0.05%～0.1%维A酸软膏。外用氟尿嘧啶封包治疗是一种简单而有效的方法。

2. 系统治疗 内服阿维A酯、阿维A或异维A酸有效，但在停药后趋向复发。对疑与日晒有关的患者可试服氯喹治疗。

3. 对局限性皮损可用CO_2激光、电灼、液氮冷冻治疗。对播散型患者应定期随访，遇有在角化斑基础上发生增殖损害时应及时取活检，一旦有癌变趋势应手术切除。

弥漫性掌跖角皮症（diffuse palmoplantar keratoderma）

弥漫性掌跖角皮症为掌跖弥漫、表面平滑的角化斑块，幼年（多在3岁内）发病。

【病因及发病机制】 属常染色体显性遗传，可见于所有种族中。本病的致病基因是位于12q11－13，是角蛋白Ⅱ基因所在的位置。

【临床表现】 轻者仅有掌跖皮肤粗糙，严重时掌跖出现弥漫性斑块状、边缘清晰的角质增厚，表面光滑、色黄、酷似胼胝，或呈现疣状增厚，足弓一般不受累，常可因皮肤弹性消失而发生皲裂和引起疼痛，造成手足活动困难。局部一般无炎症，但因常伴有多汗症而引起浸渍的外观。角化过度损害可延伸至掌跖侧缘或手足背。甲板也常增厚而呈现浑浊状。皮损对称分布，角化损害持续终生而不愈。部分患者可合并鱼鳞病或其他先天性异常。

【组织病理】 组织象为非特异性，包括表皮显著的角化过度，颗粒层增厚，棘层肥厚和真皮上部轻度炎症细胞浸润。

【诊断与鉴别诊断】 根据患者幼年发病，常有家族史以及皮肤呈现胼胝状等特点。需与胼胝或胼胝性湿疹相区别，除发病年龄不同外，皮损在胼胝仅局限于受压力或磨擦部位，而在胼胝性湿疹则有炎症和瘙痒症状。

【预防与治疗】 治疗原则为减少角质层增厚，润滑皮肤，预防皲裂，减少压力和磨擦，以局部治疗为主。

1. 局部治疗

(1) 角质松解剂：可外用10%～20%水杨酸软膏，10%～20%尿素软膏外用或用30%尿素溶液浸泡有时也有效。

(2) 外用0.1%维A酸霜及糖皮质激素软膏，最好采用晚间封包治疗，也有角质剥脱的效果。

2. 系统治疗　一般认为，在服维A酸类药期间角化肥厚损害会有所减轻，但停药后即复发。

剥脱性角质松解症（keratolysis exfoliativa）

又称层板状出汗不良（dyshidrosis lamellesa），是一种掌跖部角质层浅表性剥脱性皮肤病。

【病因及发病机制】 尚不能肯定。Mac Kee等认为属于一种癣菌疹，但许多患者并无真菌感染灶；Becker等认为本病是一种先天性疾病，多汗症可能是一种诱因。

【临床表现】 本病主要累及掌跖部，偶尔也可见于手、足背侧，对称分布，皮损初起为针头大白点，由表皮角质层与下方松离形成，无炎症变化，并逐渐向四周扩大，类似疱液干固的疱膜，容易自然破裂或轻撕剥成为薄纸样鳞屑，其下方皮肤正常。皮损不断扩大，新鳞屑区发生，最终融合成整片可剥脱的鳞屑，无瘙痒感。本病易在暖热季节复发，往往合并局部多汗。

【诊断与鉴别诊断】 根据皮损只有鳞屑而无水疱形成及炎症变化，不痒及分布部位的特点，诊断不难。应与癣菌疹、汗疱疹、接触性皮炎、掌跖部湿疹等相鉴别。

【预防与治疗】 本病治疗较困难，但病程轻数周后常可发生自然缓解。

外用焦油制剂常可产生较满意的结果，如5%煤焦油凝胶等。用12%乳酸铵洗剂也常有效；低浓度的角质剥脱剂或温和的润滑剂也有一定的效果，对长期不愈者肌注小剂量曲安奈德（20～30mg）常可使病情缓解；袁维祜（1990）报告用中药苦参、黄柏、白藓皮、苍术各30g煎水浸泡手足，每日2次，每次30～40分钟，共治疗30例，结果有24例获得痊愈。

进行性对称性红斑角皮症（progressive symmetric erythrokeratodermia）

又称对称性进行性先天性红皮症（erythroderma congenitalis progressive symme－trica）。常在1岁以内发病，但少数也可在成年发病，男女患病无明显差异。

【病因及发病机制】 与遗传有关，属常染色体显性遗传，有研究显示致病的突变基因位于

1q21 上，其为编码兜甲蛋白基因。

【临床表现】 开始为双侧掌跖部发生弥漫性红斑及角化过度损害，附有片状鳞屑，皮损逐渐扩大累及手背、肩、颈、颜面、臀部及腔口周围，均为片状潮红浸润性肥厚斑片、覆有糠秕状鳞屑，指（趾）甲增厚失去光泽，皮损在青春期波及范围最广，以后可逐渐消退。病程经过缓慢，常呈现进行性，冷、热、风等环境因素或情绪波动可为发病或病情加重的诱因。患者的一般健康不受影响。

【组织病理】 表皮角化过度，伴有角化不全，棘层明显增厚，真皮有不同程度的非特异性炎症细胞浸润。

【预防与治疗】 局部外用含糖皮质激素的 0.1% 维 A 酸软膏、20% 尿素霜、10% ~20% 水杨酸软膏、喜辽妥软膏等。内服阿维 A 酯每日 1 ~ 2mg/kg 或阿维 A 0.5mg/(kg · d)，维生素 E 0.3 ~0.6g/d。

鱼鳞病（ichthyosis）

为一组遗传性疾病，临床特点为皮肤鳞屑的过度堆积，其严重程度从轻微、无症状的皮肤改变至危及生命。

【诊断要点】

1. 寻常型鱼鳞病 ①为该组疾病中最常见的临床类型，临床上常表现为轻度泛发的角化过度、皮肤干燥、鱼鳞状鳞屑，下肢尤其明显，而腋窝、肘窝、腘窝、颜面一般不受累，常伴发毛发角化症及特应性疾病（atopy）；②其发病年龄 3 ~ 12 个月，男女发病率均等；③为常染色体显性遗传性疾病。

2. 性联遗传性鱼鳞病 ①仅见于男性；②出生后不久即发病，为 X 染色体性联遗传性疾病，基因位点位于 Xp22.32，因类固醇硫酸脂酶缺乏所致；③皮疹为大片黏附性污秽的棕色鳞屑，主要累及后颈部、躯干、四肢伸侧，肘窝、腘窝、颜面也可波及，但常无掌跖受累；④50% 成年男性患者出现逗点状角膜浑浊，部分女性携带者亦可出现类似改变。

3. 板层状鱼鳞病 ①出生后发病，全身被一层胶样薄膜包裹，类似胶样婴儿，数周后胶样薄膜脱落，出现全身红皮及睑外翻、唇外翻；②儿童及成人则表现为大片棕色厚痂，尤以四肢明显，屈侧可受累，关节周围可出现疣状角化过度，掌跖角化，皲裂，红皮较婴儿期加重；③为罕见的常染色体隐性遗传性疾病，基因位点位于 14q11、2q33 -35，转谷胺酰胺酶 1 活性降低或缺乏与本病有关。

4. 表皮松解性角化过度鱼鳞病 也称大疱性先天性鱼鳞病样红皮病。① 出生时或出生后不久出现泛发或局限性水疱，随着时间的推移，全身皮肤逐渐增厚，呈角化性及疣状外观，四肢屈侧和皱襞处、肘膝部尤为明显，可散发出异味；②常伴掌跖角化过度、甲受累，口腔黏膜无改变；③可反复出现水疱，也可只表现为局限性的线状疣样损害；④ 为常染色体显性遗传性疾病，角蛋白 1/10 表达与本病有关。

5. 局限性线状鱼鳞病 ①常染色体隐性遗传性疾病，出生时或生后不久即出现，为板层状鱼鳞病的变异型；②头面部弥漫性红斑及脱屑，呈脂溢性皮炎样改变；③躯干、四肢泛发的游走性环状、多环状红斑及鳞屑，周边为“双边”鳞屑；④皮损约 1 周发展至最大直径，并开始消退，夏季几乎恢复正常。

6. 胶样婴儿：为板层状鱼鳞病的婴儿期改变，患儿出生时即被一层半透明的羊皮纸样薄膜包裹，数周后薄膜脱落，导致体温调节障碍及并发感染的危险性增加。薄膜脱落后的皮肤呈湿润的鲜红色，愈后恢复正常，或出现板层状鱼鳞病及其他型鱼鳞病的改变。

7. 重型胶样婴儿 为鱼鳞病的最严重形式，皮肤在子宫内即受累，形成厚的、角质性、盔甲样板片包裹全身，表面被横行的深沟或裂隙分割，伴眼及口唇外翻，耳缺如或发育不全，常发生死胎或生后不久即死亡。据报告，部分患儿经积极治疗后，生存期超过9年。本病为隐性遗传性疾病，存在原张力细丝聚集蛋白向张力细丝聚集蛋白转换缺陷，后者为角质蛋白的重要成分之一，角蛋白6/16在表皮中的异常表达也与本病有关。

8. 获得性鱼鳞病 寻常型鱼鳞病样损害可出现在某些系统性疾病的任何年龄的患者，如霍奇金病患者。皮疹可在其他疾病出现后数周至数月才表现出来，它可能是一种主要症状，其他系统性疾病包括淋巴瘤、多发性骨髓瘤等。甲状腺功能减退的患者，躯干四肢也可发生细碎脱屑，鱼鳞病样疹也见于结节病、AIDS、红斑狼疮、药物反应（如烟酸）等，也可为某些综合征（如Refsum综合征、Sjogren－Larsson综合征）的皮肤表现之一。

9. 其他少见类型 包括豪猪样鱼鳞病（ichthyosis hystrix of Curth and Mackin）、Siemens大疱性鱼鳞病（ichthyosis bullosa of Siemens），二者临床表现类似于表皮松解性角化过度鱼鳞病。环状表皮松解性红斑：多见于屈侧和间擦部位，出生时或出生后数月出现，表现为间歇性脱屑和水疱，青春期可缓解，遗留较厚的角化性损害和脱屑。

【辅助检查】

1. 组织病理 各型鱼鳞病的病理改变主要见于表皮颗粒层，表现为颗粒层减少、缺乏、增厚、变性等。

2. 类固醇硫酸脂酶分析、染色体检查有助于性联遗传性鱼鳞病的诊断。

3. 对获得性鱼鳞病患者，应探查原发病。

【治疗方案】

1. 局部治疗

（1）润肤保湿剂：适用于各型鱼鳞病的治疗。① 冷霜、凡士林等，外用后可在角质层表面形成一层“油膜”减少水分丢失；②尿素或尿囊素霜，帮助角质层储存水分而起到保湿作用；③ 润肤皂或润肤液洗浴。

（2）角质溶解剂：包括10%尿素软膏、或5%乳酸及20%丙二醇霜等。根据皮肤干燥和鳞屑厚薄程度可使用不同浓度的水杨酸制剂，但大面积使用要谨防水杨酸中毒。角质剥脱剂慎用于红皮病型或大疱型鱼鳞病急性期，也不适用胶样婴儿。

（3）维A酸制剂：0.05%他扎罗汀凝胶、0.1%维A酸霜，对表皮松解性角化过度鱼鳞病的角化过度、疣状外观且比较局限性的损害可以外用，但应注意此药的刺激性；对掌跖角化过度性损害，外用时最好联合尿素软膏或中、弱效皮质激素软膏，每晚封包1次。

（4）卡泊三醇：据报告，用于板层状鱼鳞病及大疱性红皮病型鱼鳞病，每日2次，12周可获明显改善。

（5）他克莫司：个案报道显示，0.1%他克莫司软膏治疗局限型线状鱼鳞病疗效明显，每天外用2次，2周后可收到良效。

（6）12%乳酸铵洗剂：Soanclemente等用该制剂治疗1例大疱型鱼鳞病（Siemens），用药2个月皮肤角化明显改善，5个月后水疱消失，但停药后易复发。

（7）抗生素软膏：并发感染时，根据药敏试验结果选用敏感抗生素油膏。

2. 系统治疗 严重类型的鱼鳞病包括板层状、红皮病型、表皮松解角化过度型鱼鳞病及胶样婴儿应联合系统治疗。

（1）阿维A：0.5mg/(kg·d)，是重型鱼鳞病的治疗选择，Lacour等治疗29例患儿，仅3例患者反应较差，且未发现不可逆的不良反应。

（2）异维A酸：2mg/(kg·d)，疗程平均20周，对板层状鱼鳞病及红皮病型鱼鳞病均有良好的治疗作用，且耐受性好。

（3）其他治疗：对于胶样婴儿，出生后即应置于保育箱内，严格监测温度、湿度，注意水、电解质及营养支持等，有感染时应用抗生素治疗；国内有人报告用青霉素 10 万 U，肌注每日 2 次，同时外用1%龙胆紫，3 天后病情明显好转。

（王洪生　李晶冰　崔盘根）

第六章　红斑鳞屑性皮肤病

第一节　女性多发的疾病

多形性红斑（erythema multiforme）

本病为急性皮肤炎症疾患，皮疹多形，常伴黏膜损害。重症型有严重的黏膜和内脏损害。本病春秋季好发，女性多于男性，以 10～30 岁年龄组发病率最高。

【病因及发病机制】　病因不明。目前认为是抗原－抗体变态反应。变应原包括各种细菌、病毒特别是单纯疱疹病毒、真菌、原虫、支原体、药物、疫苗、结缔组织病、各种肿瘤、红细胞增多症、传染性单核细胞增多症、性病性淋巴肉芽肿、钩虫病及其他（妊娠、月经、放射线、饮食等）。

【临床表现】　前驱症状有头痛、低热、四肢倦怠、食欲不振和关节、肌肉疼痛，部分病例有扁桃体炎和上呼吸道感染。可有瘙痒和疼痛，特别是在口腔中的损害。皮疹多形性，有红斑、丘疹、水疱、大疱、紫癜、风团等。按皮疹特点，临床上可分为斑疹－丘疹型、水疱－大疱型和重症型。

1．斑疹－丘疹型　最常见。初起为水肿性红斑或淡红色扁平丘疹，圆形、稍隆起，境界清楚，对称分布四肢，皮疹呈现离心性扩大，可达 1～2cm 直径。充分发展后的红斑，中央部位凹陷，其色较边缘略深，呈暗红色或紫红色，有时中央为一水疱或紫癜，形成虹膜状损害。自觉瘙痒。黏膜受损轻，无显著全身症状，病程为 2～4 周。

2．水疱－大疱型　水疱、大疱发生于红斑基础上或具有红晕，有时为血疱。常有黏膜损害和显著的全身症状。口腔黏膜，尤其颊黏膜和唇可发生充血、糜烂、丘疹与水疱。外阴部、包皮、尿道口、阴唇、阴道黏膜亦可发生潮红、丘疹、糜烂和浅溃疡。眼可发生结膜炎，少数侵犯角膜和巩膜。全身症状有关节痛、发热、蛋白尿、血尿和血沉增快等。

3．重症型　又称 Stevens－Johnson 综合征，是多形红斑中的严重型，50%的患者与药物使用有关；但病因还尚未明确，认为该病是细胞毒性免疫所致，该细胞毒性免疫针对表达外来抗原（药物有关的）的角质形成细胞并导致其损伤，表皮损伤是基于细胞凋亡的诱导。患者全身情况严重，短期内进入衰竭状态，脉搏细弱，呼吸快，可发生虚脱、昏迷和抽搐。皮肤损害常为水肿性红斑、水疱、大疱、血疱和淤斑等，广泛地分布于身体各处。有时皮疹数目不多，但黏膜损害广泛而严重，口腔、鼻、咽、眼、肛门和呼吸道黏膜广泛累及，发生大片糜烂和坏死，出现严重毒血症状，患者可伴发支气管肺炎、消化道出血、关节炎、心包炎、脑水肿和肝、肾损害等而死亡。眼损害是严重的，发生率高，据 Abby 统计为 91%。眼损害包括角膜炎、角膜溃疡、虹膜炎、膜粘连、浆脓性结膜炎，后者常使上下睑黏结一起，眼损害可造成视力减退以至失明。本型常见于儿童，男性多于女性，病程 3～6 周，若不及时抢救可死亡，死亡率为 5%～15%。

【组织病理】　分真皮型、表皮型和表皮真皮混合型 3 型变化。

1. 真皮型 真皮乳头显著水肿，可形成表皮下水疱。真皮上部有显著的血管炎改变，血管周围有淋巴样细胞浸润，混有中性和嗜酸性粒细胞。

2. 表皮型 早期表皮内多数角质形成细胞变性、坏死，胞质呈淡伊红色，核固缩和消失，严重者基底细胞发生液化变性，引起表皮和真皮分离。其上方表皮可发生大片坏死，仅角层完好。有时表皮上部严重而下部较轻，形成表皮内裂隙，类似中毒性表皮坏死松解症的病理变化。

3. 表皮真皮混合型 此型最常见。沿着表皮真皮连接部，毛细血管周围有淋巴样细胞浸润。基底细胞液化变性后形成表皮下水疱，同时表皮内见少数角质形成细胞变性、坏死、细胞内水肿和海绵形成，有时形成表皮内小水疱。真皮上部常有红细胞外渗，但无中性粒细胞浸润，核尘和显著的血管炎改变。

【鉴别诊断】

1. 需与斑疹－丘疹型鉴别的疾病 ①冻疮多见于冬季，好发于肢体末端外露部位，不累及黏膜；②玫瑰糠疹：红斑椭圆形，黄红色，边缘不整齐呈锯齿状，斑的长轴与皮纹方向一致，好发于躯干和四肢近端，无黏膜损害，经过慢性。

2. 需与水疱－大疱型鉴别的疾病

（1）疱疹样皮炎：水疱群集、排列呈环状，剧痒，经过慢性，无黏膜损害。病理改变为表皮下水疱，疱内含有多量嗜酸性粒细胞，早期真皮乳头内有中性粒细胞微脓疡。

（2）大疱性类天疱疮：好发于老年人，疱壁紧张，不易破裂，有时为血疱，黏膜损害轻，反复发作，经过慢性。

（3）寻常性天疱疮：疱壁薄，尼氏征阳性，易破裂，形成大片糜烂，病理变化为表皮内水疱，有棘刺松解现象。

3. 重症型需与Lyell中毒性表皮坏死松解症（TEN）鉴别 后者表皮大片松解、萎缩、坏死，呈棕红色烫伤样外观（面积大于30%），尼氏征阳性，表皮剥脱后形成大片鲜红色的糜烂面，有严重的内脏损害，但早期也可出现典型的多形红斑样皮疹，使鉴别困难。目前将该病列入多形红斑，作为重症型中另一类型。

【治疗】

1. 局部治疗

（1）对于炎症反应较轻微、无水疱的皮损可给予具有止痒作用的外用制剂：如① 0.1%依沙吖啶炉甘石洗剂；② 1%酚炉甘石洗剂。均每日外用3~4次。

（2）局限性有水疱而无破溃、瘙痒明显的皮损，可短期外用以下一种糖皮质激素制剂：0.04%醋酸地塞米松搽剂、0.1%曲安奈德乳膏、0.025%氟轻松擦剂或乳膏、0.1%糠酸莫米松霜（商品名艾洛松）等。均每日外用2~3次。

（3）对已破溃、糜烂的皮损，可先用1∶（5000~10000）高锰酸钾溶液或0.5%～1%聚维酮碘（povidone iodine，碘伏）溶液局部湿敷。渗出不明显后可局部外用具有抗菌、消炎的外用制剂，任选一种：①复方泼尼松软膏（内含地卡因、泼尼松和庆大霉素）；② 2%莫匹罗星（mupirocin，商品名百多邦）软膏；③ 0.1%依沙吖啶糊；④ 0.5%呋喃西林软膏等。以上药物均每日外用2~3次。

（4）口腔黏膜损害可用3%硼酸溶液、或3%苏打溶液、或1%过氧化氢清洗，或用朵贝尔液漱口。疼痛剧烈或进食前，可用10%丁卡因或2%利多卡因或2%普鲁卡因溶液含漱。口腔损害较局限者，可局部贴敷口腔溃疡薄膜（内含丁卡因、泼尼松和新霉素）。

（5）眼部损害亦可用3%硼酸溶液或3%苏打溶液或1%过氧化氢清洗，此后局部用醋酸可的松滴眼液、氯霉素滴眼液，每日3~4次，睡前涂以足量金霉素眼药膏或四环素可的松眼药膏，以免眼结膜粘连。

2. 系统治疗

（1）对于轻症和不太严重的多形性红斑，可口服抗组胺药：①咪唑斯汀（商品名，皿治林）10mg/d；②氯雷他定（商品名，开瑞坦）10mg/d；③西替利嗪（商品名，仙特明等）10mg/d；④阿伐斯汀（商品名，新敏立）8毫克/次，每日2次。

（2）病情略严重者，可短期合并应用小到中等剂量糖皮质激素，如泼尼松20～30mg/d，可在上午8时1次口服，皮损消退即可减量、停药。对于较严重者，除给予抗组胺药和糖皮质激素外，可与雷公藤多苷片联合应用，用量通常为60mg/d，分3～4次口服。

（3）对于重症多形性红斑，尤其是出现广泛皮肤黏膜糜烂者，应早、足量使用糖皮质激素。使用剂量通常以泼尼松1～2mg/(kg·d）进行换算，可选用甲基泼尼松龙80mg～0.12g/d，或地塞米松10～20mg/d，加入5%～10%葡萄糖溶液1000～2000ml中静滴。当无新皮疹出现、皮损颜色变暗、糜烂面消失时，糖皮质激素即可减量。大剂量糖皮质激素冲击治疗详见冲击疗法在皮肤科的应用。

远心性环状红斑（erythema anulare centrifugum）

本病为反复发作的慢性红斑，可发生于任何年龄，以青壮年多见，女性多于男性，好发于3～10月，特别夏季为多。

【病因及发病机制】 部分病例与真菌感染或食用污染真菌的食品有关，也有对某些药物过敏，如青霉素、氯喹、羟氯喹等变态反应所致；但多数病例仍原因不明。

【临床表现】 开始为单个或多个水肿性淡红色扁平丘疹，离心性向外扩大，以后皮疹中央消退，边缘略隆起，形成环状或半环状，色淡红或略带黄色，数日后直径可扩至6～8cm，中央消退区仍可有新疹发生，形成双环形或多环形或相互连接构成地图状。经1～2周后皮疹消退，局部留下色素沉着，环之边缘可附有鳞屑、小水疱、毛细血管扩张和紫癜。皮疹常分布于四肢和躯干。由于皮疹周期性反复发作，病程可持续数年。

【组织病理】 ①浅表型：炎症细胞局限于真皮浅层血管周围。表皮有轻度海绵形成、小水疱和灶性角化不全；②深在型：真皮中下部血管周围有境界清楚呈现袖套状分布的炎症细胞浸润，主要为淋巴细胞、少数单核细胞和嗜酸性粒细胞。

【鉴别诊断】 ①结核样型麻风：红斑发展缓慢，边缘有鳞屑和小丘疹，有感觉障碍和浅神经增粗，病理为结核样肉芽肿变化；②体癣：红斑形态不规则，边缘部有丘疹、小水疱和鳞屑，痒显著，真菌检查阳性。

【预防与治疗】 以除去病因和对症治疗为主。可外用中至强效糖皮质激素。短期口服糖皮质激素，如泼尼松20～30mg/d，亦可联合使用雷公藤制剂。有报道，口服碘化钾治疗亦有一定疗效。

匐行性回状红斑（erythema gyratum repens）

本病为一种少见红斑症，又称持久性回状红斑。红斑排列成特殊形态。好发于中年女性。

【病因及发病机制】 病因不明，可能为内脏肿瘤的皮肤表现，因患者通常合并内脏癌肿，如乳癌、咽部癌、卵巢癌、霍奇金淋巴瘤等。

【临床表现】 初起为小丘疹，离心性扩大形成环状，环中央不断发生新疹形成同心环。皮疹相互连接构成脑回状、水纹状等各种奇异的形态。环边缘略隆起呈鲜红色或紫红色，其内缘常附有鳞屑，环消退后留色素沉着。皮疹好发于躯干部，最后遍及全身。自觉症状有不同程度瘙痒以及伴随内脏癌肿的其他症状。

【组织病理】 无特异性改变。表皮细胞内水肿和轻度海绵形成。真皮内血管周围有单核细胞浸润，有少数嗜酸性粒细胞与嗜黑素细胞。

【预防与治疗】 主要是治疗并发的肿瘤和对症处理。

自身免疫性环状红斑（autoimmune annular erythema）

自身免疫性环状红斑究竟为红斑狼疮等自身免疫性疾病的皮肤表现，还是新的独立疾病，尚无一致意见。多见于中年以后女性。一般无严重内脏损害，预后良好。实验室方面，血沉快，白细胞数减少，血清 IgG 增高，类风湿因子可为阳性，抗核抗体通常阴性。

【临床表现】 始为小片水肿性红斑，扩大后红斑中央消退，形成环状，内侧附少量鳞屑，相邻皮疹形成多环状、回状、皮疹数目多少不等，分布于面部、胸、背部及四肢，经 2～4 周消退，留暂时性色素沉着。皮疹可反复发作，部分病例病程长达数年。

【组织病理】 皮肤组织学变化类似红斑狼疮，但不典型。

【预防与治疗】 积极寻找和治疗原发性疾病，可短期口服糖皮质激素，如泼尼松 20～30mg/d，亦可联合使用雷公藤制剂。有报告应用羟氯喹治疗有效，治疗 4 周后皮疹消退。

回状单纯红斑（erythema simplex gyratum）

本病为淡红色至鲜红色不规则形细环状红斑。好发于青年，女性居多。

【临床表现】 始为淡红色小丘疹，离心性扩大形成环状，环边缘狭细如线，不隆起皮面，无浸润，环中央为正常皮色。以四肢多见，无自觉症状或有轻痒，于 1～2 天内皮疹不留痕迹地消失，但新疹可陆续发生，病程长达数月至数年。

【组织病理】 真皮乳头血管扩张，有少量淋巴细胞浸润。

【预防与治疗】 同远心性环状红斑。

持久色素异常性红斑（erythema dyschromicum perstans）

本病由 Salvador 于 1957 年首先进行临床描述，1961 年 Convit 等将其称为持久性色素异常性红斑，又称灰皮病（ashy dermatosis）。可发生于任何年龄，但多发于 10～20 岁女性。

【病因及发病机制】 病因不明，有认为是色素性扁平苔藓、持久性红斑、或是 Riehl 黑变病的特殊类型。

【临床表现】 始为散在分布于面部、躯干和四肢的红斑，活动期红斑边缘略隆起或原色素沉着斑边缘绕以红晕，有轻度浸润，呈现离心性扩大，形成环状、多环状或不规则形。本病发展缓慢，有时同一皮损区内同时有色素沉着和色素减退。通常无自觉症状或轻痒。

【组织病理】 早期活动损害可见表皮基底细胞及棘细胞质内空泡形成，进而液化变性，偶见胶样小体。真皮血管周围有淋巴细胞、组织细胞和载黑素细胞浸润。有时真皮内炎症细胞浸润形成带状。晚期损害仅见载黑素细胞的异常聚集。

【治疗】 由于本病较少见，相关治疗的报道不多。可将糖皮质激素、维 A 酸类制剂及多磺酸黏多糖（喜辽妥）按 1∶1∶1 混合后，试用于局部皮损。近有报道，氯法齐明（clofaziminel）对几乎所有病例均有效，治疗 3～8 个月后半数患者可完全治愈。

扁平苔藓（lichen planus）

扁平苔藓是一种原因不明的慢性或亚急性炎症性皮肤病。皮损常为紫红色多角形扁平丘疹，常有口腔黏膜损害。组织病理学有特征性改变。以女性多见，但也有报道男女性别中患病率无显著差别或相反者。

【病因及发病机制】 病因及发病机制至今尚无定论。有遗传、自身免疫、感染、精神神经、药物、慢性病灶、代谢和内分泌等学说。此外，扁平苔藓的发病可能与血管性疾病导致组织缺氧和基底细胞损伤有关。吸烟可能是口腔扁平苔藓的一个因素。

【临床表现】 扁平苔藓的原发性损害为粟粒至绿豆大扁平丘疹，呈多角形、圆形或类圆形，边界清楚。皮损多为紫红色或紫蓝色，也可暗红、红褐、污灰色或正常皮色。有的丘疹表面附有一层光滑发亮的蜡样薄膜鳞屑，亦可见到白色带有光泽的小斑点或细浅的网状白色条纹，称Wickham纹，如在皮疹表面涂擦石蜡油等油类或热敷后，在放大镜下观察显得更为清晰。丘疹密集或散在分布，局限性或泛发，可彼此融合成大小不等形态不一的斑块，并可伴有明显的鳞屑。在斑块的边缘可见散在典型的小丘疹。可有同形反应。皮损可发生于任何部位，但四肢多于躯干，四肢屈侧多于伸侧；躯干部损害位于腰部居多。头皮发疹时可引起呈斑片状永久性脱发，偶可引起弥漫性脱发。

扁平苔藓累及黏膜很常见。其中以口腔黏膜损害最多见，仅次于皮肤。可分为网状、斑块状、萎缩、丘疹、糜烂渗出或溃疡和大疱等类型，以网状型最多见。老年患者以糜烂渗出型最常见。口唇部损害可微有糜烂及渗液，有明显的黏着性鳞屑。口腔扁平苔藓可发生癌变。恶变可能与长期吸烟、酵母菌感染等因素有关。但也有认为扁平苔藓与肿瘤之间并无内在的联系。

生殖器部位也是扁平苔藓的好发部位，男性患者多见于龟头、包皮、阴茎及阴囊；女性则多见于大阴唇内侧、小阴唇、阴蒂、前庭、阴道及子宫颈等。损害与口腔黏膜的病变相似。

甲扁平苔藓的发生率占1%～16%，一般仅累及少数指（趾）甲，偶有全部受累者，常与皮肤和口腔损害同时出现，但可单独发生于甲。有人认为儿童的二十甲营养不良是局限性扁平苔藓的一种异型。病甲常见甲板增厚，亦可甲板变薄，常有纵沟或嵴，少见有进行性萎缩，引起脱甲。可有甲裂缝，尤以中线处裂缝较为多见。少数病例还可见甲下色素沉着，甲板可呈粉红、紫蓝或褐色等黑素甲。

扁平苔藓的自觉症状主要有瘙痒，其程度因人而异，由轻度至几乎是难以忍受的瘙痒。黏膜损害可有烧灼或疼痛感。糜烂或溃疡性损害时，疼痛较重，自觉症状完全缺如者亦非罕见。

根据发病情况、皮疹形态与排列等特点，临床可将扁平苔藓分为19种亚型：急性泛发性扁平苔藓、慢性局限性扁平苔藓、肥厚性扁平苔藓、线状扁平苔藓、环状扁平苔藓、萎缩性扁平苔藓、毛囊性扁平苔藓、钝头性扁平苔藓、大疱性扁平苔藓、类天疱疮样扁平苔藓、点滴状扁平苔藓、红斑性扁平苔藓、掌跖扁平苔藓、光线性扁平苔藓、孤立性扁平苔藓、念珠状红苔藓、Graham－Little－Piccardi－Lassueur综合征、扁平苔藓－红斑狼疮重叠综合征、外阴－阴道－牙龈综合征。

扁平苔藓有自愈倾向，少数病例可在数周内自愈，约50%的病例在9个月内自愈，95%的病例在2年内自愈，7%病例在2年以上甚至数十年内才能痊愈，其中多为肥厚性与较大的环状损害，黏膜扁平苔藓消退尤为迟缓。少数病例的损害消退后还会反复发作。皮肤和黏膜扁平苔藓继发鳞状细胞癌者较为少见，多为病程长特别在出现损害的情况下较易发生。

【组织病理】 表皮角化过度，局灶性呈楔形颗粒层增厚，棘细胞层不规则增厚，基底细胞液化变性及真皮上部以淋巴细胞为主的带状浸润，是诊断扁平苔藓的重要依据。表皮下部可见直径为20μm，HE染色为均一嗜伊红性圆形变性的胶样小体。有些类型的扁平苔藓，除有上述病理变化外，还有其各自的特征。黏膜扁平苔藓的病理变化与皮肤病变基本相同。多数病例常呈现角化不全，出现颗粒层及表皮通常变薄。有时可见溃疡，是水疱破裂或上皮坏死所致。

【诊断与鉴别诊断】 可根据扁平苔藓的皮疹形态、发病部位及皮疹排列的特异性，结合组织病理检查来诊断典型扁平苔藓。不典型者还需与皮肤淀粉样变 、神经性皮炎、扁平疣 、结节性痒疹、银屑病、药疹、硬化性萎缩性苔藓、线状苔藓 、黏膜白斑病等相鉴别。

【预防与治疗】 避免搔抓，对可能激惹本病的因素应避免。

1. 局部治疗

（1）皮损局限的肥厚性皮损，可外用糖皮质激素局部治疗，用超强或强效糖皮质激素封包疗法效果更好。亦可将糖皮质激素与0.1%～0.3%维A酸软膏或0.1%异维A酸软膏混合后局部外用。对顽固性皮损和持续性口腔黏膜溃疡者，可局部注射糖皮质激素，如曲安奈德或复方倍他米松与利多卡因等量混合后，皮损内注射。

2. 系统治疗

（1）对症治疗：对瘙痒者可给抗组胺剂、镇静及止痒剂等。

（2）糖皮质激素：一般用小或中剂量泼尼松（每日15～20mg）口服，症状缓解或皮疹消退后可逐渐减量停药。

（3）维A酸：一般用阿维A酯或阿维A或异维A酸，常规剂量，分次口服，连服3～4周，无效停用。

（4）环孢素A：是一种强效免疫制剂，可用于常规治疗无效的顽固性扁平苔藓。每日3～6mg/kg口服，一般2～4周内开始见效，效果较好。勿与非甾体类抗炎药同时使用。环孢素A口腔含漱（每日1～5ml，每毫升含0.1g）治疗口腔扁平苔藓有效。

（5）氨苯砜：可抑制浸润细胞内的髓过氧化物酶和肥大细胞释放炎症物质，每日50mg～0.2g，分次口服。

（6）氯喹：0.25g，每日2次口服，共2周，以后改为0.25g，每日1次口服，连服1～3个月。对光线性扁平苔藓和扁平苔藓甲病更佳。

（7）雷公藤多苷片：每日0.5～1mg/kg口服，对口腔扁平苔藓有一定疗效。

（8）光化学疗法（PUVA）：采用PUVA治疗扁平苔藓可收到良效，具有疗效较高及复发率较低而无需再用维持量来巩固疗效的特点。

（9）其他：激光治疗、放射线治疗等对肥厚型扁平苔藓有良效。冷冻治疗可用于口腔扁平苔藓的治疗，外科治疗可用于溃疡性、肥厚性、癌变者及口腔黏膜持续性糜烂病变者。

线状苔藓（lichen striatus）

患者多数为儿童。皮损由苔藓样小丘疹组成，呈线状排列，常分布于一侧上肢或下肢。起病突然，多在1年内自愈。多在5～15岁之间发病，但亦可发生于婴儿及成人，女略多于男。

【病因及发病机制】 尚不清。可能与脊髓神经功能障碍、末梢神经对外来刺激的反应性增强、外伤或局部受压等因素有关，也可能为发病的诱因。

【临床表现】 初发疹为针头大或赤豆粒大小的苔藓样丘疹，呈多角形或圆形，顶部扁平，红色或灰白，发亮，表面附着少量灰色鳞屑。丘疹迅速增多，群集后便互相融合，呈连续或断续的线状排列，线条宽0.2～3cm不等。本病发疹突然，进展迅速，多数在数日或数周内可达最高峰。发病多为单侧性，偶见双侧者。线状排列的皮疹可仅有一条，亦可数条，互相平行排列。本病多无自觉症状，偶有瘙痒或轻度疼痛感。病程慢性，持续时间为4周～3年，平均为9.6个月。愈后皮肤恢复正常或遗留暂时色素减退斑（约占50%）。个别病例可复发。

【组织病理】 主要变化是深浅血管周围有炎症细胞浸润，主要由淋巴细胞和组织细胞组成，偶见浆细胞，表皮细胞内和细胞间水肿，伴有不同程度的角化不全。陈旧性损害较易出现苔藓样的改变。

【诊断与鉴别诊断】 根据皮疹特点，发疹部位，无自觉症状及较为有特征的皮肤病理改变进行论断。但需与线状扁平苔藓、带状银屑病、神经性皮炎、单侧性疣状痣进行鉴别。

【预防与治疗】 因能自然痊愈，又无明显自觉症状，一般不需给予治疗。外涂糖皮质激素软膏或紫外线照射有一定疗效。

黑色丘疹性皮病（dermatosis papulosa nigra）

本病病因不明，可能是表皮痣的一种类型。均见于黑人，以7岁至青春期最为多见。本病女性的发病率远较男性为高。有人认为本病的发生可能与遗传因素有关。

【临床表现】 皮损形如扁平疣，为圆形针头至绿豆大之扁平丘疹，散在分布，黑色或棕黑色，表面光滑，触之柔软。好发于额部、颧骨部及颊部上方。女性病例在绝经期损害增加。多无自觉症状，偶有轻度瘙痒。

【组织病理】与脂溢性角化病的组织象相似。表皮角化过度，棘层不规则增厚，基底层色素明显增多。大都表现为棘层肥厚型，细胞以鳞状细胞为多，仅少数为基底样细胞，常见角囊肿。偶见以双层基底样细胞束组成的网状型或腺样结构。

【诊断与鉴别诊断】 根据在黑种人中发病，面部有黑色扁平小丘疹，结合病理变化诊断不难。但需与扁平疣、老年疣、老年性角化病等进行鉴别。

【预防与治疗】 一般不需治疗。皮疹数量少时可以刮除，激光治疗或液氮冷冻治疗均可应用。

连圈状秕糠疹（远山）[pityriasis circinata (Toyama)]

1906年，日本学者远山以“一种褐色圆形脱屑性皮肤病”为题首先报告6例患者，同年6月，松浦以“正圆形秕糠疹（pityriasis rotunda）”又报告有相同症状的10例患者，后被命名为远山连圈状秕糠疹（pityriasis circinata，Toyama）。至1960年，日本报告本病的患者数已超过150人。此后，伊藤和田中又报告24例本病患者，其中5人同时伴有寻常型鱼鳞病，故提议命名为正圆形后天性假性鱼鳞病（pseudo－ichthyosis acquisita en tachescir cinaires）。此前所报告的病例均为日本患者，从1964年起，印度、南非、韩国、蒙古、美国、埃及、以色列、英国、坦桑尼亚、意大利等国家陆续发现和报告了本病，报告中白人和黑人患者仅为少数，大多为棕色人种。国内报告不足10例。

【病因及发病机制】 关于本病的确切病因，目前尚不十分清楚。即往曾认为，本病的发病可能与感染、营养障碍等因素有关，但均不能在大多数患者中得到证实，现已基本被否定。根据近10多年的研究结果，特别是家系调查研究，目前倾向于认为本病可能与遗传有关。意大利学者Aste等报告42例本病患者中29例（69%）有家族史，29例分属于12个家庭，其中由父亲遗传给子女者13例，由母亲遗传给子女者4例，兄弟或姐妹患病者12例，一个家族两代中最多有6人发病。Crimalt等报告一四代的家系调查，其三代中有6人发病，均缘自祖母的遗传。Guberman等报告一家系3例发病，由父亲遗传给子女。国内3篇报告中2篇有家族史，华金风报告一家系内3人发病，系母亲遗传给2个女儿，先症者双小腿伸侧有轻度鱼鳞病皮损。张宏图报告一对孪生姐妹和其弟3人先后发病。另外，在国内外报告的本病患者中（包括本例）有相当一部分同时伴有先天性鱼鳞病、寻常型鱼鳞病及鱼鳞病样皮损。Alberti等曾对一本病患者的家族成员进行检测，结果该家族所有成员的HLA-32 B40 CWl和DR2均呈单倍型，这些结果均提示本病可能与遗传有关。上述的一些家系调查的结果也表明，本病比较符合常染色体显性遗传的发病规律。

【临床表现】 患者中女性多于男性，约为10∶7。日本患者发病年龄以20~40岁者为多，但Aste等报告的42例意大利患者中，第一块皮损大多出现在3~7岁，高峰在5岁左右，经过12年随访发现，33%患者通常在14岁以前病情处于活动期。43%患者的病情可自然缓解，60%患者的皮损在16~20岁消失，18%患者的皮损在青春期明显减轻，但不消退。

临床主要表现有特征性皮损，呈圆形、椭圆形或互相融合成花瓣形、连圈状。边界清楚，不高出或略高出皮面。皮损表面干燥、粗糙或有细小皱纹，上覆菲薄的糠秕状或鱼鳞病样鳞屑，黏着而不易剥离，鳞屑呈淡茶色、茶色或淡褐色。同一患者皮损的颜色可浓淡不一。皮损大小不等，文献报告中直径从0.5~28cm不等。皮损数目可从1个到多于100个。皮损好发于腹部和腰部，亦可累及躯干及四肢近端，极少累及四肢远端，日本学者田中曾对182例本病患者进行统计、观察，皮损几乎不发生在头面、阴股部及肘、膝关节屈侧。通常无明显自觉症状，少数人有轻微瘙痒。

虽有学者曾建议将本病分为2型，其根据是人种的肤色、皮损颜色的深浅、皮损数量的多少、有无家族史及是否伴有系统性疾病5个方面，但这5条显然难以将所有患者截然分成2型，故此后10年的文献中未见采纳其临床分型的报告。

【组织病理】 组织学表现为表皮轻微角化过度，颗粒层减少，棘层变薄，基底层可有色素颗粒增多。真皮层正常或浅层血管及附属器周围有少量淋巴细胞和组织细胞浸润。汗腺及皮脂腺无明显改变，这些组织学变化酷似寻常型鱼鳞病，但本病颗粒层虽然减少却并不消失，而寻常型鱼鳞病的颗粒层往往缺如。

电镜下可见角朊细胞中有黑素颗粒和晶体样包涵体，角朊细胞间黏合物质增多，角质透明蛋白颗粒形状和大小正常，并可见多量角朊小体和由其衍化而成的板层。

【诊断与鉴别诊断】 根据皮损的特殊形态，通常不难诊断。本病除需与寻常型鱼鳞病相鉴别外，通过病史、体检及组织病理分析，与麻风、蕈样肉芽肿等所致的假性鱼鳞病及斑块型副银屑病不难鉴别。

【治疗】 关于本病的治疗，文献中大多使用维生素A口服，外用药物有5%~10%硫磺膏，5%水杨酸软膏，20%尿素霜，0.1%维A酸软膏，煤焦油及鱼肝油制剂等。曹元华等报告1例皮损分布广泛、面积较大患者，采用小剂量异维A酸治疗，每日20mg，分2次内服。第10天皮损开始消退，20天完全消退，将异维A酸改为每日10mg，20天后停药，随访5个月未见复发，故认为异维A酸疗效肯定，值得临床应用。

第二节 性别差异不明显的疾病

银屑病（psoriasis）

银屑病男女发病率相当，国内资料显示男性发病率高于女性，但在儿童和19岁前女性占多数。一般说来，银屑病在白种人中较多，其次为黄种人，黑种人较少。为多基因遗传疾病，与银屑病相关的组织相容性抗原（HLA）型主要是HLA-CW6、HLA-B13、-B17、-BW57，其中HLA-CW6最重要。银屑病是一种T细胞介导的疾病，而且为Th1细胞因子谱系的一种应答。

银屑病最明显的异常是角质细胞的细胞动力学改变，细胞循环从311小时缩短到36小时，导致了表皮细胞产量为正常的28倍。触发因素包括：物理性外伤（Koebner现象）、感染（急性链球菌感染等）、应激、药物（系统性糖皮质激素治疗、口服锂、抗疟药、干扰素和β肾上腺素阻滞剂等）和饮酒等。根据临床表现可将银屑病分为：①寻常型银屑病，包括急性点滴型、慢性斑块型、反向型和掌跖型；②银屑病性红皮病；③脓疱型银屑病，包括急性泛发性脓疱型银屑病、掌跖脓疱型银屑病和连续性肢端皮炎；④关节型银屑病。

一、寻常型银屑病（psoriasis vulgaris）

【临床表现】 经典的银屑病皮损是边界清楚的红斑性丘疹，附着银白色鳞屑。鳞屑为层状疏松的，且搔抓后易去除。刮去鳞屑可导致点状出血现象（Auspitz征）。丘疹可长成边界清楚的有层状鳞屑的斑块，并融合成多环或匐行型。可发生于身体任何部位，但有一些经典的好发部位。瘙痒常见，尤其发生于头皮和肛门生殖器的银屑病。指（趾）甲常受累（25%），尤其伴有银屑病关节炎者。甲改变包括点状凹陷、甲下过度角化、甲松离和甲板下黄棕色点，其中甲板下黄棕色点具特异病征性。

急性点滴型：粉红色丘疹，1.0～2.0cm伴或不伴鳞屑，鳞屑可能不明显，但刮后可显现。散在分布的皮损，突然成批发生；常集中于躯干部位，面和头皮较少，不累及手掌足底。点滴状损害可几周内自发消退，但常可复发且可进展为慢性、稳定型银屑病。

慢性稳定型：边界清楚、暗红色斑块，伴有疏松附着的、层状银白色鳞屑。斑块融合形成多环、地图状损害且可部分消退，导致环形、匐行性、弓形皮损。层状鳞屑易去除，而当皮损非常慢性时，它紧密连于下面的炎性浸润性皮肤，导致过度角化形如石棉或牡蛎壳。皮损好发部位：肘、膝、骶臀区、头皮、手掌/足底。通常泛发，有时仅区域受累（头皮）。常对称（好发部位），通常不累及暴露部位；面部很少累及，一旦受累，常为难治性银屑病。

反转型银屑病：由于肛周、生殖器区和身体皱褶部位的温暖潮湿环境，银屑病斑块通常无鳞屑，但亮红且有裂纹。其边界清楚，注意与念珠菌病、接触性皮炎、股癣相鉴别。

【组织病理和实验室检查】

1. 皮肤病理 表皮明显过度增厚（棘层肥厚）和延伸的真皮乳头上方表皮变薄。角质形成细胞、成纤维细胞和内皮细胞有丝分裂增加。角化不全性过度角化（角质层细胞有核），真皮（淋巴和单核细胞）和表皮（多型核细胞）的炎症细胞，形成角质层Munro微脓肿。

2. 血清学 先前有链球菌感染的急性点滴银屑病可见抗链球菌素效价升高。突然发作的银屑病可能和HIV感染有关。HIV高风险患者有必要检测HIV血清状况。50%患者血尿酸增高，常和该病严重程度一致；且患痛风性关节炎的风险增加。当治疗有效时血尿酸水平减低。培养：咽部培养检测A组β溶血性链球菌感染。

【诊断与鉴别诊断】 急性点滴性银屑病应与斑丘疹药疹、二期梅毒、玫瑰糠疹相鉴别。头部鳞屑性斑块应与脂溢性皮炎、石棉样糠疹及神经性皮炎相鉴别。大的地图样斑块应与体癣、蕈样肉芽肿相鉴别。反转型银屑病应与念珠菌病、乳房外Paget病相鉴别。银屑病的甲改变应与甲癣鉴别。

【治疗】 银屑病的治疗，因其类型、皮损的严重程度及分布部位、年龄、有无并发症等因素不同而异。目前主要的治疗策略包括：①最快地控制病情；②维持最长的缓解期；③最大限度地减少药物的副作用。据统计，寻常型银屑病占所有银屑病患者的98%，正确治疗寻常型银屑病非常重要。现主要介绍近年来银屑病治疗的一些进展。

1. 局部治疗 银屑病的外用药治疗，是银屑病治疗的重要组成部分。适用于皮疹较少或局限发病的轻度及部分中度斑块状银屑病患者（受累面积<20%的体表面），具有方便、快效、副

作用小等优点；对于皮疹泛发或长期局部治疗无效的患者，则应联合系统治疗。常用的药物：

（1）焦油类：为矿物或植物干馏提取。由煤提取的属煤焦油，由植物提取的包括松馏油、黑豆馏油等。用来治疗银屑病已有数十年历史。该类物质能抑制DNA合成，减少细胞有丝分裂，发挥抗增生作用，但也有致光敏作用。常用的剂型为0.4%～2%霜剂，也可制成1%～2.5%的香波。以白或黄士林为基质制成的霜剂，焦油浓度为1%～5%疗效较好，最大浓度可达25%，但提高浓度似乎不能提高疗效，一般认为，高浓度的煤焦油制剂，仅用于掌跖部位顽固的银屑病，门诊患者不推荐常规使用。

焦油制剂多用于轻、中度斑块状银屑病，与皮质激素联用能提高疗效，与UVB合用比UVA更有效。

常见的副作用包括：毛囊炎、痤疮、接触性皮炎、光敏反应，黑豆馏油尚有难闻气味、易污染衣服使患者难以接受。另有试验表明，长期应用煤焦油香波可引起多环芳香烃（PHA）吸收增多，而PHA具有很强的致癌作用，因此，在部分欧洲国家该剂型的使用受到限制；但目前仍无足够的流行病学依据证实外用焦油制剂能诱发皮肤或内脏肿瘤。

（2）蒽林：蒽林为强还原剂，通过减少表皮细胞氧的利用来抑制细胞增殖；也能减少DNA合成发挥抗增生作用；还可能影响对表皮生长有作用的一些细胞因子的分泌。

主要用于慢性斑块状银屑病，常用浓度为0.1%～0.2%，因易引起刺激反应，应在医师或护士指导下使用。另一种常用的方法为短期接触疗法：将1%～8%的蒽林制剂外用后，保留5～30分钟，然后冲洗掉，每天1次，能减少刺激或染色而不降低疗效。焦油浴加UVB照射加低浓度蒽林，即Ingram疗法，可在20天内起效，但总体疗效并不高于短期接触疗法。各种蒽林疗法的缓解期可维持3.9～6个月。皮肤刺激和染色是其主要副作用，更易出现在皮损周围的正常皮肤。不能用于颜面、皱褶部位或小腿屈侧；用含三乙醇胺的冲洗液清洗，能降低刺激反应。透皮基质（如氮酮等）能促进药物吸收，引起胃肠、肝及神经系统副作用。

（3）糖皮质激素：为最常用的外用治疗银屑病的药物之一，具有方便、快效、无污染衣物等优点。依作用的强度可分为超强效（丙酸氯倍他索、索康）、最强效（肤轻松）、强效（氯氟舒松）、中效（丁酸氢化可的松）、弱效（醋酸氢化可的松）等5类，每日外用2次，疗效优于每日1次。

用于治疗银屑病的一般原则为：①进展期使用低浓度的中效或弱效制剂；②稳定期选用中效或强效制剂，顽固性斑块可行封包或选用超强糖皮质激素，皮疹变薄后，改用中低效制剂维持，但超强制剂的疗程一般不超过7天；③肢体屈侧及面颈部宜选用中、弱效糖皮质激素外用；④强度为中强以上的糖皮质激素用量每日应低于100g；⑤适时选用非糖皮质激素药物替代治疗；⑥用药4周内应进行疗效评价，防止快速耐药的发生。

糖皮质激素制剂可单独外用，如果单用强效制剂，如丙酸氯倍他索、索康、肤轻松等，缓解期可维持1～3个月；也可与焦油、钙泊三醇、蒽林联合应用，但与蒽林合用的复发率较高，6个月后可达80%。对一种糖皮质激素外用无反应者，改用另一种可产生疗效，或者经其他非类固醇药物替代治疗后，再用原制剂仍可起效。

（4）维A酸：具有促分化、抗增生及免疫调节作用，理论上是外用治疗银屑病最具前途的药物。有人外用0.1%13－维A酸霜，治疗9例银屑病患者，4周后皮疹明显改善。与糖皮质激素、PUVA等合用，具有明显协同作用。他扎罗汀是近来治疗银屑病的维A酸，有0.05%和0.1%的凝胶。其缓解期较长，作用优于氟轻松醋酸酯。在氟轻松醋酸酯治疗成功的病例中，55%患者于停药后3个月内复发，用0.05%他扎罗汀凝胶治疗的仅有37%复发，用0.1%他扎罗汀凝胶的有18%复发。其主要副作用为局部刺激，与糖皮质激素合用，可提高疗效，减少副作用。

（5）$VitD_3$ 衍生物

1）钙泊三醇（CPT、1,25-$(OH)_2VitD_3$）：商品名达力士。为 $VitD_3$ 的活性代谢产物，与 $VitD_3$ 受体结合后，抑制角朊细胞增殖，诱导其分化；选择性地抑制 IL-1 对 T 细胞的刺激作用，抑制 IL-2 的产生；此外，CPT 尚有直接抗炎作用，在多个途径上抑制银屑病的发展。

CPT 治疗银屑病的疗效，已被多项临床研究证实，起效时间约为 2 周，6～8 周内达到理想效果。一项包括 277 例银屑病患者的研究发现，外用 0.005%（50μg/g）的 CPT，8 周内能使 70% 患者的皮损消退 >75%。对比观察表明，其疗效优于蒽林短期接触疗法及中强效糖皮质激素外用，封包可提高疗效，停药无明显反跳，但停用后，约 60% 的患者在 43.3 天复发，与强效糖皮质激素、UVB、环孢素 A 具有协同作用，能减少各自用量，缩短疗程，减少副作用，延长缓解期。现国际上流行的用法，是与强效糖皮质激素按一定的序贯交替应用。

已有证据表明，CPT 对儿童银屑病患者也具有良好的疗效及耐受性，但目前尚未得到使用许可；虽然认为 CPT 无致畸作用，但不推荐用于孕妇。

CPT 常见副作用是局部刺激反应，包括皮肤发红、烧灼感或瘙痒，在 6 周疗程内，其发生率约为 20%，头面部应用后更易出现；但上述皮肤刺激反应多具自限性，继续治疗，患者大多能耐受。治疗 40% 体表面积内的中、轻度银屑病，每周用量不超过 100g，以免吸收后引起高血钙，对原有甲状旁腺或肾功能障碍的患者，则应注意调整用量，定期监测血、尿钙水平，因为这类患者，即使 CPT 用量每周低于 100g，也可能诱发或加重钙代谢异常。

对于脓疱型或红皮病型银屑病，小病例组报告有效，但属试验性的，并且用药后应每日监测血钙水平。

2）他骨化醇（TCT、1-α24$(OH)_2VitD_3$）：商品名为萌尔夫。外用软膏浓度为 4μg/g，每日 1 次，1 个月后可使银屑病皮疹获得改善，诱发高血钙及皮肤刺激作用小于 CPT，可用于头面及皮肤皱褶部，每日用量不超过 5g。

3）KH 1060：为维生素 D_3 类似物，结构上与骨化三醇有关，在调节细胞增殖及 T 淋巴细胞介导的免疫反应方面，作用强于骨化三醇。Knagtalle 观察了 70 例斑块状银屑病患者，以基质为对照，发现浓度为 0.2μg/g 或 1.0μg/g 的 KH 1060 软膏，对大多数患者有显著或中等程度的疗效，主要副作用为局部刺激反应，对血清钙无明显影响。

（6）辣椒辣素（CP）：许多研究表明，银屑病发生发展过程中，神经血管系统的改变，先于表皮增生的改变，这些改变包括真皮乳头血管扩张、延长和痉挛及血管壁渗漏，引起乳头部炎症细胞渗出；P 物质是一种神经递质，可直接作用于微小血管，导致皮肤血管扩张，还参与各种组织的炎症反应，引起各种炎症介质的释放和聚积。研究发现，活动期银屑病皮损中 P 物质含量升高，皮损好转后，其水平明显降低。CP 为一种具有抗炎作用的选择性的 P 物质阻断剂，能耗竭神经末梢中的 P 物质，临床试验表明，对银屑病有疗效。

一双盲对照研究中，44 例皮疹分布对称的银屑病患者身体的一侧外用 0.01% 的 CP 霜，另一侧外用赋形剂，每天 4 次，6 周后外用 CP 的治疗侧皮损明显好转。另一组包括 197 例伴瘙痒的银屑病治疗研究中，也证实了 CP 的疗效，发现的唯一副作用为用药部位皮肤烧灼、刺痛和潮红，但反复使用存在“脱敏”现象，可使上述症状在 72～96 小时内消失，因其作用持续时间短，故每天用药至少 3～4 次。

（7）金诺芬软膏：是一种有机金的复合物，能抑制 IL-8 的产生及中性粒白细胞的移行。Helm 等在一项多中心的双盲对照试验中，观察了金诺芬软膏治疗慢性斑块状银屑病的疗效，101 例患者分 4 组，分别外用 0.1%、0.2%、0.6% 金诺芬软膏，每天 2 次，疗程 8 周，证明金诺芬软膏浓度越高，疗效越好，但停药 4 周后皮疹逐渐复发，最常见的副作用为用药部位出现的接触性皮炎等。

（8）环孢素 A（CsA）：作为强效免疫抑制剂推测外用治疗银屑病有疗效；但实际应用表明，其疗效并不肯定。1996 年，中国医学科学院皮肤病研究所通过随机、双盲、安慰剂对照观察了 5% CsA 霜外用治疗湿疹、银屑病的疗效，其有效率低于 30%，与安慰剂相比无明显差异，可能与该药外用后，透皮吸收、局部代谢、表皮中 Thl 细胞较少等多种因素有关，与 Heule 等观察的结果类似。但 Tosti 用 10% CsA 油溶液外用银屑病指甲的甲床及甲廓取得疗效。

（9）SDZ 281－240：为大环内酯类的囊霉素。通过阻断钙依赖的细胞内信号及对溶细胞的巨噬细胞受体结合的阻断，抑制淋巴因子的转录及产生；干扰 T 淋巴细胞的早期活化，而抑制银屑病的发展。Rappersberger 等选择 15 例难治性斑块状银屑病，采用双盲、安慰剂对照的方法，随机外用 1%、0.1% SDZ281－240、0.05% 丙酸氯倍他索及安慰剂，一个或多个皮疹外用，发现 1% 及 0.1% SDZ 281－240 在 10 天皮内使皮疹完全消退，疗效与丙酸氯倍他索相似而明显优于安慰剂。

2. 系统治疗　是否使用系统药物治病主要考虑的条件：①适当外用药物治疗相当长一段时间无效者；②泛发慢性斑块状银屑病、老年或体弱患者；③出现三种特殊类型的银屑病患者；④所用外用药治疗需反复住院监测或需临床医师严格指导。常用的系统用药：

（1）第二代维 A 酸：通常为首选一线治疗药物。具有诱导细胞分化，抑制细胞异常增殖的作用；对 T 淋巴细胞介导的免疫反应及部分细胞因子具有调节作用。临床应用表明，对各型银屑病均有疗效。依曲替酸为依曲替酯的代谢产物，口服吸收好，组织分布广，亲脂性比依曲替酯低 50 倍，不在皮下脂肪或深部组织中长期储存，50mg/d 的治疗量，2 个月后测半衰期为 50 小时，远低于依曲替酯（120 天）。多中心观察表明，0.25～0.75mg/(kg·d）的依曲替酸治疗银屑病时，与依曲替酯等效。Berbis 发现，8 周达最佳疗效，12 周可清除 80% 以上患者的皮疹，缓解期维持 2 个月左右，联合 PUVA（re－PUVA）治疗，协同效果明显，其副作用与依曲替酯类似，但肌痛及关节痛较少见。

（2）甲氨蝶呤（MTX）：属细胞周期特异性抑制药物，作用于细胞周期 S 期，抑制 DNA 合成，具有抗细胞增殖作用，适用于泛发性脓疱型银屑病、红皮病型银屑病及外用药治疗无效的慢性泛发性斑块状银屑病，可作为不稳定性银屑病的控制药物，也可用来维持治疗。一般起始用量为 5mg/w，口服、静脉或肌注给药，依临床反应情况，可以每周 2.5～5mg 的速度加至 7.5～20mg/w。起效时间为 4～6 周，约半数患者停药 10 周后复发，需重复治疗。

多数学者认为，MTX 3 次给药的治疗方案优于每周 1 次的单剂量口服。开始时可使用试验剂量 5mg（2.5mg 口服，24 小时后再给予 2.5mg），看患者是否对 MTX 高度敏感（治疗前、后 1 周和每周增加剂量时，监测全血细胞计数、肝功能检测和血清肌酐水平，如患者高度敏感，则会出现全血细胞减少及肝肾功能受损），如患者能适应则可使用 3 次给药的治疗方案：即每周在 36 小时内，每 12 小时给 MTX 2.5mg，连用 3 次，若此剂量病情无改善，2 周后需要将剂量增加到 1 倍。该治疗方案对 80% 的患者有效，但是只有部分患者可以完全消退，增大剂量同时也增加了中毒的风险。也有资料表明，每周分 3 次给药的方法其临床价值不大。

肝毒性是 MTX 重要的副作用，长期应用可引起肝硬化或肝纤维化，需定期监测肝功能及肝活检。累计剂量达到 1.5g 时必须进行肝活检；如果 MTX 治疗后的肝活检结果正常，继续治疗累计剂量达 1～1.5g 时，需要再次进行肝活检。口服叶酸 5～15mg/d 可以减轻 MTX 的毒性。

用药期间也应注意肾功能及电解质变化。少见的副作用为 MTX 肺炎、MTX 骨病（骨病、骨质疏松、压缩性骨折好发于胫骨远端）。过量的 MTX 引起急性毒性，临床表现为急性骨髓抑制，黏膜溃疡、疼痛，皮肤坏死，静脉使用等量的叶酸（每间隔 6 小时 1 次）具有治疗作用，用药直至相关症状消失。

（3）环孢素 A（CsA）：CsA 是由 11 个氨基酸组成的亲脂性多肽，属强效免疫抑制剂，于

1985 年首次用于银屑病的治疗。CsA 能减少 IL-2 的产生，抑制 IL-2 参与的免疫放大作用；减少皮损中浸润的 $CD4^+$ 淋巴细胞，降低中性粒细胞的趋化性。

有人观察了 893 例银屑病患者，用小剂量的 CsA 治疗，98% 患者病情改善，长期应用可维持疗效。另一对照研究证实，CsA 治疗慢性斑块状银屑病，比依曲替酯起效快，疗效高，耐受性好。治疗的起始量为 3~5mg/(kg·d)，分 2 次口服，若 2 周后无明显反应，可以每 2 周增加 0.5~1mg/(kg·d) 的速度加至最大量 5mg/(kg·d)。当皮损改善后，以同样的速度减至最小维持治疗量 3mg/(kg·d)，疗程不应超过 1 年。

CsA 平均起效时间为 6 周，平均缓解期为 2 月，停药后的 8~28 周内复发率最高。主要适用于对外用药、UVB、PUVA、维 A 酸类治疗抵抗且病变广泛的顽固性银屑病患者。小剂量的 CsA [2mg/(kg·d)] 与外用钙泊三醇具有协同效果。

禁用于：①并发恶性肿瘤；②原发或继发的免疫缺陷患者；③各种类型的活动性微生物感染；④未控制的高血压；⑤肝、肾功能异常；⑥酗酒者；⑦化疗患者；⑧妊娠或哺乳期妇女。

不能与红霉素、依曲康唑、苯妥英钠、利福平、非甾体类抗炎药及 PUVA 治疗合用。

主要副作用为肾毒性，还可引起高血压、多毛、齿龈肥大，胃肠道或精神神经症状。用药期间应监测电解质水平。

（4）FK506（他克莫司）：是一种新的免疫抑制剂，属大环内酯类抗生素，能强烈抑制抗原引起的淋巴细胞增殖反应及对细胞毒 T 细胞的诱导，抑制 IL-2、IL-3、γ-IFN 产生的作用，活性是 CsA 的 32~100 倍。尚具抗炎作用，抑制嗜碱性粒细胞及肥大细胞释放组胺、前列腺素 D_2 等炎症介质。1991 年 Aekerman 用于治疗 8 例银屑病患者，用量 0.15mg/(kg·d)，每日 2 次，2~3 周后皮疹消退。Jegasothy 观察了 7 例对多种治疗（UVB+焦油、PUVA、依曲替酯、糖皮质激素外用或皮损内注射）抵抗的患者，改用 FK5S06 治疗 1 周后起效，4 周内临床症状完全缓解，且未发现严重的副作用，其肾毒性远小于 CsA。排除价格因素，该药可能是系统治疗银屑病的颇具前途的药物之一。

（5）羟基脲：为核苷酸还原酶抑制剂，防止核苷酸还原为胱氨核苷酸，抑制 DNA 合成，为细胞周期特异性药物。自 1965 年用来治疗银屑病以来，多用作替代其他治疗失败或用药矛盾的药物，每天 0.5~1.5g，单次或分 2 次口服，最大量为 2.0g/d，肝肾毒性远小于 MTX 或 CsA。

Hunter 等用 1g/d 的羟基脲治疗 24 例顽固性银屑病患者，6~8 周后 16 例患者明显改善。Moschalla 在另一项较大病例组（60 例）观察中，证实了类似结果。其主要毒性为骨髓抑制（三系均可降低），发生率可高达 35%，甚至在治疗数月后仍可发生。

该药大部分经尿排出，对肾功能有一定的影响；少见的副作用为发热、脱发、色素增加，甲改变及苔藓样发疹；用药前 6 周内，应每周监测全血细胞 1 次，定期检查肝肾功能。

（6）他巴唑：为硫脲类抗甲状腺素药物，除抑制甲状腺素合成外，还显示出免疫调节作用，能减少淋巴细胞产生 IgM、IgG、IL-2，并起到自由基清除作用。Elias 用他巴唑治疗 8 例银屑病患者，用量为 20mg，bid，共 8 周，有 7 例患者临床及组织等均有明显改善，未发现明显副作用，作者认为其疗效可能与药物产生的免疫介导活动有关，而清除自由基的作用较小。

（7）UVB 和 PUVA：UVB 治疗银屑病的有效波段为 295~310nm，能干扰过度增殖的细胞 DNA、RNA 及蛋白质的合成，从而抑制表皮的增生，也可能通过免疫途径发挥作用。单用 UVB 疗效并不满意，而与煤焦油（goeckerman 疗法，缓解期可维持 8 个月）、蒽林（Ingram 法，50% 的患者缓解期为 6 个月）、钙泊三醇、维 A 酸等联合，能大大地提高疗效。目前流行的窄谱 UVB（波长 311nm）疗法，缓解期并不长于宽谱 UVB 治疗。

PUVA 是使用光敏药物（补骨脂素补）+UVA 照射来治疗银屑病的方法。UVA 的有效波段为 320~335nm，此方法能抑制 DNA 合成及细胞增殖，对多种类型的细胞，如 T 淋巴细胞、中性粒细胞、巨噬细胞及郎格汉斯细胞的功能和数量均有抑制作用。口服 8 - MOP 的剂量为 0.6 ~ 0.8mg/kg，不超过 60mg，微晶型 5 - MOP 正逐步取代之，因其引起红斑、瘙痒、恶心等副作用较小。

在银屑病的控制期，PUVA 治疗一般以 1 MED 开始。每周 2 ~ 3 次，皮疹消退 90% 以上时，改为每周 1 次维持治疗，维持时间至少 2 个月，部分患者缓解期可达 1 年以上，但对皮疹稳定的患者不作维持治疗。PUVA 与糖皮质激素、蒽林、钙泊三醇外用联合，协同作用明显；与 MTX、维 A 酸联合应用，也能提高疗效，尤其是对二者中有一项治疗抵抗者更适用。此外，合用维 A 酸，尚能预防肿瘤的发生，但不主张与 CsA 联合。

PUVA 引起的近期副作用包括胃肠道反应、皮肤干燥、瘙痒及疼痛性红斑和肿胀；其远期副作用可诱发白内障、皮肤早老、色素沉着，特别警惕的是发生癌变，以鳞癌常见，可能与 PUVA 治疗存在一定的阈值有关（估计在 200 次或 1500J/cm^2），超过阈值可能直接诱发肿瘤。

禁用于：①光敏性疾病（光敏性银屑病例外）；②使用光敏药物者；③皮肤肿瘤患者；④ 已有大剂量累积者。

（8）其他药物

1）雷公藤：抗炎及免疫抑制作用均明显，用于进展期或不稳定性银屑病的治疗（详见雷公藤的临床应用）。

2）叠氟胸苷（AZT）：为抗病毒药物，Kap1an 等用来治疗 4 例合并 HlV 感染的银屑病患者，2 个月后银屑病明显改善，确切机制尚不清楚。

3）迪银片：含有多种微量元素及活性多肽，也可能含有维 A 酸。可能通过免疫途径起治疗作用。临床应用表明，对银屑病的有效率可达 58% ~92%，多在服药 2 周后起效，6 ~8 周达最大疗效，其副作用包括皮肤黏膜干燥，脱屑。服药时需定期监测血脂、肝肾功能等，禁用于妊娠妇女，育龄妇女使用者，应在停药后避孕 2 年以上。常规用量为 6 ~ 10 片/天，分 2 ~3 次口服，皮疹控制后，可减量至 4 片/天维持一段时间。

（9）生物制剂：银屑病具有明显的免疫学异常，包括免疫细胞活化异常、受体表达、细胞因子释放和免疫球蛋白异常等。针对这些免疫学异常，利用特异性抗体进行中和、封闭或免疫调节已成为一条有希望的治疗策略。特别是近年随着基因工程抗体技术的飞速发展，抗体疗法从实验研究逐渐向临床应用过渡，在银屑病的治疗中展示出良好的前景。可根据银屑病免疫学异常的不同环节制订出各种各样有针对性的抗体治疗策略，有很多种分子或结构被用来作为抗体治疗的靶抗原。现介绍一些已经用于银屑病治疗的生物制剂。

1）抗 CD4 抗体：CD4 分子主要分布于 T 细胞表面，通过与 MHC Ⅱ类抗原相互作用参与 T 细胞的活化和抗原提呈功能，是银屑病发病机制中的重要环节。在一项研究中用人源化的抗 CD4 单抗治疗对其他药物抵抗的斑块型银屑病获得满意的疗效，治疗 4 周后患者的 PASI 评分平均下降 46%，未发生明显的副作用。

2）抗 CD25 抗体：抗 CD25 抗体通过封闭 CD25 分子，阻断白介素 2 的作用而抑制 T 细胞活性。Owen 等用抗 CD25 嵌合抗体 basi liximab 联合环孢素治疗 1 例先前对包括环孢素在内的多种药物抵抗的重症银屑病患者，用药后获得满意的效果，其 PASI 评分从 51.0 下降到 4.0，未发生任何不良反应。该抗体系由 Novarfis 公司开发，现已获美国 FDA 批准用于临床。Krueger 等使用一株人源化抗 CD25 抗体，在对 9 例银屑病患者的治疗中显示效果良好、无明显副作用发生，抗体注射后 1 小时外周血 T 细胞表面的 CD25 分子即被封闭，随着用药时间的延长表达 CD25 的 T 细胞计数逐渐减少，到第 12 周时平均下降 44.8%，PASI 评分平均下降 30%。另外还有人用该抗体治疗顽固的银屑病和红皮病型银屑病，也取得了满意的效果。

3）抗肿瘤坏死因子 - α 抗体

英利昔（infliximab）：在炎症性肠病的治疗中应用广泛。Kirby 等用其与甲氨蝶呤联合治疗顽固的斑块型银屑病取得了满意的效果。而另一项研究则将该药用于甲氨蝶呤治疗无效的关节病型银屑病，不仅有效地清除了皮损，还使患者的关节症状也得到明显改善。在一项Ⅱ期临床实验中，共有 384 例中重度银屑病患者接受观察，其中 307 例患者接受 infliximab 5mg/kg 治疗，77 例接受安慰剂治疗，经过 10 周的治疗，PASI 减少 75% 的患者在治疗组为 80.4%，而在安慰剂组为 2.8%。

依那西普（etanercept）：为 P75TNF－α 受体和融合蛋白，该药与 TNF 结合从而阻断 TNF 起作用，该药原用于类风湿关节炎和炎症性肠病，2002 年，经美国 FDA 批准用于治疗银屑病和银屑病性关节炎，最近的一项安慰剂对照研究评价了 112 例中、重度斑块状银屑病患者，单用依那西普 25mg 每周 2 次治疗，12 周后 PASI 减少 75% 的患者达到 30%，而安慰剂组仅 2%。连续治疗 24 周，PASI 减少 75% 的患者达到 56%，安慰组仅 5%，两组比较，差异有统计学意义。

一项研究关于依那西普治疗 24 周获得疗效（PASI 减少 50%）后停止治疗，复发的平均时间和再次治疗能否达到同样的疗效，结果表明，在依那西普治疗 24 周后停药，银屑病的平均复发时间为 85 天，再次应用相同剂量治疗 12 周后可再达到最初 24 周治疗后的平均疗效水平。该药治疗中、重度斑块状寻常型、关节型、红皮病型银屑病有效，不良反应较少，有较好的耐受性。依那西普治疗各型银屑病有良好的前景。

4）抗 CDllα 抗体

依法利珠（efalizumab）：CDllα 是淋巴细胞功能相关抗原 1（LFA－1）的 α 链，它在银屑病的免疫病理学上介导几个关键的步骤，包括早期 T 细胞活性、向银屑病皮损的流动和激活该点。在一项Ⅱ期临床试验中，共有 556 例中重度银屑病患者，随机分成 2 组，接受 efalizumab 治疗的有 369 例，接受安慰剂治疗的有 187 例，共治疗 12 周，结果表明，前者在第 12 周时取得 PASI 减少 75% 的患者从 27% 增加到 44%，而安慰剂组为 4%（$P<0.001$）。

在一项大型临床试验中共有 2903 例患者接受 efalizumab 治疗，剂量为 25mg，每周 2 次，共治疗 12 周，结果表明，62% 的患者的 PASI 积分下降 50%，副作用轻，可有轻度寒战、腹部不适、头痛、发热等，无严重的不良反应报道。

5）抗白介素（1L－8）抗体：在银屑病的发病机制中，IL－8 既能趋化中性粒细胞和 T 细胞向表皮游走移行，又具有刺激角质形成细胞活化增殖的作用。抗 IL－8 单克隆抗体能够抑制银屑病表皮角质形成细胞的过度增生，并阻断 IL－8 对中性粒细胞和 T 细胞的趋化作用，对银屑病的治疗有很好的针对性，临床应用表明，外用抗 IL－8 单克隆抗体治疗寻常型银屑病，2 个月后，其有效率约为 58%，治愈率为 21%。

Lohner 等按（0.03～3.0mg/kg）剂量 1 次静脉给药，或按每 2 周 1 次低剂量（0.03，0.3mg/kg），或每 3 周 1 次高剂量（1.0，3.0mg/kg）治疗，结果显示，高剂量组患者的皮损改善较为明显，PASI 值下降 50% 以上的占 30%，副作用轻微，多数患者有良好的耐受性。

6）白介素－4（IL－4）：IL－4 是一种 Th2 型细胞因子。它是一种很强的诱导剂，可以刺激 T 细胞表达 IL－4。Kamran 等用 IL－4 治疗 20 例重度银屑病患者，6 周内所有患者的 PASI 值均下降，15 例改善超过 68%。另一项临床试验中，22 例患者在 6 周内注射不同剂量的 IL－4，20 例患者完成试验，其中 18 例的 PASI 积分平均降低 60%～80%，疗效和剂量正相关，结果表明，IL－4 可能在银屑病发病中起作用，且具有潜在的临床价值。

7）白介素－10（IL－10）：IL－10 是一种重要的抗炎和免疫抑制细胞因子，在银屑病的发生、发展中起着重要的作用，该药可以促进Ⅱ型细胞因子的产生、抑制炎症细胞因子的产生、抑制单核吞噬细胞和树突细胞的抗原呈递能力。临床试验表明，皮下注射 IL－10，3 次/周，6～7

周后可使中重度患者 PASI 积分降低 50% ~60%，临床症状好转同时伴有银屑病组织学和免疫异常的改善，多次临床试验均未出现严重不良反应，但因 IL－10 的相对分子质量大，故不能口服和局部应用。

8）白介素－11（IL－ll）：IL－11 可刺激造血细胞和非造血细胞增生，是一个多功能性的细胞因子，可直接作用于巨噬细胞，从而减少 TNF－α 及 IL－12 炎症因子的产生，阻断 Th1 型反应，加强 Th2 型反应，在一项Ⅱ期临床试验中，12 例患者皮下注射 IL－11，7 周后 7 例患者的 PASI 积分平均降低 60%，治疗过程中，同时伴有 INF－α、IL－8、IL－18 和 CD8 表达降低。

9）阿法赛特（alefacept）：阿法赛特是一种主要作用于 T 细胞上 CD2 的重组蛋白质，阿法赛特的 IgG 区与巨噬细胞和自然杀伤细胞等细胞上 Form 受体结合而导致记忆性 T 淋巴细胞的选择性凋亡，从而达到治疗目的。2007 年 Chamianetall 等指出应用阿法赛特 2 个疗程，约 45% 的患者达到消退或几乎消退，55% 的患者 PASI 减少 75%。

尚有一些处在试验阶段的生物制剂，如希普利珠（spamab）单抗、达克利珠（rracUzumab）单抗以及 IL－2 白喉毒素嵌合体等，亦有一定的应用价值和前景。

值得注意的是，银屑病的发病机制极为复杂，仅针对某一环节或因子的治疗，是否有违整体治疗观念？远期疗效及远期不良反应如何？价格昂贵是否适于普及等，均需经过长期的临床实践来检验。

3．特殊部位银屑病的治疗

（1）头部皮损：轻度、没有肥厚的斑块性皮损，可用含有焦油或酮康唑的洗发剂洗头，此后外用 1% 倍他米松 17－戊酸酯洗剂，亦可外用 0.05% 丙酸氯倍他索。

对有黏着性鳞屑的肥厚性斑块，可用 5% ~10% 水杨酸软膏去除皮损表面的鳞屑，继之用氟轻松霜剂或软膏外涂皮损，必要时封包。当肥厚性斑块缓解后，用 0.05% 丙酸氯倍他索、维 A 酸制剂、维生素 D 衍生物交替外用维持治疗。

（2）掌跖部位皮损：可用糖皮质激素外用并封包。如果无效，用特殊设计的适合手足照射的 UVA 发光盒的 PUVA 光化学疗法进行治疗。PUVA“浸泡疗法”是将手足浸泡在甲氧沙林溶液中（10mg/L 温水溶液）15 分钟，随后将手足暴露在 UVA 光盒中。维 A 酸类口服对掌跖部位肥厚性斑块的消退有效，阿维 A 优于异维 A 酸，如果结合局部糖皮质激素或 PUVA（Re－PU-VA）治疗效果更佳。

4．反转型银屑病　最初短期外用弱至中效糖皮质激素治疗，此后改用维生素 D 衍生物、他克莫司或吡美莫司局部治疗。焦油浴有时有效。如果病情持续或复发，可考虑系统治疗。

5．银屑病甲　指甲的局部治疗效果不理想。也可见到银屑病甲自行缓解的现象，或随着银屑病的成功治疗而消退。甲褶部位皮内注射曲安奈德（3mg/ml）和利多卡因混合液有效，但不适用于大部分甲受累者，且应注意局部萎缩的不良反应。

在特殊的手足光疗盒给予高强度 UVA 的 PUVA 光化学疗法有效。系统使用维 A 酸类、MTX 或糖皮质激素外用也有一定疗效。由于病甲（甲板）不能治愈，对甲的治疗目的在于促进长出正常新甲。

二、脓疱型银屑病（pustular psoriasis）

该病突然发病可危及生命。皮肤有特征性表现：烫伤样红斑发疹，在数小时内扩展，伴有针尖大小脓疱成簇发生。发热、全身乏力、不适，所有患者最显著的特点是白细胞增多。由于皮肤释放的细胞因子和趋化因子进入循环，导致发热和白细胞增多。该病的易感因素尚不清楚，患者可以有或无稳定的斑块型银屑病病史。该病成人发病，儿童少见。脓疱型银屑病在临床上较少见，约占银屑病患者的 0.77%。一般可分为泛发性及掌跖脓疱型银屑病两种。

【临床表现】

1. 泛发性脓疱型银屑病　成群的火红色斑在不到一天内发展形成脓疱。脓疱此起彼伏，一些变干，另一些又出现。皮肤有明显的烧灼感、触痛。全身有头痛、畏寒、发热、明显乏力、严重不适。脉搏加快、呼吸急促，可有高热。有烧灼感的散发红斑，随后出现成群细小的非毛囊性、浅表性黄色至白色的脓疱，常常融合，形成环状皮损和脓湖，尼氏征阳性。去除脓疱顶部，露出浅表的潮湿的糜烂面，继之结痂，痂脱落后，可在相同部位长出新的脓疱；皮损泛发。甲肥厚，可有甲松离；甲板下“脓湖”可导致甲脱落；2～3 个月后可发生终末期脱发。舌部环状脱皮是银屑病累及黏膜的唯一形式。

病程可达数月或更久，大多数呈周期性反复发作，也可发展为红皮病。常可并发肝、肾等系统损害，亦可因继发感染、电解质紊乱或衰竭而危及生命。关于本病的发生原因尚不清楚。有人认为与应用糖皮质激素治疗或在银屑病进行期因外用药刺激激发有关；亦有人观察到本病发生于上呼吸道链球菌感染之后，故认为可能与感染有关。

2. 掌跖脓疱型银屑病　皮损多发于掌跖，也扩展到指（趾）背侧，常对称发生。损害为针头至粟粒大小的无菌性脓疱，出现于对称性红斑上，疱壁不易破裂，经 1～2 周后即可自行干涸，结褐色痂。痂脱落后，可出现小片鳞屑，剥除鳞屑后可见小出血点，以后又可在鳞屑下出现成群的新脓疱，以致在同一斑片上可见到脓疱和结痂等不同时期的损害。皮损有疼痛和瘙痒。指（趾）甲亦常被侵犯，严重者甲下可有脓液积聚。在身体其他部位常可见银屑病皮损。常伴有沟状舌。患者一般情况良好，亦可伴有低热、头痛及全身不适症状。其症情顽固，反复发作。

【组织病理及实验室检查】　皮肤病理学：中性粒细胞游走到马尔匹基层的上层，聚集在变形变小的角质形成细胞间隙中，导致巨大的海绵形成性脓疱。组织细菌培养排除金黄色葡萄球菌感染。血常规：中性粒细胞计数可明显增高。

【诊断与鉴别诊断】　红斑随后发生脓疱的典型病程进展非常有特点，一般不难诊断。通常应与角层下脓疱病，疱疹样脓疱病相鉴别。

【治疗】

1. 一般治疗　患者最好能住院治疗，卧床休息，注意体温调节及水电解质平衡，降温时应尽量避免使用可疑致敏药物或非甾体类抗炎药（如吲哚美辛等），脓疱较多时，外用具有保护、干燥、收敛作用的药物，或 1∶8000 的高锰酸钾液浸浴；如已干燥、结痂，则用保护、湿润作用的油膏；经培养证实合并微生物感染时，加用适当的抗生素。

2. 三联或四联疗法　红霉素或四环素 + 雷公藤 + 氨苯砜三联（或合用反应停，即四联）治疗，能在多种途径上，对本病的发生、发展起作用，有效率达 80% 以上，多在用药 2～5 天内起效，且副作用小，多年临床应用表明，可作为首选治疗方案。

3. 维 A 酸类　阿维 A 酯对本病疗效确切。用量 0.75～1mg/(kg·d)，多在 1 周内控制病情，此后须减量维持 6～9 个月或更长，因其半衰期长，在体内长期蓄积，具有致畸性。现主张选用阿维 A 酸 0.25～0.75mg/(kg·d) 或 13－顺维 A 酸；该药对小儿的骨骼发育有一定的影响，儿童患者不推荐为首选药物。

4. PUVA　多用于其他药物治疗脓疱得以控制后，可提高疗效，减少药物用量，UVA 应从小剂量开始，应强调的是在多数情况下，PUVA 可能会加重病情。

5. MTX　可用于维 A 酸治疗无效的患者，一般采用静脉给药，从小剂量开始，常用量为 5～15mg/w，用药期间应严格监测肝肾功能。

6. 羟基脲　肝毒性远小于 MTX，可作为 MTX 的替代药物，口服剂量 1～2g/d，但应注意其急性骨髓抑制作用。

7. 甲砜霉素　为具有免疫抑制作用的抗生素，治疗用量为 1～1.5g/d，但停药后可能复发，副作用有骨髓抑制及胃肠道反应。

8. 环孢素A 有少数报告，环孢素治疗有效。

9. 糖皮质激素 仅在上述其他治疗无效、或有治疗矛盾不能耐受其他治疗、或出现严重高热、代谢紊乱、或病情加重是由骤停糖皮质激素引起、病情极端凶险、危及生命需短期内控制病情时才考虑使用，因停用后极易反跳，宜与维A酸、MTX、环孢素A或“三联”疗法等合用，以利于激素的减量，缩短疗程。

疱疹样脓疱病目前认为是妊娠期的脓疱型银屑病，若需保存胎儿则可选用系统使用糖皮质激素。

三、关节病型银屑病（psoriasis arthropathica）

银屑病在关节炎患者中较为常见，要比正常人多2~3倍。而关节炎在银屑病患者中也较普遍，据统计，其发生率约为6.8%，大大超过非银屑病人群中关节炎的发病率。据Nobol报道，本病发病率约占银屑病患者的1%。关节病型银屑病属于血清学阴性的脊椎与关节性疾病，这类疾病包括强直性脊柱炎、肠病性关节炎、Reiter综合征。上肢非对称性外周关节，特别是小关节受累。与MHC－Ⅰ抗原有关，而类风湿关节炎与MHC－Ⅱ类抗原有关。发病率为5%~8%。20岁以前很少发病。约10%的患者无任何银屑病表现，如果出现这种情况，需要询问家族史。

【临床表现】

1. 关节受累分类 ①末端型：血清学阴性，无皮下结节，手足部位一些末端指（趾）关节间受累，呈非对称性的少数关节性关节炎；②附着点炎型：韧带与骨连接处炎症。伴有骨质侵袭的多发性银屑病关节炎型，最后导致骨质溶解或关节强直；③中轴型：特别容易在骶髂部、髋部、颈椎部发生强直性脊柱炎。

2. 皮肤症状和体征 受累关节或附着点炎（跟腱炎）周围的皮肤肿胀、发红、触痛。指（趾）骨炎－腊肠样指。伴或不伴其他部位的银屑病。通常银屑病累及指尖和甲周部位的皮肤。银屑病的多个指甲受累很常见。关节症状往往与皮肤症状同时加重或减轻。多数病例常继发于银屑病之后，或银屑病多次发病后，症状恶化而发生关节改变，或与脓疱型银屑病或红皮病型银屑病并发。约有10%的病例，银屑病出现在关节炎之后。关节炎可同时发生于大小关节，亦可见于脊柱，但以手、腕及足等小关节为多见，尤以指（趾）关节，特别是指（趾）末端关节受累更为普遍。受累关节可红肿、疼痛，重者大关节可以积液，附近的皮肤也常红肿，关节的活动渐受限制，长久以后，关节可以强直及导致股长肌萎缩。

X线检查：受累关节边缘的轻度肥大性改变，无普遍脱钙。骨破坏位于一个或数个远侧指关节，近侧指关节受累很少或无改变。类风湿因子检查阴性。有的患者血沉可增快，并可伴有发热等全身症状。皮疹往往为急性进行状态，多为广泛分布的蛎壳状银屑病。病程慢性，往往长年累月而不易治愈。具有上述临床症状和血清类风湿因子检查阴性，而在皮肤上伴有银屑病皮损为诊断本病的主要依据。

【治疗】

1. 一般治疗 注意休息，维持关节合适的功能位置，以后根据病情，受累关节可作适当活动，以保护关节的正常功能及防止挛缩。

2. 非甾体类抗炎药 为首选药物，包括吲哚美辛、芬必得、萘普生等，但吲哚美辛有加重皮损或诱发脓疱的危险。该类药物最常见的副作用为胃肠道反应，消化道溃疡患者慎用。

3. 甲氨蝶呤（MTX） 小剂量口服，2.5~5mg每12小时1次，连用3次，每周重复应用；或静脉5~15mg/w。

4. 雷公藤 能镇痛减轻关节症状，可作为一线治疗选择药物。

5. 羟基氯喹　约2/3患者有效，是一种值得应用的药物。

6. 维A酸　对该病的疗效较差，据北京协和医院皮肤科统计有效率仅为23%左右。

7. 环孢素A及FK506　对部分患者有效，停用易复发。

8. 糖皮质激素　尽量避免系统应用，但关节腔内注射疗效明显，可迅速缓解症状。

9. 依那西普（etanercept）　是一种肿瘤坏死因子（TNF）阻断剂，与致炎细胞因子TNF结合，从而阻断TNF与细胞表面受体相互作用，使其失去生物学效应。临床观察表明，对银屑病皮损及关节炎均有效，且耐受性较好。2002年，美国FDA已批准用于关节性银屑病的治疗。

10. 有报道，霉酚酸酯对关节型银屑病有效。

11. 理疗　具有一定的辅助效果，可考虑应用。

四、红皮病型银屑病（erythroderma psoriaticum）

又称银屑病性剥脱性皮炎（psoriatic exfoliative dermatitis)。这是较少见的一种严重的银屑病，约占银屑病患者的1%。多见于成人，极少累及儿童。常因银屑病在急性进行期中的某些刺激因素，如外用刺激性较强的或不适当的药物等引起；少数可由寻常型银屑病自行演变而成；近年来，亦有用糖皮质激素治疗银屑病，在长期大量应用后，如突然停药或减量太快，而使症状复发增剧而引起红皮病；此外，脓疱型银屑病在脓疱消退过程中，亦可出现红皮病改变。

【临床表现】　临床表现为剥脱性皮炎。初起时，在原有皮损部位出现潮红，迅速扩大，最后全身皮肤呈弥漫性红色或暗红色，炎性浸润明显，表面附有大量糠皮样鳞屑，不断脱落，其间常伴有小片正常皮岛，发生于手足者，常呈整片的角质剥脱。愈后常可见有小片寻常型银屑病损害。指（趾）甲浑浊、肥厚、变形，甚至引起甲剥离而脱落。口腔、咽部、鼻腔黏膜以及眼结膜均充血发红。患者常伴有发热、畏寒、头痛及不适等全身症状。各处浅表淋巴结可肿大，白细胞计数常增多。病程顽固，常数月或数年不愈。

【组织病理】　呈显著角化不全，颗粒层变薄或消失，棘层肥厚，表皮嵴延长，有明显的细胞内和细胞间水肿，但不形成水疱。真皮上部水肿，血管扩张充血，血管周围早期有中性粒细胞和淋巴细胞浸润，晚期多为淋巴细胞、组织细胞及浆细胞等。

【诊断与鉴别诊断】　不稳定型银屑病治疗不当或继发微生物感染时，皮损迅速扩大、炎症加重，皮肤出现弥漫性红斑、水肿及脱屑，累及90%以上的体表面积，即诊断为红皮病型银屑病。需与其他原因引起的剥脱性皮炎相鉴别。

【治疗】

1. 去除诱因　感染诱发者，选用适当的抗生素治疗；因停用糖皮质激素反跳引起者，应谨慎减量，并选用合适的给药途径、给药方法等。

2. 支持疗法　注意调整体温，纠正水、电解质失衡，补充足够的维生素、蛋白质等。

3. 局部治疗

(1) 润滑剂：可外用凡士林、硅油乳膏、羊毛脂、维生素E霜剂及橄榄油等。

(2) 维A酸制剂：外用0.025%～0.1%维A酸乳膏对某些轻病例疗效较好，外用于颜面及外阴部浓度宜低，以避免局部刺激。面部及皮肤柔嫩部位可选用他卡西醇乳膏（萌尔夫）或他扎罗汀乳膏，也可选用20%鱼肝油软膏。

(3) 角质松解剂：常用的有2%～5%水杨酸软膏、10%尿素软膏、焦油类制剂。大面积应用水杨酸制剂时，应注意全身吸收中毒。

(4) 糖皮质激素软膏或霜剂外用亦有一定疗效，但对皮损广泛者，应控制每日使用量，或与维A酸制剂、角质松解剂交替使用。

4. 系统治疗

（1）维A酸：阿维A酯治疗时用量较大，起始量可为0.5～1mg/(kg·d)，起效时间较长，多在2～3周出现临床疗效，病情控制后，应减量维持6～9个月甚至更长时间；阿维A酸起始量可为0.5～0.75mg/(kg·d)，但有人认为起始量可为0.25mg/(kg·d)，根据临床反应而逐渐加量，二者与PUVA联合应用，能提高疗效。

（2）甲氨蝶呤（MTX）：无禁忌证，可作为一线治疗药物；首次应用应从小剂量开始，常用量为5～15mg/w；既往对MTX治疗有效，且耐受性良好的患者，可以开始就给予治疗量。

（3）雷公藤：也可作治疗的一线药物。常用制剂为雷公藤片66μg，每日3～4次口服，或雷公藤多苷片20mg，每日3次口服，国内有人报道有效率高达87.5%。

（4）羟基脲：必要时，可作为MTX的替代治疗药物。

（5）PUVA：当EP的急性炎症反应阶段控制后，以小剂量开始PUVA治疗，有助于红皮病皮损的消退。

（6）环孢素A：对于其他治疗方法不能控制的患者，可能对环孢素治疗有反应，目前认为，可作为短期控制治疗药物，后期改用其他药物替代。

（7）糖皮质激素：对有严重的并发症、其他疗法无效、需要尽快控制病情，或者原来用该类药物治疗，因减量过快反跳引起的患者，可选用糖皮质激素，同时应联合其他药物，以减少糖皮质激素的用量及缩短疗程。

五、副银屑病（parapsoriasis）

副银屑病是一组原因不明的红斑、丘疹、浸润、鳞屑性皮肤病。本病一般自觉症状轻微，其病程慢性，不易治愈，好发于青壮年，以男性为多。其临床表现有些与银屑病相似，故称副银屑病。

【病因及发病机制】 未明。有人认为本病为病灶致敏，但缺少有力证据。也有人认为斑块型副银屑病可能为蕈样肉芽肿的早期表现，因在临床上观察到此型少数可演变为蕈样肉芽肿。

【临床表现】 一般根据临床表现可分为点滴型、斑块型、苔藓样型及痘疮样型副银屑病4种类型。近年来认为，斑块型和苔藓样型副银屑病实际上是一个类型，因二者可互相转化并均可演变为蕈样肉芽肿。

1. 点滴型副银屑病 较为常见。皮疹为主要发生于躯干两侧、股部和上臂等处的淡红或红褐色针头至米粒大小的丘疹、斑丘疹或红斑，上覆少量不易剥掉的细薄鳞屑，用力刮除鳞屑后无点状出血现象。病程缓慢，经数月或1年左右可能自愈，但亦有数年不愈者。男性患者较多，男女之比为3∶2。

2. 斑块型副银屑病 此型较少见。主要表现呈带状排列，与肋骨走向一致，数目不定，大小不一，可为硬币至手掌大小，呈圆形、椭圆形或不规则形的界限清楚的肥厚性斑块，色淡红或紫褐，上覆细薄鳞屑，无点状出血现象。好发于躯干及四肢近端，黏膜不受侵犯。冬季加重，夏季好转。病程缓慢，一般不会自然消退，久病之后可出现苔藓样肥厚，或出现萎缩现象，可有皮肤异色症样的外观。本病主要见于男性。此型少数可演变为蕈样肉芽肿。

3. 苔藓样型副银屑病 此型较少见。损害为主要分布于颈部两侧、躯干、四肢及乳房处的粟粒大扁平丘疹，表面覆有细薄鳞屑，可有点状皮肤萎缩与血管萎缩性皮肤异色症样改变。病程慢性，不易自愈。如经数年或更长时间后有剧痒发生，可能是将要演变为蕈样肉芽肿的先兆，一旦变为蕈样肉芽肿，则痒又减轻或消失。

4. 痘疮样型副银屑病 又称为急性痘疮样苔藓状糠疹。皮损为丘疱疹或脓疱，并易坏死、出血及结痂，淡红或红褐色针头至豌豆大之圆形丘疹、症状如丘疹坏死性结核疹，表面覆盖鳞屑，有的可发生水痘样水疱。皮疹大都突然出现于躯干、上肢屈侧及腋部，而不累及掌跖和黏膜。可呈急性、亚急性或慢性经过，病程长短不一，经4周至半年而自然消退，有的亦可长达数年而不愈。多见于青年，婴儿及老年人罕见。有人认为本型是点滴型副银屑病的一种急性型，亦有人报道此两型可互相转化，近来还有人将此型归属于血管炎一类疾病。

【组织病理】 点滴型通常可见局灶性角化不全，轻度至中度棘层肥厚，伴有表皮嵴的轻度延长以及表皮水肿。苔藓样型于真皮上部偶见带状浸润，甚至可侵及表皮，类似扁平苔藓，但有角化不全，可与扁平苔藓鉴别。斑块型表皮下出现带状排列的炎性浸润，炎症细胞可进入表皮内，浸润中可出现异形细胞；表皮可出现基底细胞液化和色素失禁，与血管萎缩性皮肤异色症相似。痘疮样型显示急性炎症和灶性坏死，真皮内可见淋巴细胞性血管炎的变化。

【诊断与鉴别诊断】 因本病形态不一，病理又无特殊性改变，故有时诊断较为困难。若为慢性病程，有丘疹、红斑，伴有脱屑，而无自觉症状，为中青年患者，难以诊断为其他皮肤病时，应考虑为之可能。需与银屑病、玫瑰糠疹、扁平苔藓、蕈样肉芽肿、丘疹坏死性结核疹等相鉴别。

【治疗】

1. 局部治疗 可根据不同皮损分别先用5%硫磺水杨酸软膏，10%尿素软膏，维A酸软膏，糖皮质激素软膏或霜剂及各种焦油制剂软膏。使用0.1%～0.5%蒽林软膏或糊剂应慎重。

2. 系统治疗

(1) 维A酸类：根据患者皮损情况可选择维胺酯25～50 mg，每日3次，异维A酸，每日10～20 mg，阿维A酯1mg/(kg·d)或阿维A 20～30mg/d。

(2) 雷公藤制剂：雷公藤片每日3次，每次33～66μg，或雷公藤多苷片每日3次，每次10～20 mg。

(3) 氨苯砜：50mg，每日2次。对痘疮样型副银屑病有效，亦可与抗生素合用。

(4) 甲氨蝶呤：小剂量使用常有效，每12小时服2.5mg，连服3次/周。详见寻常型银屑病的治疗。

(5) 糖皮质激素：可短期用于急性痘疮样坏死皮损严重的患者，以中等剂量为宜，如泼尼松每日20～30mg，亦可与抗生素合用。

3. 物理疗法 有报道光化学疗法（PUVA）对点滴型、斑块型及苔藓样型副银屑病均有良效。

玫瑰糠疹（pityriasis rosea）

玫瑰糠疹是一种较为常见的炎症性皮肤病，呈急性，有自限性。本病主要症状是皮肤上发生椭圆形或圆形淡红或黄褐色斑片，上覆糠秕样鳞屑，好发于躯干及四肢的近侧端。自觉瘙痒。发病年龄大多在10～40岁，以青年与成年人居多，儿童与老年人少见。两性受累大致相等。

【病因及发病机制】 病因不明。多数学者根据发病经过及表现认为系病毒（7型疱疹病毒）感染所致，但病毒感染学说目前尚无定论。有人认为与细菌、真菌或寄生虫感染以及变态反应等因素有关，但都未被证实。人与人之间的传播虽未得到证实，但密切接触的人患病的可能性更大一些。

【临床表现】 起病时常于胸、颈、腹、背或四肢等处出现一个较大的椭圆形或圆形淡红或黄褐色斑片，直径3～5cm，边缘微高起，被覆糠秕样鳞屑，此即为母斑（mother patch）或称先驱斑（herald patch），母斑大多为1个，但亦可能为2～3个。如无瘙痒，常易被忽视。

母斑出现后，经1～2周，躯干及四肢的近侧端相继有泛发性成批的皮损出现，称为继发斑。母斑和随后的全身性皮疹的间隔变化甚大（7～14天），也有报告母斑和继发斑的间隔长达84天者。最具特征性的继发斑是直径0.5~2cm的圆形或卵圆形斑，淡红或黄褐色，边界清楚，覆有细薄的糠秕样鳞屑。躯干部皮疹以胸背部为多，腹部较少。如皮疹为椭圆形，其长轴常和肋骨的方向平行排列；四肢的皮疹多分布在上臂屈侧及股内侧，其长轴常与皮纹的方向相一致。颜面及手足部发疹者较少见。

自觉症状多有轻度或中度瘙痒，少数病例可有剧烈瘙痒或完全不痒。大多无全身症状，但也有出现轻度头痛、咽喉痛、低热及颈部淋巴结肿大等症状。血中嗜酸性粒细胞与淋巴细胞可稍有增高。

一般经4~6周皮疹即自行消退，遗有暂时性色素减退或色素沉着斑。一次发病后，一般不再发。少数病例皮疹反复成批出现，病程可延至半年以上才能痊愈，亦有长达数年之久始能痊愈者。

少见的皮损表现，如水疱及紫癜等。

【组织病理】 表现为非特异性炎症，表皮局灶性角化不全及棘层轻度肥厚，有细胞内水肿及海绵形成，或有小水疱出现。真皮上部水肿及毛细血管扩张，并有密集的淋巴细胞浸润。

【诊断与鉴别诊断】 有时需与体癣、花斑癣、银屑病、脂溢性皮炎、疥疮相鉴别。婴儿和儿童的一种非特异性病毒疹偶尔也难与玫瑰糠疹区别，鉴别诊断时应予以注意。

【预防与治疗】 因本病能自愈，故治疗的目的是设法减轻症状，缩短病程。

1. 局部治疗　可外用炉甘石洗剂或少量使用糖皮质激素制剂。

2. 系统治疗　抗组胺药物、维生素C、葡萄糖酸钙等均可应用，一般不须服用糖皮质激素。皮损广泛、浸润性红斑明显者，可选择使用复方青黛丸或胶囊，亦可短程口服雷公藤制剂。有报道，甘草甜素制剂（甘利欣胶囊、复方甘草甜素片等）有利于缩短病程。

3. 紫外线照射　用紫外线治疗可能有益，尤其是在进行期。可用红斑量或亚红斑量分区交替照射。

毛发红糠疹（pityriasis rubra pilaris）

毛发红糠疹是一慢性鳞屑性炎症性皮肤病。有的学者将本病分为先天型和获得型。前者常于儿童期发病，后者常于成人时期出现。Griffiths将其分为典型成人型、非典型成人型、典型少年型、少年局限型及非典型少年型5种。以青春期发病为多。有人报道本病有10岁以前及40~60岁两个发病高峰的现象。发病男性较女性多，亦有报道二者相等。

【病因及发病机制】 其病因主要有下列几种学说。

1. 遗传因素　本病有一定的遗传倾向，Leitener统计125例本病患者，有家族史者高达51%，故曾一度认为本病可能为常染色体显性遗传性疾病。新近的一些研究表明，阳性家族史为0%~6.5%。国内曹元华报告64例本病患者中，仅2例（3%）家族中有同病患者。

2. 维生素缺乏　在临床和组织学上有许多特征指示本病可能与维生素A缺乏有关，但用大剂量的维生素A治疗效果未必皆好，而且多数患者眼暗适应试验结果与维生素A缺乏并不符合。

3. 其他　角化障碍：毛发红糠疹表皮的生成速度明显快于正常皮肤，但一般慢于银屑病或与之相近。有的患者可出现肝功能障碍或伴肝脏疾病。

【临床表现】 典型皮损初始是在头皮出现较厚的灰白色糠秕样鳞屑，渐发展到面部，类似干性脂溢性皮炎。可泛发全身。特征性的皮疹是毛囊角化性丘疹和散在的淡红色鳞屑性斑块。丘疹为针头或粟粒大小，干燥而坚硬，顶部尖锐，淡红色或棕红色，其顶端中心有一个角质栓，常贯穿一根失去光泽的细弱的毛发。具有诊断意义的皮损是手指的第一和第二指节的背面的毛囊性丘疹。丘疹可互相融合成黄红色或淡红色斑块，边界清楚，表面覆盖糠秕状鳞屑，此种皮损酷似银屑病或扁平苔藓，但其边缘仍可见到孤立的毛囊角化丘疹。大多数患者有掌跖角化过度。病情严重时，皮疹泛发全身，可发展成脱屑性红皮病。自觉症状有程度不等的瘙痒、干燥及灼热感。发展至红皮病时可出现全身倦怠、畏寒、体重下降及精神不安。日光暴晒常加重。病程慢性。

临床分型：①典型成人型：为最常见。皮损常始于头、颈及躯干上部，为红斑伴毛囊角化性丘疹。在几周内发展呈泛发性红斑，除近端指节背侧可见毛囊性丘疹外，其余部位常常见不到毛囊性丘疹。头皮弥漫性糠秕状鳞屑及掌跖角化过度。可发展为红皮病。80%以上患者可在1~3年痊愈，愈后可复发，但很少见；②不典型成人型：较少见，患者为成人。在一些部位有显著的毛囊角化性丘疹，而在其部位特别是小腿部可见较多的层片状鳞屑，常可见湿疹性变化。很少发展为红皮病；③典型少年型：患者为5~10岁的儿童，皮损特点与典型成人型相似。通常在1~2年内自愈；④少年局限型，出生几年后发病。皮疹主要限于肘、膝部，呈境界清楚的斑块，由红斑性毛囊角化性丘疹组成。躯干或头皮常见到少数散在鳞屑性红斑，有些病例亦见显著掌跖角化。仅30%能在3年内自愈；⑤非典型少年型，患者在生出后不久发病，表现为红斑、角化过度及毛囊性角栓，很少能自愈。

【组织病理】　表皮弥漫性角化过度，有时毛囊口角化过度尤为显著，间有点状角化不全，特别见于毛囊角栓的周围。部分病例在增厚的角质层的水平方向及垂直方向上都有交替存在的角化过度和角化不全。颗粒层稍增厚，棘层不规则的轻度肥厚，基底细胞有轻度液化变性。真皮上部血管周围轻度非特异性慢性炎症细胞浸润。

【诊断与鉴别诊断】　本病开始在颈侧、四肢伸侧及指背具有特征性棕红或淡红色毛囊角化性丘疹，丘疹逐渐融合成淡红色或橘红色的细鳞屑性斑块，斑块周围仍可找到毛囊性丘疹。头面部可见干性鳞屑性皮损，掌跖角化过度。严重者呈脱屑性红皮病。一般诊断不难。应与银屑病、扁平苔藓 、脂溢性皮炎、毛发苔藓相鉴别。当发生红皮病时，需与其他原因引起的红皮病相鉴别。

【预防与治疗】　目前尚无特效疗法，除一般对症处理外，根据病情可适当选择以下的治疗方法。

1. 局部治疗

（1）润滑剂：可外用凡士林、硅油乳膏、羊毛脂、维生素E霜剂及橄榄油等。

（2）维A酸制剂：外用0.025%~0.1%维A酸乳膏对某些轻病例疗效较好，外用于颜面及外阴部浓度宜低，避免局部刺激。颜面及皮肤柔嫩部位可选用他卡西醇乳膏（萌尔夫）或他扎罗汀乳膏，也可选用20%鱼肝油软膏。

（3）角质松解剂：常用的有2%~5%水杨酸软膏、10%尿素软膏、焦油类制剂。大面积应用水杨酸制剂应注意全身吸收中毒。

（4）糖皮质激素软膏或霜剂外用亦有一定疗效，但对皮损广泛者，应控制每日使用量，或与维A酸制剂、角质松解剂交替使用。

（5）Kerkhof和Steijlen报告外用卡泊三醇油膏，每日2次治疗3例PRP，4周后患者症状显著改善。王跃用复方辣素乳（含纯辣素0.025g加100g乳剂基）治疗2例毛发红糠疹，疗效尚满意。

2. 系统治疗

（1）维A酸类制剂

1）异维A酸：Goldsmith等多中心试验用异维A酸治疗了45例PRP，患者接受连续4个月的治疗，每天剂量1~2mg/kg，90%以上的患者获得显著疗效。45例患者中有6例在治疗后完全或近似完全缓解，在治疗后的期间皮损范围较治疗前明显减少，提示有后续作用。Book和Lowe用异维A酸0.42~2.2mg/(kg·d）治疗PRP患者，15例中7例在治疗7个月症状消退。Dicken

用异维 A 酸 40～80mg/d 治疗 15 例 PRP 患者，其中 10 例症状消退，平均治疗 25 周，而家族性 PRP 的治疗效果不肯定，用 0.5～1mg/(kg·d) 治疗 3 例家族性 PRP，仅有 1 例症状改善。Chapalain 认为，小剂量［0.5mg/(kg·d)］应用 16～24 周亦有效，且成人、儿童耐受性都好。

2）阿维 A：阿维 A 酯治疗 PRP 也有效，常规使用 0.5～1 mg/(kg·d) 的剂量，Borok 等用阿维 A 酯治疗 4 例患者，3 例症状完全消退，其每天剂量在 0.27～1mg/kg，疗程 5 个月，并指出用阿维 A 酯治疗比异维 A 酸组显著。Dicken 报告 6 例接受阿维 A 酯治疗，初始剂量为 50～75mg/d，有 4 例症状消退，平均消退时间为 8 个月。Chapalain 治疗 14 例患者。其中 9 例应用阿维 A 酸治疗，其中 2 例为儿童。起始剂量 0.5mg/(kg·d)，或阿维 A 酯 0.9mg/(kg·d)，7 例在治疗 1 个月后有效，其中 2 例完全消退，5 例至少 70% 消退。平均疗程为 18.8±18.0 个月。2 例在 4 个月和 6 个月无效后改用甲氨蝶呤（MTX）。9 例中有 6 例出现不良反应，包括唇炎，颜面红斑，皮肤干燥及血甘油三酯升高，但均未中断治疗。作者认为，阿维 A 治疗有效，且皮损消退更快。

贾虹分析了 30 例毛发红糠疹的治疗，男 20 例，女 10 例。其中 1 例 6 岁患儿泛发毛囊角化性丘疹伴掌跖角化过度，用阿维 A 酯 15mg/d 起始，20 天后减到 10mg/d，2 个月后减到 5mg/d，又用 2 个月减为 2.5mg/d 维持 1 年半，全身皮疹完全消退，仅留下色素减退斑及少量脱屑，治愈无复发。用阿维 A 酯治疗成人 7 例，一般 40～60mg/d 起始量，最快的 1 周见效，毛囊性丘疹明显消退，红斑鳞屑基本消退。平均每 2 周递减 10mg，至 30mg/d 时，每 4 周递减 10mg，至 10～20mg/d 维持量。总疗程平均 2 个月，最长的 1 例用药 3 年。7 例中 3 例复发，复发者再服阿维 A 酯仍有效。维 A 酸类药物的不良反应见维 A 酸系统应用及不良反应对策。

（2）雷公藤制剂：对急性起病、皮损广泛、颜色鲜红者，可选用雷公藤制剂口服，如雷公藤片（33 微克/片）2 片，每日 3～4 次，雷公藤多苷片 10～20mg，每日 3 次。

（3）免疫抑制剂：对病情较重特别是继发红皮病者，其他治疗无效时，可试用免疫抑制剂。常用药物有甲氨蝶呤，其对本病约半数患者有效，一般认为比银屑病的反应慢，至少要连续 3 个月。

1）甲氨蝶呤（MTX）：1964 年报告认为用 MTX 治疗 PRP 无效。但其后许多作者报告用 MTX 治疗获得临床症状改善或消退。甲氨蝶呤常用剂量方案：每周 2.5～5mg，间隔 12h 连续 3 次；每周 1 次口服 7.5～25mg，或每周 7.5～30mg 静脉注射。MTX 对本病约半数患者有效，至少要连续 3 个月。Dicken 用 MTX 治疗 8 例 PRP，平均疗程 6 个月，平均每周 10～25mg，所有患者症状明显改善，给药方式为每周单一剂量给药，或每隔 12 小时共给 3 次药。Griffiths 报道了用 MTX 治疗的 44 例患者中，有 17 例症状改善。Chapalain 应用 MTX 治疗 5 例，起始剂量为 15～25mg/w，治疗中根据病情逐渐减量。患者用药 7.2±3.0 周明显改善，平均疗程 12.1±5.1 个月。其中 2 例完全消退，2 例用药 7.5～10mg/w，治疗 15～19.5 个月皮损消退 70% 以上。平均总剂量为 0.416g。

贾虹等用 MTX 治疗 6 例患者，其中 5 例已发展为红皮症。2 例单用 MTX 不见效后加用泼尼松和维胺酯，皮疹控制。其余 4 例均 MTX 与泼尼松、雷公藤或维胺酯合用，3 例红皮病有所缓解，鳞屑减少。1 例 MTX 总量用到 0.8g，仅瘙痒减轻，皮疹变化不大。MTX 用量为 10～20mg/w，4～6 周开始起效，一般应用 6～15 周。MTX 有很多的副作用，因此，必须对患者仔细随访，包括肝毒性、骨髓抑制、致畸性和精子生成缺陷等。

2）硫唑嘌呤：硫唑嘌呤对少数患者很有效。其开始剂量 50mg，每日 2～3 次，或 0.1g，每日 2 次口服，病情好转后渐减至 25mg，每日 1 次，直至停药。有人用硫唑嘌呤 50 mg～0.2g/d 治疗 5 例 PRP 患者，其中 4 例症状完全消退。但另有报告，用硫唑嘌呤 0.2g/d 治疗 2 例严重 PRP 无效。应用硫唑嘌呤期间，应注意其不良反应，如骨髓抑制常可引起白细胞尤其是粒细胞减少，偶见血小板减少或再障。

3）环孢素 A：治疗 PRP 也有效，治疗剂量一般为每日 5 ~ 12mg/(kg · d)，大部分口服给药，一般要求血浆浓度不能低于 100 ~ 200ng/L，过高易引起副作用，一般认为每日 5mg/kg 较少引起副作用。有报告用小剂量环孢素 A 治疗 2 例顽固性 PRP 患者有效，剂量不超过 5mg/(kg · d)，症状完全消退需治疗 4 ~ 20 周，但亦有用环孢素 A 治疗效果不佳的报告，国内王秀霞用环孢素 A 治疗 1 例用阿维 A、维胺酯、雷公藤多苷和甲氨蝶呤无效的男性患者，试用环孢素 5mg/(kg · d) 20 天后，皮肤潮红减轻，鳞屑变薄。持续服药 3 个月，周身皮损完全消退。治疗过程中，除刚开始服药时有恶心、胃部不适外，未见其他不良反应。但停药 2 个月后复发。

（4）联合疗法：Clayeon 等报道，用联合疗法治疗 11 例严重的或顽固性 PRP 患者，大多数接受阿维 A 酯 25 ~ 75mg/d 和口服 MTX 3 ~ 30mg/w，对不能用阿维 A 酯或用阿维 A 酯治疗后 10 ~ 16 周症状未改善者，改用 MTX。经过 16 周治疗后，11 例中有 8 例显示有效。Chapalain 认为 MTX 和维 A 酸类联合适用于泛发性 PRP 或用一种药物无效者，但可能增加肝毒性，应谨慎。

贾虹等用维胺酯 + 泼尼松 + 雷公藤治疗 6 例 PRP，其中 5 例皮疹较泛发，1 例为红皮病。用维胺酯 75mg/d、雷公藤 8 片/日，泼尼松剂量一般 30mg/d，平均用药 2 个月皮疹基本控制，逐渐停用泼尼松与雷公藤，用维胺酯维持，5 例皮疹控制较好，1 例坚持用药 3.5 年，皮疹才控制。

赵广用阿维 A 与甘草甜素联合治疗 1 例严重患者，用阿维 A 0.5 ~ 0.75mg/(kg · d)，甘草甜素（商品名强力宁）60 ~ 80ml/d，加入 5% 葡萄糖注射液 500ml 静滴，至疾病明显改善后改为维持量阿维 A 20mg/d，甘草甜素 40ml/d。1 个月为 1 个疗程，2 个疗程后基本痊愈。

（5）系统应用糖皮质激素：治疗本病时，系统应用糖皮质激素应慎重，应严格掌握适应证，通常仅用于其他治疗无效、无糖皮质激素禁忌证、病情较严重的红皮病患者。

3. 物理疗法　糠浴、淀粉浴或矿泉浴等都可应用。光化学疗法（PUVA）有一定的效果，但也有报道在治疗早期，很多患者干燥症状加剧。

4. 中药治疗　以祛风利湿、活血通络为治则。王萍用中药治疗 12 例毛发红糠疹，辨证施治，分为二型，毒热炽盛型 9 例，见于急性发作者，方用解毒清营汤加减。肌肤失养型 12 例，见于皮损局限者或毒热炽盛型治疗后期，方用健脾润肤汤加减。4 周为 1 疗程，2 个疗程后有 2 例痊愈、6 例显效、4 例好转。总有效率为 67%。

5. 青少年保守治疗　对于青少年患者，一般采用保守治疗，因为皮损通常局限并有较好的预后，外用治疗可获缓解。系统性维 A 酸治疗应慎重，仅对严重的儿童型 PRP 或对局部治疗无效的患者才可使用。Gelmetti 等用阿维 A 酯 lmg/kg 治疗 3 例儿童型 PRP 3 个月，2 例获得暂时疗效。

红皮病（erythroderma）

红皮病是一种严重的皮肤疾病。急性期全身皮肤弥漫性潮红、肿胀、渗液，亚急性和慢性期皮肤浸润肥厚，大量脱屑，为多种原因引起的一种综合征。常累及全部皮肤，与系统“中毒”、泛发性淋巴结病和发热相关。急性和慢性两个阶段，二者常有交叉。发病年龄通常大于 50 岁。儿童患者多数是毛发红糠疹或特应性皮炎发展所致。

【病因及发病机制】　引起红皮病的原因很多，常见有银屑病、药物过敏、恶性肿瘤、湿疹 - 皮炎、毛发红糠疹和其他。原因不明红皮病即所谓原发性红皮病有相当比例，这些病例在诊断后的病程经过中，有部分病例仍能查明病因。因此，对原因不明红皮病要长期随访观察。红皮病引起的代谢反应比较复杂：由于毛细血管扩张导致大量温热的血液淤积在皮肤，通过无感失水和对流散发大量热量；同时，可发生高排出的心力衰竭；鳞屑大量剥脱，每天体表会丢失 $9g/m^2$ 鳞屑，导致血清白蛋白下降，患者常出现下肢水肿。

【临床表现】

1．皮肤黏膜表现　全身90%以上皮肤发生弥漫性潮红、肿胀、渗液和皮肤浸润、增厚、反复大量脱屑，常伴有发热等全身症状。药物过敏、淋巴瘤、湿疹或银屑病为病因的患者中，急性阶段进展很快。其他疾病引起者，发病缓慢，瘙痒剧烈，病程数月乃至数年不等。红皮病在急性期，皮肤呈鲜红色，肿胀显著，有渗液。亚急性和慢性期，渗液、肿胀减轻，皮肤浸润、肥厚、大量脱屑。手掌、足跖部鳞屑可呈手套、袜子形脱落。皮肤颜色转暗，伴色素沉着，皮肤呈古铜色。黏膜损害以急性期显著，肿胀、充血、糜烂，可出现眼结膜炎、睑缘炎、角膜炎和角膜溃疡。口腔黏膜红肿、疼痛、溃疡。外阴部、尿道口、肛门周围糜烂，继发感染时有脓性分泌物。毛发、指甲亦常受侵犯，出现不同程度脱发，指（趾）甲增厚黄浊或甲体萎缩，甲板有小凹坑、纵嵴和横沟。随着疾病的好转可逐渐恢复。

2．内脏损害　红皮病可引起内脏损害，严重时出现脏器功能障碍，甚则危及生命。多数病例有淋巴结肿大，肿大淋巴结多数为皮病性淋巴结炎，少数为肿瘤性浸润。肝脾肿大约见于1/3～1/2患者，以药物过敏和淋巴网状系统肿瘤引起者最为常见。肾损害引起蛋白尿、血尿，药物可致急性肾功能衰竭。可发生心率增快、心律紊乱和心力衰竭，出现颈静脉压增高，肝肿大，下肢凹陷性水肿。红皮病肠病有小肠绒毛萎缩，影响食物吸收和肠内菌群失调，可发生脂肪痢。少数男性患者睾丸萎缩、精子减少，尿中17－酮糖皮质激素含量低于正常，乳房女性化发痛。女性可致月经失调，乳房组织增生。

3．代谢紊乱　蛋白质代谢紊乱，由于大量脱屑，蛋白质丢失，加上红皮病的肠道病变，影响蛋白质吸收和利用，血清总蛋白量减低，出现低蛋白血症。水和电解质失衡，红皮病皮肤的屏障功能遭到破坏，水分从皮肤蒸发明显增加，引起失水、低血容量、低血钠、低血氯等变化，这些变化影响血流动力学和心脏功能。皮肤调节体温功能也受到影响，体内热能经皮肤大量流失，不能保持恒定体温，出现低体温状态，引起寒战、发热与低体温交替出现。

【组织病理】　红皮病的组织学变化为非特异性改变。表皮角化不全，颗粒层消失，棘层肥厚，细胞内和细胞间水肿，海绵形成。有时见表皮内微脓疡。真皮中上部水肿，血管扩张充血，血管周围有炎症细胞浸润，主要为淋巴细胞、组织细胞和嗜酸性粒细胞。

【实验室检查】　白细胞总数增多，伴细菌感染时增多更明显。嗜酸性粒细胞增多，部分病例有低色素性贫血，低血浆蛋白，血沉增快。有内脏损害者可出现相应的变化，如蛋白尿，血尿，肝、肾功能异常和心电图变化，并发肿瘤时可出特异性骨髓象和周围血象改变。

【诊断与鉴别诊断】　红皮病诊断不难，主要寻找病因。要详细询问病史，全面系统地进行体格检查，可以找到原发疾病的线索，对部分原因不明者要长期随访观察。

【预防与治疗】

1．病因治疗　病因明确者要治疗原发疾病。

2．对症状治疗　红皮病症状治疗也很重要。外用药宜缓和，无刺激性，常用植物油、氧化锌油剂、硅油乳膏、糖皮质激素乳膏。继发细菌感染时，加用抗生素乳膏，如莫匹罗星、红霉素软膏、氧氟沙星凝胶等。瘙痒剧烈、鳞屑显著者可行矿泉浴、淀粉浴、米糠浴。

3．糖皮质激素　在红皮病治疗中占有重要地位，重症患者可口服或静滴，以迅速控制病情发展，尤其是药物过敏引起者。一般常用剂量为泼尼松每日口服30～60mg，或折合相应剂量的地塞米松、甲基泼尼松龙、氢化可的松进行静滴。

4．并发症治疗　对继发感染应查明原因（细菌、真菌、病毒），积极有力地选用抗生素或相关药物，尽快控制感染。对出现的内脏损害和功能障碍状态应作相应处理。

5．支持疗法　红皮病的支持疗法十分重要。及时补充营养成分，给予多种维生素，维持水和电解质平衡，进行精心的皮肤护理。

【预后】 红皮病是一严重疾病，预后取决于：①原发疾病性质，如为恶性肿瘤，则预后差；②红皮病及并发症情况，如有严重的内脏损害和不能控制的感染等预后差；③治疗是否积极、正确、合理。

红皮病死亡原因常有：①原发疾病恶化，如恶性肿瘤扩散等；②内脏损害，引起重要脏器功能衰竭；③严重并发症，如继发细菌感染等，肺炎和败血症是红皮病死亡的常见原因。

（王洪生）

第七章 大疱和无菌性脓疱性皮肤病

第一节 女性多发的疾病

IgA 天疱疮（IgA pemphigus）

本病于20世纪80年代发现，1985年Huff等报告1例，命名为表皮内嗜中性IgA皮病。IgA天疱疮是一种少见的水疱、脓疱性皮肤病，表皮内有棘刺松解细胞和中性粒细胞浸润，免疫病理检查有棘细胞间IgA沉积。又称表皮内嗜中性IgA皮病、IgA落叶型天疱疮、表皮内IgA脓疱病或细胞间IgA水疱脓疱性皮病。

【病因及发病机制】 病因不明。有报告称粒细胞巨噬细胞集落刺激因子可诱导发病。大约50%的患者在血清中可测到IgA型抗棘细胞间抗体，但效价低。此抗体可与桥粒中分子量分别为120kD、115kD、105kD的蛋白质结合，不与落叶型天疱疮或寻常型天疱疮抗体结合。发病机制的细节仍不清楚。

【临床表现】 发病常见于中、老年人，女性多见。临床上表现为类似于角层下脓皮病，在环形或多环形红斑上发生松弛性水疱、脓疱或形成脓湖，糜烂结痂，起疱处Nikolsky征一般阴性。水疱初小，疱液澄清，水疱逐渐变大。广泛分布，有融合倾向，或排列呈环状。皮损好发于皱褶部位，如腋窝、乳房下、阴股部等。明显瘙痒。单个皮损可在2～3周自愈，别处又起新疱。少数累及口腔。多数无全身症状或症状轻微。临床分为两种亚型，一种为表皮内脓疱疹型，有典型水疱、脓疱，病理改变为整个表皮内有脓疱；另一型为角层下脓疱性皮病样型，表现类似于角层下脓皮病，脓疱皮损限于角层下。本病的预后较好，部分患者的皮疹可自行消退。

【组织病理】

1. 组织病理 主要有两种表现，一种为角层下脓疱性皮病样型，角层下单房性脓疱，可见少量棘细胞松解和较多的嗜中性粒细胞浸润；另一表皮内脓疱疹型，为表皮内中下层单房性脓疱，棘刺松解细胞，其中内含大量的中性粒细胞，很少嗜酸性粒细胞，棘层细胞海绵形成。在早期，真表皮交界处，嗜中性粒细胞排列呈线状，真皮小血管管壁纤维蛋白变性，中性粒细胞浸润伴有核尘。

2. 免疫病理 直接免疫荧光可见角层下脓疱性皮病样型的浅表棘细胞间IgA网状沉积，很少并有C3、IgG和IgM沉积。而表皮内脓疱疹型IgA网状沉积于整个表皮内。间接免疫荧光可见部分患者（约1/3）血清中有循环抗棘细胞间IgA型抗体，效价较低。

【诊断与鉴别诊断】 根据本病的临床表现特点，多在皱褶部位，基本损害为表浅水疱、脓疱，以及特殊的组织病理与免疫病理检查结果，可明确诊断。有时需与下列疾病相鉴别。

1. 线状IgA大疱性皮病 临床基本损害为环状红斑和紧张性水疱，Nikolsky征阴性，免疫病理检查 IgA 线状沉积于真表皮交界的基底膜带。

2. 疱疹样皮炎　基本损害为环状红斑、丘疹和小水疱，Nikolsky 征阴性，感觉剧烈瘙痒。有谷胶过敏性肠病表现。病理检查为表皮下水疱，真皮乳头内中性粒细胞微脓疡。免疫病理检查真皮乳头内 IgA 呈颗粒状沉积。

【预防与治疗】

1. 氨苯砜　首选氨苯砜治疗，50mg～0.15g/d，分次口服，维持量 25～75mg/d，对大部分患者有效。

2. 泼尼松　30～40mg/d，分次口服，控制皮疹后逐渐减量。可与氨苯砜联用。

3. 硫唑嘌呤　0.1～0.15g/d，分次口服，控制皮疹后逐渐减量。或与泼尼松、氨苯砜联用。秋水仙碱治疗角层下脓疱性皮病样型有效。

4. 阿维 A　20～30mg/d，维持量为隔日口服 10mg，可以抑制中性粒细胞和单核细胞的炎症游走。

5. 外搽金霉素软膏、糖皮质激素软膏。

疱疹样天疱疮（pemphigus herpetiformis）

本病是天疱疮的一种亚型，临床上并不少见。皮损类似于疱疹样皮炎，组织病理有表皮内水疱、嗜酸性粒细胞海绵形成，免疫病理检查符合天疱疮的特点。也有称为嗜酸性细胞海绵形成。由 Jablonska 于 1975 年命名。

【病因及发病机制】　一般认为是天疱疮的变型。

【临床表现】　青、老年人均可见，多为中老年人。有认为男女发病率相等，也有认为女性发病多于男性。发疹部位以躯干为主，逐渐扩展至全身。皮损好发于胸、腹、背部及四肢近端。早期为单发或多发的环状红斑样损害，红斑边缘稍隆起，并在其上发生疱壁较紧张的小水疱或丘疱疹，偶有大疱。很少发生口腔黏膜损害。Nikolsky 征常为阴性。明显瘙痒。病程较长呈慢性，易反复发作。一般认为本病预后较天疱疮好，治疗后能控制病情，有少数患者转变成寻常型、落叶型或红斑型天疱疮。

【诊断与鉴别诊断】　对于典型的临床表现和检查结果，诊断不困难。注意与表现不典型的疱疹样皮炎、类天疱疮或红斑型天疱疮相鉴别，有时要与泛发性湿疹鉴别。结合临床表现和组织病理、免疫荧光检查可鉴别诊断。

【组织病理】

1. 组织病理　可见表皮内棘细胞间水肿，含有较多嗜酸性粒细胞和（或）中性粒细胞，即有嗜酸性粒细胞海绵形成，甚至形成嗜酸性粒细胞小脓肿。部分患者可见棘细胞内裂隙和水疱，偶见棘细胞松解。

2. 免疫病理　直接免疫荧光可见表皮棘细胞间有 IgG 沉积和（或）C3 沉积；间接免疫荧光检查见血清中抗棘细胞间物质抗体阳性，但效价较低。抗基底膜带抗体阴性。

【预防与治疗】　对氨苯砜、雷公藤制剂有较好的疗效。病情较重者可合并应用糖皮质激素，一般口服泼尼松，20～40mg/d。泼尼松也可与环磷酰胺或硫唑嘌呤联用，控制皮损后泼尼松用维持量。本病预后一般较好。

瘢痕性类天疱疮（cicatricial pemphigoid）

是一种主要侵犯黏膜，并易留下瘢痕，尤其是眼结膜部位的慢性水疱性皮肤病。又称为良性黏膜类天疱疮。可能是类天疱疮的一个亚型。

【病因及发病机制】 病因不明。临床罕见，据法国和德国报告，估计其发病率为0.87～1.16/100万。法国的年发病率为1.2/100万，德国的年发病率为0.9/100万。未见明显的种族或地区差别。一般认为系自身免疫性疾病。靶抗原与大疱性类天疱疮的靶抗原相同或板层素5。可能有遗传基础，HLADQ7与瘢痕性类天疱疮的遗传易感性相关。

【临床表现】 本病多见于老年人，发病年龄在60～70岁，很少发生于儿童。女性患者是男性的1.5～2倍，德国报告为7倍，法国报告为3倍。皮损主要发生于眼（占75%的患者）、口腔（占85%的患者）、齿龈、鼻、咽、外阴、尿道口、肛门等处黏膜。1/3的患者有时皮肤起水疱。受累处为水疱、糜烂面、小溃疡、表面覆有膜状物，形成瘢痕。先是单侧发疹，逐渐为双侧。易反复发作，形成瘢痕粘连，影响局部的功能，如眼失明、食管狭窄、龟头粘连、阴道口狭窄。皮肤损害可表现为泛发，类似于大疱性类天疱疮，愈后可能无瘢痕。也可表现为头颈部及黏膜附近的皮肤发疹，红斑上反复起疱，形成瘢痕和色素沉着，头皮受累使永久性脱发，黏膜很少受累，即为Brunsting－Perry型。由于病情迁延反复发作，约1/4的患者可失明，偶有食管完全闭塞、口腔溃疡癌变的报告。

【组织病理】

1. 组织病理 表现为表皮下水疱形成，真皮有淋巴细胞、浆细胞和嗜酸性粒细胞等炎症细胞浸润，晚期由成纤维细胞增生而纤维化。

2. 免疫病理 直接免疫荧光检查，示表皮基底膜区有线状IgG、C3沉积。有的患者可见IgA沉积。间接免疫荧光检查示，少数患者（20%～35%）血清中有表皮基底膜区IgG型或IgA型抗体沉积，其效价高低与皮损广泛程度有关。

【诊断与鉴别诊断】 根据老年发病，黏膜、皮肤反复起疱，愈后留下瘢痕，表皮基底膜带有IgG和C3线状沉积，诊断不难。有时应与天疱疮、获得性大疱表皮松解症相鉴别。

【预防与治疗】

1. 一般处理 泛发性损害者，应注意水、电解质状况和全身恶病质，给予相应处理。根据皮肤、黏膜损害的部位和状况，选择外用糖皮质激素。继发细菌、真菌感染时，选用相应的抗生素，如0.05%丙酸氯倍他索霜、1%曲安奈德霜、复方咪康唑霜，外搽1%金霉素软膏或0.5%呋喃西林软膏等。

轻症口腔受损的患者可用糖皮质激素或四环素漱口液。顽固严重皮损、口腔皮损处，可局部注射糖皮质激素制剂，如确炎舒松－A、倍他米松混悬液，加用等量1%～2%利多卡因。

对轻度患者，可选用一般药物，如四环素、烟酰胺、雷公藤等加用或不加用少量糖皮质激素。常采用氨苯砜75mg～0.15g/d、四环素1.0～2.0g/d和烟酰胺0.3～1.5g/d，雷公藤多苷片：10毫克/片，每次2片，每日2～3次，联合口服。对中、重度的患者，尤其是泛发性皮损或有显著咽喉、食管黏膜炎症受累者，及时服用糖皮质激素。一般用量较小。病情较明显者使用泼尼松0.5～1.0mg/(kg·d)。细胞毒类免疫抑制剂可与糖皮质激素合用，选用硫唑嘌呤或环磷酰胺0.5～1mg/(kg·d)，联合应用。糖皮质激素应用起效后，经维持阶段，根据病情逐渐减药，但维持期较长。

以上药物疗效不佳时选用环孢素3～5mg/(kg·d)，或麦考酸酯35～45mg/(kg·d)，分2次给药，起效慢。大剂量免疫球蛋白2g/(kg·d)静注，适用于病情严重、免疫抑制剂使用有禁忌者。

2. 其他特殊治疗 已形成瘢痕性狭窄者，可在缓解期行整形手术瘢痕松解治疗。

糖皮质激素和其他免疫抑制剂药物不良反应较多，本病需长期用药，为减少不良反应的发生，可在使用糖皮质激素药物的同时预防性用药，选用钙剂、抗胃酸剂等。用药过程中如出现不良反应，应及时对症处理。

角层下脓疱病（subcorneal pustular dermatosis）

本病较少见。为一种慢性良性复发性脓疱性皮肤病，脓疱位于角层下。由 Sneddon 和 Wilkinson 于 1956 年首次报告，故又称为 Sneddon－Wilkinson 病。

【病因及发病机制】 尚不清楚。有认为本病与感染病灶、精神创伤、代谢或内分泌紊乱有关。也有认为本病是某些皮肤病的变型，如疱疹样皮炎、多型红斑、泛发性脓疱性细菌疹或疱疹样脓皮病。

【临床表现】 多发生于中年及中年以上妇女，男女比例为 1∶5。皮疹多发生于躯干下部和肢体近端屈面等处，好发于腹、腋、乳房下和腹股沟等处。较少累及头面和掌跖部。皮疹表现为在正常皮肤上发生浅表性小脓疱，或发生水疱后很快成为脓疱。疱壁松弛，疱液底部为较混浊的脓液，上层为较清澈浆液。脓疱散发或簇集成环状和匍行性分布，脓疱基底有红晕。数日后，脓疱干涸结痂、脱屑，其下为糜烂面。愈后余留色素沉着。口腔黏膜损害少见，系统性症状很轻或无。有不同程度的瘙痒感，一般无发热等全身症状。慢性病程，往往反复发作和缓解交替进行，多不影响健康。

【组织病理】 脓疱或水疱位于表皮角层下。疱内有很多中性粒细胞，有时在疱底部可见少数棘刺松解细胞，少量嗜酸性细胞。棘层细胞间水肿，有少量中性粒细胞渗入，疱下表皮有海绵形成。真皮上部毛细血管扩张，周围有中性粒细胞和少数嗜酸性粒细胞及淋巴细胞浸润。直接免疫荧光和间接免疫荧光检查抗体阴性。

【诊断与鉴别诊断】 应与脓疱疮、红斑性天疱疮、落叶性天疱疮或脓疱性银屑病相鉴别。

【预防与治疗】 一般处理，根据皮疹类型选用不同剂型的外用药物。可选用金霉素软膏、凡士林羊毛脂、焦油类软膏。

系统用药磺胺嘧啶和氨苯砜治疗有效。还可采用红霉素、秋水仙碱、甲砜霉素、雷公藤制剂、甲氨蝶呤、阿维 A 等药物。

长效磺胺 0.5～1.5g/d，或磺胺吡啶 1.5～2.0g/d。注意同时加服等量碳酸氢钠。氨苯砜 75mg～0.2g/d，分 2～3 次服。用药 1 周时，增加剂量。控制病情后逐渐减量，小剂量维持。秋水仙碱 1～2mg/d，起效后维持 1mg/d，连用数月以上。

雷公藤片（33 微克/片）或雷公藤多苷片（10 毫克/片），每次 2 片，每日 3～4 次。病情急性发作时，红霉素静脉滴注 1～1.2g/d，连用 2 周。维 A 酸口服：异维 A 酸 20～40mg/d，或阿维 A 酸 0.5～0.8mg/d，连用数周起效。

皮损广泛、病情严重发作者，加用糖皮质激素口服。泼尼松 0.5～1mg/(kg·d)，连用数周至数月。或与硫唑嘌呤 0.1g/d，分 2 次服，联合用药。

掌跖脓疱病（palmoplantar pustulosis）

是一种局限于掌跖的皮肤病，以红斑及深在性成簇性脓疱反复发疹表现为特点。1928 年由 Dore 首先把本病从连续性肢端皮炎中分离出来，称为独立性疾病。

【病因及发病机制】 确切病因尚不明。Andrews 等怀疑本病与感染病灶有关，认为是一种脓疱性细菌疹的表现。常见本病合并扁桃腺炎，经抗生素或扁桃腺切除后，部分患者的皮疹可减轻或痊愈。也有研究认为本病是一种抗原抗体相结合，激活补体经典途径所致的免疫复合物病。因金属斑贴试验阳性，产生的脓疱病理变化与本病的脓疱病理变化一致，除去金属牙料，可显著改善病情和使其痊愈。认为本病是对汞、铜、锡等金属元素的变态反应，由于食入或吸收食物、食物包装中的金属元素，而致敏发病。

有研究发现，本病可以同时发生或后来发生银屑病，认为本病是局限型脓疱性银屑病（掌跖脓疱型银屑病）。但由于病因还不明，仍把本病作为一个独立的疾病。

妊娠、创伤、内分泌疾病或对局部的刺激，均可作为刺激因子而激发生病。

【临床表现】　本病好发于30～50岁，女性较男性多见。掌跖脓疱病为局限性皮肤病，全身情况无改变。开始皮疹发生在掌或跖部，尤在手的掌中部或鱼际肌处为主，在足部以足跟和足弓部为多见，逐渐蔓延至掌跖各处以及侧缘。可是单侧或双侧同时，或掌跖同时发病。在红斑基础上发生小而深在性脓疱，或先为小水疱而后较快变成脓疱。经数天至数周，脓疱干涸、结痂、脱屑。随即成簇的新脓疱又起反复发作，时轻时重，脓疱消退后脱屑，稳定时以红斑、脱屑、干裂为主。自觉瘙痒或疼痛感，无全身症状。病情反复迁延可达数十年。

【组织病理】　棘层有较大的海绵状脓疱，疱内主要有中性粒细胞和变性的表皮细胞，脓疱增大时，中央表皮角质形成细胞完全溶解，形成单个大的空腔，周围仍可见由变窄角质形成细胞所形成的网络。通常表皮棘层增厚，角化不全，颗粒层消失，表皮突伸长，表皮内中性粒细胞渗入。血管周围淋巴细胞和中性粒细胞浸润。

体内装有金属牙料及用汞、银填充剂者，应做金属斑贴试验。阳性者除去金属牙料及填充剂。

【诊断与鉴别诊断】　根据局限于掌跖部位，在炎症的基础上发生成簇小脓疱，慢性反复的病程，无全身症状，无银屑病的证据，诊断不难。应与连续性肢端皮炎、汗疱疹继发感染和脓疱性细菌疹等疾病鉴别。

【预防与治疗】　一般处理，如有感染病灶及金属致敏的可能，则应作相应的处理。

对皮疹局部可外用卡泊三醇、他扎罗汀、糖皮质激素制剂、焦油类、水杨酸类软膏。

内用药物可选氨苯砜75mg～0.2g/d，分2～3次服。磺胺吡啶长效磺胺0.5～1.5g/d，或磺胺吡啶1.5～2.0g/d，注意同时加服等量碳酸氢钠。四环素0.5～1g/d，连用数月。雷公藤片（33微克/片）或雷公藤多苷片（10毫克/片），每次2片，每日3～4次。异维A酸20～30mg/d，或阿维A酸0.5～0.8mg/d，连用数周起效。可选择免疫抑制剂，如秋水仙碱：1～2mg/d，起效后维持1mg/d，连用数月。其他有甲砜霉素、甲氨蝶呤、氯苯吩嗪等。还可用PUVA、放射性核素或浅层X线照射治疗。

由于掌跖脓疱病的病情反复迁延，治疗起效后，口服药逐渐减量，仍要维持治疗。

第二节　性别差异不明显的疾病

天疱疮（pemphigus）

为一组较少见的累及皮肤、黏膜的水疱、大疱性皮肤病。为自身免疫性疾病，血清中存在着表皮棘细胞间抗体，与棘细胞桥粒结合，引起棘层细胞松解，产生表皮内水疱。

1943年由Civatte发现表皮棘刺松解细胞，是重要组织病理改变；1953年Lever发现水疱分为表皮下无棘刺松解和表皮内有棘细胞松解，前者为大疱性类天疱疮，而后者为天疱疮；1965年Beutner以免疫荧光检查发现天疱疮抗体，认为本病是免疫性疾病。

【病因及发病机制】　病因不明。其发病机制仍不十分清楚。到目前，许多研究证据表明，患者有天疱疮抗体，抗体效价与病情相一致，抗体可通过胎盘转移，利用高低度抗体注射兔皮内，可产生棘细胞松解的动物模型，用免疫抑制剂治疗有显著的疗效。说明本病是自身免疫性疾病。

较近的研究证明，虽然天疱疮的自身抗原均在棘细胞的桥粒中，但寻常型天疱疮的自身抗原与落叶型天疱疮不同。寻常型天疱疮的自身抗原结合位点分子量130kD（桥粒芯糖蛋白3），而落叶型天疱疮的自身抗原结合位点分子量为160kD（桥粒芯糖蛋白1）。天疱疮抗体为IgG型抗体，少数为IgA型。抗体与自身抗原结合，使表皮细胞分泌蛋白酶，发生棘细胞松解，形成水疱。这一过程不一定需要补体参与。皮损局部的某些细胞因子的表达增高也有重要意义，细胞因子也参与发病过程。研究证明，皮损局部的IL－1、TNF－αmRNA表达增高，出现IL－2、IL－4、INF－γ等细胞因子，外周血有IL－2和sIL－2R水平增高，并且与水疱皮损面积呈正比。

一般来说，本病发生无性别差异，但在突尼斯的调查发现女性患者多于男性，男女之比为1:4，而男性的平均发病年龄高于女性。不同地区、不同种族人群中天疱疮的发病率有明显的差别，以色列和巴西国家的发病率最高，北美和欧洲较低。在巴西为3.4/10万，芬兰的发病率为0.08/10万，美国为0.42/10万，印度为0.28/10万，华人和马来西亚人为0.24/10万。

遗传学研究认为，天疱疮患者的一级亲属的发病危险性明显增高。HLA－DRB1＊0402可能是寻常型天疱疮的易感基因标志。国外研究结果，HLA－DR4和HLA－DRW6频率升高，HLA－A10和A13频率也升高。寻常型与HLA－DR4有关，DQ8单倍体分布在犹太人中，而DR6和DQ5分布于非犹太人中。在32例日本患者中对等位基因HLA－DQA1、DQB1、DRB1的研究，HLA－DQB1＊0503或DRB1＊1405与寻常型天疱疮密切相关。说明天疱疮与HLA－Ⅱ类基因之间有很强的相关性，这些基因在天疱疮的发病中可能有重要的作用。我国最新近的研究显示，汉族人的寻常型和红斑型天疱疮患者中，HLA－DR4、DRB1＊14、DQB1＊0503与DQB1＊0302等位基因频率均显著增高；寻常型中，DRB1＊0406、DRB1＊0403频率显著高于对照组，红斑型中DRB1＊0406频率显著高于对照组。对天疱疮患者连锁不平衡的单倍型分析，提示了HLA－DRB1＊04、DQB1＊0302、DRB1＊14、DQB1＊0503可能是汉族人寻常型天疱疮中推测的易感单倍型，后者可能是汉族人红斑型天疱疮易感的单倍型。但是，在不同人群或不同类型中易感基因不尽相同。

【临床表现】 临床上将天疱疮分为4型，即寻常型、增殖型、落叶型和红斑型。以寻常型、落叶型和红斑型多见，增殖型天疱疮少见。一般认为增殖型是寻常型的顿挫型或异型，红斑型是落叶型的顿挫型或轻型。还有其他特殊类型的天疱疮，如副肿瘤性天疱疮、药物诱发性天疱疮、疱疹样天疱疮等。

天疱疮是少见性皮肤病，患者多见于青壮年。男女发病率大约相等。以寻常型为主，发病率明显高于落叶型，约占70%。天疱疮的病情往往会威胁生命，皮肤科临床比较重视。

1. 寻常型天疱疮　水疱发生在皮肤红斑或外观正常皮肤上，疱壁松弛，表皮分离征（Nikolsky征）阳性。水疱孤立散布或有时少量聚集成群。疱壁薄，易破裂形成糜烂，表面附有淡黄色痂，不易自愈。病情慢性，皮损此起彼伏。偶见血疱、溃疡、组织坏死。累及全身各处的皮肤。口腔、咽、喉、食管、外阴、肛门等处黏膜也常受累，表现为水疱和糜烂，影响摄食、咀嚼、吞咽。皮损愈合后，可有色素沉着。患者自觉瘙痒、疼痛、灼热等症状。

2. 增殖型天疱疮　损害常侵犯口腔、鼻腔、阴唇、龟头、肛门等处的黏膜。水疱很易破裂形成糜烂面，感觉剧痛。口腔损害影响进食。皮肤的发疹可在黏膜损害之前或之后，多在头面、腋下、脐窝、阴股部和胸背部。起初为松弛性水疱，迅速破裂后形成糜烂面、蕈状或乳头状增殖，间擦部位尤其明显。损害局部有浆液或脓液渗出，覆盖痂皮，周围有炎性红晕。损害聚集成群或融合成片，明显腥臭味。就诊时不易看见水疱，或在斑片的周围可见水疱。分为2型：①轻型（hallopeau型），呈慢性经过，腋下或阴股部小脓疱、偶发水疱，形成增殖性斑块。病情轻，可自行缓解，预后好；②重型（neumann型），腋下或阴股部小脓疱、溃疡和疣状增生，融合成乳头瘤状，脓性分泌物多，痂厚，病程长较顽固。

3. 落叶型天疱疮　外观正常皮肤或红斑上发生水疱，疱壁薄、松弛，迅速破裂形成糜烂面。表皮分离征（尼氏征）阳性。糜烂面轻度水肿，浆液渗出，形成黄褐色、油腻性痂，落叶状。痂下湿润腥臭。糜烂面易出血。皮肤弥漫性潮红、充血、肿胀，类似于剥脱性皮炎。开始发疹于头面、躯干局部，逐渐扩大，多数患者最后泛发至全身。毛发稀疏，指（趾）甲营养不良。黏膜较少受累。多有全身症状，发热、畏寒、精神恍惚。病情慢性，可持续数年以上。用糖皮质激素治疗可完全缓解，预后较好。

4. 红斑型天疱疮　本型较常见。皮损好发于头皮、前额、鼻、两颊、前胸、背中央，腋窝和阴股部也可受累，四肢很少侵犯。头面部位的皮损类似于系统性红斑狼疮、脂溢性皮炎或脓疱疮。红斑上有脂性鳞屑、黄痂。病情发展后以胸背部、四肢发生松弛性大疱，易破，见糜烂面黄褐色、褐色脂性厚痂，黏附不易脱落。水疱此起彼伏，Nikolsky 征阳性，愈合后遗留色素沉着。一般无黏膜受损，或黏膜受损轻微。自觉瘙痒，但无全身不适症状。

四型天疱疮可能互相转化。天疱疮也可能与其他疱病并发。

【组织病理】

1. 组织病理　皮损处组织病理表现为表皮内水疱、棘细胞层松解。水疱基底涂片可查见棘刺松解细胞，即天疱疮细胞。寻常型天疱疮的组织病理改变棘刺松解、裂隙，水疱发生在棘层的下部分，尤其是在紧靠基底层上，基底层是疱底。增殖型天疱疮组织病理改变，早期棘刺松解、裂隙，水疱发生在棘层下部分，表皮内嗜酸性粒细胞小脓肿，后期表皮角化过度，棘层肥厚呈乳头状增生。落叶型天疱疮组织病理改变棘刺松解、裂隙，水疱发生在颗粒层及其下方，颗粒层细胞棘刺松解后其形态似角化不良的谷粒细胞，皮损较陈旧者，角化过度，角化不全，角栓形成，棘层肥厚，轻度乳头状增生，真皮有炎症细胞浸润，嗜酸细胞较多。红斑型天疱疮的组织病理改变与落叶型相似，但陈旧皮损中毛囊角化过度，颗粒层棘刺松解角化不良细胞明显。

2. 免疫病理　直接免疫荧光检查，几乎所有患者的皮损周围的外观正常皮肤都有棘细胞间 IgG、C3 网状沉积，少数伴有 IgA、IgM 沉积。红斑型天疱疮者，基底膜带区有 IgG、C_3 线状沉积，尤其是在颜面的皮肤。间接免疫荧光检查示患者血清中有抗表皮棘细胞间物质抗体（天疱疮抗体）。根据抗体效价与病情平行，可利用检测天疱疮抗体来监测患者病情的变化。

【诊断与鉴别诊断】　临床上需与大疱性类天疱疮、大疱性多形红斑、疱疹样皮炎、大疱性药疹、获得性大疱性表皮松解症等相鉴别。

【预防与治疗】　一般处理，注意水、电解质状况和全身恶病质，给予相应处理。根据皮损部位和状况，选择糖皮质激素霜剂或软膏及抗菌药（金霉素软膏）外用。轻症口腔受损的患者可用糖皮质激素或四环素漱口液。个别顽固皮损、口腔皮损处可局部注射糖皮质激素制剂。

糖皮质激素仍是首选有效药物，应及时足量选用，起效后用控制量一段时间后逐渐减量，长期使用维持量，少数患者在数年后可完全撤除激素。选用治疗量时，应根据患者年龄、性别、全身状况、原先的治疗情况、是否有慢性合并疾病、皮疹累及面积、部位（眼、食管、咽喉等黏膜受累表示重）以及天疱疮抗体效价等综合考虑，选择糖皮质激素药物。

1. 寻常型、落叶型和红斑型　①病情轻度：泼尼松 0.5～1mg/(kg·d)；雷公藤多苷片：10 毫克/片，每次 2 片，每日 2～3 次。或选用硫唑嘌呤或环磷酰胺：0.5～1mg/(kg·d)；②病情中度：泼尼松 1～1.5mg/(kg·d)；雷公藤多苷片：10 毫克/片，每次 2 片，每日 2～3 次。环磷酰胺：1～2mg/(kg·d)，或静注 0.4～0.5g，每周 1 次；③病情重度：泼尼松 1.5～2mg/(kg·d)；雷公藤多苷片：10 毫克/片，每次 2 片，每日 2～3 次。环磷酰胺：1～2mg/(kg·d)，或静注 0.5～0.6g，每周 1 次。

2. 增殖型天疱疮　根据病情轻重选用药物。在寻常型、落叶型和红斑型用药的基础上，加用维 A 酸，如阿维 A 酸 0.4～0.7mg/(kg·d)。

顽固性天疱疮病例，可考虑采用大剂量糖皮质激素冲击疗法。冲击治疗的剂量，并无标准化，一般是采用甲基泼尼松龙 0.5～1g/d，或地塞米松 0.1～0.2g/d，连续 3 日。或采用甲基泼尼松龙第 1 日 0.4g，第 2 日 0.3g，第 3 日 0.2g，第 4 日恢复到常规泼尼松维持量治疗，此法较安全。大剂量糖皮质激素冲击疗法的具体应用、不良反应及实施中的注意事项，详见冲击疗法在皮肤科的应用。

细胞毒类免疫抑制剂，如环磷酰胺或硫唑嘌呤 0.1～0.15g/d，或甲氨蝶呤每周 25mg。可与糖皮质激素联合应用，提高疗效，减少药量。糖皮质激素应用起效后，经维持阶段后，根据病情逐渐减药。细胞毒类免疫抑制剂一般有骨髓抑制不良反应，肝肾毒性。用药开始后 1 周、以后每 2 周检查血常规，每月复查肝功能。环磷酰胺可引起出血性膀胱炎，长期使用增加致癌危险。以上药物疗效不佳时可选用环孢素 5mg/(kg·d) 或麦考酚酯 35～45mg/(kg·d)，分 2 次给药，起效慢。大剂量免疫球蛋白 2g/(kg·d) 静注，适用于病情严重，免疫抑制剂使用有禁忌者。

其他特殊治疗，有继发细菌、真菌感染时，选用相应的抗生素。有研究表明，血浆透析、免疫透析、光透析等有一定的疗效。

大疱性类天疱疮（bullous pemphigoid）

大疱性类天疱疮是较少见的表皮下自身免疫性大疱性皮肤病。以紧张性水疱、大疱，基底膜带免疫球蛋白和补体线状沉积为特点。本病具有自限性，有时病情严重威胁生命。

【病因及发病机制】 病因不明。目前发现大疱性类天疱疮的自身抗原在基底细胞的半桥粒上有两种，即 BPAg1（BP230），分子量为 230kD 的多肽，位于半桥粒附着斑处；BPAg2（BP180），分子量 180kD 跨膜蛋白，氨基端位于基底细胞内半桥粒附着斑上，羧基端位于基底细胞外的透明板内，研究发现，BPAg2 抗体对发病有重要作用。类天疱疮抗体，主要为 IgG 型抗体，与自身抗原结合激活补体，产生过敏毒素 C3a、C5a，肥大细胞脱颗粒，释放嗜酸性粒细胞趋化因子，吸引炎症细胞到基底膜带浸润，释放溶酶体酶，分解半桥粒和锚丝使其断裂、消失，形成裂隙和水疱。

有研究报告，在法国和德国年发病率为 6～10/100 万，乌克兰的年发病率为 10/100 万，印度的发病率为 5/100 万，华人约为 0.4/100 万。

【临床表现】 本病虽然可见于任何年龄，但多见于 60 岁以上的老年人。性别上无明显差异。皮损广泛发作，以躯干、四肢屈侧为多，在红斑、水肿性红斑、或外观正常皮肤上发生水疱或大疱，疱壁较厚，不容易破，疱液清透亮，久之混浊，偶见血性内容。表皮分离征（尼氏征）阴性。水疱破后呈糜烂面，愈合较快，余有色素沉着斑。皮损成批出现或此起彼伏。少数患者可在口腔、咽喉、外阴等黏膜处发生水疱和糜烂。患者自觉瘙痒、烧灼感，但全身情况较正常。慢性病程，反复发作者影响全身状况，但本病的病程可有自限性，数年后自愈。大疱性类天疱疮还有其他类型表现，如泛发性、小疱型、局限性、结节性、增殖性等。

【组织病理】

1. 组织病理 皮损处表皮下水疱，无棘刺松解，疱顶表皮细胞扁平排列紧密，水疱内有纤维素构成的网架，内含嗜酸性粒细胞、中性粒细胞。真皮内有炎症细胞浸润，主要为嗜酸性粒细胞较多，混有单一核细胞、中性粒细胞，也可形成嗜酸性粒细胞小脓肿。晚期水疱因基底细胞再生，形成表皮内水疱。

2. 免疫病理 直接免疫荧光检查，示表皮基底膜区 IgG、C3 线状沉积，有时有 IgA、IgM、IgE 沉积。间接免疫荧光检查患者血清，70% 左右的患者有抗表皮基底膜带 IgG 型抗体，呈线状沉积。有条件的可进行1mol/L NaCl分离皮肤的免疫荧光检查，IgG抗体线状沉积在分离皮肤的表皮侧，而获得性大疱性表皮松解症的抗体沉积于分离皮肤的真皮侧，可与之鉴别诊断。

【诊断与鉴别诊断】 需与天疱疮、大疱性药疹、大疱性多形红斑、获得性大疱性表皮松解症或疱疹样皮炎鉴别。

【预防与治疗】 一般处理：注意水、电解质平衡状况和全身恶病质，给予相应处理。根据皮肤、黏膜损害的部位和状况，选择外用糖皮质激素、抗菌药，如0.05%丙酸氯倍他索霜、1%曲安奈德霜、复方咪康唑霜，外搽1%金霉素软膏或0.5%呋喃西林软膏等。口腔轻症受损者，可用糖皮质激素或四环素漱口液。对顽固皮损、口腔损害处可局部注射糖皮质激素制剂，如确炎舒松-A、倍他米松混悬液，注射时加用等量1%~2%利多卡因稀释。大疱性类天疱疮患者多为年老体弱者，应尽量外用糖皮质激素，以避免或尽量小剂量内用糖皮质激素，以免增加感染、高血压、糖尿病等不良反应的危险性。

制订大疱性类天疱疮的用药治疗方案要依据个体皮损的范围和病情的进展程度而定。根据患者年龄、性别、全身状况、原来的治疗情况、是否并发有慢性疾病、皮疹累及面积以及部位（眼、食管、咽喉等黏膜受累表示重）等综合考虑，区分病情轻重，选择药物和剂量。

对轻、中度患者，可选用一般药物，如四环素、烟酰胺、雷公藤等加用或不加用少量糖皮质激素。病情轻度患者常采用氨苯砜75mg~0.15g/d、四环素1.0~2.0g/d和烟酰胺0.3~1.5g/d联合口服。对中、重度的患者，糖皮质激素是首选药物，应及时足量选用。病情中度：泼尼松0.5~1mg/(kg·d)；雷公藤多苷片：10毫克/片，每次2片，每日2~3次。或选用硫唑嘌呤或环磷酰胺0.5~1mg/(kg·d)。病情重度：泼尼松1~2mg/(kg·d)；雷公藤多苷片：10毫克/片，每次2片，每日3~4次。环磷酰胺：1~2mg/(kg·d)，或静注0.4~0.5g，每周1次。

糖皮质激素药物品种较多，除泼尼松以外，还可选用其他品种。糖皮质激素类药物应用3~5天，如病情未控制及时加量。按原先剂量的25%~50%加量。病情缓解后，经控制量巩固治疗一些时间，然后逐渐减量，小剂量维持。糖皮质激素和其他免疫抑制剂药物不良反应较多，为减少不良反应的发生，可在使用糖皮质激素药物的同时预防性用药，选用钙剂、抗胃酸剂等。用药过程中如出现不良反应，应及时对症处理。

细胞毒类免疫抑制剂可与糖皮质激素联合应用，以提高疗效，减少药量。以上药物疗效不佳时选用环孢素5mg/(kg·d)或麦考酸酯35~45mg/(kg·d)，分2次给药，起效慢。细胞毒类免疫抑制剂一般有骨髓抑制不良反应，肝肾毒性。用药时开始后1周，以后每2周检查血常规，每月复查肝功能。注意环磷酰胺可引起出血性膀胱炎，长期使用增加致癌危险。

糖皮质激素应用起效后，经维持阶段后，根据病情逐渐减药。病情严重、发展快或顽固者，可考虑采用冲击疗法。大剂量糖皮质激素冲击疗法的具体应用、不良反应及实施中的注意事项，详见冲击疗法在皮肤科的应用。

大剂量免疫球蛋白2g/(kg·d)静注，适用于病情严重、免疫抑制剂使用有禁忌者。其他特殊治疗还有血浆透析、免疫透析、光透析等适用于某些不能使用免疫抑制剂的患者。

疱疹样皮炎（dermatitis herpetiformis）

是一种慢性复发性表皮下水疱病，皮疹呈多形性，瘙痒明显，伴谷胶过敏性肠病，真皮乳头有IgA和C3颗粒状沉积。又称Duhring病。

【病因及发病机制】 病因不明，很可能是一种有遗传易感性的免疫性疾病，与HLA-B8（85%~88%）、HLA-DR3和HLA-DQW2相关性高，特别是HLA-DQA1*0501和HLA-DQB1*0201等位基因与本病密切相关。在欧洲的发病率为1.2~39.2/10万。意大利和匈牙利以儿童期发病为主，多数北欧国家成人期发病为主，瑞典以老年期为主。有报告，爱尔兰人发病率最高，为1/1700，瑞典为39/10万，苏格兰和芬兰的发病率为11/10万。男女之比为（1.5～2）:1。在亚洲，发病率非常低。日本女性患者多于男性。中国非常罕见。在患者的皮损和外观正常的皮肤的真皮乳头有IgA沉积。摄入的谷胶或谷胶过敏性肠病所摄入的蛋白质产生的IgA型抗谷胶抗体或特异性抗体，能与皮肤的组织抗原成分结合。结合的IgA主要通过补体替代途径激活补体系统，引起真皮乳头胶原溶解，导致表皮与真皮分离而产生水疱。

【临床表现】 发病年龄多见于20～50岁。儿童少见。发疹较突然，皮损主要对称性发生于上背部、臀部、四肢伸侧。皮疹表现为多形性，有红斑、丘疹、风团、水疱、血疱等。多为簇集成群、环形或地图形排列的小疱，偶见大疱，疱壁厚紧张不易破，Nikolsky征阴性。皮疹消退后余留色素沉着或色素减退斑。口腔和阴部黏膜很少受损。自觉瘙痒剧烈，伴有烧灼感和疼痛。患者对溴、碘过敏，服用后皮损加重。60%～70%以上的患者有肠道病变，空肠黏膜上皮绒毛变平和萎缩。肠黏膜病变与谷胶过敏性肠病相同。但大多数患者无消化道症状，仅有15%～30%患者有腹胀、腹泻、脂肪泻和吸收不良等症状表现。

病程慢性经过，反复发作，皮疹时轻时重，但很少自愈。本病预后较好，很少死亡。据报告，35%的患者在2～4年内缓解，40%的患者10年后仍有病情活动。

【组织病理及实验室检查】

1. 组织病理　皮损的早期真皮乳头顶部毛细血管周围有明显的中性粒细胞、嗜酸性粒细胞浸润，形成中性粒细胞为主的小脓肿，该处的胶原纤维溶解，真皮乳头顶部发生真表皮分离，形成多房性裂隙、水疱。然后，由于炎症加重、渗出增多融合成为单房性表皮下水疱，疱液内含中性粒细胞、嗜酸性粒细胞和纤维蛋白。真皮内血管周围有较多嗜酸性粒细胞、中性粒细胞浸润，有时见血管炎改变。

2. 免疫病理　直接免疫荧光检查，示90%患者的皮损周围外观正常或红斑处，真皮乳头中有IgA和C3颗粒状沉积，偶伴有IgA、IgM、C5沉积。间接免疫荧光检查，血清中无循环抗基底膜带抗体，但少数患者的血清IgA升高，在有谷胶过敏性肠病中，90%的患者有IgA抗肌内膜抗体，33%的患者有抗网状纤维抗体IgG，65%患者有抗麦胶蛋白抗体，无谷胶饮食后抗体消失。部分患者有抗甲状腺抗体、抗胃壁细胞抗体或抗核抗体。

3. 肠组织的病理改变　是局限性肠绒毛萎缩和固有膜中淋巴细胞和浆细胞为主的浸润。谷胶引起的胃黏膜萎缩伴慢性炎症细胞浸润。

4. 实验室检查　可见外周血嗜酸性粒细胞计数增多，分类计数最高可达0.40。

用20%～30%碘化钾软膏做斑贴试验，多数患者24小时内局部出现阳性。对氟、氯、溴元素也有同样作用，可能与局部免疫异常有关。

【诊断与鉴别诊断】 根据本病特点，多形性皮疹，以水疱为主，皮损对称好发于背、臀、四肢伸侧，剧烈瘙痒，伴有肠吸收不良症状，组织病理为表皮下水疱，真皮乳头中性粒细胞浸润、小脓肿，IgA颗粒状沉积，多可诊断。注意与天疱疮、多型红斑，特别是表皮下水疱病，如大疱性类天疱疮、妊娠疱疹、线状IgA大疱性皮病、大疱性表皮松解症等鉴别。

【预防与治疗】 长期避免进食含谷胶、碘、溴等元素的药物或食物，如海带、紫菜。治疗病情缓解后，禁食以上物质可以预防疾病复发。

女性患者，应用雌激素和黄体酮后可引起损害加重、发作，可能是雌激素能增加真皮内透明质酸酶浓度和水分，降低了局部组织黏合性，促进表皮下水疱形成。

局部外用药止痒、消炎、抗感染。选择外用糖皮质激素、抗菌药，如0.05%丙酸氯倍他索霜、1%曲安奈德霜、复方咪康唑霜、1%金霉素软膏或0.5%呋喃西林软膏等。

氨苯砜为本病治疗首选药物，0.1～0.15g/d，分次口服。磺胺吡啶1.5～2.0g/d，同时加服等量碳酸氢钠，或长效磺胺0.5～1.5g/d。四环素1.0～1.5g/d，或米诺环素0.1～0.2g/d。糖皮质激素对部分患者有效，泼尼松20～40mg/d。适当选用抗组胺药口服可有止痒作用。

线状IgA大疱性皮病（linear IgA bullous dermotosis）

一种获得性自身免疫性表皮下水疱性皮肤病，有自限性。临床表现类似于疱疹样皮炎、大疱性类天疱疮，但有表皮基底膜带IgA线状沉积和IgA型抗基底膜抗体。于1979年由Chorzelski等首先命名。

【病因及发病机制】 病因有待研究。已注意到一些诱发原因，如感染、抗生素（如青霉素、万古霉素）、双氯灭痛、理化因素等等，但大部分患者诱因不详。本病中HLA－B8和DR3阳性率低于疱疹样皮炎。资料报告，70%的儿童型患者HLA－DR3、DQW2和CW7阳性频率增高，而HLA－DR1和DR4基因缺乏。25%～60%的成人型HLA－B8阳性率增高。在西欧发病率小于1/200万，法国的年发病率为0.5/100万，德国为0.2/100万，英国南部牛津地区的年发病率为0.4/100万。主要见于成人发病。中国较西欧常见，有报告发病率是类天疱疮的1/3，其中儿童较多见。在亚洲其他国家，新加坡和科威特年发病率分别是0.26/100万、0.69/100万。女性病例稍多，男女之比为1∶1.5。研究表明，本病存在明显的抗原和抗体异质性，有LAD97、LAD－1、LAD285等。免疫电镜和免疫印迹检查本病的抗原定位，IgA抗体沉积在半桥粒、透明板、致密板和锚纤维。沉积于致密板和致密板下的患者，靶抗原是Ⅶ型胶原。具体机制仍不明。本病与疱疹样皮炎不同，无谷胶性肠病、真皮乳头部位无颗粒性IgA沉积。

【临床表现】 临床分为两型，即儿童型和成人型。两型之间的表现有些差异。若部分儿童型一直不缓解，随着年龄增加，可能转变为成人型。过去有人认为，儿童慢性大疱性皮肤病与线状IgA大疱性皮病是两种不同皮肤病，而目前许多研究证据表明，儿童慢性大疱性皮肤病与线状IgA大疱性皮肤病同属一病，是疾病的不同期，即是线状IgA大疱性皮病儿童型。

皮肤广泛性皮疹，有紧张性水疱、丘疱疹、红斑、风团样红斑、小片溃烂、结痂等损害。水疱沿风团样红斑边缘呈串珠样排列，Nikolsky征阴性。很少累及黏膜。皮疹有轻度瘙痒。

儿童型，多在10岁以前发病，主要是学龄前儿童，男女发病率相同。水疱较大，皮疹以口周、躯干下部、腹股沟、股内侧、外生殖器、臀部分布为主。声嘶提示咽喉黏膜受累。水疱破裂后较快愈合，病情周期发作、缓解，逐渐减轻，多数在2～3年内可自行缓解。未见儿童型有家族聚集现象的报告。

成人型患者为小疱，以四肢、躯干伸侧分布为主，分布可以不对称，在外观正常或红斑上发生水疱。可有红斑、丘疹、丘疱疹等多种损害，可侵犯口腔、眼黏膜。眼损害有时形成瘢痕。慢性病程。

【组织病理】

1. 组织病理 表皮下水疱，真皮有中性粒细胞和嗜酸性粒细胞浸润，一般无微脓疡形成。

2. 免疫病理 直接免疫荧光检查红斑和外观正常皮肤，示IgA型抗体线状沉积在基底膜带，是本病的主要特征。间接免疫荧光检查，部分患者（30%～60%）示血清中有低效价的IgA型抗基底膜带抗体。以1mol/L NaCl分离皮肤为底物，IgA型抗体沉积于分离皮肤的表皮侧或少数患者可在真皮侧。

【诊断与鉴别诊断】 通常结合临床表现、组织病理和免疫病理检查即可诊断。注意和类天疱疮、疱疹样皮炎、获得性大疱性表皮松解症等表皮下大疱病相鉴别。

【预防与治疗】 治疗方案是以疾病严重程度和受累面积而定。并要考虑到病程慢性，具有自限性，尽可能使用不良反应小的药物，尤其是对儿童患者更应注意。

一般处理，注意水、电解质状况和全身恶病质，给予相应处理。根据皮肤、黏膜损害的部位和状况，选择外用糖皮质激素、抗菌药。

对轻度患者，氨苯砜为首选。其他，如四环素、烟酰胺、雷公藤等加用或不加用少量糖皮质激素。氨苯砜（DDS）：儿童1.4mg/(kg·d)，成人75mg～0.2g/d，一般是0.1g/d，先从小剂量开始用药。磺胺类药：磺胺吡啶1～3g/d。烟酰胺与四环素合用：成人给予烟酰胺1.5g/d加四环素2.0g/d，烟酰胺逐渐加量，此方案不用于9岁以下儿童，以免造成永久性黄齿。

对中、重度的患者，皮疹广泛者，单用DDS疗效不明显时，加用小量糖皮质激素。可给予泼尼松口服，剂量为0.5～1mg/(kg·d)。成人一般20～40mg/d。使用泼尼松可以增加疗效，有时因为是DDS禁忌证，而用糖皮质激素药物。尽量不用细胞毒类免疫抑制剂。糖皮质激素应用起效后，经维持阶段后，根据病情逐渐减量，直至撤除。秋水仙碱：成人1.0～1.5mg/d。

对眼黏膜受损者，为防止炎症后瘢痕形成，类似于瘢痕性类天疱疮样治疗，早期使用泼尼松与环磷酰胺0.5～1mg/(kg·d)。

注意，儿童用DDS前应测定葡萄糖6-磷酸脱氢酶的基础值。定期复查血常规、肝肾功能。对正常寿命的血红细胞，DDS的剂量与氧化作用有关，使用DDS的患者均可有不同程度的溶血。血红蛋白量通常降低2～3g。由于是逐渐发生，如患者无心血管病史或贫血史，一般耐受性都较好。葡萄糖6-磷酸脱氢酶缺乏者，则可发生严重贫血。

DDS的比较严重不良反应是骨髓抑制，甚至粒细胞缺乏症，此不良反应发生在用药早期，多见于每日用量大于0.2g者。其他少见的有肝炎、肾炎、肺炎、多形红斑以及DDS引起的药物超敏综合征。

获得性大疱性表皮松解症（epidermolysis bullosa acquisita，EBA）

一种比较少见的获得性、机械性水疱性皮肤病，可能与自身免疫异常有关，患者血清中含有抗基底膜带中Ⅶ型胶原的IgG型抗体。

【病因及发病机制】 病因不明。在亚洲报告，年发病率0.17～0.26/100万。本病患者中HLA-DR2阳性率高为67%～82%，较正常人群升高。部分患者血清中有抗基底膜带中的Ⅶ型胶原IgG型抗体（EBA抗体），真表皮分离处和水疱形成的部位与免疫复合物沉积的部位一致，实验证明，此抗体在本病的起疱中有很重要的作用。EBA抗体结合于基底膜带锚丝纤维，形成的免疫复合物激活补体，导致炎症发生，产生趋化因子吸引中性粒细胞转移至基底膜带，炎症细胞释放蛋白水解酶，伤及基底膜带成分；EBA抗体结合于基底膜带锚丝纤维，干扰了Ⅶ型胶原与纤维连接蛋白的结合，使锚状纤维形成受阻不能发挥蛋白黏合剂的作用，真表皮结构组织破坏，分离后出现水疱。Ⅶ型胶原为本病的自身抗原，分子量为290kD、145kD，由角质形成细胞和成纤维细胞产生，存在于基底膜致密板及其下方的锚纤维内，是基底膜连接功能的重要物质。

【临床表现】 多见于成人，少见于儿童、老年人。男女发病率相等。无遗传性大疱性表皮松解症家族史。患者在四肢伸侧、背部突出部位、皮肤易受摩擦处，发生机械性摩擦性水疱或血疱，紧张性水疱，Nikolsky征阴性，糜烂愈合后形成瘢痕，遗留粟丘疹。甲营养不良，甲萎缩剥脱受损。1/3患者有黏膜损害，多发生于口腔、食管黏膜。

临床上有时有两型表现。炎症相时，类似于大疱性类天疱疮，红斑上发生水疱，皮损广泛，不局限于易受摩擦部位，可见于四肢屈侧等处，糜烂愈合后不易留瘢痕和粟丘疹。非炎症相时，类似于遗传性大疱性表皮松解症，在易摩擦部位的外观正常皮肤上，发生机械性摩擦性水疱或血疱。但患者往往出现炎症相与非炎症相交替发作。

有些患者并发系统性疾病，如Crohn病、淀粉样变、淋巴瘤样综合征、混合性冷球蛋白血症、肺纤维变等。其中关系仍不清楚。

【组织病理】

组织病理：表皮下水疱，疱内含纤维素，真皮血管周围有单核细胞为主的非特异性炎症细胞浸润。红斑损害处，真皮浅层和乳头部较多中性粒细胞为主，少量淋巴细胞和嗜酸性粒细胞的炎症浸润。

免疫病理：水疱、红斑以及周围外观正常皮肤的基底膜区有 IgG 和（或）C3 线状沉积，有时并有 IgA、IgM 及其他补体。25% ~60% 的患者在血清中有抗基底膜带的 IgG 型抗体。

用 1mol/L NaCl 分离皮肤为底物间接免疫病理检查或 1mol/L NaCl 分离皮损皮肤的直接免疫病理检查，IgG 抗体线状沉积于分离皮肤的真皮侧，而大疱性类天疱疮的 IgG 抗体线状沉积在分离皮肤的表皮侧，可以鉴别两种疾病。

【诊断与鉴别诊断】 根据临床表现并结合组织病理，尤其是免疫病理检查方可诊断。Yaoita 等人推荐的诊断标准，在无明显炎症的皮肤上，机械损伤引发水疱，愈后留瘢痕和粟丘疹；无家族史；组织病理检查为表皮下水疱；免疫病理检查为基底膜 IgG 线状沉积；免疫电镜检查为 IgG 沉积于真皮上部的基底膜致密板下锚状纤维区。要与大疱性类天疱疮、瘢痕性类天疱疮、线状 IgA 大疱性皮病、遗传性大疱性表皮松解症、大疱性红斑狼疮和皮肤迟发性卟啉病等进行鉴别诊断。

【预防与治疗】 获得性大疱性表皮松解症的病情一般较顽固，有明显的治疗抵抗性。平时应注意避免外伤、摩擦皮肤。注意水、电解质状况和全身恶病质，给予相应处理。

1. 局部治疗　根据皮肤、黏膜损害的部位和状况，选择外用糖皮质激素、抗菌药，如 0.05% 丙酸氯倍他索霜、1% 曲安奈德霜、复方咪康唑霜、1% 金霉素软膏或 0.5% 呋喃西林软膏等。轻症口腔受损的患者可用糖皮质激素或四环素漱口液。顽固严重皮损，口腔皮损处可局部注射糖皮质激素制剂，如确炎舒松 - A、倍他米松混悬液，加用等量 1% ~2% 利多卡因。

2. 系统治疗　对轻度患者，可选用一般药物，如四环素、烟酰胺、雷公藤等加用或不加用少量糖皮质激素。对中、重度的患者，选用糖皮质激素。细胞毒类免疫抑制剂可与糖皮质激素联合应用，提高疗效，减少药量。糖皮质激素应用起效后，使用控制量后逐渐减量，经维持阶段后，根据病情继续逐渐减药。泼尼松 0.5 ~1mg/(kg·d)，氨苯砜 1 ~2mg/(kg·d)，治疗数月，病情缓解后，泼尼松逐渐减量至停药，只单用氨苯砜 1mg/(kg·d) 维持治疗。病情中、重度：泼尼松 1 ~2mg/(kg·d)；雷公藤多苷片：10 毫克/片，每次 2 片，每日 2 ~3 次。或选用硫唑嘌呤或环磷酰胺：0.5 ~1mg/(kg·d)。或秋水仙碱 2mg/d，起效后维持 1mg/d，连用 8 个月以上。以上药物疗效不佳时选用环孢素 5mg/(kg·d)，或麦考酸酯 35 ~45mg/(kg·d)，分 2 次给药，起效慢。

大剂量免疫球蛋白 2g/(kg·d) 静注，连续 5 天。适用于病情严重，免疫抑制剂使用有禁忌者。4 ~6 周重复使用。完全控制病情后，每 3 个月重复 1 次维持。

美沙拉嗪（5 - 氨基水杨酸）0.8g，每日 3 次，5 个月。美沙拉嗪是柳氮磺胺吡啶的有效成分，是治疗溃疡性结肠炎的药物。国外有报道治疗获得性大疱性表皮松解症有效。

血浆透析、免疫透析、体外光化学疗法等适用于某些不能使用免疫抑制剂的患者。

3. 注意事项　应尽量外用糖皮质激素，以避免内用糖皮质激素增加感染、高血压、糖尿病、骨质疏松等不良反应的危险性；糖皮质激素和其他免疫抑制剂药物不良反应较多，为减少不良反应的发生，可在使用糖皮质激素药物的同时预防性用药，选用钙剂、抗胃酸剂等。

用药过程中如出现不良反应，应及时对症处理；有继发细菌、真菌感染时，选用相应的抗生素；细胞毒类免疫抑制剂一般有骨髓抑制不良反应，肝肾毒性，用药开始后 1 周，以后每 2 周检查血常规，每月复查肝功能。注意环磷酰胺还可引起出血性膀胱炎，长期使用增加致癌危险。

家族性慢性良性天疱疮（benign familial chronic pemphigus）

又称 Hailey - Hailey 病。为一种少见的遗传性水疱性皮肤病，属显性遗传，约2/3的患者有家族史。通常在青春期后发病，无性别和种族差异。主要表现为颈、腋和腹股沟区反复发生群集性水疱。

【病因及发病机制】 病因仍不十分清楚。本病是常染色体显性遗传皮肤病，在染色体3q上ATP2C1基因突变。近期有研究者为了探讨家族性良性天疱疮17个先证者的ATP2C1基因突变，采用PCR和DNA直接测序的方法，检测17个家族性良性天疱疮先证者的ATP2C1基因外显子区，结果在9个先证者中检测到8个不同的ATP2C1基因突变位点，包括3个缺失突变（nt1464 - 1487/1462 - 1485del，1523delAT 和 2375delTTGT），3个剪接位点突变（360 - 2A→G，1415 - 2A→T 和 2243 + 2T→C）及2个错义突变（P307L 和 D648Y）。120例正常人对照中均未检测到上述几种突变。由此可见，8个ATP2C1基因突变是该病新的特异突变。可能是由于基因突变使表皮细胞张力细丝和桥粒复合物的合成或成熟障碍，或细胞间物质合成的缺陷，为各种外界因素，如机械、物理、化学、感染等所激发，而产生棘刺松解，裂隙形成。

用患者表皮作器官培养，可以发生棘刺松解，棘刺松解能被糖皮质激素和丝氨酸蛋白酶抑制。还有学者提出了另外一种可能的发病机制。研究发现本病的角质形成细胞胞质中过高的钙离子浓度，使线粒体中钙离子超载，ATP合成减少，削弱了由钙离子诱导的肌动蛋白重组。肌动蛋白是细胞骨架的重要成分对细胞间连接有重要作用。ATP减少也可能是由于细胞内其他ATP酶清除胞质内过多的Ca^{2+}或Na^{+}而消耗ATP增加，而ATP减少，进一步加重了细胞内Ca^{2+}的负载。

【临床表现】 起病多在10余岁至30余岁年龄段发生。基本损害是成群小疱或大疱，松弛性，起于外观正常或红斑的基础上。疱液由清变浊，易破裂留下糜烂面和结痂，有腥臭味。中央愈合，红斑周边又出现新皮疹，呈环形或散在排列。水疱的Nikolsky征阳性。水疱很快破裂而不易看见，皮损边缘伴有白色浸润起皱，有时呈疣状。损害好发于颈、腋窝、脐周、腹股沟、外阴、会阴、肛周、股内侧、腘窝等屈侧易摩擦的部位。皮疹一般局限性分布，很少呈泛发性。头皮部位的损害像脂溢性皮炎样表现。少数患者有口腔、食管或阴道黏膜损害。皮疹有轻度痒感，皱襞处损害有时会引起疼痛。皮损病情在夏季恶化，冬季能自行好转。遇外界因素刺激，如摩擦、寒冷、烫伤、紫外线照射、过敏、细菌、真菌、病毒感染易引起皮疹加重。感染浸渍者，局部淋巴结肿痛。

【组织病理及实验室检查】

1. 组织病理　基底层上形成裂隙、绒毛或大疱，棘细胞松解广泛，棘细胞彼此在一起疏松联系特征如倒塌的砖墙，有些细胞提前角化类似谷粒细胞。真皮内有中等量淋巴细胞浸润。

2. 免疫病理　免疫荧光检查阴性，既无抗表皮细胞间抗体，也无抗基底膜抗体。

3. 微生物培养　在可能合并感染的皮损处做细菌、真菌培养，有条件的做疱疹病毒培养。指导使用抗感染药物。

【诊断与鉴别诊断】 根据病史、临床表现、组织病理和免疫病理检查结果，绝大多数病例均可明确诊断。少数不典型表现者，注意与脓疱疮、增殖型天疱疮、毛囊角化病、体癣、湿疹等疾病相鉴别。

【预防与治疗】 本病为遗传性皮肤病，反复发作，尤其是夏天更甚，并与细菌、真菌感染有关。故对局部皮疹给予护理、清洁和相应抗感染处理。

1. 局部治疗　抗生素与糖皮质激素合用疗效好。针对感染原因使用抗细菌、抗真菌、抗病毒药物外用，如选用复方咪康唑霜、派瑞松霜、1% ~2% 金霉素软膏、0.5% ~1% 红霉素软膏、2% 莫匹罗星软膏；抗真菌药可用1% ~2% 益康唑霜、2% 咪康唑霜等；抗病毒药物选用抗疱疹病毒药物，如1% ~5% 阿昔洛韦霜、1% 喷昔洛韦霜等。有疼痛者适当使用镇痛药。皮疹顽固者，皮损内部注射糖皮质激素制剂，如确炎舒松 - A、倍他米松混悬液，加用等量1% ~2% 利多卡因。

2. 系统治疗　由于本病为遗传病，一般病情较轻，呈反复发作。选用药物首先考虑安全性。糖皮质激素和其他免疫抑制剂用量要尽量小，疗程短。对中、重度、皮疹泛发者，选用小剂量糖皮质激素和细胞毒类免疫抑制剂。口服糖皮质激素，泼尼松 0.5 ~ 1mg/(kg · d)，硫唑嘌呤或环磷酰胺 0.5 ~ 1mg/(kg · d)。口服四环素 0.25g，每日 3 ~ 4 次，或米诺环素 50mg，每日 2 次。氨苯砜 75mg ~ 0.2g/d，有少数成功的报告。环孢素 3 ~ 5 mg/(kg · d)，有个别成功的报告，但应注意其不良反应较多。

3. 其他特殊处理　有人使用外科切除、磨皮术、CO_2 激光等整形术，但应注意皮疹可能复发，尤其是在损伤的伤口边缘出现新皮疹；X 线、境界线和放射性核素均有一定的疗效，可试用。

大疱性表皮松解症（epidermolysis bullosa）

大疱性表皮松解症（EB）是一组疾病，属遗传性皮肤病，临床共同特点为皮肤或黏膜经轻微机械性创伤后即发生水疱或与深部组织分离。

临床上有多种分类方法。根据其病理改变部位的不同，分为：①表皮内型：又称单纯型（EBS）、交界型（JEB，病变发生在透明板内）；②真皮松解型：又称为营养不良性大疱性表皮松解症（DEB），病变发生于致密板下。

Lever 根据临床表现将之分为 6 型：①单纯型大疱性表皮松解症（显性遗传）；②Cockayne 手足大疱性表皮松解症（显性遗传）；③显性遗传营养障碍型大疱性表皮松解症；④隐性遗传营养障碍型大疱性表皮松解症；⑤隐性遗传致死型大疱性表皮松解症；⑥非遗传性（获得性）大疱性表皮松解症（属自身免疫性疾病，已在前述）。

Sasai 将之分为：①单纯型大疱性表皮松解症；②致死性大疱性表皮松解症；③营养不良型大疱性表皮松解症（包括隐性发育障碍型大疱性表皮松解症、显性增殖型大疱性表皮松解症），Pasini 白色丘疹样型大疱性表皮松解症属显性增殖型的变异。

Butterworth 和 Stream 将本病分为单纯型、显性遗传营养不良型、隐性遗传营养不良型和致死型。而 Lowe 等人发现，致死型是隐性遗传营养不良型的变异，故将其分为单纯型、显性遗传营养不良型和隐性遗传营养不良型。

【病因及发病机制】　本组疾病为遗传性皮肤病。多数类型的遗传方式都已清楚，随着分子生物学技术的发展，已经明确了一些基因突变位点。单纯型 EB 是编码角蛋白 5 和 14 的基因突变，表达基底细胞角蛋白 5 和角蛋白 14 异常，导致中间细丝缺陷，使表皮基底细胞脆性增加，从而引起水疱；交界型 EB 是编码缓激肽和/或板层蛋白 5 的基因异常引起；营养不良型是Ⅶ型胶原基因 COL7A1 突变引起，基因连锁分析明确 COL7A1 全部基因结构，DDEB 基因突变仅发生在一条同源染色体上。而 RDEB 两条同源染色体均发生突变，它的突变位点变化较大，无集中的热点区域，突变方式也较复杂。

【临床表现】

1. 单纯型大疱性表皮松解症（EBS）　包括 Koebner 泛发型、局限型（Weber - Cockayne 手足部复发性）、疱疹样 EB（Dowling - Meara 型）、Ogna 型、伴斑点状色素沉着的单纯型 EB、伴肌营养不良单纯型 EB。基本都属于常染色体显性遗传性疾病，水疱发生在表皮内，有时也称为表皮松解型 EB。

临床表现：①婴幼儿或儿童早期发病；②皮疹主要表现为紧张性小水疱，不易破，常发生在手足受到摩擦或其他轻微机械损伤处，机械性损伤又可在已愈合部位诱发新的水疱，反复发作，形成角化过度性损害；也可累及面、躯干、四肢；③ 少部分患者出现口腔或咽部损害，影响进食或导致声嘶；④甲也可受累，表现为甲增厚；⑤环境温度升高可使水疱趋于增多；⑥愈后通常无瘢痕及粟丘疹；⑦重症患者可引起死亡；⑧伴肌营养不良单纯型 EB，伴发迟发性神经肌肉疾病，为常染色体隐性遗传。进行性肌营养不良，肌无力甚至在儿童期或其后发生肌力丧失。由网蛋白基因突变所致，患者的肌肉和皮肤中缺乏网蛋白。

异常角蛋白 14 的杂合子患者，水疱局限发生在手足部，而纯合子则水疱发生较严重，广泛累及皮肤黏膜。

2. 交界型大疱性表皮松解症（JEB） 临床上罕见。可分为两型，即致死性 EB 和非致死性泛发性萎缩性良性 EB，均属常染色体隐性遗传。

致死性 EB（又称 Herlitz 型 EB，或 Letalis 型 EB）表现：①出生时或出生后数天即发生水疱，皮损发生部位与 EBS 相似，并可出现典型的甲下和黏膜水疱；②原皮损消退部位可遗留轻度萎缩性瘢痕及粟丘疹；③不发生指（趾）融合或手足功能障碍；④部分患儿仍可存活，但随着年龄的增长，皮损趋于泛发并出现溃疡、疼痛；⑤口腔及咽部黏膜广泛而严重受累，导致进食困难，而影响生长发育；⑥主要的并发症有不同程度的顽固性贫血、齿珐琅质萎缩、膀胱及尿道受累等。Herlitz 型 EB 由 3 个基因突变所致，即 LAMA3、LAMB3 或 LAMC2，它们编码板层素 5 的多肽亚单位。LAMB3 基因定位于染色体 1q32 上。

非致死性泛发性萎缩性良性 EB 的临床表现与致死性 EB 很相似，但症状较轻，预后相对较好，患者常常可存活至成年。本型是编码XVII型胶原（BPAg2）的 COL17A1 基因发生突变，XVII型胶原是半桥粒的一种跨膜成分。

其他还有伴幽门闭锁的交界型 EB 和瘢痕性交界型 EB。伴幽门闭锁的交界型 EB，出生时即出现严重的皮肤黏膜脆弱和胃幽门梗阻。尽管幽门闭锁可以修复，但新生儿可因严重的皮肤病而死亡。如果新生儿期幸免存活，水疱可消失。但可出现尿道永久性瘢痕，伴输尿管 - 膀胱结合部狭窄，需要多次泌尿科治疗。该型由 α6 或 β4 整合素基因（ITGA6 和 ITGB4）突变所致。这种 α6 - β4 整合素复合体仅表达于上皮表面。瘢痕性交界型 EB，由 Haber 等 1985 年提出，水疱愈合后形成瘢痕导致并指和挛缩，并伴前鼻腔狭窄。

3. 营养不良型 EB 本病又分为显性遗传营养不良型 EB（DDEB）及隐性遗传营养不良型 EB（RDEB）。营养不良型 EB 包括常染色体显性和隐性遗传，但都是编码VII型胶原的 COL7A1 基因突变所致，锚纤维缺陷或不足。

（1）显性遗传营养不良型 EB：临床特点：①皮损有水疱、血疱、瘢痕、粟丘疹、丘疹、结节等。水疱可发生在出生时或较大儿童以及成人，指（趾）、踝、肘、膝等易受压迫和摩擦的部位多见；②皮损处 Nikosky 征常为阳性。愈后遗留粟丘疹、萎缩性的薄瘢痕或肥厚性的瘢痕疙瘩；③部分病例可有黏膜受累，还有假并指（趾）畸形，毛发、甲受累，体毛减少。DDEB 患者的齿正常；④患者智力一般发育正常；⑤可伴发鱼鳞病、毛周角化、多汗症、偶有掌跖角化；⑥随时间的推移，许多 DDEB 患者的皮损会减少，但甲营养不良可能持续到成年；⑦白色丘疹样型（Pasini）是 DDEB 中较重表现，躯干散在性水疱，腰骶部为重。多发性、坚实性、象牙白色毛囊周围小丘疹，缓慢增大至直径 15mm 左右，恒久性存在；⑧Cockayne - Touraine 型的损害较局限，而且程度较轻，无白色丘疹样皮损；⑨病情严重者可因水、电解质紊乱，继发感染、营养不良而死亡。

（2）隐性遗传营养不良型 EB：又称 Hallopeau - Siemens 型，临床特点为：损害多见于刚出生或婴儿早期，皮损与显性遗传营养不良型 EB 相似，但致残较重。①分为 3 种类型，即泛发型、局限型和反相型；②泛发型又分为轻型和重型。轻型的皮损基本局限于四肢。而重型是先天性泛发性皮肤和黏膜水疱、瘢痕，25 岁之前发病者，绝大多数患者指（趾）被瘢痕包裹形成指（趾）融合，似“拳击手套样”；③齿损害严重，并有咽喉瘢痕、食管狭窄；④其他并发症，如贫血、毛发稀少、生长迟缓、致死性心肌病、系统性淀粉样变（AA 型）；⑤常可发生皮肤鳞状细胞癌，统计 35 岁前发病者中发生率高达 50%；⑥严重病例因水、电解质紊乱，继发感染，营养不良而死亡。

【组织病理】

1. 组织病理　EBS 的松解水疱发生在整个表皮基底细胞层内，或由于基底层细胞完全分离水疱位于表皮下，疱内可见中性粒细胞和嗜酸性粒细胞，有时见红细胞，早期损害的基底细胞有空泡形成及变性，陈旧性水疱分裂部可见于角层下。真皮乳头层血管扩张，无明显细胞浸润，EBS 无粟丘疹。JEB 的水疱位于真皮、表皮交界处，有时基底细胞空泡化，有时则完全从真皮脱落下来，基底膜在水疱的底部。营养不良型 EB 的水疱损害位于真皮内，可见非炎症性表皮下水疱，表皮变薄扁平，或正常，基底细胞层基本正常，真皮乳头血管扩张，真皮上部胶原明显减少而弹力纤维则可增多。

2. 免疫病理　免疫荧光法可较简要、方便的显示松解部位。用针对大疱性类天疱疮抗原、板层蛋白、Ⅶ型胶原、或 LAD - 1 抗原的单克隆抗体，对患者活检水疱荧光染色，观察抗体沉积在水疱的部位，帮助诊断分型。单纯型 EB，所有的抗原均在基底部；营养不良型 EB，抗原均在顶部；交界型 EB，类天疱疮抗原位于顶部，Ⅶ型胶原和 LAD - 1 抗原位于基底部。

3. 电子显微镜检查　对 EB 的诊断、鉴别诊断与分型均具有重要意义。EBS 的水疱发生在表皮基底细胞层内；JEB 的水疱位于透明板，基底细胞质膜及基底板间形成分裂，可能系基底细胞与基底膜交界处被溶解酶所作用的缘故；营养不良型的裂隙、水疱位于致密板下方。DDEB 在基底板裂隙，锚纤维未成熟，且数量减少，质量改变，而Ⅶ型胶原纤维着色正常。RDEB 在基底板下裂隙，以及锚纤维减少或完全缺乏。

【诊断与鉴别诊断】　根据患者自幼发病，以易摩擦、碰撞、创伤的部位为主发生水疱、血疱、糜烂，伴有指（趾）甲改变等，应考虑此病的诊断。本病的分型有时较困难，除根据临床表现、组织病理，往往需借助于电镜和基因分型检查。鉴别诊断时，特别注意与获得性大疱性表皮松解症相鉴别，获得性大疱性表皮松解症是自身免疫性大疱病，免疫病理检查可以区分两病。婴儿期发病者要与新生儿天疱疮等疾病相鉴别；儿童期应与线状 IgA 大疱病、大疱性丘疹性荨麻疹相鉴别；青春期患者需与卟啉症等疾病相鉴别。

【预防与治疗】　EB 多为显性遗传性疾病，故产前诊断及遗传咨询对优生优育具有重要意义，避免近亲结婚。

目前该组疾病尚缺乏根治措施，有些类型的疗效也不够理想。总的治疗原则为：避免皮肤创伤、防治创面感染、重症患者加强营养及支持治疗、对症处理并发症。由于已明确大部分亚型的遗传基因位点，基因治疗可能为根治 EB 提供希望。

1. 皮肤护理　①患儿应穿戴合适的鞋袜，最好穿着柔软、光滑无缝内衣；尽量避免手部及骨隆突部位的摩擦和创伤；②营养支持：轻症患者应给予软的或半流质饮食；重症患者，应给予流质饮食或静脉营养支持，并补充适量的维生素和矿物质。此外，环境温度升高可导致部分 EB 患儿的病情加重，应置患儿于温度、湿度适中的环境中；③对危及生命者，应强化支持疗法和系统性使用糖皮质激素。EBS 有加重期，但日久后也可逐渐减轻。

2. 对水疱的处理　大疱使用无菌注射器抽取疱液，疱顶表皮原位保留；小疱则使用 1∶8000

高锰酸钾溶液或1:500碘伏，每日数次湿敷。糜烂面外用1.5%过氧化氢霜或10%碘伏软膏，每日2次。创面感染者，可根据药敏试验，选择适当的抗生素系统治疗。

3. 系统治疗　本组疾病虽然均为遗传性大疱病，但对临床用药治疗的反应不尽相同，系统使用四环素、糖皮质激素、维生素E、苯妥英钠等进行，分型治疗。

（1）EBS：口服四环素0.5g，每日3次，疗程至少半年以上；泼尼松龙0.5～1mg/(kg·d)，每日早饭后顿服；口服二苯环庚啶2mg，每日3次（儿童依年龄调整剂量）。

（2）JEB：口服维生素E，600 U/d，4～6个月后改为300 U/d维持治疗；苯妥英钠5mg/(kg·d)，分2～3次服，16～20周为1疗程，共用2个疗程，中间间隔8～12周（用于非致死性JEB）；泼尼松龙（或相当于泼尼松）>1mg/d，每日早饭后顿服（可能是快速进展的严重的JEB的适应证，但应权衡利弊）。

（3）DEB：口服四环素0.5g，每日3次，或米诺环素0.1～0.2g/d，分2次服；泼尼松龙40～60mg/d，每日早饭后顿服，数天后减为小剂量维持治疗；苯妥英钠0.1～0.3g/d，分3次服，疗程8～9周（可用于轻型RDEB的治疗）。

4. 其他特殊疗法　对于长期、顽固不愈的糜烂、溃疡面，可行自体表皮移植或异体角质形成细胞培养移植治疗，7～10个月后，可能获得上皮完全再生。

食管粘连、狭窄以及并指（趾）畸形、齿或尿道受累等，应咨询有关专家指导治疗。

儿童并发严重的食管或气道（咽喉、气管）狭窄者，应首先行食管或气管扩张术，器官移植治疗应等到患儿成人后实施。

由于本病需长期使用药物，应注意其不良反应，如苯妥英钠可引起剥脱性皮炎等，而且对某些类型EB也缺乏确切疗效；糖皮质激素的应用仍存争议，使用时要反复权衡利弊；四环素、米诺环素对患儿的齿发育有影响，适用于12岁以上的患者。

（林　麟）

第八章　真皮弹性纤维和萎缩性疾病

第一节　女性多发的疾病

弹性纤维瘤（elastofibroma）

又称背部弹性纤维瘤，是一种特殊的瘤样结缔组织增生。1959年由Javi和Saxeu首次报道。本病是否为真性肿瘤，尚有争论。

【病因及发病机制】　本病多数认为是局部组织对损伤的一种反应，至于弹性纤维增多，一般认为是继发于纤维组织增生，增生的弹性纤维常伴成纤维细胞增生，以后发生变性，属弹性纤维的退行性病变，故又称为结缔组织的弹性纤维变性。

细胞遗传学研究发现，克隆和非克隆的结构变化，特别是1号染色体短臂的变异。

【临床表现】　主要发生于老年（55岁以上）妇女，病程可长达6年以上。常见部位为肩胛下部与胸壁之间结缔组织，为菱形肌与背阔肌所被覆，内侧固定于肋骨骨膜或肋间韧带。罕见于其他部位，如坐骨结节或股骨大粗隆或三角肌附近的软组织内。肿块质地坚实，位置较深，常位于一侧，偶或双侧，边界不清楚，大小不等，直径一般不超过10cm，与表面皮肤不粘连，为无痛性或轻度压痛的结节。由于症状不明显，多在偶然的情况下发现。

【组织病理】　组织学特征是病变处边界不清，无包膜，结缔组织增生，可见大量无细胞的胶原纤维和含有大量弹性纤维的脂肪组织。这种纤维形态不正常，增粗，边缘可呈锯齿状，有的外形呈串珠状。可见不规则的细断裂碎片，有时呈球状。组织化学显示这些纤维是弹性蛋白，而不是胶原的弹性组织变性。

【诊断与鉴别诊断】 影像学检查对很多病例的确诊有帮助，尤其是 CT 和磁共振（MRI）可以显示脂肪组织和纤维组织的特点分层，脂肪组织在 CT 中显示低密度影，在 MRI 的 T1 中显示强信号，T2 中显示中等的信号；纤维组织的影像特点和肌肉组织在 CT 中的密度及在 MRI 中的强度相似。当皮损出现典型的影像特点且无明显症状时，通常不需要再做更多的检查。因此，通过详细的临床检查和影像学检查即可作出初步诊断，确诊主要靠组织病理，找到明显的弹性纤维退化可明确诊断。

本病在临床上应与皮肤纤维病、表皮囊肿等相鉴别，但病理上鉴别并不困难。

【预防与治疗】 在肿块扩大和不能排除恶变可能时可行外科手术切除。

弹性假黄瘤样真皮乳头层弹性组织溶解症
（pseudoxanthoma elasticum – like papillary dermal elastosis）

1992 年 Rongioletti 和 Rebora 首先报道了 2 例。其临床表现与弹性纤维假黄瘤很相似，但组织病理学特征为真皮乳头层弹性纤维网完全消失。

【病因及发病机制】 病因尚不清楚，可能与年龄有关，因为报告的 2 例均为 60 岁以上的老龄妇女。另外，紫外线照射也可能有关。仅有 1 例家族性发病的报道。

【临床表现】 皮损为小的黄色非囊性的丘疹，2 ~ 4cm 大小，可融合成斑块，此黄色融合性丘疹外观呈鹅卵石样，或像鸡皮样，多对称分布于颈部、锁骨上方等处，也可见于前臂屈侧、腋窝及下腹部。病程慢性，但呈进行性发展，无任何自觉症状或轻度瘙痒。病变局部既往无炎症及外伤史。胸部、心脏及眼均正常。

【组织病理】 皮损常规染色无异常改变。地衣红 – Weigert 染液染色时，可见真皮乳头层和毛囊周围弹性纤维完全消失，与耐酸纤维（oxytalan）和弹性单素纤维（elaunin）分布一致。真皮网状层内弹性组织轻度减少，还可见不规则、不同程度地增厚变形的弹性纤维。Von Kossa 染色未见钙化。

超微结构研究证实，真皮乳头层缺乏弹性纤维。在网状真皮上层可见不成熟的弹性纤维以及粗面内质网扩张的成纤维细胞。还可见弹性纤维的稀薄化及崩解。

免疫组化学研究证实，真皮乳头层缺乏弹性蛋白以及微纤维蛋白 1。在正常老化皮肤中也可见微纤维蛋白 1 缺乏，但弹性蛋白正常。

【诊断与鉴别诊断】 临床症状与弹性纤维性假黄瘤相似，必须结合特殊染色进行鉴别。需鉴别的疾病有：

1. 弹性纤维性假黄瘤　皮疹发生早，于儿童至青年时期发病。临床表现除皮疹外，尚有眼、心血管病变。病理可见皮肤弹性纤维断裂，有大片钙化组织。

2. 真皮中层弹性组织溶解　皮疹为皱纹性斑片或毛囊性软丘疹，用弹性纤维染色，显示真皮中层弹性组织全部消失，电镜下可见吞噬不正常弹性纤维的巨噬细胞。

3. 日光性弹性纤维变性　病理表现为真皮乳头层内弹性纤维粗大，并互相缠绕成团块。

4. 颈部白色纤维性丘疹　病理特征为真皮乳头纤维化，弹性纤维轻度减少。

【预防与治疗】 目前无特殊治疗方法。

真皮中层弹性组织溶解症（mid－dermal elastolysis）

本病为一少见、获得性、特发性非炎症性皮肤病。1977 年 Shelley 和 Wood 首先描述"真皮中部弹性纤维缺如所致的皱纹"。以后 Brenner 报道 1 例 33 岁女性，其真皮中部弹性纤维特发性缺如，导致皱纹和毛囊突出。其组织病理特征为真皮中层内弹性纤维消失，不伴任何炎症性浸润。

【病因及发病机制】 病因不明，有人认为弹性组织消失与日光有关，因为暴露在紫外线下可以诱发和加重本病，但组织病理未见日光性弹性纤维变性，临床上大部分患者都有暴露于强烈日光或使用太阳床的病史。真皮中层弹性组织溶解常与其他一些疾病相关，如慢性淋巴细胞性甲状腺炎、类风湿关节炎以及硅树脂乳房成形术，但与发病的关系不很清楚。此外，还有单例病例在急性嗜中性皮肤病、环形肉芽肿及持久性网状红斑后发生真皮中层弹性组织溶解。

其他关于发病机制的假说有炎症后弹性组织溶解以及自身免疫相关。该病在吸烟者中发病率增加，在这种情况中真皮中部弹性组织的丢失部分由真皮弹性蛋白酶、组织蛋白酶 G 以及金属蛋白酶 9 的增加所介导。

【临床表现】 本病罕见，常见于女性，男女之比为 1∶8，多数患者为年轻或中年高加索人。真皮中层弹性组织溶解是一种获得性疾病，通常无家族史，亦无系统器官受累。绝大多数病例受累处无自觉症状。包括两型：Ⅰ型进展缓慢，皮疹为无症状轻度皱缩的斑块，往往沿 blaschko 线分布。Ⅱ型少见，表现为毛囊周围的斑块，呈橘皮样外观。皮疹通常为非炎性，但在少数患者可有前驱红斑的病史。皮疹大小各异，直径可为 1～2cm，也可累及大部分躯干，多发生在躯干、颈部及手臂，一般不累及面部及手部。其他不经常有的皮肤表现为红色斑片、毛细血管扩张和炎性细胞浸润。

【组织病理】 在早期皮疹，真皮中部血管周围或更小范围的间质中可见淋巴细胞和组织细胞的浸润。偶尔可见多核巨细胞及巨细胞内吞弹性组织，偶有肉芽肿形成。弹性组织染色证实在网状真皮中部弹性组织减少或完全缺失。不存在日光性弹性组织变性或不明显。陈旧性皮疹表现为无炎症细胞浸润，真皮内与表皮平行的轻度胶原纤维增厚。

超微结构研究证实，弹性纤维断裂，由于弹性蛋白缺失呈虫蛀样外观。可见弹性组织内吞。电镜有助于发现真皮中部弹性组织减少或缺失。

免疫组织化学实验证实，浸润的炎症细胞包括 $CD3^+$、$CD4^+$ 的 T 辅助细胞，混有 $CD68^+$ 的组织细胞。$CD34^+$ 的皮肤树突状细胞也很明显。弹性蛋白缺失，但微纤维蛋白并不减少。在真皮成纤维细胞样多核细胞中发现了基质金属蛋白酶 1 及 9（MMP1 和 MMP9）的增加以及金属蛋白酶组织抑制剂（TIMP－1）的减少。与微原纤维的一种成分的鉴别有关的核心蛋白多糖的表达正常。

【诊断与鉴别诊断】 根据临床表现和组织病理可与以下疾病鉴别。

1．皮肤松弛症　有广泛性皱纹和松弛的下垂皮肤，并常有内脏受累。组织病理为真皮中弹性硬蛋白丧失。

2．炎症后弹性纤维溶解　发生皱纹前有显著炎症性发硬的损害，并可导致严重损形。

3．毛囊周围弹性纤维溶解症　是皮肤松弛症的一型，在毛囊周围弹性硬蛋白消失，在毛囊处可培养出产生弹性硬蛋白酶的葡萄球菌。

4．需与网状红斑性黏蛋白沉积症、无肌肉损害的皮肌炎中的血管萎缩性皮肤异色病样皮损及弹性假黄瘤样真皮乳头层弹性组织溶解症相鉴别，这些疾病根据组织病理象即可排除。

【预防与治疗】 避免日光照射，应用遮光剂。可局部试用 0.05% 维生素 A 酸霜。

Jadassohn－Pellizari 型皮肤松弛症（anetoderma of Jadassohn－Pellizari）

又称红斑性皮肤松弛症（anetoderma erythematosa）。Jadessohn 于 1891 年首先描述，Finger 等称其为斑状萎缩性皮炎（dermatitis atrophicans maculosa）。

【病因及发病机制】 病因尚不明了，有内分泌（性腺、甲状腺、脑下垂体）功能紊乱，神经营养及自主神经系统功能失调，外伤，感染，先天性家族因素及免疫因素等诸学说。孙永建报告一家族 3 代有 7 人患病。

【临床表现】 比较常见的 Jadassohn 型，好发于青年女性，男女比例大约为 1∶3，在 20～30 岁发病者约占一半，其特点为在皮肤发生萎缩之前局部先有炎症改变。初起表现为圆形或卵圆形的淡红色斑，直径为 0.5～1cm，境界清楚。1～2 周内可扩展至 2～3cm 或更大，并从损害中央向外颜色逐渐减退呈淡白色或皮肤色，经几周至几月后，皮损表面逐渐变得光滑、干燥发亮、呈皱纹纸样改变，或为微凹的萎缩斑片，而边缘颜色不变，故形成环形，继续进展终于变成淡白色或珍珠母色、柔软与松弛的扁平隆起呈软瘤状，如用指尖压之则下陷，抬起则复原，呈疝样表现。皮损好发于颜面、躯干，尤其是上肢的伸侧或肩部，可单发或多发，多发性皮损分布常对称而呈播散性，损害之间皮肤正常，不累及黏膜。本病一般无自觉症状，但少数有瘙痒或灼热感。病程冗长，当皮损发展至一定程度后终生不变。

另有 Pellizari 型，罕见。初起为风团样损害，反复发作数周或数个月后发生特征性的萎缩和松弛，形成柔软囊形疝样斑状萎缩。极少数病例初起为天疱疮样的大疱。好发于四肢的近端和颈部。

【组织病理】 表皮萎缩，基底细胞层色素减少。真皮萎缩，胶原纤维变性，弹性纤维断裂、破坏或消失。在 Jadassohn 型中，真皮有炎症反应，在血管周围有淋巴细胞、中性粒细胞及嗜酸性粒细胞浸润。Oika rinen 等用放免法测定显示弹性蛋白有明显减少。

【诊断与鉴别诊断】 根据上述特殊的临床表现，诊断一般不难。应与下列疾病相鉴别。

1．神经纤维瘤病　幼年发病，皮疹不萎缩，常为隆起悬垂或形成大的赘瘤，伴有广泛的咖啡斑。

2．继发性斑状皮肤萎缩斑　如梅毒、麻风、盘状红斑狼疮等，在发生皮肤萎缩斑前都应有典型的原发病史。

3．局灶性皮肤发育不全所致的脂肪疝　皮损呈不规则集簇分布，发病年龄小，伴有其他先天性缺陷。

【预防与治疗】 对 Jadessohn 型患者，在早期有炎症的阶段可使用青霉素治疗，但到萎缩期则治疗困难。已报道治疗方法包括砷剂、维生素类、自血疗法、按摩、温浴、体疗、透热疗法、紫外线、糖皮质激素、甲状腺素及脑垂体激素等，但疗效均不能肯定。

Schweninger－Buzzi 型皮肤松弛症（anetoderma of Schweninger－Buzzi）

又称无红斑性皮肤松弛症或皮肤多发性良性肿瘤样新生物，由 Schweninger－Buzzi 于 1891 年提出。其特点为临床与组织病理变化始终缺乏炎症反应。

【病因及发病机制】 病因不明，多见于 30～50 岁的中年女性，偶见于男性。

【临床表现】 初起为躯干及上肢近端突然发生多数正常皮色的圆形或椭圆形丘疹，呈青白色，无炎症，并逐渐增大至直径 1～2cm，成为淡白色或淡褐色、柔软的疝样囊性斑状物。皮损表面无红斑，但有时可见毛细血管扩张，用手指按触时凹下似袋状。病程进展缓慢，部分皮损可以自然消退，遗留凹下的柔软瘢痕。但新疹继续不断地出现，数目可多达百余个以上。皮损主要分布于肩、背、腹及上臂伸侧，一般分布对称。

【组织病理】 病理变化主要是真皮正常的弹性纤维消失。

【诊断与鉴别诊断】 本病应与神经纤维瘤病相鉴别，后者为多发性带蒂的肿瘤，伴咖啡斑和中枢神经系统异常。

【治疗】 目前尚无有效治疗方法。

虫蚀状皮肤萎缩（atrophoderma vermiculatum）

又名网状红瘢性毛囊炎（folliculitis ulreythimatosa reticulata）、颜面对称性网状皮肤萎缩（atrophoderma reticulate symmetrica faciei）、瘢痕红斑性皮肤萎缩（atrophoderma ulerythematosa）及蜂窝萎缩（honeycomb atrophy）。特征为毛囊角化和瘢痕形成。

【病因及发病机制】 病因不明，从皮肤组织损害的角度看，认为本病可能是先天缺陷导致毛囊皮脂腺及周围角化异常，系先天性毛囊不良性皮病。是萎缩性毛发角化病的一个极少见的类型，为常染色体显性遗传。

【临床表现】 常于幼年（5～12 岁）发病，少数有家族史，女性稍多，皮损均始发于双侧颧部，初起为多数针尖大小的毛囊性丘疹，渐于丘疹顶部出现一角质栓，角栓脱落后遗留直径 1～3mm 圆形或不规则形微凹的皮色萎缩斑点而成为典型的损害，即多数密集虫蚀状萎缩形小凹，形状不规则，小凹侧壁陡直，深约 1mm，基底色红，小凹间有狭嵴相隔，使局部成蜂窝或筛孔状外观，小嵴表面光滑、蜡样、固实，少数患者患区边缘可见稀疏分布的黑头粉刺和粟丘疹样皮损。这种虫蚀样的外观不仅由于毛囊萎缩，而且由表皮和真皮的萎缩而引起。

皮损对称分布，可由颧部向颈部、耳前、口周、前额等部扩展，并可伴有弥漫性脱发。皮损数目多少不一，不会融合，皮损之间皮肤弹性正常。

本病可伴有其他疾病，如先天性心脏传导阻滞、马方综合征、其他心脏异常、神经纤维瘤病、智力发育不全或 Down 综合征。

【组织病理】 表皮轻度萎缩，乳突间突缩小。真皮毛细血管扩张，真皮内可见上皮囊肿，皮脂腺稀少、萎缩，真皮血管毛囊周围有单一核细胞浸润，胶原纤维肿胀嗜碱性变性（病程后期胶原纤维发生萎缩）。某些毛囊增大、扭曲、扩张和角化过度。

【诊断与鉴别诊断】 本病有时需与天花萎缩斑、痤疮样痣及瘢痕性痤疮相鉴别。

【预防与治疗】 本病无特效疗法。在毛囊角栓性丘疹期可内服维生素 A 和维生素 E，并外用 0.05%～0.1% 维 A 酸霜、20% 尿素霜或其他角质松解剂（如 3%～5% 水杨酸软膏、间苯二酚软膏、10% 硫磺软膏、30% 鱼肝油软膏等），均有助于去除角栓、减少萎缩斑的发生；对于萎缩性皮损，必要时可应用磨削术或植皮术治疗。此外，物理治疗，如矿泉浴或紫外线照射也可试用。有报道，口服异维 A 酸治疗本病有效。

进行性特发性皮肤萎缩（progressive idiopathic atrophoderma）

本病少见，为一种性质未定的原发性真皮萎缩。在 1923 年，Pasini 描述了一种色素性皮肤萎缩的特殊型，其临床和组织病理均与局限性硬皮病萎缩期或任何已知的其他萎缩不同。以后又发现了许多病例，主要在阿根廷由 Pierini 报告，故又称 Pasini－Pierini 萎缩性皮病。本病是否为独立性疾病尚有争议。Canizares 等认为，本病与硬皮病各为独立疾病，前者先发生色素沉着和萎缩，再发生硬化，这种硬化为假性硬化；而后者则相反，先硬化后萎缩。Quiroga 等则认为，本病与局限性硬皮病为同一疾病。Lever 认为本病虽可能相当于硬斑病，但因有典型的临床表现，故其名称不应放弃。

【病因及发病机制】 病因不明。感染、外伤、手术、失血等皆可能成为诱因。Weinir 等报告此病发生在兄弟俩中，但未发现与遗传因素有关；Biberstein 报告 1 例 7 岁患儿发病于阑尾手术后。

【临床表现】 多见于女性，男女之比为 2∶10。通常在 11～20 岁或 21～30 岁年龄段发病，平均发病年龄为 30 岁，但也可见于幼年和老年。

皮损好发于躯干，尤其是背部，也可累及四肢近侧端及其他部位。皮损初起时为轻微的红斑，略水肿，1～2 周内逐渐转变为灰色或棕褐色，水肿减退而轻微凹陷，境界非常清楚。损害单发或多发，通常不对称，常为圆形、卵圆形或不规则形的钱币至手掌大小或更大的萎缩斑，直径可由 1～2cm 到 10cm 以上，青紫色或深棕色，轻微凹陷，表面光滑，毳毛脱落，可见其下方的静脉纹理，与正常皮肤的划界一般清楚，无主观症状。典型的皮损是灰褐色或紫罗兰色、圆形或椭圆形带有“峭壁”样边缘的凹陷斑疹。

病程极为慢性，可以在数年或数十年中缓慢发展，最后呈静止状态，但一般难以恢复。部分病例在后期皮肤萎缩斑的中央出现小区域的硬化，如硬斑病的表现。

【组织病理】 皮肤萎缩的病理改变非常轻微，表皮萎缩或正常，经常出现色素沉着。真皮浅层呈血管周围和间质慢性炎细胞浸润，包括淋巴细胞和组织细胞。淋巴细胞是 T 细胞，辅助诱导亚群占优势。有时可出现明显的浆细胞。在早期皮损，胶原束均质化肿胀，但随着病情的发展，通常在深部网状层出现硬化。附属器结构经常是正常的。弹力纤维常无改变，但可出现减少和破碎。皮肤萎缩晚期与局限性硬化症难以区别。由于病理改变轻微，活检应包括邻近的正常皮肤，以便比较。

【诊断与鉴别诊断】 本病可根据临床表现和病理变化作出诊断。应与下述疾病相鉴别：

1. 硬斑病　多见于四肢，尤其在下肢，损害中央光滑、发硬，呈象牙色，边缘有水肿、淡紫色的环，组织病理显示真皮至皮下胶原纤维变性明显，汗腺萎缩。

2. 斑状萎缩　萎缩斑片的皮肤菲薄，呈淡蓝白色，并稍隆起，指压有疝孔感觉。组织病理显示有中度血管周围炎和细胞浸润，胶原纤维无改变。

3. 皮下脂肪萎缩　仅皮下脂肪有萎缩，表皮虽有凹陷，但表皮厚度和色泽皆正常。组织病理变化主要为皮下脂肪减少或缺乏。

4. 血管萎缩性异色症　多见于颜面和四肢，对称分布，境界不清，可见红斑、脱屑斑、驳状色素沉着、毛细血管扩张和皮肤萎缩。组织病理显示基底细胞液化变性、真皮上部炎症细胞呈带状浸润，胶原纤维无变化

【预防与治疗】 本病经过良性，经数月或数年后最终可自然缓解。但某些病例的皮损可无期限地存在。

无特效治疗方法。有报道，用口服泼尼松 20mg/d、维生素 A、维生素 E 以及复方丹参加入低分子右旋糖酐内静滴的联合疗法对本病有一定的疗效。也可施行按摩、透热及氦氖激光等物理治疗。

局部全层萎缩（local panatrophy）

少见，系患者某些部位发生皮肤及皮肤下脂肪萎缩，有时伴有肌肉、骨骼萎缩或发育不全。病因不明，可能是多种病理过程的结局。病因及发病机制不明。

【临床表现】 可分为两型。

1. Gowers全层萎缩　1903年由Gowers首先报告。为局限性皮肤、皮下组织及肌肉的萎缩，局部无硬皮病或其他硬化性病变。患者多为女性，一般在10~40岁起病，经过几周形成1~2处或更多处萎缩，萎缩处边缘清晰，直径2~20cm，形状多样，有的呈三角形或四边形，多分布于背、臀和四肢，萎缩在发病后数周至数月以内达到顶点。以后不再变化。病理变化主要为真皮、皮下组织萎缩，在萎缩的肌肉中血管周围有轻度炎症细胞浸润。

2. 硬化性全层萎缩　儿童期发病及累及肢体的患者，先发生典型的局限性硬皮病样改变，以后出现局部皮下组织萎缩，有时肌肉和骨骼也萎缩。但也可以无硬皮病样改变而发生皮下组织和肌肉硬化，此时沿着或围绕单一肢体，或者围绕节段躯干发生瘢痕样硬化带，经过几个月，病变终止发展。

【诊断与鉴别诊断】　本病应与各种脂膜炎相鉴别，后者先有炎性病变。此外，糖皮质激素皮下注射及反复皮下注射胰岛素后也能形成继发性局部皮下组织萎缩，这可能在12个月后恢复，也可以持续多年不变，故诊断时需注意询问有无局部注射此类药物的病史。

【治疗】　目前无特殊疗法，必要时可试用音频电疗。

肢端早老症（acrogeria）

是一种少见的真皮及皮下组织发育缺陷。皮肤表现早老，患者多为女童，一般散发于人群。

【病因及发病机制】　曾有孪生儿发病的报道，亦有报道一个家庭中兄妹同时患病，提示可能是常染色体隐性遗传。有报道表明，本病的胶原质α1和α3的mRNA水平降低；外周循环紊乱，如Ⅲ型胶原质合成先天性异常可能是发病机制的一部分。

【临床表现】　本病起于出生时或生后不久的新生儿期，以后终生不变，皮肤表现早老。患处皮肤菲薄、干燥及呈半透明，皮肤下方结构的轮廓清晰可见，皮下脂肪缺乏使早老外貌更为突出。

病变可局限于四肢，以手背、足背最明显，掌、跖比正常薄，颜面和躯干受累病变较轻。患者齿、汗腺功能均正常，毛发一般也正常，指（趾）甲可萎缩或增厚。双侧角膜可出现混浊。

患者智力与一般体格发育均正常，对光线不敏感。晚年无发生日光性角化症的特殊倾向。

【组织病理】　病理变化显示皮下脂肪减少，甚至缺失，真皮也萎缩，胶原束变细、稀少，弹性纤维增多成团。

【治疗】　无有效疗法。

萎缩性慢性肢端皮炎（acrodermatitis chronica atrophicans）

又名原发性弥漫性萎缩，其特征为四肢弥漫性、红色或蓝红色、纸样变薄的外观。主要发生于欧洲人中，以法国较为多见，中国极为罕见。部分病例发生在乡村居民中。

最常见于30~50岁，也有报道见于儿童。女性比男性约多3倍。偶有家族史。

【病因及发病机制】　本病是一种螺旋体病。为博氏疏螺旋体（Borrelia burgdorferi sensu lato）感染的晚期后遗症，该螺旋体在人类有3种致病基因型，即布氏疏螺旋体、伽氏疏螺旋体和埃氏疏螺旋体，其中埃氏疏螺旋体是本病的致病基因型。Hauser等认为由蜱叮咬而传播；Askrink等报告有的患者有高效价的抗螺旋体抗体。用Warthin－Stassy染色证明，在某些患者皮肤组织中可见到螺旋体，皮损中培养疏螺旋体也可获成功。另外，Kraus等在43例中发现80%的冷球蛋白，血清蛋白电泳显示α1、α2和丙种球蛋白增多而白蛋白减少，因冷球蛋白可增加血黏度，故作者认为本病的发生与受寒冷有关。

【临床表现】 起始于手、足的背侧，然后逐渐蔓延累及前臂，接着为上臂，在下肢则为膝部和胫部，以伸侧为重，偶尔躯干和颜面可受累，最常累及肢端，尤其是手足背部，但不侵犯掌跖部。

初期皮损为单个或多数炎症性红色无痛性皮下结节或斑块，边缘不清，数目、大小也不定，酷似迁移性红斑或丹毒；以后皮损缓慢扩大，增多，互相融合成弥漫性浸润水肿斑，皮肤坚硬增厚，皮色渐成暗红色或褐红色，越近肢端色泽越深，持续数周、数月后炎症和水肿逐渐减退，损害中央发生萎缩，菲薄发皱，平滑松弛，柔软而有光泽，可见一特殊的粉红至灰色和雪茄纸的外貌，皮下浅静脉隐约可见，汗腺和皮脂腺分泌缺乏，皮肤干燥，有糠状脱屑。有些部位有色素增加或减退，如皮肤异色病或白癜风样改变。在萎缩斑上可并发溃疡和癌肿。病情可长期静止，但不会完全消退。

在炎症期，沿尺骨可形成“尺骨带”或沿胫骨形成“胫骨带”，表现为铅笔状、蓝红色、光滑、浸润的皮肤带，可固定于下面的组织或自由移动，一段时间后或消退，或形成半透明皮肤萎缩带，类似带状硬皮病。

约有 1/4 病例进入第 3 阶段——皮损纤维化和硬化。在肘、腕、膝关节周围可出现黄色的皮下结节和纤维条索状损害，坚实而不痛，单发或多发，由于纤维化使关节活动受限，经合适的抗生素治疗后可以消退。X 线检查显示有弥漫性软组织广泛钙化。

常伴发系统症状，许多患者有多发性周围神经病变，约 2/3 患者有感觉障碍、痉挛、患部肢端或腰区疼痛。有些患者有消瘦、关节痛，手部致畸性肥大性骨关节炎及滑膜炎。皮肤可发生黄色瘤，偶尔有受累四肢骨萎缩发生。有些患者可先前或同时伴有慢性游走性红斑，有些同时伴有萎缩性硬化性苔藓损害。

【组织病理及实验室检查】 本病炎症初期的组织象无特异性改变，萎缩初期的组织象有诊断价值。特征性的表现为真皮上、中部血管扩张，伴致密淋巴细胞、浆细胞、巨噬细胞和肥大细胞浸润。真皮内可见散在分布的“空泡”，认为是淋巴水肿所致。表皮常有角化过度，可以出现棘层肥厚或萎缩伴表皮突消失。有的患者极似硬化萎缩性苔藓或嗜酸性筋膜炎。偶尔，组织学特征可与硬化性黏液水肿相重叠。至病程后期真皮明显变薄、硬化、弹性纤维逐渐消失，皮下组织也萎缩，毛囊、皮脂腺萎缩或消失，但汗腺仍存在，炎症浸润逐渐消退，此时的病理变化无诊断价值。

关节旁结节的特征为皮下脂肪浅层纤维化，伴玻璃样变的胶原纤维束围绕成簇的脂肪细胞。可伴有血管周围和间质炎细胞浸润，包括淋巴细胞和浆细胞。手指部更小的关节周围纤维结节显示增厚的真皮胶原束排列紊乱。

实验室检查：血沉增快，血清白蛋白减少，α_1、α_2、丙种球蛋白升高，约有 80% 的病例有冷球蛋白或巨球蛋白。骨髓中浆细胞、淋巴网状细胞增加，后期嗜酸性粒细胞也增加。有报道，患者对弓形虫（toxoplasma）呈阳性血清反应，效价为 1∶64～1∶512。

【诊断与鉴别诊断】 诊断主要根据临床特点，皮损初起为蓝红色水肿性斑疹，逐渐呈大片萎缩，皮肤弹性消失，薄纸样皱纹，特征性的“尺骨、胫骨带”，近关节纤维结节。实验室检查血沉增快，高球蛋白、冷球蛋白血症，骨髓穿刺淋巴网状细胞成分增加，可确立诊断。其萎缩期病理组织象亦有诊断价值。

本病主要应与硬皮病相鉴别，后者早期皮肤硬肿，有指（趾）端硬化和雷诺现象，至晚期萎缩的皮损紧张、坚实如瘢痕，而本病萎缩的皮肤松弛、发皱。

在炎症期尚应除外先天性皮肤异色病、Jacobi 血管萎缩性皮肤异色病、皮肌炎和淋巴瘤。

后期应除外慢性放射性皮炎、成人早老症及广泛性萎缩性硬化苔藓。

【预防与治疗】 早期验证阶段用抗生素有效，如用青霉素 400 万 U/d，或甲氧苯青霉素

3g/d，共2～3周。四环素或红霉素常规剂量，可作为青霉素过敏患者的替代治疗。但是抗生素治疗并非对所有的患者都有效。糖皮质激素、氯喹、血管扩张剂联合治疗，氦氖激光局部照射及交感神经阻滞剂对部分早期病例也有效，但对晚期的萎缩硬化性损害无效。

颈部假性皮萎缩（pseudoatrophoderma colli）

1934年Becker报道了一种无症状的、慢性的色素紊乱表现，主要累及颈部，并命名为颈部假性皮萎缩。女性较为多见，常在10～20岁发病。病因及发病机制不明。

【临床表现】 发病一般在颈两侧，呈不规则色素沉着条纹，伴皮肤起皱，有细小鳞屑，其间散布着色素减退斑，表面光亮，伴萎缩，如用手将皮肤拉紧，则两种色素区域的对比度减少。皮损可持续数年，最后蔓延至整个颈部和躯干上部。

【组织病理】 组织病理示轻度慢性炎症反应，伴少量角化不全，无萎缩表现。

【诊断与鉴别诊断】 根据主要分布于颈部，呈条纹状色素沉着和色素减退斑，可以诊断。需与皮肤异色病相鉴别，后者除色素沉着外，尚可见毛细血管扩张。

【预防与治疗】 无特殊治疗方法，有些病例可自然痊愈，可使用维A酸类外用制剂。

第二节 性别差异不明显的疾病

弹性假黄瘤（pseudoxanthoma elasticum）

弹性假黄瘤（pseudoxanthoma elasticum，PXE），亦称弹性纤维性假黄瘤，是广泛弹性组织变性引起皮肤、眼和血管病变的疾病。最早于1881年提出，以其主要的皮损淡黄色丘疹命名，其显著的组织学特点是真皮中层退化的、碎裂的弹性纤维出现钙化。本病的异名还有非典型黄色瘤、萎缩性弹性纤维病、营养不良性弹性纤维病及系统性弹性纤维破裂等。

本病多数病例发病是由于散发性突变，家族性病例大部分都是常染色体隐性遗传，极少数为常染色体显性遗传。无明显的种族、性别差异。发病多在11～20岁，少数在儿童期出现症状。基本病理改变为弹性纤维和胶原纤维的先天缺陷而引起的退行性改变。

【病因及发病机制】 本病为弹性纤维先天性缺陷，主要改变是弹性纤维的钙化，弹性纤维钙化的程度与食物中所含钙和磷的浓度有关，实验研究证明，本病患者和正常人相比，他们摄取的钙和磷高于正常人。

最近研究表明，位于16p13.1的ABCC6基因的突变可以引起本病，大约有80%的患者至少有一个ABCC6基因发生突变。ABCC6属于三磷酸腺苷（ABC）C亚型，这个蛋白质家族和许多种生理学上的过程有关，如信号转换、蛋白质分泌、药物和抗生素的耐药以及抗原表达等。ABCC6主要在肝、肾中高水平表达。ABCC6基因编码蛋白质ABCC6（及MRP6）已经发现了多达49种的突变（包括错义、无义以及移码突变）。这种突变在弹性假黄瘤中的发病机制尚不十分清楚。

有些作者认为，本病是一种原发性代谢性疾病，弹性组织只是继发性受累，而且该病存在分子异质性，已经发现了ABCC6基因无突变的变异型。

【临床表现】 有学者将本病分为常染色体显性遗传、隐性遗传和获得性3型，获得性弹性假黄瘤无遗传背景，多见于肥胖的经产妇女。根据是否累及眼、心血管及消化系统等，从研究角度又分类出一些亚型，但临床病变主要发生于皮肤、眼和心血管系统。

1. 皮肤　典型的、特征性的发病部位是颈侧部、腋窝、肘窝、腹股沟和腘窝。几乎所有患者（96%）皮损均开始于颈侧部。皮损扩展顺序自上而下。颈部受累后不久，腋窝和肘窝相继出现皮损，而腹股沟和腘窝的皮损出现较晚。此外，较少见的部位有脐周、腕屈侧以及直肠和口腔黏膜等。

皮肤症状一般出现于儿童或青年期，有的生后即有皮疹，少数在成年期发疹。原发皮损为2~5mm大小的橘黄色菱形或不规则形丘疹，周围皮肤外观正常，临床表现为颈、腋下等部位的皮肤细纹变粗，色泽略呈黄色。皮损呈边缘性扩展，逐渐融合成大的斑块，产生典型的黄色斑或沿皮纹出现菱形黄色斑块。皮损外观像皱纹纸样、皮革样或鹅卵石样。后期由于真皮弹性纤维变性，皮肤出现松弛性皱褶，而使皮疹边界不清楚，外观模糊。少数患者可见到1~2mm大小的角化性丘疹，排列呈环状或斑片状。斑片周围可见弹性假黄瘤典型皮疹。皮疹通常无任何自觉症状。

除皮肤外，口腔和阴道黏膜亦可见到黄色浸润性斑片。有时皮疹类似异位性皮脂腺的临床表现。

2. 眼　特征性的视网膜变化是出现放射状血管样条纹，是Bruch弹力膜破裂的结果。早期或轻型患者仅有黄斑部四周色素沉着和斑点状改变，日久血管样纹呈苍白色，眼底外周部分可见白色瘢痕样改变。眼部病变常两侧对称，多见于20~40岁的患者。眼底镜检查发现出血、斑驳状色素沉着、视盘周围萎缩伴神经胶质增生、视网膜下新生血管形成以及视神经盘小疣。在伴有血管样条纹的患者中，已证实有一半以上为PXE，85%的PXE患者将出现视网膜改变的临床表现。血管样条纹比皮肤改变出现的更早，因此大部分病例是由眼科医师发现的。在长时间里，血管样条纹可以是本病唯一的症状。眼病变与皮损可以分别出现，当二者同时出现时称Grönblad-Strandberg综合征。少数患者伴有眼底出血，视力不同程度受影响，严重者视力丧失。眼底血管纹样改变非本病所特有，其他疾病，如骨的Paget病、Ehlers-Danlos综合征、高磷酸盐血症、镰状细胞性贫血等也可见到类似病变。

3. 心血管　血管病变是血管中层的弹力纤维变性所致。主要侵犯中等口径的动脉，临床上可引起脉搏减弱，甚至缺如，下肢间歇性跛行。X线片上可见血管壁有钙化阴影。血管造影见动脉管腔狭窄，严重者发生闭塞性改变。一般上肢血管较下肢明显。最易侵犯的血管为上肢的尺动脉，下肢的胫后动脉、股动脉等。心脏和瓣膜的弹性纤维亦可见病理改变，少数患者可出现心绞痛和高血压。

弹性纤维性假黄瘤的血管瘤病变经过缓慢，由于侧支循环的建立，供血不足的症状较轻，发生的时间较晚。一般不会造成软组织萎缩和肢体缺血性坏死。

4. 胃肠道　常伴有胃肠道症状，其中以消化道出血最为严重，可以导致呕血或黑便，胃是最常受累的部位。据报道，约10%患者可在不同时期内发生消化道出血，出血部位多为上消化道，发生出血的年龄较早，平均26岁。胃镜检查见胃前壁和小弯部黏膜有黄色鹅卵石样黏膜疹，有时形成黏膜皱褶，出血不是弥漫性出血而是灶性出血。直肠镜检查可见直肠黏膜病变与上述胃黏膜改变相类似，有时可见溃疡性结肠炎改变。黏膜病变的程度与皮肤表现常常是一致的，皮肤的黄色浸润斑明显者，黏膜病变亦较明显。

少数患者还可伴发糖尿病、甲状腺功能亢进、软组织钙化等。

【组织病理】　皮肤特征性的改变是真皮弹性纤维变性、肿胀、碎裂并发生钙化。主要在真皮中部，真皮上部和下部病变较轻。弹性纤维呈深嗜碱染色，卷曲和断裂，形态千奇百怪，像“散乱的羊毛”。典型组织学特征也可以在外观正常的皮肤以创伤瘢痕中发现。

眼部Bruch膜可发生钙化，将脉络膜以及视网膜色素上皮分隔，导致血管样纹、出血、瘢痕形成以及视网膜剥离的发生。

脉管系统受累可发生血管内外弹力层断裂及变性，伴随内膜纤维化及增厚，导致血管壁薄弱，有破裂以及动脉瘤形成的趋势。心脏检查显示心内膜弹性纤维变性、增厚及钙化。

超微结构上，在早期皮损，钙化表现为中心区域高电子密度，周围围绕形态学正常的弹性蛋白以及微纤维。在有些晚期病例，整个纤维钙化，且常发生碎裂。有时可见低电子密度区域。

【诊断与鉴别诊断】 皮疹典型者临床一般易于诊断。如伴有皮肤松弛现象应与皮肤松弛症鉴别。病理检查有诊断意义，但要与日光性弹性纤维病相鉴别，后者病变主要在真皮上部，单个纤维卷曲，没有钙沉着。另外，应与 PXE 样真皮乳头层弹性组织溶解症相鉴别，后者在颈部可出现大鹅卵石样的黄色丘疹，类似于 PXE，但缺乏视网膜或血管的任何改变，并在组织学上缺乏典型的伴有钙化的弹性纤维断裂。青霉胺治疗会导致类似 PXE 的皮肤损害，但组织学上其异常纤维通常并不发生钙化。

【预防与治疗】 尚无确切的疗法可用。广泛皮肤松弛可进行手术治疗。眼底视网膜病变者内服维生素 E 可能有益。有些学者建议将每日食物中的钙和磷限制到最低水平。

面部偏侧萎缩（hemiatrophia facialis）

本病主要表现为单侧面部皮肤、皮下组织、肌肉、甚至骨骼发生进行性萎缩，由 Parry 于 1825 年首先描述，又称进行性单侧面萎缩或 Parry－Romberg 综合征。

【病因及发病机制】 确切病因尚不十分清楚。有些学者认为与交感神经功能紊乱所致血管运动和营养功能障碍有关。大脑病变引起脂肪代谢的异常也可能是本病的主要病因。有人认为属于胶原血管性疾病。其他可能引起本病的因素还有外伤、病毒感染、遗传、内分泌紊乱、自身免疫等。尚有学者提出，本病临床及组织等特征与萎缩性慢性肢端皮炎较接近，而后者系疏螺旋体感染所致，已有在本病患儿的皮损中发现螺旋体的报告，故疏螺旋体感染也可能是致病因素之一。

【临床表现】 常于 20 岁左右发病，无性别差异，也有认为女性更多见。起病缓慢，常有前驱症状，如单侧面部出现麻木、感觉减退或疼痛，继之于一侧额、下颌或任何一点出现不规则色素增多或减少的斑片、皮肤干燥、菲薄、萎缩、汗液分泌减少。偶有以局部毛发变白、肌痉挛或神经痛起病，进而出现缓慢的进行性皮肤、皮下脂肪、肌肉甚至骨骼的萎缩。一般在发病后 6～24 个月发展较迅速，以后变化缓慢至静止不变。

皮损一般局限于三叉神经第一支或一侧面部，以中线为界，境界清楚；偶有一侧颜面与一侧颈部、整个一侧躯体或一侧颜面与对侧躯体同时受累，如合并同侧躯体萎缩则称全身偏侧萎缩，如合并对侧躯体萎缩则称交叉偏侧萎缩。

眼部症状包括角膜炎、虹膜炎、虹膜睫状体炎、白内障、同侧眼球内陷、视神经萎缩、Horner 综合征、虹膜异色症及葡萄膜炎等，其中以 Horner 综合征最多见。常伴患侧面瘫、半侧舌萎缩。

常见的并发症包括神经炎、面部感觉异常、严重的头痛、癫痫以及最多见的中枢神经系统的并发症。另外可有血管运动功能障碍的表现，如皮肤冷凉或自觉麻刺等，并可因血管萎缩而呈苍白色。一些部位可出现瘢痕性纤维化而与下方的组织粘连，如累及头皮，则可有局部秃发。患侧颜面消瘦、塌陷与色素改变，肌肉萎缩但收缩功能仍存在。

【组织病理】 与硬皮病相似，真皮有不同程度的增厚，胶原束硬化，附属器消失，皮下组织为纤维组织所代替，肌肉可出现萎缩、水肿、空泡形成，有灶性炎症，肌横纹消失。

【诊断与鉴别诊断】 当皮肤变化出现早而显著时，诊断一般不难。但应摒除因幼年期在颞颌关节处进行放疗（如治疗血管瘤）而导致的局部发育不全；还应与局限性硬皮病及进行性脂肪营养不良相鉴别；有四肢受累者则应与婴儿偏瘫或脂肪代谢障碍相鉴别，后者可合并颜面偏侧萎缩，但皮损呈纵行、带状，病变相对较浅，和下方组织粘连明显，秃发与色素变化较显；如皮肤变化出现较迟且轻，则应与生理性面部不对称、单侧下颌骨发育不全及偏侧肥大症（hemihypertrophy）等相鉴别。

【预防与治疗】 本病尚无特殊疗法。首先应除去可疑的发病诱因。

对于病情稳定的患者可行自体脂肪组织移植术，肩胛部皮瓣移植联合 Coleman 自体脂肪颗粒腔隙内注射对稳定期的面部外形的重建有效。矫形治疗可以使本病患者面部的对称性改善。

（宗文凯）

第九章 皮肤血管炎和脉管性疾病

第一节 女性多发的疾病

急性发热性嗜中性皮病（acute febrile neutrophilic dermatosis）

1964 年英国皮肤病医师 Robert Sweet 首先报告了 8 例急性发热性嗜中性皮病的女性患者，又名 Sweet 综合征或 Sweet 病。

【病因及发病机制】 病因不明，多数作者认为是对细菌感染发生的一种变态反应。其发病诱因有：发病前 5 ~ 7 天常有上呼吸道感染、咽痛或咽炎、气喘、咳嗽或流感样症状；种痘后皮损加重；药物引起；部分患者皮损发生在肿瘤以后；发生在外伤后；与日晒有关；也有报道与寒冷及干燥有关。

患者血管壁有免疫球蛋白和补体沉积，外周血循环免疫复合物水平升高，因此，本病发生可能与Ⅲ型变态反应有关，是机体对细菌等抗原产生的一种超敏反应。细菌或真菌作为抗原，当与相应的抗体结合形成可溶性免疫复合物激活补体，吸引中性粒细胞积聚，引起血管及周围组织炎症反应，提示本病是一种局部的 Arthus 反应。还有报道，本病与白血病及其他内脏肿瘤有关。细胞因子也参与 Sweet 综合征的发病机制，其中包括粒细胞集落刺激因子（G - CSF），粒细胞巨噬细胞集落刺激因子（GM - CSF），γ 干扰素（IFN - γ），IL - 1、IL - 3、IL - 6 和 IL - 8。

【临床表现】 Sweet 综合征发病为全球性，无种族差别。总体来说，女性与男性发病率之比为 3∶1。特发性 Sweet 综合征多见于女性，发病年龄以 30 ~ 50 岁为多，然而也可影响到青年和儿童。有报告小儿 Sweet 综合征与原发性免疫缺陷、血液系统疾病及代谢性疾病有关。与恶性肿瘤相关的 Sweet 综合征中，性别比例为 1∶1。大约 20% 与恶性肿瘤有关，本病常伴有恶性血液病，最常见者为急性白血病。在实体肿瘤中，常与泌尿生殖系统、乳腺及胃肠道的恶性肿瘤相关。药物诱发的 Sweet 综合征较常见于女性。

多急性起病，好发于夏秋季。在发病前 1 ~ 2 周常有流感样上呼吸道感染、支气管炎、扁桃体炎等先驱症状。皮损好发于四肢和面颈部，一般躯干部很少见，可两侧分布，但不对称。皮损初起为红色浸润性斑块或结节，渐扩大增多，颜色变深，隆起成边缘清楚的环状，表面尤其边缘呈粗颗粒或乳头状，形成假性水疱，具有一定特征性。部分患者可出现散在的针尖大小或更大的水疱或脓疱，有自发性疼痛和触痛，针刺反应也可阳性。口腔黏膜损害表现为浅糜烂和溃疡。皮损经 1 ~ 2 个月后可自行消退，局部不留瘢痕，但易复发。

85% ~ 90% 的患者有不同程度的发热；25% ~ 50% 的患者可伴有关节疼痛或关节炎；肾脏受累者占 11% ~ 72%，可见蛋白尿、血尿及颗粒管型；有的患者可出现眼结膜炎、血栓性静脉炎等症状。

Sweet 综合征可分为 3 类：①经典性或特发性 Sweet 综合征，多与上呼吸道或胃肠道感染、炎症性肠病及妊娠有关；②恶性肿瘤或副肿瘤相关性 Sweet 综合征，此病的急性发作或复发与癌症的存在相关；③药物所致 Sweet 综合征，最常见于患者接受过粒细胞集落刺激因子治疗或用过一些抗菌药物，如美满霉素、呋喃妥因或甲氧卞啶、磺胺甲异恶唑、抗癫痫药、抗高血压药、口服避孕药等。

【组织病理】 表皮通常是正常的，主要变化在真皮，常见真皮乳头水肿，主要为较密集的成熟中性粒细胞浸润，并常见核尘。真皮浅层血管内皮细胞肿胀，小血管轻度扩张，无血管损伤，血管周围偶有嗜酸性和淋巴细胞浸润，偶尔出现角质层下的脓疱。在髓样白血病相关的患者皮损内可有白血病细胞浸润表皮，有报告其免疫组化染色与骨髓中的白血病细胞相一致。皮损的直接免疫荧光检查没有显示与本病有关的特殊发现，曾有报告血管周围有沉着物 IgG、IgM、C3 和纤维蛋白广泛分布，这些沉着物代表非特异性的炎性渗出物。

【诊断与鉴别诊断】

1. 诊断　Su 和 Liu1994 年提出的对 Sweet 综合征的诊断标准如下。

主要标准：①突然发作的触痛性红色斑块或结节，伴有水疱、脓疱或大疱；②真皮内有显著的中性粒细胞浸润，而无白细胞碎裂性血管炎。

次要标准：①发病前有非特异性呼吸道或胃肠道感染或疫苗接种史，或伴有炎症性疾病（如慢性自身免疫病、感染），血液增生性疾病或恶性实体肿瘤、妊娠；②伴有周期性全身不适和发热（>38℃）；③发作期间实验室检查：ESR>20mm/h，C－反应蛋白阳性，外周血涂片中分叶核嗜中性分叶核和杆状核白细胞>70%，白细胞增多>8×10^9/L（4 项中需具备 3 项）；④系统使用糖皮质激素或者碘化钾有良好效果。

药物诱发的 Sweet 综合征符合的 5 项标准：①突发的疼痛性红色斑块或结节；②组织病理学上真皮密集的中性粒细胞浸润，而无白细胞碎裂性血管炎的证据；③发热超过 38℃；④发病与用药有明显相关性；⑤停用有关药物或系统应用糖皮质激素后皮损很快消退。

2. 鉴别诊断　Sweet 综合征需与结节性红斑、多形红斑、坏疽性脓皮病、持久性隆起性红斑、单纯疱疹病毒感染等相鉴别。

（1）结节性红斑：结节性红斑是一反应性红斑，临床与 Sweet 综合征皮损相似，但发生部位不一样，通常见于下肢，为深在性结节性皮损。Sweet 综合征皮损很少单一累及双腿。

（2）多形红斑：Sweet 综合征皮损边缘隆起、有假性水疱样丘疹与结节，皮损有压痛是 Sweet 综合征早期皮损形态学的特点。而靶样损害则是多形红斑的典型皮损，两种疾病不同的病理变化也可鉴别。

（3）坏疽性脓皮病：坏疽性脓皮病的损害是慢性和溃疡的，最初的皮损为丘疹脓疱，逐渐扩大、坏死、溃疡。而 Sweet 综合征常急性发病，皮损表现为浸润性斑块。

（4）持久性隆起性红斑：Sweet 综合征单个斑块需与持久性隆起性红斑相鉴别，持久性隆起性红斑组织病理是一个慢性白细胞碎裂性血管炎，可见真正血管炎的改变及核尘，Sweet 综合征组织病理示真皮内密集的中性粒细胞浸润，但血管壁上无纤维素样物质沉积，不是真正的血管炎。

【预防与治疗】 不是所有的 Sweet 综合征都需要治疗，有些特发性 Sweet 综合征的患者不经任何治疗，皮损持续几周或数月后自行消失，痊愈后不留瘢痕。在一些实体肿瘤相关的 Sweet 综合征中，伴随肿瘤的切除，Sweet 综合征的症状缓解及消失；药物诱发的 Sweet 综合征一旦停用相关的药物，症状可自发改善。

1. 局部治疗　可局部外用强至超强效糖皮质激素霜剂或软膏。皮损内注射糖皮质激素可使皮损快速消退。

2. 系统治疗

（1）糖皮质激素：为首选药物，能使 Sweet 综合征的症状与皮损迅速好转，泼尼松初始量为 0.5～1mg/(kg·d)，视皮损消退情况逐渐减量至停药。对糖皮质激素治疗反应差者，可同时联合应用以下药物的 1～2 种：四环素 0.25g，每日 3 次，雷公藤多苷 20mg，每日 3 次，吲哚美辛缓释片 25mg，每日 2 次，氨苯砜 25mg，每日 3 次，沙利度胺 25mg，每日 2～3 次，烟酰胺 0.2g，每日 3 次。

（2）Horio 等首先报告口服碘化钾治疗本病取得良效，随后许多文献证实。碘化钾剂量为 0.9g/d，分 3 次口服。有人认为，碘化钾治疗的主要作用机制是使肥大细胞脱颗粒，并释放肝素，而肝素具有介导免疫抑制的作用，从而可抑制该病的变态反应。碘化钾还具有抑制中性粒细胞的趋化作用。

（3）文献报道，治疗有效的药物还有秋水仙碱、环孢素、环磷酰胺等，可根据患者的病情及皮损情况选用，常规剂量口服。

荨麻疹性血管炎（urticarial vasculitis）

为 1973 年 Mc Duffie 首先报告。其特点是皮损类似于荨麻疹而病理显示有血管炎的疾病综合征。其中约 1/3 患者的血中补体水平降低，又曾称低补体血症性血管炎。

【病因及发病机制】 诱发荨麻疹性血管炎（UV）的原因不明，有报道是由于碘过敏，反复寒冷刺激，以及病毒、细菌、寄生虫等变应原引起的超敏性血管炎。在干燥综合征中发生本病约 32%，此外，本病可与甲、乙、丙型肝炎及 Lyme 病、传染性单核细胞增多症、IgA 骨髓瘤、IgG 丙种球蛋白血症、血清病、炎症性肠病、白血病、肿瘤等伴发。血清病所致者可表现为急性发作，而在系统性红斑狼疮、低补体血症性荨麻疹性血管炎综合征（HUVS）及日光诱导的荨麻疹性血管炎中则表现为慢性病程。

【临床表现】 本病多见于中年妇女，发病年龄大多在 30～40 岁之间。起病时常伴有不规则发热，有时可达 38～39℃。基本损害为风团和红斑，与一般荨麻疹相比较，本病皮损特点为：常自觉疼痛而不是瘙痒；风团持续时间长，往往超过 24 小时，可达 3～5 天；皮损消退后常遗留色素沉着或脱屑。伴有补体激活的 UV 患者较补体水平正常者更有可能发生系统性疾病。

病程慢性，反复发作。可持续 10 年，平均 3 年。30%～40% 的患者在 1 年内皮损可消退。常伴有关节痛或关节炎，主要见于四肢关节。有时出现淋巴结肿大、肝脾肿大、胃肠道症状、肾脏损害等。

【组织病理】 实验室检查可出现血沉加快、低补体血症、抗体效价阳性（ANA、ENA、ds-DNA、SSA、Sm）、类风湿因子阳性、循环免疫复合物增高。尿常规检查有血尿、脓尿和蛋白尿。

组织病理改变主要为白细胞碎裂性血管炎，即血管内皮细胞肿胀，血管周围有较多的中性粒细胞、单核细胞及嗜酸性粒细胞浸润，可见核尘及红细胞外溢，血管壁有纤维蛋白样变性。直接荧光检查显示血管壁及周围有免疫球蛋白及补体沉着。

【诊断与鉴别诊断】 无瘙痒的疼痛性红斑，持续时间超过 24 小时不消退，是本病与一般荨麻疹的主要区别点。有学者报道，组织病理学上有典型白细胞碎裂性血管炎改变患者的皮损，其环状边缘用玻片按压可肉眼观察到紫癜现象，亦是临床上较简便的鉴别方法。

【预防与治疗】 注意寻找病因，去除感染因素以及可疑的药物和食物。检查是否有低补体血症。

局部可外用止痒剂，如炉甘石洗剂或糖皮质激素制剂。

一般抗组胺类药物治疗无效，可首选糖皮质激素，如泼尼松 15～20mg/d 晨顿服，或曲安西龙 12～16mg/d 晨顿服，待皮损消退、血沉正常、病情稳定 1 周后可逐渐减量，直到完全缓解。可同时加用氨苯砜 25mg，每日 3 次，雷公藤多苷片 20mg，每日 3 次，口服。

文献报道，治疗本病有效的药物还有秋水仙碱、环磷酰胺、吲哚美辛、已酮可可碱等，对顽固病例可考虑选用。

结节性血管炎（nodular vasculitis）

本病是否为一独立疾病尚有争议，近来 Lever 等人认为结节性血管炎可能是硬红斑的早期或轻型。

【临床表现】 在临床和组织学上，结节性血管炎与硬红斑很相似。有人认为结节性血管炎仅是硬红斑的早期或轻型。

主要发生于 30～60 岁的妇女，偶发于年轻者或男性。表现为触痛的皮下结节，好发于下肢，特别是小腿屈侧，也可发生于股部及上臂。有的结节排列呈线状。多不发生溃疡，2～4 周消失或遗留纤维性结节。发展慢，但有时呈急性经过。不侵犯其他器官，但病程长。

【组织病理】 血管壁增厚，血管周围淋巴细胞领口状浸润。早期病变可有中性粒细胞浸润及核碎裂，但淋巴细胞及肉芽肿性浸润更常见。可有不同程度的脂膜炎。

【实验室检查】 无特异性改变。急性期可见血沉加快，少数病例抗“O”增高或球蛋白增高。

【诊断与鉴别诊断】 可寻找结核性感染，有助于和硬红斑鉴别。若检查为阴性，感染组织的聚合酶联反应发现结核病分枝杆菌的 DNA，可确定硬红斑的诊断。

【预防与治疗】 饱和碘化钾溶液对半数患者有效。其他疗法，如秋水仙碱、抗疟药、非甾体类抗炎药和糖皮质激素也可应用。

结节性红斑（erythema nodosum）

一般是真皮脉管和脂膜炎症所引起的结节性皮肤病变。好发于小腿，有自愈倾向，但可反复发作。

【病因及发病机制】 病因尚不明了，可能是由于多种因素激发机体自身免疫系统而发生的一种皮肤免疫反应。感染是本病最常见的病因之一。某些患者抗链“O”高于正常，或发病前曾有上呼吸道感染病史，提示有链球菌感染的可能。另外，该病也可能是真菌或结核菌感染所致。自身免疫性全身性疾病，如系统性红斑狼疮、Behcet 综合征、溃疡性结肠炎、白血病及其他恶性肿瘤等，也可伴发结节性红斑样病变，特别是 Behcet 综合征，结节性红斑常作为其特征性表现之一而具有诊断学价值。

有研究发现，结节性红斑组的 PPD 试验强阳性率与正常对照组比较有显著差异，结节性红斑组的抗结核抗体的阳性率与正常对照组比较无显著差异，对 PPD 试验强阳性的结节性红斑患者，单纯抗结核治疗具有肯定疗效。作者认为结节性红斑与结核病的关系密切，抗结核治疗对于结核及其诱发的结节性红斑具有重要意义。

结节性红斑的发病机制还不完全清楚，有人认为其发生可能是机体对某些病原微生物抗原的一种迟发性变态反应，但也可能与第Ⅲ型变态反应有关；也有人认为其发病是由于自身免疫反应在皮肤表现的结果。

【临床表现】 常见于青壮年，尤以女性为多，男女之比 1∶（3～6）；一般容易在春天或秋冬季发病。结节性红斑可急性发病，也可隐袭起病。不少患者于发病前 1～2 周可有上呼吸道感染症状。全身症状往往有浑身不适、乏力、低热、关节及肌肉酸痛等。如伴随有其他全身性自身免疫性疾病，则伴有原发疾病的表现。

皮损好发于小腿伸侧，有时股下段和臀部亦可波及，少数患者上肢也可受累，但颜面通常不受侵犯。表现为肢体双侧对称性结节性损害，压痛明显，一般不痒。发病时皮下结节周围出现红斑，红斑中央可触及硬结。最初红斑颜色多呈鲜红色，约经2周后，逐渐变成暗红色或淡紫红色；数目多少不定，小的如花生米粒，大的如核桃，局部可有多个结节聚集，或散在对称性分布。结节一般不会破溃，相互邻近的结节可以彼此融合形成较大硬块。如果局部血管受压，静脉回流受阻，可引起小腿下部轻度水肿。自觉有痛感，尤其是触压痛比较明显。经过3~6周后，结节逐渐消退，但可反复发作，愈后不留瘢痕，但消退后留有色素沉着。此后复发时可见新的皮下结节分批分期不断出现，使病情迁延，长期不愈。

另一种为慢性复发型，结节泛发，位于臂、腿伸侧、颜面或躯干，甚至在眼球、结膜或黏膜上发生，以不规则形式出现多形红斑或坏死性血管炎损害，15~40岁多见，常复发。

【组织病理】 组织病理变化主要在皮下组织，真皮仅显示中等量的血管周围慢性炎症性浸润。主要表现是血管炎，尤其是深层静脉血管变化最明显。管壁变厚，内膜细胞增生、肿胀、变硬，甚至管腔完全闭塞。真皮水肿，乳头血管扩张，血管周围有明显的细胞浸润，早期为中性粒细胞浸润，伴有少数淋巴细胞、浆细胞及嗜酸性细胞，以后则为淋巴细胞、组织细胞。皮下脂肪小叶间可见有巨细胞，浸润为散在小片状，伴以类纤维蛋白渗出。

【诊断与鉴别诊断】 结节性红斑无特异性实验室检查，主要依据临床表现，一般诊断不难。某些患者可呈血沉加快，抗“O”升高；结核杆菌所致者，结核菌素试验为强阳性；如系其他结缔组织病的伴有症状，还可见原发疾病的一些检查异常结果。

常需与硬红斑鉴别。后者皮损好发于小腿屈侧，可破溃，愈后留瘢痕，自觉疼痛较轻，病程为慢性经过。组织病理学检查呈结核性改变，且病变部位的血管管壁有炎症浸润、增厚、管腔闭塞和血栓形成。

【预防与治疗】 注意查找病因并予以相应处理。急性期应注意卧床休息，抬高患肢。

可将超强效糖皮质激素与多磺酸黏多糖按1:1混合后，局部封包。

病情较重者可给予糖皮质激素，如泼尼松15~20mg/d晨顿服，或曲安西龙12~16mg/d晨顿服，待结节消退后逐渐减量至停药。有报道小剂量糖皮质激素联合雷公藤多苷、四环素和氨苯砜治疗效果最好。

糖皮质激素与吲哚美辛或阿司匹林联用，有助于抗炎和减轻疼痛。亦可选用10%碘化钾溶液10ml，每日3次，胃肠反应明显者，可先从5ml开始，且在饭后服用。

坏疽性脓皮病（pyoderma gangrenosum）

坏疽性脓皮病（PG）由Brusting在1930年首先报道，当时考虑为感染性疾病，所以采用此名，一直延续至今。主要表现为慢性、复发性、破坏性、潜行性皮肤溃疡，疼痛剧烈。常伴有发热、关节痛、呼吸困难等全身症状。

【病因及发病机制】 病因尚不完全清楚，可能属Shwartzman反应。约50%的PG有合并症，多为自身免疫性疾病、单克隆球蛋白病及血液系统疾病，最常见的是克罗恩病、溃疡性结肠炎等炎症性肠病，1.5%~5%的炎症肠病患者合并PG，经糖皮质激素和免疫抑制剂治疗有效，所以目前认为本病可能属免疫介导性疾病，患者有细胞免疫损伤和中性粒细胞功能障碍（如趋化性缺陷或反应过度）。有研究发现，在PG溃疡中白介素（IL）-8（一种强的白细胞趋化因子）表达过度。激发或维持这些异常的因素目前尚不清楚，可能有多种因素参与，如遗传倾向、不明确的感染因素、副肿瘤性或副免疫现象等。

【临床表现】 本病可发生于不同年龄，以 30 ~ 50 岁最常见。女性略多于男性。典型的 PG 为溃疡型 PG，皮损初起为无菌性丘疹、脓疱、水疱或结节，很快发展成疖肿样损害，中心发生坏死，且坏死灶迅速增大，形成坏死性和黏液脓性溃疡，伴有弧型或不规则型、淡紫色、呈潜行性破坏的溃疡边缘，仔细观察此边缘有 1 ~ 2cm 的红晕。在皮损早期和进展期疼痛和触痛十分明显，与皮损的大小不成正比。约 25% 的患者在皮损区有皮肤外伤史或出现病理性反应（pathergy，是指对刺激物呈敏感状态）。好发于双下肢，常为多发性损害，但最终可累及全身各个部位（包括头皮、颜面、眼周、口周、上臂、手、躯干、生殖器、肛周和皮肤黏膜交界处），会阴部受累以儿童多见。较陈旧和消退期的皮损愈后形成薄的筛状瘢痕，且多伴色素异常。

除此之外，还有一些变异型，如大疱型 PG、脓疱型 PG、增殖型 PG。

大疱型 PG 比溃疡型更浅表，而破坏性更小。损害是红色的炎症性斑块，以后变得灰暗，在表皮形成浅表性糜烂而非坏死性溃疡，皮损四周形成青灰色环，主要分布于面部和上肢。进展缓慢，疼痛轻。对治疗反应较好。本型愈后无筛状瘢痕，有时与 Sweet 综合征难以区别；约有 70% 的患者合并有造血系统恶性肿瘤，如白血病或真性红细胞增多症患者出现大疱性 PG 常是预后不良的信号，患者可在短期内死亡。

脓疱型 PG 开始为疼痛性脓疱，直径 0.5 ~ 2.0cm，四周绕以红晕，原发性化脓性损害可能不发展成溃疡，为顿挫型 PG。多合并有炎症性肠道疾病，并可作为肠道疾病活动的标志。当治疗基础病后脓疱性皮损常能得到改善。

增殖型 PG，又称浅表性肉芽肿性脓皮病，为一种局限性慢性浅表性 PG，具有疣状和浅表溃疡性皮损，其溃疡浅表和边缘增殖是其临床特征。皮损主要发生在躯干部，一般进展缓慢，边缘无潜行性破坏，组织病理学显示有肉芽肿形成并伴有窦道。相对良性，一般不需要全身应用糖皮质激素治疗，也不伴系统疾病。

大约 50% 的患者有伴发疾病。其中常见的包括炎症性肠病（慢性溃疡性结肠炎、Crohn 病）、关节炎（合并炎性肠病或不伴有炎性肠病的血清阴性关节炎、类风湿性关节炎、脊柱炎）、血液病（髓细胞性白血病等）。罕见的有：慢性活动性肝炎、多发性骨髓瘤、真性红细胞增多症、阵发性睡眠性血红蛋白尿、大动脉炎、原发性胆汁性肝硬化、系统性红斑狼疮、Wegener 肉芽肿、化脓性汗腺炎、聚合性痤疮、艾滋病、甲状腺疾病、憩室炎、结节病和糖尿病等。少数 PG 可由药物诱发，包括甲氨蝶呤、硫唑嘌呤、粒细胞集落刺激因子、异维 A 酸、肼屈嗪等。

【组织病理】 组织病理无特异性改变。行组织病理检查的目的是排除其他原因引起的溃疡（如感染、血管炎和恶性疾病）。于溃疡红色边缘取材，有一定的特点，见血管壁及周围有淋巴细胞浸润及纤维蛋白变性，中性粒细胞浸润，活动期可形成脓肿。也可有真皮或脂膜内血管的坏死。直接免疫荧光检查显示，约 55% 的患者真皮血管内有 IgM、C3 和纤维蛋白沉积，偶见 IgG 和 IgA 沉积。这些检查对 PG 既不敏感也不特异，通常是为了排除免疫性大疱病、红斑狼疮或血管炎等可能引起的皮肤溃疡。如条件允许也应作特殊染色（如革兰染色、环六亚甲基胺染色等），以观察有无病原体存在。

【实验室检查】 患者通常有外周血中性粒细胞增多和血沉增快。胞质型抗中性粒细胞胞质抗体（c - ANCA）可呈阳性。

【诊断与鉴别诊断】

1. 诊断 Su 等于 2004 年提出了 PG 的诊断标准，只有符合 2 项主要标准和至少 2 项次要标准方能诊断 PG。

（1）主要标准：①迅速进展（每日皮损边缘扩大 1 ~ 2cm 或在 1 个月内溃疡增大 50%）、显著疼痛的坏死溶解性皮肤溃疡（典型者先有丘疹、脓疱或大疱），伴有不规则、淡紫色、呈潜行性破坏的溃疡边缘；②排除其他原因引起的皮肤溃疡（通常需要作皮损组织病理检查和其他实验室检查）。

（2）次要标准：①有病理反应现象或皮损有筛状瘢痕；②伴有 PG 常合并的全身性疾病，如炎症性肠病、IgA 免疫球蛋白病或恶性肿瘤；③皮损组织病理检查可见真皮内有较多的中性粒细胞、混合性炎性细胞浸润，血管周围淋巴细胞浸润；④对治疗的反应，系统应用糖皮质激素治疗，如泼尼松 1～2mg/(kg·d)，1 个月内皮损面积可缩小 50%。

2. 鉴别诊断

（1）血管闭塞或淤积引起的溃疡：如抗磷脂抗体综合征、青斑样血管炎、静脉淤积性溃疡、Klippe－Trenauney－Weber 综合征、小血管闭塞性动脉病、Ⅰ型冷球蛋白血症。

（2）恶性肿瘤的皮肤受累：Wegener 肉芽肿有多脏器损害，皮损多形性，呼吸道为好发部位，C－ANAC 阳性。血管中心性 T 细胞淋巴瘤、大细胞性 T 细胞淋巴瘤、大疱性蕈样肉芽肿、皮肤白血病、朗格汉斯细胞性组织细胞增生症。

另外，尚需与皮肤结核、晚期梅毒、着色真菌病等进行鉴别。

【预防与治疗】

1. 局部治疗　局部治疗对早期及轻型病例有效，对严重患者会减轻症状，可以作为辅助治疗。局部可选择的外用药物：含有抗生素的糖皮质激素复方制剂、4% 色甘酸钠、0.3%～0.1% 他克莫司、血小板源生长因子（PDGF）凝胶外用等。浅表溃疡可外用复方泼尼松软膏（内含泼尼松、庆大霉素和利多卡因），溃疡面积较大者，可外用 5% 环孢素 A，或环孢素 A 35mg 加等量生理盐水皮损内注射。

2. 系统治疗　先对患者做全面检查，如合并其他疾病，要积极对症处理，必要时请相关科室协助治疗。

中度患者首选四联疗法，即糖皮质激素、雷公藤多苷、四环素及氨苯砜联合应用。糖皮质激素初始剂量相当于泼尼松 40～80mg，雷公藤多苷、四环素及氨苯砜用常规剂量口服。本病对糖皮质激素的治疗常反应迅速，全身症状（如疼痛、发热等）可在用药后 24 小时内消失。原有皮损停止进展，不再有新皮损，红斑减轻，溃疡基底出现肉芽提示病情被控制。皮损活动性控制后，可缓慢减量，如果减量过快，容易引起疾病的复发。必要时可加用沙利度胺 25mg，每日 2～3 次。

病情严重者可选用甲基泼尼松龙 80～120mg 静滴，其他仍配合四联疗法用药。患者条件允许时，也可用大剂量糖皮质激素冲击疗法。

病情严重，皮损面积大、发展迅速者，可在糖皮质激素应用的基础上加用免疫抑制剂。常用药物有硫唑嘌呤、环磷酰胺、环孢素、苯丁酸氮芥、他克莫司、霉酚酸酯等。

上述治疗均无效的病例可使用免疫球蛋白（IVIG）静滴，一般剂量为 0.4g/(kg·d)，连用 5 天。也可考虑使用血浆置换疗法。英利昔（infliximab）系肿瘤坏死因子 α 阻断剂，已用于治疗克罗恩病、银屑病、Behcet 综合征等多种疾病，也有报道用于 PG 的治疗。也有粒细胞单核细胞祛除法治疗 PG 的报道。

高压氧治疗已成功用于许多患者，但需要特殊设备，其显著作用是迅速缓解疼痛。

先天性毛细血管扩张性大理石样皮肤（cutis marmorata telangiectatica congenita）

Van Lohuizen 于 1922 年首先描述，又称先天性静脉扩张症、Van Lohuizen 综合征。

【病因及发病机制】　主要是毛细血管和静脉血管的畸形导致，以静脉扩张、大理石样皮肤、浅表溃疡、蜘蛛痣样毛细血管扩张为特征的先天性疾病，小部分与常染色体显性遗传有关。

【临床表现】 多见于女性，可于出生时即发生皮损，皮损的特点是青灰色或青紫色网状，呈大理石样外观，可因哭喊、剧烈活动和寒冷而更加明显。好发于前额和颞部，亦可泛发或节段性分布，累及四肢。静脉和毛细血管扩张，有时发生浅表溃疡，愈后留有萎缩性瘢痕。常伴有蜘蛛痣及血管角皮瘤。在儿童时期皮损大多可自行消退，但亦可持续存在。

伴发的其他异常包括静脉曲张、鲜红斑痣、软组织与骨骼的发育不良与肥大、泛发性先天性纤维瘤病、直肠与生殖器异常等。少数可伴有智力发育迟缓、先天性青光眼及动脉导管未闭等。

【组织病理】 病理显示皮下毛细血管和静脉的扩张，但也有病理变化不明显或正常者。

【诊断与鉴别诊断】 根据出生即有的网状血管损害及先天性畸形可以诊断。需与新生儿狼疮和 Bockenheimer 综合征相鉴别。Bockenheimer 综合征发生于童年，表现为单侧肢体大静脉扩张的进行性发展。

【预防与治疗】 一部分皮损会自然消退。对持续性的损害，可以用脉冲染料激光治疗。

泛发性特发性毛细血管扩张症（generalized essential telangiectasia）

本病为一种原因不明的泛发于四肢和躯干的毛细血管扩张征，不伴有系统性疾病。

【临床表现】 这种毛细血管扩张可分布全身，或局限于一些表面积较大的肢体，如小腿、手臂和躯干。它们可分散或融合，也可沿皮肤神经走向分布。最常发生于 40 ~ 50 岁的女性。最初发生于小腿，然后扩展到股部、腹部和臂部。这种扩张无定期的持续存在。

【组织病理】 真皮上部毛细血管扩张、充血，管壁仅由内皮细胞组成，碱性磷酸酶活性缺如，说明扩张的毛细血管系毛细血管袢的静脉部分。

【诊断与鉴别诊断】 本病应与伴有系统性疾病的毛细血管扩张征相鉴别，后者表现有碱性磷酸酶活性增加。而本病扩张的血管在末端动脉的内皮和毛细血管袢的动脉部分并不表现碱性磷酸酶活性。

【治疗】 尚无特效治疗。个别区域可用激光去除。治疗病灶感染，口服抗生素对部分患者可能有效。

特发性血小板减少性紫癜（idiopathic thrombocytopenic purpura）

是指无明显外源性病因引起血小板减少，从而引起皮肤、黏膜和内脏出血的疾病，简称 ITP。但大多数是免疫反应引起的血小板破坏增加，故又名自身免疫性血小板减少性紫癜、出血性紫癜或 Werlhof 病。

【病因及发病机制】 根据发病机制，诱发因素和病程，ITP 分为急性型及慢性型两类。

1. 急性型 ITP 多发生在病毒感染或上呼吸道感染的恢复期，如风疹、麻疹、水痘、流行性腮腺炎等。患者血清中有较高的抗病毒抗体，血小板表面相关抗体明显增高，故认为是病毒抗原引起的。发病机制可能是包括病毒抗原在内的抗原抗体复合物与血小板 Fc 受体，或是抗病毒抗体与血小板膜起交叉反应，损伤血小板，并被吞噬细胞所清除。

2. 慢性型 ITP 发病前常无前驱感染史，是血小板结构抗原变化引起的自身抗体所致。80% ~ 90% 病例有血小板表面相关抗体，抗体可直接作用于血小板膜上的糖蛋白，使血小板寿命缩短；此外，血小板抗体对巨噬细胞有损伤作用，血小板生成相对不足。

【临床表现】

1. 急性型 ITP 儿童多见。起病前 2 周常有病毒感染史。起病急骤，可伴有发热、畏寒，突然发生广泛严重的皮肤黏膜出血。表现为全身淤点或淤斑，以四肢及易碰撞部位多见，严重者可融合成片甚或形成血肿，鼻、齿龈出血也较为常见，还可伴有胃肠道、泌尿系统出血等，脑、脊髓及脑膜出血较少见，若见口腔、舌大片紫斑或血疱，且伴头痛或呕吐，为脑出血先兆，要特别警惕。一般出血程度与血小板减少程度成正比。其病程多为4～6周，有自限性，大多半年可自愈。愈后很少复发，病死率约为1%，多因脑出血所致。

2．慢性型ITP 最多见于成人，可持续数年或长期存在，发病率男女之比为1∶2～1∶4，尤其好发于育龄期妇女。女性患者常以月经过多为首发症状或主要表现。起病隐袭，出血程度不一，通常较轻。由于皮肤和黏膜出血，而出现紫癜，很少出现血肿或血疱。齿龈渗血多于鼻出血。发作时，亦可见消化道、泌尿系统出血，甚至脑出血或失血性休克。可持久不愈或反复发作达半年以上，间歇期内可完全无病症。

【实验室检查】 急性ITP血小板明显减少，通常小于$20\times10^9/L$。血小板寿命明显缩短，为1～6小时。骨髓检查多数病例巨核细胞增多或正常，其中幼稚巨核细胞明显增多。慢性ITP血小板减少，多为（30～80）$\times10^9/L$。骨髓巨核细胞大多增加，大小基本正常，颗粒型增多，血小板形成明显减少。血小板寿命缩短，为1～3天。血小板表面IgG可增高。

【诊断与鉴别诊断】 根据临床表现、脾不增大或轻度增大、多次化验血小板减少、结合骨髓象，并排除继发性血小板减少可以诊断。急性型ITP应与血栓性血小板性紫癜和药物性血小板减少性紫癜相鉴别，慢性型ITP应与继发于药物、淋巴瘤、输血、系统性红斑狼疮等的血小板减少性紫癜相鉴别。

【预防与治疗】 脾切除和系统使用糖皮质激素是治疗本病的传统方法。泼尼松每日1～2mg/kg，约80%患者在治疗后2周内血小板上升，但治疗后长期缓解的仅占10%～15%。治疗无效或糖皮质激素依赖者，可行脾切除疗法。

对糖皮质激素和（或）脾切除治疗无效者，可选用免疫抑制剂，如硫唑嘌呤、环磷酰胺等。输注血小板可用于有活动出血的急性发作患者。有报道，静注免疫球蛋白（IVIG）有可能延迟脾切除或无需切脾。

老年性紫癜（purpura senilis）

又名日光性紫癜、光化性紫癜、老年性坏血病或老年性人工紫癜。是由于老年人皮肤和皮下组织内血管脆性增加的一种紫癜性损害。

【病因及发病机制】 ①衰老导致皮肤松弛和皮肤、皮下组织萎缩，血管失去支持而又缺乏弹性，轻微外伤就可造成血管破裂、红细胞外渗；②组织中吞噬细胞的吞噬能力减弱，故血液吸收迟缓，在细胞外渗处常遗留含铁血黄素沉着。

【临床表现】 患者为中老年，尤以65岁以上高龄组为多。女性多于男性，主要发生于易受伤的暴露部分，如前臂伸侧、手背、前额、上胸V区，偶尔发生于颜面。早期患处可有血管扩张，继而发生紫癜或开始即有局限性紫癜，形状不规则，大小不一，从针帽至手掌大小。由于缺乏炎症反应，紫癜色泽常很少变化，境界清楚而呈暗紫色，可持续数周或更长，自然消退后留有色素沉着。病变处皮肤变薄，毛发稀疏或缺乏，毛细血管可见扩张，皮肤缺乏弹性，压脉带试验常呈阳性。

【组织病理】 表皮和真皮萎缩，真皮上部弹性纤维变性，小静脉破裂处可见红细胞外溢，毛细血管正常，无炎症反应。

【诊断与鉴别诊断】 根据老年患者、暴露部位、轻微外伤而发生紫癜，故诊断不难。本病应与血友病及坏血病相鉴别；与恶病质、Cushing综合征和糖皮质激素治疗后伴发的紫癜区别，并无困难。

【预防与治疗】 注意保护皮肤，避免外伤及防止新损害。慎用糖皮质激素外用制剂，以免加重或诱发新的紫癜。纠正营养不良及治疗肝病。部分患者服用同化激素有效。维生素C、E及烟酸亦可酌情使用。

国外有报道，应用组织工程皮肤治疗老年性紫癜取得一定疗效，为该病的治疗增加了新的手段。

高球蛋白血症性紫癜（purpura hyperglobulinaemica）

是以血浆中球蛋白的异常增高、直立性紫癜伴色素沉着为特征的疾病。

【病因及发病机制】 病因不明。异常高的球蛋白使血黏度增加引起血流障碍，球蛋白沉积、浸润血管壁及自身IgG抗体和免疫复合物的形成并沉着于血管壁，使血管壁受损，发生血管炎而导致出血。

【临床表现】 多见于中老年妇女。好发于小腿以及受压处。先有局部轻度肿胀感，继而出现分布不规则的淤点。大多不痒，偶有轻度瘙痒、刺痛或烧灼感。一般情况良好。由于反复发作，可留有显著色素斑。偶可侵犯唾液腺、泪腺等，出现眼、口腔干燥。部分病例伴发结节病、癌肿、淋巴瘤、骨髓增生综合征、Gaucher病、慢性感染等。

【组织病理】 可见真皮浅层血管炎，管周见中性粒白细胞、嗜酸性粒细胞和单核细胞浸润、红细胞外渗和含铁血黄素沉着。免疫病理见血管壁IgG和IgA沉积。

【实验室检查】 血清球蛋白异常增高，蛋白电泳见丙种球蛋白增高、呈宽带峰，血IgG增高、IgA偶尔增高。白蛋白不减少。贫血、血沉增快、白细胞减少。骨髓中浆细胞轻度增加。

【治疗】 尚无较好疗法。可试用维生素E、C和路丁等。国内有报道，雷公藤治疗有效。

巨球蛋白血症性紫癜（purpura macroglobulinaemia）

是以血浆内巨球蛋白增高和紫癜性损害为特征的疾病。

【病因及发病机制】 病因不明。因巨球蛋白增多，血小板生成减少、凝集功能降低、血小板因子释放受阻，引起凝血障碍和血栓形成；血黏度增高，引起毛细血管淤滞，血管内膜营养障碍，管壁损伤而出血；巨球蛋白在血管壁浸润使毛细血管通透性增加。此外，还有凝血激酶合成和纤维蛋白原转化障碍、肝素样物质增多。上述各种因素共同引起出血和紫癜。

【临床表现】 以黏膜出血为特征，尤以鼻、眼底、齿龈等口腔黏膜的出血多见。皮肤、消化道及脑部也可发生出血。常伴有全身淋巴结肿大、肝脾肿大、视力障碍、疲劳、皮肤瘙痒、体重减轻等。

【实验室检查】 中度贫血、血沉增加。血小板减少，红细胞形成钱串样，出血时间延长，凝血酶原时间及凝血酶原消耗时间延长，血块退缩不良，凝血因子Ⅱ、Ⅴ、Ⅶ减少。肝素定量增加。血清蛋白增加，为大量单克隆IgM，而且多为IgM的L链型。也可有冷球蛋白血症及Bence Jones蛋白尿。

【治疗】 可用糖皮质激素与免疫抑制剂治疗，也可试用青霉胺。必要时输血及进行血浆置换疗法。

冷球蛋白血症性紫癜（purpura cryoglobulinaemia）

【病因及发病机制】 紫癜的发生和冷球蛋白特性有关，冷球蛋白是一种免疫球蛋白，具有低温时沉淀，加温后又溶解的特征。冷球蛋白在寒冷的作用下沉淀在血管内，使血黏度增高、内压亢进，血管扩张及红细胞外渗；冷球蛋白使红细胞易于凝集，闭塞血管而造成局部坏死。冷球蛋白还可与凝血因子共同沉淀或与免疫球蛋白的复合物沉着于血管壁而产生血管炎，导致出血。

【临床表现】 好发于易受寒部位，如耳、鼻、四肢、手指等处，紫癜呈点状或斑状，周围有水肿性晕，有时类似荨麻疹样皮损，但中间有淤点，常伴瘙痒，也可单纯表现为紫癜。消退后遗留色素沉着斑。可有发热、乏力、体重减轻、头痛和关节痛等，可合并肾炎。

【诊断与鉴别诊断】 结合临床和诊断试验可确定诊断。应与冷纤维蛋白原血症及冷凝集素综合征鉴别。

【实验室检查】 血沉增快，血液在4℃以下浊化，冷球蛋白测定阳性。

【组织病理】 表皮无明显变化，真皮及皮下组织小血管内有嗜酸性无定形的蛋白样物质沉积。受累血管常为细静脉，位于真皮乳头层及皮下组织。

【预防与治疗】 保暖和避免寒冷刺激。严重者可选用糖皮质激素、免疫抑制剂、抗疟药、血浆置换。

白色萎缩（atrophie blanche）

1929年由Milian首先描述，同义名包括青斑样血管炎、节段性透明性血管炎和PURPLE（疼痛性紫癜性溃疡伴下肢网状改变）。是在双下肢细小血管病变基础上发生紫癜、坏死、象牙白色萎缩斑等为特征的疾病。组织学上无白细胞碎裂性血管炎改变。

【病因及发病机制】 病因不明。组织病变中很少有中性粒细胞，所以该病是一种血管病，而不是血管炎。直接免疫荧光检查，血管壁可有IgM和C3的沉积，故发病机制可能和免疫异常有关。可伴发系统性红斑狼疮、硬皮病等自身免疫性疾病。也有该病合并未分类结缔组织病的报道。

【临床表现】 本病最常见于中青年女性。有夏季多发或复发的倾向。皮损初发于小腿下部，特别是内外踝及其周围，少数可逐渐发展到膝关节以上、足背、趾端及足底。原发损害为疼痛明显的淤点，呈鲜红色，环状分布或密集如指头大的斑片，有时仅为淡红色皮肤隆起。中央淤点逐渐形成暗紫红色淤斑，进一步发生水疱和黑痂。痂下形成绿豆至黄豆大小不等、形状不规则、边缘不整齐的溃疡。溃疡愈合缓慢，遗留淡黄色萎缩性瘢痕。有时淤斑并不形成溃疡，而是病变吸收，其下组织萎缩形成白色萎缩性瘢痕。病情慢性，反复发作，可达5年以上。多数患者夏天加重，冬天减轻。约半数患者在小腿发病1～3年后于两股内侧发生网状青斑。

【组织病理】 表皮萎缩、变薄，溃疡处表皮坏死。真皮毛细血管内皮细胞增生，管壁因嗜酸性物质沉积而增厚，管腔内透明血栓形成，管壁及周围红细胞漏出，以淋巴细胞浸润为主，偶见中性粒细胞及核尘。后期表皮变薄，真皮内胶原纤维增生似硬皮病样改变。

【诊断与鉴别诊断】 主要依据临床表现及组织病理检查确诊。应与动脉硬化性溃疡或重力性溃疡鉴别。

【预防与治疗】 小剂量的阿司匹林和双嘧达莫治疗有效。还可选用硝苯地平、维生素E、低分子右旋糖酐、口服雷公藤制剂等。

己酮可可碱适用于本病，尤其是伴有溃疡者，其可降低血液黏稠度、改善微循环、改善红细胞的变形能力、抑制红细胞和血小板聚集，增加对缺氧组织的供氧。

严重时可口服泼尼松0.6～1.2mg/(kg·d)。溃疡感染应系统使用抗生素治疗，巨大溃疡可行皮肤移植。

红绀病（erythrocyanosis）

又名小腿红绀病，1952 年由 Klingmuller 首先报道。好发于年轻妇女，以小腿皮肤呈紫红色、轻度肿胀为特征。

【病因及发病机制】 病因不明，多见于寒冷地带，有认为是长期寒冷引起的血管异常反应。本病发生在皮下脂肪层较厚的部位，可能是由于脂肪层可防止内脏散热，同样将皮肤隔离在上，使其更易受寒冷刺激。内分泌功能障碍也起一定作用。

【临床表现】 本病多见于青年女性，但其他年龄和男性亦可发病。皮损好发于小腿下 1/3 处和股部，呈现轻度肿胀和蓝红色，界限不清，局部皮温低，部分呈现朱红色斑点、大疱、硬结和苔藓样丘疹，也可伴毛囊性红斑、毛囊角化及弥漫性脱屑。可以单侧发病。触诊时可发现小而压痛的结节。结节有时破溃形成多发性小溃疡，如硬红斑中所见。持续不愈或深静脉受累时，进行性发展而出现皮肤肿胀、增厚和纤维化。

患者一般健康状况良好，病程不定，多数患者经数年后能自然好转。

【诊断与鉴别诊断】 根据青年女性下肢紫红色，寒冷诱发或加重，无明显自觉症状，诊断不难。应与冻疮、结节性红斑、肢端青紫症相鉴别。

【预防与治疗】 注意保暖和体育锻炼。肥胖者应减少体重。弹力长袜既可保暖，又可控制水肿。

己酮可可碱可降低血液黏稠度、改善微循环、改善红细胞的变形能力、抑制红细胞和血小板聚集，增加对缺氧组织的供氧，可使用。亦可口服丹参片、脉管复康片、硝苯地平、维生素 E 等药物，以改善血液循环。

肢端青紫症（acrocyanosis）

是以遇冷后手足呈对称性持续性青紫色、凉冷、多汗、温暖后能缓解为特征的疾病。

【病因及发病机制】 病因尚不明确，常有家族史。主要影响因素有寒冷、情绪激动、潮湿。外周细动脉对冷反应过度而痉挛，而毛细血管，特别是乳头下静脉丛无张力而扩张。睡眠时青紫消退，冷刺激也不引起血管收缩。有报道皮肤细动脉中层轻度增厚，甲床毛细血管镜检查，见毛细血管扩张和异常。

【临床表现】 多见于女性，常在青春期前后起病。表现为手指和手部皮肤的持久性发绀，并伴发冷和出汗过多。也可见于足趾和足部。有的病例双耳、鼻，甚至唇、颊处也可发生。有些患者可伴肢端麻木或感觉减退。温度下降时，发绀趋明显，当下垂肢体抬高时，可变成红色。

本病较严重类型称间歇性坏死性肢端青紫症，是指手足功能性血管痉挛或器质性闭塞导致疼痛并伴指（趾）末端局部发冷、发绀或坏死。无前驱症状或全身症状。

【组织病理】 真皮上部毛细血管增生、组织水肿，真皮纤维化和小动脉壁增厚。间歇性坏死性肢端青紫症见细小动脉因内皮细胞增生和透明蛋白血栓而使管腔闭塞。

【诊断与鉴别诊断】 根据手、足末端皮肤青紫色、湿冷感，冬季发病或加重，容易诊断。

应与肢端硬化病、Raynaud 病、闭塞性动脉硬化症、红细胞增多症、血色素沉着病、类癌综合征等鉴别。

【预防与治疗】 注意保暖，适度锻炼。避免吸烟、咖啡、茶。

可选用改善微循环和血液黏稠度类药物，如小剂量阿司匹林、双嘧达莫、硝苯地平、脉管复康片、己酮可可碱、维生素 E、低分子右旋糖酐等。亦可试用苯噻啶口服。干扰交感神经活性药物（如利舍平）治疗有效，严重者可行交感神经切除术。

网状青斑（livedo reticularis）

是一种少见的功能性皮肤血管痉挛病，临床特点为肢体和（或）躯干皮肤出现持续、对称的网状或斑片状青紫。其病因尚未明确。多见于青年女性，无季节性差异。

【病因及发病机制】 本病是由于皮肤中细动脉发生痉挛，导致浅丛的毛细血管和细静脉扩张、淤血，皮肤出现青紫色网状或树枝状斑纹。引起这种变化的原因很多，主要有先天性、对冷的生理反应、特发性（即原因不明）及继发于其他基础性性疾病，继发性因素中尚有药物及内分泌的影响。

【临床表现】 多发于外露的肢体部位，如手、前臂、踝部和小腿，但也可累及整个下肢或臀部，少数患者也可发生于颜面和躯干。皮肤呈持续、对称的网状或斑片状青紫，网状结构的中间皮色正常。青紫在寒冷环境中加重，抬高患肢和在温热环境中则减轻，但并不完全消失。检查患肢动脉搏动良好，亦无静脉功能不全的体征。一般无其他症状，有时可伴有多汗症，患肢发凉、麻木，足和腿的感觉异常或钝痛。本病可分为以下几种类型。

1. 大理石样皮肤（cutis marmorata） 通常发生于正常儿童和青年女性的下肢及躯干，系皮肤血管对寒冷刺激的一种生理性反应。受冷后皮肤出现紫红色网纹或斑点状阴影，纹理较细。在温热环境中可逐渐消失。病变多较弥漫，但程度较轻，一般无自觉症状，有伴发冻疮、肢端青紫症或红绀病倾向。当局部动脉病变比较严重，引起皮肤浅层静脉淤血，形成不规则的树枝状或葡萄状暗红色斑片，颜色不易受外界温度影响，称葡萄状青斑。

2. 特发性网状青斑 原因不明，多发生于30～50岁妇女。病初仅遇冷时在下肢、前臂或躯干发生网状斑纹，遇暖后消退。若持续发作，皮肤颜色在温热环境中也不完全消失，若为免疫复合物沉积，就由功能性血管改变发展成为器质性血管病变，即成为网状青斑性血管炎，出现淤斑、出血性丘疹、血疱及皮下结节等损害。有的患者遇冬季伴发小腿溃疡，亦有在夏季突然于踝部及小腿下方发生溃疡，且愈合缓慢，愈后遗留白色萎缩性瘢痕。

3. 继发性网状青斑 好发于中年女性，常伴发某些系统性疾病。皮损表现与特发性者相似，常为树枝状，非对称性，反映了局部损害情况。

该型伴发的疾病有：①结缔组织疾病：如结节性多动脉炎、系统性红斑狼疮、类风湿关节炎、风湿热、皮肌炎等；②血液系统疾病：巨球蛋白血症、冷球蛋白血症、冷凝集素血症、血小板增多症、血黏稠度增高等；③血管疾病：如动脉栓塞、动脉硬化、静脉曲张等；④慢性感染：如结核病、梅毒等；⑤其他：淋巴瘤、甲状旁腺功能亢进症、胰腺炎、高血压等。也可以是二氧化碳动脉造影的并发症。

4. 先天性网状青斑 出生后即有，一般不伴有其他疾病，极少数可有家族史。大多数患者随年龄增长，而病情减轻。目前尚无有效的治疗手段。

【诊断与鉴别诊断】 根据临床表现可确诊，必要时辅以组织病理检查。

【预防与治疗】 注意防寒保暖，尽量避免肢体暴露于寒冷的环境。轻型患者，如大理石皮肤可不必治疗。

继发性者主要治疗原发性疾病。重症患者需药物治疗，包括血管扩张剂，如烟酸、硝苯地平等。伴发溃疡者，可长期使用抗凝及抗纤溶治疗，如肝素、链激酶、尿激酶、低分子右旋糖酐、己酮可可碱等。也可选用中药丹参片口服或丹参注射液滴注。也有应用硫唑嘌呤治疗成功的报道。

胸腹壁血栓性静脉炎（thoracoepigastric thrombophlebitis）

又称 Mondor 病或胸壁硬化性静脉周围炎综合征。确切病因及发病机制不明，可有多种因素，如锻炼过度、妊娠、滥用静脉药物、水母刺伤、乳腺癌和乳房手术。

【临床表现】 是一种血栓性静脉炎。受累静脉有胸、腹壁静脉，侧胸静脉，腹壁上静脉。通常只累及1条静脉，偶尔同时累及2～3条。

女性患病概率是男性的3倍，尤为肥胖妇女。好发于30～60岁。胸部的前、侧壁突然出现条索状皮下硬结。初起为红色、有压痛，逐渐变成无痛性、硬纤维条索，病程持续3～6个月，可自行消退。不伴有全身症状。

【组织病理】 病理为非特异性血栓性静脉炎，随病期可见血栓形成、机化、再通，静脉壁增厚纤维化。

【治疗】 对症处理，穿保暖和透气的衣服。皮损形成早期，可局部外用多磺酸黏多糖乳膏（商品名喜辽妥、海普林）或复方肝素凝胶（内含肝素衍生物和维生素E）。

皮损形成早期亦可试用抗凝及抗纤溶治疗，如肝素、链激酶、尿激酶、低分子右旋糖酐、己酮可可碱等。也可选用中药丹参片口服或丹参注射液滴注。疼痛明显可用镇痛剂或非甾体类抗炎药。

深静脉血栓形成（deep venous thrombosis）

19世纪中期，Virchow 提出深静脉血栓形成的3大因素：静脉血流滞缓、静脉壁损伤和血液高凝状态，至今仍为各国学者所公认。

【病因及发病机制】

1．静脉血流滞缓　手术中脊髓麻醉或全身麻醉导致周围静脉扩张，静脉流速减慢；手术中由于麻醉作用致使下肢肌内完全麻痹，失去收缩功能，术后又因切口疼痛和其他原因卧床休息，下肢肌肉处于松弛状态，致使血流滞缓，诱发下肢深静脉血栓形成。

2．静脉壁的损伤

（1）化学性损伤：静脉内注射各种刺激性溶液和高渗溶液，如各种抗生素、有机碘溶液、高渗葡萄糖溶液等均能在不同程度上刺激静脉内膜，导致静脉炎和静脉血栓形成。

（2）机械性损伤：静脉局部挫伤、撕裂伤或骨折碎片创伤均可产生静脉血栓形成。股骨颈骨折损伤股总静脉，骨盆骨折常能损伤髂总静脉或其分支，均可并发髂股静脉血栓形成。

（3）感染性损伤：化脓性血栓性静脉炎由静脉周围感染灶引起，较为少见，如感染性子宫内膜炎，可引起子宫静脉的脓毒性血栓性静脉炎。

3．血液高凝状态　是引起静脉血栓形成的基本因素之一。各种大型手术是引起高凝状血小板黏聚能力增强；术后血清前纤维蛋白溶酶活化剂和纤维蛋白溶酶二者的抑制剂水平均有升高，从而使纤维蛋白溶解减少。脾切除术后由于血小板骤然增加，可增加血液凝固性，烧伤或严重脱水使血液浓缩，也可增加血液凝固性。晚期癌肿（如肺癌、胰腺癌，卵巢癌、前列腺癌、胃或结肠癌）的癌细胞破坏组织时，常释放许多物质，如黏蛋白凝血活素等，某些酶的活性增高，也可使血凝固，可降低抗凝血酶Ⅲ的水平，从而增加血液的凝固度。大剂量应用止血药物，也可使血液呈高凝状态。

综合上述静脉血栓形成的病因，静脉血流滞缓和血液高凝状态是两个主要原因。单一因素尚不能独立致病，常常是2个或3个因素的综合作用造成深静脉血栓。

【临床表现】 女性多于男性，可发生于妊娠中、晚期。深静脉血栓形成可发生任何部位，但多发生在下肢深静脉。临床常见的有两类：小腿肌肉静脉丛血栓形成和髂股静脉血栓形成。均可通过顺行或逆行扩展，而累及整个肢体者，称混合型，临床最为常见。

1. 小腿肌肉静脉丛血栓形成（周围型） 为手术后深静脉血栓形成的好发部位。因病变范围较小，所激发的炎症反应程度较轻，临床症状并不明显，易被忽略。通常感觉小腿部疼痛或胀感，腓肠肌有压痛，足踝部轻度肿胀。若在膝关节伸直位，将足急剧背屈，使腓肠肌与比目鱼肌伸长，可以激发血栓所引起炎症性疼痛，而出现腓肠肌部疼痛，称为 Homans 征阳性。因不影响血液回流，浅静脉压一般并不升高。血栓若继续向近侧扩展，临床表现则日益明显，小腿肿胀，浅静脉扩张，腘窝部沿腘静脉压痛。

2. 股静脉血栓形成（中央型） 左侧多见，可能与右髂总动脉跨越左髂总静脉，对左髂总静脉有一定压迫有关。其起病骤急；局部疼痛，压痛；腹股沟韧带以下患肢肿胀明显；浅静脉扩张，尤腹股沟部和下腹壁明显；在股三间区，可扪及股静脉充满血栓所形成的条索状物；伴有发热，但一般不超过 38.5℃。顺行扩展，可侵犯下腔静脉。如血栓脱落，可形成肺栓塞，出现咳嗽、胸痛、呼吸困难，严重时发生发绀、休克、甚至猝死。

无论髂股静脉血栓形成逆行扩散，或小腿肌肉静脉丛血栓形成顺行扩展，只要累及整个下肢深静脉系统，均称为混合型。临床表现为二者表现相加。但后者发病隐匿，症状开始时轻微，直到髂股静脉受累，才出现典型表现。凡发病急骤，无论髂股静脉血栓逆行扩展或小腿肌内静脉丛血栓顺行繁衍，只要血栓滋长，使患肢整个静脉系统几乎全部处于阻塞状态，同时引起动脉强烈痉挛者，特称为股青肿。疼痛剧烈，整肢广泛性明显肿胀，皮肤紧张、发亮、呈发绀色，有的可发生水疱，皮温明显降低，足背、胫后动脉搏动消失。全身反应明显，体温常达 39℃ 以上，可出现休克及肢体静脉性坏疽。

【实验室检查】 放射性核素检查可判断有无血栓形成。超声波检查和电阻抗体积描记法能可靠的判断主干静脉是否有阻塞。静脉造影能使静脉直接显像，可有效地判断有无血栓，能确定血栓的大小、位置、形态及侧支循环情况。后期行逆行造影，还可了解静脉瓣膜功能情况。足背静脉压测定，患者静止或活动时压力均明显升高，停止活动后压力回升时间 10 秒左右（正常 > 20 秒）。

【诊断与鉴别诊断】 根据症状和实验室检查，诊断一般不难。需与血栓性静脉炎鉴别。

【预防与治疗】 针对静脉形成的原因预防。小剂量肝素或低分子右旋糖酐缓解高凝状态。卧床休息和抬高患肢，急性深静脉血栓患者，需卧床休息 1～2 周，使血栓紧黏附于静脉内膜，减轻用力排便以防血栓脱落导致肺栓塞。患肢抬高于心脏水平，离床 20～30cm，膝关节处安置于稍屈曲位。开始起床活动时，需穿弹力袜或用弹力绷带，适度地压迫浅静脉，以增加静脉回流量。

肝素和香豆素抗凝，防止血栓发展和新血栓形成；尿激酶等溶栓；手术取栓、血栓上方结扎静脉等。

雷诺病（Raynaud disease）

本病是一种遇冷或情绪紧张后，以阵发性肢端小动脉强烈收缩引起肢端缺血为特点的疾病，又称肢端血管痉挛症。发作时肢端皮肤由苍白变为青紫，而后转为潮红。1862 年 Raynaud 首先对这种阵发性的肢端皮肤的颜色改变现象做了描述，因而得名。此现象继发于其他疾病的称为 Raynaud 征，而把无其他原因的称作 Raynaud 病。

【病因及发病机制】 发生肢端动脉痉挛的机制尚不清楚。可能与血管 α_2 交感神经受体活性增强、内皮细胞损伤、产生降钙素基因相关肽的神经缺陷或特定的体温调节中枢紊乱有关。在许多胶原血管性疾病中都发现有内皮素1水平的升高，尤其是在Raynaud现象、Raynaud病和系统性硬皮病。降钙素基因相关肽存在于指（趾）皮肤的血管周围神经处，具有很强的血管扩张作用。

引起Raynaud现象的原因有：

1. 免疫性疾病和结缔组织疾病　系统性硬皮病、混合结缔组织病、系统性红斑狼疮、类风湿关节炎、皮肌炎、颞动脉炎、乙型肝炎抗原引起的血管炎、药物引起的血管炎和干燥综合征。

2. 闭塞性动脉疾病　闭塞性动脉硬化、血栓闭塞性血管炎、胸出口综合征。

3. 职业性因素　反复的振动性损害，如小鱼际铁锤综合征（溃疡性动脉血栓），常见于木工、打字员或钢琴家等，操作时振动每分钟在2000次以上者容易发生。也有因动脉直接损害、冷损伤和工作中接触氯乙烯等而发生者。

4. 药物性因素　如麦角及其他抗痉挛剂、β受体阻滞剂、避孕药、环孢素，重金属盐及停用硝酸甘油等。

5. 血液疾病（血管内凝集或聚集）　如冷凝集素血症和冷球蛋白血症等。

6. 神经系统疾病　中枢及周围神经系统，如视丘下肿瘤、脊髓肿瘤、脊髓炎和神经损伤等。

7. 内分泌疾病　甲状腺功能低下。

8. 其他　如慢性肾功能衰竭、恶性肿瘤和肺源性高血压等。

【临床表现】　好发于青中年女性，男女比例约1:5。秋冬季多见。主要累及四肢末端，尤以手指多见。发作时皮肤呈典型三个时相变化，初期为局部小动脉痉挛，缺血致皮肤苍白，常见于手部，若手足同时发病，手部病情总是比足部为重。偶有鼻尖、颊部及耳郭发病者。手指发病始于指端，渐向根部发展，示指和小指最常受累，拇指一般不受累。发作时伴局部冷感，或有麻木或针刺感，可出现运动障碍。数分钟后，乳头下静脉丛和毛细血管被动充血而使皮肤呈发绀。此时自觉症状一般较轻。末期由于细小动脉痉挛解除，细动脉和毛细血管扩张充血，循环恢复而使皮肤发红。此时局部温度升高，可伴肿胀和搏动性疼痛。

轻症患者每次发作持续数分钟，经局部温暖后恢复正常。两次发作间皮肤无异常表现。严重病例发作持续时间长或频繁发作。长期发作可致皮肤萎缩、增厚、溃疡，甚至指端坏死。

【组织病理】　早期组织学无异常，以后可有血管内膜增生、动脉炎变化，以及血管内血栓形成。

【诊断与鉴别诊断】　根据病史和临床典型表现可明确诊断。不典型者可作激发试验，包括冷水试验，将手指浸于4℃水中1分钟，75%可诱发典型发作；握拳试验，两手握拳1分钟，然后在屈肘平腰状态下松开手指，也可激发Raynaud现象。

本病需与肢端青紫症鉴别，后者无阵发性发作以及苍白、青紫和发红等变化。

【预防与治疗】　尽可能避免寒冷刺激，不仅肢体要避免受寒，而且身体其他部位也要避免寒冷刺激。饮少量酒以增加血液循环，禁止吸烟。避免各种精神因素和局部创伤。继发者应尽可能彻底治愈原发性疾病。

1. 局部治疗　外用药物可选用2%硝酸甘油软膏、1%～2%己基烟酸软膏、多磺酸黏多糖乳膏（商品名喜辽妥）或复方肝素凝胶（内含肝素衍生物和维生素E），每日2～3次。

2. 系统治疗

（1）可以应用血管扩张剂，如硝苯地平10～20mg，每日3次；哌唑嗪1mg，每日3次。第二代二氢吡啶类药物，如氨氯地平、依拉地平、尼卡地平和非洛地平也具有良好的疗效和较轻的不良反应。

（2）己酮可可碱和司坦唑也有效。近期有报道，前列腺素E_1、前列环素、降钙素基因相关多肽（CGRP）及血浆置换术治疗本病。

病情严重，上述药物治疗无效，且有皮肤组织营养障碍者，上肢病变可施行上胸交感神经切除术，下肢病变可施行腰交感神经切除术。

第二节 性别差异不明显的疾病

变应性皮肤血管炎（allergic cutaneous vasculitis）

是多种因素引起的以中性粒细胞浸润为主的、以白细胞碎裂为特征的小血管性血管炎病，主要累及真皮上部毛细血管和小血管。

【病因及发病机制】 本病病因不明，可能是细菌或病毒感染、异种蛋白、药物或化学品引起的变态反应。本病的发病机制已证实是免疫复合物的沉积。形成复合物的免疫球蛋白，除 IgG 外，还发现 IgM 和 IgA。发病过程中补体系统、纤维蛋白溶解系统及血小板的凝集同样起着重要作用。

【临床表现】 主要发生于中青年女性，男女之比为 1∶5，平均发病年龄为 30 岁。发病有明显的季节性，绝大多数春末夏初发病，易反复发作。

皮损好发于下肢和踝部，也可以发生在全身各个部位，特别是背、臀部。常对称分布。皮损多形，表现为大小不等的水肿性红斑、风团、斑丘疹、丘疹、浅表小结节、紫癜、淤斑等，在上述损害基础上可出现水疱、坏死和溃疡。但其特征性的表现是紫癜性斑丘疹。皮疹小的 1mm，大的可达数厘米。其次常见的皮损为风团样损害，消退比一般荨麻疹的风团慢，常需数天，留灰棕色色素沉着。自觉痒或烧灼感，少数有疼痛感。极少数没有自觉症状。单个皮损持续 2～4 周，可反复发作使病情迁延数月至数年。还可侵犯黏膜，发生鼻出血、咯血、便血。可伴关节、肌肉疼痛，轻度发热、乏力。

【组织病理】 典型变化为真皮毛细血管和小血管扩张，内皮细胞肿胀，管腔狭窄、闭塞、血栓形成，管壁纤维蛋白样变性或坏死。血管壁及周围中性粒细胞浸润和核碎裂，有少数嗜酸性粒细胞及单核细胞浸润，有数量不等的红细胞外渗。

【诊断与鉴别诊断】 根据好发于足踝和小腿，皮损为可触及性紫癜为主的多形性损害，反复发作等特点应考虑本病。

【预防与治疗】 注意卧床休息和抬高患肢，避免接触和服用可疑变应原。寻找病因，去除慢性感染灶和停服可疑药物。口服抗组胺药和非甾体抗炎剂。中度患者可口服氨苯砜 50mg～0.15g/d 或秋水仙碱 0.5～1.0mg/d。皮损广泛，症状严重者可用糖皮质激素，如泼尼松 30～40mg/d 或更大剂量，或合并使用免疫抑制剂。

过敏性紫癜（anaphylactoid purpura）

是一种累及毛细血管和细小血管的过敏性血管炎。特征为皮肤黏膜出现淤点、紫癜和淤斑，可伴有关节痛、腹痛和肾脏病变，血小板计数正常。

【病因及发病机制】 致病原因可能与以下因素有关：①感染：各种细菌、病毒和寄生虫感染。常见的有呼吸道感染、幽门螺杆菌感染、扁桃体炎、麻疹、水痘、风疹；②食物：鱼、虾、蟹、蛋、鸡和牛奶等；③药物引起；④其他还包括寒冷、昆虫咬伤、疫苗接种等。其发生机制是由于免疫复合物的沉积或由于 IgE 中介损伤血管。

【临床表现】 好发于 3～10 岁儿童和青少年。春季发病率最高。皮肤、关节、胃肠道和肾脏是最常受累的器官，根据其主要表现可分为单纯型（皮肤损害）、关节型（风湿性紫癜）、胃肠型（腹型紫癜）和肾型4类。

1. 单纯型紫癜　损害局限于皮肤，是临床上最轻的一型。皮损通常好发于足背和小腿伸侧，常对称分布，严重可泛发全身。皮损为淤点、紫癜、淤斑和出血性斑丘疹。不同时期皮损呈现不同颜色，如紫红、暗紫红、暗红、青紫、黄红、黄褐、淡褐色等。往往分批、陆续出现，经2～3周后消退。以后容易复发，往往在数月或数年后才能停止。通常无全身症状。

2. 关节型紫癜　关节肿痛是显著的症状，多累及大关节，如膝、踝、腕、肘等，小关节不受累。可单发，多发或呈游走性。关节肿胀、疼痛，活动时疼痛加重。关节症状消退后无后遗症。可伴有四肢肌肉，尤其腓肠肌疼痛、肿胀与触痛。

3. 胃肠型紫癜　腹部症状是此型紫癜的突出表现。儿童及老年人为多。以腹部阵发性绞痛或持续性钝痛为主，常伴有呕吐、呕血或便血。主要是肠壁发生水肿和充血，引起不规则肠蠕动和痉挛，甚至出现肠套叠和肠坏死。如果腹部症状在皮肤紫癜之前出现，易误诊为阑尾炎、急性肠梗阻等急腹症。

4. 肾型紫癜　一般于紫癜2～4周出现肉眼血尿或镜下血尿、蛋白尿和管型尿，也可出现于皮疹消退后或疾病静止期。通常在数周内恢复，重症可发生肾功能减退、氮质血症和高血压脑病。少数病例血尿、蛋白尿或高血压可持续2年以上。

【组织病理】　皮肤损害的组织学变化同变应性皮肤血管炎，其特征是细动脉的白血病破碎性血管炎。肾脏病变的轻重不一。轻者仅有肾小球囊膜上皮与肾小球粘连形成新月样病变；重者肾小球毛细血管基底膜广泛增殖，肾小管萎缩或肥大，间质纤维化。肾脏和皮肤组织的直接免疫荧光可见IgA、IgG及补体沉积。

【实验室检查】　血液学检查，包括血小板，出血时间、凝血时间、血块回缩时间均在正常范围内。急性期部分病例毛细血管脆性试验（束臂试验）可以阳性。血清C3和CH50多数正常，血清IgA可增高，血沉增快。紫癜性肾炎患者尿检查可有轻重不一的血尿、蛋白尿和管型。严重病例有肌酐清除率降低和尿素氮、肌酐升高。表现为肾病综合征者，可有血清总蛋白和白蛋白降低、胆固醇升高。

【诊断与鉴别诊断】　根据典型的紫癜皮损，结合关节肿痛、腹痛等，化验血小板，出血、凝血时间等正常，不难诊断。此外，还应仔细询问病史，尽量寻找致敏因素。

注意和特发性血小板减少性紫癜鉴别，后者紫癜不高出皮肤、分布可不对称及血小板计数减少，都有助于鉴别。

【预防与治疗】　寻找并消除致病因素，防治上呼吸道感染、寄生虫病等，去除病灶（如扁桃体炎、龋齿等），避免服用可疑药物及食物。

1. 单纯型紫癜　首选双嘧达莫25～50mg、氨苯砜25mg、维生素E 0.1g，均每日3次口服，成人可加用四环素或多西环素，常规剂量口服。疗效不佳者可口服泼尼松15mg/d，晨顿服。

2. 关节型紫癜　在单纯型紫癜用药的基础上，可加用雷公藤片66μg，或雷公藤多苷20mg，均每日3次。吲哚美辛缓释片25mg，每日3次。

3. 胃肠型紫癜　在单纯型紫癜用药的基础上，可加用山莨菪碱（654－2）5～10mg，每日3次，雷尼替丁0.15g，每日2次。并加大泼尼松用量，20～30mg/d，晨顿服。

4. 肾型紫癜　泼尼松20～30mg/d，晨顿服；可加用雷公藤片66μg，或雷公藤多苷20mg，均每日3次，双嘧达莫50mg，每日3次口服。对肾损害较严重，并有大量蛋白尿者可加用环磷酰胺50mg，每日2次口服。

文献报道，西咪替丁、氯法齐明、甘草甜素制剂治疗本病，亦有较好疗效。

色素性紫癜性皮肤病（pigmentary purpuric dermatosis）

色素性紫癜性皮肤病是一组以紫癜样丘疹及含铁血黄素沉着为主的慢性皮肤病。包括三种疾病，三病关系密切，临床形态和组织病理都相类似。

一、进行性色素性紫癜性皮肤病

【病因及发病机制】 病因不明。有家族性发病的报道。患者多有局部静脉压增高的因素，即下肢静脉曲张或长期站立导致下肢静脉回流不畅。血管通透性增高，红细胞外溢和崩溃以致含铁血黄素沉着而发病。

【临床表现】 又称 Schamberg 病。起初为针头大小红色淤点，逐渐密集成片，并向外扩展，中心变为棕褐色。但新的淤点不断发生，散在陈旧皮损内或其边缘，似撒在皮肤表面上的辣椒粉。皮疹数目不等，好发于小腿及踝部周围，始为单侧，病程进展可至双侧。多数无自觉症状，或稍痒。病程慢性，大多数倾向缓慢扩大。有的持续数年后自行缓解。许多患者可合并其他色素性紫癜性皮病表现，如环形损害和苔藓样丘疹。

【组织病理】 真皮上部和真皮乳头内毛细血管扩张，内皮细胞肿胀，红细胞外渗，血管周围有以淋巴细胞为主的炎性细胞浸润。陈旧损害炎症浸润不如早期明显，见毛细血管管腔扩张，内皮细胞增殖，血管周围有含铁血黄素沉着。

【诊断与鉴别诊断】 根据小腿伸侧为主，境界鲜明的褐黄色斑，外缘胡椒粉样斑点，压之不褪色，缓慢扩大，诊断不难。需要与色素性紫癜性苔藓样皮炎、毛细血管扩张性环状紫癜、出血性扁平苔藓、淤积性皮炎、单纯性紫癜、高球蛋白血症性紫癜等相鉴别。

二、色素性紫癜性苔藓样皮炎

又称 Gougerot - Blum 综合征。常见于中老年人，男性多于女性。皮损为细小铁锈色苔藓样丘疹，伴有紫癜样损害，呈紫红色或紫褐色，可融合呈境界不清的斑片，表面有少许鳞屑，边缘有淤点，好发于小腿，亦可向上发展至股、臀、腰部及上肢，多伴有不同程度的瘙痒，病程慢性，可持续数月至数年。病理改变与进行性色素性紫癜性皮肤病类似。

三、毛细血管扩张性环状紫癜

病因不明。可能是某种感染性或中毒性因素所致的局部血管炎改变。

又称 Majocchi 病。本病少见，男女成人均可发病，但女性较多见。皮损初为针头大出血性斑点，离心性向外扩大，而成为环状红色斑片，直径 1 ~ 3cm，边缘毛细血管扩张明显，出现有点状、针尖大红色淤点，损害中央逐渐消退，周边扩大呈环状、半环状或同心圆样外观，皮损颜色可为棕褐、紫褐和黄褐色，对称发生在双下肢，也可扩展至臀部及躯干。有的可自然消退，但其边缘又可再发新疹，反复迁延 1 至数年。

一般无自觉症状，或有轻度瘙痒。患者一般情况良好，无静脉淤积现象，个别病例可突发急性起病。

病理改变与进行性色素性紫癜性皮肤病类似。

【预防与治疗】 三种疾病临床皮损形态和组织病理相类似。预防应适当休息，避免长久站立及持重。

局部治疗，可将糖皮质激素与多磺酸黏多糖乳膏或肝素衍生物制剂混合外用。有报告，积雪苷乳膏外用有效。

可口服维生素 C、E，路丁、钙剂、双嘧达莫，或活血化瘀中药，如复方丹参片、脉管复康片等。小剂量糖皮质激素，如 10～15mg/d，可用于反复发作的顽固病例。有报告，口服积雪苷片、曲尼司特、桂利嗪、氟桂利嗪，治疗有效。

红斑肢痛病（erythromelalgia）

本病为主要发生于双足，以阵发性潮红、灼热、疼痛、皮温升高为特征的少见病。好发于足部，少数情况下，上肢也可受累。

【病因及发病机制】 本病可以是原发性，也可以是继发性。儿童患者常为原发性，可有家族史。继发性红斑肢痛病可伴发骨髓增生性疾病、真性红细胞增多症、血小板增多症、高血压病、静脉功能不全、糖尿病、系统性红斑狼疮、类风湿关节炎、痛风等。

认为发病机制与周围神经传导和血小板功能障碍相关。激活的血小板所释放的前列腺素及其他致疼痛的介质和血管活性物质（如 5－羟色胺）等是致病的主要因素。有家族性发病的报道。

【临床表现】 可发于男女任何年龄。特征为足或手部潮红、灼热、疼痛、肿胀。局部皮温升高，动脉搏动有力。每次可持续数分钟、数小时，偶尔可长达数日。局部受热、环境温暖、运动、站立，甚至肢体下垂，均可引起发作或加重。休息、抬高患肢和冷敷患部，可使症状减轻以至消失。营养性变化（如溃疡、坏疽）主要发生于继发性者。症状可持续多年，严重者可完全丧失劳动力。

【诊断与鉴别诊断】 根据阵发性潮红、疼痛、皮温升高，遇热后发作，抬高或冷却患肢后能缓解疼痛等特点，诊断不难。需与 Raynaud 病、Raynaud 现象、肢端发绀症、冷球蛋白血症、冷凝集素血症等相鉴别。

【预防与治疗】 诊断明确后进行系统检查，寻找基础病，并积极治疗。避免诱发因素，注意休息，抬高患肢或冷敷可缓解疼痛。

一般首选小剂量阿司匹林口服，0.3g/d。尤其对血小板增高者有良好疗效。己酮可可碱亦有较好疗效。对一些难治病例，可选用 5－羟色胺拮抗剂，如二甲基麦角新碱、苯噻啶、舍曲林，其中苯噻啶的疗效满意。

其他药物，如硝苯地平、654－2、吲哚美辛、麻黄素等也可选用。顽固病例可选用放血疗法、腰交感神经节切除术和外周神经阻滞或切断。

中医方剂以清热解毒、活血止痛为治则，针刺治疗和耳针疗法对缓解症状有疗效。

小腿静脉性溃疡（venous leg ulcers）

又名静脉曲张性溃疡、小腿溃疡、淤积性溃疡、重力性溃疡。俗称老烂腿。

【病因及发病机制】 导致静脉曲张的原因是多方面的。有一定的遗传倾向。保持一种姿势长时间站立可促使静脉曲张形成，任何增加腹压、压迫髂静脉的情况都可导致静脉曲张，最常见的原因是妊娠。

静脉曲张后形成静脉功能不全，静脉长期淤血，血液含氧量降低，静脉压升高，毛细血管损伤，通透性增加，液体外渗、组织水肿、进行性纤维化，小动脉和淋巴管阻塞，以及皮肤氧合作用降低，局部抵抗力下降，可因轻微外伤和感染，导致溃疡形成。

【临床表现】 水肿和纤维化可发生于踝部和小腿内侧下 1/3 处的皮肤，最后形成溃疡，通常发生在微小的创伤后。溃疡一旦形成，难以愈合，并可扩展，愈后易复发。并可发生静脉周围炎、血栓性静脉炎或复发性蜂窝织炎，促使病情恶化、经久不愈，可继发肿瘤。原发性浅静脉曲张和交通静脉功能不全，无深静脉血栓形成者，所发生的溃疡一般没有水肿，溃疡浅表，位于内踝上方或后方。

【诊断与鉴别诊断】 大多数根据临床表现就可以诊断。如果病史和体检不能发现明显的静脉功能不全，则可做静脉血流变图。一些其他检查可用于排除其他少见原因引起的溃疡，如冷球蛋白血症、镰刀状细胞病、血管炎和骨髓瘤。

【预防与治疗】 首先积极治疗静脉曲张，改善血液循环，包括卧床休息、抬高患肢。建议用弹力绷带和进行训练来增强腓肠肌的力量。在静脉疾病的长期治疗过程中，患者的配合和医师的耐心是必要的。

1. 局部治疗　局部溃疡，可在用3%硼酸液、或0.5%新霉素溶液湿敷后，外用复方泼尼松软膏（内含泼尼松、利多卡因及庆大霉素）、积雪苷霜剂。合并感染时，可局部或系统应用抗生素。局部频谱或激光治疗，有利于促进溃疡愈合。

2. 血栓形成可用抗凝药物　大剂量维生素E、维生素P、硫酸锌口服，能加速溃疡愈合。有报道，口服积雪苷片、脉管复康片治疗局部溃疡，疗效满意。

广泛性溃疡及治疗效果甚差时，可考虑手术治疗后植皮。人工皮肤和其他新的皮肤替代物治疗小腿溃疡还在研究之中。

（袁艳霞）

第十章　皮下脂肪组织疾病和非感染性肉芽肿

第一节　女性多发的疾病

结节性发热性非化脓性脂膜炎（nodular febrile nonsuppurative panniculitis）

又称Weber－Christian综合征。1892年由Pfeifer首先描述，Christian强调发热在本病症状中的重要性。本病为原发于脂肪层的炎症，呈急性或亚急性经过，其特点是反复发热伴皮下触痛性结节，最常见于四肢，亦可发生于内脏、腹膜和大网膜，临床上出现多脏器损害症状，故Steinberg建议改称“全身性脂膜炎”。

中国从20世纪50年代起陆续有报告。以30～60岁女性多见，男女比例约为2.5∶1。各年龄均可发病，亦可发生于儿童，文海泉1986统计国内发生于儿童的16例中最小者为50天。

【病因及发病机制】 确切病因不明，目前认为可能与下列因素有关。

1. 自身免疫反应　认为是对自身脂肪组织的一种免疫反应，可能是一种自身免疫性疾病。临床上常合并风湿热、SLE、硬皮病、皮肌炎或结节性多动脉炎等自身免疫性疾病。Panush检测12例患者的补体C3、C4，有6例降低，6例循环免疫复合物（CIC）有3例阳性，认为本病是一种由不同原因引起的表现为免疫性炎症特点的临床综合征。

2. 变态反应　有些病例合并有细菌感染，推测本病是感染性变态反应所致，部分病例病理上可见纤维素性坏死性血管炎变化。此外，文献报道卤素化合物（如碘、溴，药物奎宁、磺胺、锑剂等）可诱发本病。国内亦有饮酒、进食鱼类诱发的个案报告。

3. 脂肪代谢障碍或影响脂肪代谢的酶异常　可伴有或不伴有胰腺疾病。Forstron等报告1例，其尿淀粉酶超过正常5倍，血清脂酶轻度增加，在皮肤结节标本内亦证明有相当的胰酶和脂酶活性。亦有报告有α_1－抗胰蛋白酶缺乏者。

诱发因素很多，目前认为本病不是独立疾病，而是由多种原因引起的综合征。根据发病诱因分为特发性和继发性两种。前者无明显诱因可查，后者可继发于感染、外伤、药物过敏及胰腺疾病等。

【临床表现】

1. 皮下结节　是本病主要症状，好发于四肢，尤以股部多见，其次躯干、上肢，少数见于头面部，皮疹或多或少，呈对称分布，常成批发作。结节开始于皮下，发展后轻度隆起皮面，表面皮肤可潮红，略带水肿，亦可呈正常皮色。结节大小不等，直径0.5~10cm，中等硬度，境界清楚。少数结节仍隐匿于皮下，表面皮肤无改变。结节与皮肤粘连，活动性小，有明显触痛与自发痛。经数周或数月后水肿和红斑逐渐消退，留有色素沉着。结节消退后局部皮肤发生凹陷，是脂肪发生萎缩、纤维化的结果。偶有少数结节液化变性，其上皮肤坏死破溃，流出黄色油样液体，称“液化性脂膜炎”。

2. 发热　发热常先于皮疹或同时发生，有低热、不规则热或高热，持续时间不定，通常在皮疹出现数日后，发热逐步上升，可达40℃，常与皮疹出现相平行，呈弛张热型，持续1~2周后逐渐下降。发热时伴有乏力、食欲减退、肌肉和关节酸痛等全身症状。发热并非必发症状，有10%~15%的患者无发热，仅出现皮肤结节。

3. 内脏损害症状　本病侵犯内脏脂肪者虽属少见，但伴有严重内脏损害者预后较差，可死于循环衰竭、出血、败血症和肾功能衰竭。仅有皮肤损害者预后良好，少数患者经数月后自愈或治愈，多数在3~5年内可缓解，对健康无严重损害。

内脏损害视受损脂肪部位不同，出现不同症状。肠系膜、大网膜、腹膜后脂肪组织受累可出现腹痛包块、脂肪痢、小肠穿孔、腹膜炎等症状；骨髓受累可出现骨髓抑制；肝脏受累可出现肝肿大、肝功能异常等。

其他还可出现关节炎、胸膜炎、肺门阴影、精神障碍、脑膜炎症状、心肌肉芽肿性炎症、脾和淋巴结肿大等。国内报告儿童患者肝、脾损害的发生率较成年人高。

【组织病理】　本病的组织病变主要发生在脂肪小叶，表皮和真皮一般不受侵犯。其发展可分三期。初期表现为脂肪细胞退化变性，完全或不完全坏死，伴有中性粒细胞、淋巴细胞、少量嗜酸性粒细胞和组织细胞浸润。第二期为吞噬期：在变性、坏死的脂肪组织病变区内见组织细胞大量浸润，并吞噬大量脂质形成泡沫细胞和噬脂性巨细胞。小血管增生，内膜肿胀，管壁增厚。此期病理变化具有诊断价值。第三期为纤维化期：胶原纤维大量增生，修补和代替变性和萎缩的脂肪组织，最后完全纤维化。

【实验室检查】　白细胞总数增加或偏低，中性粒细胞增多，血沉增快。晚期常贫血，肝、肾受损时有蛋白尿、血尿和肝、肾功能异常。血清白蛋白与球蛋白比例降低或倒置，免疫球蛋白可增高。有报告发作期血清补体值降低，淋巴细胞转化率降低，显示体液和细胞免疫功能异常。亦有报告发生肾上腺皮质功能减退和出现冷球蛋白血症。抗核抗体和类风湿因子通常为阴性。

【诊断与鉴别诊断】　由于本病比较少见，症状又常无特异性，早期常易被误诊。根据好发于青壮年女性，皮下结节成批发作，结节疼痛显著，结节消退后局部皮肤发生凹陷，伴有发热等全身症状，白细胞计数大多数减少，结合第2期病理组织象，可以诊断。

需与下列疾病鉴别：

1. 结节性红斑　春秋季好发，结节分布于小腿伸侧面，对称性，不破溃，经3~4周后结节消退。消退后局部皮肤不发生凹陷。全身症状较轻。

2. 播散性脂质肉芽肿　本病虽有皮下结节，但以失音和关节症状为特征。

3. 结节性多动脉炎　有多脏器损害症状，皮疹多形，结节常沿血管排列，经过慢性。病理上主要侵犯真皮深部与皮下交界处的中、小动脉，管壁有纤维素样坏死、中性粒细胞浸润和核碎裂等坏死性血管炎变化。

4. 胰腺炎或胰腺癌 发生的皮下结节性脂肪坏死症，其临床症状与本病相似，但其组织象显示脂肪细胞坏死更显著，并伴有厚而模糊的细胞壁和无核的影细胞存在。

5. 结节性血管炎 侵犯皮下中等口径血管，以静脉为主。结节常发生于小腿，沿血管排列，经过慢性，全身症状轻微。病理呈肉芽肿样改变，血管腔内常有血栓形成。

6. 硬红斑 结节紫红色，位于小腿屈侧，破溃后形成穿掘性溃疡，经过慢性。病理为结核性肉芽肿样变化。

【预防与治疗】 目前尚无满意疗法。首先应去除体内感染病灶，停用可疑的致敏药物，去除变应原，控制感染可选用抗生素。

1. 糖皮质激素 对皮损面积大、局部炎症反应明显伴有发热的患者，首选糖皮质激素，初始宜大剂量，如泼尼松 30～60mg/d，待病情控制后渐减量至停用。对糖皮质激素治疗抵抗或反复发作者，可联合免疫抑制剂及非甾体抗炎药物联合应用。

2. 免疫抑制剂 静滴环磷酰胺 0.2g/d，或 0.4～0.6g/w；或硫唑嘌呤 50mg，每日 2 次口服。通常与糖皮质激素联合应用疗效更好。

3. 非甾体抗炎药物 可选择 1～2 种与糖皮质激素联合应用：口服氯喹 50mg，每日 2～3 次；氨苯砜 50mg，每日 2 次；沙利度胺 50mg，每日 2～3 次；雷公藤多苷片 20 mg，每日 3 次；吲哚美辛缓释片 25mg，每日 2 次。

4. 其他 文献报道，治疗本病有效的药物还有环孢素 A、己酮可可碱、阿司匹林、左旋咪唑、转移因子及复方丹参片等。

组织细胞吞噬性脂膜炎（histiocytic cytophagic panniculitis）

Winkelmann 于 1980 年首先报告 5 例，均为女性患者，并认为是由吞噬性组织细胞浸润引起的脂膜炎，而不同于结节性发热性非化脓性脂膜炎。其特征是全身触痛性多发性皮下结节，伴高热、肝脾肿大、全血细胞减少、出血、血凝异常，组织病理显示组织细胞吞噬血液成分形成“豆袋”（bean bag）细胞。

【病因及发病机制】 组织细胞吞噬性脂膜炎（嗜血细胞综合征相关脂膜炎）为一种免疫调控异常的系列性疾病。本病的发病机制说法不一，最初认为是一种原因不明的自发性脂膜炎，近来认为某些患者由病毒感染诱发，如 EB 病毒和人类免疫缺陷病毒，还有些与细菌、真菌及寄生虫等多种微生物感染有关。有报道显示，不发展为淋巴瘤的组织细胞吞噬性脂膜炎 EBV 为阴性，而和淋巴瘤相关的病例则 EBV 可为阳性。本病可以是苯妥英钠治疗后的并发症，在系统性红斑狼疮、骨髓移植后发生，也可以是 α－干扰素治疗的不良反应。在早期文献中一些病例被列为 Weber－Christian 病。

特别应重视的是，嗜血细胞综合征也可能与许多恶性疾病有关，最常见的是淋巴结或皮肤的 T 细胞淋巴瘤。皮下脂膜炎性 T 细胞淋巴瘤和血管中心性 T 细胞淋巴瘤都可以表现为广泛的血细胞吞噬现象；还有个案报道本病可发展为 B 细胞淋巴瘤，促使提出了本病是一种副肿瘤综合征或是肿瘤早期表现的观点。多数患者表现为免疫抑制，极个别患者也有例外，原因尚不清楚，即特发性组织细胞吞噬性脂膜炎。因此，诊断时应对患者进行详尽的体格检查以除外潜在的 T 细胞淋巴瘤。

发生吞噬血细胞现象可能系 T 细胞产生过多的细胞因子的结果，或由于直接效应，或作为肿瘤形成的结果。其中肿瘤坏死因子－α 和 IL－2 可能具有重要意义。

【临床表现】 组织细胞吞噬性脂膜炎临床表现为红色、紫红色或出血性的结节，2～4cm 大小，可发生坏死和溃疡，严重的局限性或全身性水疱也会出现。主要见于下肢和躯干，许多患者的皮损分布更为广泛，可以累及上肢，伴有口腔黏膜、肛周和外阴部的糜烂或溃疡。疾病后期可见紫癜或淤斑，皮疹可反复发作。全身症状包括发热、乏力、体重减轻、疲倦、关节和肌肉疼痛等症状。患者常出现肝脾肿大、淋巴结肿大、高甘油三酯血症、贫血、白细胞减少、血小板减少和弥散性血管内凝血。

病程长短不一，依潜在疾病的性质而定。一些患者的病情在经过长期非特异消耗症状之后发展出现系统性嗜血的临床表现。少数患者的皮肤表现明显而病情相对较轻；其他患者的病程进展很快，起病不久很快出现嗜血现象。这些患者的死亡率很高。除了骨髓功能衰竭和弥散性血管内凝血外，系统感染，包括机会性细菌感染和真菌感染，是死亡的主要原因。

【组织病理】 组织学特点是组织细胞浸润，富含嗜酸性胞质和均匀、深染或含有较小核仁的囊性胞核。也可见数量不等的淋巴细胞和中性粒细胞浸润。病变为小叶性脂膜炎和脂肪坏死，虽然主要分布在脂肪小叶，但也可累及脂肪间隔和真皮深部。红细胞外溢为典型表现，且病损常为单纯的出血。组织细胞为良性的形态但有明显的吞噬活力，一些组织细胞吞噬红细胞、白细胞、血小板的核碎片，使细胞外观像装满豆子的口袋，因而称之为“豆袋”细胞。巨细胞和肉芽肿通常并不常见，除非合并了脂肪坏死。在有T细胞瘤表现的患者中可见不典型性淋巴样细胞核。

【诊断与鉴别诊断】 根据皮损表现为广泛分布的触痛性皮下结节、黏膜溃疡、淤斑，常累及单核-吞噬细胞系统，有肝脾肿大、全血细胞减少、凝血机制异常和出血倾向，组织病理见有组织细胞吞噬血液成分形成特征性的“豆袋”细胞可以确诊。组织病理变化有“豆袋状细胞”，可与Weber-Christian病鉴别。

另外，需与有红细胞吞噬现象和噬血现象的疾病相鉴别：包括皮下脂膜炎样T细胞淋巴瘤、血管中心性T细胞淋巴瘤和皮肤Rosai Dorfman病。在皮下脂膜炎样T细胞淋巴瘤中，淋巴细胞显示有细胞异型性，伴核碎裂和有丝分裂活动。血管中心性T细胞淋巴瘤的特点为血管侵袭性和血管毁坏性不典型淋巴样浸润，常伴有广泛的凝固性坏死。在皮肤Rosai Dorfman病中，浸润通常集中在真皮。淋巴细胞吞噬现象明显，但红细胞吞噬现象不常见。S-100蛋白阳性是组织细胞的特征。

除此之外，还应与病毒感染有关的反应性组织细胞增生症相鉴别。

【预防与治疗】 组织细胞吞噬性脂膜炎尚无好的疗法。可参照结节性发热性非化脓性脂膜炎的治疗，但糖皮质激素治疗效果不佳。

部分患者可选择CHOP化疗方案（环磷酰胺、阿霉素、长春新碱和泼尼松），亦可试用环孢素A。有报道，化疗联合自体外周血干细胞移植是最有效的治疗方法之一。亦可考虑脾切除。若检测为恶性者可行骨髓移植。

亚急性结节性游走性脂膜炎（subacute nodular migratory panniculitis）

为皮下脂膜炎的一种，呈亚急性或慢性经过。Vilanova等于1956首先报告，有学者称为游走性结节性红斑（erythemanodosum migrans），也有人称为慢性结节性红斑。尚有学者认为，可能是结节性红斑的一个病谱。

【病因及发病机制】 确切病因不明，可能慢性与扁桃体炎、上呼吸道感染、关节炎和外伤有关。国内外文献报告的病例中，在发病前大多有扁桃体炎和咽喉炎史，且合并关节痛和上呼吸道感染。

【临床表现】 本病女性多见，男女之比约1∶9，多见于老年人，平均年龄为50岁。皮下结节好发于小腿伸侧，损害常为单侧，如为双侧则不对称，结节直径1～3cm，多为淡红色，边缘色稍深，无明显疼痛和压痛，皮损缓慢地离心性扩大，并相互融合形成斑块，直径可达10～20cm，质硬，边缘鲜红色隆起，中央淡红色凹陷，结节消退后有淡黄色色素沉着。皮疹一般不破溃，不留瘢痕。新结节不断发生，病程可达数月至数年。除了关节痛以外，无全身症状。部分患者可出现血沉增快、抗“O”效价升高和类风湿因子阳性。

【组织病理】 基本特点是亚急性或慢性间隔性脂膜炎改变。皮下脂肪小叶间隔中有炎症细胞浸润，包括组织细胞、异物巨细胞、浆细胞和淋巴细胞。脂肪间隔结缔组织增宽，胶原纤维间有纤维素样渗出物和毛细血管增生。Parry 报告14例中5例有多量红细胞外渗，并有巨细胞反应。

【实验室检查】 血沉增快，部分病例抗溶血性链球菌“O”效价增高和类风湿因子阳性。

【诊断与鉴别诊断】 根据老年女性多见，皮损好发于小腿伸侧，结节或斑块缓慢的向周围扩展，不破溃，呈亚急性或慢性经过，无全身症状，组织病理为皮下脂肪间隔型脂膜炎可诊断。

本病应与硬红斑、结节性皮肤多动脉炎以及皮下脂膜炎样T细胞淋巴瘤相鉴别。

硬红斑常首先单独出现在小腿后面，呈慢性经过，有可能形成溃疡或瘢痕。结节性皮肤多动脉炎病理检查提示本病可累及真皮下部和皮下脂肪间隔的肌动脉。皮下脂膜炎样T细胞淋巴瘤患者的皮损可破溃或以溃疡为首发症状；本病早期普通病理检查酷似脂膜炎，但随着病情的发展，找到异形细胞，还可出现噬血细胞现象和所谓“豆袋细胞”；本病的瘤细胞示T细胞免疫表型：$CD3^+$、$CD8^+$、$CD30^+$、$CD45RO^+$、$CD45^+$、$CD43^+$、$CD20^-$，与NK/T细胞淋巴瘤的瘤细胞免疫标志不同，查阅文献，未见亚急性结节性游走性脂膜炎有特殊的免疫表型与分子遗传学方面的特征。

【预防与治疗】 首先应治疗原发病和处理感染病灶。多数患者皮损几周内可以自行好转，卧床休息对治疗有益。

系统治疗可参照结节性发热性非化脓性脂膜炎的治疗。口服10%碘化钾溶液有较好的疗效。在使用这些药物之前应排除潜在的感染。

皮下脂肪肉芽肿病（lipogranulomatosis subcutanea）

1894年由Rothmann首次报道，1928年Makai命名为皮下脂质肉芽肿病。又称Rothmann－Makai皮下脂肪肉芽肿，或Rothmann－Makai综合征。有人认为本病为结节性发热性非化脓性脂膜炎的异型。本病的特征为四肢和躯干不成群的皮下结节，伴脂肪细胞坏死、噬脂肉芽肿和囊肿形成，有自愈倾向，无全身和内脏病变，经过慢性，预后良好。

【病因及发病机制】 病因不明，外伤或血管损伤可能是一个诱因。有个案报告，服用大环内酯类抗生素罗红霉素、克拉霉素无效，而改用四环素、米诺环素则有效。在体外四环素类抗生素可以抑制胰腺脂肪酶的活性，由此提示，发病可能与胰腺脂肪酶有关。

【临床表现】 少见，主要发生于男女儿童，中年人亦可见，尤以肥胖女性多见。皮下结节好发于四肢、躯干。结节直径0.3～3cm，很少达到10～15cm，质地坚硬或有弹性，隐匿于皮下或稍隆起于皮面，表面皮肤正常或淡红色。结节数目不等，平均10个，散在分布，可有轻度压痛，持续数月至1年后逐渐消退，偶见个别结节破溃，流出油样物质。不发热，无全身症状。结节无自发性疼痛，消退后皮肤不留萎缩与凹陷，此与结节性发热性非化脓性脂膜炎可区别。

【组织病理】 呈现脂肪小叶炎性改变，主要侵犯脂肪小叶。脂肪细胞发生变性、坏死和炎症细胞浸润，包括组织细胞、淋巴细胞、泡沫细胞和黄色瘤样细胞，晚期发生纤维化。由于脂肪细胞坏死，组织内可出现大小不一囊腔，晚期发生纤维化，囊壁为结缔组织包裹，可能有钙盐沉着。血管内膜增厚、管腔变窄，血管周围有炎症细胞浸润。

【诊断与鉴别诊断】 本病好侵犯肥胖女性，有不成群的皮下结节，结节有轻度触痛，发展缓慢，消退后局部皮肤不发生凹陷，无全身症状。病理为脂肪小叶型炎症形成的脂肪肉芽肿。需与以下疾病相鉴别：

1. 结节性脂膜炎　常伴有明显的全身症状，皮下结节常成群，愈后皮肤萎缩凹陷，预后较差。

2. 硬红斑　结节紫红色，位于小腿屈侧，破溃后形成穿掘性溃疡，经过慢性。病理为结核性肉芽肿样变化。

3. 结节性血管炎　侵犯皮下中等口径血管，以静脉为主。结节常发生于小腿，沿血管排列，经过慢性，全身症状轻微。病理呈肉芽肿样改变，血管腔内常有血栓形成。

4. 结节性发热性非化脓性脂膜炎　以皮下结节为主要症状，少数可累及内脏脂肪，出现相应受累器官症状；而皮下脂肪肉芽肿病结节无自发性疼痛，消退后皮肤不留萎缩与凹陷，无发热等全身症状。

【预防与治疗】 有自愈倾向，通常不需积极治疗，必要时可参照结节性发热性非化脓性脂膜炎的系统治疗。有个案报告，服用大环内酯类抗生素罗红霉素、克拉霉素无效，而用四环素类抗生素，如四环素、米诺环素则有效。

进行性脂肪营养不良（progressive lipodystrophy）

又称上半身脂肪萎缩、部分脂肪营养不良及 Barraquer – Simons 综合征。为一种家族性脂肪萎缩症，主要侵犯儿童，女性多见。

【病因及发病机制】 病因不明，可能由于中脑和间脑受损，使垂体前叶激素分泌增加或由于中胚叶间质紊乱。可继发于急性发热性疾病或精神休克后。部分患者为常染色体显性遗传。部分病例可合并肾小球肾炎和低补体血症，主要 C3 降低，C1 和 C4 值正常。

【临床表现】 女性多发，男女之比为 1∶4。大多发生于儿童或青年，但 1 岁以内或中年亦可累及，隐袭性发病，发病之前可先出现神经症状，如抑郁等。随后皮下脂肪萎缩从颜面、头皮向下蔓延，呈进行性逐渐扩展至颈、胸、背和上肢。身体上半部因皮下脂肪消失显得异常消瘦，两颊部凹陷。但臀部、股部却过度肥胖，部分病例有皮下脂肪增厚或成团块，使身体上下部显得不相称。病变可停止在任何水平，常见于股中部或上方。患者眼球凹陷明显，颏和颧骨凸出，可呈恶病质外观。成人型病变主要在头部和胸部，最初鼻旁和颊部皮肤水肿，以后脂肪萎缩消失。有家族性，常合并其他先天性疾患，如脂肪萎缩性糖尿病、精神障碍、骨硬化症、骨囊肿及肾损害等。约有 20% 的患者伴发肾病，常见的如肾盂肾炎、血管球性肾炎等，最后可死于肾功能衰竭。

【组织病理】 皮肤组织正常，皮下脂肪几乎完全消失，有多数肥大细胞，皮肤、神经、肌肉及附属器正常。

【预防与治疗】 无特效疗法。注射液态硅酮能改善面容。病情稳定者，可采用自身脂肪回注术，抽取下肢脂肪，充填于暴露部位，以改善面容和外观。

硬化性脂膜炎（sclerosing panniculitis）

1955 年 Huriez 首先报告。又称硬皮病样皮下组织炎（hypodermatitis scleroderma – formis）、脂肪皮肤硬化症（lipodermatoscle – rosis）。主要累及小腿，常伴有小腿静脉功能不全和小腿溃疡，经过慢性。

【病因及发病机制】 病因不明。目前认为是同一疾病的两个方面，且具有相同的病理改变——静脉供血不足。静脉供血不足导致脂肪小叶中央缺氧、脂肪坏死和炎症，最终致纤维化。静脉高压引起毛细血管渗透性增加，从而导致间质纤维蛋白原增多，被认为在本病的发病过程中起重要作用。纤维素沉积在真皮毛细血管周围导致供氧不足。如果血氧过少是由其他病因（如肺部疾病）引起的，则硬化性脂膜炎更严重。也有一些研究认为，基质中金属蛋白酶和尿激酶型纤维蛋白溶酶原激活剂的增多可能在发病过程中起重要作用。

【临床表现】 好发于超重的40岁以上的中老年女性，多发生在小腿中下1/3部分，患者常有外周静脉疾病史，包括静脉曲张、血栓性静脉炎和深部静脉栓塞。少数患者有动脉供血不足。病变常为双侧，但左腿更常见且更严重。病程长，分急性期和慢性期。急性期：皮肤有红斑、肿胀、疼痛不适，有触痛，局部温度升高，以后出现硬性斑块，类似结节性红斑和持久性蜂窝织炎。进一步发展后，皮损颜色转暗，有鳞屑。部分病例在病程中缺乏急性期表现。慢性期：病变局部皮肤呈木板样硬化、萎缩、凹陷，有色素沉着，典型者硬化性损害沿小腿皮肤呈“袜状”分布，常伴有静脉曲张性溃疡。

【组织病理】 早期主要表现为皮下脂肪小叶中心缺血性坏死，表现为“影子细胞”，即细胞壁苍白且无细胞核。间隔内有淋巴细胞浸润。中期主要表现小叶间隔细胞浸润和纤维化更加明显，脂肪坏死区的周围可见泡沫组织细胞。脂肪微囊肿有特异性，沿着囊肿腔分布有脂肪细胞的羽毛状遗留物，故称为脂膜性脂肪坏死及膜样脂肪坏死，晚期微囊肿塌陷，被纤维化取代。

【诊断与鉴别诊断】 病变从踝部逐渐发展是硬化性脂膜炎的特征，其他小叶性脂膜炎不具有该特征。其他的脂膜炎主要发生于小腿后面的中部。晚期硬化性脂膜炎应与硬皮病和萎缩性慢性肢端皮炎相鉴别，后二者无静脉淤积特征。

【预防与治疗】 治疗困难。应用加压绷带、抬高腿部可改善小腿血液循环，减轻症状。由于患者纤溶活性降低，可应用司坦唑醇（stanozolol），每日2次，每次2～5mg，以增加血管内纤维蛋白溶解活性，减少毛细血管周围的纤维蛋白，可在3周内缓解疼痛，连续治疗8～10周，可以减轻硬化。在使用司坦唑醇期间，需检测血压和肝功能。其次可应用抗生素、外科疗法和超声波治疗。

结节病（sarcoidosis）

1869年Hutchinson首先描述此病，又称肉样瘤病、Schaumann良性淋巴肉芽肿病（Schaumann benign lymphogranulomatosis）。

是一种临床常见、病因未明可累及多系统的疾病。其组织学特征性改变为非干酪样坏死的上皮样细胞肉芽肿性形成，是确诊本病的特征。临床表现随受累脏器不同而呈多样性。经常受累的器官为淋巴结、肺、皮肤、肝、脾、眼、骨骼、神经系统和心脏等，其中以肺部受累最常见，而肾上腺常不受累。

发生于世界各国，在欧洲，以北欧的斯堪的纳维亚半岛国家最为流行，尤其是瑞典乡村的森林地区，发病率高达140/10万；在美国，以东南部各州和纽约市的某些地区最为流行，黑种人发病率可达50～70/10万，而白种人仅为7/10万。在英国、美国和南非的黑人患者中，2/3～3/4为女性，而在白人患者中，男女比例相等。日本的发病率为4.8～5.6/10万。发病多见于21～40岁，儿童和老人少见，20岁以下和70岁以上的病例仅占5%左右。结节病患者的一级和二级亲属患病概率也较正常人群显著增高。

【病因及发病机制】 一百多年来的诸多研究，尚未发现能证明以肉芽肿改变特征的病因。近年来，倾向于认为与细胞免疫功能降低，以及病原微生物和化学物质引起的宿主特异性反应异常有关。

1．感染因素 由于本病的临床表现、病理结构以及某些免疫学方面的改变与结核病颇为相似，但采用多种技术对患者的典型皮损、受累肺部的支气管肺泡灌洗液及受累脾脏组织等进行检测，均未能证实结核杆菌与本病的因果关系。

螺旋体、痤疮丙酸杆菌、病毒、支原体、真菌、立克次体等病原体的研究亦不能在大多数患者中得到证实。

2．化学因素 某些化学物质能引起上皮样肉芽肿。铍、锆、硅可引起局部的肉芽肿反应，有时与结节病的肉芽肿难以区别。一些药品，如保泰松、磺胺药偶尔可引起肉芽肿样反应。吸入含有铝、钡、钴、铜、钛、金、稀土元素等的粉尘或气雾剂可导致结节病样损害。松树花粉、人造矿物纤维也可以导致肉芽肿形成，但这些因素尚难解释结节病多系统受累的现象和本质。

3．遗传因素 虽然有家族性发病、单卵双胎发病及结节病患者的一级和二级亲属患病率较正常人群显著增高的报道，也有 HLA-A1、HLA-B8、HLA-B27、HLA-B13 及 HLA-DR17 与本病有某些相关的报道，但这些研究仅提示本病的发生可能存在遗传性因素，显然难以将其归类为遗传性疾病。

4．免疫因素 有报道，急性结节病患者，尤其是皮损表现为结节性红斑者，其免疫复合物含量明显增高，且由免疫复合物介导引起的结节性红斑出现在肉芽肿组织形成之前，参与了肉芽肿的形成。在细胞免疫方面，结节病患者常有外周血 T 淋巴细胞总数降低，$CD8^+$ 细胞增加，$CD4^+$ 细胞减少，$CD4^+/CD8^+$ 比值降低，而结节病患者支气管肺泡灌洗液中淋巴细胞及 $CD4^+/CD8^+$ 比值却明显增高，提示 $CD4^+$ 细胞和肺泡巨噬细胞在体内均处于激活状态。研究表明，结节病患者细胞免疫功能低下、体液免疫增强，而病灶部位的免疫反应异常则可能是直接原因。

5．结节病肉芽肿形成的可能机制 典型的结节病肉芽肿中心由巨噬细胞、上皮样细胞和多核巨细胞组成，外周有淋巴细胞（主要是 T 淋巴细胞）、单核细胞和成纤维细胞包绕。单核、巨噬细胞在肉芽肿形成中起着非常重要的作用，不仅能向 T 淋巴细胞呈递抗原、分泌多种细胞因子（如 IL-2、IFN-γ 等）参与激活、趋化自身和 T 淋巴细胞，而且还能转变为上皮样细胞和多核巨细胞，提供肉芽肿形成的“构件”。T 淋巴细胞浸润是肉芽肿另一主要表现。T 淋巴细胞通过增殖和趋化在肉芽肿中心的周围聚集进一步促进肉芽肿的形成。在Ⅰ、Ⅱ期结节病肉芽肿中，T 淋巴细胞以 $CD4^+$ 细胞为主；而Ⅲ期则以 $CD8^+$ 细胞为主，说明 TLC 在免疫调节中起一定作用。

单核、巨噬细胞和 T 淋巴细胞在激活过程中可能释放许多细胞因子，而每一种细胞因子都具有多种生物学活性，彼此之间相互影响、相互作用构成一个复杂的细胞因子网络系统。除了参与细胞黏附及激活增殖的因子外，IL-1、IFN-γ、TNF 在肉芽肿形成的启动和维持过程中也起着重要的作用。

【临床表现】 结节病属全身性疾病，几乎可侵犯全身任何器官或组织，其中以肺、淋巴结和皮肤最易受累。据一组统计报道，结节病侵犯胸内组织（包括肺门淋巴结）占 90%，周围淋巴结占 40%，皮肤 25%。结节病可以只侵犯单一系统或组织，也可几个系统或组织先后或同时受累。临床上多数发病缓慢，少数起病较急。结节病的转归大约有 3 种情况：①自愈，约有 2/3 未经治疗的患者在发病后的 12～24 个月内症状可自行消退；②病变发展到一定阶段后静止；③进行性发展，直至死亡。

1．皮肤表现 又称皮肤结节病。有 20%～35% 系统性结节病患者可以出现皮肤症状。皮肤结节病可单独存在，但大多合并系统性损害。皮损形态多种多样，急性期以结节性红斑为主，伴有全身症状；亚急性期以丘疹、结节和溃疡病变为主；慢性期以冻疮样狼疮为主。但各期临床类型可相互重叠。一般无自觉症状。

（1）结节性红斑型：是结节病中最常见的皮肤表现，据报道其发生率为11%～31%，多见于青年女性，男女比例约为1∶3。急性经过，伴有发热、多发性关节痛（腕、膝和踝关节）等全身症状。皮疹为典型的结节性红斑，表现为红、肿、热、痛的红斑和皮下结节，常见于颜面、上背部、四肢伸侧，有时耳郭、鼻翼也可受累。血沉加快，常高于50mm/h，肺门淋巴结肿大。此型与预后有关，伴有此型的肺结节病患者，其预后一般良好，病程较短，80%患者在出现症状后6个月内逐渐缓解。

（2）斑块型：最常见于颊部、四肢和躯干，对称分布。皮损特点是表面平滑、轻度高起的浸润斑块，形状不规则，斑块上有数量不等的结节，有时斑块融合后可形成半月形或匐行性损害。侵犯头皮者可导致永久性脱发。病程大多慢性和持久。

（3）瘢痕型：又称瘢痕结节病。肉瘤样损害可以发生于各种原因导致的陈旧性瘢痕处，包括机械性外伤（如皮肤外伤、静脉穿刺）或是感染（如带状疱疹、文身）所致的各种瘢痕。起病初，原有的陈旧瘢痕隆起，沿瘢痕部位扩散，呈结节状或条状，外形与瘢痕疙瘩非常相似，但不痒，表面光滑，呈黄棕或紫红色，慢性经过，部分可自行消退。

（4）环状型：此型多见于前额、颜面和颈部。早期常为斑块或结节，向四周扩大而中央消退时形成环状，中央色素减退或瘢痕形成，边缘高起，黄红色，有时环不完整或环的邻近有小的结节。溃疡罕见。

（5）冻疮样狼疮型：3/4患者可发现有慢性呼吸道纤维样变。多见于青年或中年女性，尤以40～50岁的女性多见，典型皮损好发于身体的末端，如鼻、耳、颊、指（趾）端、手背等处，常对称。为大的紫红色炎性浸润性斑块或结节，边缘不清，有时可见孤立的结节，表面光滑发亮，可见扩大的皮脂腺开口。耳垂肿大有结节，鼻背肿胀，可形成溃疡结痂，鼻骨破坏可引起鼻穿孔，致使鼻毁形。手指受累后形成梭形肿大、骨囊肿及甲营养不良等。37%的病例伴发慢性眼损害。皮肤损害极少自愈。本病冬季加重，夏季亦不完全消失。此型起病隐匿，病程长，预后差。

（6）丘疹型或小结节型：丘疹是皮肤结节病最常见的损害。损害以小丘疹为主，可局限或泛发，丘疹为半球状小结节，针头大至豌豆大。早期橘黄色，后期棕红色，数个到数百个不等，致密分布，部分成群，有时可呈苔藓样。以面部和四肢伸侧多见，躯干和黏膜少见。玻片压迫见有中心结节，针挑时有坚实感。经过缓慢，无自觉症状，病变消退后，留下黄白色瘢痕，伴有毛细血管扩张。有时互相融合成斑片状或环状，中央有瘢痕。有的小结节位置较深，广泛分布于皮下。此型预后好。疣状损害是罕见的变异型。

（7）大结节型：皮疹呈结节状，通常单发性或数个皮疹，质软或硬。初为红色或黄红色，后呈紫红色。病程较长，随着病损扩大，中央萎缩或纤维化，表面有毛细血管扩张。主要分布于颜面、躯干和四肢的近心端，发生于颜面者主要在鼻背、鼻尖、颊部和耳垂。

（8）血管狼疮样型：临床上很少见，多见于女性。皮损往往单发，半球状，质软。由于毛细血管丰富而使病变成红棕色或橘红色。很少自行消退。好发部位为鼻两侧和眼的内下方。

（9）皮下结节型：很少见。此型可单独存在，亦可与其他型皮损同时存在。一般见于中年人，常伴有系统性受累。皮损好发于躯干和四肢，颜面罕见。结节为豌豆大至栗子大，与皮肤黏着。正常肤色或淡紫色，但不破溃。

（10）红斑型或红皮病型：真正的红皮病型是比较少见的，偶然也可发生。全身皮肤呈棕红色，脱屑明显，淋巴结增大，在红皮症的基础上可见斑块、丘疹和结节损害。

除上述类型外，有时各种类型皮疹同时存在构成混合型。黏膜病变也不少见，颊、咽、腭部和舌部可见到结节状皮疹，病变四周有色素沉着晕，有时为弥漫性黄色斑块。

2. 淋巴结　除肺门及支气管淋巴结，有30%～80%的患者出现外周浅表淋巴结肿大，以颈部、腋下多见，其特点是光滑、质硬、可活动、互不融合、不与皮肤粘连、无压痛、不化脓。约75%患者的外周淋巴结组织学检查可见肉芽肿改变。

3. 肺部　又称胸内结节病，是结节病最常见的表现，约占90%。包括肺门和纵隔淋巴结，其中双侧肺门淋巴结肿大最常见。根据病期不同，临床表现各异，从毫无症状，到发展为肺纤维化、肺心病，严重者致死。根据肺部受累程度分为5期。

0期：胸部X线片正常。

Ⅰ期：双侧肺门和/或气管旁淋巴结肿大，无肺受累。

Ⅱ期：淋巴结肿大伴肺部浸润。

Ⅲ期：肺部浸润，无肺门淋巴结肿大。

Ⅳ期：不可逆的肺纤维化和肺大疱、囊肿、肺气肿。

Ⅰ期可自行消退，少数患者进展至Ⅱ期。Ⅲ期患者发生严重的肺损害，常伴有深部浸润的斑块和冻疮样狼疮。这类患者常合并肺间质纤维化，最终发展成肺源性心脏病，以致死亡。

4. 心脏　既往多认为心脏改变系肺部受累演变而来的肺心病。实际上肉芽肿可累及心脏的任何部位，特别是传导系统。临床表现为心动过速、心律不齐、部分或完全性房室传导阻滞、心包积液、心肌梗死。在一项尸体解剖研究中发现，50%的患者系因心脏病致死，但只有29%的患者在生前被诊断有心脏病。

5. 消化系统　最常见为腮腺和肝脏受累。腮腺病变的发生率约4%，表现为腮腺肿胀。肝脏病变主要是肝肿大或有结节形成，可引起胆汁型肝硬化伴高胆固醇血症、门脉高压和食管静脉曲张，血清碱性磷酸酶升高，肝活检有诊断价值。

6. 脾脏　虽然脾肿大的发生率仅为10%～25%，但脾内有肉芽肿改变者可达50%。脾病变一般无症状，但少数患者可以出现脾功能亢进，偶尔可发生脾破裂。

7. 肾脏　肾脏病变较少见，由于高血钙引起肾组织的钙盐沉着，少数是结节病的直接侵袭，可产生肾结石，亦可出现结节性血管性肾炎或肾功能衰竭。

8. 神经系统　有5%～15%的患者神经系统受累，包括脑、脊髓及周围神经。临床表现为面神经瘫痪、眼神经病、脑膜炎、卒中、脑肉芽肿、脑水肿及脑病，少数可致死。个别患者可有下丘脑和垂体累及，表现为隐性糖尿病或垂体功能减退。

9. 眼　根据统计资料不同，眼病变发生率差异较大，从10%到50%不等。以双侧急性肉芽肿性葡萄膜炎最为常见，好发于女性，且常见结节性红斑皮损。慢性葡萄膜炎可累及前房，如果治疗不及时，有可能发展至青光眼甚至失明。若有泪腺肿大、眼葡萄膜炎和发热，称为Heerfordt综合征。累及眼部的还有虹膜肉芽肿结节、视网膜脉络膜炎等。结膜、泪腺、巩膜及视神经也可受累。

10. 骨病变　据统计为3%～8.5%，但在冻疮样狼疮型发生率可高达50%，多关节炎常见于结节性红斑型患者。早期改变有骨质疏松、骨皮质变薄和斑点状疏松；晚期可见囊性病变，有时可致病理性骨折。主要表现在手足部肿胀，特别是指（趾）端骨改变明显。冻疮样狼疮型结节病可以直接浸润破坏鼻骨。颅骨受累偶见。

文献报道，骨骼肌也可受累，主要累及四肢近端肌群，国内苏万敏曾报告过1例以多发性肌炎为主要表现的结节病。也有极少数内分泌系统受累的报道。

【组织病理】　无论哪个器官受累，其组织病理变化几乎是相同的，表现为真皮内致密的非干酪样肉芽肿浸润，有时可延伸到皮下脂肪层。肉芽肿由上皮样细胞组成，形成界限清楚的团块浸润，可混有少许组织细胞、淋巴细胞，偶见巨细胞。肉芽肿中心偶可见灶性纤维素性坏死，无干酪样坏死。

在较老的巨细胞内偶尔可见包涵体，包涵体分为：①Schaumann小体：为嗜碱性、层状、圆形贝壳状结构，直径100μm，由碳酸钙、草酸钙、磷酸盐及铁等组成；②星状小体：直径10～25μm，中心有核，绕以放射状针样结构，颇似打开的伞的骨架。染色呈嗜酸性，由胶原、磷脂组成。有的教科书中述及，可见结晶包涵体，直径1～20μm，由碳酸钙组成。这些小体无特异性，其他肉芽肿有时也可见到，高血钙患者皮损中亦可见到Schaumann小体。

各型皮肤损害的差异在于结节的位置有所不同，如红皮病型位于真皮上部，斑块型局限位于真皮上中部，丘疹型的结节散布于整个真皮内，皮下结节型则主要位于皮下组织内。

上皮细胞样肉芽肿的外周有网状纤维包绕，在皮损消退的过程中，上皮细胞样细胞逐渐消失，而包绕的网状纤维逐渐向肉芽肿中心形成纤维化。

【实验室检查】

1. 血液检查　轻度贫血，白细胞和淋巴细胞减少，嗜酸性粒细胞和单核细胞轻度增加。急性期血沉增快，血浆免疫球蛋白升高，丙种和α2球蛋白增加为主。肝功能可不正常，血清碱性磷酸酶增高，10%的患者有高血钙症。约60%的患者血清血管紧张素转换酶（SACE）升高，与病情的活动性有关，但并无特异性。部分患者可出现血尿溶菌酶、β_2－微球蛋白和胶原纤维酶水平升高。

2. 影像学检查　胸片可见单侧或双侧肺门淋巴结肿大，两侧肺纹理增粗，晚期可有肺纤维化改变。胸部CT提高了纵隔及肺门淋巴结的检出率，有助于肺小结节病灶的发现，也利于检测早期纤维化和评估气道功能。骨改变可见骨小梁增粗和小囊状透光区。放射性核素扫描，可了解病变的程度和范围。

3. 免疫学检查　外周血T淋巴细胞总数下降，$CD8^+$（抑制性T细胞）数量增加，$CD4^+$（辅助性T细胞）数量下降，$CD4^+/CD8^+$比值降低。淋巴细胞转化试验见淋巴母细胞形成能力下降。细胞免疫功能的减弱，使得对检测细胞免疫功能的相关试验反应性降低，如结核菌素试验、狂犬病、百日咳和流行性腮腺炎等疫苗的抗原延迟超敏反应受抑制。

4. Kveim试验　是一种特异性细胞免疫异常反应，机制不清，可用于辅助诊断。Kveim抗原为结节病组织的10%生理盐水混悬液，于前臂内侧皮内注射0.2ml，经6周后，于注射部位做皮肤活检，若有典型的结节病组织学改变，则为阳性。本试验有较高的特异性，急性患者的阳性率为75%～90%，随着疾病缓解，反应由阳性转为阴性。

5. 其他　支气管肺泡灌洗液检查，$CD4^+/CD8^+$比值升高。BALF－ACE升高，且与病情的活动性有较好的相关性。36%的患者尿钙增高。

【诊断与鉴别诊断】　我国结节病学组1993年制订了结节病诊断方案第三次修订稿，内容如下。

1. 结节病临床诊断　由于结节病属多脏器疾病，其症状随受累脏器而不同。在我国，从临床角度诊断结节病应注意排除结核病或合并结核病，也应该排除淋巴系统肿瘤或其他肉芽肿性疾病。①胸片显示双侧肺门及纵隔对称性淋巴结肿大（偶见单侧肺门淋巴结肿大），伴有或不伴有肺内网状、结节状、片状阴影。必要时参考胸部CT进行分期；②组织活检证实或符合结节病（注：取材组织可为浅表肿大的淋巴结、纵隔肿大淋巴结、支气管内膜的结节、前斜角肌脂肪垫淋巴结活检、肝脏穿刺或肺活检等）；③Kveim试验阳性反应；④血清血管紧张素转换酶（SACE）活性升高；⑤5TUPPD－S试验或5TU结核菌素试验为阴性或弱阳性反应；⑥高血钙、高尿钙症，碱性磷酸酶增高，血浆免疫球蛋白增高，支气管肺泡灌洗液中T淋巴细胞及其亚群的检查结果等可作为诊断结节病活动性的参考。有条件的单位可作^{67}Ga核素注射后，应用SPECT显像或γ照相，以了解病变侵犯的程度和范围。

具有①②或①③条者，可诊断为结节病。第④⑤⑥条为重要的参考指标。注意综合诊断、动态观察。

2．病理诊断　结节病的病理变化缺乏特异性，因而病理诊断必须和临床相结合，以下形态特点，支持结节病病理诊断：①病变主要为上皮样细胞组成的肉芽肿性结节，结节体积较小，大小形态比较一致，境界清楚；②结节内无干酪样坏死。偶尔结节中央可有小灶性纤维素样坏死；③结节内常有多核巨细胞（异物巨细胞、郎格汉斯巨细胞）以及少量散在的淋巴细胞。周围有较多淋巴细胞浸润，后期为纤维组织包绕。结节多时可彼此融合，但通常仍保留原有结节轮廓；④巨细胞内出现包涵体，如Schaumann小体，双折光结晶或星状体；⑤镀银染色可见结节内及结节周围有大量网状纤维增生；⑥特殊染色未见结核杆菌（油镜多视野检查）或真菌等病原微生物。

3．结节病活动性的判定　①活动性：病情进展，SACE活性增高，免疫球蛋白增高或血沉增快。有条件的单位可作支气管肺泡灌洗术，参考灌洗液中的淋巴细胞百分数和T辅助细胞/T抑制细胞的比值。或做^{67}Ga扫描来判定活动性；②无活动性：临床好转，上述客观指标基本上属正常者。如果持续好转，病情稳定状态达5年以上者，可称为痊愈。

4．鉴别诊断　面部的皮损应与颜面粟粒型结核、红斑狼疮、光线性肉芽肿相鉴别。斑块型、皮下结节型结节病应和淋巴细胞瘤、网织细胞增生症、结核样型麻风相鉴别。此外，尚需和冻疮、多形性红斑、颜面肉芽肿、环状肉芽肿相鉴别。

【预防与治疗】　病因尚不清楚，目前缺乏针对病因的特殊治疗方法。对早期、轻型、稳定病例可定期随访观察，糖皮质激素和免疫抑制剂的使用要慎重。高血钙症、眼病变、中枢神经系统病变、肺部和心脏病变的预后较为严重，具有病情活动指标时，需积极治疗，以控制病变的发展。

1．糖皮质激素　尽管对结节病的应用价值有争议，但一般认为糖皮质激素是首选治疗药物，适应证包括：全身症状明显、病情发展很快的急性进行期患者；肺部弥漫性结节病并影响到肺功能者；心脏、内眼部和中枢神经系统受累者；脾肿大、持续高血钙者。

泼尼松起始剂量为每日20～50mg，病情控制后缓慢减量，疗程一般为2年。对局限、数量少的结节性皮损，皮损内注射糖皮质激素可获得较好的疗效。

2．免疫抑制剂　有学者建议，糖皮质激素治疗病情缓解后的减量阶段，合并使用免疫抑制剂可以巩固治疗，缩短疗程，减少复发机会，还可防止糖皮质激素引起的不良反应。可选用的药物有甲氨蝶呤、硫唑嘌呤、环磷酰胺和苯丁酸氮芥等。

3．沙利度胺　具有免疫抑制作用，能抑制巨噬细胞游走，抑制肿瘤坏死因子α等细胞因子活性，适用于糖皮质激素治疗无效的患者，并有较好疗效。用量为每日0.2g，病情控制后减为每日0.1g，最后用0.1g，每2～3日1次维持治疗。

4．曲尼司特　是一种过敏介质阻释剂，近年的实验和临床研究证实，具有明显的抗纤维化作用。新山使郎等报道用曲尼司特治疗3例结节病，每日0.3g，2～8周，皮损消退，其中1例肺门肿大的淋巴结亦消失。山田等用曲尼司特每日0.3g，治疗2例泛发性皮肤结节病，皮损分别在3、6个月消退。

5．氯喹　有报告，氯喹对慢性肺纤维化及皮肤病变有效。Jones等报告17例患者，用羟氯喹0.2～0.4g/d，治疗3个月以上，其中12例皮损于1～3个月消退。氯喹的用法是每日0.25g，服药1～3个月后减为每次0.25g，每周2次，再服1～3个月。用药期间要注意心脏和眼的不良反应。

6．联合疗法　国内学者的经验，泼尼松15～20mg/d，雷公藤多苷20mg，每日3次，氨苯砜25mg，每日3次，3种药物联合治疗，对小结节型、皮下结节型及斑块型患者有较满意的疗效。

7．其他　文献报道，治疗有效的药物还有异维A酸、别嘌呤醇、米诺环素等。提高机体细胞免疫能力的药物，如注射转移因子或内服左旋咪唑等，也可作为辅助治疗。

进行性慢性盘状肉芽肿病（granulomatosis disciformis chronica et progressiva）

1948 年由 Miescher 等首先描述，故又称 Miescher 肉芽肿病，是一种较少见的肉芽肿性疾病。好发于中青年女性。

【病因及发病机制】　病因尚不清楚，有人认为可能为环状肉芽肿的一种亚型；也有认为是不典型的结核菌感染、结节病或局限性硬皮病的一型。近年来，有学者认为是非糖尿病性类脂质渐进性坏死的一种少见变型，在临床上和组织学上二者不易区别。

【临床表现】　好发于中青年女性，常不伴糖尿病。皮损多见于手背、前臂和胫前，其他部位罕见。皮疹为不规则环状斑块，呈黄红色，边缘锐利而隆起，中央平坦光滑呈盘状，可逐渐向周围扩大。

【组织病理】　表皮角化不全，早期在真皮血管周围可见组织细胞、上皮样细胞、浆细胞和异物巨细胞呈肉芽肿状浸润，晚期可见胶原变性和纤维化。血管改变轻微。无渐进性坏死肉芽肿和脂质沉积。在组织病理学上，Miescher 和 Leder 所称的盘状肉芽肿型与类脂质渐进性坏死肉芽肿型表现相同。

【鉴别诊断】　临床应和环状肉芽肿鉴别，如有较多的上皮样细胞和巨细胞，应与结节病鉴别。本病和环状弹力纤维溶解性巨细胞肉芽肿较难鉴别，但后者巨细胞内有吞噬的弹力纤维。

【预防与治疗】　可局部外用多磺酸黏多糖乳膏，复方肝素凝胶，选用强效或超强效糖皮质激素，亦可糖皮质激素皮损内注射。

环状肉芽肿（granuloma annulare）

环状肉芽肿（GA）是一种病因不明的、发生于真皮或皮下组织的良性炎症性皮肤损害，通常有自限性。特征性皮损呈环状排列、肤色及群集的丘疹或结节。Fox 于 1895 年首次报告，1902 年 Crocker 正式命名为环状肉芽肿。可发病于任何年龄，以儿童和青年居多，女性约为男性的 2.3 倍。

【病因及发病机制】　确切病因不明，通常认为与结核、虫咬、外伤、日晒、甲状腺炎和病毒感染（包括 HIV、EB 和带状疱疹病毒）相关。

1. 免疫因素　其病理机制是细胞介导的免疫反应（Ⅳ型），半数患者皮损部位血管壁内可发现 IgM 和补体 C3 沉积，损害周围可见白细胞碎裂性血管炎，提示发病机制为免疫球蛋白介导的血管炎。

2. 病毒感染　有人认为，带状疱疹病毒诱导皮损处感觉神经纤维发生局部神经免疫功能失调可能是引起本病的原因。HIV 阳性的患者发生 GA 有较多的报道，有人称之为 HIV 相关 GA，泛发 GA 是 HIV 感染中最常见的临床分型，可以发生在 HIV 感染的各个阶段，更常见于获得性免疫缺陷综合征期，GA 可能是免疫失调加重的表现。

有报告，皮损可发生在 HIV 感染者带状疱疹愈后的部位上，Wolf 认为是一种“同位反应”（isotopic response），其定义是一种新的皮肤病发生在另一种已愈且无关皮肤病的位置上。

3. 遗传因素　GA 与人类白细胞抗原（HLA）表型相关，在某些患者中提示遗传因素的作用。Friedman（1987）曾报告患有本病的两姐妹有相同的 HLA；另有报道，HLA - B8 在局部 GA 患者中出现频率较高；在泛发 GA 中 HLA - A29 和 HLA - BW35 频率也有升高的报道。

4. 其他因素　有人报道，泛发型环状肉芽肿多伴有糖尿病，约半数有糖耐量异常。有零星报道GA和自身免疫性甲状腺炎共存于女性患者，因此有学者认为，GA患者应用可能影响甲状腺功能的药物前最好检查TSH或甲状腺抗体。有学者认为，是一种结核疹，结核菌素皮试可诱发本病。

在一些肿瘤患者中可伴发GA，因此有人提出GA应列为实体肿瘤患者的皮肤副肿瘤综合征表现中，建议那些具有不典型GA皮损，组织学提示为GA的老年患者，应考虑检查潜在淋巴瘤或其他恶性肿瘤。

另外，与类风湿、血管炎、内分泌紊乱等系统性疾病以及药物（别嘌呤醇、氨氯地平）也可能有关。

【临床表现】 表现为多种临床类型。典型皮疹最初为小的、光滑、质硬的丘疹，逐渐向周围扩展，同时中心消退，形成环状，环的大小不等，直径为1～5cm，有时更大，罕有超过10cm者。也可表现为匐行状、扇形、弓形或边缘不规则形。正常肤色、淡红色或紫色，皮损表面有光泽。通常无自觉症状，少数有轻度瘙痒。

皮疹常为单发，也可多发，儿童常为多发性皮疹，成人则多为单发性皮疹。身体任何部位均可发疹，但常见于四肢远端的伸侧。Wells统计129例患者，手背和前臂的皮疹占63%，足背和下肢占20%，躯干部仅占5%。而头皮、耳、颜面等处则罕见，偶见发生于口腔黏膜者。

病程呈慢性经过，少数开始为急性播散性发病而后转为慢性经过。一般为自限性，局限型GA大多数在1～2年内可自然吸收，不留瘢痕或其他痕迹。极少数可长达数年不愈，个别达25年。病程长短与年龄、皮损数目无关。复发率较高，约40%病例可在原处复发，但复发的皮疹消退较快。临床上常分为以下类型。

1. 局限型　多见于青年。皮损通常发生于手部、肘部、足背和踝部。有较典型环状皮肤损害，皮损缓慢发展，约3/4患者的皮损在2年内消退，消退后不留痕迹。

2. 播散型　即泛发型，主要发生在中年以上的女性。据报道有20%的病例伴发糖尿病。皮疹对称分布于腕部、前臂和股部，有时为全身性，有时只见于暴露区，形态单一或呈多行性，皮疹为带光泽的丘疹，环状损害或半月状结节。病期不定，可很快自发性消退，或持续存在，或缓解与复发交替发生，一般病程为3～4年，但也有短至4个月或长达10年以上的患者。临床上有时像结节病或扁平苔藓。

3. 皮下型　最常见于儿童，可出现在1岁至青春期之间的任何年龄，其中半数发生在5～12岁之间。男童的发病率为女童的2倍。损害好发于小腿，也可出现于上肢远端或头皮。通常呈多发性。损害部位在发病前常有外伤史。皮损浸润较深，为淡红色或紫红色的皮下结节，偶尔结节中央发生坏死，形成溃疡。

4. 巨大型　呈巨环形，浸润较深，有时像持久性环状红斑或环状扁平苔藓，常为单发性。

5. 穿通型　亦称穿凿型，临床较少见，主要发生在手背和四肢，开始为浅表性丘疹或小结节，2～4mm大小，以后逐渐扩大，中央出现脐凹和小溃疡，可挤出黏液样液体，有时结痂。痂落后留有色素减退或色素沉着性瘢痕。有时皮疹像传染性软疣样。皮疹可受季节影响，夏季增加，冬季减少。

6. 艾滋病中的环状肉芽肿　GA可发生于HIV患者病程的任何阶段。典型损害为丘疹，泛发型GA（60%）比局限型GA（40%）更为常见。光分布性损害和穿凿性损害也可发生。其组织学检查与正常宿主患GA的组织学表现一致。HIV中GA的自然病程尚不清楚。

【组织病理】 典型的病理类型为栅栏状肉芽肿，其特征为中央胶原纤维变性（渐进性坏死），周围常有放射状排列的淋巴细胞、组织细胞和成纤维细胞。病灶中弹性纤维消失，肉芽肿周围可见吞噬了弹性纤维的巨噬细胞。成熟损害处的变性胶原纤维病灶中有黏蛋白沉积，病灶中还可见纤维蛋白和核尘。

典型损害主要位于真皮网状层上和中部，也可累及真皮深部和皮下组织。除穿通性环状肉芽肿以外，表皮一般正常，有时可有轻度角化过度、角化不全或棘层肥厚。胶原纤维变性可以为完全变性，也可以为不完全变性。以小病灶不完全变性为多见，大病灶完全变性和小病灶不完全变性同时存在次之，单一形态的大片完全变性较少见。

穿通型环状肉芽肿的渐进性坏死碎片多分布在接近表皮的位置，并可被表皮包围形成穿通性隧道，坏死性物质经此隧道排出到表面。形连续切片，常常可以观察到穿孔出现在毛囊处。

【诊断与鉴别诊断】 根据皮损特征，结合组织病理改变，多不难诊断。

应与结节病、类脂质渐进性坏死及非糖尿病性类脂质渐进性坏死相鉴别：类脂质渐进坏死好发于小腿胫前，橘黄色斑块，无隆起性边缘，有萎缩和毛细血管扩张、硬皮病样外观。组织病理特点是有类脂质沉积，而无上皮样细胞肉芽肿改变，可以鉴别；非糖尿病性类脂质渐进性坏死患者无糖尿病史，多发生于女性的颜面，为黄红色较硬的斑块，无自觉症状，病程慢性。

【预防与治疗】 因为本病损害常无症状并可自行消退，所以大多数轻型病例无需治疗。对某些疑诊为本病的患者在局麻下进行皮肤活检手术，部分患者于活检手术后皮疹可部分或全部消退。

1. 局部治疗

（1）可外用强效糖皮质激素。对局限性的顽固性皮损，可将2%利多卡因与复方倍他米松，或曲安西龙等量混合后局部注射，有肯定疗效。皮损内注射小剂量重组人γ-干扰素也有一定疗效。

（2）采用液氮或二氧化碳雪进行冷冻治疗可使部分患者的皮疹消退，80.6%的患者在接受液氮冷冻疗法一次后皮疹消退。

（3）Shankhnes报道，用注射针头在皮疹部位作划痕疗法治疗环状肉芽肿72例，87%获得治愈，并且认为此法简便易行，治愈率高，没有不良反应。

2. 系统治疗

（1）糖皮质激素：口服有一定的效果。王家璧等采用口服泼尼松每日15~30mg，治疗8例，3例采用肤轻松二甲基亚砜溶液局部外用，结果10例治愈，1例显效。

（2）曲尼司特：户田宪一和山上美江报道，用常规剂量曲尼司特治疗2例环状肉芽肿，皮损分别在8和10周消退，无明显不良反应。

（3）异维A酸：可用于治疗播散型环状肉芽肿和难治型环状肉芽肿，常用剂量为每日20mg，常见不良反应为皮肤、黏膜干燥。

（4）光化学疗法：Salomon等报道18例环状肉芽肿经PUVA治疗后，5例完全消退，10例改善，3例无效。有4例复发，其中3例重复治疗后完全消退。平均累计量为69.5J/cm^2，平均治疗55次。

（5）其他药物：文献报告，治疗有效的药物还有氯喹、己酮可可碱、氨苯砜、抗生素、环孢素A、苯丁酸氮芥、左旋苯丙氨酸氮芥等，但选用时应权衡利弊，注意治疗过程中可能发生的药物不良反应。

多形性肉芽肿（granuloma multiforme）

Leiker等首先于1964年报告此病。本病多见于非洲的东部和中部，特别是尼日利亚东部的某些农村发病率可高达1.5%~2%，女性患者多于男性，尤其多见于年龄超过40岁者。

【病因及发病机制】 病因不明。虽然在农村中可以见到大量患者，但与遗传和家族无明显关系，也未发现引起发病的细菌或其他病原体。也有人认为临床表现和病理改变与环状肉芽肿有许多类似点，而将其列为环状肉芽肿的一个亚型。

有学者根据4例女性患者的皮损特点分析认为，可能是一种光线性皮肤病，日光所致的胶原损伤可能是多形性肉芽肿的原发改变。而导致本病的光敏剂可能为环境中的生物性或化学性因子，免疫反应则可能为另外的加重因素。高龄患者多，也提示慢性累积性光损伤。

【临床表现】 开始为肉色的，瘙痒性发硬的小丘疹和结节，直径1~8mm，高起皮面1~3mm，逐渐向外扩展形成环状损害，边缘高起，境界清楚。在向四周扩大的同时中心消退，并留有轻度色素沉着。由于原来的皮疹互相融合，新疹不断发生，导致皮疹呈地图状、多环状或其他各种不同的形态。皮损好发于身体上部和曝光部位，主观有痒感，在新皮损发生时尤为明显。皮疹经过慢性，持续数月至数年不消退，不形成溃疡。患者的全身健康一般不受影响，主要是影响美观和社交。

【组织病理】 表皮正常，真皮内可见边界模糊、形状不规则的渐进性坏死性病灶。病变多侵犯单个胶原纤维束，形成病变胶原纤维束与未受累胶原纤维混杂存在的表现，同时伴有组织细胞浸润。个别可见典型的栅栏状肉芽肿。浸润细胞除组织细胞外，还常见到巨细胞，且血管周围淋巴细胞浸润伴有多少不一的浆细胞和嗜酸性粒细胞。巨细胞内无星状小体。无神经周围浸润的特征。邻近的血管结构正常。弹性组织消失，其发生机制主要与炎症细胞浸润有关，愈合区域内弹性纤维消失，形成浅表轻微的瘢痕。

【诊断与鉴别诊断】 无局部感觉障碍不难和结核样麻风鉴别。结节病很少是多形性或地图形皮损，结合病理改变和Kveim试验阳性，鉴别不困难。其他还应与环状肉芽肿及环状弹力纤维溶解性巨细胞性肉芽肿相鉴别。

【预防与治疗】 无特效治疗。以对症治疗为主，可试用糖皮质激素、沙利度胺（反应停）、氯喹、羟氯喹口服。

环状弹性组织溶解性巨细胞肉芽肿（annular elastolytic giant cell granuloma）

1979年Hanke首先报道。以前曾有类似疾病的其他命名，如头面部非典型性脂质渐进性坏死、颜面Miescher肉芽肿、光线性肉芽肿等。也有伴发结节病的报道。

【病因及发病机制】 病因不明。有人认为与糖尿病有关，或是外伤与糖尿病的共同作用所致，由细胞介导的免疫反应也参与了疾病的发生。也有人认为和环状肉芽肿之间有一定关系。

【临床表现】 多见于中年女性，也有报道见于8个月大的男婴。皮疹好发于头面部、颈部等曝光部位，其他非曝光部位也可发生。皮疹为红色丘疹，排列成环状，边缘隆起，中央色素减退，一般无自觉症状。

【组织病理】 隆起边缘部位的真皮乳头层或中部肉芽肿性浸润，可见多核巨细胞（常内含弹性纤维和星状小体）、组织细胞、淋巴细胞和少量上皮样细胞。损害中央弹性纤维完全缺失。无典型的渐进性坏死，也无脂质和黏蛋白沉积。血管无变化。损害中央弹性纤维组织完全缺失。

【诊断与鉴别诊断】 有时要和环状肉芽肿、结节病、糖尿病性类脂质渐进性坏死相鉴别。环状肉芽肿病理上为灶性胶原纤维变性和栅栏状肉芽肿，伴显著的渐进性坏死，常有黏蛋白沉积，一般无多核巨细胞。结节病的病理为上皮样细胞结节，无干酪性坏死，内脏常累及。糖尿病性类脂质渐进性坏死则有明显的渐进性坏死，血管壁增厚，毛细血管内皮细胞增生。

【预防与治疗】 无特殊治疗。避免外伤以防止发生同形反应。

布施宁子和木村俊治用曲尼司特分别治疗2例，剂量为每日0.2~0.3g，1个月皮损变平，3个月后痊愈。

尚有口服曲尼司特联合外用1%吡美莫司霜或糖皮质激素治疗有效的报道。系统使用异维A

酸的疗效尚不能肯定。

油性肉芽肿（oil granuloma）

又称脂肪肉芽肿（oleogranuloma）、石蜡瘤（paraffinoma）、脂瘤（oleoma）。是由于大量乳液、油剂或不溶性液体注射到组织中后，不能溶解吸收而形成肉芽肿反应，是异物反应的一种特殊类型。

【病因及发病机制】 矿物油，特别是液体石蜡和软石蜡，曾一度用来改善人体美容上的缺陷，将上述物质注入女性的乳房和男性的生殖器部位可达到填充乳房和修补睾丸组织的目的，注射到颜面或其他部位可矫正局部凹瘢和塌陷畸形。这些油类不能完全溶解和吸收而导致组织的异物反应。自从毒性小的硅胶、小牛胶原等材料的广泛应用以及吸脂技术的发展之后，本病现已十分少见。

【临床表现】 一般于注射油类物质后数月至5年，有时甚至长达42年，在注射部位出现坚硬的圆形、卵圆形或不规则形的结节或斑块，可自由移动或固定于皮肤和深筋膜，无压痛，皮损持续存在，表面皮肤外观正常，有时可发生溃疡。美容缺陷注射上述物质引起的病变多见于颜面和女性乳房部，臀部的病变常常是注射治疗性油剂药物而引起，或注射枯痔药物治疗痔疮后在肛周出现的油肉芽肿改变。但有些患者因为注射的间隔年代已久，或某些原因故意隐瞒其历史而给诊断造成困难，所以必须仔细询问病史及有关情况。文献报道有因润滑油通过损伤的皮肤（主要是手背）进入人体引起特征性结节、斑块和瘘道。

本病经过大多缓慢，甚至终身保持稳定，但炎性病变明显者，临床上可出现暂时红肿，少数可形成溃疡，个别可发生癌变或发展成肉瘤。

【组织病理】 大剂量油剂注射首先引起局部急性炎症改变，损害处可见较大的油滴，成囊肿状，周围包绕多层胶原纤维，构成所谓“洋葱皮样囊肿”。小剂量矿物油注入组织可在相当长的时间内不引起明显的炎症反应。

典型的石蜡瘤组织为真皮内有许多大小不等的圆形或卵圆形空腔，其中充满着石蜡、油类物质和少量炎症细胞。空腔的间隔和其周围可见纤维组织增生和变性，并有淋巴细胞、浆细胞、组织细胞和巨噬细胞浸润，有的巨噬细胞吞噬石蜡后细胞成空泡状，还可见到数量不等、大小不定的异物巨细胞。冷冻切片用苏丹染色时，石蜡物质呈橘红色，但较中性脂肪染色为差。某些动物脂肪可引起结核样肉芽肿反应，而植物油则因水解释放出刺激性物质引起炎症反应和噬脂肉芽肿反应。

【诊断与鉴别诊断】 有注射填充物质修复某些美容缺陷历史，临床表现主要在注射部位发生结节或斑块，病理上为油肉芽肿或囊肿，具有上述3种表现者诊断一般不困难。

根据病史以及损害的形状、位置，可以与纤维瘤、硬红斑和瘢痕疙瘩等相鉴别。至于与一些皮下结节或斑块性疾病的鉴别，除了根据病史外，主要依靠组织病理。

【预防与治疗】 如无症状，可不给予治疗，必要时外科手术完整地切除受累组织。X线局部照射、音频电疗对部分患者有效。

（宋文凯）

第十一章　皮肤附属器疾病

第一节　女性多发的疾病

石棉状糠疹（pityriasis amiantacea）

曾称为石棉状癣（tinea amiantacea），因头部鳞屑堆积成的厚痂酷似石棉状，又非真菌感染故用此病名。好发于青少年的头皮，女性多于男性，病程呈慢性经过，易误诊为脂溢性皮炎、头皮银屑病及白癣等。

【病因及发病机制】 确切病因不明，真菌检查阴性，组织学可发现皮脂腺萎缩。通常认为本病为皮脂溢出的干性型而有退行性改变。亦有学者认为系毛囊角化所致，临床可见毛囊口角质增殖，增殖的角质随头发向上移行即成为发鞘，脱落后形成糠秕状鳞屑。

【临床表现】 主要症状为毛发鞘、糠状鳞屑和毛囊口棘状隆起。

1. 毛发鞘　其特征为头发近端有酷似石棉结晶的纯白色鞘状物包绕，以头发的毛干为中轴，可上下移动。鞘状物随着时间推移或因污物附着而变为灰白色或灰黄色，渐失去石棉样色泽。

2. 糠状鳞屑　白色糠状鳞屑堆积、黏着在头发根部和头皮而成大片厚痂，用力剥离可见层层小片鳞屑脱落。白色厚痂处的头发及头皮无异常改变。

3. 毛囊口棘状隆起　亦成石棉状、纯白色，紧紧包绕头发根部。

【诊断与鉴别诊断】 根据本病上述临床表现特点，通常不难确诊。应与以下疾病进行鉴别。

1. 白癣　主要应与头癣白癣进行鉴别。白癣的受累头发根部也可以出现白色套样菌鞘，形成白色鳞屑性斑片，但头发明显受累，病发无光泽，长出头皮约0.5cm即自行折断。真菌检查阳性。

2. 头皮银屑病　亦可出现散在白色鳞屑性斑片，但无白色发鞘，且局部鳞屑往往将头发缩紧呈束状，又称毛笔状发。白色鳞屑与头皮结合紧密，强行剥离鳞屑，可发现点状出血，身体其他部位常有同样损害。

3. 干性皮脂溢出　临床表现为头部弥漫性、灰白色、细小糠秕状鳞屑，鳞屑不会形成大片厚痂，无白色发鞘，头发可脱落、稀疏。

【治疗】 发病初期病情较轻时，可选择具有脱脂、祛头屑作用的洗发剂洗头，2%酮康唑洗发香波，2.5%二硫化硒香波等。可口服维生素 B_6 作为预防和辅助治疗。

头部痂皮较厚者可选择局部外用角层剥离剂，如5%～10%硫磺软膏、5%水杨酸软膏、0.1%维A酸软膏等。

高雄性激素性痤疮（hyperandrogenic acne）

系指女性的多卵巢综合征性痤疮、月经前加重性痤疮、迟发性或持久性痤疮。

【病因及发病机制】 研究表明，这一类痤疮患者的血清睾酮明显增高，而雌二醇和黄体生成素明显降低。病程持续至30～40岁或更久。对痤疮的常规性治疗通常无效。

【临床表现】 临床表现为颜面皮脂分泌过多，皮肤粗糙、毛孔粗大，以炎症性丘疹为主，常伴有结节、囊肿、破溃及瘢痕形成。炎症性皮损以口周、面颊为多，额部相对较少。月经期皮损加重或增多。有时可见多毛、雄性激素性脱发、月经周期紊乱、鼻唇沟及鼻翼两侧持续性、油腻性红斑。有时可见皮肤男性化。

【治疗】 除根据临床症状及寻常痤疮的分级选择治疗药物外，可选择一种抗雄激素药治疗。抗雄性激素治疗痤疮包括三个方面：抑制卵巢分泌雄性激素，抑制肾上腺分泌雄性激素，外周抗雄性激素。

1. 复方醋酸环丙孕酮　又称达英-35（diane-35），每片含醋酸环丙孕酮 2mg，炔雌醇 35μg。醋酸环丙孕酮有强烈的外周抗雄性激素作用和抗促性腺激素作用，与炔雌醇联合应用可明显减少皮脂分泌，而且还具有拮抗雄性激素介导的粉刺形成的作用，尤其适用于伴有月经紊乱者。用法为月经来潮第 1 天或第 5 天开始服用，每日 1 片，共 21 天，停 1 周后再服用第 2 疗程，根据病情可连用数个疗程。一般服药 6~8 周可使皮脂分泌减少 60%~80%。

不良反应有乳房胀痛、头痛、性欲改变、恶心、呕吐，偶见肝功能异常、皮疹。禁用于有心、脑血管血栓、栓塞病史者，严重肝、肾功能障碍者，妊娠和哺乳期妇女，男性和儿童。避免与利福平、卡马西平、巴比妥、扑米酮同时服用。

2. 螺内酯（spirolactone，安体舒通）　能够阻止雄性激素与受体结合、抑制性腺和肾上腺产生雄性激素及抑制 5α-还原酶，因此具有抗雄性激素的作用。对成年妇女因卵巢或肾上腺引起的雄性激素过多性顽固性痤疮有效。初始剂量为每日 25~50mg，逐渐增加至每日 50mg~0.1g。

不良反应较轻，少数患者有胃痉挛、腹泻、头痛、月经失调、乳房压痛、性欲下降、嗜睡及皮疹等。长期使用女性多毛。禁用于妊娠和哺乳期妇女。不宜与其他类型保钾利尿剂、三环类抗抑郁药、非甾体抗炎药、糖皮质激素、抗精神病药及他克莫司同时使用。

3. 糖皮质激素　可选用泼尼松 5~10mg 或地塞米松 0.375~0.75mg，每晚 1 次口服，可抑制促肾上腺糖皮质激素的高分泌，从而抑制肾上腺和卵巢产生的雄性激素，对女性高雄性激素性痤疮及严重痤疮有效。Fisher 对月经前加重性痤疮患者，在月经来潮前 10 天开始每日服用泼尼松 5mg，至月经来潮为止，有效率为 100%。作者认为小剂量泼尼松即有抗雄性激素作用，且不良反应少。

4. 其他抗雄性激素药物　西咪替丁能与二氢睾酮竞争雄激素受体，并能阻止雄性激素受体转运至核内，具有弱的抗雄性激素作用。常用剂量为 0.2g，每日 3 次。丹参酮具有弱的抗雄性激素作用和温和的雌激素作用，安全性好。

酒渣鼻（rosacea）

又称玫瑰痤疮（acne rosacea），多见于 30~50 岁的中年人，女性多于男性，但严重的病例往往见于男性。是一种发生于鼻及鼻周的慢性炎症性疾病。

【病因及发病机制】 确切病因及发病机制尚不十分清楚。目前倾向于认为其发病系综合性因素所致，局部血管舒缩神经失调，导致毛细血管长期扩张是主要原因，毛囊虫及局部反复感染是发病的重要因素之一。辛辣食物、饮酒、高温和寒冷刺激、精神紧张及情绪激动、内分泌障碍等均可作为本病的诱发和加重因素。有学者研究发现，皮损的表皮与真皮连接处有免疫球蛋白沉积占 70%，而无皮损处皮肤占 30%，有的患者可见白细胞吞噬活性明显降低，故推测可能与免疫因素有关。近年来，幽门螺杆菌与本病的关系引起人们的重视，但只是发病的因素之一。

【临床表现】 病程经过缓慢，通常分为 3 期，但各期之间并无明显的界限。

1. 红斑与毛细血管扩张期　鼻及鼻周的面中部为主，亦可累及面颊、前额及下颏。最初表现为红斑，在刺激性饮食、气温骤然改变及精神兴奋时明显，久之红斑变为持续性，并逐渐出现局部毛细血管扩张，呈树枝状，主要分布在鼻尖及鼻翼。常伴有鼻部毛囊孔扩大和皮脂分泌增多。可持续数月至数年后向丘疹脓疱期发展。

2. 丘疹脓疱期　在红斑与毛细血管扩张的基础上，反复出现痤疮样毛囊性丘疹、脓疱，但无粉刺形成。皮损有时可表现为深在的炎症性结节，疖肿或囊肿。

3. 鼻赘期　由于长期充血、反复感染，鼻部结缔组织增殖、皮脂腺异常增大，形成大小不等的隆起性结节，导致鼻尖部外观肥大、畸形，如赘生物。鼻赘表面可见明显扩大的皮脂腺口，挤压时有条状白色黏稠皮脂溢出。严重的鼻赘多见于40岁以上的男性。

肉芽肿性酒渣鼻（granulomatous rosacea）是一种特殊形式的丘疹性酒渣鼻，其特点是：皮损不仅发生在面部蝶形区域，也可发生在颜面两侧及口周，用玻璃片按压皮损呈黄褐色。组织学改变为非干酪性上皮肉芽肿。

除上述临床表现外，眼往往受累，国外称为眼酒渣鼻（ocular rosacea）。有统计，女性酒渣鼻患者在绝经期前后，约有75%的人眼部受累，而鼻赘期的男性患者几乎无一幸免。临床表现为眼睑炎、结膜炎，偶可累及角膜和巩膜。Gundmundsen等发现，40%的酒渣鼻患者的泪液分泌异常。患者可出现眼干燥、异物感、流泪、畏光、视物模糊等症状。有的患者酒渣鼻症状很轻而眼部症状明显，有些患者酒渣鼻症状很重而眼部症状轻微，故眼部受累的症状与酒渣鼻的分期无平行关系。

【组织病理】　组织病理学改变因病期而不同。红斑与毛细血管扩张期主要表现为真皮内毛细血管扩张，血管周围非特异性炎症浸润。丘疹皮损中可见真皮内弥漫性炎症细胞浸润，毛囊或皮脂腺周围有大量淋巴细胞，掺杂有少量组织细胞和浆细胞，部分病例可见上皮样细胞和巨细胞，有时可见毛囊周围炎伴毛囊内脓肿形成。鼻赘期主要是皮脂腺增多，腺体增大，腺口扩张并充满角质和皮脂，并有皮下结缔组织增生和血管扩张，血管周围慢性炎症细胞浸润或毛囊内脓肿形成。

【诊断与鉴别诊断】　根据发病年龄、分布部位，典型的各期皮损表现，易于诊断。与寻常性痤疮、脂溢性皮炎、口周皮炎亦不难鉴别。Haber综合征，又称家族性酒渣鼻样疹、表皮内上皮瘤综合征，虽具有酒渣鼻样皮损，但发病年龄早，有家族史，病例少见，且非日光暴露部位有多发性疣状损害，可以鉴别。艾滋病患者颜面可出现严重脂溢性皮炎，并发生丘疹、结节性皮损，很像酒渣鼻，但皮损内容物在显微镜下为大量蠕形螨，根据病史和艾滋病的其他症状，可以鉴别。

【预防与治疗】

1. 预防　平时忌辛辣和刺激性食物及饮酒，避免暴晒和过冷或过热的刺激，避免精神紧张，保持良好的心态和生活规律。有胃肠道疾患应及时治疗，保持排便通畅。调整内分泌失调。

2. 治疗

（1）局部治疗：外用药物可根据皮损选择，丘疹脓疱可选用克林霉素凝胶、过氧化苯酰凝胶、氯霉素洗剂、夫西地酸乳膏、莫匹罗星软膏等，亦可选用硫磺制剂、壬二酸霜剂、低浓度维A酸制剂、甲硝唑或替硝唑凝胶等，有消炎、杀菌及减轻红斑的作用，并能减少轻症患者的复发。部分外用制剂有局部刺激的不良反应，应向患者说明，不能耐受时应停药或更换药物。

（2）系统治疗：①替硝唑0.5g，每日2次，或甲硝唑0.2g，每日3次。视病情和症状而减量或停药；②四环素0.5g，每日3次，或多西环素0.1g，每日2次，或米诺环素0.1g，每日2次；③有学者用克拉霉素0.25g，每日2次，4周后改为每日0.25g，发现疗效优于多西环素；④有报告，氯化喹啉0.25g，每日1~2次，或羟基氯化喹啉0.2g，有一定疗效，疗程宜控制在3个月以内；⑤对抗生素治疗无效者，可改用异维A酸，以小剂量为宜，通常10mg每日或隔日1

次，2～3个月病情控制后可再减量，直至每周1次维持治疗。对眼酒渣鼻亦有较好的疗效，且不良反应轻微；⑥对合并幽门螺杆菌感染者，可按幽门螺杆菌感染的标准治疗方案服药；⑦对绝经期严重酒渣鼻患者，用雌激素治疗有一定疗效。

（3）其他治疗：对毛细血管扩张明显者，激光治疗效果满意。鼻赘期可选择切割术或磨削术治疗，以达到美容效果。

臭汗症（bromhidrosis）

臭汗症是指分泌的汗液有特殊的臭味或汗液经分解后产生臭味。通常以腋窝、足部、会阴部为多。

【病因及发病机制】 小汗腺引起的臭汗症，多由细菌分解汗液和皮肤表面污物所引起，往往与多汗症伴发，以足跖和趾间为常见。

因受内分泌的影响，大汗腺在青春期才开始分泌活跃，故臭汗症多在青春期发生，到老年可减轻或消失。2007年，丁琦等用免疫组化定位腋臭患者腋窝顶浆分泌腺上皮细胞核中的雄激素、雌激素和孕激素受体，结果40例患者中38例雄激素受体呈强阳性，10例正常人仅1例为强阳性，而雌激素受体和孕激素无阳性表达，提示雄激素受体过高表达与腋臭的发生相关。

特殊臭味的生成，系细菌与大汗腺分泌物中的有机物作用后产生不饱和脂肪酸所致。如用药物杀死细菌，使之不能产生足量的不饱和脂肪酸，则臭味消失。临床发现，患者大多有家族史，故臭汗症与遗传因素有关。

【临床表现】 多见于多汗、汗液不易蒸发和大汗腺所在的部位，如腋窝、腹股沟、足部、肛周、外阴、脐部及女性乳房下等处，而以足部和腋部臭汗症最为常见。

足部臭汗症常与足部多汗伴发，有刺鼻的臭味，夏天不洗足时更甚。腋部臭汗症俗称狐臭，为一种特殊的刺鼻臭味，夏季更明显。少数患者的外阴、肛门和乳晕部位也可散发出此种臭味。多数患者外耳道内有柔软耵聍。

有遗传性，常见于青壮年，以女性多见，臭味病情轻重不等，至老年时可减轻。患者往往伴有色汗，以黄色居多。

【诊断与鉴别诊断】 根据特殊的气味和分布部位通常易于诊断。当患者主诉有臭味时，需与汗臭恐惧症、鼻腔异物或慢性鼻窦炎及鱼腥味综合征鉴别，后者是一种遗传性疾病，患者自觉的臭味与三甲胺代谢紊乱有关。通过病史和检查，可以鉴别。

【治疗】 病情较轻者可不必治疗，平时宜经常沐浴、勤更换衣物、袜子，保持局部干燥与清洁。伴有局限性多汗症者以治疗局部多汗为主。局部外用1%聚维酮碘溶液，或1∶8000高锰酸钾溶液，或0.5%的新霉素溶液或25%三氯化铝溶液，有助于局部杀菌、干燥和减轻臭味。腋臭严重者可选择激光或手术治疗。

套叠性脆发病（trichorrhexis invaginata）

又称竹节性毛发（bamboo hair），为Netherton综合征的体征之一。

【病因及发病机制】 罕见，为Netherton综合征的典型表现。是一种常染色体隐性遗传病，常伴发毛曲条状鱼鳞病，寻常性鱼鳞病和特应性皮炎，所报道病例中女性远多于男性。

本病系毛干在角化开始区发生套叠所致，套叠为角化区皮层柔软所引起，柔软的原因可能为皮层中－sh基转化成s－s蛋白不足。

【临床表现】 临床表现为沿着毛干形成小结节，间距不等，呈竹节样外观。毛发脆弱，稀疏易折。多见于毛发，眉毛和睫毛也可受影响，全身毛发稀少。

【组织病理】 发生角化的毛干皮质变软而形成套叠，近毛干处发生多处结节，凹陷在近端，球状部分在远端。

【治疗】 无有效治疗方法。

生长期头发松动综合征（loose anagen hair syndrome）

为近年来报道新的毛发疾病，主要特征为生长期头发松动易脱落，导致脱发。

【病因及发病机制】 生长期毛发松动综合征病因为角蛋白 K6FH 突变，使毛干和内毛根鞘间缺乏黏附性，少数病例为常染色体显性遗传。

【临床表现】 多发生于 2～5 岁儿童，女性多于男性，临床表现为头发细，头发易拨出而不疼痛，头皮可见弥漫性或斑片状秃发，发稀疏，发色金黄，头发常干燥，无光泽，生长缓慢。不累及眉毛、睫毛及其他部位毛发。

【组织病理】 表现为内毛根鞘碎裂，无其他一致的形态学异常。

【诊断与鉴别诊断】 拉发试验阳性，易于诊断。应与斑秃、拨毛癖等相鉴别。

【治疗】 无有效疗法。多数随年龄增长至青春期后头发变长、变密，自然缓解。

牵引性秃发（traction alopecia）

又称牵拉性脱发。

【病因及发病机制】 因长期牵拉造成，如为美容目的卷发夹，梳理头发时较用力，或由于发型关系，而使头发长期被牵拉。

【临床表现】 几乎都发生于女性。其秃发发生于受牵引部位，如前额和头顶将头发分开的中缝等部位。其余部分不发生，晚期和牵拉过度，则可能形成永久性脱发，

【诊断与鉴别诊断】 详细询问病史，根据脱发部位不难诊断。

【预防与治疗】 主要为去除病因，避免牵拉刺激，早期可恢复，晚期可能不能再生。

Brocg 假斑秃（pseudopelate）

又称萎缩性脱发，假性斑秃，瘢痕性脱发。为多发性圆形，椭圆形或不规则型无发区。脱发区斑片大小不一。为罕见的瘢痕性脱发，多发于 30～55 岁女性，女性患病率比男性高 3 倍，且病程较长。

【病因及发病机制】 本病的诊断是一种排他性诊断，无明显致病原因的瘢痕性秃发称为假性脱发。

【临床表现】 脱发开始不明显，逐渐发展，无明显前驱症状。自觉症状不明显。初发时为头发 1～2 片脱发，病变发展缓慢，间断性。形成很多小的损害，晚期部分斑片会融合成大斑片。但极少完全秃发。秃发区头皮萎缩，柔软，略凹陷，无炎症、脓疱及断发。境界清楚，边缘发不松动。秃发为永久性秃发，不能恢复。

【组织病理】 早期表现为毛囊上 2/3 处有以淋巴细胞为主的炎性浸润，并逐渐向内、向下蔓延。侵犯毛囊和皮脂腺，但汗腺和竖毛肌未受累。晚期真皮广泛纤维化，表皮萎缩变平。

【诊断与鉴别诊断】 小片瘢痕性秃发，无炎症，无明显原因者即可诊断此病。应与斑秃，脱发性毛囊炎，扁平苔藓，红斑狼疮，黄癣等引起的脱发相鉴别。

【治疗】 无特殊有效的疗法，早期局部应用糖皮质激素，有益于阻止病情发展。

第二节 性别差异不明显的疾病

寻常痤疮（acne vulgaris）

是皮肤科最常见的慢性炎症性毛囊皮脂腺疾病，好发于青春期的男性和女性，男性略多于女性，但女性发病年龄早于男性。流行病学研究表明，80%～90%的青少年患过痤疮。青春过后往往能自然减轻或痊愈，个别患者可迁延至30岁以上。

【病因及发病机制】 是一种多因素的疾病，其发病主要与性激素水平、皮脂大量分泌、痤疮丙酸杆菌增殖、毛囊皮脂腺导管的角化异常及炎症等因素相关。

1. 内分泌因素 从青春期发病、青春期后减轻或自愈、月经前痤疮加重以及阉割者不发病来看，雄性激素在痤疮的发病中起重要作用。皮脂腺的发育和分泌受雄性激素的支配，睾酮、硫酸脱氢表雄酮（DHEAs）、脱氢表雄酮（DHEA）和雄烯二酮等雄性激素，在皮脂腺细胞内中经Ⅰ型5－α还原酶的作用转变为活性更高的二氢睾酮，与皮脂腺细胞内的特异性激素受体结合，从而调控皮脂腺的增生、分化与皮脂分泌。当雄性激素的水平、雄性激素受体的数量和敏感性、雄性激素和雌激素受体的比例以及5－α还原酶水平的活性等因素发生异常改变时，则会影响雄性激素对皮脂腺的调控，从而影响皮脂的分泌。开始分泌的皮脂为鲨烯、蜡酯和甘油三酯的混合物及少量的胆固醇和胆固醇酯，无游离脂肪酸。

2. 毛囊皮脂腺导管角化异常 毛囊皮脂腺导管角化过度，导管口径变小、狭窄或阻塞，则影响毛囊壁脱落的上皮细胞和皮脂的正常排出，形成粉刺。

3. 微生物的感染 早期的痤疮并无感染，皮脂在痤疮丙酸杆菌（PA）（其次为卵圆形糠秕孢子菌及表皮葡萄球菌）脂酶的作用下，水解甘油三酯为甘油和游离脂肪酸，游离脂肪酸刺激毛囊及毛囊周围发生非特殊性炎症反应，可诱导产生趋化因子、补体、反应氧自由基和白介素－1等炎症介质，吸引中性粒细胞进入粉刺腔，中性粒细胞释放水解酶损伤毛囊壁并使其破裂。加之细菌感染引起炎症，出现丘疹、脓疱、结节和脓肿。

4. 免疫学因素 部分患者的血清中IgG水平增高，此外PA在体内产生循环抗体至局部参与早期的炎症反应。同时PA能通过经典及替代途经启动补体，导致毛囊皮脂腺导管的炎症，而PA介导的细胞免疫也增强了痤疮的炎症反应。

5. 其他因素 除上述因素外，遗传因素可影响临床类型、皮损分布和病程长短。饮食因素如脂肪、糖类、可可等可改变表面脂类成分或增加皮脂的产生。刺激性食品，如辣椒、烈性酒、油炸食品等可使皮损加重。过度劳累、情绪紧张等精神因素可使病情加重。

【临床表现】 皮损好发于面颊、额部、颏部和鼻颊沟，其次是胸部、背部、肩部。初发损害为与毛囊一致的圆锥形丘疹，顶端呈黄白色，为毛囊内皮脂与毛囊内脱落的角化细胞构成，其顶端因黑素沉积形成黑头粉刺，用手可挤出头部是黑色而其下呈白色半透明的脂栓，是痤疮的早期损害。稍重时黑头粉刺形成炎症丘疹，顶端可有米粒至绿豆大的脓疱。炎症继续发展，则可形成大小不等的暗红色结节或囊肿，挤压时有波动感，破溃后常形成窦道和瘢痕。通常以粉刺、炎症性丘疹及脓疱最为常见，少数较重者可出现结节、囊肿和脓肿。皮损一般无自觉症状，炎症明显可伴有疼痛。

皮损严重程度分级：严重程度分级有助于正确地选择治疗方案。痤疮有很多种分级方法，对于寻常型痤疮，目前常用国际改良分级法：轻度（Ⅰ级）：粉刺为主，少量丘疹和脓疱，总病灶数少于30个。中度（Ⅱ级）：有粉刺，中等数量的丘疹和脓疱，总病灶数在31～50个之间。中度（Ⅲ级）：大量丘疹和脓疱，偶见大的炎性皮损；分布广泛，总病灶数在 51～100 个之间，结节少于 3 个。重度（Ⅳ级）：结节性、囊肿性或聚合性痤疮，伴疼痛并形成囊肿，病灶数多于 100 个，结节/囊肿多于 3 个。

【诊断与鉴别诊断】 好发于青少年，皮疹主要发生于颜面和胸背部，皮疹以黑头、白头粉刺，炎症性丘疹、脓疱为主等特点，易于诊断。有时需与以下疾病相鉴别。

1．酒渣鼻　好发于中年，皮损多分布鼻尖、鼻周、面颊，局部常伴有毛细血管扩张，晚期形成鼻赘。

2．颜面播散性粟粒狼疮　皮损多分布于下眼睑及鼻周，表现为扁平或半球形丘疹或小结节，呈暗红色或褐色，质地柔软。典型的皮损用玻片按压时，可见苹果酱色小点。

3．皮脂腺瘤　结节性硬化症的面部皮脂腺瘤好发于鼻周，常幼年出现。皮损为伴毛细血管扩张的丘疹，集簇分布，无炎症反应，往往伴有癫痫、鲨鱼皮斑、叶状白斑及甲周纤维瘤等。

【预防与治疗】

1．预防　多吃蔬菜和水果，控制摄入甜食、动物脂肪类、油炸类、辛辣食品及烈性酒。根据自己的皮肤类型和医师的建议，选择合适的清洁剂和化妆品。

2．治疗　2001 年，中国痤疮治疗共识会达成的共识是：痤疮是多种致病因素共同作用的结果，选择治疗方案应尽可能多的针对痤疮的致病环节。共识会推荐的主要治疗原则和方案如下：

（1）维 A 酸：外用维 A 酸是痤疮治疗的一线药物，阿达帕林是轻、中度粉刺性痤疮和炎症性痤疮的首选药物。对于Ⅱ、Ⅲ级痤疮，可与外用抗生素和口服抗生素联合治疗。口服维 A 酸主要用于重度痤疮，如异维 A 酸推荐剂量为 0.1mg/(kg·d)，持续 4～6 个月。停药后需外用维 A 酸维持治疗，以防复发。

（2）抗微生物治疗：外用抗生素主要有过氧化苯酰、红霉素、克林霉素等，应与维 A 酸类合用，不应与口服抗生素合用。其中过氧化苯酰无抗菌耐药性，主要用于轻、中度痤疮，应从低浓度开始。口服抗生素主要用于中、重度炎症性痤疮，常用四环素、红霉素、米诺环素，也可用磺胺类或多西环素。

（3）联合治疗：轻度痤疮一般为外用维 A 酸与克林霉素或过氧化苯酰联合；中、重度患者外用维 A 酸与口服抗生素联合应用。

（4）其他：不应将雌激素或抗雄性激素作为痤疮的常规疗法，可用于女性高雄性激素痤疮。小剂量糖皮质激素可用于肾上腺功能亢进造成的高雄性激素痤疮，以及短期用于聚合性痤疮和暴发性痤疮。

根据中国痤疮治疗共识会达成的共识，以及当地的药源可选择以下治疗药物。

（1）局部治疗：根据药物的作用机制，常用的外用制剂可分为溶粉刺药和抗微生物药两大类。

1）外用溶粉刺药物：目前主要使用的是维 A 酸类药物，外用能减轻毛囊上皮细胞的角化过度及角质层的黏性，进而减少微粉刺的形成，加速粉刺的排出。

阿达帕林（adapatene）：随机试验中，0.1% 阿达帕林凝胶对非炎性痤疮的疗效优于 0.025% 全反式维 A 酸凝胶，对炎性损害二者的疗效相同，但局部刺激性很小，安全性好。

他扎罗汀（tazarotene）：与阿达帕林是同类药物。对炎性和非炎性损害都有较好疗效，尤其是对顽固性粉刺效果更好。0.1% 他扎罗汀凝疗效和阿达帕林相似，优于 0.025% 的全反式维 A 酸，其耐受性优于阿达帕林。

异维 A 酸（isotretinoin）：常用 0.05% 异维 A 酸凝胶或霜剂。外用异维 A 酸能改善异常的毛囊角化，还具有弱的抗炎作用和抑制皮脂分泌的作用。其刺激性小于全反式维 A 酸。

全反式维 A 酸（all trans－retinoic acid）：常用的制剂有霜剂、凝胶。药物的浓度有 0.01%、

0.025%、0.05%、0.1%。该药常有局部刺激作用，因此推荐从低浓度开始，此后逐渐增加浓度。通常每晚外用1次，如果患者出现刺激性，可改为隔日1次。

不良反应：常见的反应是用药后不久局部出现红斑、烧灼感，偶尔出现脱屑，症状不严重者，一般不需停药，通常在用药2周后能逐渐适应。少数不能耐受的患者，应改用其他治疗。

维胺酯（viaminete）：是中国合成的维A酸类药物，其外用乳膏的浓度为0.3%，治疗作用弱于全反式维A酸，刺激性小，安全性高是其优点，常用于轻度痤疮及全反式维A酸不能耐受者。

2）外用抗微生物药物：耐药问题越来越受到重视，耐药的痤疮丙酸杆菌菌株最多的是红霉素，并对克林霉素交叉耐药。其次对氧氟沙星、四环素和多西环素交叉耐药，故在治疗时，应注意抗生素种类的选择，使用抗生素的时间不宜过长，可交替使用不同类型的抗生素，以免增加细菌的耐药性。最初治疗，应优先考虑外用非抗生素类药物，如烟酰胺、过氧化苯酰、硫化硒、壬二酸等。

过氧化苯酰（benzoyl peroxide）：是一种强氧化剂和抗微生物药物，外用后可缓慢释放出新生态氧和苯甲酸，能有效减少痤疮皮损中的痤疮丙酸杆菌和表皮葡萄球菌，还可减少皮肤表面脂质中的游离酸，从而间接起到轻微抗粉刺作用。还能减少氧自由基而具有抗炎作用。可用于治疗轻度和中度痤疮。其制剂有洗剂、霜剂、凝胶或清洁剂等，浓度为2.5%、5%、10%。常见不良反应有：红斑、鳞屑及局部瘙痒，发生率为1%～3%，但一般都较轻微。通常从低浓度开始使用，视耐受情况逐渐增加浓度。本药有漂白作用，用药时应注意避免接触有色衣服和头发。

外用抗生素：外用抗生素除了直接杀菌作用外，其主要作用是抗炎，具有抑制脂酶的产生及其活性，减少表面脂质的游离脂肪酸，抑制局部白细胞的趋化性。

可外用治疗痤疮的药物较多，常用的有红霉素、克林霉素、氯霉素、氧氟沙星、莫匹罗星、夫西地酸、新霉素及四环素等。剂型有酒精溶液、洗剂、乳膏、软膏和凝胶，药物浓度各不相同。外用抗生素对以丘疹和脓疱为主的较轻炎性痤疮效果最好，而对粉刺和囊肿性痤疮无效，故临床常将外用抗生素与维A酸类药物及氧化苯酰交替或联合应用。

壬二酸（azelaic acid）：具有抗痤疮丙酸杆菌和表皮葡萄球菌的活性，其机制可能是抑制微生物细胞内蛋白的合成，以及在毛囊皮脂腺导管角化的后期减少角质透明蛋白颗粒的产生，使导管的过度角化恢复正常．能减少皮肤表面脂质中游离脂肪酸的浓度，起到抗粉刺作用，减少中性粒细胞产生的活性氧簇而具有抗炎的活性。临床研究证明，其疗效和过氧化苯酰、维A酸、四环素、红霉素的疗效相似。不良反应轻，偶有烧灼感及轻微红斑，常用剂型为20%的壬二酸软膏。

硫化硒（selenium sulphide）：具有杀真菌、寄生虫及抑制细菌作用，可降低皮肤游离脂肪酸含量，市售非处方药为2.5%溶液剂。

3）其他外用药

烟酰胺（nicotinamide）：其结构中有吡啶环，具有抗炎活性，能消除炎症中起主要作用的超氧阴离子自由基，能抑制磷酸二酯酶和抑制肥大细胞脱颗粒，阻止组胺的释放，并抑制淋巴细胞的转化而发挥抗炎作用。4%烟酰胺凝胶与1%的克林霉素凝胶治疗痤疮的疗效相同，而且不会发生外用抗生素出现的耐药或交叉过敏现象。

临床上还有一些药物可以外用于痤疮，主要是局部干燥、轻微剥脱及不同程度的抗微生物作用。这些药物的活性成分主要是硫磺、水杨酸、雷琐辛、羟基乙酸及α-羟酸等。目前已较少使用。

（2）系统治疗：Ⅰ、Ⅱ级寻常痤疮外用治疗即可，对于Ⅲ、Ⅳ级一般不主张口服维A酸类药物，可适当选用口服抗生素。

1）抗生素：口服抗生素的用药指征是：①中到重度的炎性痤疮；②外用药物治疗失败或不

能耐受者；③皮损广泛，累及肩部、背部、胸部者；④轻、中度患者但有潜在的瘢痕和皮肤色素改变倾向者。可根据皮损的严重程度，选用以下药物。

米诺环素（minocycline）：抗菌谱与四环素相近，疗效优于四环素，且发生耐药少于四环素。目前认为是治疗痤疮最有效的抗生素，可作为一线治疗药物。常用剂量为50mg～0.1g，每日2次，一般3～6周后皮损数目明显减少。

米诺环素的吸收不受饮食影响，能减少胃肠道反应。不良反应包括可逆性前庭功能紊乱，表现为眩晕、耳鸣、共济失调。偶见药疹、光敏及肝脏受损。禁用于孕妇。

多西环素（doxycycline）：临床疗效优于四环素，使用剂量小，吸收不受饮食影响，过敏反应较少。常用剂量为0.1g，每日2次口服。

四环素（tetracycline）：是治疗痤疮最常用的口服抗生素。小剂量即可取得较好治疗效果。开始剂量为0.5g，每日2次，6周为1个疗程，一个疗程后炎症性皮损约可以减少50%。皮损明显减少后，减至0.25g，每日2次维持。如果6周后治疗效果不好，应改用其他治疗。

不良反应：常见的是胃肠道反应和长期使用导致的菌群失调。可见肝损害。偶见药疹、光敏反应和假性脑瘤（与维A酸类药物同服易出现），应注意患者有无头痛及视觉的变化，避免同时使用维A酸类药物。禁用于儿童和孕妇。

红霉素（erythromycin）：根据用药剂量和微生物的类型可呈现抑菌或杀菌作用，由于近年来耐药性菌株不断增加，故临床主要是利用其抗炎作用。

阿奇霉素（azithromycin）：属于大环内酯类抗生素，有临床试验报告给予0.25g，每周3次治疗炎症性痤疮，其疗效与红霉素、四环素、多西环素、米诺环素相似，但不良反应明显少于前4种药物，能较好被患者耐受。

其他抗生素：一些患者在长期口服抗生素后会出现脓疱和囊肿，其内容物培养可发现革兰染色阴性微生物，即所谓革兰染色阴性痤疮，氨苄青霉素（ampicillin）和复方新诺明对其有效。

据报告，中药丹参酮具有抗炎、抑制皮脂腺活性、减少皮脂分泌、抗痤疮丙酸杆菌及轻微抗雄性激素活性，对炎症性和非炎症性痤疮有一定疗效，且不良反应较少。常用剂量为4片，每日3次。总疗程为6周。

（3）物理治疗：对传统治疗无效或不能耐受的患者，可选择物理治疗。

红光（660nm）和蓝光（415nm）混合光照射疗法具有抗炎和抗菌作用，Papageorgiou等用其治疗轻至中度痤疮，对炎症性皮损的有效率为76%，对粉刺的有效率为58%。1450nm二极管激光能能穿透真皮中部，选择性破坏皮脂腺和杀灭痤疮丙酸杆菌，一项多中心、双盲研究显示，可使颜面痤疮皮损减少65%～83%，并能使瘢痕改善。有学者采用1320nmNd：YAG激光治疗50例中、重度痤疮，每周1次，共6次，随访1年，结果80%患者有明显改善，82%患者的瘢痕显著改善。Ruiz－Esparza等用射频治疗22例中、重度炎症与囊肿性痤疮，82%获得显著改善，瘢痕亦明显改善。有学者用射频与强脉冲光结合治疗50例轻到中度痤疮，6次治疗后，90%的患者皮脂腺分泌减少，炎症性皮损改善80%～90%，无不良反应。

斑秃（alopecia areata）

本病为局限性斑片状脱发，起病突然，脱发处皮肤正常，无自觉症状。

【病因及发病机制】 发病机制尚不完全清楚，大多数观点认为是细胞介导、基因调控的自身免疫疾病。在斑秃的大量报道中，有阳性家族史的比例从1%～42%不等。许多研究证实，斑秃是T淋巴细胞介导的自身免疫性疾病，斑秃病灶中存在异常细胞介导的细胞因子，进展期的毛小球周围可以看到以辅助性T淋巴细胞为主的炎性浸润。$CD8^+$ T淋巴细胞的消失在毛发的再生中起重要作用。

此外，也可能与神经精神因素有关，临床发现，患者发病前常有精神紧张、压力、创伤及失眠等诱发因素。

【临床表现】 任何年龄均可发病，青少年居多，男女发病率无明显差异。起病突然，无明显自觉症状，多为无意中或他人发现。头皮突然出现一个或数个，圆形或椭圆形，直径1~2cm或更大，边界清楚脱发区。患处头皮无异常。在活动期，脱发区边缘头发松动，易拔出。显微镜下可见，毛干近端萎缩，上粗下细，呈“惊叹号”状。如损害继续扩大，数目增多，可相互融合，形成大小、形状不等斑片，病程可持续数月至数年。脱发愈广泛，则再脱的机会愈多，再生机会愈少，整个头皮毛发脱落，发展为全秃。少数患者眉毛、睫毛、腋毛、阴毛、全身毳毛均可脱落，称为普秃。

斑秃开始恢复，生长黄色纤细柔软的毳毛，逐渐增粗，颜色加深，恢复正常。约10%斑秃患者，指甲可出现横向或纵向浅状斑点，大小一致，多见于病程长，范围广的病例，少数可伴发白癜风或白内障。

【组织病理】 早期毛体、毛乳头血管周围以T淋巴细胞为主的炎症浸润。毛发结构呈退行性改变，随后长期处于休止期，晚期，毛囊变细。

【诊断与鉴别诊断】 根据突然起病，圆形或椭圆形脱发区，头皮正常无炎症，即可诊断。应与头癣、假性斑秃、梅毒性脱发相鉴别。

【预防与治疗】

1. 局部治疗

（1）联合疗法：10%辣椒酊、糖皮质激素制剂、3%~5%米诺地尔溶液3种药物联合应用，每日早、中、晚将3种药物依次各用1次。辣椒酊的刺激可使局部充血，改善局部微循环；糖皮质激素可局部抑制免疫，避免辣椒酊的过度刺激；米诺地尔有助于促进新发的生成。

亦可将3%~5%米诺地尔溶液与0.05%维A酸乳膏，或0.1%~1%地蒽酚联合应用，早、中用米诺地尔溶液，晚用维A酸乳膏，或地蒽酚保留过夜。疗效优于单用1种药物。

（2）地蒽酚（蒽林）：治疗机制不明，一般认为可能同过产生自由基诱发炎症反应而刺激毛发生长。常用浓度为0.1%~1%，可采用低浓度持续外用或高浓度短暂外用，不良反应包括染色和局部刺激。

（3）局部注射：目前多用于成人局限性、进展期斑秃，常用浓度2.5~10mg/ml的曲安奈德注射液，多点皮损内注射，每点内药物剂量小于0.1mg，总剂量不超过2ml，毛发再生一般出现在治疗后4~6周。与等量2%利多卡因混合后注射，可减轻疼痛。应注意皮肤萎缩的不良反应，应慎用，不宜用于10岁以下儿童。

亦有用0.25%普鲁卡因（需皮试阴性）、2%苯甲醇局部注射治疗斑秃获得满意疗效的报告，方法是每点注射0.1ml，两点间隔1~2cm，每次总量不超过2ml，每周1次，10周为1疗程。痊愈率为70%~90%。有报道，外用免疫抑制剂他克莫司，可刺激毛发生长。

（4）外用免疫治疗：主要用致炎物质引发变应性接触性皮炎，刺激头发生长，常用二苯环丙烯酮和角鲨烯酸二丁基酯，总有效率为30%~60%。

2. 系统治疗

（1）糖皮质激素：迅速广泛脱发包括普秃可口服泼尼松，每日15~30mg，控制病情后逐渐减量，维持数月。其治疗斑秃的机制主要为免疫抑制，多数研究显示，用药后可很快出现疗效，需维持治疗一段时间，但复发率较高。国外有大剂量冲击疗法治疗泛发性斑秃的报道，但在利弊方面尚存在争议。

（2）中药制剂：有报道，薄盖灵芝注射液4ml，每日肌注，同时口服薄盖灵芝片4片，每日

3 次，口服与注射交替或单独使用，治疗 232 例的治愈率为 30. 17%，显效率为 21. 98%，有效率为 26. 72%，总有效率为 78. 88%。

中成药养血生发胶囊、斑秃丸等治疗本病有一定疗效。治疗本病有效的药物还有蝮蛇抗栓酶静注、口服雷公藤、何首乌、胸腺肽肠溶片等。

3. 光疗　PUVA 治疗，局部外用 8 - 甲氧基补骨素酊剂后，照射长波紫外线，每周 2 ~ 3 次，并渐增加剂量，一般需 20 ~ 40 次。

脂溢性皮炎（seborrheic dermatitis）

本病系发生在皮脂溢出部位的一种慢性炎症性皮肤病，通常自头部向下蔓延至其他脂溢区，成人和儿童多见，可伴有不同程度的瘙痒。

【病因及发病机制】　病因尚不明了，可能与遗传、激素水平、精神神经及环境等因素有关。本病是在皮脂溢出基础上所发生的一种继发性炎症，可能与皮脂分泌增多及其化学成分的改变，导致寄存在皮肤上的正常菌群失调有关。近有学者认为与正常人群共生的糠秕马拉色菌可能与脂溢性皮炎的发病或加重相关，糠秕马拉色菌为一种依赖脂质的双相真菌，其在皮脂分泌旺盛的青春期以及新生儿期比较活跃。已有学者证实糠秕马拉色菌抗原可使脂溢性皮炎患者致敏，并诱导机体产生特异性 IgG、IgM 及 IgA 抗体，其中以对卵圆形酵母形的糠秕马拉色菌为主。还有认为糠秕马拉色菌可产生毒素或化学介质或因酯酶活性改变而导致炎症。尚有学者认为，大量分泌的皮脂，通过寄生在皮肤上的非致病微生物，如痤疮丙酸杆菌等的作用，分解出游离脂肪酸刺激皮肤而引起炎症反应。易患脂溢性皮炎的个体，可因疲劳、情绪紧张或感染所诱发。自身免疫在本病的发生和加重方面起一定的作用，如艾滋病患者常表现为严重的播散性脂溢性皮炎。

【临床表现】　本病往往局限、初发于头部，严重者可向颜面、耳后、腋窝、胸、肩胛间、脐窝、外阴部及腹股沟等处蔓延。初发皮损为毛囊周围炎症性丘疹，此后丘疹融合成斑片，边界清楚，上覆油腻性鳞屑或结痂。由于部位和损害的轻重不同，临床表现亦有区别。

1. 头部　最初为小片灰白色糠秕状或油腻性鳞屑性斑片，基底潮红。以后渐扩展、融合成边界清楚的大斑片，甚至累及大部分头皮，可伴有渗出和厚痂，伴有腥臭味。严重者可导致脱发。

2. 颜面　常由头皮蔓延而来。以前额、眼睑、鼻唇沟为重，呈黄红色、油腻性鳞屑性斑片。眉及其周围弥漫性红斑、脱屑，眉毛可因搔抓而稀少。眼睑受累呈睑缘炎表现，睑缘由红的细小的白色鳞屑覆盖，严重时可成糜烂，愈后可形成浅表瘢痕及倒睫。鼻唇沟及鼻翼多表现为暗红色油腻性斑片。男性的胡须部位的皮损有两种类型，一是须疮样皮损，另一种表现为片状油腻性鳞屑形红斑。脓疱较深常累及毛囊，若毛囊破坏可形成瘢痕。单侧或双侧耳后可出现糜烂和皲裂，多见于女性。脂溢性外耳道炎常见于老年患者。

3. 躯干　青年以上男性多见，好发于胸前和肩胛之间，最初为小的红褐色毛囊丘疹伴油腻性鳞屑，以后融合成圆形、椭圆形或不规则斑片，有时可见斑片的中央消退而周边形成环状或多环状损害。亦可有玫瑰糠疹样的皮损形态。

4. 皱褶部　常见于腋部、外阴部、腹股沟、乳房下及脐部。多发于中年人，尤其是肥胖者。皮损以播散性摩擦红斑形式存在，上有油腻性鳞屑，红斑的边界清楚，往往呈急性湿疹样改变。病程较长者可形成干燥、肥厚性皮损而失去典型脂溢性皮炎的特征。

5. 婴儿脂溢性皮炎　常于出生后 2 ~ 10 周发病，好发于头皮、颜面、鼻唇沟、眉毛区、耳周及皱褶部位。表现为油腻性细小的鳞屑性红色斑片，头皮可局部或全部受累，布满厚薄不等的油腻性灰黄色或黄褐色鳞屑或黏着性厚痂，严重者可伴有糜烂、渗出，炎症比较显著，但缺乏成人的毛囊性损害与皮脂溢出。常在3周~2个月内逐渐减轻、痊愈。对持久不愈者，应考虑特应性皮炎的可能。

脂溢性皮炎的严重程度和病程因人而异，由于瘙痒而搔抓，可以引起继发性感染。外用药物不当可引起接触性皮炎或湿疹样改变，严重者可发展为红皮病。

【诊断与鉴别诊断】 根据本病好发于成人和婴儿，有皮脂溢出体质，在皮脂溢出基础上发生，典型皮损为油腻性鳞屑性黄红色斑片，常自头部开始向下蔓延，好发于皮脂溢出部位，诊断多无困难。通常需与下列疾病相鉴别。

1. 头部银屑病 银白色云母状鳞屑性斑片，局部鳞屑往往将头发缩紧呈束状或毛笔状，白色鳞屑与头皮结合紧密，强行剥离鳞屑，可发现点状出血，结合其他部位的银屑病皮损，不难鉴别。

2. 玫瑰糠疹 好发于躯干和四肢近端，通常不累及头部。皮损常为小片椭圆形、细小鳞屑性斑片，皮损长轴大多沿皮纹分布，且常有“母斑”可见。玫瑰糠疹的皮损没有在皮脂溢出部位多发的现象。

3. 湿疹 婴儿脂溢性皮炎常需与婴儿湿疹相鉴别，虽均可发生于婴儿时期的头面部及躯干，但婴儿湿疹的皮损往往为多形性，常有水疱、糜烂、渗出，头面部明显，且瘙痒剧烈。无油腻性鳞屑及油性痂皮，亦无其他脂溢区皮损多发的现象。

4. 红斑型天疱疮 成人的脂溢性皮炎有时需与轻度红斑型天疱疮相鉴别，后者的皮损主要分布于面、颈、胸背正中部，虽可出现鳞屑性红斑及脂溢性结痂，但往往可见红斑基础上的水疱，且Nikolsky征阳性。

【预防与治疗】

1. 预防 限制多脂、多糖饮食，忌饮酒和辛辣刺激性食物，多吃蔬菜和水果。少用热水和碱性肥皂洗头。

2. 治疗 可口服维生素B_2、B_6及复合维生素B。瘙痒剧烈时可用具有镇静作用的抗组胺药物。炎症反应明显、皮损面积较大者，可短期给予雷公藤制剂口服，或口服四环素族抗生素，目的在于抗炎而不是杀菌。

局部治疗以溶解脂肪、角质剥脱、消炎止痒为主。常用药物有硫磺、煤焦油、水杨酸、硫化硒、咪唑类等。可按不同部位、不同皮损选用不同的剂型。对红斑、鳞屑性皮损面积小者可选用弱至中效糖皮质激素霜剂。有糜烂、渗出部位可先用0.1%~0.2%呋喃西林溶液、0.5%~1%碘伏、0.1%~0.5%依沙吖啶溶液、1:5000的高锰酸钾湿敷，然后选择合适的外用制剂。也可以选择含有糖皮质激素和抗生素的复方制剂，如复方咪康唑霜、复方益康唑霜等。

毛囊虫病（demodicidosis）

毛囊虫又称蠕形螨或毛囊螨，寄生于多种哺乳动物，包括人的毛囊和皮脂腺，寄生在人体内有毛囊蠕形螨和皮脂腺蠕形螨，寄生在人体内的毛囊虫引起皮脂腺和毛囊慢性炎症称为毛囊虫病。

【病因及发病机制】 毛囊蠕形螨多寄生于鼻、眼睑和其他等处毛囊内，常见多个个体集中在一处，被寄生毛囊常胀大，皮脂腺蠕形螨多寄生于皮脂腺中，多单个存在，可使皮脂腺分泌增多，皮脂腺蠕形螨可能以细胞碎屑和细菌为食，关于毛囊虫是否可以致病，目前向有争议，有研究认为如虫体繁殖增多，使皮脂腺肿胀增长，加之虫体代谢产物和死虫崩解物刺激可产生炎症。由于宿主个体关系，导致部分人发生临床症状。

【临床表现】 主要发生于颜面中部，表现为持久性红斑，在红斑基础上发生丘疹，脓疱，结痂、干性脱屑，日久后形成酒渣鼻或痤疮样损害。

【诊断与鉴别诊断】 颜面油脂旺盛，出现持久性红斑，丘疹，脓疱，脱屑或表现为毛囊性栓塞，毛细血管扩张伴白色或脂性鳞屑，或红斑脓疱基础上干性脱屑考虑本病，找到毛囊虫可助本病诊断。

【预防与治疗】

1. 局部治疗

（1）可选择0.75%甲硝唑凝胶、1%甲硝唑霜或1%替硝唑凝胶，每日2次外用。一般需连续用药1个月以上，皮损消退后，最好再维持2周。部分患者有局部绷紧感和轻微刺激性。

（2）25%苯甲酸苄酯乳，每日2次外用，其优点是刺激性小，患者依从性好。疗程以连续用药1个月以上为宜。

（3）1%γ-666霜，适用于病情顽固者，每日1～2次，至少3周。杨素兰等用含有γ-666、氯霉素、醋酸地塞米松的复方制剂，治疗120例患者，结果治愈56例（46.7%），显效32例（26.7%），好转27例（22.5%），无效5例，有效率（73.4%）。未见明显不良反应，其中58例血、尿、肝功能及肾功能，治疗前后对比未发现异常。由于处方中含有醋酸地塞米松，不宜长期使用。

2. 系统治疗

（1）可选用替硝唑0.5g，每日2次，或甲硝唑0.2g，每日3次。皮疹炎症反应明显者可加用四环素0.5g，每日3次，或多西环素0.1g，每日2次，或米诺环素0.1g，每日2次。视病情和症状而减量或停药。为预防复发，可间隔3个月再用第2疗程。

（2）阿维菌素（streptomyces avermitilis）与伊维菌素（ivermectin）：前者为天然发酵产物，后者为合成大环内酯类，二者主要成分相似。已用于驱虫治疗，作用机制是能选择性地与疥虫及多种寄生虫肌细胞和神经细胞中谷氨酸启动性氯通道及γ-氨基丁酸启动性氯通道紧密结合，使细胞膜对氯的通透性发生改变，麻痹虫体而死亡，因哺乳动物没有谷氨酸启动性氯通道，故对人和动物非常安全。

2002年史语实等报道，外用0.5%阿维菌素霜剂，每日2次，疗程45天，共治疗毛囊虫皮炎100例，结果皮损全部消失，实验室检查毛囊虫全部阴性。其结论是阿维菌素霜为新一代疗效确实的治疗毛囊虫皮炎新药，有进一步研究开发的前景。

（盛　楠）

第十二章　内分泌和代谢营养障碍性皮肤病

内分泌激素和营养物质代谢均为维持机体的正常生理功能服务，两性生理结构的不同，女性在内分泌系统及营养代谢上有着自己的特殊性，因此，某些与内分泌和代谢营养障碍相关的皮肤病表现出一定的性别倾向，同时临床表现也有一定的特殊性，本章从这一角度出发，介绍一些与内分泌和代谢营养障碍相关的常见皮肤疾病。

第一节　女性多发的疾病

黏液性水肿（myxedema）

黏液性水肿是甲状腺功能低下所引起的全身性水肿，水肿主要是由黏蛋白、黏多糖沉积所致。以颜面、手背、舌水肿最为常见。虽然没有明确的关于黏液性水肿男女发病比率的流行病学资料，但甲状腺功能低下好发于女性，尤其是中老年女性，所以本病在女性中的发病率也较高。

【病因及发病机制】 甲状腺功能减退可以是原发的，也可以继发于手术等对甲状腺有较大破坏的治疗手段，碘缺乏和某些药物也可以通过影响甲状腺素合成从而引起甲减。甲状腺素减少引起酸性黏多糖在皮肤和肌肉内积聚，酸性黏多糖和组织中的蛋白质形成黏蛋白，同时由于黏多糖在血管内皮下沉积以及毛细血管壁屏障功能降低，血浆蛋白和血清漏出渗入到间质中，是黏液性水肿发生的主要机制。

【临床表现】 发生于任何年龄，但多发生于30～70岁的女性。男女之比为1∶5。为非凹陷性水肿，皮肤干燥而粗糙，苍白或呈蜡样光泽，皮温低，触之坚实。面部皮肤水肿，表情淡漠、迟钝，鼻宽，唇厚，舌大，发音不清，眶周水肿。毛发枯槁稀疏，甲变脆易裂。

常伴有其他甲状腺功能减退的症状：常见如怕冷、乏力、食欲欠佳、腹胀、嗜睡、记忆力减退等症状；老年患者有心脏扩大，心电图异常等表现。

【组织病理】 表皮角化过度，毛囊和汗孔角栓形成。真皮及皮下组织可见广泛的黏蛋白沉积，尤其在血管和毛囊周围。黏蛋白可引起胶原变性，胶原束分离。小血管壁轻度增厚可有管腔闭塞。阿新蓝及甲苯安蓝特殊染色可使黏蛋白染色呈深蓝色或蓝色。

【实验室检查】 特异性检查包括：血清TSH（甲状腺刺激激素）检测，血清TSH升高是原发性甲减的早期实验室表现，对原发性甲减诊断是十分敏感而可靠的；血清甲状腺激素测定；血清游离T_4、T_3测定等。非特异性检查：甲状腺吸收^{131}I率减低、基础代谢率下降、血清胆固醇水平升高等。

【诊断与鉴别诊断】 根据患者特有的特殊面容及非可凹性水肿等临床表现，有基础代谢率、碘吸收率和蛋白结合碘降低等实验室改变，结合组织病理于真皮乳头层、毛囊及血管周围有黏蛋白沉积，通常可以确诊。

需与肾病综合征相鉴别，肾病综合征患者有三高一低现象，即高度水肿、大量蛋白尿、高胆固醇血症及低蛋白血症。因此，从血生化及尿常规检查即可区别。

【预防与治疗】 甲状腺素制剂替代疗法效果明显，如L－甲状腺素或三碘甲状腺素等，宜从小剂量开始，逐渐增加至耐受量。具体用药剂量如下：

甲状腺素片：开始20～40mg/d，逐渐增加至0.12～0.24g/d，出现疗效后减至80mg～0.16g/d，L－甲状腺素钠（T_4）或T_3、$T_4$100μg或$T_3$20～25μg，相当于甲状腺素片40mg，$T_4$25μg，2次/日，以后每1～2周增加50μg，总量200～300μg/d，维持量100～150μg/d。T_3 60～100μg/d分次服。

黏液性水肿昏迷的治疗：给氧，保持呼吸道通畅，必要时可气管切开或插管；并注意保暖。应用T_3和T_4制剂，亦可采用甲状腺素片，40～80mg/4h。氢化可的松0.2～0.3g静滴，以纠正低血压和肾上腺皮质功能不足，清醒后减量。抗生素控制感染，血压低者用升压药，补充各种维生素、葡萄糖等。

特发性皮肤钙沉着症（idiopathic calcinosis cutis）

皮肤钙沉着症是钙和磷沉积于皮肤引起的疾病，一般分为特发性、转移性和营养不良性3型。特发性皮肤钙沉着症是指无钙和磷代谢异常及组织损伤，而皮肤有钙质沉积。特发性皮肤钙沉着症是报道最少的皮肤钙沉着症的类型，1989～2006年国内共诊断十余例，主要为肿瘤状和阴囊特发性皮肤钙沉着。可发生于任何年龄和性别，多见于女性儿童。

【病因及发病机制】 本病没有钙和磷代谢异常及组织损伤等明确的发病原因，具体发病机制不清，推测可能有未知的局部因素在分子水平控制局部的组织内钙化。

【临床表现】 皮损可见于身体各处皮肤，但好发四肢，偶见于躯干、阴囊和阴唇。损害对称分布，为丘疹、结节或肿块，直径0.5～5cm不等，可单发也可多发，呈扁平或半球状隆起，表面光滑或稍凹陷，质硬，边界清楚。症状与发病部位有关，如在指尖发病，有明显疼痛感；在关节部位则会限制关节活动。早期损害表面皮肤能推动，外观正常或乳白色，无痛感。继之表皮发红，皮损周边有红晕，且与下方沉积物粘连固定而难推移，有疼痛和压痛。破溃后，排出细小砂粒样的乳酪状物质。溃疡形成后不易愈合，常继发感染。病程缓慢，可形成窦道或瘘管，最终结痂愈合。

一般分为3种亚型：①阴囊特发性皮肤钙沉着症；②肿瘤状钙质沉着症：发生于大关节周围，多见于非洲土著；③表皮下钙化结节，又称孤立性皮肤钙化结节（solitary nodular calcification of skin）和皮肤石（cutaneous calculus），最常位于颜面。国内报道的女性患者均为肿瘤状钙质沉着和表皮下钙化结节两型，Ozcelik 等曾报道1例发生在老年女性阴唇的病例。

【组织病理】 真皮内散在无定形的颗粒性钙化物，皮下组织内有大团块状钙沉积，边缘为增生的巨噬细胞、破骨细胞样巨细胞以及慢性炎症细胞。HE 染色为蓝色，Von Kossa 染色钙化区呈黑色，偏振光显微镜下检查未发现阳性折光结晶颗粒，借此可与痛风石及二水焦磷酸钙盐沉着症相鉴别。

【实验室检查】 主要是X线摄片检查，呈大小不一的钙化结节。

【诊断与鉴别诊断】 根据临床表现，尤其是破溃后流出石灰样物质，结合X线和病理检查不难诊断。肿瘤样钙质沉着症影像学上应注意与骨化性肌炎、囊性畸胎瘤等的鉴别；组织病理学上，应注意与其他类型的钙质沉着症、异物性肉芽肿以及具有钙化的良性滑膜瘤等鉴别。要注意发生于特殊部位，如阴唇容易误诊为性病。表皮下钙化结节皮损与痛风结节相类似，应注意鉴别。必要时可行特殊染色或偏振光显微镜检查。

【预防与治疗】 手术切除是主要的治疗手段，尤其对单发损害，可临床治愈，但不完全切除会复发。应用磷酸纤维素及限制钙的摄入；使用糖皮质激素及依地酸钙钠对部分患者有帮助。

皮肤乳头瘤病（cutaneous papillomatosis）

Gougerot 和 Carleaud 于1927年首次报告了本病，1932年，他们根据皮损形态与临床表现分成3个类型：点状色素性疣状乳头瘤病（punctate pigmented verrucous papillomatosis），融合性网状乳头瘤病（confluent and reticulated papillomatosis）和钱币状融合性乳头瘤病（nummular and confluent papillomatosis），故也称 Gougerot－Carleaud 综合征。多数发病于青少年，以女童多见，约占2/3。其平均发病年龄为21岁。

【病因及发病机制】 病因不明，有认为与角化过程中某些遗传因子缺陷有关；或为圆形糠秕孢子菌感染；亦有认为与内分泌功能紊乱等因素有关。

【临床表现】 皮损主要见于躯干部，尤其是两乳之间，脐周最严重。初起损害为1～2mm大小的淡红色丘疹，以后渐成棕褐色，皮损逐渐扩大，直径达4～5mm大小，典型皮疹为褐色扁平疣状或乳头瘤状丘疹。皮疹逐渐增多可遍布全身，向上可达颈部，甚至延及肩胛部位，向下可达耻骨或骶骨，若在背部，常在脊柱两侧形成菱形皮损。但黏膜不累及。

皮疹相互融合成细网状或漩涡状者称融合性网状乳头瘤病。有的皮疹可融合成圆形、卵圆形，称为钱币状融合性乳头瘤病，可有瘙痒。

本病持续时间长，常无自愈倾向。

【组织病理】 主要改变为表皮轻度角化过度，颗粒层变薄，棘层肥厚，乳头瘤样增生，皮突增宽互相融合，真皮有非特异性的慢性炎症细胞浸润。病理改变类似黑棘皮病。

【实验室检查】 真菌检查结果，部分患者可查见圆形糠秕孢子菌。

【诊断与鉴别诊断】 根据病史与临床表现，皮疹为灰褐色轻度粗糙的扁平丘疹，位于两乳间、上腹部、肩胛间，呈网状外观，可以诊断为本病，但需与下列疾病相鉴别。

1. 黑棘皮病 患部皮肤增厚，呈乳头瘤样增殖，皮损为褐黑色，呈天鹅绒样改变，好发于皮肤皱褶部位。黏膜可累及，常伴掌跖角化过度。

2. 疣状表皮发育不良 淡红色圆形扁平疣状丘疹，具有蜡样光泽，常对称地分布于手足背及躯干。皮损形态因部位不同而有所不同：发生于颜面、手部者似扁平疣，发生于躯干、四肢者似寻常疣。

3. 花斑癣 淡褐色或脱色斑疹，其上可有糠秕状鳞屑，好发于胸、腹、背部。真菌检查阳性。病理无类似黑棘皮病样表现。

【预防与治疗】 文献报道治疗方案较多，但无满意的疗法。真菌检查证实有马拉色菌感染者，可按花斑癣进行治疗，如内服伊曲康唑、外用酮康唑霜等。

本病的病理改变有角化过度的表现，所以可以用角质溶解剂和维 A 酸类药。国内汪新卫报告 2 例经局部外用 0.01% 迪维霜软膏 2～3 个月后痊愈。杨桂霞等报告 1 例给予口服迪银片，外用 0.1% 维 A 酸霜，经 3 周治疗，皮损消失。

1965 年 Carteaud 首先用米诺环素治疗融合性网状乳头瘤病，此后陆续有报道。鉴于本病的发生可能与皮脂产生或与寄生的细菌改变了皮脂的产生有关，所以米诺环素可能是通过其抗菌作用发挥治疗效果。国内陈建民等报道用米诺环素治疗 12 例，有效率达 100%。

部分肥胖患者控制体重后病情可缓解。

坏死松解性游走性红斑（necrolytic migratoryerythema）

Becker 在 1942 年首先报道本病，1963 年 Unger 采用放射免疫法测定胰高血糖素诊断本病，1971 年 Wilkinson 将皮疹命名为坏死松解性游走性红斑（necrolytic migratory erythema，NME）。胰高血糖素瘤综合征命名是 1974 年由 Mallinson 提出的。至今国内外文献共报道 200 多例，发病年龄 20～70 岁不等，女性多于男性，尤好发于绝经期妇女，男女比例约 1∶3。

【病因及发病机制】 NME 的发生机制尚不完全明确。认为主要与胰腺 α 细胞肿瘤的发生有关，肿瘤细胞分泌大量胰高血糖素，诱导表皮产生大量花生四烯酸及其代谢产物，引起皮肤炎症性损伤，同时高水平的胰高血糖素将动员组织中的氨基酸作为糖异生底物，激活尿素循环中氨甲酰磷酸合酶和精氨酸琥珀酸合酶，使表皮蛋白消耗，细胞坏死。但近年国内外文献报道了多个病例与分泌胰高血糖素的肿瘤无关，患者的血胰高血糖素水平始终正常，这些患者常合并肝功能异常，且补充氨基酸等营养物质后，皮损得到缓解。Kasper 认为肝脏受损导致胰高血糖素代谢异常，使不同活性的各种胰高血糖素分子之间的比例改变是致病的主要原因。有学者认为胰高血糖素引起皮肤角质形成细胞代谢异常可能是形成皮损的关键环节。

【临床表现】 坏死松解性游走性红斑，以游走性环状或回旋状边缘的暗红斑，或丝状裂隙为特征，皮疹全身泛发，但好发于口鼻周围、下腹部、腹股沟、会阴部、外生殖器、四肢末端、胫踝、足等处。皮损初起为大小不一的淡红斑，偶为散在的丘疹和丘疱疹，很快向周边扩展和融合，红斑逐渐扩大，边缘可形成多环状、地图状，中央可发生浅表的水疱，破后糜烂，形成薄痂，痂皮边缘常翘起状如墙上剥脱油漆，非常特殊。痂脱后形成淡褐色到青铜色的色素沉着，从红斑到色素沉着一般历时 1～2 周。新疹不断发生，皮疹此起彼伏。

患者常有明显的舌炎，自觉刺痛。也可有口角炎、口腔炎、睑缘炎、结膜炎和阴道炎等。指甲常变薄变脆，毛发稀疏。半数以上患者伴有轻度至中度的糖尿病，可伴有体重下降、贫血及精神障碍等症状。尚可有腹泻、腹痛，偶有呕吐和黑便。晚期常并发静脉血栓。摩擦、压迫和外伤常可诱发或使之加重。

【组织病理】 早期皮损边缘可见典型的病理改变：棘细胞层上层突然坏死松解，可形成裂隙或水疱。坏死区可见中性粒细胞，有时可形成海绵状脓疱，该处颗粒层缺失。表皮下部相对正常，真皮乳头水肿，浅层血管周围有非特异性淋巴细胞浸润。国内曾建英等采用抗胰高血糖素多克隆抗体免疫组化染色发现，表皮浅层有胰高血糖素沉积

【实验室检查】 血胰高血糖素水平明显升高，为正常值的5～10倍，放射免疫法测定一般在800～3000ng/L（正常值为0～120ng/L）。胰高血糖素瘤的确诊需根据血胰高血糖素的测定结果。采用下列检查可诊断并定位肿瘤发生的部位：B超、闪烁扫描、CT、腹腔动脉造影、经皮肝门静脉置管分段取血测定胰高血糖素等。血沉增快，低血色素性贫血，同时还有低蛋白血症、低氨基酸血症、间歇性糖尿，空腹血糖轻微升高、糖耐量试验异常，血浆胆固醇和钾偏低。

【诊断与鉴别诊断】 根据特征性皮疹、糖尿病临床表现、典型的病理改变及胰高血糖素异常增高等实验室检查可诊断。

在临床上注意与湿疹、烟酸缺乏病、大疱性表皮松解症、肠病性肢端皮炎、银屑病等相鉴别。

血胰高血糖素增高也可见于胰腺炎、肝肾功能衰竭、糖尿病酮症酸中毒、库欣综合征、肢端肥大症、嗜铬细胞瘤、肝硬化、烧伤、败血症、心肌梗死等。但在这些情况下空腹血浆胰高血糖素水平一般不超过500pg/ml，可以此鉴别。

【预防与治疗】 支持疗法：给予高蛋白饮食，亦可静注复方氨基酸注射液，补充各种维生素。外用糖皮质激素制剂有助于皮损的消退。

一旦确诊患有胰高血糖素瘤，无论有否转移，均应手术切除。对切除不彻底或有转移者给予化疗，可选用如下药物治疗。

1. 链唑霉素（streptozotocin）：亦叫链佐星。每日0.5g/m^2静注，连用5日为1疗程，可减轻症状。亦可用氮烯咪胺（DTIC），每日0.25～0.3g/m^2静注，连用5日为1疗程，每月用1疗程，可改善临床症状及皮疹。

2. 奥曲肽 近年来，生长抑素类似物－奥曲肽的应用对于缓解胰高血糖素瘤症状和体征具有重要作用。兰乐肽（1anreotide）也是一种与生长抑素结构相类似的药物，其半衰期更长，只需10～14天用1次药即可。国内马东来使用兰乐肽治疗1例未能手术的患者，治疗2次后皮损及其他临床症状明显好转。

3. 干扰素（IFN） Khanna联合口服硫酸锌及皮下注射IFNα－2b治疗1例NME合并丙型肝炎，硫酸锌0.22g，每日2次，皮下注射IFNα－2b，3×10^6U，每周3次，3周后皮损明显好转，6个月后皮损完全消退。停药随访3.5年未复发。

4. 双碘喹啉 0.65g，每日3次，亦有效。口服四环素、糖皮质激素，对某些患者有效。对肝脏转移病灶还可用动脉导管栓塞治疗。

睑黄瘤（xanthelasma）

又称睑黄疣，是黄瘤病中最常见的临床类型。

【病因及发病机制】 睑黄疣属脂质代谢障碍性皮肤病，系脂质在皮肤内沉积所致。

【临床表现】 睑黄疣为柔软扁平而又略隆出于皮肤表面的斑块，一般好发于双眼上睑的内眦部，呈橘黄色，故亦称睑黄色瘤。多双侧对称分布，与眶缘平行，生长非常缓慢，呈瓜子形、

椭圆形或不规则形，长2～30mm不等，一般无自觉症状。除眼睑外，身体其他部位也可找到类似病灶，可多至数块。

多发生于中年以上，尤以肝胆疾病的女性患者多见。亦可在家族性高脂蛋白血症，尤其是家族性高胆固醇血症和肉芽肿疾病，如组织细胞增生症、血管硬化或糖尿病等疾病中发生。但半数患者血脂正常。

【组织病理】 真皮内见散在或聚集的含有脂质的组织细胞（泡沫细胞）和多核或环状排列的巨细胞（touton细胞），睑黄瘤的touton细胞位置比较浅表，对其进行特殊染色泡沫细胞内显示胆固醇和胆固醇酯。表皮正常或压迫性变薄。早期可见炎症细胞，很少见纤维化。

【诊断与鉴别诊断】 根据典型的临床表现和特殊的组织病理可以诊断。

【预防与治疗】 有时皮损虽已去除，但不能防止新损害的发生，常在原损害的周边又可出现新的损害。因此，对继发性黄色瘤须治疗原有疾病，对伴有高脂血症者，应同时配合饮食疗法和降胆固醇药物治疗。目前睑黄瘤的治疗方法多种多样。

1. 手术切除 是最好的方法。美容效果好，但手术应用范围常受限，对于睑黄瘤过大或形态不规则者不适用。

2. 电离子或CO_2激光治疗。

3. 化学腐蚀、药物注射等方法，但疗效不肯定，如用33.3%的三氯醋酸外擦，一般7～10天结痂，脱痂2～3天再涂第2次，6次为1疗程。此法需在医护人员指导下进行。

斑状和结节萎缩型皮肤淀粉样变病
(macular and nodular atrophic cutaneous amyloidosis)

皮肤淀粉样变病是指一种呈特殊反应、均匀无结构的淀粉样蛋白（amyloid）沉积于皮肤所致疾病。1928年Gutmann首次报道了皮肤淀粉样变性。原发性皮肤淀粉样变病在我国及东南亚比较常见，斑状和结节萎缩型皮肤淀粉样变病为原发性皮肤淀粉样变病的不同临床表现类型。前者好发于中年以上女性，后者多见于中年女性。

【病因及发病机制】 病因及发病机制尚不清楚，原发性皮肤淀粉样变可能与遗传、代谢紊乱及免疫反应有一定的关系，国内顾恒等报道过一个原发性皮肤淀粉样变病的家系。大多数文献称与长期慢性摩擦有关。但Eswaramoor等研究表明，发病与过敏体质、摩擦、日光无直接相关性，认为多种因素综合影响其发病。

淀粉样蛋白是一种球蛋白和黏多糖的复合物，因其有类似淀粉的化学反应而得名，其实与淀粉无关。对于其来源，意见尚不统一。一般认为是角质形成细胞变性后脱落到真皮乳头层导致淀粉样物质的形成。近年来的研究发现，多种细胞及组织成分均可形成淀粉样物质。有学者认为淀粉样蛋白来源于成纤维细胞或胶原纤维，可能是真皮乳头内淀粉样蛋白沉积后影响了表皮代谢，继而造成表皮细胞破坏以至角蛋白落入真皮，也就是说真皮内角蛋白的沉积和基底细胞的破坏是淀粉样蛋白沉积的继发后果而不是原因。局部浆细胞产生的免疫球蛋白——λ轻链物质可造成皮肤结节型淀粉样变病。淀粉样蛋白P成分与血浆蛋白、α球蛋白等多种蛋白有相同的抗原性，是淀粉样蛋白沉积的基本框架。

【临床表现】 斑状皮肤淀粉样变病主要见于背部肩胛区，典型皮疹为褐色或深紫色的斑疹，斑疹密集而不融合，可聚合成网状或波纹状，后者有诊断价值，皮疹多不痒，皮损的色素沉着常不一致，形成“盐和胡椒”样外观。疹与疹之间常杂有淡灰白色斑，病期较长者或不断摩擦者可有角化性丘疹形成，表面粗糙干燥。皮损偶见于四肢。泛发病例可能与弥漫性瘙痒有关。本型好发于中年以上妇女，易与炎症后色素沉着或痣样色素沉着混淆。斑状和苔藓样皮肤淀粉样变病二者在组织学和组织发生上密切相关，可相互转变，即斑状型可因搔抓等慢性刺激而发展成苔藓型，而苔藓型也可因糖皮质激素局封治疗而转化成斑块型。故也有学者认为，斑状、苔藓型仅为同一损害的不同发展阶段，应统称为寻常型。

结节萎缩型皮肤淀粉样变病很少见，主要发生于中年女性，损害多为直径3cm大小的棕色或金黄色的皮下结节，呈球形或卵圆形，好发于下肢，也可见于上肢及躯干。结节表面皮肤萎缩松弛，触之形成疝样凹陷，柔软并可被提起，外伤后易出血可形成紫癜。可并发Sjögren综合征。

【组织病理】 斑状皮肤淀粉样变病基底层有色素失禁和液化变性，表皮无棘层肥厚和角化过度，淀粉样蛋白主要沉积在真皮乳头，形成大小不等的半球形、圆锥形、团块形或带状沉积。一般不超过乳头下血管丛。均质物质中有少量成纤维细胞和载黑素细胞。

结节萎缩型皮肤淀粉样变病的表皮明显变薄，皮突消失，表皮下大块淀粉样蛋白从真皮延至皮下，弹性纤维及胶原纤维可有破坏。可累及汗腺固有膜和脂肪细胞周围，沉积的淀粉样蛋白周围混有浆细胞为主的炎细胞浸润。

如有较多的淀粉样蛋白沉积，HE染色即可确定。淀粉样蛋白表现为轻嗜伊红的均质团块，中有裂隙，为固定和脱水时蛋白收缩造成。如HE不能确定，则需特殊染色。常用的有结晶紫、刚果红和硫代黄素T。结晶紫可将淀粉样蛋白染成鲜紫红色，冷冻切片效果更好。刚果红染色，偏光镜下检查呈绿色的双折光，但胶样粟丘疹、皮肤黏膜透明变性和卟啉症也有同样的反应。硫代黄素T染色呈黄绿色荧光，但此法假阳性多。

【实验室检查】

1. 血液 少数患者嗜酸性粒细胞轻度增加，白蛋白降低，α_1、β球蛋白增加，部分患者循环免疫复合物和IgG增加。肝、肾功能未见异常，血糖正常，可有血沉加快。

2. Nomland试验 即把1.5%刚果红溶液注入可疑皮疹（皮内），24～48小时后仅在有淀粉样蛋白处留有红色，用皮肤显微镜观测，阳性率达80%。但上海华山医院对30例寻常原发性皮肤淀粉样变性进行Nomland试验，均为阴性，认为该试验实用价值不大。

【诊断与鉴别诊断】 根据典型皮疹，组织病理及特殊染色不难诊断。但有时斑状型皮损中淀粉样蛋白含量很少，甚至用特殊染色也不能发现，此时需多次活检。

应注意与以下疾病相鉴别：神经性皮炎、湿疹、融合性网状乳头瘤病、自身敏感性湿疹、黑变病、色素性紫癜性皮病、光化性皮炎、脂溢性角化、黏蛋白沉积症等。斑状型易与炎症后色素沉着或痣样色素沉着混淆，做皮损活检及特殊染色即可鉴别。

【预防与治疗】 目前尚无满意疗法，以下方法可试用。

1. 糖皮质激素 有研究表明，原发性皮肤淀粉样变病与机体的免疫异常状态相关，因此，可用糖皮质激素外用封包或以针剂皮损内注射等方法治疗。含氟的糖皮质激素加入50%的二甲基亚砜外用有一定疗效。国内林沃沂以复方肤轻松霜治疗36例病患，陈懿德用复方倍他米松注射液联合雷公藤多苷治疗44例患者，均有一定疗效，并对44例患者疗前均做血清IgE水平测定，其中有16例血清IgE水平高于正常，发现IgE高者即免疫学因素占主导地位的患者（IgE水平与病情呈正相关）中，免疫治疗效果较好。

2. 维A酸类药 维A酸类制剂具有溶解角质、调节表皮细胞的增生和分化功能，可能通过其对角质形成细胞增生和变性的抑制发挥作用。刘季和等用糖皮质激素与维A酸霜交替外用，取得较好疗效，但停药后易复发。张荷香等联用窄谱中波紫外线与维A酸霜治疗，疗效较好。

3. 其他 对单个结节性皮损可以手术切除，冷冻、激光亦可。磨皮术也可以去除局部皮损，缺点是会有色素沉着或脱色。其他对症治疗方法还有抗组胺药、普鲁卡因静脉封闭以及外用硫磺水杨酸软膏等。

网状红斑性黏蛋白病（reticular erythematous mucinosis）

网状红斑性黏蛋白病，又名斑块样皮肤黏蛋白病、REM 综合征和圆细胞红斑病。1960 年，Perry 首次以斑块样皮肤黏蛋白病为名报道了 3 例，1974 年，Steigleder 提出 REM 综合征的诊断。好发于 21～40 岁的女性。

【病因及发病机制】 发病机制不明，目前认为可能与日光照射有关，患者常有光敏。因口服避孕药、妊娠和月经发病是其又一特征。有报道在皮损的血管内皮细胞及炎症浸润细胞内均发现病毒，但病毒感染的病因未能确定。也有观点认为，本病与免疫异常有关，抗原性刺激及免疫调节因子可能参与了发病。

【临床表现】 典型皮损常在强烈日晒后出现，表现为胸背中央部淡红色网状或大片状红斑和丘疹，直径可达数厘米。皮损区轻度增厚有浸润，病情呈渐进性进展。也可累及颜面、臂、腹部。日晒后可有瘙痒并可加重皮损。可伴发甲状腺疾病、肿瘤、特发性血小板减少性紫癜等多种疾病。

【组织病理】 组织学上主要有两种变化：①真皮内有黏蛋白沉积。丘疹内有很多黏蛋白，阿新蓝染色见阳性物质呈纤维状沉积，甲苯胺蓝和 Giemsa 染色常有异染性。本病黏蛋白可被透明质酸酶清除，推测为酸性黏多糖。而斑状损害内黏蛋白少，主要依靠阿新蓝染色，但有时甚至冷冻切片阿新蓝染色也为阴性；②真皮血管和毛囊周围有不同程度的淋巴细胞浸润，也可见少量浆细胞。真皮内血管扩张。

另外，直接免疫荧光可见基底膜有颗粒状 IgM、IgA 和 C3 沉积。

【诊断与鉴别诊断】 根据典型临床表现，组织病理结合黏蛋白染色结果可诊断。

主要与慢性光化性疾病、皮肌炎等相鉴别。慢性光化性疾病阿新蓝染色阴性。皮肌炎也会出现黏蛋白沉积，但有明显的肌无力等症状和肌酶、肌电图等的异常。

【预防与治疗】 抗疟药，如氯喹、羟氯喹、阿的平对多数患者有效。局部外用糖皮质激素有一定止痒作用，口服无效。

黏蛋白痣（mucinous nevus）

又称婴儿皮肤黏蛋白病，Lum1980 年首次报道，因出生或出生后不久即发生，故于 1993 年 Bellon 将其命名为黏蛋白痣。有文献报道 3 例均为女性。目前全球文献报道不到 10 例，国内尚无报道。

【病因及发病机制】 病因不明。可能为先天性皮肤黏蛋白病。

【临床表现】 本病为罕见综合征，出生或出生后数月即发病，皮疹好发于躯干或上肢，尤其手背部位。一般为皮色或白色的半透明硬化性丘疹，大小不等，聚集或散在，有的丘疹中心有一突起。病程经过慢性，原有皮疹一般不消退，无内脏损害。

【组织病理】 表皮正常，阿新蓝染色可见真皮乳头层有黏蛋白沉积，伴局部水肿，血管周围可见单核细胞浸润，但无成纤维细胞增生。

实验室检查无异常。

【诊断与鉴别诊断】 根据出生时即发疹，结合组织病理可诊断。

应与扁平苔藓、光泽苔藓、结缔组织痣、小儿丘疹性肢端皮炎相鉴别。同时应注意与其他黏蛋白病区别：如自愈性幼年皮肤黏蛋白病、黏液水肿性苔藓、肢端持续性丘疹性黏蛋白病等。

【预防与治疗】 本病尚无有效治疗方法。

硬肿病（scleredema）

又称成人硬肿病、Buschke 硬肿病。1876 年 Piffard 首次报道本病，1902 年 Buschke 做了详细描述。可分为伴发或不伴发糖尿病两种类型，在不伴发糖尿病的病例中，女性多于男性。男女比例为 1∶2。约半数病例发病年龄小于 20 岁，故“成人硬肿病”之命名并不贴切，而改为硬肿病。在伴发糖尿病的类型中，成人为多，男多于女，男女比例约 10∶1，病程持续较长。

【病因及发病机制】 病因不明。常继发于急性感染（咽炎、蜂窝织炎、腮腺炎等）之后，多数为链球菌感染，故有学者认为链球菌感染诱发的自身免疫反应参与了本病的发生，还有作者发现本病与单克隆高丙球蛋白血症有关，尤其是 IgG 和 IgA 型球蛋白。糖尿病易于感染，是并发糖尿病概率较高的原因。伴发糖尿病者病程迁延，认为与糖代谢紊乱有关，但是临床用抗糖尿病药物治疗该类患者皮损并无改善。或者是微生物毒素所致的中毒性紊乱反应，毒素损害胶原，或干扰皮肤中黏多糖正常更新所致。研究发现，用雌激素涂在裸鼠皮肤，可造成硬肿病样皮损，提示雌激素参与发病，也和女性发病高于男性相符。Duran Reynals 研究发现，用促性腺激素、透明质酸酶可使水肿消散，推测可能由于参与透明质酸分解代谢的酶系统减少或功能受损，导致硬肿病。

【临床表现】 以弥漫性皮肤非凹陷性水肿及皮肤变硬为特点。发病有两种情况。

1. 大部分患者为突然起病，发病前几天到 6 周有急性感染史，部分病例受过外伤。可有倦怠、无力等前驱症状。皮损开始于颈或颜面，也可同时受累，皮肤发紧变硬，在短期内进行性对称性扩展至臂、肩、背和胸部，严重病例可累及股、腹及臀部，但四肢远端不受累。皮损平滑或呈蜡样光泽，正常皮纹消失，苍白发凉，肿胀发硬，与周围正常皮肤界限不清，患者笑及张口均困难，面部可形成假面具样无表情。局部毛发不受累，无色素异常，无萎缩及溃疡，无感觉异常。皮肤可发皱，提示表皮不受累。疾病进展快，病程较短，可在 2～4 周内达高峰，历时 3～18 个月或几年，皮损可自然消退，恢复正常。发疹前后，偶有红斑出现。患者还可有吞咽困难、心律不齐、心包或胸膜渗液等表现。本病虽可累及内脏，但极少危及生命。

2. 发病缓慢，可无诱因或伴多年糖尿病史。伴糖尿病者多数病程迁延，表现为中上背、颈肩部皮肤持续性板状变厚发硬，迁延不愈或仅部分改善，长期保持残余发硬区，皮损与正常皮肤界限清楚，局部可有持续性红斑和毛囊炎。有报道最长者可达 40 年。有的患者可复发。患者还会有糖尿病的其他表现，如肾病、神经病变等。治疗糖尿病不影响硬肿病的发展。

【组织病理】 表皮基本无异常。真皮显著增厚，可达正常的 2～3 倍。胶原增粗，并被透明腔隙所分离，称为“胶原窗”，甲苯胺蓝染色有异染性，提示为非硫酸盐酸性黏多糖。由于皮下脂肪被致密胶原束所取代，使得汗腺分泌导管看起来似乎向上移位至真皮上中部，而不是位于真皮下部或真皮与皮下脂肪交界处。虽然胶原增生但是成纤维细胞数不增加，有时甚至可减少。病程早期出现较多黏蛋白，晚期主要改变为纤维化，黏蛋白含量很少。无透明变性。血管周围轻度细胞浸润，皮肤附属器多不萎缩。

电镜观察可见过多的原纤维间物质和体积小、不活跃的成纤维细胞，胶原纤维呈束状排列，粗细均匀。舌、心肌和骨骼肌受累可见肌束水肿，横纹肌横纹消失。

【实验室检查】 血沉加快，血清蛋白轻度异常。抗“O”值常高，可见 IgG、IgA 副球蛋白血症。伴糖尿病者血糖检查异常。

【诊断与鉴别诊断】 根据弥漫性对称性皮肤变硬，好发于颈肩部，迅速向面、胸部扩展，结合病理特点可以诊断。

主要和硬皮病鉴别：局限性硬皮病皮损呈象牙白色，界清，边缘淡紫红色。系统性硬皮病常伴雷诺现象，有皮肤萎缩和色素异常改变。组织病理可见胶原均质化和透明变性，伊红和Masson三色染色呈淡染。

还应与皮肌炎、嗜酸性筋膜炎、黏液性水肿等病鉴别

【预防与治疗】 有感染者应去除感染灶，主要进行支持或对症治疗。

局部注射糖皮质激素、纤溶酶，口服糖皮质激素、垂体激素等均无肯定疗效。

有报道，环磷酰胺有一定疗效。国内白玫用肌酐静滴、三磷酸腺苷等治疗取得较好疗效。肖汀用窄波UVB治疗1例伴糖尿病的硬肿病有效。陈宏、徐顺明用多种维生素E、复春片治疗效果不佳。刘毅给患者阿赛松口服，皮损很快消退。Krassagaki予青霉素注射1周，疗效明显。Mattheou－Vakali用环孢素A 5mg/(kg·d) 治疗2例患者，分别在6、8周痊愈。

物理疗法（热浴、紫外线、透热疗法等）、体疗及电子束疗法均可试用。

类脂质渐进性坏死（necrobiosis lipoidica）

又称糖尿病性类脂质渐进性坏死。1929年Oppenheim首次报道并命名为“糖尿病性萎缩性皮炎”，1932年Urbach报道第2例并命名为糖尿病性类脂质渐进性坏死。Goldsmith报道了第1例发生在非糖尿病患者的“类脂质渐进性坏死”。目前多简称为类脂质渐进性坏死（NL）。发病年龄不一，以30～40岁为主，偶有报道发生于新生儿者，伴有糖尿病者发病要早于无糖尿病者。女性患者多于男性，男女比例为1∶（3～4）。

【病因及发病机制】 是一种原因未明的真皮结缔组织变性疾病，其发生有两种可能：一种与糖尿病有关，认为是糖代谢紊乱的并发症，与脂质沉积有一定关系。Muller调查认为65%的NL伴有糖尿病，而另一学者调查为11%的NL伴有糖尿病，75%非糖尿病患者患NL 5年后可发生糖尿病。糖尿病引起小血管病变，导致糖蛋白在小血管壁的沉积，引起血管闭塞、组织坏死。另一种观点认为，发生与糖尿病无关，可能是一种免疫复合物性血管炎，在受侵的血管壁上有免疫球蛋白IgG、IgA、IgM和纤维蛋白原的沉积，纤维蛋白质在真表皮交界处呈带状沉积，坏死区形成块状沉积。

【临床表现】 皮损主要发生于胫前，15%患者发生于手、上肢、躯干和头部。发生于头部者常形成萎缩性斑片而引起秃发。不累及腿部者罕见。最早皮疹为境界清楚、隆起的圆形暗红色丘疹，约2mm，其上有少量的鳞屑，压之不褪色，以后皮损逐渐扩大，形成不规则圆或卵圆形硬皮病样斑块，边界清楚，表面光滑，中央凹陷呈硫磺色，构成坚实的淡黄色斑块，外围有宽的紫红或淡红边缘，在黄色部位有明显毛细血管扩张和深色的小斑，常有鳞屑或结痂。约1/3病例形成穿凿性溃疡，易复发，应与梅毒树胶肿相鉴别，偶尔有报道慢性溃疡发展成鳞癌。深部皮损应与脂膜炎相鉴别，后者是皮下脂肪细胞的变性、坏死所致。

本病常为进行性发展，亦可长期静止或结痂而愈。

【组织病理】 表皮变薄或溃破，病变主要在真皮层。真皮内可呈渐进性坏死型和肉芽肿型两型组织学反应，但经常见到两型反应同时存在，形成境界不清的胶原渐进性坏死灶和纤维化区，混以片状淋巴细胞和组织细胞构成的肉芽肿性浸润。渐进性坏死区边缘组织细胞呈栅状排列，小血管内膜增厚和纤维化。皮肤附属器也可被破坏。在肉芽肿中心，无黏蛋白增加，其上表皮变薄，无表皮突，此点不同于环状肉芽肿。肉芽肿型反应：真皮内散在肉芽肿病灶，由组织细胞、上皮样细胞和巨细胞所组成。胶原纤维有广泛的纤维化和玻璃样变性，但渐进性坏死、脂质沉着和血管病变不明显。有人认为渐进性坏死多见于糖尿病患者，皮损多位于小腿。而肉芽肿多见于非糖尿病患者，皮损位于小腿以外的部位。极少病例坏死物质可由毛囊排出。本病多见于白种人。

【诊断与鉴别诊断】 根据病史，中青年女性于下肢胫前出现硬皮病样损害，结合病理可诊断。应与环状肉芽肿、结节病、类风湿结节、疣状皮肤结核、皮肤真菌感染等多种疾病相鉴别。

1. 环状肉芽肿　典型皮肤损害为皮色或淡红色丘疹结节，彼此融合或排列成环状。损害单发或多发，好发于手足背。无明显自觉症状，数月后可自愈不留瘢痕。本病的浅表环形损害与之相似。主要是皮肤病理鉴别，后者皮肤病理可见境界清楚、胶原纤维淡染和均质化，组织细胞呈栅栏状或放射状排列，并有淋巴细胞和成纤维细胞浸润。病变一般在真皮上部，常有黏蛋白沉积。但胫外的类脂质渐进性坏死与环状肉芽肿在组织学上无法鉴别，需结合临床。

2. 结节病　肉芽肿性类脂质渐进性坏死含较多上皮样细胞和巨细胞时，与结节病相似，但前者有胶原透明变性，渐进性坏死灶和类脂质沉积，可供鉴别。

3. 类风湿结节　真皮深层和皮下有胶原变性，但位置深，病变仅 1～2 个，界清，罕有上皮样细胞、巨细胞和浆细胞。

4. 疣状皮肤结核　临床上皮疹周边有疣状的丘疹，好发于四肢暴露部位，初起为暗红小结节，浸润明显，以后形成疣状或乳头状隆起的斑块，质地硬，境界清。损害向外周发展，中央形成萎缩性瘢痕。自觉微痒。慢性病程，组织中可查找到分枝杆菌。

5. 皮肤深部真菌病　多有外伤史，皮肤组织真菌检查阳性。

6. 黄瘤　真皮内可见泡沫细胞或黄瘤细胞，常见 toutun 多核巨细胞和胆固醇裂隙。腿部外的损害如伴有明显的脂肪浸润，易误诊为黄瘤。

7. 硬斑病　皮损分布部位更广，真皮层无肉芽肿样改变，胶原束增粗，排列紧密，呈玻璃样改变。

8. 硬红斑　好发于小腿屈侧，损害深、有压痛，可破溃。组织病理改变可见皮下组织中有中小血管炎改变，小叶脂肪细胞坏死及结核样肉芽肿改变。

【预防与治疗】 伴发糖尿病者治疗糖尿病，可使皮损有不同程度的改善。研究发现，13%～19%的患者 6～12 年后可出现自发缓解。

1. 糖皮质激素　皮损内注射，尤其是丘疹和活动性边缘效果明显。Goette 用丙酸氯倍他索局部封包 3 周，皮损消失。有报道，糖皮质激素系统治疗 6 例患者，有效率 100%，但应注意其对糖尿病的影响。

2. 抗凝药物　Velaso－Pastor 用双嘧达莫 0. 225g 和阿司匹林 1g 联合治疗，3～4 个月可见效。己酮可可碱 0. 4g，每日 3 次，对溃疡有效。

3. 海藻膜　Rowe 用海藻膜湿敷溃疡，2～3 个月溃疡愈合。

大剂量烟酰胺、环孢素、高压氧疗均有报道使用。

4. 外科治疗　顽固病例可手术或植皮，但易在植皮部位或其边缘复发。亦有报道在皮损中央贯穿血管结扎有效。

烟酸缺乏症（pellagra）

又称陪拉格、糙皮病、癞皮病和玉蜀黍疹等。国内女性多于男性发病。临床表现有皮炎、舌炎、肠炎、周围神经炎和精神异常，由烟酸类维生素缺乏所引起。

【病因及发病机制】 是一种烟酸或其前身色氨酸缺乏引起的疾病，可能原因有：①膳食中缺乏色氨酸，玉米中烟酸成结合形式导致人体无法吸收，而色氨酸含量低，所以在以玉米为主食且不加辅食的地区好发；②服用一些影响色氨酸代谢的药物（如 6－MP、氟尿嘧啶、异烟肼、氯霉素等），Stevens 等 1993 年报道一患者因服用氟尿嘧啶而继发烟酸缺乏症，2003 年文海泉也报道了 1 例同样的病例；③各种疾病导致烟酸吸收不良：如肝硬化、胃肠道吸收不良、肾小管再吸收障碍等；④烟酸需要量增加；⑤缺乏 B 族维生素，或服用 B_6 拮抗剂异烟肼等药物，抑制了内源性烟酸的产生；⑥还可发生于类癌综合征患者，其瘤细胞可将色氨酸转换成 5 - 羟色胺，而抑制内源性烟酸的产生。

【临床表现】 可见于各种年龄。2005 年张合恩报道了一家 3 例同患本病。典型的临床表现为皮肤损害、胃肠症状及精神改变，即皮炎、腹泻和痴呆，称为三联征，但三者同时存在少见，常表现 1 ~2 种，单独皮肤黏膜表现者约占 1/3，亦可仅有精神症状而无皮疹者，称无疹性陪拉格。

1. 皮炎 常于发疹前 1 ~2 个月出现口炎和慢性腹泻等前躯症状。皮疹多对称分布于手背、指背、腕、面颈、小腿等日光暴露部位，可能与色氨酸 - 烟酸代谢过程中犬尿喹啉酸的蓄积有关，该物质可引起光毒反应。亦可发生于摩擦部位，如肩、肘、膝等。典型皮损为日晒后突然出现的鲜红或紫红色斑、与周围皮肤境界清楚，酷似晒斑，有痒或烧灼感。继而变为红褐色，肿胀，严重者可有水疱或大疱。摩擦部位疱常可继发感染，形成糜烂，伴渗出，而后结痂。形成红棕色或棕黑色，表面粗糙而有鳞屑，可见毛囊角化或皲裂，边缘可有一条红晕。痂脱落后可见新生皮肤或萎缩斑。急性发作常伴高热、谵妄等症状。慢性反复发作者皮肤明显增厚，肤色变暗，粗糙而无弹性，角化明显。并可发生皲裂、出血。老年患者可形成鱼鳞病样外观。皮疹夏重冬轻，愈合后可有萎缩和色素异常。颜面皮疹似脂溢性皮炎。会阴和肛周可见红斑和糜烂，口腔和阴道黏膜出现痛性皲裂、溃疡。有的患者有口角炎。

2. 腹泻和舌炎 消化道早期主要为炎症改变，晚期萎缩。患者食欲下降，恶心呕吐，消化不良，腹痛腹泻，排便次数增多，水样泻或糊状，少数里急后重。舌红肿，光滑，可形成浅溃疡。

3. 精神和神经系统改变 疾病晚期明显。个体差异大，主要表现为神经衰弱症状，严重者可发展成痴呆症、精神病，如不及时治疗，多数患者常因严重腹泻或外周循环衰竭死亡。周围神经病变还会引起肢体麻木，末梢感觉减退。

【组织病理】 皮肤组织学改变无特异性。早期皮损在真皮上部有慢性炎症浸润，如果有水疱．则类似多形红斑，通常是真皮乳头层水肿引起的表皮下疱，或由于表皮的变性所形成的表皮内水疱。陈旧性损害可见角化过度伴角化不全，棘层肥厚，色素沉着。真皮内有慢性炎症和纤维化。

【实验室检查】 全血和血清烟酸含量降低（正常全血含量 0.3 ~0.8mg/100ml，血清含量 0.12 ~0.3 mg/100ml）。尿排泄烟酸代谢物 N’ - 甲基烟酰胺减少（正常人 N’ - 甲基烟酰胺 24 小时排出量或每克肌酐 > 141μmol 或 1.6mg，而本病患者常少于 44.2μmol），血清蛋白降低，胃酸缺乏，贫血，尿常规异常，可有蛋白尿及管型尿或有卟啉尿，胃肠道钡餐造影见小肠黏膜形态和功能异常。电解质及心电图有改变。

【诊断与鉴别诊断】 结合病史、临床表现及实验室检查可以诊断。临床上应与下列疾病鉴别。

1. 蔬菜日光皮炎 有进食某些菜类和日晒史，春季发病，皮损为弥漫性实质性水肿，伴有紫癜，自觉麻木和疼痛，无其他系统病变。

2. 迟发性皮肤卟啉症 有长期饮酒史或化学物质接触史，无消化道和神经症状，组织病理有特异性。

3. Hartnup 综合征 为先天性氨基酸代谢缺损，临床上除有烟酸缺乏症的表现外，还有小脑性共济失调和氨基酸尿。

4. 还应与日光性皮炎、接触性皮炎、日晒伤等相鉴别。主要注意全身症状及实验室检查。

【预防与治疗】

1. 寻找病因并去除 避免日晒和酗酒。对于长期服用异烟肼者应同时服用烟酰胺；纠正营养不良，合理调整饮食，给予高蛋白及富有烟酸类食物，如动物肝脏、肉类、花生、新鲜绿色蔬菜和番茄等。

2. 局部对症处理 可外用保护剂、角质溶解剂、防光剂及激素类药膏。口炎和舌炎可用洗必泰含漱剂含漱。

3. 系统治疗 根据病情给予不同剂量烟酸及维生素口服。每日内服烟酰胺0.3～1.0g，分3次服用，同时给予B族维生素、白蛋白、铁剂。重症或不能口服可静脉给药。

迟发性皮肤卟啉病（porphyria cutanea tarda）

本病是以皮肤光敏感性和脆性增加为特征的卟啉代谢病。1911年，Gunther提出“慢性血卟啉症”，又称症状性皮肤卟啉症、获得性卟啉症、获得性肝卟啉症和症状性迟发性皮肤卟啉症等名称。1937年Waldenstrom更名为迟发性皮肤卟啉症，简称PCT。

【病因及发病机制】 卟啉病的发病机制目前尚不完全清楚。部分PCT的发生与自发性染色体突变及染色体结构畸变、HLA－A3等因素有关。与肝脏情况亦有密切的关系。几乎所有患者肝铁储存增加，铁可能增强肝产生δ－氨基酮戊酸合成酶（ALAS），并抑制尿卟啉原辅合成酶活力。本病肝脏尿卟啉原脱羧酶（UROD）活性降低、尿液中尿卟啉及粪卟啉显著升高，几乎所有的PCT患者伴有肝损害，表现为丙型肝炎（HCV）、慢性迁延性肝炎、慢性活动性肝炎、肝硬化、肝细胞癌（HCC）、肝脂肪变性等，其中HCV最高，其血清抗HCV检出率达58%～82%，HCC 4.2%～15%。国内李少华等研究证实了肝癌患者血中原卟啉较非肿瘤组增高2～3倍，说明肝癌存在着卟啉代谢障碍。目前认为，PCT的发生可能与肝脏UROD缺陷、血清铁及肝脏铁抑制UROD，并可氧化尿卟啉原为尿卟啉及酒精抑制UROD和肝癌组织产生部分卟啉物质等因素有关。

PCT一般分为散发性（症状性）和家族性（遗传性）两型，以前者多见。PCT的遗传有显著的性别差异。女性患者可将PCT遗传于子女，男性患者则较少遗传给其女。凡长期服用激素类避孕药的妇女及服雌激素做替代性治疗的绝经期妇女，服雌激素治疗前列腺癌的男性患者，发生PCT与患者存有遗传性红细胞尿卟啉原脱羧酶（UROD）缺陷有关。此种人群在摄取雌激素时，有发生PCT的倾向，特别是在长期饮酒与慢性肝病的影响下。

【临床表现】 多发生于20～60岁，两性患病率相近，但国外报道女性患者较多。患者常表现为轻到中度的光敏感性皮疹，多发生于光暴露部位，如手背、颜面、头部脱发区、颈背、胸前V区及足踝部位。夏季加重。皮损以红斑多见，亦可表现为日光性荨麻疹，有瘙痒和灼痛感。其慢性损害表现为水疱、大疱、糜烂和结痂，常有浅瘢痕及散发的胶样粟丘疹。手及腕部皮肤脆性增加，外伤后易致表皮剥脱。大多数患者有周围神经病变，约1/10患者有硬皮病样皮损，1/3患者伴色素沉着或减少，眶周可见皮肌炎样紫红斑。色素改变是PCT的重要表现之一，好发于颜面、手等部位，但此种色素改变通常继发于光敏性或炎症性皮损之后，并同时伴有PCT的其他皮肤损害。20世纪80年代初，有报告PCT皮损可以仅有颜面和双手的色素沉着。1/3患者两颊上部、眶周及前额多毛。部分患者伴有糖尿病、肝硬化、病毒性肝炎及肝癌。本病尚可有黄疸和高铁血症。

【组织病理】 见表皮下水疱，真皮见少量炎症细胞浸润，弹力纤维变性，真皮乳头血管和真表皮交界处见耐淀粉酶PAS阳性物质沉淀。

【实验室检查】 尿液尿卟啉明显增加，粪卟啉轻度增加。尿置Wood灯下显珊瑚红色荧光，便卟啉正常。尿及粪中7－羧基卟啉和粪中异构卟啉排泄增多是PCT的特征性改变。在PCT恢复过程中，尿中卟啉由以尿卟啉排泄为主逐渐转变为以粪卟啉排泄为主。对尿中不同卟啉的测定是对 PCT 诊断和观察病情的有用指征。其价值与尿卟啉定量分析相同。

血中卟啉水平与尿中卟啉的排泄量呈平行关系。故对血中卟啉的定量分析也是监测 PCT 病情活动的情况的重要指征。此外，尚可有糖耐量曲线异常、肝功异常、血清铁增多（>28.64μmol/L）及饱和度百分率增加（>55%）等改变。

【诊断与鉴别诊断】 根据光敏性皮疹及尿液尿卟啉的增加及特异性尿卟啉层析谱不难诊断。应与硬皮病、烟酸缺乏症、大疱性疾病、光感性皮炎等病鉴别，主要鉴别依据是是否有尿卟啉的异常。

【预防与治疗】

1. 一般治疗 去除各种诱因，应忌酒及避免摄入对本病有害的化学物或药物，如雌激素、巴比妥类、磺胺等药物。避免日晒和外伤，局部外用防光剂及激素类药膏。

2. 系统治疗

（1）氯喹：0.125g，每日 2 次口服，或羟氯喹 0.1g，每日 2 次，病情严重者可用 0.2g，每日 2 次，病情控制后减量。亦有人用羟氯喹 0.2g，每周 2 次，连服 1 年亦有良效。因氯喹能与卟啉形成复合物，使卟啉易于从肝脏中释放而起到治疗作用。但有学者认为，氯喹等抗疟药同样可以诱发 PCT，故应慎重。

（2）β-胡萝卜素：30~80mg/d，有很好的防光作用。

（3）碳酸氢钠：能碱化尿液，减少肾小管对粪卟啉再吸收，使其排泄增加，血粪卟啉降低，可使体内有较多尿卟啉原转化为粪卟啉原，经氧化而大量排出，使尿卟啉生成减少。用量每日 4~6g，但长期大量服用有一定困难。

（4）维生素 E：是一种强抗氧化剂，对具有 PCT 遗传素质的患者，有一定疗效。

（5）沙利度胺：可快速地使 PCT 患者临床改善，异常卟啉水平完全恢复正常，同时具良好的耐受性。作用机制尚不清楚，皮肤水疱和脆性增加等临床表现的改善可能与其抗炎机制有关，而尿卟啉水平的快速下降可能与卟啉原脱羧酶（URO2D）活性的增加有关。

（6）静脉放血疗法：对 PCT 有较好的疗效，每月 2~4 次，每次放血 500ml，使血红蛋白达 11~12g/dl，网织红细胞达 3%~5%。

第二节 性别差异不明显的疾病

肢端肥大症（acromegaly）

肢端肥大症是垂体过度分泌生长激素（GH）导致的一种内分泌病。表现皮肤、皮下组织及膜性骨质增生。青春期前发病为巨人症，青春期后发病为肢端肥大症。晚期继发糖尿病、心血管疾病、肿瘤等，其患病率为 3~4/10 万，病死率为年龄和性别匹配的正常人群的 2~3 倍。

【病因及发病机制】 垂体过度分泌生长激素引发本病，其他，如类癌或胰岛细胞瘤也可异源性分泌过多的生长激素。分子生物学研究对生长激素腺瘤的发病机制有了新的进展，几乎所有的垂体瘤细胞都发生于单一的突变细胞（单克隆来源），研究发现垂体生长激素腺瘤与 G 蛋白功能变异有关，约 40% 的患者存在编码 Gsa 基因（gsp 基因）的突变，这些突变发生在编码 Gsa 基因的 201 号密码子 CAT（编码精氨酸）或 227 号密码子 CAG（编码谷氨酰氨，较少见）上。突变造成 G8a 内在的 GTP 酶活性下降，Gsa-GTP 不能水解而成持续活性状态，腺苷酸环化酶持续激活。最终引起生长激素过度分泌。

【临床表现】 一般发病年龄在 40~60 岁，两性发病率相似，约有 1/3 伴发糖尿病。

发病隐匿，很多症状无特异性。一般就诊时已有 3~5 年病程。患者出现全身皮肤增厚。典型临床表现为出现肢端肥大面容：额部隆起、严重者可出现回状头皮，鼻大、鼻唇沟变深、下颌增大前突、齿间隙增宽、齿呈反咬合状、舌大、唇厚。油性皮肤、声音变粗、手足厚大（手指远端粗成鼓槌样、足跟软组织增厚）。由于小汗腺及皮脂腺活性增强，患者出现多汗、多脂现象，部分患者出现高血压、心脏扩大，头痛、易疲劳嗜睡、关节痛等系统症状。

【实验室检查】 胰岛素样生长因子结合蛋白－3（IGFBP－3）是生长激素（GH）依赖性的，GH刺激其合成与分泌。血清IGFBP－3的水平在肢端肥大症时通常是升高的，其水平随IGF－I的变化而改变。IGFBP－3可能对正确评估那些IGF－I与GH水平正常或者只是轻度升高的患者非常有用。

【诊断与鉴别诊断】 人体内GH呈脉冲式释放，在大部分时间内检测不到GH，因此，不能以GH水平作为诊断标准。

血清IGF－1水平：血清IGF－I在一天之中保持在一个相对稳定的水平，且与GH分泌过度相平行（直至GH为20μg/L），是疾病诊断以及治疗后判断病情严重程度的良好指标。但是在十余岁的年龄段IGF－I的正常与异常范围之间存在很大的交叉，对这个年龄段的患者诊断要慎重。

胰岛素样生长因子结合蛋白－3（IGFBP－3）是一个在循环中能够与IGF－I结合的蛋白，调节IGF－I在组织中的作用。IGFBP－3是GH依赖性的，GH刺激其合成与分泌。血清IGFBP－3的水平在肢端肥大症时通常是升高的，其水平随IGF－I的变化而改变。IGFBP－3可能对正确评估IGF－I与GH水平正常或者只是轻度升高的患者非常有用。

根据特殊容貌、典型的临床表现以及实验室检查不难诊断。需要与以下疾病进行鉴别诊断。

1. 糖尿病 生长激素作用复杂，可影响生长，又影响蛋白质、糖和脂肪的代谢，使血糖升高，尿糖阳性。加之肢端肥大症本身常伴有多食、多饮、多尿，故易误诊为糖尿病。临床上应观察患者的外貌改变，测其血浆生长激素浓度，并行鞍区影像检查，以避免漏诊。

2. 甲状腺功能亢进 肢端肥大症活动期代谢亢进，甲状腺素分解加快，甲状腺结合前蛋白增多，游离甲状腺素减少，肾脏对碘的廓清率增加，造成缺碘状态，以上因素引起代偿性甲状腺增生、肿大。由于生长激素对代谢的促进作用，本症活动期患者基础代谢率增高，出现多食、多饮、多汗等症状，易误诊为甲亢。但是肢端肥大症患者血甲状腺激素浓度偏低或正常，甲状腺吸^{131}I率多为正常，疾病后期因垂体功能低下出现甲状腺功能减退，可与甲亢鉴别。

3. 原发性骨关节炎 肢端肥大症患者关节病变甚为显著，全身关节特别是背部和四肢关节酸痛，易误诊为原发性骨关节炎。但肢端肥大症的骨关节改变为全身性，面部形成特殊外貌，而原发性骨关节炎之关节疼痛发生于负重关节，面貌无改变；肢端肥大症手足改变为手指、手掌增厚、变阔，而原发性骨关节炎以远端指关节出现赫伯登结节（Heberden node）为特点，基于以上两点，可鉴别诊断。

4. 心血管疾病 肢端肥大症患者心血管系统主要改变是心脏增大，其程度常超过其他内脏增大的程度，有时出现心律失常、心力衰竭，而且血脂往往增高，易误诊为心力衰竭和心律失常型冠心病。如果临床上遇到心脏增大同时伴有全身器官增大的患者，应考虑垂体生长激素瘤的可能。

【预防与治疗】 控制生长激素（growth hormone，GH）的分泌和活性是治疗肢端肥大症的关键。目前大家较为公认的治愈标准是：OGTY试验血清GH＜1μg/L，同时具有该年龄和性别正常水平的IGF－1，保持上述生化指标在正常范围可明显提高患者生存率和生存质量，从而达到最终临床治愈。

1. 手术治疗 仍是首选的治疗方法。由于肿瘤富于侵袭性，手术的缓解率也只有44%～74%。手术分为传统开颅和经鼻蝶显微手术两种。首选治疗方式是经蝶窦肿瘤切除，具有创伤小、并发症少、反应轻、恢复快等优点。但对于巨大垂体腺瘤明显向侧方向额叶底发展者，或有禁忌者则应采用外科手术。

2. 药物治疗 对于肿瘤不能切除，患者身体状况差或预测手术有效率低等情况下，药物治疗常作为首选治疗方式，主要有如下药物。

（1）多巴胺受体激动药：溴隐亭 5mg，每 6 小时 1 次；亦可用卡麦角林等。

（2）生长抑素类似剂：生长抑素八肽；兰乐肽等。

（3）生长激素受体阻断剂：pegvisomant 不能减少 GH 的分泌，因此，不能将 GH 作为判断疾病活动性的指标。

生长抑素类药物的临床应用极大地促进了肢端肥大症的治疗。即使一些难治性、复发或侵袭性腺瘤患者的临床症状和内分泌代谢异常也得到了有效控制。药物治疗成为治疗肢端肥大症的重要手段，尤其是生长激素受体阻断剂的问世，更是一大突破。

3. 放射治疗 目前已经不视为首选，仅作为手术或药物治疗仍不能控制的一种辅助治疗手段。

胫前黏液性水肿（pretibial myxedema）

胫前黏液性水肿亦称甲状腺毒性黏蛋白沉积症。以胫前出现坚实水肿性斑块或结节为特征。

【病因及发病机制】 为自身免疫性疾病，是长效甲状腺刺激因子（LATS）作用所致。研究表明，垂体分泌的甲状腺刺激激素（TSH）与胫前黏蛋白的沉积有关，甲状腺功能亢进（Graves 病）症为自身免疫性疾病，眼部和胫前的成纤维细胞作为甲状腺外靶组织，与甲状腺细胞具有相同的抗原位点，所以也成为自身抗体的攻击目标，而这种抗原抗体反应的结果是靶细胞功能上调，如甲状腺细胞受刺激分泌更多的甲状腺激素，而对本病而言，局部的成纤维细胞增生，产生过多的透明质酸和糖蛋白，从而形成黏液水肿。对胫前黏液水肿皮肤的培养发现该部位的成纤维细胞表面存在 TSH 和 TSH 受体抗体的结合位点，证实了本论点。也有观点认为本病可能系周围组织对甲状腺失去敏感性所致。早期黏多糖产生增多，后期则胶原沉积和纤维化。黏多糖有较强的吸水性，促使组织水肿。

本病也可见于无甲状腺功能异常的成年人，可由于小腿静脉曲张产生淤积性皮炎，致局部皮肤缺氧，使透明质酸产生增多黏蛋白过多沉积。

【临床表现】 胫前黏液性水肿是甲状腺功能亢进症（Graves 病）的表现之一，以黏蛋白主要沉积胫骨前造成隆起的、毛孔明显的结节状带黄色斑块为特征，患者常伴有甲状腺毒症。通常合并有突眼、甲状腺功能亢进及杵状指。可见于 4.3% 的 Graves 患者及 15% 有突眼的 Graves 病患者，也见于 ^{131}I 治疗后。

皮损通常出现在胫前及足背，也可见于颜面、肩部、上肢、手、踝部及创伤和瘢痕处。皮损形态不一，双侧出现，但不对称，可表现为圆形或卵圆形坚实水肿性斑块或结节，压之无凹陷，可呈棕色、淡红或正常皮色。表面常凸凹不平，状似橘皮。临床分为 3 型：①局限型：胫前和趾骨部大小不等、边界清晰之结节；②弥漫型：胫前和足背弥漫坚硬非凹陷性水肿斑块；③象皮病型：弥漫坚实非凹陷性水肿斑块，同时伴有结节。大样本研究发现，通常在甲亢治疗后胫前黏液性水肿反而加重，原因不明。

【组织病理】 表皮突变平，基底细胞核固缩，表皮真皮交界处水肿。真皮网状深层明显水肿，胶原纤维束被分离。真皮下 1/3 有大量黏蛋白沉积，可见淋巴管扩张，少量组织细胞和肥大细胞浸润。阿新蓝染色阳性。

【实验室检查】 长效甲状腺刺激因子（LATS）效价增高。甲状腺功能测定常提示甲状腺功能亢进。

【诊断与鉴别诊断】 根据临床表现、组织病理及特殊染色不难诊断。应与黏液水肿性苔藓、局限性硬皮病、类脂质渐进性坏死等相鉴别。

【预防与治疗】 治疗首先应控制甲亢，轻微皮损一般不需特殊处理。治疗效果常不理想，在甲亢症状控制后，皮损可持续存在，并有可能加重。

皮损内注射曲安西龙有效。亦可用糖皮质激素制剂局部外涂或封包均可取得一定疗效。因糖皮质激素具有抑制免疫、减少炎性反应等作用，可以抑制成纤维细胞的增生从而减少黏蛋白的沉积，使皮损好转。

此外，服用他巴唑避免甲亢复发，并给予甲状腺片稳定下丘脑－垂体－甲状腺轴；昆明山海棠有抑制免疫的作用；局部糜蛋白酶治疗能催化裂解纤溶酶原成为纤溶酶；纤溶酶能降解纤维蛋白的凝块，分解变性蛋白质，对本病均有一定疗效。

Addison 病（Addison disease）

Addison 病即原发性慢性肾上腺皮质功能不全，糖皮质激素和盐糖皮质激素分泌不足，致使皮肤、黏膜出现色素沉着，无力、体重下降，常伴有消化、循环、内分泌及糖代谢功能紊乱等病变。较罕见，男女发病率之比为 1∶(2～3)。也有报告男多于女，男女之比为 3∶1。

【病因及发病机制】 是自身免疫、结核等破坏了 90% 以上的肾上腺，导致糖皮质激素分泌不足所致。双侧肾上腺全部或次全切除术、长期应用影响肾上腺糖皮质激素合成的药物、深部真菌感染、恶性肿瘤转移、淀粉样变等也可导致该病。国外文献报道，Addison 病的病因中自身免疫因素占 70%～80%。近年来结核发病率有上升趋势，国内文献报道，肾上腺结核导致本病的占发病的 50%～65%。

目前认为，由于自身免疫因素引起肾上腺炎导致肾上腺组织萎缩，是小儿 Addison 病最主要病因。有人认为是常染色体隐性遗传，有的可呈性连锁遗传，男性发病。亦可能有遗传性免疫功能异常。家族中可有某些相同的 HLA 抗原，一般认为，HLA－A、HLA－B8、HLA－A3、HLA－DW3 抗原与发病关系最为密切。约 45% 患儿最终将伴发其他自身免疫性内分泌疾病，如甲旁腺低功能、甲状腺低功能、糖尿病、斑秃、念珠菌病等。

【临床表现】

1. 一般症状　患者常有乏力、神萎、食欲不振、消瘦等症状。此外，还可有头晕、心悸、低血压、抑郁或烦躁、记忆力减退、失眠等精神神经症状，并伴有其他内分泌障碍（如甲减、低血糖等）表现。

2. 皮肤黏膜色素改变是本病的特征。主要表现为暴露及易摩擦部位（前额、眼周、掌跖等部位）皮肤和黏膜的色素沉着，一般为灰黑或棕红色。乳头、生殖器部位色素沉着加深。

【组织病理】 有结核病灶时，可见干酪样坏死，组织病理可见结核样肉芽肿。皮肤色素加深主要是由于表皮基底层黑素细胞活性增强。真皮浅层可见噬黑素细胞。

【实验室检查】 血钠降低，血钾升高，钠钾比低于 30，正红细胞性贫血，中性粒细胞减少，嗜酸性粒细胞增多及相对淋巴细胞增多；血清氯化物降低，血糖降低；尿素氮、血肌酐浓度增高。

【诊断与鉴别诊断】 本病进展缓慢，病程长，早期因症状不明显，常被漏诊或误诊。临床医师对于特征性色素沉着、伴有全身症状的患者应考虑本病，仔细检查，如有血、尿的 17－羟糖皮质激素减低，快速 ACTH 刺激试验反应减低则可基本确诊。

全身皮肤黏膜色素沉着为本病早期症状之一。若皮肤色素沉着为全身性，不论伴有或不伴有乏力、胃肠道症状，均应首先考虑本病。若同时有结核史或结核接触史，更应警惕本病，应做有关的实验室检查和肾上腺 B 超或 CT 扫描。血皮质醇和尿游离皮质醇水平下降及血浆 ACTH 升高，是诊断本病的重要指标。血生化也有异常，如血钠降低、血钾升高、钠钾比低于 30、正红细胞性贫血、氮质血症等。

本病临床上应与皮肌炎相鉴别，二者可以实验室检查及病理相鉴别。

【预防与治疗】 一旦确诊，就应立即开始糖皮质激素的终生替代治疗。一般采用氢化可的松或泼尼松，有明显低血压时可加用盐糖皮质激素（9α - 氟氢可的松）。若遇发热、外伤、手术等应激情况，应把糖皮质激素剂量增加 1 ~ 2 倍，甚至更大。

患者中半数以上是肾上腺结核所致。鉴于糖皮质激素替代治疗后，有些陈旧的结核又可活动起来，临床表现又很隐匿，因此，当 Addison 病（结核性）初治时，最好采取 2 ~ 3 个月常规抗结核治疗。但须指出，利福平可加速氢化可的松在体内的分解代谢，用利福平时应酌情加大氢化可的松或其他糖皮质激素的用量。

危象发生时应立即用氢化可的松 0.1g 加入 5% 葡萄糖溶液或生理盐水 500ml 中静滴，于 2 ~ 4 小时内滴完。以后每隔 6 小时静滴 0.1g，第 2 天减为 50mg 静滴，以后逐日减量至第 5 天为 10mg，1 日 3 次。病情稳定后改为泼尼松每日 5 ~ 10mg 维持。

支持疗法：补充丰富的糖类、蛋白质及维生素。补充钠盐，每日 3 ~ 10g。

原发性皮肤淀粉样变（primary cutaneous amyloidosis）

原发性皮肤淀粉样变是指淀粉样蛋白沉积于皮肤中而无其他器官受累证据的皮肤病。

【病因及发病机制】 淀粉样蛋白是一种球蛋白和黏多糖的复合物，对于其来源，意见尚不统一。主要有两个来源：①表皮来源（占主导地位）；即认为本病主要发病机制为角质形成细胞凋亡、变性，滴落至真皮浅层形成淀粉样蛋白而导致疾病；②真皮来源：淀粉样蛋白来源于成纤维细胞或胶原纤维。

大多数文献称本病与长期慢性摩擦有关。但 Eswaramoorthy 等研究表明，发病与过敏体质、摩擦、日光无直接相关性，认为多种因素综合影响其发病，如种族、家族、环境、过敏体质、摩擦、日光和性别等。国内许金国等对 120 例患者研究发现，大部分患者无明确的诱因；少数患者诉洗浴后加重；有的患者冬季或夏季加重；1 例患者有糖尿病史；1 例患者治疗银屑病时引发本病；但这些仅仅是少数几例，其病因学价值尚有待进一步验证。

近年来，国外一些学者提出，淀粉样变的发病可能与患者的免疫异常有关，角蛋白的形成是疾病发展的结果，而不是通常所认为的是导致淀粉样变发生的原因。国内陈懿德及程少为等做了相关试验，支持该论断。并进一步认为血清 IL - 4 水平升高是导致原发性皮肤淀粉样变发生的根本原因之一，血清 IgE 水平是衡量病变程度的客观指标之一。

【临床表现】 临床主要有两型，即苔藓样皮肤淀粉样变和斑状皮肤淀粉样变。

1. 苔藓样皮肤淀粉样变　男女均累及，中年人多见，皮损常对称分布于小腿胫前。皮疹发展过程为起初是散在的褐色斑点，继而变成尖头丘疹，逐渐增大成扁平隆起丘疹，呈棕色、褐色、淡红色或皮肤色，质较硬，表面光滑或有少许鳞屑，皮疹顶端可形成黑色角栓。后期皮损密集但不融合，小腿和上背部皮损沿皮纹呈念珠状排列，是其特点。皮损处常有色素改变。瘙痒明显，因搔抓刺激，损害处皮纹可加深，或丘疹融合成片，表面粗糙呈疣状，似慢性单纯性苔藓。

2. 斑状皮肤淀粉样变病　主要见于背部肩胛区，典型皮疹为褐色或深紫色的斑疹，斑疹密集而不融合，可聚合成网状或波纹状，后者有诊断价值，皮疹多不痒，皮疹之间常杂有淡灰白色斑，病期较长者或不断摩擦者可有角化性丘疹形成，表面粗糙干燥。皮损偶见于四肢。泛发病例可能与弥漫性瘙痒有关。本型多见于中年以上妇女。

大部分患者只有一型，但少数患者兼有两型。苔藓型和斑状皮肤淀粉样变二者在组织学和组织发生上密切相关，可互相转化，有时可同时存在，又称混合型或双相型淀粉样变病，即斑状型可因搔抓等慢性刺激而发展成苔藓型，而苔藓型也可因治疗措施而转化成斑状型。

原发性皮肤淀粉样变分型中，Wang 等研究认为苔藓样皮肤淀粉样变居多，其次为斑状皮肤淀粉样变。

Jehad 等研究结果显示，苔藓样皮肤淀粉样变患者平均年龄为 45 岁，病史平均为 8 年；斑状皮肤淀粉样变患者平均年龄为 28 岁，病史平均为 1.5 年。国内许金国等研究认为，患者平均年龄较大，平均病史较长。根据发病部位及皮损的形态临床上还可见以下亚型。

（1）肛门、骶骨部皮肤淀粉样变病：多为老年患者，可能与压迫、摩擦等机械刺激有关。局部呈角化过度性色素沉着斑，暗褐色，在肛周呈放射状或扇形线条排列。自觉瘙痒。组织病理见角质增生，皮突不规则延伸，表真皮交界处见似刷过的淀粉样蛋白，以毛囊周围鞘状沉积为特征。

（2）结节或肿胀型皮肤淀粉样变病：也称淀粉样瘤。常发生于头、颜面、躯干、四肢，呈黄色或皮肤色结节，可单发亦可多发，常觉瘙痒，罕见。

（3）结节萎缩型皮肤淀粉样变：于肢体或躯干见约 3cm 的棕色或金黄色结节，表面皮肤萎缩松弛，有柔软感，表皮易被提起，指压后有疝样凹陷。可出现紫癜。多见于女性。

（4）皮肤异色病样淀粉样变：为常染色体隐性遗传。好发于四肢，局部皮肤萎缩，毛细血管扩张，见色素沉着和减退改变，并有苔藓样丘疹、水疱等损害。男性多见。血管周围有淀粉样蛋白沉积，毛细血管扩张明显。

（5）摩擦性皮肤淀粉样变：又称尼龙刷斑状淀粉样变病。主要由于长期用尼龙刷或毛巾等摩擦和搔抓，引起皮肤色素沉着及形成苔藓化。组织病理表皮轻度网篮状角化过度，基底细胞层及棘层下部细胞内黑素增加，真皮上层黑素细胞数增多，乳头层中见少量淀粉样蛋白，结晶紫染色阳性（为紫红色）。血管周围可见淋巴细胞浸润。

其他还有伴脱色斑的头部皮肤淀粉样变病和伴白斑的皮肤淀粉样变病等。

【组织病理】 原发性皮肤淀粉样变基本病理病变在真皮乳头，见淀粉样物质，特染阳性（甲紫染色，淀粉样蛋白染成鲜明紫红色；刚果红染色，偏光显微镜检查呈绿色，具双折光性；PAS 染色，淀粉样蛋白耐淀粉酶阳性）具有诊断意义。

可见程度不同的表皮黑素增加或色素失禁、基底细胞灶性液化、颗粒层增厚、表皮萎缩、淀粉样物质上表皮变薄、表皮细胞坏死。

苔藓样皮肤淀粉样变中颗粒层增厚比例较大，斑状皮肤淀粉样变中表皮萎缩和基底细胞灶性液化所占比例较大。而双相皮肤淀粉样变病理改变取决于活检选取的部位，准确分型有赖于结合临床。

结节性和结节萎缩型皮肤淀粉样变病其病理改变为表皮萎缩变薄，皮突消失，表皮下见大块淀粉样物质从真皮扩展至皮下脂肪组织。有时深部大血管壁亦可受累，使管壁增厚。受累区胶原纤维和弹性纤维被破坏。

【实验室检查】 血沉可加快，球蛋白异常，γ 或 α 球蛋白升高。

【诊断与鉴别诊断】 结合临床表现、组织病理、特殊染色显示淀粉样蛋白沉积可确诊。

进行临床诊断时，应注意与神经性皮炎、胶样粟丘疹、湿疹、融合性网状乳头瘤病、自身敏感性湿疹、黑变病、毛发红糠疹、色素性紫癜性皮病、光化性皮炎、结节性痒疹、毛囊角化症、脂溢性角化、黏蛋白沉积症等相鉴别。

【预防与治疗】 长期以来，皮肤淀粉样变一直被认为是一种代谢性疾病。因病因不明，治疗常以对症治疗为主，无根除的治疗方法。

1. 局部治疗

(1) 糖皮质激素：糖皮质激素软膏外搽或封包。皮损局限者可局部注射治疗，如曲安奈德或复方倍他米松与2%利多卡因等量混合后，皮损内分点注射。

(2) 角质剥脱剂：可选用具有剥脱作用和浓度的外用制剂，如维A酸类、焦油类、水杨酸类、尿素类等。

(3) 联合外用：糖皮质激素的复方制剂，或糖皮质激与以下1~2种药物联合外用：全反式维A酸、维A酸、卡泊三醇、尿素、尿囊素、多磺酸黏多糖、维生素E，联合外用的疗效明显优于单一用药。

2. 系统治疗　系统性淀粉样变性可用下列药物治疗。

(1) 维A酸类：可选用阿维A酯、阿维A或异维A酸中的一种，常规剂量口服，对泛发性和系统性患者有效，疗程一般为10~20周。

(2) 秋水仙碱：有报告，秋水仙素1~2mg/d，有抑制病变进展，甚至使淀粉样物质消退的作用。秋水仙素是一种微管药物，可作用于细胞的微管系统，促进淀粉样物质的排出，并抑制其合成。

(3) 二甲亚砜（DMSO）：1974年首先发现，其在体外有溶解淀粉样纤维的作用。动物试验发现，大剂量时可使淀粉样变性部分或完全消失。DMSO尚可抑制血清淀粉样蛋白（SAA）的合成，减少淀粉样纤维蛋白（AA）在组织中沉积，并能抑制炎症反应。1988年有作者报道，DMSO可溶解淀粉样纤维丝，使沉积消失，肾间质炎性病变减轻，尿蛋白减少或消失，肾功能改善，血肌酐下降，肌酐清除率上升。该药为氧自由基清除剂，亦有助于肾组织细胞的修复。适用于继发性肾淀粉样变患者，包括类风湿关节炎继发者。口服或静脉注射5g，每日3次。

有报道，己酮可可碱口服，皮肤外科用削除或磨削皮损治疗，取得较满意的疗效，近期复发率较低。对结节型皮疹可采用CO_2激光治疗。

黑棘皮病（acanthosis nigricans）

黑棘皮病又称色素性乳头状营养不良，1890年Pollitzer首先报道并命名。

【病因及发病机制】　黑棘皮病是一种少见的角化性皮肤病，其发病与内分泌失调密切相关。部分患者发病年龄早，呈不规则显性遗传方式，早在婴幼儿期发病，在青春期加重。最常见于肥胖体型的青年。当纠正肥胖后皮损可消失，显示与内分泌失调有明显关系。有学者认为，黑棘皮病与高胰岛素血症直接有关，可能是一种在细胞受体水平上刺激角质形成细胞和真皮成纤维细胞的因子水平升高所引起，高浓度的胰岛素可通过与生长介质样肽受体的结合刺激生长，导致黑棘皮病。长期服用某种药物或生活环境改变，从而干扰机体内分泌水平的平衡也可能与本病有关。某些恶性肿瘤可分泌胰岛素样肿瘤因子，如肺癌、胃癌等瘤细胞，不论在体内或体外均能产生可引起黑棘皮病的人生长激素HGH。

【临床表现】　黑棘皮病是以皮肤色素沉着、角化过度、疣状增生、天鹅绒样增厚为特征的少见皮肤病。临床分型不一，Schwartz将其分为8型：良性型、肥胖型、恶性型、综合征型、肢端型、单侧型、药物诱发型和混合型。上述分型因相互重叠而难以界定。Curth将其分为4型：恶性型，遗传型，内分泌型和特发型。也有将其分为3型，即恶性型、家族型、继发型。这与Arnold等的分型很类似，其分型为恶性、遗传性与肥胖、抗胰岛素状态及内分泌疾病有关3型。后者分型简单明了，也易于掌握。

1. 恶性黑棘皮病　常伴有内脏肿瘤并且多为腺瘤，常于中年以后发病，皮损广泛而严重，色素沉着更为明显，几乎均伴发内脏肿瘤，大多与胃癌有关，且多与肿瘤同时发展。国内徐健等报告1例伴发胃体原发性低分化腺癌的恶性黑棘皮病患者，皮损广泛，颜面、躯干、四肢及其皱褶部位均受累。

2. 家族型　有遗传倾向，为常染色体显性遗传，幼年发病，随年龄增长皮疹逐渐显著，至青春期趋于稳定，症状一般较轻，四肢远端不受累。黏膜侵犯机会少，有时类似高起性鱼鳞病。

3. 继发型

（1）继发于肥胖：以往称“假型黑棘皮病”。有人统计黑棘皮病患者约有70%伴发肥胖，特别是超过标准体重200%的肥胖者。皮损好发于皱褶处，如腋窝、腹股沟等部位。表现为色素斑及天鹅绒样增厚，常有皮赘。此型的症状轻，皮肤病变的程度与肥胖程度相关，随着减肥，皮肤病变可得到相应改善。

（2）继发于某些综合征：文献报告，可引起黑棘皮病的综合征或疾病有数十种。综合征主要是两型：A型综合征和B型综合征。A型又称HAIR－AN综合征、高雄激素性血症、胰岛素抵抗的黑棘皮病。多见于有男性化体征或生长过速的年轻妇女。B型多见于中老年女性，表现为难以控制的糖尿病和伴有自身免疫性疾病（可伴有SLE、硬皮病、白癜风等），后者不一定有临床症状，但可检测到有关的自身抗体。

（3）药物诱发：已报告，可诱发本病的药物有烟酸、糖皮质激素、雌激素、避孕药、胰岛素等。

【组织病理】　表皮中度角化过度及乳头瘤样增生，典型者表皮呈假性上皮瘤样增生，表皮突下延，真皮乳头呈指样向上突出于皮肤水平面，突起乳头两侧棘层变薄，乳头间凹陷处棘层肥厚，凹陷内充满角质。真皮浅层有少量炎性细胞浸润，基层及真皮上部噬色素细胞中黑素略多。多数病例表皮突形态不明显，基底细胞层内色素轻度增多。

【诊断与鉴别诊断】　根据特殊的皮损表现，好发部位及组织病理不难诊断。

本病应与疣状痣相鉴别。二者皮损相似，但后者常表现为单侧性丘疹或斑片，连续或断续呈条索状、带状或片状分布，有时可沿肢体分布到达肢端，在躯干则往往横行排列。显微镜下为角化过度伴角化不全，表皮乳头瘤样增生，棘层肥厚，表皮突向下延伸。根据临床与病理检查可作鉴别。

【预防与治疗】　对恶性黑棘皮病，必须积极探查内脏肿瘤，并予治疗。口服二苯环庚啶可能有效，机制是抑制肿瘤产物的释放。对中老年黑棘皮病的诊断应提高警惕，仔细查找病因，查明有无伴发恶性肿瘤并作好随访观察。

对继发于自身免疫性疾病的患者应积极治疗相关疾病。对药物诱发的患者，停用相关药物后皮损自然会消退。

高胰岛素血症、胰岛素抵抗在继发于肥胖的黑棘皮病的发病中起重要作用，因此，对此型患者的治疗主要是减轻体重，改善胰岛素抵抗，增加机体胰岛素的敏感性。预后较好，体重恢复正常后皮损可消退。

外用药物可选择维生素A酸类、维生素D_3类似物制剂，可促进表皮细胞的有丝分裂和更新，使病变皮肤增生和分化性质正常；促进毛囊上皮更新，防止角质栓的阻塞，抑制色素蛋白的产生；降低皮脂分泌，抑制酪氨酸酶的活性及黑素小体的转送，减少黑色素的形成。

维生素A酸类有0.025%～0.1%的霜、软膏、凝胶剂型，外用时应注意其局部刺激性，宜从低浓度开始，耐受后逐渐增加浓度。常用的维生素D_3类似物制剂有卡泊三醇（商品名达力士）及他卡西醇（商品名萌尔夫），此类药物刺激性小，后者安全性更好。

黄瘤病（xanthomatosis）

黄瘤病是脂质代谢障碍性皮肤病，在皮肤上出现黄色或橙色的斑疹或结节，常伴有血脂和其他系统的异常，并出现相应的临床症状。

【病因及发病机制】 与脂质代谢障碍有关。其病因和发病机制比较复杂，可归纳为4个方面。

1．高脂蛋白血症性黄瘤 患者血浆中一种或多种脂质成分超过正常高限，主要为胆固醇和甘油三酯，沉积于真皮或肌腱等局部组织而形成黄瘤。高脂蛋白血症的原因可分为原发性和继发性两大类。原发性的病因不明，可能与脂质和脂蛋白代谢的先天性缺陷有关，常为家族性。非家族性者可能与某些环境因素，如饮食、药物等通过未知的机制所致。继发性常继发于某些未被控制的疾病，如糖尿病、甲状腺功能减退等。也可因其他因素，如酒精中毒、肥胖或雌激素治疗而引起。

2．正常脂蛋白血症性黄瘤 系血清蛋白异常或某些细胞的异常增殖所致，如多发性骨髓瘤、冷球蛋白血症、巨球蛋白血症、白血病等患者中由于血清蛋白的异常而引起血浆脂质的局部沉积；在原发性组织细胞增生性疾病中，由于组织细胞的增殖而伴有继发性脂质浸润而形成黄瘤。

3．先天性脂质代谢病 如极少见的胆汁酸合成缺陷的脑腱黄瘤病等。

4．其他因素引起 如物理性刺激或外伤可致局部组织细胞增殖而诱发黄瘤样损害。

【临床表现】 根据皮损的形态、部位及皮疹数目可分为以下几种类型。

1．扁平黄瘤 常见。皮损为淡黄色至棕黄色针帽至鸡蛋大小柔软的斑片或为略高出皮面的斑块。常见于睑、躯干、皱褶处、臀及手掌部位。有下列几个亚型。

（1）睑黄瘤：亦称睑黄疣。是黄瘤中的常见型，女性多见。皮疹好发于上睑内眦部，对称分布，呈瓜籽形，橘黄色，亦可波及上下眼睑，甚至可形成环绕眼周的黄色圈。约1/4患者伴有高脂蛋白血症Ⅱ型。40岁以后发病者常无脂质异常。但据近年来的研究发现，无脂质异常的睑黄瘤者均有微量脂蛋白的缺陷。

（2）掌纹黄瘤：皮损沿掌跖纹及手指掌面纹理分布，呈黄色线条状，较细。常为家族性高脂蛋白血症Ⅲ型的特征性皮损。也可发生于因肝内外胆管阻塞而致的继发性高脂蛋白血症。

（3）胆汁淤积性扁平黄瘤：皮损常发生于手足部，偶可延及全身，为灰棕色至橙色、境界清楚的斑块。为肝胆淤积性疾病的特征性皮损。

（4）间擦性黄瘤：发生于间擦部位，为高起的黄色斑块，尤其在指间，具有特征性。

（5）弥漫性扁平黄瘤：少见，常发生于中老年人。于颈两侧、颜面、躯干及上臂等处出现橘黄色或棕黄色斑或斑块，对称分布。常伴发各种异常球蛋白血症，如巨球蛋白血症、白血病等。部分患者可伴有高脂蛋白血症。

2．结节性黄瘤 患者常伴有高脂蛋白血症Ⅱ型（家族性高胆固醇血症）或Ⅲ型及其因此而引发的相应的系统性临床表现。初发皮疹为黄色至棕黄色柔软的小丘疹或结节，以后可融合成斑片，直径2～3cm，表面呈半球状，亦可分叶或带蒂，皮损逐渐变坚实。常好发于肘、膝、指关节伸侧及臀部。可单发，亦可成群分布。

3．发疹性黄瘤 皮损表现为粟粒大小的迅速发生的黄色或橘黄色的丘疹，基底有红晕，数周后红晕消退，皮疹呈蜡黄色。损害可发生于身体的任何部位，但多见于臀部和肢体伸面，皮疹可自行消退而不留痕迹，亦可成群分布，偶可融合，表现为结节发疹性黄瘤。可有瘙痒。患者多伴有高乳糜微粒血症（即高脂蛋白血症Ⅰ型和Ⅴ型），也见于Ⅲ型或继发性高脂蛋白血症。近来有报道服异维A酸治疗痤疮者亦可发生。

4．播散性黄瘤病 皮疹为多发性小丘疹和结节，呈橘黄色、红黄色，发生于颈、腋、肘窝、腹股沟等皱襞部位，成群分布，但不融合。约1/3伴有黏膜损害。约1/3患者伴有暂时性或轻型尿崩症。是极少见的正常脂血症性非家族性黄瘤，常于25岁前发病，男性多见，病程慢性但可自行缓解，一般预后较好。

5．腱黄瘤 皮损好于肌腱上，直径0.2～2.5cm黄色丘疹或结节，与皮肤不粘连，多发生于跟腱、伸指（趾）肌腱上，亦可发生于踝、胫骨粗隆及肘的骨膜上。多见于家族性高胆固醇血症及其他脂蛋白代谢异常者。偶见于血脂正常者。

【组织病理】 真皮内可见聚集了吞噬脂质的组织细胞，冷冻切片苏丹红染色显示泡沫细胞中存在的胆固醇及胆固醇酯。早期损害常伴有炎症细胞，退行期损害可见成纤维细胞增生。有时可见 Touton 细胞。各型黄瘤的组织病理类似。

【实验室检查】 观看血清外观状况，有无混浊，血脂测定，部分患者可见胆固醇、甘油三酯及高密度、低密度脂蛋白异常，糖耐量试验亦可有异常。

【诊断与鉴别诊断】 根据病史、临床表现、皮损的颜色及其分布特点和实验室检查，可以诊断。但要排除有无基础疾病的存在。必要时可作组织病理检查。

【预防与治疗】

1. 局部治疗　对影响美容或功能的局限性损害，可采用三氯醋酸点涂、液氮冷冻、二氧化碳激光或手术切除等方法治疗。

2. 饮食治疗　高脂血症有不少是饮食不当或继发于糖尿病等疾病而致，因此，控制饮食是治疗本病的基本措施。对内源性高甘油三酯血症者应限制总热量及糖的摄入；对高胆固醇血症者应给予低胆固醇、低饱和脂肪酸饮食；对高乳糜微粒血症者应给予低脂肪膳食。

3. 药物治疗　中国血脂异常防治对策专题组，将高脂血症分为 4 类：①高胆固醇血症；②混合型高脂血症；③高甘油三酯血症；④低高密度脂蛋白血症。对饮食治疗不能奏效者可用降脂药物。

（1）高胆固醇血症：首选他汀类药物 1 种，如洛伐他汀 10～80mg、辛伐他汀 5～40mg、或普伐他汀 10～40mg、或氟伐他汀 10～40mg，均每晚 1 次口服。

（2）高甘油三酯血症：首选贝丁酸类中的 1 种，如非诺贝特 0.1g、苯扎贝特 0.2g、吉非罗齐 0.3g，均每日 3 次口服。

（3）混合型高脂血症：胆固醇和低密度脂蛋白增高为主，选用他汀类；以甘油三酯增高为主者，选用贝丁酸类；如胆固醇、低密度脂蛋白和甘油三酯均增高，则可联合用药，联合治疗选择贝丁酸类加胆酸螯合剂，或胆酸螯合剂加烟酸类。他汀类与贝丁酸类合并使用应慎重。

（4）胆酸螯合剂：能降低胆固醇。考来烯胺（消胆安），常用剂量为 4～24g，考来替哌，5～20g，均每晚 1 次或分 2 次口服。

（5）烟酸类：同时可降低胆固醇及甘油三酯。烟酸 0.1g，每日 3 次口服，渐增量至每日1～3g；阿昔莫司 0.25g，每日 1～3 次口服。

（6）中药：泽泻、水飞蓟、决明子等亦有降低血脂的作用。

黏液水肿性苔藓（lichen myxedematosus）

黏液水肿性苔藓又称丘疹性黏蛋白病及硬化性黏液水肿。关于名称尚有一定争议，有学者认为，黏液水肿性苔藓或丘疹性黏蛋白增多症发病部位比较局限，病情较轻，不伴有系统性疾病。而硬化性黏液水肿呈泛发性、融合性丘疹伴有皮肤发硬。目前丘疹性黏蛋白病已被认为是一种独立疾病，所以不再用于描述黏液水肿性苔藓类疾病。1954 年 Gottron 首次报道本病，此前 Arndt 也描述过相同病例，故又称 Arndt－Gottron 综合征。本病罕见，男女发病无差别，好发年龄为 30～80 岁，属于慢性疾病，可进行性加重。

【病因及发病机制】 原因目前尚不清楚，有学者认为可能为成纤维细胞生长紊乱，引起黏蛋白在皮肤内的沉积。大部分患者血清免疫电泳出现单克隆异常蛋白带，通常是 IgG，因此，也有人认为是一种系统疾病，皮肤症状是异常球蛋白沉积的结果。黏蛋白和异常蛋白之间的关系目前还不清楚。有人提出浆细胞恶变参与发病。

【临床表现】　皮疹好发于颜面、手指背、足背、肘部以及四肢伸侧，通常不累及黏膜。常表现为皮肤色、淡红色或黄色圆顶的苔藓样丘疹，质软，皮损表面具有蜡样光泽，直径 2～4mm 大小，分布不规则，可散在，亦可密集成群，可呈环状排列，亦可呈线状、带状或串珠状分布。可以逐渐融合成斑块，偶尔可出现荨麻疹样皮损。颜面损害可表现为囊肿样结节。

1953 年 Montgomery 及 Underwood 将此病分为 4 种类型，即泛发性苔藓样丘疹型、散发性丘疹型、局限性或泛发性苔藓样斑块型以及荨麻疹样斑块型。1960 年 Perry 亦分为 4 型，即全身苔藓样型、散发丘疹型、局限苔藓样斑块型、结节和风团样斑块型。

硬化性黏液水肿是本病亚型，患者额部皮肤明显增厚，眉间出现纵嵴沟，鼻根肥厚，外观呈狮状面容。但皮肤可活动及捏起。亦有表现为硬皮病样皮损，严重时可出现四肢弯曲、张口困难。多限于皮肤病变，偶可出现四肢肌无力、上肢疼痛麻木、吞咽困难等现象。

临床表现为苔藓状丘疹下的皮肤呈弥漫性浸润增厚，似硬皮病样改变。胶原状皮疹也称结缔组织痣是本病的另一亚型，丘疹较大而少。

黏液水肿性苔藓是一种慢性疾病，尚未证实为多系统疾病。虽然大部分患者伴有浆细胞疾病，罕见伴有多发性骨髓瘤，如果存在多发性骨髓瘤，预后很差。如伴有心脏或者其他肺部并发症，预后也很差。

【组织病理】　真皮内有大量黏蛋白沉积，阿新蓝染色为强阳性，提示为酸性黏蛋白。周围见较多增生呈星状的成纤维细胞。胶原增生，胶原束排列紊乱。

【实验室检查】　血沉增快，外周血嗜酸性粒细胞增高。90% 患者血清蛋白免疫电泳出现异常蛋白，通常是 IgG－8 型。尿中酪氨酸排出增加，基础代谢率增高，放射性碘吸入增多。骨髓检查，可无异常改变或出现浆细胞数量增加，甚至出现骨髓瘤。

【诊断与鉴别诊断】　临床需与以下疾病相鉴别。

1. 环状肉芽肿　应与皮疹呈环状排列的黏液水肿性苔藓鉴别，前者为由坚实的小丘疹或小结节组成的环状损害，中心消退。组织病理为真皮或皮下组织中有渐进性坏死病灶，其中有胶原纤维变性和肉芽肿形成。

2. 瘢痕性结节病　瘢痕周围发生皮损，很像黏液水肿性苔藓，可根据组织病理鉴别。

3. 类脂质蛋白沉积症　皮损为黄红色或淡褐色丘疹，可相互融合，呈橘皮样外观，组织病理为真皮有透明蛋白样物质沉积。

4. 系统性硬皮病　全身皮肤发硬，有系统损害。病理示胶原纤维肿胀及变性，而无丘疹。

5. 发疹型黄瘤病　好发于高乳糜微粒血症者，皮损特征为 1～4mm 的黄色小丘疹，组织病理可见真皮中有泡沫细胞或黄瘤细胞群集浸润。

6. 胶样粟粒疹　好发于暴露部位，为 1～3mm 大小的半透明扁平丘疹，用针挑破后可挤出有黏液的胶样物质。组织病理可见真皮上部有无结构均质的胶样物质。

【预防与治疗】　目前对于此病尚无满意的治疗方案。有报道用苯丙氨酸氮芥和环磷酰胺单独或者联合泼尼松治疗可以消除皮损。Howsden 等每天用环磷酰胺 0.2mg（逐渐减量至 50mg），共 6 个月，皮损恢复正常。异维 A 酸和阿维 A 酯治疗有一定效果。有人也曾尝试用 α_2－干扰素、环孢素、PUVA 光化学疗法、电子束治疗、皮肤磨削术等方法，但是疗效尚不肯定。

糖尿病性皮肤病（diabetic dermopathy）

糖尿病（diabetes）性皮肤病是较常见的皮肤问题。糖尿病患者病程中皮肤既可有急性病变，也可表现出慢性代谢性疾病引起的改变。一些患者中还可见到与急性代谢障碍无关的病变。胰高血糖素瘤综合征亦有高血糖症，但其皮肤症状与糖尿病的皮肤表现不同。

一、血管异常的皮肤表现

1. 微血管病变引发的皮肤异常　皮肤发生丹毒样红斑。病程长的糖尿病患者中可见颜面潮红和四肢末端发红。发生于小腿或足部的境界清楚的红色斑疹，似丹毒样，但不伴发热、血沉增快或白细胞增多。是否出现坏死的结局不一定。皮肤坏疽最常见于足部，40 岁以上糖尿病患者足坏疽发病率比非糖尿病人高 50 倍。

甲皱毛细血管镜检查，糖尿病患者中，毛细血管静脉支扩张的占 50%，对照组为 10%。在患者的细动脉、毛细血管及细静脉中内皮细胞增殖，基底膜有 PAS 阳性物质沉积。电镜可见基底膜增厚。

2. 较大血管病变引发的皮肤异常　下肢皮肤萎缩，毳毛脱落，足趾发冷，甲营养不良；下肢上举时呈苍白色，下放时呈斑点状（mottling）。患者的足底皮肤局部慢性充血、菲薄，似绸布样，无汗（由严重的动脉功能不全或自主神经功能异常所致）。小腿抬高和运动时足趾变苍白。静息时疼痛，遇热、抬高肢体或强烈运动则使供血障碍加重，疼痛加剧。也可见到骨质破坏性损害。这些区域表现为无痛性水肿，不易与足趾和足部的动脉供血不足引起的坏死相鉴别。心脏病，单侧动脉阻塞和动脉供血不足是前期因素。

二、神经异常的皮肤表现

有研究报告，糖尿病成人患者的外周神经病变占 10.5%。可在糖尿病诊断以前，因皮肤症状而来皮肤科就诊，由皮肤科医师检查确诊为糖尿病。

1. 自主神经病　1977 年 C1aude Bernard 确认了糖尿病与自主神经系统异常之间的关系。大多数有感觉、运动神经受累者，也同时有自主神经受累。自主神经病极易被忽视。中枢性自主神经受累，主要表现有糖尿病性腹泻和体位性调节（orthostatic regulation）血压障碍。外周自主神经受累，主要为下肢出汗减少或无汗，环境温度增高时患者身体其他部位代偿性出汗增多。严重者可有交感神经切除综合征，颜面出汗增多。患者咀嚼食物数秒钟内，在颈上神经节的神经分布区出汗。口服抗胆碱能药物可抑制。自主神经受损后，肢体下垂部位长期的真皮灌注增加，自主血管舒缩神经病变的典型症状是红斑、水肿和组织萎缩。这种外周自主神经病变的血管舒缩现象使患者首先到皮肤科就诊。

2. 运动性神经病　主要累及足部。屈肌和伸肌不平衡，趾背侧不全脱位，跖部脂垫向远端移位，跖骨头向足底凹陷，形成弓形足和杵状趾。足部出现以上异常，也可提示糖尿病。

3. 感觉性神经病　是一种常见的退化性并发症，可有自主神经功能紊乱的现象。较明显的症状是感觉异常，四肢或全身无汗，包括麻木、针刺、疼痛和灼痛感。体检可发现：①足部感觉异常；②常有趾甲畸形；③踝反射消失。可协助诊断糖尿病性神经病变。

4. 糖尿病足　是血管病变、以及自主性、运动和感觉神经病变所引起的。自主性神经病变使皮肤柔韧性减少，再加皮肤干燥和痛觉减退，皮肤易开裂，易发生蜂窝织炎或深组织感染。足部肌肉萎缩和神经血管的反馈性调节缺陷，改变了足的正常体位和弹性，行走时跖骨区承受的压力比正常情况增大。足部持续性负重，引起韧带扯裂、细小骨折、骨缺损和典型的 Charcot 畸形足（神经源性肌肉关节病变）。

5. 足部钝痛或痛觉消失引起的神经病性溃疡　发生部位在拇趾掌面、跖弓、足跟、足趾，溃疡呈圆形，穿凿性边缘，较深，常常有感染，无疼痛，脉搏正常，有厚胼胝。加上温觉、痛觉丧失，踝反射消失可确诊为神经病性足溃疡。患者不加注意而经常遭受外伤，慢性溃疡经久不愈。神经病变、微血管损害、易受感染等因素综合于开放性伤口，对患者的生命和肢体构成了长期的威胁。

三、糖尿病的皮肤感染

未很好控制的糖尿病患者，易患皮肤细菌和真菌感染。最常见的感染是葡萄球菌性脓皮病（特别是疖病）、念珠菌感染（外阴、阴道和其间擦部位）、红癣和表皮癣菌病感染。糖尿病患者易患感染抑或是不易控制感染，还是机体对感染的易感性，尚不清楚。糖尿病患者一般的免疫防御功能并无明显异常，血白细胞功能，包括趋化性、吞噬和杀灭微生物功能均正常。

1. 脓皮病　尤其是疖肿、多发性疖病或痈，是糖尿病患者以往常见的皮肤症状。多由 B 组链球菌感染。由于应用抗生素和更好地控制糖尿病，已显著降低该类感染性疾病的发病率和死亡率。

2. 非梭状芽胞杆菌气性坏疽（nonclostridial gas gangrene）　气性坏疽通常由梭状芽胞杆菌感染所致。但糖尿病患者气性坏疽中梭状芽胞杆菌很少见，往往由其他细菌引起。复习文献报告的 278 例，其中有气性坏疽 47 例（17%）。由梭状芽胞杆菌引起的仅 1 例（0.3%），其他由大肠杆菌、克雷伯杆菌属、假单胞菌属、肠道球菌、厌氧链球菌和类杆菌属等引起。

3. 恶性外耳炎（malignant external otitis）　少见，是糖尿病的严重并发症。多由假单胞菌属所致。表现为蜂窝织炎、骨炎、脑神经受累和脑膜炎。所有病例均有疼痛（通常为单侧性）和脓液排出，细菌培养阳性。半数患者外耳道有息肉。

4. 皮肤癣菌感染　较常见。特别是有严重神经－血管并发症者，应查看有无真菌感染，及时治疗。下肢感染是糖尿病患者的一大危害，足癣又提供了致病菌一个侵入的门户。

5. 念珠菌感染　未有效控制的糖尿病患者，口、甲皱、生殖器念珠菌感染较多而严重。唾液中葡萄糖增多使口腔中念珠菌易明显生长。念珠菌口角炎是糖尿病患儿的典型并发症，也偶见于糖尿病成人。念珠菌感染也可在皮肤易擦伤部位、甲等处见到。念珠菌甲沟炎常始于侧甲皱。白色念珠菌引起的阴道炎、外阴瘙痒较常见。控制血糖后，阴道炎可很快改善、痊愈且不易复发（条件是控制血糖浓度）。尽管泛发性瘙痒并非糖尿病特有的病变，但由于念珠菌感染可引起顽固性阴道瘙痒，提示应考虑糖尿病的可能性。念珠菌性龟头炎比念珠菌性外阴炎少见，但在老年患者可为主要症状。糖尿病患者出现包茎是由慢性或复发性念珠菌性龟头包皮炎所致。

6. 未控制的糖尿病患者可有深部真菌感染，如毛霉菌病。典型的症状是在鼻甲、中隔和腭上有黑色结痂或脓液。感染可扩展并侵及上颌窦、筛窦、腭和眼眶。约 2/3 病例侵及脑部。糖尿病的足部溃疡、开放性伤口或外科手术切口可有藻状菌感染。

四、糖尿病的特殊皮肤表现

1. 糖尿病性大疱　发生水疱的机制不清楚，一些患者有皮肤微血管病变。大疱发疹与基底膜带脆弱有关，紫外线、外伤、神经病变、电离子失衡和免疫缺陷可能是发病机制中的因素。电镜观察水疱在表皮下，裂隙位于基底膜的透明板。糖尿病患者可有 3 种类型的水疱表现。第一种最常见的是自发性无瘢痕的水疱。多数水疱同时出现在指（趾）的末端，尤其是足部。清晰无菌性水疱，于肢端的非炎性、自发性、无痛性特征性水疱，4～5 周自愈。不留瘢痕，但可能复发。约有 75% 患者有明显的糖尿病肾病；第二种水疱，愈后留有瘢痕和轻度萎缩，偶为出血性，患者有长期病程的糖尿病，以及患有糖尿病周围神经病；还有一种水疱较少见，一些病例中水疱皮损分布于曝光部位，类似卟啉病，但尚未发现卟啉代谢障碍。日光浴后曝光处发生无瘢痕性水疱。

2. 糖尿病性皮病　也称胫前斑（shin spots），是小血管病变所致。本病具有特征性的皮损，皮疹特征为胫前开始为暗红色丘疹，小斑块，平顶，呈圆形或卵圆形，直径为 1cm 或稍小，疏散或群集分布。进而发展为局限性，小的，圆形，萎缩性稍凹陷、棕褐色的皮损。皮损可无症状。除胫前外，皮损也可发生于前臂、股下部前方，在骨隆起处较多，与该处易受损伤有关。皮疹发展缓慢，可产生鳞屑，最后发生萎缩和色素沉着。临床上此类皮损与老年患者外伤后小腿的瘢痕不易鉴别。但是此类皮损在糖尿病患者中更常见，50%的糖尿病患者发生。数量在4个或4个以上，男性多于女性（2∶1），且该病多伴有显著的微血管病变。皮损群集分布，12～18个月后逐渐消退。然而新发皮损不断出现，给人以皮损稳定不变的印象。有报告，萎缩性斑块出现前，可有前期皮肤表现：红色斑块，有时伴瘙痒和糜烂。

组织病理检查：急性损害示表皮及真皮乳头层水肿，红细胞血管外渗及轻度淋巴组织细胞浸润，亦可见血管周围白细胞聚集。较陈旧的损害无水肿，真皮上部毛细血管的管壁增厚，偶有红细胞血管外渗，Peri染色阳性。有些糖尿病患者虽皮肤外表正常，但组织象可见小血管病变，主要是糖蛋白沉积于毛细血管基底膜上，称为微观性皮肤病变（microscopic dermopathy）。

3. 蜡状皮肤和僵直关节　有1/3～1/2的1型糖尿病和2型糖尿病患者的手背皮肤增厚，绷紧而呈蜡样，手指背侧有多发性肉色小丘疹。患者有关节活动不灵活的表现，尤其是近端指骨间关节。开始表现于第五指的指掌关节和近端关节的活动受限。呈双侧对称和无痛性。也可累及足，可能促进了足部慢性溃疡的发生。有人报告了3例幼年糖尿病，身材矮小，关节僵直，关节处皮肤绷紧。进一步分析309例糖尿病患者，发现有92例（30%）关节活动受限。关节活动受限的发生及其严重度与肾病、视网膜病的发生率和严重度相关。活检手背增厚的皮肤示真皮增厚，真皮下层结缔组织增多，但腺体和毛囊减少。

4. 黄皮肤　又称胡萝卜素色皮症（carotenosis）。半数以上糖尿病患者有胡萝卜素血症，约10%出现胡萝卜素色皮病。黄色染色沉着使皮肤发黄，在角质层和皮下脂肪丰富的部位更明显。掌、跖、鼻唇沟、鼻腔边缘和额部呈黄色或橙黄色，前臂和其他部位的皮肤也可呈淡黄色，严重时全身各处皆呈橙黄色。由于肝脏中胡萝卜素转化为维生素A减少，可能出现夜盲症（暗适应差）。但巩膜无黄色，各处皮肤黄染程度不均匀，也无瘙痒和全身症状，尿便颜色无明显变化，可与黄疸鉴别。

5. 糖尿病的硬肿病　在糖尿病的肥胖成人中，成人硬肿病是一种糖尿病皮肤表现。皮肤发硬，皮损从颈后、颈两侧开始，无痛性肿胀逐渐扩展至颜面、肩部、肩背部、颈前和躯干上部。最终可累及腹部、手臂、手。施加压力不能使皮肤凹陷。与正常皮肤分界可清楚，也可能不清楚。可累及整个躯干，持续数年到数十年。皮肤增厚，关节僵直，约有1/3患者有手背皮肤紧张、增厚、蜡状改变。与此相关的是多发性、皮肉色小丘疹，分布在指背、指节垫和甲周。结缔组织病变可引起关节活动受限。这些症状与微血管病变有很大关系。组织病理学检查，发现增厚的胶原沉积在真皮，主要是透明质酸。与感染后（特别是链球菌感染）形成的相似病变比较，糖尿病性硬肿病长期不缓解。

6. 糖尿病性类脂质渐进性坏死　糖尿病患者有类脂质渐进性坏死的很少见，发病率约为0.3%，女性发病率约是男性的3倍。但类脂质渐进性坏死患者应注意有无糖尿病，本病总是发生在糖耐量试验阳性的患者。

糖尿病性类脂质渐进性坏死的皮损相对无症状，主要分布在胫前侧和两侧，也可出现在颜面、上臂和躯干。单侧或双侧分布，可单发也可多发。皮损初期为橙黄色、暗红色小丘疹，边界清楚。后逐渐扩大，成为边缘不整齐的斑块，顶部平齐，最终真皮萎缩，皮损消退，颜色变为黄棕色，但边界仍发红。表皮光滑或有轻度鳞屑和萎缩。可见皮下小血管。病程长的患者也形成溃疡。控制糖尿病对其病程影响甚微。皮损内注射糖皮质激素可阻止损害扩大，但要谨慎，有可能会引起萎缩或溃疡。

7. 播散性环状肉芽肿　常见于30～70岁患者。棕黄色皮损见于前臂、手背、胸、背上部等曝光处，有对称倾向，此型与糖尿病有关。可能与碳水化合物代谢异常有关，在应用激素的糖尿病患者中可见到本病。局限性环状肉芽肿和糖尿病的关系则不明显。

五、与糖尿病密切相关的疾病

1. 症状性黑棘皮病　属于某些综合征的皮肤表现，多与胰岛素抵抗或肥胖相关，A 型综合征有胰岛素受体或受体后途径缺陷，B 型综合征有抗胰岛素的自身抗体。症状轻微的黑棘皮病也可见于无明显内分泌疾病的肥胖者，应注意鉴别。

2. 糖尿病的发疹性黄瘤　在糖尿病中并不多见。但睑黄瘤较为常见。1 型糖尿病脂蛋白酯酶的活性降低，可导致甘油三酯聚积于血清中，达足够量时可出现发疹性黄瘤。在新鲜皮损中，脂肪组成反映血浆乳糜微粒成分，约含 45% 甘油三酯。复发性的皮损中甘油三酯逐渐转变为胆固醇。控制糖尿病后皮损可较快消退。

3. 白癜风　在糖尿病中发病率约为 4.8%。可出现在糖尿病症状发现前。研究发现，一些患者有针对肾上腺、甲状腺等器官的自身抗体。

4. Kyrle 病（真皮穿通性毛囊与毛囊旁角化过度症）　获得性可见于伴肾衰的糖尿病，也可见于无糖尿病的肾衰患者。是一种不常见的皮肤病。特征为微小红褐色毛囊性和毛囊外丘疹，中央角栓，扩大形成小节或融合成疣状斑块，线性排列。皮疹常见于腿部，头、颈部少见，也可全身泛发。一般无自觉症状，偶有瘙痒。

5. POEMS 综合征　一种罕见的多系统疾病，有感觉运动性多神经病变，器官肿大（肝、脾、淋巴），内分泌疾病（糖尿病、男子女性型乳房、阳痿、月经过少、闭经、甲状腺功能亢进），M 蛋白，皮肤病变（色素沉着）。

6. 胰高血糖素瘤（gluagonoma）　也有高血糖症，但其皮肤症状与糖尿病的皮肤表现不同，应与糖尿病鉴别。见于葡聚糖分泌性岛状细胞瘤。尽管葡聚糖过度分泌，但皮肤表现并非糖尿病的特殊表现。皮疹可表现为复发性湿疹样皮炎，但主要的皮损为移行性红斑，界限清楚，表面有蜡样光泽，红斑上有水疱，痊愈后有色素沉着。皮损分布于不同部位，主要在躯干下部、臀部、会阴、小腿，伴牛肉样红舌。

肠病性肢端皮炎（acrodermatosis enteropathca）

1942 年由 Danbolt 和 Closs 首次报道，此后国内外陆续有报道。临床表现为腔口周围和四肢末端皮炎、慢性腹泻及脱发。婴幼儿发病，无种族和性别差异。

【病因及发病机制】　关于发病机制以往有过多种推测，如系统性白色念珠菌感染、色氨酸代谢异常、母乳中缺乏某种未知因子等。

1973 年，Moynahan 等提出本病是一种锌缺乏病。1976 年 Evans 等人提出 AE 可能是因为低分子量锌结合因子的缺乏引起锌吸收障碍，该结合因子由胰腺产生可以和饮食中锌结合，将之转运至上皮细胞，该结合因子在人乳中存在，故人乳喂养可缓解症状。Chang 等对成纤维细胞的研究发现，正常人成纤维细胞对锌的转运和一种对丙磺舒敏感的锌转运体有关。他们猜测，AE 可能和缺乏这种转运体有关。Grider 和 Mouat 等猜测人体内有一种蛋白可特异地转运锌，而患者体内该蛋白发生了变化。

目前研究表明，本病是一种锌代谢异常的遗传性皮肤病，致病基因为位于染色体 8q24.3 区域的 SLC39A4 基因，该基因存在于十二指肠、空肠等和锌吸收密切相关的结构处，出现突变后明显降低 hZIP4 蛋白转运锌的功能，从肠腔中吸收锌的能力明显下降导致细胞内、血浆中锌的水平降低，而出现一系列临床症状。其他任何导致锌缺乏的疾病均可出现和 AE 相类似的临床表现，称为获得性锌缺乏症或 AE 样疾病，其原因包括锌食入过少、吸收障碍、排泄过多等。

【临床表现】 好发于婴幼儿，多在出生后几周或几个月内发病，以断奶前后发病率最高。约30%患者的同胞亦可发病，起病隐匿，病情随年龄增长而变化，时有波动，青春期后可自行缓解，妊娠可使症状加重。

典型症状为四肢末端及腔口周围对称性皮炎、间歇性腹泻、脱发三联征。常不完全出现，仅约20%的患者可出现全部症状。皮损出现较早，有特异性，多于口、鼻、眼、耳及会阴等腔口周围以及肢体末端和骨突处，如肘、膝、踝、腕及指（趾）关节表面出现红斑、小水疱、脓疱、大疱，伴糜烂结痂及鳞屑，可呈银屑病样和/或湿疹样改变，早期皮损局限，渐增多，对称分布。头发稀疏或为全秃，斑秃者少见，伴毛发细软，色黄且无光泽。多数患儿有胃肠道症状，主要表现为厌食、腹胀、呕吐及腹泻。

还可出现传染性口角炎、眼损害、指（趾）甲的损害、生长发育迟缓、性腺功能减退、味觉及嗅觉减退以及精神障碍，如易激惹、变态人格等。成人期还可出现中枢神经系统疾病，如小脑疾病、帕金森病等。

并发症有继发感染，多由白色念珠菌和革兰阳性菌所致，偶见绿脓杆菌感染。有研究表明，患者体内T淋巴细胞减少，巨噬细胞吞噬能力降低，造成免疫功能受损。患者可因严重的感染及败血症而死亡。

【组织病理】 无特异性，表皮有角化过度，角化不全，棘层肥厚及海绵形成。真皮浅层有非特异性炎症细胞浸润。Loembeck发现，肠道嗜酸颗粒细胞（Paneth细胞）超微结构有损伤。

【实验室检查】 血清锌降低，碱性磷酸酶降低，血红蛋白低，低蛋白及低蛋白血症；脂肪痢；皮肤黏膜损害处可检出念珠菌，有时粪、尿中亦可检出念珠菌。亦有报道，是琥珀酸脱氢酶减少。

【诊断与鉴别诊断】 根据皮损特点，位于腔口周围和肢体末端，伴有腹泻、脱毛及精神、情绪改变等临床表现和血锌水平下降等可以诊断。需与以下疾病相鉴别。

1. 大疱性表皮松解症 皮损发生于易受摩擦部位，水疱尼氏征阳性，无脱发、腹泻及情绪等改变，血锌正常。

2. 连续性肢端皮炎 常先有局部外伤史，皮疹多从指（趾）端开始，无腔口周围皮损，血锌正常。

3. 泛发性皮肤念珠菌病 皮损多发生于颈、腋、腹股沟等皮肤皱褶处，血锌正常。查菌阳性。

【预防与治疗】 提倡母乳喂养，补充各种维生素，注意水、电解质平衡，必要时可输血。注意皮肤清洁卫生，防止局部和全身细菌及念珠菌感染。

1. 局部治疗 可外用消炎安抚的糊膏或霜剂，本病易伴发真菌感染，应做真菌检查，阳性者同时加用抗真菌药物治疗。

2. 锌制剂的应用 1974年发现口服锌治疗疗效显著，且不良反应小、价格便宜，锌剂中以硫酸锌最为常用，目前多数推荐开始剂量为5～10mg/(kg·d)，维持剂量为儿童1～2mg/(kg·d)，成人每天0.22g/d，分3次口服。24～48小时即可见疗效，2～4周皮肤损害可治愈。部分患者疗程较长且常需终生治疗。应定期检测血锌水平，锌可拮抗铜，高血锌可引起低铜血症，因此，应同时监测血锌和铜的水平，依据患者不同情况进行及时调整。

朗格汉斯细胞组织细胞增生症X（Langerhans cell histiocytosis X）

组织细胞增生症X是由Lichtenstein于1953年首先命名的一组以组织细胞增生为其病理特征的疾病。1865年报道首例病例。1973年，Nezelof通过电镜观察到病变细胞中的Birbeck颗粒，并最终确认组织细胞增生症X来源于朗格汉斯细胞（LC），遂统一更名为朗格汉斯细胞组织细胞增生症（LCH）。嗜伊红细胞性肉芽肿（eosinophilicgranuloma）、汉-许-克病（Hand-Schuller-Christian disease）、莱-西病（Letterer-Siwe disease），由于病理学表现相似均被归入组织细胞增生症X。发病率极低，好发于婴幼儿及儿童。

【病因及发病机制】 发病机制不明，主要有如下假说。

1. 克隆增殖异常 LCH是一种前体细胞克隆性增殖性疾病，是因骨髓基质环境局部失衡致使组织细胞在1个或多个组织或器官中聚积。LCH具有较高自限性，而且缺乏在体外异常增生等恶性肿瘤所具备的特点。此外，大部分患者病理细胞中DNA含量正常。

2. 细胞因子介导 LCH患者的白细胞介素-1、6，粒-巨噬细胞集落刺激因子，肿瘤坏死因子-α，白血病抑制因子显著升高。Dina等对10名LCH患者的测定发现，在播散性的LCH患者中表皮生长因子水平明显升高。

3. 病毒感染 某些病毒，如人疱疹病毒6型等能诱导细胞因子的产生和刺激受损LC生长，但对LCH超微结构的研究却未显示病毒颗粒和病毒特异性产物，因此，未证实病毒感染是LCH的关键病因。

4. 免疫紊乱 通常LC正常活化需要去除E-钙黏蛋白。β连接素通过与E-钙黏蛋白相互接触，调控基因转录。由于E-钙黏蛋白-β连接素突变阻碍了LC这条活化通路，导致了LC的异常增殖。

另外，还有遗传因素参与的可能。

【临床表现】 1997年，WHO新的分类中，将LCH分为局限性、全身性、怠惰性、进展性和LC肉瘤。

LCH可以发生于任何年龄，主要见于儿童，诊断时高峰年龄为1~3岁，儿童发病率每年约为1/25万。目前一般根据累及部位的不同将本病分为3型，即单灶性（unifocal）疾病、单系统多灶性疾病和多系统多灶性疾病。

1. 孤立性嗜酸性肉芽肿 为单一病灶，一般见于2~5岁儿童及成人，呈限局性改变，通常为骨（尤其是颅骨、股骨、盆骨和肋骨）的溶骨性损伤，少数情况下累及淋巴结、皮肤或者肺。皮疹少见，常为黄色或棕色小丘疹。头皮可出现脂溢性皮炎样改变。

2. Hand-Schuller-Christian病 累及1个系统的多部位，常见于2~6岁儿童，最常累及骨，表现为多发性骨破坏、周围软组织肿块，典型三联征有颅骨缺失、突眼和尿崩症。约30%的患者发生皮疹，一般有3种形态，最多者为浸润性斑块，可形成溃疡，好发于腋下及黏膜（会阴及口腔）；其次为广泛而融合的丘疹，上附鳞屑，似脂溢性皮炎样；第三种皮疹为散在的似发疹性黄瘤状黄色丘疹。此型患者常无自觉症状，但可发现多系统体征，除骨受累外，约1/3患者有肺门及肺中心区弥漫性浸润，肝、脾及全身淋巴结常肿大，有时可出现阻塞性黄疸。

3. 累及多系统的Letterer-Siwe病 呈暴发性、多灶、多器官的病变，累及骨、皮肤、肝、脾及淋巴结等部位，一般见于3个月~3岁男童。典型皮疹为群集黄棕色鳞屑性斑丘疹，广泛分布于头、颜面、颈、躯干等部位，可有紫癜样皮疹，口腔黏膜可有坏死或肥厚性损害。急性起病者有发热、肝脾肿大、贫血和典型皮疹等系统症状。

【组织病理】 LCH的病理是以组织细胞增生浸润为主要改变的一组疾病。在病灶部位见到的肉芽肿主要由组织细胞构成，其次还有成熟嗜酸性粒细胞和淋巴细胞，少见中性粒细胞和浆细胞。组织细胞中的LC有折叠呈杆状或分叶核，染色质却未受影响。在背景中有嗜酸细胞、淋巴细胞和CD68组织细胞等不同程度增生。在同一器官可同时出现增生、纤维化和坏死等不同阶段的病灶。电镜下可见胞质内有形如网球拍或棒状的Birbeck颗粒，本质上为质膜的内陷。Birbeck颗粒的功能尚不清楚，但它们的出现可能提示朗格汉斯细胞是LCH细胞的前体。新生瘤样细胞表达S

-100 蛋白，大部分细胞 CDla 阳性。运用 X 连锁人雄激素受体 PCR 能显示增生细胞的克隆来源。此外，树突细胞表型标志 CD101 联合其他标志物 CDla，S-100 蛋白可能对 LCH 的诊断有帮助。

【实验室检查】 Letterer-Siwe 型患者可有贫血，嗜酸性粒细胞增高，可发现幼稚白细胞。胸片可发现多发性肺囊肿，表现为粟粒状斑点，偶尔有骨质破坏。

【诊断与鉴别诊断】

1. 诊断 1987 年，美国组织细胞学会写作组拟定了儿童 LCH 的诊断标准：病理学特征加以下 2 项或 2 项以上：①ATP 酶阳性；②S-100 蛋白阳性；③D 苷露糖苷酶阳性；④花生植物血凝素阳性。确诊条件：病理形态学特征加：①朗格汉斯细胞特异性糖蛋白 CD1A 阳性；②电镜查到朗格汉斯细胞中的 Birbeck 颗粒。

在诊断中除具有临床所见的典型皮疹之外，甲下淤斑也具有重要的提示作用。Holzberg 等报告，部分儿童病例，早期临床表现只有指甲下出血的损害，且甲下出血是预后不良的重要提示。

2. 鉴别诊断 应与以下疾病相鉴别：

（1）脂溢性皮炎：大小不等的黄红色斑片，其上覆有油腻性鳞屑结痂。重者可呈轻度渗出性湿疹样皮炎，好发部位为头皮、耳、鼻唇沟等皮脂溢出区，病程慢性，自觉不同程度的瘙痒。

（2）皮肤 Rosai-Dorfman 病：亦伴有巨大淋巴结病的窦性组织细胞增生症（sinus histiocytosis with massive lymphadenopthy），该病临床表现为颈部巨大淋巴结病伴发热等症状，白细胞总数及中性粒细胞均升高、血沉增快，高丙种球蛋白血症。组织学以窦组织细胞增殖浸润为特征。

（3）幼年性黄色肉芽肿：病变中含有组织细胞及多核细胞，胞质内脂滴丰富，可见 Touton 巨细胞，S-100 阴性。当 LCH 表现为单独出现散在的似发疹性黄瘤状黄色丘疹时，无论临床还是组织学改变都和幼年性黄色肉芽肿难以鉴别。

（4）皮肤肉芽肿性病变：有异物性肉芽肿和感染性肉芽肿两种，其主要细胞成分是上皮样细胞和多核巨细胞，免疫组化染色 S-100 阴性。

（5）网状组织细胞瘤：病变含有多核细胞，胞质呈紫红色颗粒状。

（6）皮肤 T 细胞淋巴瘤：由非典型淋巴细胞组成，白细胞共同抗原（LCA）及 T 细胞标志物阳性。电镜观察胞质少且细胞器贫乏，无特殊超微结构。细胞核呈脑回状或核桃仁样。

【预防与治疗】 目前，尚没有一种治疗方案被证明是完全有效的，而且许多药物有严重的不良反应。因为多系统疾病可继续发展，也可能偶尔完全消失，所以有人建议在脏器受累及全身症状出现后再进行药物治疗，否则可不予任何处理。

单发的 LCH 治疗一般只需手术切除，局部氮芥治疗对于皮肤病变的 LCH 效果好。对于某些复发或进展性病变，单独采用泼尼松或与长春新碱和阿糖胞苷联合应用的治疗效果比较满意。最近，有人建议采用环孢素单独或与其他传统方法合用进行治疗。

（刘训荃 卜 今）

第十三章 色素障碍性与黏膜疾病

第一节 女性多发的疾病

Albright 综合征（Albright syndrome）

Albright 于 1973 年首先报道，为先天性异常性疾病，是皮肤骨化伴假性甲状旁腺功能减退症一种临床综合征。主要表现为骨纤维性发育异常，色素沉着斑及性早熟。

【病因及发病机制】 属先天性异常性疾病，目前倾向多基因遗传。

【临床表现】 患者具有特殊体型，包括侏儒、圆脸、颈短、四肢短、指（趾）短而宽，皮肤色素沉着斑，多在出生或出生不久即有，淡褐色，边界不规则，分布不对称，好发在躯干、臀、股，也可发生颜面，黏膜偶被累及。骨损害：外生骨疣、颅骨增厚、骨质普遍脱钙、皮下钙沉积和骨化形成。可累及单个或多个骨，以下肢多发，可伴有疼痛或无症状。骨可出现畸形和病理性骨折，可出现突眼、耳聋、失明或鼻窦阻塞等。其他可出现性早熟、乳房增大、月经早潮、阴毛生长等。也可伴发甲状腺功能亢进、智力发育迟缓等。

【组织病理】 色素斑表皮基底层色素增加，色素细胞数目不增多。骨病理为囊性纤维组织增生取代不正常骨髓性结构，真皮层散在分布大小不一的骨小片，骨小片含大量骨细胞，黏合腺明显，边缘见成骨细胞，骨小片之间有骨基质。高血磷、尿钙/磷值降低。骨骼 X 线摄片显示纺锤形骨增大，皮质变薄和灶性透亮区。

【诊断与鉴别诊断】 主要根据皮肤色素斑，骨纤维发育异常和性早熟等进行诊断。应与神经纤维瘤的咖啡斑进行鉴别。

【治疗】 无特效治疗方法。主要进行对症治疗。

Civatte 皮肤异色病（poikiloderma of Civatte）

本病多见于绝经期女性及中年妇女，皮损对称分布于颜面、颈和上胸部光暴露部位的皮肤异色病，又称绝经期日光皮炎、萎缩性变性性色素皮炎。

【病因及发病机制】 本病病因不明，有认为系 Riehl 黑变病的异型，现较多归于获得性光敏性或中毒性黑素皮炎中。根据发病年龄、性别及皮损分布特征，推测其发病可能与化妆品中的某些光敏性物质以及内分泌或年龄因素有关。

【临床表现】 为红棕色网状色素沉着斑，1～3mm 大小，伴有毛细血管扩张和萎缩性淡白斑点。毛细血管扩张和色素斑常同等程度逐渐明显，累及区显示为不均匀的色素斑及表皮变薄的萎缩外观，常大致对称发生于颈侧和上胸部或前臂等处，尤以耳后乳突及颈侧等曝光部位为主，皮损随年龄增长而逐渐明显。一般无自觉症状，偶有局部瘙痒和烧灼感。

【组织病理】 表皮变薄，棘层减少，基层色素不规则增多，偶见基底细胞层液化，真皮上部血管周围淋巴细胞浸润，可见嗜黑素细胞、胶原嗜碱性变性及弹力纤维变性。

【诊断与鉴别诊断】 从皮损分布及好发于中老年妇女，并排除接触性皮炎等可作出诊断。应与 Riehl 黑变病、焦油类引起的黑变病相鉴别，二者的皮损相对广泛，不局限于本病的分布部位，且无本病皮损处有毛细血管扩张和萎缩的特点。

【预防与治疗】 尽可能避免日晒和热性刺激，局部可用遮光剂，外用雌激素或糖皮质激素霜剂部分有效。糖皮质激素、维 A 酸制剂和氢醌、熊果苷、曲酸等脱色剂联合外用，对减轻色素和萎缩有一定的疗效。

职业性黑变病（occupational melanosis）

1920 年 Hoffman 和 Haberman 报道，多发生在接触焦油和石油产品的工人中，主要表现为伴有苔藓样丘疹或水疱的皮肤色素沉着症，称为苔藓样水疱性中毒性黑素皮炎。以后认为与橡胶原料及其制品、沥青、矿物油、颜料、燃料和药物等职业接触有关。

【病因及发病机制】 认为是职业性接触物致敏，引起光毒性皮炎后遗留色素沉着，或接触性皮炎继发色素沉着，煤和石油碳氢化合物的慢性中毒，并与机械摩擦、自主神经功能紊乱、内分泌功能失调等因素有关。

【临床表现】 多发于中年人，女性多于男性。皮疹形态分为片状和网状两型，片状损害又以毛孔为中心的斑点状为主，也可呈弥漫性大片色沉，网状损害主要见于面颈部，大多褐色带紫；斑状或斑点状多见于躯干及四肢，大多黑褐色。矿物油引起的毛囊角化性丘疹大多见于前臂，并有少量鳞屑及痤疮样粉刺，色泽以深浅不一的褐色为主，常带有暗红、灰或紫色。色素斑逐渐加深，如停止接触致敏物，色素沉着可以不同程度减轻。

病情呈渐进性慢性经过，典型病例的皮肤表现可分为3期，即红斑期、色素沉着及毛孔角化期和皮肤异色期。皮损的轻重与病期的长短并不一致，有些患者的一二期皮损可持续多年，而有些患者的皮损在短期内即迅速进入第3期。

【组织病理】 表皮轻度角化过度，棘细胞层萎缩变薄，基底细胞可有液化变性，真皮乳头层和乳头下层有较多的嗜黑素细胞，充满黑素颗粒，血管周围有轻度炎症细胞浸润。

【诊断与鉴别诊断】 根据职业接触史，环境调查分析，结合皮损特点及演变过程，通常可作出诊断。需与光毒性皮炎继发的色素沉着、皮肤异色症、Addison病相鉴别。

【预防与治疗】 可用斑贴试验或光斑试验找出变应原，一经确诊即应避免接触致病物质，必要时脱离工作环境。

1. 外用药物 可单独外用氢醌、熊果苷、曲酸等脱色剂。将糖皮质激素、维A酸制剂和氢醌等脱色剂联合外用，较单用脱色剂有更满意的疗效。

2. 系统治疗

（1）大剂量维生素C口服或静滴有效。

（2）β－巯乙胺（mercaptothylamine）可络合铜离子，抑制酪氨酸酶活性，利于抑制色素形成。用法为0.2～0.4g加入10%～25%葡萄糖液20～50ml中静注，每日1次，3周为1疗程，根据病情改善情况，可用4～6疗程。

Riehl黑变病（Riehl melanosis）

1917年首次报道，现倾向于认为可能是多种因素，加上光线照射后导致的皮肤黑素代谢紊乱。

【病因及发病机制】 病因复杂，且与维生素缺乏、营养不良、机械摩擦、自主神经紊乱，以及与性腺、垂体、肾上腺皮质、甲状腺等内分泌功能失调等诸多因素有关。有人推测，这些因素可能使机体产生某些物质，使得皮肤对光线及外界刺激敏感性提高，导致了皮肤黑素代谢的紊乱。有学者报道，约60%的患者有光敏性，近期研究发现，化妆品中某些香料、防腐剂及表面活性剂均可导致光敏性皮炎，引起继发性色素沉着。

【临床表现】 主要发生于成年女性颜面。典型病例的皮损演变过程大致可分为炎症、色素沉着及萎缩3期。

开始起于颧颊部，可出现瘙痒、红斑，后波及前额、颊、耳前后、颈部，色素沉着逐渐扩展，灰紫色到紫褐色、黑褐色，呈边缘性分布，靠近面中部色素越浅，口周与下颌通常不受累，黏膜无改变。皮损边缘与正常皮肤无明显界限。常有微细粉状鳞屑，像是面粉撒在上面。少数可见毛细血管扩张和毛囊性角化过度。第三期可见与色素沉着部位相一致的轻度皮肤萎缩。

【组织病理】 表皮显示轻度角化过度，棘层下部细胞间水肿，基底细胞可有液化变性，真皮乳头层和乳头下层黑素大量增多、游离或被嗜黑素细胞吞噬，血管周围炎症细胞浸润。后期表皮正常，炎症浸润也不明显；电镜下，棘层下部、基底层和真皮上层有变性细胞（嗜酸小体）存在，黑素体初期在细胞内，以后则游离并被嗜黑素细胞吞噬。

【诊断与鉴别诊断】 根据色素沉着斑呈紫到紫褐色、网状排列、粉尘样外观及分布特点等临床表现，诊断不难。需与黄褐斑、Civatte 皮肤异色病、扁平苔藓及 Addison 病的色素沉着等鉴别。

【预防与治疗】 除非能找到光敏原因，所有治疗都无明显疗效。可参照黄褐斑、Civatte 皮肤异色病及职业性黑变病的外用药物治疗。

摩擦黑变病（friction melanosis）

1980 年由日本学者武藤等首先描述，1984 年肥田野信将其命名为摩擦黑变病。

【病因及发病机制】 是局部皮肤受到反复强力摩擦和压迫等机械性刺激引起的色素沉着性损害，但发病与否仍取决于个体的体质因素。最常见的刺激物是尼龙、人造丝和棉花等为原料的沐浴用品，强力反复摩擦和压迫，加之紧贴骨面的皮肤皮下脂肪较少，日久损伤表皮基底层黑素细胞而发病。

【临床表现】 色素沉着限于锁骨、肋骨、肩胛、脊柱、肘、膝及胫前等骨隆起部位，弥漫网状的淡褐至黑褐色色素沉着，境界大多比较清楚，形状与局部骨隆起皮肤形状大体一致，斑状或呈带状，微痒或不痒，色沉与皮丘一致，而毛囊口、皮沟处常无色素加深。好发于体型消瘦的女性。男性少见。

【组织病理】 表皮变化不明显，基底层和棘层黑素颗粒增多，主要变化在真皮，以色素失禁为特征，真皮上层尤其在真皮乳头层可见多数嗜黑素细胞，分布于血管周围。真皮附属器及血管周围有轻度的炎性细胞浸润。

【诊断与鉴别诊断】 根据体型消瘦女性、发病前皮肤有长期机械摩擦刺激史，临床表现易于诊断。主要和皮肤淀粉样变相鉴别，后者皮损以后背部、下肢胫前多见，可见针头大小的串珠状丘疹，瘙痒明显。组织病理检查可见真皮乳头层有淀粉样蛋白沉积。

【预防与治疗】 避免使用浴巾等机械性刺激皮肤，对症治疗。糖皮质激素和维 A 酸软膏联合外用有一定疗效。

蓝痣（blue nevus）

【病因及发病机制】 在组织发生过程中，黑素细胞从神经嵴向表皮移动时，发生异位性聚集，停留在真皮的中浅层。皮损之所以显蓝色，是由于光线的 Tyndall 效应，可见光的长波部分透入真皮深部时被黑素吸收，而短波部分（蓝光、紫光）穿透力弱，被皮肤散射回至皮肤的表面。除了折光这一物理现象外，有人认为细胞中黑素小体的含量、着色程度也可能有一定影响。

【临床表现】

1. 普通蓝痣 即 Jadassohn – Tieche 蓝痣。女性多见，为蓝色、蓝灰色或蓝黑色丘疹或结节，孤立分布，常单发，偶见多发，边界清楚，直径为 3 ~ 10mm，顶圆，表面光滑，好发于手背或足背（50% 以上），颜面、四肢侧面、腰、臂等处亦可发生。多发于儿童及成人期，但也可在出生时即存在，或在 60 ~ 70 岁时出现，深色皮肤人种发生率明显升高，如黑种人及亚洲人。不发生恶变，终身不退。

2. 细胞型蓝痣 为大的蓝色或蓝黑色坚实结节，直径通常 1 ~ 3cm 或更大，表面光滑或呈多叶状，皮损好发于臀部和骶尾部（50% 以上）。平均年龄 40 岁，女性多见，女性是男性的 2. 5 倍。偶见皮损发生在先天性色素痣上。细胞型蓝痣可以恶变成为黑素瘤，或突然增大和溃疡，发生恶变。

3. 上皮样蓝痣 这种新近被描述的损害很重要，因为它与 Carney 综合征有关，该综合征包括黏液瘤、斑点状皮肤色素沉着、内分泌过度活跃和神经鞘瘤。蓝痣发生于躯干，较少发生于头和颈，有时多发。损害着色深，圆顶状，小于 1cm。

4. 恶性蓝痣 细胞型蓝痣很少恶变为黑素瘤。恶变表现为突然增大和溃疡形成，可见多形核、有丝分裂象和恶性细胞群侵袭入深部真皮和脂肪组织。

【组织病理】 在普通蓝痣中，真皮中、下部黑素细胞较多，聚集成束，黑素细胞呈梭形，胞质充满黑素颗粒。嗜黑素细胞分布在黑素细胞束附近，无树枝状突，含有粗大的色素颗粒。长的树枝状黑素细胞占多数是普通蓝痣的特征。细胞型蓝痣黑素细胞呈树枝状和较大菱形，黑素细胞聚集成束，不规则交织，聚集成细胞岛，可深达皮下组织，间有嗜黑素细胞。

【诊断与鉴别诊断】 根据临床和病理可作出诊断，需与色素痣、蒙古斑、太田痣、恶性黑素瘤相鉴别。色素痣无特殊蓝色，蒙古斑、太田痣皮损范围大，呈斑片状，无丘疹和结节，发病早，蓝色。

【预防与治疗】 皮疹直径小于 1cm，且多年无变化者，可不必治疗，原有的蓝痣突然增大，或蓝色结节斑直径大于 1cm，须予以切除，并做病理检查。

太田痣（nevus of Ota）

日本学者太田（Ota）于 1939 年首先描述，指出其特征为沿面部三叉神经区域，单侧分布的灰蓝色皮损，可累及同侧巩膜，此后被命名为太田痣。

【病因及发病机制】 可能是常染色体显性遗传，发病年龄分布呈两个高峰，分别出现于婴儿期和青春期。

【临床表现】 好发于有色人种，80% 发生于女性，皮损为淡青色、灰蓝色、褐青色至蓝黑色或褐黄色斑片或斑点，斑片中央色深，边缘逐渐变淡，偶尔色素斑的某些区域可隆起甚至发生粟粒到绿豆大小的结节。斑点呈群集状分布，疏密不一，或中央为斑片，边缘为斑点。皮损的颜色因日晒、劳累、月经期、妊娠而加重，有的青春期变深变大。最常见的受累部位眶周、颞、前额、颧部和鼻翼，即三叉神经第一二分支分布区域，单侧分布，偶尔双侧性（约 5%），约 2/3 的患者同侧巩膜出现蓝染，结膜、角膜、虹膜、视网膜、视神经乳头、眼球后脂肪及眶周骨膜也可累及。皮损广泛者亦可累及头皮、耳颈、躯干、上下肢等部位。口腔和鼻咽部黏膜亦可受累。太田痣患者常可合并青光眼、先天性白内障、色素性斑痣、血管瘤等等。

【组织病理】 真皮浅层和中层聚集大量梭形、树枝状和星状黑素细胞，其长轴与皮面平行，也可分布至乳头层或皮下组织。多巴染色黑素细胞呈现不同反应，阳性、弱阳性或阴性。电镜观察，黑素细胞内含有许多 4 期黑素体，细胞外常有鞘包围。

【诊断与鉴别诊断】 根据色素的颜色、分布和累及眼等特点，可以作出诊断。需与蒙古斑、蓝痣等鉴别。蒙古斑出生即有，能自然消退，不波及眼和黏膜。蓝痣为蓝色的小结节或丘疹，好发于手足背及颜面、臀部，组织表现可见黑素细胞聚集成团。

【预防与治疗】 可用红宝石激光或者短脉冲紫翠宝石激光，详见激光治疗章。

颧部褐青色痣（nevus fusco－caeruleus zygomaticus）

1987 年台湾学者孙啓璟等首先描述，并指出其临床表现不同于太田痣。

【病因及发病机制】 在胚胎发育期，黑素细胞由神经嵴向表皮移行时，由于某种原因未能通过表皮、真皮交界，停留在真皮内而形成的病变。

【临床表现】　绝大多数发生于女性，文献报告，男女比例为1：(13～18)。发病年龄在16～40岁。部分患者有家族史，发病部位在颜面，绝大多数在颧部，少数也可在眼睑、鼻翼部，为直径1～5mm的灰褐色、黑灰色或黑褐色色素沉着斑，圆形、椭圆形或不正形，境界比较清楚，数目不等，数个到数十个，一般10～20个，皮疹不凸出或凹陷皮肤表面，绝大多数双侧对称分布。眼、口腔无损害。无自觉症状。

【组织病理】　表皮正常，主要变化在真皮上部，特别在乳头下部，胶原纤维间散在细小、菱形黑素细胞，长轴与胶原纤维平行，多巴染色阳性。电镜检查，真皮黑素细胞内含有许多大小不一的黑素体。

【诊断与鉴别诊断】　一般根据临床表现即可诊断，需与太田痣、雀斑等相鉴别。

【治疗】　可用脉冲燃料激光治疗。

家族性眶周色素过度沉着症（familial periorbital hyperpigmentation）

又称眶周黑变病（periorbital melanosis）、眶周色素沉着症（periorbital hyperpigmentation）。

【病因及发病机制】　因有家族史，故可能属常染色体显性遗传。有些患者与精神紧张、疲劳、睡眠不足、月经不调，恶病质、肝胆疾病及甲状腺功能亢进等因素相关。

【临床表现】　本病女性多于男性。可发病于儿童时期，青春期明显，首先下睑颜色加深，以后发展至上睑，甚至累及眉和颧部，呈弥漫性灰褐色色素沉着，俗称黑眼圈或“熊猫眼”。持续终生，无自愈倾向。精神紧张、疲劳、睡眠不足及日晒后色素沉着加深，无自觉症状。

【组织病理】　表皮棘层下部基层黑素颗粒增多，下方真皮浅层嗜黑素细胞增多。

【诊断与鉴别诊断】　根据幼年发病、皮疹持续终生等临床特征，结合组织病理检查一般可作出诊断。

【治疗】　无特殊治疗，夏季避免日光暴晒。维生素E霜、氢醌等脱色剂、维A酸制剂单独或联合外用，可获短期缓解。

色痣（pigmented nevus）

又称为细胞痣（cellular nevus），是由痣细胞组成的良性新生物。

【病因及发病机制】　痣细胞系由神经嵴前体细胞发展而来，后者能产生色素并和神经密切相关。色素细胞在由神经嵴到表皮的移行过程中，由于某种异常，可造成黑素细胞的局部聚集，即形成色痣等皮损。

【临床表现】　女性多于男性，白人多于黑人。色痣分为先天性和后天性，前者出生时即有，可以数毫米，也可很大，甚至覆盖身体大部分，褐黑色至黑色稍隆起的斑块，可有较多毛发。后者出生后数年内开始出现，20～30岁时细胞痣发病率增加，皮疹数目也增多，随后开始稳定下降。除发育不良的痣综合征外，很少发生于折叠覆盖部位，如臀部或其他相对避光部位（如臂部内侧）。典型的细胞痣在数年内增长达到最大限度，以后不再继续长大。

痣开始为小而平的色素斑，称为交界痣，一段时间后，大多发展成混合痣，最后变为皮内痣。日晒可增加暴露部位皮肤痣的数量。

交界痣是一种光滑、无毛、淡褐色至深褐色的斑疹，直径1～6mm。可能有靶样或油煎蛋样特征性外貌，发生于身体表面的任何部位。位于掌跖或阴囊的色痣通常是交界型。交界痣可在出生时即有，但通常出现在3～18岁。在青春期和成人期，一些交界痣变为混合痣或皮内痣，可能持续存在或发生于成人期。

交界痣在痣细胞扩散进入真皮前通常为扁平的，然后变成了混合型，即交界和皮内都有。以后交界痣增生停止，痣细胞被一带状结缔组织与表皮分开而形成皮内痣，此型常见于中年人。皮疹可为圆顶、无蒂的疣状或光滑的丘疹，呈肉色或棕黑色，可有毛或无毛。交界痣的特征是在表皮下部有痣细胞团或单一的黑素细胞。混合痣是一种还在继续显示交界活性的痣，但在真皮也有细胞痣结构形成，真皮内痣也是一种混合痣，其交界活性已停止，即在表皮内或表皮真皮交界处的痣细胞团已停止，而所有痣细胞均在真皮内。

【组织病理】 痣细胞倾向于巢状排列，交界痣的痣细胞位于真皮表皮交界处，可同时累及外毛根鞘、皮脂腺或汗腺等。核分裂象极罕见，无炎症细胞浸润。皮内痣的痣细胞位于真皮内。混合痣含有交界痣与皮内痣的两种成分。

【诊断与鉴别诊断】 一般诊断不难，临床有时需与雀斑、脂溢性角化、基底细胞癌、蓝痣、化脓性肉芽肿、恶黑等相鉴别。

【治疗】 色痣通常不需要治疗。仅凭肉眼观察，很难判断激光、冷冻等刺激性治疗是否达到色痣的深度及范围，不如手术切除彻底。

如果发现近期增大，出现不规则或贝壳状边缘，颜色改变或表面出现脱屑、糜烂、渗出、结痂、溃疡、出血、厚度增加、疼痛，或出现卫星状色素沉着等表现，都要警惕恶变的可能，应尽快手术切除。

良性幼年黑素瘤（benign juvenile melanoma）

又称上皮样细胞痣（epithelioid cell nevus）或梭形细胞痣（spindle cell nevus），亦称 Spitz 痣，是一种来源于黑素细胞的良性肿瘤。常见于儿童，多发生于 20 岁之前。亦见于成人。女性多于男性。

【临床表现】 是一种表面光滑、隆起、圆形、轻度脱屑，特殊粉红色、棕红色或紫红色的坚实丘疹。典型损害为坚实、玫瑰色的丘疹，见于颜面，尤其颊部，直径 3～10mm。腿部是色素型最好发部位，女性多发，有色人种很少见。很少有多发性损害，常在过度色素沉着的基础上发生，Spitz 痣是混合痣的一种变异型。

【组织病理】 显微镜下，表皮的改变主要为不规则的棘层增厚，显著的假上皮瘤样增生和表皮变薄，真皮上部水肿和各种血管扩张。痣细胞呈多形性，多数为梭形细胞，少见多边形细胞。可见嗜酸性胞质和大核的巨细胞，少见多核巨细胞。60%～85% 的可见原纤维微结构所形成的嗜酸性小球（Kanino 小体）。黑素瘤（12%）和混合痣也能见到这些小体。MIB－1 和 bcl－2 免疫组化染色可区别大多数 Spitz 痣与黑素瘤，黑素瘤免疫反应阳性，而 Spitz 痣为阴性。

【诊断与鉴别诊断】 临床上常将 Spitz 痣误诊为化脓性肉芽肿、肥大细胞瘤、幼年黄色肉芽肿或黑素瘤，但通过组织病理检查可鉴别。

【预防与治疗】 Spitz 痣应完全切除后做组织病理学检查，以防复发，并与黑素瘤相鉴别。

雀斑（freckles）

【病因及发病机制】 本病是常染色体显性遗传性疾病。雀斑皮肤色素细胞内的酪氨酸酶活性增加，在日光、X 线、紫外线照射后，产生大量的黑素，形成雀斑。

【临床表现】 出生时不出现，通常在幼儿期 5 岁左右出现。青春期增多，女性多于男性。常发生在颜面，尤以鼻部和颊部最为常见，少见于手背、前臂、颈、肩部。皮损直径 3～5mm，圆形、椭圆形及多角形，边缘不规则的淡褐色到深褐色斑点，境界清楚，孤立而不融合，可疏密不一分布。与日晒关系显著，色素斑点的数目、大小、颜色取决于吸收日光的量及个体对日光的耐受性，夏季雀斑的数目多、形体大，为深褐色，冬季则相反。不同人种斑点色素可有不同，但没有黑色的。

【组织病理】 雀斑的黑素细胞较周围皮肤黑素细胞大而且有更多更长树枝突，染色比正常皮肤深。电镜观察，雀斑的黑素细胞产生大量椭圆形全黑素化颗粒，类似于黑人的黑素细胞，相邻正常皮肤的黑素颗粒较小，轻度黑素化，二者有明显差异。

【诊断与鉴别诊断】 根据发生在暴露部位，孤立不融合的棕褐色小斑点，日晒后加重等特点，易于诊断。

【预防与治疗】 避免日晒，可用防晒剂。燃料脉冲激光疗效肯定，详见激光治疗章。

接触性唇炎（contact cheilitis）

本病是指唇部因接触外界物质而发生的局部刺激性、变应性反应。常见于妇女。

【病因及发病机制】 可因使用各种外用药、化妆品、洁齿剂、抗皲裂剂、唇膏等引起，此外食物、植物及金属等亦可引起。职业性因素，如管乐器或萨克斯管吹奏者对乐器的变态反应。其中口唇化妆品为主要接触因素。

【临床表现】 皮损分布于接触面及大体一致是其特点。停止接触后症状减轻，再接触又复发加重。急性接触性唇炎是以红肿、水疱、糜烂、结痂为特征。慢性以干燥、裂隙、脱屑和浸润性肥厚为特征，亦可出现局部色素脱失和疣状增殖。慢性接触性唇炎可发生癌变。

【组织病理】 组织病理表现与一般接触性皮炎相同。

【诊断与鉴别诊断】 根据发病部位，接触病史，一般诊断不难。慢性接触性唇炎应与剥脱性唇炎、光线性唇炎相鉴别。

【预防与治疗】 最有效的根本方法是去除能够发现的致病因素。症状轻微者局部使用保湿、润肤剂即可。

根据皮损情况，可外用糖皮质激素霜剂、软膏，或糖皮质激素制剂与肝素衍生物制剂联合外用。

水肿明显者可口服抗组胺药物或短期应用小剂量糖皮质激素。如有癌变征象可以手术治疗。

剥脱性唇炎（exfoliative cheilitis）

本病是以唇红缘持续性脱屑为特征的慢性炎症性疾病。以往曾认为，与光线性唇炎是同一疾病，目前倾向于将后者作为独立的疾病，而将原因不明、不能进行分类的慢性脱屑性为主的唇炎视为本病。

【病因及发病机制】 为原因不明的唇部原发性脱屑和轻度炎症，反复发生的表皮脱落形成暂时性红斑和表面触痛。慢性红肿的唇部可覆盖痂皮，痂皮不断脱落形成光滑的表面，然后又形成新痂。也可出现裂隙，并且有烧灼感、触痛和疼痛。唇膏、牙膏、漱口液和刮脸前后洗剂中的刺激性物质可引起唇炎。唇膏中的染料可致光敏反应。念珠菌也是致病因素之一。

【临床表现】 多见于年轻女性，神经质的女性尤易患此病，可因情绪波动而发病。下唇常被累及，炎症常局限于唇红缘处。唇红干燥、脱屑或结痂，甚至皲裂、出血，伴疼痛，鳞屑脱落后露出鲜红光亮面，以后再脱屑。舔唇后更加重。病程慢性，可持续数年。可继发于脂溢性皮炎、特应性皮炎、银屑病、维A酸治疗、经常性日光暴露和习惯性舔唇。

【诊断与鉴别诊断】 根据病史和临床表现，诊断不难。需与以下唇炎相鉴别：①光线性唇炎：下唇为主，与光线直接相关，以户外工作者多见，夏季发病或加重；②接触性唇炎：大多有明确接触史，急性发病，症状轻重与致敏物的性质、浓度和频率有关；③腺性唇炎：以浸润性肥厚、非可凹性肿胀为特点；④有时尚需与唇部扁平苔藓及 DLE 相鉴别。

【预防与治疗】 首先寻找及去除可疑病因，注意口腔卫生，避免风吹、日晒等外界刺激。局部可使用糖皮质激素制剂、尿囊素及肝素衍生物制剂。复方泼尼松软膏内尚有局部麻醉剂和庆大霉素，尤适用于有疼痛和局部有炎症的患者。

腺性唇炎（cheilitis glandularis）

又称唇部黏液腺炎，是以唇部异位唾液腺的增大和继发性炎症性改变为特征，表现为唇红缘及唇部内侧有肥厚的黏液腺及所分泌的黏液，并露出腺口。

【病因及发病机制】 病因不明，可能为先天性常染色体显性遗传，也存在后天因素，如用致敏的牙膏、漱口水、外伤、吹奏乐器者较多见。吸烟、口腔卫生不良及情绪也会影响到本病。

【临床表现】 好发于下唇，而上唇、颊部及喉部黏膜可同时有肥厚的黏液腺，表现为唇部肿胀，上覆一层胶黏的薄膜，晨起时，上下唇常贴在一起，下唇红缘及齿面部有多数界限清楚的黏液腺管口，像筛孔似的散布在黏膜表面，用手指捏摸时，这些肿大黏液腺有砂粒样感。患处肿胀，紧绷感，有时有触痛和感觉过敏。根据临床症状轻重分为单纯型和化脓型。

1. 单纯型腺性唇炎　是黏液腺的增生和导管、排泄孔的扩大而无炎症症状，病情较轻，可见唇黏膜潮湿结痂、浸润肥厚部散在针尖大小的黄红或黄色小结节，挤压时有稀薄的、无色透明的黏性液体从管口排出，唇部可肿大 2～3 倍，多数无自觉症状。

2. 化脓型腺性唇炎　是在单纯型基础上继发化脓性球菌感染，炎症反应较明显，认为是癌前病变。浅表性化脓性腺性唇炎的炎症仅侵犯导管而黏液腺本身无影响，唇部肿胀、疼痛，伴浅表性溃疡，表面结痂，痂下有脓性分泌物。深部化脓性腺性唇炎炎症很重，从黏液腺累及腺间质，在深部形成脓肿及瘘管，分泌脓性黏液。脓肿反复发作并伴有瘢痕形成，黏膜表面溃烂、结痂，唇部增大，有不同程度的疼痛和不适感。

有文献报道，病情持久不愈的患者，癌变发生率在 8%～35% 之间。

【组织病理】 正常人的口唇唾液腺是混合型的，其导管开口于黏膜部，但是与外界接触的唇红部缺如或数目很少，而在腺性唇炎时，唇红部唾液腺增生，腺口扩张、分泌，即异位性增生，导管显著扩张并含有嗜伊红性物质。

主要病理改变是棘层肥厚，表皮不规则增生，伴有海绵形成，黏膜下腺体增生、腺管扩张。扩张的腺组织有时形成囊肿。单纯性腺性唇炎几乎无细胞浸润，而化脓性腺性唇炎可见淋巴细胞、浆细胞、组织细胞等慢性炎症性浸润或肉芽肿改变。导管形成溃疡，有的部位大量中性粒细胞浸润，另一方面逐渐纤维化，下唇部易受阳光照射损伤，病变更明显。

【诊断与鉴别诊断】 唇部特别是下唇红缘伴有肥厚性黏液腺的炎症性改变时可明确诊断。临床上需除外光化性唇炎、剥脱性唇炎及鳞癌。

【预防与治疗】 注意口腔清洁卫生，寻找及排除可疑诱因，有恶变迹象时应手术切除，进行根治疗法。

单纯性腺性唇炎局部试用糖皮质激素软膏与内服 10% 碘化钾溶液 1～2 个月，或可见效。炎症性、化脓性腺性唇炎应局部或系统加用抗生素，有脓肿和瘘道时，应切开引流并使用抗生素。肉芽增殖和纤维化时，可切除后整形。

增殖性疣状黏膜白斑（proliferative verrucous leukoplakia）

【病因及发病机制】　本病是一种慢性进行性疾病，开始是一种多灶性口腔黏膜增生，逐渐变厚和增大直至鳞状细胞癌产生。女性和男性之比为4∶1。与人乳头状瘤病毒16型感染有关，但是否为原发病因尚待证实。

【临床表现】　起初为扁平的斑片，通常为白色，逐渐变成疣状外生性肿块。斑片可累及唇和颌部。由于损害的多发性特点，治疗困难，大多数患者仅能暂时缓解，然后又复发。Silverman等报道54例患者，发现约70%的患者最终发展为鳞状细胞癌，最常发生于舌和齿龈部位。

【预防与治疗】　早期破坏性疗法最有效，激光治疗和光动力学疗法应作为首选考虑。

复发性阿弗他口腔炎（recurrent aphthous stomatitis）

【病因及发病机制】　确切病因尚不清楚。本病有家族倾向，是最常见的口腔黏膜病变，人群发病为20%～60%，女性较多，约为男性的2倍。儿童期及青年期开始发病，病程迁延，反复发作，可持续几十年。可能由多种原因引起，感染、免疫低下、内分泌紊乱、消化功能紊乱、神经衰弱、慢性病灶等为可疑病因。食物刺激、局部创伤也易导致黏膜溃疡形成。近年来的研究认为，本病可能属于自身免疫性疾病的范畴。

【临床表现】　是一种疼痛性、复发性口腔黏膜疾病。以红色、散在或簇状的小丘疹开始，数小时或1～2天后变成小的、圆的、表浅、白色坏死性溃疡，周围常有环状充血。有触痛，并可出现剧痛，以致影响讲话和咀嚼。溃疡多在5mm左右，如果溃疡更大，称为重型口疮。持续4～5天后疼痛骤然减轻，进入溃疡愈合期。通常每次发作出现1～5个损害，也可以很多。依次见于颊与唇的黏膜、舌边缘、颊舌沟以及软腭。明显好发部位为非角化的黏膜。创伤、牙刷损伤、辛辣食物、变态反应、情绪紧张或者女性内分泌变化，如月经、妊娠和绝经期等因素会引起复发。

【组织病理】　无特异性，早期为急性炎症改变，损害中以淋巴细胞浸润为主，偶尔伴有浆细胞和嗜酸性粒细胞，提示可能存在迟发性变态反应。溃疡期表皮有局限性坏死，伴有白细胞碎片的纤维素性渗出，黏膜下层有大量中性粒细胞浸润。

【诊断与鉴别诊断】　根据反复发作的病史及局部疼痛性溃疡形成，诊断不难。需与早期梅毒、念珠菌病、维生素缺乏症、多形红斑，天疱疮、瘢痕性类天疱疮的黏膜损害以及口腔扁平苔藓等疾病相鉴别。

【预防与治疗】

1. 局部治疗　目的在于镇痛、消炎、保护溃疡面，避免进一步刺激，促进愈合。

（1）局部麻醉剂：饭前含漱1%～2%的利多卡因溶液几分钟，或局部外用0.5%的达克宁霜，可减轻疼痛，保护进食。

（2）复方泼尼松软膏和口腔溃疡膜的成分中含有泼尼松、局部麻醉剂和庆大霉素或新霉素，尤其适用本病患者。对比较局限的顽固性溃疡，可皮损内注射糖皮质激素，有助于加速溃疡愈合。

（3）中药：锡类散、冰硼散、珠黄散等中药局部敷撒，可达到镇痛、消炎、保护作用。

2. 系统治疗

（1）糖皮质激素：对外用药物不能控制的，或发生于咽喉部位的溃疡，可考虑口服糖皮质激素治疗，如泼尼松20～30mg/d，溃疡愈合后逐渐减量至停药。

（2）秋水仙碱：0.5mg，每日2次，连续口服，通常3周左右，溃疡可消失。研究发现，秋水仙碱不但能促进溃疡愈合，还具有延长缓解期及预防溃疡发生的功效。

（3）氨苯砜：每日50 mg～0.15g口服，可抑制溃疡形成和促进其愈合。

（4）沙利度胺：对难治性口腔溃疡有效。国外使用剂量偏大，开始每日0.3g，10天后减为0.2g/d，2个月后0.1/d。国内用药剂量较小，通常为25～75mg/d，分3次口服。

（5）硫唑嘌呤：对病情严重且顽固，多种方案治疗无效的患者可试用，剂量为50mg～0.1g/d，分2次口服。用药期间应注意血象的变化情况。

（6）粒细胞集落刺激因子：适用于艾滋病患者的口腔溃疡，开始剂量为5μg/(kg·d)，皮下注射，1周后减为半量维持治疗。

（7）其他：文献报道治疗本病有效的药物还有小剂量阿维A、左旋咪唑、己酮可可碱、阿昔洛韦、左旋咪唑及组胺球蛋白等。

舌痛症（glossodynia，glossalgia）

【病因及发病机制】 为一种神经症，无器质性病变。也可能因为局部因素或第5对脑神经的舌支受刺激所致。

【临床表现】 自觉舌前半部位，尤其舌尖及舌缘处有灼热和疼痛感。因疲劳、吸烟、酗酒、刺激性食物或热饮而增加不适感。病程可延续数年，可以反复发作，与精神有明显关系，多见于情绪不稳定的中老年妇女。这些患者常伴轻重不一的绝经期综合征症状。有的还伴发其他系统性疾病，如烟酸缺乏症、恶性贫血等。

【诊断与鉴别诊断】 根据本病仅有感觉异常，而无舌的实质性改变，易于诊断。舌炎亦可有疼痛、灼热感，但系由舌面的炎症所引起，可以鉴别。

【预防与治疗】 做好心理疏导，消除精神因素，酌情给予谷维素等自主神经调节剂。必要时可给予镇静剂。症状严重者，可用局部麻醉剂，或做舌神经封闭。

第二节 性别差异不明显的疾病

白癜风（vitiligo）

白癜风是一种原发性的、局限性或泛发性的皮肤色素脱失症。通常在儿童期或青年期发病，大约一半的病例在20岁以前发病，发病率在0.5%～2%。因人种不同，发病率也不同。男女大致相等，女性初发年龄较男性提早5年左右。

【病因及发病机制】 发病原因尚不十分清楚。近年的研究表明，白癜风可能与以下几方面有关。

1. 精神神经学说 ①精神创伤、用脑过度、思想紧张等因素可使白癜风发展、扩大或复发。有研究发现，在神经型白癜风中有神经纤维伸入到白癜风与正常皮肤交界的黑素细胞中，这在正常皮肤中是不会见到的；②白癜风还常伴自主神经功能紊乱，与交感神经兴奋有关；③与内分泌之间关系密切。

2. 黑素细胞自毁学说 有研究认为，白癜风的发生是其表面黑素细胞功能亢进，促使其耗损而早期衰退，并可能是细胞本身合成黑素的中间产物过度产生或积聚所致。生物合成黑色素过程中的中间产物是单酚或多酚，它们可通过抑制DOPA反应能力而抑制体内的色素合成。并且这些物质对正常和恶性黑素细胞都有损伤作用。

3. 自身免疫学说　自身免疫与白癜风的发病关系日益引起重视。自体免疫性疾病患者发生白癜风的比率较一般人群高 10~15 倍；白癜风患者的同形反应率高；有些患者虽不伴有自身免疫性疾病，但血中可检测出器官特异性自身抗体；有研究显示，82%的患者血清中存在抗黑素细胞抗体，而正常人中则无此抗体，且抗体阳性率进展期高于静止期，有家族史者高于无家族史者。白癜风患者外周血 T 淋巴细胞亚群变化与病情活动有明显关系，进展期患者 T_4 明显下降，而静止期 T 细胞亚群接近正常，提示细胞介导免疫异常。白斑处朗格汉斯细胞密度增加，形态不一，说明免疫系统变化，糖皮质激素治疗有效。

4. 遗传因素　研究发现，白癜风可能是一种常染色体显性遗传，伴有不同的外显率。

5. 酪氨酸、铜离子相对缺乏学说　白癜风患者血液及皮肤中铜或铜蓝蛋白值低于正常对照组。由此推测其结果就必然导致酪氨酸酶活性降低，从而影响黑素代谢。

6. 近来研究发现，角质形成细胞能分泌多种细胞因子，对黑素细胞生长起重要作用。体外实验证明，角质形成细胞与黑素细胞混合培养能明显促进黑素细胞生长，故有推测白癜风发病可能与黑素细胞生长因子缺乏有关。

【临床表现】　是一种获得性皮肤色素异常。表现为脱色性白斑，周围颜色正常或有色素增加。

男女均可发生，年龄不限，15~30 岁为发病高峰。皮损表现为局部色素脱失斑，呈乳白色，大小不一，从几毫米至几十厘米不等，形态不一，常为圆形、椭圆、不规则形等；数目不等，从单个到多发性皮损。白斑境界清楚，有的边缘部位色素反而增加，有的白斑中可见到正常皮岛。全身任何部位均可发生，暴露部位（如头面部、手背）以及受摩擦部位（如腰带部位）较易发生，也可沿皮节分布。白斑部毛发也可完全变白，黏膜部位（如口唇、龟头等）也可累及。部分患者有明显的季节性，春末夏初明显加重，冬季可静止或减轻，有时皮损可在发展期和静止期交替。部分患者常有精神因素和局部损伤因素影响。大多数人皮损无任何自觉症状，极少数患者可有局部瘙痒。

白癜风常有同形反应，即在受机械刺激后，原先正常的皮肤处发生白斑或出现原来白斑扩大的现象。一般发生在进展期。观察患者的同形反应对估计病情变化，判断预后和选择用药有一定意义。

【临床分型】　临床分型还没有国际公认的标准，大多是根据发病的可能原因、发病年龄、皮损的颜色和形态，以及皮损的分布部位和范围等进行分类。有学者统计，仅根据皮损的分布部位和范围的分类国外就达 12 种，国内有 8 种。中国中西医结合学会皮肤性病专业委员会色素病学组 2003 年 12 月修订的白癜风临床分型及疗效标准如下。

一、白癜风分为二型、二类、二期

（一）二型

1. 寻常型　①局限性：单发或多片白斑，局限于某一部位；②散在性：散在、多发白斑，常呈对称分布；③泛发性：多由散在性发展而来，白斑多相互融合成不规则大片，有时仅残留小片岛屿状正常肤色；④肢端性：白斑初发于人体的肢端，而且主要分布在这些部位。

2. 节段型　白斑为一片或数片，沿某一皮神经节段支配的皮肤区域走向分布，一般为单侧。

（二）二类

1. 完全性白斑　白斑为纯白或瓷白色，白斑中没有色素再生现象，白斑组织内黑素细胞消失或功能完全丧失，对二羟苯丙氨酸（多巴）反应阴性。

2. 不完全性白斑　白斑脱色不完全，白斑中可见色素点，白斑组织内黑素细胞数目减少或功能损伤，对二羟苯丙氨酸反应阳性。

（三）二期

1. 进展期　白斑增多，原有白斑逐渐向正常皮肤移行、扩大，境界模糊不清，易发同形反应。

2. 稳定期　白斑停止发展，境界清楚，白斑边缘色素加深，没有新的白斑出现。

二、疗效标准

1. 痊愈　白斑全部消退，恢复正常肤色。

2. 显效　白斑部分消退或缩小，恢复正常肤色的面积占皮损面积≥50%。

3. 好转　白斑部分消退或缩小。

4. 无效　白斑无色素再生或范围扩大。

2004 年，曹元华等在国内首报 20 例三色白癜风，典型的皮损为纯白色皮损与正常皮肤之间有乳白色中间带，或同一患者的皮损具有纯白、乳白和正常肤色的三色特点，并认为是进展期的一个特殊型。

【组织病理】　表皮基底层黑素细胞减少或消失，表皮黑素颗粒缺乏，多巴染色阴性。真皮内见淋巴细胞和组织细胞浸润。电镜下，白斑周围的 DOPA 阳性黑素细胞大而形状奇特，胞核固缩，核间隙加宽，粗面内质网高度扩张，角质形成细胞变性，空泡形成，粗面内质网扩张，细胞间隙加大，桥粒减少、断裂甚至消失。朗格汉斯细胞也变大、深染等变化。

【诊断与鉴别诊断】　本病根据临床表现，一般诊断不难，不典型皮损需与花斑癣、单纯糠疹、贫血痣、无色素痣、特发性点状白斑、老年性白斑、炎症后色素减退等疾病相鉴别。

【预防与治疗】　白癜风治疗困难。对治疗反应较慢，有效率低，15%～25%的患者可发生自发性的色素恢复。治疗目的在于首先给予局部异常的黑素细胞再生黑素的能力，或刺激黑素细胞的形成，促进其发育及再生以产生较多的黑素；其次阻抑病情发展，使皮损不再继续发展；另外使皮损周围色素区变淡，不易分辨。色素脱失的皮肤对紫外线照射缺乏保护，因此，避光对所有的白癜风患者都是必要的。面积小、病程短容易治疗，泛发性损害或节段性分布及病程长者较为困难。

根据中国中西医结合学会皮肤性病专业委员会色素病学组制订的《白癜风治疗共识修改稿》以及《美国白癜风治疗准则讨论稿》，全国色素性皮肤病专家于 2008 年 11 月确定如下：

《白癜风治疗指南》

一、治疗目的

白癜风治疗的主要目的是稳定疾病的活动进展，促进白斑复色。

二、治疗措施选择主要考虑因素

治疗措施选择主要考虑因素为病期、面积、部位、型别、年龄、伴发疾病等。

1. 按病期分　进展期和稳定期。进展期判定标准，根据 VIDA 积分：最近 6 周内出现新的皮损或原皮损扩大 +4；最近 3 个月内出现新的皮损或原皮损扩大 +3；最近 6 个月内出现新的皮损或原皮损扩大 +2；最近 1 年内出现新的皮损或原皮损扩大 +1；至少 1 年内稳定 0；至少 1 年内稳定且有自发的色素再生 -1。

总分大于 1 分即为进展期。

2. 按白斑面积分　1 期：轻度局限 <1%；2 期：中度 1%～5%；3 期：中重度 6%～50%；4 期：重度 >50%。

注：手掌面积为体表面积的 1%。另有点数法计算白斑面积：白斑边界先标记，透明纸随机

加在白斑的投影区域，计数相交点的数量，每个点的面积为 0.1cm²。

3. 按部位分 部位不同疗效也不同，面部复色效果最好，其次是躯干和四肢，手足部位复色效果最差。

4. 按型别分 寻常型和节段型。寻常型又分为局限型、散在型、泛发型和肢端型（参考 2003 年中国中西医结合学会皮肤性病专业委员会色素病学组制订的白癜风诊断标准）。

5. 按患者年龄分 成人和儿童白癜风。治疗效果儿童好于成人。

三、治疗原则

（一）进展期白癜风（寻常型和节段型）

1. 寻常型

（1）局限型：面积 <1% 可外用糖皮质激素或钙调神经磷酸酶抑制剂（吡美莫司、他克莫司）等；局部光疗：窄谱中波紫外线、准分子激光及准分子光、高能紫外光等；免疫调节剂（转移因子、胸腺肽、左旋咪唑等）。

（2）散在型、泛发型和肢端型：系统用糖皮质激素（快速进展者）；中医中药；光疗：窄谱中波紫外线、准分子激光及准分子光等；免疫调节剂（参考进展期局限型）；局部外用药治疗（参考进展期局限型）。

2. 节段型 治疗参考进展期局限型。

（二）稳定期白癜风（寻常型和节段型）

1. 寻常型

（1）局限型：外用呋喃香豆素类药物（8 - MOP 等）、糖皮质激素、氮芥、钙调神经磷酸酶抑制剂等；自体表皮移植或黑素细胞移植；局部光疗或光化学疗法：窄谱中波紫外线、准分子激光及准分子光、高能紫外光等。

（2）散在型、泛发型和肢端型：光疗或光化学疗法：窄谱中波紫外线，PUVA 等；中医中药；自体表皮移植或黑素细胞移植（暴露部位或患者要求的部位）。局部外用药治疗（参考稳定期局限型）。

2. 节段型 自体表皮移植或黑素细胞移植（自体表皮片移植，微小皮片移植，刃厚皮片移植、自体非培养表皮细胞悬液移植，自体培养黑素细胞移植等）；其他参考稳定期局限型治疗。

四、治疗细则

（一）激素治疗

1. 局部外用激素治疗

（1）适用于白斑累及面积 <10% 的局限型。超强效或强效激素，可连续外用 1 ~ 3 个月或遵医嘱，或予强弱效或弱中效激素交替治疗。

（2）弱效激素效果差，强效激素效果好。最好的部位是面部和颈部，口唇和肢端效果较差。年龄小的儿童外用弱效和中效激素比较安全。年龄较大的儿童和成人推荐外用强效激素。如果连续外用激素治疗 3 ~ 6 个月无复色，则表明对激素治疗不敏感，需更换其他局部治疗方法。

（3）副作用处理措施：①强效激素与弱效激素交替使用；②与积雪苷霜联合外用可以减轻皮肤萎缩；③激素可与维生素 D 衍生物（钙泊三醇或他卡西醇）、钙调神经磷酸酶抑制剂（他克莫司或吡美莫司）或其他外用药物联合应用或交替使用。

激素长期应用副作用有皮肤萎缩、毛细血管扩张、多毛症、类固醇性痤疮等。

2. 系统用激素治疗

（1）适用于泛发性快速进展期白癜风患者。口服或肌内注射激素可以使进展期白癜风尽快趋于稳定。

（2）快速进展期的儿童白癜风，推荐口服泼尼松5~10mg/d，连用2~3周。如有必要，可以在4~6周后再重复治疗1次。

（3）成人进展期白癜风，可小剂量口服泼尼松0.3mg/(kg·d)，连服1.5~3个月，无效中止。见效后每2~4周递减5mg，至隔日1片，维持3~6个月。或地塞米松5mg，每周2次口服，或复方倍他米松1ml，肌内注射。

系统用激素可见水钠潴留等副作用，不建议长期系统用激素治疗。

（二）光疗及光化学疗法

1. 局部光疗　窄谱UVB、308准分子激光及准分子光，高能紫外光，氦氖激光等。

关于窄谱UVB：窄谱UVB每周治疗2~3次，治疗前测定最小红斑量，起始剂量为最小红斑量的70%，以后每次增加10%~15%，直至出现红斑，维持红斑量继续治疗。

2. 全身光疗　适用于年龄>9岁，白斑累及面积>20%患者。对年龄<9岁，皮损泛发的进展期儿童也可应用。

（1）窄谱UVB起始剂量为最小红斑量的70%，以后每次增加10%~15%，直至淡红斑出现。每周照射2~3次。

（2）窄谱UVB比PUVA的优点：治疗方便，治疗后眼不需要遮光保护，无8-MOP的头痛、恶心等副作用，光毒性反应少。对窄谱UVB治疗无效的患者，可转用PUVA治疗。

（3）窄谱UVB治疗总次数不超过400次，总剂量不超过3000J/cm²。部分患者对窄谱UVB可产生光耐受性，治疗次数及疗程视个体光耐受性而定（继续光疗色素岛面积不再增加考虑光耐受产生）。可休息1~2个月后继续治疗。

3. 局部光化学疗法　对于局限性白癜风，局部呋喃香豆素类药物（8-甲氧补骨脂素、补骨脂酊等）+日晒是一种疗效好、实用性好的治疗选择。可以用于成人和2岁以上儿童。注意呋喃香豆素类药物的光毒反应（局部可产生水疱）。

（1）白斑累及面积<10%的患者：每天在白斑处涂以呋喃香豆素类药物，30分钟以后日晒，每天白斑部位在上午10点到下午4点日晒15~20分钟，肤色较白的人开始时每天日晒5~10分钟。2周后，如果局部没有淡红斑出现，每天日晒时间增加到35~45分钟。

（2）白斑累及面积<20%的患者：每天在白斑部位涂以呋喃香豆素类药物，涂药后30分钟局部照射UVA，UVA开始剂量1~2J/cm²，以后每次增加0.25~0.5J/cm²。每周治疗2次。出现淡红斑后，剂量不再增加，维持红斑量。治疗后立即洗去皮肤上的药液。

4. 口服光化学疗法　适用于白斑累及面积>20%的患者，对窄谱UVB及外用PUVA治疗抵抗的患者，年龄大于10岁的患者。

治疗方法：UVA照射前1.5小时口服8-MOP 0.3~0.4mg/kg，UVA开始剂量1~2J/cm²，以后每次增加0.25~0.5J/cm²，直至淡红斑出现。UVA的剂量应始终维持在最小红斑出现量。每周治疗2次，不能连续2天治疗。治疗后立即洗去皮肤上的药液，并避免日晒，外出前应涂广谱遮光剂。口服8-MOP在室内室外均应戴防UVA眼镜18~24小时。

5. 光敏药物　①外用补骨脂素、煤焦油制剂等；②中药光敏药：补骨脂、白芷、无花果等。禁用于妊娠期和哺乳期妇女，糖尿病，肝肾功能受损者，白内障，光敏者，皮肤癌，外阴部位，对补骨脂素过敏或不耐受者。

（三）移植治疗　适用于稳定期白癜风患者，尤其适用于局限型和节段型白癜风患者，其他型别白癜风的暴露部位皮损也可以采用。

1. 治疗需考虑白斑的部位和大小，进展期白癜风及瘢痕体质患者为移植禁忌证。

2. 常用的移植方法包括　自体表皮片移植，微小皮片移植，刃厚皮片移植、自体非培养表皮细胞悬液移植，自体培养黑素细胞移植，单株毛囊移植等。

3. 自体表皮片移植及表皮细胞悬液移植疗效较好。移植治疗与光疗联合治疗可提高临床疗效。

4. 存在问题 复色局部残留鹅卵石样白斑，供皮区色沉或脱色，或轻微瘢痕形成。

（四）钙调神经磷酸酶抑制剂 外用钙调神经磷酸酶抑制剂包括吡美莫司乳膏及他克莫司软膏。治疗时间为3个月～1年，复色效果最好的部位是面部和颈部。黏膜部位和生殖器部位也可以使用。长时间应用没有皮肤萎缩纹、毛细血管扩张等副作用。但可发生局部感染，如毛囊炎等。

（五）维生素D衍生物 外用他卡西醇及钙泊三醇可用于儿童和成人白癜风，每日2次外涂。

维生素D衍生物可与窄谱UVB、308准分子激光、PUVA等联合治疗。也可以与外用激素和钙调神经磷酸酶抑制剂联合治疗。

局部外用维生素D衍生物可增强窄谱UVB治疗白癜风的疗效。维生素D衍生物结合PUVA sol（补骨脂素+日光照射）的治疗效果要优于单纯使用维生素D衍生物，缩短了PUVA疗程，尤适用于单用PUVA无效的手足皮损。

因为维生素D衍生物具有对UVA和UVB的光保护作用，所以建议光疗前1日晚上使用。

（六）中医中药 白癜风以白斑作为辨证对象，分为进展期和稳定期2个阶段，形成与之相对应的4个主要证型（风湿郁热，气滞血淤，肝肾不足，脾胃虚弱证）。进展期：风为主要辨证，治则理气活血祛风；稳定期：肝肾不足为主要辨证方法，兼顾心、脾两脏，治则滋补肝肾、活血祛风。

（七）脱色治疗 主要适用于白斑累及面积>95%的患者。已经证实对复色治疗的各种方法抵抗，在患者要求下可接受皮肤脱色。

1. 20%莫诺苯宗（氢醌单苄醚） 每日2次，连用3～6周

2. 20%4－甲氧基苯酚霜（对苯二酚单甲醚） 开始时用10%浓度，以后每1～2个月逐渐增加浓度。每天2次，先脱色曝光部位再脱色非曝光部位，1～3个月出现临床疗效。

注意减少皮肤对苄氧酚的吸收，擦药后2～3小时禁止接触他人皮肤。主要副作用有皮炎、瘙痒、干燥等。

（八）遮盖疗法 含染料的化妆品涂搽白斑，使颜色接近周围正常皮肤色泽。

（九）儿童白癜风

1. 局限性白斑

（1）<2岁：一般外用中效激素治疗，采用间歇外用疗法（用4周，停2周），2个月内无反应则可能无效，需换用其他治疗方法。

（2）>2岁：可外用中强效或强效激素。局部维生素D衍生物外用可能加强激素的疗效。局部钙调神经磷酸酶抑制剂：吡美莫司乳膏和他克莫司软膏等对大于2岁儿童白癜风效果较好。

2. 泛发白斑

（1）<9岁：皮损泛发也可以考虑采用NB－UVB治疗。快速进展期的皮损可采用小剂量激素口服治疗。对NB－UVB治疗抵抗的12岁以上儿童可以酌情考虑采用口服PUVA治疗。

（2）>9岁：皮损面积大于20%，采用窄谱UVB治疗。

（十）辅助治疗 应避免外伤和暴晒，特别是在进展期。补充维生素B、维生素E、叶酸、锌剂、钙剂、硒等可能有一定帮助。治疗伴发疾病。心理咨询，解除顾虑、树立信心、坚持治疗。

除上述《白癜风治疗指南》所列举的治疗外，根据国内皮肤病学专著及杂志报道的临床经

验，在治疗中尚有一些值得关注的内容。

1. 局部治疗

（1）补骨脂类药物：外涂白斑半小时后照日光或紫外线（UVA），照光时间的长短应因人而异，最好做到个体化治疗。此类药物起效慢，有统计平均需治疗6个月以上。局限性较好，进展期忌用。

（2）糖皮质激素：对局限性或皮损较少的白癜风有效，开始用高效制剂，以后改用低效制剂，避免不良反应。

（3）0.05%氮芥、氟尿嘧啶、地蒽酚、煤焦油等均有一定效果。氮芥、氟尿嘧啶、地蒽酚的刺激性较强，宜从低浓度开始，逐渐增加浓度。

（4）米诺地尔溶液：对毛发部位白癜风有一定疗效，尤其是白斑处毛发尚未变色者效果更好，可刺激毛囊内的黑素细胞，并促进局部血液循环。

（5）复方驱虫斑鸠菊酊：有较好的疗效，该药有祛风、燥湿、舒经、活络、活血、化瘀等作用。能改善局部微循环障碍，提高光敏作用，增强酪氨酸酶活性，促进皮肤黑素的合成。

（6）遮盖疗法：颜面及暴露部位皮损，各种治疗效果不佳的患者可使用类似于化妆的遮盖剂，如0.2%～5%的二羟丙酮溶液或乳膏，0.001%高锰酸钾溶液（需新鲜配置，氧化后则无着色效果），后者尤其适用于肤色偏深的患者，宜根据个体肤色调整高锰酸钾的浓度，以获得最佳遮盖效果。

2. 系统治疗

（1）目前国内外比较经典的治疗仍为补骨脂素类加紫外线照射，常用局部或口服8－甲氧基补骨脂素（8－MOP）0.3～0.6mg/(kg·d)，1.5～2小时后日晒或用长波紫外线（UVA），初始剂量1～2J/cm^2，每次增加1J/cm^2；每周2～3次，2～6个月。

（2）糖皮质激素：一般用于活动期患者，病情控制后逐渐减量，维持3～6个月。国外曾有用大剂量冲击疗法的报道，就权衡利弊而言，可能是得不偿失，不值得提倡。

（3）免疫增强剂：白癜风的发病认为和免疫功能紊乱有关，细胞免疫增强剂左旋咪唑成人0.15g/d，5～12岁，0.1g/d，小于6岁，50mg/d，文献报道可视疗效口服4～48个月，与外用糖皮质激素合用，可提高疗效。近年文献报道，左旋咪唑偶可引起“脑炎样综合征”，多在服药后10～40天逐渐出现精神神经方面的症状和体征，应予以重视。

（4）微量元素：铜、锌、矽的补充，对于儿童疗效较好，泛发型白癜风往往含锌量降低，可作为辅助治疗。

3. 手术治疗　当病情稳定、皮损局限、各种治疗无效时，可进行手术切除治疗。根据病情，稳定期皮损亦可选择自体表皮移植术、自体微移植及皮肤磨削术等治疗，详见白癜风的外科治疗。

4. 自体黑素细胞移植　通过自体黑素细胞培养，然后移植于患处，国内外已有成功的报道，但由于细胞培养技术较为复杂，普及尚待时日，国内目前仍以自体表皮移植居多。

5. 中医中药　常用中成药有白蚀丸，白驳丸，白癜风胶囊，复方驱虫斑鸠菊注射液等。

总之，白癜风的各种治疗方法各有优缺点，不少研究者建议几种方法联合应用，取长补短，减少近期和远期不良反应，以避免过度治疗，这一思路是正确和值得提倡的。

无色素痣（achromic nevus）

【病因及发病机制】　病因不明，先天性发病，无家族史，任何种族、男女均可发生。

【临床表现】　又称脱色素性痣，出生或生后不久即发生，为境界清楚的色素减退斑，好发于躯干、下腹、四肢近端，面、颈部也可受累，往往沿神经节段分布，四肢多呈条状或带状，躯干可呈方形。为大小不一、苍白色局限性减退斑，境界模糊而不规则，有时边缘呈锯齿状，周围无色素增殖晕，脱色区内毛发色素也可减退，损害可随身体发育增长而按比例扩大，脱色区内色素不会再生，故不会自然消失。若损害分布于三叉神经支配区可伴发神经症状及癫痫。临床可分3型，即孤立型、皮节型、漩涡状型。

【组织病理】 黑素细胞数目多正常，但其树枝状突发育不良，粗而短，DOPA反应减弱。黑素化的黑素体大小正常，但其数目减少，部分消失。可见黑素细胞萎缩成类圆形。

【诊断与鉴别诊断】 根据特征，出生时或出生后不久发生的一侧性、局限或多片散在分布的脱色性损害，持续终身不退，一般可以诊断。

【预防与治疗】 无有效的药物治疗。可参照白癜风局部治疗，使用遮盖剂。小面积可用自体表皮移植治疗。

贫血痣（nevus anaemicus）

【病因及发病机制】 本病是以局限性色素减退斑为特征，局部血管发育缺陷的先天性疾病，是一种血管现象，不是结构上变化。神经纤维瘤患者伴有此病的较常人为多。

【临床表现】 女性较男性多见，单个或多发，圆形、卵圆形或线形，边界清楚的局限性色素减退斑，以多数不规则聚合的花瓣状外观最为常见，也可围绕如卫星状。好发于胸背部，出生后或儿童时期发生，以后本身很少再继续扩大，常终身不退。色泽为色素减退而不是色素脱失。

【组织病理】 血管结构正常，局部注射交感神经阻滞剂后皮肤可恢复正常。

【诊断与鉴别诊断】 用力摩擦或加热后，局部不发红；用玻片压疹后皮损边缘更模糊不清，可用来鉴别白癜风等。

【预防与治疗】 一般无需特殊治疗。皮损局限于暴露部位，明显影响美观者，可考虑局部使用遮盖剂，或参照白癜风的外科治疗。

特发性多发性斑状色素沉着症（pigmentation macularis multiplex idiopathica）

【病因及发病机制】 本病是一种原因不明的、好发于青年人躯干部的多发性色素沉着斑。

【临床表现】 多见于10~30岁青年男女，基本损害为多发性色素沉着斑，卵圆形，灰色或灰棕色，边界不太清楚，无鳞屑。皮损大小不一，通常指甲到钱币大小，亦可大如手掌。皮损大致对称散布于躯干及四肢近端等非暴露部位，无明显沿皮纹分布的倾向。

【组织病理】 真皮上部乳头层和乳头下层嗜黑素细胞增加。细胞浸润不明显，血管周围有时可有少量淋巴细胞和浆细胞。表皮下层黑素偶见轻度增加。

【诊断与鉴别诊断】 根据皮损的特点通常不难诊断，需与以下疾病相鉴别。

1. 色素性玫瑰疹 其分布和颜色与本病相似，但皮损较小而均一，数量多，大多与皮纹分布一致，色素沉着之前往往有红斑期。

2. 色素性荨麻疹 色素性皮损处划痕或摩擦后，会出现潮红或风团，一般儿童期发病，可有斑丘疹、丘疹、结节等其他损害，境界较清楚。

3. 神经纤维瘤病的咖啡斑 表现为躯干部色素沉着斑，颜色偏综合而非灰色，咖啡斑大小、形状不一，境界清楚，往往可见多数柔软的突出皮面的疝状肿瘤。

【治疗】 一般无需治疗，对症处理可用氢醌、大量维生素C。

遗传性对称性色素异常症（dyschromatosis symmetrica hereditaris）

本病系一较少见的显性遗传性皮肤病。1924 年由日本学者土肥首先报告，国内 20 世纪 60 年代起陆续有报道，近年已开展对其致病基因进行定位的研究。

【病因及发病机制】 系常染色体显性遗传，男性发病多于女性，主要见于黄种人。近年来，国内外开展了对本病致病基因定位的研究，国内高敏等将本病的致病基因定位于 1q11－1q21 区域，姜祎群等和李明等最近也证实了这一结果。日本学者 Miyajima 等则将致病基因确定为 ADAR 基因。此后的研究又发现一些新的基因突变位置，但目前尚不能确定基因突变型和临床表型的直接关系。

【临床表现】 婴儿或幼儿期发病，青春期明显，缓慢进展，持续终身。损害为针尖至黄豆大或更大的黄褐色、黑褐色斑疹，间杂以色素减退的斑点，呈网眼状，对称性散布于四肢末端、手足背，有时累及前臂和小腿伸侧，而掌跖常无皮疹，泛发性者累及躯干和面部，甚至口腔黏膜。夏季日晒后皮疹更明显。

【组织病理】 表皮棘层下部和基层内黑素体增加，真皮上部嗜黑素细胞增多，而色素减退处则黑素体减少乃至消失。

【诊断与鉴别诊断】 根据本病特点，一般诊断不难，主要应与以下疾病相鉴别。

1. 网状肢端色素沉着症　该病四肢末端背侧的雀斑样色素沉着斑，桡侧部位尤其明显且稠密，色素斑较正常皮肤稍凹陷，而与皮沟一致，无色素减退斑，是其特征。分布较广泛，可累及掌跖或躯干。

2. 着色性干皮病　皮疹多分布于面部、手背等暴露部位，除雀斑样黑色斑点外，还伴有皮肤干燥、潮红、萎缩及毛细血管扩张，萎缩处有角化过度或疣状增生，可发展成基底细胞或鳞状细胞癌。

【预防与治疗】 由于色素沉着与色素减退皮损交织存在，治疗非常困难。目前尚无特殊疗法，夏季避免暴晒。部分患者中年后大部有色素恢复现象。

（贾　虹）

第十四章　皮肤肿瘤

第一节　女性多发的疾病

粟丘疹（milia）

又名白色痤疮或粟丘疹白色苔藓。为白色潴留性囊肿，分原发和继发两型：原发型损害来源于毛囊漏斗的最下端，继发型皮损可发生于任何上皮结构。

【病因及发病机制】 原发型粟丘疹病因不明确，自行发生，可能与遗传有关。继发型可与大疱性疾病或皮肤炎症性疾病等伴发，也可发生于慢性激素药物治疗导致的萎缩部位。外伤后如皮肤擦伤、皮肤磨削术后也有引起该病的倾向。

【临床表现】 好发于女性，尤其中年女性，皮损数目可很多。也可见于新生儿。

原发型粟丘疹常见于颜面，尤其眼眶周围和面颊。儿童患者常局限眼睑、鼻和颞部。但也可发生于身体其他部位或黏膜（如上颚、齿龈），发生于上颚的称 Epstein 珍珠疹。继发型多位于耳郭、手背、原发皮损周围或外伤处。

皮疹表现为散在分布的针尖至米粒大小白色小丘疹，直径1~2mm，光滑质硬，顶端尖圆，无明显自觉症状。用针可挑出皮脂样物质。

其特殊类型包括：①斑块性粟丘疹（milia en plaque）：一种原发的粟丘疹，融合成斑块，好发于中年人，常位于耳周围；②发疹性粟丘疹：较为少见，为大量皮疹急性发生于颜面和躯干等处。

【组织病理】 原发型粟丘疹在真皮内可见表皮样囊肿，连续切片时可见被上皮样条束连于毛囊。而继发型皮损除见类似的表皮囊肿外，囊壁上有时可见皮脂腺、汗腺导管。

【诊断与鉴别诊断】 根据其好发部位、临床表现为特征性的白色粟粒样丘疹，诊断容易。

【预防与治疗】 原发型粟丘疹可自行消退，可不治疗；局部使用维A酸制剂，对面部播散性粟丘疹有一定疗效。持续不退的皮疹，可用11号手术刀或针尖挑开挤出内容物。若皮损较多，可选用激光治疗。

毛发上皮瘤（trichoepithelioma）

又称多发性丘疹性毛发上皮瘤、囊性腺样上皮瘤、多发性家族性毛发上皮瘤或多发性良性囊性上皮瘤，临床分为多发性和单发性两型。Brooke描述此病为囊性腺样上皮瘤，Fordyce认为属多发性良性囊性上皮瘤，Ackerman认为此瘤属于毛母细胞瘤的浅表型。有少数患者，病理上可能演变为基底细胞癌，但目前尚未发现二者有直接联系。

【病因及发病机制】 多发性毛发上皮瘤为常染色体显性遗传性良性疾病，为9号染色体上基因异常所致，可单独出现或伴发其他皮肤附属器肿瘤。单发性未见遗传关联。

【临床表现】

1. 多发性毛发上皮瘤 好发于年轻女性，常于儿童或幼年期发生，青春期可增多。面部为好发部位，大多数患者皮疹成群或散在，分布对称。多见于上唇、鼻唇沟和眼睑。其特点为多发性、囊性、质硬的丘疹或半球状小结节，直径2~5mm，正常皮色或淡红，半透明，偶为斑块性，少数皮损可融合成较大结节斑块，极少有破溃，可长期存在，偶有烧灼或轻度痒感，但多无自觉症状。少数较大的损害，可发生于头皮和背部。

2. 单发性毛发上皮瘤 临床表现无特征性，好发于面部，也可见于其他部位，为质硬皮色的肿瘤，无自觉症状。

【组织病理】 多发性毛发上皮瘤组织病理可见肿块于真皮内，与表皮相连。边界较清，周围有纤维组织包绕。典型病变周围可见角质囊肿（扁平的嗜碱性细胞围绕充分角化的中心，边缘有栅栏状细胞）及边缘细胞排成栅栏状的肿瘤岛，有时与基底细胞上皮瘤很难鉴别。单发性毛发上皮瘤患者病理可见大量角质囊肿和不成熟的毛乳头，有时少数区域可见类似基底细胞上皮瘤的改变。

【诊断与鉴别诊断】 根据患者的家族史，临床表现为面部对称多发的丘疹或半球状小结节等特点，诊断一般不难。而单发性毛发上皮瘤常需要病理确诊。前者需与汗管瘤鉴别，汗管瘤的皮疹多发于眼周围，且损害相对较小。

【治疗】 多发皮损无满意治疗。单发或皮损较少时可选用手术切除、激光或电灼烧。

毛囊漏斗部肿瘤（tumor of the follicular infundibulum）

又称漏斗瘤。一般认为是一种外泌导管肿瘤在毛囊部位的表现。尽管称为漏斗瘤，但主要见于毛囊的峡部，而不是漏斗部。临床可表现为孤立损害、考登综合征（Coweden syndrome）相关肿瘤、发疹性肿瘤及表皮毛囊漏斗样改变。

【临床表现】 多发生于中年以上女性（40～70岁）。常见于头、面、颈部皮肤，多单发，为直径5～10mm、不对称、不规则的结节，表面光滑或角化。

【组织病理】 真皮浅层可见较大的水平方向延伸的板样结构，通常和上方的表皮有多处连接。肿瘤团块边界为栅栏状，其中为大量的有透明细胞质的多边形细胞，呈白色或者粉红色，PAS染色阳性，其瘤细胞形态酷似毛外根鞘瘤的细胞。肿瘤团块周围被胶原基质以及弹力纤维网所包裹。与基底细胞癌极其相似，但是缺乏其间质成分。

【诊断与鉴别诊断】 因为临床不特异，通常活检或者切除后才能诊断。需与浅层的基底细胞癌鉴别，基底细胞癌实质和间质间可见收缩间隙，PAS染色阴性。

【治疗】 必要时可行外科手术切除。

毛母质瘤（pilomatrixoma）

1880年首次描述，系起源于有向毛母质细胞分化的原始上皮胚芽细胞的良性肿瘤，可能有钙化形成。有时也称为良性钙化上皮瘤、钙化上皮瘤、毛囊漏斗－毛母质瘤或毛囊漏斗－毛母质囊肿。

【病因及发病机制】 发病有家族性，但无遗传特性。有些病例可伴发强直性肌营养不良。

【临床表现】 据上海华山医院统计，男女发病比率为1∶1.7，而西安西京医院的报道为1∶2。青少年发病者，女性多在5～15岁时出现，男性患者的好发年龄为在10～20岁；成人多发生于50～60岁。主要见于头、面、颈、上肢。皮疹常单发，为深在的硬结，直径3cm内，偶有>7cm者。正常肤色或者红色、蓝色、褐色等，有时可与皮肤粘连，基底部可推动。有少数瘤体呈囊性，有时可出现大疱。一般无明显自觉症状。发生恶变者罕见，国外报道不足百例。

【组织病理和实验室检查】 肉眼见肿瘤有包膜，较薄，灰白色，切面见“石灰样”颗粒。肿瘤位于真皮深部或者皮下，边界清楚，显示为有包膜的团块，团块中可见嗜碱性细胞、影子细胞以及二者之间的过渡细胞。嗜碱细胞一般位于周边，核多圆形，深嗜碱性，而较成熟的核渐消失，靠近中央，称为过渡细胞，最后表现为透明变性的角化细胞，核已经消失，呈嗜伊红性，为影细胞。在新发的损害中嗜碱细胞较多，以后渐消失，成为影细胞。von Kossa染色，则在瘤细胞和间质中都很容易发现钙沉着。钙质有的存在于影细胞内，呈细颗粒状，有的呈大片无定形结构。X线检查可发现钙化点。

【诊断与鉴别诊断】 正常皮色、坚硬有分叶结节状改变的肿块，X线见钙化点，需怀疑此病，但须与其他有钙化的囊肿病变相鉴别，如毛根鞘瘤、皮样囊肿等。确诊需病理检查，特点为发现影细胞。

【治疗】 良性肿瘤外科切除后活检，有恶变可能的要扩大切除范围。

韧带样瘤（desmoid tumor）

也称硬纤维瘤或侵袭性纤维瘤病，是起源于肌腱膜的瘤样纤维组织增生性疾病，可进行性浸润肌肉和周围软组织。分成5型：腹壁型、腹外型、腹内型、多发型及发生于Gardner综合征。通常发生于腹之间的肌肉内和腱膜上，成为腹壁纤维样瘤。

【病因及发病机制】 韧带样瘤多见于产后或手术瘢痕后。病因不清，有人认为与瘢痕疙瘩一样是反应性引起的，但很少是之前的损伤直接引起的。有研究发现内分泌因素，如雌激素、前列腺素能促进本病的发生发展。腹膜后的硬纤维瘤常发生于腹内手术后，及伴发于 Gardner 综合征，表现为息肉病、表皮样囊肿、多发性骨瘤、腹腔内纤维瘤合并纤维样瘤。

有染色体异常，如染色体 20 和 8 三体性，后者的侵袭性较弱。Tejpar 等发现，该病瘤细胞常有 APC 基因和 β－catenin 基因的突变，从而导致 Wnt 信号通路改变，最后通过 tef/lef 转录因子（主要是 tef－3）增强成纤维细胞的转录，形成肿瘤。

【临床表现】

好发人群：多发生于妊娠期间或产后妇女，20～40 岁多见。

好发部位：多见于前腹壁和肩带部位，也见于其他任何部位，可单发或者多发。

特点：是发生于肌腱膜的大而深在的有一定界限的肿块。大小不一，质硬，生长缓慢，侵袭周围结构，压迫邻近神经可引起麻痹，有时可包绕和压迫重要结构而致命，其中颈根部和腹内型的韧带样瘤最危险。韧带样瘤一般无转移，也很少转变为典型的纤维肉瘤。

【组织病理】 无包膜，界限不清，由成纤维细胞及成熟的胶原组成。胶原束平行或交错，其间见梭形成纤维细胞，细胞核染色淡，无异型及异常核分裂。可侵袭肌肉，包绕或穿插于肌肉束中，导致肌肉变性破坏，甚至出现畸形的肌细胞。

MRI 可检查软组织的侵袭程度和治疗后的复发情况。

【诊断与鉴别诊断】 需鉴别分化较好的纤维肉瘤，韧带样瘤生长缓慢无包膜，质坚硬，无坏死灶，病理细胞成分少而形态单一，纤维肉瘤发病年龄较大，生长迅速，有假包膜，质软，多有坏死灶甚至液化小囊肿，细胞成分更丰富且异型性明显。鉴别结节性筋膜炎，韧带样瘤缺少明显的黏液样背景和有丝分裂的特点。

【预防与治疗】 当手术可行时应首选，因为损害常会复发，并且局部浸润会导致死亡，需积极行广泛切除，除完整切除肿物外，还包括肿物周围 2～3cm 的正常组织。但常因弥散浸润，外科切除困难。

非手术治疗包括放疗和药物。放疗可用于肿物过大或位置特殊无法手术者，以避免手术使肢体残缺，尤其是腹外的韧带瘤，并可防止术后复发。当不能行外科手术或者复发患者，可用雌激素受体抑制剂、前列腺素抑制剂，治疗腹外韧带样瘤。当外科禁忌时，可用阿霉素、卡巴咪唑、卡铂化疗。

增生性外毛根鞘瘤（proliferating tricholemmal tumor）

又称增生性外毛根鞘囊肿、增生性毛发囊肿、头皮毛发肿瘤、增生性毛囊囊肿、增生性峡部－退行期肿瘤，属正常毛囊外毛根鞘在球部水平的一种增生表现。

【临床表现】 多见于 60 岁以上的妇女，平均发病年龄 65 岁，女性发病率比男性高 5 倍。90% 患者的皮疹发生于头皮和颈项部，故也称为头皮毛发肿瘤。早期表现为皮下结节，逐渐增大，外向性生长隆起，有时可破溃而临床酷似鳞状细胞癌。

病程长，肿瘤生长缓慢，大多呈良性经过。也可发生转移，并有恶变的报道。损害生长迅速者应引起注意。

【组织病理】 组织学上以增生的鳞状上皮、透明细胞和毛鞘角化为特征。肿瘤边界清楚，常与表皮有连接，为增生的鳞状上皮细胞和透明细胞团块，可有轻度不典型增生和少数角化，瘤团内可见角质和钙化灶，部分区域有囊腔形成，周围可见栅栏状的基底细胞排列，类似于鳞状细胞癌。

【诊断与鉴别诊断】 应与鳞状细胞癌鉴别，本病肿瘤边界清楚，角化突然，不同于鳞状细胞癌边界不清，逐渐性角化，无囊腔。与外毛根鞘癌的不同之处在于，后者癌细胞异型性明显。

【治疗】 外科手术切除。

皮脂腺上皮瘤（sebaceous epithelioma）

为不完全分化的、不同成熟程度皮脂腺细胞组成的良性肿瘤。

【病因及发病机制】 没有证据表明，光化辐射或者其他已知的致癌物导致该病。向皮脂腺分化的基底细胞癌与其是否有关尚无定论。多发型常和多脏器的恶性肿瘤相关。偶可并发皮脂腺痣及脂溢性角化。

【临床表现】 本病罕见，见于老年患者，尤其中年以上女性。皮损无特征性，通常为孤立、圆形高出皮肤的结节，有时带蒂，直径一般小于1cm，表面可有疣状突起；陈旧分化不良的损害可成斑块或溃疡。颜色可为皮色或蜡黄色。瘤体生长缓慢，但也有时会迅速生长。好发于面部、头皮，少数见于眼睑。

【组织病理】 肿瘤常位于真皮深层，甚至有累及皮下。为多小叶的，小叶界限不清，小叶可能与表皮相连或代替其上部的表皮。由基底样细胞、不成熟、过渡和成熟细胞组成，其比例在不同部位显著不同。有鳞状上皮化生和小角囊肿，表皮基底细胞向下生长。病理表现可类似基底细胞瘤，但是部分细胞有皮脂腺分化，有丝分裂象并不常见。

【诊断与鉴别诊断】 根据临床好发部位和表现，组织学类似于基底细胞瘤样结构，且有明确的皮脂腺分化者可以诊断。但与基底细胞瘤较难鉴别，有时甚至病理也难区别。

【治疗】 可行外科切除，部分病例也可选用电干燥、刮除术和冷冻疗法。

汗管瘤（syringoma）

该病是向小汗腺末端分化的一种小汗腺良性肿瘤。1876 年由 Kaposi 首先描述，1894 年由 Unna 命名。同义病名包括管状汗腺瘤（syringo－hidradenoma）、汗管囊腺瘤（syringo cystadenoma）、疹性汗腺瘤（hidradenoma，eruptiva）。

【病因及发病机制】 相当一部分患者有家族史，也可能与内分泌有关，Down 综合征的患者发病率较高。

【临床表现】 好发女性，女性与男性的发病比例，国内上海华山医院报道为3.7∶1。根据皮损累及部位及范围可分为4 型：①眼睑型：皮损发生于双侧眼睑，尤其多见于下睑，此型最常见；②外阴型：皮损累及外阴；③局限型：皮损限于除眼睑及外阴以外的其他一个解剖学部位；④发疹型：皮损广泛，累及体表大部分区域，如颈前、胸、腹部，眼睑不一定受累。

女性多发生于20～30 岁。女性患者皮疹好发于双下睑，男性好发于躯干前部或者前臂屈侧。亦见于腋窝、前额、下腹部、臀部等。部分患者可发生在生殖器部位，在女性患者，该部位的损害色泽较淡，常有瘙痒，而男性则皮损较柔软。手指伸面、肢端部位偶可累及。

皮疹表现为数个小的坚硬光滑的半透明丘疹，直径数毫米，多见于双下睑，很少情况单侧或者线形分布。颜色为皮色或淡黄淡褐色、棕色等。病程缓慢，常无自觉症状，少数患者在热、出汗时有痒或者肿胀感。很少自行消退。

发疹性汗管瘤为其特殊类型，有时有家族性，主要见于青春发育期女性，表现为成簇、大量散在或融合的斑片。好发于躯干上部，尤其是颈、胸、躯干、腋窝前侧、上臂内侧、脐周。

【组织病理】 肿瘤位于真皮上半部，不累及乳头层，表现为汗腺导管的囊性扩张，部分呈小的逗号样尾巴，形成类似蝌蚪的特征性变。两层细胞构成管状结构，管腔内含无定形物质。周围可有增厚的致密胶原束。部分损害有时显示囊性结构，充满角化细胞。

【诊断与鉴别诊断】　根据本病的好发部位和临床表现，诊断不难。有时需与毛发上皮瘤和扁平疣相鉴别。生殖器部位的皮损需与尖锐湿疣、鲍温样丘疹病鉴别。

【预防与治疗】　一般无须治疗，外科效果不满意，因其影响美观，可使用电解法、激光修复和液氮冷冻。

软纤维瘤（soft fibroma）

又称皮赘、颈部乳头瘤、皮肤乳头瘤等。为一种带蒂的良性肿瘤。

【病因及发病机制】　病因不明。有人认为在结肠息肉患者中更常见，但在一般人群中尚无证实。在腹股沟、股部的大的损害常与糖尿病有关。

【临床表现】　主要见于中老年人，女性更年期后多见，妊娠期间损害数量可能增加。好发于眼睑、颈部、腋窝等处。皮损多为肤色、带蒂或无蒂的丘疹，有不规则或光滑的表面，触之软，有囊性感。临床表现可有3种形式：①多发性皱纹状，多见于颈部，直径1～2mm；②丝状软纤维瘤，可发生于面、胸部和腋窝；③单发带有蒂，直径1cm或者更大，常见于躯干下部及腹股沟。如果蒂发生扭转，可发生炎症、触痛甚至梗死。

【组织病理】　外生带蒂的皮损，常有扁平的黑棘皮病样或者折叠成叶状的表皮，包绕的真皮间质中有疏松结缔组织，其间有膨大的血管，类似于乳头状真皮。神经纤维减少或消失，无附属器结构。假肉瘤样皮赘有分散的基质细胞，类似于退行性血管纤维瘤和阴道假肉瘤样息肉。

【诊断与鉴别诊断】　Edas等总结1355例病理标本研究，发现其均表现为纤维上皮息肉。因此，若皮肤损害典型，则不需要活检。

【治疗】　如果有治疗要求，大的损害麻醉后外科切除或光电干燥法切除，小的可不必麻醉，直接用弯剪剪去，必要时以氯化铝止血，或者采用冷冻疗法，液态酚或三氯醋酸也有效。

上皮样组织细胞瘤（epitheloid cell histocytoma）

本病为组织细胞瘤的一种亚型。又名上皮样纤维组织细胞瘤，为罕见的皮肤良性纤维组织细胞肿瘤。由Jones等于1989年发现并命名。

【临床表现】　好发于成年人，以中老年妇女多见。皮疹常发生在四肢、股部、阴囊和肛周。为边界清楚的外生性丘疹或半球形结节，直径0.5～1.5cm，呈红色或紫色，表面光滑，类似化脓性肉芽肿，但质硬。

【组织病理和免疫组化】　结节境界清楚，周围有表皮呈衣领状围绕。瘤细胞大，为多边形和梭形的上皮样细胞，核卵圆有小核仁，未见有丝分裂象。此外，还有少量组织细胞。瘤团内血管丰富，无毛囊和汗腺等皮肤附属器结构，少数可出现胶原纤维轻度硬化或透明变性。免疫组化S-100蛋白阴性或散在阳性，HMB45阴性。

【诊断与鉴别诊断】　临床需和化脓性肉芽肿、皮肤纤维瘤鉴别，一般靠病理确诊。

【治疗】　手术切除，切除不彻底可复发。

黏液样囊肿（myxoid cyst）

也称黏液样囊肿、黏液样假囊肿，为一种良性囊肿，因其细胞囊壁很少被发现常被称为假囊肿。

【临床表现】　发生于40～65岁，女性较多见。指（趾）是其好发部位，尤其是手指。皮疹开始常为非特异性光滑的局部水肿，缓慢增大至黄豆大小，触之柔软或坚硬，有波动或囊性感，常位于远端指关节背侧和甲床沟。甲床下少见，但该部位皮损的压迫，可导致甲板形成纵沟、横嵴。若损害位于甲母质之下，可造成甲畸形、甲半月面变红。

黏液样囊肿中含有透明凝胶状液体，可自发流出或者在受轻微的外伤后释放。这种液体可能为结缔组织黏液样变性或者直接来自邻近的远端指关节，用亚甲蓝注入这些关节，可以发现通道。

关节的状况是囊肿发生的重要因素，骨关节炎、骨赘破坏关节囊，可形成裂隙，使滑膜液漏出。破裂囊肿继发感染，可导致脓毒性关节炎，但此现象不常见。

【组织病理】 表皮可有角化过度、棘层肥厚、萎缩等继发改变。真皮上部有局限或境界不清大小不等的假囊腔，纤维囊中有黏液性的基质和分散的成纤维细胞。有人报告，假囊肿的间皮衬里，与滑膜关节腔相连，但未被证实。

【诊断与鉴别诊断】 高分辨率超声或者 MRI 等非侵袭性的检查可确诊。使用笔形电筒透照诊断更简捷实用，且可以将其与巨细胞腱鞘瘤鉴别，后者虽好发于有骨关节炎的女性末端指节背侧皱襞，但通常像胶样且不透光。黏液样囊肿可以在无菌情况下用 11 号手术刀切开，流出具有诊断意义的胶状物质。

【治疗】 切开引流（以无菌刀片或针头穿刺）、注入硬化剂、糖皮质激素、冷冻、激光和红外线光凝固等均可选用，但都存在复发的可能。

手术切除不彻底也易复发。外科手术可能需切除骨赘、远端指间关节，如果甲床沟处有瘤体，其远端也要切除，或用亚甲蓝查找关节和囊肿之间的通道并结扎。

多中心网状组织细胞增生症（multicentric reticulohistiocytosis）

由 Weber 和 Freudenthal 于 1936 年首次报道，目前共报道的病例约 150 例。为系统性肉芽肿性疾病，以皮肤黏膜结节伴破坏性关节炎为特征，又称类脂质皮肤关节炎，组织病理变化具有特异性。

【病因及发病机制】 有人认为，本病是一种特殊的脂质代谢异常或类似风湿病过程中的肉芽肿性变应性反应，但确切病因不清。

【临床表现】 平均发病年龄 43 岁，多见于中年妇女，女性与男性之间的发病率之比为（2～3）：1。损害可累及皮肤、黏膜、滑膜、骨、内脏器官。患者均有皮肤表现，2/3 患者以关节炎首发，半数患者有黏膜表现，1/5 患者以皮肤结节首发。

1. 皮肤表现　多发于颜面（尤其为鼻和鼻周）、手指背关节附近、耳周等部位，也可见于头、颈、眼睑、角膜等。为丘疹或半球无痛性结节，大小不等，皮色或红棕色，表面光滑，有光泽。质硬，常无症状，偶可融合，一般不破溃，消退可留下略凹萎缩斑。

2. 关节损害　一般为对称发生的多个关节炎症，弥漫进行且有破坏性。类似于痛风、风湿性、类风湿关节炎，侵犯各大小关节，但以末端指关节常见。早期可有肿痛甚至关节积液，晚期可能活动受限或者发生畸形，1/4 患者发生致残性关节病变。可伴有腕部腱鞘囊肿。

3. 黏膜损害　常见于唇舌，还可见于口腔、咽喉黏膜等，一般为大小不等的丘疹、结节，颊黏膜有时可见水疱样小结节。

约 1/4 患者可见黄瘤样皮疹，数量较多，可自行消退，但亦易复发。

4. 其他还可能出现非特异性的症状，如发热、乏力 、体重减轻，偶尔可侵犯肝、肾等内脏系统。

25% 的病例与恶性肿瘤有关，多早于恶性肿瘤发生。

【组织病理】 真皮及皮下可见组织细胞呈肉芽肿样增殖。还可见直径60~100μm多核畸形巨细胞，数目不等的圆形、卵圆形泡状核。核仁明显，胞质丰富，内含均质细颗粒状物质，毛玻璃样，无胆固醇及胆固醇酯，Schultz反应阴性，偏振光下无双折光性。PAS染色、酸性苏木紫染色可呈阳性。偶可见黄瘤巨细胞和异物巨细胞。早期皮损中单个核的组织细胞偏多，伴有大量淋巴细胞、中性粒细胞、嗜酸性细胞浸润，晚期则多核的组织细胞明显增加，有增生的纤维结缔组织分隔。免疫组化染色示CD8阳性，S-100蛋白、Ⅻ因子和HHF35均阴性，说明其源自组织细胞。

【实验室检查】 约一半患者贫血、血沉增高。胆固醇升高，少数患者可有磷脂及甘油三酯增高。类风湿因子一般为阴性，9%病例有ANA阳性，但效价低。X线检查显示关节面破坏，关节腔隙早期增宽，晚期可以狭窄消失，软骨消失，软骨下骨吸收。特别是指关节有骨质疏松，部分指骨可有囊样骨缺损。

【诊断与鉴别诊断】 诊断主要依靠皮肤、黏膜、关节病变的表现以及特征性的病理表现。与类风湿关节炎的鉴别主要是类风湿关节炎伴发皮疹较少且病理表现为纤维蛋白样变性。与脂质代谢病的鉴别主要是多中心网状组织细胞增生症有特征性的关节病变和病理表现。

【治疗】 目前没有满意的疗法，有人认为糖皮质激素、雷公藤对关节症状控制有效，但疗效比较短暂，烃化剂也可能有一定效果。单个皮损可以手术切除或者激光治疗。

鲜红斑痣（naevus flammeus）

曾被称为“毛细血管瘤”，但事实并非如此，鲜红斑痣系先天性血管畸形，病理以真皮浅层毛细血管扩张为特征，临床表现为持久性红斑。通常出生时即有，女性多见，新生儿发生率为0.1%~2.0%。

【病因及发病机制】 刚出生时，几乎或根本无组织学异常。随后真皮浅层毛细血管扩张，逐渐累及深层血管。内皮细胞无异常变化，真皮血管总数也可能不增加。面部皮损的分布与三叉神经感觉支的走向一致，提示鲜红斑痣可能具有神经源性发病基础。过去常认为是先天性神经受损；现在发现鲜红斑痣的皮肤浅层血管丛血管周围神经分布密度明显降低，提示神经对血管调节功能减弱可能是鲜红斑痣的发病原因。偶尔也有儿童和成人外伤后发病的报道，可能与微血管神经供给受损有关。

【临床表现】 出生时或出生不久发生，表现为一个或数个淡红、深红或紫红色斑片，边缘不规则，不高出皮面，压之易褪色，直径从几毫米至几十厘米不等。面部最常受累，其次为躯干上部，但其他任何部位包括黏膜也可发生，大多为单侧性。

鲜红斑痣常与贫血痣毗邻，提示这种现象可能与细胞重组有关。

8%~15%的面部鲜红斑痣患者合并眼和大脑发育异常。

一般来说，鲜红斑痣与体表面积的比例是相对不变的。面部鲜红斑痣的颜色加深一般非常缓慢，但终生进展，且逐渐增厚，高出皮面；相反，四肢和躯干的皮损颜色会逐渐消褪。

鲜红斑痣，尤其位于四肢和躯干时，常合并有各种各样的静脉和淋巴管异常，如Klippel-Trenaunay综合征等。

毛细血管扩张性肉芽肿是鲜红斑痣相对常见的并发症。其他结节性血管瘤也可发生。

偶有鲜红斑痣远期并发基底细胞癌和（或）鳞状细胞癌的报道，甚至发生于从未放疗的患者。

【组织病理】 真皮上、中部可见群集扩张的毛细血管及成熟的内皮细胞，随年龄增长，毛细血管扩张也增加，可延及真皮深层和皮下组织，但无内皮细胞增生。周围有排列疏松的胶原纤维，管腔内充满红细胞。

【治疗】 过去的治疗方法很多，包括遮盖剂、手术切除和表皮移植、文身、境界线、红磷疗法及冷冻治疗，但疗效不满意。近来较为关注红外线疗法，尤其是激光。脉冲染料激光广泛用于治疗鲜红斑痣，其波长为577nm或585nm，婴儿期每次剂量5.5～7J/cm^2，成人每次剂量7～8J/cm^2，每次治疗后8周时疗效最明显，为达最佳效果，应重复治疗，间隔一般为8～12周。约30%的面部皮疹可被完全或几乎完全清除，超过60%的患者取得了较好的治疗效果。儿童比成人疗效好，色浅的皮疹比色深者效好，面积小的效好，面中部和四肢的皮疹疗效相对较差。最近有报道认为，扩张的血管越表浅治疗效果越好。

1990年国内开始探索应用光动力学疗法（PDT）治疗鲜红斑痣，并于1991年应用于临床并取得成功。顾瑛等研究发现，血啉甲醚（HMME）－血卟啉衍生物（PDT和HpD）－PDT均能有效消除各型鲜红斑痣病变颜色，所随访的1632个病灶在2个月至9年的随访期内未见复发。与HpD－PDT相比，HMME－PDT具有反应轻、愈合快、不良反应少、安全性高、避光期短、色素沉着轻、护理容易和重复治疗间隔期短的特点。

毛细血管瘤（infantile haemangioma，capillary haemangioma）

毛细血管瘤属良性增生性血管肿瘤，出生后数天内发病率为1%～3%，1岁时增至12%。早产儿发病率高，且体重、孕龄与发病率呈反比。

【病因及发病机制】 毛细血管内皮细胞在一定条件下有新生血管的能力，因此认为，毛细血管瘤及其周围正常组织表达的促血管生成因子和抗血管生成因子失平衡，可能是毛细血管瘤发生的原因。其中非血管内皮细胞，如肥大细胞可能起着辅助作用。也有报道认为，内源性糖皮质激素在毛细血管瘤的发生中起重要作用。

近年有学者认为，胎盘受损使得进入血流的胎盘脱落细胞增加，胎盘血管内皮细胞栓塞，从而形成毛细血管瘤。

【临床表现】 约65%的毛细血管瘤属表浅型，15%为皮下型，另外20%为混合型。

表浅型毛细血管瘤常出生时即可见先兆皮疹，如微小的充血性斑类似于鲑肉色斑或鲜红斑痣，或苍白色斑类似于贫血痣。但不是所有的先兆皮疹均会发展成表浅型毛细血管瘤，也不是所有的表浅型毛细血管瘤均存在先兆皮疹。成熟的表浅型毛细血管瘤表现为境界清楚的圆形或椭圆形圆顶状深红色肿物，质软，表面平滑或分叶状，形似草莓，故又称“草莓状血管瘤”。

皮下型毛细血管瘤临床为正常皮下圆形的淡蓝色团块状物质，质地柔软，表面可见毛细血管扩张，弹性好，挤压后缩小，松压后迅速回复。婴儿哭喊时皮疹增大，颜色加深。

毛细血管瘤可发生于任何部位，最多见于头颈，其次为躯干，尤其是肛周，女性则多见于外阴。80%的病例为单发，另有20%为多发，偶尔也可呈发疹型。绝大多数于6～12个月内长到最大限度，直径从小于1cm至大于25cm不等。95%的病例可自发消退，4岁消退率约30%，5岁50%，7岁75%。消退开始时间越早，消退越彻底。消退后可遗留萎缩和毛细血管扩张。鼻唇部及腮腺区域常消退缓慢，且不完全。

【组织病理】 生长期可见增生的毛细血管，内皮细胞增生明显，胞体较大，呈不规则圆形或椭圆形，胞质染淡伊红色，胞核呈不规则椭圆形。其内皮细胞大而多层，在某些明显增生区域内，呈实性索状或团块状，管腔很小且不清楚。分化成熟时，部分毛细血管扩张明显，退变期毛细血管变性，以后发生纤维化。

【预防与治疗】 如果无并发症或不影响美观，最合适的方法是连续观察，待其自然消退。但当毛细血管瘤继发溃疡或阻塞腔道或影响重要器官（如眼睑）或严重影响美观时，需及时进行治疗。

治疗方法包括系统用糖皮质激素，皮损内注射糖皮质激素，外用糖皮质激素封包，激光压迫疗法，外科切除，栓塞疗法，长春新碱，冷冻，硬化剂注射及放疗等。

海绵状血管瘤（cavernous hemangioma，venous malformation）

海绵状血管瘤不是真正的肿瘤，而是一种先天性静脉畸形。出生时或出生后不久发生。

【临床表现】 为大而不规则、柔软的皮下肿块，呈圆形或不规则形，可高出皮面，呈结节状或分叶状，边界不太清楚，质软而有弹性，多呈淡紫或紫蓝色，挤压后可缩小。好发于头颈部，可累及黏膜。可以仅表现为局限性的静脉畸形，但往往深部通过毛细血管或静脉与静脉循环相连，导致静脉曲张，或合并复发性血栓性静脉炎。

海绵状血管瘤可合并有多种综合征。Bannayan - Riley - Ruvalcaba 综合征包括多种皮肤和内脏静脉、毛细血管、淋巴管畸形，大头畸形，假视神经乳头水肿，系统性脂肪血管瘤，阴茎点状色素沉着，错构性肠息肉及罕见的毛根鞘瘤；Maffucci 综合征除血管瘤累及皮肤和皮下组织外，并发软骨发育不良和骨化不全；蓝色橡皮球样痣（blue rubber bleb nevus）综合征除血管瘤累及皮肤外，常波及肠道，引起慢性出血而产生贫血，其他器官也可受累；Gorham 病特征性表现为皮肤和骨静脉及淋巴管畸形，合并骨溶解。

【组织病理】 位于真皮深层和皮下组织内，由大而不规则的腔隙组成，甚似静脉窦，腔内壁衬以单层内皮细胞，很少增生，外围则由厚薄不一的纤维组织包绕。有的腔壁较厚，是由外膜细胞增生所致。腔内含有红细胞和纤维蛋白性物质。有些大血管腔隙内皮细胞增生，形成乳头状结构，突向管腔。在小的腔隙内可见血栓或钙化。

【治疗】 可选用激光或手术切除，但不适合深部病变，此种情况下压迫疗法可能有效。压迫疗法的目的在于对血管瘤进行持续机械压迫，如使用弹力绷带，造成瘤体缺血坏死，达到治疗目的，但要注意防止肢体出现缺血坏死，此法只适用于躯干及四肢部位的血管瘤，对口面部血管瘤不适合。

皮损局限、比较浅表者，浅层软 X 线治疗，可获满意疗效。另外，合并综合征者需系统治疗。

多核细胞血管组织细胞瘤（multinucleate cell angiohistiocytoma）

是一个新近命名的疾病。40 岁以上女性多见。1985 年由 Smith 和 Wilson - Jones 首例报道，Chang 等最近又报道了首例全身性 MACH。一般呈良性经过。

【病因及发病机制】 病因不明。可能是一种慢性炎症性疾病，在长期慢性刺激下，使结缔组织细胞发生变性，在有丝分裂后未能分开而产生多核巨细胞。

【临床表现】 可表现为渐进性发生无症状性、直径 5 ~ 10mm 大小的暗红色至棕色圆顶或扁平、表面光滑的丘疹；皮损散发于躯干、上肢及股部。质软或硬，无触痛。

【组织病理】 真皮乳头及真皮中部小血管增生，有主要位于血管周围的少量淋巴组织细胞浸润。在血管增生区域有散在奇形怪状的多形核巨细胞。这些细胞胞质有角状的双染性空泡，核内染色质细小、中央核仁不显著。石蜡切片免疫过氧化酶 ABC 染色示血管内皮细胞第Ⅷ因子阳性，小的梭形细胞第Ⅷ因子阳性（染真皮树枝状细胞）。炎症细胞、多核巨细胞血管波形蛋白阳性，有些炎症细胞溶菌酶阳性，大部分炎症细胞 CD3/OPD4 阳性，有些炎症细胞 CD68 阳性，少数炎症细胞 L - 26 阳性、Langerhans 细胞及黑素细胞 S - 100 阳性。所有病例中肥大细胞数目均增多。

【诊断与鉴别诊断】 临床常误诊为结节病、红斑狼疮、虫咬或血管性肿瘤，组织学可鉴别。病理上需与面部纤维性丘疹、萎缩性血管组织细胞瘤、慢性单纯性苔藓、慢性放射性皮炎和渐进性坏死性黄色肉芽肿鉴别。

【治疗】 手术切除。曾有报道2例患者自愈。

肢端血管角化瘤（angiokeratoma of Mibelli）

1862年Bazin首次报道。1889年Mibelli作了进一步描述，故又称Mibelli血管角化瘤。具有明显家族倾向，可能为常染色体显性遗传，高可变外显率。常发生于10～15岁，女性多见，可伴有肢端发绀症，或常有冻伤及冻疮史。

【临床表现】 好发于指（趾）背侧面及膝、肘伸侧，偶见于指、踝关节及掌、跖和耳部等处。一般对称分布。损害常有两种：一为针头至粟粒大斑疹或丘疹，紫色或暗紫色，压之有时褪色；另一更经典型损害为结节，直径2～8mm，表面角化过度或呈疣状，紫红色或灰色，中央可见血痂，外伤后易出血。一般无自觉症状。当结节内有广泛血栓形成时，可能诱发结节性黑素瘤。

【组织病理】 真皮乳头层内毛细血管扩张，部分被延伸的表皮嵴包绕，较陈旧损害表皮角化过度，棘层不规则肥厚。

【治疗】 一经确诊，可采用激光、冷冻和电解等治疗。

脂肪瘤（lipoma）

脂肪瘤系成熟脂肪细胞组成的良性肿瘤。国外资料显示，多见于女性，男女比例为1：（2～3）。国内报道，则以男性多见，约为女性2.5倍。主要发生于成人，特别是30～50岁中年人。

【临床表现】 肿瘤可单发或多发，通常质地柔软，可以移动，基底较宽，圆形或分叶状。主要见于颈、肩、背、腹部的皮下组织。可对称或任意分布。大小不一，表面皮肤正常。多无自觉症状。

脂肪瘤可为Gardner综合征的症状之一，此综合征尚可出现其他病变，如多发性骨瘤、皮肤表皮囊肿、结肠息肉、纤维瘤、纤维肉瘤及平滑肌瘤等。

脂肪瘤可发生于骨间肌（肌内脂肪瘤），常见于背部。肌内脂肪瘤常边界不清，易于复发，即使通过手术也不能完全切除。

腺脂瘤指发生于外分泌腺及其导管内的脂肪瘤。

【组织病理】 切片内可见成熟的脂肪细胞群集成小叶状，周围有多少不等的结缔组织间质及毛细血管包裹。单个脂肪细胞与正常脂肪细胞无法区别。与正常脂肪组织唯一不同点是脂肪瘤周围有完整的包膜。

【诊断与鉴别诊断】 发生于皮下组织，生长缓慢，可以移动，以及其硬度与分叶现象，均为诊断特点。发生于乳房者易误诊为癌，需活检进行鉴别。

【治疗】 一般不需治疗。较大肿瘤可手术切除。

皮肤淋巴细胞瘤（lymphocytoma cutis）

又称皮肤淋巴样增生、皮肤良性淋巴结病、皮肤淋巴增生及Spiegler－Fendt假性淋巴瘤。

系皮肤淋巴网状组织的一种炎症反应性疾病，多见于女性青年。

【病因及发病机制】 可能与虫咬、外伤、光化作用、感染因素有关。典型病例最常发生在壁虱叮咬以后，外伤和日光照射可能为诱因。已知播散型可伴发恶性肿瘤，值得注意。

【临床表现】

1. 局限型 较少见，约90%发生于颜面和头皮，特别是颊、鼻和眼睑，也可见于躯干、四肢和乳头，表现为单个或数个簇集的淡红至褐红色、半球形隆起丘疹或结节，部分融合成斑块，表面光滑，边界清楚，生长缓慢，质较硬，一般无自觉症状，数月后可自行消退。罕见局部浅表淋巴结肿大。

2. 播散型 无特殊好发部位，可局限于某处或散在分布于躯干和四肢，损害多发，为粟粒大小丘疹或小结节，伴瘙痒，可反复发作，自行消退后不留痕迹，约半数病例区域性浅表淋巴结肿大。部分有光敏现象。

【组织病理】 细胞浸润常呈楔形，主要在真皮上部，浸润细胞可呈弥漫分布，但常呈片状，主要在血管周围，极少侵入胶原束间，除不等量浆细胞和嗜酸性粒细胞外，主要为淋巴细胞和滤泡中心细胞（中心细胞和中心母细胞），彼此互相混合或排列成淋巴滤泡样结构，滤泡中央可见核分裂象。此外，还见巨噬细胞、多核巨细胞和上皮样细胞。淋巴滤泡样结构小的比大的多见，小的多见于病变前期。常见血管和成纤维细胞增生，内皮细胞肥大。表皮正常或萎缩。

【实验室检查】 外周血中白细胞增加，淋巴细胞相对增加。

【诊断与鉴别诊断】 诊断依据病理。临床上局限型可与组织细胞瘤、结节病、深部红斑狼疮、皮肤B细胞淋巴瘤鉴别，播散型易与多形日光疹、毛发上皮瘤、组织细胞瘤等混淆。

【治疗】 局限型对放疗敏感，效果良好，有效剂量为500～1500R，但可复发。播散型对放疗效果差，可注射普鲁卡因青霉素，局部外用或注射糖皮质激素亦有效。

皮肤B细胞淋巴样增生（cutaneous B－cell lymphoid hyperplasias）

女性发病率比男性多3倍，而且2/3的患者在40岁以下。通常为特发性。

【病因及发病机制】 已知的病因包括文身、博氏螺旋体属（Borrelia）感染、带状疱疹瘢痕、抗原注射、针刺，偶见由药物反应和长期昆虫叮咬反应所致。

【临床表现】 特发和继发的局限性皮损主要表现为散在分布的质硬或柔软的皮肤丘疹或结节，可成群分布或融合成斑块，好发于面部，尤其是颊、鼻、双耳垂，少数见于躯干或四肢。结节表面常光滑呈肉色、棕褐色、红色或紫色。播散性或泛发性病例较罕见，常表现为粟粒样丘疹。

【组织病理】 真皮上层致密的结节状浸润，真皮深层和皮下脂肪则减弱。表皮与真皮之间有一条明显的无浸润带，浸润细胞主要由成熟的大小淋巴细胞、组织细胞、浆细胞和嗜酸性粒细胞构成。浸润深层常可见明显的生发中心，中央为含有丰富胞质的大淋巴样细胞和含染色小体的巨噬细胞，周边围绕有小淋巴细胞。

免疫组织化学染色：滤泡中心细胞和套细胞示细胞膜结合免疫球蛋白，不表达Bcl－2蛋白和CD45RA（MT2）。抗原提呈细胞的胞突覆以多克隆免疫球蛋白。常见多克隆免疫球蛋白基因重排，浆细胞、浆细胞样淋巴细胞和一些lB的胞质示免疫球蛋白，在反应性滤泡中，滤泡内及滤泡间含有K^+和λ^+细胞。二者的比例不一，约为2∶1；在大多数实验室中，若>5∶1或<1∶1，认为克隆性，但证实克隆性，不一定表明生物学行为具侵袭性。

【诊断与鉴别诊断】 该病临床表现无特异性，需免疫学证明多克隆B细胞成分，最后确诊依赖于病理活检和随访。临床需与淀粉样变、结节病、淋巴瘤相鉴别。组织学主要与滤泡性淋巴瘤和其他皮肤淋巴瘤相鉴别。

【预防与治疗】 多数患者皮损无自觉症状，不必治疗。如果由药物引起者应停药。皮损内注射糖皮质激素有时有效，但数月后可能复发，表浅皮损可局部外用强效糖皮质激素。冷冻、α干扰素、丙喹酮、激光、手术和放疗可试用。螺旋体引起者可试用抗生素治疗，播散性皮损可考虑用抗疟药和 PUVA 治疗。

皮肤T细胞淋巴样增生（cutaneous T－cell lymphoid hyperplasias）

由光敏反应引起者亦称光化性类网织细胞增多症。其丘疹结节型好发于女性，自幼发生。

【病因及发病机制】 可为特发性或由光敏反应、药物、接触性皮炎引起，少数可由疥螨或节肢动物叮咬诱发。

【临床表现】 可分为两型：第一型类似蕈样肉芽肿，表现为泛发性红斑伴鳞屑，也可出现较厚斑块，多由药物引起；第二型表现为较多的丘疹或结节，酷似特发性 B 细胞型淋巴样增生，多为特发性，个别可由药物引起，皮损无自觉症状，表面光滑，颜色由红到青紫，无鳞屑，消退后不留瘢痕。

少数病例可发展成 T 细胞淋巴瘤。

【组织病理】 蕈样肉芽肿型组织学表现为真皮层带状浸润，有时有亲表皮现象，无界限带，浸润细胞主要是小淋巴细胞及部分嗜酸性粒细胞；丘疹结节型组织学上紧贴血管周围有小淋巴细胞呈袖套状浸润，真表皮交界处无嗜表皮性或炎症现象发生。

【诊断与鉴别诊断】 多数病例依据临床病理可诊断，直接免疫荧光检查有助于排除红斑狼疮，光敏试验可区分多形性日光疹。与 T 细胞淋巴瘤的区别在于大多数蕈样肉芽肿具有明显的亲表皮现象。

【治疗】 该病治疗困难，除非影响美容否则无需治疗，可局部或皮损内使用糖皮质激素，也可用 PUVA，对顽固性局部皮损可考虑放疗。

血管球瘤（glomangioma）

又名球状血管瘤，是一种血管性错构瘤，起源于正常血管球或其他动静脉吻合处。Tsuneyoshi 等在所复习文献的 63 例病例中，发现 37 例手指损害，34 例为女性，广泛播散的其他部位损害 26 例中，19 例为男性。病因不明。

【临床表现】 多单发，偶见多发者。单发者多发生于年轻人，通常为蓝红色结节，质硬或柔软，很难压缩。直径很少超过 1cm，偶见更大者。大多数在上肢，25% 在甲下。甲下者则表现为蓝色斑状变色区。有时仅有严重压痛，而看不到其他变化。甲板上可发生纵行嵴。常有自发痛或触痛，疼痛多为阵发性，每次发作仅几分钟，但也有持续达 3 天者，遇冷加重。患侧肢体可发生斑状萎缩、肌肉萎缩、骨疏松及疼痛发作时肢体苍白。X 线检查在指骨末端可见弧状凹陷。

多发者常见于儿童，位置一般较深，疼痛可有可无，分为 3 型，即局限型、播散型与斑块样型。局限型患者，肿瘤多发生于上肢，其次为下肢，少数见于面部和躯干；播散型患者，肿瘤不规则地广泛发于全身；斑块样型常为罕见的先天性发病，斑块可单个或多个，直径一般 10～20cm。

甲床外的血管球瘤由于症状不典型，再加之肿瘤体积小且位置深在，诊断较为困难，临床上误诊误治屡见不鲜。

【组织病理】 单发性血管球瘤位于真皮或皮下组织内，周围有纤维组织包膜。瘤内有多少不等的小血管，内膜正常。周围绕以多层排列整齐的血管球细胞。大小、形态相当一致，后者呈立方形或多角形，胞膜清楚，胞质染伊红色，胞核稍大，呈圆形，较深染，位于细胞中央。肿瘤内尚有少量结缔组织间质和丰富的无髓鞘神经纤维。血管球细胞由网状纤维包绕。

多发性血管球瘤：局限型大多同单发性血管球瘤；泛发型位于真皮深层或真皮与皮下组织，无结缔组织包膜，颇似海绵状血管瘤。血管壁的血管球细胞层较单发性血管球瘤少，无髓鞘神经纤维极少或缺如。

【实验室检查】 放射影像学检查，在X线片上发现部分患者在患指的末节指骨上有压迹或者骨质侵袭，骨质侵袭的边缘骨密度增高，形成硬化骨缘。还有部分患者在术前的X线片上没有异常表现。双手对照X线片有助于发现指骨上微小的异常表现。血管球瘤在MRI（T2像）上显示局部信号增强；B超检查显示为低回声，其中含有大量的血流信号。B超和MRI可对肿瘤进行定位，有助于甲下以外部位的血管球瘤的诊治。在识别力方面MRI优于其他的影像学检查方法。

【诊断与鉴别诊断】 结合影像学和病理表现，可明确诊断。临床应与神经瘤、小汗腺螺旋腺瘤、神经鞘瘤和甲下恶性黑素瘤相鉴别，但组织象不同。组织病理需与血管平滑肌瘤、血管外皮细胞瘤和海绵状血管瘤相鉴别。

【治疗】 最好完全切除，否则容易复发。音频电疗有效，放射治疗不敏感，电凝固常可能复发。

颗粒细胞瘤（granular cell tumor）

Abrikossoff于1926年描述了颗粒细胞瘤，最初曾被称为颗粒细胞性成肌细胞瘤或神经鞘瘤。发病年龄通常为21～50岁，大约2/3为黑人，2/3为女性。

【临床表现】 所报道病例中，大约1/3发生于舌，1/3累及皮肤，1/3发生于内脏器官。为境界清楚、单发、坚硬结节，大小5～30mm不等，呈浅褐红色或肉色，视其离表面远近而定。其表面常光滑而有光泽，偶尔也可形成溃疡。

【组织病理】 组织病理有特异性。细胞较大而染色浅，呈不规则多角形，伴界限不明确的细胞膜及含有粗颗粒的胞质。有一些细胞是多核的，或含有空泡样，或小而固缩的或嗜酸性包涵体。其排列方式有时呈索状或片状，呈不规则蜂房样团块，甚至呈器官样。与黄瘤细胞有相似之处，然而通过特殊染色证明没有脂质。假上皮瘤性增生是常有的特征，并常常导致误诊为鳞状细胞癌伴黄瘤。

恶性颗粒细胞瘤可见细胞核多形，直径增大，坏死及有丝分裂象。

免疫组织化学染色：细胞染色阳性，包括波形蛋白、神经元特异烯醇化酶、S－100以及髓鞘蛋白。

【治疗与预后】 选择手术治疗。大多数病例生长缓慢，完全切除后，通常不复发。恶性颗粒细胞瘤罕见，快速生长和侵袭邻近组织是一项可参考的指标，因为组织学检测并不总是可靠。

嗜酸性粒细胞增多性血管淋巴样增生（angiolymphoid hyperplasia with eosinophilia）

好发于女性，平均发病年龄为32岁。长期以来，本病与木村（Kimura）病的关系一直有争论，一些文献将二者视为同义词，近年来有学者提出二者是不同性质的疾病。

【病因及发病机制】 病因和发病机制尚未明确，可能与外伤、雌性激素、免疫机制等有关，也可能是一种良性血管内皮细胞肿瘤。其他可能的发病机制包括昆虫叮咬、寄生虫或其他微生物的感染、变态反应、外伤、不典型内皮细胞过度增生、炎症性血管反应等。

【临床表现】 通常位于头或颈部，尤其是耳部周围和头皮，也可发生于口腔、躯干与四肢、阴茎和女阴，表现为粉红色至红褐色，圆顶形丘疹或结节，群集性损害融合成斑块或葡萄样丛状，可疼痛或瘙痒。损害不会自然消退。

【组织病理】 在界线清楚的真皮结节内，有异常的血管增生伴有不同程度的混合细胞浸润，其中以淋巴细胞和嗜酸性粒细胞为主。

【鉴别诊断】 主要与 Kimura 病相鉴别。Kimura 病是炎症性疾病，在年轻的亚洲男性，表现为耳周和下颌下区块状的皮下肿胀。组织学上，在皮下组织中，出现伴嗜酸性粒细胞的显著生发中心，尽管血管丰富，但改变不如本病显著。另外，Kimura 病常伴有淋巴腺病、外周血嗜酸性粒细胞增多以及 IgE 水平增高。总之，Kimura 病是炎症性疾病，而 ALHE 是真皮的血管增生。

【治疗】 约 65% 的病例手术切除获得成功。如果存在潜在的动静脉短路，又没有切除掉，术后会复发。皮损内注射糖皮质激素和脉冲染料激光也是较好的治疗方法。冷冻疗法、己酮可可碱、吲哚美辛以及电干燥疗法在个别病例中也取得了成功。据报道，难治性病例可用长春新碱控制，损害内注射细胞毒制剂有部分反应。

疼痛性压力性足丘疹（painful piezogenic pedal papules）

Shelley 和 Rawnsley 于 1968 年描述了在足跟侧边上出现短暂的、柔软的、有时疼痛的丘疹，由负重引起，当停止负重后疼痛消失。至少发生于 75% 的正常人，多数发生在 40 岁以上的女性。Laing 等指出，在压力下，86% 的患者腕部也可发生压力性丘疹。

【组织病理】 丘疹由在负重压力下从脂膜挤出的脂肪小叶构成。

【预防与治疗】 穿合适的支持性鞋可减轻不适感。目前尚无确定的疗法。

涂均成等研究提示，降低足跟部皮下脂肪内压，有助于提高疗效。作者试用了手术治疗，采取单一切口，去除部分脂肪或剪断后，由其自然吸收的办法，经 1 年余随访，疗效良好，40 例均无复发；内服消炎镇痛药，配合硫酸镁热敷，或民间验方醋煮沸熏蒸，是基于醋可软坚的中医药理，总有效率 62%；局部封闭疗法，对某些患者有效，具有某种程度的治疗作用，总有效率 47%。

炎症性线状疣状表皮痣（inflammatory linear verrucous epidermal nevus）

1971 年由 Altman 与 Mehregan 首先提出并命名。通常发生于出生时和出生后几年内，好发于女童的某个肢体上，最易发生于下肢。

【临床表现】 由红斑、丘疹、斑块组成，排列成线状及条带状，基底炎症反应显著。颜色由红色至暗红色，表面疣状、覆有少许灰白色鳞屑，常伴明显瘙痒。

下肢好发，已有泛发于躯干及四肢多个部位者，累及腹股沟阴唇者少见。

【组织病理】 角化过度与角化不全交替出现，颗粒细胞可增生或缺乏，在颗粒细胞增生区可见不同程度的挤压状，明显时成杯状，其上为角化过度。在颗粒细胞缺乏区，其上为角化不全，棘细胞增生，上皮角延长，真皮浅层及血管周围少量淋巴细胞浸润。

【诊断与鉴别诊断】 根据特征性皮损，早年发病，多分布于左侧，剧痒、皮损顽固，结合组织病理学改变一般不难诊断。但需与线状银屑病、线状局限性神经性皮炎、线状扁平苔藓、线状毛囊角化病、线状苔藓及线状表皮痣等相鉴别。

线状银屑病与本病有时不论从临床，还是组织病理学方面都有相似之处，但通常情况下，线状银屑病往往伴有其他部位典型的银屑病损害，单独出现线状损害者极为罕见；另本病临床上有红斑和瘙痒，活检时有炎症反应和角化不全，可与线性表皮痣相鉴别。

【治疗】 局限性皮损可局部用药，包括苯酚、氟尿嘧啶和维A酸制剂，刮除术、冷冻和CO_2激光也有效，但易复发，闪光灯泵脉冲染料激光也可用于本病的治疗，但疗效均不满意。炎症控制后可考虑手术治疗。

皮损泛发者，可试用维A酸类药物口服，如异维A酸、阿维A酯及阿维A，儿童患者应慎重。

柱状癌（Merkel 细胞癌）（trabecular carcinoma，Merkel cell carcinoma）

Toker于1972年首先描述，是一种恶性肿瘤。细胞来源被认为系一种多潜能细胞，可向神经内分泌方向分化，因为在电镜下肿瘤细胞内可见典型膜包裹的神经内分泌颗粒。最常见于老年人，平均发病年龄为68岁，女性多于男性。

【临床表现】 为发生于曝光部位的快速生长的结节，主要发生于头颈（44%）、腿（28%）、上肢（16%）和臀部（9%），少见部位有阴囊和女阴。局部复发率为26%～44%，局部淋巴结转移率53%，远距离转移率为75%，因肿瘤而死亡者（按5年存活率计算）为30%～64%。预后较恶性黑素瘤差。

【组织病理】 真皮乃至皮下可见肿瘤细胞排成束条、带状或成簇，互相交叉吻合，与表皮不粘连，肿瘤细胞大小形态一致，核密集，圆形，呈泡状。胞质稀少，境界不清，不能辨认其边界。通常核有丝分裂象很多。胞质内有嗜银颗粒，用嗜酸银浸染能染成黑色，但大多数病例中，颗粒数目很少。

免疫组织化学染色：神经特异性的烯醇化酶染色阳性，最具鉴别性的标志是抗角蛋白抗体，它染色于呈细胞包涵体样聚集的副核区。

【诊断与鉴别诊断】 临床上很难诊断。病理上由于瘤细胞形态大小一致而不成熟，易误诊为“母细胞”型淋巴瘤或转移癌，特别是来源于肺部的燕麦细胞癌，后者在瘤细胞内也含中心致密的颗粒，因此需作电镜检查才能鉴别。

【治疗】 本病属恶性肿瘤，并可转移致死，5年生存率在30%～64%之间，因此，应争取早期手术。由于本病呈侵袭性生长，Mohs显微外科术非常适用。晚期患者采用化疗。

神经鞘黏液瘤（myxoma of nnerve sheath，neurothekeoma）

Harkin和Reed报道一组可能起源于神经鞘膜的黏液性肿瘤，命名为神经鞘黏液瘤，以后Gallager和Helwig报道一组与之相似的肿瘤，也强调其神经鞘膜起源的可能，命名为Neurothekeoma。神经鞘黏液瘤好发于中年人，男女之比为1∶2；Neurothekeoma多起自青少年（平均24岁），也可见于儿童，女性居多。

【临床表现】 神经鞘黏液瘤表现为无症状、软性肤色或带透明的丘疹或结节，生长缓慢，直径多在0.5～1.0cm。虽可发生在人体任何部位，但更常见于面颈部及上肢手部。Neurothekeoma好发在躯干上部，如头、颈、颜面和肩部，呈坚实粉红、红褐色丘疹或结节，直径为0.5～3.0cm，部分有痛感。

【组织病理】 真皮内境界性结节，无包膜，切面依肿瘤含黏液多少而呈湿润黏液状，或黏液灰白色。镜检均由大小不等小叶样结构组成，小叶间系纤维结缔组织所间隔。神经鞘黏液瘤内含大量黏液样基质，瘤细胞稀疏呈梭形和星形，常有细长的胞质突起，少数圆形上皮样或组织样细胞，偶见多核巨细胞，核分裂罕见。Neurothekeoma 的小叶样结构内黏液含量明显减少，主要为梭形或肥胖上皮样细胞组成，后者有丰富伊红胞质，部分细胞可呈束状分布，偶可侵及脂肪或表情肌。此型也称细胞性神经鞘黏液瘤，核卵圆、梭形深染，少数核分裂。

免疫组织化学染色：神经鞘黏液瘤的瘤细胞常表达 S-100 蛋白，PGP9.5 和 Leu7，而 Neurothekeoma 多为阴性，但 NK1/C3 多阳性。

【治疗】 用手术切除可治愈，术后局部复发率为 3%。

透明细胞汗腺瘤（clear cell hidradenoma）

本病属于小汗腺肿瘤，以往有许多种名称，如结节状汗腺瘤（nodular hidradenoma）等，取名透明细胞汗腺瘤避免了有关其组织来源的混乱状态。好发年龄为 20～50 岁之间，女性发病率是男性的 2 倍。据 1990 年 Abenoza 和 Ackerman 分类法，透明细胞汗腺瘤占所有汗腺腺瘤的 95%。

【临床表现】 为单个结节，质硬或囊性，偶可形成皮肤肿块，直径 5～30mm。损害为皮色或淡红色，可呈分叶状、圆顶形结节。常形成溃疡。皮损可发生于身体的任何部位，如腋部、臂部、股部、头皮和耻骨区域，但最常见于头部。大约 20% 的患者在压迫皮损时出现疼痛。

【组织病理】 为界限清楚但无包膜的上皮细胞团块，排列成不规则的或分叶状团块，并向真皮深处扩展。本病的特征性细胞是一种大的立方体或多面体的细胞，圆形或椭圆形核位于胞质的一侧。还有一种细胞为嗜碱性胞质的梭形或多面体细胞。未见到有丝分裂象。

【诊断与鉴别诊断】 临床上除可恶变外，无任何特征，因此，必须与其他汗腺肿瘤区别。组织学上应与皮脂腺腺瘤区别。有时甚至要与基底细胞瘤、鳞癌或内脏转移癌区别。

【治疗】 该肿瘤对放疗不敏感，可选择摘除术，术后复发率约 10%。

平滑肌瘤（leiomyoma）

皮肤平滑肌瘤是由皮肤中立毛肌、肉膜或静脉血管壁平滑肌组成的一种良性瘤。多发性皮肤平滑肌瘤中有一特殊类型，其特点是多发性皮肤平滑肌瘤与子宫平滑肌瘤密切相关，呈常染色体显性遗传，最初报道于 1954 年，随后，其他学者包括 Reed 在内报道了多个症状相似的家族，故又称为 Reed 综合征。

【病因及发病机制】 确切病因及发病机制不明，系皮肤中的立毛肌、肉膜及静脉血管壁平滑肌的良性增殖。Reed 综合征包括多发性皮肤平滑肌瘤及子宫平滑肌瘤，仅见于女性，致病基因定位于染色体 1q42.3-43，这种基因编码参与 Kreb 循环的延胡索酸水合酶，抑制肿瘤生成。最近认为，与乳头状肾细胞癌相关。

【临床表现】 根据肿瘤的组织发生，可分为 3 类：起源于立毛肌的单发或多发性皮肤平滑肌瘤；起源于肉膜的阴囊、乳头或大阴唇皮下的肉膜性平滑肌瘤；起源于静脉的血管平滑肌瘤。

1. 单发和多发性皮肤平滑肌瘤　多在 20 岁以前发生。好发于躯干、四肢伸侧和面部。单个皮损直径 2～23mm，高出皮面，质地坚硬，呈褐红或淡蓝色。多发性皮损表现为非对称性分布，可群集呈簇状或片状，且往往可见皮损呈线状或沿皮节分布。晚期皮损可有自发性阵发性疼痛。部分患者皮损在寒冷或压迫刺激下，可出现收缩、隆起或蠕动现象，具有特征性。

有报道，可用从放置冰块到产生疼痛的时间长短，来评价平滑肌松弛药物（如钙离子通道阻滞剂等）的疗效，以及其对本病的镇痛作用。

2. 单发性生殖器平滑肌瘤　又称单发性肉膜性平滑肌瘤。好发于阴囊、阴茎、大阴唇，或女性乳头、乳晕。损害常为单个质地坚实、可推动的皮下结节，谷粒至豌豆大，偶见较大的皮损。表面正常皮肤色，褐红或青灰色。大多数患者无自觉症状，病期久者可有阵发性疼痛。

3. 血管平滑肌瘤　女性明显多于男性，国内有人统计16例中女性为14例。其中10例为20~40岁的青壮年。皮损好发于下肢，特别是小腿屈面，也见于其他部位。损害通常为单发性皮下结节，直径很少大于1 cm，少数结节可高出皮面，表面肤色正常，或呈淡紫红或青紫色。常有短暂的阵发性刺痛或烧灼感，局部压迫、寒冷、情绪激动或疲劳往往是诱发因素。部分患者可在月经来潮或妊娠时发生疼痛。疼痛发作次数和程度与病期常成正比。发生于头部的皮损极少发生疼痛。

有统计，实体瘤女性的发生率比男性多4倍，而海绵状瘤则男性明显多于女性。

4. Reed综合征　仅见于女性，有家族性分布，符合常染色体显性遗传规律。其特点是发病于成年早期，具有典型的多发性皮肤平滑肌瘤临床表现，同时也发生不同程度的子宫平滑肌瘤。

【组织病理】　肿瘤由走向不同的平滑肌纤维纵横交错组成。肌纤维束间常杂有胶原纤维束，Mallory亚尼林蓝（MAB）染色，平滑肌纤维则染成暗红色。多发性皮肤平滑肌瘤，位于真皮内，主要由立毛肌组成。血管平滑肌瘤位于皮下，切面呈灰红色，有漩涡状或同心圆形结构。镜下示血管丰富，管腔狭窄，或压缩成星状，管壁增厚，无内弹力膜和外膜，平滑肌纤维与周围瘤组织无明显界限。

【诊断及鉴别诊断】　应与引起疼痛的神经鞘瘤、血管球瘤和小汗腺螺旋腺瘤相鉴别。根据病史、皮损分布，尤其是组织病理不难鉴别。

【治疗】　单个肿瘤适合用手术切除，切除后极少复发。多发性皮损无症状者可不予处理。疼痛的原因尚不明确，可能与平滑肌收缩或较大的肿瘤压迫神经束有关，对于疼痛明显及发作频繁者，可口服硝苯地平10mg，每日3次，或选用硝酸甘油片剂、膜贴剂或气雾剂。文献报道α肾上腺受体阻滞剂酚苄明治疗本病疗效满意，用法：10~20 mg，每日1次。亦可试用镇痛药物以减轻或消除疼痛。

（崔盘根　张彩萍　王森森）

第二节　性别差异不明显的疾病

脂溢性角化病（seborrheic keratosis）

又名老年疣（verruca semilis）、基底细胞乳头瘤（besal cell papilloma），常发生于50岁以后，虽然亦可见于青年人，但一般均发生于30~40岁以后。男性多见，女性患者大多为更年期妇女。

【病因及发病机制】　以往曾认为是一种迟发上皮痣、良性表皮内肿瘤，是角质形成细胞成熟迟缓所致的一种良性表皮内肿瘤。但迄今确切病因尚不明。有些报告特别强调为家族遗传，泛发性损害的病例可表现为常染色体显性遗传。

【临床表现】　大多发生于老人，虽然亦可见于青年人，但一般均发生于30~40岁以后。男性较女性多见。男性大多在40岁以后，而女性常发生于更年期。

皮损最常见于颜面、头皮、躯干、上肢，也发生于体表任何部位，但不累及掌、跖。早期损害为小而扁平、境界清楚的斑片，表面光滑或略呈乳头瘤状，淡黄褐或茶褐色。以后损害渐渐增大，底部呈圆、椭圆或不规则形，偶有蒂，直径自1mm~1cm，或数厘米，边缘清楚，表面呈乳头瘤样。虽然损害表面多呈油脂状，但有不少损害表面干燥呈疣状。如损害浅表，则犹如黏着于表皮。

可单发，但通常多发，多为20～40个，个别病例中可达百个以上。通常无自觉病状，偶有痒感，当发生于油脂溢出部位或摩擦外伤部位，皮疹可被刺激而发生炎症及上皮组织不规则增生，又称受刺激的脂溢性角化病。损害发生于头皮者并不影响头发生长。

病程通常缓慢，损害可向周围扩大，但也可融合成大块。无自愈倾向。虽有报告可并发基底细胞瘤者，但甚少见，故一般不认为是癌前期。

Leser－Trelat征是伴有恶性肿瘤的脂溢性角化病，其特征：①脂溢性角化病的损害数目迅速增多，受累范围迅速扩大；②损害自觉瘙痒；③伴有恶性肿瘤。半数患者并发黑棘皮病。

【组织病理】 组织象有多种表现，通常可分6型，但所有类型均有角化过度、棘层肥厚与乳头瘤样增生3变化，病变下端界限鲜明，无向下生长倾向，两边界限清楚与正常表皮相连。增生的表皮中可见两型细胞：鳞状细胞与基底细胞。前者与正常表皮中所见的鳞状细胞相同，而后者则较正常基底细胞为小，胞核相对较大。

1. 角化型　明显角化过度与乳头瘤样增生，而棘层肥厚不明显，表皮大部分由鳞状细胞组成，但到处可见小簇状基底样细胞。有很多覆以表皮的真皮乳头向上伸展如指状或锯齿状，并见多数假性角质囊肿，黑素的量正常。

2. 棘层肥厚型　棘层肥厚特别明显，而角化过度与乳头瘤样增生较轻。瘤细胞主要为基底样细胞，其数量可超过鳞状细胞，常形成相互交织成网状或粗的条束，其间很少有结缔组织，以致肿瘤似实质性瘤团。有些病例可见多数假性角质囊肿，其中也有真正的角质囊肿，显示骤然完全的角化。黑素的量常较正常为多，有时特别多，广泛分布于瘤内的基底样细胞中。真皮内常有多数单一核细胞的炎性浸润，或如带状紧靠于肿瘤底部，或如片状在小血管周围，此时，细胞外渗处的表皮内常有海绵形成。

3. 菌落型　肿瘤内出现明显的细胞巢。有些细胞的胞核小而深染，只在少数区域内见有细胞间桥，因此，似表皮内上皮瘤。有些细胞巢由较大的细胞组成，有细胞间桥，而其周围有核小而深染的细胞呈索状环绕。

4. 腺样型　亦称网状型，较少见。瘤细胞如基底样细胞，常由两排此种细胞排列成索，相互交织成网状并分枝，似腺体。瘤内含有较多黑素。

5. 刺激型　特征是出现很多由排列成洋葱皮状的鳞状细胞所组成的鳞状旋涡，细胞扁平，常呈嗜伊红变性。肿瘤可向下增长，超过其他型的正常水平分界限，应注意勿与鳞状细胞癌混淆。

6. 黑棘皮瘤型　罕见，过去曾认为是一种独立的疾病，现认为其是脂溢性角化病的特殊类型。瘤内黑素细胞明显增多，黑素亦多，常不仅限于基底细胞层，而且可散布于整个肿瘤小叶内。黑素细胞有大而且多的树枝状突，并含有不等量的黑素。虽然黑素输送到角朊细胞的过程只是部分受阻，但有些病例的黑素几乎均贮留于黑素细胞内。

【诊断与鉴别诊断】 临床与病理相结合，诊断并不困难，但有些病例应与下列疾病相鉴别。

1. 扁平疣　早期有时易与扁平疣混淆。扁平疣主要侵犯青少年。大多骤然出现，表面光滑，质硬，浅褐色或正常皮色，数量较多，可有同形反应。

2. 日光性角化　日光性角化主要侵犯日晒部位，表面并无脂溢性角化所具有的均匀细颗粒状特征，而且角质干燥，附着很紧，难去除。

3. 痣性黑素细胞痣　顶圆而色深的脂溢性角化易与其混淆，但前者表面较少光泽。

4. 汗孔瘤　棘层肥厚型脂溢性角化病有时似汗孔瘤，但病理上无衬以护膜的管腔。

5．发生炎症或受高度刺激的损害可类似基底细胞瘤或鳞状细胞癌，乃至恶性黑素瘤，此时需做活检相鉴别。

【治疗】　一般不需要治疗，而仅是美容问题。如有瘙痒或发生炎症，或诊断有问题，则可以切除。液氮冷冻疗法有良效，可采用棉签接触法或喷雾法冷却，包括损害周围1mm的区域在内。电干燥法继以刮除术，CO_2激光，50%三氯醋酸外用，以及外科切除术均可使用。

多发性脂囊瘤（steatocystoma multiplex）

可发生于各种年龄、不同性别，男性稍多见。但大多数起病于青少年期，也可见于初生或生后不久。属常染色体显性遗传，往往有家族发病史。2000年王秀英等报道一家系调查，共调查5代100人，共发现31例患者，其中男16例、女15例，年龄4个月至85岁，14岁以下儿童7例，成人24例。

【病因及发病机制】　本病属常染色体显性遗传。2001年孔祥银等报道，用反转录－聚合酶链反应及其产物直接测序，巢式聚合酶链反应及限制性片段长度多态性分析，研究多发性脂囊瘤家系中患者囊肿组织cDNA及外周血DNA的角蛋白17基因突变，结果表明，囊肿组织显示角蛋白17基因第94位密码子，428碱基发生G→A的突变，使原编码的氨基酸由精氨酸变为半胱氨酸，即R94C的杂合突变。巢式聚合酶链反应后Acil限制酶谱多态性分析显示，患者外周血DNA标本均有一条突变等位基因缺乏该酶酶切位点，产生200bp的条带，另有一条野生型等位基因已被切开，形成108bp、92bp两个条带，进一步证实R94C的突变，系杂合性突变，其结论为角蛋白17基因R94C的突变，是导致中国人多发性脂囊瘤的遗传学基础之一。作者认为，这一研究结果为该病的基因诊断及遗传咨询提供了科学依据。

【临床表现】　好发部位为前胸、腹、臂等部，也可侵犯面部、耳、眼睑、头皮、臂、躯干与股部等处，还可见于女阴、阴茎、阴囊与腋窝。损害多发，少则数个，多达数百个，但不融合。囊肿针头至黄豆大，位于皮内，大的略高出皮面，呈球状或卵圆形，可以推动，质地中等，有时钙化而较硬，常略带黄色或青色，表面偶或可见针头大开孔，挤之有白色油腻性、干酪样物质，具有臭味。通常无自觉症状，无压痛，有感染时则有疼痛，最后形成瘢痕。切开病损后可见油样液体，可以透亮，也可浑浊如牛奶状或奶酪状。在阴囊，皮损可发生钙化。病变发展缓慢，多年保持不变。偶尔可自行吸收或消退。少数患者损害为原发性，无家族史，可称为单纯性脂囊瘤。

【组织病理】　本病是源自皮脂腺导管的囊肿。囊肿位于真皮内，囊壁由数层复层鳞状上皮组成，厚薄不一，常有折叠。壁内面有一层嗜伊红性均质化的角质层，无颗粒层，表面有小的突起，似大汗腺的断头分泌。囊内有多量皮脂及少许角化细胞，有些可见多数毛发，通常为毳毛。在囊壁内及其邻近部位常可见小的扁平的皮脂腺小叶，有时也可见类似从囊壁伸向周围间质的毛囊。PAS染色示囊壁细胞含糖原。

【诊断与鉴别诊断】　结合临床及组织学即可以确诊。但应与表皮囊肿、皮样囊肿相鉴别，后者不含皮脂性油性液体。如囊肿很小而硬，则应与多发性平滑肌瘤、早期神经纤维瘤或多发囊性腺样上皮瘤相鉴别。有时也应与汗管瘤相鉴别，后者除好发于女子胸部外，眼周常有损害，质柔软，色黄褐，穿刺时无油性液体溢出。

【治疗】　一般无须治疗，皮损数量不多的小囊肿可切除或电干燥治疗，较大损害可摘除囊肿。发炎的损害可切开引流。

2006年吴信峰等报道，采用皮损顶端微小切口手术，治疗30例多发性脂囊瘤患者，切开囊壁，挤出囊内容物，剥除囊壁。术后随访0.5～1年。结果，痊愈28例，复发2例，复发患者经再次治疗后痊愈。作者认为，微小切口是治疗多发性脂囊瘤的较好方法，疗效显著、瘢痕小，患者易于接受。

皮脂腺痣（sebaceous nevus）

本病是一种表皮、真皮及表皮附属器所构成的器官样痣，通常其主要成分为皮脂腺。又称器官样痣、先天性皮脂腺增生、皮脂腺错构瘤及毛、汗管、皮脂腺痣。发病无性别差异。

【临床表现】 出生时即有，或生后不久发生，偶或于成年期发病。最常见于头皮及面部，多为单个损害。少数病例可见多个斑块或结节，呈圆形及卵圆形，可呈带状分布，边缘不规则，表面平滑或呈颗粒状，无毛发。

发育过程分为3期：第一期：婴儿儿童期，此时皮脂腺尚未完全发育，表现为一局限性表面无毛的斑块，稍隆起，表面光滑，有蜡样光泽，淡黄色。第二期：青春期，因皮脂腺成分发育最显著，损害呈结节状、分瓣状或疣状。第三期：老年期：皮脂腺呈肿瘤样增生，皮损多呈疣状，质地坚实，并可呈棕褐色。由于皮脂腺腺体增生的结果，在斑块中尚可发生结节。

此外，在极少数病例同时还具有“神经皮肤综合征”的表现，即智力迟钝、抽搐、眼发育异常等神经方面的缺陷，或伴有骨骼的畸形。

有10%～40%损害并发其他新生物，最常见者为基底细胞癌。往往发生在10～20岁；其次为乳头状汗管囊腺瘤，发病也较早。其他可有皮脂腺上皮瘤、透明细胞汗腺瘤、汗管瘤、大汗腺囊腺瘤、鳞状细胞癌、毛囊漏斗瘤等。

【组织病理】 组织象随患者年龄增长而不同。在婴儿期和儿童期，损害内皮脂腺不明显，也不能辨认出大汗腺，表皮稍增生，主要见小的毛囊或毛胚叶上皮索。到发育期时，皮脂腺小叶增生，其结构成熟或近于成熟，无皮脂腺导管，而直接与毛囊漏斗相连，表皮可棘层肥厚，并似有外毛根鞘的特征。真皮乳头瘤样增生。在皮脂腺小叶团块的下方可见异位的大汗腺。毛囊不见于病变处，而仅见于病变周围。

【诊断与鉴别诊断】 如幼年在头皮、面部发生黄色或棕色斑块状损害，应考虑此病。如组织学发现皮脂腺组织增多，或伴有表皮、真皮或表皮附属器的发育异常则可确诊。临床需要鉴别的疾病有幼年性黄色肉芽肿、黄色瘤、单发性肥大细胞增生病、幼年性黑素瘤、毛母质瘤及乳头状汗管囊腺瘤。皮损呈疣状者尚需与疣状痣或单侧痣区别。此时均需做病理检查加以鉴别。

【治疗】 手术切除，也可用电干燥或刮除术治疗，一般最好在青春期前进行。去除不彻底，皮损仍可复发。

肥大性瘢痕与瘢痕疙瘩（hypertrophic scar and keloid）

肥大性瘢痕与瘢痕疙瘩均系皮肤结缔组织对创伤的反应超过正常范围的表现。是由于大量结缔组织增殖和透明变性而形成的过度增长。二者仅有程度上差异与发病部位的不同，其他生物学方面的区别尚有待进一步研究。男女发病率无明显差异，但有家族倾向。

【病因及发病机制】 肥大性瘢痕与瘢痕疙瘩的病因尚未明了，外伤为引起瘢痕疙瘩的直接因素，但只有在具有瘢痕疙瘩素质的人才会引起。发病率无性别差异，但瘢痕疙瘩素质具有遗传性。身体的部位也有关系，如胸骨部最容易发生瘢痕疙瘩，掌跖则不被累及。损害内胶原的合成增加。胶原和氨基葡萄糖聚糖增加被认为与成纤维细胞的活力加强有关。肥大细胞的数目增多，并可刺激胶原合成。瘢痕疙瘩的成纤维细胞的纤连蛋白合成增加。

【临床表现】 常见于外伤、手术切口等处。肥大性瘢痕在皮肤受到创伤后3～4周内发生。

此时瘢痕隆起增厚，形成一境界清楚的斑块，淡红或红色，有细小毛细血管扩张。以后可持续或间断生长数月至数年，形成不规则外观，有时如蟹足状。更常见的是生长数月后即停止发展，潮红消退。而瘢痕疙瘩常无此种病史，通常发生于上胸或胸骨前区。在早期，肥大性瘢痕与瘢痕疙瘩无法区别，2~3个月后，皮损的进一步表现即可说明其今后的病程。如果是瘢痕疙瘩，则容易受激惹而且过度敏感，甚至衣服压迫即可造成疼痛。其表面变得光亮而圆。其损害范围超过原来创伤的区域。如果这些表现进一步发展，诊断即可确定。如果没有这些表现，则仍有自然退变的可能，此时宁可诊断为肥大性瘢痕。有些病例的诊断，则仍需以后的病程观察，才能确定。

为便于治疗方法的选择及临床疗效的观察等，瘢痕的临床分类方法较多，临床根据瘢痕形态学的区别，可将其分为表浅性瘢痕（又称正常瘢痕）、增生性瘢痕、萎缩性瘢痕和瘢痕疙瘩等。其中，增生性瘢痕和瘢痕疙瘩是临床较为常见的病理性瘢痕。2002年，Thomas提出以临床表现为主，将皮肤瘢痕作如下分类。

1. 成熟瘢痕　色淡、平坦的瘢痕。

2. 不成熟瘢痕　色红，有时痒或痛，在塑形过程中轻度隆起。大多数随着时间会成熟、变平，可有色素沉着或略变浅。

3. 线形增生性瘢痕　通常在手术或外伤后数周发生。色红、隆起、有时痒、局限于切口范围内。最初3~6个月体积可迅速变大，然后经过一个静止阶段后开始自发消退。整个成熟过程可长达2年。最终表现一个隆起、条索状外观、不同程度变宽的瘢痕。

4. 大面积增生性瘢痕　广泛、色红、隆起、有时痒，但局限于烧伤范围内。

5. 轻微瘢痕疙瘩　局限性、隆起、瘙痒，可在皮肤损害1年后发生，不能自发消退。单纯外科切除后往往复发。可能有遗传学异常。有典型发病部位，包括耳垂。

6. 严重瘢痕疙瘩　范围大，高度 >0.5cm，可有疼痛或瘙痒，超出原损伤范围。通常在微小创伤后发生，可持续外伸性生长数年。

1990年，Sawada根据增生性瘢痕和瘢痕疙瘩的临床表现进行评分，以评价治疗效果，重度：>10分，中度：6~10分，轻度：1~5分。

1. 色泽　3分：赤红或鲜红伴毛细血管扩张；2分：淡红，按压后消失；1分：不红，有些灰暗；0分：正常肤色。

2. 高度　3分：8.0 mm以上；2分：5.0~8.0 mm；1分：1.0~4.0 mm；0分：平坦凹陷性瘢痕。

3. 硬度　3分：非常坚硬，如软骨；2分：橡皮样硬度；1分：部分变软；0分：柔软如正常皮肤。

4. 瘙痒　3分：剧烈或持续性瘙痒，伴有抓痕；2分：偶尔中等程度瘙痒，能忍受；1分：有时痒；0分：不痒。

5. 疼痛　3分：剧烈的激发性疼痛；2分：中度的激发性疼痛；1分：有时痛；0分：无疼痛。

【组织病理】　病变主要在真皮，无包膜，与周围组织界限不清，肥大性瘢痕及瘢痕疙瘩在组织学上仅是程度不同。在早期不能区别，常在血管周围有细小的胶原纤维增生形成结节状，成纤维细胞较多，胶原纤维错综排列，大都未成熟。以后这些纤维增多而且透明样变，而血管即渐减少。病变处缺少弹性纤维。瘢痕疙瘩病变中，尤其损害继续长大时，可见幼稚成纤维细胞增生，同时肿胀的透明变性的纤维很明显，而且有丰富的黏液基质。而肥大性瘢痕在退变期，其纤维束融合皱缩，而且出现弹性纤维。

【诊断与鉴别诊断】　有创伤及其他炎症病史时对肥大性瘢痕诊断有利。而瘢痕疙瘩则无此病史，但有其好发部位。有时肥大性瘢痕要与瘢痕结节病区别，此时则需活检，结节病可见上皮样细胞聚集而成的结节。

【治疗】

1. 局部治疗

（1）抗增殖药物：肤康霜（提取自积雪草的一组与积雪草酸有关的化学物）、康瑞保乳膏（contractubex，内含肝素和洋葱提取物）以及喜辽妥（主要成分为多磺酸黏多糖软膏）外用有一定疗效。主要是抑制瘢痕组织中成纤维细胞及胶原的增殖。

（2）维A酸：体外实验已证实，维A酸可干扰瘢痕疙瘩成纤维细胞的DNA合成、抑制其增殖、阻止其合成胶原。Delimpens报道，局部外用0.05%的维A酸，每日外用2次治疗28例瘢痕疙瘩，随访3～22个月，77%的患者瘙痒症状减轻，瘢痕缩小。与激素合用效果更佳。

（3）皮损内注射：糖皮质激素是瘢痕疙瘩有效、安全、易行的方法，适用于较局限的皮损。曲安奈德1～5ml(10mg/ml)，每隔2～4周治疗1次，较大的损害可加入等量2%利多卡因或1%普鲁卡因。单独使用氟尿嘧啶皮损内注射亦有效。为提高疗效，可将曲安奈德（10mg/ml）、1%～2%利多卡因、氟尿嘧啶（25mg/ml）各1～5ml混合在一起作为注射之用，各药的容量相等，并加入透明质酸酶1500U。皮损内注射糖皮质激素的具体治疗，可参照瘢痕疙瘩的外科美容治疗一节。

2. 系统治疗　文献报道用于治疗瘢痕疙瘩的药物很多，以下是一些有前景的药物。

（1）曲尼司特：通过抑制转化生长因子β（TGF－β），从而抑制成纤维细胞的增殖及其胶原合成，发挥抗瘢痕效应。曹元华等用多中心随机双盲平行对照法，并运用B超精确测量治疗前后皮损厚度变化等指标，评价曲尼司特对瘢痕疙瘩的疗效，0.1g每日3次口服，治疗12周时的有效率显著高于对照组，且不良反应少。有报道，加大剂量和延长治疗时间，其镇痛、止痒及瘢痕变薄等作用会更明显。

（2）己酮可可碱：1990年，Berman研究发现，己酮可可碱可抑制成纤维细胞的增殖、胶原合成及纤连蛋白和糖胺聚糖的产生，且呈量－效关系。1999年，Wong应用己酮可可碱口服可明显缓解瘢痕疙瘩的瘙痒和疼痛症状。

（3）H_1组胺受体阻断剂：如甲氧苄二胺和异丙嗪能降低胶原的含量以及瘢痕的张力。而H_2组胺受体阻断剂无此作用。抗组胺药可能对预防瘢痕产生有所帮助。

（4）咪喹莫特：是一种快速且有效的局部干扰素诱导剂，2002年，Berman在外科手术切除瘢痕疙瘩后，手术当晚即开始外用5%咪喹莫特霜，连续8周。随访24周后，无复发。不良反应：7例出现色素沉着，2例有轻微刺激和浅表糜烂。

（5）生物学治疗：随着对瘢痕疙瘩发病机制的深入研究，瘢痕疙瘩的生物学治疗方法取得了一系列进展，但多数还处于实验研究阶段，离临床应用还有一定的距离。

3. 激光及外科手术治疗　详见瘢痕疙瘩的激光及外科美容治疗一节。

神经纤维瘤病（neurofibromatosis）

本病具有独特的皮肤损害，以及发生于骨、内分泌腺和中枢神经系统的先天性和错构瘤性损害。男女发病率无明显差异。

【病因及发病机制】　本病为常染色体显性遗传，由畸变显性基因引起的神经外胚叶异常。常见为不全型和单纯型。

【临床表现】　神经纤维瘤病（NF）有NF1和NF2两种，都属于常染色体显性遗传。NF1即von Recklinghausen神经纤维病（von Recklinghausen neurofibromatosis），具有独特的皮肤损害（牛奶咖啡斑，间擦部雀斑，神经纤维瘤），以及发生于骨、内分泌腺和中枢神经系统的先天性和错构瘤性损害。NF2 具有双侧听神经纤维瘤，其他脑神经肿瘤和脑膜瘤，而皮肤、内脏和骨骼异常很少见。NF 可见几型损害，各处皮肤均可波及。

1. 软纤维瘤　是软的淡红色瘤，开始是无蒂的叶状或圆顶的肿块，后来发展成有蒂。大多数散布于躯干和四肢，可有几百个，直径从数毫米直至几厘米，小的结节可与周围神经有关。

2. 象皮病样多发性神经瘤　这是和神经干相似的弥散性神经纤维瘤，可伴皮肤及皮下组织增生，其皱褶和松垂可引起明显畸形。几乎常伴界限清楚的淡棕色斑，2～5cm，有时为卵圆形的咖啡斑，也可呈小的暗色斑，这是特征性的。在 20% 的患者中可见腋窝及会阴部有小雀斑样色素斑。

在 5%～10% 的患者中可见口腔损害，如上腭、舌及唇黏膜上有乳头状瘤，或巨舌症样，常为单侧分布。

60% 患者可伴智力发育障碍，一般体格发育差。10% 的患者可伴脊柱弯曲。常伴腿骨骨膜下骨质增生。许多患者可伴有内分泌障碍，如肢端肥大病、Addison 病、甲状旁腺功能亢进、男性乳房发育及肾上腺嗜铬细胞瘤等。

40% 的患者可伴有神经系统病变，最常见者为颅内单个视神经胶质瘤，也可见到星形细胞瘤及 Schwann 瘤，可发生在周围神经和脊神经上，颅内发生肿瘤可致癫痫发作。

胃肠道损害可引起出血或梗阻。病变波及下泌尿道时可发生泌尿道症状。

10% 左右的 6 岁以下的儿童可以出现 Lisch 结节（虹膜错构瘤），是一种灰白色的小点。到 60 岁几乎 100% 患者都具有之。约 15% 患者发生单侧或双侧视神经胶质瘤，但只有 1/3 左右的人失明。

5%～15% 的 NF1 患者最终可发生神经纤维瘤的肉瘤改变，大多发生在 40 岁以后，但也可发生在儿童期，一般生长较慢，但常见局部播散。当神经纤维瘤瘤体短期内增大明显，破溃、出血及局部疼痛，均提示恶变可能，应及早诊断。

本病的病程变化不一。一般咖啡色斑于出生时即有，更见于幼儿期。而纤维软瘤则见于儿童期，至成年后始增加。象皮病样神经纤维瘤可于出生时即存在并逐渐泛发。凡发病早而增长快者表示预后不良，而广泛波及泌尿道、胃肠道或中枢神经系统者也提示预后差。妊娠有时可致原有损害很快发展并有新损害发生。

【组织病理】　牛奶咖啡斑的黑素细胞密度正常或升高，根据斑疹的颜色深浅而定。黑素细胞和角朊细胞内黑素增多，并可见巨大的色素颗粒。神经纤维瘤由 Schwann 细胞、成纤维细胞、内皮细胞、神经束膜成纤维细胞和轴索组成，杂乱无章地分布于含有胶原和黏液样物质的基质内。肥大细胞是神经纤维瘤的一个组成部分，由于能刺激成纤维细胞生长，可能与肿瘤的发展有关。

【诊断与鉴别诊断】　咖啡色斑常为最早的表现，起于幼年期，在 10%～20% 的正常人群中也可以见到，但具有下列各种表现中的 2 项或更多项时，NF1 的可能性很大：①6 岁以下儿童具有直径≥5mm，年龄更大的人具有直径＞15mm 的牛奶咖啡斑 6 个或更多；②2 个或更多的神经纤维瘤（任何类型），或 1 个丛状神经纤维瘤；③腋或腹股沟部有雀斑样损害；④1 个视神经胶质瘤；⑤2 个或更多的 Lisch 结节；⑥蝶骨发育不良或长骨皮层变薄；⑦1 个一级亲属有这些表现。

倘若患者有下列表现，则可考虑为 NF2：①双侧听神经纤维瘤；②1 个一级亲属患有 NF2，一侧听神经纤维瘤，或下列情况中的任何 2 种：神经纤维瘤、脑膜瘤、神经胶质瘤、Schwann 细胞瘤、幼年后囊下白内障。

【治疗】　应告知患者，其子女中有 50% 可发病，必要时应考虑绝育。

主要为对症处理，如皮损有碍美观者或瘤块增大并有疼痛而疑有恶变者，给予手术切除。癫痫发作者应彻底检查，有时神经外科手术切除后尚可能再发。

有报告，酮替芬能减缓神经纤维瘤的生长，因此药具有抑制肥大细胞脱颗粒之功效。

肥大细胞增生症（mastocytosis）

肥大细胞增生症（MC）是由多种临床表现组成的疾病谱。特征性表现为肥大细胞在单一器官系统或多器官系统的异常增殖与聚集。常累及皮肤、骨髓、肝、脾、淋巴结和胃肠道。

【病因及发病机制】 病因不明。目前较多文献报道，本病的发生与遗传有关。部分MC患者的病因是kit基因突变。此外MC有家族发病倾向；至今已有50多例家族发病报道，有的甚至3代遗传，同一家族中4例患病，提示常染色体显性遗传与疾病的发生可能有一定相关性。系统性者常合并骨髓发育不良。

肥大细胞是一种结缔组织细胞，存在于脑以外的所有组织中。皮肤的肥大细胞位于血管、淋巴管、附属器和神经周围，有多种胞质颗粒。胞膜上含有50~30万个IgE的Fc段及C3b、C3a、C5a的受体，故可接受特异性及某些非特异性因子刺激而释放颗粒，从而产生组胺、前列腺素（D_2、$F_2\alpha$）、白三烯、血小板活化因子、趋化因子、类胰蛋白酶、胃蛋白酶、肝素等，引起皮肤瘙痒、潮红，甚至恶心、呕吐、心动过速、晕厥、休克等症状。

【分类】 依据对MC深入系统的认识，2000年世界卫生组织（WHO）制订了MC新的分类方法：①皮肤MC；②惰性系统性MC；③ 系统性MC伴克隆性非肥大细胞系的血液病；④侵袭性系统性MC；⑤肥大细胞白血病；⑥肥大细胞肉瘤；⑦皮外肥大细胞瘤。2002年，对皮肤MC制订了专家一致认可的新的分类：①斑丘疹性皮肤MC；②斑块性皮肤MC；③结节性皮肤MC；④播散性皮肤MC；⑤毛细血管扩张性皮肤MC。

简单的分类方法为：

1. 良性 ①皮肤MC：分为全身性（色素性荨麻疹）、孤立性（肥大细胞瘤）、弥漫性（弥漫性皮肤肥大细胞增生症）；②系统性：皮肤、骨、肝、脾、胃肠道受累；③脾、骨和胃肠型。

2. 恶性 白血病性。

【临床表现】

1. 色素性荨麻疹 是皮肤肥大细胞增生症中最常见的类型，初发于儿童，皮损为多发性卵圆形红棕色丘疹和斑疹，轻度外伤后即成风团。呈疏散对称分布，主要位于躯干，全身受累少见。皮损处稍加摩擦即呈红色，并有风团出现（Darier征）。约半数病例皮肤划痕征阳性。少数病例有皮肤潮红、恶心、呕吐、上腹部疼痛、心动过速、晕厥、休克等症状。>50%儿童患者（在2岁以内发病者）至青春期皮损可自然消退，而初发于成年期的患者有10%~15%合并系统性疾病，且很少有可能消退。大多数病例伴有间歇性瘙痒。

2. 持久性斑疹性毛细血管扩张症 较罕见，是色素性荨麻疹的一种变种。主要见于成人，损害通常位于躯干，特别是胸部。皮损包括广泛的红棕色毛细血管扩张斑，无瘙痒、紫癜和水疱形成，存在Darier征。以前认为病变局限于皮肤，但有些患者可伴骨损害。

3. 肥大细胞瘤 约占本组疾病的10%，主要见于婴儿，或于出生后数周内发生。通常损害为单个，但也可3~4个。常位于躯干、颈和上肢，特别是腕部附近。为隆起性棕色或黄褐色的斑块或结节，直径为2~5cm。表面通常呈橘皮状。也可肿胀、风团状，或血疱、大疱。可引起颜面或全身潮红、肠绞痛。大部分病例数年内可自行消退，少数病例可发展为全身性色素性荨麻疹。

4. 弥漫性皮肤肥大细胞增生症 较罕见，常伴发系统性肥大细胞增生症。皮肤常似为正常，新生儿期的水疱可为此型的第一个体征。皮肤可增厚或存在色素斑。虽然此型在各皮肤型中预后最差，但也常可自然消退。

5. 系统性肥大细胞增生症　常见于成人。可与色素性荨麻疹或肥大细胞瘤同时发生。骨骼损害较常见，发病率为10%～15%。有时放射学改变不明显，但活检显示骨有肥大细胞浸润。放射学改变为骨质疏松或骨质硬化，可呈局限性或弥漫性。弥漫性损害主要见于长骨，局限性损害较少见。肝损害的特征是无痛性浸润和肝肿大、肝硬化。可有明显脾肿大，可累及任何器官。极少数病例可发生肥大细胞白血病而死亡。

【组织病理】　各种肥大细胞增生症均为肥大细胞浸润，取材时须避免形成荨麻疹损害。斑疹和丘疹中，真皮上部血管周围有稀疏的肥大细胞浸润，真皮内存在巨噬细胞，表皮色素着增多；结节型中，密集的肥大细胞取代了真皮；弥漫性肥大细胞增生症显示密集的带状表皮下肥大细胞浸润。

【诊断与鉴别诊断】　色素沉着性皮损的风团形成（Darier征）有诊断价值。皮肤划痕征现象有助于诊断。活检、姬姆萨或甲苯胺蓝染色可见肥大细胞胞质内含有异染颗粒，诊断有特异性。此外，尚可做X线检查、骨髓穿刺、其他器官的活检等以确定有无系统受累。

色素沉着性与痣相鉴别。丘疹和结节性损害应与黄瘤和幼年黄色肉芽肿相鉴别。本病损害因局部搔抓等刺激后可引起风团反应，活组织检查显示有肥大细胞浸润。此外尚需与丘疹性荨麻疹相鉴别，本病损害以躯干为主，有黄褐色丘疹和结节，而丘疹性荨麻疹损害以四肢较多，色素沉着为继发性，待数日后皮损消退时才出现。大疱性色素性荨麻疹应与大疱性荨麻疹和大疱性虫咬皮炎相鉴别，后二者皮损主要位于小腿。急性发作有明显全身症状者应与类癌综合征相鉴别。

【预防与治疗】　因大多数患者、尤其是儿童和病变限于皮肤者预后良好，故治疗上一般应是保守和对症性的。其中50%的患者因无症状而无需任何治疗，1/3的患者有瘙痒和潮红等可避免触发因素和用抗组胺药等保守疗法，除了对更为侵袭型的病变治疗应直接针对伴发的恶性肿瘤外，治疗一般是对症性的。

单个肥大细胞瘤在成人一般无自觉症状，在婴儿大多可自行消失，故无需治疗，但对潮红和绞痛症状严重的婴儿，可手术切除。

全身性皮肤肥大细胞增生症尚无有效疗法。抗组胺药物可止痒和减少潮红发作的次数，但不能防止皮损起风团反应。糖皮质激素、抗细胞有丝分裂药物和反射治疗均无效。近年报道，色甘酸二钠口服有稳定肥大细胞膜的作用，主要可减轻胃肠道症状（如腹泻、腹痛、恶心、呕吐），也可减轻骨痛，对皮肤损害和中枢神经系统症状（头痛等）也有效；但它在系统性肥大细胞增生症中的效果尚有争议。

2005年，曹元华等在国内首报用曲尼司特治愈1例6岁患儿，皮损泛发于全身，呈绿豆至黄豆大的丘疹、结节及增生性瘢痕样斑丘疹，服药20天后皮损开始消退，3个月后所有皮损全部消失，随访6个月无复发，未见明显不良反应。用量为5～10mg/(kg·d)，分3次口服。

强效糖皮质激素外用加封包，或皮损内注射可导致肥大细胞浸润消散、皮损消失及色素沉着减轻，但皮损可能复发，且有发生皮肤萎缩和肾上腺皮质抑制的危险，故一般主张仅用于皮损面积较小，且伴有明显症状和体征时才能间歇性地应用。

Bowen 病（Bowen disease）

Bowen病也称皮肤原位癌，是一种少见的皮肤原位癌。

【病因及发病机制】　病因未明，可能与之相关的因素有：①长期暴露于紫外线；②多种型别的人乳头状瘤病毒感染；③砷剂暴露；④慢性热及放射性损伤；⑤有报道某些家族倾向于发生本病，因而可能与遗传有关。

【临床表现】 主要发生于老年人，80%患者确诊时已超过60岁，男女比例为2∶1。好发于头面及四肢，但也可发生于身体任何部位。损害一般为单发，少数可多发，初期为淡红色或暗红色丘疹，表面有少量鳞屑或结痂，逐渐增大，并融合成大小不一的斑块，边界清楚，呈圆形、多环形、匍匐形或不规则形，覆以棕色或灰色厚痂，不易剥离。若强行剥离，则露出红色颗粒状或肉芽状湿润面，或少量出血。触诊时其边缘和底部较硬，边界清楚，或线状隆起，表面扁平或不规则高起或呈结节状，底部无或少有浸润，溃疡多有侵袭性征象。如有多个病变，可散在分布，也可密集分布而相互融合。愈合可有萎缩性瘢痕和色素沉着。多无自觉症状，但少数患者有不同程度的瘙痒。病程缓慢，自数年至数十年不等。

口腔黏膜损害可表现为点状、线状或不规则形，呈乳白色，偶或糜烂。女阴损害多位于皮肤黏膜交界处，为白色、红色或棕色斑片，表面粗糙不平。甲床累及可出现甲周鳞屑、糜烂、结痂和变色。

至少5% Bowen病患者发展为侵袭性鳞癌，后者一旦发生即有约1/3出现转移。Bowen病发生后6年，至少42%病例出现其他皮肤或黏膜癌前期或恶性病变。

【组织病理】 皮损角化过度和角化不全，棘层肥厚，表皮突增宽，基膜完整，表皮内各层失去正常形态，细胞增生，核大、深染，排列紊乱的不典型细胞。部分细胞呈空泡状，类似于Paget细胞，尚可见个别角化不良细胞。

【诊断与鉴别诊断】 若见边缘鲜明、轻度隆起的暗红色持久斑片，伴有表面结痂，且反复不愈皮损，可考虑本病。确诊主要依靠病理检查。临床上与浅表性基底细胞癌、光化性角化病、Paget病、硬化性萎缩性苔藓、三期梅毒等病相鉴别。

【预防与治疗】 手术切除治疗疗效最好。也可用浅层X线放射治疗，或冷冻、激光治疗，或局部外用氟尿嘧啶霜、5%咪喹莫特霜进行治疗。各种疗法均可复发，其中手术切除治疗复发率最低。

基底细胞癌（basal cell carcinoma）

又称基底细胞上皮瘤（basal cell epithelioma），侵袭性溃疡（rodent ulcer），基底样细胞瘤（basalioma）。基底细胞癌简称基癌，是朝向表皮或附属器特别是毛囊的一种低度恶性肿瘤，主要由间质依赖性多能基底样细胞组成，具有生长缓慢、极少转移的特点。

【病因及发病机制】 好发于身体的暴露部位以及多见于户外工作者，提示日光与本病的发生有关；本病往往发生在慢性放射性皮炎的基础上，在长期X线接触的部位发生放射性皮炎处易发生基癌；长期摄入无机砷或含砷较高的饮水、食物亦可发生此肿瘤；烧伤瘢痕以及某些错构瘤，如皮脂腺痣、疣状表皮痣亦可作为基癌的发生处。

【临床表现】 主要发生于老年人，50岁以上多见；男女发病数基本相等，长期室外工作者多见。好发于身体的暴露部位，特别是颜面，主要在眼眦、鼻部、鼻唇沟和颊部；极少数发生于非暴露部位。基本损害为针头至绿豆大小、半球形、蜡样或半透明结节，表现的形态多种多样，主要分为以下几型：

1. 结节溃疡型 较常见。损害一般为单个，初为针头或黄豆大小，非炎症性，浅黄褐或淡灰白色、蜡样或半透明结节，质硬，放大镜下可见表面皮纹消失，表皮菲薄伴浅表毛细血管扩张，稍受轻微外伤即易出血；以后缓慢增大，中央凹陷，表面糜烂或溃疡。溃疡底面呈颗粒状、肉芽状、菜花样，覆以浆液性分泌物；边缘继续扩展，可见多数浅白色、呈蜡样或珍珠样外观的小结节，参差不齐并向内卷起。这是此癌的典型临床形态，称为侵袭性溃疡（rodent ulcer）。溃疡中央可愈合、形成瘢痕，但边缘仍可继续扩大，有时中央时愈时破，并向周围或深部侵袭，形如鼠啮。

2. 浅表型 少见。多发生于男性。好发于躯干（尤其是背部），损害多为单发，为淡红色斑，边界清楚，表面表皮菲薄，常有糠秕状鳞屑，生长缓慢，以后相继发生糜烂或愈合。较大损害常有线状、匍行性蜡样边缘，中央部分糜烂或浅表溃疡，颇似湿疹样癌，预后留瘢痕。皮损时有瘙痒。长期摄食砷剂、慢性放射性皮炎基础上可引起浅表型基癌。

3. 局部硬皮病样或硬化型 罕见。好发于颜面，特别是颊部。损害发生于正常皮肤或不正常治疗皮肤的基础上。表现为扁平或稍隆起的限局性浸润的斑块，多单发，边界清楚或不清楚，呈不规则形或匍形状，灰白或淡黄色，表面平滑，常可透见毛细血管扩张，触之硬化，似局限性硬皮病。生长缓慢，多无明显自觉症状。

4. 瘢痕性基底癌 相当罕见。多发生于面部，损害为结节状斑块，生长缓慢，皮疹中央或周围部分形成萎缩性瘢痕。

5. 色素型 皮损有黑褐色色素沉着，自灰褐色至深黑色，但不均匀，边缘部分较深，中央部分呈点状或网点状，有时误诊为恶性黑素瘤。

6. 其他 如癌前期纤维上皮瘤型，类似于纤维瘤，或为乳头瘤样。

基癌发展缓慢，可在数十年内处于稳定状态。除个别病例外，多不发生转移。

【组织病理】 基癌的特点为不对称、可与表皮相连、有时破溃、边界多不清楚、有时呈浸润性生长；瘤细胞在瘤团周边排列成栅栏状，中央无一定排列方式。其瘤细胞似基底细胞，呈卵圆形或梭形，胞核深染，胞质少，胞界不清楚，细胞间桥常不明显。瘤实质与间质之间有对 PAS 染色呈阳性反应的基底带。间质内因含大量酸性黏多糖而呈黏液样，具有异染性，由于标本经固定和脱水，间质内黏蛋白皱缩，致部分或完全与瘤实质分离。这种现象虽为人工性，但可协助与其他肿瘤（如鳞癌）区分。

1. 结节溃疡型基癌 肿瘤呈结节状、半球状隆起于皮面；表皮萎缩，表皮突变平，部分病例有溃疡；肿瘤细胞集合成大小不等的团块状，细胞核形态一致，周边细胞核排列成栅栏状，瘤体与周围组织间有裂隙。

2. 浅表型基癌 瘤体浅表，瘤细胞集合从表皮下缘呈芽蕾状或不规则形进入真皮浅层；间质不明显。

3. 硬化型基癌 间质纤维组织大量增殖、致密，将癌细胞团挤压成细条索状。

4. 色素型基癌 一般基癌只有少量色素，此种基癌中色素丰富。黑素见于癌细胞间黑素细胞和间质中嗜黑素细胞内。

【诊断与鉴别诊断】 主要结合临床特征及病理变化诊断，最后诊断主要依靠组织病理检查。结节型基癌与传染性软疣、老年性皮脂腺增生鉴别。基癌的表面有明显鳞屑或结痂时，可与寻常疣、角化棘皮瘤、鳞癌相混淆，但基癌表面的痂易除去。色素型基癌有时被误诊为恶性黑素瘤，但前者边缘内卷，有毛细血管扩张，倾向于褐色，周围无色素晕。浅表型基癌有时类似湿疹、扁平苔藓、Bowen 病等，但注意其线性边缘，可资鉴别。硬化型基癌的质地与局限性硬皮病类似，但前者边缘常不清楚。

【预防与治疗】 基癌的每个损害都必须分别予以详尽的评估。根据肿瘤的类型、大小、部位及患者全身情况选取适当的治疗方法。没有单纯一种方法适用于所有的损害。治疗方法包括手术治疗、Mohs 显微外科术、放射治疗、冷冻、刮除或电灼、外用 5% 咪喹莫特霜及光动力学治疗。其中，手术治疗为首选方法，但应注意手术范围与深度。因基癌生长缓慢，很少引起淋巴结转移，对放射线敏感，放射治疗一般采用 X 线治疗，但局限性硬皮病样基癌不适用。所有患者都应使用避光剂，以预防进一步的日光损伤。

鳞状细胞癌（squamous cell carcinoma）

鳞状细胞癌通常简称鳞癌，又名表皮样癌（epidennoid carcinoma）、棘细胞瘤（prickle cell carcinoma），系起源于表皮或附属器角质形成细胞的一种恶性肿瘤。癌细胞倾向于不同程度的角化。

【病因及发病机制】 鳞癌部位细胞发生恶变的确切原因尚不十分清楚，但有些发病因素已比较明确。

1. 紫外线　纬度越接近赤道，发病率越高。皮肤中色素的多少与发病相关，有色人种鳞癌的发病率明显高于白种人。动物实验已证实，紫外线的致癌性，其波长为290～320nm。

2. 化学因素　一些职业经常接触到某些化学品，如砷、多环碳氢化合物（焦油等）和沥青等都可以致癌。有报道，长期接触沥青工人皮肤鳞癌的发病率比正常人高12倍左右。

3. 癌前期皮肤病　鳞癌常发生于易发生癌变的癌前期皮肤病，如着色性干皮病、日光性角化病、砷剂角化病、放射性皮炎或黏膜白斑等。

4. 局部慢性刺激因素　临床可见，有些鳞癌并非发生于易发生癌变的癌前期皮肤病，而是发生存在某些长期、慢性刺激性因素的基础上，如瘢痕、外伤；慢性皮肤病，如寻常狼疮、红斑狼疮、慢性溃疡、扁平苔藓等。

5. 免疫抑制　长期使用免疫抑制剂，使发生鳞癌的风险大大增加，有报道，在长期使用免疫抑制剂的肾移植患者，其皮肤鳞癌的发病率比普通人群高18倍。

【临床表现】 主要发生于老年人，国内的统计资料表明，绝大多数发病于50～80岁，40岁以下较少见。男性多于女性。好发于面部、头皮、颈、四肢及手背等暴露部位，少数为非暴露部位。多继发于上述原有皮肤病或皮肤损害的基础上，很少发生于正常皮肤。根据临床鳞癌皮损的形态，通常分为两型。

1. 菜花样型　最早表现是浸润斑块、结节或溃疡，逐渐增殖、隆起，表面形成菜花状增生，表面附有鳞屑和结痂，去除痂皮时底部易出血。基底部有浸润，边界不清，触之有坚实感。肿瘤周围组织往往充血，边缘呈污秽暗黄红色。多见于颜面和四肢。

2. 深在型　初起为红的小结节，表面光滑而有光泽，逐渐增大，中央凹陷呈脐状，周围有新发的卫星样结节。结节破溃后形成呈火山口样溃疡，边缘高起、外翻，质地坚硬，溃疡底部高低不平，上覆污灰色痂，有腥臭的脓性分泌物和坏死组织，发展较快，向深层组织浸润，可深达肌肉和骨骼。软组织处的肿瘤自觉症状常轻微，如侵及深部组织，尤其是骨膜及骨质，则有剧痛。

口唇、生殖器黏膜部位的鳞癌，早期表现为不易治愈的局部角化性溃疡，逐渐增殖呈疣状，其上覆以鳞屑和结痂，边缘清楚。

鳞癌易于沿淋巴道转移，故局部或区域淋巴结常肿大，很少血源转移。晚期常有全身症状，如发热、消瘦、恶病质等。

根据国际（tumor，lymphnode metastasis）的TNM分类，可对鳞癌的预后作出初步判断，其分类如下。

肉眼所见原发病灶（T）：Tis：上皮内癌；T_0：初发肿瘤；T_1：肿瘤最大直径2cm以下；T_2：肿瘤最大直径2cm以上，5cm以下（浸润至真皮浅层）；T_3：肿瘤最大直径5cm以上（浸润至皮肤深层）；T_4：肿瘤侵犯其他组织（软骨、肌肉和骨骼）。

肉眼所见淋巴结转移（N）：N_0：未扪及淋巴结；N_1：扪及同侧所属淋巴结；N_2：扪及两侧淋巴结，且同侧淋巴结固定；N_3：扪及两侧淋巴结，且对侧淋巴结固定。

有无远处转移（M）：M_0：无远处转移；M_1：有远处转移。

上述分类中，T_1 ~ T_4处于N_0、M_0的患者很少引起死亡，但处于N_1、M_1者则预后不良。

【组织病理】 可见癌组织向下生长，突破基底膜带并侵入真皮。呈不规则的团块状或束条状，由正常鳞状细胞和非典型的鳞状细胞组成，前者分化好，鳞状细胞胞体较大，呈多边形或不规则形，胞质丰富，部分胞质透明呈空泡化，有细胞间桥，胞核大小及染色深浅不同，并见巨核、多核和有丝分裂象。常见角珠及较多角化不良细胞。未分化或低分化的鳞状细胞即所谓癌细胞，体较小，无细胞间桥，呈梭形，胞质很少，核深染，有较多不典型有丝分裂象，其中无角化不良细胞。

通常采用 Broders 提出的未分化癌细胞所占的百分比将鳞癌分为Ⅳ级，但须结合癌细胞的非典型程度与损害的侵袭程度进行分级。

Ⅰ级鳞癌：癌组织向真皮侵犯，不超过汗腺水平，其中所含的非典型鳞状细胞低于25%，癌组织的细胞排列不规则，大小不等，有不少角珠。有的中心部位已完全角化，有的仅部分角化。在癌组织周围的真皮内有明显的炎症反应。Ⅰ级鳞癌一般不发生转移。

Ⅱ级鳞癌：癌组织向下侵犯，达到真皮深层。癌细胞团块与周围间质的境界不清，非典型鳞状细胞25% ~50%，角化情况轻，仅有少数角珠，其中心多见角化不全。周围的炎症反应较Ⅰ级为轻。

Ⅲ级鳞癌：有50% ~70%的非典型鳞状细胞，角化情况不明显，不见角珠，可见个别角化不良细胞。胞核不典型，有丝分裂象显著，周围炎症不明显。

Ⅳ级鳞癌：几乎整个癌组织的细胞均为非典型鳞状细胞，且无细胞间桥。有丝分裂象多，完全看不到角化情况，如癌细胞呈梭形，常呈旋涡状排列。此时鳞癌已很难与肉瘤鉴别。

按 Broders 的分类，大多为Ⅰ级或Ⅱ级，Ⅲ级或Ⅳ级鳞癌少见。

【诊断与鉴别诊断】 根据病史、临床表现及组织病理改变，不难做出诊断。通常应与角化棘皮瘤区别，后者生长迅速并可自愈，偶然也有皮损很像角化棘皮瘤，而实际上已发展为鳞癌，但病理检查可以鉴别。

【治疗】

1. 手术治疗 对分化良好的较小肿瘤虽可选择冷冻、电凝固及激光等治疗，但通常首选手术切除，能彻底地切除癌肿，创面愈合快。Mohs 手术是公认而有效的治疗方法，尤其适用于鳞癌边界难以确定者，详见皮肤外科皮肤恶性肿瘤一节。未发现淋巴结转移时，一般不需要预防性淋巴结清除，但需参考肿瘤病变分化程度而定。

2. 放射治疗 X线治疗适用于年老体弱者，有手术禁忌者，皮损位于结缔组织较少部位的鳞癌，如位于眼睑、鼻、唇、瘢痕处或耳及手指等，鳞癌已累及软骨或骨骼，以及已转移至淋巴结的患者，单次剂量和照射总剂量详见物理治疗中放射治疗一节。

3. 药物治疗 虽有一些外用药物治疗的方法，但疗效不确定，且易复发，目前已趋于淘汰。

正在研究中的替代疗法有：维A酸、光动力学疗法、干扰素以及肿瘤内注射氟尿嘧啶和/或肾上腺色素凝胶或博来霉素等。

转移性鳞癌通常用顺铂、多柔比星或博来霉素治疗。

蕈样肉芽肿（granuloma fungoides）

1806年由 Alibert 首先描述，当时误称为蕈样真菌病（mycosis fungoides，MF）。1876年 Bazin 明确了本病的典型临床表现。国外称之为 Alibert - Bazin 型，其皮损有3期表现，开始为斑片，以后发展为浸润斑块，最后可出现肿瘤、破溃。其自然病程可达20 ~30年。1885年 Auspitz

建议称为蕈样肉芽肿，沿用至今。同年 Vidal 及 Brocq 报道了本病的暴发型。1892 年 Hallopeau 又提出第三型，即红皮症型。直到 1975 年，Lutzner 才将本病确认为 T 淋巴细胞淋巴瘤。

【病因及发病机制】 虽然本病已历经 200 多年，但其确切病因迄今未明。虽然根据某些研究，认为本病的发病可能与遗传、感染以及职业或环境因素有关，但均无法作出因果关系的结论。

关于 MF 的浸润细胞的性质，已证明大多数为 T 细胞，通常 80% ~90% 显示为 T 辅助细胞，而仅 10% ~20% 是属 T 抑制细胞。此外，MF 的浸润细胞中尚发现很多 CDla 阳性细胞，目前认为多半是朗格汉斯细胞，可以多达 10%。国内研究报告提出，在 MF 肿瘤期病变中，一部分 CD-la 阳性细胞属于不成熟淋巴细胞。

关于 MF 本质的认识尚存在分歧，分歧的焦点仍在于：究竟 MF 细胞在此病一开始就是从恶性细胞株起源的肿瘤细胞，还是通过免疫性刺激发展为肿瘤，尚不能定论。

认为 MF 细胞在疾病一开始就是从恶性细胞株起源的肿瘤细胞，早期所见的炎症细胞浸润是机体对瘤细胞的反应，此时患者体内的体液和细胞免疫反应均正常。当病变进一步发展，真皮内炎症细胞减少，肿瘤细胞逐渐增多，至肿瘤期则表现为单一瘤细胞浸润，此时患者的细胞免疫亦相应显示异常。这一观点得到较广泛的认可。

通过免疫性刺激，而后发展为肿瘤的观点，亦有其相应依据。皮肤的炎症反应引起了人们对 MF 中恶性 T 细胞、抗原递呈细胞（包括朗格汉斯细胞）和角质形成细胞之间相互作用的研究和探讨。MF 的皮损有许多免疫激活的皮肤特征。MF 细胞可表达皮肤淋巴抗原和 E 选择素配体，后者在炎症皮肤的内皮细胞上表达，这能介导恶性细胞由外周血进入皮肤。MF 皮损中抗原递呈细胞的数目增加和功能增强，可以激活 T 细胞，抗原递呈细胞表面的 MHC－Ⅱ类抗原表达增加，通过细胞因子，使肿瘤细胞和反应性 T 细胞的浸润增强。早期的 MF 有较多的 Th1 类细胞、$CD8^+$ 细胞，这种非肿瘤性浸润细胞在下调和控制肿瘤细胞中发挥作用，可能控制恶性克隆。事实上，皮损中 $CD8^+$ 细胞超过 20% 的患者，其生存期长于 $CD8^+$ 细胞少于 15% 的患者。在病情进展较快者，可能通过 IL－4、IL－10 形成了 Th2 环境，它下调了抑制细胞的功能从而使恶性克隆能够增殖。临床上使用 γ 干扰素治疗有效，而 γ 干扰素能选择性形成 Th1 环境并下调 Th2 的反应性，这可反证炎症导致本病 Th1 和 Th2 失衡的理论。

最近，Norris 根据临床和组织病理学的研究也认为，本病在早期为“反应性”而后发展成恶性新生物性。

随着病情进展，循环中恶性细胞的数目不断增加，测定 CD4/CD8 的比值和循环中 $CD4^+$、$CD7^-$ 细胞数量，可作为评价本病恶化的指标。

【临床表现】 典型的蕈样肉芽肿皮损一般可分为 3 期。

1. 红斑期　又名蕈样前期或湿疹样期。瘙痒常为早期症状或唯一的症状。瘙痒常难以耐受，一般治疗均不能缓解，且持续存在，甚至可长达 10 年。故严重的瘙痒对早期诊断有一定价值，但也有不少患者瘙痒并不严重，甚至不痒。

皮损的早期表现可分为两种类型：①非萎缩性斑片：扁平、淡红色、鳞屑性斑片，直径数厘米。类似银屑病的皮损或某些类型皮炎。此型进展较快，可数月或数年进入斑块期，甚至出现内脏病变；②萎缩性斑片：表面萎缩，光亮或出现皱纹，伴有毛细血管扩张、色素增多或减少。可类似鱼鳞病样改变，或类似斑片状副银屑病的大片皮损。此类型皮损可长期存在。据统计，仅 12% ~15% 患者可进一步发展，在斑片基础上出现不规则浸润，从而进入斑块期。两型有时不能截然区分。最常见者为红斑鳞屑性损害或萎缩性斑片，边缘清楚，但不规则。早期损害可群集，中央可消退而向四周扩大，或排列成弧形、环状、半环状，也有如地图状或带状者。皮疹可分为红色、黄红、淡褐色，多伴有色素沉着或减退。皮损最好发于躯干，但其他各处均可发生，也有长期限于下肢者。

同一患者身上可同时存在多形性皮损，且皮损的形态无特征性，其表现可类似银屑病、副银屑病、湿疹、脂溢性皮炎、神经性皮炎、鱼鳞病或皮肤异色症。部分患者皮损的形态尚可类似玫瑰糠疹、麻风、肥大细胞增生病、丹毒或红斑狼疮。

此期通常持续2~5年，少数病例可以非常短暂，但也有长达30年以上者。

2. 斑块期　又称浸润期，通常由红斑期转化而来，但也可因第一期极短暂，似乎一发病皮损即表现为斑块期。此期往往表现为暗红色、不规则形隆起性斑块，表面紧张、光亮、高低不平，甚至呈疣状或表面结痂而呈蛎壳状。

浸润性斑块可泛发全身，亦可局限于某一部位。浸润斑块表面的毛发往往脱落。不同斑块、甚至同一斑块的不同部位，其浸润程度往往不同，一部分与正常皮面相平，而另一部分因显著浸润而隆起。形态不规则，可呈环状、半环状、弧形、马蹄形等。有时在红斑基础上出现不规则的浸润或散在结节。皮损大小不一，大者直径可达30cm以上。皮损颜色可为淡红、黄红、砖红、紫红、暗红乃至棕红或褐色。浸润斑块可以不发生破溃，也可在出现新的浸润斑块时发生破溃。

在此期内通常瘙痒明显。偶可自行消退不留痕迹。除少数陈旧性浸润斑块可自行消退并留有萎缩及色素沉着或减退外，一般浸润损害常持续存在，甚至增生如疣状。

3. 肿瘤期　肿瘤多见于面、背及四肢近端。通常在陈旧、浸润性损害的边缘或中央出现肿瘤，很少出现在新发的皮损上，但也有在外观正常的皮肤上突然出现多数肿瘤皮损者，即所谓的暴发型。肿瘤向表面隆起如半球状分叶状、蒂状或蕈样，时有破溃，其基底部浸润范围较广。肿瘤可迅速增大，数目增多。直径大小不一，大者可达数厘米。颜色可为灰白、黄红、棕红至褐色。完整的肿瘤一般无痛感，但破溃者常有剧痛，破溃时常呈“烂番茄”样外观，愈后可留下萎缩性瘢痕，伴有色素改变。

以上三期有时难以严格区分。据统计，红皮病型和暴发型各约占10%。

本病除皮损区域内毛发可以脱落外，可出现不同程度的脱发，甚至全秃。头皮、面、颈部可出现毛囊性黏蛋白变性，表现为正常皮色或暗红色由毛囊性损害融合组成的斑块，伴有明显毛发脱落。极少数病例发生口腔或齿龈黏膜损害。

MF患者往往可见淋巴结肿大，此时内脏器官大多同时受累，据Rappaort的尸体解剖资料，71%~76%的肺、肝、脾、肾受累，其次依次为骨髓、舌、喉、扁桃体及唾液腺等。

本病呈慢性进行性，个体差异大，时轻时重，或缓解与加重交替，可长达数年乃至30年以上。预后取决于淋巴结和内脏是否受累，多数因内脏受累、恶病质或并发严重感染或化疗反应而死亡。

【组织病理】

1. 红斑期　和临床表现一样，病理变化也多种多样。扁平、无萎缩的斑片中，最初在真皮乳头及乳头下层仅见单纯性炎症浸润。主要是淋巴细胞浸润，但也含多少不等的组织细胞。早期病变中，时常可见亲表皮现象（epidermo－tropism），此现象高度提示为MF病变。出现亲表皮现象时，可见表皮内散在单个或几个单一核细胞密集在一起与周围的角质形成细胞之间有一透明晕，提示为小的Pautrier微脓肿。通常看不到核深染而形态不规则的MF细胞，即使浸润中有少数这样的细胞，也不能肯定，因为在扁平苔藓等各种炎症皮肤病的真皮浸润中偶尔也能出现此种细胞，即所谓脑回状单一核细胞（cerebriform mononuclear cell）。

在萎缩性斑片中，其组织象类似于血管萎缩性皮肤异色症，可见表皮变平，基底细胞空泡化，表皮下有带状单一核细胞浸润，在有些区域侵入表皮。尚可见毛细血管扩张、红细胞外溢与色素失禁。在比较晚一些的皮损中，在真皮浸润及表皮内可见深染、核扭曲的细胞。在表皮内大多为单个有晕的细胞，也可见聚集，但通常仅偶可见明显的亲表皮现象。

2. 斑块期　此期的组织象有诊断价值，通常可出现3种变化：①亲表皮现象，不仅有单个散在深染脑回状单一核细胞，周围有晕，表皮内往往出现Pautrier微脓肿；②真皮浸润呈带状或斑片状；③真皮浸润内出现很多所谓MF细胞，即其核深染，外形、大小不规则，因此，呈异形表现。

表皮中出现亲表皮现象及Pautrier微脓肿，是有助于诊断本病的特征性表现。与红斑期浸润中亲表皮现象稍有不同，红斑期中进入表皮的细胞近似普通的淋巴细胞，而斑块期进入表皮的细胞，有些已有MF细胞的表现。亲表皮现象不仅见于表皮，有时在毛囊上皮中也可见到。

斑块期中，细胞浸润的排列呈带状或斑片状，如斑片状相当大而且境界很不清楚，是倾向于诊断MF的有力依据。浸润细胞成分，除淋巴细胞外，还可见到组织细胞，多少不等的MF细胞，有时上述细胞不易辨认，故统称单一核细胞，有些病例尚混有嗜酸性粒细胞及浆细胞。

出现MF细胞对斑块期的诊断有价值，特别在真皮浸润中占有相当比例时更有意义。关于MF细胞，既往多强调系指某个具有一定形态特征的细胞，但有研究表明，该细胞的形态具有谱系变化，从小单纯性淋巴细胞、透明扭核细胞（小、中、大）、透明圆核细胞核（小、中、大）、T免疫母细胞至畸形多核巨细胞。MF细胞的判定，实际上更凭借其核深染与扭曲，而大小在其次。电镜下典型的表现为胞核占细胞的大部分，有不同程度的扭曲，呈脑回状，异染色质多聚集在核膜周边及其附近。只有到斑块晚期，MF细胞的核才较浸润中其他细胞核明显为大，此即以往所谓真正的MF细胞。

目前已可通过细胞化学染色、免疫学检查、核外型指数（nuclear contour index）、核仁组成区蛋白计数及流式细胞DNA分析等方法，来确定MF细胞系新生物性转化的辅助性T细胞。另外，免疫学和电镜检查还发现，Langerhans细胞的数量和形态亦发生变化，它与MF细胞相互作用后而引起表皮细胞外渗和Pautrier微脓疡形成。

MF斑块期病变中，有时在毛囊及皮脂腺的上皮细胞出现变性，其中可见酸性黏多糖，结果形成黏蛋白秃发或毛囊性黏蛋白病，此种黏蛋白变性可能是单一核细胞侵犯毛囊皮脂腺的继发结果。

3. 肿瘤期　亲表皮现象不明显，真皮内有大片浸润，往往深达皮下组织。浸润可压迫并破坏表皮，形成溃疡。浸润主要由MF细胞组成，核异形，深染，大小有显著差别。然而有些病例许多细胞出现母细胞转化，具有大而呈泡状的核及明显核仁，因此，类似组织细胞淋巴瘤。这些细胞常见核有丝分裂象。偶尔母细胞也有异形，并表现为单核或多核巨细胞，可类似霍奇金淋巴瘤中的核仁。此时诊断MF则较困难，因肿瘤期往往没有亲表皮现象。

【实验室检查】　在实施的实验室检查项目中，仅发现部分患者在血象、血沉、骨髓象、血液生化、电解质及免疫测定等方面存在不同程度的异常，但与组织病理和淋巴结活检相比，对本病的诊断、病情判断及预后等无重要意义。

【诊断及鉴别诊断】　主要根据临床上的特点与组织学的特征，早期诊断一般均需做活检确定。诊断应临床、病理及免疫组化结果密切结合，必要时密切随访，多次取材。

本病的临床表现复杂，无特异性皮损，需与其鉴别的皮肤病种很多，单凭临床皮损的表现很难作出鉴别，组织病理学和免疫组化检查是鉴别的最重要手段。

【分期及预后】　本病除临床及病理上分为3期外，尚有Faber、NIC、Fuks等多种分期、分类的标准和方法，但共同特点均以是否累及淋巴结和内脏及其受累程度作为标准，并以此判断病情、实施治疗及评估预后。故临床上可根据患者有无淋巴结和内脏受累，对治疗和预后作出初步判断。

北美MF协作组制订了一个分期标准，即TNMB系统评分：包括T（皮肤）、N（淋巴结）、M（内脏）和B（外周血），其评分和分期如下。

1. 皮肤受累分为 面积少于10%（T_1），受损面积大于10%（T_2），形成肿瘤（T_3），红皮病（T_4）。

2. 淋巴结受累分为 临床或病理正常为 N_0，淋巴结可触及但病理未证实 MF 为 N_1，淋巴结未触及但病理证实为 MF 为 N_2，临床与病理均证实为 MF 为 N_3。

3. 内脏和血液未受累分别为 M_0 和 B_0，内脏和血液均受累者分别为 M_1 和 B_1。

ⅠA 期为 T_1、N_0、M_0，ⅠB 期为 T_2、N_0、M_0。

ⅡA 期为 T_1 ~ T_2、N_1、M_0，ⅡB 期为 T_3、N_0 ~ N_1、M_0。

ⅢA 期为 T_4、N_0、M_0，ⅢB 期为 T_4、N_1、M_0。

ⅣA 期为 T_1 ~ T_4、N_2 ~ N_3、M_0，ⅣB 期为 T_1 ~ T_4、N_0 ~ N_3、M_1。

其中外周血情况对疾病的分期无影响。

分期工作应包括收集完整的病史和进行体检，包括淋巴结仔细触诊和皮损描绘；全血细胞计数和寻找血液中的非典型细胞（sezary 细胞）；血生化检查包括肝功能、肾功能的测定，并做胸片检查和皮肤活检。如果可触及肿大的淋巴结，则应做组织学检查。上述检查如发现任何异常则应做进一步检查，可做胸部、腹部、骨盆淋巴结及内脏器官的 CT 扫描。这些方法常有帮助于Ⅱ~Ⅳ期患者的诊断，但不适用于ⅠA 期患者，对ⅠB 期患者是否应做上述检查尚无定论。

这种分期系统的价值已得到了较大样本研究的证实。IA 期患者的存活期与对照组完全相同，仅有8%~9%患者病情进展，2%的患者死亡。T_2 型患者的生存活期为11.7~15.6年，比对照组短，24%的 T_2 型患者进展为更严重。T_3 型患者存活期为3.2~8.4年。T_4 型患者存活期为1.8~3.7年。有淋巴结肿大的患者平均存活期仅为7.7年，而无淋巴肿大的患者平均存活期为21.8年。

【治疗】 早期一般采用对症治疗，晚期患者方考虑化疗。

1. 局部治疗

（1）糖皮质激素：霜剂、油膏对早期的斑片有效，皮损范围局限者应用强效糖皮质激素制剂可取得满意疗效。有统计，对 T_1 期患者的完全缓解率约为60%，有效率为90%以上；对 T_2 期患者的完全缓解率仅为25%，总有效率约为80%。

（2）氮芥：常用生理盐水稀释（10 mg/60 ml）后外用，每日1次，需外用数月或更长，直至皮损消退。据统计，对ⅠA 期患者完全缓解率约80%，ⅠB 期为68%，ⅡA 期61%，ⅡB 期49%，对Ⅲ期患者的疗效虽降低，但对肿瘤皮损仍有一定疗效。约10%的患者可持续缓解10年左右。如出现明显刺激现象应降低浓度，反应严重时应停用。在上述浓度溶液中加入1%氢化可的松，可减少变态反应，且增强疗效。皮损消退后，仍需要维持治疗6个月至1年。对皮损复发者再用仍有效。诸多研究证实，局部外用氮芥是治疗红斑和浸润期的主要手段。

（3）卡莫司汀（carmustine，BCNU，卡氮芥）：通常用0.3g BCNU 溶于150ml 乙醇内作为贮存液，2~8℃冰箱保存。用时取5ml 贮存液溶于60ml 温水中，每日外用1次。外用8~12周即可出现明显疗效。如3~6个月病情无明显好转，可将药物浓度加倍，重复治疗12周。对小片顽固性皮损，可直接使用贮存液。用白凡士林配成10~20mg/100g 油膏，皮损小于体表面积10%者，用20mg/100g 的浓度，大于10%时用10mg/100g 的浓度，每日外用1次。外用此药时可出现红斑反应，严重时应停药并外用糖皮质激素制剂。此疗法可用于对氮芥过敏者，有55%~85%的Ⅰ~Ⅱ期患者皮损可以缓解，疗程总量不要超过0.6g。

（4）电子束照射：3000Gy 以上的全皮肤电子束治疗的近期满意。据统计，对皮肤损害的有效率：T_1 为98%，T_2 为71%，T_3 为36%，T_4 为64%，但 T_4（红皮病）患者对此治疗往往不能耐受，不宜作为首选。在治疗的3年内大多病例皮损复发。有研究表明，电子束治疗后，用氮芥维持治疗，可减少复发。

（5）紫外线治疗：UVB 和 PUVA 治疗对本病均有效。UVB 治疗可使约 75% 的红斑期患者完全缓解，而 PUVA 适用于浸润期的患者，其完全缓解率约为 88%，对于皮损播散的患者，其完全缓解率为 50% 左右，肿瘤期及红皮病患者的耐受性和疗效不佳。PUVA 治疗后的缓解期平均为 1 年，故需维持治疗。PUVA 与维 A 酸、α 干扰素联合治疗可延长缓解期。

（6）浅层 X 线：根据不同病程决定单次剂量和总剂量，详见物理治疗中放射治疗一节。

2. 系统治疗

（1）维 A 酸类：异维 A 酸和阿维 A 酸对本病均有效，有效率在 45% 左右。适用于ⅠB 期、Ⅲ期患者，对ⅣA 期患者可作为姑息治疗。由于患者的耐受不同，其使用剂量因人而异，1～3mg/(kg·d)，通常从低剂量开始。合成维 A 酸 Targretin 可优先于维 A 酸受体 RXR 结合，诱导肿瘤细胞凋亡，可用于本病的治疗。亦可试用国产维 A 酸类药物维胺酯，25～50mg，每日 3 次。

（2）干扰素：α 干扰素对约 60% 的患者有效，完全缓解率约为 20%，但发热、肌肉疼痛等不良反应较多。α 干扰素可与维 A 酸类药物联合使用。

（3）系统化疗：对于本病采用联合化疗尚有争议，总体认为弊大于利。仅限于病情急剧进展和累及内脏并危及生命的患者。目前倾向于首选单一药物化疗，如甲氨蝶呤 5～15mg/w，对皮肤肿瘤期的总有效率约为 60%，完全缓解率约为 40%。必要时可采用联合化疗，其常用方案有：COPP（环磷酰胺、长春新碱、泼尼松、甲基苄肼）或 MOPP（氮芥、长春新碱、泼尼松、甲丙苄巴肼），适用于ⅣA 期或对多种治疗无效的Ⅲ期患者。实施联合化疗最好在肿瘤专业医师的指导下进行。

（4）免疫疗法：可作为辅助治疗，以提高机体免疫功能，增加对肿瘤细胞的杀伤能力，常用的药物有：①胸腺因子 D 每周 2～3 次，每次 2ml，肌内注射；②转移因子每周 1～2 次，每次 1～2ml，上臂近腋部皮下注射；③左旋咪唑每天 150mg，每周连服 3d；④其他，如白细胞介素-2、干扰素、小牛胸腺肽、卡介苗等。

（5）雷公藤制剂：对本病有一定的近期效果。

（6）其他：文献报道对本病有效的药物和疗法有融合毒素（白喉毒素成分与重组的白细胞介素-2 相融合）、喷司他丁（pentostatin）、依托泊苷（etoposide）、氟达拉宾（fludarabine）、2-氯脱氧腺苷及体外光化学疗法等。

恶性黑素瘤（malignant melanoma）

恶性黑素瘤（malignant melanoma，MM）是一种高度恶性的肿瘤。多发生于皮肤，在因患癌症死亡的病例中，MM 约占 1%。无明显性别差异，但有报道，45 岁以下发病者女性偏多，而 45 岁以上发病者男性居多。

【病因及发病机制】 MM 的病因迄今尚未完全清楚，一般认为是多因素的。

1. 种族与遗传 白种人皮肤 MM 的发病率比黑人高。有统计，美国白种人 MM 的年发病率是黑人的约 50 倍。日本人的 MM 低于白种人。而澳大利亚人，尤其来自英国的凯尔特族的 MM 发病率最高。

患者可有家族发病史，有家族史者约占 3%，遗传方式为常染色体显性遗传。Anderson 曾报道 22 个家族中有 74 例患者。某些遗传性皮肤病，如色素性干皮病患者约半数可发生本病。尚有单卵双胎均患 MM 的报道。

2. 创伤与刺激 临床可发现创伤与刺激可使良性色素性皮肤病恶变，据统计，有 10%～60% 的 MM 患者恶变前有创伤史。非洲斑图人中赤足者发病率较穿鞋者高 2 倍。乌干达人的 MM 发病部位以足为常见，我国也有类似情况，这些都可能与经常外伤刺激有关。

3. 痣细胞痣的恶变 临床发现，MM往往是痣细胞痣、交界痣、真皮内细胞痣的恶变。当然，原发性MM亦可起源于表皮中原有的黑素细胞，以及某些原已存在的先天性和后天性皮内型痣细胞痣。然而，约有1/3的MM患者并无痣细胞痣的病史。

4. 紫外线 长期紫外线照射不但可导致黑素细胞的增加，亦可引起其质的变化。一些关于MM的流行病学调查研究显示，其发病与紫外线照射时间和强度相关。有学者认为，恶性雀斑样痣型MM与阳光的直接照射有关，而非曝光部位的结节型MM，可能与曝光区皮肤释放的一种所谓日光循环因子作用于黑素细胞有关。

5. 免疫 MM的预后与患者的免疫状况密切相关，有的迅速转移死亡，有的不加治疗，也可存活多年，甚至可出现自然消退现象，虽然其确切机制尚不清楚，但其免疫学反应确实存在。

有学者认为，体液免疫在预防或推迟血源性转移方面起重要作用。在MM患者中已测出对肿瘤细胞的胞质抗原及胞膜抗原的循环抗体，抗胞膜抗体则较为特异。在体内，肿瘤局限时，抗体水平最高，而且在发生转移前，抗体即明显下降或消失。

细胞免疫也在MM中也很重要。在Ⅰ、Ⅱ、Ⅲ期患者中，其淋巴细胞对培养的自身肿瘤细胞有细胞毒作用，而发生转移后，细胞毒作用即被血清因子封闭。在体外已证实，MM细胞的免疫吞噬现象，噬黑素细胞不仅是对已杀死的肿瘤有清除作用，而且对肿瘤细胞尚有直接作用。在病理切片中也观察到，在预后较好患者的病变中，单一核细胞浸润较明显，而在预后差的晚期患者病变中则浸润很少。

【临床表现】 MM好发于30岁以上的成年人，起源于痣细胞者多见于较年轻的人，恶性程度较高，生长迅速，发生转移较早。起源于黑素细胞的MM多发生于老年，恶性程度低，生长缓慢。

根据MM的临床表现、发病方式、起源及病程与预后等可将MM大致分为原位性MM及侵袭性MM。原位性MM是指病变仅局限于表皮内，而侵袭性MM则指病变突破表皮，呈垂直或水平放射状生长。

虽然根据形态学和组织学特征，有一些特殊型MM，如息肉状MM、疣状MM、促结缔组织增生型MM、炎症型MM、黏膜MM及无黑素性MM等，但目前公认的临床组织学分为4型。

1. 恶性雀斑样痣 为原位性、非侵袭性MM。国内娄有容报道的322例原位MM中，此型仅占0.49%。常发生于50~70岁之间。皮损几乎均见于暴露部位，尤以颜面最常见。皮损开始为色素不均的斑点，呈淡褐色、褐色，其中可伴有深褐色至黑色小斑点。一般不隆起，边缘不规则，逐渐向周围扩大，直径可达数厘米，往往一边扩大，而另一边自行消退。此种损害可经数年，约有1/3损害发展为侵袭性MM，损害部位出现硬结是发生恶变的重要依据。此型的5年存活率为80%~90%。

2. 浅表扩散性MM 临床最常见，国内娄有容报道的322例原位MM中，此型205例，约占82%。患者以中年为多。皮损可发生于任何部位，但上背部是最常见的发病部位，而女性多好发于小腿胫部。损害直径很少超过2.5 cm。皮损稍隆起，外形不规则或边缘呈锯齿状。其特点是色调多变，灰白色、黄褐色、褐色、黑色。发生侵袭性生长时，其发展速度是恶性雀斑样痣的3~5倍，往往在1~2年即出现浸润、结节、溃疡或出血。患者5年存活率约70%。

3. 肢端雀斑样MM 中国医学科学院皮肤病研究所报告的808例皮肤MM中，原位及侵袭性MM肢端黑素瘤343例，占42.4%。足趾、甲床及足跟尤为常见，分别占25.0%、21.6%及21.0%。通常拇趾更易受累。

临床特点是发病于掌、跖、甲床和甲周部位。此瘤在原位生长的时间较短，很快发生水平放射状及垂直性双相侵袭性生长。水平放射状生长时，临床表现为斑状损害，边缘不规则，边界不清楚，颜色不均匀，呈茶褐色、暗褐色乃至黑色，混杂存在，表面不隆起。甲下黑素瘤的病甲起初为棕褐色、黑色，常表现为纵行色素带或黑色条纹，以后甲板增厚、裂开或破坏。甲周皮肤也呈现茶褐色或棕褐色斑。出现侵袭性生长时，原有色素斑中央即出现丘疹、结节，甚至呈疣状或破溃，易发生转移。据日本统计，此型5年存活率仅29%。

4. 结节性MM　本型约占所有MM的15%，主要发生于头、颈和躯干的暴露部位。皮损的临床表现形式多样，典型的损害开始为黑色或青黑色丘疹，或大小不一的隆起性或深在结节或斑块。生长迅速，很快增大，呈乳头状、蕈状或菜花样。可发生溃疡，出血通常是晚期表现。本型往往较早发生转移，在转移前接受治疗者，5年存活率为50%～60%。

5. 转移　本病的转移极为常见。早期转移通过淋巴，近卫淋巴结肿大是征兆，晚期通过血液循环，通常是播散性转移，最常受累脏器为肝、肺及皮肤，但中枢神经受累是最常见的死亡原因。

【组织病理】　组织病理所见很大程度取决于MM的类型及其皮损所处的病程阶段。最初可发现表皮和真皮交界处有奇形怪状的长或梭形或大而异形、胞质透明的不典型黑素细胞。随着黑素细胞的增生，在真皮和表皮交界形成簇或巢状，真、表皮交界变得不规则，呈现虫蚀样现象。常见这些不典型黑素细胞沿毛囊口向下扩散。当不典型黑素细胞未侵入真皮为原位性损害，当侵入真皮呈垂直型生长则属于侵袭性MM，并可能发生转移。

Pinkus和Mehregan对MM恶变提出如下诊断标准：出现有丝分裂，有淋巴细胞或浆细胞的炎症性反应，表、真皮交界处不典型黑素细胞活跃，以及由恶性黑素瘤破坏所致的真皮基质缺如。

根据MM的厚度和瘤细胞的侵袭深度，通常将MM分为5级（期）。Ⅰ级：限于表皮；Ⅱ级：肿瘤厚度小于0.75mm，侵入真皮乳头层；Ⅲ级：肿瘤厚度0.76～1.49mm，侵入至乳头下血管丛，但尚未进入真皮网织层；Ⅳ级：肿瘤厚度1.5～4mm，侵入真皮网织层；Ⅴ级：肿瘤厚度大于4mm，侵入皮下脂肪层，或原发肿瘤2cm内有卫星病灶。

MM患者的5年生存率随级别增长而降低，Ⅱ级为96%～98%，Ⅲ级为86%～90%，Ⅳ级为66%～70%，Ⅴ级为53%～55%。

【诊断与鉴别诊断】　典型的MM不难诊断，但对不典型MM，有时易与一些色素性皮肤病相混淆，但通过组织病理检查多可以鉴别。临床常需与MM相鉴别的疾病如下。

1. 单纯性雀斑样痣　常见于儿童，皮损小于1cm，色素分布均匀，边缘光滑。

2. 蓝痣　MM与蓝痣不同点在于蓝痣有好发部位，色泽特殊，组织学上表皮无病变，细胞多为梭形，无异型性与有丝分裂象，也无炎症反应。

3. 幼年性黑素瘤　即梭形细胞痣或上皮样细胞痣，主要发生于小儿和青年。其出现的怪形多核巨细胞周围常有水肿引起的腔隙，位于深部的细胞常有成熟倾向，而MM无此现象。

4. 痣细胞痣　因部分MM是在原有痣细胞痣的基础上恶变而来，所以当痣细胞痣出现下列临床征象时，应警惕发生恶变的可能，应及时切除并做组织病理检查：①痣细胞痣显著而迅速地扩大；②颜色加深发亮，周围发红；③表面有结痂形成；④患处经常出血或发生破溃，原有皮损周围有卫星状损害发生。

【治疗】　MM的恶性程度高，易发生转移，预后差。Ⅰ～Ⅱ期患者采取比较彻底的手术切除，是力求达到治愈的最佳选择。对Ⅲ～Ⅴ期及发生转移的患者，目前尚无理想的治疗药物和方案，通常使用综合疗法，以期达到缓解、延长存活时间和减轻患者痛苦的目的。

1. 手术治疗　既往认为肿瘤应广泛切除，包括周围正常皮肤5～8cm的观点已被摒弃。目前倾向于根据肿瘤的厚度决定切除范围，对于肿瘤厚度≥4.0mm者，因淋巴结转移和远处转移的风险明显增加，故盲目地扩大切除范围并不能改变预后，2.0cm的切除范围已足够。关于手术治疗详见MM的外科治疗。

2. 系统治疗

（1）单一用药

1）达卡巴嗪（Dacarbazine，DTIC）：又名氮烯咪胺、甲嗪咪唑胺。是目前治疗 MM 的首选药物，目前处于临床试验期使用的新药，尚未超过 DTIC 的疗效。其单药有效率约为 20%，缓解期为 3 ~6 个月。

2）亚硝脲类药物：对 MM 有一定疗效，综合文献资料其有效率：氯己恶硝脲（BCNU，卡莫斯汀）为18%，甲环亚硝脲（Me - CCNU，司莫司汀）为17%，和环己亚硝脲（CCNU，洛莫斯汀）约为13%。

3）顺铂（DDP）：单剂量≤0.1g/㎡，有效率≤20%，亦可与其他化疗药合用，以增加疗效。推荐 DDP 与 IL - 2 和 IFN 合用，可望提高疗效。

4）长春地辛（VDS）：有效率为 15% ~25%。

（2）联合化疗：联合化疗比单一用药的疗效有提高，且不良反应有所减少。有报道，二药联合方案的有效率为 20% ~30%，三药联合方案可达 30% ~40%，缓解期 6 个月左右。以下为较常用的联合化疗方案。

1）BDV 方案：均为静注。BCNU 65mg/m^2，第 1 ~3 天/6 周；DTIC 0.25g/m^2，第 1 天；长春新碱（VCR）1 ~1.5mg/m^2，每周 1 次，共 6 次。

2）DVP 方案：均为静注。DTIC 0.25g/m^2，第 1 ~5 天；VDS 3mg/m^2，第 1 天；DDP 0.1g/m^2，第 1 天。

3）CBP 方案：CCNU 80mg/m^2，口服，第 1 天；博来霉素（BLM）15 单位/次，静滴，第 3 ~7 天；DDP 40mg/m^2，静滴，第 8 天。6 周重复。

4）PBV 方案：DDP 30mg /m^2，静滴，第 5 ~7 天（或 50mg/m^2 静滴第 5、6 天）；BCNU 0.125g/m^2，静滴，第 1 ~4 天；VCR 2mg/m^2，静注，第 1、8 天。3 周重复，共 3 ~4 周期。

5）DPBT 方案：DTIC 0.22g/ m^2，静滴，第 1 ~3 天/3 周；DDP 25mg/ m^2，静滴，第 1 天/6 周；BCNU 0.15g/ m^2，静注，第 1 天/6 周；他莫昔芬（Tamoxifen）10 毫克/次，口服，每日 2 次。6 周为 1 疗程。Delprete 等（1984）和 McClay 等（1987）采用该方案，各治疗 20 例，其有效率分别为 55% 和 50%，中位缓解期为 10 个月和 7 个月。

6）BDVPT 方案：BCNU 60mg/m^2，静滴，每 6 周的第 1、8 天；DTIC 0.2g/m^2，静滴，第 1 ~3 天；VDS 3mg/m^2，静滴，第 1、8 天；DDP 30mg/m^2，第 4 ~6 天；三苯氧胺（TAM）10 毫克/次，口服，每日 2 次。3 周重复，共 3 周期。

（3）生物化学治疗：最常用的是 CVD 加干扰素白介素方案：DDP 20mg/m^2，静滴，第 1 ~4 天；VCR 2mg/m^2，静滴，第 1 ~4 天；DTIC 0.8g/m^2，静滴，第 1 天；干扰素 - α5 ×10^6U，皮下注射，第 1 ~5、7、9、11、13 天；白介素 - 2 9 ×10^6U，静滴，第 1 ~4 天。每 3 周重复。

大量临床研究证实，大剂量 IFN - α2b 可使 MM 复发率降低 20% ~30%，生存率提高 30%，1996 年被 FDA 批准用于治疗Ⅱ、Ⅲ级的 MM。白介素 - 2 于 1998 年获得 FDA 批准用于治疗Ⅳ级 MM。生物化学疗法的二期临床试验显示，40% ~50% 患者经治后肿瘤有反应，该疗法优于细胞毒药物化疗或免疫治疗单用。个别的三期临床试验也显示与化疗相比，生物化学疗法后患者对治疗的反应率和反应持续时间均加倍，而且平均生存率显著延长。

（4）免疫疗法

1）卡介苗（BDG）：BCG 可用皮肤划痕法瘤内注射和口服。一项多中心随机三期临床试验，治疗Ⅲ期和Ⅳ期术后 MM 患者的转归结果表明，BCG 治疗可延长术后极高危患者的总生存期。

2）肿瘤疫苗：已设计出多种针对 MM 的保护性疫苗，包括 GM2 - 神经节苷脂 - MM 疫苗、脱落 MM 抗原疫苗、Canvaxin（多价全细胞疫苗）、M - Vax（二硝基酚结合的自体肿瘤疫苗）和

Melacine（由 MM 细胞溶解产物与佐剂 Detox 混合后的疫苗）、树突状细胞疫苗等。但疫苗的疗效，以及与其他药物联合使用的协同效果作用尚待进一步研究。

（5）放射治疗：放射治疗对减轻内脏转移灶引起的压迫症状有价值，对骨骼转移引起的疼痛有明显缓解作用。放射与糖皮质激素联合治疗，对转移至中枢神经系统的病灶亦有效果。对转移性病灶目前常用 X 线照射剂量为：浅表淋巴结软组织及胸腔、腹腔、盆腔内的转移灶每次照射量≥5Gy，每周 2 次总量 20 ~ 40Gy，对骨转移灶每次 2 ~ 4Gy，总量 30Gy 以上。

尽管有上述一些治疗药物、方案和方法可供选择，但临床疗效均不够理想，且不良反应难以避免，故必须探索新的治疗手段。目前正在进行试验性治疗的药物很多，如福莫斯汀、替莫唑胺、索拉非尼、单克隆抗体、重组人血管内皮抑制素、反义核酸和激酶抑制剂、蛋白酶体抑制剂、抗细胞毒性 T 细胞相关抗原、淋巴因子激活杀伤细胞（LAK 细胞）及肿瘤浸润淋巴细胞（TIL）等。

对免疫学与分子生物学的深入了解将带来更多新的治疗选择，靶向治疗是目前研究的热点，但只有设计完整的三期临床试验，才有可能使这些新手段真正走向临床应用。其中重要的是如何选择那些有可能获益的患者，并预知这些患者对哪种新手段更敏感，对在未来寻找能指导预后及疗效的生物标志物显得尤为重要。

成人 T 细胞淋巴瘤（adult T – cell lymphoma）

又名反转录病毒相关成人 T 细胞淋巴瘤/白血病，首先由高月清等于 1976 年描述。

【病因及发病机制】 本病主要流行于日本和加勒比海的某些地区，少数亦见于美洲和非洲。我国大陆和台湾各报道 12 例和 5 例。已证实，其发病病因为人类亲 T 淋巴细胞反转录病毒（HTLV – 1）。流行病学调查表明其传播方式有：①通过母乳喂养传给婴儿；②活动期患者可通过性传播；③通过血液制品传播。

【临床表现】 男性较多见，平均发病年龄为 52 岁。大致可分为急性和慢性两型。急性型发病急，发展快，病程短，预后差，多有淋巴结肿大，皮肤损害可发生于 33.3% ~ 49% 的患者，有特异性和非特异性损害。前者常全身播散性分布，常为初发体征，表现为丘疹、结节、肿瘤或红皮病。后者常表现为鱼鳞病样，有红斑、丘疹、水疱、淤点或淤斑等。常有肝肿大。因骨质溶解而产生骨痛和高钙血症。慢性型极少皮肤损害，可持续多年或转变成急性 T 细胞性淋巴瘤/白血病。

【组织病理】 瘤细胞在真皮内多呈灶性聚集，也在表皮内灶性聚集成 Pautrier 微脓疡。瘤细胞的特点为：胞体一般较大，除在一些病例中表现为大、中不规则圆形细胞混合外，大多数病例表现为多形性，细胞的大小和形态不一，胞核常扭曲，呈佛手状或像一串香蕉，一面光滑，一面凹凸不平，胞界不清楚，并见少数瘤巨细胞，胞核巨大、畸形，似 R – S 细胞。

急性型 67.6% 的患者外周血白细胞增多，并可见不典型细胞。这种不典型细胞的胞核明显多形，类似 Sezary 细胞。免疫标记示多形核细胞对 OKT_4、OKT_3、OKT_{11} 呈阳性反应；OKT_8 呈阴性反应，表现为辅助 T 细胞表型；对 Tac（IL2）呈阳性反应。细胞化学染色示不典型细胞对 ANAE 及 ACP 呈灶性阳性反应。慢性型只有 1% ~ 20% 的上述不典型细胞。患者血清对抗 HTLV – 1 抗原呈阳性反应。

【诊断与鉴别诊断】 结合免疫组化及血清抗 HTLV – 1 抗体阳性方能诊断。需与 Sezary 综合征、多形 T 细胞淋巴瘤相鉴别。

【治疗】 主要联合化疗，但尚需调整患者免疫状况，加强支持疗法。

霍奇金淋巴瘤（Hodgkin disease）

又称 Hodgkin 淋巴瘤、恶性淋巴肉芽肿病、Hodgkin 肉瘤。Hodgkin 于 1832 年报告，是一种原发于淋巴结的恶性肿瘤，具有特殊的瘤巨细胞（Reed - Sternberg 细胞，简称 R - S 细胞），常有不同程度的炎症细胞浸润。

【病因及发病机制】 病因尚不清楚，目前的研究提示可能与下列因素有关。

1. 病毒感染　患者血清中 EB 病毒抗体效价高，与患者密切接触的人发病率高，表明与 EB 病毒感染有关，但尚无确切证据。

2. 射线影响　原子弹爆炸区居民的发病率较其他地区居民高 4 倍，提示可能与核辐射有关。

3. 与细胞免疫缺陷有关　患者血中 T 淋巴细胞减少、细胞免疫低下、正常迟发型变态反应消失、对同种异体移植排斥缓慢、早期病变常从淋巴结 T 区开始发生，故认为与 T 细胞免疫监视功能缺陷而导致“网状细胞”异常瘤性增生。

4. 可能与白血病、多发性特发性出血性肉瘤有关。

【临床表现】 常见于男性，男女之比，欧美为 1.5∶1，中国为 2.65∶1，发病年龄的第一个高峰在 15～34 岁之间，第二个高峰在 50 岁以后，中国未见此双峰特点。

病变大都原发于淋巴结，患者常诉淋巴结或淋巴结群，特别是在颈部，呈无痛性进行性肿大，伴乏力、食欲不振、消瘦、不规则热、盗汗及瘙痒。晚期可累及任何器官。因颈和腋部淋巴结肿大，可压迫臂神经丛而引起咳嗽、呼吸困难、上腔静脉综合征、言语困难等症状。脾脏受累可引起腹部不适、消化不良、恶心、呕吐和因脾功能亢进所产生的症状。累及骨骼者可引起骨折、突眼、脊髓受压和瘫痪。中枢神经系统受累可致偏瘫、周围神经病变和疼痛。胃肠道受累可引起溃疡、疼痛、出血、梗阻和吸收不良综合征。累及肝脏可引起黄疸和肝性昏迷。泌尿生殖系统受累可引起尿毒症。因细胞免疫功能低下，易发生病毒、细菌和念珠菌感染。

皮肤损害可分为特异性和非特异性。特异性损害见于 5%～10% 患者，原发性少见，大多源于血源播散，常见于有广泛淋巴结病变的晚期患者；若由相应淋巴结逆行传播，可见于早期。原发性损害可先于其他症状，包括淋巴结肿大，预后较佳，患者可存活 10～20 年。发生继发性损害的患者常于数月内死亡。损害好发于头皮、颈部和躯干上半部，可表现为丘疹、结节、斑块、红皮病或湿疹样，偶或皮下结节。溃疡可发生在结节或斑块的基础上，或因淋巴结或骨骼等病变波及皮肤所致。非特异性损害较常见，常表现为表皮剥蚀、红斑、苔藓样变、痒疹样或红皮病等。其他，如皮肤苍白、多形红斑、鱼鳞病、皮肌炎、毛发红糠疹等也可发生。由于免疫功能低下，至少有 15% 患者可发生带状疱疹。

【组织病理】 瘤细胞成分复杂，伴有各种炎症细胞及血管增生，常形成肉芽肿样结构，偶或坏死，晚期发生纤维化，其瘤巨细胞称为 Reed - Sternberg 细胞，简称 R - S 细胞，有诊断价值。典型的 R - S 细胞体积较大，直径 15～45μm，圆或卵圆形，亦可稍不规则，埋在背景细胞中，胞质较丰富，半透明，淡嗜伊红或嗜双色性，双核或 1 个分叶核，胞核也较大，直径 8～20μm，圆或卵圆形，染色质粗块状，常凝集于核膜，分布不均匀，有明显间隙。核仁很大，大多呈圆形，嗜伊红或嗜双色性，核仁周围有空晕，形似病毒包涵体。双核 R - S 细胞的胞核大小、形态相同，并紧密贴在一起，形如镜影，又称镜影细胞，有重要的诊断价值。巨核或多核 R - S 细胞的胞核巨大，扭曲、重叠、分叶或多核。腔隙形的 R - S 细胞的核周出现苍白腔隙，胞核呈分叶状，核仁小，核周仅有少量着色的胞质。腔隙的出现是经福尔马林固定，使胞质收缩在核周引起。淋巴/组织细胞优势型 R - S 细胞体积较大，胞质嗜伊红或嗜双色性，核扭曲、分叶，呈空泡状，核仁小，嗜碱性。固缩型 R - S 细胞，核染固缩如涂墨状，外形不规则。各型 R - S

细胞在霍奇金淋巴瘤中很少单一型出现，而是以一型为主，伴一至几个其他类型 R－S 细胞。

按照 Rye 国际会议的分类，可将淋巴结组织象分为 4 型，即淋巴细胞优势型、结节硬化型、混合细胞型和淋巴细胞削减型。

本病的非特异性皮肤损害中，仅见慢性炎症细胞浸润。特异性皮损中可见大的细胞团块，常深达皮下组织，组织学表现，很少像淋巴结中所见的那样典型，难以分型。

【诊断与鉴别诊断】 非特异性皮肤损害不论在临床还是在组织病理上均无特殊性。特异性皮肤损害的临床形态无特殊性，主要靠组织病理检查明确诊断。

【治疗】 X 线放疗对局限型有效，晚期以化疗为主，常用多种药物联合化疗。对非特异性皮损，可考虑对症治疗。

艾滋病相关 Kaposi 肉瘤（Kaposi sarcoma related to AIDS）

艾滋病相关 Kaposi 肉瘤属于 Kaposi 肉瘤的一种临床类型，在 AIDS 中发病率很高。Kaposi 肉瘤首先于 1872 年由 Kaposi 报道，分为经典型（欧洲型）、非洲型、艾滋病相关 Kaposi 肉瘤及与移植有关的 Kaposi 肉瘤 4 型。

【病因及发病机制】 在 AIDS 中具有高发病率。AIDS 患者感染 HIV 后，细胞免疫功能严重缺陷，易发生本病。多种因素，如基因易感性、地理环境因素及内分泌等也影响本病的发生。

【临床表现】 损害分布广泛，多发生于身体上部，头、颈部、足底，且对称分布。皮损初为红色斑，周围有苍白晕，以后变成紫色或棕色斑，苍白晕消失。一般皮损较小，直径 1cm 左右，圆形隆起。Kaposi 肉瘤作为 AIDS 最初的皮肤表现者约占 30%，在疾病发展过程中占 35%。约 70% 最终内脏受累，内脏最常受累的器官是肺（37%）、胃肠道（50%）和淋巴结（50%）。进展迅速，治疗困难，死亡率高。有皮肤损害而死亡的病例中均有内脏累及。自然病程不一，少数 1～2 个皮损的患者在 2 年时间内无新发皮损，而大多数患者，其皮损缓慢增大，有新损害出现。预后取决于 AIDS 本身的免疫功能。

【组织病理】 早期表现为似肉芽组织，但常累及真皮深层包绕皮肤附属器，毛细血管新生、扩张、充血、内皮细胞增大并突入管内。晚期，血管周围梭形细胞异形成纤维细胞显著增生，但二者常混合在一起。

电镜下，AIDS 引起的 Kaposi 肉瘤皮损中，可见反转录病毒颗粒。

【诊断与鉴别诊断】 根据红色或紫色斑，主要累及身体上部与足底，对称分布，结合组织病理及 HIV 检查可以确诊。组织病理学需与其他血管肿瘤、肉瘤鉴别。

【治疗】 首选是针对艾滋病的治疗。对顽固而局限的损害，可采用局部冷冻、激光或手术切除。

文献报道，长春新碱 0.1mg/ml 注入皮损内，每次不超过 3ml，每间隔 2 周注射 1 次，可使局限性皮损消退 6～12 个月。有报道，局部注射干扰素、放线菌素 D 亦有效。

0.1%9－顺－维 A 酸（alitretinoin）凝胶，已被美国 FDA 批准用于治疗皮肤型的 Kaposi 肉瘤，如患者能耐受，每日局部外用 2～4 次，通常在用药 2～14 周内，皮损将得到改善。9－顺－维 A 酸的口服制剂正处于临床研究阶段，用于 HIV 相关 Kaposi 肉瘤和银屑病的治疗。

Kaposi 肉瘤对放射治疗或电子束照射敏感，可单次大剂量，亦可小剂量分次治疗。放疗、化疗和免疫疗法联合应用，可望成为将来最有希望的治疗方法。

皮肤白血病（leukemia cutis）

白血病在我国并非少见，近年来有逐渐增多趋势。与国外有所不同的是，急性者较慢性多见，且男性多于女性。其中粒细胞性白血病最为常见，多见于成人。其次为淋巴细胞性白血病，急性淋巴细胞白血病多见于儿童。慢性粒细胞白血病常见于20～50岁，而慢性淋巴细胞白血病更多见于45岁以上成年人，单核细胞性白血病相对较少。

白血病累及皮肤的表现称为皮肤白血病。大约30%白血病患者的皮肤活检显示为皮肤白血病，是预后不良的征兆。据统计，白血病累及皮肤时，约90%的患者已有髓外受累，40%的患者有脑膜浸润。在个别病例，皮肤白血病可发生于血象和骨髓象异常之前3周～20个月。

【病因及发病机制】 白血病的确切病因和发病机制尚不十分明了。外界电离辐射、化学物质、病毒感染都被证明有致病作用，遗传因素、免疫、体液等内在因素在白血病的发病中也很重要。目前倾向于认为是综合因素所致。细胞遗传学异常可以是先天的，也可以是外界因素所引起的细胞突变，如电离辐射既能促使细胞突变、机体免疫功能下降，又可促使病毒活化。恶变的白血病细胞大量增殖，而分化又有阻滞，使原始细胞不断增多，大量积聚，影响正常造血功能，浸润全身组织，导致正常器官功能障碍，造成临床上白血病表现。

【临床表现】 白血病常包括系统性症状，如发热、贫血、出血、紫癜、淋巴结肿大、肝脾大。也常累及骨髓、心、肺、泌尿生殖系统及中枢神经系统等，详见血液学专著。

粒细胞、淋巴细胞及单核细胞性白血病所引起的皮肤损害，可单独发生或并发，皮肤损害可以为首发症状，但绝大多数是继发性的。真正的原发性皮肤白血病的诊断，必须证实末梢血、淋巴结及内脏均无异常，而仅有皮肤白血病的病变出现。继发性皮肤白血病皮损可分为特异性和非特异性两种类型。

1. 特异性皮损 由白血病细胞浸润所致，含有与周围血液中相同的异常白细胞。皮损多见于慢性白血病患者，更多见于慢性淋巴细胞白血病，急性期特异性皮损相对少见。可表现为丘疹、结节、斑块或肿块，也可为剥脱性皮炎等，其中最常见是多发性丘疹或结节，约占60%，浸润性斑块约占26%。如广泛累及皮肤，称泛发性皮肤白血病。

皮损可表现为黄色、棕褐色、红色、蓝色或紫色。发生于躯干、四肢的皮损，少见破溃，颜面皮损破溃者并不少见。损害也可发生于口唇及齿龈。

2. 非特异性皮损 特点是无白血病细胞浸润，损害为多型性，可表现为斑疹、丘疹、水疱、风团、紫癜、结节及溃疡等，伴有明显或严重的瘙痒。亦可表现为荨麻疹、大疱性皮疹及多型红斑，偶可见丘疹坏死性皮疹、湿疹样皮疹，甚至可见弥漫性红皮症、出血性皮损等。

在各型白血病中，出血性损害都很常见，表现为紫癜、淤斑、鼻出血、齿龈出血以及消化道出血，可为淋巴细胞白血病的早期症状。

若发生带状疱疹，皮损往往泛发，出现血疱、坏死，症状常较严重。

以上所述特异性及非特异性皮损，可在同一患者身上单独出现，也可合并存在，或由非特异发展成特异性皮损。将各型白血病的皮损表现分述如下。

（1）急性白血病：皮损多为非特异性，表现为紫癜、血疱，间有红斑、丘疹和脓疱，丘疹中央往往发生坏死、破溃。可出现口腔黏膜溃疡。急性淋巴细胞性白血病可出现色素性荨麻疹样皮损。急性粒细胞性白血病的齿龈浸润性肥厚，具有相对特异性。

（2）慢性淋巴细胞白血病：非特异性皮损仅偶见痒疹样丘疹和紫癜，而特异性皮损较常见，可表现为：①肿瘤型：大都见于B淋巴细胞型，好发于颜面，其次为四肢伸侧肩部和胸部。为散在结节和肿块，开始多为1～2个。肿瘤略高出皮面，边界清楚，表面光滑，呈黄褐色、淡棕红或蓝红色等。橡皮样硬度，一般不破溃。也可表面皮肤正常而皮下组织呈结节状浸润。自觉烧灼感、轻度疼痛或压之不适，无明显瘙痒。颜面皮损常融合成片，状如狮面。大的结节直径可达10cm。可多年保持不变，也可自行消退；②发疹型：多发生于躯干和腹部侧面，常表现为二期梅毒疹样皮损；③红皮病型：相对少见，大都为T淋巴细胞型，表现为全身皮肤潮红，干燥、脱屑、广泛浸润、肥厚，瘙痒明显，可伴有全身淋巴结肿大。

（3）慢性粒细胞白血病：特异性皮损较少见。虽然其皮损与淋巴细胞白血病相似，其结节性损害以躯干为主，亦可发生于四肢与面部。结节坚实有弹性，紫红色或淡红色。根据肿瘤切面有无特征性绿色，可分为绿色瘤和非绿色原粒细胞瘤或粒细胞肉瘤。

①绿色瘤：被认为是本型白血病特征性的皮损，约占粒细胞白血病的3.1%，多发生于30岁以前，好发于颅骨特别是眼眶周围，可引起突眼、脑神经麻痹等症状。肿瘤的特征为切面在日光下呈绿色，其绿色一般认为与瘤内含大量过氧化酶有关，如果暴露于空气中，因被氧化而褪色；②白血病前绿色瘤：发生于白血病前，临床上较罕见。特点是很少累及颅骨引起突眼，常见发生于其他骨骼或原发于皮肤、内脏和淋巴结等。其发生于血象和骨髓象异常之前的为0.5~3年。肿瘤的表现与绿色瘤无异。

（4）慢性单核细胞白血病：特异性皮损通常有两种表现：①斑疹型：酷似早二期梅毒疹或其他急性传染病发疹，常不对称分布于全身。为玫瑰色，晚期变为紫蓝色并略有浸润，消退后留有灰色斑。有时有压痛，很少引起瘙痒或疼痛；②结节和斑块型：皮损深在，有些浸润性皮损中央偶可坏死、破溃，形成多发性不规则火山口样溃疡，基底坚硬，边缘隆起。

3. 继发性感染　常见合并症为细菌感染，如败血症、肺炎、脓皮病及尿路感染等，尤以疾病后期多见。肺部或其他等内脏白念珠菌及其他真菌感染也可能发生，以化疗后多见。

【实验室检查】

1. 血象　白细胞总数的变化与白血病的类型、病期及其急性程度有关。通常白细胞总数轻度增加，一般不超过$30\times10^9/L$，晚期可明显增加。但约半数患者白细胞不增加，甚至降低至$0.4\times10^9/L$。起病时常伴有不同程度的正常红细胞和正常血色素性贫血，80%患者血红蛋白低于正常值。外周血中可出现幼红细胞，也见幼稚白细胞。血小板大多减少，伴出血时间延长。毛细血管脆性试验阳性。

2. 骨髓象　呈显著性增生，主要为白血病原始细胞，可高达99%，在6%以上即有诊断价值。血片及骨髓涂片细胞化学染色，对鉴别不同白血病细胞有诊断价值。

【组织病理】　真皮和皮下组织内可见未成熟和已成熟的白血病细胞呈弥漫性浸润，或血管及附属器周围呈灶状浸润。表皮被侵犯或无变化，未侵犯表皮者常见无细胞浸润带。其浸润细胞形态比较一致，其类型与白血病的类型一致。对于白血病的诊断与分型，组织病理检查不是主要的，主要还要靠血片及骨髓涂片诊断。最简单的方法是做印片或冷冻切片进行酶细胞化学染色或单克隆抗体免疫标志。

不同类型白血病的鉴别详见血液学专著，皮肤白血病的组织学鉴别要点见下表。

不同类型皮肤白血病的组织学鉴别要点

	白血病类型				
	急淋	慢淋	急粒	慢性单核	急性髓细胞性
表皮受累	+	++	+	–	–
无细胞浸润带	+++	+++	+++	+++	+++
弥漫性浸润	+++	+++	+++	+++	+++
结节状浸润	+	+	+	+	–
胶原束间线性浸润	–	–	+++	+++	+++
血管内及周围受累	+++	+++	+	+++	+++
皮肤附属器受累	+	++	+++	+	++
白血病细胞形态	母细胞	小淋巴细胞	不典型髓样细胞，髓母细胞	中性粒细胞 嗜酸性粒细胞	母细胞 单核样细胞

过氧化物酶反应，可见骨髓系统成熟或部分成熟细胞中的颗粒呈阳性反应，而对极不成熟的髓细胞，如髓母细胞与全部淋巴系统的细胞均为阴性。因此，过氧化物酶反应对鉴别诊断有很大价值，对粒细胞白血病常阳性，而对淋巴细胞性白血病和淋巴瘤则常为阴性。但过氧化物酶反应应采取新鲜标本冷冻切片方可应用。

【诊断】 白血病的诊断主要需结合病史、体检、末梢血片、骨髓或淋巴结检查方能确诊。偶尔可从特异皮损切片中特异细胞的浸润来证实。非特异性皮疹只能提示白血病的可能性，但不能作为诊断的依据。

【治疗】 继发性皮肤白血病的治疗主要是治疗白血病，详见血液病学专著。特异性皮损可用X线和局部化疗，非特异性皮疹可对症治疗。

（李慧珠　杨竹生）

第十五章　与皮肤相关的综合征

第一节　女性多发的疾病

泛发性胃肠息肉（generalized gastrointestinal polyposis）

Cronkhite 和 Canada 于 1955 年首先报道，故命名为 Cronkhite－Canada 综合征。根据其主要临床表现，又称为息肉－色素沉着－脱发－甲营养不良综合征。确切病因不明，无家族发病史。主要发生于女性，常中年后发病，发病平均年龄 60 岁。

【临床表现】

胃肠息肉：一般先出现厌食、恶心、呕吐、腹泻等胃肠道症状，消化道造影或相关影像学检查，可发现全消化道黏膜有良性息肉。

色素沉着：呈弥漫性皮肤淡褐色色素沉着，以面颈部、四肢、掌跖、皱褶部更明显，通常不累及黏膜。

脱发：开始呈斑秃样脱发，逐渐发展为弥漫性脱发、普秃或全秃。病情缓解后毛发可再生。

甲损害：表现为甲营养不良、远端分离或脱落。

由于消化道息肉的影响，可出现体重减轻，往往伴发低血钙、低血钾和低蛋白血症，甚至发展为恶病质导致死亡。

【组织病理】 息肉为良性腺瘤。胃肠黏膜普遍肥厚，分泌黏蛋白多的上皮可见多量扩大的腺体和囊肿，小肠绒毛短小，固有层可见囊样腺体。

【诊断与鉴别诊断】 根据典型的消化道影像学表现、皮肤色素沉着、脱发及甲改变，通常不难诊断。需与黏膜色素沉着肠道息肉综合征进行鉴别，后者色素沉着常发生于口唇，呈黑色、点状，无脱发及甲损害。

【治疗】 主要针对息肉影响吸收所致的营养不良给予支持疗法，如补充钾、钙，高蛋白饮食。如息肉散在分布，数量不多，可利用内镜技术进行摘除，如息肉集中于消化道的某一部位或某段肠道，则可进行手术切除。

多发性错构瘤综合征（multiple harmartoma syndrome）

Lioyd 和 Dennis 于 1963 年首先报道，因发生于 Cowden 家族，故以患者的姓氏命名为 Cowden 病或 Cowden 综合征。因有的皮损组织病理象类似于单发性外毛根鞘瘤，故有的教科书上称其为多发性外毛根鞘瘤（multiple tricholennoma），1972 年命名为多发性错构瘤综合征。文献统计，男女比例约为 5∶3，发病年龄 4～75 岁，平均发病年龄为 39 岁。属于常染色体显性遗传。

【临床表现】 因本病既有皮肤损害的表现，又可伴有多器官受累及恶性肿瘤的发生，故早期诊断很重要。典型的皮肤损害表现为面部多发性结节、口腔黏膜乳头状瘤及肢端点状角化三联征，可为早期诊断提供有价值的线索。

1. 皮肤损害　好发于面部，主要集中于口、鼻及耳周，面部损害为疣状或乳头瘤样丘疹或小结节，外观酷似寻常疣。肤色、淡红色或黄褐、棕褐色。皮损亦见于颈部、前臂、手背和掌跖。前臂和手背的皮损外观类似于扁平疣或疣状肢端角化症。掌跖部位的皮损为角化性丘疹，类似于点状角化症和疣状肢端角化症的半透明丘疹。

2. 口腔损害　常见于齿龈和上腭，颊黏膜、咽和舌亦可受累。为 1～3 mm 大的扁平丘疹，鹅卵石样外观，唇部皮损呈乳头瘤或息肉样。

3. 乳房　文献统计，约 80% 的女患者在皮损出现后，发生乳房受累，包括纤维囊性疾患、乳房肥大和乳腺癌，有报道最终发生乳腺癌者高达约 50%。

4. 胃肠道　文献报告中胃肠道发生病变的多少依次为：结肠息肉、胃息肉、食管息肉、十二指肠息肉、小肠息肉、直肠乙状结肠息肉、肛门息肉、结肠憩室、乙状结肠平滑肌瘤、乙状结肠息肉状神经节瘤病及结肠腺癌。

5. 甲状腺　有学者统计，83 例患者中 56 例有甲状腺疾患，以 20～30 岁发病最多。最常见的是甲状腺肿，其他尚有良性甲状腺腺瘤和甲状腺癌。亦可伴有甲状腺功能亢进、减退以及甲状腺炎等。

6. 生殖系统　女性中常见，可为功能异常或器质性损害。功能异常多为月经不调、流产和死胎。约半数为器质性损害，其中包括卵巢囊肿、卵巢畸胎瘤、子宫纤维瘤、宫颈癌及阴道囊肿等。

7. 泌尿系统　少数可发生肾盂移行细胞癌、膀胱移行细胞癌及尿道良性息肉等。

8. 其他　文献累及其他系统病变的报道有骨骼异常，包括高腭弓、漏斗胸、脊柱侧凸、骨囊肿和增殖腺面容等；中枢神经系统异常，包括脑膜瘤、智力低下、意向震颤、脑电图异常；心血管和内分泌系统病变亦有报道。

【组织病理】 呈非特异性改变。角化过度、棘层肥厚，酷似假性上皮瘤样增生。血管周围有淋巴细胞、组织细胞、中性粒细胞及少数浆细胞浸润。电子显微镜示基底膜底下有胶原聚集。在角质形成细胞中有张力丝群集，角质形成细胞的胞质中有空泡。

【诊断与鉴别诊断】 根据本病特征性的皮肤三联征皮损表现、伴发多器官受累及易发生恶性肿瘤的特点，通常可作出诊断。本病的皮损应与寻常疣、皮脂腺腺瘤、毛囊角化病、疣状表皮发育不良和疣状肢端角化症等相鉴别。通过组织病理检查、有无内脏损害及其他器官受累可以鉴别。

【治疗】 皮肤损害的处理并不重要，关键是早期发现和治疗相应的内脏病变及乳房肿瘤。

矮妖精貌样综合征（leprechaunism syndrome）

因患者面容怪异，颇似爱尔兰童话的矮妖精，故得名。Donohue 于 1954 年首报，故又称为 Donohue 综合征。女性多见，出生时发病。

【病因及发病机制】 确切原因及发病机制不明，患者父母多为近亲结婚，有家族性发病倾向。染色体检查可见一种非常大的中着丝粒染色体，目前倾向认为可能是常染色体隐性遗传。

【临床表现】 患儿出生时身材短小、营养不良，前额及颊部多毛，鼻背扁平，鼻腔外张，眼距增宽，嘴唇肥厚，耳大而位置低。皮下组织少，皮肤松弛、多皱纹，四肢关节和手足背处明显。

大部分患儿在半年内夭折。存活者可逐渐出现智力发育迟缓，骨龄延迟，肌肉进行性萎缩，躯干短粗而四肢细长，可出现 3、4、5 指屈曲，且第 5 指末节指骨短及指甲缺如。

可伴有内分泌失调、肝功能障碍、性激素代谢紊乱、出现性早熟征象。患者抵抗力低下易发生感染。

【治疗】 无特殊治疗，对症处理，加强支持疗法，着重预防感染。

黄甲综合征（yellow nail syndrome）

1964 年由 Sammon 和 White 首先报告，以黄色肥厚指（趾）甲、淋巴性水肿、慢性胸腔积液为主要特征。可见于任何年龄，但以成人为多，有学者统计，初发年龄为 11～72 岁，平均 44 岁。无明显遗传倾向。男女比例约 1∶2。

【病因及发病机制】 确切病因及发病机制尚不明了。目前多认为，是淋巴系统先天发育不全及功能障碍，使淋巴回流障碍所致。

【临床表现】

1. 甲损害 指（趾）甲肥厚，弯曲度过大，多呈黄色或灰黄、黄黑色，可累及部分或全部指（趾）甲。甲生长缓慢，甲半月消失。甲周围组织呈非可凹性肿胀，且易发生感染和淋巴管炎。

2. 淋巴性水肿 多见踝部，其次是面部和小腿。水肿局部可肥厚、角化过度及橡皮样改变。

3. 慢性胸腔积液 淋巴渗出性胸膜炎多为双侧性，常合并其他慢性呼吸系统疾病，如气管炎、支气管炎、支气管扩张及肺炎等。

上述 3 种主要症状可全部出现，亦可部分出现。日本学者统计 65 例患者，黄甲的发生率为 86%，淋巴性水肿为 74%，慢性胸腔积液为 37%，呼吸道感染为 23%。具备 3 种主要症状者约占 25%，有黄甲和淋巴水肿者占 40%，有淋巴水肿和慢性胸腔积液者占 11%，仅出现黄甲者约为 22%。

【诊断与鉴别诊断】 根据本病的3个主要特征不难作出诊断。部分患者可出现低丙种球蛋白血症及外周血白细胞减少，但无诊断价值。应与先天性厚甲进行鉴别，后者常染色体显性遗传，出生时即有甲增厚，且越靠近甲边缘越厚，甲游离缘突出犹如马蹄状，并常伴有掌跖角化过度、毛囊角化、口腔黏膜白色角化斑、毛发营养不良及往往有家族史等，据此可以鉴别。

【治疗】 目前尚无特效治疗。可给予大剂量维生素E，小剂量糖皮质激素内服。据报告，甲周局部注射去炎松或得宝松（含二丙酸倍他米松和倍他米松磷酸二钠）可获良好的效果。淋巴水肿和慢性胸腔积液通常对症处理，呼吸道感染可给予抗生素治疗。

先天性骨性斜颈综合征（congenital osseous torticollis syndrome）

由Klippel和Feil首报，故又称Klippel-Feil综合征。同伴的名称尚有短颈综合征和先天性颈、胸椎结合。系胚胎期（3~7周）胚层阶段发育不全所致，多见于少女。

【临床表现】 主要表现为短颈、颈部活动受限，偶尔合并斜颈。X线检查可见颈椎融合、颈椎与胸椎融合，或伴腰椎融合。枕部发际下移至颈后。

文献报道的临床表现有眼球震颤、斜视、神经性耳聋、面部不对称、脊柱侧凸或后凸、翼状肩胛、腭裂及心血管畸形等。

有报道，患者可出现一种“镜运动”综合征，即当一侧手臂自主运动时，另一侧出现非自主性的模仿运动。

【治疗】 目前尚无有效疗法。

皮肤异色-幼年白内障综合征（Rothmund-Thomson syndrome）

自1868年起，根据患者的临床症状，本病曾有过多种名称，如皮肤异色-幼年白内障综合征、白内障-毛细血管扩张色素沉着综合征、先天性皮肤异色病、先天性萎缩性皮肤异色病、中外胚层发育不全综合征等。1960年，Rook等对60例进行总结，以最早报道的两位作者姓氏作为病名，称为Rothmund-Thomson综合征。Rothmund型为隐性遗传，Thomson型则为显性遗传，临床表现相仿。女性多于男性，男女之比为1:2。

【临床表现】

1. 皮肤损害 出生后3~6个月发病。最初在颜面、耳轮、臀部及四肢等不同部位出现肿胀或弥漫性红斑，以暴露部位为明显。此后逐渐出现皮肤异色、萎缩，萎缩呈点状和弥漫性。毛细血管扩张呈暗红色，伴有少许鳞屑。这些皮肤改变被认为是本病的特征性皮损，皮损通常在2~3年内达到极期而停止发展。

2. 光敏 约1/3患者有光敏感，且光敏的部位并不限于暴露部位，光敏部位可出现水疱。多数患者青春期后，在曝光部位可出现程度不一的疣状角化、增生，少数可发展为鳞癌。

3. 毛发 毛发受累者约占1/2，表现为头发稀疏、细软，皮肤异色部位毳毛缺如，眉毛和睫毛亦可脱落，腋毛和阴毛稀疏。

4. 眼 约40%患者在4~7岁发生双侧性白内障，晶状体混浊，并常见角膜变性。

5. 其他 文献报道，约1/2患者呈匀称性侏儒，四肢细、手足小。约1/3骨发育障碍，表现为长骨变短，骨质疏松等。性腺发育不良者约占1/4，智力发育一般正常，亦可迟缓。

【组织病理】 幼儿期表皮萎缩，表皮与真皮交界处水肿，真皮毛细血管扩张。成年后暴露部位真皮可见弹力纤维排列不规则、断裂或消失，偶见表皮Bowen病样角化不良。

【诊断与鉴别诊断】 出生1年内发病、特征性皮损、光敏、4~7岁发生双侧性白内障，是诊断本病的主要依据，结合其他常伴发的临床表现，即可作出诊断。结合病史和临床表现，通常不难与早老症、Werner 综合征、色素性干皮病及 Bloom 综合征等相鉴别。

【治疗】 皮损无特殊治疗，应长期注意避光。成熟期白内障可手术摘除。已成年的患者应警惕皮肤癌变的发生。

假性痛风综合征（pseudogout syndrome）

又称钙性痛风综合征，结晶性滑膜炎综合征和软骨钙化综合征。好发于 40 岁以上女性。

【病因及发病机制】 确切发病机制不明，主要是二烃焦磷酸钙结晶在滑膜液、软骨及关节周围组织的沉积，但血钙、血磷及碱性磷酸酶往往正常。

【临床表现】 症状轻重不一，主要表现为关节痛和类似于痛风发作的急性关节炎症状，常累及的关节有膝、肘、踝和腕关节，约 1/5 为多关节受累。患者滑膜液中可有钙结晶。X 线检查可发现与骨关节的轮廓平行的细线状钙化。部分患者伴有高尿酸血症、糖耐量异常或糖尿病表现。

【治疗】 文献报道，糖皮质激素、秋水仙碱和阿司匹林等非甾体抗炎药物治疗有效。关节腔积液明显时，抽出积液可缓解症状。预后相对良好。

腿部不安综合征（restless leg syndrome）

又称不歇腿综合征，由 Thomas－Willis 于 1685 年首先描述，直到 1944 年，Ekbom 才将其列为独立的疾病，故亦称为 Ekbom 综合征。多见于女性，且以中老年居多。

【病因及发病机制】 本病往往并发于缺铁性贫血、糖尿病、尿毒症、神经肌肉疾患及酒精中毒等。约 25% 的贫血患者发病，随贫血的纠正症状可缓解或消失。约 10% 的孕妇发病，分娩后可自行痊愈。故目前认为，是贫血或局部组织代谢障碍，代谢产物积聚，刺激局部的神经和肌肉所致。

【临床表现】 好发于膝和足背之间，尚可见于股部、足尖及上肢，局部出现虫爬感或虫子钻咬的感觉。为驱散这种异常感觉，患者往往不断抖动双腿或被迫不停地走动。患者诉说不快感深达肌肉或骨骼。行走过久或过度疲劳时易诱发。重者静息时亦可持续发作。

曾一度认为本病属于癔病或神经衰弱，但无精神神经系统异常依据，肌电图检查亦无异常所见。

【治疗】 主要是积极治疗原发疾病，如缺铁性贫血、糖尿病、尿毒症、神经肌肉疾患及酒精中毒等。

外周血管扩张剂及改善末梢循环药物治疗本病有效，可选用桂利嗪、氟桂嗪、烟酸、己酮可可碱、山莨菪碱、地巴唑及双嘧达莫等。亦可选用具有活血化瘀的中药。严重不安者可给予镇静剂。

过敏性肉芽肿综合征（allergic granulomatosis syndrome）

又称 Strauss－Churg－Zeek 综合征，Churg－Strauss 综合征。主要发生于青壮年女性。

【病因及发病机制】 常发生于有过敏性体质的女性。药物、吸入物及感染可诱发，尤其是有慢性哮喘史的患者。可伴有外周血嗜酸性粒细胞增高，多数可见 IgE 明显升高。目前确认属于Ⅰ型变态反应。

【临床表现】 发病前往往有反复发作的哮喘史。皮损表现为多形性红斑、紫癜和结节，部分患者有网状青斑、肢端动脉痉挛。皮损好发于四肢伸侧、腹部及背部。可伴有发热、乏力、食欲不振等症状。

肺部亦为主要受累器官，X线检查呈一过性浸润和结节状阴影，类似Looeffler肺炎表现。文献报道，尚可累及心、肝、脾、肾、胃肠道及神经系统，均可发生弥漫性炎症和肉芽肿。

【组织病理】 为肉芽肿性血管炎改变。主要累及小动脉，可见血管壁内有纤维蛋白沉积或坏死，以及由巨噬细胞、上皮样细胞和多核巨细胞形成的肉芽肿，其中有密集的嗜酸性粒细胞。在其他受累脏器中，亦可表现为血管外肉芽肿，其中央为纤维蛋白和变性的胶原纤维，周围呈栅栏状排列的上皮样细胞、多核巨细胞及嗜酸性粒细胞。

【诊断与鉴别诊断】 根据病史、临床表现、组织病理改变及外周血中嗜酸性粒细胞增高，可确定诊断。需除外结节性多动脉炎和Wegener肉芽肿。

【治疗】 本病预后差，常因动脉病变影响心肌导致心力衰竭而死亡。

病情急重者，可采用大剂量糖皮质激素冲击疗法，亦可试用硫唑嘌呤等免疫抑制剂治疗。

先天性营养性水肿（congenital trophic edema）

1892年由Milroy首先描述，故又称Milroy综合征。尚有先天性橡皮病、家族性淋巴水肿、遗传性淋巴水肿、Milroy－Meige营养性水肿等名称。我国1980年曾有报道，临床上很少见。好发于女性。

【病因及发病机制】 属常染色体显性遗传。可能与胚胎期淋巴管发育缺陷有关。1899年Meige报告的病例与Milroy报道的皮肤表现相同，并伴有其他系统受累，但无家族史。

【临床表现】 有学者统计，出生时发病者占10%，35岁前发病者占80%，35岁后发病者占10%。常单侧性发病，半数可发展为双侧性。最初足部或小腿呈可凹性水肿，逐渐演变为坚硬的非可凹性肿胀。皮肤肥厚、粗糙、角化过度。局部多毛，并有色素沉着。

1899年Meige报告的病例除具有上述皮肤表现外，尚伴有智力发育迟缓、小头畸形、性腺功能减退、血管异常、甲营养不良、复发性肝内胆汁淤积等。

【治疗】 主要是对症治疗，消除水肿，防止局部纤维变性及继发性感染。外科手术方法主要有淋巴－静脉分流术，病变局限者可切除并植皮。

第二节 性别差异不明显的疾病

Bloom综合征（Bloom syndrome）

1954年由Bloom首先报告，最初称为类似红斑狼疮的先天性毛细血管扩张性红斑侏儒，因同期Tarare和Machache也对本病作了详细描述，故国外又称为Bloom－Tarare－Machache综合征。国内使用的名称较多，如面部红斑侏儒综合征、侏儒面部毛细血管扩张综合征、先天性毛细血管扩张综合征及侏儒日光敏感血管扩张综合征等，为避免命名混乱，现大多仍称之为Bloom综合征。

【病因及发病机制】 为常染色体隐性遗传。文献报告中以东欧、乌克兰犹太民族及父母近亲婚配者为多。1966年，Sawitsky发现患者的染色体有脆弱易断裂的倾向，并认为可能是染色体内DNA分子双螺旋结构发生交叉连接所需的核酸外切酶等缺乏所致。1974年，Chaganti等首先发现患者淋巴细胞的姊妹染色单体交换率高于正常人11倍，此后，German（1977）和荒濑诚治

(1980) 重复该试验亦获得了同样结果，且荒濑诚治还证实患者的成纤维细胞姊妹染色单体交换率也高于正常人5倍。

【临床表现】

1. 侏儒　患儿几乎全部为侏儒。男女发病比例约为5∶1。往往出生时低体重（2.5kg以下）。1～4岁渐矮于同龄儿童。以往曾认为属垂体性侏儒，但近来认为应属原基性侏儒，而不同于垂体性及其他内分泌性侏儒，其理由是原基性侏儒可伴有各种先天性畸形，但生育能力正常，国内曾昭训就曾报告1例女性患者生育一正常女婴。而垂体性侏儒往往有内分泌异常、性器官发育不良，多无生育能力，并不合并先天性畸形。

2. 皮肤症状　皮损常在接触日光后发生，可早至出生后2周发病。皮损一般限于手足、面部等暴露部位，表现为红斑和毛细血管扩张，面部红斑可呈蝶形分布，毛细血管扩张常呈网状，红或暗红色。有时红斑呈水肿性，甚至出现水疱、糜烂而愈后留下色素脱失斑点。冬季减轻，夏季加重。部分患者青春期后光敏可减轻或消失。

另外，常伴有鱼鳞病、黑棘皮病、咖啡斑、多毛及长颅、小鼻、大耳、门齿缺如、并指(趾)、隐睾、尿道下裂等先天性畸形。易并发白血病等恶性肿瘤已为国内外学者所重视。

3. 智力发育　国外有些学者和皮肤科专著中论及智力发育可不受影响，但国内曹元华报告3例患者均有明显智力低下，并提出部分患者可伴有智力发育障碍，因为原基性侏儒并发先天性畸形者，可出现智力低下、大脑发育落后，甚至表现为痴呆。

【实验室检查】　淋巴细胞和成纤维细胞的姊妹染色单体交换率明显增高，可高于正常人5～15倍。荒濑诚治曾指出，只有本病的淋巴细胞姊妹染色单体交换率增高10～15倍，具有重要的诊断意义。近来还发现，患者可有IgM和IgA降低，而IgG正常，但并无诊断价值。

【组织病理】　通常表现为表皮变薄、角化不全，细胞内水肿，真皮上部毛细血管扩张，伴有血管周围淋巴细胞轻度浸润。

【诊断与鉴别诊断】　根据幼儿期发病，面部红斑和毛细血管扩张，光敏，侏儒及淋巴细胞的姊妹染色单体交换率明显增高，通常不难诊断。

应与以下疾病相鉴别：①Cockayne综合征：此病可有侏儒、光敏和智力低下，但往往合并有视网膜萎缩变性、进行性听力减退、皮下脂肪逐渐减少、四肢细长、手足大及共济失调等；②先天性皮肤异色症：该病虽有身材矮小伴光敏，但皮损主要表现为萎缩，色素沉着呈棕红色或色素减退而呈斑驳状，多伴有生殖器发育不全和各种内分泌异常，先天性白内障及甲萎缩等；③共济失调毛细血管症：面部、耳轮等部位可出现毛细血管扩张并伴有智力低下。小脑共济失调和呼吸道反复感染是其特点，与本病不难鉴别。

另外，根据病史、临床表现及实验室检查，本病与红斑狼疮、先天性卟啉症、红细胞生成性卟啉症及其他光敏性疾病亦易于鉴别。

【治疗】　目前尚无满意的治疗方法。平时应注意避免日晒，暴露部位可外用SPF 30以上及PA++的防晒剂。有学者用小剂量泼尼松、甲状腺片和大剂量复合维生素B内服，能有效控制红斑的发生。

光敏症状严重时，可给予烟酰胺、氯喹及沙利度胺等抗光敏药物治疗。随着年龄的增长，部分患者的身高可逐渐恢复正常，用人的生长素（GHG）可能对由侏儒向正常身高转变有一定的促进作用。

应观察和随访，以尽早发现和治疗易并发的白血病等恶性肿瘤。

Cockayne 综合征（Cockayne syndrome）

Cockayne 于 1936 年以侏儒伴视网膜萎缩和耳聋为名首先报告，1950 年 Neil 提出当为一独立的疾病，1960 年 Mc Donald 曾报告一对兄弟病例，遂引起世界各地的注意，至今国外的报告已逾百例，国内报告极少，1984 年曹元华曾报告一女性典型病例。国内将本病称之为侏儒视网膜萎缩综合征或长肢侏儒综合征，但病名难以确切概括疾病的全貌。仍以采用 Cockayne 综合征的命名为宜。

【病因及发病机制】 为常染色体隐性遗传，有 100% 外显率。Civantons 观察患者的第 20 号染色体呈 3 体性。虽有不少同胞发病的报告，但其双亲往往正常。主要是特异性中枢神经进行性退行性病变。有学者认为是结缔组织的先天性异常，并以此来解释早老症状的出现。

【临床表现】 本病乳儿期发育可完全正常，4 岁以前逐渐发病。男女发病比例为 2 : 1。一般表现为皮下脂肪减少，眼球凹陷，耳郭大而明显，呈老人样貌，有学者形容患者的外观像米老鼠（Mickey Mouse）。

1. 皮肤表现 皮肤温度低且出汗少。暴露部位易出现红斑、水疱，并可见表皮剥脱和色素沉着及点状萎缩斑。面部红斑可对称分布，似红斑狼疮样皮损，日晒后加重。

2. 眼部损害 可见眼球震颤、白内障、网膜色素变性、视神经萎缩、视网膜动脉变细而呈现动脉硬化性改变，瞳孔缩小且对散瞳剂反应不灵敏。

3. 耳损害 双耳大而突出。呈内耳性耳聋，表现为较早出现听力下降，渐进性加重，最终可完全失聪。

4. 中枢神经损害 因脑部病变可出现意向性震颤、肌肉强直、手足徐动、共济失调、智力低下等。

5. 骨骼系统损害 可见四肢细长、手足粗大、脊柱变形、胸骨下部凹陷，通常伴有龋齿。并可出现关节挛缩等。

【组织病理及实验室检查】 大脑和视神经萎缩，脑室扩大。脑白质中有很多小钙化灶，灰质及脑干有脱髓鞘病变，小脑 Purkjinje 细胞部分脱失，其树状突有钙盐沉积。肾脏有继发于高血压的动脉硬化性改变和原发性肾萎缩的组织改变。

实验室检查可见肝、肾功能轻度损害。血清总蛋白正常，而白蛋白与球蛋白倒置。X 线检查可见颅骨、颅底增厚，尤以眶上和顶枕部为著。颅内尾状核、侧脑室区有散在钙化点。长管骨皮质增厚，肋、锁、脊椎可有骨质疏松改变。

【诊断与鉴别诊断】 根据幼年发病、侏儒、视神经萎缩、渐进性耳聋、光敏、四肢细长、手足大及耳大等特征，诊断多无困难。应与早老症、Bloom 综合征及先天性皮肤异色症相鉴别。另外尚需与原发性侏儒、垂体性侏儒、克汀病及黏多糖代谢障碍的一组疾病鉴别，通过内分泌学检查和相应的检测项目不难与本病区别。

【治疗】 目前尚无满意的疗法。可试服大剂量维生素 E、复合维生素 B 或含有多种维生素和微量元素的制剂（如施尔康）等。平时应避免日晒，暴露部位可外用遮光剂。

Lasser 曾发现本病患者的植烷酸代谢活力低于正常 30%，并建议患者的饮食中应不含有叶绿素、植醇和植烷酸。预后不良，多在 10 ~ 20 岁之间死亡，死因大多为感染，如肺炎及败血症等，故平时预防和及时治疗感染十分重要。

糙皮病－小脑共济失调－氨基酸尿综合征（Hartnup syndrome）

1956 年，Baron 等发现一个姓氏为 Hartnup 的家族，此家族系近亲结婚，其 8 个子女中有 4 人发病，主要表现为日晒后加重的类似陪拉格样皮疹，间歇性小脑性共济失调等症状，故用其家族的姓氏命名为 Hartnup 综合征，又称单氨羧类氨基酸尿症。

【病因及发病机制】 本病为常染色体隐性遗传。是一种先天性氨基酸代谢障碍性疾病。可能是缺乏某些特异性载体蛋白而使氨基酸在肠道内吸收及肾小管运转障碍，食物中的色氨酸不能被小肠吸收，部分被细菌降解为吲哚，故尿中的色氨酸和硫酸吲哚酚明显增多。色氨酸是菸酸的前体氨基酸，可在体内转化为菸酸，因色氨酸从尿中大量丢失，菸酸得不到合成，故出现菸酸缺乏时的皮肤症状，即陪拉格皮损。间歇性小脑共济失调的症状，提示病因是色氨酸代谢障碍程度在不同时间的中毒表现，可疑毒性物包括吲哚、色氨、苯乙胺、酪氨及组氨等细菌脱羧产物。

【临床表现】

1. 皮肤症状　通常在幼儿或儿童期发病。皮损好发于暴露部位，如面颊、手足背等处。皮损境界清楚，犹如手套、袜子样分布，可表现为红斑、水肿、湿疹化，继之脱屑、干燥、色素沉着，角化过度，皮肤肥厚。酷似陪拉格的皮损。日晒后皮损明显加重，通常遮盖部位不发生皮损。皮肤损害的出现往往先于神经症状。可合并口炎、舌炎、外阴炎、腹泻等菸酸缺乏的症状。

2. 神经系统症状　主要表现为小脑性共济失调，可见步态不稳、手抖、震颤、复视等，并可见特征性的“猝倒性发作”，表现为突然无力、倒地，手足僵硬，稍事休息后自行恢复，无意识障碍。精神症状可出现情绪不稳定、抑郁、妄想等。

皮肤及神经症状，随着年龄的增长而逐渐减轻，进入青春期以后减轻更为明显。

【组织病理及实验室检查】 通常无特异性，早期为真皮上部有慢性炎症细胞浸润。水疱位于表皮下。陈旧性皮损可见角化过度伴角化不全，基层肥厚，基底层色素增加，真皮内慢性炎症细胞浸润和胶原纤维透明变性。晚期除角化过度和色素沉着外，马尔匹基层有萎缩及真皮纤维化。

尿中可检测出大量、多种单氨基单羧酸类氨基酸，同时可含有大量尿蓝母。色氨酸负荷试验和新霉素色氨酸负荷试验有协助诊断的价值，口服色氨酸能加重症状并使尿中吲哚化合物增多，而口服新霉素或其他肠道抗生素则相反，可减轻症状和尿中的吲哚化合物。

【治疗】 平时应注意避免日晒或外用遮光剂。可口服烟酸或烟酰胺，0.15～0.3g/d，症状严重者可肌内或静注，同时给予大剂量复合维生素 B，对于改善皮肤症状有较满意的疗效。症状明显改善或皮损消退后，仍应坚持服用，但可减少剂量，以控制皮损不发作为度。

对于神经系统症状的处理，可遵循肝昏迷的治疗原则，补充足够量的葡萄糖，口服肠透析剂，以减少毒性反应和毒物的吸收。口服抗肠道感染的抗生素，以减少细菌对色氨酸的分解。服用碱性药物促进吲哚的排泄。同时应禁用单氨氧化酶抑制剂，以免加重色氨酸代谢的障碍。

巨唇－面瘫－阴囊舌综合征（Melkersson－Rosenthal syndrome）

1928 由 Melkersson 首先描述，主要表现为反复发作性口唇水肿和面瘫，1930 年 Rosenthal 把阴囊舌也作为本病的症状之后，才使得本病的认识完善。又称为面肿－面轻瘫－裂纹舌综合征或巨唇－面瘫－阴囊舌综合征。

【病因及发病机制】 确切病因及发病机制尚不完全清楚。虽有遗传、感染、神经营养及变态反应等多种学说，但均不能用一种学说对本病作出全面的解释，目前认为可能是多种因素所致的一种疾病。

【临床表现】 本病常在10～20岁内发病，无种族和性别差异。3种主要症状不一定同时或全部出现，出现其中2种症状者为不完全型，仅有口唇损害者通常称为肉芽肿性唇炎。1992年，国外有学者统计220例患者中，唇部肿胀、面瘫和阴囊舌的发生率分别为84%、23%和60%。

1. 巨唇 范围与程度不等，有的患者仅表现为轻度口唇肥厚，有的则可出现巨大口唇。通常好发于上唇，其次为下唇，也可累及上下唇、颜面及头皮。最初表现为唇部突发性、非可凹性肿胀，无炎症和明显自觉不适。可于数小时或数日内自行消退，但反复发作。口唇由柔软逐渐变得坚实、肥厚，边界不清，触之有橡皮样感觉。巨唇一般为肉芽肿性唇炎，亦可为腺性、剥脱性或单纯的实质性肿胀。

2. 面瘫 多为单侧性，常出现于口唇损害之后或同时，亦可是首发症状。面瘫可于短期内消退，也可持续性存在。除面神经受累外，少数患者可累及其他脑神经，如嗅神经、听神经及舌咽神经等。

3. 阴囊舌 患者可出现舌面沟纹，深浅、纵横不一，呈阴囊皮肤样外观。有的可表现为肉芽肿性或萎缩性舌炎。

【组织病理】 病理改变无特异性。早期损害表现为弥漫性水肿、淋巴管扩张和血管周围的组织细胞、淋巴细胞及浆细胞聚集。晚期损害呈肉芽肿性病变，可见上皮样细胞和朗格汉斯细胞，四周有淋巴细胞，因此，有结核样肉芽肿或结节病样病理改变。

【诊断与鉴别诊断】 具有巨唇、面瘫和阴囊舌的临床表现时，通常易于确诊。仅有口唇或面部肿胀时应与血管性水肿相鉴别，后者虽可反复发作，但消退快而彻底，且常伴有其他类型的荨麻疹。面部复发性丹毒虽可留有象皮肿，但发病时往往有炎症表现，并可发现感染灶。仅有口唇损害时，应与Ascher综合征鉴别，后者唇部损害常自幼出现，进行性增大，局部柔软而不规则分叶，常伴有上睑松弛、下垂等症状。本面瘫通常难与Bell面瘫相鉴别，但Bell面瘫不伴有口唇和舌部的损害。

关于肉芽肿性唇炎与本病的关系，有不同的看法，有人认为肉芽肿性唇炎是一个独立的疾病，亦有学者则认为它是本病的症状之一或不全型。通常在只有一种主要症状出现时，不应过早诊断为本病。

【治疗】 目前尚无满意的疗法。内服糖皮质激素通常无效。氯苯吩嗪为首选药物，常规剂量内服，但需较长疗程。氨苯砜0.1～0.15g/d，对部分患者有效。近有报告，曲尼司特（tranilast）0.3g/d，对口唇的损害有较好疗效。

对持久不退的口唇部损害，可试用局部X线照射。对巨大的口唇损害、明显影响美容和功能者，可行口唇整形手术。长期面瘫者应作面神经减压术。

色素沉着－息肉综合征（Peutz－Jeghers syndrome）

1921年由Peutz首先报告，1949年Jeghers报告了10例患者，就其临床特征进行了更为详细地描述，故又称为Peutz－Jeghers综合征，亦称为口周黑子病。主要特点是口唇或口唇周围发生黑子或黑色斑，同时伴有消化道多发性息肉。

【病因及发病机制】 本病为常染色体显性遗传。据日本学者莲田统计，家族性发病者占47.8%。值得注意的是，在同一家系中可能出现不完全型的患者，既有单独出现口唇色素沉着者，也有仅出现消化道息肉者，因此，有学者认为本病的遗传基因可能不止1个，而是2个。

【临床表现】

1. 色素沉着 褐色或黑色斑点好发于口唇（特别是下唇）、口腔黏膜，也可出现在口周，手指及掌趾部位，较少发生在眼周、舌及软腭。色素斑点多在出生后或儿童期出现，约80%在5岁以前发生，成人后发病者极少。色素斑点直径0.2~0.7mm，境界清楚，散在分布而不融合，无自觉症状。其数量、大小及分布与消化道病损的轻重无关。

2. 息肉　可发生于消化道的任何部位，但以肠息肉为多，特别是小肠部最为多见。欧美国家的报告发生于小肠者占90%，而日本学者的统计发生于小肠者仅为56.8%，其余分布于胃、结肠和直肠。息肉通常是多发性的，大小不等，可有蒂或无蒂。息肉的发现远较色素斑点为晚，平均年龄为26岁。因息肉可引起肠痉挛、肠蠕动过快、暂时性肠套叠，故患者常出现间歇性腹痛、肠鸣音亢进、腹泻、呕吐等症状，伴发溃疡时，可出血、黑便。严重时可出现肠梗阻及相应的临床症状。息肉很少发生恶变。

【组织病理】　色素斑点皮损活检可见表皮基底层、棘细胞层色素增加。基底层黑素细胞数量增多，真皮上层噬黑素细胞亦明显增多。息肉活检多为腺瘤，但亦有学者认为并非是真正的腺瘤，而应属错构瘤。

【实验室检查】　X线钡餐检查可发现大小不等的息肉，直径大多在2cm以内，分布较广泛，可累及消化道，但以结肠、小肠为多。肠管充盈时其边缘呈花边状，加压时可见密集、小的充盈缺损。可做纤维内镜、乙状结肠镜检查，亦可发现息肉，并可观察其形态和数量，必要时取息肉做活检，以了解息肉的性质。

【诊断与鉴别诊断】　有口唇及其周围的色素斑点，X线钡餐或内镜检查证实消化道有多发性息肉，即可确诊。无X线及内镜检查条件时，如患者有典型的口唇色素斑点，有反复出现的腹部症状，且能除外其他消化道疾病，其家族有类似患者，亦可作出初步诊断。如仅有典型色素斑点及家族史，仅有色素斑点或仅有息肉，则可诊为本病的不全型。

根据家族史、色素斑点的分布特点及消化道检查的阳性发现，不难与雀斑、雀斑样痣、色素性干皮病等进行鉴别。值得指出的是，本病应与Cronhite－Canada综合征进行鉴别，后者又称肠道息肉－色素沉着－脱发－甲异常综合征，该病虽有色素沉着和胃肠道息肉，但同时有斑秃或全秃及指（趾）甲的改变，无家族史，发病以中老年为多，色素性斑点弥漫性分布，且好发部位是四肢皱褶处及掌跖，一般不累及黏膜。据此可以鉴别。

【治疗】　色素性斑点可用激光或冷冻治疗。消化道息肉如无任何不适症状可不作治疗，如息肉较大、有明显腹部症状，或有严重出血、肠套叠、肠梗阻，则以手术治疗为宜。

骨肥大静脉曲张综合征（Klippel－Trenaunay －Weber syndrome）

1900年由Klippel和Trenauney首次详细描述，主要表现为皮肤血管瘤、肢体骨和软组织肥大及静脉曲张，后来Weber亦报告了类似病例，但不同的是不是静脉曲张而是动、静脉瘘，目前认为本质上属同一疾病。故又称为Klippel－Trenaunay－Weber综合征。患者男性居多。

【病因及发病机制】　病因至今不明。目前认为可能是一种先天性局部血管发育异常。软组织和骨肥大可能与血管瘤局部动脉性血液灌注增多、静脉性淤滞和充血有关。

【临床表现】

1. 血管异常　可表现为先天性单侧毛细血管瘤、鲜红斑痣、海绵状血管瘤，先天性静脉曲张、淋巴管瘤及动、静脉瘘。可出现以上1种损害，亦可2种以上损害相混合。据统计，约60%的患者仅单侧上肢受累，30%的患者只侵犯单侧下肢，尚有10%的患者可累及头面部或躯干。最显著的症状是单侧肢体出现葡萄酒色的血管瘤，可累及整个肢体，境界清楚。静脉曲张随年龄增长而越发加重。

2. 骨和软组织改变　肢体骨肥大明显，较对侧正常肢体显著粗大，且患肢可比健肢长4~

5cm 或更长，以至行走时出现不平衡步态。合并严重动、静脉瘘时可影响血液循环，增加心脏负担而出现相应症状。

3．皮肤症状　多为继发性改变，可见鱼鳞病样皮损，局部肥厚、水肿，可发生静脉炎、淤积性皮炎、局部栓塞及溃疡等。部分患者可出现患部感觉异常。

4．其他　皮损位于眼周者，可导致青光眼。尚有报告本病合并指（趾）畸形、并指，脊柱裂，太田痣等。

【实验室检查】　X 线检查有助于诊断及了解骨的具体改变，必要时可进行动、静脉造影，以确定动、静的异常程度，作为选择手术时的参考。

【诊断与鉴别诊断】　根据本病的血管异常和特征性骨肥大，通常不难诊断，但应与淋巴性水肿和后天性静脉曲张相鉴别，二者均无血管瘤及骨的改变。

【治疗】　对有适应证者可进行整形手术。有严重的动、静脉瘘而造成心脏负担过重或出现心力衰竭症状时，可考虑截除患肢。对于血管瘤症状较轻者，可采用浅层软 X 线治疗。静脉曲张不严重时，可用弹性绷带包扎。平时应注意保护患肢，避免外伤。

脑－三叉神经血管瘤综合征（Sturge－Kalischer－Weber syndrome）

本病由 Sturge、Kalischer、Weber 3 人先后报告，故称为 Sturge－Kalischer－Weber 综合征。通常颜面血管瘤、脑膜血管瘤、视网膜和脉络膜血管畸形同时存在，亦称为脑颜面血管瘤病、神经眼血管瘤病。因颜面血管瘤常沿三叉神经支配区分布，故又称为脑－三叉神经血管瘤综合征。

【病因及发病机制】　目前认为是胎儿早期胚胎发育异常所致。可有家族史和遗传倾向。关于脑部病变与血管畸形二者之间的关系，有两种见解，一种认为本病患者脑部存在原发病变，其病变可能是局部性发育异常的一部分，而不是脑部血管瘤造成的，脑部与血管的病理损害主要是外胚层和中胚层的生发层的先天性畸形所致；另一观点主张本病原发性病变在中胚层及胚胎的毛细血管系统，而大脑皮层的发育异常是继发于脑膜血管瘤引起的循环障碍的结果。目前，后者的观点为大多数学者所接受。

【临床表现】

1．皮肤症状　主要表现为血管瘤或血管痣，大多在出生时即已存在。呈紫红色斑片或隆起性结节状，压迫局部多可褪色。可单侧或双侧分布于颜面、颈部、躯干或四肢。部分患者的血管瘤可沿三叉神经第一、第二支所支配的区域分布，或沿脊神经走向分布。

2．精神神经系统症状　约半数患者可见注意力不集中、健忘、语言障碍、行为异常及不同程度的智力发育不全。可见局灶性癫痫发作或全身性大发作，有的患者在患有血管瘤的对侧面部肌肉先发生抽搐，继之再发生小发作或大发作。部分患者可发生痉挛性偏瘫及肌肉萎缩，可能是脑血栓形成、脑血管破裂或脑膜血管瘤机械性压迫所致。

3．眼部症状　约半数患者有眼部损害，可出现眼部水肿、眼睑血管瘤、视网膜血管瘤、虹膜异色、虹膜和结合膜血管瘤、眼球突出、青光眼及偏盲等，严重者可导致失明。

4．其他异常　尚可见双耳、头、指（趾）不对称。睾丸发育不全。另外，消化道、肺、卵巢及胰腺等部位亦可发生血管瘤。

【实验室检查】　头部 X 线检查有 50%～87% 的患者可在枕、额、颞、顶部出现单侧性钙化斑，沿脑回轮廓排列。颅骨增厚或骨质疏松。气脑造影和 CT 检查可见单侧脑萎缩和侧脑室扩大。脑血管造影可发现血管异常的部位及受累程度。脑电图检查可出现与脑部损害相应的异常波形。

【组织病理】　皮肤病理主要表现为鲜红斑痣和血管瘤的组织学改变。大脑皮层及皮层毛细血管壁内可见钙盐沉积，可同时伴有神经细胞减少及神经胶质的增生。

【诊断与鉴别诊断】 根据本病的皮肤血管瘤或血管痣，同时伴有神经系统症状、眼部损害及特征性X线影像学改变，通常易于诊断，与各型单纯性血管瘤的鉴别亦无困难。

【治疗】 根据血管瘤的大小、型别可选用浅层软X线照射，或用冷冻、激光、局部注射硬化剂等方法治疗。癫痫和惊厥症状不严重时，可给予抗癫痫及解痉剂，严重时应以外科手术治疗为主。以精神症状为主，且病情严重者，以进精神病专科医院治疗为宜。根据眼部损害的不同，给予相应治疗和处理。

基底细胞痣综合征（basal cell nevus syndrome）

1894年Jarisch首先描述本病的皮肤症状，1931年Normland报告先天性多发黑痣进入成人期后转变为多发性基底细胞上皮瘤，1960年后将基底细胞痣、颌骨囊肿、骨骼畸形及中枢神经系统异常归纳为本病。又称颌骨囊肿－基底细胞瘤－骨畸形综合征。

【病因及发病机制】 本病是一种常染色体显性遗传疾病，基因外显率为95%～97%，表现不一。少见，但家族性发病却很多见，常可见数代人患病，且往往是一个家系以皮肤的病变为主，而另一个家系则以骨或神经系统的病变为主，有可能为多基因遗传。日光和电离辐射是基底细胞瘤的诱发因素之一。

【临床表现】

1．基底细胞痣 可在出生时或以后的任何时期发生，但以儿童期前发生者为多。虽可出现于身体任何部位，但好发于颜面、眼睑、口唇及耳周。皮损数个至数百个不等，直径1～10mm，表现为丘疹、结节或斑块，呈肤色、淡褐色、黑褐色。青春期后生长加快，可出现浸润性生长或溃疡。皮损可发生在掌跖部位，表现为点状凹陷，逐渐增多，不易消退。皮损通常无明显自觉症状。易发展为基底细胞癌，有学者统计，19岁以下的基底细胞癌患者中有22%系本病发展所致。

2．颌骨囊肿 其性质为齿源性角质囊肿，可见于本病的早期，10～30岁间不断增多，有人报告到40岁时，约80%的患者通过X线检查可发现此囊肿。通常表现为下颌骨多发性囊肿，单侧或双侧分布，囊肿呈单房或多房性，可伴有肿胀、疼痛及发热，有演变为恶性肿瘤的倾向。

3．骨骼发育异常 可见于75%的患者，以肋骨分叉为多见，可累及双侧多个肋骨，尚可见脊柱侧凸、后屈，颈椎与胸椎融合，多指，第4掌跖骨缩短伴关节处凹陷的特征性改变。

4．其他表现 可见额骨、颧骨突出，眼距增大及鼻根部增宽的特殊面容。中枢神经系统可见智力低下、精神分裂、硬脑膜钙化、先天性脑积水、神经性耳聋等。眼部可见眦移位、白内障、视网膜白斑、先天性失明等。生殖系统可见性腺发育不全、17－酮类固醇值低下、双子宫、卵巢纤维瘤及囊肿等。

【组织病理】 皮损由基底细胞瘤样细胞增殖与胶原纤维间质组成，间质丰富且含大量黏多糖，转化为基底细胞癌后，则有较典型的基底细胞癌组织病理改变。

【诊断】 根据儿童期发病，多发性皮损，易发展为基底细胞癌，伴有颌骨囊肿、骨畸形及其他系统的病变，通常不难诊断。

【治疗】 早期病情稳定，因皮损多发且多属良性，可不必治疗，但应定期观察、随访，一旦出现侵袭性增长，则以手术切除为宜，亦可做激光、冷冻或高频电疗。有报告，口服维A酸类药物（如依曲替酯、依曲替酸）、血卟啉衍生物与光化学结合治疗有效，可以试用。值得注意的是，以往曾提及可用X线照射治疗，但近有学者指出本病对X线过敏，X线照射部位皮肤可相继发生许多基底细胞癌，故不宜采用X线照射疗法。

歌舞伎化妆综合征（Kabuki make－up syndrome）

1981年由日本学者Niikawa（新川）和Kuroki（黑木）木首报，故又称为Niikawa－Kuroki综合征。因本病患者具有特殊的面容，酷似日本传统戏剧中歌舞伎演员化妆的脸谱，故命名为歌舞伎化妆综合征，并于1982年得到了权威刊物《儿科学年鉴》的认可。至今已报告70余例。外木秀文等统计62例，其中日本人58例，美国人2例，德国和利比亚人各1例。正如日本学者尾井所指出的那样，本病的发现和报告例数的多少可能取决于临床学家的兴趣和重视程度。至1999年，除日本外亚洲各国尚未见报告，但2000年国内已有了本病的报告。

【病因及发病机制】 确切的病因和发病机制尚不明了。有学者用目前常用的GTG或QFQ分染法对62例患者作了染色体分析，除3例外，均为正常染色体核型。3例染色体异常者1男2女，该男患儿46条染色体男性核型，有一条染色体出现臂间倒位，倒位发生于Y染色体短臂11.2和长臂12之间。另外2名女患儿46条染色体女性核型，性染色体之一的X形成环型染色体，其发生于X短臂11.2和长臂13之间。从对其父母的染色体核型分析来看，3例患儿均为新生（de novo）的染色体结构异常，可能是新发生的突变所致。从3例患儿均是性染色体结构异常来看，可以认为Yp或与此部位相同的X染色体短臂末端有本病的基因位点，已知X和Y染色体的各短臂末端部分显示有相同性，在成长分裂时可发生“对合”，该部分的基因以假性常染色体显性遗传方式表达，所以可能是一种假性常染色体显性遗传性疾患。其发病机制可能是基因内部有断裂或功能丧失。用目前的染色体分析方法未发现染色体异常的患者，亦不能否认其性染色体短臂末端有基因变异的可能性。因患儿的面容多有与其母亲相似的特点，故有学者曾假定其母亲可能是本病的极轻微型，以此来解释本病可能是母－子女间的常染色体显性遗传，并相信有望用新的分子生物学方法来证实、进一步解释本病的病因。

关于本病皮纹异常的发生时间，有学者根据指纹和指腹的形成开始于胚胎的第6周，在第10～12周完成，从而认为皮纹的异常可能发生在胚胎的第6～9周之间。

【临床表现】

1．特殊的面容（100%） 主要特征为眼裂向外侧延长；下睑外侧1/3轻度外翻；鼻尖扁平或短鼻中隔；耳大而突出。另外，尚可见弓形眉、眼内眦赘皮、斜视、齿萌出和排列异常、弓形腭、腭裂或唇裂、下颌小及后发际线低等。

2．骨骼异常（92%） 主要是第5手指很短、内弯或第5指中节骨短缩；脊椎畸形（如脊柱侧凸、脊椎裂等）。另可见肋骨变形、髋关节脱位、足畸形、掌骨短、腕骨粗及锥形骨垢等。

3．皮纹异常（93%） 主要表现为手部尺侧箕型纹增多；指腹凸出样隆起。另可见球形小指、指纹三叉（triradius）的c或d缺失、小鱼际区箕型纹增多。

4．轻至中度智力障碍（92%） 智商在30～83，平均为62.1。痴呆指数范围在22～71，平均为51.7。故患者入学时大多被送入弱智学校，仅少数患者毕业后可从事简单的职业和劳动。

5．发育迟缓（83%） 出生后逐渐矮于正常儿童，有83.3%的患儿低于同龄儿童身长标准差的2.4。

6．皮肤症状 可见过度色素沉着性痣及片状色素脱失斑、白斑病及白癜风等。坂本等报告的1例，其胸部和后颈部有点状或大片边界不清的白斑，白斑部的组织病理改变仅为黑素颗粒减少，而黑素细胞数与正常皮肤无明显差异，故诊断为色素减退痣。

7．其他 最常见的是婴幼儿时期容易感染，特别是中耳炎和肺炎。女患儿乳房发育早，可出现在出生后11个月至4岁之间。其他最常见的异常是心血管畸形（32%），如室间隔缺损、房间隔缺损、主动脉狭窄、大血管转位及法洛四联症、动脉导管未闭、主动脉瘤等；巩膜蓝斑

（27%），隐睾（25%），肾和泌尿管畸形（10%）（如马蹄肾、肾盂重叠、巨大输尿管等），小阴茎（10%）及脐疝、腹股沟疝、全身性多毛等。

【诊断】　确诊主要依据5条主要临床特征：①具有长眼裂，下睑外侧轻度外翻，鼻尖扁平及突出的耳郭；②第5手指短缩及脊椎等骨骼异常；③尺侧箕型纹增多，指纹三叉的c或d缺如，小指腹凸出样隆起等皮纹异常；④轻至中度智力障碍；⑤出生后发育迟缓。另外，亦应注意有无心血管畸形、乳房过早发育、泌尿生殖器畸形及婴幼儿时期易感染等主要并发症。

【治疗和预后】　治疗主要是针对影响日常生活和工作的严重畸形。不合并严重先天性心血管疾病的患者，一般预后良好。

Refsum 综合征（Refsum syndrome）

1945年，挪威学者Refsum首先报告近亲结婚的两个家系中有5例同病患者，均表现为多发性神经炎、视网膜色素变性、小脑共济失调等症状。故称为Refsum综合征。后来发现患者血清中植烷酸水平明显增高，故又称为植烷酸聚积综合征。

【病因及发病机制】　本病为常染色体隐性遗传。患者父母多系近亲结婚，有家族性发病倾向。发病年龄多在25~40岁之间。研究证明，患者缺乏植烷酸羟化酶，使来自含有叶绿素食物中的植烷酸不能脱去碳原子而形成α-羟植烷酸，导致其在体内大量聚积，引起神经系统的损伤而出现各种症状。

【临床表现】

1. 皮肤损害　常出现糠状脱屑，呈污棕色，肘、膝部皮肤粗糙、肥厚，并可见鱼鳞病样皮损。

2. 神经系统损害　可见慢性进行性多发性神经炎，表现为四肢远端上行性麻木，痛觉、温觉及深部神经反射减退或消失，小脑共济失调，早期出现神经性耳聋，家族中常有神志或精神异常患者，部分患者尚可见嗅觉丧失等。

3. 眼部损害　可见非典型视网膜色素变性，夜盲，视野缩小，对光反应迟钝，白内障等。

4. 骨骼损害　可见骨骺结构不良，常累及踝、膝、肘、肩。可出现弓形足及掌跖骨缩短，指甲大小不一、甲短而宽。脊柱后、侧凸等。

5. 其他损害　尚有伴发睾丸萎缩、糖尿病、尿道括约肌失控而出现尿失禁、非特异性心肌炎等报告。

【实验室检查】　血清植烷酸值明显增高，禁食含叶绿素的食物后植烷酸值迅速下降。脑脊液蛋白含量可高于正常人数百倍，但细胞数并不增加。可见脑电图、心电图及肌电图异常。

【组织病理】　可见间质性肥大性末梢神经炎及继发性肌萎缩的病理改变，外周神经髓鞘和轴索变性。脑干斑片状脱髓鞘，神经细胞消失多见于橄榄核、红核、耳蜗、齿状核。视神经各层萎缩。有时可见肝、肾上皮细胞有脂肪沉积，与类脂质积蓄症相似。

【诊断与鉴别诊断】　根据本病的神经系统、眼部、骨骼系统损害的症状及血清植烷酸值明显增高，通常可以诊断。本病应与Cockayne综合征进行鉴别，后者亦可共济失调、骨骼受损、进行性耳聋等症状，但发病年龄远早于本病，且大多幼年夭折，不难鉴别。

【治疗】　目前尚无满意疗法，禁止或减少食用含有叶绿素的食物是减轻和控制病情发展的最有效措施。

酒渣鼻样上皮瘤综合征（Haber syndrome）

1965年由Sanderson和Wilson首先报告，又名Haber综合征。主要特征为面部酒渣鼻样皮疹、躯干及四肢可伴有鳞屑性或疣状角化性皮损。通常发病于儿童期，男女均可累及。

【病因及发病机制】 确切病因不明，目前认为是一种常染色体显性遗传性疾病，通常有家族史。

【临床表现】 皮疹分布于鼻部、颊部、前额、眉间及下颌部，通常出现持久性潮红，红斑上有毛细血管扩张和毛囊性角化性小丘疹，并可见丘疹愈后形成的萎缩性、凹陷性小瘢痕。面部红斑在日晒后可明显加重。随着年龄增长，躯干和四肢出现具有鳞屑和角化性的扁平斑片，呈疣状增生，直径1cm左右，分布不对称，无明显浸润。面部、躯干及四肢的皮损，均无进行性加重的倾向。

【组织病理】 面部皮疹的病理改变为表皮棘层肥厚，角质层可见节段性角化不全，真皮血管周围可有炎细胞浸润和纤维化。比较有特征性的改变是可见较多不成熟的皮脂腺增生。躯干及四肢疣状损害的病理表现为棘层肥厚，角化不良或乳头瘤样改变，偶可见核分裂象，但无恶变的证据。

【诊断与鉴别诊断】 根据本病发病年龄早、面部酒渣鼻样皮疹及躯干和四肢的疣状角化性皮损，通常不难诊断，本病与酒渣鼻的鉴别亦不困难，后者多发生于中年人，多呈进行性加重，最终可形成鼻赘，且无躯干和四肢的疣状角化性皮损。

【治疗】 面部酒渣鼻样皮损可外用弱效至中效的糖皮质激素制剂，难于消退者可选用激光或冷冻治疗，亦可试用维A酸类药物内服或外用。疣状角化性皮损可采用放射治疗或手术切除。

结节性硬化症（tuberous sclerosis）

结节性硬化症（tuberous sclerosis）是一种常染色体显性遗传性神经皮肤综合征，又名Bourneville病、Phngle病、Bourneville－Pringle母斑症、结节性脑硬化综合征。1860年Virchow首先在患者大脑皮质发现有硬结，1880年Bourneville首次详细论述了本病的脑部病变与面部皮脂腺瘤相关。典型症状为面部皮脂腺瘤、癫痫发作及智能减退，特征性皮肤表现还包括“鲛鱼皮”斑、叶状白斑和甲周纤维瘤。随着分子生物学技术的应用，对该病的认识有进一步提高，目前认为是以多器官组织缺陷和错构瘤为特征的系统性疾病，除外周神经、骨骼肌、松果体外可累及所有组织器官。文献报告本病的发病率为1/万～1/10万。据日本统计，336例结节性硬化症患者生存到20岁者占60%，生存到61岁以上者仅有2例。

【病因及发病机制】 确切的病因和发病机制尚不十分明了。约1/3的患者有家族史，符合常染色体显性遗传规律。国内马全有等报告的80例患者中，56例（70%）有家族性遗传史，患者分布于14个家族，每个家族患病人数最少2人，最多13人。根据结节性硬化症基因定位的不同，分为TSC1型和TSC2型，基因分别定位于第9号染色体（9q34）和第16号染色体（16p13.3），该分型已得到国际基因组数据委员会（GDBNC）的认可。TSC1型和TSC2型引起的表现型可完全相同。在TSC1型中有阳性家族史的比例较大，而TSC2型中以散发病例居多。近几年的研究发现，结节性硬化症患者的成纤维细胞，对X射线的敏感性比对照组高，这个高敏感性和DNA再合成障碍有关。本病面部皮脂腺瘤的非上皮性细胞中，可见到中到大型树枝状细胞，常显示细胞分裂延迟退化现象，有的分裂成大小不同的子细胞，也有的形成多核细胞，因此，可以推测其染色体分配机制遭到了破坏。

2007年2月，美国贝勒大学医学院研究人员在《自然》杂志上报告，他们在以果蝇为对象的实验中发现了一种对器官发育起关键作用的蛋白质，这种小分子蛋白质名为转录控制肿瘤蛋白（TCTP），这种蛋白在肿瘤细胞中过量表达，如果降低其水平肿瘤细胞就能恢复到正常状态，这种蛋白能通过特殊的酶促反应，直接调控大脑内一种控制生长和分化的蛋白质 Rheb 的水平，进而影响细胞的大小和数量。结节性硬化症是由 TSC1 或 TSC2 肿瘤抑制基因的突变所致，也与转录控制肿瘤蛋白（TCTP）的酶促反应调控通道有关，研究者认为，这一发现为治疗结节性硬化症提供了新的线索。

【临床表现】 本病症状出现的频率和严重程度随发病年龄而不同，主要有皮肤受累和中枢神经系统受损的相应表现。

1. 皮肤损害 皮肤症状可在出生时被发现，但大多出现在3～10岁，并逐渐增多，以青春期最为明显。临床有4种表现，即血管纤维瘤、叶状白斑、“鲨鱼皮斑”及甲周纤维瘤。

（1）血管纤维瘤：以往称为 Pringle 皮脂腺瘤，是由扩张的毛细血管和过度增生的结缔组织组成，而皮脂腺往往萎缩。该皮损见于80%～90%的患者，多在4～5岁时出现，表现为坚韧、散在的红褐色毛细血管扩张性丘疹，单个皮疹直径1～10mm。皮疹常群集但不融合，呈桑椹状外观，皮损以鼻唇沟附近最多，亦可分布于面颊、前额、下颌等部位，左右对称性为其特点，无自觉症状。

（2）叶状白斑：有87%～100%的患者有色素减退斑。在皮肤症状中出现得最早，有学者统计54例患者，1岁以内出现者占58%，10岁内出现者占71.5%。白斑可表现为卵圆形柳叶状、分叶状或微小的点彩状色素减退斑（confetti 白斑），大小不等，直径一般为1～3cm。其中卵圆形柳叶斑是本病较特征性的。色素减退斑多见于腹部、背部、下肢外侧或其他部位。患儿常在出现白斑的数年内出现癫痫发作，出现这种白斑及此后不久发生癫痫者，对本病的诊断具有重要的提示作用和早期诊断价值。

（3）鲨革样斑（shagreen patch）：有20%～80%的患者出现鲨革样斑，其中约70%的患者在10岁以前出现，20%～30%的患者可晚至青春期以后出现。若出生时前额部皮肤有微微隆起的斑块，有助于本病的早期诊断。皮损表现为稍隆起于皮肤、表面高低不平的斑块，有时呈鲨鱼皮样外观，正常肤色或略淡于肤色、质地较软、大小不等，常分布于腰骶部。

（4）甲周纤维瘤（Kdnen 瘤）：有15%～30%的患者可出现指（趾）甲或甲周纤维瘤。虽可在生后即出现，但70%的患者出现在20岁以前，半数在10～20岁出现。表现为甲皱或甲侧长出的鲜红色赘生物，质地坚硬、表面光滑，长0.5～1cm。

2. 中枢神经系统损害 主要侵犯大脑，只有15%累及小脑，累及脊髓者罕见。中枢神经系统受损主要表现在以下方面。

（1）智能障碍：至少有50%患者有智能发育迟缓或智能障碍，约有90%的患儿智力低于正常水平。智力低下一般在3岁左右开始出现，严重程度不一，随着年龄增长而逐渐明显，语言发育也相应迟缓。其中88%在5岁以前已有癫痫发作，仅少数无癫痫发作而仅有智能减退。

（2）癫痫：癫痫是本病的一个突出症状，80%～90%的患儿有此表现。多在2岁以内出现，开始时常为婴儿痉挛症样发作，或小运动型发作，随着年龄增长，逐渐变成局限性发作或大发作，发作次数频繁，但有的患者可有较长时间的发作间歇期。约32.5%的患者死于严重的癫痫持续状态或癫痫发作时的意外事故，如吸入性肺炎等。皮肤损害的出现往往迟于癫痫发作出现的时间。

（3）神经系统发育及行为异常：包括全面性发育迟滞（PDD）、缄默、多动或注意力缺失－多动综合征，以及易激惹，少数出现幻觉、思维紊乱和精神分裂症样症状。有报告，本病出现自闭症者达17%～61%，而自闭症患者中1%～14%有结节性硬化症。

（4）肿瘤：中枢神经系统肿瘤是该病致死及致残最主要的原因。90%患者出现室管膜下胶质结节，70%有皮质或皮质下结节。有人认为从MRI检出的皮质结节的数目可反映脑功能障碍的严重程度，结节数大于7个者其出现中度至重度脑功能紊乱概率增高5倍。6%～14%患者可出现室管膜下巨细胞星形细胞瘤，这种肿瘤可增大并阻塞脑脊液通路致颅压增高，从而致死或致残。

（5）其他肿瘤：文献报告，本病还可伴发以下多种器官的肿瘤或损害病变。

1）眼部病变：有30%～75%患者可伴发视网膜错构瘤样结节及白斑，视网膜错构瘤常位于眼球后极，为黄白色或灰黄色、圆形或椭圆形类桑椹状的结节或半透明肿物，多无临床表现，少数可突然失明。此外尚可出现青光眼、晶体混浊、白内障、玻璃体出血、色素性视网膜炎、视网膜出血和原发性视神经萎缩等。

2）肾脏病变：在本病患者中因肾脏疾病死亡者约占27.5%。近来研究表明，患者在10岁时约80%可发现肾脏有病灶，除病灶所处部位及体积特殊外，通常无临床症状。据统计良性血管脂肪瘤约70%，上皮性囊肿约占20%，尚可见良性腺瘤性错构瘤、恶性血管脂肪瘤及肾癌等。

3）心脏病变：患者中47%～67%可有心脏横纹肌瘤。该肿瘤一般在新生儿期明显，随年龄增大而缩小至消失。轻微者一般无临床症状，严重者可出现呼吸困难、发绀、心力衰竭等。有学者认为婴儿有心脏横纹肌瘤者50%可能是本病患者。

4）肺部病变：有1%～6%的患者可有肺部淋巴血管平滑肌瘤，多见于20～40岁的女性。患者可出现气促、咯血、气胸及乳糜胸。有的患者可发展至呼吸衰竭而死亡。

5）消化系统病变：全消化道均可累及，表现为口腔纤维瘤，胃肠息肉，其中75%为直肠错构瘤样息肉。尚可见消化道乳头状瘤、血管瘤及肝错构瘤，

6）骨骼病变：可表现为骨硬化或囊性改变，以颅骨硬化症最常见，还可有脊柱裂、指（趾）骨纤维囊性改变、巨指（趾）、多指（趾）、先天性骨折和髋关节先天性脱臼等表现。

7）其他：约90%的患者可有齿釉质凹陷，尚可有甲状旁腺、甲状腺、胸腺、乳腺、肾上腺、卵巢、膀胱和子宫等部位的病变。

【辅助检查】

1．脑CT或MRI　脑CT可发现室管膜下钙化性结节，脑室内星形细胞瘤。国内马全有等对80例本病患者进行脑CT检查的结果为，80例均发现颅内钙化结节，其中室管膜下钙化结节75例（93.8%），脑实质钙化结节67例（83.8%），钙化灶2～20个不等。

2．脑电图检查　国内马全有等对80例本病患者的脑电图检查结果示，72例（90%）患者脑电图有不同程度的异常，其中广泛性异常24例（33.3%），局限性异常48例（66.7%）。异常波为广泛性θ或δ波，多为阵发性高幅慢波、棘波及尖（棘）慢复合波。每例患者均可见1种以上异常波。

3．腹部B超　可发现肾血管平滑肌瘤脂肪瘤、肾囊肿及多囊肾。

4．心脏彩超50%以上的年轻患者中发现有一至数个心脏横纹肌瘤，这种肿瘤一般到成年时逐渐消失。因有心脏症状的多为新生儿，故在大龄儿童及成人无症状者无需常规进行心脏彩超。

5．心电图　患者即使无心脏横纹肌瘤时亦可出现心律失常，可于出生时或成长过程中出现。

6．胸部X线或CT　可发现肺错构瘤、肺间质浸润及囊变。

【组织病理】　神经系统的病理改变为脑皮质硬的结节，颜色苍白。显微镜下结节为神经胶质，由一些巨大的多核星形细胞构成。另外一种病变是小的、多发的结节，好发于室管膜下，可伸入到脑室内。显微镜下是一些过度增生的大星形细胞。类似的病变还可见于中央灰质、脑干或小脑。在神经胶质增生的区域可见钙盐沉着。皮肤的血管纤维瘤是由扩张的毛细血管和过度增生的结缔组织组成，而皮脂腺往往萎缩。尸体解剖在80%的病例可见胚胎型良性肾肿瘤，常为多

发性，位于皮质下。先天性横纹肌瘤是一种异常的胚胎性心肌，并过早分化成不典型的 Purkinje 细胞。

【临床诊断标准】 1998 年国际结节性硬化症协会委员会提出了新的诊断标准，新标准分为主要指征及次要指征。

1. 主要指征 ①面部血管纤维瘤或前额斑块；②非外伤性指（趾）甲或甲周纤维瘤；③色素减退斑（等于或多于 3 处）；④鲨革样板（结缔组织痣）；⑤多发性视网膜错构瘤结节；⑥脑皮质结节；⑦脑室管膜下结节；⑧脑室管膜下巨细胞星形细胞瘤；⑨单个或多发的心脏横纹肌瘤；⑩多发性淋巴血管平滑肌瘤；⑪肾血管平滑肌瘤。

2. 次要指征 ①多发性、随机分布的齿釉质凹陷；②错构瘤性直肠息肉（组织学证实）；③骨囊肿；④脑白质放射状移行束（放射学证实）；⑤齿龈错构瘤；⑥非肾性错构瘤；⑦视网膜色素缺失斑；⑧点彩状（confetti）色素减退斑；⑨多发性肾囊肿。

根据上述诊断标准，将本病分为：①确诊：2 个主要指征或 1 个主要指征加 2 个次要指征；②可能：1 个主要指征加 1 个次要指征；③可疑：1 个主要指征或 2 个次要指征。

国内赵玉武等将确诊为结节性硬化症患者的临床资料，与最新的诊断标准进行对照。69 例患者主要临床表现的发生率依次为：色素脱失斑 94.2%，室管膜下结节 92.8%，面部血管纤维瘤 88.4%，脑皮质结节 56.5%，鲨鱼皮样斑 52.2%，多发性肾血管平滑肌脂肪瘤 38.7%，眼底视网膜错构瘤 28.6%，心脏横纹肌瘤 20.0%，非创伤性指（趾）甲周纤维瘤 18.8%，室管膜下巨细胞星形细胞瘤 11.6%，淋巴平滑肌瘤病 0%。次要临床表现中骨囊肿的发生率最高，其次为多囊肾和牛奶咖啡斑等。69 例患者的临床资料与新诊断标准中主要临床表现发生率符合性良好，说明新诊断标准体现了特异性和常见的临床表现，具有很好的适用性及可靠性。

【治疗】 目前尚无有效的治疗方法，主要是对症治疗。

1. 手术切除肿瘤 对肾血管肌脂肪瘤是否进行干预治疗取决于是否有临床症状，如疼痛或出血。若肾血管肌脂肪瘤直径大于 4.0cm 易出血，可考虑行预防性肾动脉栓塞或肾摘除或部分性肾切除。若发现脑巨细胞星形细胞瘤进行性增大，可在症状出现前或局部浸润前进行手术。手术切除有病变的大脑皮质及皮质下结节，可使癫痫停止，但仅适用于单个病灶且智力较好者。

2. 面部血管纤维瘤 皮疹数量多、明显影响美容者，可考虑分批冷冻或激光治疗。

3. 控制癫痫发作 癫痫可依发作类型用抗癫痫药物治疗或选择性进行癫痫外科治疗。口服卡马西平合用氯硝西泮及硝基西泮可使癫痫发作次数明显减少，发作时间缩短。

2007 年，邵晓丽等报告，抗癫痫药物托吡酯（topiramate，商品名：妥泰）治疗 7 例结节性硬化症合并癫痫有效，7 例患儿用药的最小剂量是 2.2 mg/(kg·d)，最大剂量 5.0 mg/(kg·d)，平均剂量是 4.2mg/(kg·d)。用药 24 周后 6 例患儿癫痫发作均得到不同程度的控制，其中 2 例完全控制，3 例显效（发作频率减少 >75 %），有效 2 例（发作频率减少 >50 %），治疗后半年所有病例脑电图有不同程度的改善，且有 2 例面部血管纤维瘤逐渐消退。

2004 年，赵玉武等对 98 例结节性硬化症中 15 例抗癫痫治疗缓解停药后的患者进行平均 5 年的随访，结果 15 例中有 10 例（66.7%）持续缓解，5 例（33.3%）复发，1 例复发再治疗后缓解停药，总持续缓解率为 73.3%，绝对复发率 26.7%，停药后的复发率与所有类型癫痫的总复发率相当。

4. 遗传咨询 约 1/3 先证者其父母亦为患者，2/3 为散发型。若先证者为散发型建议其父母进行皮肤、视网膜、脑扫描及肾 B 超检查。先证者兄弟姐妹的患病危险性取决于其父母是否为患者，若是患者，则其患病的危险率为 50%，若父母无肯定发现，则先证者的兄弟姐妹的患病危险性为 1% ~2%。先证者的子女的患病危险性为 50%。

成人早老综合征（Werner syndrome）

1904 年由 Werner 首先报道，故又称为 Werner 综合征。主要表现为多系统的未老先衰。

【病因及发病机制】 属于常染色体隐性遗传。系由染色体 8p11 ~ 12 发生退行性突变造成，突变基因已克隆成功，是一种类似于 DNA 解链酶的基因。患者皮肤成纤维细胞在体外培养时生长潜能显著下降，与正常同龄人细胞相比，复制寿命显著缩短，体外培养一般只能分裂 2 ~ 10 代，而正常人可分裂 20 ~ 40 代。Kill 等用抗体鉴定增殖细胞，发现本病患者增殖细胞的丢失速率比正常人增加了 5 ~ 6 倍，提示一个基因的突变可同时引起体内衰老相关过程及体外培养细胞的衰老。这从另一个角度印证了体外复制衰老与体内衰老之间存在遗传上的联系。

【临床表现】

1. 皮肤　皮肤的老化改变发生在 18 ~ 30 岁之间，以颜面、颈部和四肢末端为明显，皮肤和皮下脂肪组织及肌肉萎缩，皮肤紧贴于皮下组织。皮肤和肌肉萎缩，导致面部绷紧，鼻尖变细，形成钩状鼻，口周皮肤形成放射状皱纹，眼部结缔组织萎缩形成眼球假性突出，耳部皮肤萎缩耳部尖小，呈老人外貌。

四肢皮肤萎缩、变薄、绷紧，酷似硬皮病改变，可有局限性色素沉着或色素减退现象，有时全身弥漫性色素增加或有雀斑样皮疹。足底及骨隆突处（如踝、足跟、肘、膝等部位）皮肤呈胼胝样角化过度，并易形成溃疡，经久不愈。

2. 毛发和甲　头发变白明显早于同龄人，且发展迅速。头发弥漫性稀疏或进行性秃发。有时睫毛、腋毛、阴毛亦脱落。全身体毛发育不良。指（趾）甲有纵嵴、松脆等营养不良表现。

3. 眼　多在 20 ~ 30 岁出现白内障，症状进展快，常为双侧性。亦可发生虹膜睫状体炎、色素性视网膜炎、蓝色角膜和虹膜毛细血管扩张症等。

4. 糖尿病　本病患者有 30% ~ 44% 合并抗胰岛素型糖尿病。

5. 其他　幼年时身体和智力发育正常，10 ~ 18 岁期间生长停滞，身高逐渐矮于同龄人。因声带变薄，半数患者音调细而高或嘶哑。

骨质疏松多见于四肢和脊柱，颅骨一般不受侵犯，X 线片上骨质疏松呈弥漫性或局限性。可发生四肢骨关节炎、脊柱强直性畸形、足畸形等。肌腱韧带钙化多见于膝、踝和肘部。

心血管系统主要为血管钙化，下肢多见，其次为主动脉和其他部位血管。临床上脉搏减弱或消失，引起缺血性坏死。

生殖系统可见外生殖器发育不良，男性睾丸萎缩，阴茎短小，前列腺体积小，阳痿。女性外阴和子宫体积较正常为小，经期不规则，月经量少，性欲减退。

约 10% 患者可发生肿瘤，多为来自结缔组织和中胚叶的肉瘤，如纤维肉瘤、骨肉瘤、神经鞘肉瘤、脑膜瘤、子宫肌瘤、肝癌及乳癌等。

【组织病理】 本病为多器官受累，均有相应的组织学改变。皮肤的改变主要为角化过度、表皮萎缩，皮肤附属器萎缩或减少。真皮胶原纤维透明样变性、增粗、排列紊乱，弹性纤维减少。血管内皮细胞增生，管腔狭窄。皮下脂肪组织萎缩。

【诊断】 根据特有的老人外貌、皮肤萎缩变硬、早秃、灰白色毛发、往往伴发糖尿病和早发性白内障等主要症状，通常不难诊断。

【治疗】 主要是对症治疗。积极控制和治疗糖尿病。成熟期白内障可手术摘除。生殖器发育不良者，可给予相应的性激素补充治疗。平时应注意避免外伤，及时治疗已发生的皮肤溃疡。定期检查，以及时发现和治疗恶性肿瘤。

（曹元华　陈志强）

第四篇　部分药物在皮肤科的应用

第一章　皮肤科用药药理学基础

第一节　皮肤科临床治疗药物的发展

20 世纪后半叶，皮肤科临床治疗药物得到迅猛的发展，主要表现在以下几个方面。

1. 20 世纪 50 年代初，氢化可的松和泼尼松的问世标志着皮肤科药物治疗史上一次里程碑式的突破。随后去炎松和地塞米松等一批中效糖皮质激素以及一批含氯、含氟的强效糖皮质激素的上市，形成了一个完整的在药效上包括由弱效到强效，盐代谢不良反应尽可能减少；在给药途径上包括局部外用、口服、静脉给药等多种方式；在品种上可以根据利和弊较自由任临床医师选择的强大的甾体抗炎和抗免疫治疗体系。

2. 1967 年克霉唑的问世标志着抗真菌药由灰黄霉素等抗真菌抗生素和传统药物的应用转向对氮唑类的研究和开发应用，氮唑类由此得到迅速发展，上市新药一发而不可收，如 70 年代的咪康唑、益康唑、异康唑，80 年代的酮康唑、泰康唑、噻康唑，特别是 1988 年上市的伊曲康唑和氟康唑，90 年代仍有舍康唑、萘替康唑、赖诺康唑、氟曲马唑上市。与此同时还有环己吡酮乙醇胺类环吡酮，烯丙胺类特比萘芬、布替萘芬，吗啉类阿莫罗芬等。形成了一个强大的抗真菌治疗体系。

3. 许多老药扩大了皮肤科的适应证成为皮肤科临床治疗强有力的新药，如驱虫药左旋咪唑能使免疫缺陷或免疫抑制的宿主恢复其免疫功能；抗疟药氯喹、羟氯喹具有抗炎、免疫抑制和防光作用；抗麻风药氨苯砜具有较强的抗炎作用；中枢镇静药沙利度胺因严重致畸不良反应造成震惊世界的“反应停事件”而弃用，由于对其抗炎、免疫调节、抗移植排斥等作用的重新认识再次起用；钙补充剂维生素 D_3 类的抗银屑病功能。这些药如今已被皮肤科广泛地应用。

4. 抗组胺药种类更加齐全，供临床选择的范围更宽，并出现了一批抗 H_1 性能更特异、较少透过血脑屏障的组胺 H_1 受体阻断剂。以核苷类似物竞争性抑制病毒 DNA 合成的抗病毒药有了较大发展。免疫调节剂、维 A 酸类药物以及由中国医学科学院皮肤病研究所研制的雷公藤多苷已在皮肤科广泛应用。干扰素、人白细胞介素、人表皮生长因子、转移因子、肿瘤坏死因子抑制剂等一批新型药物也在皮肤科临床开始使用。

5. 局部外用药物和制剂仍然是临床皮肤科的一个最频繁使用的治疗手段和方法。一方面是剂型由原来单纯的软膏剂、溶液剂增加到现有的水包油和油包水型乳膏剂、乳剂、凝胶剂、膜剂、脂质体制剂等；另一方面皮肤渗透促进剂的应用促使药物发挥更大的疗效，增加了皮肤科局部外用制剂的品种、剂型，供临床医师选择的余地更大。

因此，为了使药物发挥最大的疗效、尽可能避免其不良反应和不良反应以达到最大的安全性，作为当代皮肤科的临床医师在使用药物的同时，必须对皮肤科药物的药物学、药理学知识有所掌握。

第二节　药代动力学与药效学

给药后药物进入机体到离开机体的整个过程是药物和机体（包括病原体）相互作用的过程。可分为两个部分：①药代动力学过程，反映了机体对药物的作用，包括药物的吸收、分布、生物利用、代谢和排泄，该过程中药物的给药剂型、给药频率、给药途径等都与体内的药物浓度－时间密切相关，药物的疗效和毒性也与这一过程密切相关；②药效学过程，反映了药物对机体（包括病原体）的作用。药物与受体/效应器相互作用，产生临床药理治疗作用，同时也出现一些药物的不良反应，该过程中作用部位的药物浓度与效应强度密切相关。

临床医师只有弄清这两个过程，掌握药物治疗最大安全性和最小危险性的一些药理学基本原则，才可能设计出最佳给药方案以达到理想的治疗效果。

一、药代动力学

皮肤科药物治疗的给药途径按其常用程度的顺序分别是局部外用、口服、肌内注射、皮损内注射和静注等。给药后药物的吸收要通过膜的迁移，穿过其他的细胞膜，到达作用部位。局部外用或者口服的药物必须是非离子和非极性的亲脂性物质，而离子化和亲水性药物通过肌内注射和静注途径进入体内。进入血液循环的药物运送到细胞外液，作用于受体/效应器而起效。药物在血液中，以血浆蛋白结合型和非结合的原形（游离药物）存在。体内药物主要经肝内药酶的生物转化、氧化、还原及结合，消除或改变活性，最终排出体外。

（一）药物的跨膜转运　药物的吸收、分布、生物转化及排泄各个过程都涉及到药物跨细胞膜的转运。一般认为，除小分子药物（分子量 100～200）以外，大多数的药物不是从细胞间隙中转运，而是穿越细胞。当药物穿越细胞时，首先必须通过质膜屏障，然后还要通过另一些屏障。所穿越的屏障，可以为单层的细胞，也可为数层细胞，药物必须横向穿过其他的细胞膜，才能到达作用部位。药物的转运实质上是药物通过生物膜的过程，所以称为跨膜转运。

药物有 3 种方式通过细胞膜。大多数药物为脂溶性药物，它们以扩散（diffusion）的方式通过膜，分子的自然扩散倾向是从浓度高的一侧经脂质双分子层向浓度低的另一侧移动，移动的能量来自分子动量，称为被动转运。一些非脂溶性物质从浓度高的一侧向浓度低的另一侧转运则有赖于细胞膜上特殊载体的帮助，细胞膜中的特殊载体暂时与药物结合而提高其脂溶性，穿透脂质双分子层，如葡萄糖穿透红细胞膜，称为易化扩散。还有一些物质从浓度低处经细胞膜转运到浓度高处，需要消耗能量，称为主动转运。

大多数药物以被动扩散的方式通过膜，扩散的净速度与膜表面积、膜两边扩散物的浓度差和通透性（permeability）相关。通透性表示药物穿透膜的速度差异，由分子大小、脂溶性和电荷量所决定，分子越大，极性越强的药物，穿过膜就越慢，如果分子带电，移动也变慢。另外，通透性还与膜的厚度有关，药物分子从某个部位（如吸收表面）到毛细血管的距离越短通透性越大。

（二）药物的吸收　药物通过血管外给药，希望产生系统疗效，吸收是药物作用的必要条件。

根据 pH 分布假设的预测，弱酸性药物在 pH 较低胃液中呈非离子型，脂溶性强，其吸收比在 pH 高的环境中要快，而弱碱性药物在胃内酸性环境中吸收缓慢。但事实上，任何药物的吸收，无论是酸性、碱性还是中性化合物，肠道的吸收总是比胃部快。因为决定吸收快慢的重要因素包括吸收表面积、通透性和血流量，小肠的整个吸收表面积包括大量绒毛和微绒毛，大约有 $200m^2$，且每分钟有 1L 的血液通过小肠毛细血管。而胃部只有 $1m^2$ 吸收表面积和 150ml/min 的血流量。药物通过小肠膜的通透性也可能大于胃部，如苯巴比妥（弱酸药物）10 分钟内吸收率，胃内吸收为 2.8%，小肠吸收为 52%。所以绝大多数药物均在小肠被大量吸收。

许多因素可影响药物的胃肠道吸收。

肠胃排空的速度影响药物的吸收，一般认为，加速胃的排空速度，可加速药物的吸收，空腹服用可期望加速起效。胃内的食物会影响某些药物的吸收，如食物可阻滞四环素的吸收，使药物的吸收不完全，所以四环素宜空腹服用。牛奶中二价（如钙离子）和三价的阳离子，各种抗酸药（含有铝、镁、钙离子）和含铁的制剂都能减少四环素类药物的吸收，因为可以产生多价阳离子的复合物，而形成难溶性不吸收的化合物，所以四环素类应避免与抗酸药、钙盐、铁盐和牛奶同服。环孢素可在肠胃中发生氧化，其产物活性降低。胃中的 pH 值亦可影响药物的吸收，如酮康唑和伊曲康唑在比较低的 pH 时吸收良好，特别是酮康唑的吸收和胃液的分泌密切相关，因此不宜与抗酸药、抗胆碱药或组胺 H_2 受体阻断剂合用。如必须服用上述药物，则必须在服用酮康唑至少 2 小时后再用。

有些口服药物几乎不被吸收，可在胃肠道中发挥作用，如色甘酸钠，口服后极少吸收（低于1%），由于在胃肠道吸收极少，口服或灌肠可在胃肠道维持较高浓度，发挥良好的局部抗变态反应作用，用于治疗肥大细胞病的胃肠道表现。口服制霉菌素可降低肠道中念珠菌的浓度。将血管收缩药肾上腺素加入到局部麻醉药中，可使局部麻醉剂的吸收变慢，而延长了皮损内注射局部麻醉药的作用时间。

许多药物被用在缓释剂中，在这些缓释剂中，赋形剂进行了改进，以达到稳定、缓慢的药物吸收速率。

（三）药物的分布　药物从给药部位吸收进入系统血液循环后，经过血液循环运送，可分布于细胞间液或细胞内液中。

一种药物系统给药吸收后可能有 4 种分布方式：①分布于血循环中，产生系统作用；②分布于皮肤中，皮肤病药物治疗所期望的作用；③分布于脂肪组织中，如高亲脂性药物，可形成一个贮库，延长药物的释放（如依曲替酯）；④通过血脑屏障，皮肤病治疗中具有强镇静作用或者具有中枢神经系统不良反应的亲脂性药物可能出现。

一旦药物分布完成，药物即在体内达到动态平衡，血浆中药物的浓度反映了药物剂量在组织中的分布。药物的分布程度在药代动力学中以表观分布容积这一参数表示，为平衡时药物在体内的量和血浆中药物浓度的比值。药物的分布容积是血浆容积与药物的组织表观分布容积的总和，并非体内真实存在的生理容积，也不应看成是体内的特殊生理空间。

血脑屏障对大分子药物或者极性高的药物起着屏障作用，高度亲脂性药物能够穿透血脑屏障进入脑组织。大多数经典的第一代 H_1 型抗组胺药，因脂溶性较强，容易通过血脑屏障，故普遍出现嗜睡的不良反应。第二代 H_1 型抗组胺药，由于很少透过血脑屏障，称之为新的非镇静性抗组胺药。

氨基糖苷类和大环内酯类抗生素不易透过血脑屏障，只宜用于治疗中枢以外的感染。磺胺类药物能通过血脑屏障渗入脑脊液，如磺胺嘧啶脑脊液浓度可达血浆的 70%。脑膜受损时，血脑屏障对青霉素和氨苄西林的通透性增加，脑脊液内能达到有效的治疗浓度。抗真菌药酮康唑很少渗入脑脊液，不用于真菌性脑膜炎，伊曲康唑的蛋白结合率很高，所以很少透过脑膜。氟康唑在脑脊液中浓度可达到血浆浓度的 50% ~90%，可用于隐球菌性脑膜炎，氟胞嘧啶也可透过血脑屏障。

药物在体内某些组织中的分布和结合状态起着药物贮库的作用。第一种贮库是在系统循环中，以药物蛋白结合形式存在。血浆中多种蛋白能与药物相结合，酸性药物一般与白蛋白结合，碱性亲脂性药物优先结合于 α_1 酸性糖蛋白。只有未结合的药物，即游离的药物才是药理活性的药物。结合的药物是没有药理活性的，因为只有未结合药物才能透过大多数细胞膜，与蛋白结合的药物则不能通过。

药物与蛋白的结合是可逆的，遵守质量作用定律。与药物、蛋白浓度和其亲和力相关。一些长效磺胺药，虽然血浆蛋白结合率很高，但结合型和游离型药物在血浆中迅速交替变化，处于较快的动态平衡。此时药物蛋白复合物形成游离型药物的良好贮库和备用形式。

药物和血浆蛋白的结合是非选择性的，因此，一些蛋白结合率较高而与白蛋白亲和力相对较低的药物，可以被一些亲和力相对较高理化性质相似的药物竞争性地置换游离出来，从而增加效应和毒性。例如，甲氨蝶呤具有较高的蛋白结合率，阿司匹林、非甾体类抗炎药、磺胺类药物和利尿药可以将甲氨蝶呤从蛋白结合部位置换游离出来，突然增加了游离甲氨蝶呤的浓度，显著地增加了不良反应，如各类血细胞减少症的危险。疾病状态，如严重肝、肾疾病，由于白蛋白水平的变化，那些有较高蛋白结合率的药物必须减量使用。

另外，对于有较高亲脂性的药物来说，脂肪组织是个巨大的贮库，因为脂肪组织至少占人体体重的20%，所以可以摄取大量的脂溶性药物，事实上，除了治疗脂膜炎外，很少有作用部位是脂肪组织的药物。高度脂溶性药物很容易分布到脂肪组织中作为贮存库，当达到稳态后，它们又稳定地被释放，返回到循环中去。

角质层也可看作与局部外用药物经皮吸收有关的药物的贮存库。

（四）生物利用度 生物利用度是反映所给药物进入人体循环的药量比例。是以血浆药物浓度经时曲线下的面积（AUC）来比较的，静注后药物全部进入人体循环，生物利用度为100%。与静脉给药途径相比较，所求出的药物生物利用度，为药物的绝对生物利用度。而相对生物利用度则是剂型之间或者同种剂型不同制剂之间的比较，一般是以吸收量最好的剂型或制剂为参比标准。

首过效应是指药物在胃肠道吸收，经过门静脉到达肝脏后，在广泛的系统分布之前，药物在肝中有显著的代谢。

抗病毒药阿昔洛韦（acyclovir）口服吸收率约15%，所以其生物利用度低。万乃洛韦（valaciclovir）是阿昔洛韦与L-缬氨酸形成的酯类前体药物，口服吸收后，通过首过消除代谢分解为阿昔洛韦和L-缬氨酸，其生物利用度高达54%，比直接口服阿昔洛韦至少高出3倍。

环丙沙星因有首过代谢，口服生物利用度约为52%，但是大多数氟喹诺酮类药物口服吸收良好，生物利用度相对较高，以至于口服剂量与注射给药剂量相似。

（五）药物的代谢 多数药物的代谢过程分为Ⅰ相反应（氧化反应）和Ⅱ相反应（结合反应和解毒作用）。

Ⅰ相的氧化反应是由肝中大量存在的各种细胞色素P450（CYP450）来完成的，由于这些酶的作用使脂溶性药物转化为比较亲水的水溶性代谢物，为随后的结合反应提供了一个结合部位。有些药物常常形成反应性的亲电子的中间体，在缺乏足够的Ⅱ相解毒作用系统的情况下，可以引起重要的代谢的或免疫性的并发症。Ⅱ相结合反应（如葡萄糖醛酸化、磺化和乙酰化）和解毒反应系统（如谷胱甘肽和过氧化物水解酶），可显著的增加药物代谢物的亲水性和稳定反应性的中间体。

有些药物具有抑制药物代谢酶活性的作用，称之为酶抑药物，当与某些药物联合用时，可导致联用药物的代谢受阻、消除减慢、血药浓度高于正常，药效增强，也易引起中毒的危险，当发生在治疗安全范围较小的药物时，可引起中毒，如别嘌呤醇（allopurinol）及其代谢产物，有较强的抑制黄嘌呤氧化酶的作用，当与6-巯基嘌呤（mercaptopurine）或硫唑嘌呤（azathioprine）

合用时，可使6－巯基嘌呤、硫唑嘌呤分解代谢减慢而增加其对骨髓的毒性。另外，有些药物可以产生酶诱导作用，其结果是加快了其药物代谢，降低了药物的药理作用，而对前体药物，酶促药物可使其加速转化为活性物，增强了药理效果，如环磷酰胺（cyclophosphamide）为前体药物，通过肝酶P450水解成醛磷酰胺，在转运到组织中形成磷酰胺氮芥而发挥作用。药酶诱导剂苯巴比妥，可加速其代谢为醛磷酰胺的过程，对环磷酰胺的代谢、活性和毒性均有影响。

许多药物的代谢物保持了母体药物的药理活性，如伊曲康唑（itraconazole）的代谢物，羟基伊曲康唑仍有显著的抗真菌活性。有些药物的代谢产物由于优于母体药物而被开发为药物，如西替利嗪（cetirizine）为羟嗪（hydroxyzine）的代谢物，但无羟嗪的明显中枢抑制作用，起效快，作用持久；非索非那定（fexofenadine）是特非那定（terfenadine）的羧酸代谢产物，保留了母体化合物特非那定的非镇静抗组胺活性，但是没有特非那定延长QT间期的不良反应，美国FDA在获准非索非那定上市后不久，公布撤销特非那定的意向。

药物遗传学认为，药物代谢的个体差异的一个重要原因为遗传因素造成的酶系统的差异。这些遗传学的改变能够解释药物的特异反应（idiosyncratic adverse effects)，是一个由药物引起的不可预测的不良反应，包括药物代谢异常、药物变态反应所引起的。

遗传学的多态性包括：①CYP2D6具有高达50倍的活性差异，使各种抗抑郁药物和其有镇静作用的药物产生不能预期的深沉的镇静作用；②慢乙酰化：红斑狼疮的发生与普鲁卡因酰胺、肼苯达嗪和异烟肼的给药有关，特别常见于慢乙酰化的人群中；③谷胱甘肽耗竭（部分原因为营养不良或HIV感染）：显著增加对磺胺类药物的变态反应性。

（六）药物的排泄 药物在系统给药后，通常有3种途径离开人体，即肾排泄；通过胃肠道由胆汁排泄；口服药物未被吸收，随粪便排泄。

药物可能以原型排泄，也可能以代谢产物排泄，也可能是二者结合。比较亲水的药物可能主要以未改变的原型通过肾而排泄，如氟康唑（fluconazole)，由于它的相对亲水性质，80%以原型自尿排泄，11%以代谢物出现在尿中。而相对亲脂的药物在排泄前必须通过Ⅰ相和Ⅱ相代谢改变为比较亲水，才有可能通过肾或胆汁排出，尤其是亲水性大的更倾向于肾排泄。许多药物在肝中被结合，然后排泄到胆汁中，随后在小肠中进行水解，并被重吸收，形成肠肝循环，最终通过肾脏排泄。肠肝循环可使药物排泄缓慢，作用延长，因此，此类药物中毒时，常采用阻断肠肝循环等措施减少吸收，达到解毒的目的。

疾病引起的肾功能减退，对于那些有显著肾清除率的药物应该减少药物的剂量。

链霉素、新霉素、庆大霉素、卡那霉素等氨基糖苷类，四环素、磺胺嘧啶、甲氨蝶呤、氯喹和西咪替丁等主要经肾脏排泄的药物在肾功能低下时，药物消除减慢，血浆半衰期延长，药物蓄积体内，致药物作用增强而产生毒性反应。老年人由于疾病引起的肾功能减退，用正常剂量的甲氨蝶呤治疗时，会增加甲氨蝶呤的各类血细胞减少症和其他并发症的危险。

（七）药代动力学研究和药代动力学参数

1. 药代动力学研究的意义 药物的药代动力学特征是以药代动力学参数表示的，而药代动力学参数是通过药物上市前的药代动力学研究得到的。药物上市前的药代动力学研究包括新药临床前研究中的“非临床（动物）药代动力学试验”和Ⅰ期临床试验中的“人体药代动力学研究”。临床前进行的非临床（动物）药代动力学试验的目的在于了解新药在动物体内动态变化的规律及特点，为临床试验用药提供参考，其内容包括药物的吸收、分布、排泄、蛋白结合等。根据数学模型，求算重要的药代动力学参数。临床试验中的人体药代动力学研究参考该药的非临床（动物）药代动力学试验得到的各项参数，以不同的人群为受试者，应用动力学的原理和数学模型处理方法，定量地描述药物通过各种途径（如静滴、静注、肌内注射、口服给药等）进入人体后在人体内吸收、分布、代谢和排泄等过程的动态变化的规律及特点，为新药上市提供药物的用法、用量以及有关剂量的注意事项等合理用药的实验依据。临床人体药代动力学研究是全面认识人体与药物间相互作用不可或缺的重要组成部分，对于指导临床安全有效用药具有特殊的重要意义。

2. 药代动力学研究的内容　新药的临床药代动力学研究主要涉及：在Ⅰ期临床试验中主要进行的是健康志愿者药代动力学研究（包括单次给药药代动力学研究、多次给药药代动力学研究、进食对口服药物药代动力学影响的研究、药物代谢产物的药代动力学研究以及药物－药物的药代动力学相互影响的研究）；在伦理上不允许在健康志愿者中进行试验，可选用目标适应证的患者作为受试者。在Ⅱ期和Ⅲ期临床试验中主要进行的是有些目标适应证患者，如其疾病状态可能对药物的药代动力学产生重要影响，一般应进行的目标适应证患者的药代动力学研究。在Ⅲ、Ⅳ期临床试验中主要进行的是药物或其活性代谢物主要经肝脏代谢和/或排泄，或肝脏虽不是药物和/或活性代谢物的主要消除途径，但药物的治疗范围窄等情况下，需进行的肝功能损害患者的药代动力学研究，并与健康志愿者的药代动力学研究的结果进行比较；对可能用于肾功能损害患者的药物，如药物和/或其活性代谢物的治疗指数小、药物和/或其活性代谢物主要通过肾脏消除，由于肾损害可能明显改变药物和/或其活性/毒性代谢物的药代动力学特性，必须通过调整剂量来保证这些患者用药的安全和有效时，需考虑进行的肾功能损害患者的药代动力学研究。拟治疗疾病是一种典型的老年病或儿科疾病，或拟治疗人群中包含相当数量的老年患者或包含儿科人群时，需要分别进行老年人药代动力学研究和考虑酌情选取不同发育阶段的小儿药代动力学研究，研究可在Ⅰ至Ⅳ临床试验期间进行。

3. 药代动力学研究的方法　药代动力学研究的方法（以Ⅰ期临床试验中健康志愿者单次给药药代动力学研究血药浓度法为例）主要是采集受试者单次用药前（空白血样）和用药后各时相采样点（采样点应包括给药后吸收相≥3个采样点；峰浓度附近≥3个采样点；消除相≥5个采样点。总计要求≥12个采样点；经时应有3～5个半衰期的时间或采样持续到血药峰浓度的1/20～1/10的血样。用已建立的灵敏、专一、精确、可靠的生物样品定量分析方法测定血样中的药物浓度。然后根据试验中测得的各受试者的血药浓度－时间数据绘制各受试者的药－时曲线及平均药－时曲线，进行药代动力学参数的估算，求得药物的主要药代动力学参数。目前常用计算机药动学数据拟合程序来分析。

在药代动力学研究设计中还要考虑受试者的选择标准（如健康状况要求、遗传多态性、男女性别比、年龄和体重等）；受试者例数；药物的高、中、低三种剂量；是否同时收集尿样等。

4. 药代动力学参数的临床意义　药物的药代动力学参数是反映药物在人体内吸收、分布和消除的特点的科学数据。主要药代动力学参数有Cmax、Tmax、AUC、F、$t_{1/2}$、Vd、Kel及CL或CL/F。

（1）Cmax（药峰浓度）：药物经血管外途径给药吸收后出现的血药浓度最大值称为药峰浓度。药物的药峰浓度如果超过了药物的最小中毒浓度或最大耐受浓度，则可引起药物的毒副反应；过低没有达到药物的有效浓度，则无效；一般要求药物的药峰浓度在安全有效的血浓度范围内。

（2）Tmax（达峰时间）：达到药峰浓度所需的时间为达峰时间。药峰浓度和达峰时间是反映药物在体内吸收速率的两个重要参数。药物的吸收速度快，则其峰浓度高，达峰时间也短。吸收速度是影响药物疗效/毒性的一个重要因素。因此，在新药研究中，吸收速度的设计既要考虑达峰时间较快，又要考虑药峰浓度在安全有效的浓度范围内。

（3）AUC（血药浓度－时间曲线下面积）：是指血药浓度数据（纵坐标）对时间（横坐标）作图，所得药－时曲线下的面积，是血药浓度随时间变化的积分值。AUC与吸收后体循环的药量成正比，反映进入体循环药物的相对量，是计算生物利用度的基础数值。

（4）F（生物利用度）：是指药物从某制剂吸收进入血液循环的程度和速度。其吸收程度是用 AUC 估算；其吸收速度是以给药后的药峰浓度和达峰时间估算。生物利用度是评价药物制剂质量的一个重要指标。因为药物经静注给药很快进入体循环，所以我们把药物经静注给药的生物利用度看成 100%。在给药剂量相同的情况下，某药物经血管外途径给药后的 AUC 值与该药经静注给药后的 AUC 值之比即为某药物经血管外途径给药的绝对生物利用度；而在同一种给药途径下，对其不同制剂进行比较，受试制剂给药后的 AUC 值与标准制剂给药后的 AUC 值之比即为受试制剂的相对生物利用度。

（5）$t_{1/2}$（半衰期）：通常指药物血浆半衰期，是指药物给药在体内分布达到平衡状态后血浆药物浓度降低一半所需的时间，是表述药物在体内消除快慢的重要参数。对于一级动力学消除的同一种药物，不论给药量多少，其 $t_{1/2}$ 是一个常数。而不同药物的 $t_{1/2}$ 变化范围很大，如口服抗真菌药物的 $t_{1/2}$，克霉唑为 3.5～5.5 小时；酮康唑为 6.5～9 小时；氟康唑为 35 小时；伊曲康唑为 15～20 小时，多次给药则明显延长可达 60 小时。了解 $t_{1/2}$ 对临床合理用药具有重要意义。就多数情况而言，每隔一个 $t_{1/2}$ 血浆内的药物就被消除 50%，单次给药或多次给药停药后经过 5 个 $t_{1/2}$ 血浆中药物已消除 96.9%，经过 6 个 $t_{1/2}$ 血浆中药物已消除 98.5%。而经过 7 个 $t_{1/2}$ 血浆中药物已消除 99.3 %，体内剩余药量已低于 1%。多次给药如每隔一个 $t_{1/2}$ 以相同剂量给药 1 次，则经过 5 个 $t_{1/2}$ 后可基本趋近于稳态血药浓度。但给药时间间隔短于 $t_{1/2}$，就容易产生积蓄作用。从理论上讲，要使体内药物消除达到零，需要无穷多个 $t_{1/2}$。氨苯砜口服吸收迅速而完全，生物利用度 93%，达峰时间 2～8 小时，分布于全身体液和组织中，可储留在皮肤和肌肉中，特别是肝脏和肾脏浓度较高，停药 3 周后仍有少量药物在组织中。因为氨苯砜存在肝肠循环，所以 $t_{1/2}$ 较长，且因人而异，有 10～50 小时，平均 28 小时，同时本药有蓄积作用，故需服药 6 日，停药 1 日。服药 3 个月后停药 2 周。

（6）Vd（表观分布容积）：是体内药量与血浆药物浓度间的比例常数。Vd 单位可用 L 表示，也可用 L/kg（体重）表示。在体内药物总量相同的情况下，血药浓度高，Vd 低；血药浓度低，则 Vd 高。Vd 值的大小取决于药物的脂溶性、膜通透性、组织分配系数及药物与血浆蛋白等生物物质的结合率等因素。Vd 只是一个假想的容积，不代表体内具体的生理性容积。但是 Vd 值可以反映药物在体内分布的广泛程度或与组织中大分子的结合程度。

根据人体体液的分布情况可以由 Vd 值粗略地推算药物在体内的分布情况。人体的体液总计约 40L，其中细胞外液约 12L，细胞内液约 28L。而在细胞外液中，血浆约 3L，血管外液约 9L。如果一个药物的 Vd 值在 3～5L，接近正常成人的血浆容积，那么可以推测该药主要分布于血浆；如果一个药物的 Vd 值在 10～20L，与正常成人的细胞外液容积相近，则说明该药主要分布于包括血浆在内的细胞外液中，这类药物往往能通过毛细血管内皮，但不能通过细胞膜，因此无法进入细胞内液；如果一个药物的 Vd 值为 40L，说明能通过细胞膜分布在正常成人的总体液中，包括血浆、细胞内液和细胞外液，表明在体内的分布较广；有些药物的 Vd 值非常大，可以达到 100～200L，这一体积已远远地超过了体液的总容积，表示这类药物在体内有特异性的组织分布，往往大量贮存在某一器官或组织，或药物与组织或血浆蛋白大量结合，如有些药物脂溶性较高，可以大量地分布于脂肪组织；如抗真菌药特比萘芬口服后，Vd 值可达 950L，可广泛分布于皮肤、指甲和脂肪，在甲板和角质层内有较高浓度，并能持续一段时间，在角质层 $t_{1/2}$ 为 3～5 日。氟康唑口服 Vd 值接近人体的体液总量（40L），在皮肤和组织中的药物浓度为血浆浓度的 10 倍，水疱皮肤中为 2 倍，唾液、痰、水疱液、指甲中药物浓度与血浆浓度接近，脑脊液中浓度低于血浆，为 0.5～0.9 倍。

（7）Kel（消除速率常数）：表示药物自机体消除的速度，对于某一药物来讲，是一个常数。某一药物的消除速率常数是从测定该药物的血药浓度－时间曲线，根据其房室模型种类，按不同的公式计算出来的。根据 Kel 值可以直接计算出 $t_{1/2}$ 值。

（8）CL（清除率）：是指体内诸消除器官在单位时间内清除药物的血浆容积，是肝、肾以及其他消除途径清除率的总和。是反映药物从体内消除速率的另一个重要的参数。

二、药效学

（一）药物受体 受体（receptor）是位于细胞膜表面或细胞内具有特异识别和结合功能的蛋白组分，与药物、激素、神经递质或自身活性物质等相互作用，转导细胞间信号，进而触发细胞内相应生物效应。能与受体特异性结合的物质称为配体（ligand）。受体的某一部分的立体构型具有高度选择性，能准确识别并特异地结合立体特异性的物质。配体则以其特异性化学结构选择性地与相应受体结合，一般以非共价弱键（氢键、范德华力和疏水键）识别受体相应位点并与之进行可逆的结合。

配体也称为第一信使，体内存在的生理功能调节物质是内源性配体，药物等外来性物质是外源性配体。第一信使与受体相互作用，通过细胞内信号转导系统将信号增强、分化、整合并传递给后续的效应机制。能激活受体继发产生生理效应的配体称为激动剂（agonist），能与受体结合但不产生激活作用的配体称为拮抗剂（antagonist）或阻断剂（blocker）。

甾体激素、甲状腺激素、维生素 D_3、维 A 酸等脂溶性小分子，以简单扩散方式进入细胞，在细胞内或细胞核内与相应受体结合，进而调节基因转录，影响特异性蛋白质的合成而发挥广泛的生理效应。

甲氨蝶呤的抗炎作用与蛋氨酸合成酶受体有关，其不良反应与二氢叶酸还原酶（DHFR）有关，叶酸或叶酸补充剂能完全的阻断甲氨蝶呤的 DHFR 抑制作用，使甲氨蝶呤的不良反应减轻，同时不影响甲氨蝶呤的抗炎治疗作用。

对于一个已知的药物受体分子来讲，理想的特异性药物确实非常少。三环类抗抑郁药，如多塞平和第一代 H_1 抗组胺药，如苯海拉明和羟嗪都能够结合毒蕈碱样胆碱受体，产生抗胆碱的不良反应，如口干、视物模糊和直立性低血压。

非三环类抗抑郁药氟西汀可选择性的抑制中枢神经系统 5 - 羟色胺的再摄取，延长和增加 5 - 羟色胺的作用，从而产生抗抑郁作用。第二代 H_1 抗组胺药，如非索非那定（fexofenadine）和氯雷他定（loratading）都具有选择性阻断外周组胺 H_1 受体的作用，无毒蕈碱样抗胆碱作用。这些药物更加选择地与药物受体结合，因此，在同类药物中不良反应有了显著地改进。尤其是非镇静型的 H_1 受体阻断剂，在没有中枢镇静作用的同时，具有特异性的抗 H_1 组胺受体作用。

（二）信号转导和转录调节因子（signal transduction and transcription factors） 信号转导和转录是药效学的两个方面，尽管有非常不同的作用机制，但有许多概念上的相似性。信号转导是转运药物产生的信号或信息到一定的效应器机制中的一系列中间步骤。一定的效应机制通常是通过 DNA 转录和随后的新的蛋白转译来完成的。在许多情况下，信号转导通过 DNA 转录因子来传达。步骤的大概顺序是：①T 细胞受体结合抗原；②T 细胞活化；③钙调磷酸酶（calcineurin）激活，这是一种对 IL - 2 向上调节很重要的 DNA 转录调节因子。环孢素和他克莫司都可选择性作用于钙离子依赖的信号转导途径，使钙调磷酸酶失活，从而抑制依赖活化 T 细胞核因子（NFAT）的细胞因子的基因转录。

第二信使也是很重要的，关系到药理学最重要的两个第二信使可能是钙（calcium）和环磷腺苷（cAMP），钙是 T 细胞信号转导系统中的重要成分，一方面钙调磷酸酶是一种钙依赖性酶，另一方面钙结合蛋白（钙调蛋白 calmodulin）也具有重要的作用。

维 A 酸类对信号转导的作用和糖皮质激素对转录调节因子的作用是存在的。多胺途径（polya min e pathway）与炎性增生（inflammatory hyperplasia）密切相关，在银屑病和多种恶性病变的发病机制中起着重要的作用。维 A 酸类抑制鸟氨酸脱羧酶的活性，鸟氨酸脱羧酶是多胺途径中一种限速酶。这种信号转导酶的抑制使维 A 酸类可用于系统治疗银屑病和移植患者皮肤恶性病变的化学预防。

糖皮质激素类抑制转录调节因子，核因子 κB 有两种机制。糖皮质激素类一方面可增加合成核因子 κB 的抑制剂，同时也可直接结合和灭活核因子 κB。这个转录调节因子在向上调节大量细胞活素中起着关键性的作用，而细胞活素对各种刺激的炎性应答是重要的，通过这个核因子 κB 途径，炎性应答有极大的扩增。同样，糖皮质激素（局部或系统）抗炎作用很大部分可能是通过抑制这个重要的转录调节因子来完成的。强效类糖皮质激素应用中比较常见的快速免疫是否与这种特别途径中的受体的向下调节有关目前还不清楚。

转录调节因子也是药物作用的靶分子，糖皮质激素类强大的抗炎和免疫抑制作用，很大部分是其抑制相关基因表达的结果。

（三）药物抑制的靶酶 药物可以通过对靶酶的作用产生药理效果。这些靶酶包括：DNA 合成过程中的一些酶，微生物生长和存活所必需的酶和参与炎症应答过程中的一些酶等。

能够抑制对核苷酸合成起重要作用的一些酶的药物常用于抗肿瘤药和治疗自身免疫性皮肤病的免疫抑制剂。甲氨蝶呤为细胞内二氢叶酸还原酶的竞争性抑制剂，甲氨蝶呤和该酶结合后，使二氢叶酸不能形成四氢叶酸，由于还原型叶酸的不足，使嘌呤及胸腺嘧啶核苷酸合成受阻，导致 DNA 的合成障碍。甲氨蝶呤这种干扰叶酸代谢的抗增生作用与高剂量甲氨蝶呤治疗癌症的作用有关，也与其毒性有关。霉酚酸酯（mycophenolate mofetil）是一种新型的免疫抑制剂，可选择性、可逆地、非竞争性地抑制次黄嘌呤核苷酸脱氢酶，一旦此酶受到抑制，细胞间的鸟氨酸库（guanosine pool）就会耗竭，最终使 RNA 引导下的 DNA 合成受到阻抑。

许多抑杀细菌、病毒和真菌的抗微生物药物是通过抑制微生物体内极其重要的酶系统而发挥药理效果的，这些酶在微生物中比在人体中更容易被抑制。磺胺类药物和氨苯砜抗微生物作用是抑制易感微生物的二氢叶酸合成酶，干扰叶酸代谢。而甲氧苄啶（trimethoprim）有抑制二氢叶酸还原酶的作用。磺胺类药物和甲氧苄啶合用，可使细菌的叶酸代谢受到双重阻断，可增效数倍至数十倍。

麦角甾醇是真菌细胞壁的重要成分，麦角甾醇在内源性生物合成的过程中的一系列步骤需要相应的酶的参与。许多抗真菌药通过抑制不同合成环节所需要的酶分别阻断麦角甾醇合成途径中的不同环节。丙烯胺类抗真菌药，如萘替芬、特比萘芬，其作用部位是角鲨烯环氧化酶；氮唑类，如咪康唑、伊曲康唑、氟康唑等可抑制羊毛甾醇 14－α 脱甲基酶；而二甲胺吗啉类抗真菌药阿莫罗芬可同时抑制麦角甾醇生物合成中两种酶，C14 双键还原酶、C7－8 双键异构酶。最终使真菌细胞膜麦角甾醇合成受阻，使细胞膜结构破坏，抑制真菌细胞生长。抗真菌药物对真菌的酶有高度的选择性，如特比萘芬通过大鼠肝脏和真菌细胞提取出的角鲨烯环氧化酶作比较研究，相应的抑制常数要差 3～4 个数量级。但是羊毛甾醇 14－α 脱甲基酶依赖于细胞色素 P450 体系，氮唑类中某些抗真菌药物对真菌和哺乳动物的 P450 体系都有较强的抑制，因此在抗真菌作用的同时出现肝脏毒性、干扰甾体激素代谢等不良反应，应予注意。

有些药物可抑制炎症应答过程中的一些酶。维 A 酸可抑制鸟氨酸脱羧酶（ornithine decarboxylase）。这是一种由蛋白激酶（protein kinase）激活的多胺途径中的限速酶，氨苯砜抑制中性粒细胞和巨噬细胞中的髓过氧化物酶（myeloperoxidase）。环孢素和他克莫司可抑制钙依赖性的信号转导酶——钙调磷酸酶。对于这些酶来说，药物受体可以是酶自身，如甲氨蝶呤和二氢叶酸还原酶，或者通过其他受体/效应器间接的作用，如糖皮质激素抑制磷脂酶 A2，可能就是通过 lipomodulin－1 中介的。

第三节　经皮吸收

一、一般原则

皮肤科药物最主要的给药方式是经皮肤途径局部外用给药，以达到预期的临床治疗目的。传统的观点认为，皮肤科外用药物是在药物进入血循环之前在局部发生药理作用，其靶组织是皮肤，角质层作为渗透表皮的屏障，对于局部外用药物提供了比较高的治疗指数。但是，随着透皮吸收作用机制和透皮吸收促进剂的研究和发展，人们对皮肤作为药物作用部位的认识和对皮肤作为外源性的化学制剂侵入机体的门户的认识有了突破。因此，对增加经皮吸收出现了两种认识：一方面这些增加经皮吸收的措施确实增加了药物所期望的药理效果，如强效局部用糖皮质激素的软膏制剂，在皮肤水合作用和封包的情况下，对原发性银屑病有惊人的疗效；另一方面，相反的观点认为所有这些措施将显著地增加局部应用糖皮质激素的系统吸收，如在局部给药后出现泼尼松样作用，虽然短期给药很少发生，但经治疗2周或3周乃至更长时间后，一些重要的系统不良反应，如体重增加、体液潴留、高血压、低血钾和类库欣综合征等方面的变化都有可能与局部给药有关。

事实上，临床很早就发现了一些药物和化学制品接触皮肤后出现系统吸收而产生的不良反应，特别是婴儿和儿童。Rayer（1886）发现济贫院婴儿的尿布上的戳印为苯胺染料成分，由于污染了婴儿的臀部、外阴，经吸收引起变性血红蛋白血症。由于报告未引起重视，此后又发生了9起此类中毒症状，并有很高的死亡率。含六氯酚的肥皂、爽身粉、硼酸粉等经婴儿皮肤吸收引起中毒也有报道。

经皮吸收直接与皮肤部位的局部药物浓度、药物的亲脂性、药物分子量有关。刺激性的赋形剂成分会改变皮肤屏障功能增加经皮吸收。炎症皮肤由于改变了屏障功能和血管扩张也会增加经皮吸收，溃疡皮肤局部用药的应答就好像是药物系统给药，皮肤水合作用、药物封包会显著增加药物的经皮吸收，儿童由于总的体表面积对总体积之比率的增加，产生相对较大的吸收表面积并增加系统不良反应的危险。

局部外用的药物可能会引起速发型超敏反应（immediate hypersensitivity），尤其是在溃烂的皮肤表面局部外用的药物几乎会即刻进入血循环，已有报告由于局部外用杆菌肽（bacitracin）或新霉素（neomycin）出现变态反应。滴眼液、阴道栓剂、直肠栓剂等黏膜用药可能会产生显著的药物系统浓度。

尽管局部外用药物出现的危险通常是很小的，但是皮肤科临床医师仍应十分警惕这种系统吸收的可能性和危险性。

随着高灵敏度化学分析仪器和检测技术的发展和使用，许多新上市的局部外用皮肤科药物在研制阶段就已经开始进行局部吸收的研究，如经放射标记的钙泊三醇软膏在银屑病患者单次涂擦后，系统吸收低于使用量的1%。单次外用0.25%阿莫罗芬（amorolfine）软膏，经皮吸收不超过用药量的8%～10%。我国《新药审批办法》也规定凡局部用药，必要时应进行局部吸收试验。而对于某些药物经过特别的制备后，可透过皮肤进入血液循环，并可达到有效的治疗血药浓度，则发展为透皮吸收给药治疗系统，成为系统用药的一种新剂型和给药途径。

二、剂型和赋形剂

剂型和赋形剂的选择与有效活性成分的选择有着同样的重要性。有些赋形剂的使用可能会产生两种后果：①产生刺激性，最明显的例子是高浓度的丙二醇，另外，一些醇类或者某些酸性赋形剂原料也可能是刺激剂，特别是用于病变皮肤时；②产生接触性变态反应，各种水性基质中所加入的防腐剂可能引起过敏，如对羟基苯甲酸酯类、聚季氨盐－15，又如咪唑烷基脲和双咪唑烷基脲这些甲醛释放剂，凯松、氯甲酚、三氯生等。一些天然或合成的香料，如茉莉、玫瑰油、檀香油、月桂油、柠檬油、桉树油、薄荷油、丁子香油、苯甲醇、苯甲醛、丁香酚、茴香醇、葵子麝香等，以及由这些香料调制成的香精，也有可能是致敏物，因此，临床皮肤科医师要考虑到赋形剂成分有可能产生的不良反应，特别是在局部治疗不能得到改善甚至恶化时。为了减少由赋形剂引起的不良反应，应该选择不含最常见刺激剂和变应原作为赋形剂成分的局部外用药物。

作为局部外用药物的剂型，应该根据皮肤病的发病期、使用的身体部位，选择适当强度、水合作用或干燥性质、致敏或刺激的可能性小的外用剂型，同时也要考虑患者的接受程度和依从性。

各种局部外用剂型中，软膏剂和油包水型乳剂相对强度较强，有水合作用，致敏和刺激性比较低，适用于非擦烂部位，尽量避免用于颜面、手和腹股沟部位，主要用于慢性期，缺点是患者常不喜欢其油腻。乳膏和水包油型乳剂相对强度中等，有一些水合作用，除浸渍部位外适用于急性到亚急性期，患者易于接受，但致敏性较显著。凝胶剂和甾醇基质中的半固体乳剂相对强度较强，干燥，应避免用于裂纹、侵袭、浸渍部位，适用于口部、头皮，用于急性到亚急性期，缺点是致敏性显著，刺激性相对高。洗剂、溶液剂和混悬剂相对强度低，干燥，适用于头皮、摩擦部位，急性期，致敏性显著，刺激性中等，患者易接受。

软膏剂由于配方和基质较简单，其仿制品和专利药物的变化相对比较低，而其他剂型由于选用赋形剂的差异，其仿制品和专利药物的变化比较显著。

三、快速免疫（tachyphylaxis）

快速免疫是高效的局部外用糖皮质激素药物在临床治疗时所常见到的。临床医师应该意识到每日 1 次或每日 2 次连续使用强效类局部糖皮质激素于炎症皮肤，即使在没有任何增加经皮吸收的情况下，通常在继续治疗 2～4 周后会出现快速免疫。尽管这是一个可逆的过程，但是临床医师应该要考虑到这种快速免疫的可能性。

预防快速免疫可以采取每周 1 次或隔日 1 次使用这些强效的局部糖皮质激素药物，当出现快速免疫后，停止治疗 1 周时间完全可以向上调节糖皮质激素受体，并恢复治疗的药理效果。

（马道铭　钟连生）

第二章　皮肤病药物疗法最大安全性的原则

皮肤科领域的系统用药大多数在上市时主要用于治疗风湿性、肿瘤性等疾病和器官移植，这些疾病和皮肤病相比更为严重，甚至威胁生命。用这些药治疗相对没有生命危险的皮肤病时有可能会发生严重不良反应，和其他科医师相比，皮肤科医师必须对系统用药有更大的警惕性，尽量避免发生由药物引起的比需要治疗的基础疾病的危险更大的不良反应。

为了使皮肤病的系统用药达到最大的安全性，我们必须遵循四条基本原则：预期、预防、诊断和治疗。这些原则的目的具体来说就是：①预期哪些患者、哪些药物有发生某种严重不良反应的危险；②采取确实的措施预防不良反应的发生；③在不良反应的早期、可逆阶段，作出最快的诊断；④采取最有效的措施控制这些不良反应。遵循这四条基本原则可使系统用药的安全性最大化，这些原则比仅仅对不良反应进行监测具有更广泛的内涵。

一、预期

医师对不良反应的预期主要考虑：①患者的情况；②患者的教育；③基础实验室检查和其他相关检查；④合并用药和药物相互作用；⑤对危险因子的动态观察。

1. 患者的情况　对某种皮肤病来说，是否可以使用某种药物必须仔细分析患者的具体情况。

（1）仔细分析患者所患基础疾病本身的危险性和所用药物可能会出现的不良反应的危险性，即两种危险性的比较和评估，如采用大剂量糖皮质激素系统治疗严重寻常型天疱疮和用相同剂量的激素治疗落叶性天疱疮和获得性大疱性表皮松解症；6～12 个月疗程的环孢素治疗局限性斑块状银屑病和治疗广泛的、已导致患者衰竭的坏疽性脓皮病。

（2）患者能理解和遵守为防止、监测系统用药的严重不良反应而制定的重要措施的情况。如长期大剂量应用泼尼松的过程中应避免突然停药，以防 HPA 轴抑制，导致并发症，如爱迪生危象；育龄妇女服用异维 A 酸期间应采取避孕措施，以防止畸胎；长期用甲氨蝶呤（MTX）治疗严重银屑病时避免大量饮酒。

（3）一些患者可显著增加某些不良反应的发生，如肥胖、嗜酒、糖尿病、肾衰竭患者用 MTX，易发生肝脏毒性；消瘦和活动少的绝经后女性患者用糖皮质激素时，易发生骨质疏松；近期有严重的局部创伤、嗜酒、嗜烟、血液高凝状态的患者用糖皮质激素时，易发生骨坏死。

2. 患者的教育　患者至少应该知情怎样用药、有关用药的剂量和时间；有可能发生的不良反应；出现什么症状时需要及时告诉医师；需要进行哪些监测。当了解药物对重要器官或机体可能带来的危险时，大多数患者可能会不愿长期用药，下面这些原则是解决这个问题和其他一些问题的基础。

（1）恰当的和详细的患者教育对真正的“知情同意”必不可少。应该让患者积极地参与治疗决策，以他们能理解的方式获取某些信息；必须让患者有机会提问，给予必要的时间考虑后作出选择。

（2）给患者一些书面材料，在材料中以患者能够理解的方式强调重点问题和相关指导。但书面材料不应该成为医师和患者之间进行交流的替代品，医师必须亲自解释和强调书面材料中的关键问题；应该提醒患者遇到书面材料中所列的问题时要及时向医师报告，也要报告出现的其他任何新症状，即使患者不确信是否由药物引起；书面材料可来源于药物说明书等，也可以自己拟定一些个体化的书面材料。

（3）指导患者注意一些症状群，这些症状群对于发现一些潜在的严重不良反应非常重要，如糖皮质激素性骨坏死可有严重的局限性关节疼痛（特别是髋关节、膝关节、肩关节）、受累关节活动范围减小；异维 A 酸引起的假性脑瘤可出现头痛、视觉变化、恶心、呕吐；氨苯砜超敏感综合征有发热、疲乏、咽喉疼痛和麻疹样皮疹。

3. 基础实验室检查和其他相关检查　药物有可能损害的任何器官、系统在治疗开始前都应进行基线评估，如果药物对某一器官、系统有潜在的毒性，而这一器官、系统在治疗开始时已经有病理变化，则药物导致进一步损害的可能性增大。

（1）对药物的任何靶器官或排泄器官进行基线实验室检查，如果某药会引起代谢异常，应对该代谢缺陷进行基线检查。

（2）糖皮质激素冲击疗法，用药前及用药过程中应监测血钾及心电图等以防猝死。

4. 合并用药和药物相互作用　绝大部分药物的相互作用是可以预期和预防的，事实上危及生命的药物相互作用并不普遍，以下讨论的三类药物相互作用对于系统用药的安全性是很重要的。

（1）避免有重叠部位/靶器官潜在毒性药物的联合应用，如四环素或米诺环素和异维 A 酸合用药可引起假性脑瘤；氯喹和羟氯喹联合应用可致抗疟药性视网膜病；MTX 和一种第二代维 A 酸联用（阿维 A 酯或阿维 A）可能会增加肝脏毒性。

（2）预期和避免相同代谢途径药物的联合应用，如 MTX 和甲氧苄啶/磺胺甲恶唑合用增加全血细胞减少的危险，因为三种药物都影响叶酸的代谢；硫唑嘌呤和别嘌呤合用增加血液系统并发症，因为二者均影响嘌呤的代谢途径。

（3）预期和避免依赖相同细胞色素 P450 代谢途径药物的合并使用，特别是当其中的一种药物治疗指数较窄时，如利福平和口服避孕药合用会使口服避孕药失效；酮康唑或红霉素和环孢素合用致后者的血药浓度增加、毒性增加。

药物相互作用的问题非常复杂，而且并非一成不变，最近上市的药物不时发现有严重的危及生命的药物相互作用，且在上市几年后才发现，如特非那定、阿司咪唑、西沙必利等，当特定的细胞色素 P450 酶抑制剂存在时，有潜在的导致致死性心律失常的危险。在药物的相互作用方面，临床医师应该利用众多的电子信息资源，与时俱进，了解和补充新的知识。

5. 对危险因子的动态观察　通常随着时间的推移，各种系统用药的危险因子变得明朗化，但也不时有一些特殊的、新的危险因子被报告。临床医师必须及时获取有关所使用药物的危险性的最新信息。

药物的某些危险因子有时在该药使用多年后才能被发现，如用 PUVA 治疗，男性生殖器部位鳞癌的发病率增加；PUVA 治疗诱发黑素瘤；米诺环素引起红斑狼疮；酮康唑的肝毒性等。其危险性和潜在的致命后果也在该药上市数年后才发现。

相反，随着科学证据的积累，一些特定不良反应的危险性随着时间的推移逐渐减少，如抗疟药的视网膜毒性比开始时观察到的危险性明显减轻，这主要是更细心的剂量方案的制订，以及大多用羟氯喹而不用氯喹之故。

二、预防

1. 患者可以采取的措施　患者应该采取所有合理的保护措施，以防止严重不良反应的发生。①PUVA 治疗时，穿贴身短裤预防男性生殖器鳞癌；②进行 PUVA 治疗时，室外活动时戴 UVA 防护眼镜预防白内障。

2. 采取治疗措施以减少药物的不良反应　在许多情况下，患者可以从某一系统用药中获得疗效，但也存在导致某种不良反应的危险因子。如果该药对患者是必要的，可以合并使用某种药物以减少该不良反应。

医师应该利用所有合理的辅助治疗手段，以减少发生不良反应的危险，如服用 MTX 治疗的患者，每天服用叶酸可以防止胃肠道不良反应并降低全血细胞减少的危险；对长期系统应用糖皮质激素治疗的患者，应注意补充钾、钙等。

3. 危险的好发时间和用药错误　不良反应的预防既需要加强经常监测的意识（某些药物的严重不良反应有好发时间），又需要耐心细致的患者教育（避免潜在的严重用药错误）。

（1）对于系统用药潜在的严重不良反应，医师应该知道其好发时间，并在该段时间内加强监测，如氨苯砜引起的粒细胞缺乏症和药物性皮炎发生于治疗开始后 3 ~ 12 周；MTX 或硫唑嘌呤引起的全血细胞减少，在治疗开始的第 4 ~ 6 周危险最大；泼尼松引起的骨坏死危险性在用药 2 ~ 3 个月后大大增加。

（2）用药错误大部分可以通过细心的指导来避免。用药错误包括漏服药或重复服药。

三、诊断

1. 不断改善的药物监测方案　随着新的科学证据的相继出现，药物监测方案被不断地更新和修订。

为了在早期、可逆阶段作出诊断，医师需要知道最新的药物监测方案。应用 MTX 时，应拍 X 线胸片监测肺炎和肺纤维化。系统使用糖皮质激素治疗时，应做基线胸片检查和皮肤结核菌素试验，以便尽早发现结核。

2. 组成医疗小组已达到药物治疗的最大安全性　医疗小组的成员包括处方医师、患者、患者的首诊医师或有关方面的专家，发挥每一个成员在系统用药达到最大安全性的作用。

（1）患者报道某些不良反应早期症状的意识很重要，而且们在某些不良反应的家庭监测方面亦有重要作用，如环孢素或糖皮质激素与高血压，患者有条件进行家庭监测，他们仅需要知道出现多高的血压时应向处方医师报告；糖皮质激素和血糖监测，某些情况下，糖尿病患者使用糖皮质激素是必要的，家庭监测血糖使患者的随访和监测变得更方便；体重增加对库欣病的发展和心衰代偿期患者体液量的增加等情况有一定的临床意义，患者应注意自己的体重增加情况。

（2）处方医师的检查对发现和证实各种药物不良反应的早期症状很重要，如 PUVA 治疗，应行全身皮肤检查以尽早发现黑素瘤、鳞癌、基底细胞癌；神经系统检查以发现氨苯砜的运动神经损害和沙利度胺的感觉神经损害。氨苯砜、米诺环素、硫唑嘌呤可引起的麻疹样皮疹或其药物性皮炎。长期应用糖皮质激素及免疫抑制剂的患者，应注意二重感染的发生，特别要检查口腔，以及时发现白色念珠菌感染，积极治疗。

（3）和有关专家的协作是用药安全性最大化的重要组成部分，如对长期用环孢素治疗者，肾脏方面的专家可以提供更准确的肾小球滤过率测定并协助调整剂量；介入放射专家帮助长期用 MTX 治疗者完成超声波引导的肝活检；眼科专家在用 PUVA 或抗疟药治疗过程中起指导作用等。

3. 最佳的诊断实验

（1）为了在严重不良反应的可逆阶段作出诊断，医师应该知道高灵敏度和高准确度的最佳诊断实验，如糖皮质激素骨坏死的早期诊断，磁共振好于标准的 X 线检查；糖皮质激素骨质疏松的早期诊断，双光子吸收测定法比标准的 X 线检查法的灵敏度要高；对于 MTX 肝纤维化的诊断，超声波引导的肝活检更加准确，且可以避开大的血管和胆管，具有更大的安全性。

（2）医师应该认识到许多诊断实验可以提供一些辅助信息，如转氨酶可评估 MTX 的肝细胞毒性，还可以评估潜在的从脂肪肝到肝纤维化向肝硬化转变的可能性。同时监测血清 ALT 和 AST 以监测硫唑嘌呤、氨苯砜、MTX 的肝毒性，可以提高敏感性和特异性。MTX 血药浓度超过 1×10^{7}mol/L 时，将对正常增殖活跃的细胞产生毒性，毒性反应的严重程度与血药浓度超过阈值的时间直接相关，而血药浓度超过阈值的程度大小只起相对次要作用。

4. 高危场合

（1）对于以下情况，应加强实验室检查和相关的诊断实验：①高危患者；②实验室检查结果异常的患者；③在危险的高发时段内。

（2）必须熟悉如下最常用实验的临界值和危险值。各项检验值的变化速度和趋势也同等重要。当出现临界值或危险值时，医师可作出以下选择：①暂时或永久停药；②减量；③加强监测；④继续治疗，同时处理不良反应并加强监测。

最常用实验的临界值和危险值

	临界值	危险值
白细胞计数	<3500/μl	<2500~3500/μl
血红蛋白量	<10~11g/dl	<10g/dl
血小板计数	<100000/μl	<50000/μl
血甘油三酯	>0.4~0.5g/dl	>0.7~0.8g/dl
血肌酐	比基线升高30%	比基线升高40%~50%
谷草和谷丙转氨酶	比正常值上限增加1.5~2.0倍	比正常值上限增加2.5~3.0倍

5. 记录

(1) 医师需要平衡细心和高效之间的关系，保持高效的同时，做到尽量详细的记录。有条件可以采取语音记录的形式，这可以给医师提供极大的方便。

(2) 对于危险性较大的药物，有可能应对记录进行备份，以防丢失。

(3) 利用电子手段记录一些重要信息。

四、治疗

1. 相对较轻的并发症　系统用药的大多数不良反应较轻且能够治愈。

(1) 当潜在的严重的不良反应发生时，医师一般至少有几天时间考虑治疗方案并请教有关专家。影响决策的因素有：①所治疗疾病的严重程度；②该不良反应的危险程度，特别是继续用药时该不良反应是否会突然加重；③该药物是否是治疗该病的唯一有效药物；④突然停药是否会有危险。

(2) 如果该药对患者很重要而并发症相对较轻，在继续治疗的前提下治疗并发症是可以接受的，如维A酸和糖皮质激素引起的高血脂，可以用降血脂药（如非诺贝特等）治疗；糖皮质激素和环孢素引起的高血压，有许多抗高血压药物可供选择。

2. 严重并发症

(1) 对于严重并发症，通常都有特定的治疗方法，如糖皮质激素引起的骨坏死，早期可以进行中心减压，晚期可以行人工关节置换术；MTX引起的全血细胞减少，用甲酰四氢叶酸治疗特别有效；MTX、氨苯砜、酮康唑引起的肝功能衰竭，特别严重时需要进行肝移植；糖皮质激素或PUVA引起的白内障，可进行人工晶状体植入手术。

(2) 少数无法治愈的并发症，应不惜一切代价避免发生，如维A酸或沙利度胺引起的畸胎及抗疟药引起的视网膜病变等。

五、总结

1. 医师应该全面掌握必要的措施，以预期危险因素，防止系统用药时严重不良反应的发生。

2. 尽管采取了措施，仍有可能发生严重不良反应，这时应力争在早期可逆阶段作出诊断。

3. 一旦作出诊断，应主动采取强有力的措施控制该不良反应。

4. 不良反应越严重、越不可逆，就应通过越多的努力以防止其发生。

5. 采取前瞻性的思维方式来预防和监测不良反应，并和患者建立合作关系。

6. 在医师的职业生涯中，应当强调，用相同的药物或治疗手段，大部分患者有效并仍将有效，严重不良反应毕竟少见，但在临床实践中，必须给予高度重视和警惕。

（马道铭　钟连生）

第三章　皮肤病药物的相互作用

药物相互作用（drug interactions）是指某一种药物的作用由于其他药物或化学物质而受到干扰，使该药的疗效发生变化或产生药物不良反应。在临床上表现为治疗效应提高或不良反应减弱，治疗效应降低或不良反应增强，前者是联合用药的目的，也称为临床期望得到的药物相互作用。后者则由于不恰当的联合用药，药物相互作用引起不良反应。药物相互作用可以导致不良的结果，特别是下列严重不良反应：①心脏意外（心跳骤停或心律失常）；②高血压危象；③低血压休克；④呼吸麻痹（呼吸中枢抑制或呼吸肌麻痹）；⑤惊厥；⑥出血；⑦低血糖昏迷；⑧肝、肾、骨髓等实质性器官损害。然而，大多数患者用药可能有明显的临床疗效，而不良反应很小，但注重患者用药的危险性则是很重要的。

当一种新的药物加入治疗方案中时，有可能诱导其药物毒性增加或导致治疗的失败。这些药分为“帮凶”药和“似子弹”药，前者可以增加其他药物毒性，降低疗效。后者直接导致毒性增加或疗效降低而增加死亡率。

药物相互作用主要发生在体内，少数也可能在体外发生，从而影响药物进入体内。因此，药物相互作用可能有3种作用方式：①药物在药代动力学方面相互作用；②药物在药效学方面相互作用；③药物在体外相互作用。

皮肤科大多数药物的相互作用为药代动力学机制。最近研究认为，大多数药物的相互作用包括药物通过细胞色素P450（CYP）酶在肝脏代谢途径而起作用。与皮肤科有关的特殊的药物相互作用涉及CYP 3A4同工酶。各种药物的作用位点的知识能帮助我们预防严重的不良反应发生。大多数“帮凶”药能妨碍药物的吸收、分布、消除以及代谢。

皮肤科的重要“似子弹”药包括非镇静性组胺H_1受体阻断剂、环孢素、MTX、硫唑嘌呤和某些抗生素。通常用于非皮肤科治疗的处方药，如洋地黄、华法林、口服避孕药、奎尼丁以及西沙必利，也可能是“似子弹”药。所有的皮肤科医师应该熟悉“似子弹”药，以及与之相配的“帮凶”药的详细资料。

第一节　药代动力学方面相互作用

药代动力学过程包括药物的吸收、分布、代谢（亦称生物转化）和排泄等4个环节，在这4个环节上均有可能发生药物相互作用，其后果均能影响药物在其作用靶位的浓度，从而改变其作用强度（加强或减弱）。

一、药物之间相互作用的关系

以药代动力学机制为基础的药物的相互作用，可理解为引起药物的代谢或分泌显著地变慢或变快，其主要的结果是血浆和组织内的药物浓度或高或低。

由于酶的作用而妨碍药物的代谢，导致血浆药物浓度升高，从而增强了药理活性，这不仅提高了预期的疗效，也增加了药物不良反应。如果前体药物的活性被抑制，则预期的疗效就降低。当药物代谢作用的主要途径被部分或完全阻断，则药物代谢旁路被利用，问题是第二途径导致药物生物转化为毒性产物。此外，由于氧化而抑制了CYP酶，使得药物浓度增加，从而抑制了另外药物的 CYP 酶亚型。

当各种 CYP 亚型或其他的酶被诱导时，可降低疗效，使有效药物的前体迅速活化并产生很危险的高血药浓度。

二、评价药物相互作用的临床结果

预防或监测药物相互作用，医师需要鉴别每个患者的如下危险因素。

1. 应用多种药物　人口统计学的危险因素，如性别、女性、年龄（低龄或老龄）。

2. 主要器官功能障碍　肝脏、肾脏、心脏缺血。

3. 代谢和内分泌的危险因素　肥胖症、甲状腺功能减退、低蛋白血症。

4. 药物遗传学危险因素　慢速乙酰化表型、代谢酶的缺陷或异常、其他遗传的多态性。

5. 其他危险因素　低体温、低血压、脱水等。

由于衰老的生理变化和其用药的种类，老人更容易发生药物相互作用并受其影响。由于干扰药物代谢，各种药物清除途径受损害，因而增加了发生不良反应的可能性。艾滋病患者（AIDS）药物不良反应的发生率很高，可能是药物代谢的明显改变所致。

药物代谢的个体差异主要是遗传的多态性，通过遗传所获得的药物代谢酶的活性显著变异。这些多态性存在于各种 CYP I 亚型和 N－乙酰转移酶中。尚有其他影响因素，如营养、吸烟、饮酒、环境、遗传。也有种族间在药物代谢、CYP 亚群的表达和葡糖醛酸转移酶以及遗传多态性方面的差异，一些遗传多态性正在流行病学、蛋白质和脱氧核糖核酸（DNA）等方面进行研究。

疾病状况既能使患者易感药物相互作用发生不良反应，又能防止患者产生药物相互作用。疾病本身也可以直接影响药物相互作用的结果，可支配药物的作用方式及其后效应。当一种药物有许多治疗作用时，这种相互作用的药物可以影响另外一种药物的作用。这就是众所周知的药理选择性。

一个疾病状态的内在作用的例子，接受非心源性选择性 β 肾上腺素受体阻断剂，对非变态反应的患者导致高血压。另一个疾病－依赖的药物相互作用的例子是非甾体抗炎药和 MTX 联合用药对用大剂量 MTX 的癌症患者比用小剂量 MTX 银屑病患者有更大的危险性。

药代动力学性别差异可以引起药物的吸收变异、胃排空以及脂肪组织百分比分布的变异。与性别相关的受体密度和敏感性以及酶的活性（CYP 2I6）和疾病活动方面的差异，也能使药代动力学发生变化。肥胖症可以减少 CYP 3A4 的活性，增加 CYP 2El 的活性。

很可能引起药物相互作用的药物也必须被评价。发生相互作用的药物，如安全范围很窄，则治疗指数也很窄。有潜在的严重的相互作用的药物，包括华法林、单胺氧化酶抑制剂和环孢素。

三、影响药物的吸收的因素

1. 离子的作用　含二价或三价金属离子（如钙、镁、铁、铋、铝）的化合物若与四环素类抗生素同服，将在胃肠道内形成难溶解的络合物，使其吸收受阻，在体内达不到抗菌有效浓度。

2. 食物　食物可减少药物的吸收，有时只延缓药物的吸收，但药物的吸收量不受影响。有的药物在进食情况下吸收增加，如螺内酯与早餐同服，其吸收量明显高于空腹服药。食物中的脂肪含量对某些脂溶性药物的吸收有明显影响，如高脂肪食物能明显增加灰黄霉素和伊曲康唑的吸收量。

3. 胃肠运动的影响　胃排空速度的改变能影响药物到达小肠部位的时间，因而能影响主要在小肠吸收的药物作用出现的快慢，如抗胆碱能药物，可减低吸收速度和减低同时服用药物的最高血清浓度。

4. 削弱肠吸收的功能　胃肠道药物的相互作用能减少药物的吸收，降低药物的生物利用度或到达体内循环中的有效药量，结果使血药浓度降低。

药物相互作用增加“似子弹”药物毒性的危险见下表。

药物相互作用增加“似子弹”药物毒性的危险

机　制	“似子弹”药	“帮凶”药	时间过程
竞争性抑制	西沙必利	抗抑郁药	迅速
(CYP 3A4)	环孢素	氟西汀（fluoxetine）	
	氨苯砜	奈法唑酮（nefazadone）	
	H_1 抗组胺药	三唑类抗真菌药	
	阿司咪唑	酮康唑	
	特非拉定	伊曲康唑	
	大环内酯类抗生素	氟康唑	
	红霉素	HIV－1 蛋白酶抑制剂	
		茚地那韦（indinavir）	
		利托那韦（fitonavir）.	
		大环内酯类抗生素	
		克拉霉素	
		奎宁	
减少清除率变化	MTX	别嘌醇	迅速
	硫唑嘌呤	水杨酸盐	
血浆蛋白质置换	MTX	非甾体抗炎药	迅速
		水杨酸盐	
		磺胺药物	
减少肾脏排泄	MTX	非甾体抗炎药	迅速
		青霉素	
		丙磺舒	
		水杨酸盐	
		磺胺药物	
协同作用	MTX	维 A 酸	变量
		磺胺药物	
	异维 A 酸	四环素	
	阿维 A	酒精	
	5－羟色胺抑制剂	单胺氧化酶抑制剂	

常见药物与抗酸药、硫糖铝以及胆固醇结合可形成复合体而影响吸收。重要的药物相互作用发生在诸如四环素和氟喹诺酮抗生素以及多价阳离子之间。当服用一定剂量的氢氧化铝/氢氧化镁制酸剂 5～10 分钟以后，环丙沙星的吸收减少了 85%。阿仑膦酸钠（alendronate sodium）为一种预防和治疗骨质疏松症的二磷酸盐药物，与许多药物有复合形式，从而进一步减少了其吸收。

质子泵抑制剂、抗酸剂和 H_2 抗组胺药可增加胃液 pH 值，而减少酮康唑和伊曲康唑的吸收。药物可影响肠胃道运动，如抗胆碱能药和西沙必利可以降低药物吸收的速度，而不减少吸收的程度。

一些药物可以干扰"似子弹"药肝肠循环，当"似子弹"药进入胃肠道时，"帮凶"药能与结合而阻止重吸收进入系统循环。结合的"似子弹"药在粪便中排泄，从而减少吸收，缩短半衰期。华法林和考来烯胺同时给药就是一个例子，口服考来烯胺可以缩短华法林的半衰期。

四、影响药物分布的相互作用方式

可表现为相互竞争血浆蛋白结合部位，改变游离型药物的比例；或者改变药物在某些组织的分布量，从而影响它的作用和清除。各种药物与血浆蛋白结合的能力不一致。两种药物联合应用时结合能力强的药物可使弱者从血浆蛋白结合体中置换出来，故后者在血中游离的浓度可高于正常，结果是作用增强，但同时也可能产生不良反应。

易受蛋白结合置换改变药物分布而发生相互作用的药物，包括华法林、磺胺药物以及苯妥英钠。

药物被置换的结果，除因游离型增多而使作用增强外，其代谢及排泄亦增加，使半衰期缩短。另外，血浆蛋白含量低的患者，其结合药物的容量减少，常规剂量用药物时，其游离型数量增多，有可能发生不良反应。例如，血浆蛋白水平低于 2.5g 的患者应用泼尼松的不良反应发生率比正常者高 1 倍。

五、影响药物的代谢——肝脏是代谢药物的主要器官

肝微粒体酶是代谢药物的酶系，故亦称"药物代谢酶"，简称"药酶"，是一种混合功能氧化酶，其中的细胞色素 P450 在药物的生物转化过程中起重要作用。药物可通过对药酶的干扰去影响另一药的代谢，有两种作用形式。

1. 酶诱导　有些药物具有诱导药物代谢酶使其活性加强的作用，因而可使一些联合应用的药物在肝内代谢速度加快，迅速转变为代谢物而降效，即酶促作用，如利福平是 P450 3A4 酶的强力诱导剂。其他 CYP 3A4 系的药物，如环孢素与利福平同时服用，将增加分解、代谢并降低其血清水平。酶促作用也可使前药（prodrugs）向活性物的转变加速，如环磷酰胺本身并无抗肿瘤作用，只有在肝内经细胞色素 P450 作用生成醛磷酰胺才有活性。

2. 酶抑制　有些药物可抑制微粒体酶的活性，从而使许多其他药物的代谢大大减慢，导致药效增强，并有可能引起中毒。这类药物主要有咪唑－三氮唑抗真菌药、口服避孕药、西咪替丁、环丙沙星、甲硝唑、氯霉素、磺胺类和甲氧苄啶。与抑制剂同服的、其代谢途径也经肝脏的药物，其血清浓度将比单独服用时高。这种相互作用的立刻出现，是竞争性酶抑制而不需要合成新的酶，如红霉素可竞争性地抑制 CYP 3A4 酶的活性，而提高同时服用的环孢素的血清浓度。

大多数临床药物相互作用是因为药物代谢作用变化引起的（下表）。药物通过一系列反应提高药物的亲水性、促进药物的排泄和药物代谢，生物转化反应分为两相：一相反应包括氧化、还原和水解作用等分子内部的变化，使药物更有极性；二相反应是结合反应，一种内源性物质与从一相反应得到的功能基团结合，产生容易清除的极性很高的药物结合物。二相反应的例子包括葡萄糖醛酸化和磺化作用。

降低“似子弹”药毒性的药物相互作用

机　制	“似子弹”	“帮凶”药	时间过程
减少胃肠吸收	唑类抗真菌药	抗酸剂	迅速
	伊曲康唑	地达诺新	
	酮康唑	组胺 H_1 受体阻断剂	
	四环素	质子泵抑制剂	
		钙、镁	
诱导 CYP 3A4	调磷酸酶抑制剂	抗惊厥药	1~2 周
	环孢素	卡马西平	
	免疫抑制剂	苯妥英钠	
	口服避孕药	苯巴比妥	
	泼尼松	抗结核药	
	华法林	异烟肼、利福平	
		地塞米松、灰黄霉素	
拮抗作用	肾上腺素	β 受体阻断剂	迅速
	二苯环庚啶	SSRI 抗抑郁药	
		氟西汀、泊罗西汀	

药物代谢产物的活性通常比母体药物小，甚至没有活性。通常代谢物没有活性，然而，有些代谢物可以增加活性或毒性作用，包括致癌作用、诱导突变和致畸作用。因此，生物转化可以包括解毒和中毒过程。以环磷酰胺为例，该药母体药物被代谢成磷酰胺氮芥（药物的活性形式）以及代谢成丙烯醛，后者诱导膀胱毒性产生。

六、影响药物排泄的因素

某些药物的游离体可通过肾小球超滤排泄人原尿，其蛋白结合物则不能通过肾过滤，药物与血浆蛋白的结合率对其过滤排泄有直接的影响。而药物在肾小管的透膜排泄是一个主动转运过程，需要特殊的转运载体，即酸性药物载体和碱性药物载体。当两种酸性药物或碱性药物合用时，可相互竞争载体而出现竞争抑制现象，从而使其中一种药由肾小管排泄减少。另外，尿液 pH 变化可影响弱电解质的重吸收，应用碱性药可使尿液碱化，此时，弱酸类药物的重吸收减少而排泄增多。

第二节　药物相互作用的危险因素

最可能发生相互作用的药物有：克拉霉素、红霉素、阿司咪唑、特非那定、环丙沙星、依诺沙星、西咪替丁、利托那韦、茚地那韦、辛伐他汀、洛伐他汀、阿伐他汀、西伐他汀。

很少发生相互作用的药物有：阿奇霉素、氯雷他定、西替利嗪、非索那定、氧氟沙星、左氧氟沙星、洛美沙星、法莫替丁、雷尼替丁、尼扎替丁、沙奎那韦、奈非那韦、普伐他汀、氟伐他汀。

一、组胺 H_1 受体阻断剂

特非那定因为严重的心血管方面的药物相互作用而停用，它的活性酸性代谢产物非索非那定已经取代了特非那定，其不会发生致命的药物相互作用。1990 年报告，特非那定与酮康唑合用引起 Q－T 间期延长和尖端扭转性室性心动过速。酮康唑是 P450 3A 酶的抑制剂，伊曲康唑和红霉素对 P450 3A 酶的抑制程度较轻，同时服用这些药物使未代谢的特非那定血药浓度增高，后者引起 Q－T 间期延长，最后导致尖端扭转型室性心动过速。这个药物相互作用直到特非那定上市 11 年后才被确定和正确评价。

非镇静类组胺 H_1 受体阻断剂与伊曲康唑、酮康唑和氟康唑有类似特非那定的药物相互作用。此类药物有阿司咪唑、氯雷他定、西替利嗪等。

抗抑郁药和抗组胺药的相互作用还不清楚。然而，选择性 5－羟色胺再摄取抑制剂，如氟西汀、氟伏沙明、舍曲林以及萘法唑酮与非镇静类组胺 H_1 受体阻断剂合用时，应该特别小心。三环类抗抑郁剂易引起心脏节律异常。饮用葡萄柚果汁 240ml 并服用特非那定 60mg，每天 2 次，会引起 Q－T 间期的延长。阿司咪唑经过广泛代谢的活性代谢产物与特非那定相似，阿司咪唑原型在血浆高浓度时，有很强的心脏不良反应。

为了使严重的药物相互作用的危险减到最小，可合理使用一些替代的非镇静类抗组胺药，如非索非那定。因为阿奇霉素不改变肝酶代谢，对特非那定代谢的影响比大环内酯类、红霉素类和三乙酰竹桃霉素小，所以可以与这些抗组胺药联合使用，帕罗西汀和文拉法定可以安全地替代氟西汀、氟伏沙明和舍曲林等高危险性相互作用的选择性 5－羟色胺再吸收抗抑郁药。

二、唑类抗真菌药

1. 伊曲康唑　伊曲康唑与抑制胃酸分泌的药物（如抗酸剂、H_1 受体阻断剂、奥美拉唑和兰索拉唑）同时服用，会减少伊曲康唑的吸收。与酶诱导剂（如苯妥英钠和利福平）同时服用，会导致伊曲康唑的血药浓度明显下降。伊曲康唑能抑制特非那定、阿司咪唑和西沙必利的代谢，从而延长这些药物的半衰期，使患者易于发生心律失常。伊曲康唑还能延长咪达唑仑（midazolum）和三唑苯二氮草（biazolam）的半衰期，提高他们的血药浓度。伊曲康唑能使地高辛和环孢素的血药浓度升高，同时服用需监测这些药物的血药浓度。还能使华法林的血药浓度升高，增强其抗凝作用，建议同时应用时严密监测凝血酶原时间。与长春新碱同用会增强其毒性作用，此时应终止伊曲康唑的治疗。

2. 酮康唑　同时服用抗酸剂、抗胆碱能药物和 H_2 受体阻断剂会降低酮康唑的血药浓度。与利福平同时应用时，两种药物的作用都会减弱。口服酮康唑能延长特非那定、阿司咪唑和西沙必利的半衰期，易感患者可发生严重的心律失常，禁止同时服用。酮康唑还能延长咪达唑仑和三唑苯二氮草的半衰期，使血药浓度升高，也能使环孢素的血药浓度升高，同时应用时应监测环孢素的水平。酮康唑也能升高华法林的血药浓度，增强其抗凝作用，同时应用时需严密监测凝血酶原时间。

3. 氟康唑　氟康唑与抑制胃酸分泌的药物同时服用，不减少吸收。利福平诱导细胞色素 P450 氧化酶，致使唑类药物在肝脏代谢增强，与利福平同时服用可导致氟康唑血药浓度轻度下降。苯妥英钠在肝代谢需细胞色素 P450 氧化酶参与。与氟康唑同时服用可减少其清除，此时需监测苯妥英钠的血药浓度，并调整其剂量至治疗水平。与降糖药并用能延长氟康唑的血浆半衰期，从而提高降血糖药物的作用，如氯磺丙脲（chlorpropamide）、格列本脲（glibenclamide）、格列吡嗪（glipizide）、甲苯磺丁脲（tolbutamide）。氟康唑还能使华法林的血药浓度升高，增强其抗凝作用，同用时应严密监测凝血酶原时间。氟康唑能延长器官移植患者的环孢素半衰期，使其血药浓度升高，同用药时应监测环孢素的血药浓度。

三、多烯类抗真菌药物

特比萘芬是一种丙烯胺类抗真菌药物，不能抑制 CYP 3A4，对与三唑类抗真菌药合并治疗可能发生药物相互作用的患者可选择特比萘芬。

与唑类抗真菌药物不同，特比萘芬不影响经肝脏依赖细胞色素 P450 代谢的药物的消除，如环孢素、甲苯磺丁脲，但与肝细胞色素 P450 酶诱导剂（如利福平）同时应用，会导致特比萘芬的血浓度下降，与肝细胞色素 P450 酶抑制剂（如西咪替丁）同时应用，则会导致特比萘芬的血药浓度升高。

四、H_2受体阻断剂

西咪替丁是 P450 酶系统的抑制剂，能对 CYP 1A2、2C9、2D6 和 3A4 产生显著的抑制作用。这些亚型中最重要的是 CYP 3A4 和 1A2。相反，其他组胺 H_2 受体阻断药（如雷尼替丁、尼扎替丁和法莫替丁）并不对 CYP 的这些亚型产生显著的抑制作用。与西咪替丁存在相互作用的药物包括茶碱、氨茶碱、美托洛尔、硝苯地平和奎尼丁。发生相互作用的受体阻断剂美托洛尔和普萘洛尔导致窦性心动过缓和低血压，如果联合使用这些药物需要调整剂量。

五、环孢素制剂

任何能诱导或抑制细胞色素 P450 3A4 酶系统的药均可改变环孢素代谢。很多药物都与环孢素有相互作用，这与 CYP 3A4 分别在肝脏和肠道内的代谢和系统前代谢有关。CYP 3A4 抑制剂已经被有意控制，以改善环孢素的生物利用度并减少所需剂量。酮康唑与 CYP 3A4 结合的亲和力最大，显著抑制环孢素的代谢。酮康唑 200～0.4g/d，使环孢素的每天所需剂量减少 60%～80%。地尔硫䓬使环孢素的剂量减少 30%。通过 CYP 3A4 抑制而改变环孢素浓度的其他药物还有维拉帕米、尼卡地平、氟康唑、伊曲康唑、红霉素、克拉霉素和他克莫司。泼尼松在体外是环孢素代谢的抑制剂，但在体内有提高或降低环孢素浓度的病例报告。相反，CYP 3A4 诱导剂，如利福平、苯妥英钠、卡马西平、苯巴比妥、保泰松、地塞米松可以使环孢素的浓度明显降低。当抑制剂或诱导剂与环孢素联合使用时，应该监测环孢素的浓度、毒性和免疫抑制情况。

六、葡萄柚汁

葡萄柚汁通过竞争相同的代谢途径提高环孢素、钙离子通道阻滞剂和其他 CYP 3A4 酶作用物的血药浓度。葡萄柚汁与其他药物相互作用的机制是具有独特的药代动力学特性，其在小肠壁内抑制 CYP 3A4 起介导作用，结果导致有较高生物利用度的药物的首过代谢减低，这种作用在首过降解的药物中最为明显，这些药物包括非洛地平、硝苯地平、沙奎那韦、环孢素、咪达唑仑、三唑仑、特拉唑嗪、乙炔基雌二醇、17－雌二醇、泼尼松和 HMG－CoA 还原酶抑制剂洛伐他汀和斯伐他汀。

对葡萄柚汁中哪种成分起作用，目前尚不清楚。香柑素（bergamottin）被认为是 CYP 3A4 酶抑制作用的主要因素，黄酮类（如柑橘素和槲皮素）也有些作用。香柑素的 CYP 3A4 抑制作用与典型的 CYP 3A4 抑制剂酮康唑相当或更强。

由于葡萄柚汁抑制了环孢素的代谢，二者合并使用可以减少每日所需环孢素的使用剂量，从而降低了免疫抑制剂的使用成本。最近的研究证明，葡萄柚汁可提高沙奎那韦的生物利用度而不影响其清除率，研究提示，抑制肠内 CYP 3A4 的作用可在不增大剂量的情况下提高有效性。

建议患者在服用一些广泛通过 CYP 3A4 途径代谢的药物时，不要食用葡萄柚汁，以减少药物相互作用的风险。

七、草药

与处方西药相比，对草药的相互作用研究不足。草药常被理解为是“天然的”，所以当然是无害的。现在许多药物包括洋地黄、阿托品和麻醉剂衍生物等都源于植物。

在药理学活性方面，失去活性或者提高活性都是有可能的。有 1 例报告，使用华法林的患者因服用中草药而提高了抗凝作用。一项交叉实验，由自愿者服用含有甘草皂苷的中草药使泼尼松龙的药代动力学发生了改变。13 位患者在服用来自香港的草药治疗后，有严重的不良反应，如骨髓抑制、高血压和心律异常。对药丸的分析显示，其中含有泼尼松、吲哚美辛和铅。加拿大药物反应监测计划得到一些中草药制剂不良反应的报告，认为这些制剂含有重金属，如砷、汞、铅和镉。通常用的可能引起皮炎的草药，包括芦荟、甘菊、大蒜和人参。

八、羟甲基戊二酰辅酶 A 抑制剂

同时给予伊曲康唑和洛伐他汀或斯伐他汀是禁忌的。伊曲康唑可抑制洛伐他汀的代谢，导致洛伐他汀的浓度明显提高，这与横纹肌溶解有关。伊曲康唑也能抑制斯伐他汀的代谢。

九、大环内酯类抗生素

三乙酰竹桃霉素（troleanomgcin）和红霉素或其前药与细胞色素 P450 酶复合并使其灭活。在与茶碱、华法林、环孢素和苯二氮草类药同时服用，极易发生危险。克拉霉素与肝氧化酶复合的程度较轻，阿奇霉素似不与之复合。当需要大环内酯抗生素和一种非镇静作用的抗组胺药使用时，应选用阿奇霉素。红霉素与华法林同用时，有升高华法林血浆浓度的危险，并增加抗凝作用和导致出血。红霉素使地高辛血浆水平增高，其机制不明。

十、甲氨蝶呤（MTX）

MTX 口服后 35% 在肝肠系统内代谢，其余 60% ~80% 以原型从肾排出。与影响 MTX 在肾排泄的任何药物同服均可提高 MTX 血清水平并引起中毒。与 MTX 同用可能引起药物相互作用的有水杨酸盐类、非甾体抗炎药物、青霉素、甲氧苄啶、磺胺甲基异恶唑（TMP - SMZ）、阿维 A 酯和环孢素。

若这些药物同时应用，则应减少 MTX 用量，并在治疗前作肌酐廓清率并经常监测肾功能。水杨酸盐可竞争性地抑制 MTX 在肾中的排泄，使 MTX 清除率减少 35%，已有二者合用引起血细胞减少以及发生死亡的报告。与青霉素类药同用时，也可提高 MTX 水平而导致 MTX 毒性的危险。MTX 与 TMP - SMZ 合用可发生骨髓毒性作用。

水杨酸、磺胺类、对氨基苯甲酸和苯妥英钠等能取代 MTX，竞争性地与血浆蛋白结合，使血清中游离的 MTX 浓度增加而毒性加强。

MTX 与阿维 A 同用时，肝毒性的发生率比预期还高，Larsen 等的药代动力学研究显示，在肌注 MTX 的同时给予阿维 A 治疗的 6 名患者中，MTX 的最大血清浓度比单用 MTX 对照者高。MTX 与环孢素联合应用于 4 例银屑病患者，均于 4 周内产生严重不良反应而需停药。氟尿嘧啶和氟尿嘧啶苷拮抗 MTX，与 MTX 并用则影响疗效。

十一、匹莫齐特（pimozide）

匹莫齐特是一种治疗精神病的药物。被 CYP 的两种亚型 - CYP 3A4 和 CYP 1A2 所氧化，当此药与各种含有这两种 CYP 亚型的代谢抑制剂同用时，预计不良反应的风险较大。这些药物包括唑类抗真菌药和大环内酯类抗生素。此外，当此药与氟伏沙明或者氟喹诺酮类（如环丙沙星、依诺沙星和诺氟沙星）合用时可能发生相互作用。最近有同服匹莫齐特和克拉霉素而导致心律失常的报告。

CYP 3A4 的诱导剂利福平和卡马西平可使此药的功效降低，对吸烟者需加大匹莫齐特剂量。

十二、蛋白酶抑制剂

利托那韦、茚地那韦、沙奎那韦和奈非那韦都是 CYP 3A4 的底物和抑制剂，利托那韦也抑制 CYP 2D6。利托那韦是最强的抑制剂，其所具有的抑制力略小于酮康唑。利托那韦可能也诱导 CYP 3A4 和 1A2，导致其本身代谢以及茶碱，一种 CYP 1A2 底物代谢的自动诱导。任何经过 CYP 3A4 代谢的药物能够与任何蛋白酶发生相互作用。同样，诱导 CYP 3A4 同工酶的一些药物能够导致蛋白酶抑制剂的血清浓度下降。这些药物有可能与核苷及其他几种治疗感染艾滋病病毒的药物联合应用。

十三、遗传多态性

P450 体系的每一种同工酶都是受遗传控制的。因为遗传多态性，不同个体中几种 CYP 亚型的活性水平各异。所以部分药物具有极其广泛的血药浓度范围，如三环类抗抑郁剂，同样的剂量，个体的血药浓度差异很大。

药物遗传学变化也可能发生于其他药物代谢酶。与皮肤科医师相关的，硫嘌呤－S－甲基转移酶（TPMT）在硫唑嘌呤和 6－巯基嘌呤代谢为无毒代谢物过程中是重要的。有 0.39% 的人该酶的纯合子缺乏，这些患者有中毒的高风险，特别是骨髓抑制。相反，有些人 TPMT 酶的纯合子占优势，其所需的剂量远高于推荐的 1～2mg/（kg·d）的剂量才能成功地完成治疗。测定患者的 TPMT 水平，有利于硫唑嘌呤的个体化给药，使毒性最小化，功效最大化。

十四、非甾体抗炎药物（NSAID）

抗酸药与水杨酸盐同时服用可降低水杨酸盐浓度，NSAID 和华法林及其他抗凝剂同用，使凝血酶原时间显著延长。NSAID 可改为直肠给药，或用布洛芬相对安全。保泰松、羟基保泰松或大剂量水杨酸盐和磺酰脲类口服降糖药同用，可阻抑磺酰脲类代谢，导致低血糖。阿司匹林、保泰松、吲哚美辛、布洛芬、萘普生和 β 肾上腺受体阻断剂同用，可使心搏出量减少、肾血流量减少、肾功能降低，老年人更甚。阿司匹林、布洛芬和地高辛同服，可增加地高辛血浓度；与毒毛旋花子苷 G 同用，增加后者心肌毒性。水杨酸盐、保泰松、羟基保泰松和苯妥英钠同服，增加苯妥英钠毒性；和 MTX 同服，减少 MTX 肾排泄，增加 MTX 血浓度。

十五、4－氨基喹啉衍生化的抗疟药

氯喹和羟氯喹具有抗炎及抗光敏作用，因而皮肤科常用。青霉素可增加氯喹和羟氯喹的血药浓度及毒性。

十六、利福平

可降低氨苯砜的活性，而甲氧苄啶则可增加其血药浓度，使不良反应增强。不良反应的发生率为 20%～30%，6% 的患者不良反应较为严重。溶血及高铁血红蛋白血症极为常见，且有剂量依赖。日剂量 0.1～0.15g 即可使血红蛋白平均减少 2g/dl，可能是因为先天缺乏葡萄糖 6－磷酸脱氢酶所致。

十七、沙利度胺

沙利度胺可增加巴比妥类药物、氯丙嗪、利舍平的活性。可提高对乙酰氨基酚（扑热息痛）的血药浓度而增加其毒性。体外可抑制组胺、5－羟色胺、乙烯胆碱、前列腺素。

十八、维 A 酸类

异维 A 酸：许多外用制剂与本品合用（包括其他外用痤疮治疗制剂）都可增强异维 A 酸的皮肤干燥作用。同时服用四环素，可增加良性颅内高血压的发生。肌痛、关节痛、腱炎常见，大多伴有头痛。

阿维 A 酯和阿维 A：阿维 A 酯和阿维 A 与其他药物的相互作用及不良反应基本上与异维 A 酸相同，差别仅在于用药时间的长短。异维 A 酸治疗痤疮仅需数月，而银屑病的治疗用药时间较长。

第三节 药效学机制

药物效应的发挥一般可视为和机体中存在的受体相互作用的结果。两药竞争与同一受体结合而产生拮抗作用，使作用减弱或消失；某些药物通过不同作用点使另一药物的作用或毒性加强。因此，药效学药物相互作用可以发生相反的或协同的药物效应。协同作用能发生治疗效应或药物不良反应。

一、药物拮抗作用

药物拮抗作用是使用两种治疗药物而发生相反的治疗效应。一项风湿性关节炎患者用叶酸和亚叶酸减少甲氨蝶呤肠胃毒性的随机对照实验显示，患者接受低剂量（<5mg/w）的叶酸可降低80%的黏膜和肠胃的不良反应。到目前为止，还没有叶酸可以改变甲氨蝶呤作用的证据。

二、药物协同作用

药物协同作用是使用两种药物并且药物毒性有相同的靶器官，可发生在接受维 A 酸和 MTX 的同一患者，因为两种药都有发生肝毒性的可能。当维 A 酸和四环素联合给药时，比单一种药物治疗更容易发生假脑瘤的危险。当 MTX 和磺胺类药物合并给药时，MTX 会导致叶酸盐的缺乏，磺胺类诱导巨幼红细胞贫血。

三、体外相互作用

药物在体外相互作用是指在患者用药之前（即药物尚未进入机体以前）药物相互间发生作用，使药性发生变化。此现象在两种情况下出现。

1. 向静脉输液瓶内加入一种或多种药物，即通常所称的药物配伍禁忌，某些药物配伍不当出现沉淀、变质或失活，如庆大霉素与羟氨苄青霉素相混静滴时，前者将失去活性。

2. 固体制剂成分中所用赋形剂不同可影响药物的生物利用度。

（杨雪源）

第四章 皮肤外用药药理学

20世纪药理学的发展，突出了医药同步的关系，药理学显示出了与其他生物医学同样明显的对微观世界的探索，从而促进了药物学的发展，也促进了临床用药，但是皮肤是一个组织器官，药物要对这个器官起效应，同样存在着药物的药代动力、作用靶点及影响药物作用的因素（如皮肤组织的结构、药物特性、剂型、制剂基质等）。因此，了解皮肤药理学的知识，对于临床合理用药有积极作用。

第一节 与外用药药理学相关的皮肤结构与生理

皮肤由表皮、真皮和皮下组织三部分组成，还有汗腺、皮脂腺、毛囊等附属器。表皮由内向外可分为5层，即基层、棘层、粒层、透明层和角质层，皮肤的表面有一层皮脂。成人皮肤面积1.8～2.0m^2，厚度0.5～4mm，重量占体重的5%，若包括皮下组织则可达到体重的16%。

一、皮肤表面

毛发及附在皮肤表面的蒸气层组成了皮肤与外界环境接触的最外层，皮肤的表面有一层脂质称表面类脂，它的量决定于皮脂腺脂质和表皮脂质，即随皮脂腺分泌的皮脂的量及脱落的表皮细胞的数目而不同，在皮脂腺丰富的部位，如头皮、前额和上背部，表面类脂中来源于皮脂腺的高达90%，但是从皮肤表面提取出来的类脂与皮脂组织大不相同，这是由于皮肤表面还存在着多种微生物，这些微生物通过酶解表面类脂而影响表面类脂的成分。

皮脂的黏稠度与气温和皮脂的熔点有关，一般皮脂熔点为33℃，与皮肤表面的温度很接近，高温时成流体，低温时呈固体。皮脂能阻碍皮肤表面的湿润，延缓水和电解质溶液的透入。但因含有胆固醇等成分，本身亦是一个乳化剂，很易与水混合，如手足浸入水中皮肤很快肿胀而发白，即证明水已浸入。

正常皮肤表面偏酸性，其pH为5.5～7.0，最低可达4.4，最高可达9.6。受一些体内外因素的影响，如小汗腺较多部位的pH为5.5±0.5，大汗腺较多部位则为6.5±0.5。一般在上肢及手背处偏酸，头部、前额及腹股沟处偏碱性。皮脂有中和酸的能力，对酸性和碱性物质有缓冲作用。

二、角质层

角质层是由角层细胞和细胞间脂质组成，前者似墙结构中的砖块，后者则似填充于砖块间并黏着砖块的水泥灰浆，这是有关角质层结构的最新概念。角层细胞扁平，呈六角形，彼此交错排列，堆叠成垂直柱状。而细胞间脂质实际上是形成高度有序排列的脂质双分子层，类脂分子的亲水部分由脂肪酸、胆甾醇、神经酰胺以及神经酰胺糖苷元等的亲水性基团组成。这些亲水性基团自身整齐排列成亲水性的极性头区，同时结合水分子形成水性区，而类脂分子的碳氢链形成双分子层的疏水区。

角层细胞膜有两层，外层为细胞质膜，内层为细胞套膜，两层共厚约20nm。角层细胞中含50%的水，宽约30μm，厚约1μm，两层角层细胞间脂质片层厚度为50nm，大约有10个双分子层。所以，角质层这种特殊的砖墙结构决定了角质层是药物透皮作用的主要屏障，且其中的脂质起着主要的作用，表皮各层中的类脂组成有很大差别，见下表。

表皮层的类脂组成（%）

组成成分	基层及棘层	颗粒层	角质层
磷脂	62	25	0
未酯化固醇类	9	21	20
固醇酯	1	2	2
神经酰胺	1	10	52
神经酰胺糖苷元	7	8	0
甘油三酸酯	8	2	2
脂肪酸	7	16	22
糖类	2	9	0
其他	3	7	2

角层细胞中还充满由张力原纤维组成的不溶性二硫化物链交叉结合的纤维蛋白质复合物——角质白和无定形物质。角蛋白是由角蛋白细丝演变而来。无定形物质称为角层碱性蛋白，富含组氨酸，能促进角蛋白细丝聚集成束，故又称细丝聚集束，其前体是透明角质颗粒中富含组氨酸的蛋白质。另一结构蛋白为套膜蛋白，形成蛋白质的共价交叉结合膜，以增强角层细胞膜的坚韧性。

三、活性表皮

包括基层、棘层、粒层和透明层。表皮的厚薄随身体不同部位而异，一般厚为 50～100μm。持续更新，并形成角质层细胞。一般每天有一层新细胞形成，并以同等速率变成角质层，约 2 周整个角质层被置换 1 次。

四、真皮

真皮位于表皮和皮下组织之间，厚 1～2mm，主要由结缔组织构成，含有胶原纤维。皮肤外用药是皮肤病的主要治疗手段，可直接作用于皮肤的病变部位原纤维、弹力纤维、网状纤维和无定形基质，在电镜下呈纤维网状结构，胶原纤维和弹力纤维互相交织，纵横交错，纤维间充以无定形基质，并有皮肤附属器及神经、血管和淋巴管。因为毛细血管网存在于真皮上部，所以药物渗透到达真皮后就很快被吸收。

五、皮下组织

皮下组织是一种脂肪组织，其厚度部位和性别有所差异。人类脂肪主要为甘油三酯，90% 以上为 6 种脂肪酸，即肉豆蔻酸、棕榈酸、油酸、硬脂酸、亚麻二烯酸和十六碳烯酸。皮下脂肪组织可以作为脂肪溶性药物的贮库。

六、皮肤附属器

皮肤附属器包括毛囊、汗腺、皮脂腺，约占皮肤面积的 0.1%。

第二节 外用药物在皮肤中的药代动力学过程

一、药物的皮肤吸收

外用药物的皮肤吸收有两条途径，一条是透过角质层，另一条是通过皮肤附属器（即毛囊、皮脂腺和汗腺）吸收。

药物在角质层的扩散途径有两种：一是通过细胞间隙扩散；二是通过细胞膜和细胞扩散。虽然细胞间隙总面积较细胞膜总面积小很多，仅占角质层面积的0.01%～1%，但因结构比较疏松，其总容积则为整个角质层的30%左右，在间隙中纤维蛋白成分占70%以上，形成基本骨架，在骨架中镶嵌着大量类脂质，形成双分子层排列，近年来研究证明，该途径在药物的渗透过程中起重要作用，特别对于一些脂溶性药物。当然药物的渗透阻力也主要是来自于这些类脂，如果采用有机溶剂将皮肤中的类脂提取出来后，药物的扩散会显著地增加。

相对于细胞间隙途径，角质层细胞膜不是类脂双分子层结构，而是一种致密的交联的蛋白网状结构，物质扩散较为困难，在细胞膜内充满了排列整齐的微丝角蛋白和丝蛋白，也不利于药物的扩散。但因为细胞膜占有巨大的扩散面积，所以对药物渗透作用仍然不能忽视。尤其对极性药物分子。

药物的透皮吸收遵循物质被动扩散的Fick定律，其数学表达式为

$$J = \frac{K \cdot D}{S}\Delta C = Kp \cdot \Delta C$$

J：单位时间及面积内通过角质层的药量［$M/(cm^2\ s)$］。

K：角质层与赋形剂间药物的分配系数。

D：药物在角质层内的扩散系数（$cm^{-2} \cdot s^{-2}$）。

S：角层的厚度（cm）。

△C：药物在角质层膜上下的浓度差（$M \cdot cm^2$）。

Kp：药物通透系数（$cm \cdot s^{-1}$）。

根据Fick定律，药物透皮吸收程度与药物和赋形剂之间的分配系数，药物在角质层内的扩散系数以及涂于表皮上的药物浓度成正比，与角质层的厚度成反比。

二、药物在皮肤内的分布

1. 皮肤的药物储库　储库形成是由溶解于角质层中的游离药物分子与结合于角质层中的药物所引起，而后者起主要作用。一些实验已证明皮肤的储库作用主要发生在角质层，在角质层下皮内注射一些药物不会产生储库现象，在剥离角质层的皮肤上应用药物也不会产生储库作用，在正常的皮肤上已形成的储库亦可用剥离角质层而除去。另外，皮下脂肪组织也可作为脂溶性药物的一种储库。

亲脂性与亲水性药物都可能由于与角质层有强的结合能力，或由于很小的扩散系数面积蓄在角质层中，然后非常缓慢地扩散出。有报道将二醋酸双氟拉松霜用于志愿者皮肤上，24小时后有37.5%的药物进入皮肤，仅有1.1%的药物在尿与粪便中排泄，应用22天后在用胶带剥离的角质层中仍残留着药物，因此认为该药物在角质层中有较强的储库作用。放射性核素标记的氢化可的松二甲基亚砜液在皮肤储存可达10天，且不会因用水、肥皂和乙醇清洗皮肤而除去。

一些能促进透皮吸收的因素亦会加强储库效应。如增加角质层上方的温度与湿度，则储存效应增大。例如，应用糖皮质激素后以塑料薄膜覆盖皮肤，则角质层中糖皮质激素的储库效应增

大，覆盖时间越长，储库量越大。另外，制剂的介质除了能提高药物透皮吸收及生物利用度，也会增加该药物在皮肤内的储库效应，如二甲基亚砜能促进某些糖皮质激素的透皮吸收并增加们的储库效应。但是有些促透剂使药物的透皮远大于储存效应，药物很快被体循环移去，这不是皮肤外用药所希望的。因此，掌握外用药透皮吸收的度是皮肤外用制剂研究的目标。

2. 皮肤各层的药物分布　除了上述药物储库外，随着药物理化特性的不同，药物在皮肤各层（包括附属器官）的分布不尽相同。例如，阿达帕林亲脂性强（辛醇 - 水分配系数 log P 为 7），所以主要分布在毛囊，而且易溶于皮脂，透过皮肤的量很少，而他扎罗汀能迅速透过角质层，分布到真皮和表皮中，用药 0.1% 凝胶 10 小时后，75% 的他扎罗汀留在皮肤表面，6% 分布在角质层，2% 分布在表皮和真皮。

真皮乳头层微血管紧靠表皮基底层，因此药物从皮肤到达血液的同时也移入了真皮深层，有些入血，有些则在脂肪层形成药物储库。如果所用药物不过高地与皮肤不溶性蛋白结合，通常从皮肤消除的过程约需要 24 小时。可见，给药后的药物浓度一般可维持 2 ~ 12 小时。

三、外用药物的代谢

药物进入皮肤后，除了被系统吸收后在肝脏等器官内发生生物转化外，部分药物在皮肤组织内也会发生代谢。

皮肤中有丰富的酶系统，主要分布在活性表皮内，从外向内酶活性梯度增加。这些酶包括位于内质网中的细胞色素 P450 及转移酶，前者在表皮中的活性大约是肝脏中的 1% ~5%，而后者则高达肝脏转移酶活性的 10%。另外还包括 NAD（P）H 依赖性醌还原酶。皮肤中的酶在生物效应上主要是用于保护细胞免于被外环境所氧化，同时也构成了皮肤对药物进入体循环前的代谢体系，可称之为皮肤的“首过效应”，当然这种“首过效应”要比肝脏弱。单位时间内被代谢的药物的量除与酶、药物的亲和力及酶的浓度有关外，还与药物的浓度及药物通过皮肤的速度有关。一般皮肤代谢只占药物代谢的小部分。

药物在皮肤内的生物转化主要包括：

1. 氧化作用　如氢化可的松转化为可的松，多巴转化为多巴胺等。

2. 还原作用　如睾丸素转化为 5α - 双氢睾丸素，黄体酮转化为氢化物等。

3. 水解作用　如乙酰水杨酸转化为水杨酸，倍他米松戊酸酯转化为倍他米松，过氧化苯甲酰转化为苯甲酸，他扎罗汀转化为他扎罗汀酸等。

4. 甲基化作用　如去甲肾上腺素转化为去甲异肾上腺素。

5. 葡萄糖醛酸结合和硫酸结合　如对氨基酚转化为对氨基酚葡萄糖醛酸苷。

皮肤的代谢作用主要发生在活性表皮，真皮内的作用较弱。除此之外，皮肤附属器（如皮脂腺、汗腺与毛囊）亦有一定的代谢能力。对于某些酶来说，皮脂腺是皮肤代谢活性最强的组织。

皮肤代谢能力还可受皮肤的疾病状态影响，如银屑病患者的病变皮肤中芳香烃羟化酶的活性比正常皮肤低。寻常痤疮皮肤中睾丸素的分解比正常人高 2 ~ 20 倍。皮肤代谢活性还可因年龄、性别、种族、不同个体及同一个体的不同部位而变化。

皮肤的代谢作用可被用来设计前体药物，促进药物的皮肤吸收。当药物渗透皮肤的能力低时，可合成透皮速率大的前体药物，前体药物通过角质层后被代谢成具有治疗作用的母体药物，如阿糖腺苷（ara - A）用于治疗疱疹病毒，它很难渗透穿过角质层，所以局部皮肤给药无效。将 ara - A 的 5’位羟基变成戊酸酯，增加了该药的亲脂性，使易于通过角质层，并在活性表皮内的扩散过程中受酶的水解作用转化成 ara - A 而发挥疗效。

第三节 药物作用的靶点

早在19世纪，P. Ehrlich就提出“药物除非与机体成分结合，否则就不起作用”的观点，至今药理学研究的重点之一仍是研究药物与机体的什么细胞结合，以及如何结合而起作用。而这些结合部位就是药物作用的靶点。从分子水平讲，这些靶点是在机体生命代谢活动过程中的某些物质。目前有些药物的作用靶点已比较明了，但许多药物的作用靶点仍不清楚。按已知药物的作用机制，一般将药物作用靶点分为以下几类：

一、受体

受体是存在于细胞膜上或细胞内的大分子蛋白。1878年就提出了受体系统，直到20世纪70年代初受体才被证实是客观存在的，而且被分离纯化。受体是细胞在长期进化过程中形成的蛋白，先天性存在于细胞，接受神经递质、激素、自身活性物质等，并转为生命信号，激活一系列中介机制导致各种特异性效应，使细胞代谢生命活动正常进行。药物能通过与受体结合，影响（激活或抑制）上述过程而产生效应。受体作用动力学服从Langmuir公式。同一类型受体可分布在不同细胞，而产生广泛而不同的效应。根据受体的化学结构、产生效应的不同以及结合配体的特异性可将其分为不同的亚型。例如，维A酸的受体已发现的就有RAR－α（α_1，α_2），RAR－β（$\beta_1 \sim \beta_2$），RAR－γ（γ_1，γ_2），RXR－α（α_1，α_2），RXR－β（β_1，β_2）和RXR－γ（γ_1，γ_2）。现已发现，RAR在皮肤的增生、分化、炎症过程中发挥重要作用，而RXR在维A酸与其激素信号系统的相互作用中可能发挥重要功能。有报道称，RAR－γ主要位于表皮全层、毛囊外根鞘、小汗腺和皮脂腺中，可能是皮肤中维A酸的靶受体，真皮中有少量RAR－β表达，而原位免疫组化法测定发现表皮上层角质形成细胞RXR－α蛋白免疫活性较强，而且这种活性还可见于朗格汉斯细胞、黑素细胞、毛囊、内外根鞘和皮脂腺中。这些相关受体则是维A酸类药物作用的主要靶点。另外，有些药物具有受体选样性，如他扎罗汀，吸收入皮肤后，迅速代谢为活性形式的他扎罗汀酸，选择性地与RAR的γ、β亚单位结合，该结合物可下降增殖基因TIG1的表达，抑制角质形成细胞的增殖，促进终末分化，调节细丝聚集素和套膜蛋白（involucrin）的合成，这种受体选择性确保了药物的靶向作用，有利于控制与发病机制无关其他维A酸途径被激活而引起的不良反应。

二、酶

酶是由细胞生成的具有催化作用的蛋白质，促进各种细胞成分的合成、分解或代谢，是另一类药物作用的靶点。酶与受体相似，是先天性生成，具有立体特异性、高敏感性和高度活性，可被药物激活或抑制，产生可逆性或不可逆性效应。受体分亚型，而酶则有同工酶、还原酶和辅酶等。酶也是经常代谢转换，受各种生理、病理及外部因素的调节。与受体不同的是本身与药物或组织内相应物结合后直接发挥效应，药物本身也可能成为酶的底物遭受催化分解。酶作用动力学按米曼二氏公式进行，如皮肤色素的生成过程中就有包括酪氨酸酶、羟化酶、过氧化氢酶、多巴色素异构酶等许多酶的参与，其中酪氨酸酶是一种含铜的多功能糖蛋白，具有羟化和氧化的催化作用，是黑素生成途径中的主要限速酶。外用曲酸和甲基龙胆酸盐治疗黄褐斑，就是利用这两种药物能选择性抑制酪氨酸酶的特性。

三、离子通道

无机离子在细胞膜内外分布不均匀主要是由细胞膜上的离子通道调节的。离子通道主要有

Ca^{2+}、K^+、Na^+及Cl^-通道，现已被克隆，都是由肽链与次跨膜来回折叠形成的亚基组成，药物主要改变其构象使通道开放或关闭。现在可用膜片钳技术测定单离子通道开放时离子流动形成的电流。膜上的离子通道随机开放，然后经关闭期和静息期再度受激活而开放，这一周期因药而异，而开放频率则与药物浓度有关。例如，当钙存在时，表皮生长因子抑制毛发生长，当外用米诺地尔后，能在毛囊中转变为米诺地尔硫酸盐，后者则是钾通道激活剂，阻钙的内流，从而减轻表皮生长因子诱导的毛发生长抑制，因此，对于雄激素依赖和非依赖的脱发都能诱导毛发生长。

四、核酸

有些药物是通过受体影响核酸代谢，如甾体激素；有些药物是通过酶影响核酸代谢，如MTX与细胞内二氢叶酸还原酶结合后，使二氢叶酸不能形成四氢叶酸，导致DNA合成障碍；而有些药物则是直接影响核酸代谢而发挥药物效应，如某些抗菌药就可以通过损害寄生微生物的核酸代谢而发挥治疗作用。当然，这类药物对正常细胞核酸的影响也是其毒副反应的主要原因。

五、免疫系统

人体的健康在很大程度上依靠正常的免疫反应来消除外来微生物感染和自身变异的细胞，而免疫功能的异常会引起许多疾病的发生。免疫抑制剂是对机体免疫功能具有非特异性或特异性抑制的一类药物，该类药物既能抑制免疫应答，又能抑制细胞增殖。例如，他克莫司（FK506）与细胞内的FK结合蛋白结合形成复合物，该复合物与钙调磷酸酶结合，抑制IL-2的产生，选择性地抑制T淋巴细胞增殖及活化，同时能干扰IgE受体介导的反应，降低银屑病皮损中IL-8水平，抑制表皮和真皮中中性粒细胞和活化的T细胞聚集。咪喹莫特（imiquimod）是一种美国CDC推荐的治疗外生殖器疣的药物，该药并不直接杀灭病毒，而是通过诱导局部炎症及细胞因子的产生而启动针对HPV的细胞免疫应答的免疫调节剂。另外，某些药物本身就是免疫系统中的抗体、抗原（疫苗）、细胞因子或免疫球蛋白，如目前临床应用的干扰素、白介素类、生长因子、肿瘤坏死因子（TNF）、胸腺激素、转移因子（TF）、吞噬作用激素（tuftsin）、免疫核糖核酸（iRNA）、某些微生物产物、单克隆抗体等。这些生物制剂多是蛋白质或大分子多肽，不易穿过富含脂质的正常皮肤角质层，目前大多是系统用药或局部注射，但易出现系统不良反应或使用不便。研究更具特异性的局部用制剂已成为外用制剂研究的一个方向。目前已有一些方法，如将生物制品包入二层脂质体中，以增加其脂溶性，或通过低频超声波在表皮角朊细胞中形成气囊来释放药物，尽管很多局部用生物制剂仍处于研究阶段，但目前国内已上市了治疗银屑病的抗白细胞介素-8单克隆抗体乳膏，这类制剂的临床应用前景很广阔。

六、基因治疗

基因治疗是指将编码特定抗原的DNA序列克隆入合适的真核表达质粒中，再将重组质粒导入宿主体内，经组织细胞摄取、表达蛋白质，并诱导机体产生针对编码抗原的特异性体液和细胞免疫反应而达到治疗疾病的目的。此外，基因治疗还包括基因修饰、基因整合和反义寡核苷酸技术。尽管基因治疗刚起步，但在皮肤病外用治疗学上开创了一个新的领域。

七、调节物质

体内神经介质、激素、自身活性物质等调节物质，虽然可通过受体靶点发挥效应，但其本身也可以成为某些药物作用的靶点。目前受体后的第二信使已经受到注意和重视。例如，辣椒素减缓瘙痒就是通过抑制和排空神经末梢的P物质而产生效应。

八、皮肤中的其他活性物质

组成细胞膜的磷脂是许多药物的作用靶点，如许多抗生素阻断细胞膜（壁）的合成而改变其通透性。还有许多药物通过简单的物理化学作用，广泛地作用于皮肤组织内环境，如维生素E清除自由基的作用。另外还有些药物通过酸碱反应、氧化还原或改变浸渗透压产生药物效应。

总之，广义地讲药物的作用靶点包括了生命代谢活动的每一个环节。如果说凡能影响机体生命过程的化学物质都属于药物范畴，那么提出什么是药物作用靶点问题就没有范围限制了。除了上述已知药物作用的靶点外，任何组成机体的物质及任何生命活动的环节都可能是药物作用潜在的靶点。

第四节　影响皮肤外用药物作用的因素

一、皮肤渗透性的影响

皮肤外用药物产生效应的首要环节是药物透过角质层或储留在角质层，而皮肤的渗透性又是影响皮肤透过的主要因素之一，因此，了解皮肤渗透性的差异，对指导合理用药，防止副反应产生具有一定意义。

1. 种族与个体差异　人种之间皮肤渗透性的差异可能存在。有人发现白人皮肤对刺激物的反应较黑人强，在白人和黑人的前臂皮肤上使用组胺，白人的皮肤较快地出现荨麻疹反应，可解释为白人皮肤的渗透性大。但不同个体相同的解剖部位皮肤渗透性的个体差异亦很大。

2. 年龄与性别　老年人因皮肤较干燥、萎缩和附属器功能下降，皮肤的渗透性差。婴儿皮肤角质层薄，皮肤的渗透性较大；早产儿的角质层可能没有发育完全，皮肤的渗透性大。女性皮肤虽然在结构上（如皮肤附属器的分布与密度）可能与男性不同，但罕见性别引起透皮速度差异的报告。

3. 皮肤部位　药物透皮吸收速率随身体部位而异，这种渗透性的差异主要是角质层厚度、皮肤附属器分布密度不同引起，还有可能与皮肤的生化成分（如角质层中蛋白与类脂组成百分比）的部分差异有关。

身体各部位皮肤渗透性的大小一般为阴囊 > 耳后 > 腋窝区 > 头皮 > 手臂 > 腿部 > 胸部，但这些排列次序可能随药物的物理化学性质而改变。

有人以放射性核素标记的氢化可的松做人体实验，测定药物在尿中的回收率，研究药物透皮吸收的部位差异，其结果见下表。

氢化可的松透皮吸收的部位差异

部　位	吸收率（%）
阴囊	42
颌	13
前额	8
头皮	3.7
背	1.7
前臂内侧	1.0
手掌	0.83
踝	0.42
足底	0.14

从表中可见人体各部位皮肤渗透性的差异可能有近百倍。

4. 水合程度　角质层中的角蛋白与水有一定的结合能力，角质层吸收水分后使皮肤水合，引起角质层细胞膨胀而使其紧密的结构变得疏松，皮肤的渗透性变大。

应用塑料薄膜覆盖在皮肤上，或使用具有封闭作用的软膏基质（如凡士林、脂肪及油等），能使汗在皮肤内积蓄并防止水分的蒸发，因而使皮肤完全水化。W/O 型乳剂基质亦能防止皮肤水分蒸发使皮肤水合，O/W 型乳剂基质能提供水分给皮肤有利于水合。

皮肤的水合可使角质层含水量增加至50%以上，渗透性亦可增加5～10倍。皮肤水合对药物透皮速率影响的大小不但与水合程度有关，而且受药物的性质影响，水合一般对在水中溶解度大的药物要比溶解度小的透皮增加。一些甾体激素应用后使皮肤血管收缩、皮肤发白。有人以此为指标，研究塑料薄膜覆盖对一些甾体激素药物透皮吸收的影响。当醋酸氢化可的松、泼尼松、去炎松缩酮应用于皮肤上后用塑料薄膜覆盖，则产生上述反应所需药物浓度比不用塑料小100倍。

环境的相对湿度亦可能影响角质层的含水量。在非常低的相对湿度下，皮肤变得干燥、无弹性，当环境相对湿度高时皮肤变软。已知新生儿通过皮肤产生的水分蒸发速率与相对湿度有关，当相对湿度由60%降低至20%时，水蒸发速率降低1.4倍。故相对湿度低时，药物的透皮速率亦可能低。

5. 皮肤温度　药物经皮渗透过程是一个需要能量的过程，此温度能影响药物的透皮速率。温度还会影响皮肤中的血流，当环境温度升高时真皮层中的血管舒张，皮肤的血液流动增加有利于吸收。温度升高还可引起出汗，而使角质层水合，增加渗透性。

皮肤的温度一般低于37℃，受皮肤内血流和外界气温的影响。一般是躯干比四肢高，四肢近心端比远心端高，血流较丰富的头、颜面及掌跖处皮肤温度也较高，最低的是耳壳、鼻尖及指端。外界气温变化对皮肤温度的影响很明显，夏季胸部皮肤温度为36.6℃，股部为33.6℃，冬季胸部为36.4℃，手部的温度仅为13.6℃。为促进药物渗透，临床亦有采用局部热敷后涂药。

6. 皮损及病变　搔抓、机械刺激、日晒伤等皮肤损伤，皮炎、湿疹、银屑病、剥脱性皮炎等皮肤病变时均可破坏角质层的结构，使屏障功能受损，增加透皮吸收量。如用胶布反复在皮肤上贴、撕，使角质层部分剥落，皮肤对氢化可的松的吸收可增加4倍。湿疹皮肤上药物的渗透性可能为正常皮肤的8～10倍，皮肤上的角质层剥离后，水、乙醇的渗透系数分别是完整皮肤的20倍和100倍。有大范围表皮松解、糜烂的病例，由于丧失了角质层，透皮吸收量大大增加，可导致吸收中毒。而某些特殊皮肤病，如硬皮病、老年角化病等皮肤角质层致密，则减少了药物的渗透性。这些结果启示，疾病引起皮肤生化成分的改变可能会显著地影响皮肤的渗透性。

7. 重复用药　皮肤外用药物往往需要重复多次应用。重复应用可能引起用药部位皮肤渗透性的改变。有研究报道长期应用氢化可的松可改变用药部位皮肤的屏障功能，药物的体内吸收随用药时间延长而增加，因此，渗透速率增大。但继续应用又可使角质层变厚透皮速度降低。这些报道说明重复应用对药物透皮速度影响是个不定数，值得探讨。

二、药物理化性质的影响

药物的理化性质包括药物分子的大小、熔点、分配系数、粒径、解离度、表面活性、光谱性质和分子内作用力等方面。

1. 药物的分子大小　药物分子通过角质层的扩散系数与分子大小有关，近似地遵循 stokes－Einsiein 定律。

$$D=\frac{K_B T}{6\pi\eta r}$$

式中 K_B 是 Boltoman 常数，T 为绝对温度，π 是圆周率，η 是介质黏度，r 是分子直径。

2．药物的熔点　与通过一般生物膜一样，低熔点的药物容易渗透通过皮肤，如利多卡因与丙胺卡因的共融物具有低熔点即能透过皮肤作表皮麻醉剂。

3．药物的油/水分配系

$$Kw/o = \frac{药物在油中的浓度}{药物在水中的浓度}$$

药物的油/水分配系数是影响药物透皮吸收的重要因素。其比值的大小与药物的化学结构密切相关。脂溶性增加，分配系数提高，透过率也提高。角质层犹如类脂膜，脂溶性大的药物易通过角质层。药物透过角质层后，需分配进入活性表皮而后被吸收。因活性表皮是个水性组织，油/水分配系数大的药物难于分配进入活性表皮。因此，油/水分配系数要适中，一般认为油/水分配系数接近于1者，具有较好的皮肤渗透系数。另外，药物能否通过脂/水相间的生物膜中转运以达到受体部位，药物的油/水分配系数也是一种主要参数。

4．药物的粒径　外用药物尤其是半固体制剂较多的是以粉末加入基质中的，因此粒径的大小决定了其溶出度。药物溶出速率，可根据 Nernst - Noyes - Whitney 方程：

$$\frac{dc}{dt} = \frac{DS}{V\delta}(Cs - Ct)$$

该式中 dc/dt 为溶出速率，D 为溶出药物扩散系数，V 为溶出介质的体积，δ 为扩散层厚度，S 为药物的表面积，Cs 为固体药物的溶解度，Ct 为 t 时间药物在溶液中的浓度。

因难溶性药物 Ct 极小，往往立即被吸收，则 $Cs > Ct$，且对某一药物来说，其 $D/V\delta = K$，所以 $dc/dt = KSCs$，对难溶性药物来说 Cs 极小，所以溶出速率也必然很小，K 为常数，表面积 S 是可变因子，是影响溶出速率的主要因素，通常在药物性质不可改变的情况下，通过制剂学的微粉化处理可增加药物的表面积，从而提高药物溶出速率，提高生物利用度。

5．药物的解离度　药物的解离度及溶解速度影响药物的吸收程度、吸收速度和到达受体作用部位的浓度和速度也影响药物与受体的结合。例如，东莨菪碱的盐类解离度大于游离型，不易透过皮肤被吸收。东莨菪碱及其盐通过皮肤各层组织的渗透速率见下表。

东莨菪碱通过皮肤的渗透速率

药物形式	皮肤组织	厚度（cm）	稳态渗速率［μg/(cm² · h)］
游离碱	全皮	0.0375	6.0
	表皮	0.0020	6.7
	真皮	0.0350	1342.0
盐	全皮	0.0375	0.8
	真皮	0.0350	5710.0

表中东莨菪碱通过皮肤的渗透速率是其盐的7～8倍，而通过真皮的渗透速率盐是游离碱的4～5倍。

由此可以推论，糖皮质激素在表皮发挥作用，其选择药物分子形式的次序应是丙酮化合物→醋酸盐→游离醇类→磷酸盐。

三、药物化学结构的影响

药物化学结构一般分为化学功能部位和生物功能部位。前者主要通过各种键合作用使药物与作用部位结合，而后者主要与生物作用有关。

绝大多数药物都是结构特异的化合物，其作用的特异性依赖于药物分子内化学基团的精确结合与空间排列。药物与受体的结合强度，一般用亲和力来衡量，结合后引起的药理效应强弱则用内在活性来表示。但是不论药物和受体的性质如何，药物都需要通过各种力（范德华力、氢键、电荷转移、静电作用或疏水相互作用等）形成各种化学键而形成药物与受体复合物，而后引起一系列生化反应而发挥药理效应。

药物分子中的生物功能部位又分为主要部位和非主要部位，前者要求结构具有高度的特异性才能与受体结合，形成复合物产生药理效应，如局部麻醉药及糖皮质激素等都具有相同的基本结构和相似的药理活性。

另外，在基本结构上引入不同的功能化学基团，可以改变药理效应的强度或药物的体内吸收和运转。例如，维 A 酸从结构上可分为亲脂基、烯键和羧基，因其受体选择性差，故不良反应较大，而且化学性质不稳定，遇光易分解。后来根据维 A 酸和效应受体的拓扑特征，合成了具有受体选择性的药物他扎罗汀，由于其活性代谢物他扎罗汀酸只与 RAR 结合（亲和力强弱为 RAR－β＞RAR－γ＞RAR－α），而不与 RXR 结合，从而保持了抗增生和抗炎作用，而降低了不良反应，同时增加了药物的稳定性。另外，在嗜脂环中引入硫原子，有利于药物的迅速氧化灭活代谢，避免产生药物积蓄。

由于药物受体具有严格的空间结构，药物要与受体结合形成复合物，则要求药物的分子也应具有相应的立体构型，即所谓立体结构的互补性。药物的构型互补性越强，则说明药物的立体选择性或特异性越高，药理效应也越特异或越强。因此，药物的立体结构是影响药理作用的重大因素。例如，全反式维 A 酸与异维 A 酸，两药为一对顺－反异构体，但就抗乳头瘤效果而言，后者的治疗指数是前者的 2.5 倍。

四、外用制剂的影响

（一）剂型的影响 外用药物的剂型能较大地影响药物的释放性能，药物从给药系统中释放越容易，则越有利于药物的透皮吸收。有人曾做了一个四环素在微乳剂、凝胶和霜剂中透过皮肤的渗透曲线，不同剂型中盐酸四环素的透皮速率见下图。从图中可见盐酸四环素在三种剂型中的透皮速率有极显著的差异。

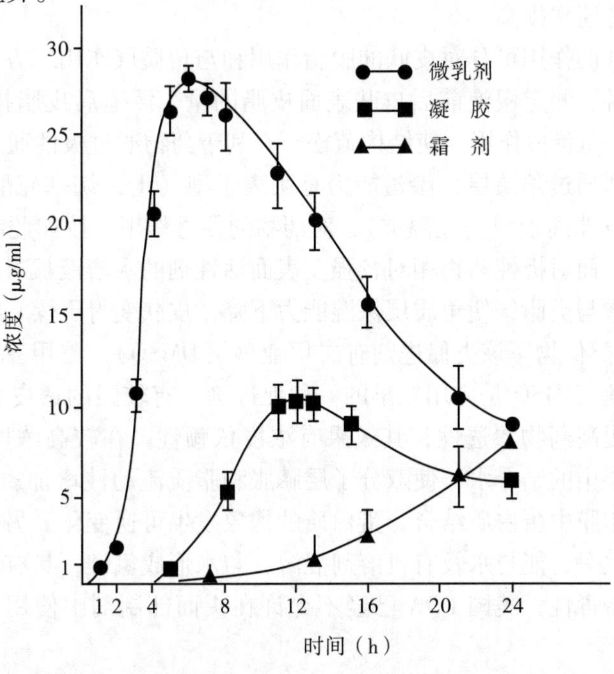

不同剂型中盐酸四环素的透皮速率

（二）制备工艺 同样的外用药物处方，由于制备工艺不同，其治疗效果不一定相同。例如，采用不同的生产工艺制备相同辅料的去炎松凝胶，一个是用辅料（胆甾醇，DL－α－棕榈酰磷脂酰胆碱等）将去炎松先做成脂质体，然后将脂质体再配成凝胶制剂；而另一种是将去炎松和其辅料直接制成凝胶制剂。两种制剂分别用于家兔皮肤，在家兔表皮和真皮的去炎松浓度，脂质体凝胶浓度要高于非脂质体凝胶5倍和3倍。在家兔血、尿液、脑和内脏中的去炎松浓度，脂质体凝胶则要低于非脂质体凝胶。

（三）基质的影响 基质对药物的透皮速率影响很大。皮肤外用制剂很多为半固体制剂，药物溶解或分散在这些半固体基质中，基质是药物的载体，药物的释放和药物在给药系统与皮肤之间的分配，在很大程度上受这些基质的制约。有的基质影响皮肤的渗透性，有的基质在穿透皮肤的过程中与皮肤相互作用，从而改变皮肤的屏障性能。

选用乳剂基质时，处方的设计应使药物在外相中有较高的分配系数，有利于药物向皮肤表面转运，因此要求基质外相的物理性质与药物相适应，如亲脂性药物加入油包水基质中有利于药物的透皮吸收，反之在水包油型基质中则不利于的透皮吸收。

一些外用制剂常用一些高分子材料作为基质，高分子材料的聚合度和用量会影响基质的结构与黏性，高分子材料的聚合度高或用量大，则药物的扩散系数就小，影响药物的释放。另外，还可通过基质改变表皮的某些物理性质，主要是角质层的水合程度，而影响其透皮吸收。通常外用剂型的透皮吸收率的高低依次为硬膏＞软膏＞乳剂（W/O）＞霜膏（O/W）＞水剂。

（四）经皮渗透促进剂的影响 渗透促进剂能增加药物透皮速度或增加药物透皮量。渗透促进剂的品种很多，皮肤外用制剂中常用的促进剂有以下几类。

1．表面活性剂 表面活性剂广泛应用于各类剂型中，对生物膜的作用是复杂的，可使药物的吸收速率和程度增加或降低。一般表面活性剂的浓度超过临界胶团浓度（CMC）时，药物进入形成的胶团降低了药物的热力学活性，药物的渗透速率降低。低浓度的表面活性剂能干扰细胞膜的结构，增加药物的渗透速率。

药物与胶团及药物与细胞膜这两种产生相反效应的相互作用结果，使表面活性剂的浓度与药物渗透速率的关系有多种结果。最常见的是表面活性剂浓度的临界胶团浓度以下，随表面活性剂浓度增大，药物的渗透速率提高。

表面活性剂对皮肤的作用可分对皮肤的脱脂作用和与角质层作用二方面。如将手浸泡在一定浓度的肥皂液中1分钟，测定浸泡前后皮肤表面皮脂的量，浸泡后皮脂损失50.1%。表面活性剂能与角质层中的α－角蛋白作用，使结构疏松，有利于药物通过极性通道。

表面活性剂能渗透通过角质层，渗透能力是阴离子型（十二烷基硫酸钠）＞阳离子型（溴化十六烷基三甲胺）＞非离子型（吐温类），对药物的促透作用亦按如此顺序减弱。表面活性剂的促透作用一般较弱，而对极性药物相对较强。表面活性剂的水溶液长时间与皮肤接触，能提取角质层中的游离氨基酸与类脂，使角质层保湿能力下降，皮肤变得干燥。

2．二甲基砜及其类似物 该类促进剂有二甲亚砜（DMSO），二甲基甲酰胺（DMF），癸基甲基亚砜（DCMS）等。DMSO是应用较早的一种促进剂，有较强的透皮促进作用。可能是与角质层脂质物互相作用提高药物渗透性，其效果有浓度依赖性。在较高浓度（＞60%）促进药物渗透是由于置换角质层中的结合水，使双分子层膨胀和脂质流动性增加；在较低浓度（＜20%）则是由于与角质层细胞膜中蛋白质结合，蛋白质的构象发生可逆变化。另一方面，对药物的增溶性质也是促渗的因素之一，能与水及有机溶剂混溶，与水形成氢键，具有较强的渗透性和运载能力。但鉴于会产生全身毒性，美国FDA已经不允许在头面部制剂中使用DMSO，而DCMS不在禁用范围。

3．氮酮类 该类促进剂包括含吡咯环的氮酮类化合物，氮酮（azone）是其中最常用的化合物之一。有人用扫描电镜检查了 azone 对小鼠皮肤超微结构的影响。在小鼠腹部皮肤每天涂 2% azone 1 次，2 ~ 3 天后可见皮屑与裂隙增多，毛干表皮脱落变细，毛囊口增宽，提示其对生物膜类脂质具特异性溶解与破坏作用，导致表皮脂性膜的不连续性或开裂，对药物的穿透阻力减小。用差示扫描量热法和傅里叶变换红外光谱研究 azone 对角质层的影响，认为其主要作用于细胞类脂双分子层，增加双分子层的流动性，降低了相变温度，促进了药物通过细胞间的扩散。低浓度时基本上不进入细胞内，不与蛋白成分相互作用。当与丙二醇等溶剂合同时，丙二醇分布在类脂极性基团之间的亲水性区域，使容易分配进入细胞间部位，丙二醇还可以促进药物通过细胞内途径转运，因此可以提高 azone 的促透作用。

azone 常用浓度为 1% ~ 10%，它的促透作用往往不随浓度的提高而增加，其最佳浓度与药物的物理化学性质及所用的介质有关。液体石蜡和凡士林等辅料可能与 azone 有较强的亲和力，降低了向角质层的分配，会削弱 azone 的促透作用。

azone 对皮肤的促透作用缓慢但持久。azone 在皮肤一般有 2 小时的时滞，时滞的大小与药物的性质及所用的介质有关。但 azone 的促透作用可维持 5 天以上。

4. 有机溶剂类　低级醇类最常用的有乙醇、丙二醇、聚乙二醇（低分子量）等，在外用药中作溶剂，既可增加药物的溶解度，又常能促进药物的透皮吸收。除常用的乙醇外，其他直链醇类亦有透皮吸收促进作用，而且其促进强度与碳链长度有关，如用丙醇、丁醇、戊醇、己醇、辛醇、癸醇和月桂醇预先处理无毛小鼠皮肤，结果发现烟酰胺的透皮速率随醇类碳链增长有几十倍至几百倍的增加，己醇具有最大的透皮促进作用，碳链再增长促进作用下降。

丙二醇对很多药物有促透作用，其强度与浓度有关，各种药有最适丙二醇的浓度。30% 浓度的丙二醇对肤轻松的促透作用最大，80% 的丙二醇对醋酸肤轻松的促透效果最好。丙二醇用作亲脂性药物的溶剂所产生的促透作用往往比用于亲水性药物好。

5. 脂肪酸与脂肪醇　该类促进剂中应用较多的有油酸、亚油酸、月桂酸以及它们的醇和酯。脂肪酸与长链脂肪醇能作用于角质层细胞间类脂，增加脂质的流动性，药物的透皮速率增大。而且促透作用与碳链的长度与双链数目有关，十二个碳原子的脂肪酸或醇具有很好的促透作用，增加双链能增强促透作用。

油酸是应用较多的促透剂。油酸与皮肤中的脂肪酸有相似的结构，使角质层细胞间类脂分子排列发生变化，皮肤的渗透性增大。油酸能促进阳离子药物萘呋唑啉、阴离子型药物水杨酸及很多分子型药物（如阿昔洛韦、氢化可的松等）的经皮渗透。

当油酸与乙醇、丙二醇等溶剂配伍时，能提高促透作用，如在丙二醇中加入 2% 油酸，雌二醇通过无毛小鼠皮肤的渗透系数与单用丙二醇没有差别，而相同情况可使阿昔洛韦的渗透系数增加 140 倍。当增加油酸在丙二醇中的浓度达 10% 时，雌二醇的渗透系数增加 6 倍。

尿素、水杨酸、卵磷脂等一些化合物有时也作为渗透促进剂应用。这些促进剂可以单独应用，也可以复合应用。

总之，以渗透促进剂的功能可简单地分为两大类：一类仅增加药物在角质层的扩散系数，如丙酮、乙醇等一些有机溶剂，扩散系数一般增加 1 个数量级，适合于亲水性药物；另一类则不仅增加药物扩散系数，还能促进药物从角质层向活组织的分配，如二甲基亚砜以及一些表面活性剂等，适合于亲脂性药物。当然这种理论不能包括所有促进剂。

6. pH 的影响　皮肤表面和给药系统的 pH 条件能影响有机酸类和有机弱碱类药物的解离程度，因为离子型药物的渗透系数小，因而影响药物的透皮吸收。而药物的解离程度由药物的 pKa 与介质的 pH 所决定，它们有如下的关系：

酸性药物 $\log C_m/C_i = pKa - pH$

碱性药物 $\log C_i/C_m = pKa - pH$

式中 Cm 和 Ci 分别是分子型和离子型药物浓度。

任一弱酸碱的药物其 pKa 是一个固定的数值，在不同的 pH 介质中，药物的分子型和离子型的比率不同。因此针对药物性质合理调整介质的 pH，可提高药物的治疗效果。例如，抗真菌药的克霉唑洗剂处方为：克霉唑 2g，甘油 5ml，苯酚 1g，乙醇加至 100ml。

制得的药液 pH 呈弱酸性，而克霉唑为弱碱性药物，在酸性介质中离子型增多（$B + H_2O$ $BH^+ + OH^-$）药物透渗系数小，药物作用不明显。而根据药物性质将处方中的苯酚去除，改变溶媒组成，用 $NaCO_3$ 调节药液 pH 为 8.0～8.5，疗效明显提高。

五、药物浓度与剂量

药物通过皮肤的渗透是被动扩散过程，所以随着皮肤表面药物浓度的增加，渗透速率提高。但正如前面影响皮肤储库因素所提到的，皮肤的吸收过程会饱和，在固定面积的皮肤上吸收剂量是有限的。

在一定条件下，剂量与吸收总量有关。影响吸收总量的因素有 4 个方面，即外用总剂量、表面积、外用药浓度、用药时间（次数）。外用药物表面积增大，透皮吸收量也增加。用药次数越多（即总时间长），吸收量也就越大。

（申国庆）

第五章 皮肤外用药物剂型及新的外用药物载体

由于皮肤的特殊结构和皮损多样性，皮肤病外用药有较多的剂型。每种外用剂型都有其作用特点和应用范围。同一药物被制成不同剂型会产生不同的治疗效果，即使同剂型而辅料或赋形剂不同也会影响药物作用的发挥。因此，结合药物作用的靶部位选择适宜的基质类型是相当重要的，如皮肤防护剂主要在皮肤外层发挥作用，糖皮质激素主要进入表皮后起效，合适的基质作载体可达到异曲同工的作用。即使是同一种皮肤病，在不同的发病阶段或发病季节，还需作剂型的适度调整。

近来研究报道，微粒直径在 3～10μm 的外用药物可选择性地渗透到皮肤的小囊管中；直径 >10μm 的微粒则留在皮肤表面；直径 <3μm 的微粒可随机分布到毛囊和角质层中，而传统软膏的液滴大小为 10～100μm，这种制剂中载药物的油滴对皮肤深层渗透性很差。为此，一些新制剂工艺技术正在引入皮肤用制剂中，使皮肤用药具有较理想的渗透性能和作用的靶向性。本章将介绍皮肤病外用药物的剂型及新的外用药物载体。

第一节 皮肤病外用药物剂型

溶液剂（solution）

溶液剂是指药物以分子或离子状态分散在溶剂中形成的澄明的真溶液。药物一般为非挥发性的，溶剂一般为水，也有以醇、植物油或其他液体为溶剂的。而皮肤科常用的是以水为溶媒的外用制剂，供外搽、湿敷、熏洗及药浴等。

【作用特点】

1. 溶液剂可软化并利于清除痂皮、药痂、皮损上的污秽堆积物以及渗出物等，有清洁作用。

2. 溶液剂外搽后随水分的蒸发可降低局部湿度，使皮肤小血管收缩，有利于炎症的消退。

3. 溶液剂中因所含药物不同，可发挥止痒、消炎、收敛、抗感染等多种作用。

4. 溶液剂与纱布、棉垫等敷料结合，进行湿敷、冷敷或热敷，可加强溶液剂的物理和药物作用。

【应用范围】

1. 急性皮炎的早期。

2. 急性糜烂渗出性皮肤病的早期。

3. 某些特殊的肿胀，如血管性水肿、包皮水肿、静注液外漏所致肿胀等。

4. 瘙痒性皮肤病。

5. 清洗伤口和创面。

【注意事项】

1. 由于其易于吸收，一般不宜全身使用。

2. 用作洗涤、沐浴、湿敷时，溶液温度应适宜，一般为 45 ~ 50℃，过热可致烫伤，过低则效力不足。

洗剂（lotion）

洗剂为含一种或多种药物，专供外用的液体制剂，一般以水或乙醇作溶剂，涂搽皮肤具有消炎、收敛、止痒、保护等作用。洗剂按内含物的分散状态，一般分为混悬型、溶液型及乳剂型等 3 种类型，混悬型又因久置则沉淀，用时须摇匀，故又称震荡剂。

溶液型洗剂：与溶液剂的主要区别是该剂型的处方组成往往是多种成分，且一般都含有辅料，如甘油保湿、吐温增溶等。其外观也是澄明的，没有颗粒、沉淀及异物。

混悬型洗剂：一般系指不溶性药物颗粒分散在液体分散剂内所形成的不均匀分散系的液体药物。

配制外用混悬型洗剂是因药物不溶性或药物的溶解度达不到治疗要求的浓度而选择的剂型，故此，要求混悬型洗剂内的药物粉末应极细，使能均匀覆盖于皮肤上，起治疗的作用，成品经振摇后应均匀分散，不发生结块、粘瓶等现象。

乳剂型洗剂（见乳剂）。

洗剂具有高度的扩散性，能有效地扩散，渗透进入皮肤的裂缝、褶皱等处。

【作用特点】

1. 洗剂中水分在皮肤表面蒸发后能散热，遗留在皮肤上的粉末状膜增加皮肤的散热表面积，同时所形成的药膜有干燥和保护皮肤的功能。

2. 洗剂可降低局部温度，可使皮肤血管收缩，可减轻炎症和具有收敛作用。

3. 洗剂中所含止痒药可达到局部快速止痒作用。

【应用范围】 适用于有潮红、肿胀和瘙痒而无渗出液的急性和亚急性炎症皮肤损害。

【注意事项】

1. 混悬型洗剂不可用于有毛发的部位，也不可用于有结痂脱屑和浸润的糜烂面。

2. 不可大面积涂搽，尤其是寒冷季节、高热患者及体弱病重患者。

酊剂（tincture）

酊剂系指药材或化学药品以适当浓度的乙醇为溶媒，浸渍或溶解而制成的澄明的液体制剂，亦可用流浸膏稀释制成。外用酊剂其乙醇浓度可在50% ~95%范围内，根据药物的性质选择不同的乙醇浓度。该剂型具有杀菌、消毒、止痒、溶解角质层和促进药物吸收等作用。

【作用特点】

1. 酊剂涂于皮肤上，由于乙醇迅速挥发，使局部温度降低，有清凉、止痒的作用。

2. 酊剂的溶剂——乙醇本身即为良好的消毒、杀菌剂。

3. 酊剂中的乙醇挥发后能将其中所含药物均匀地分布于皮损部位，从而达到理想的治疗效果。

【应用范围】

1. 含止痒、溶解角质或抑制皮脂分泌等药物的酊剂，可治疗皮屑较厚的皮肤瘙痒病、神经性皮炎或脂溢性皮肤病等。

2. 含抗真菌药物的酊剂，可以治疗真菌感染的皮肤病。

3. 含杀寄生虫药物的酊剂，可以治疗寄生虫性皮肤病。

【注意事项】

1. 酊剂刺激性强，皮损表面糜烂有渗液时禁用，急性皮炎禁用。

2. 皮损面积大的应选用低浓度乙醇的酊剂，以防止药物吸收后的毒性反应。

3. 黏膜表面或皮肤皱褶部位禁用。

醑剂（spirit）

醑剂为含挥发性药物的乙醇溶液剂。挥发性药物主要为挥发油。醑剂中乙醇的浓度一般在60% ~90%之间，当醑剂与水性制剂混合时，往往发生浑浊。

【作用特点】 外用为皮肤刺激剂（如樟脑醑）。

【应用范围】 同酊剂。目前临床很少直接使用该剂型外涂。

涂剂（paint）

涂剂系以水、醇作溶媒，亦可添加其他有机溶媒作赋形剂的外用液体制剂。现有将涂剂改制成喷雾型，喷涂患处，改变了传统棉签涂药的不便，也减少了药液的浪费和污染。

【作用特点】 内含药物大多具有抑制真菌、腐蚀或软化角质等作用。

【应用范围】 用药限于局部患处，如赘疣、甲癣、癣症等。

【注意事项】 涂剂的刺激性较强，使用时应注意勿沾染黏膜及正常皮肤。

搽剂（liniment）

搽剂系指专供揉擦或涂抹于无破损皮肤表面的液体药剂。使用时搓擦皮肤或涂于敷料后贴于患处，产生镇痛、安抚、发赤、消毒、止痒、收敛、保护及清洁等作用。可分为溶液型、乳状液型和混悬液型。

皮肤外用的搽剂多以醇和二甲亚砜作溶媒，可加丙二醇或氮酮作促透剂的搽剂；也有将药物溶于脂肪油或挥发油中制成的搽剂，脂肪油是某些发赤及刺激性药物的良好溶媒，此类搽剂的透皮作用不如醇性搽剂，一般作用较缓和，涂后需要揉擦。

【作用特点】

1. 搽剂中所含乙醇有使皮肤发赤的作用，有利于药物的渗透吸收。

2．搽剂中含油类，对皮肤有滑润、柔软、收敛和保护作用，且无刺激性，有利于清除鳞屑及痂皮。

3．搽剂中所含皂类能使皮脂乳化、表面疏松，促进药物的透皮吸收。

4．搽剂中所含药物还可分别发挥镇痛、收敛、保护、消炎、防腐、发赤等作用。

【应用范围】　用于泛发性、瘙痒性及干燥性皮肤。

【注意事项】　不宜用于破损或有渗出的皮肤及黏膜部位。

药物香波（shampoo of drug）

药物香波是一种具有一定治疗作用，能清除头发、头皮上的污垢，有一定黏稠度的外用清洁制剂。

【作用特点】　药物香波将药物治疗与头发、头皮清洁两种功能合为一体，提高了患者用药的可接受性。药用香波具有良好的消炎、杀菌、去屑及止痒等作用，一般每周用药2～3次。

【应用范围】　药物香波用于头皮脂溢性皮炎、头部银屑病等。

【注意事项】　因药物香波的去污成分多为化学表面活性剂等，对眼有刺激性，故不能入眼。婴幼儿皮肤娇嫩，必须应用时，应稀释数倍后使用。

乳剂（emulsion）

一般系指一种或一种以上的液体以小液滴的形式分散在另一种与之不相混溶的液体中所构成的一种不均相分散体系的液体药剂。前者一般称为内相或分散相；后者称为外相或连续相。分散相的直径在0.25～25μm之间。乳剂内外相具有不同的性质，一相是亲水的，另一相为亲油的，它们在另一种组分乳化剂的作用下形成静置后油水不分离的乳状液体。

亲水相通常为水溶液；亲油相常为烃类、高级醇、油脂、类脂等。

乳剂根据乳化剂的性质不同，分为水包油型（O/W）和油包水型（W/O）乳剂：O/W型即水为外相，油为内相，W/O型则反之。

复乳是将乳剂再分散在液相中形成的体系。W/O型乳剂分散在水中形成，W/O/W型复乳。复乳又称多相乳剂，其中以W/O/W型复乳中较为常用。复乳的多层结构可将一些不稳定、有臭味的药物包裹在复乳的一级乳剂中（即乳剂内相），从而提高药物的稳定性。

【作用特点】

1．乳剂易涂展，作用缓和，刺激性小，可用于表皮剥脱的皮损。

2．乳剂对油和水均有亲和力，与皮肤分泌物易于混合，有助于药物的扩散和透皮吸收。

3．乳剂不阻碍皮肤的蒸发功能，涂用后水分蒸发对局部有清凉、消炎及止痒作用。

4．乳剂涂用后清洁舒适，能被水稀释，易于清洗。

5．有助于皮肤的清洁去脂（O/W型），也可对皮肤有润泽作用（W/O型）。

【应用范围】

1．适用于各种急性、亚急性炎症性皮肤病，如急性湿疹、皮炎、皮肤瘙痒症等。

2．可用作润肤及皮肤清洁。

【注意事项】

1．糜烂及有较多渗出的皮损忌用。

2．对全身或大面积皮损用药，应将乳剂温热至30℃左右后涂用，避免患者受寒。

3．全身用药，尤其是表皮剥脱者用药，要考虑药物系统吸收后的不良反应。

软膏与乳膏剂（ointment and cream）

软膏剂系指药物与适宜的基质均匀混合后制成的一种易于涂布在皮肤或黏膜或创面的半固体外用制剂，乳膏剂为在乳剂型基质中添加适当的充填剂而形成的半固体制剂。

按软膏剂所用的基质性质不同可分为以下几种：

油脂性软膏基质：包括烃类（凡士林、液状石蜡）、类脂（羊毛脂、十六醇）、动植物油等。

水溶性软膏基质：天然的或合成的水溶性高分子物质（甘油明胶、海藻酸钠、聚乙二醇类）、纤维衍生物，能吸收水。

乳膏剂：又分 O/W 型乳膏和 W/O 型乳膏。

【作用特点】

1．油脂性软膏

（1）涂后能形成封闭性油膜，对皮肤有保护、滋润、水合及保温作用。

（2）有一定的黏着性和穿透性，药物作用持久深入，基质对药物的释放和促透作用的强弱为：动物油和羊毛脂 > 植物油 > 烃类。但烃类引起皮肤水合作用强。

（3）有保护创面、促进肉芽生长、恢复上皮和消炎收敛作用。

（4）有防腐杀菌、软化痂皮的作用。

2．水溶性软膏

（1）易涂展，释放药物快，性质缓和，无刺激性。

（2）可用于湿润糜烂创面，有利于水性分泌物的排出与干燥。

（3）无油腻，易被水清除，不污染衣物。

3．乳膏剂

（1）对油及水均有较大的亲和性，能容纳油溶性和水溶性药物及药物的微粉，有助于药物的扩散和透皮吸收。

（2）与乳剂比较，皮肤的附着性强，能揉擦，可提高疗效。

（3）能吸收皮损上的一定量渗出，但水合作用不如油性软膏。

【应用范围】

油脂性软膏：适用于皮肤深部炎症、分泌物不多的浅表性溃疡、慢性肥厚性皮肤病、皮肤干燥皲裂等。

亲水性软膏：适用于湿润糜烂的创面。多用于腔道、黏膜等部位。

乳膏剂：适用于各种急、慢性炎症皮肤病，O/W 型乳膏较适用于炎热天气或油性皮肤，W/O 型乳膏较适用于寒冷季节或干性皮肤。

【注意事项】 油脂性软膏和乳膏均忌用于糜烂及有较多渗出的皮损。水溶性软膏忌用于皲裂创面。

油剂（oil）

油剂系指药物与植物油混合制成的液体、半固体或稠厚的外用制剂。一般能制成油脂性糊剂的药物均可制成油剂应用。

根据含药物的量及状态，油剂可分为 3 种。

1．油溶液 主药溶于植物油或液状石蜡而制成的澄明油性溶液。

2．油混悬液 主药为不溶性粉末，混悬于油中，粉末总量不超过 20%。

3. 油膏剂 不溶性主药占30% ~50%，与油混合制成黏稠糊状药膏。

【作用特点】 刺激性小，作用缓和，涂展性好，附着性较差。

【应用范围】

1. 油溶液及油混悬液对皮肤有润滑、保护、止痒、清除鳞屑和痂皮的作用。因药物释放缓慢，渗透性弱，故作用缓和，无刺激性，可用于表皮剥蚀的创面及渗液较少的急性或亚急性炎症性皮肤损害。

2. 油膏剂 除上述作用外，尚有吸收部分渗出、促使局部干燥等作用。常用于有渗出的急性、亚急性炎症性皮肤损害。

【注意事项】 渗出过多的损害、与皮脂分泌过多有关的皮肤疾病及毛发丛密部位不宜使用油剂。

糊剂（paste）

糊剂为多量粉末药物与脂肪性或水溶性基质混合而成的半固体外用制剂。粉末药物的含量一般在25%以上。根据其所用基质，又可分为油脂性糊剂和水溶性糊剂。

油脂性糊剂是用油脂性基质（如凡士林、液状石蜡、蜂蜡等）和多量粉末药物（淀粉、氧化锌等）制成。

水溶性糊剂是以蒸馏水加甘油、淀粉或水溶性高分子物质为基质，或乳剂为基质，所含固体粉末常较油脂性糊剂为少。

【作用特点】

1. 有吸收分泌物及保护创面的作用。

2. 油脂性糊剂用后可使皮肤润泽和柔软，并可软化创面上的痂皮、鳞屑等覆盖物。

3. 因糊剂中粉料较多，形成大量孔隙，故不阻碍皮脂及汗腺分泌，能散热消炎，尤适于夏季使用。

4. 性质缓和，刺激性较小，但黏着力不如软膏，作用较表浅。

【应用范围】 多用于痂皮脓疱性、鳞屑性皮肤病，以及亚急性或慢性炎症性皮肤损害。

【注意事项】

1. 糊剂不宜用于毛发较长、较多处，如必须使用，应剪去毛发或在糊剂中加入20%软皂。渗液较多处不宜使用。

2. 气温寒冷时，应将糊剂中的粉料减少至30%，也可酌加液状石蜡或植物油，取代部分凡士林，使糊剂的稠度适宜。

3. 基本方中的粉料一般为氧化锌与淀粉。若治疗需要在处方中加进其固体药物，应相应减少粉料用量；加入油质或半固体药物时，应减少凡士林等的用量，以保持糊剂固有的硬度。

凝胶剂（gel）

凝胶剂为药物与亲水性基质配制而成的胶状制剂，又称透明软膏，是近年推向临床应用较广泛的外用剂型。

【作用特点】 用于皮肤后，表面可形成一层薄膜，皮肤感觉舒适、无油腻感，透气性良好，易洗除。一般释放药物较快，基质能吸收组织渗出液，多用于有损表皮。

【应用范围】 多用于无渗出的急、慢性皮肤损害。也可制备乳剂型凝胶而具有乳膏剂型的应用范围。

涂膜剂（film）

涂膜剂也属涂剂的一种分支剂型，是将药物溶解在含有成膜性能的高分子化合物的溶液中制成的一种透明或乳胶状的外用液体涂剂。涂于患处，溶媒能迅速挥发形成薄膜，有保护皮肤与延长药物作用时间的功效。

涂膜剂一般由成膜材料、药物、溶媒及增塑剂组成。

【作用特点】

1. 成膜大小可根据需要由患者自行控制，并且有保护作用。
2. 显效快，作用持久。
3. 成膜减少了皮肤表面水分的蒸发，促进了水合作用，使药物易透过角质层，更好地发挥作用。
4. 外用后迅速干燥，不用包扎，不污染衣服，既相当于封包疗法，又替代了敷料。

【应用范围】

1. 用于治疗慢性无渗出的皮肤病，尤适于限局性、肥厚性、增生性损害，如神经性皮炎、慢性湿疹、扁平苔藓、结节性痒疹、疣、鸡眼、胼胝等。
2. 可用作防护剂，涂用后从事有害操作，可预防职业性皮肤病。

【注意事项】 涂膜剂内含有机溶媒，易燃烧、挥发，应置密闭容器内，在阴凉处保存，以避免溶剂挥发。

胶浆剂（mucilage）

胶浆剂系药物分散在水溶性高分子溶液中而成的黏稠液体，其黏度的大小随高分子物质的种类、浓度不同而不同。

【作用特点】 具有黏性，在皮肤或黏膜表面有覆盖性质，能减少药物对皮损部位的刺激，掩盖药物的臭味，能降低药物的扩散作用，滞缓药物的吸收，有延效作用。还可对黏膜表面起润滑、保护作用。

【应用范围】 根据所含主药的药理作用不同而有多种治疗作用。常用于口腔及阴道黏膜疾患的治疗。

火棉胶剂（collodion）

火棉胶剂系含药或不含药的火棉（硝化纤维素）黏稠醇醚溶液。火棉胶剂可分为3类，即火棉胶、弹性火棉胶和含药火棉胶。

火棉胶是由火棉溶于乙醇与乙醚的混合液制成，其形成的薄膜不具塑性而易于破裂。弹性火棉胶是由火棉胶与蓖麻油、松香制成，其形成的薄膜具有一定塑性，较不易破裂。含药火棉胶是由药物和弹性火棉胶制成，具有保护和治疗作用。

【作用特点】 涂于皮肤后，溶剂迅速挥发而形成一层薄膜，用以保护和治疗受伤表面及伤口；薄膜与患处紧密接触，能增加角质层水合作用，促进药物进入表皮，且能延长药效。

【应用范围】 局部伤口保护，寄生性、慢性浸润性和角质增生性皮肤病，如鸡眼、癣、冻疮等。

【注意事项】 皮损表面湿润者禁用。患处周围的健康皮肤如被刺激而感觉痛，可暂时停止使用。

膜剂（pellicle）

膜剂系将药物溶解或均匀分散在成膜材料中制成的薄膜状药物制剂。外用膜剂可供口腔、阴道、皮肤、黏膜、创伤或烧伤部位给药。

一般膜剂厚度不超过1mm，面积可根据需要而定。膜剂以制备工艺不同而分为单层膜、夹心膜和多层膜，因而具有单面释药、缓释给药等作用。采用不同的成膜材料也可制成不同释药速度的膜剂。

【作用特点】

1. 可根据创面大小自行裁剪，附着性强，能保护创面。

2. 作用缓和，携带方便。

【应用范围】 黏膜、口腔、阴道、皮肤等炎症部位。

栓剂（suppository）

栓剂系指药物与适宜基质制成供腔道给药的固体制剂。常用的有肛门栓和阴道栓两类。近年推出的一种新的栓剂——中空栓剂（hollowtypesupp），较适合稳定性差的药物的栓剂制备和应用。

【分类】

1. 阴道栓 呈卵形或鸭嘴形，重3～5g，直径1.5～2.5cm，一般作用于局部。

2. 肛门栓 呈锥形，成人用的长3～4cm，重约2g，小儿用的重约1g。肛门栓除可起局部治疗作用外，还可以通过药物的吸收而起全身作用，是直肠给药的一种主要剂型。

3. 中空栓剂 不同于普通栓剂药物与基质混合在一起制得，而是具有一个基质制成的壳，药物被封闭在壳内，可以改善普通栓剂存在的药物不稳定的问题，提高药物释放速度，吸收完全，可明显提高药物的生物利用度。也可添加适当的赋形剂，如交联聚乙烯吡咯烷酮（PVP），使药物缓慢释放而具有缓释作用。

【作用特点】 栓剂置入体腔内基质逐渐溶化、溶解，释放出主药而发挥治疗作用。

【应用范围】 根据主药的作用，可治疗肛门和阴道的念珠菌病、滴虫病及瘙痒症等。

散剂（powder）

散剂系一种或数种药物均匀混合而制成的干燥粉末状制剂。外用散剂，系治疗皮肤或黏膜创伤用的细粉，具有吸湿、止痒、收敛、抑菌和保护作用。

【作用特点】

1. 粉剂可吸收水分，保持皮肤表面的干燥。

2. 粉剂扑撒在皮肤上能增加皮肤的表面面积，增加散热，使毛细血管收缩，发挥清凉、收敛和消炎作用。

3. 涂搽糊剂等剂型后，再在表面撒粉剂可增加所用剂型的吸收和附着力。

4. 微细的粉剂颗粒能减少外界对皮肤或皮肤相互间的摩擦，从而发挥保护作用。

【应用范围】

1. 急性皮炎的早期。

2. 作为爽身粉或防护粉。

3. 糊剂、油膏外涂后再撒粉剂，以加强其作用。

4. 作为洗剂、糊剂的基质。

【注意事项】 禁用于糜烂渗出性、水疱脓疱性皮肤损害，以及毛发较长处。

气雾剂和喷雾剂（aeroso1 and spray）

气雾剂即将药物与抛射剂等附加剂装于有阀门系统的耐压容器中，使用时借抛射剂的压力将内容物喷出，呈雾状气溶胶，故称为气雾剂。

喷雾剂即直接借助器械的挤压作用而形成类似气雾剂的效果，如汽化器、喷雾器、雾化器等。皮肤科主要用喷雾剂，不含抛射剂。

根据药物的分散状态不同，气雾剂可分为二相气雾剂和三相气雾剂两类；也可分为溶液型气雾剂、混悬型气雾剂和乳浊（泡沫）型气雾剂3种。

【作用特点】

1. 以喷射代替涂布不刺激肌肤，使用简便、清洁。

2. 药物在密封容器中不易受外界影响，氧化及细菌污染机会少，保存性好，稳定性高。

【应用范围】 适用于亚急性或慢性浸润性皮肤病，尤适于大面积皮损的用药，如大范围的湿疹、神经性皮炎、烧伤、天疱疮和皮肤瘙痒症等的药物喷涂。

【注意事项】 喷雾用药面积大，长期大面积使用应防药物过量及吸收中毒。

硬膏剂（plaster）

硬膏剂为一种黏柔带韧性的固体制剂，涂于布质或纸质裱背材料上形成一层薄膜，贴于皮肤上受体温作用后变软，黏着力强，简便清洁。可分为：

1. 绊创硬膏　主要用于固定敷料，如氧化锌橡皮膏。

2. 药物硬膏　在氧化锌橡皮膏或其硬膏基质中加入药物，直接贴于皮损上，达到治疗目的。

3. 膏药　是以食用植物油与黄丹或铅粉等经高温炼制成的硬膏为基质，并含有药材等提取物的固体制剂，为传统的中药剂型之一。

【作用特点】

1. 可产生持久的药效，一般可达1天以上，甚至数天换药1次。

2. 可随时中断给药，安全可靠。

3. 能隔绝外界刺激，发挥保护作用。

4. 硬膏贴于皮损后，由于皮脂的溶解及角质的软化，可促进药物的渗透和吸收。

5. 能限制局部散热，使皮肤温度升高，血管扩张，促进血液循环，有助于炎症性浸润的消散，具有消炎作用。

【应用范围】

1. 慢性、限局性、浸润肥厚性皮肤病，如神经性皮炎、慢性湿疹、扁平苔藓、皮肤淀粉样变、银屑病等。

2. 限局性、孤立性、角化性皮肤病，如胼胝、鸡眼等。

3. 其他如皮肤皲裂、疖肿等。

【注意事项】

1. 更换硬膏之间应适当停用0.5～1天。

2. 贴敷硬膏后，如硬膏周缘或其下皮肤瘙痒加重，应立即将硬膏除去，已过敏者不宜再用本品。

3. 禁用于急性、亚急性炎症及糜烂渗出性皮肤病。

巴布剂

巴布膏剂系指药材提取物、药物与适宜的高分子亲水性基质混匀、炼合后，涂布于布上制成的外用制剂。

【作用特点】

1. 成型巴布膏剂的给药剂量准确，吸收面积一定，血药浓度相对稳定，使用舒适方便。

2. 巴布膏剂的基质原料主要是亲水性物质，载药量大，保水、保湿及透气性好，夏季贴敷没有蒸热的感觉，对皮肤无刺激、无变态反应。

3. 可反复贴敷，黏性不受影响。

【应用范围】 用于皮肤的疖、痈；瘢痕疙瘩的软化及增生性皮损等。

除上述外用制剂外，中药尚有醋剂、棒剂、线剂及条剂等，目前这些制剂在医院已不太常用。

第二节 新的外用药物载体

脂质体（liposome）

脂质体为磷脂双分子层液晶微囊分散在水液中的分散体系。最初是由英国学者 Bangham 等将磷脂分散在水中进行电镜观察时发现的，其双分子层厚度约4nm。由天然的表面活性剂（如卵磷脂）形成的这种结构称之为脂质体，若由合成的表面活性剂形成的则称之为囊泡，这些双分子层结构的粒径一般都在几十至几百纳米范围内。

脂质体具有亲油亲水性，因此作为药物的载体可以包裹亲脂性、两性以及水溶性物质成分。同时磷脂作为生物膜的主要组分，也很容易被生物体内存在的大量分解酶所降解而排出体外，所以脂质体又兼具生物降解性和生物相容性。脂质体作为一种定向给药的载体，已引入到皮肤外用药物中。Mezci 报道了脂质体作为皮肤局部用药载体的可能性。据报道去炎舒松 - A 脂质体制成洗剂与相同药物软膏涂于家兔背部（7cm × 7cm），结果提示药物进入血液循环少，在皮肤各层的药物浓度为表皮、真皮分别高于对照组 4 ~ 5 倍，尿排泄量亦显示脂质体少于游离型药物，提示这种剂型可以提高局部治疗作用，而减少对全身的不良反应。

脂质体作为外用药物载体的主要生物学特点如下：

1. 脂质体有良好的促透作用，可降低药物的全身吸收，使药物集中于病灶部位，提高其生物利用度，降低不良反应。

2. 脂质体的水化磷脂能够促进干燥皮肤的水化，使皮肤细胞光滑，对皮肤具有保护、美容作用。

3. 脂质体成分一般为体内固有，无毒，可被生物降解，对皮肤无刺激作用。

4. 脂质体还可作为加速伤口愈合药物的包膜及基因治疗的佐剂。

20 世纪 80 年代国外已有近 10 种外用脂质体药物制剂获得专利。

纳米球（nanophere）

纳米球是活性成分的稳定超微载体，与脂质体的区别在于脂质体的粒径通常在几十至几百纳米范围内，而纳米球的直径只有25nm左右；脂质体对常用的表面活性剂稳定性差，易丧失载体的功能，而纳米球是由磷脂和特定的辅助表面活性剂以一定比例组成的单层膜纳胶体，使纳米球的膜处于稳定状态而不与外界进行交换，因此，能耐受外用剂型配方中的表面活性剂的作用，是有很好应用前景的超微载体。它的应用特点有：

1. 可耐受配方中较高含量的表面活性剂。

2. 对离子强度和pH值不敏感，适合强酸弱碱盐居多的皮肤外用药，使之易于配方，具有很好的稳定性。

3. 由于纳米球较稳定的膜结构，可有效地保护活性成分，特别是易于氧化的药物。同时稳定的膜结构缓慢释放药物，可以延长药物的有效作用时间。

4. 超微均匀的粒径可对皮肤有良好的覆盖效果和很强的渗透性。

微囊（microcapsule）

微囊是利用天然的或合成的高分子材料将固体或液体药物包嵌在粒径为5～250nm的微胶中。药物进行微囊化可以延缓药物释放，提高药物稳定性，掩盖不良臭味，减少刺激性，还可减少复方药物的配伍禁忌，可将液态药物制成固体制剂以及具有靶向作用。

微囊在皮肤用药中的应用是将一些刺激、易氧化、易污染的药物先包裹成微囊，然后再制备成所需的外用剂型，可大大提高药物的治疗效果。

微球（microsphere）

微球是一种用高分子材料为载体包裹或吸附药物而制成的球形或类球形微粒的分散给药体系。微球粒径很小，一般为1～500μm，小的可以是几个微米，大的可达800μm。

微球是近十年来发展的新型给药体系，既能保护药物免遭破坏，又与某些细胞组织有特殊的亲和性；能被器官、组织的单核－吞噬细胞系统所内吞或被细胞融合，集中于靶区，逐步扩散释出药物或被溶酶体中的酶降解而释出药物，因此，微球在临床治疗上属于被动靶向制剂。

微球用于外用药物，可将包裹的药物或活性物质载入皮肤深层，治疗皮肤癌等。

葡糖微球（glycosphere）

葡糖微球是一种含固态核心的超分子结构，固态核心由改性淀粉组成，有很强的亲水性，并赋予颗粒化学和物理方面的稳定性，以及很好的生物相容性，具有包裹亲水性药物的能力。由于其具有很小的粒径（200nm）和具有类似角质层的超分子结构（亲水层、亲油层和极性脂质相互交替排列），能够很好地渗透角质最上层，可用于皮肤保湿的护肤药物制剂。

传递体（transfersome）

是最近国外推出的一种新型载体，这种传递体是通过高度的自身形变以渗透压为驱动，高效地穿过比自身小数倍的孔径的载体，可使分子量超过100万的大分子物质（如多肽、蛋白质等）成功地通过角质层，与比其小1500倍的水分子具有相同的透皮效率，使活性成分进入皮肤深层，甚至进入血液循环，是一种极具应用前景的运输载体。

（申国庆）

第六章　皮肤科常用外用制剂及临床应用

皮肤科外用药物剂型的选择，重视的是药物的释放、制备工艺、基质的影响，经皮吸收等因素。同一药物被制成不同剂型会产生不同的治疗效果，即使同一剂型因辅料或赋形剂不同也会影响药物作用的发挥，故熟练掌握各种剂型的特点是正确使用外用制剂的基础，而更重要的是，要根据患者的疾病和皮损现状，具体选择制剂的种类。根据主药的性质和作用，通常将皮肤科常用外用制剂按功能分类如下。

一、清洁剂

用于清洁皮肤上的浆液、脓液、污物、鳞屑、结痂或皮损上的各种外用药粉、药膏等。

1. 温肥皂水可洗除完整皮肤上的污物或银屑病皮损上的厚痂等。

2. 生理盐水冲洗急性皮炎上的污物。

3. 高锰酸钾溶液用1∶5000～1∶8000稀释液去污、除臭、泡洗有糜烂与渗出的创面。

4. 植物油或矿物油可洗除皮损上的痂皮与油膏。

5. 硼酸溶液用3%的稀释液清洗与湿敷有渗出、有感染的皮损。

6. 呋喃西林溶液用0.02%稀释液清洗与湿敷有感染的皮损与创面。

7. 依沙吖啶用0.1%的浓度清洗与湿敷有感染的皮损与创面。

二、止痒剂

用于皮肤瘙痒，根据瘙痒原因的不同，可选用不同的止痒剂。

1. 酚　可与乙醇、甘油、蒸馏水配成1%的复方甘油洗剂，可以护肤止痒，用于老年性瘙痒症及其他原因引起的皮肤瘙痒。甘油对皮肤有保湿、防止干燥的作用，液化酚能穿透完整皮肤，使感觉神经末梢麻痹，从而达到止痒目的。亦可与炉甘石、氧化锌、甘油、蒸馏水配成1%的酚炉甘石洗剂，用于皮肤瘙痒、无渗液的急性或亚急性皮炎。

2. 薄荷脑　微溶于水，易溶于乙醇，有清凉止痒的功效，可配成0.5%～1%粉剂、酊剂和软膏，亦可配成薄荷炉甘石洗剂等。

3. 樟脑　微溶于水，易溶于乙醇，可配成5%～10%的酊剂，治疗瘙痒。

4. 盐酸达克罗宁　为表面麻醉药，有局部麻醉作用，易溶于水或乙醇，可配0.25%～2%粉剂、乳剂、软膏等，有止痒、镇痛作用，用于瘙痒性皮肤病、神经性皮炎等。

5. 苯佐卡因　局部麻醉药，易溶于乙醇及稀盐酸，可配成5%软膏及霜剂，主要用于创面、溃疡面或黏膜面，发挥镇痛、止痒作用。

6. 多塞平　在皮肤的靶位阻闭 H_1 和 H_2 受体，有明显的止痒作用。可配成5%多塞平霜剂。常见的不良反应为局部的烧灼感或刺痛，困倦和口干。

7. 水合氯醛　为无色透明或白色结晶，极易溶于水、甘油，能麻醉末梢神经，有止痒、镇痛作用，可配成5%～10%水溶液、5%乳剂，治疗皮肤瘙痒症。

8. 辣椒辣素　为具有选择性地阻滞C神经纤维传递热、痛和痒感觉能力的药物，能导致P

物质储存的排空（P 物质能增强对痛和痒的感觉），0.025% ~0.075% 辣椒辣素局部应用，每日 4 ~5 次有抗瘙痒的效果。不良反应为皮肤有烧灼感。

9. 糖皮质激素配制的各种洗剂、霜剂、软膏等均有止痒作用。

三、杀虫剂

1. 百部　用百部 60g，加乙醇 500ml，浸 1 ~2 日，取其浸液涂搽，每日 2 ~3 次，治疗头虱及阴虱。5% ~10% 水煎液可浸泡衣虱。百部、紫草各 20g，凡士林 100g 配成软膏，每晚肛周外搽 1 次，治疗蛲虫病。

2. 六苯酚　简称 666，其中以 γ-666 杀虫作用最好，昆虫接触或食入或吸入均可引起中毒死亡。杀灭疥螨的药理作用是：破坏了疥螨的中枢及周围神经系统，使之中毒死亡。99% 以上的 γ-666 称为 Lindane，1% Lindane 霜灭疥、灭虱最有效。市售的产品有疥灵霜、疥宁、疥得治等。禁用于 4 岁以下幼儿及孕妇。

3. 苯甲酸苄酯　不溶于水和甘油，可与醇任意混合，灭疥效力确实而刺激性小，可配成 25% 的洗剂，亦可配成乳剂外用灭疥。

4. 克罗米通　商品名为优力肤，为无味、无色、淡黄或白色油状液体，能溶于 400 份水中，可与 95% 乙醇、苯及乙醚混合，可杀疥、杀虱。

5. 二氯苯醚菊脂　又称过麦士林，配成 5% 霜剂可灭疥，全身涂用 8 ~14 小时后，再用肥皂洗涤，无中枢毒性，可用于小儿。

6. 硫磺　可配成 5% ~10% 软膏，可用于疥疮，低浓度的霜剂亦可用于毛囊虫皮炎的治疗。

7. 丁香罗勒乳膏　灭疥。

四、抗菌剂

分为抗生素类、化学抗菌剂、染料杀菌剂、氧化杀菌剂。

（一）抗生素类

1. 金霉素　为广谱抗生素，对立克次体、大多数的杆菌（尤其是革兰阴性杆菌）及球菌等有显著的抑制作用，对脂溢性皮炎有感染者、化脓性皮肤病及痤疮等有良效。可配成 1% ~2% 软膏外用。

2. 四环素　为广谱抗生素，可配成 0.5% ~1% 软膏、酊剂或霜剂，外用治疗感染性皮肤病，治疗痤疮，口服与外用疗效相等。

3. 红霉素　难溶于水，易溶于醇，可配成 0.5% ~1% 的软膏，治疗痤疮或感染性皮肤病。

4. 硫酸新霉素　易溶于水，可配成 0.5% ~1% 软膏、霜剂或搽剂，可用于革兰阳性菌及阴性菌的感染，亦可用于铜绿假单胞菌、放线菌、阿米巴及螺旋体等感染。该药易致敏，与庆大霉素有交叉过敏。

5. 克林霉素　抗菌谱与红霉素相似，对葡萄球菌、溶血性链球菌等都有作用，可抑制痤疮棒状杆菌。

6. 莫匹罗星　又称假单孢菌酸 A（pseudomonic acid A），对金黄色葡萄球菌、表皮葡萄球菌以及 β 溶血性链球菌属的病原菌抗菌活性强。一般可配成 2% 软膏，外用治疗感染性溃疡、感染性湿疹、脓疱疮等。

7. 第三代喹诺酮类药　其抗菌谱广，对革兰阳性及阴性菌均有较强的抗菌活性，特别对绿脓杆菌更强，毒性低。目前国内产品按抗菌强度的强至弱依次为：0.5% 洛美沙星乳膏、0.5% ~1% 氧氟沙星乳膏、1% 环丙沙星乳膏和 1% 诺氟沙星乳膏。

（二）化学抗菌剂

1. 氯碘喹啉　不溶于水和乙醇，可配成5% ~10%的粉剂、软膏或糊剂，不易致敏。可与糖皮质激素合用治疗龟头炎、女阴炎。

2. 碘　有强大的杀细菌、真菌及芽胞的作用。该药难溶于水，能溶于醇，可配成2%碘酊用于术前消毒。新产品有碘伏，以0.75%水溶液或0.5%水溶液清洗或涂擦皮肤感染处。固体碘伏是以表面活性剂聚乙烯吡咯烷酮（PVP）为载体与碘结合而成。易溶于水，无臭、无刺激，在短时间内可以有效地杀灭甲肝、乙肝病毒及金黄色葡萄球菌、绿脓杆菌、流感病毒、淋球菌、梅毒螺旋体等。用于口腔、眼、肠道、泌尿道、阴道、污染伤口和烧伤创面的处理。

3. 呋喃西林　为广谱抗生素，可干扰菌体细胞生物氧化酶系统而起到强烈的杀菌作用。可配成0.2% ~0.5%软膏、糊剂或霜剂外用，偶可发生接触过敏。

4. 碘仿　难溶于水，能溶解于醇或醚。可配成10%的碘仿软膏，临床亦有用纯粉撒敷于伤口，具有防腐、除臭作用。

5. 盐酸黄连素　对于一些杆菌和球菌有抑菌作用，可配成1%、3%、10%软膏外用。

6. 过氧化苯甲酰　具有角质剥脱和角质溶解作用，同时具有广谱抗菌作用。可以刺激肉芽生成和上皮细胞增生，故可用于压疮和溃疡。配成2.5%、5%、10%霜剂、洗剂、凝胶，可治疗痤疮。

7. 甲硝唑　在体外有抗革兰阴性和阳性厌氧菌的作用。对厌氧原虫包括阴道毛滴虫、溶组织阿米巴亦有抗菌杀菌效能。可配成3% ~5%霜剂外用及0.5g阴道栓剂。配成1%新霉素和甲硝唑霜治疗痤疮。

（三）染料杀菌剂

1. 甲紫　又名龙胆紫，易溶于水，对革兰阳性菌杀菌力强，可配成1% ~2%的水溶液、0.5% ~1%酊剂、2% ~10%的糊膏，可用于治疗白色念珠菌病、脓疱疮及湿疹继发感染等。

2. 依沙吖啶　可配成0.25% ~0.5%水溶液洗涤创面及黏膜感染，0.1% ~0.2%糊剂或软膏用于脓皮病，1∶5000 ~1∶10000水溶液可作湿敷。

（四）氧化杀菌剂

1. 高锰酸钾　配成1∶5000 ~1∶10000水溶液可消毒除臭。

2. 3%过氧化氢溶液　可消毒除臭。

3. 氯已定（亦称洗必泰）　为广谱杀菌剂，1∶5000水溶液用于术前泡手，1∶2000水溶液用于清洁创面及冲洗伤口。

（五）抗真菌药

1. 苯甲酸　又称安息香酸，微溶于水，易溶于醇，配成2% ~6%的浓度与水杨酸配成软膏或酊剂治疗手足癣等。

2. 水杨酸　易溶于乙醇，溶于沸水。对革兰阳性和阴性细菌、致病性酵母菌、皮肤真菌等有抑菌作用。水杨酸是目前应用的一种安全的、耐受良好的、无色的皮肤广谱抗菌剂。

3. 咪康唑　对浅部真菌感染、皮肤念珠菌病均有效。

4. 克霉唑　为化学合成的广谱抗真菌药，同时能抗毛滴虫。可配成1%、2% ~5%软膏或霜剂。治疗股癣、足癣、皮肤念珠菌病及花斑癣，疗效较显著，不良反应较少。

5. 益康唑　化学结构与咪康唑相似，对皮肤真菌有效，抗革兰阳性细菌的作用比咪康唑强，对菌丝型及双相型真菌也有效，对白色念珠菌感染的疗效可与制霉菌素相媲美。对革兰阳性细菌的作用可与青霉素相媲美。

6. 酮康唑　2%霜剂治疗皮肤癣菌及花斑癣，2%洗剂治疗头部脂溢性皮炎。

7. 联苯苄唑　可配成1% ~2%乳膏剂、乳剂及溶液、凝胶剂与粉剂，治疗皮肤癣菌病。

8. 特比萘芬　可配成1%霜剂，外用皮肤癣菌病和某些酵母菌感染。其疗效明显优于1%联苯苄唑。除抑真菌和杀真菌外，还有抗炎作用。

9. 制霉菌素　对白色念珠菌感染有效。

10. 硫磺　不溶于水，略溶于植物油，有杀菌、杀疥虫、止痒、脱脂及角质形成作用。可配成5%～10%软膏、糊膏、乳剂、洗剂等。

11. 十一烯酸及十一烯酸锌　十一烯酸可配成2%～15%粉剂、酊剂、软膏用于皮肤真菌病。十一烯酸锌可配成20%软膏，用于表皮癣菌病。

12. 乌洛托品　易溶于水和乙醇，在酸性溶液中水解产生甲醛而发挥作用。用以治疗癣菌病时可配成20%～40%溶液或10%的酊剂。用其除臭时可先用温肥皂水清洗局部，擦干，将此粉3～4g撒于局部，以手摩擦，使局部发生潮湿然后再撒此粉，每隔2天重复1次。

13. 冰醋酸　具有抗真菌、杀菌、止痒和角质溶解作用，1%冰醋酸水溶液可以止痒，7%冰醋酸水溶液用于手足多汗，10%水溶液用于治疗鳞屑角化型手足癣，20%～30%水溶液可以治疗甲癣。

14. 两性霉素B　不溶于水，0.5μg/ml对酵母样菌即有抗菌作用。

15. 5－氟胞嘧啶　在体内外均可抗念珠菌。可配成10%5－氟胞嘧啶霜治疗皮肤白色念珠菌感染，其疗效与制霉菌素相似。

16. 多菌灵　又称棉萎灵，化学性质稳定，系高效、低毒、吸收性强的广谱抗真菌药。可配成多菌灵酊剂治疗体股癣、手足癣等。

17. 硫化硒　可降低皮脂中脂肪酸含量，还有杀真菌、寄生虫以及抑制细菌的效力。配成2.5%洗发乳剂治疗脂溢性皮炎，对花斑癣疗效非常好。

18. 碘化钾　极易溶于水和甘油，有抗真菌溶甲作用，配成10%软膏可用于放线菌病，与等量羊毛脂配成脱甲软膏。

五、抗病毒剂

1. 酞丁胺　对沙眼衣原体有强抑制作用，对病毒性水疱性皮肤病亦有良效。配成0.1%混悬液，外用治疗带状疱疹，镇痛、涸疱有效；用0.1%～3%的霜剂厚涂治疗尖锐湿疣。

2. 阿昔洛韦　对单纯疱疹或带状疱疹有疗效。可配成2%～3%的霜剂外用。

3. 喷昔洛韦（商品名：夫坦）　1%的乳膏疗效比阿昔洛韦更好。

4. 利巴韦林（商品名：病毒唑）　能阻断病毒核酸的合成，为广谱抗病毒药，对DNA、RNA型病毒均有抑制作用。可配成2%～10%的霜剂，对单纯疱疹有效。

5. 干扰素α（IFN－α）　用法：IFN－α 5万U/ml溶液反复外搽，治疗扁平疣，也可将此溶液注入寻常疣及跖疣基底部；对疣状表皮结构发育不良者，皮损内注射IFN－α有效。对单纯疱疹可用IFN－α 5万U/ml溶液直接涂擦或湿敷，IFN－α 3×10^4U/g软膏治疗带状疱疹，可解除神经疼痛。

六、角质促成剂

1. 煤焦油　1%～5%的煤焦油有轻度的兴奋和刺激作用，刺激基底细胞增殖，加速形成正常角质层。

2. 硫磺　其浓度在5%以下，可使不正常角化过程正常化。

3. 水杨酸　0.5%～2%糊膏或软膏有角质形成或稳定作用。

4. 黑豆馏油、糠馏油、鱼石脂、地蒽酚（蒽林）　其产生角质促成的有效浓度依次为：2%～5%；5%以下；1%～5%之间；0.5%。

七、角质剥脱剂

可以去除角层或使角层变薄。

1. 鱼石脂、黑豆馏油、煤焦油、松馏油 10%～20%的浓度有角质剥离作用。

2. 醋酸 10%～30%的浓度有角质剥离作用。

3. 水杨酸 5%以上的浓度有迅速的角质松解作用，最后形成角质剥脱。

4. 维A酸类 有角质溶解作用。常用制剂有0.3%维胺酯乳膏，0.1%的维A酸霜剂及软膏等，市售的有维特明、他扎罗汀等。

5. 尿素 有抗菌、使蛋白质溶解和变性、增加蛋白质的水合作用，并可止痒和促进皮肤的穿透性。10%的尿素霜治疗鱼鳞病和其他角化性皮肤病均有良效。

八、收敛与保护剂

（一）收敛剂

对蛋白质有凝固和沉淀作用，是能使水肿消退、渗液减少、炎性反应消退的局部外用药。

1. 鞣酸 极易溶于水，3%水溶液用于口腔炎洗涤，5%～20%的软膏及糊膏用于皮肤溃疡、压疮，配成10%～20%的粉剂治疗手足多汗。

2. 碱式醋酸铝 有收敛、防腐、消炎、止痒等作用，可配成1%～8%水溶液用作湿敷。

3. 硝酸银 1%～2%的溶液有恢复上皮作用。2%～5%溶液有收敛作用，0.1%～0.3%水溶液作湿敷。

4. 明矾 5%明矾粉和2%溶液用于多汗。

5. 碱式碳酸铋 有收敛保护作用，用于轻度烧伤、溃疡及湿疹。

6. 硫酸锌 可配成0.1%～0.5%水溶液湿敷，用于急性皮炎。2.5%软膏治疗压疮及下肢溃疡。

（二）保护剂

1. 氧化锌 不溶于水和乙醇，溶于稀盐酸和氢氧化钠溶液，可配成粉剂、洗剂、软膏和糊剂，有收敛保护作用。

2. 炉甘石 主要含碳酸锌，不溶于水，以8%～15%配成洗剂。

3. 硅油 是合成的有机硅氧化物的聚合物。可作为保护剂、润滑剂、延效剂、消泡剂和抗湿剂，也可作软膏的基质。其1%～5%的软膏、乳剂、洗剂等用于防护酸、碱、铬、镍、油及某些有机溶剂等职业性皮肤病，亦可防护日晒。

4. 淀粉 5%～10%的淀粉与水、甘油混合作为保护剂。

5. 滑石粉 主要含硅酸镁，可作为保护剂。

6. 植物油 既作清洁剂，又作保护剂，常用的有菜油、橄榄油、芝麻油、花生油等。

九、抗炎剂

除了抗生素及硫磺、鱼石脂、白降汞等以外，糖皮质激素制剂所配成的外用药物有明显的抗炎和止痒等作用。用于治疗皮炎、湿疹、银屑病、白癜风、皮肤瘙痒症等（详见糖皮质激素的外用治疗）。

十、消毒与防腐剂

（一）消毒剂

1. 过氧化氢 为强氧化剂，有防腐、除臭及清洁作用，3%溶液用于清洗创面及含漱。

2. 乳酸　既可作消毒剂，又可作腐蚀剂。作为消毒用，用乳酸12ml加水20ml加热蒸发消毒30分钟。作腐蚀剂用时，5%～20%乳酸与水杨酸可配成胼胝粉治疗胼胝。

3. 甲醛溶液　杀菌力强，通常用15ml加热蒸发可消毒$1m^3$空间。

（二）防腐剂

1. 三氯醋酸　有腐蚀及吸湿性，极易溶于水和酒精。可刺激色素增生。1%水溶液为收敛剂，用于多汗。25%水溶液用于白癜风。30%～50%水溶液用于胼胝、鸡眼、睑黄疣及疣类的腐蚀。

2. 氢氧化钠或氢氧化钾　为强腐蚀剂。5%～10%软膏用于鸡眼、胼胝等。

3. 硝酸银　10%以上的水溶液或硝酸银棒有腐蚀作用。用以腐蚀过度生长的肉芽、疣赘、鸡眼等。对长期不愈的慢性溃疡，沿其边缘轻轻涂擦可加速愈合。

十一、细胞毒类药物

1. 氟尿嘧啶　是胸腺嘧啶核苷酸合成酶的抑制剂，抑制DNA的合成。5%氟尿嘧啶治疗颈部弥漫性日光角化病有肯定疗效。用5%的软膏治疗鲍温病可使其消退。亦可治疗基底细胞癌。其不良反应有局部疼痛、水肿、变态反应、流泪、色素沉着及化脓等。

2. 盐酸氮芥　治疗蕈样肉芽肿是用10～30ml水稀释10～14mg氮芥之后，立即涂在皮损上，用纱布将药揉进去。如皮肤耐受性好，则每日搽药1次，涂擦1周，再用温和的霜剂或糖皮质激素霜剂外用数周，如此交替进行。

治疗白癜风时，将盐酸氮芥50mg加在75%～95%乙醇溶液100ml中，用棉签蘸药液轻涂白斑处，每日2次，黏膜、阴部皱襞部位不用。此药可引起接触性皮炎，用时要密切注意，及时停药予以适当处理。

3. 足叶草酯及足叶草酯毒素　足叶草酯为鬼臼树脂，其作用机制为：使细胞分裂停止在中期，使细胞死亡；使核苷酸的运转受抑制；抑制淋巴细胞对有丝分裂原的应答；损伤小血管的内皮细胞；诱导产生IL－1、IL－2；促进巨噬细胞增殖；抑制线粒体代谢。10%～20%足叶草酯安息香酊治疗生殖器疣，每次用量限于0.5ml以下，面积不超过$10cm^2$。用法：外擦疣体，使表面发白为度，每次擦后2小时用肥皂水洗净，大面积分2次涂擦，每次间隔1周，一般1～4天脱落。

足叶草酯毒素的浓度为0.5%，外用每日2次，共3天为佳。刺激性小，重复应用要隔3天以上。

十二、遮光剂

一般以氧化锌糊剂作为物理性遮光剂为最好，但因此剂色白，涂在颜面不受欢迎。

1. 5%对氨基苯甲酸（PABA）　其75%乙醇溶液最好，能与角层结合或吸收，其作用不因沐浴或出汗而减弱。此剂虽可引起变态反应，但应用仍较广，亦较安全。

2. 二氧化钛霜　可配成5%二氧化钛软膏、乳剂，用于日光性湿疹，红斑狼疮等。

3. 水杨酸苯酯　又名萨罗。能吸收紫外线，可配成10%～20%的软膏用于光感性皮炎。

4. 吲哚美辛　为前列腺素合成酶的强抑制剂，可阻断花生四烯酸合成前列腺素，而前列腺素是日晒斑的重要因素，故有抗炎抗晒斑的作用，有防止紫外线（290～320nm）的效果，可减轻局部红斑、发热、疼痛。

5. 二羟苯酮和羟甲氧苯酮　有广谱紫外线吸收作用。6%～10%吸收UVB和UVA，很少发生变态反应。

6. 喹啉　配成3%霜剂有防光作用，可防日光性皮炎。

十三、脱色剂

1. 氢醌 可配成2% ~5%软膏及乳剂，治疗黄褐斑、雀斑及色素沉着性皮肤病。其作用机制可能是阻断了合成黑素的酪氨酸和酪氨酸酶的通路。

2. 壬二酸 又称杜鹃花酸，能抑制多巴和酪氨酸酶反应，有抑制黑素细胞的作用。可配成20%的壬二酸霜外搽。注意有刺激。

3. 超氧化物歧化酶 有抗炎、灭菌、抗衰老和预防色素沉着等作用。

十四、其他

1. 米诺地尔 又称敏乐定。为一种强效的末梢血管扩张剂，增加皮肤血流量，可促进毛发生长。配成5%的溶液对斑秃和男性型脱发有一定疗效，亦可用于头皮部位的白癜风。

2. 色甘酸二钠 为肥大细胞膜的稳定剂，可配成2%的软膏治疗坏疽性脓皮病及特应性皮炎。

3. 己烯雌酚 可配成0.25% ~0.5%的乳剂、软膏、酊剂，治疗寻常痤疮、脂溢性皮炎、脂溢性脱发以及更年期女阴瘙痒。

4. 维生素E 为抗氧化剂，能增强毛细血管的抗力作用，能使机体对低温的抗力增强，可以改善血液循环。配成2%的DMSO溶液用于治疗冻疮、硬皮病等。

5. 卡泊三醇及骨化三醇 为维生素 D_3 类似物。作用机制与维生素D、活性代谢物骨化三醇相似。作用于细胞周期的S期和 G_2 期，从而抑制表皮细胞的增殖。卡泊三醇对轻、中度银屑病优于倍他米松软膏，可作为寻常型银屑病斑块状皮损的一线外用药。骨化三醇对脱屑性红斑及寻常性银屑病斑块状皮损有效。

（刘训荃）

第七章 抗组胺药物在皮肤科的应用

Henry（1937）首先发现组胺，同年Dale和Laidlaw发现组胺能诱导平滑肌收缩和血管扩张，并推测组胺在速发变态反应中可能起一定作用。Best（1927）等从动物组织中分离出了组胺。Bovet和Staub（1937）通过动物实验发现，含酚醚基团的胺类物质可拮抗组胺效应。Bovet和Walthert（1944）开发了第一个抗组胺药，命名为新安替根（neo - antergan），亦称为吡拉敏（pyrilamine）或美吡拉敏（mepyramine）。1945年，苯海拉明（benadryl）合成并登陆美国，O' Leary和Faber发现其治疗慢性荨麻疹有效。第一代抗组胺药在治疗荨麻疹中的作用机制和地位首先由英国Bain等提出。

一、组胺与组胺受体

尽管Paul Ehrlich在1878年就发现和命名了肥大细胞，但组胺和肥大细胞的关系直到1953年才由Rilry和West阐明。组胺（histamine）是最早发现的参与炎症和变态反应的化学介质，是细胞内的组氨酸经脱羧酶作用而形成的胺类，以预成的方式主要储存在组织的肥大细胞和血液嗜碱性粒细胞的分泌颗粒中，与肝素蛋白多糖和/或蛋白质上的羧基以离子键形式结合，处于不活动状态，当机体受到免疫原或其他理化因素刺激时，细胞发生脱颗粒，组胺被释出，同时释放白三烯、前列腺素、蛋白酶及细胞因子等。

组胺主要是通过组胺受体而发挥药理作用。1966年，发现组胺 H_1 受体存在于神经末梢、平滑肌和腺体细胞。很久以前就发现刺激胃酸分泌的效应不能被抗组胺药拮抗，Black 等揭开了这一谜团，他们把一种亚型的组胺受体命名为 H_2 受体，导致第一种 H_2 受体阻断剂西咪替丁的发现。1978 年，Robertson 等证实人体皮肤血管亦存在 H_1 和 H_2 两种组胺受体。目前已发现 4 种组胺受体，分别是 H_1、H_2、H_3 和最近发现的细胞间组胺 H_4 受体（H_{ic}）。H_3 受体广泛存在于脑组织和其他组织中，具有调节组胺的释放和生物合成作用，还可调节自主神经末梢介质的释放，但 H_3 受体在皮肤中的表达尚未得到令人信服的证实。最近发现，组胺 H_4 受体，能与组胺结合，促进细胞和组织生长（如胚胎组织和创伤愈合），而不介导瘙痒，其可能表达于皮肤，但尚无充分证据。

现有理论和证据，组胺主要是通过组胺 H_1、H_2 受体而发挥药理作用。组胺具有的药理作用多种多样，刺激 H_1 受体的效应主要是使小动脉、小静脉和毛细血管扩张、渗透性增加，表现为血压下降，皮肤红斑、风团、水肿，而对平滑肌则是收缩作用，表现为腹痛和支气管哮喘；刺激 H_2 受体的效应主要是促使外分泌腺分泌亢进，表现为胃酸、唾液、肠液、泪液及气管分泌液等增多，心率加快；组胺刺激感觉神经终末 H_1 受体发生瘙痒或疼痛，刺激自主神经节后纤维 H_1 受体释放儿茶酚胺或乙酰胆碱。H_1 和 H_2 受体既互相拮抗又互相协同，共同调节炎症过程。

二、抗组胺药的分类

1. 按化学结构分类

（1）乙醇胺类（ethanolamines，亦称氨烃醚类）：具有较强的抗组胺、镇静和抗胆碱作用。皮肤科常用的代表药物为苯海拉明和氯马斯汀。

（2）烃胺类（alkylamine，亦称烷基胺类）：药理作用较强，不良反应相对较小。有的药物可有中枢兴奋作用。常用的代表药物为氯苯那敏（扑尔敏）、曲普利啶，阿伐斯汀。

（3）哌啶类（piperidines，亦称氯杂环已烷类、乙二胺类）：抗组胺作用强，并具有抗 5 - 羟色胺和抗胆碱能作用。常用代表药物为二苯环庚啶、氯雷他定、咪唑斯汀、特非那定等。

（4）哌嗪类（piperazines）：药理作用强而持久。常用代表药物为羟嗪（安泰乐）、去氯羟嗪、氯环利嗪及羟嗪的衍生物西替利嗪。

（5）吩噻嗪类（phenothiazines）：抗组胺作用强，多具有明显的镇静、抗胆碱和镇吐作用，可引起光敏。常用代表药物为异丙嗪、异丁嗪及吩噻嗪类衍生物美喹嗪。

2. 按功能分类　按受体可分为 H_1 和 H_2 受体阻断剂。关于 H_1 受体阻断剂分为二代还是三代尚有争议。目前倾向于分为二代，通常将 20 世纪 70 年代前的经典抗组胺药称为第一代抗组胺药，将 20 世纪 70 年代以后上市的低镇静或无镇静作用的产品称为第二代抗组胺药。

三、抗组胺药的药代动力学

所有第一代传统抗组胺药口服吸收完全，蛋白结合率为 78% ~99%。一般服药后 1 ~2 小时达到血药浓度高峰，半衰期差异较大，一般为 4 ~6 小时，长效类可达 20 小时以上。药物在体内组织分布广，易通过血脑屏障，部分药物可进入胎盘和乳汁。大部分经过肝脏细胞色素 P450 酶系统中的 CYP3A4 酶代谢，结合形成葡萄糖醛酸苷代谢失活，24 小时内从尿中排出。同时服用 CYP 3A4 酶抑制，如酮康唑、红霉素、多塞平、西咪替丁，可使某些 H_1 型抗组胺药的半衰期延长，增加心脏毒性。严重肝、肾损害时药物清除减缓。临床治疗中，第一代抗组胺药多在服药后 1 小时内起效，5 ~7 小时达到峰效应。

第二代抗组胺药具有较强的抗组胺作用和高的 H_1 受体选择性，经胃肠道吸收，2 小时内达最高血浆浓度，半衰期大多较第一代抗组胺长，最长可达 27 小时。其中阿斯咪唑作用时间长、起效慢，3 ~4 周内达稳定血药浓度。其单剂量血浆半衰期具双向性，初期是 1.1 天，第二期为

9.5天，取决于其去甲基化代谢过程。阿斯咪唑药效持久，停药4~6周后才能进行诊断性针刺皮肤试验。

第二代抗组胺药不易穿透血脑屏障，治疗剂量很少有中枢镇静作用及认知能力的改变，无阿托品样反应。不同药物的抗组胺及抗炎作用强度、中枢镇静作用大小不同。大部分第二代抗组胺药经肝脏细胞色素P450酶系统中的CYP 3A4酶代谢，同时服用CYP 3A4酶抑制剂，如酮康唑、红霉素、多虑平、西咪替丁，可使某些H_1型抗组胺药的半衰期延长，增加心脏毒性。二代抗组胺药西替利嗪，以及应属第三代抗组胺药左旋西替利嗪、非索非那定和地氯雷他定不经过或仅微量通过肝脏代谢，安全性优于同代其他产品。临床观察，第二代或第三代抗组胺药1~24小时内可抑制风团红斑反应，持续时间长于第一代抗组胺药，大多每日服用1次即可。

H_2受体阻断剂在胃肠道快速吸收。西咪替丁只有一小部分经胃吸收，大部分在小肠吸收。1~2小时内达最高血药浓度。经肝脏代谢，肾脏清除，血浆半衰期为2小时，大约69%以原型从尿中排出。雷尼替丁的血浆半衰期成人为2~3小时，老年人、肝脏或肾脏疾病患者半衰期延长。药物及其代谢产物主要在尿中排泄。法莫替丁血浆半衰期为3~8小时，肾衰患者的半衰期可超过20小时。尼扎替丁血浆半衰期为1~2小时，作用持续时间长达10小时，在16小时内主要经肾脏排出。尼扎替丁的口服生物利用度不受食物影响。西咪替丁、雷尼替丁、法莫替丁和尼扎替丁可经乳汁分泌。

四、抗组胺药的药理作用

传统观点认为，H_1受体阻断剂的作用机制有两个方面，一是阻断组胺与效应细胞的H_1受体结合，或通过非竞争性抑制作用，拮抗组胺的药理效应；二是抗变应性作用，通过阻滞肥大细胞和嗜碱性粒细胞释放炎症等介质，这一作用与H_1受体阻断机制不同。

H_2受体阻断剂通过可逆性抑制位于消化道和皮肤等组织中的H_2受体而发挥抗组胺作用，亦能抑制肥大细胞和嗜碱性粒细胞释放炎症等介质，起到抗变应性作用。另外，H_2受体阻断剂尚具有免疫调节、增强机体免疫力及降低T抑制性细胞活性等作用。

第一代抗组胺药可拮抗组胺引起的血管扩张和通透性增加，减少皮肤红斑水肿，主要治疗荨麻疹等变态反应性疾病。部分药物兼有抗5-羟色胺和其他炎症介质作用，尚具有解除支气管平滑肌痉挛的作用，常用于治疗过敏性鼻炎和支气管哮喘。因为第一代抗组胺药具有脂溶性，易穿透血脑屏障，治疗剂量有不同程度中枢神经系统抑制作用，所以止痒效果明显。部分药物具有抗胆碱作用，表现为阿托品样反应，并抑制前庭反应，常用于抗晕动、镇吐。

第二代抗组胺药亲脂性低，很少通过血脑屏障，非竞争性地优先与外周H_1受体结合，不易被组胺取代，分解缓慢，作用时间长。其临床适应证与第一代抗组胺药大致相同。现已明确，在变态反应过程中，早期的介质释放（速发相，immediate - phase response）并不是疾病唯一重要的病理生理现象，接触变应原后的晚期炎症反应（迟发相，late - phase response）以炎性细胞流入为特征，其中重要的组成成分是嗜酸性粒细胞、嗜碱性粒细胞及淋巴细胞等。实验研究发现，部分第二代抗组胺药还具有抑制嗜碱性粒细胞和肥大细胞生成和释放前列腺素和白三烯，抑制5-脂氧合酶的活性和花生四烯酸诱发的水肿，抑制角质形成细胞、朗格汉斯细胞和内皮细胞表面细胞间黏附分子-1的表达，抑制嗜酸性粒细胞、中性粒细胞和嗜碱性粒细胞趋化，抗血小板活化因子，以及抑制一些细胞因子、炎症介质等作用。不过，尚没有发现这些作用的临床相关性资料。有些第二代抗组胺药除拮抗组胺作用外，还具有抗炎作用，即对变态反应性炎症中的速发相和迟发相具有双重作用。所以，应改变抗组胺药仅仅是组胺受体阻断剂的传统观念。

虽然大量的基础研究发现，抗组胺药特别是第二代抗组胺药有一定的抗炎作用，但其机制并不十分清楚。由于分子药理学和电生理学等的进展，近来对H_1受体阻断剂的作用机制有了进一步的了解，认为组胺受体存在非活化和活化两种状态，二者处于动态平衡中。在激动剂存在的情况下，受体向活化状态转化，在 H_1 受体阻断剂的作用下改变了受体活化的状态，使活化的受体向非活化状态转变，从而下调受体的活性，即抗组胺药物成为反向激动剂或激动逆转剂（inverse agonist）。

反向激动理论的提出具有如下意义：①反向激动剂与中性拮抗剂不同，可降低信号至基础水平以下，产生与激动剂组胺相反的效应；②尽管在静态系统中反向激动剂和中性拮抗剂其效应均为零，但反向激动剂不仅可用于拮抗激动剂的作用，也可以抑制受体自发性活性，而中性拮抗剂则否；③组胺受体作为G蛋白偶联受体，通过细胞内一系列途径影响核因子-κB的活性，后者是炎症因子产生的关键调节因子，抗组胺药通过与组胺受体相互作用后，降低G蛋白偶联受体升高的活性甚至降低至基础水平以下，从而发挥抗炎活性；④传统理解的受体占有率似乎决定了药物的活性，忽视了机体本身的受体活性调控，而反向激动作用是依赖于药物本身和药物所作用的系统，显然该理论能较全面解释抗组胺药的药理作用。

五、抗组胺药的适应证

1. 皮肤黏膜变态反应性疾病　主要用于治疗Ⅰ型变态反应性皮肤病，也适用于Ⅱ、Ⅲ、Ⅳ型变态反应有关的皮肤病，如各种类型荨麻疹、血管性水肿、湿疹、特应性皮炎、接触性皮炎、药疹等。也用于过敏性鼻炎、结膜炎及支气管哮喘。

2. 治疗非变态反应性疾病　主要用于镇静和止痒，如神经性皮炎、痒疹、皮肤瘙痒症、虫咬皮炎、多形红斑、扁平苔藓、脂溢性皮炎、银屑病等。对肥大细胞增生症的瘙痒，肝病性、肾病性及胆汁淤积性瘙痒，瘢痕疙瘩所致瘙痒，老年性皮肤瘙痒症等亦有一定疗效。

3. 利用第一代抗组胺药的抗胆碱和抑制前庭反应作用，常用茶苯海明用来抗晕动、镇吐。将异丙嗪用于预防和减轻静脉输血、输液反应。氯环利嗪具有较强的中枢性镇咳作用，可用于变态反应性的非感染性干咳。

4. 第二代抗组胺药具有低镇静或无镇静作用、半衰期长、服用方便、患者依从性好的特点，经选择可用于精神集中的人群，如学生、驾驶人员、高空作业者等。

5. H_2 受体阻断剂常与 H_1 受体阻断剂联合应用。常用于慢性特发性荨麻疹、皮肤划痕症、血管性水肿、色素性荨麻疹、系统性肥大细胞增生症，也用于骨髓纤维化和真性红细胞增多症及类癌综合征引起的瘙痒和潮红，霍奇金淋巴瘤及胆管、胰腺肿瘤伴发的严重瘙痒。还可联合抗病毒药物治疗带状疱疹、单纯疱疹及寻常疣、扁平疣。尚用于女性雄激素源性脱发、多毛及痤疮。有报告，可用于嗜酸性筋膜炎和早期皮肤T淋巴瘤。

六、抗组胺药的不良反应

1. 中枢神经系统抑制作用　即镇静作用。表现为嗜睡、疲倦、乏力、注意力下降、认知能力降低。中枢神经抑制作用的强弱除药物本身的作用外，还与个体反应有关。几乎所有第一代抗组胺药均有此类不良反应，以羟嗪、二苯环庚啶、苯海拉明为显著。部分第二代抗组胺药也有轻微的镇静作用。不应用于高空作业、驾驶人员及精力需高度集中的精细操作者。

2. 中枢神经系统兴奋作用　表现为精神兴奋、易激动、失眠，甚至抽搐、诱发癫痫。多见于儿童和少数成人患者，可在药物过量或正常剂量时发生。报告药物有异丙嗪、氯苯那敏和苯茚胺。H_2 受体阻断剂西咪替丁亦可引起中枢神经系统兴奋的症状、类似帕金森病样的症状、四肢远端肌无力及定向障碍等症状。

3. 抗胆碱能作用　常见不良反应为口干，其表现有心悸、视物模糊、排尿困难，以异丙嗪、二苯环庚啶、苯海拉明为显著。这些药物慎用或禁用于青光眼和前列腺肥大患者。

4. 胃肠道不良反应　多数抗组胺药物均有发生，表现为口苦、恶心、呕吐、腹痛、腹泻、便秘，但一般程度轻，多可耐受。

5. 增进食欲和体重增加　部分抗组胺药具有刺激食欲作用，导致体重增加，以二苯环庚啶和酮替芬较为常见，常发生于较长时间服药者。有报告二苯环庚啶可治疗儿童厌食症。阿斯咪唑、特非那定和奥沙米特亦有引起体重增加的报告。停药后体重可恢复至服药前水平。

6. 血液系统损害　少数 H_1 受体阻断剂和 H_2 受体阻断剂西咪替丁可引起血液系统损害的报告，如粒细胞减少、血小板减少、诱发葡萄糖-6-磷酸脱氢酶缺乏性溶血性贫血。

7. 致敏作用　部分抗组胺药局部外用可缓解疼痛和瘙痒，但易发生局部变态反应。抗组胺药物内服可引不同类型的药疹，如固定性药疹、荨麻疹、麻疹或猩红热样药疹、光敏性皮炎等。导致大疱性表皮松解萎缩性药疹者少见。

8. 肝损害　偶有 H_1 和 H_2 受体阻断剂引起肝酶增高的报告，通常较轻微，无明显临床症状。

9. 心脏毒性作用　第二代抗组胺药中，有特非那定和阿斯咪唑可因药物过量和药物间相互作用导致尖端扭转型室性心动过速伴 QT 间期延长，甚至死亡的报告。肝功能异常或患 QT 间期延长、房室传导阻滞的患者危险性更大。特非那定和阿斯咪唑与红霉素、酮康唑、伊曲康唑、多塞平合用可明显增加心脏毒性。特非那定和阿斯咪唑在美国不再批准使用，但这两种药物的衍生物制剂非索非那定和咪唑斯汀的心脏安全性大大提高。

10. 其他不良反应　少见的不良反应还有过敏性休克，诱发急性胰腺炎，脱发和口腔溃疡等。有报告，西咪替丁可致男性乳腺发育、性欲减退、阳痿、精子数量减少。女性溢乳伴催乳素升高。

七、抗组胺药使用的注意事项

抗组胺药一般毒性低、排泄快、蓄积少，用药比较安全。但在使用第一代抗组胺药时，对于以下情况，应予以格外注意。

1. 禁止使用于昏睡状态、已服下大量中枢神经系统抑制剂的患者、狭窄性胃溃疡、幽门十二指肠梗阻及对抗组胺药过敏者。

2. 禁用或慎用于肝肾功能不全者、癫痫患者、高空作业和水上作业者、驾驶人员以及需注意力高度集中者。

3. 勿与酒精或其他镇静性药物同时应用，以免加强药物镇静作用。

4. 异丙嗪、二苯环庚啶、苯海拉明有明显抗胆碱作用，不与多塞平等三环类抗抑郁药合用，以免加强抗胆碱能不良反应，禁用或慎用于青光眼、前列腺肥大者。

5. 若需长期使用，可采取交替使用或两种合并使用。同时使用两种以上抗组胺药以加强疗效时，可选择不同类的抗组胺药或与 H_2 受体阻断剂合用，以免增加药物的不良反应。

6. 对于老年和儿童患者，应严格按照药物使用说明书选择合适的药物，并严格控制使用剂量。

7. 妊娠妇女限制使用 H_1 型抗组胺药。尽管荟萃分析显示，妊娠期使用 H_1 型抗组胺药致先天畸形的优势比（odds ratio）只有 0.76，且低于对照组，虽然美国食品与药品管理委员会也将大部分 H_1 型抗组胺药和 H_2 受体阻断剂归类为妊娠期 B 类或 C 类用药，但建议妊娠早期禁止使用任何 H_1 型抗组胺药，只有全面衡量，对孕妇利大于弊时方可使用。哺乳期应严格按照药物说明书使用。

8. 进行特异性皮肤过敏试验前 1~2 天，应停止使用抗组胺药，以免影响试验结果。阿斯咪唑药效持久，停药 4~6 周后才能进行诊断性针刺皮肤试验。

9．为避免药物对心脏的毒性，应严格按照药物使用说明书，不使用与说明书中能增加心脏毒性而禁止合用的药物。

八、常用的抗组胺药物

（一）第一代抗组胺药

鉴于许多第一代抗组胺药已停止生产、淘汰或极少临床使用，仅介绍临床尚在使用的常见药物。

1．苯海拉明（diphenhydramine，benadryl）

【药物特点】 是乙醇胺类代表药物，有较强抗组胺作用和镇静作用，阿托品样作用比较明显。可抑制前庭和迷走反应。能溶于水和乙醇，可配制成0.25%糖浆供儿童服用。

【适应证】 过敏性皮肤疾病，皮肤瘙痒症，过敏性鼻炎。支气管哮喘需与麻黄素、氨茶碱等联合使用。可用于晕车和晕船的预防和治疗，妊娠呕吐和内耳性眩晕的治疗。

【制剂与用法】 片剂：每片12.5mg、25mg、50mg；0.25%糖浆100ml；针剂：每支10mg/ml，20mg/2ml。用法：口服：成人，25～50mg，每日3次；儿童，2～4mg/(kg·d)，分3次服用。肌注：成人10～20毫克/次，每日1～2次，儿童酌减。

【注意事项】 用药后可出现头晕、嗜睡。青光眼、前列腺肥大者禁用或慎用。引起药疹者少见，偶可引起粒细胞减少，长期应用超过6个月可引起贫血。

2．氯马斯汀（clemastine）

【药物特点】 乙醇胺类药物，抗组胺作用较苯海拉明强，止痒作用显著。依剂量不同，可产生中枢神经的刺激或抑制作用，兼有一定的外周抗胆碱作用。

【适应证】 过敏性及瘙痒剧烈的皮肤疾病，儿童过敏性皮肤病，过敏性鼻炎。

【制剂与用法】 片剂：每片1.34mg。糖浆：8.04mg/60ml。用法：成人：1.34mg，每日2～3次，口服，每天最大剂量不超过6mg。儿童：6～12岁，每次2.5～5ml，每日2次，每天最大剂量不超过30ml。6岁以下须在医师指导下使用。

【注意事项】 偶见轻度嗜睡、眩晕、食欲不振、恶心、呕吐、口干。慎用于：支气管哮喘、甲状腺功能亢进、高血压、心脏病、青光眼、前列腺肥大、胃溃疡、幽门梗阻及膀胱颈梗阻。

3．氯苯那敏（chlorpheniramine）

【药物特点】 属烃胺类，通用名扑尔敏，有较强抗过敏作用，但中枢镇静作用和抗胆碱能作用比其他抗组胺药较弱。不良反应少，可用于老年和儿童。可用于晕动病、血清病及预防输血反应。

【制剂与用法】 片剂：每片4mg。针剂：10mg/1ml、20mg/2ml。用法：口服：成人：4mg，每日3次。儿童：0.35mg/(kg·d)，分3次服用。肌注、皮下注射或静脉注射：10mg，每日1次，儿童酌减。

【注意事项】 少数患者用药后有失眠、烦躁等兴奋症状，有诱发癫痫发作的报告。癫痫患者禁用，婴幼儿慎用。老年患者服用易致头晕、头痛和降低血压。

4．曲普利啶（triprolidine）

【药物特点】 是烃胺类较新的组胺 H_1 受体阻断剂。抗组胺作用较强，半衰期时间长。不良反应少，用于老人和儿童较安全。

【制剂与用法】 胶囊：每粒2.5mg。用法：口服：成人：每次2.5～5mg，每日2次；儿童：2岁以下按每次0.05mg/(kg·d)，每日2次。

5．羟嗪（hydroxyzine，Atarax）

【药物特点】 是哌嗪类代表药物，通用名安泰乐，抗组胺及中枢镇静作用强而持久。有抗焦虑、止痒及镇静、催眠作用。兼有抗胆碱能作用。

【适应证】 对慢性荨麻疹、皮肤划痕症、寒冷性荨麻疹及湿疹的瘙痒均有较好的疗效。对胆碱能荨麻疹的疗效优于其他抗组胺药，对日光性荨麻疹亦有效。

【制剂与用法】 片剂：每片25mg。用法：口服：成人：25mg，每日1~3次，或睡前服1次；儿童：大于6岁，每次0.5~0.8mg/kg。

【注意事项】 药物中枢镇静作用强，不应与其他中枢镇静药合用，服药期间不宜饮酒。高剂量时中枢神经系统作用可表现为兴奋，6岁以下儿童慎用，婴儿禁用。药物有较明显的抗胆碱能作用，青光眼、前列腺肥大慎用或禁用。药物可致动物畸胎，孕妇禁用。

6. 去氯羟嗪（decloxizine）

【药物特点】 是羟嗪的衍生物，抗组胺作用强而持久。对白三烯、5-羟色胺等炎症介质有一定抑制作用。兼有抗胆碱能作用。

【适应证】 对于急、慢性荨麻疹，胆碱能荨麻疹、血管性水肿及皮肤划痕症有效。可辅助治疗支气管哮喘。

【制剂与用法】 片剂：每片25mg、50mg。用法：口服：成人：25~50mg，每日2~3次，或睡前1次；儿童：用量不超过每日2mg/kg。不用于3岁以下儿童。

【注意事项】 药物有明显镇静及一定的抗胆碱能作用。用药后可出现嗜睡、口干等不良反应。少数用药期间出现兴奋、激动、失眠等反常现象。孕妇忌用。

7. 氯环利嗪（chlorcyclizine）

【药物特点】 属哌嗪类长效抗组胺药，药物作用时间长，可持续12~18小时。具有较强的抗胆碱作用。

【适应证】 适用于治疗各种过敏、瘙痒性皮肤病。对胆碱能荨麻疹、日光性荨麻疹疗效明显。对支气管哮喘有辅助治疗作用，对非感染性过敏性干咳具有很好的镇咳作用。

【制剂与用法】 片剂：每片25mg。用法：口服：成人：25mg，每日2次；儿童：用量减半或在医师指导下使用。

【注意事项】 药物有抗胆碱作用，青光眼、前列腺肥大者禁用。孕妇忌用。

8. 美克洛嗪（meclozine）

【药物特点】 属哌嗪类，可对抗组胺引起的降压效应，具有抗胆碱作用，对致死量组胺引起的动物死亡具有保护作用，并有中枢抑制和局麻作用。主要用于放疗及晕动症引起的恶心、呕吐。亦可用于皮肤黏膜变态反应性疾病。

【制剂与用法】 常用剂量为口服25mg，每日3次。预防晕动病应提前1小时服药，每次25~50mg，每日1次。

【注意事项】 膀胱颈狭窄、前列腺肥大、青光眼、幽门十二指肠狭窄等慎用。本品可抑制组胺引起的皮肤反应，在药物过敏性皮试前72小时应停用，以免出现假阴性反应结果。老年人对成人常规剂量较敏感，应酌情减量。

9. 奥沙米特（oxatomide）

【药物特点】 为哌嗪的衍生物。药物吸附于肥大细胞的细胞膜，干扰钙离子进入肥大细胞内，从而抑制肥大细胞脱颗粒，阻止过敏介质的释放。

具有抗副交感神经、抗胆碱能活性、抗5-羟色胺作用，并可能有抗白三烯和抗血小板活化因子的作用，抗组胺活性较强。

【适应证】 对慢性荨麻疹、皮肤瘙痒症和湿疹均有较好疗效。对其他疗法无效的特应性皮炎有效率达66.7%。

【制剂与用法】 片剂：每片30mg。成人每次口服30mg，每日2~3次。5~14岁儿童：15~30mg，每日2次，或小于10岁儿童按1mg/(kg·d)，分2次口服。

【注意事项】 少数患者服药后有轻度嗜睡、头晕、头痛、胃肠不适、口干。偶见一过性肝酶增高，停药后可迅速恢复。可有体重增加。肝、肾功能障碍者慎用。

10. 二苯环庚啶（cyproheptadine）

【药物特点】 是哌啶类代表药物，抗组胺作用比氯苯那敏约强5倍，兼有抗5-羟色胺及抗胆碱作用。具有缓解支气管痉挛和兴奋子宫作用，尚有ACTH释放因子和生长激素释放因子作用。

【适应证】 用于皮肤的各种变态反应性疾病，尤其是物理性荨麻疹、寒冷性荨麻疹。止痒效果佳，可用于瘙痒症状严重的患者。

可用于治疗库欣病，能缓解肾上腺皮质功能亢进的症状。可缓解类癌综合征的症状和治疗自身红细胞敏感症。

可用支气管哮喘的预防和辅助治疗。亦可用于治疗厌食症。

【制剂与用法】 每片2mg、4mg。口服：成人：2~4mg，每日2~3次；儿童：0.15~0.25mg/(kg·d)，分3次服，6岁以下单次剂量不超过1mg。治疗成人库欣病起始量每日8mg，逐渐增加剂量至24mg/d；儿童库欣病剂量为0.25mg/(kg·d)，分3次口服。

【注意事项】 有较明显的中枢镇静作用和抗胆碱作用。不与单胺氧化酶抑制剂同用。年老体衰者慎用，青光眼、前列腺肥大者禁用。长期服用，可导致食欲增加，体重增加，但停药后可恢复至服药前水平。

11. 阿扎定（azatadine） 属哌啶类，作用类似二苯环庚啶。具有抗组胺、抗胆碱、抗5-HT及镇静作用。用于各种变态反应性疾病，对获得性冷荨麻疹疗效好。现已逐渐被其衍生物氯雷他定所取代。制剂有片剂：1mg；糖浆：0.5mg（5ml）。成人口服：1毫克/次，1日2次。12岁以下儿童，0.5~1毫克/次，每日1~2次。青光眼、前列腺肥大者慎用。

12. 异丙嗪（promethazine，非那根）

【药物特点】 是吩噻嗪类的代表药物，结构与氯丙嗪相似。抗变态反应作用强，疗效持久，中枢镇静及安定作用弱于氯丙嗪。药物能增强麻醉药、催眠药及镇痛剂的作用。

【适应证】 可用于变态反应性及瘙痒剧烈的皮肤疾病。通常用于妊娠呕吐、晕车、晕船、人工冬眠。可作为镇静安眠药、麻醉前给药及预防输液、输血反应。

【制剂与用法】 片剂：每片12.5g、25mg。注射剂：25mg/ml，50mg/2ml。用法：成人：口服12.5~25mg，每日1~3次。视需要可一次肌注25~50mg，或稀释成100ml，缓慢静滴。儿童：1mg/(kg·d)，分2~3次服用。

【注意事项】 支气管哮喘痰液黏稠者、青光眼患者、妊娠、授乳期妇女及肝、肾功能不良者慎用。不应与其他中枢镇静药、阿托品类药及抗抑郁药合用。药物有光敏作用，光敏性疾病者忌用。

13. 美喹嗪（mequitazine）

【药物特点】 属新的吩噻嗪类衍生物，选择性阻断组胺 H_1 受体，兼有稳定肥大细胞膜的作用。亦有抗胆碱、抗5-羟色胺和调节迷走神经紧张性多方面作用。不易透过血脑屏障。

【适应证】 慢性荨麻疹、胆碱能性荨麻疹、血管性水肿、湿疹、皮炎、皮肤瘙痒症。也用于预防和治疗支气管哮喘、过敏性鼻炎。

【制剂与用法】 片剂：每片5mg。口服：成人每次5mg，每日2次，或10mg睡前1次服。

【注意事项】 癫痫、前列腺肥大、青光眼、肝功能不全者慎用或禁用。孕妇禁用。不与单胺氧化酶抑制剂、抗抑郁药同用，服药期间忌酒。

（二）第二代抗组胺药

1. 西替利嗪（cetirizine）

【药物特点】

（1）属哌嗪类，是第一代 H_1 抗组胺药羟嗪的衍生物，为长效、高选择性 H_1 受体阻断剂。药物不易穿透血脑屏障，推荐治疗剂量有轻微镇静和抗胆碱能作用。

（2）动物试验显示，药物能明显抑制变应原诱导的嗜酸性粒细胞趋化功能，对血管活性肠肽、P 物质、血小板活化因子、白三烯以及细胞间黏附分子的表达都有一定的抑制作用，但尚没有发现这些作用的临床相关性资料。

（3）药物无心脏毒性作用，无药物相互作用。

【适应证】 广泛用于治疗 IgE 介导的各种变态反应性皮肤病，对慢性荨麻疹、皮肤划痕症、寒冷性荨麻疹有较好疗效。也用于过敏性鼻炎、支气管哮喘及过敏性结膜炎的治疗。尤其适用于特应性皮炎合并哮喘者。

【制剂与用法】 每片 10mg。成人及 12 岁以上儿童：10mg，每日 1 次；6～12 岁儿童：5mg/d；2～5 岁儿童：2.5mg/d，最大剂量不超过 5mg。

【注意事项】 药物有轻微镇静作用，不宜与安定类药物同用。服药期间不宜饮酒。肾功能不全者慎用。

2. 左西替利嗪（levocetirizine）

【药物特点】 是西替利嗪的 R－异构体，对 H_1 受体的亲和力是西替利嗪的 2 倍。无明显抗胆碱和抗 5－羟色胺作用，中枢抑制作用轻微。不经过肝脏代谢。

【制剂与用法】 片剂，5 毫克/片。成人及 6 岁以上儿童，5mg/d；2～6 岁儿童，2.5mg/d；2 岁以下儿童的有效性和安全性未确定。适应证和注意事项同西替利嗪。

3. 氯雷他定（loratadine）

【药物特点】 是第一代哌啶类阿扎定（azatadine）的衍生物，药物对外周 H_1 受体有高度选择性，中枢 H_1 受体亲和性低，推荐治疗剂量基本无中枢神经抑制作用和抗胆碱能不良反应。

体外试验能减少肥大细胞释放介质，可降低变态反应中炎症细胞趋化。降低角质形成细胞、朗格汉斯细胞和内皮细胞表面细胞间黏附分子－1 的表达。能抑制肺内释放白三烯。但尚没有发现这些作用的临床相关性资料。

药物对心肌钾通道抑制作用极低，不易导致心脏 Q－T 间期延长，安全性好。

【适应证】 广泛用于各种 IgE 介导的变态反应性皮肤病，也用于过敏性鼻炎的治疗和支气管哮喘的辅助治疗。推荐剂量 10mg，未见嗜睡作用。可用于驾驶、高空作业及精力需高度集中者，但剂量应严格控制在常规用量范围内。

【制剂与用法】 胶囊每粒 10mg。糖浆：60mg/60ml，0.1g/100ml。成人及 12 岁以上儿童：10mg 每日 1 次。2～12 岁儿童：体重大于 30kg 可按成人剂量，少于 30kg，5mg 每日 1 次。1～2 岁 2.5mg，每日 1 次。

4. 地氯雷他定（desloratadine）

【药物特点】 属哌啶类，是氯雷他定肝脏代谢的活性产物，但药效约是氯雷他定的 10 倍。不易通过血脑屏障，镇静作用轻微。药物无潜在心脏毒性。不经过肝脏代谢。与肝脏细胞色素 P450 酶抑制剂无相互作用。

【制剂与用法】 片剂，5 毫克/片，成人及 12 岁以上儿童：5mg 每日 1 次。虽然 12 岁以下儿童的疗效安全性尚未确定，但 2 岁以上儿童可耐受 5mg 的剂量。

5. 卢帕定（rupatadin e）

【药物特点】

（1）哌啶类新产品，既有抑制肥大细胞的脱粒作用，又有抑制嗜酸性粒细胞的趋化作用，还具有拮抗血小板活化因子的作用。动物实验表明，卢帕定比特非那定、氯雷他定、西替利嗪、羟嗪以及苯海拉明具有更强的抗组胺活性。其抗组胺活性比氯雷他定强 80 倍，和地氯雷他定体外抗组胺活性相当。其拮抗血小板活化因子的作用明显强于氯雷他定、西替利嗪、依巴斯汀、咪唑斯汀和非索非那定。

（2）对中枢神经系统 H_1 受体的亲和性低，血脑屏障通透性小，镇静作用很弱。在治疗剂量下，不延长 QTC 和 QRS 间期。其主要体内代谢物为 3－羟基地氯雷他定，也具有抗组胺活性。

【适应证】 本品由西班牙 Uriach 制药公司研制，于 2003 年上市，主要用于治疗季节性和常年性过敏性鼻炎。用于湿疹等皮肤病的治疗，尚在进行Ⅲ期临床研究。

【制剂与用法】 片剂：每片 10mg。成人每日 1 次。卢帕定 10mg/d，治疗季节性过敏性鼻炎的疗效优于氯雷他定和依巴斯汀，与相同剂量的西替利嗪疗效相当，但中枢神经系统的不良反应少于西替利嗪。

6. 阿伐斯汀（acrivastine，semprex）

【药物特点】 属烃胺类。是第一代抗组胺药曲普利啶的衍生物。是竞争性很强的 H_1 受体阻断剂。无明显抗胆碱作用。药物较难通过血脑屏障，嗜睡作用较曲普利啶明显减轻，但一项调查问卷中，阿伐斯汀的镇静作用是氯雷他定和非索非那定的 2.8 倍。起效快，止痒效果显著。

【制剂与用法】 胶囊每粒 8mg。成人及 12 岁以上儿童，8mg，每日 2～3 次。12 岁以下儿童无应用资料。

7. 特非那定（terfenadine）

【药物特点】 属哌啶类。药物脂溶性低，选择性与外周 H_1 受体结合，不易透过血脑屏障，无中枢抑制和抗胆碱能作用。药物经肝脏代谢，其代谢产物羧化特非那定亦具有药物活性，使药效时间延长。

【制剂与用法】 每片 60mg。用法：成人及 12 岁以上儿童：60mg，每日 2 次。6～12 岁儿童：30mg，每日 1～2 次。

【注意事项】

（1）药物有奎尼丁样作用，高剂量用药或同时应用肝细胞色素 P450 酶抑制剂时，可引起 Q－T 间期延长导致心律失常，甚至心脏骤停及猝死。英国和美国已撤销特非那定的非处方用药。特非那定的主要活性代谢产物非索非那定已经用来替代特非那定。

（2）禁用于肝病、心脏病和低血钾患者。禁止与肝细胞色素 P450 酶抑制制，如咪唑类抗真菌药和大环内酯类抗生素同时使用。肝、肾功能不全者慎用。

（3）动物试验药物能致胎儿畸形或死亡，妊娠和哺乳期妇女禁止使用。

8. 非索非那定（fexofenadine）

【药物特点】 是特非那定的活性代谢产物，克服了特非那定的心脏毒性作用，为有效的新型低镇静抗组胺药，无药物间相互作用。

【制剂与用法】 每片 60mg，120mg。成人和 12 岁以上儿童，每次 120mg，每日 1 次。6～11 岁儿童：30mg，每日 1 次。肾功能减退者 60mg，每日 1 次。6 岁以下儿童的有效性和安全性尚未确立。

【注意事项】 对肝、肾功能不良者，不宜超量服用。与含铝或氢氧化镁凝胶的抗胃酸制剂合用会降低本药的生物利用度，应间隔 2 小时服用。

9. 阿司咪唑（astemisol）

【药物特点】 基本结构属哌啶类，低镇静抗组胺药。有较高的外周 H_1 受体结合率，中枢神经系统抑制作用及抗胆碱能效应低。经肝脏代谢，单剂量半衰期呈双向性，初期是 1.1 天，第二期为 9.5 天，取决于其去甲基化代谢过程。

【制剂与用法】 每片 3mg。成人及 12 岁以上儿童 10mg，6～12 岁儿童 5mg，均每日 1 次。6 岁以下儿童按 0.2mg/(kg·d) 给药。

【注意事项】

(1) 具有心脏毒性。过量服用或与肝细胞色素 P450 酶抑制剂同用可引起心律不齐、心电图 Q－T 间期延长、发生尖端扭转型室性心动过速，甚至致死。美国 FDA 已向全球通报提出警告，阿司咪唑在美国不再批准使用。

(2) 禁用于肝病、心脏病和低血钾患者。禁止与肝细胞色素 P450 酶抑制剂同用，肝、肾功能不全者慎用。

(3) 用药 1 个月以上，可出现食欲增加、体重增加。

(4) 动物试验有致胎儿畸形和死亡，妊娠和哺乳期妇女禁止使用。

(5) 阿司咪唑药效持久，停药 4～6 周后才能进行诊断性针刺皮肤试验。

10. 咪唑斯汀 (mizolastine)

【药物特点】 属哌啶类，是阿司咪唑的衍生物。对外周 H_1 受体有高选择性，治疗剂量无中枢镇静作用、无抗胆碱作用。无明显心脏毒性。

除阻断 H_1 受体外，动物实验表明，还可抑制 5－脂氧合酶活性，从而抑制由花生四烯酸产生白三烯诱发的炎症反应，抑制肥大细胞释放介质、抑制炎症细胞趋化和浸润，降低细胞间黏附分子的活性，但尚没有发现这些作用的临床相关性资料。

【适应证】 适用于慢性荨麻疹、皮肤划痕症等变态反应性皮肤病及过敏性鼻炎。国内新近报告，对寒冷性荨麻疹及冻疮的炎症性症状有较好的疗效。

【制剂与用法】 每片 10mg。成人及 12 岁以上儿童 10mg，每日 1 次。无 12 岁以下儿童的疗效和安全性资料。

【注意事项】 低血钾、心律失常、心电图 Q－T 间期延长者禁用。严重肝病者禁用。不宜与咪唑类抗真菌药、大环内酯类抗生素及西咪替丁同用。

11. 依巴斯汀 (ebastine)

【药物特点】 属哌啶类，药物及其代谢产物均不能通过血脑屏障，对中枢神经系统的胆碱能受体无拮抗作用，仅有轻微的镇静作用。

【适应证】 慢性荨麻疹等变态反应性皮肤病，过敏性结膜炎及季节性和常年性过敏性鼻炎。

【制剂与用法】 片剂，10 毫克/片。12 岁以上及成人：10～20mg，每日 1 次。儿童：6～11 岁 5mg，2～5 岁 2.5mg，均每日 1 次。无 2 岁以下疗效及安全性资料。

【注意事项】 国外文献报告，患者中出现大于 1% 的不良反应为：头痛、嗜睡、口干，小于 1% 的不良反应为：腹痛、消化不良、恶心、鼻炎及失眠。

不与红霉素和酮康唑联合应用。轻、中度肝肾功能不全患者不需调整剂量。严重肝、肾功能不全患者，每日剂量严禁超过 10mg。

12. 奥洛他定 (olopatadine)

【药物特点】 属哌啶类，能有效阻断组胺 H_1 受体，抑制血管扩张和局部水肿。非选择性地抑制肥大细胞释放炎性细胞因子和化学介质，减少组胺、白三烯、血栓素、血小板激活因子、前列腺素以及血管活性肽的释放量。同时通过减少花生四烯酸的释放，干扰磷脂酶 A_2 活性。不作用于 α 肾上腺素受体、多巴胺受体、M_1 和 M_2 受体，因而没有此方面的不良反应。

本品是由日本协和发酵公司开发，0.1%滴眼液先上市。片剂2003年在日本上市。主要用于过敏性结膜炎、过敏性鼻炎，变态反应性及瘙痒性皮肤病。成人5mg，每日2次。

13. 司他斯汀（setastine）

【药物特点】 属乙醇胺类，化学结构与氯马斯汀相比在杂环上略有差异。对由组胺引起动物死亡的保护作用比氯马斯汀高1.5～2.5倍，对支气管哮喘的抑制作用是氯马斯汀的1.5～4倍，抑制豚鼠过敏性休克是氯马斯汀的5倍。

无抗胆碱和抗5-羟色胺作用，无心脏毒性。镇静作用弱。适用于过敏性鼻炎、支气管哮喘、变态反应性及瘙痒性皮肤病，

【制剂与用法】 片剂：1毫克/片。成人1mg，每日2次。每日最大剂量不超过6mg。

【注意事项】 可见疲劳、困倦、头痛、头晕、嗜睡、口干、便秘等轻微不良反应。不宜与单胺氧化酶抑制剂合用。慎与中枢神经抑制剂合用。

14. 依匹斯汀（epinastine）

【药物特点】 抗组胺药物分类在其他类，难通过血脑屏障，对中枢神经系统的H_1受体阻断作用微弱。动物实验表明，对白三烯、5-羟色胺有抑制作用，并能抑制组胺、慢反应物质A释放的化学介质，但没有发现这些作用的临床相关性资料。

【适应证】 适用于成人过敏性鼻炎、支气管哮喘、荨麻疹、湿疹、皮炎、皮肤瘙痒、痒疹等皮肤病。

【制剂与用法】 胶囊：10毫克/粒。成人10～20mg，每日1次。儿童用药的安全性尚未充分评价。

【注意事项】 偶见变态反应性皮疹、困倦、头痛、蛋白尿、呼吸困难、鼻塞、心悸、消化不良、肝AST和ALT增高、总胆固醇增高及黄疸。慎用于严重肝、肾功能障碍患者。说明书中与合成抗菌药物等合用未见特殊情况。

15. 依美斯汀（emedastine）

抗组胺药物分类在其他类，是由日本Kanabo-Kawa公司联合开发的一种新型组胺H_1受体阻断剂，1993年上市。

【药物特点】 主要通过直接阻断组胺受体，下调细胞间黏附分子-1、IL-1、IL-6、IL-8的释放，抑制肥大细胞释放组胺，并能抑制嗜酸性粒细胞的活性和趋化性。有较弱的抗胆碱能和抗5-羟色胺作用。

动物实验表明，其抗组胺活性明显优于氮䓬斯汀、左卡巴斯汀及西咪替丁。

【适应证】 临床研究显示，本药可抑制特发性慢性荨麻疹患者血中CD8和IL-8的表达，其疗效优于H_2受体阻断剂西咪替丁，且炎症因子的抑制程度与临床症状的改善效果相一致。适用于荨麻疹、湿疹、皮炎、皮肤瘙痒、痒疹等皮肤病。

【制剂与用法】 片剂：2mg。成人常用剂量为2mg，每日2次。主要的不良反应为头痛，且以女性为多，但中枢神经系统不良反应的发生率低于其第二代H_1受体阻断剂。偶见一过性肝酶升高。

16. 氮䓬斯汀（azelastine）

【药物特点】 抗组胺药物分类在其他类，除阻断组胺H_1受体外，还有抗炎、平喘和抗变态反应作用，其抗胆碱能的作用相对较弱。动物实验发现，此药可抑制白三烯的合成和释放，并阻断乙烯胆碱、组胺、5-羟色胺、缓激肽和白三烯的作用。

另有研究发现，此药可降低IL-4和CD23抗原浓度，从而影响IgE抗体的释放。口服吸收良好，很少透过血脑屏障。半衰期为22～25小时。

【制剂与用法】 片剂：0.5mg，1mg。6岁以上及成人2 mg，每日2次。

（三）其他作用于 H_1 受体或具有抗组胺作用的药物

1. 色甘酸钠（cromoglycate Sodium）

【药物特点】 药物本身无抗组胺作用，通过稳定鼻、肺及消化道等部位的肥大细胞膜而阻止变态反应介质的释放，起到抗变态反应作用。对皮肤肥大细胞作用的可能性很小。

口服吸收少于1%，口服或灌肠给药可在消化道内保持较高浓度，发挥局部抗变态反应作用。粉剂通过呼吸道吸入，约有4%被肺部迅速吸收，有效缓解呼吸道变态反应症状。

【适应证】

（1）主要用于预防和治疗支气管哮喘，过敏性结膜炎，胃肠道变态反应性疾病。灌肠给药可治疗慢性溃疡性结肠炎。

（2）皮肤科可用于特应性皮炎及伴发的呼吸道和消化道症状，肥大细胞增生症及其他引起的消化道症状。

（3）有报告，4%色甘酸钠溶液湿敷，可作为坏疽性脓皮病局部治疗的一线用药。对小腿慢性溃疡亦有较好的疗效，可缓解疼痛、加速溃疡面愈合。

【制剂与用法】 有粉剂、气雾剂、滴眼剂、片剂和胶囊多种剂型。片剂和胶囊：20毫克/片（粒），粉剂：0.7克/瓶，气雾剂：200撳（可按压喷雾200次）。成人口服或吸入剂量为20～40mg，每日3～4次；2～12岁儿童剂量减半使用。气雾吸入：1～2撳，每日3～4次。溃疡处湿敷，每日2～3次。

【注意事项】 不良反应少见，粉剂吸入后可出现咽部不适、咳嗽、恶心。肝、肾功能不全者，药量酌减或慎用。妊娠3个月以内禁用。哺乳期慎用。

2. 色羟丙钠（sodium hydroxypropylcromate）

用于过敏性鼻炎、结膜炎，过敏性哮喘，亦可用于日光性皮炎及其他变态反应性皮肤病。

成人口服0.1～0.2克/次，每日3～4次，饭前半小时嚼碎服。滴鼻剂及滴眼剂，均为2%溶液。1日4次，1次1～2滴。不良反应轻微，偶有不适，继续用药后可自行消失。

3. 酮替芬（ketotifen）

【药物特点】 具有稳定肥大细胞膜和 H_1 受体阻断的双重作用，主要是保护肥大细胞、嗜碱性和嗜中性粒细胞的细胞膜，使之在变应原攻击下减少释放组胺、慢反应物质、白三烯和其他活性介质。抗变态反应作用较强，并有抗副交感神经和抗胆碱能作用。

【适应证】

（1）治疗慢性、人工性、胆碱能性及寒冷性荨麻疹有较好的疗效，止痒效果佳。对肥大细胞增生性疾病引起症状的疗效优于色甘酸钠。

（2）特别适用于特应性皮炎并伴有呼吸道和消化道症状的患者。可明显减轻尿毒症患者的全身性瘙痒。

（3）有报告，本药可减慢神经纤维瘤的生长速度，缓解其所致的瘙痒和触痛；可使早期硬皮病皮损消退，稳定或改善系统性硬皮病的病情。

【制剂与用法】 片剂：每片1mg。成人及12岁以上儿童每次1mg，每日2次；6～12岁儿童每次0.5mg，每日2次；6个月～5岁儿童：可按成人剂量的1/4～1/3给药。近年来国外报告，因药物在儿童体内的代谢比成人快，需要更大的剂量才能获得与成人相等的血药浓度，故推荐如下使用方法：成人和大于3岁的儿童每次1mg，每日2次，6个月～3岁的儿童减半给药，6个月以下者禁用。

【注意事项】 药物有一定中枢镇静作用和抗胆碱能作用，10%～15%患者服药初期可出现困倦、乏力、口干、胃肠道不适，嗜睡反应重者可减量或睡前服用。长期服用，可使体重增加。本品与口服降糖药合用，部分患者可发生血小板减少，应慎用或禁用。

4．曲尼司特（tranilast）

【药物特点】

（1）曲尼司特是一种过敏介质阻释剂，最初，主要用于Ⅰ型变态反应性疾病，如支气管哮喘和过敏性鼻炎的治疗，后来发现该药亦有抗Ⅰ型、Ⅲ型、Ⅳ型变态反应等多种作用，其适用的病种亦不断增加。

（2）作用机制主要是稳定肥大细胞和嗜碱性粒细胞的细胞膜，阻止细胞脱颗粒，对浆细胞的 IgE 产生株具有抑制作用，治疗变态反应性疾病疗效与酮替芬相仿，但无嗜睡作用。

（3）本药不同于糖皮质激素，能特异性抑制瘢痕和硬皮病皮损中成纤维细胞产生转化生长因子 β 及胶原合成，对正常皮肤成纤维细胞胶原合成无明显影响。

（4）本药可抑制巨噬细胞表面 HLA－DR 和 HLA－DQ 抗原的表达，继而抑制抗原激发白细胞介素－2 的释放反应，还能抑制单核－巨噬细胞及淋巴细胞释放白细胞介素－1，从而间接抑制由白细胞介素－1 和白细胞介素－2 所产生的相应免疫效应。

【适应证】 文献报告，疗效较好的疾病有瘢痕疙瘩、局限性硬皮病、肥大细胞增生症、肉芽肿性唇炎。治疗有效的疾病有自身免疫性大疱病、结节病、环状肉芽肿、多形性日光疹、光泽苔藓、银屑病、过敏性紫癜等。

【制剂与用法】 普通胶囊：0.1 克/粒，缓释胶囊：0.15 克/粒。成人口服普通胶囊每次 0.1g，每日 3 次，或口服缓释胶囊每日 2 次，每次 0.15g。儿童可按 5mg/（kg·d），分 3 次给药。

【注意事项】 日本报告 21772 例中不良反应发生率为 2.36%。国内统计 4276 例服用本药的患者，其不良反应的发生率为 2.48%。较常见的有口干、恶心、胃部不适、腹泻、便秘、头痛、乏力。较少见不良反应有轻微肝、肾功能异常，心悸、胸闷、白细胞减少、皮疹和瘙痒等。偶见排尿后不适、尿频等膀胱刺激症状，严重者应停药。

5．桂利嗪（cinnarizine，脑益嗪）

【药物特点】 属哌嗪类广谱抗炎症介质药，除具有抗组胺作用外，还能抗 5－羟色胺、抗激肽活性，抑制补体 C4 活化作用。药物通过肝脏代谢。

本品为钙离子通道阻断剂，能干扰慢钙通道的钙内流和扩张血管平滑肌，改善脑循环和冠状循环，并有防止血管脆化的作用。

【适应证】 特别适用于伴有微循环障碍的皮肤疾病，如雷诺现象、雷诺病、冻疮、寒冷性多形红斑、外周血管疾病、缺血性溃疡及银屑病瘙痒等。

对伴有心脑血管疾患的老年性瘙痒性皮肤疾病尤为适用。亦可用于治疗晕动病和内耳眩晕症及血管性水肿、人工性荨麻疹等。

【制剂与用法】 片剂：每片 25mg，成人 25～50mg，每日 3 次饭后服用。注射剂：20mg/20ml，必要时 20～40 毫克/次，缓慢静注。

【注意事项】 约有 3.4% 患者出现嗜睡、乏力症状，偶有胃肠道反应和变态反应性皮疹。大剂量长期服用，可发生局部或全身性皮肤色素沉着。脑出血患者需在出血停止 2 周后使用。静注可使血压短暂下降。

6．多塞平（doxepin）

【药物特点】 属三环类抗抑郁药，通过抑制脑内神经元对去甲肾上腺素及 5－羟色胺的摄取，而起到抗抑郁、抗焦虑作用。

是强效组胺 H_1 和 H_2 受体阻断剂，有报告，对 H_1 受体的亲和力是苯海拉明的 775 倍，对 H_2 受体的亲和力也高于西咪替丁，且具有较强的抗胆碱、镇静、催眠作用。

【适应证】 对特发性慢性荨麻疹、物理性荨麻疹，疗效优于羟嗪、桂利嗪和二苯环庚啶。特别适用于剧烈瘙痒影响睡眠者，尤其是皮肤病引起的焦虑、抑郁、神经症、自主神经功能紊乱及疾病恐怖等。

与抗病毒药联合使用治疗带状疱疹，能明显减轻疼痛症状，对其后遗神经痛亦有较好的疗效。局部外用具有止痒作用。

【制剂与用法】 片剂：每片 25mg、50mg、0.1g。注射剂：25mg/1ml。成人通常每次 25mg，每日 2～3 次。对于抑郁症，可根据病情增加或减少剂量。注射剂多用于病情急需时。

【注意事项】 少数患者服药后有嗜睡、眩晕、乏力、口干、便秘、视物模糊、尿潴留等不良反应。

禁止同时应用中枢镇静药物、抗胆碱药及单胺氧化酶抑制剂。老人、肝肾功能不全、儿童慎用。心脏病、心动过缓、青光眼、前列腺肥大者、孕妇和哺乳期妇女禁用。

（四）H_2 受体阻断剂

1. 西咪替丁（cimetidine）

【药物特点】 主要作用于胃壁细胞 H_2 受体，也作用于皮肤和血管 H_2 受体。故常用于食物、组胺等导致的胃酸分泌增加及组胺效应引起的变态反应性皮肤病。通过肝脏代谢。

具有抗雄性激素作用，减弱免疫抑制细胞的活性、增强免疫反应，从而抑制肿瘤细胞转移，尚具有间接抗病毒作用。

【适应证】

（1）皮肤科常与合适的 H_1 受体阻断剂联合使用，治疗慢性荨麻疹、色素性荨麻疹、皮肤划痕症、血管性水肿等。

（2）可用于治疗雄激素源性脱发、妇女多毛症、痤疮。

（3）对复发性单纯疱疹可减少复发次数，对带状疱疹可缩短病程，减轻神经痛。虽然目前仍有人用较大剂量西咪替丁治疗扁平疣、寻常疣和跖疣，但对其疗效尚存在争议。

（4）有报告，对霍奇金淋巴瘤，胆管、胰腺肿瘤胆汁淤积，真性红细胞增多症等系统性疾病导致的瘙痒有效。也用于治疗早期 T 细胞淋巴瘤。

（5）有报告，在服用氨苯砜前 1 小时服用西咪替丁，可有效减少氨苯砜引起的高铁血红蛋白、溶血等不良反应。

【制剂与用法】 片剂或胶囊：每片（粒）0.2g、0.4g、0.8g。注射剂：0.2g/2ml。皮肤科常用剂量为 0.2～0.4g，每日 3～4 次。必要时可用葡萄糖溶液稀释后静滴。

【注意事项】

（1）常见不良反应有腹泻、口干、口苦、头痛、眩晕、面部潮红、肌肉疼痛。

（2）偶见肝脏 ALT、AST 增高，白细胞减少，心动过速或心动过缓，心脏传导阻滞，脱发和口腔溃疡、男性乳腺发育、性欲减退、阳痿、精子数量减少。女性溢乳伴催乳素升高。

（3）有报告，可引起幻觉、定向障碍、四肢远端肌无力、语言不清、类似帕金森病样症状等。这些中枢神经系统症状往往易被忽视。

（4）本药为肝酶抑制剂，凡是主要通过肝脏代谢的药物与本药合用，均可能影响其代谢。

2. 雷尼替丁（ranitidine）

【药物特点】 抑制胃酸分泌的强度是西咪替丁的 5～12 倍。无抗雄性激素作用。30% 通过肝脏代谢。与肝脏药物酶相互作用少。安全性明显优于西咪替丁。在皮肤的适应证与西咪替丁大致相同，但不能用于雄激素源性皮肤疾病。未见具有免疫调节作用的报告。

【制剂与用法】 片剂或胶囊：0.15 克/片或粒。注射剂：50mg/2ml。通常口服 0.15g，每日 2 次。

【注意事项】 常见不良反应有：恶心、腹泻、胃部不适、便秘、头痛、关节痛。偶见过敏性皮疹、粒细胞减少及肝酶增高。大剂量应用时可出现中枢神经系统症状，如兴奋、焦虑、定向障碍、语言不清等。有报告，有急性卟啉症病史或肾功能严重障碍时，不宜与克拉霉素合并使用。

3. 法莫替丁（famotidine）

【药物特点】 抑制胃酸分泌的作用为西咪替丁的20~160倍，是雷尼替丁的6~10倍。作用持续时间是西咪替丁的1.3~1.5倍。几乎无肝药酶的抑制作用，但丙磺舒可抑制本药的排泄。与伊曲康唑合用会降低血药浓度。

在皮肤科应用范围同西咪替丁和雷尼替丁，但无抗雄性激素作用。未见具有免疫调节作用的报告。对心血管系统和肾功能无不良影响。

【制剂与用法】 片剂：每片10mg，20mg；胶囊：20毫克/粒；散剂：10mg/g（10%）；注射剂：20mg/2ml，20mg/100ml。成人口服20mg，每日2次，餐后和睡前服用。

【注意事项】 不良反应较少，少数患者可出现口干、头晕、便秘、腹泻、失眠、皮疹，偶见一过性肝酶增高、白细胞减少、心率加快、血压增高、颜面潮红、月经不调等。严重肝、肾功能不全慎用，小儿的安全性尚未确立。

4. 尼扎替丁（nizatidine）与罗沙替丁（roxatine）

【药物特点】 药理作用与雷尼替丁相似，生物利用度高，大部分以药物原型通过肾脏排泄。对内分泌和血液系统无影响。无抗雄性激素作用。未见具有免疫调节作用的报告。

【规格与用法】 ①尼扎替丁：片剂和胶囊：0.15克/片（粒）、0.3克/片（粒）。成人0.15g，每日2次，或睡前0.3g口服；②罗沙替丁：缓释胶囊：75毫克/粒，成人每次75mg，早饭后和睡前口服。

【注意事项】 可参见雷尼替丁的注意事项。服用尼扎替丁后尿胆素原测定可呈假阳性。

（曹元华）

第八章 激素类药物的系统应用

第一节 糖皮质激素

激素是由内分泌腺分泌的一类活性物质。在化学上，激素分为胺类、肽类、蛋白质等含氮激素和甾体激素两大类。激素类药物可用于内分泌器官功能不足，对此种患者补充生理剂量（小剂量）的激素称为替代疗法，临床上常应用药理剂量（大剂量）的激素治疗某些非内分泌性疾病。临床上常用的激素有糖皮质激素、甲状腺素、胰岛素及性激素类药物，与皮肤科治疗有关的激素类药物主要是糖皮质激素及性激素。

糖皮质激素系垂体前叶分泌促皮质素（ACTH）刺激肾上腺皮质所分泌的糖皮质激素。因它们大多由胆固醇演变而来，故总称为糖皮质激素，肾上腺皮质由外向内分为球状带、束状带及网状带三层，球状带合成醛固酮等盐皮质激素，束状带合成氢化可的松等糖皮质激素，网状带主要合成性激素。目前从肾上腺皮质中分离出来的激素约46种，其中分泌到血液中发挥作用的仅9种，其他均认为是细胞内的中间产物，见下表。

正常人肾上腺皮质所分泌的主要激素

带	种类	主要类固醇	一日分泌量	分泌调节
球状带	盐皮质激素类	醛固酮	0.1～0.15g	血管紧张素Ⅱ
		Ⅱ－去氧皮质酮	微量	
束状带	糖皮质激素类	氢化可的松	15～30mg	ACTH
		皮质酮	2～3mg	
网状带	雄激素类	去氧异雄酮	男 17mg	
			女 12mg	
		雄烯二酮	男 1.4mg	
			女 3.4mg	
		11－β羟雄烯二酮	0～10mg	ACTH
	雌激素类	雌二醇	微量	
		雌酮		
	黄体素	黄体酮	0.4～0.8mg	

1. 盐皮质激素 以醛固酮和去氧皮质酮为代表，主要影响水盐代谢，促进肾小管对钠离子的重吸收和增加钾离子的排出，以维持体内水电解质平衡，分泌过多，则引起水钠潴留，钾离子排出增加，使循环血容量增加，出现水肿、高血压等；分泌不足，则钠离子和水排出增多而钾离子潴留，出现循环衰竭现象。它们对糖代谢几乎无影响，临床上应用极少，仅用于治疗肾上腺皮质功能不全（即 Addison 病）及低血钠症。

2. 糖皮质激素

【发明与应用历史】 1935 年 Kendall 首先描述了可的松。1948 年 Mayo 等首先在类风湿病人中应用可的松和促肾上腺糖皮质激素（ACTH）。1950 年 Hench 等首先报告了糖皮质激素的基本功能和毒性。1951 年 Sulzberger 等报告应用可的松和 ACTH 治疗各种炎症性皮肤病。很快糖皮质激素就成了皮肤科领域较广泛应用的药物。1961 年 Reichling 等提出了可的松的隔日疗法，这是一个降低不良反应，并能维持抗炎作用超过 8 小时的方法。1970 年开始联用硫唑嘌呤和环磷酰胺等免疫抑制剂，既减少了糖皮质激素剂量，又降低了糖皮质激素不良反应的危险性。1980 年开始用静脉内滴注大剂量甲基泼尼松龙，即冲击疗法。

【命名】 糖皮质激素的命名至今仍较混乱。2001 年 4 月在柏林召开的“第一届欧洲糖皮质激素治疗讨论会”上提出了糖皮质激素的命名问题。认为“类固醇”（ steroids）的范围太广，包含了胆固醇、性激素和糖皮质激素等具有共同多环结构的化合物。“糖皮质激素”和“类糖皮质激素”不能明确是指肾上腺皮质合成的两类类固醇激素中的哪一种，以上命名都不够准确。从狭义而言，“糖皮质激素”具有 21 个碳原子，而雄激素仅有 19 个碳原子。“肾上腺糖皮质激素”系调节糖代谢的糖皮质激素和调节电解质平衡的盐皮质激素。“糖皮质激素”是一组具有潴钠潜能、影响碳水化合物代谢和抗炎作用的激素，其作用基础是糖代谢和抗炎效应，而不是钠潴留，这就是当“抗炎”作为治疗目的时要用“糖皮质激素”这一名称的原因。现在临床上为抗炎和免疫抑制作用所合成的化学分子与人肾上腺皮质产生的激素相比，其钠潴留的作用轻微。因此，以“糖皮质激素”或“糖皮质类固醇”来命名作为抗炎和免疫抑制为治疗目的的合成药物都是恰当的。但是，根据 1994～2000 年 Medline 上被引用的次数，“糖皮质激素”是 11178 次，而“糖皮类固醇”是 368 次。因此，建议统一用“糖皮质激素”这一名称。

【药代动力学】

1. 吸收和分布　天然的糖皮质激素以可的松和氢化可的松为代表，主要由肾上腺皮质的胆固醇合成。正常情况下，每天可的松的分泌量为10～20mg，早晨8点达峰值。内源性糖皮质激素分泌入血后，不到5%的循环可的松处于游离状态，这部分游离可的松即为活性治疗分子，其他95%的可的松由于与可的松结合球蛋白（CBG，亦称糖皮质激素运载蛋白）的结合而处于非活性状态，其中2/3与糖皮质激素结合球蛋白（CBG）结合，1/3与清蛋白结合，CBG是一种低能力、高亲和的结合系统，清蛋白是一种低亲和力、高能力的结合储备，游离的糖皮质激素是活性形式，能经肾脏排泄，正常人24小时经尿排泄的游离糖皮质激素为50～100μg。与血浆蛋白结合的糖皮质激素无生物活性，不能被代谢、降解和从肾脏排泄，有利于转运。可的松的血浆半衰期为90分钟，主要通过肝脏代谢，代谢产物由肾脏和肝脏排出。

外源性的糖皮质激素在空肠上端被吸收，泼尼松被吸收50%以上。食物可以延缓吸收，但不减少其吸收量。服药后30～100分钟血浆水平达到顶峰。人工合成的糖皮质激素与蛋白结合的能力低于内源性糖皮质激素，因此，合成的糖皮质激素有更多的游离部分可以被利用。

CBG由于甲状腺功能减退、肝病、肾病及肥胖而降低，使游离的糖皮质激素增加。当雌激素增加、妊娠、甲状腺功能亢进时CBG增加，从而降低了内源性和合成的游离糖皮质激素量。大剂量治疗可引起体内游离糖皮质激素的比例增加，长期糖皮质激素治疗可增加其游离部分。

2. 代谢与排泄　糖皮质激素的分解代谢主要在肝脏中进行，通过：①A环的降解：C_{4-5}双键降解，C_3酮基变成C_3羟基形成四氢皮质醇；②皮质醇向皮质素转变；③皮质醇转化为17-酮类固醇；④6β-羟化反应，产生的各种代谢产物绝大多数通过与葡萄糖醛酸或硫酸盐结合增加水溶性，由肾脏排泄。从尿中排出的皮质醇代谢产物中四氢衍生物占40%～50%，六氢衍生物约占30%，17-酮类固醇占2%～12%，以原型排出的仅占0.5%～1%。

3. 下丘脑-垂体-肾上腺轴（HPA轴）　生理条件下下丘脑产生促糖皮质激素释放因子（CRF）刺激腺垂体嗜碱性粒细胞分泌ACTH，ACTH刺激肾上腺皮质产生皮质醇，不产生盐皮质激素。血浆皮质醇可以反馈抑制CRF和ACTH分泌。

ACTH和皮质醇均有昼夜节律，呈脉冲分泌：ACTH在睡眠3～5小时后，凌晨4时左右，分泌幅度开始上升，在觉醒前或觉醒时达到高峰，上午呈下降趋势，夜晚达到最低水平。在ACTH的作用下，肾上腺皮质的束状带分泌糖皮质激素，主要是氢化可的松，尚有少量可的松。正常人一日分泌的基础量为20～30mg/d，氢化可的松（相当于人工合成激素泼尼松5～7.5mg/d），早晨6～8时分泌量最多，约占一日总量的2/3，下午4～5时为早晨量的一半，0时最低。短期（2～3日）缺乏睡眠不会改变其节律，较长时间改变睡眠-觉醒习惯，需要1～2周时间重建节律。

在应激状况下，HPA系统分泌增加，最大应激时，每日生成氢化可的松0.3g（相当于泼尼松75mg/d）。较小的应激时，每日生成的氢化可的松是基础值的2～3倍，供给各种外源性糖皮质激素可以抑制HPA轴，首先抑制下丘脑，继而抑制垂体、肾上腺皮质。HPA轴恢复时，下丘脑先恢复，肾上腺皮质恢复缓慢。现在认为，CRF产生于脑皮质和大脑边缘系统，乙酰胆碱和5-羟色胺（5-HT）可引起CRF释放。

【药理作用机制】

1. 糖皮质激素受体的作用

（1）正常应答：糖皮质激素分为天然与人工合成两种，其药理作用主要有抗炎、免疫抑制、抗毒和抗休克。在血液循环中糖皮质激素以结合型和游离型两种形式存在，只有游离的糖皮质激素能够以扩散形式通过细胞膜进入细胞内，与细胞质内高亲和力的糖皮质激素受体（GCR）特异性结合，GCR就被激活了，激活了的GCR易位至细胞核内，作用于DNA的特异性糖皮质激素反应性元件，从而引发靶基因转录的激活或抑制。糖皮质激素受体遍布全身，糖皮质激素作为这些靶基因的激动剂或拮抗剂发挥着相应作用。糖皮质激素可诱导天然免疫应答，如使Toll样受体TLR4和TLR2表达升高（对TLR3为抑制），增强了宿主对病原体的反应；但对获得性免疫应答仍主要是抑制，表现在对抗原提呈细胞（APC）强大的抑制作用和诱导生成Th3（具有抑制功能的“调节T细胞”）。

（2）抵抗：遗传性的糖皮质激素抵抗的病例很罕见，这是由于在GCR基因和GCR蛋白内有突变。在临床实践中，GCR的灵敏性比过去意识到的更活跃，此外，在另一些健康人中，GCR的“比较抵抗”比以前认为的更常见，这些“比较抵抗”的病例没有GCR基因的变异和多形性，也不是由于改变了生物有效性，改变了配体结合到GCR上，或改变了激活的GCR复合物易位至核内。而是这种抵抗可能代表了某种负反馈系统，在长期或大剂量糖皮质激素治疗后，GCR向下调节。转录因子活性蛋白-1（AP-1）在此过程中可能也起作用。一般认为，这种“比较抵抗”是一个动态的、暂时的，比较相对的，机制不完全明了。

2．转录因子的作用　炎症应答中有两个转录因子：核因子κB（NF-κB）和AP-1起主要作用。一些重要的抑制分子就是在此水平作用于转录因子AP-1和NF-κB。糖皮质激素-受体复合物进入细胞核后，游离的NF-κB易位到细胞核，引起核基因的转录，产生“免疫唤醒”细胞素（IL-1B，TNF-α）、“免疫调节”细胞素（IL-2，IL-8）、生长因子（G-CSF，GM-CSF）、黏附分子（ICAM-1，E-Selectin）、受体（IL-2受体）和炎性酶（COX_2，磷酸酯酶A_2）等细胞因子。AP-1实际上是一个由Jun、Fos组成的动力转录因子或活性转录因子（ATF）的总名称，它们全部结合到通常AP-1结合的DNA位点上，引起与NF-κB相似的核基因转录，产生上述各种细胞因子和炎症介质，引起各种炎症应答。

糖皮质激素能够抑制NF-κB和AP-1的作用，具体途径为：①糖皮质激素与GCR复合物可以增加κB抑制因子（IκB）的生成，当NF-κB与IκB结合时，NF-κB即失去活性；②糖皮质激素与GCR复合物可以直接与NF-κB结合，使NF-κB失去活性；③糖皮质激素阻止了AP-1激活与DNA的结合，进一步加强了糖皮质激素抑制NF-κB的生物活性作用。

近年来有实验显示，糖皮质激素对炎症及免疫反应除具有强大的抑制效应外还有增强效应。糖皮质激素与其受体结合后作用于转录过程，分别产生“转录后抑制”与“转录后激活”效应，前者是糖皮质激素的主要药理作用，后者则与促炎相关。糖皮质激素的促炎和刺激免疫功能表现在促进促炎因子的表达，如促进白介素（IL）-1/Toll信号传导通路中IL-1受体相关激酶（I-RAK）表达增加，趋化因子受体（CCR），如CCR1、CCR2和补体中的促炎成分（C1q，C3，C5）及其受体基因的表达增加，而抑制因子，如C1酯酶抑制物（C1-INH）和C4结合蛋白（C4bp）却表达降低。在临床上也观察到包括败血症在内的各种感染，在早期短程给予糖皮质激素有利于治疗，而银屑病等疾病系统给予糖皮质激素反而会使病情加重，此现象均可用“转录后激活”解释。通常情况下，糖皮质激素的药效作用置后于其血药浓度的峰值，这也与其继后的基因转录有关。

3．糖皮质激素引起凋亡　凋亡是一种程序性细胞死亡，是生物主动的、非炎症的过程，此时细胞核已碎裂，而血浆膜仍完整，糖皮质激素可以直接导致淋巴细胞和嗜酸性粒细胞凋亡。糖皮质激素可明显影响细胞的复制和移动，可诱导单核细胞、嗜酸细胞和淋巴细胞的减少，对T细胞的影响大于B细胞。此外，糖皮质激素可诱导造血系统炎症细胞（包括单核细胞、巨噬细胞和T淋巴细胞）的凋亡，同时保护常驻组织细胞。循环中性粒细胞的增加与骨髓细胞的迁入和循环细胞的移出减少有关，这种作用部分是由于annexins1的增加所介导，也与中性粒细胞凋亡受抑有关。

4．信号传导　糖皮质激素抑制磷酸酯酶A_2，继而使各种前列腺素、白三烯、12-羟基二十碳四烯酸（12-HETE）和15-HETE炎症介质下降，糖皮质激素还作用于环氧合酶-1和环氧合酶－2抑制剂。同样还可抑制环氧合酶－2和一氧化氮合成酶的诱导形式。

5. 对细胞激活、增殖与分化的影响　糖皮质激素可影响细胞的激活、增殖与分化，调节炎症和免疫反应介质的水平，可抑制白细胞介素－1（IL－1）、IL－2、IL－6和肿瘤坏死因子的合成（或释放）。糖皮质激素可抑制巨噬细胞功能，包括吞噬作用、抗原呈递和细胞杀死，这种作用是由迟发型变态反应所介导。

糖皮质激素对单核细胞和淋巴细胞（包括Th1和Th2细胞）的抑制作用强于中性粒细胞，这种作用在临床上是非常重要的，肉芽肿感染性疾病，如结核在糖皮质激素长期治疗期间会恶化或复发就与该作用密切相关。抗体形成细胞、B淋巴细胞和浆细胞对糖皮质激素的抑制作用有一定的抵抗，大剂量的糖皮质激素可抑制抗体的产生。

6. 其他作用　糖皮质激素其他的作用机制包括细胞生长抑制作用，稳定溶酶体膜和抑制细胞因子的表达。糖皮质激素对骨骼系统的影响主要是抑制骨的形成，通过减少骨形成细胞的数目、影响骨形成细胞的功能及增加骨的再吸收导致骨质疏松，其对破骨细胞基因的影响主要通过增加RANK配体、减少诱导受体并刺激胶原酶－3的表达。

【糖皮质激素的生理和药理作用】

1. 对代谢的影响

（1）糖代谢：糖皮质激素能增加糖原异生，分解蛋白质和脂肪生成糖。抑制外周组织对葡萄糖的摄取和利用，引起胰岛素抵抗，降低了血糖进入细胞内，使血糖升高，糖耐量降低，乃致激素性糖尿病。

（2）蛋白质代谢：使蛋白质分解代谢加强，抑制蛋白质合成，造成负氮平衡，可导致低蛋白血症；并抑制肌肉细胞对葡萄糖和氨基酸的摄取和利用，增加尿钙排泄，使肌肉萎缩、皮肤变薄、儿童生长发育障碍、骨质疏松等。

（3）脂肪代谢：促进脂肪分解，使血甘油三酯增高，脂肪重新分布，出现向心性肥胖。

（4）水盐代谢：增加肾血流量和滤过率，有利尿作用；但化学结构与醛固酮类似，因而有潴钠、排钾作用，可导致水钠潴留，产生水肿、高血钠、低血钾。

（5）钙、磷代谢：促进钙、磷排泄，肠道钙吸收降低。

2. 对中枢神经系统的作用　正常情况下，糖皮质激素通过对血浆葡萄糖浓度、血液循环和体内电解质平衡等方面的调节，来维持中枢神经系统的正常功能。当糖皮质激素不足或过多时都可引起精神失常，如肾上腺皮质功能减退的患者常表现为淡漠、抑郁等，糖皮质激素增多时，患者出现欣快、躁狂、失眠等。大剂量糖皮质激素可诱发精神病和癫痫。此外，糖皮质激素可阻止内源性致热原对体温调节中枢的作用，可使脑血管通透性降低，降低颅压和减轻脑水肿。

3. 对血细胞和造血系统的作用　增加血液中红细胞和血红蛋白含量，阻碍红细胞被吞噬。促使中性粒细胞从骨髓进入血液，使血液中性粒细胞增高，使血小板增多。可促使嗜酸性粒细胞和淋巴细胞凋亡，降低其血液中的数量。

4. 免疫抑制和抗炎症作用　糖皮质激素有很强的非特异性的抗炎症和免疫抑制作用，它能直接导致淋巴细胞的凋亡，大剂量糖皮质激素作用于B细胞，使其免疫球蛋白生成减少，抑制了体液免疫；较小剂量时作用于T细胞，抑制了细胞免疫。此外，还可以降低自然杀伤细胞（NK细胞）的活性；减少中性粒细胞黏附血管壁的能力和趋化性；抑制肥大细胞脱颗粒，从而减少了组胺、激肽和其他介质的释放；延缓单核细胞成熟及进入炎症区，使IL－1和IFN－γ释放减少；损伤了朗格汉斯细胞特征性的表面标志，减弱其处理和传递抗原的能力；减少嗜酸性粒细胞和嗜碱性粒细胞的数目和功能；使成纤维细胞生成胶原、基质、纤维结合素、胶原酶减少；稳定肥大细胞、中性粒细胞和其他炎症细胞的溶酶体膜和细胞膜；降低血管通透性和减少渗出；以及通过抑制NF－κB、AP－1转录因子的作用，抑制IL－1B、TNF－α、IL－2、IL－8、ICAM

-1、E-Selectin、COX_2、磷酸酯酶 A_2、白三烯等炎症介质和细胞因子，达到免疫抑制和抗炎症的作用。

5. 抗毒素作用 提高机体对细菌内毒素的耐受力，缓和机体对内毒素的反应，减轻细胞损伤，缓解毒血症状。抑制下丘脑对致热原的反应，抑制白细胞致热原的生成和释放，降低体温调节中枢对致热原的敏感性，有退高热的作用。

6. 抗休克作用 能抑制缩血管活性物质的缩血管作用，解除小动脉痉挛，稳定溶酶体膜，减少心肌抑制因子的形成，防止蛋白水解酶的释放和由心肌抑制因子引起的心肌收缩减弱，改善微循环，有抗休克作用。

7. 对内分泌系统的影响 对下丘脑-垂体有抑制作用，久之可导致肾上腺皮质萎缩，应激状况易发生肾上腺危象。此外，可降低了生长激素和胰岛素样生长因子-1的生成，延缓骨成熟，使生长停顿。

8. 对消化系统的作用 刺激消化腺的分泌功能，促进胃酸和胃蛋白酶分泌，降低了胃黏液生成，易生成溃疡。使甘油三酯增高，可能使胰腺分泌黏液增加，导致导管阻塞而产生胰腺炎。

9. 对心血管系统的影响 提高心肌收缩功能，加速传导系统作用，增加血管对儿茶酚胺的敏感性，改善微循环；但长期、大剂量应用使心肌发生退行性变和损害，致心肌收缩力下降，心功能不全。

10. 对皮肤的影响 长期使用后会导致皮肤创面不愈合、痤疮、毛囊炎、皮肤变薄、毛细血管扩张等。但其可减轻结缔组织的增生，有利于瘢痕的消退。

11. 其他 机会致病菌感染是由于损伤了机体的正常免疫功能和防御能力。引起白内障和青光眼的机制不清。

【糖皮质激素的结构与效价】 糖皮质激素的基本结构是3个苯环和1个戊烷环，这种结构可解释血浆半衰期、相对抗炎作用和钠潴留效应的差异。一般来说，大多数合成的类似物与CBG结合的效价相对较低（约70%），这种特性也许会部分解释其较低剂量时出现的不良反应。11-β羟基是氢化可的松发挥作用所必须的，因为可的松和泼尼松均为11-酮化合物，只有在肝脏内转化为11-β羟基时才具有活性，所以一些专家建议对有严重肝病的患者应给予已转化的活性化合物。

糖皮质激素的结构比较（位置变化）

	1-2	6	9	11	16
氢化可的松	—	—	—	-OH	—
可的松	—	—	—	=O	—
泼尼松	双键	—	—	=O	—
泼尼松龙	双键	—	—	-OH	—
甲基泼尼松龙	双键	CH_3	—	-OH	—
去炎舒松	双键	—	F	-OH	-OH
地塞米松	双键	—	F	-OH	$-OH_3$

【糖皮质激素的效应和剂量划分】

1. 基因组效应 糖皮质激素与胞质糖皮质激素受体结合，通过影响基因的转录发挥效应，任何治疗剂量都与基因组效应有关，其效应在糖皮质激素与胞质受体结合30分钟后出现。当泼

尼松 <30mg/d 时，基因组效应与泼尼松呈显著的“剂量依赖性”，即效应随剂量而增加；当剂量为 30mg ~ 0.1g 时，“剂量依赖性”越来越小；当 >0.1g/d 时，“剂量依赖性”接近于零。基因介导的糖皮质激素的一些作用是相当迅速的，这种机制也许会解释高剂量糖皮质激素冲击治疗的叠加作用。

2. 非基因组效应　由生物膜介导，其效应在数秒或数分钟内出现，但只有在糖皮质激素浓度较高时产生。非基因组效应最显著的“剂量依赖性”出现在泼尼松 30mg ~ 0.25g/d，>0.25g/d 后“剂量依赖性”越来越小。

3. 总效应　即基因组效应与非基因组效应的总和。当泼尼松≤7.5mg/d 时，基因组效应几乎等于总效应；在 7.5mg ~ 0.1g/d 的范围内，总效应与泼尼松剂量呈显著的“剂量依赖性”；当泼尼松≥0.25g/d 时，即使再增加剂量，总效应的增长亦非常有限。

4. 剂量的划分　根据糖皮质激素的“基因组效应”，临床上可将糖皮质激素划分为“小剂量”、“中剂量”、“大剂量”、“超大剂量”和“冲击疗法”。

(1) 小剂量：泼尼松≤7.5mg/d，与 50% 以下的糖皮质激素受体结合，几乎无不良反应，用于维持治疗或替代疗法。

(2) 中剂量：7.5mg/d < 泼尼松≤30mg/d，与 50% ~ 100% 的糖皮质激素受体结合，大部分自身免疫性疾病的起始治疗剂量均≤30mg/d，不良反应随剂量的增加与时间的延长而加重。

(3) 大剂量：30mg/d < 泼尼松≤0.1g/d，受体的饱和度随糖皮质激素的剂量增加，当达到 0.1g 时几乎全部受体均被结合，糖皮质激素的基因组效应达到最大值，由于不良反应重，不能长期使用。

(4) 超大剂量：泼尼松 >0.1g/d，与糖皮质激素的胞质受体全部结合，再增加剂量会影响药代动力学和受体的合成、表达；尽管不再增加受体的饱和度，但还有可能通过“非基因组效应”增加疗效，即由膜结合受体介导或直接影响膜的生理功能而达到；超大剂量的疗效是否直接与剂量相关尚不清楚。但是越来越多的资料显示，泼尼松 >0.1g/d 与 <0.1g/d 时疗效有区别；由于不良反应增多且加重，不能作为长期治疗。

(5) 冲击疗法 (pulsetherapy)：泼尼松 >0.25g/d。静脉给药，1 天或连续数天（但不超过 5 天）；强调的是“非常大”的剂量，而不是“间歇”疗法。关于“冲击疗法”有两点争议，一是将给予 >0.25g 的泼尼松剂量命名为“冲击”是否合适，因用药数天就减量或停药；二是关于此剂量的“非基因组效应”如何起作用。

【各种糖皮质激素的特点】　根据各种糖皮质激素药物对 HPA 轴的作用，常用的糖皮质激素可分为 3 类：①短效：如可的松、氢化可的松；②中效：如泼尼松、泼尼松龙、甲基泼尼松龙、曲安西龙（去炎松）；③长效：如地塞米松、倍他米松。现将常用各种糖皮质激素制剂的特点简介如下。

1. 可的松　又名皮质素，其升高血糖的作用及发生胃溃疡的趋势比泼尼松小，但有明显的潴钠排钾作用，且易发生库欣综合征。因钠潴留而引起高血压的作用是在泼尼松与促皮质素之间，目前主要用于肾上腺皮质功能减退症的替代疗法。

2. 氢化可的松　又名皮质醇，优点是其乙醇溶液及氢化可的松琥珀酸钠可直接静滴而迅速发挥作用。醋酸氢化可的松混悬液可供关节腔内及皮损内注射。其抗炎作用为可的松 1.25 倍，对电解质代谢的影响类似可的松。

3. 泼尼松　又名去氢可的松，潴钠排钾作用比较慢，治疗量时发生血压升高及库欣综合征的趋向较小，但发生溃疡病、血糖升高和皮下淤血的趋向较大。泼尼松必须在肝脏内代谢转化为具有生物学效应的 11-β 羟基衍生物，因此，泼尼松不宜用于肝病的患者。

4. 泼尼松龙 (prednisolone)　又名去氢化可的松龙，作用与泼尼松相同。但亦有认为其抗炎作用不如泼尼松可靠，局部刺激性较小，其醋酸混悬液可作局部注射。

5．甲基泼尼松龙　又名甲基去氢氢化可的松，抗炎作用约为可的松的7倍，对钠潴留作用很弱。无水潴留和排钾作用，引起精神紊乱、胃溃疡及脱钙的倾向小。其混悬剂分解缓慢，作用持久，可供肌内、关节腔内注射。其琥珀酸钠制剂为水溶性，可供静注。缺点是治疗量与中毒量之间界限很接近。

6．曲安西龙　我国商品名为去炎松，又名氟羟泼尼松龙、氟轻氢化泼尼松。此药优点同甲基泼尼松龙，不引起水钠潴留和排钾过多，其缺点也和甲基泼尼松龙相同，治疗量与中毒量之间的界限很接近，且在用药初期，可引起严重的食欲减退、嗜睡、体重减轻等。长期应用可使骨骼肌尤其股四头肌发生营养不良，肌肉无力，可作关节腔内及局部注射。

7．地塞米松　又称氟美松，抗炎作用强，极少引起钠潴留，故引起水肿、高血压作用轻。对垂体肾上腺皮质系统有较强的抑制作用，可用于肾上腺皮质功能亢进之诊断。不良反应以体重增加、满月脸、精神症状、皮肤感染及胃肠不适等症状较为常见。多作静注，作用快，用药后15~20分钟即发生作用，多用于危急患者的抢救。

8．倍他米松　为地塞米松同分异构体。不同点仅在16位的甲基为β位置，故名。在糖皮质激素中抗炎作用很强，极少引起钠、水潴留及排钾的不良反应，甚至有排钠利尿的现象。本品与曲安西龙相似，并可引起食欲不振及体重减轻，但程度较轻。

常用糖皮质激素的种类、效能比较、剂量换算见下表。

常用糖皮质激素的种类和效能比较及剂量换算表

种类	生物半衰期（h）	血浆半衰期（min）	糖皮质激素作用	盐皮质激素作用	剂量换算（mg）
可的松	8~12	30~90	0.8	0.8	25
氢化可的松	8~12	60~120	1	2	20
泼尼松	24~36	60	4	1	5
泼尼松龙	24~36	115~212	4	1	5
甲基泼尼松龙	24~36	180	5	0	4
曲安西龙	24~36	78~188	5	0	4
地塞米松	36~54	100~300	20~30	0	0.75
倍他米松	36~54	100~300	20~30	0	0.6~0.75

各种糖皮质激素的血浆半衰期与生物半衰期无关，因为糖皮质激素作用的时间不取决于其在血液中存在的时间，而取决于其生物活性半衰期。生物活性持续时间的测定是给予单剂量的糖皮质激素后，测量其对ACTH抑制的持续时间。生物活性持续时间与糖皮质激素的作用呈正相关，与盐皮质激素的作用呈负相关。

【皮肤科常用糖皮质激素的适应证和禁忌证】

1．适应证

（1）最佳适应证：重症药疹、重症多形红斑、过敏性休克、急性血管性水肿、血清病、系统性红斑狼疮、混合结缔组织病、皮肌炎、坏死性血管炎、天疱疮、类天疱疮、结节性多动脉炎、Wegener肉芽肿病、中毒性表皮坏死松解症、Sweet病等。

（2）次要适应证：红皮病、疱疹样脓疱病、关节病型银屑病、蕈样肉芽肿、系统性硬皮病水肿期、Behcet病、变应性亚败血症性红斑、结节病、组织细胞增生症X等。

（3）应急适应证：急性荨麻疹、过敏性紫癜及血小板减少性紫癜、麻风反应、结节性红斑、接触性皮炎等。

2. 禁忌证

（1）绝对禁忌证：系统性细菌、真菌感染，原发性单纯疱疹，肾上腺皮质功能亢进症、活动期结核病、糖皮质激素高度过敏者。

（2）相对禁忌证：高血压、心肾功能不全、早期精神病、严重抑郁、消化道溃疡、结核菌素试验阳性者、糖尿病、骨质疏松、白内障、青光眼、妊娠、甲状腺病、栓塞等。

【皮肤科常用糖皮质激素应用原则】

1. 基本原则　应用糖皮质激素治疗之前，首先应衡量治疗的收益与其潜在的不良反应，如果是长期用药应给予相应的辅助治疗。应注意一些同时存在的疾病，如糖尿病、高血压或骨质疏松症等，也应注意到一些患者有易发不良反应的倾向。

2. 选择合适的糖皮质激素　许多因素都可影响糖皮质激素的选择。首先应选择有最小盐皮质激素作用的激素以降低钠潴留；其次长时期应用泼尼松或类似药物，会存在中间产物的半衰期和相对弱的糖皮质激素受体结合力，这也许会降低不良反应的发生。长期应用地塞米松类药物会有相对更长的半衰期和更高的糖皮质激素受体亲和力，也许在获得较好治疗效果的同时产生更多的不良作用；第三，假使患者对可的松或泼尼松无反应，应考虑应用可的松或泼尼松的生物活性形式。一般情况下，对有严重肝脏疾病的患者应选择不经肝脏代谢的生物活性形式的替代品；第四，冲击治疗应选用甲基泼尼松龙，因为其有低的钠潴留特征和高的效能。

3. 给药途径和疗程剂量　糖皮质激素的给药途径包括皮内注射、口服、肌注和静脉给药。给药途径和用法根据疾病的性质和严重程度来决定。口服糖皮质激素是皮肤科最常用的治疗方法；皮内糖皮质激素注射适用于皮损面积较小或特别顽固的损害，浓度取决于注射的部位和皮损的性质。低浓度（2～3mg/ml）用于面部可防止皮肤的萎缩，而瘢痕疙瘩则需要40mg/ml的浓度。一般情况下瘢痕疙瘩和斑秃需要持续性治疗，更长效糖皮质激素，如己酸丙炎松可单独应用或与更常局部应用的曲安缩松联用，最好每月曲安缩松的总用量限制到20mg，以保证HPA轴不被抑制。因糖皮质激素肌注吸收不稳定并缺乏每日剂量的控制，故肌注存在明显的缺陷。因为曲安缩松比泼尼松更长效，所以有更多的潜在不良反应，包括增加HPA的抑制和疾病的发生。

4. 足量开始　开始使用时，根据病情轻重给予足量糖皮质激素，如病情轻者开始用量可相当于泼尼松20～30mg/d，中度者40～60mg/d，重度者60～80mg/d，如使用2～3天症状未能控制，则可将剂量增加25%～100%，以尽早控制病情，必要时可进行冲击疗法。当应用超大剂量时，一旦达到满意的疗效，就应减药。

5. 逐渐减量　凡用药超过1周者，均应逐渐减量，对长期使用糖皮质激素治疗者尤为重要。如急性疾病治疗准备停药者，可减量快些，每2～3天或3～4天减量1次，需要应用维持量者，则要慢减，每周或每半个月减量1次，每次减量均不宜超过基量的1/6～1/4。基量大可减快些，基量小可减慢些。自限性疾病在2～3周减完糖皮质激素量；其它疾病在这二者之间。对于较短疗程的糖皮质激素，减量可以达到以下目的：①在2～3周达到停药；②在3～4周内达到生理剂量；③若达不到上述两个目的，尽可能改为隔日疗法。若在减药过程中，疾病出现“反跳”，要及时加量控制病情。此外，亦可按糖皮质激素剂量计算：如泼尼松由总量0.1g/d减至60mg/d，每次减20mg/d；总量由60mg/d减至20～30mg/d，每次减10mg/d；总量由20～30mg/d减至10mg/d，每次减5mg；总量10mg/d，每次减2.5mg/d或1mg/d，减至停用。

6. 最小维持量　对需长期治疗的患者，一般用较大的剂量控制症状，待出现满意疗效后，再逐渐递减量，根据每位患者具体情况，寻求能控制症状最合适的最小维持量，以图发挥最有效作用，又使其不良反应减至最低限度，在长期使用维持量过程中，下丘脑－垂体－肾上腺轴处于抑制状态，其功能至少要经过9～12个月才能恢复正常，因此，由糖皮质激素最小维持量，再逐渐减量到停药，必须要经过数月或更长。

【常用糖皮质激素的应用方法】 给药途径通常以口服为主，大多数治疗采用早晨单剂量法（single morning dose），即将每日的总药量，于早晨8时一次服用，以减轻对HPA轴的抑制，若药物剂量过大或疾病较重，也可分次给予，如分成每日2次。对于抢救或口服不便的患者，可静滴。供静注的制剂一定为水溶性，混悬剂不能静注。常用的为地塞米松磷酸钠、氢化可的松游离醇型及琥珀酸钠、甲基泼尼松龙等。静注效价大于口服。

1. 急性及危及生命的疾病 如过敏性休克、急性荨麻疹或伴喉头水肿等，先用大量激素进行冲击治疗，使患者顺利地度过危险期，常用氢化可的松静滴，一般开始每日0.3～0.5g，第3天起改为0.1～0.2g，总疗程5天左右；或甲基泼尼松龙0.1～0.2g/d或地塞米松10～15mg/d静滴，以后酌减，其用量以控制病情为准。

2. 某些病情较重的急性自限性皮肤病 如重症多形红斑、重型药疹、中毒性表皮坏死松解症、急性放射皮炎等，经用激素控制症状后，可较快地减量，如开始用氢化可的松200mg～0.3g/d静滴，或甲基泼尼松龙100mg～0.2g/d或地塞米松10mg～15mg/d静滴，待症状控制后，每3～5d减量1次，每次约减少20%，进而停药，疗程约1个月。

3. 某些病程长，病损广泛的疾病 如银屑病性关节炎、疱疹样脓疱病等，开始用氢化可的松0.15～0.2g/d静滴，或泼尼松20～40mg/d口服，6～7天后改用泼尼松20～30mg/d，维持3～4周，第2个月起每日10～20mg，疗程2～3个月。

4. 亚急性或慢性病情严重，威胁病人生命且需长期治疗的疾病 如各型天疱疮、类天疱疮、系统性红斑狼疮、皮肌炎、结节性多动脉炎等，一般开始用较大剂量控制症状，待出现满意疗效后，再逐渐递减，其递减速度开始可较快，以后逐渐减慢，逐渐减少至能控制症状的最小维持量，在减量过程中，如病情有“反跳”，须增加比“反跳”前略大的剂量，疗程一般要半年以上。

5. 隔日疗法 对于上述需长期治疗的患者，为了减轻糖皮质激素的不良反应及对HPA轴的抑制，可采用隔日早晨一次给药的隔日疗法，其作用原理基于糖皮质激素的抗炎作用，不取决于其在血液中存在的时间，而取决于其生物半衰期。中效糖皮质激素药物（如泼尼松）的抗炎作用持续时间比对HPA轴抑制时间长，在糖皮质激素停用日可以减轻对HPA轴的抑制，而细胞调节免疫作用、白细胞类的水平、钾排泄的作用均正常。

具体可选用以下两种方法之一：①开始即采用隔日疗法，每隔日上午8时服泼尼松1次，剂量视病情而定；②开始先用每日分次疗法，以后逐渐过渡到隔日疗法。现在大多数学者已不主张治疗开始即用隔日疗法，建议应在用糖皮质激素每日疗法将疾病控制后再改为隔日疗法。隔日疗法的患者撤掉糖皮质激素比每日疗法要快，并可减轻或消除糖皮质激素的不良反应，但不能减轻白内障、骨质疏松和骨质破坏的形成。

转换隔日疗法的先决条件：疾病已控制；糖皮质激素已降至每日20～30mg；仅用早晨单次给药者。具体转换方法：①将第1日量加倍，停止第2日量：如原每日20mg变为隔日40mg；②逐步增加第1日量，减少第2日量：如原每日20mg，变为25mg、15mg；30mg、10mg；隔日40mg；③保持第1日量，减第2日量：如原每日20mg，变为20mg、15mg；20mg、10mg；20mg、5mg；隔日20mg。根据患者的耐受性，其变化间隔可以从一日至数周不等。改变剂量：总量大于40mg/d，每次改变10mg/d；总量大于20mg/d，改变5mg/d；总量更低，改变2.5mg/d。如在调整过程中，出现肾上腺功能不足或疾病“反跳”，必须改为以前能耐受的剂量。

6. 冲击疗法 自Bell等首先应用短时间静滴超大剂量糖皮质激素的冲击疗法治疗肾移植排异反应以来，用此疗法治疗的疾病逐渐增多，皮肤科亦有不少报道，其目的是采用超大剂量在短时间内静滴，以期迅速奏效，然后急速减量，以减少长期常规使用激素的不良反应。实验研究发现，超大剂量冲击后，血液中中性粒细胞增多，巨噬细胞和单核细胞明显减少，T 细胞比 B 细胞减少更为明显，血清中 IgG 浓度明显下降，IgA 和 lgM 亦有一定的影响，说明超大剂量糖皮质激素除能产生强大的抗炎效力外，对机体免疫功能也有抑制作用。本方法主要适用于治疗应用糖皮质激素每日剂量已较大，但疾病仍未控制者，如 SLE 中的弥漫性增殖性肾小球肾炎、红斑狼疮脑病、病情严重不能控制的皮肌炎、结节性多动脉炎、坏疽性脓皮病、大疱性皮肤病、重症多形红斑及中毒性表皮坏死松解症等。冲击疗法的目的是在短时间内迅速控制疾病，很快恢复至常规剂量，减少不良反应。具体用法详见冲击疗法在皮肤科的应用一章。

一些亚急性或慢性皮肤病，如脓疱型银屑病、麻风反应、系统性硬皮病水肿期、蕈样肉芽肿等，全身性使用糖皮质激素可作为选择性治疗方法之一，应在其治疗无效时方可应用。对于某些疾病，以往曾主张使用糖皮质激素治疗，但现多主张不作首选药物或不能用，如疱疹样皮炎可先用氨苯砜及无谷胶饮食治疗；先天性大疱性表皮松解症，可用大剂量维生素 E 治疗，糖皮质激素治疗寻常型银屑病有使病情加剧的危险。

【糖皮质激素应用过程中的注意事项】

1. 糖皮质激素与药物间相互作用（drug interaction） 糖皮质激素与许多重要的药物之间存在相互间的作用。①增加各种糖皮质激素血清水平或毒性的药物有酮康唑、红霉素、克拉霉素、雌激素和口服避孕药；②诱导肝脏微粒体酶的活性，增加糖皮质激素的代谢，降低各种糖皮质激素血清水平或活性的药物有抗酸药、格鲁米特、苯妥英钠、苯巴比妥、利福平、考来烯胺、麻黄碱。消胆胺、降脂宁和抗酸剂可干扰糖皮质激素的吸收；③糖皮质激素可以增加下述药物的体内水平和毒性：与利尿剂合用，增加排钾，可导致低血钾，并增加洋地黄的毒性。与环孢素合用，既增加免疫作用，也增强其毒性；④糖皮质激素可以降低下述药物的水平或活性：异烟肼、胰岛素、口服抗糖尿病药、水杨酸盐。另外，可以增加或减低华法林的抗凝活性，与两性霉素 B 合用可降低血钾。

2. 可的松与泼尼松必须在肝脏内分别转化为氢化可的松和泼尼松龙才能发挥作用。若肝功能不正常，宜直接选用氢化可的松和泼尼松龙。

3. 皮肌炎、多发性肌炎患者不宜系统用含卤素的糖皮质激素，如地塞米松、倍他米松、曲安西龙等，以免加重肌炎，引起“激素性肌病”。有肌炎的患者应避免使用含氟的糖皮质激素，以免当肌力恢复不理想时难以区分“肌炎未控制”还是“激素性肌病”。

【糖皮质激素的不良反应】

1. 医源性肾上腺皮质功能不全 长期大剂量应用糖皮质激素可以反馈性抑制 HPA 轴，当减量过快或突然停药，或患者遇到严重的应激情况时，可发生肾上腺皮质危象。可测定早晨血皮质醇，若低于 10g/dl，表示 HPA 轴受损。

长期应用糖皮质激素者，如遇到大的应激，如外科手术，应补充糖皮质激素用量，可于手术前一天晚上及手术当日，每 8 小时静滴氢化可的松 0.1 克/次，以后每日减少 50%，直至达到手术前的糖皮质激素量。较严重的感染、外伤、心肌梗死亦可用此应激剂量。

2. 反跳现象 在糖皮质激素减量乃至停药过程中出现原有疾病加重。防止或减轻“反跳现象”的方法是逐渐撤减糖皮质激素，对糖皮质激素有依赖的慢性疾病应尽量避免系统应用，必须使用时应尽可能给予小剂量。

3. 激素撤退综合征 往往发生在药物剂量治疗中期或慢性期患者突然停药或减量太快，出现情绪消沉、发热、恶心、呕吐、乏力、肌肉酸痛等，主观感觉周身不适和疾病复发是体内激素水平突然下降所致，补充糖皮质激素，即可缓解。此时须鉴别确实是“疾病复发”还是“虚弱征群”。防止或减轻“虚弱征群”的方法是在疾病处于稳定期后或在停用前隔日服用糖皮质激素，以减少对垂体的抑制。

4. 心血管 应用盐皮质激素作用较大的糖皮质激素时，可加重高血压、充血性心力衰竭，加速动脉粥样硬化。

5. 类固醇性糖尿病 长期大量应用时可发生血糖升高、尿糖阳性，停药后可逐渐缓解，不能停药者，应给予胰岛素治疗。

6. 类库欣综合征 长期服用可以出现满月脸、向心性肥胖、紫纹、多毛、痤疮、体重增加、高甘油三酯血症，停药后逐渐消失。

7. 骨骼系统 估计应用7.5～10mg/d泼尼松1年以上者即可发生骨质疏松和骨坏死，11%～20%好发于脊柱、肋骨、骨盆。50岁以上、15岁以下及绝经期妇女较易发生股骨头坏死。儿童可致生长停顿、延缓骨龄、阻止长骨生长。用隔日疗法可减少这些不良反应。

8. 消化系统 溃疡病、肠穿孔、脂肪肝、食管反流、恶心、呕吐。

9. 肌肉 肌病、肌萎缩，好发于近端肌，与糖皮质激素种类（如含氟激素）有关，与剂量和持续时间关系不大。

10. 眼 白内障、青光眼、屈光改变。剂量小于10mg/d，疗程在1年以内者很少发生。有糖尿病、近视、家族性青光眼病史，应用糖皮质激素可增加眼压，停用激素后，升高的眼压不能恢复。

11. 精神神经系统 可出现焦虑、性格改变、抑郁症、失眠、欣快、诱发精神病，停药后可消失，可给予地西泮治疗，儿童应用大剂量糖皮质激素可引起惊厥，用苯巴比妥钠治疗。在所有合成的糖皮质激素中，地塞米松最易引起精神症状，因此，一旦接受地塞米松治疗后，当患者出现失眠、欣快、兴奋、烦躁等症状时应更换其他糖皮质激素。

可引起癫痫、硬膜外脂肪过多症、外周神经病变、假性脑瘤。

12. 感染 可引起结核复发、机会致病菌感染、深部真菌病、疱疹病毒感染等。

13. 皮肤 可延缓伤口愈合，出现膨胀纹、毛细血管扩张、细菌感染、糠秕孢子菌毛囊炎、激素性痤疮、激素性红斑、紫癜、多毛症等。局部注射糖皮质激素可致皮下脂肪萎缩、注射药物结晶沉淀。

14. 其他 可致月经不规则、低钙血症、胎儿先天性畸形、流产、死胎。可诱发脓疱性银屑病及黑棘皮病等。

15. 少见的严重并发症 肾上腺危象、消化道穿孔、胰腺炎、糖尿病酮症酸中毒、高渗性非酮症性昏迷、严重的机会性致病菌感染、机会致病性肿瘤等。

需要认真鉴别的是在应用大剂量糖皮质激素数周后出现发热、头痛、咳嗽等症状时，是“感染性发热”还是原发病（如SLE）等引起？此时一定要反复寻找感染灶，多次进行血液和各种体液的镜检和培养，特别要警惕真菌和结核杆菌的感染。在接受大剂量糖皮质激素特别是“地塞米松”治疗数天后出现“精神症状”多是糖皮质激素引起，不要轻易判断为原发病的“脑部累及”。“可逆性脑后部白质脑病”在接受大剂量糖皮质激素和免疫抑制剂治疗后出现头痛、血压升高、意识模糊、视觉障碍等，极易与“SLE脑病”混淆。

各种糖皮质激素不良反应的比较见下表。

各种糖皮质激素不良反应比较表

种类	水钠潴留	排钾	高血压	精神反应	消化性溃疡	满月脸	骨质疏松	糖尿病	感染	肾上腺皮质萎缩
可的松	++++	+++	++	+++	+	+++	+	+++	++	+++
氢化可的松	++	++	+	+	+	++	++	++	++	+++
泼尼松	+	+	+	+	+++	++	+++	+++	++	+++
泼尼松龙	++	+	++	++	+++	++	+++	+++	++	+++
甲泼尼龙	+	+	+	+	++	++	+++	+++	++	+++
曲安西龙	–	++	+	+	+++	+++	++++	++	++	+++
地塞米松	+	+	+	++++	++++	+	++	+	++	++++
倍他米松	+	+	+	++++	++++	+++	++	++	+	+++

【糖皮质激素对妊娠和哺乳期的影响】 尽管早期的文献报道偶见有死胎、自发性流产和唇裂与系统性糖皮质激素应用有关。但近期的研究已表明，虽然糖皮质激素能穿过胎盘，但没有致畸作用。胎盘具有 11 – 酮脱氢酶，能使泼尼松失活，因此，孕妇使用泼尼松治疗是安全的，而其他合成糖皮质激素有可能会抑制胎儿肾上腺皮质的发育。婴儿和哺乳期母亲应用糖皮质激素治疗时应告知对肾上腺的抑制和对生长的抑制。

【糖皮质激素不良反应的对策】

1. 治疗前评价 为了最大程度的减少糖皮质激素治疗所引起的潜在问题，治疗前的基础评价应包括个人和家族史，特别应当注意一些高发疾病的易感遗传倾向，如糖尿病、高血压、高血脂、青光眼及糖皮质激素治疗可影响的相关疾病。应当测量基础血压和体重，如果预测需长时期治疗，应进行眼检查、PPD 皮试和无反应试验。在病史采集和体格检查过程中应注意潜在感染的存在。如果需长期应用糖皮质激素，应测定脊椎的基础骨密度，方法包括定量计算机体层扫描（CT）、双光子吸收测量或双能量 X 线测量（DEXA）。

2. 治疗中评价 长期应用糖皮质激素治疗的患者应要求其定期随访并询问相关的症状，包括多尿、多饮、腹痛、发热、睡眠障碍和心理学变化。应用高剂量糖皮质激素的患者也许会出现心理方面的异常，甚者会发生严重的精神疾病。应定期测量血压和体重，定期检测血电解质、血糖、血脂和胆固醇的水平，并进行便潜血检测。定期检查眼的变化，并告知有发生白内障和青光眼的可能。

【长期糖皮质激素治疗常见合并症及其预防】

1. 饮食 食用低能量、低脂肪、低钠和高蛋白、高钾和高钙的饮食。蛋白质的摄入对减少类固醇诱导的负氮平衡是重要的。减少酒精、咖啡和尼古丁的应用，并倡导加强锻炼。

2. 感染 PPD 阳性患者因予以异烟肼预防治疗。结核菌素试验无反应者应进行常规胸部 X 线检查以确定既往是否有结核病史。发热或有局部病灶时应做合适的培养并按感染的常规步骤进行诊断检查。对同时应用糖皮质激素和细胞毒免疫抑制治疗的患者，有人主张应给予复方新诺明进行预防性治疗，防止肺孢子菌感染。

3. 胃肠道合并症 尽管对糖皮质激素治疗是否增加消化性溃疡的发病率目前仍有争论，但同时接受糖皮质激素和非甾体抗炎药治疗的患者，溃疡病的发病率几乎增加了 9 倍。因此，为了防止诱发或加剧溃疡病，长期应用糖皮质激素者可同时联用制酸药或抗胆碱药；对存在两个或多个高危因素（如服用非甾体抗炎药、有消化道溃疡史、有癌症病史或糖皮质激素总量大于 1.0g 者）的患者应给予预防性治疗，包括抗酸药、H_2 受体阻断剂或质子泵抑制剂。

4. 肾上腺抑制　糖皮质激素治疗开始后不久，下丘脑 - 垂体 - 肾上腺（HPA）轴便很快受抑制。然而，假如疗程在 1 ~ 3 周，下丘脑 - 垂体 - 肾上腺轴的恢复是很快的。长期的糖皮质激素治疗可导致 HPA 的抑制，主要发生于疗程至少在 1 年以上的患者。肾上腺抑制综合征包括嗜睡、困倦无力、恶心、食欲减退、发热、直立性低血压、低血糖和体重减轻。

预防：每天接受糖皮质激素治疗超过 3 ~4 周的患者即有可能存在肾上腺抑制，因此需要逐渐减少激素的用量以便恢复 HPA 轴。减量时最好首先由单日剂量转换为隔日剂量，然后再逐渐减少激素的用量。当泼尼松减到隔日 5mg 时，必须对维持治疗的必要性进行评价。当服用 5mg 泼尼松 4 周后应检测早晨 8 点血浆皮质醇的水平，如果水平低于 10μg/dl，隔日泼尼松的剂量可以每 1 ~2 周减少 1 ~2mg/d 的维持量。然后每 2 个月复查 1 次早晨 8 点的血浆皮质醇水平直至达到大于 10μg/dl，即可中止糖皮质激素的治疗。PHA 轴的恢复一般需要 9 个月以上的时间。在患者接受激素逐渐减量的任何时间，由于诸如外伤、手术、腹泻或 38℃以上的发热等紧张刺激均可激发急性肾上腺不足，此时应给予高剂量的糖皮质激素，一般为泼尼松 25 ~70mg/d，或可的松 0. 1 ~0. 3g/d。对患者应进行必要的应激程度的教育。

手术时糖皮质激素的用量可能因手术的严重程度而个性化，不到 1 小时的小手术最多需用 50mg/d 的可的松（泼尼松 12. 5mg/d），中到大手术需 75mg ~0. 2g/d 的可的松。因此，最近的指导原则提出，小手术应给予相当于 25mg/d 的氢化可的松，中等手术 50 ~75mg/d，大手术 0. 1 ~0. 15g/d。当通知患者手术时应开始应用，一般需 2 ~3 天。最新的一个研究提示，甚至更低的剂量是合适的。一般来说，在停止糖皮质激素治疗的 1 年内肾上腺功能不足才可消失。中止维持剂量的糖皮质激素后可应用 ACTH 刺激试验评价肾上腺的储备，该试验首先确定其基础皮质醇的水平，然后肌注 0. 25mgα1 - 24 促肾上腺糖皮质激素，1 小时后再次测定血清皮质醇的水平。如果血清皮质醇水平不能增加到 5μg/dl，达到 60 分钟后高于 20μg/dl 的刺激值，那么就存在肾上腺反应的抑制。

5. 骨质疏松症　在系统性糖皮质激素治疗患者中，骨质疏松的发生率为 40%，尤其多见于儿童、青少年和绝经期妇女。在糖皮质激素治疗 5 ~10 年后，几乎 1/3 的患者有脊椎骨折的表现，绝经期妇女的比例会更高。骨丢失主要发生在糖皮质激素治疗的前半年内，随后以较缓慢的丢失率继续流失，多数患者每年的骨丢失率为 3% ~10%。一些骨丢失在停止糖皮质激素治疗后也许会逆转，这种现象主要见于青年人。

糖皮质激素可抑制成骨细胞，增加肾脏钙的排泄，减少肠道钙的吸收，同时增加破骨细胞骨的再吸收。近年来的研究证实，糖皮质激素通过 Wnt、丝裂原活化蛋白激酶、转化生长因子 - β 等信号途径抑制成骨细胞的增殖、分化；刺激 caspase - 3 表达而促进成骨细胞凋亡；抑制胶原合成相关基因的表达而减少胶原合成，同时促进基质胶原蛋白酶的表达，促进胶原分解；激活 11β - 羟类固醇脱氢酶，促进非活性和活性类固醇之间的转化，增强糖皮质激素的作用，影响成骨细胞的增殖、分化及其功能，从而使骨形成减少导致骨质疏松。此外，糖皮质激素可降低雌激素和睾丸酮的水平，这可能在骨质疏松的发病过程中起着一个重要作用。可反映破骨细胞功能的血清骨结合蛋白，在开始服用常规剂量 10mg/d 泼尼松的情况下，一天内血清水平即可下降，每天服用 7. 5mg/d 的泼尼松，亦可引起明显的骨质疏松及高发的骨折率。最先影响的是骨小梁，随后导致疼痛性的椎骨骨折。

预防：随着人们对预防骨质疏松重要性越来越多的认识，这也许会减少骨质的流失。补充钙和维生素 D、性激素替代、体重耐受锻炼计划和限制性钠摄入可作为适合的一线治疗。每天接受平均 15mg 糖皮质激素长期治疗的患者，应同时补充钙和维生素 D 以阻止钙质的流失，单补钙是不足的。基本剂量为：钙 10. 5g/d，维生素 D_2 400U，每日 2 次，也可给予活性形式的钙（α - 骨化醇 1μg/d，或骨化三醇 0. 5 ~1μg/d），但应注意高钙尿症和高钙血症的发生。有肾结石病史者则不宜补充钙和维生素 D_2。钙和维生素 D_2 治疗者，每 3 个月或糖皮质激素剂量调整时，应测定血清和 24 小时尿钙水平。如果尿钙水平超过 0.25～0.35g/dl，应给予 12.5～25mg/d 的噻嗪类以减少肾脏钙的排出，或者调整钙和维生素 D_2 的剂量。

绝经后和绝经前已闭经的妇女因性激素的替代治疗可阻止糖皮质激素对骨的影响而获得益处。绝经后妇女应给予口服结合雌激素（马雌激素）0.625mg/d。有月经的妇女可给予甲羟孕酮 2.5mg/d，以预防单用雌激素而出现的高发性内分泌肿瘤。对一些不能耐受雌激素的患者，可选择较新的对乳房和子宫无刺激作用的雌激素受体调节剂，如雷洛昔芬，以减少雌激素对骨和血脂水平的影响。与结合雌激素相比，雷洛昔芬对骨再吸收和形成的影响稍强，对增加骨无机质密度作用较弱。接受雌激素治疗者应无良性或恶性乳房疾病史或其他激素敏感性肿瘤、血栓性静脉炎、胆结石或乳腺癌家族史。常规进行基础的乳房和骨盆检查，治疗期间每隔 6～12 个月复查 1 次。糖皮质激素亦可抑制男性血清睾丸酮水平。低水平的血清睾丸酮与性腺功能减退症男性的骨密度降低有关，当补充睾丸酮后这些男性的骨密度会增加。一项研究表明睾丸酮可部分逆转糖皮质激素对骨的作用。接受糖皮质激素治疗而有低水平血清睾丸酮的男性应予以补充睾丸酮。根据美国临床内分泌协会和美国内分泌学院的推荐，男性血清睾丸酮水平低于生理学范围（<33ng/ml）应予以替代治疗。替代疗法包括肌注（睾丸酮庚酸盐或环戊丙酸盐，0.2g，im，2 周 1 次，或 0.1g 每周 1 次）和睾丸酮贴斑（androderm，每天 4～6mg）。替代治疗后应检测血清睾丸酮水平以评价疗效。

类固醇可引起骨质溶解增加，多种药物可抑制骨的再吸收，如二膦酸盐和降钙素。抑制骨的再吸收可造成重塑单位的关闭，从而阻止进一步的骨流失。此外，由于骨形成慢于再吸收，抗再吸收药物可产生长达 2 年的时间，从而使形成大于再吸收。几个二膦酸盐已经用于预防和治疗类固醇诱导的骨质疏松症，包括阿仑膦酸盐，70mg/w 或 5mg/d；利塞膦酸盐，30mg/w 或 5mg/d；羟基二膦酸，0.4g/d，每 13 周服用 2 周；氨羟二膦酸二钠，30～60mg 静注，每 6～12 个月 1 次。以上 4 种药物均可增加脊椎骨无机盐的密度，减少糖皮质激素治疗患者脊椎骨折的发生，阿仑膦酸盐和利塞膦酸盐已经被推荐用于预防和治疗糖皮质激素诱导的骨质疏松症。降钙素作为治疗骨质疏松症的二线药物，主要用于不能耐受二膦酸盐或不愿增加药物数量的患者，并不推荐用于预防早期糖皮质激素治疗引起的骨流失。降钙素通常作为喷雾剂或滴鼻剂每天应用，二者交替应用可减少局部刺激。降钙素在缓解压缩性骨折患者的疼痛方面是有益的。

最新的推荐方案包括测定基础的骨密度及随后的系列研究，以发现很快丢失骨密度的早期患者。低于 60 岁的患者最好检测腰椎，大于 60 岁的患者应检测股骨颈。长期接受糖皮质激素（初始剂量≥5mg/d）治疗的所有男性及绝经后的妇女或有低于正常骨无机质密度的患者，均应在糖皮质激素治疗的同时给予二膦酸盐。应用二膦酸盐的绝经前妇女应注意防止妊娠。

6. 动脉粥样硬化　糖皮质激素增加的许多危险因素与动脉粥样硬化有关，包括动脉压过高、胰岛素抵抗作用、葡萄糖耐受不良、高血脂症和向心性肥胖。因此，应用糖皮质激素的患者发生动脉粥样硬化的危险性更高。未经治疗的库欣病患者由于心血管合并症所导致的死亡率达 4 倍之高，其中包括冠心病、充血性心力衰竭和心源性休克。对库欣病患者而言，当血清中的皮质醇水平恢复正常后的至少 5 年内，仍存在发生动脉粥样硬化的危险因素。同样对长期接受糖皮质激素治疗的患者来说也有相似的作用。

预防：定期测量血压、血脂和血糖的水平。发现异常应进行饮食干预和相应的药物治疗。鼓励吸烟患者禁烟。雌激素可对抗动脉粥样硬化的发展，因此性激素替代治疗对糖皮质激素治疗的绝经后妇女是有益的。但最新的资料表明，性激素替代治疗可加重女性已有的动脉粥样硬化。在应用糖皮质激素期间，如果患者的胆固醇和甘油三酯水平有所增加，现在已有好的方法进行治疗，尤其是一些新的汀类药物，可阻止动脉粥样硬化的发展和预防心肌梗死的发生。治疗指导强调评价动脉粥样硬化危险性的重要性，推荐存在以下情况应予治疗：低密度脂蛋白（LDL）胆固醇水平大于160mg/dl，有低于2个冠心病危险因子（高LDL胆固醇、吸烟、高血压、糖尿病、男性、早发心脏病家族史）；LDL胆固醇水平大于130mg/dl，有2个或更多心脏病危险因子；LDL胆固醇水平大于0.1g/dl，并已有冠心病的患者。在男性高密度脂蛋白（HDL）胆固醇水平低于35mg/dl可预测冠心病死亡率的增加，并应予以适当的治疗。几个研究已经表明，汀类药物的应用可降低冠心病的发病率及死亡率，同时应补充叶酸和维生素B以防止同型半胱氨酸的升高。

7. 坏死性血管炎（avascularnecrosis，AVN） 坏死性血管炎是骨内高压导致局部缺血和坏死所引起的血管性疾病，临床表现主要为局部疼痛和一或多个关节的活动受限。对应用糖皮质激素者而言，可能骨内脂肪细胞的肥大和增生导致了骨内的高压。此外，糖皮质激素诱导成骨细胞的凋亡可能也与AVN有关。某些潜在性疾病，如系统性红斑狼疮（SLE）增加了类固醇诱导AVN发生的可能性。研究提示，发展为AVN的许多患者或有易发生血栓的倾向或纤维蛋白溶解功能低下，这些易导致血栓形成、阻止骨髓内静脉血的流出、减少动脉灌注，继之发生骨梗死。

预防：早期的决定是非常重要的，因为早期干预也许会阻止变形性关节疾病的进行性发展。20%的坏死性血管炎患者有正常的X线改变，骨扫描和磁共振（MRI）是评价AVN的敏感方法和技术。随访期间应常规询问患者是否有关节疼痛和活动受限。如果有异常，应依次进行X线、骨扫描和MRI检查。如果检查图像表明有AVN，应该请技术熟练的外科医师进行矫形手术，采用中心减压的早期干预也许能够阻止疾病的进一步发展。如果发展为毁坏性关节疾病也许需要进行关节置换术。

【糖皮质激素损害内注射疗法】

1. 适应证 瘢痕疙瘩及增生性瘢痕（对发病一年以内的损害较好）、囊肿性痤疮、局限性慢性盘状红斑狼疮、环状肉芽肿、类脂质渐进性坏死、局限性神经性皮炎、斑秃、结节性痒疹、皮肤淀粉样变、胫前黏液性水肿、硬斑病、萎缩硬化性苔藓、阴囊疥疮结节等，均以小片早期损害为宜。

2. 禁忌证 对糖皮质激素过敏者、皮肤结核、病毒性疾病及局部细菌感染者禁用。

3. 制剂 常用局部注射制剂有2.5%醋酸氢化可的松混悬液（25mg/ml），2.5%醋酸泼尼松龙混悬液（25mg/ml），1%曲安西龙混悬液（10mg/ml）及复方倍他米松（得宝松）等。

4. 使用方法 局部常规消毒，把糖皮质激素混悬液充分振荡，使药液混合均匀，每次注射量根据皮损大小而定，如病损直径为1~2cm，通常用2.5%醋酸氢化可的松混悬液每次0.5~1ml，或2.5%醋酸泼尼松龙混悬液每次0.3~0.5ml，或1%曲安西龙混悬液每次0.3~0.5ml，或复方倍他米松0.3~0.5ml再加0.25%~1%普鲁卡因注射液，或0.25%~1%利多卡因注射液3~5ml混合均匀，在皮损处做表皮内点状局部注射或做真皮浅层浸润注射，使注射处皮肤形成境界清楚的皮丘，或用高压喷射器将药液喷射到皮内，每周1次，共4~8次。对损害面积较大、数目较多者，可分次、分区交替进行注射。

5. 不良反应 常见的有暂时性皮肤萎缩，表现为皮肤变薄、微凹、呈蓝红色。其发生与药的浓度成正比，与注射的部位、深度及注射次数也有一定关系。多数患者在数周到数月后能恢复正常。此外，亦可发生出血，甚至发生溃疡及形成脓肿。

第二节 性 激 素

一、雄激素

雄激素是保持男性特征的激素，主要有3种，即睾酮（testosterone）、烯二醇（androstenediol）及去氢异雄甾酮（dehydroepiandrosterone），由睾丸间质细胞及肾上腺皮质所分泌。雄激素可促进男性器官及第二性征的生长发育，促进RNA及蛋白质的合成，减少尿氮的排出，使肌肉发达，刺激细胞增生，以及加速骨骼闭合。

雄激素能直接刺激皮脂腺细胞，产生皮脂，青春期前儿童给予睾酮，可引起皮脂腺增大，增加皮脂的分泌。在动物实验中，发现雄激素能使未分化的皮脂腺细胞分裂增加，腺体增生及腺细胞分化，从而增加皮脂产生。皮脂腺对雄激素反应非常敏感，成年动物阉割12小时后，皮脂腺的DNA合成停止，在3周内，糖酵解率（glycolytic rate）降低一半。若对此种经阉割的动物给予睾酮，则皮脂腺又恢复活动。雄激素并可使青春期的顶浆分泌腺充分活动，对黑色素的形成亦有影响，如男性颜面、胸部、乳晕等处皮肤比女性要黑，对阉割者给予雄激素后可使其皮肤变黑。雄激素能抑制头顶及前头部头发的发育，引起早秃，但对阴毛、耳毛、鼻毛、胸毛的发育有促进作用，可使第二性征处的毳毛转变为长毛。雄激素还可使皮肤的胶原纤维增加，且同时常伴有多毛。

1. 皮肤科的适应证　可用于剥脱性皮炎、天疱疮、皮肌炎、老年性皮肤瘙痒症、Fox－Fordyce病，阴毛发育不全，多形性日光疹、萎缩硬化性苔藓以及纠正应用糖皮质激素引起的负氮平衡等。

（1）甲睾酮：5～20mg/d，分2～3次口服或舌下给药，偶可引起胆汁淤积及黄疸。

（2）丙酸睾酮：每次25～50mg，每2～3天肌内注射1次，2.5%丙酸睾酮霜局部外用对闭塞性干燥性龟头炎有效。

2. 不良反应　剂量过大时，可引起妇女多毛、痤疮、阴蒂肥大、月经紊乱或闭经、声音变粗、性欲改变等男性化现象；在男童可导致性早熟。尚可引起水、钠潴留及肝脏损害。孕妇用后可引起胎儿外生殖器男性化，故忌用。一般不用于儿童。心、肝、肾疾病患者慎用。

二、促同化激素类

是睾酮的系列衍生物，其可保持睾酮的蛋白质同化作用，但男性化作用很轻。

1. 皮肤科的适应证　可用于剥脱性皮炎、皮肌炎、糖尿病性类脂质渐进性坏死、遗传性水肿和长期应用糖皮质激素者。

（1）苯丙酸诺龙：成人每次25mg，小儿每次5～10mg，每周1～2次，肌内注射。

（2）达那唑（danazol）：又称炔羟雄烯唑，是一种合成的乙炔睾酮的衍生物，与雄激素受体有极高的亲和力。尽管其本身具有较弱的雄激素作用，但具有明显的抗雄激素活性。达那唑可抑制性腺激素的产生并减少脑垂体卵泡刺激激素（FSH）和黄体激素的分泌，增加许多蛋白质包括补体C1酯酶抑制物、抗胰蛋白酶、抗凝血酶Ⅲ、凝血酶原和纤维蛋白溶酶原的肝脏合成，具有较好的疗效。达那唑具有明显的纤维蛋白溶解作用，通过调节改变了的血管内皮细胞的纤溶和/或抗凝功能，阻止微血管内血栓的形成，达到增加纤溶的效果。达那唑的免疫调节作用表现在可抑制淋巴细胞的增生；调节Th/Ts细胞比值，诱导Ts细胞活化，抑制B细胞的活性，降低抗体和免疫球蛋白的产生；直接作用于巨噬细胞，抑制IL－1和TNF－α的分泌，减少单核－吞噬细胞系统的Fc受体的表达，增加补体水平。此外，达那唑可直接抑制睾丸间质细胞合成雄激素，并可拮抗糖皮质激素的不良反应。

临床主要用于治疗抗凝血酶Ⅲ、凝血酶原和纤维蛋白溶酶原异常的网状青斑样血管炎，C1酯酶抑制剂缺乏所致的遗传性血管水肿，抗组胺药无反应的胆碱能性荨麻疹，免疫异常的系统性和盘状红斑狼疮，一些慢性特发性荨麻疹。此外，还可用于抑制自身免疫性黄体酮皮炎的排卵周期。主要的不良反应为肝毒性，治疗前及治疗期的每个月应定期检查肝功能。一般不良反应包括疲乏、失眠、头痛、兴奋和抑制、恶心、肌痉挛、皮疹等。此外，高剂量达那唑还可产生雄激素过多表现。不良反应的发生与用药剂量和用药时间有关，一般情况下反应较轻，停药后即可消失。

（3）美雄酮（methandienone）：又名大力补（dianabol），成人 10～30mg/d，分 2～3 次口服，乳幼儿每日 0.05mg/kg。

（4）司坦唑醇（stanozolol）：亦为一种强效的促同化激素，伴有轻度的男性化作用，与达那唑一样可有效治疗遗传性血管性水肿，不良反应与达那唑相似，但价格更便宜。除此之外，还具有明显的纤维溶解特性，可用于治疗脂性硬皮病。用量 2.5～10mg/d，成人每次 2mg，2～3 次/日。

（5）烃甲烯龙（oxymetholone）：成人每次 2.5mg，2～3 次/日。

2. 不良反应　长期应用可引起水、钠潴留，肝脏损害，女性月经紊乱及轻微男性化。

三、抗雄激素

此类药物具有干扰皮肤雄激素受体，抗雄激素的作用，但没有明显雌激素样作用，可使皮脂腺分泌明显降低。此类药物可分两大类，一类为化合物干扰细胞质受体蛋白，结合 5－α－双氢睾酮并将其转移到细胞核，如环丙孕酮、西咪替丁和 17－α－丙基睾酮；另一类为化合物和睾丸酮竞争 5－α－还原酶，如孕酮、螺内酯。

1. 皮肤科的适应证　可用于治疗寻常痤疮、某些多毛症、女性男性化、雄激素性脱发及绝经期前后外阴部营养不良等。

（1）环丙孕酮：有较强的抗雄激素作用，通过与雄激素竞争受体部位并抑制促性腺激素的分泌发挥作用。低剂量（2mg/d）的环丙孕酮常与乙炔雌二醇联合应用，用于治疗女性痤疮、多毛症和女性男性化的一些表现。常用剂量 12.5～50mg/d，偶有肝脏毒性，孕妇禁忌。

每片 0.1g，在月经周期的第 5～14 天服用 0.1g。不良反应有轻度恶心、抑郁、易怒，妊娠期使用可使男性胎儿女性化，局部使用可使皮脂生成减少 53%，男性一般不用。

（2）西咪替丁：系 H_2 受体阻断剂，能阻断二氢睾酮与毛囊受体的结合，抑制皮脂分泌，有拮抗雄激素的作用，可用于治疗寻常痤疮，女性雄激素性多毛症，每片 0.2g，成人 0.8g/d，分 4 次口服。

不良反应有精细胞数降低，男性乳房女性化（抗雄激素作用），中性粒细胞及血小板减少等。

（3）螺内酯：又称安体舒通，主要作用是作为醛固酮拮抗剂与肾远曲小管细胞争夺醛固酮受体，系效能低的利尿剂，但其具有抗雄激素性质，可选择性破坏睾丸及肾上腺微粒体细胞色素 P450，从而抑制性腺产生雄激素，并能在皮肤雄激素受体处竞争性阻滞二氢睾酮的细胞受体，减少雄激素对皮脂腺的刺激。相对于其他抗雄激素药物，低剂量基本无效，高剂量非常有效，但也会增加其不良反应，特别是功能性子宫出血，与口服避孕药联用可预防该不良反应的发生。在皮肤科可用于有月经不调，提示有内分泌影响的成人女性面部痤疮、多毛症、雄激素性脱发。40～60mg/d，分 2～3 次口服，肾功能不全及高血钾禁用。

（4）氟米特（flutamide）：主要作用是阻断雄激素受体。可有效治疗多毛症，剂量为 0.25～

0.5g/d，疗程6个月。不良反应有皮肤干燥，高剂量时有可能发生肝毒性。

（5）非那雄胺：是5α还原酶－Ⅱ抑制剂，可阻断皮肤内睾酮向二氢睾酮的转换，是最小剂量而有效的抗雄激素药物。每天5mg的剂量即可有效治疗多毛症而无不良反应的发生，每天1mg、疗程2年可使66%的男性雄激素性脱发患者临床症状得以改善。

（6）17－α－丙基睾酮：是一种研究中的化合物。Chakrabarty等局部用于雄性大鼠的腹侧器官，发现此药与大鼠腹侧器官中细胞溶质的雄激素受体结合，发生抑制二氢睾酮的抗雄激素的作用。

（7）黄体酮：皮肤科主要用黄体酮油0.2g与56.7g亲水性软膏混合，外用治疗绝经期前后外阴部营养不良和瘙痒。

四、雌激素

是由卵巢、肾上腺及胎盘产生的，可促进女性器官及第二性征的发育，包括女性生殖器、乳房的发育及子宫的增大，并具有对抗雄激素的作用，在雌激素量增高的情况下，皮肤血液的供应大大增加。尚有刺激单核巨细胞吞噬活动的作用，雌激素能使动物皮脂腺缩小，使皮脂产生减少。此作用可能是抑制垂体前叶促性腺激素及对抗雄激素所致。一般情况下，较大剂量的雌激素和小剂量的较少产生男性特征的孕激素联合应用，效果较好。

1. 在皮肤科的适应证　顽固性痤疮、老年性阴道炎、老年性皮肤瘙痒症、女阴干枯、皮脂溢出症、更年期角化病、妊娠期瘙痒性皮炎、遗传性出血性毛细血管扩张症、月经闭止期黄褐斑、对称性经痛性皮炎、Fox－Foxdyce病等。此外，雌激素可防止皮肤老化，并可用于自身免疫性黄体酮皮炎的治疗。

（1）己烯雌酚：每片1mg，每晚服1片，女性患者在月经最后一天开始服，3周为1疗程。

（2）炔雌醇：是天然雌激素，可作为替代药物用于绝经后症状，包括潮红、阴道炎及外阴萎缩的治疗。炔雌醇疗效较己烯雌酚强20倍，每日0.0125～0.05mg口服。

达英35，由炔雌醇50mg和丙氟地孕酮2mg组成，每日服1粒，于月经周期第5天开始连服21天，共用6个月经周期。本药有抗雄激素作用，同时又能抑制排卵，故对患有痤疮又要求避孕妇女较为理想，但对男性患者有女性化不良反应，不宜使用。

2. 不良反应　可有恶心、食欲不振、头晕等反应，可引起黄褐斑、光敏性皮炎、卟啉症恶化，促使某些妊娠期皮肤病（如妊娠疱疹）复发，有肝脏病、子宫肌瘤、乳房肿瘤及血栓疾病者忌用。

五、抗雌激素

他莫昔芬（tamoxifen）：他莫昔芬在乳腺组织内表现为雌激素受体阻断剂，而在骨组织、心血管系统和子宫细胞中表现为雌激素受体激动剂。他莫昔芬主要用于治疗乳腺癌，同时还能降低血浆胆固醇、增加骨密度。通过阻断雌激素与雌激素受体的结合发挥其抗雌激素作用，因此，可抑制生育期女性排卵。用于治疗黄体酮诱发性皮炎或多形红斑。不良反应包括停经、不规则阴道出血，长期应用对骨密度有一定影响。

六、绒毛膜促性腺激素

为类脑下垂体前叶促性腺激素，有促性腺发育，抑制皮脂腺活动等作用。对女性可促使卵泡发育、成熟，并有可能诱发排卵，对男性能刺激睾丸中间质细胞活动，增加雄激素的分泌。皮肤科可用于治疗疱疹样脓疱病、痤疮等，有人用之治疗多形日光疹获得良效，其机制可能是使皮肤增厚、色素加深以及减低微血管反应性所致。一般常用量为每次500～1000U，肌内注射，每周1

次。偶有变态反应。若连续用药 8 周尚不见效、出现性早熟或性欲亢进者，则应停药。

（弓娟琴）

第九章 糖皮质激素的外用

1952 年 Sulzberger 等首先报道氢化可的松治疗皮肤病收到良效，开启了外用糖皮质激素类药物应用于皮肤科领域的新纪元。此后，各种糖皮质激素制剂相继问世，外用剂型不断增加。为皮肤科医师提供了重要的治疗手段，是皮肤病治疗史上的重要里程碑。外用糖皮质激素在皮肤科领域使用范围十分广泛，在带来巨大临床价值的同时，也伴随种种不良反应。因此，要充分了解其作用机制、吸收和代谢、效能分级、适应证及不良反应等，才能合理选择和运用，以获得最佳的临床疗效和最大限度地减少不良反应。

【作用机制】 糖皮质激素（GS）的作用机制详见本篇第七章糖皮质激素的系统应用。糖皮质激素外用制剂的作用机制，可大致上分为四个方面，包括抗炎、免疫抑制、抗有丝分裂和血管收缩作用。炎症是免疫反应的终点，因此，其抗炎与抗免疫反应可以是重叠的。

1. 抗炎作用

（1）非特异性抗炎作用：可对抗由物理、化学、生物和免疫等各种原因引起的炎症，并对炎症的不同阶段均有抑制作用。

（2）抑制磷酸酯酶 A_2：通过抑制磷酸酯酶 A_2，使细胞膜上的花生四烯酸释放减少，继而使各种前列腺素、白三烯、12－羟基二十碳四烯酸等炎症介质下降。

（3）抑制巨噬细胞中一氧化氮合成酶（NOS）的活性：NOS 可被许多细胞因子激活，使一氧化氮（NO）生成增多，而 NO 能增加炎症部位的血浆渗出，导致水肿及组织损伤。

（4）抑制细胞因子：GS 能够抑制具有促炎作用的一些细胞因子，如白介素 1、2、3、4、5、6、8，肿瘤坏死因子、γ－干扰素及粒细胞－巨噬细胞刺激因子等，从而抑制炎症反应。

（5）抑制炎症转录因子：炎症应答中有两个转录因子：核因子 κB（NF－κB）和激活蛋白－1（AP－1）起主要作用。GS 可以直接与 NF－κB 结合，并增加 κB 抑制因子（IκB）的生成，使 NF－κB 失去活性。糖皮质激素阻止了 AP－1 激活与 DNA 的结合，进一步加强了 GS 抑制 NF－κB 的生物活性作用。

2. 免疫抑制作用 GS 的免疫抑制作用非常复杂，是通过多种途径实现的，包括抑制免疫反应始动阶段巨噬细胞对抗原的吞噬和处理；干扰淋巴细胞的识别，并阻断淋巴细胞的增殖，使血中淋巴细胞迅速减少；干扰体液免疫，减少抗体生成；加速敏感动物淋巴细胞的破坏与解体；减少抗体依赖细胞中介的细胞毒性；降低自然杀伤细胞活性等。

3. 抗增生作用

（1）对皮肤可抑制表皮细胞的 RNA 转录，降低 DNA 的合成，抑制有丝分裂，从而降低细胞分裂速度，也影响 DNA 的修复，其结果是造成表皮变薄、萎缩。

（2）抑制结缔组织中成纤维细胞的增殖，抑制胶原的合成，从而发挥抗增殖作用，是治疗慢性增生皮肤病、防止瘢痕形成的基础。

4. 血管收缩作用 作用机制尚未完全确定，有学者提出 GS 有释放去甲肾上腺素的作用，可直接作用于血管内皮细胞引起收缩。也有学者认为可能与其抑制有血管扩张作用的介质有关，如 GS 可抑制组胺、缓激肽、前列腺素等有血管扩张作用的介质。GS 可诱导血管紧张素转化酶，能降解缓激肽引起血管扩张，也可能是作用机制之一。

5. 糖皮质激素对各种细胞的药理作用见下表。

糖皮质激素对各种细胞的药理作用

细　胞	药理作用
角质形成细胞	抑制增殖
巨噬细胞	抑制其分化和功能
中性粒细胞	抑制其黏附到内皮细胞上
嗜酸性粒细胞	数目减少
嗜碱性粒细胞或肥大细胞	数目减少
内皮细胞	减少脉管通透性，抑制白细胞黏附
成纤维细胞	抑制增殖，降低胶原合成
T淋巴细胞	降低其细胞数及其细胞因子的产生
B淋巴细胞	抑制细胞的增殖，抑制早期炎症过程
皮脂腺细胞	降低其活性

【吸收与代谢】

1. 吸收　外用GS之后，GS穿入角质层并吸收到表皮，其效能和不良反应直接与GS的穿透作用相关。GS可在表皮内起作用（如在银屑病中抗有丝分裂作用），也可在真皮和表皮均发挥作用。其吸收率受GS的化学结构、配方基质、年龄、性别、部位、皮肤的状态等多种因素的影响。

所有的GS外用后都能在一定的程度上进入血液循环，如果长期或大量外用，其吸收作用可以引起系统的肾上腺皮质的抑制作用。不过，GS外用于正常皮肤，吸收很少。前臂外用氢化可的松大约渗透1%，其余被擦掉、洗掉或随角质层脱落而消除。其他GS的吸收都不超过氢化可的松，其疗效的增加不取决于吸收多少，而取决于GS抗炎的强度。

2. 代谢　糖皮质激素的分解代谢主要在肝脏中进行，通过以下方式：① A环的降解：$C_{4\sim5}$双键降解，C_3酮基变成C_3羟基形成四氢皮质醇；②皮质醇向皮质素转变；③ 皮质醇转化为17酮类固醇；④ 6－羟化反应：产生的各种代谢产物绝大多数通过与葡萄糖醛酸或硫酸盐结合增加水溶性，由肾脏排泄。从尿中排出的皮质醇代谢产物中四氢衍生物占40%～50%，六氢衍生物约占30%，17－酮类固醇占2%～12%，以原形排出的仅占0.5%～1%。

倍他米松17－和21－戊酸酯可被肝脏与皮肤的酯酶所水解，而17－酯对这两个酯酶有抵抗，17－酯对酶的抵抗作用可导致明显的储存作用，这可以解释为何17－酯比21－酯作用更强。氢化可的松17－丁酸酯曾报告外用后可转变成氢化可的松21－丁酸，继而经酯酶的作用转化成氢化可的松。

3. 基质的影响　改变构效关系、提高其本身的抗炎效果之后，基质的选择也是增加疗效的重要因素。

（1）必须选择能快速释放主药的基质。

（2）基质要有良好的闭塞作用，能阻止汗液蒸发，由此增加角质层的水化程度，在水化的角质层中，极性分子通过水相扩散，因此油脂、烃类有最好的封闭性。

（3）促进渗透剂：尿素有水化作用，可使GS的抗炎效能增加2～10倍。二甲基亚砜、氮酮及丙二醇等可使GS充分溶解，含有足够溶解GS的制剂，其血管收缩试验作用最强。

（4）配方的优劣也取决于药物本身的特性，如氟轻松在含有5%丙二醇的软膏中即可达到最高透入率。

若基质不适当，即使强效 GS 也可失败，如倍他米松戊酸酯乳膏或洗剂中，加入水杨酸、液体苯酚、清洁剂，则不仅降低基质的稳定性，而且使药物分子中的戊酸从 C_{17}转到 C_{21}位上，致使药物失活。

理想的基质应该能携带 GS 到达真皮，又能防止很快的吸入体内。因此，Feldmann 的研究认为上述情况并不一定代表理想溶媒的要求。所选择的基质除了注意无臭、不刺激、不染色之外，还要注意：①药物在基质中的溶解性；②药物在基质中的释放率；③基质水化角质层的能力；④药物在基质中的稳定性；⑤基质、角质层与药物的物理化学相互关系。重要的是不能因溶解而失去药物原来的特性。

除药物的理化性质外，基质 pH 值的影响不容忽视。有学者对市售的 9 种皮肤科外用制剂的 pH 值进行测定，结果 pH 值从 3. 6 到 8. 2，且每一制剂的 pH 值均不相同。pH 值的变化可使某些糖皮质激素发生酯的转移，日本学者大谷研究发现，倍他米松 - 17 戊酸酯在用乳膏（emulsifying ointment）混合后 pH 值升高，17 位上戊酸酯水解、疗效降低。Yip 等的研究亦证实了这一点，并指出添加磷酸可增加其稳定性。Ryatt 等用高效液相色谱法证实，倍他米松 - 17 戊酸酯在用乳膏混合 6 小时内，约 60% 的 17 戊酸酯被降解，其活性仅是原来的 1/15。尚有学者指出，有些 GS 不宜与尿素软膏混合，因为尿素向水相转移后分解成氨而使碱性更强，可降低 GS 的疗效。

此外，有学者对 7 种 GS 制剂在搅拌、混合后立即检测，发现这些制剂中的空气含量为 3. 0 ±0. 2% ~29. 2 ±1. 5%，大量空气的混入将加速药物的氧化，空气蒸发后影响制剂的外观。

【评价 GS 的方法】 评价已知或新合成的外用 GS 的方法很多，其中包括 Berliner 体外的抑制作用、豚鼠紫外线皮炎的抑制实验、鼠耳巴豆油诱发水肿抑制试验，即实施诱发皮炎前用被试的 GS 涂之，用能够抑制半数动物不发生皮炎所需的药量（ED_{50}），以比较其抗炎强度等方法，其中 Mckenzie 的血管收缩试验为最常用的试验，有定性试验和定量试验。

1. 定性试验 被试的 GS 用 95% 酒精稀释成不同浓度，然后将稀释好的各种浓度的 GS，与 0. 2ml 对照物在双前臂内侧各涂成直径 2. 54cm 的面积，分别予以标记，干后用有孔的铝板保护，包扎 16 小时取下，清洗后在自然光下看结果，不看变白的程度，只看变白的存在与否。如果变白发生在越低的浓度，则证明其血管收缩作用越强。后来在此法的基础上有所修改与补充，基本方法是相似的，只是包括制剂的基质以及在基质中加入促渗剂促进 GS 的穿透力。同时也在寻找最佳基质，以便应用于临床。例如，Sarkany 等在基质中加入丙二醇，使 GS 更好的溶解，增加其血管收缩能力。

2. 定量试验 将纯 GS 溶于纯乙醇，稀释成不同浓度，然后将稀释好的溶液置于不通风的防光容器中冷藏备用，并用双盲法进行测定，涂药的不同之处是每个小方格周边用硅酮油涂好，防止溶液流走，用 0. 8mm ×32mm 的小吸管将 10μl 的溶液滴到方格中，使 GS 的标准化面积为 $49mm^2$。然后保护固定，6 小时移走，计分 1：边界不清的轻度变白；2：较强的血管收缩至少有 2 个边界清楚；3：整个方块变白。将积分进行统计学分析，最后得出定量结果。

事实上效能常误用于 GS 血管收缩的等级上，而外用糖皮质激素的效能与血管收缩的程度并不完全平行，原因在于外用糖皮质激素的效能还受到其他诸多因素（包括皮肤本身的状态、制剂所含基质成分以及药物浓度等）的影响，但可作为评价 GS 临床疗效的参考。

【效能分级】 效能（poteney）是指外用糖皮质激素临床疗效的强度。有关外用糖皮质激素的效能分级方法，各国之间有所不同，有的分为五级，亦有分为七级者。七级分级法及其所包括的药物品种如下。

1 级（超强效）：0. 05% 强化倍他米松二丙酸酯软膏和凝胶，0. 05% 双醋二氟松最佳基质软膏，0. 05% 丙酸氯倍索乳膏、软膏、溶液及凝胶，0. 05% 丙酸卤倍索乳膏和软膏。

2 级（高强效）：0. 1% 安西缩松软膏，0. 05% 倍他米松二丙酸酯乳膏和软膏，0. 05% 双醋二氟松最佳基质乳膏，0.05%双醋二氟松软膏，0.1%哈西奈德乳膏，0.05%醋酸氟轻松软膏和凝胶，0.25%去氧米松乳膏和软膏。

3级（强效）：0.1%曲安奈德软膏，0.1%安西缩松乳膏和洗剂，0.05%倍他米松二丙酸酯乳膏，0.1%莫米松糠酸酯软膏，0.05%双醋二氟松乳膏，0.1%哈西奈德乳膏、软膏及溶液，0.05%醋酸氟轻松乳膏，0.1%倍米松戊酸酯软膏。

4级（中强效）：0.05%氟氢缩松软膏，0.05%氟替卡松软膏，0.1%莫米松糠酸酯乳膏，0.1%曲安奈德乳膏和软膏，0.015%氟轻松软膏，0.2%氢化可的松戊酸酯软膏。

5级（弱强效）：0.05%氟氢缩松乳膏，0.05%氟替卡松乳膏，0.05%倍米松二丙酸酯洗剂，0.1%曲安奈德洗剂，0.1%氢化可的松丁酯乳膏，0.025%氟轻松乳膏，0.1%倍米松戊酸酯乳膏和洗剂，0.2%氢化可的松戊酸酯乳膏。

6级（弱效）：0.05%阿氯米松二丙酸酯乳膏和软膏，0.1%曲安奈德乳膏，0.05%地奈德乳膏，0.03%氟米松特戊酸盐 乳膏，0.01%氟轻松乳膏和溶液，0.05%倍他米松戊酸酯洗剂。

7级（最弱效）：氢化可的松或醋酸氢化可的松乳膏和软膏，地塞米松、氟米松、甲基泼尼松龙和泼尼松龙的外用制剂。

从以上分级中可见，同一种药物出现在不同的分级中，如倍他米松二丙酸酯分别被分在第1、2、3及第5级中，但不难看出其浓度相同，但制剂的剂型各异，由此可见，基质对生物利用率的影响之大。莫米松糠酸酯、曲安奈德及氟轻松等之所以被分入不同级别，除剂型不同外，其浓度有明显的变化，说明某些药物的浓度决定其临床疗效强度。

【禁忌证】

1．绝对禁忌证　对GS过敏者及对GS的基质过敏者。

2．相对禁忌证　①细菌、分枝杆菌、真菌、病毒感染者；②局部溃疡；③妊娠期：只对胎儿利大于弊时才用；④授乳期：不用于乳房和乳头，尚不清楚外用GS是否可以从乳汁分泌。

【适应证】　理论上除绝对禁忌证和相对禁忌证外，GS可用于所有皮肤病的皮损，只是使用对象、部位、时间、临床疗效及不良反应不同而已（详见以下临床应用）。

【不良反应】　临床上最常见的不良反应有：局部毛细血管扩张、紫癜；局部多毛；表皮与真皮萎缩出现萎缩纹；局部色素沉着和色素减退；痤疮样皮疹；长期用氟化GS引起的酒渣样皮炎；长期用于眼周可出现眼压增高、青光眼、白内障；长期、大量外用可造成系统的不良反应，如下丘脑-垂体-肾上腺HPA轴的抑制、医源性库欣病及儿童、婴儿生长迟缓等。外用药的依赖性临床亦可见，如面部激素依赖性皮炎等。

【临床合理应用】　根据具体情况选择合适的外用糖皮质激素，应考虑如下因素。

1．皮肤病病种　不同的皮肤疾病对GS的敏感性不同，应根据不同皮肤疾病选择效能级别不同的药物。对GS高度敏感的疾病，如脂溢性皮炎、日光性皮炎等，可选用效能较弱的；中度敏感的疾病，如特应性皮炎、湿疹、神经性皮炎、银屑病等，可选用中效至强效的，对低度敏感的疾病，如盘状狼疮、扁平苔藓等，则宜选用强效至超强效的制剂。

2．皮损的严重程度　通常轻度皮损选用弱效或中效激素；中到重度皮损选用中强效或强效激素。糠酸莫米松、丙酸氟替卡松等软性激素，可广泛应用于轻度至中重度的皮肤疾病的皮损。

3．皮损部位　不同部位的皮肤对GS的吸收率也有差异。例如，前臂及后背的吸收系数较低为0.14，头皮的吸收系数为3，前额为6，面部的吸收系数为13，而阴囊吸收系数最高为42。临床上应根据皮损部位的不同、预计使用时间，选择不同效能及剂型的药物。

4．年龄与性别　对不同年龄的特点选择适当的药物。儿童的皮肤较薄，而且体表面积/体重之比较大，药物透皮吸收较成人多，所以儿童应选择不含氟、不良反应较小的弱效至中效的制剂，且宜短程、小面积使用。老年人的皮肤萎缩、各脏器功能衰退，且往往伴有基础性疾病，因此，应详细询问既往病史，选用极少被吸收进入循环的外用制剂。女性的皮肤相对柔嫩，可参照儿童用药方法。

5. 药物浓度和剂型　如效能分级表所示，同一种药物的浓度和基质及剂型不同，对生物利用率和临床疗效影响颇大，如倍他米松二丙酸酯就分别被分在第1、2、3及第5级中。故选择药物时应注意其浓度和剂型。但并非浓度越高越好，效能并不能随浓度增加而继续增加，只有一定量的GS能够通过角质层屏障。1984年，日本学者浅沼等用6种油脂性软膏作基质，将市售0.025%醋酸氟轻松稀释2~16倍，在人体做自身双侧斑贴试验，并与原浓度的醋酸氟轻松进行对比，发现无论用哪种油脂性软膏稀释醋酸氟轻松，稀释8倍时其血管收缩作用不变，稀释至16倍时仍有较强的血管收缩作用。

6. 外用GS的最佳时间　Pershing提出GS在午夜发生最大的效力，这与内源性cortisol的最低水平在午夜相一致。外用GS于皮肤表面，进入皮肤最大量是在2小时之内，但是发生最明显的血管收缩作用是在外用6小时之后。因此，外用的最佳时间是在晚上。

7. 用药的次数　根据快速耐受性的情况，间断用药比连续用药好，一般认为每天外用1~2次即可，有人作双盲对照实验，一侧每日外用6次，另一侧3次，结果效果相同，表明角质层的屏障作用达到一定的饱和度就停止吸收了。

8. 增强疗效　同一种药物除浓度和剂型影响其疗效外，具体使用方法也很重要，封包疗法可增进GS的效能，Mekenzie用血管收缩试验证明，外用GS的同时加用塑料薄膜封包，可使疗效增加10倍。因为封包可使药物与皮肤密切接触，又可增加皮肤的水化作用，使表皮浸软，从而增强疗效。封包时间一股不宜过长，8小时即可。

9. 降低不良反应　为了取得最大疗效和降低不良反应发生率，除药物化学结构的改造和制剂剂型的优化外，外用时的使用技巧也是降低不良反应发生率的有效手段。常用以下治疗方法。

(1) 间歇冲击疗法：根据GS等级不同来选择使用方法。Katz提出外用超强GS，每日2次，共2~3周，直到皮损消退85%以上，然后每周周末连续外涂3次，每次间隔12小时，即在36小时之内连续3次，此法可避免耐药及反跳。此法只用于银屑病的较为顽固的斑块状损害、扁平苔藓、结节性痒疹以及慢性顽固性皮炎或湿疹等。

(2) 轮换疗法：即先外用强效GS，1周后改用其他等级的GS。这样可以避免“快速耐受性”。所谓“快速耐受性”是指单纯外用GS，30小时内可抑制表皮有丝分裂和DNA合成，如果在数日内重复使用，继之DNA能反跳性增加。

(3) 联合用药：国内外已成功地联合使用GS与维A酸类药物治疗银屑病，其中维A酸类药物能诱发表皮的增生、增加胶原的合成，拮抗GS所致萎缩，但不影响其抗炎作用，而GS既可抑制细胞的有丝分裂，又减少维A酸的刺激性，所以联合两药治疗银屑病能提高疗效，同时也降低了不良反应的发生率。GS与地蒽酚、水杨酸类、焦油类、维生素D_3类似物等联合应用，既能减少GS使用总量，也能减少不良反应。联合用药的另一优点是，能够避免单用GS停药时出现的“反跳”现象。

(4) 复方制剂：复方益康唑霜是含有0.1%曲安奈德与1%硝酸益康唑的复方制剂，经过严格试验，两药互不干扰其独特的作用，且曲安奈德有暂时的血管收缩作用，可使硝酸益康唑停留在表皮的时间延长，能更好的发挥其杀真菌与细菌的作用，而曲安奈德又发挥其抗炎止痒的作用。

中国医学科学院皮肤病研究所靳培英教授治疗银屑病的复方配方中，含有丙酸氯倍他索和全反式维A酸。丙酸氯倍他索能抑制表皮角质形成细胞及T细胞增殖，抑制白细胞趋化性，全反式维A酸能促进角质形成细胞分化，同时也抑制角质形成细胞增殖及抑制白细胞趋化性，两组成分共同的药效在复方中相加或增强的协同作用，减轻了各自的临床不良反应。现已技术转让形成市售商品药物“金组尔”。

对复杂疾病不是GS单一用药就可以解决的，即GS要联合合并症所需的药物，除了起到协同作用外，又可使复杂疾病收到最大的效果，这也是合理用药的原则之一。

（曹元华　靳培英）

第十章　抗生素在皮肤科的应用

自抗生素问世以来，临床应用十分广泛。皮肤科治疗感染性皮肤病疗效好、奏效快，发展迅速。但另一方面，抗生素本身也不够完善，有些毒性较大，不良反应较多，如使用不当，也会带来许多不良后果。例如，耐药菌株不断产生、细菌的耐药性普遍存在，有的日益增大；抗菌药物的变态反应不断增多；因菌丛失调而引起的二重感染较为顽固，而不易治疗等。因此，必须防止滥用抗生素，以杜绝、减少药源性疾病，临床用药必须做到有的放矢，合理安全。

抗细菌药物与其他抗生素一样，在皮肤科常用。选择抗细菌药物时，不仅要考虑药物方面，如对感染菌的敏感性、药效学、药代动力学、不良反应等，注意给药途径、剂量、时间、费用、与其他药物的相互作用等，还要分析患者的年龄、性别、体质、病情、合并症、妊娠、过敏史、家族史等。

第一节　青霉素与半合成青霉素类

青霉素由青霉菌等的培养液中分离而得，是一种有机酸，可与金属离子或有机碱结合成盐。常用的有钠盐、钾盐、普鲁卡因盐和苄星盐。青霉素类药物是杀菌性抗生素，只在细菌细胞分裂后期细胞壁形成的短时间内有效。它们的杀菌效果主要取决于血药浓度的高低，在短时间内较高的血药浓度对治疗有利。

【药代动力学】　青霉素钠、钾不耐酸，口服吸收差，不宜用于口服。肌注吸收迅速。肌内注射100U，血清浓度于半小时达峰值，约20U/ml。$t_{1/2}$0.5小时，消除迅速，大部分由尿排泄，几小时内消除殆尽。普鲁卡因青霉素吸收缓慢，肌注30U普鲁卡因青霉素，血药浓度峰值接近2U/ml，24小时仍可测得。适用于治疗梅毒和一些敏感菌所致的慢性感染。苄星青霉素仅供肌内注射，吸收极缓慢，血浓度低，适用于需长期青霉素预防治疗的患者。

半合成的青霉素有些可口服。多数品种经口服时，在胃肠道降解失效或口服吸收差以及不吸收。青霉素V是青霉素G的发展，可以更有效抵抗胃酸，在胃肠道更好地吸收。口服吸收率60%，服后0.5～1小时达血药浓度峰值。$t_{1/2}$为1小时。

双氯西林是口服的耐β-内酰胺酶的青霉素。苯唑西林、氯唑西林和萘夫西林等是半合成的异恶唑类抗葡萄球菌青霉素，也是可口服的青霉素类。空腹口服苯唑西林1g，于1/2～1小时血清浓度达峰值，约12μg/ml，吸收量可达口服量的1/3以上；肌内注射0.5g，血清浓度于1/2小时达峰值，约16μg/ml。在体内分布广。$t_{1/2}$约为0.4小时；口服氯唑西林钠吸收达50%。肌内注射0.5g，半小时血清浓度达峰值，约18μg/ml。$t_{1/2}$约为0.6小时。

【作用机制】　青霉素是一类重要的β-内酰胺类抗生素，这类抗生素与细菌细胞膜上的青霉素结合蛋白结合。本组药物中，不同的品种针对不同的青霉素结合蛋白和酶，这些蛋白和酶涉及到细菌细胞壁的代谢。青霉素类妨碍细菌细胞壁黏肽的合成，使产生和活化自溶酶，造成细菌死亡。这一过程发生在细菌细胞的繁殖期，故为繁殖期杀菌药。

【临床应用】　本组药物对革兰阳性球菌及革兰阴性球菌（如淋球菌等）都有强大的杀灭作

用。于细菌繁殖期起杀菌作用。对革兰阳性球菌（链球菌、肺炎球菌、敏感的葡萄球菌）以及某些革兰阴性球菌（脑膜炎球菌、淋球菌）有较强的抗菌作用；对革兰阳性杆菌、白喉杆菌、破伤风杆菌、气性坏疽杆菌、螺旋体（如梅毒螺旋体、回归热螺旋体、钩端螺旋体等）、梭状芽胞杆菌（如气性坏疽杆菌等）、放线菌以及部分拟杆菌具有较强的抗菌作用。耐青霉素酶青霉素类对化脓性链球菌和金黄色葡萄球菌敏感。氨苄西林和阿莫西林可治疗淋球菌感染。对于淋球菌，给予氨基类青霉素单次剂量（如氨苄西林3.5g或阿莫西林3.0g），合用丙磺舒。对其他的革兰阴性菌感染，可以每天用2～4g，分3～4次，合并用丙磺舒。在皮肤科主要用于治疗脓疱疮、丹毒、猩红热、蜂窝织炎、疖、痈、炭疽、淋病、梅毒、雅司、放线菌病、气性坏疽、炭疽等急性感染，及其敏感菌所致的菌血症、败血症。

苯唑西林：对产酶金黄色葡萄球菌和表皮葡萄球菌有效，用于一些较顽固的皮肤和软组织感染，但对不产酶菌株的抗菌作用不如青霉素G，对耐甲氧西林金黄色葡萄球菌（MRSA）感染无效。

氨苄西林：对革兰阳性和阴性菌均有效。

哌拉西林：对绿脓杆菌和厌氧菌有效。

替卡西林：主要对革兰阴性菌有效，对假单胞菌有良好的抗菌活性。

本组的品种较多，临床常用方法如下。

1. 青霉素G钾（钠）盐　钾（或钠）盐粉针剂，20万U，40万U，80万U。肌内注射，每日80～320万U，儿童每日3～5万U/kg，分2～4次。静滴，每日240～2 000万U，儿童每日20～40万U/kg，分4～6次，加至少量输液中作间歇快速滴注，输液浓度一般为1～4万U/ml。氯霉素、红霉素类、四环素类、林可霉素类、磺胺类等抑菌药物，可减弱青霉素类的杀菌作用，一般不宜合用。

2. 普鲁卡因青霉素　为长效青霉素。粉针剂40万U，80万U。仅供肌内注射，成人每日40～160万U，1次/日，成人无合并症的淋病480万单位/次，肌注于两侧臀部，注射前30分钟口服丙磺舒1g；成人梅毒40～60万U/d，肌注，连用8～15日。儿童每日40～80万U，分1～2次。婴儿5万U/(kg·d)。

3. 苄星青霉素　为长效青霉素。粉针剂30万U，60万U，120万U。临用前加注射用水适量，制成混悬液。肌内注射，成人60～120万单位/次，儿童30～60万单位/次，每2周或每月1次。早期和晚期梅毒240万单位/次，每周1次，疗程3周；妊娠梅毒240万单位/次，每周1次，疗程2周；先天梅毒肌注5万U/kg；因难进入脑脊液，不提倡用于神经梅毒。

4. 苯唑青霉素　粉针剂0.5g；片剂、胶囊剂0.25g。为非广谱，耐青霉素酶、耐酸的半合成青霉素。宜空腹时服，成人口服0.5～1克/次，4次/天；肌内注射，1克/次，每日3～4次。静滴，1～2克/次，必要时溶于100ml输液内，滴注1/2～1小时，3～4次/天。儿童50mg～0.1g/(kg·d)，分4次给予。口服、肌注均较少用。与丙磺舒合用可提高血液浓度。

5. 氨苄青霉素　为广谱半合成青霉素，耐酸，不耐青霉素酶。粉针剂0.5g；胶囊剂0.25g。成人静滴1～2克/次，必要时3克/次，2～4次/天，必要时每4小时1次，溶于100ml输液内，滴注1/2～1小时；肌内注射，0.5～1克/次，4次/天；口服0.5～1克/次，4次/天，空腹服用；儿童0.1～0.15g/kg，分次给予。

6. 羧苄青霉素　为广谱半合成青霉素，不耐青霉素酶。钠盐粉针剂0.5g、1.0g、2.0g、5.0g（1g=100万U）。成人肌内注射，0.5～2.5克/次，4次/天；静注或静滴，每日5～20g，分2～3次。绿脓杆菌感染0.4～0.5g/(kg·d)。儿童肌内注射50mg～0.2g/(kg·d)，分4次给药，儿童静滴0.1～0.4g/(kg·d)，分2～4次。

7. 氧哌嗪青霉素钠　为广谱、半合成、抗假单胞菌青霉素，对革兰阳性和阴性菌均有良好的抗菌活性。不耐青霉素酶。口服不吸收。粉针剂0.5g、1.0g。成人肌内注射，1.0~1.5克/次，3~4次/天，肌注可用0.25%利多卡因作溶剂。静注或静滴，每日4~12g，分3~4次。静注将药溶于10%葡萄糖液或生理盐水40ml，在10~15分钟之间缓慢推注；静滴将药溶于5%葡萄糖液或生理盐水100~200ml中，1小时滴完。儿童肌注0.1~0.3g/(kg·d)。

8. 羟氨苄青霉素　为半合成广谱青霉素，口服吸收良好。片（胶囊）剂0.125g、0.25g、0.3g。成人口服，每日1~4g，分3~4次；儿童50mg~0.1g/(kg·d)，分3~4次，饭后服下。治疗淋病单剂量口服3g，合用丙磺舒1g。

9. 氯唑西林钠　为半合成的异恶唑类抗葡萄球菌青霉素，耐β-内酰胺酶、耐酸。粉针剂0.25g、0.5g、1.0g，胶囊剂0.125g、0.25g、0.5g，颗粒剂50mg。成人口服0.5~1克/次，4~6次/天，轻症2g/d，重症4~6g/d；儿童0.05~0.1g/(kg·d)，4~6次/天；肌内注射0.5~1克/次，3~4次/天。静滴1~2克/次，溶于0.1g输液中，滴注1/2~1小时，3~4次/天。儿童30~50mg/(kg·d)，分次给予。

10. 双氯西林　为耐酸，耐β-内酰胺酶类青霉素，双氯西林被认为最佳。可口服，片（胶囊）剂0.25g。作用与用途同氯唑西林，但较氯唑西林强。每天最高量可用到4.0g，一般用于葡萄球菌感染性皮肤病，每天2.0g即可，分3~4次，空腹服药。儿童30~60mg/(kg·d)，分4次。

【禁忌证】　有对青霉素过敏体质和过敏史者禁用。

【不良反应】　过敏反应是青霉素类最常见的不良反应，表现有过敏性休克、皮疹（麻疹样皮疹、荨麻疹样皮疹等）。尤其要注意交叉过敏性，如对青霉素类过敏者，很可能会对头孢菌素类过敏。氨基类青霉素类比其他青霉素类更易发生致敏。用青霉素G或青霉噻唑酰-聚赖氨酸做皮内试验很有帮助。如果皮试阴性，使用青霉素类后发生直接或严重过敏的可能性很小。

口服类除了一些胃肠道不适外，其他不良反应很少见。只是在大剂量使用非肠道给药制剂时，可能发生溶血性贫血、癫痫发作或电解质紊乱。使用半合成青霉素类，还可罕见发生肝炎或肾炎。

【注意事项】

1. 丙磺舒可阻滞青霉素类药物的排泄，联合应用可使青霉素类血药浓度上升。

2. 青霉素类药物都可致过敏反应。用前要按规定方法进行皮试。苄星青霉素因使用间隔期长，在每次用药前都要进行皮试。对普鲁卡因过敏者禁用普鲁卡因青霉素。

3. 普鲁卡因青霉素偶可致一种特异反应。注射药物当时或之后1~2分钟内，患者自觉心里难受、濒危恐惧感、头晕、心悸、幻听幻视等症状。一般无呼吸障碍和循环障碍，多数病例可出现血压升高（可与过敏性休克相鉴别）。一般不需特殊处理，症状维持1~2小时可自行恢复正常。或使用镇静药（如地西泮）、抗组胺药（如肌注苯海拉明）有助于恢复。

4. 低剂量青霉素不引起毒性反应。大剂量应用，可出现神经-精神症状。对于有凝血功能缺陷的患者，大剂量青霉素可扰乱凝血机制，而导致易出血倾向。

5. 青霉素钠盐或钾盐的水溶液均不稳定，应现配现用。

第二节　头孢菌素类

头孢菌素类（cephalosporins）为半合成抗生素，以冠头孢菌培养得到的天然头孢霉素C作为原料，其母核为7-氨基头孢烷酸，经半合成改造其侧链而得到的一类抗生素。按其发明年代的先后和抗菌性能的不同而分成一、二、三和四代，合成的品种有四十余种。头孢菌素类抗生素具有抗菌作用强、毒性较低、过敏反应较青霉素少等优点。其中第四代头孢菌素，抗菌谱广，对

β-内酰胺酶稳定，耐酸性强。对多数革兰阳性菌、阴性菌和厌氧菌均有很强的抗菌活性。

第一代头孢菌素是20世纪60年代初开始上市的。从抗菌性能来讲，对第一代头孢菌素敏感的细菌主要有β-溶血性链球菌和其他链球菌，包括肺炎球菌（但肠球菌耐药）、葡萄球菌（包括产酶菌株）、流感嗜血杆菌、大肠杆菌、克雷伯杆菌、奇异变形杆菌、沙门菌、志贺菌等。第一代头孢菌素对革兰阴性菌的β-内酰胺酶的抵抗力较弱，因此，革兰阴性菌对这代抗生素较易耐药。

第二代头孢菌素对革兰阳性菌的抗菌效能与第一代相近或较低。对革兰阴性菌的作用较为优异，抗酶性能强，抗菌谱较广。

第三代头孢菌素对革兰阳性菌的抗菌效能普遍低于第一代（个别品种相近），对革兰阴性菌的效能较第二代头孢菌素更为优越。抗菌谱扩大，对绿脓杆菌、沙雷杆菌、不动杆菌、消化杆菌，以及部分脆弱拟杆菌有效。耐酶性能强，对第一代或第二代头孢菌素耐药的一些革兰阴性杆菌，第三代头孢菌素往往有效。但第三代头孢菌素对革兰阳性菌的作用弱，不能用于控制金黄色葡萄球菌感染。

第四代头孢菌素是近年发现的一些新品种，如头孢匹罗（cefpirome）等，不仅具备第三代头孢菌素的抗菌性能，还对葡萄球菌有抗菌作用。对染色体及质粒介导的β-内酰胺酶的耐受性好。对酶稳定，不易被破坏。对细菌细胞壁的穿透性更强。杀菌作用更迅速。

【药代动力学】 各品种之间的吸收率不相同。最高血药浓度与摄入的食物有关。头孢克洛、头孢羟氨苄、头孢氨苄、头孢拉定以空腹服用为佳。头孢呋辛酯与食物同服生物利用度增高。第一代和第二代头孢菌素主要从肾脏排泄。因此，给药量要视患者的肾功能而定。头孢克肟主要在肝脏排泄。非胃肠给药，半衰期多数在0.5~2小时。只有头孢曲松既通过肝脏，也在肾脏转化排泄，故在肾功能不全时，不需调整。

【作用机制】 阻断细胞壁的合成。此类药结构上相似于青霉素。特殊的结构可抑制β-内酰胺酶。如同青霉素类，头孢菌素类可抑制一系列青霉素结合蛋白，这些酶对细菌细胞壁的合成很重要。这些酶在细菌的种与种之间是不相同的。

第一代头孢对葡萄球菌敏感，对革兰阴性菌不敏感。

第二代增加了对革兰阴性菌的敏感，但降低了革兰阳性菌的敏感。各品种的抗菌谱活性差别较明显。分为两类：真正的头孢菌素类和头霉素类，如头孢西丁、头孢替坦。真正的头孢菌素类对流感嗜血杆菌、卡嗜血杆菌、奈瑟菌和一些肠杆菌敏感性高。而头霉素类对葡萄球菌和链球菌敏感性较差。头霉素类均对脆弱拟杆菌有中等强度。

第三代对革兰阳性菌较弱，对革兰阴性菌很强。这是由于它们具有更强的β-内酰胺酶稳定性，如头孢他啶、头孢吡肟、头孢哌酮对假单胞菌包膜有较强作用。头孢他啶对绿脓杆菌（绿脓假单胞菌）最强。

【临床应用】

第一代头孢对革兰阳性球菌敏感，可用于治疗各种皮肤病、软组织的球菌感染。

第二代头孢对革兰阴性菌敏感，治疗流感嗜血杆菌或肠菌性的蜂窝织炎疗效好。头孢呋辛酯可用于治疗部分布氏疏螺旋体感染性莱姆病。

第三代头孢也用于治疗软组织脓肿和糖尿病性下肢溃疡。头孢他啶治疗绿脓杆菌感染有效，用于治疗坏疽性臁疮、糖尿病性溃疡和烧伤后感染。

1. 头孢氨苄　为半合成的第一代口服头孢菌素。片（胶囊）剂0.125g、0.25g；颗粒剂每克含药50mg；泡腾片0.125g。成人0.25~0.5g，每6小时1次，空腹服用。1日最高剂量4g。儿童给药25~50mg/(kg·d)，分3~4次服用；皮肤软组织感染及链球菌咽峡炎，1次12.5~50mg/kg，每12小时1次。

2. 头孢羟氨苄　为半合成的第一代口服头孢菌素。胶囊剂 0.125g、0.25g。成人每日 1～2g，分 2～3 次服。泌尿道感染时，也可 1 次服下。严重感染者每日剂量可增至 4g，分 2～3 次服。儿童 50mg/(kg·d)，分 2 次服。肾功能不全者应酌减用量。

3. 头孢噻吩钠（先锋霉素Ⅰ号）　属第一代头孢菌素，适用于治疗耐青霉素金黄色葡萄球菌（甲氧西林耐药者除外）和敏感的革兰阴性杆菌所致的呼吸道、软组织、尿路感染。有注射剂 0.5g、1g。肌内注射，每次 0.5～1g，每 6 小时 1 次，严重感染者 1 日剂量可增至 6～8g。静滴，每日 2～6g，分 2～3 次给药，重症可加至 12g/d，但每日最高剂量不宜超过 12g。儿童静脉给药，50mg～0.1g/(kg·d)，分 4 次给药；1 周内的新生儿，每 12 小时 20mg/kg，大于 1 周内的，每 8 小时 20mg/kg。17 岁或 17 岁以下，0.16g/(kg·d)，每日总剂量不能超过 10～12g。

4. 头孢唑林钠（先锋霉素Ⅴ）　为半合成的第一代头孢菌素。注射剂 0.5g。肌内或静注，成人 0.5～1 克/次，3～4 次/天；革兰阳性菌致轻度感染 0.5 克/次，2～3 次/天；中度或重度感染 0.5～1 克/次，3～4 次/天；极重感染 1～1.5 克/次，4 次/天；泌尿系感染 1 克/次，2 次/天。肌注（深部）、静注或静滴，用生理盐水溶解；儿童 20～40mg/(kg·d)，分 3～4 次给予；重症儿童用到 0.1g/(kg·d)，分 2～4 次；新生儿一次不超过 20mg/kg，1 日 2 次。注意：有的供肌注的注射剂内含利多卡因，不可注入静脉。

5. 头孢拉定（先锋霉素Ⅵ）　第一代头孢菌素。胶囊剂 0.125g、0.25g、0.5g；干混悬剂 0.125g、0.25g；注射用头孢拉定（添加碳酸钠）每瓶 0.5g、1g；注射用头孢拉定 A（添加精氨酸）每瓶 0.5g、1g。成人口服每日 1～2g，分 3～4 次，空腹服下；儿童 25～50mg（kg·d），分 3～4 次服用。肌内注射、静注或滴注，成人 2～4g/d，分 4 次给药，病情严重者每日剂量可增至 8g。儿童 50mg～0.1g/(kg·d)，分 4 次给药，严重感染者剂量可增至 0.3g/(kg·d)。注射剂刺激性较低，适宜肌内注射。

6. 头孢克洛　为第二代口服头孢菌素。胶囊剂 0.25g；缓释胶囊 187.5mg；片剂 0.125g、0.25g；缓释片 0.375g；分散片 0.125g、0.25g；咀嚼片 0.125g；颗粒剂 0.1g、0.125g、0.25g；混悬液 30ml：0.75g，60ml：1.5g；干混悬剂 0.125g、1.5g。成人常用剂量，非缓释剂 1 次 0.25g，每 8 小时 1 次，重症可加倍，空腹给药，每日总量不超过 4g；缓释剂 1 次 0.375g，1 日 2 次，于早、晚餐后服，重症感染剂量加倍。儿童常用剂量，非缓释剂 20mg/（kg·d），每 8 小时服用 1 次，空腹服，重症可加倍，但最大剂量每日不超过 1g；缓释剂，体重 20kg 以上，用法用量同成人。

7. 头孢呋辛钠（头孢呋肟）　为半合成第二代头孢菌素。片剂、胶囊剂 0.25g；注射剂 0.25g、0.75g、1.5g。成人口服每次 0.25～0.5g，2 次/天；>5 岁 0.125 克/次，2 次/天。肌内注射（深部）、静注或静滴，成人 0.75～1.5 克/次，3 次/天，对严重感染剂量增至每次 1.5g，4 次/天；儿童 60mg/(kg·d)，严重感染剂量可增至 0.1g/(kg·d)，分 3～4 次给予。

8. 头孢呋辛酯（新菌灵）　为第二代头孢菌素头孢呋辛的酯化制剂，口服后在肠黏膜及血中由酯酶分解生成头孢呋辛而起作用。薄膜衣片 0.125g、0.25g。餐后口服，每次 0.25g，重症 0.5g，每日 2 次，不可咬碎。淋病 1g 顿服。儿童 1 次 0.125g，每日 2 次。因不可压碎给药，故幼儿不宜用。

9. 头孢西丁（头孢甲氧噻吩）　属头霉素类抗生素，抗菌谱类似第二代头孢菌素，习惯上被列在第二代头孢菌素类中。头孢西丁钠粉针剂有 1g、2g。肌注 1～2 克/次，6～8 小时/次。肌注用 0.5% 利多卡因液溶解；静注或静滴，轻度感染 1 克/次，每 8 小时 1 次；中度感染 1 克/次，每 4 小时 1 次，或 2 克/次，每 6～8 小时 1 次；危及生命的严重感染 2 克/次，每 4 小时 1 次，或 3 克/次，每 6 小时 1 次（1 日最大剂量为 12g）；儿童（3 个月以上）静脉给药 80～160mg/(kg·d)，分 4～6 次给药，每日总剂量不宜超过 12g。新生儿 80mg～0.1g/(kg·d)，分 3 次。丙磺舒可延长其抗菌作用。

10. 头孢美唑（先锋美醇） 为半合成的头霉素衍生物，抗菌性能与第二代头孢菌素相近，对多种β-内酰胺酶的稳定性强。粉针剂0.25g、0.5g、1g、2g。肌注，成人1~4g/d，分3~4次。静注或静滴，轻度或中度感染每日1~2g，分2次；重度感染可用至4g/d，分2~4次；儿童（2~12岁）轻度或中度感染25mg~0.1g/(kg·d)，分2~4次；重度感染（如败血症）可用至0.15g/(kg·d)，分2~4次。肾功能不全者适当延长给药间隔并减少剂量。

11. 头孢他啶（头孢羧甲噻肟） 为半合成的第三代头孢菌素。粉针剂0.25g、0.5g、1g、2g、3g。深部肌注，轻度感染0.5克/次，2次/日；中度感染1克/次，2~3次/日；静注或静滴，中度感染1克/次，2~3次/日；重度感染可增至2克/次，2~3次/日；极重度（败血症、危及生命）增至4~6g/d，分2~3次/日给药；或酌情加至0.15~0.2g/kg，分3次给药，疗程7~14日。儿童（2个月以上）静滴30mg~0.1g/kg，分2~3次给药，最高量不超过6g。肾功能障碍者应根据损害程度适当减量应用。

12. 头孢曲松钠（头孢三嗪，菌必治） 为半合成第三代头孢菌素，作用广谱长效。注射粉针剂0.25g、0.5g、0.75g、1g、1.5g、2g。主要用于治疗淋病、梅毒、软下疳、腹股沟肉芽肿（杜诺凡菌病），以及治疗与某些性病相关的前列腺炎、附睾炎、盆腔炎。对于一般感染，1~2g/d，1次/日或分为每12小时1次给药，1日总剂量不超过4g，疗程通常4~14天。对单纯性急性淋病，肌注0.25~0.5克/次；淋病合并症0.25克/次，1次/天，疗程10天；成人淋球菌性结膜炎，单剂给药1g。播散性淋病，静注1克/次，疗程7天，5天后改为肌注0.25g；治疗梅毒，不作为首选药，必要时肌注0.25g/d，疗程10天；对软下疳，主要用于治疗耐复方新诺明、氯霉素、四环素的患者，一次性肌注1g。儿童皮肤和皮肤附件感染50~75mg/(kg·d)，1次/日或每12小时给药1次，总量不超过2g；感染消失后至少给药2日。儿童最大剂量0.1g/(kg·d)，但总量不超过4g/d。深部肌内注射用1%利多卡因溶解，不宜在一处注射1g以上剂量。静注时，1g用注射用水10ml溶解，注射时间不少于2~4分钟，缓慢注入；静滴，2g溶于0.9%氯化钠注射液4ml或5%葡萄糖注射液中，再用同一溶液稀释至100~250ml静滴。如使用剂量大于50mg/kg，输注时间至少应在30分钟以上。本药临用前配制。不能与其他药物混合使用。

13. 头孢哌酮钠（头孢氧哌唑，先锋必） 为半合成的第三代头孢菌素。粉针剂0.25g、0.5g、1g、2g。成人肌注，一般感染2~4g/d，分等量每12小时注射1次；严重感染2~3克/次，每8小时1次，每日剂量不宜超过9g。但免疫缺陷伴严重感染时可增至12g。无合并症淋球菌尿道炎单次剂量肌注0.5g。儿童50mg~0.1g/(kg·d)，分2次，或1次25~50mg/kg，每6小时1次，1日最大剂量为0.4g/kg（但不宜超过6g）。静注、静滴成人4~9g/d，严重感染6~12g/d；儿童0.1~0.4g/(kg·d)，分2~3次，1日最大剂量不超过6g。婴儿推荐剂量1次25~50mg/kg，每6~12小时1次。新生儿推荐剂量1次50mg/kg，每12小时1次。

14. 头孢布烯（ceftibuten，头孢噻腾） 为供口服第三代头孢菌素。其抗菌后效作用较持久，体内分布广泛，能有效穿透感染部位。胶囊剂0.2g、0.4g，混悬剂90mg/5ml、180mg/5ml，每瓶30ml、60ml、120ml。成人和45kg以上儿童口服0.4克/次，顿服，或0.2克/次，2次/日；45kg以下儿童，9mg/kg，分1~2次给药。推荐疗程5~10日，由化脓性链球菌引起的感染疗程大于10日。服用混悬液必须避开进食（进食前1小时或进食后2小时服），而胶囊剂则无妨碍。

15. 头孢噻肟钠（凯福隆） 为半合成的第三代头孢菌素。对革兰阴性杆菌的抗菌力明显超过第一、二代头孢菌素，但对革兰阳性球菌的抗菌作用不如第一代和部分第二代头孢菌素。对淋球菌、化脓性链球菌的抗菌作用强大，对β-内酰胺酶稳定。粉针剂0.5g、1g、2g、3g。成人和12岁以上儿童一般感染，肌内注射或静注，1次0.5~1g，1日2~4次。一般感染2g/d，分成2次肌内注射或静注；中度或较重感染：3~6g/d，分成3次肌内注射或静注；败血症等6~

8g/d，分成3～4次静脉给药；极重感染1日不超过12g，分6次静脉给药。淋病单次肌内注射0.5～1g。静滴，成人2～3g/d；小儿肌内注射或静滴50mg～0.1g/(kg·d)，分2～3次给药。婴幼儿不能肌内注射。

16. 头孢唑肟　为半合成的第三代头孢菌素，性质与头孢噻肟相似。注射用其钠盐，头孢唑肟钠注射剂0.25g、0.5g、1.0g。成人静注或静滴，治疗非复杂性尿路感染0.5克/次，每12小时1次；轻度或中度感染1～2克/次，每8～12小时1次；重度感染可增加至3～4克/次，每8小时1次；儿童（≥6个月）常规用量，静注或静滴1次50mg/kg，每6～8小时1次。

17. 头孢克肟　为供口服用第三代头孢菌素，对革兰阴性杆菌的抗菌力明显超过第一、二代头孢菌素，但对革兰阳性球菌的抗菌作用不如第一代和部分第二代头孢菌素。胶囊剂50mg、0.1g；颗粒剂每克中含50mg（效价）。成人及体重30kg以上的儿童0.05～0.1克/次，2次/日，重症1次口服量可增至0.2g。儿童每次1.5～3mg/kg，2次/日，重症1次量可增至6mg/kg。

18. 硫酸头孢匹罗　为第四代头孢菌素，作用机制与其他头孢菌素类药物相同。适用于治疗敏感菌引起的严重感染，如严重的泌尿道感染（复杂性尿路感染）、严重的皮肤及软组织感染、严重的下呼吸道感染、中性粒细胞减少的患者所患严重感染、败血症等。粉针剂0.5g、1.0g。成人静脉给药，上下泌尿道合并感染或严重的皮肤及软组织感染，1克/次，每12小时1次；严重的下呼吸道感染，1～2克/次，每12小时1次；败血症或中性粒细胞减少患者所患严重感染，2克/次，每12小时1次。

【皮肤科适应证】　适用于治疗各种皮肤、软组织敏感细菌引起的感染，常用于各种化脓性皮肤病，如脓疱疮、毛囊炎、疖、痈、蜂窝织炎、臁疮、丹毒、伤口感染、坏死性筋膜炎。治疗泌尿生殖道感染，淋菌性尿道炎，淋菌性盆腔炎，淋菌性附睾炎等淋球菌感染性疾病。根据不同的抗菌谱，选择不同的头孢菌素品种。

【禁忌证】　对青霉素、头孢菌素过敏者。肝、肾功能不全者慎用。孕妇、哺乳期妇女、新生儿慎用。

【不良反应】

1. 变态反应　同青霉素。包括荨麻疹、红斑丘疹性药疹、瘙痒，发生率为1%～3%。对青霉素过敏者，有5%～30%也对头孢菌素类过敏，而对头孢菌素过敏者绝大多数对青霉素过敏，因此有青霉素过敏史（包括Ⅰ型变态反应和Ⅳ型延迟型变态反应）者避免使用头孢菌素药物。发生过敏性休克时可参照青霉素休克同样处理。儿童服用头孢克洛发生血清病的比率增高。

2. 胃肠道不良反应，包括食欲不振、恶心、呕吐、腹泻、假膜性肠炎和念珠菌感染。肝毒性有转氨酶、碱性磷酸酶、血胆红素等值升高。头孢曲松可能引起肝酶轻度升高和胆管淤积，大剂量时尤其明显。本类药物强力抑制肠道菌丛，菌丛失调，引起维生素B族和K缺乏，凝血功能障碍。

3. 局部反应有血栓性静脉炎、注射区疼痛，在用药者中发生率1%～5%。

4. 血液学反应有Coombs抗体阳性，但溶血性贫血者少见。偶见嗜酸性粒细胞增多或红细胞、血小板、白细胞减少症。

5. 绝大多数的头孢菌素由肾脏排泄，偶然可致血尿素氮、血肌酐升高，少尿、蛋白尿等。

【注意事项】　药物的相互作用：某些头孢菌素类（头孢羟唑、头孢替坦、头孢哌酮等）包含有硫甲基四氮唑（NMTT）环，与乙醇（即使很少量）同服，也可引起体内乙醛蓄积，诱导“双硫醒”反应，而呈“醉酒状”。NMTT环也可延长凝血酶原时间。

第三节　β－内酰胺抗生素/β－内酰胺酶抑制剂复合制剂

β－内酰胺酶抑制剂是一类新的β－内酰胺类药物，可抑制β－内酰胺酶Ⅱ、Ⅲ、Ⅳ、Ⅴ型，对Ⅰ型酶无效。这就使青霉素类、头孢菌素类的最低抑菌浓度（MIC）明显下降，药物可增效几倍至几十倍，也可使产酶菌株对药物恢复敏感。这类药物单独使用无抗菌作用，与氨苄西林类联合应用，可使葡萄球菌、卡他球菌、奈瑟球菌、嗜血杆菌、大肠杆菌、克雷伯杆菌、军团菌、奇异变形杆菌、普通变形杆菌以及部分拟杆菌等产酶菌株对药物恢复敏感。

一、β－内酰胺酶抑制剂

1. 克拉维酸（棒酸）　广谱抗生素，稳定性较差。对金黄色葡萄球菌产生的β－内酰胺酶和广泛存在于肠杆菌科细菌、流感杆菌、奇异变形杆菌等所产生的染色体介导的β－内酰胺酶有快速抑酶作用。

2. 舒巴坦　半合成β－内酰胺酶抑制剂。对金黄色葡萄球菌和多数革兰阴性菌产生的β－内酰胺酶有不可逆的抑制作用。

二、复合制剂

1. 阿莫西林/克拉维酸（钾）　规格：50mg/12.5mg，1g/0.2g，0.25g/0.125g，0.125g/31.25mg，0.5g/0.1g。

2. 氨苄西林/舒巴坦　规格：220mg/147mg，0.5g/0.25g。

3. 替卡西林（钠）/克拉维酸（钾）　规格：3g/0.2g。

4. 哌拉西林/佐巴坦　规格：4g/0.5g。

【吸收与排泄】　当克拉维酸与阿莫西林一起口服时，快速吸收。服后40～60分钟达到峰浓度，不受食物影响。后三种制剂由静脉给药，第二种制剂还可肌内注射给药。舒巴坦在消化道很少吸收，注射后很快分布到各组织中，在血液、肾、心、肺、脾、肝中的浓度均较高，主要经肾排泄，尿中浓度很高，正常人脑组织中浓度很低，半衰期小于0.5小时。

【作用机制】　阻断细胞壁的合成。质粒传递产生β－内酰胺酶，致使一些药物β－内酰胺环水解而失活，是病原菌对一些常见的β－内酰胺类抗生素（如青霉素、头孢菌素类）耐药的主要方式。为了克服这种耐药性，除了研制具有耐酶性能的新抗生素外，还要不断寻找新的β－内酰胺酶抑制剂。竞争型抑制剂按其作用性质分为可逆性与不可逆行两类。

耐酶青霉素（甲氧西林、异恶唑类青霉素等）属可逆性竞争型β－内酰胺酶抑制剂。他们可以与一些细菌的β－内酰胺酶活性部分相结合起抑制作用，当抑制剂消除后，酶可以复活。对葡萄球菌有良好的杀灭作用，是耐青霉素G葡萄球菌感染的首选用药。不可逆性竞争型β－内酰胺酶抑制剂可与酶发生牢固的结合而使酶失活，因而作用强。此类抑制剂不仅对葡萄球菌的β－内酰胺酶有作用，而且对多种革兰阴性菌的β－内酰胺酶也起作用。

【临床应用】　临床常用剂量：口服阿莫西林/克拉维酸，成人0.25～0.5g，q8h，片剂或混悬液中药物的比例为2∶1或4∶1。氨苄西林/舒巴坦：片剂，成人（包括老年患者），0.375～0.75g，每日2次。体重<30kg的儿童50mg/(kg·d)，分2次服。通常5～14天。无并发症的淋病：单次服2.25g，同时服丙磺舒1.0g。注射：成人1.5～12g，每6～8小时肌注或静注1次。舒巴坦的最大剂量为每天4g。替卡西林/克拉维酸：成人3.2g，每6～8小时给药1次，最大剂量每4小时3.2g。儿童常用量为80mg/kg，每6～8小时1次。哌拉西林/佐巴坦：成人与12岁以上青少年4.5g，每8小时1次，缓慢静注或静滴（30分钟以上），也可肌注。

【适应证】 抗菌谱广。阿莫西林/克拉维酸治疗需氧或厌氧菌感染，替卡西林/克拉维酸和哌拉西林/佐巴坦的抗菌谱广，治疗各种皮肤、软组织感染。

【不良反应】 哌拉西林/佐巴坦、阿莫西林/克拉维酸引起胃肠道的不良反应，主要是腹泻，尤其是儿童对阿莫西林/克拉维酸发生腹泻多见，但与食物一起服用时，可减少发生。对β-内酰胺/β-内酰胺酶抑制剂的变态反应与单对β-内酰胺的比率一样。替卡西林和哌拉西林可延长凝血时间。替卡西林和哌拉西林可能引起血钠过多。这些制剂还可能引起暂时性转氨酶升高、Coombs 试验阳性、血小板减少、中性粒细胞减少、嗜酸性粒细胞增多。舒巴坦致肌注部位疼痛明显。

【注意事项】 药物相互作用：丙磺舒与β-内酰胺/β-内酰胺酶抑制剂合用，减慢这些药物在肾脏的排泄，升高血中的浓度。别嘌呤醇增加氨苄西林诱发皮肤过敏的危险性。

第四节 大环内酯类

大环内酯类作用于细菌细胞核糖体 50S 亚基，阻碍细菌蛋白质合成，属于生长期抑制剂。抗菌谱类似青霉素而稍广，主要用于治疗需氧革兰阳性和革兰阴性细菌感染，对耐青霉素金黄色葡萄菌、某些厌氧菌、梅毒螺旋体、军团菌属、支原体、衣原体、杜克雷嗜血杆菌和某些立克次体也有效，对革兰阳性菌敏感。不易通过血脑屏障。

【吸收与排泄】 红霉素是大环内酯的原型，缺点是引起恶心、腹泻，不稳定的口服生物利用度，半衰期短需要多次服药，对革兰阴性菌无效。

新的大环内酯药物，阿奇霉素、克拉霉素吸收生物利用度很好。克拉霉素不受进食或不进食影响。阿奇霉素受食物影响，与食物同服吸收降低，应在进食前 1～2 小时服药。克拉霉素在肾脏代谢，肾功能下降时，剂量要调整。阿奇霉素在肝脏代谢。

总之，第一代大环内酯类抗菌药物活性低，生物半衰期短，不良反应较多，药物耐受性差，常用的有红霉素，交沙霉素和螺旋霉素等。第二代大环内酯类药，阿奇霉素、罗红霉素、克拉霉素口服吸收完全，生物半衰期长，不良反应较第一代轻，抗菌作用强。

【作用机制】 大环内酯类的抗菌作用机制是，穿入敏感菌细胞内，可逆性结合核糖核蛋白体上的 50S 亚单位，抑制蛋白合成所需的 RNA。

【临床应用】

1. 红霉素 片剂（肠溶）0.1g、0.125g、0.25g；注射用乳糖酸红霉素：每瓶 0.25g、0.3g、0.5g。成人口服 1～2g/d，分 3～4 次服用，或第一天每 12 小时服 0.5g，以后每 6～8 小时服 0.25g。整片吞服。小儿 30～50mg/(kg·d)，分 3～4 次服用。静滴：1～2g/d，分 3～4 次滴注。

（1）寻常痤疮：0.5 克/次，3 次/天，4 周后 1 次/天，晨顿服，共 8 周。

（2）衣原体感染：治疗无合并症的衣原体感染者，给予红霉素 0.5g，口服，4 次/日，连服 7 天，严重感染者 4～6g/d，分 3～4 次缓慢滴入。

（3）早期梅毒：0.5 克/次、1 次/6 小时，连服 15 天；晚期梅毒：0.5 克/次，1 次/6 小时，连服 30 天。

（4）非淋病性尿道炎：0.5 克/次、1 次/6 小时、连服 7 天；淋球菌性眼炎：0.5% 眼膏给新生儿点眼做预防。

（5）软下疳：为首选药物之一，0.5 克/次、4 次/日，连服 10～14 天。

2. 琥乙红霉素 片剂 0.1g、0.125g（按红霉素计）；颗粒剂：每包 0.05g、0.1g、0.125g、0.25g（按红霉素计）。成人口服 0.25～0.5 克/次，3～4 次/日。儿童 30～40mg/(kg·d)，分 3

~4 次服用。治疗无合并症的衣原体感染者，口服 0.8 克/次，4 次/日，连服 7 天。肝功能不全者、妊娠期与哺乳期内应慎用。

3. 地红霉素　肠溶衣片 0.25g。口服 0.5 克/次，1 次/日。因血药浓度低，不适用于菌血症。

4. 阿奇霉素　片剂 0.125g；胶囊剂 0.25g、0.5g；糖浆剂 0.1g/ml、0.2g/5ml；乳糖酸阿奇霉素（冻干粉针）每支 0.5g。一般用法：成人口服 0.5g，每日 1 次，连用 3 日；或首日服用 0.5g，第 2~5 日口服 0.25g，每日 1 次。儿童 10mg/(kg·d)，连用 3 天。重症可注射，每日 1 次，每次 0.5g，以 5ml 注射用水溶解后，加入 0.9% 氯化钠液或 5% 葡萄糖液中，使成 1~2mg/ml 浓度，滴注 1~2 小时，约 2 日症状控制后，改口服巩固疗效。

（1）性病：单剂量 1g 一次顿服，治疗淋病、非淋病性生殖器感染及其他性传播疾病。在饭前 1 小时或饭后 2 小时服用。

（2）皮肤及软组织感染：第 1 天 0.5g，第 2~5 天 0.25g/d。儿童第 1 天 10mg/kg，以后 4 天 5mg/(kg·d)。均饭前 1 小时或饭后 2 小时服用，1 次/日。

5. 罗红霉素　片剂 50mg、75mg、0.15g。成人口服 0.15 克/次，2 次/日，饭前服用，疗程 10~20 天。幼儿每次 2.5~5mg/kg，2 次/日。老年人与肾功能一般减退者不需调整剂量。

6. 麦迪霉素：　可作为红霉素的代替品。肠溶片 0.05g、0.1g、0.2g（0.1g=10 万 U）。成人口服 0.8~1.2g/d，分 3~4 次口服。小儿 30~40mg/(kg·d)，分 3~4 次口服。

7. 交沙霉素　片剂 0.05g、0.1g、0.2g；丙酸交沙霉素散剂：每包含药 0.1g（效价）。成人每日 0.8~1.2g，分 3~4 次服，或 0.2 克/次，每日 4 次；或 0.4g，每日 3 次。儿童 30~50mg/(kg·d)，分 3~4 次。空腹服用吸收好。

8. 乙酰螺旋霉素　片剂（肠溶）0.05g、0.2g、0.25g；胶囊剂 0.2g、0.25g。成人口服 0.2 克/次，每日 4~6 次。小儿 30mg/(kg·d)，分次服。

9. 克拉霉素　片剂 0.25g。成人口服 0.25 克/次，每日 2 次，严重感染者加倍，连服 7~14 日。12 岁以上儿童按成人量。儿童 10~15mg/(kg·d)，分 2 次服。

阿奇霉素、克拉霉素的抗菌活性强。地红霉素的抗菌活性与红霉素相同。阿奇霉素、克拉霉素抗革兰阳性菌的活性强于红霉素 2~4 倍。新的大环内酯药对厌氧菌的活性与红霉素相似，克拉霉素对流感嗜血杆菌更强，对淋球菌与红霉素相似。阿奇霉素对革兰阴性菌的作用更强，对流感嗜血杆菌的作用较红霉素强。阿奇霉素对通过动物咬伤传染的细菌，出血性巴斯德菌和人口咬伤的 Eikenella corrodens 菌有效。克拉霉素和阿奇霉素对非典型分枝杆菌有效，包括麻风杆菌、鸟结核分枝杆菌、龟分枝杆菌，克拉霉素对麻风分枝杆菌最强。克拉霉素与阿奇霉素还对梅毒螺旋体、布氏疏螺旋体有效。

【皮肤科适应证】　治疗链球菌、金黄色葡萄菌等各种敏感菌所致感染性疾病，尤适用于对青霉素过敏者，如脓疱疮、毛囊炎、疖、痈、蜂窝织炎、臁疮、丹毒、放线菌病、坏死性筋膜炎、溃疡、皮肤炭疽等，以及梅毒、软下疳、性病性淋巴肉芽肿、淋病、非淋菌尿道炎、前列腺炎等疾病。新的大环内酯类用于皮肤、软组织感染等疗效良好。某些非典型分枝杆菌感染单用克拉霉素有效。点滴型银屑病、脓疱型银屑病等无菌性脓疱病，使用红霉素有效。

【不良反应】

1. 克拉霉素和阿奇霉素比红霉素较少引起胃肠道反应。地红霉素与红霉素的胃肠道反应相似。最常见恶心、腹痛、腹泻。

2. 少见的有头痛、头晕和肝酶升高。在正常剂量下，肝毒性较小，但酯化红霉素则有一定的肝毒性，故只宜短期少量使用。其他品种也有时会有肝毒性反应。主要表现为胆汁淤积、肝酶升高等，一般停药后可恢复。

3. 静脉给药时可发生耳鸣或听觉障碍，停药或减量可以恢复。

4. 变态反应很少见，表现为药物热、药疹、荨麻疹等。

【注意事项】 这类药物与一些药物有相互作用。红霉素可抑制肝细胞色素 P450 酶系统，使一些药物代谢减少，如卡马西平、特非那定、地高辛、苯妥英钠、华法林、甲基泼尼松龙等。克拉霉素也可抑制细胞色素 P450 酶系统，也能增加一些药物的血浓度，如卡马西平、茶碱等。而阿奇霉素和地红霉素不影响细胞色素 P450 系统。克拉霉素改变非嗜睡抗组胺药的代谢，如特非那定，增加心律失常可能。克拉霉素可以减少 AZT（齐多夫定）吸收 20%，也能减低 DDI（去羟肌苷）的血浓度水平。

本类药物可抑制茶碱的正常代谢。二者联合应用时，可致茶碱血浓度异常升高而中毒，甚至死亡。必需联合用药时，应监测茶碱的血药浓度，以防意外。

近年来对此类药物的耐药细菌逐年增多，值得注意。大环内酯类药物之间有较密切的交叉耐药性存在。

注射给药可引起局部刺激，故本类药物不宜肌注。静滴可引起静脉炎，故滴注宜稀释，浓度应小于 0.1%，滴注速度不宜过快。

第五节 喹诺酮类

喹诺酮类药物是一类合成抗菌药物。按发明先后以及抗菌性能的不同，分为三代。

第一代，只对大肠杆菌、痢疾杆菌、克雷伯杆菌、枸橼酸杆菌、铜绿假单胞菌、沙雷杆菌及少部分变形杆菌有抗菌作用。主要用于泌尿道感染，如萘啶酸、吡咯酸。因疗效不佳，现已少用。

第二代，抗菌谱扩大，对葡萄球菌等革兰阳性菌有抗菌作用，对一些革兰阴性菌的抗菌作用则进一步加强。适用于肠道的革兰阴性菌感染，如吡哌酸、培氟沙星。

第三代，抗菌谱进一步扩大，对葡萄球菌等革兰阳性球菌也有抗菌作用，对革兰阴性菌的抗菌作用则进一步加强。对支原体、衣原体感染的杀灭作用也较强，如诺氟沙星、氧氟沙星、环丙沙星、依诺沙星、氟罗沙星、司巴沙星、那氟沙星、帕珠沙星。

【药代动力学】 除了诺氟沙星之外，其余品种的口服生物利用度较高，主要是通过肾脏排泄，故肾功能降低，应调整用药量。

【作用机制】 喹诺酮类药通过抑制细菌 DNA 旋转酶，进而抑制细菌 DNA 的复制，从而达到杀菌目的。新品种比旧品种疗效高，对细菌更敏感，口服生物利用度高，广泛地组织穿透性，可治疗细胞内感染的病原菌。

喹诺酮类药物对革兰阴性菌、革兰阳性菌、支原体、沙眼衣原体及分枝杆菌均有效。

【临床应用】 临床用于治疗由敏感的革兰阳性或阴性菌引起的感染，如泌尿系统感染，多重耐药菌、慢性或复发性尿道感染；皮肤或软组织感染，外科或术后伤口感染，也可用于耐药葡萄球菌感染；盆腔感染，治疗敏感菌引起的严重盆腔感染；性传播疾病，用于治疗淋球菌，包括能产生 β-内酰胺酶的菌株所致淋病，也可治疗杜氏嗜血杆菌引起的软下疳。

1. 吡哌酸 片剂 0.25g、0.5g；胶囊剂 0.25g。成人口服 0.5 克/次，2~4 次/日。疗程不宜超过 10 日。治疗急性单纯性下尿路感染及肠道感染，疗程 5~7 天。

2. 培氟沙星（甲氟哌酸） 片剂 0.2g、0.4g；甲磺酸培氟沙星（胶囊）片 0.2g；注射液 5ml∶0.4g；甲磺酸培氟沙星注射液 2ml∶0.2g、5ml∶0.4g。成人口服 0.2~0.4 克/次，2 次/日，胃肠反应较大，与食物同服或饭后服。静滴 0.4 克/次，2 次/日，溶于 5% 葡萄糖液 250ml 缓慢滴入。

3. 诺氟沙星（氟哌酸） 片剂 0.1g、0.2g、0.4g；胶囊 0.1g、0.2g；注射液 100ml∶0.2g。

成人口服0.1~0.2克/次，3~4次/日，空腹服，疗程3~8天，少数达3周。对慢性泌尿道感染，可先用一般量2周，再减量为0.2g/d，睡前服，持续数月。无合并症的急性淋球菌性尿道炎0.8克/次。与氯霉素、利福平、呋喃吡啶有配伍禁忌。注射剂用于严重病例及不能口服者，0.2~0.4克/次，每12小时1次。

4. 依诺沙星（氟啶酸） 片（胶囊）剂0.1g、0.2g、0.4g；注射液5ml∶0.2g。成人口服0.2~0.4克/次、2次/日。静滴0.2克/次，2次/日，重症患者1日总量不宜超过0.6g，疗程7~10日，病情好转改口服制剂。单纯性淋菌性尿道炎单次口服0.2~0.4g。软下疳0.4克/次，2次/日，疗程7~12日。

5. 氧氟沙星（氟嗪酸） 片剂0.1g、0.2g；胶囊（颗粒）0.1g；注射液2ml∶0.1g、2ml∶0.2g、100ml∶0.2g、100ml∶0.4g（可直接输注）。成人口服0.1~0.3克/次，2次/日。静滴0.4克/次，2次/日。对淋病采用一次口服0.8g，或0.4~0.6克/次，2次/日。衣原体宫颈炎或尿道炎0.3克/次，2次/日，疗程7~14日。细菌性前列腺炎0.3克/次，2次/日，疗程6周。抗结核0.3克/次，1次/日。

6. 左氧氟沙星（levofloxacin） 片（胶囊）剂0.1g、0.2g；乳酸左氧氟沙星注射液100ml∶0.1g、100ml∶0.2g；盐酸左氧氟沙星注射液2ml∶0.1g、2ml∶50mg、3ml∶0.3g、5ml∶0.1g、10ml∶0.1g、100ml∶0.1g、100ml∶0.2g、100ml∶0.3g、200ml∶0.2g。成人常用量0.2~0.3克/次，2次/日。静滴常用量0.1~0.2克/次，2次/日。重度者0.3克/次，2次/日。

7. 环丙沙星 片剂0.1g、0.2g、0.25g、0.5g、0.75g；胶囊0.2g、0.25g；颗粒0.2g；乳酸环丙沙星注射液2ml∶0.1g、50ml∶0.1g、100ml∶0.1g、100ml∶0.2g、250ml∶0.25g。成人口服普通感染0.25~0.5克/次，2次/日。重症0.75克/次，2次/日。1日量不超过1.5g。淋病单次口服0.25~0.5g。慢性细菌性前列腺炎0.5克/次，2次/日，疗程28天。肾功能不良者减少服量。静滴0.2~0.4克/次，2次/日，先溶于生理盐水或5%葡萄糖液稀释，滴注时间不少于30分钟。

8. 洛美沙星 片（胶囊）剂0.1g、0.2g；薄膜衣片0.4g；颗粒0.1g；分散片0.1g；盐酸洛美沙星注射液2ml∶0.1g、10ml∶0.1g、10ml∶0.2g、100ml∶0.2g、250ml∶0.2g等。成人口服0.4g，1次/日，或0.3克/次，2次/日，疗程一般7~14天。静滴0.2克/次，2次/日，或0.4克/次，1次/日，每0.1g药物加入5%葡萄糖注射液或生理盐水60~100ml中稀释，缓慢滴注。

9. 司帕沙星 片剂50mg、0.1g、0.2g；胶囊0.1g、0.2g；注射液2ml∶100ml、100ml∶100ml。成人0.1~0.3g，最多不超过0.4g，每天1次，疗程一般5~10天。淋球菌尿道炎0.3克/次，1次/日，3日为1疗程。非淋球菌尿道炎首剂0.2克/次，1次/日，以后0.1克/次，1次/日，疗程7日。复杂性尿道感染0.2克/次，1次/日，以后0.1克/次，1次/日，疗程10~14日。

【适应证与禁忌证】

1. 皮肤科适应证 氟喹诺酮类在皮肤和皮肤附属器中的药物浓度高，用于治疗皮肤软组织感染，如脓疱疮、毛囊炎、疖、蜂窝织炎、伤口感染等有很好的疗效。对革兰阴性感染引起的脓肿、溃疡、伤口感染、蜂窝织炎等效果强。其他还可用于治疗淋球菌性尿道炎、非淋球菌性尿道炎、软下疳等。氟嗪酸和甲氟哌酸还可用于治疗皮肤结核和麻风病，特别是在治疗麻风的联合化疗中可缩短疗程。

2. 禁用于对喹诺酮类药物过敏者，以及15岁以下的儿童、骨发育不良者、孕妇和哺乳妇女。

【不良反应】 最常见的恶心、呕吐、腹泻、头痛、头晕、烦躁、睡眠不佳。动物实验中，氟喹诺酮类损害软骨的形成，故禁用于孕妇和幼儿。

可能引起变态反应、光敏反应。光敏强度由大到小的顺序为：洛美沙星 > 培氟沙星 > 环丙沙星 > 依诺沙星 > 诺氟沙星 > 氧氟沙星。夜晚服药可减轻光毒性。有报告，培氟沙星能引起小腿部深黑色色素沉着，即真皮巨噬细胞的胞质内铁颗粒沉着。

【注意事项】 药物相互作用：与铝、镁制剂合用，会降低这些药物的生物利用度。抗酸药应在服用氟喹诺酮后至少2小时再服用。对铁、锌制剂也是如此。依诺沙星、环丙沙星、诺氟沙星抑制茶碱在肝脏的代谢，可引起茶碱中毒。

氟喹诺酮类药物可抑制 γ - 氨基丁酸的作用，降低癫痫发作阈，因此可诱发癫痫，有癫痫史者慎用。

降低华法林和环孢素的代谢。对严重肝功能不良者需调整剂量，肾功能不良者需调整剂量。

第六节 四环素类

四环素类是由链霉菌产生或经半合成制取的一类碱性的广谱抗生素。由链霉菌直接产生的有四环素、土霉素、金霉素。半合成制取的有美环素（甲烯土霉素）、多西环素（脱氧土霉素、强力霉素）、米诺环素（二甲胺四环素）等。

【药代动力学】 四环素（口服吸收约为77%）、米诺环素在空腹时吸收良好，而多西环素在饱腹时吸收更好（约为93%）。四环素的吸收受某些因素影响，如氢氧化铝、钙、铁、铋或锌盐等，减少四环素的吸收利用。四环素类分为短效的四环素（半衰期8.5h），中效的美环素（methacycline）、地美环素（demeclocycline）；长效的有多西环素（半衰期14 ~20h）和米诺环素（半衰期11 ~16h）。

除了多西环素外，肾功能不全者，大多数四环素类半衰期延长。多西环素与其四环素类不同，主要通过胃肠道排泄。肾功不全者只可用多西环素。四环素类药物具有潜在的肝毒性，严重肝病者禁用。

【作用机制】 通过结合细菌的核糖体30S亚单位抑制细菌的蛋白合成，起抑菌作用，抗菌谱广。但A组链球菌中的许多菌株对四环素耐药。米诺环素和多西环素对金黄色葡萄球菌疗效高于四环素。

【临床应用】 四环素类对革兰阳性菌和革兰阴性菌有效。包括葡萄球菌、链球菌、放线菌、肺炎球菌、流感杆菌、淋球菌、脑膜炎球菌、大肠杆菌、布氏杆菌、破伤风杆菌、鼠疫杆菌、霍乱弧菌和炭疽杆菌。对螺旋体、立克次体、支原体、衣原体等也敏感。

抗菌作用的强弱依次为米诺环素、多西环素、美环素、金霉素、四环素、土霉素。

1. 四环素　片剂0.125g、0.25g；胶囊剂0.25g；注射用盐酸四环素0.125g、0.25g、0.5g。成人口服0.5克/次，3 ~4次/日；静滴1 ~1.5g/d，分2 ~3次，加入到5% ~10%葡萄糖输液中，浓度约0.1%，现已少用。8岁以上儿童25 ~50mg/(kg·d)，分4次服用。儿童静滴10 ~20mg/(kg·d)，分2次。

（1）痤疮：中、重度痤疮患者的辅助治疗：0.5 ~2g/d，分次服，病情改善时（通常3周后），剂量应逐渐减至维持量，0.125 ~1g/d。

（2）早期梅毒：0.5克/次，4次/日，疗程15天，或晚期梅毒疗程30天，儿童晚期梅毒：0.5克/次，4次/日，疗程30天。

（3）淋球菌感染：淋球菌所致单纯性尿道炎或宫颈炎：0.5克/次，4次/日，连用5天。

（4）沙眼衣原体感染：沙眼衣原体所致单纯性尿道炎、宫颈炎或直肠感染：0.5克/次，4次/日，至少连用7天。

2. 土霉素　片剂0.125g、0.25g。成人口服0.5克/次，3 ~4次/日。8岁以上儿童30 ~

40mg/(kg·d)，分3～4次服用。

3. 美霉素（甲烯土霉素） 片剂0.1g。系一种半合成土霉素，对耐四环素、土霉素的耐药菌株依然敏感。成人0.3克/次，2次/日。小儿10～15mg/(kg·d)，分2次服。

4. 多西环素（强力霉素） 片剂有0.05g、0.0353g，胶囊剂0.1g（1mg＝盐酸多西环素1000U）。成人口服0.2克/首次，以后每次0.1g，1～2次/日。8岁以上儿童首次4mg/kg，以后每次2～4mg/kg，1～2次/日。

（1）抗寄生虫感染：第1日，0.1克/次，2次/日；以后0.1～0.2克/次，1次/日；或0.05～0.1克/次，2次/日。

（2）淋球菌尿道炎和宫颈炎：0.1克/次，2次/日，连续7日。

（3）沙眼衣原体所致的单纯性尿道炎、宫颈炎或直肠感染：0.1克/次，2次/日，疗程至少7日。

（4）梅毒：0.15克/次，2次/日，疗程至少10日。

5. 米诺环素（二甲胺四环素） 片（胶囊）剂0.05g、0.1g。成人口服首次0.2克/次，以后每12小时0.1g。或在首次后，每6小时50mg。8岁以上儿童首次4mg/kg，以后2mg/kg，均为12小时1次。

（1）播散性痤疮：每日0.1g，单次或分2次服。

（2）沙眼衣原体或解脲支原体感染：无并发症非淋病性尿道炎、宫颈感染：推荐剂量0.1克/次，2次/日，至少持续7日。

（3）淋球菌感染：男性淋球菌性尿道炎或肛门直肠炎：推荐剂量为首剂0.2g，以后0.1克/次，2次/日，至少持续4日；女性患者治疗剂量同男性，疗程需10～14日。

（4）梅毒：推荐剂量为首剂，0.2g，以后0.1克/次，2次/日，疗程持续10～15日。

【皮肤科适应证】 此类药可抑制痤疮丙酸杆菌，皮肤科主要用于治疗痤疮、酒渣和口周皮炎。其他还有，四环素与烟酰胺合用治疗大疱性类天疱疮、疱疹样皮炎、线状IgA大疱性皮病和掌跖脓疱病。四环素还用于治疗洛基山斑点热、立克次体病和游走性红斑/莱姆病。四环素类药物还可治疗某些水生动植物引发的感染损害的病原，如弧菌、海鱼分枝杆菌。还常常用于非淋病性尿道炎、性病性淋巴肉芽肿，也选用于淋病、梅毒、软下疳、腹股沟肉芽肿、皮肤炭疽及皮肤阿米巴病等。对结节性脂膜炎、嗜酸性脓疱性毛囊炎、颜面播散性粟粒狼疮、急性苔藓样糠疹、坏疽性脓皮病、色素性荨麻疹、融合性网状乳头瘤病和营养不良型大疱性表皮松解症等也有不等程度的疗效。

【禁忌证】 对同类药过敏者禁用。孕妇、授乳妇女和8岁以下儿童禁忌应用。

【不良反应】

1. 胃肠道不适，包括食管胃烧灼感，腹部不适、恶心、呕吐常见。少见食管炎、胰腺炎。非空腹给药可减轻胃肠道反应。

2. 肝、肾功能不全者慎用或忌用，此类药还有肝毒性，特别是大剂量用药和给孕妇使用。四环素类还促使肾病者发展尿毒症。

3. 地美环素和多西环素的光毒性最强，光毒性并发甲脱离。

4. 四环素可使儿童牙齿变棕色、延迟骨生长，故8岁以下儿童不用。前庭毒性主要见于妇女。

5. 变态反应包括皮疹、Stevens－Johnson综合征、肺炎、药物诱发性狼疮和血清病反应。米诺环素还可引起Sweet综合征。

6. 蓝黑色色素沉着于甲、皮肤、瘢痕、巩膜上。

7. 还有男子乳房女性化和黑舌的报告。少见的有白细胞减少、血小板减少紫癜，还有假性脑瘤，非肠道给药时引起静脉炎。

【注意事项】 药物相互作用：口服此类药物会影响凝血酶原、抗凝药物和锂剂的作用，减少肠道细菌产生维生素D。巴比妥类、苯妥英钠、卡马西平减少血清中多西环素的浓度，但不影响地美环素、土霉素和四环素。

四环素类能抑制肠道菌群，使甾体避孕药的肠肝循环受阻，而妨碍避孕效果，应予注意。

四环素类的长期广泛应用，细菌对四环素类的耐药状况较严重，一些常见的病原菌的耐药率很高，限制了本类药物对感染性疾病的应用。

第七节 利福霉素类及其他抗结核病药

利福霉素类药物有抗结核杆菌作用，包括有利福平、利福喷丁、利福定，其他抗结核病药还有异烟肼和乙胺丁醇。抗结核病药具有破坏或干扰结核杆菌的代谢过程，以抑制细菌的生长、繁殖及毒素的形成。其中利福霉素类、异烟肼及链霉素为杀菌剂，乙胺丁醇等为抑菌剂。

【药代动力学】 利福霉素类药物口服吸收可达90%～95%，于1～2小时血药浓度达峰。易渗入机体组织、体液（包括脑脊液）中，体内分布广。口服常用剂量后，有效浓度约可维持6小时。Vd约为1.6L/kg。在肝中代谢，主要代谢物仍具有抗菌活性。体内药物多自胆汁中排泄，约1/3药物由尿排泄，尿中药物浓度可达到治疗水平。$t_{1/2}$为2～5小时。有促酶作用，反复用药后，药物代谢（包括首过效应）加强，约在2周后，$t_{1/2}$可缩短为2小时。体内分布以肝脏和胆汁中为最高，其余依次为肾、肺、心、脾，在脑组织中含量甚微。

【作用机制】 利福霉素类药物阻断细菌RNA、DNA的合成。对结核杆菌和其他分枝杆菌（包括麻风杆菌等），在宿主细胞内、外均有明显的杀菌作用。

【临床应用】 利福霉素类药物主要用于肺结核或其他结核菌感染性疾病，皮肤结核、麻风病、化脓性皮肤病、对红霉素耐药的军团菌肺炎，还可与耐酶青霉素或万古霉素联合，治疗表皮链球菌和金黄色葡萄球菌引起的骨髓炎和心内膜炎，用于消除脑膜炎球菌或肺炎嗜血杆菌引起的咽部带菌症。也可用于厌氧菌感染。外用治疗沙眼及敏感菌引起的眼部感染。

利福定的抗菌谱与利福平相似，对结核杆菌、麻风杆菌具有良好的抗菌活性，其用量为利福平的1/3时，可获得近似或较高的疗效。利福喷丁抗菌谱性质与利福平相同。抗结核杆菌的作用比利福平强2～10倍。

1. 利福平　片（胶囊）剂0.15g、0.3g、0.45g、0.6g。口服混悬液20mg/ml。治疗结核病，成人口服0.45～0.6克/次，1次/日，于早饭前服。疗程半年左右；儿童1～12岁，每次10mg/kg，2次/日；新生儿每次5mg/kg，2次/日。其他感染：0.6～1.0g/d，分2～3次，饭前1小时服用。

2. 利福定　胶囊0.075g、0.15g。成人每日0.15～0.2g，早晨空腹1次服用。儿童按3～4mg/(kg·d)，1次服。治疗结核病的疗程为0.5～1年。

3. 利福喷丁　片（胶囊）剂0.15g、0.3g。成人口服0.6克/次，每周1次（其作用约相当于利福平0.6g，每日1次）。必要时增加为每周2次。

4. 异烟肼　片剂0.05g、0.1g、0.3g；注射液0.1g（2ml）。成人口服0.3克/次，1次顿服；对急性粟粒型肺结核或结核性脑膜炎0.2～0.3克/次，3次/日。

5. 乙胺丁醇　片剂0.25g。成人口服，结核初治，1日15mg/kg，顿服或每周3次，每次25～30mg/kg（不超过2.5g）或每周2次，每次50mg/kg（不超过2.5g）；结核复治，25mg/kg，每日1次顿服，连续60日，或继而按每次15mg/kg，1次/日，顿服。非典型分枝杆菌感染，每次15～25mg/kg，每日1次顿服。

【适应证与禁忌证】 利福霉素类药物主要用于治疗皮肤结核及结核疹，是麻风杆菌杀菌剂。由于用药6个月后疗效降低，应与氨苯砜合用；还用于化脓性皮肤病、结膜炎、沙眼等疾病的治疗。

利福平治疗皮肤利什曼病和鼻硬结病效果好，药物可透过细胞膜，对细胞内的病原菌有效。利福平用于治疗银屑病，可预防患者携带金黄色葡萄球菌和链球菌，这些菌产生超抗原，使银屑病发作。利福平还用于减少鼻腔口部的金黄色葡萄球菌定植，治疗胆汁性肝硬化的瘙痒。利福平可促进瘙痒原性胆盐代谢的微粒体降解。利福霉素类尚可用治麻风病、淋病及衣原体感染，其中异烟肼治疗着色真菌病也有一定效果。几种抗结核药联合应用，可增强疗效和减少耐药菌。

肝功能严重不全、胆管阻塞者和妊娠3个月以内的孕妇禁用。婴儿、一般肝病患者和妊娠3个月以上的孕妇慎用。用药期间应定期检查肝功能。肝功能不全者慎用。肾功能不全者减量使用。

【不良反应】 利福平的不良反应较多。一般不良反应为恶心、呕吐、食欲不振、腹泻、胃痛、胃胀等胃肠道反应。有时还可致白细胞减少、血小板减少、嗜酸性粒细胞增多、肝功能受损、脱发、头痛、疲倦、蛋白尿、血尿、肌病、心律失常、低血钙等反应。还可能引起多种过敏反应，如药物热、皮疹、急性肾功能衰竭、胰腺炎、剥脱性皮炎和休克等，在某些情况下可发生溶血性贫血。与乙胺丁醇合用有加强视力损害的可能。有报告，利福定可引起男子乳房女性化。有的品种可发生周围神经炎；有的品种可致球后视神经炎。

【注意事项】 利福霉素类药物之间具有交叉耐药性。与异烟肼合用，对结核杆菌有协同的抗菌作用。但肝毒性也加强，应加以注意。与对氨基水杨酸钠合用也可增强肝毒性。

利福霉素类药物有酶促作用，可使双香豆素类抗血凝药、口服降糖药、洋地黄类、糖皮质激素、氨苯砜等药物加速代谢而降低药效。长期服用可降低口服避孕药的作用而导致避孕失败。服药后尿、唾液、汗液等排泄物均可显橘红色。食物可阻碍本类药物吸收，宜空腹服药。

第八节　氨基糖苷类

氨基糖苷类抗生素是由微生物产生或经半合成制取的一类由氨基糖（或中性糖）与氨基环醇以苷键相结合的易溶于水的碱性抗生素。

【药代动力学】 胃肠道不易吸收，大部分以原型经肾脏排出，肾功能减退时，血清半衰期延长，必须减少用药量，否则易引起毒性反应。

【作用机制】 氨基糖苷类抗生素为一类易溶于水、性质稳定、用途较广的抗生素。其作用机制主要作用于细菌蛋白质合成过程，阻断细菌内核糖体蛋白的合成，使合成异常的蛋白质、阻碍已合成蛋白的释放、使细菌细胞通透性增加，而导致一些重要生理物质的外漏，引起细菌死亡。高浓度时有杀菌作用，低浓度时有抑菌作用。对静止期细菌的杀灭作用较强，为静止期杀菌药。

【临床应用】 抗菌谱广，对需氧革兰阴性杆菌有强大抗菌活性；对许多革兰阴性菌及结核杆菌均具有较强大的抗菌作用。在碱性环境中作用较强。对革兰阳性球菌，不产酶金黄色葡萄球菌有作用。部分品种对绿脓杆菌、金黄色葡萄球菌以及结核杆菌有抗菌作用。具有抗菌后效应。但对奈瑟菌属抗菌作用较弱。对链球菌属、革兰阴性球菌作用较差，对厌氧菌无效。可逐渐产生耐药性，同类之间可出现交叉耐药现象。按照来源可分为两类。

由链霉菌产生的抗生素：①链霉素类包括链霉素和双氢链霉素（已停用）；②新霉素类包括新霉素、巴龙霉素、利维霉素（里杜霉素）；③卡那霉素类包括卡那霉素、卡那霉素B、妥布霉素等；④核糖霉素等；⑤大观霉素（壮观霉素）。

由小单孢菌产生的抗生素：①庆大霉素；②西索米星（西梭霉素）；③小诺米星（沙加霉素）等。此类药物作为皮肤科的第二线、第三线药。淋病治疗中常使用大观霉素。

1. 链霉素　注射用硫酸链霉素 0.5g、0.75g、1g、2g、3g。成人肌注 0.5 克/次，2 次/日，或 0.75 克/次，1 次/日。儿童 15～25me/(kg·d)，分 2 次肌内注射。

2. 庆大霉素　有注射液每支 20mg（1ml）、40mg（1ml）、80mg（2ml）；片剂 40mg。成人肌内注射或静滴，80 毫克/次，2～3 次/日（间隔 8 小时），对革兰阴性杆菌所致重症感染或绿脓杆菌全身感染，1 日量可到 5mg/kg。小儿 3～5mg/(kg·d)，分 2～3 次给予。

3. 卡那霉素　注射用硫酸卡那霉素 0.5g、1.0g；注射液 0.5g（2ml）。成人肌内注射或静滴 0.5 克/次，2 次/日。小儿每日 15～25mg/(kg·d)，分 2 次给予；静滴时将 1 次用量溶于生理盐水或 5% 葡萄糖液 100ml 中，滴入时间 30～60 分钟，切勿过速。

4. 小诺霉素　注射液 0.06g（2ml）。泌尿道感染成人肌内注射 0.12 克/次，2 次/日，其他感染 0.06 克/次，2～3 次/日，疗程一般不超过 2 周。

5. 壮观霉素　注射用盐酸大观霉素 2g、4g。成人深部肌内注射，宫颈、直肠或尿道淋球菌感染，2 克/次，1 次/日；播散性淋病 2 克/次，2 次/日，共 3 日，1 次最大剂量为 4g；使用其他抗生素治疗而迁延未愈的患者 4 克/次（分两侧臀部肌注），仅用 1 次，或 2 克/次，1 日内用药 2 次。儿童肌内注射，体重 45kg 以下，单次 40mg/kg；体重 45kg 以上，单次 2g。本药无明显的耳毒性。不可用于孕妇和新生儿，不得静脉给药。

【适应证与禁忌证】　用于大肠杆菌、痢疾杆菌、克雷伯肺炎杆菌、变形杆菌、铜绿假单胞菌等革兰阴性菌等敏感菌引起的系统感染或局部感染，如肺炎、肠炎、败血症、尿路感染等。

硫酸链霉素主要用于皮肤结核病，与异烟肼、对氨基水杨酸钠等联合用药，可延缓或减弱细菌耐药性的产生。可用于治疗腹股沟肉芽肿、放线菌病、金黄色葡球菌引起的皮肤感染等。庆大霉素适用于葡萄球菌、绿脓杆菌引起的皮肤感染。卡那霉素主要用于敏感菌所致的皮肤、黏膜感染。小诺米星用于金黄色葡萄球菌、链球菌所致的皮肤和软组织感染，及革兰阴性菌所致的尿路感染。新霉素用于放线菌、阿米巴及螺旋体等感染。大观霉素对淋球菌有高效，是专治淋病的抗生素，适用于淋球菌感染（如尿道感染、直肠炎、子宫炎等），也适用于对青霉素、四环素耐药的患者。对杜克雷嗜血杆菌、阴道嗜血杆菌和解脲脲原体也有一定疗效。

孕妇注射本类药物可致新生儿听觉受损，应禁用。对小儿也应慎用或禁用。本类药过敏者禁用。避免与肾毒药物合用。

【不良反应】　毒性反应与其血药浓度密切相关，因此，在用药过程中宜进行血药浓度监测。本类抗生素的毒性普遍较大，主要表现是：

1. 对第八对脑神经，包括前庭和听神经。前庭功能失调，耳蜗神经损害。

2. 对肾脏也有毒性，应用时必须注意。肾毒性主要损害近端肾曲管，可出现蛋白尿、管型尿，继而出现红细胞，尿量减少或增多，进而发生氮质血症、肾功能减退、排钾增多等。肾毒性的大小顺序为：卡那霉素 = 西索米星 > 庆大霉素 = 阿米卡星 > 妥布霉素 > 链霉素。与头孢菌素类合用，可致肾毒性加强。右旋糖酐可加强本类药物的肾毒性。

3. 神经肌肉毒性　本药物具有类似箭毒样作用，阻滞乙酰胆碱和络合钙离子的作用，能引起心肌抑制、呼吸衰竭等。可用新斯的明和钙剂（静注）对抗。

4. 过敏反应　包括过敏性休克、皮疹、药物热、粒细胞减少、溶血性贫血等。

5. 其他不良反应　有血象变化、肝酶增高、颜面及四肢麻木、周围神经炎、视物模糊等。口服本类药可引起脂肪性腹泻。

【注意事项】　青霉素类与氨基糖苷类的联合应用，对某些链球菌的抗菌作用可加强。但对其他细菌是否有增强作用并未得到肯定，甚至有两种药物联用而致治疗失败的报道；在碱性环境中抗菌作用增强，但同时毒性也相应增强，必须慎重使用；肾功不全者应减量。

第九节 磺 胺 类

磺胺药种类繁多，性质稳定不易变质，抗菌谱广，口服吸收迅速，使用方便，有的能渗入血脑屏障。但单用易产生耐药，故与甲氧苄氨嘧啶合用，增强磺胺药的抗菌作用。按作用时间长短，可分短效、中效和长效三种。

【药代动力学】 口服吸收快，2～3 小时血药浓度即可达到有效水平。能有效渗入身体各种组织及各种体液中。

甲氧苄啶（TMP，甲氧苄氨嘧啶）和磺胺甲恶唑（SMZ）口服吸收好，半衰期分别在 11 小时和 9 小时。

【作用机制】 对革兰染色阳性菌、革兰染色阴性杆菌、抗酸杆菌有效，对少数真菌（放线菌）、衣原体亦有效。磺胺类药的化学结构与对氨基苯甲酸（PABA）相似，能与 PABA 争夺有关的酶系统，使细菌不能合成叶酸，影响蛋白质和核酸的形成，使细菌不能生长和繁殖。

甲氧苄啶的抗菌谱与磺胺药相近，可抑制二氢叶酸还原酶的作用。磺胺药则抑制二氢叶酸合成酶。若二者合用，可使细菌的叶酸代谢受到双重阻断，协同抑菌甚至杀菌的作用增强。可大幅度提高抗菌作用（可增效数倍至数十倍），故 TMP 有磺胺增效剂之称。并可减少耐药菌株的出现。

【临床应用】 作为皮肤科的第二线、第三线药，皮肤科有时使用磺胺吡啶、柳氮磺胺吡啶。

1. 磺胺嘧啶　片剂 0.5g；磺胺嘧啶钠注射液 0.4g（2ml）、1g（5ml）；成人口服 1 克/次，2 次/天，首次剂量加倍，口服加等量碳酸氢钠；静注 1～1.5 克/次，3～4.5g/d，静注时用注射用水稀释成 5% 溶液，缓慢注入。儿童 50～75mg/kg，分 2 次用。

2. 磺胺甲恶唑（SMZ，新诺明）　片剂 0.5g。成人口服 1 克/次，2 次/日。小儿每次 25mg/kg，2 次/日；不能与酸性药物同服。大剂量长期应用时，需加等量碳酸氢钠。

3. 复方新诺明　片剂 TMP－SMZ 的含量分别为 0.08g/0.4g。成人及 12 岁以上儿童口服 2 片/次，2 次/日，首次剂量 2～4 片，早饭和晚饭后服。6～12 岁早晚各服儿童片（每片含 TMP/SMZ 0.02g/0.1g）2～4 片；2～6 岁早晚各服儿童片 1～2 片。

4. 柳氮磺吡啶　片剂 0.25g；栓剂 0.5g。成人口服 0.5～1 克/次，2～4g/d，如病情需要可增至 4～6g/d，好转后减至 1.5g/d，直到症状消失。灌肠，2g/d。

5. 甲氧苄啶（TMP，甲氧苄氨嘧啶）　为一种抗菌增效剂，与多种抗生素合用，能产生协同作用，增强疗效。有片剂 0.1g。成人口服 0.1～0.2 克/次，0.2～0.4g/d。

【适应证】 治疗肺部感染、急慢性支气管炎、菌痢、尿路感染、肾盂肾炎、肠炎、伤寒、疟疾等疾病。甲氧苄啶还可单用于大肠杆菌、奇异变形杆菌、肺炎克雷伯杆菌、肠杆菌属、凝固酶阴性的金黄色葡萄球菌所致单纯性尿路感染。

皮肤科作为替换药有时用于治疗脓疱疮、毛囊炎、疖、痈、丹毒和蜂窝织炎等化脓性皮肤黏膜感染，以及软下疳、性病性淋巴肉芽、腹股沟肉芽肿、猫抓病、类鼻疽、足分枝菌病（足菌肿）和气单胞菌属感染。还用于对四环素、红霉素耐药的痤疮患者。磺胺吡啶、柳氮磺胺吡啶可用于治疗连续肢端皮炎、疱疹样皮炎、坏疽性脓皮病等，对奴卡放线菌病、非淋病性尿道炎也可应用。周效磺胺加甲氧苄啶可用于治疗麻风和皮肤结核。

【禁忌证】

（1）对任何一种磺胺类，或化学结构相似的药物过敏者禁用。

（2）卟啉病患者禁用。

（3）磺胺药有可能导致畸胎，孕妇禁用。早产儿、新生儿避免使用。

（4）严重肝肾疾病、造血功能低下者和血液病患者（如白细胞减少、血小板减少、紫癜症等）禁用。

【不良反应】 不良反应有胃肠道反应，如恶心、呕吐等。药疹、药热，常见者有皮疹，偶有剥脱性皮炎或大疱性松解性药疹，重症多形红斑、光敏性皮炎、固定性药疹等；可致肝、肾损害和周围神经炎；血液系统偶有发绀病发生，有粒细胞减少或缺乏、溶血性贫血、血小板减少等。

【注意事项】

1. 肝、肾功能不全者慎用。肾功不全者应减量。

2. 药物相互作用 TMP-SMZ可延长使用华法林者的凝血酶原时间，应避免与甲氨蝶呤合用，此药也是干扰叶酸的代谢而起作用。

3. 不宜与含有对氨苯甲酸基的药物（如对氨水杨酸、普鲁卡因、苯唑卡因、丁卡因等）合用，以免减弱磺胺药物的抑菌效力。

4. 对体内葡萄糖-6-磷酸脱氢酶缺乏者，磺胺药可致正铁血红蛋白症和溶血性贫血。

5. 细菌对不同磺胺药之间可产生交叉耐药性。

6. 因磺胺药能抑制大肠杆菌的生长，妨碍B族维生素在肠内的合成，故应用肠道磺胺（在肠道吸收少者）超过1周以上者，应同时给予复合维生素B，以预防其缺乏。

第十节 其他抗菌抗生素

一、万古霉素和去甲万古霉素

一般不作为一线药物。万古霉素是一种糖肽类抗生素。注射用盐酸万古霉素0.5g、1g；胶囊0.12g、0.25g。本药能干扰细菌细胞壁的合成，从而杀灭细菌。对多数病原微生物具有杀菌作用，主要用于对其他抗生素耐药、疗效差的革兰染色阳性菌的严重感染，亦用于对β-内酰胺类抗生素过敏者的上述严重感染，如用于耐青霉素金黄色葡萄球菌感染，包括败血症。口服用于对甲硝唑无效的假膜性结肠炎或多重耐药葡萄球菌小肠结肠炎。万古霉素口服：每次0.125～0.5g，每6小时1次，连用5～10天，每日剂量不超过4g。静滴：每6小时7.5mg/kg，或每12小时15mg/kg。对严重感染，可1日3～4g短期用药。不良反应有过敏反应（药疹和药物热等）、听力受损、肾脏损害和胃肠道反应，在注射处可引起血栓性静脉炎，漏出可疼痛，甚至局部坏死。对本药过敏、肾功能差、听力差或耳聋者禁用。

去甲万古霉素，是目前抗脆弱拟杆菌作用较强的抗厌氧菌抗生素之一。注射用盐酸去甲万古霉素0.4g、0.8g。口服不吸收。抗菌谱、相互作用、临床应用与万古霉素相近。静滴：0.8～1.6g，1次或分次用药。

二、林可霉素类

有抑制细菌细胞壁糖肽聚合物合成的作用，故妨碍细菌细胞壁的形成。对化脓性链球菌、金黄色葡萄球菌等有强力的抗菌作用，对炭疽杆菌、放线菌、淋球菌等也甚敏感。一般不作首选药物使用。主要用于对本药敏感菌引起的感染。

【临床应用】

1. 林可霉素（洁霉素） 片（胶囊）剂0.25g、0.5g；注射液0.2g（1ml）、0.6g（2ml）。

成人口服0.25~0.5克/次，3~4次/日。小儿30~50mg/(kg·d)，分3~4次服。肌内注射成人0.6克/次，1.2~1.6g/d。小儿10~20mg/(kg·d)，分2~3次。静滴成人0.6克/次，用100~200ml生理盐水或5%葡萄糖液溶解，于1~2小时内滴完，每8~12小时1次。可引起消化道反应、变态反应，肝功能不全者慎用。孕妇和授乳妇女慎用。1月龄以下的新生儿禁用。

2. 氯洁霉素（克林霉素） 为林可霉素7位去羟基，并为氯取代的化合物。抗菌谱与林可霉素相同。胶囊剂0.075g、0.15g；注射液0.15g（2ml）。成人口服0.15~0.3克/次，3~4次/日。小儿10~20mg/(kg·d)，分3~4次服。注射液用于革兰阳性需氧菌感染，肌内注射或静滴0.6~1.2g/d，分2~4次；厌氧菌感染，1.2~2.7g/d；极严重感染可用到4.8g/d。肌内注射量一次不超过0.6g。

【不良反应】

1. 与梭状芽胞杆菌毒素合用，引起假膜性结肠炎的比率是0.1%~10%。
2. 输入速度过快，可致红斑或荨麻疹样反应（红人综合征）。输入液体过浓可致血栓性静脉炎。
3. 有胃肠道反应、肝转移酶升高的可能。
4. 可引起过敏反应，包括皮疹、Stevens-Johnson综合征和多发性关节炎。
5. 有报告，可阻断神经肌肉传导，产生肌肉麻痹症状。可致口麻、刺痛感、皮肤瘙痒、嗜酸细胞增多、药物热、感冒样反应及血压下降。
6. 可致耳中毒和肾中毒。

【注意事项】 肝肾功能不全者、新生儿、孕妇、授乳妇女及深部念珠菌感染者慎用或禁用。

氯洁霉素与林可霉素间有交叉耐药性。本类药物与红霉素有拮抗作用，不可联合应用。不宜加入组成复杂的输液中，避免发生配伍禁忌。

三、氯霉素类

氯霉素类又称酰胺醇类，为抗菌范围广，快速抑菌剂，其作用为干扰细菌核糖体的蛋白质合成，对多数革兰染色阳性细菌、阴性杆菌、厌氧菌均有抗菌活性，对衣原体、支原体、立克次体和一些病毒感染也很有效。有免疫抑制作用，适用于某些细菌引起的败血症，或作为免疫抑制剂治疗自身免疫性疾病等。

【临床应用】 皮肤科用于治疗各种皮肤细菌感染、性病性淋巴肉芽肿、腹股沟肉芽肿、软下疳、淋病、非淋菌性尿道炎等，对脓疱病也有效。

1. 氯霉素 片（胶囊）剂0.125g、0.25g；注射剂0.125g、0.25g、0.5g。成人口服0.25~0.5克/次，4次/日，小儿25~50mg/(kg·d)，分3~4次。成人肌内注射每次0.5~1.0g，2次/日；静滴1~2g/d，分2次，1支氯霉素（0.25g）至少用100ml生理盐水或5%葡萄糖液稀释。

2. 甲砜霉素 片（胶囊）剂0.125g、0.25g；颗粒剂5g∶0.125g、5g∶0.25g；注射液（甲砜霉素甘氨酸盐）0.25g、0.1g。成人口服0.15~3g/d，分3~4次给药。小儿口服25~50mg(kg·d)，分4次给药。肌注、静滴或静注1.5~2g/d。静注、静滴用5%葡萄糖液溶解和稀释。

【不良反应】 本药不良反应较多。

1. 胃肠道反应 有恶心、呕吐、食欲不振等。
2. 造血系统反应 主要为粒细胞减少、血小板减少及再生障碍性贫血等。
3. 过敏反应 引起皮疹、药物热、剥脱性皮炎等。
4. 长期应用可致菌群失调而致维生素缺乏和二重感染。
5. 可致新生儿和早产儿循环衰竭（灰婴综合征）。

6. 神经和精神症状 如视神经炎、共济失调、失眠、幻觉、抑郁等。

【禁忌证】 对本药过敏和骨髓功能差者禁用。

第十一节 抗寄生虫药

抗寄生虫的药物在皮肤科也有广泛用途。

一、抗疟药

1. 氯喹

【药代动力学】 口服后吸收迅速，1～2 小时即可达血药峰浓度，生物利用度为89%，血浆蛋白结合率55%。与组织蛋白结合率更高，在肝、脾、肾、肺中的浓度高于血浆浓度达200～700倍，在脑组织及脊髓组织中的浓度为血浆浓度的10～30倍。本药也分布于含黑色素的细胞中（如眼、皮肤）。本药有浓集于红细胞的特点，在红细胞中的浓度为血浆内浓度的10～20倍，而在疟原虫感染的红细胞内的浓度，又比正常红细胞高约25倍。本药可通过胎盘屏障和血脑屏障，有较大分布容积（79～185L/kg），半衰期为2.5～10日。

本药在肝脏代谢，主要代谢产物是去乙基氯喹，仍有抗疟作用。小部分（10%～15%）以原型经肾排泄（排泄速度可因尿液酸化而加快，碱化而降低），约8%随粪便排出。也可从乳汁中排出。

【作用机制】 本药不能直接杀死疟原虫，但能干扰其繁殖。对于免疫作用的机制仍不清楚。有人认为本药可影响巨噬细胞及其他抗原递呈细胞对自身抗原加工，以及自身抗原多肽与Ⅱ类主要组织相容性抗原的结合。也有认为可能与抑制淋巴细胞的转化和浆细胞的活性有关。也可抑制单胺氧化酶和胆碱酯酶活性，稳定溶酶体膜，还可抑制吞噬细胞的趋化性和吞噬功能，从而在一定程度上控制局部炎症。

【临床应用】

（1）主要用于治疗疟疾急性发作（如恶性疟、间日疟、三日疟及卵形疟），控制疟疾症状。

（2）可用于预防性抑制疟疾症状发作。

（3）可用于治疗肝阿米巴病、华支睾吸虫病、肺吸虫病和结缔组织病等。

（4）可用于治疗光敏性疾病（如日晒红斑症）。

【适应证】 对盘状红斑狼疮和亚急性皮肤红斑狼疮疗效明显，可以不合并使用糖皮质激素。注意停药后病情仍可复发。对干燥综合征、类风湿关节炎以及系统性红斑狼疮的关节、肌肉与皮肤损害也有一定疗效。

对盘状红斑狼疮，起始剂量每次0.25g，每日2次。数周后如控制症状，每次0.125g，每日2～3次。需长期维持。对系统性红斑狼疮，与糖皮质激素合用，可减少激素药量。

【不良反应】 较多，有胃肠道反应，皮疹，皮肤、毛发颜色改变，头痛、头晕、失眠、精神紧张等神经系统反应，眼病变有眼球调节反射障碍、复视、药物在角膜沉积出现虹视现象。高剂量或长期使用，引起视网膜炎，视力减退甚至失明。

【禁忌证】 对本药过敏者；孕妇和哺乳期妇女禁用。

【注意事项】

（1）慎用 肝、肾功能不全者；心脏病患者；重型多型红斑患者；血卟啉病患者；银屑病患者；精神病患者。

（2）白细胞减少，$<4\times10^9$/L时应停药。

（3）对少数患者，可诱发心律失常，严重者可致阿斯综合征，应及时抢救。

（4）长期用药者，在服药前和过程中进行眼部详细检查，排除原有疾病，注意不良反应，防止视力损害。

2. 羟基氯喹

【药代动力学】 口服生物利用度为74%。给药后2～4.5小时达血药浓度峰值。药物吸收后在眼、肝、肾、脾、肺和肾上腺等组织、器官中广泛分布，红细胞中的药物浓度高于血药浓度2～5倍。可透过胎盘屏障，少量药物可进入乳汁中。本药的血浆蛋白结合率约为50%。药物部分在肝脏代谢为具有活性的脱乙基代谢物。主要经肾缓慢排泄。药物清除半衰期为32～40天。

【作用机制】 本药与氯喹化学结构相似，是氯喹4位氮原子上的乙基被羟乙基取代的衍生物。

其抗疟作用与氯喹相同，但毒性仅为氯喹的一半。

本药还有免疫抑制作用，在体外可抑制淋巴细胞反应，调节淋巴因子的释放（抑制IL－2、IL－1α、IL－1β、IL－6、TNF的产生），诱导人外周血淋巴细胞的凋亡，抑制自身抗原的加工与递呈；抑制中性粒细胞的趋化性，高浓度可阻断前列腺素的生物合成，发挥抗炎作用；对紫外线的光滤吸收作用，主要吸收为290～320nm的紫外线；能减少红细胞沉积及抑制血小板聚集和黏附，具有抗凝作用。

【适应证】

（1）用于疟疾的预防与治疗。

（2）用于红斑狼疮的治疗，包括盘状红斑狼疮和系统性红斑狼疮。

（3）用于类风湿关节炎的治疗。

（4）光感性疾病。

（5）其他某些自身免疫性疾病。

【临床应用】 自身免疫性疾病，如红斑狼疮、皮肌炎、局限性硬皮病、结节性脂膜炎；光感性皮肤病，如多形日光疹、迟发性皮肤卟啉症、日光性荨麻疹；结节病、扁平苔藓、硬化萎缩性苔藓；变应性血管炎、结节性血管炎、结节性红斑；其他疾病也有一些疗效，如假性淋巴瘤、环状肉芽肿、大疱性表皮松解症、掌跖脓疱病等。

口服每日2次，每次0.2g。根据病情维持数周或数月。长期维持量，每天0.1～0.2g。

类风湿关节炎，初始量每日0.4～0.6g，连用4～12周。维持量每日0.2～0.4g。如用药6个月无效应停药。

【不良反应】

（1）精神神经系统：长期用药可出现兴奋、神经过敏、头痛、头晕、耳鸣等。

（2）肌肉骨骼系统：长期用药可出现眼外肌麻痹、骨骼肌无力、腱反射消失或减退等。

（3）视力损害：对眼的不良反应发生率低于氯喹。

（4）皮肤：皮疹、毛发改变。

（5）血液系统：可出现再生障碍性贫血、粒细胞减少、血小板减少、溶血（见于G－6－PD缺乏的患者）。

（6）胃肠道：可出现食欲减退、恶心、呕吐、腹泻及腹部痉挛等症状。

（7）其他：体重减轻、倦怠、非光敏性银屑病及血卟啉病恶化。有心肌病变的报告，但与本药的因果关系尚不明确。

【禁忌证】

（1）对4氨基喹啉化合物过敏者。

（2）用4氨基喹啉化合物治疗后出现视网膜或视野改变者。

（3）肝病患者。

（4）孕妇及哺乳妇女。

（5）新生儿。

【注意事项】

（1）进食食物或牛奶时服用本药，可增加胃肠道的耐受性。

（2）推荐本药安全剂量为6.5mg/(kg·d)。低于此安全剂量时极少见眼不良反应。本药的安全累积量为100g，建议当累积总量达200g后，应进行详细的眼检查。

（3）国外禁止本药在儿童中长期使用。青少年患者用药6个月无效即应停药。

（4）膝和踝反射检查中发现肌无力现象，或眼科检查中发现视敏度、视野或视网膜黄斑区出现任何异常现象（如色素变化、失去中心凹反射）或出现任何视觉症状（如闪光或划线），且不能用调节困难或角膜混浊完全解释时，应立即停药。

（5）如出现不能归因于所治疾病的任何严重血液障碍，应当考虑停药。

（6）用药过量时，出现头痛、视力障碍、心力衰竭、惊厥，甚至心跳和呼吸停止。药物过量处理：给予氯化铵口服，成人8g/d，分次服，每周3～4日，在停止本药治疗后继续使用数月。

3. 青蒿素 除抗疟作用之外，亦可用于治疗系统性红斑狼疮和盘状红斑狼疮。青蒿素片0.05g、0.1g、0.25g；青蒿素油注射液0.05g（2ml）、0.1g（2ml）、0.2g（2ml）、0.3（2ml）；青蒿素水混悬注射液0.3g（2ml）；青蒿素混悬注射液0.15g（1ml）、0.3g（2ml）。

治疗系统性红斑狼疮或盘状红斑狼疮：第一个月，0.1克/次，每日2次。第二个月，0.1克/次，每日3次。第三个月，0.1克/次，每日4次。用于治疗系统性红斑狼疮及盘状红斑狼疮时，在治疗初期病情可能有所加重（全身出现蚁走感），半个月后逐渐减轻，约1个月后一般可得到改善。

本药毒性低，一般无明显不良反应。少数病例出现食欲减退、恶心、呕吐、一过性里急后重、腹痛、腹泻等胃肠道症状。个别患者用药后可出现一过性转氨酶增高及轻度皮疹。

二、抗滴虫病药

本类药物除能治疗毛滴虫外，还可用于治疗阿米巴病。具有很强的杀灭滴虫、阿米巴原虫和贾第鞭毛虫的作用，对厌氧菌感染（放线菌除外）也有良好的杀菌活性，对毛囊虫和疥螨等寄生虫也有强大的杀灭作用。

【适应证】 滴虫病、阿米巴病、贾第鞭毛虫病、酒渣鼻和厌氧菌引起的感染等。

【禁忌证】 哺乳期妇女及妊娠3个月以内的妇女、中枢神经疾病和血液病患者禁用。用药期间禁酒。

【不良反应】 可有胃肠道反应，偶见头痛、失眠、皮疹、白细胞减少等。少数有膀胱炎、排尿困难、肢体麻木感，停药后可较快恢复。出现运动失调及其他中枢神经症状时应停药。

【注意事项】 治疗期间应戒酒，否则可产生双硫醒反应。本品可抑制华法林的代谢，增加其抗凝血作用，合用时应注意。

1. 甲硝唑

【药代动力学】 口服吸收良好，生物利用度可达90%～100%，t_{max}为1～2小时，Vd为0.6～0.7L/kg，血浆蛋白结合率为10%～20%。药物可以原型由尿排出，亦可由阴道分泌液、乳汁、唾液中排出。$t_{1/2}$8～14小时。

【作用机制】 阻断病原RNA、DNA的合成。本药有强大的杀灭滴虫作用，为治疗阴道滴虫病的首选药。也用于治疗阿米巴原虫的感染性疾病。其优点是毒性小、疗效高、口服方便、适应范围广。本品有抗厌氧菌作用，可用于治疗厌氧杆菌引起的各种感染。

【临床应用】 甲硝唑对革兰阴性、革兰阳性厌氧菌有极强的杀菌活性。抗厌氧菌作用仅次于亚胺培南（imipenem）。厌氧菌对该品不易产生耐药性。

一般剂量：成人口服0.2克/次，2~3次/日，2周为1个疗程。注射剂5%10毫升、100毫升、250毫升/瓶，成人及12岁以上儿童0.5克/次，滴速5ml/min，病情好转后改用口服，7天为1个疗程，12岁以下儿童7.5mg/(kg·d)。

酒渣鼻：口服0.2g，1日2~3次。配合2%甲硝唑霜外搽。疗程3周。

复发性非淋菌尿道炎：2g，每日1次，加红霉素0.5g口服，每日4次，共7天。

2. 替硝唑 与甲硝唑同属硝基咪唑类化合物，为第二代5-硝基咪唑类衍生物，抗微生物谱与甲硝唑相似。可透入厌氧菌和多种原虫细胞内，破坏其DNA链或抑制DNA链合成。优点为口服后血浆浓度高，有效浓度维持时间长，服药后24小时血药浓度比甲硝唑高1倍，1次口服后可维持有效浓度达48~72小时。其他相似于甲硝唑。疗效较甲硝唑高，不良反应发生率更低。

用法用量：片剂规格：0.1g、0.5g。用于治疗阿米巴病、贾第鞭毛虫病、阴道炎、厌氧菌感染、腹腔感染等。口服0.5克/次，每日2~4次，首剂2g，7天为1个疗程。

3. 奥硝唑 片（胶囊）剂0.25g，注射液0.25g（5ml）。成人口服1.0~1.5g/d，分次服，连用5~7天。静滴0.5~1.0克/次，每12小时1次。

4. 塞克硝唑 片剂0.5g；颗粒剂0.5g、0.75g。成人顿服2.0g；儿童30mg/kg，单次给药。

三、杀疥虫药物

伊维菌素（ivermectin）：是一种来源于阿弗菌素B1的大环内酯衍生物。伊维菌素口服后吸收良好。有片剂2.5mg、5mg、6mg。

主要用于治疗盘尾丝虫病和类圆线虫病，也可治疗钩虫、蛔虫、鞭虫和蛲虫感染。治疗盘尾丝虫病的优点是杀尾丝蚴，但不引发严重炎症反应。国外报告对疥螨也有杀灭作用。

治疗疥疮，推荐联合局部治疗，并至少联用扑灭司林或丙体六六六中的一种。①单纯疥疮，首剂0.2~0.25mg/kg，此后1次0.2mg/kg，共用2~3次，每次间隔1~2周；②结痂性疥疮，1次0.2mg/kg，共用2~3次，每次间隔1~2周。局部用药治疗疥疮，15~25mg（按0.8%体重/容量稀释），每晚沐浴后使用1次。小儿治疗疥疮，推荐联合局部治疗，可与扑灭司林或丙体六六六联用，1次0.2mg/kg，共用2~3次，每次间隔1~2周。

不良反应少见，盘尾丝虫病患者用药后不良反应短暂而轻微，发生率约1.6%。主要表现为皮肤瘙痒、消化道症状、偶见心电图异常改变，罕见头晕、发热、头痛、关节痛、乏力、直立性低血压。体外试验未见致突变性，动物试验中，大剂量用药有致畸作用，未见对生育的影响。

（林 麟）

第十一章 皮肤科常用的抗真菌药物

真菌病在皮肤科为一常见疾病，大约占到门诊的1/5，夏季甚至达到1/3，因此，正确掌握和使用抗真菌药物就显得尤为重要。

一、灰黄霉素

【作用机制】 口服后沉积于皮肤角质层并与皮肤毛囊及甲的角蛋白结合。其化学结构与鸟嘌呤相似，主要影响真菌核酸合成，阻止其DNA的合成，从而抑制真菌的生长。

【适应证】 现主要用于皮肤癣菌病，如对毛癣菌、小孢子菌和絮状表皮癣菌等均有明显抗菌作用。常用于儿童头癣，价廉物美。用法为 10～15mg/kg，4 周为 1 个疗程，高脂肪饮食可增加胃肠道对本药的吸收。目前无头癣耐药报告。

【不良反应】 胃肠道反应；过敏反应；肝脏损害；神经精神反应等，不宜超过半年使用。

二、氟胞嘧啶

【作用机制】 氟胞嘧啶（5－FC）经胞嘧啶脱氨酶脱氨后形成氟尿嘧啶（5－FU），人体组织细胞由于缺乏这种酶而不受药物影响。5－FU 转化成氟尿嘧啶脱氧核苷，后形成脱氧尿苷，置换 DNA 上的胸腺嘧啶核苷，阻止真菌 DNA 的正常合成，使 DNA 转录错误，形成错误的 mRNA，最终影响蛋白质的合成。

【适应证】 对念珠菌、曲霉菌、拟球酵母、隐球菌、孢子丝菌和着色芽生菌均有抑制作用。但该药的不良反应和耐药性限制了它的使用。只有联合用药才能发挥其强大的抗真菌作用而又降低不良反应。主要与两性霉素 B 合用，如与氟康唑联合作用于白色念珠菌，有抗真菌后续效应。

【不良反应】 贫血、转氨酶升高、白细胞减少、血小板减少等。

三、制霉菌素

【作用机制】 口服不易吸收，局部外用也不能被皮肤和黏膜吸收。系四烯类抗真菌药物，对念球菌、新型隐球菌、荚膜组织胞质菌、烟曲霉菌、皮炎芽生菌等有明显抑菌作用，对阴道滴虫也有一定作用。

【适应证】 口服治疗胃肠道念球菌病，50 万～100 万 U，日 4 次，儿童 5 万～10 万 U/(kg·d）主要外用治疗皮肤黏膜念球菌病，如阴道念球菌病、耳真菌病、婴儿鹅口疮等。

四、碘化钾

【作用机制】 可通过刺激吞噬细胞髓过氧化物酶（MPO）－H_2O_2 卤化物杀灭系统，使碘化物杀灭真菌。另外，可能与碘化钾能溶解肉芽肿组织和激发机体免疫功能有关。肉芽肿组织被溶解后，其内藏的真菌即暴露于人体免疫系统，更易被吞噬和杀灭。

对孢子丝菌病有特效，为首选。对一些真菌性肉芽肿，也可作为辅助治疗，一般用 10% 碘化钾口服，5ml，每日 3 次，逐渐增加到 10ml。持续 1～3 个月，痊愈后应至少再用 2 周。注意碘中毒。表现为鼻炎、多涎、眼部刺激症状，口咽部灼热感等，一旦发现应立即停药。

五、克霉唑

【作用机制】 为 1967 年化学合成的一种广谱抗真菌药，是三苯甲咪唑的衍生物，又名氯三苯甲咪唑。口服吸收良好，4～5 小时达血浆峰值，半衰期 3～5h，主要由胆汁及粪便排出，皮下或腹腔内注射吸收差。本药可进入脑脊液。通过损伤细胞膜的穿透性而达到抗真菌作用。

【适应证】 目前主要外用治疗体股癣、手足癣、叠瓦癣、皮肤黏膜念珠菌及花斑癣等。对多种真菌均有良好的抑制作用。口服应用已少见。栓剂可治疗阴道念珠菌病。

六、咪康唑

【作用机制】 对大多数致病性真菌、腐生性真菌以及革兰阳性细菌等具有抗菌作用。药物作用于真菌细胞膜，使其通透性增加，从而导致细胞内容物的渗漏，细胞死亡。口服难以吸收，故有静脉针剂，经注射后，药物可渗入各组织，至今很少发现有原发耐药性。

【适应证】 外用 1%、2% 霜剂，或者阴道栓剂，偶有烧灼刺激。

七、益康唑

【作用机制】 与克霉唑、咪康唑同为咪唑类抗真菌药，兼有灰黄霉素、制霉菌素的抗菌作用。对皮肤癣菌、酵母菌、酵母样菌、曲霉、放线菌及革兰阳性细菌都有抗菌作用。药物作用于真菌细胞膜，干扰其合成，使其通透性增加，使整个细胞溶解。

【适应证】 皮肤癣菌、白色念珠菌引起的体、股、手足、甲癣，皮肤念珠菌病、花斑癣，有效率达90%以上。外用一般为1%霜剂。

八、酮康唑

【作用机制】 为合成的咪唑二恶烷衍生物，是广谱的抗真菌药物。通过抑制真菌麦角甾醇的生物合成和改变真菌细胞膜其他脂类化合物的组成，达到抑制和杀灭真菌目的。口服吸收良好，1～2小时可达最大血药浓度。

【适应证】 花斑癣、念珠菌病、球孢子菌病、组织胞质菌病、皮肤癣菌病和预防免疫功能低下者的二重真菌感染。成人0.2g/d，儿童1～4岁50mg/d，5～12岁0.1g/d。

【不良反应】 发生率约7%，主要为胃肠道不适、恶心、头痛、皮疹、瘙痒等，偶有脱发、荨麻疹、药疹等。另外有肝脏毒性，转氨酶升高，抗雄性激素作用。

九、伊曲康唑

伊曲康唑是继酮康唑后又一个有效的抗真菌口服剂，具有酮康唑的可口服、具有广谱抗真菌活力的优点，又增加了对曲霉、孢子丝菌、暗色丝孢霉等抗真菌活力，尤其是对致命的新生隐球菌病及曲霉病具有治疗作用。

口服吸收后与蛋白结合率达99.8%，高度嗜脂及嗜角质特性，因此，在皮肤和甲的浓度很高，持续时间长，有利于该部位真菌感染的治疗。主要经肝代谢。

【作用机制】 抑制真菌细胞膜上的麦角固醇合成所需的细胞色素P450去甲基酶的生物合成，从而使真菌膜功能紊乱，细胞分裂终止，真菌乃被抑制及死亡。

【适应证】 抗菌谱较广，对各类真菌病均有一定的疗效。治疗浅表真菌病，如体股癣、手足癣等，为0.2g/d，7～14天，甲癣多采用冲击疗法，即0.2g每日2次×7天，休息3周后再服用第二疗程。指甲癣2～3个疗程即有效，趾甲癣需用3～6个疗程。儿童头癣的最佳方案是0.1g/d，服4～6周。花斑癣：0.2g/d，连续7日。深部真菌病，用量0.1g～0.4g/d不等，但时间较长，2～6个月不等。

【不良反应】 较酮康唑相对安全。常见有胃肠道反应，恶心、腹痛、头痛、眩晕、偶有瘙痒、全身不适、皮疹及各系统其他症状。

利福平、苯妥英钠可减低伊曲康唑的血浓度或加速其代谢，不应与伊曲康唑并用。另外有报告，伊曲康唑可延缓洋地黄类药物的排泄引起洋地黄中毒，应尽量避免同用。

十、氟康唑

是一种有效的可供口服与静滴的系统性抗真菌病的三唑类药物，半衰期长，水溶性高，蛋白结合率低，药物以原型从尿中排出，可渗透到脑脊液。

口服吸收良好，1～2h达血浆高峰浓度，食物及抗酸剂不影响其吸收，以游离形态存在于血浆内，与血浆蛋白的结合力仅11%，远低于咪唑类的其他衍生物。主要经肾排出，80%以原型排出，无肝毒性。

【作用机制】 与其他咪唑类药物基本相同。主要是抑制真菌细胞色素P450依赖的14α固醇去甲基酶（P450DM），并且对真菌 P450DM 的作用强度远较对哺乳动物高，可高达 10000 倍。

【适应证】 氟康唑对各类皮肤癣菌、念球菌、糠秕孢子菌等引起的体股癣、手足癣、甲癣、念球菌性阴道炎、鹅口疮及花斑癣等均有较好的疗效。另外，对隐球菌、曲霉感染、着色真菌、孢子丝菌、组织胞质菌及球孢子菌等引起的真菌病均有效。氟康唑对皮肤黏膜感染的疗效显著，这与药物在皮肤角质层及甲内的浓度甚高有关，也与氟康唑对蛋白质亲和力低致游离浓度高有关，故在唾液、痰、阴道分泌物、子宫组织、皮肤等存在较高浓度。一般 0.15g/w，口服或静滴，1 天 ~6 个月不等。

【不良反应】 一般耐受性良好，少见胃肠道反应，恶心、呕吐、腹泻。偶有皮疹及周身不适等。

总之，氟康唑是治疗各类念球菌感染的深部、浅部泛发性真菌病及新生隐球菌病，包括脑膜炎的首选药物，且长期大量应用较安全。据报道，氟康唑可以透过胎盘及乳汁，但对妊娠、哺乳者及小儿无不良反应。目前已有耐药菌株产生。

十一、特比萘芬

该药口服后，2 小时达血药峰浓度，70% 被吸收，其生物利用强度不受食物影响，与血浆结合率达 99%，迅速弥散于真皮内并集中于亲脂性的角质层内达到有效高浓度。最后产物主要经肾脏排出体外。也可随乳汁排出，孕妇不宜服用。

【作用机制】 抑制真菌细胞膜内角鲨烯环化酶，使角鲨烯不能转为羊毛固醇，从而使角鲨烯大量积聚于体内导致真菌最终死亡。该药与其他药物的相互作用也很低。具有杀菌和抑菌双重作用。

【适应证】 特比萘芬的抑菌浓度和杀菌浓度相近。对皮肤癣菌、丝状真菌、双相型真菌、致病型酵母菌等均有效。特比萘芬是至今第一个对皮肤癣菌及其他有关真菌病既可口服又可外用的杀菌药。对皮肤念球菌病的疗效仅为 60%，对花斑癣的疗效远逊于局部外用，甲癣国内用量为 0.25g/d，7 天，1 周后改为 0.25g，隔日服用，7 ~12 周不等。体股癣仅需 0.25g/d，1 ~2 周。

【不良反应】 恶心、腹泻、腹痛等胃肠反应为主，偶有皮疹、瘙痒、味觉丧失、肝酶升高、颜面水肿、药疹等。

十二、阿莫罗芬

【作用机制】 属吗啉类，可同时抑制次麦角固醇转化成麦角固醇中的两个关键酶，即 14 - 位还原酶和 7 - 8 位异构酶，使次麦角固醇堆积于真菌细胞膜中，而麦角固醇大量减少，致胞膜结构和功能受损，真菌死亡。

体外抑菌观察发现，此药对皮肤癣菌及双相菌高度抑菌，对曲霉则需高浓度才呈抑菌作用，对白色念珠菌、红色毛癣菌、荚膜组织胞质菌等呈杀菌作用。含 5% 的阿莫罗芬的二氯甲烷涂膜剂有强大的穿透甲角质的能力，是一种较好的外用治疗甲真菌感染药物。

十三、两性霉素 B

【作用机制】 能与敏感真菌膜上的麦角固醇结合而改变其通透性，从而破坏细胞的正常代谢，抑制真菌的生长。近年来还发现其对真菌胞膜具有氧损伤作用，使真菌膜缺氧，直至死亡。传统的两性霉素 B 不良反应严重，为降低其毒性，已开发出两性霉素 B 脂质体、两性霉素 B 脂质复合物及两性霉素 B 胶状分散剂。是目前国内治疗严重系统真菌感染的首选药物之一。

【适应证】 常用于深部真菌感染，如系统性念珠菌病，隐球菌病、曲霉病、毛霉病、皮炎芽生菌病、组织胞质菌病、球孢子菌病、副球孢子菌病等。对多种真菌均具有抑制作用。

静脉用脂质制剂两性霉素B，只能用5%葡萄糖稀释。用法：两性霉素B脂质体开始剂量为1mg/(kg·d)，1小时内滴完，可逐渐增至3mg/(kg·d)，连用3~4周，总剂量为1~3g。两性霉素B脂质复合物为5mg/(kg·d)，2小时滴完，至少2周。两性霉素B胶状分散剂开始1mg/(kg·d)，逐渐增至3~4mg/(kg·d)，在1~1.5小时滴完。视病情控制情况决定疗程。

脂质制剂两性霉素B较传统两性霉素B的不良反应明显减少，尤其肾脏毒性的减少。较常见不良反应为发热、寒战。

（贯　虹）

第十二章　免疫抑制剂在皮肤科的应用

用于抑制免疫细胞功能、增殖并降低机体免疫反应的药物称为免疫抑制剂（ISA）。它只能控制症状，不能改变自身免疫的体质。由于临床医学的不断发展，免疫抑制剂在临床上的应用范围也不断扩大，已成为皮肤科医师治疗皮肤病的一种常用的制剂。

第一节　免疫抑制剂分类

临床上通常将免疫抑制剂按其化学结构和作用原理分为六类，即烷化剂、抗代谢药、抗肿瘤抗生素、植物类药、糖皮质激素及杂类。也有如下表的分类法。

免疫抑制剂分类

主要作用环节	代表性药物
影响抗原处理、表达、呈递	糖皮质激素、抗淋巴细胞抗体、单克隆抗体（抗T细胞抗体、抗CD4单抗、细胞黏附分子抗体等）
细胞因子合成抑制剂	15-Deoxyspexgualin（15-DSG）
细胞因子信息传递抑制剂	来氟米特、西罗莫司
淋巴细胞受体抑制剂	抗白介素-1受体、抗白介素-2受体
细胞毒药物	环磷酰胺、甲氨蝶呤、硫唑嘌呤、麦考酚酸等

第二节　免疫抑制剂作用机制

免疫抑制剂的作用原理主要是影响免疫活性细胞内的DNA、RNA及蛋白质的生物合成。体液和细胞免疫都需要通过淋巴细胞的繁殖，即通过DNA的复制来完成。按分裂细胞的DNA含量变化将细胞周期分成5期，即G_0期（细胞休止期）、G期（DNA合成前期）、S期（DNA合成期）、G_2期（DNA合成后期）及M期（丝状分裂期）。

免疫抑制剂的作用特点：

1. 免疫应答是由多种因素、多种细胞、分子、多个环节参与的复杂而又连锁的生物学过程。免疫抑制剂作用靶部位可能是：①巨噬细胞的吞噬与抗原处理；②淋巴细胞对抗原的识别；③淋巴细胞的分化；④T淋巴细胞、B淋巴细胞的增殖；⑤细胞因子、黏附分子等的产生；⑥免疫效应机制的激活。

2. 免疫抑制剂的效果与药物及抗原进入体内的时间有关。免疫抑制剂的药效对初次免疫应答较再次免疫应答更敏感，对正在建立中的免疫应答比已经建立的免疫应答更敏感。一旦记忆细胞群形成，免疫抑制剂的治疗效果就较差。

3. 多数免疫抑制剂选择性不高，即非特异性免疫抑制剂，且在接近毒性剂量时才能产生免疫抑制作用，因此，常影响机体的正常免疫应答。

4. 免疫抑制剂有非特异性抗炎作用。

环磷酰胺（CTX）、硫唑嘌呤（AZA）及甲氨蝶呤（MTX）作用比较见下表。

CTX、AZA、MTX 作用比较表

作 用	CTX	AZA	MTX
降低初次免疫	++	++	++
降低再次免疫	++	±	+
消除免疫复合物	++	±	±
抗炎作用	+	++	++
降低迟发型超敏反应	++	+	+
抑制细胞免疫	++	++	+
抑制体液免疫	++	+	+
细胞周期	非细胞周期性	S	S

第三节 皮肤科常用免疫抑制剂

一、烷化剂

烷化剂是指具有高度反应性的功能基团 $R-CH_2$ 的一类化合物，它们的烷基能取代细胞代谢中重要基团的一个氢原子，即为烷化剂的烷基化作用。能抑制抗原敏感细胞的活动，阻断免疫母细胞的生成，促进致敏 T 淋巴细胞的分解，使其数目减少。

1. 氮芥

【作用机制】 进入体内后可形成乙烯亚胺基，与 DNA 发生烷化作用，因而破坏了 DNA 的结构而抑制免疫母细胞和肿瘤细胞；乙烯亚胺基能与巯基结合，激活酪氨酸酶，从而加速皮肤黑色素的形成。

【适应证】 主要外用治疗蕈样肉芽肿（MF）、银屑病、白癜风和斑秃。

【用法与剂量】 银屑病可用 0.05% 氮芥溶液外涂；白癜风和斑秃可用氮芥 15mg，加 95% 酒精 30ml，涂患部，每日 2 次（黏膜、外阴及皱襞部分忌用）。

【不良反应】 外用易致接触性皮炎和色素沉着。

2. 环磷酰胺

【作用机制】 进入体内后需先经肝脏内磷酰胺酶或磷酸酶水解变成活化作用型，放出氮芥基团，干扰 DNA 交叉链，从而抑制免疫活性细胞的生长，但很少或无抗炎作用。

【适应证】 皮肤 T 细胞淋巴瘤、天疱疮、大疱性类天疱疮、狼疮肾炎、难治性盘状红斑狼疮、硬皮病、蕈样肉芽肿、银屑病、贝赫切特综合征、系统性坏死性血管炎、Wegener 肉芽肿、坏疽性脓皮病、黏液水肿性苔藓、组织细胞增生症 X、多中心网状组织细胞增生、致死性中线肉芽肿、细胞吞噬性组织细胞性脂膜炎等。

【用法与剂量】 ①口服法：剂量为每日 1～3mg/kg。因该药在胃肠道吸收常不规则，且不良反应大，故现已少用；②静注法：每次用 0.2g，隔日 1 次，疗效较口服为好；③冲击法：为目前最常用的方法，用 8～12mg/kg 或 0.4～0.8g，加入糖盐溶液或生理盐水中静滴，1 周 1 次或连用 2 天，每 2 周 1 次，也可每次 1000mg，每 3～4 周 1 次。冲击疗法比常规疗法奏效快、疗效佳和可靠，不良反应相对较少（详见冲击疗法在皮肤科的应用）。

【不良反应】 ①白细胞减少：在用药后 3～5 天内出现，7～14 天最显著，以粒细胞抑制为主，多在停药后 2～3 周恢复；②主要从尿中排出，大剂量时易诱发出血性膀胱炎，故冲击治疗时，滴注时间应在 1 小时以上，冲击前和冲击后 24 小时应饮水或补液，摄入水量大于 3000ml，使 24 小时尿量大于 2000ml。为防止其代谢产物在膀胱内贮留，应予白天给药，可预防膀胱炎的发生；③胃肠道反应较多，在冲击前用氯苯西泮等可预防；④脱发多见；⑤中毒性肝炎的发生率较氮芥高，故肝病患者慎用；⑥可造成精子缺乏、排卵停止及畸胎形成；⑦并发恶性肿瘤，也可合并真菌、病毒等感染。环磷酰胺治疗自身免疫性疾病（如狼疮肾炎）总剂量为 6～8g。

二、抗代谢药

1. 甲氨蝶呤

【作用机制】 较强的免疫抑制剂，对体液和细胞免疫均具有抑制作用。能与叶酸还原酶及二氢叶酸还原酶结合，使叶酸不能被还原成四氢叶酸，影响嘌呤核苷酸的合成和脱氧胸腺嘧啶核苷酸的形成，从而抑制 DNA、RNA 及蛋白质的合成，阻止细胞的分裂。最近发现，还能抑制白介素-2 的合成和中性粒细胞的趋化性，具有抗炎和抑制免疫反应的作用。

【适应证】 寻常型银屑病、泛发性脓疱型银屑病、红皮病型银屑病、关节病型银屑病、皮肌炎、天疱疮、大疱性类天疱疮、皮肤 T 细胞淋巴瘤、毛发红糠疹、Wegener 肉芽肿、致死性中线肉芽肿、Reiter 综合征、急性痘疮样苔藓样糠疹、淋巴瘤样丘疹病、结节病、隆突性纤维肉瘤、组织细胞增生症 X 等；对多发性角化棘皮瘤（局注）、基底细胞上皮瘤、表皮松解性角化过度、层板状鱼鳞病、慢性良性家族性天疱疮、贝赫切特综合征、结节性多动脉炎、白细胞碎裂性血管炎、成人线状 IgA 大疱性皮病等也有一定的疗效。

【用法与剂量】 每周口服 2.5～7.5mg，每 12 小时 1 次，在 36 小时内共服 3 次；也可 7.5～30mg，每周肌注或静滴 1 次，显效后减量。

【不良反应】 ①抑制骨髓粒细胞系统，严重时可有全血细胞减少；②消化道症状有口腔黏膜糜烂和溃疡、呕吐、腹泻、便血；③大剂量或长期用药可引起肝、肾损害，导致肝硬化和纤维化；④其他有脱发、头痛、色素沉着、性欲减退、月经不调、药疹和肺纤维化等。妊娠前半期使用可致畸胎或流产。

【注意事项】 ①肝脏病（慢性活动性肝炎、肝硬化）、肾脏病、妊娠、溃疡病、血液异常、感染和酒精中毒者均为禁忌证；②每周 1 次或每周连续给药 3 次的方法可减少肝损害的危险，一般应从小量开始，小剂量（<15mg/w）患者多能很好耐受，以后逐渐加量，用药后 5 天应查血象和肝、肾功能；③肝硬化的发生率与药物的累计总量有关，嗜酒、肥胖、糖尿病每天连续用药和总量大于 1.5g 都是危险因素。而肝酶测定不能完全反映肝损害的程度，故在总量达 1.5～2g 后应做肝活检；④应避免与细胞毒药物、水杨酸盐、醋胺类药物同用，以免使毒性增加；⑤如 MTX 过量，应在 4 小时内肌注甲酰四氢叶酸钙 3～6mg。

在免疫抑制剂中 MTX 应为首选药，其理由为起效快，远期发生肿瘤的问题较小，不良反应比环磷酰胺少。

2. 硫唑嘌呤

【作用机制】 口服吸收后在体内经过嘌呤氧化酶的作用转化为6－巯基嘌呤，再转变成巯次黄嘌呤核苷酸，因其结构与次黄嘌呤核苷酸相似而发挥抗嘌呤代谢作用，抑制DNA和RNA的合成。其特点是抗炎作用较强。

【适应证】 天疱疮、大疱性类天疱疮、瘢痕性天疱疮、严重的多形性日光疹、慢性光线性皮炎（包括光线性类网织细胞增生症）、多形性红斑、特应性皮炎（AD）、皮肤白细胞碎裂性血管炎（LV）、贝赫切特综合征、毛发红糠疹、Wegener肉芽肿、结节性多动脉炎、红斑狼疮肾炎和脑部病变、盘状红斑狼疮、皮肌炎、硬皮病、结节病、银屑病、关节病型银屑病、坏疽性脓皮病、暴发性痤疮、妊娠疱疹等。

【用法与剂量】 口服每日1～3mg/kg，分2～3次服，通常成人50～100mg/d。

【不良反应】 ①主要为骨髓抑制，粒细胞减少，甚至再生障碍性贫血；②胃肠道反应，包括口腔溃疡、恶心、呕吐、腹泻等；③致畸，故孕妇慎用；④硫唑嘌呤超敏反应，少见，表现为高热、关节痛、斑丘疹、肌无力、肌痛、肝坏死黄疸、间质性肺炎、胰腺炎；⑤可使机体对病毒疣、单纯疱疹、带状疱疹、挪威疥和糠秕状孢子菌感染的易感性增加，易发生播散性浅表性汗孔角化，并可出现有恶变倾向的发育不良性角化损害和易伴发肿瘤；⑥定期做血液常规和肝、肾功能测定，剂量不要太大（保持在每天0.15g或更小些），用药时间不要超过3～4年；⑦本药起效缓慢（用药后4～6周才见效）而后效应大，不适用于急性重症疾病的治疗，但用作长期维持治疗是非常适合。

3. 氟尿嘧啶（5－FU）

【作用机制】 在体内转变为氟尿嘧啶脱氧核苷，可抑制胸腺嘧啶核苷合成酶，干扰核酸和DNA的生物合成，从而抑制免疫反应。

【适应证】 多用于局部外用治疗光线性角化、日光性唇炎、鲍温病、鲍温样丘疹病、Queynat红斑增殖病、尖锐湿疣、白癜风、淀粉样苔藓、泛发性表浅性汗孔角化症、寻常疣、扁平疣、银屑病、着色性干皮病、表浅性基底细胞上皮瘤、射线性皮炎之角化过度等；皮损内注射可治疗角化棘皮瘤。

【用法与剂量】 外用3%～5%霜剂或软膏每日1～2次。

【不良反应】 外用常见发生接触性皮炎，可致皮肤红肿、糜烂，炎症后多有沉着。

4. 羟基脲

【作用机制】 体内被转化成游离的硝基氧基团，然后通过扩散的方式输送到细胞内，在细胞内S期抑制嘌呤与嘧啶核糖核苷酸还原酶，从而选择性的阻止DNA合成导致细胞死亡，且使存活的细胞同步化。其他作用包括由于硝基氧中间体而抑制DNA修复和细胞损伤。在银屑病中，抑制表皮的基底层DNA复制，从而减少表皮细胞的转换。

【适应证】 寻常型银屑病、关节病型及红皮病型银屑病、天疱疮、坏疽性脓皮病、淋巴瘤、恶性黑色素瘤。

【用法与剂量】 每日25～50mg/kg，分2次口服，或0.5g每日2次，治疗银屑病一般用药4～5周可获得最大的效果。

【不良反应】 ①最大的不良反应为骨髓抑制，但停药1～2周后可恢复；②胃肠道反应；③其他有脱发、无力、眩晕、皮肤色素沉着；④有致畸作用，孕妇禁用。

三、抗肿瘤抗生素

平阳霉素（争光霉素A5）

【作用机制】 作用于细胞的 S 期，可抑制胸腺嘧啶掺入 DNA，使 DNA 单链断裂而抑制细胞有丝分裂，是一种具有细胞毒性的抗生素类制剂，免疫抑制作用不明显。

【适应证】 外用治疗银屑病和局部注射治疗寻常疣、海绵状血管瘤、跖疣。

【用法与剂量】 每次 0.2～0.3mg/kg，加入生理盐水 4ml，局部深部注射每次 1～2mg，逐渐加量至每次 6～8mg。

【不良反应】 色素沉着、皮肤角化、硬化、皮炎，刺激性大，漏出血管外可致皮下坏死，注射时不能用葡萄糖稀释。

四、植物生物碱

1. 长春新碱

【作用机制】 抑制纺锤体的形成而使有丝分裂停于中期，也可抑制 RNA 的合成。

【适应证】 对淋巴瘤的疗效较好，治疗系统性红斑狼疮的血小板减少性紫癜有良效；与糖皮质激素合用治疗天疱疮可增加疗效和减少后者用量。

【用法与剂量】 成人每次 1～2mg，1 周 1 次，总量 10～20mg。

【不良反应】 ①骨髓抑制较轻；②胃肠道反应；③神经精神症状，如周围神经炎、麻痹性肠梗阻、头痛、精神抑郁等；④局部刺激大，注射时应注意药物不可漏出血管外；⑤脱发。

2. 秋水仙碱

【作用机制】 抑制细胞有丝分裂，也可抑制嗜中性粒细胞氧自由基的产生以及由此而引起的炎症部位的组织损伤。

【适应证】 治疗系统性硬皮病、坏死性血管炎、荨麻疹性血管炎、贝赫切特综合征、疱疹样皮炎、脓疱性银屑病、Sweet 综合征、复发性阿弗他口炎、掌跖脓疱病、慢性皮肌炎、儿童皮肌炎、嗜酸性筋膜炎、尖锐湿疣、麻风结节性红斑、瘢痕疙瘩手术后。另外，对迟发性压力性荨麻疹、皮肤淀粉样变、线状 IgA 大疱性皮病、丘疹性黏蛋白病、持久性隆起性红斑也有一定的疗效。

【用法与剂量】 每日 1～2mg，分 2 次口服。

【不良反应】 ①胃肠道反应；②骨髓抑制；③多发性神经炎、脱发等；④剂量过大可出现血尿、少尿、肌无力、上行性麻痹、谵妄、抽搐等，或因呼吸衰竭而死亡。

【注意事项】 ①定期做血常规及心、肝、肾功能检查；②静脉给药易发生不良反应，一般以口服为宜；③口服 1.5～2h 达峰，宜分次给药；④宜在进食时服用（吸收不会因消化道同时存在食物而改变），减少胃肠道刺激；⑤最大不超过 3mg/d，中小剂量为宜；⑥避孕；⑦外用经皮吸收的程度不清楚，外用面积最多为体表 2%～3%。

第四节 新型免疫抑制剂

常见的免疫抑制剂选择性差、不良反应大，因此，研制选择性强、安全有效的新型免疫抑制剂成为近年临床医药学领域研究的热点之一。现介绍皮肤科临床的新型免疫抑制剂。

一、子囊霉素衍生物（大环内酰胺类）

子囊霉素衍生物是从子囊菌的发酵培养基中获得的。因菌株不同，故可分别分离出环孢素 A（CsA）、他克莫司、匹美莫司、西罗莫司（cerolimus）等。

1. 环孢素 A（山地明，cyclosporinA，CsA）

【作用机制】 对抑制辅助性 T 淋巴细胞的活性有选择性的作用，从而降低辅助性 T 淋巴细胞和抑制性 T 淋巴细胞之比，是一种高效的抑制辅助 T 淋巴细胞增殖，阻止其生成白介素-2 的免疫抑制剂；并且它可抑制角质形成细胞 DNA 的合成与增殖。但对抑制性 T 淋巴细胞无影响，也不作用于粒细胞、红细胞前期和 B 细胞前期，因而是一种无骨髓毒性的药物。

【适应证】 治疗某些顽固和难治的皮肤病，疗效最好的为严重型银屑病（包括寻常型、脓疱型、红皮病型和关节病型）；其他包括 SLE 肾病、特应性皮炎、天疱疮、大疱性类天疱疮、贝赫切特综合征、扁平苔藓、获得性大疱性表皮松解症；还对普秃、慢性光线性皮炎、成人 IgA 大疱性皮病、皮肌炎、皮肤 T 淋巴细胞淋巴瘤、坏疽性脓皮病、硬皮病、层板状鱼鳞病、毛发红糠疹、掌跖脓疱病、白癜风、渐进性坏死性黄色肉芽肿、结节性脂膜炎、泛发性环状肉芽肿、黏液水肿性苔藓等也可能有效。其在皮肤科的应用范围还在不断扩大。由于 CsA 分子量较大（1202kD），不易透入皮肤，故不主张外用。

【用法与剂量】 治疗皮肤病的剂量一般为 5～12mg/（kg·d），最低到每日 2～3mg/（kg·d），最高至 25mg/(kg·d)，口服给药，一般要求血浆浓度不能低于 100～200ng/L，否则不产生疗效，但过高易引起不良反应，一般认为 5mg/(kg·d) 较少引起不良反应。除口服外，还可静注或皮损内注射。

【不良反应】 ①最严重的不良反应为肾脏损害，尤其长期大量应用时，多发生于用量大于 5.5mg/(kg·d)，老年人更易发生，发生率约 75%，肾毒性损害的原因是肾脏入球小动脉收缩引起肾缺血、肾小管功能异常，当停用或减量时可恢复，少数可发生严重间质纤维化、肾小管萎缩，成不可逆性损害。CsA 肾毒性与用药疗程的长短无明显关系；②高血压；③肝毒性一般较轻且易恢复；④皮肤多毛症、毛细血管漏出综合征；⑤致癌性：使恶性淋巴瘤发生率增高；⑥其他有乏力、肌无力、胃肠功能失调、齿龈增生、震颤、乳房疼痛、手足灼热感等。

2. 他克莫司（FK506）

【作用机制】 其免疫抑制作用的机制类似环孢素 A，主要作用于 T 细胞，但免疫抑制作用为 CsA 的 10～100 倍。它可穿过细胞膜进入细胞内首先与 FK506 结合蛋白（FKBP）结合成复合体，选择性作用于钙离子依赖的信号转导途径，抑制神经钙调磷酸酶，抑制依赖活化 T 细胞核因子（NFAT）的细胞因子的基因转录，从而抑制了 IL-2，3，4，8，IFN-7 等细胞因子和 IL-2 受体及转铁蛋白的表达，并抑制 IgE 介导的变态反应，抑制肥大细胞释放组胺、前列腺素 E。通过抑制 KC 表面 IL-8 受体 CXCR2 和抑制 KC 细胞分泌 NO，抑制 KC 细胞的增生和炎症反应。此外，他克莫司还抑制 5-羟色胺及白三烯的生成他克莫司分子量较小（822kD），故可局部应用。被认为是 20 世纪 90 年代的新型免疫抑制剂。它还有调节免疫功能和良好的抗炎作用。

【适应证】 主要用于器官移植；用于治疗皮肤病的报告尚不多，主要对严重的顽固性银屑病、贝赫切特综合征、坏疽性脓皮病、营养不良型大疱性表皮松解症、移植物抗宿主病、类风湿关节炎有效。此外，局部外用治疗特应性皮炎（AD）、变应性接触性皮炎、糖皮质激素皮炎、斑秃、坏疽性脓皮病、鱼鳞病有效。局部使用有效且安全，尤其在治疗 AD 方面效果显著，且无糖皮质激素外用致皮肤萎缩的不良反应，可成为皮肤科临床药物治疗的一个新选择。故可望成为外用糖皮质激素的替代药物。

【用法与剂量】 口服 0.05～0.15mg/（kg·d），每日 2 次，疗程 2～4 周；静注 0.075～0.1mg/（kg·d）；外用浓度为 0.03%～0.4%。治疗特应性皮炎（AD）用 0.03%，欧洲他克莫司多中心 AD 研究，对 213 例中、重度成人患者进行了随机双盲对照试验，分别外用 0.03%、0.1%、0.3% 的他克莫司软膏及基质，每日 2 次，治疗 3 周，结果 3 个治疗组有效率分别达到 66.7%、83.3%、75.0%，相互间疗效差别无统计学意义，与对照组比较有显著性差异。治疗鱼鳞病用 0.1%。

【不良反应】 与环孢菌素基本相同，但发生率低，程度也轻。静注不良反应为轻度恶心、头痛、感觉异常、口周麻木，均为暂时性，改口服后上述症状多可消失。少见的不良反应有震颤、皮肤发红及瘙痒、腹痛、呕吐、脱发、高血压和糖尿病等。其对肾脏的毒性较环孢素 A 小。

3. 吡美莫司（pimecrolimus，ASM981，elidel） 来自于与他克莫司（FK506）或环孢素 A 不同菌株，划为大内酰胺类，即大内酰胺子囊素。

【作用机制】 与细胞质内免疫亲和蛋白与他克莫司结合蛋白－12（FKBP－12）结合后抑制钙调磷酸酶的活性。还能抑制 T 细胞活化和肥大细胞释放细胞因子，吡美莫司抑制 T 细胞活化的基本原理是抑制核因子－活化的 T 细胞（NF－AT）的作用。它抑制 IL－8、IL－2、IFN3、IL－4、ID5、IL－10；也抑制中性粒细胞产生 IL－8；抑制肥大细胞；抑制 IgE 诱导的5－羟色胺释放和氨基己糖苷酶释放，抑制 TNF－α 释放。这种抑制由 FKBP－12 介导，而不是由免疫亲和蛋白介导。此外，吡美莫司还有以下特点：不影响成纤维细胞、角质形成细胞的生长和功能，系统性免疫抑制作用较低，不致皮肤萎缩。可有效治疗炎症性皮肤病。

【适应证】 系统治疗中、重度慢性斑块型银屑病；外用治疗慢性斑块性银屑病、特应性皮炎、变应性接触性皮炎、慢性刺激性手部皮炎等。

【用法与剂量】 口服吡美莫司治疗中重度慢性斑块型银屑病，5～60mg/d，服用4周，耐受性好，治疗期间无系统蓄积；0.3%～1%吡美莫司霜，每日2次，疗程3周。

【不良反应】 ①外用吡美莫司安全性高，耐受性好，皮肤刺激少，仅见烧灼感、疼痛，程度轻而短暂，不引起皮肤萎缩，无明显刺激等不良反应，可用于颜面及皮肤皱褶部位，也适用于儿童。但该药分子量大，局部应用皮损需去鳞屑或封包处理，可提高疗效。最多用至身体表面积的30%。亦无与药物相关的明显的不良反应；②系统应用耐受性好，治疗期间无系统蓄积，也无实验室和身体异常；③吡美莫司等子囊素衍生物的免疫抑制活性和系统毒性为他克莫司的1/3；④吡美莫司不能用于感染创面。

4. 西罗莫司（rapamyein，雷帕霉素） 为第三代子囊菌素，能够抑制 T 细胞的增殖，抑制 S6 激酶的活性。报告用西罗莫司 3mg/（m^2・d）合用小剂量的环孢素 A 1.25mg/（kg・d），治疗斑块型银屑病，其疗效与环孢素 A5mg/（kg・d）相同，但西罗莫司没有环孢素 A 的高血压及肾毒性的不良反应。

二、霉酚酸酯（mycophono1ate mofetil，MMF）

1995 年美国 FDA 批准用于预防肾移植后急性排移反应。1997 年获准在国内上市。作为一种良好的免疫抑制剂，MMF 不仅在预防移植器官的排斥、治疗类风湿关节炎等疾病有满意的效果，在皮肤科也有了许多新应用。

【作用机制】 MMF 口服吸收良好，并迅速分解为活性代谢产物 MPA，并通过 MPA 发挥作用。MPA 可逆性抑制嘌呤核苷酸从头合成途径中催化次黄嘌呤单核苷酸（1MP）转化为黄嘌呤单核苷酸（XMP）的次黄嘌呤核苷酸脱氢酶（1MPDH），最终导致鸟嘌呤核苷酸（GMP，GDP，CTP）的耗尽，影响 DNA 和 RNA 的合成。其治疗作用机制为：①特异性抑制淋巴细胞增殖；②抑制抗体生成；③抑制岩藻糖和甘露糖转化为糖蛋白；④MPA 可明显降低淋巴细胞及单核细胞内 GTP 含量，但对中性粒细胞无明显影响；⑤MPA 能抑制血管平滑肌细胞、肾小球系膜细胞及内皮细胞的增殖，而对精子细胞无抑制作用；⑥对部分细胞因子无影响。

【适应证】 银屑病、寻常型天疱疮、大疱性类天疱疮、落叶型天疱疮、副肿瘤性天疱疮、特应性皮炎（AD）、难治性红斑狼疮、狼疮性肾炎、类风湿关节炎、顽固性坏疽性脓皮病、复发性特发性结节型脂膜炎、肥厚性及大疱性扁平苔藓、获得性大疱性表皮松解症、Wegener 肉芽肿、皮肤淋巴瘤等。

【用法与剂量】 根据器官移植及类风湿关节炎治疗方面的研究，MMF 2g/d 或 3g/d 在防止移植排斥及改善类风湿关节炎临床症状方面效果良好，且3g/d比2g/d更有效，但3g/d不良反应发生率较高。皮肤科临床用2g/d，分2次服用可能更为合适。

【不良反应】 ①胃肠道反应：较轻微，主要有恶心、呕吐、腹泻、便秘及消化不良；②骨髓抑制：MMF治疗后骨髓抑制发生率为7%～35%，包括贫血、白细胞减少及血小板减少，其中以贫血和白细胞减少最常见。通常在停药后1周内得到改善；③肿瘤：接受MMF治疗的患者可发生非黑素瘤性皮肤肿瘤，且易发生淋巴瘤和淋巴增殖性疾病；④感染：接受MMF治疗的机会性感染发生率与硫唑嘌呤组相当，最常见的是CMV感染，发生率为20.4%，其次为HSV感染、带状疱疹及念珠菌感染，其发生与剂量有关；⑤尚无证据证明，MMF具有肝、肾毒性；⑥氢氧化铝等制酸剂可影响MMF的吸收。

三、来氟米特（leflunomide，爱若华）

来氟米特属异恶唑类衍生物，是一种新型的抗炎及免疫调节药物。已被美国食品与药品管理局批准用于治疗类风湿关节炎。也是中国国家药品和食品管理局（SDA）批准的第一个抗类风湿病的免疫抑制剂。近年来，由于其具有良好的抗增殖及抗炎作用，且不良反应小，已逐渐在皮肤科临床治疗上引起关注。

【作用机制】 ①抑制嘧啶的开始合成途径；抑制嘧啶的从头合成，从而抑制DNA、RNA的合成，使增殖期淋巴细胞休眠于G_1～S期；②抑制酪氨酸激酶的活性；③抑制核因子-κB的活化和基因表达；④抑制抗体的产生和分泌。

【适应证】 银屑病（包括严重型银屑病关节炎）、类风湿关节炎、红斑狼疮、干燥综合征等结缔组织疾病。其他，如大疱性类天疱疮、Wegener肉芽肿等疾病。

【用法与剂量】 治疗的前3天，每日100 mg，后改为每日20mg，治疗3个月。

【不良反应】 乏力、头晕、胃肠道反应（厌食、恶心、呕吐、腹泻）、变态反应（皮肤瘙痒及皮疹）、可逆性脱发、一过性转氨酶升高和白细胞减少等，一般较轻度，停药后症状很快消失。与环磷酰胺等免疫抑制剂相比，来氟米特的不良反应相对较少，且严重不良反应少，一般不出现肺纤维化。

（杨雪源）

第十三章　免疫调节与免疫疗法

应用免疫方法对已发生的疾病进行治疗或预防，称为免疫疗法。广义的免疫疗法包括免疫调节疗法和免疫抑制疗法。本章着重讨论免疫调节疗法。

用自动免疫（如种痘）及被动免疫（如注射白喉抗毒素）的方法来进行传染病的预防及治疗已有悠久的历史。随着免疫学和分子生物学的进展，免疫疗法在过去十年中有了长足的进步。近年来有许多新的生物制剂及化学制剂，如基因重组细胞因子等被用于免疫治疗。有些新制剂已进入临床试验，有些经动物模型观察后可望进入临床验证。利用细胞因子的基因表达进行基因治疗，正在不同的免疫相关性疾病尤其是肿瘤中进行试验。免疫治疗的适应证也有所扩大，如过去不主张在晚期肿瘤中应用免疫疗法，现在则有不少细胞因子用于治疗晚期肿瘤的报告，特别是将细胞因子与肿瘤浸润性淋巴细胞共同用于治疗晚期肿瘤，即所谓“过继疗法”（adoptive therapy）。

免疫疗法目前多用于治疗肿瘤、自身免疫性疾病、免疫缺陷病、某些免疫相关性疾病及感染性疾病等。一般认为，免疫调节疗法应作为治疗恶性肿瘤的辅助手段，同其他治疗方法配合应用。首先应尽可能切除肿瘤，或通过放疗或化疗尽量把体内肿瘤组织数量减少到最小限度，在此基础上再施行免疫调节治疗，方能收到良好效果。

因糖皮质激素、环孢素 A 和他克莫司等可通过影响细胞因子基因的表达来影响巨噬细胞、T 淋巴细胞和肥大细胞中细胞因子的生成，即具有多向性（diversery），故有人将这些药物也列入免疫调节剂。

根据 Hadden 和 Sinith 分类，将一些有代表性的免疫治疗药物分述如下。

第一节 生物学制剂

一、干扰素（IFN）

干扰素是一种小分子量的蛋白质（天然干扰素的分子量为 20 ~ 10kD），因其能干扰细胞内病毒复制而得名。后来发现除病毒外，尚有细菌、真菌、原虫、立克次体、植物血凝素和某些人工合成的多聚化合物均能刺激机体产生干扰素。这些能诱使机体产生干扰素的物质，统称为干扰素诱导剂。根据产生来源不同干扰素又分为白细胞干扰素（IFN－α），成纤维细胞干扰素 IFN－β、免疫干扰素（IFN－γ），后者由 T 淋巴细胞和自然杀伤（NK）细胞分泌，作用更广。

1. 生物学特性　①具有一定的种属特异性。同一种属细胞产生的干扰素对本种属细胞的保护作用比对其他种属细胞的保护作用强；②不具特异性，作用范围较广。由一种病毒所产生的干扰素，有抵御多种病毒和其他微生物的能力；③因其分子量小，只具弱抗原性；④外源性干扰素无毒性；⑤非直接作用于病毒，系通过宿生细胞起作用。

2. 作用机制　通过结合到细胞表面的特殊受体起作用。IFN－α 和 IFN－β 结合到Ⅰ型受体上，IFN－γ 结合到Ⅱ型受体上。与受体结合后激活 Janus 激酶家族中的酪氨酸激酶，经酪氨酸磷酸化后再激活一些细胞质内转录因子。这些因子作为信号转导及转录活化蛋白起作用。其蛋白复合物装配成多聚体转录因子，转运到细胞核上，与靶基因上启动子的特异 DNA 序列结合而对基因表达起调控作用。

3. 抗病毒活性　至少通过 3 种酶来调节。干扰素诱导 2'5' 寡腺苷酸合成酶的活性，催化产生 2'5' 寡聚体，进而激活 RNA 酶而导致细胞内病毒 RNA 的裂解。干扰素还激活 ds－RNA 依赖性蛋白激酶 968，后者抑制蛋白合成并诱导产生一种抗病毒的 MX 蛋白。

4. 抗肿瘤效应　具有直接的抗增生作用和细胞毒作用，并能增加细胞表面抗原的表达。它诱导 2'5' 寡腺苷酸合成酶活性升高，造成 TNF 和其他一些细胞因子 RNA 的裂解，而肿瘤细胞的自分泌生长和增生依赖于这些因子。干扰素可激活一种激酶，它可使肽链延伸起始因子磷酸化，从而阻断蛋白合成。还阻断磷酸乙酯酶活性，使之不能移去 tRNA 的 CCA 末端。干扰素可间接激活巨噬细胞、T 细胞、NK 细胞，并调节抗体的产生。干扰素可作为免疫佐剂增强疫苗的免疫原性和接受注射者的反应。

5. 药理作用　依其剂量和种类而有所不同：大剂量干扰素抑制 B 细胞和 T 细胞增殖及免疫应答，而较低剂量的干扰素尤其是 IFN－γ 通过活化 NK 细胞、巨噬细胞和细胞毒性 T 细胞刺激免疫系统。IFN－α 增加淋巴细胞表面Ⅰ型主要组织相容性复合体分子（MHCⅠ）的表达；而 IFN－γ 可诱导 MHCⅠ、MHCⅡ分子和 IgG 受体的表达。IFN－α 可使 NK 细胞活性增加、降低或无影响，对 B 细胞产生抗体也无影响；而 IFN－γ 可活化 NK 细胞，可使 B 细胞合成 IgGzx 抗体增加，并阻断 IL－4 所诱导的 IgGl 和 IgE 合成。IFN－γ 可刺激单核巨噬细胞的抗原提呈作用及效应，包括黏附、吞噬、分泌、一氧化氮生成，杀灭微生物（尤其是细胞内杀伤）及杀伤肿瘤活性；亦可刺激中性粒细胞和 NK 细胞的杀伤作用。因此，干扰素有广泛的抗感染、抗细胞增生、抗肿瘤及免疫调节作用。

6. 药代动力学特点　静注 IFN－α 后血清浓度 30 分钟达高峰，4～8 小时后即测不到。肌注后血清浓度在 2～6 小时内达高峰，半衰期为 6～9 个小时。注射后 18～36 小时血清中测不到。皮下注射者与肌注相似。干扰素亦可局部注射、擦涂、滴鼻、或雾化吸入等方式给药。现多采用基因重组干扰素（IFN），给药量随着给药方式、药物类型（α、β 或 γ）、适应证的不同而异，还需个体化。

7. 临床应用

（1）病毒性疾病

1）单纯疱疹病毒感染：IFN－α 皮下注射 5×10^5 U/（kg·d）×2 周或 6×10^6U/d×3 天可治疗复发性单纯疱疹和生殖器疱疹。

2）水痘－带状疱疹病毒感染：对免疫缺陷宿主的带状疱疹，IFN－β 2×10^6U/d×5 天静注，疗效可与无环鸟苷相当。对一般的带状疱疹患者可予（1～3）$\times10^6$U/d×6 天。

3）人乳头状瘤病毒感染：IFN－α1 $\times10^6$U，每周 3 次，共 3 周，皮损内注射或皮下注射。也可用循环疗法，即 IFN－α 1.5 $\times10^6$U，或 IFN－γ 50μg 皮下注射，每日 1 次，连续 7 天，再停药 4 周为 1 个周期。3～4 个周期后疗效可达 60%，且不同给药途径（肌注、皮下、皮损内注射）的疗效相近。IFN 皮损内注射较痛，因此，不作为治疗寻常疣的首选方法。IFN 治疗疣状表皮发育不良效好，唯停药可复发。

4）传染性软疣：单用 IFN 疗效并不比常规治疗好，但作为辅助治疗效果较好，可在外科刮除、冷冻、激光等治疗后局部外用或皮下注射，亦可与维 A 酸类联合应用。

（2）皮肤肿瘤

1）皮肤 T 细胞淋巴瘤（CTCL）：全世界已有 180 多例用 IFN－α 治疗的经验，但剂量、疗程等差异较大。过大剂量并不能提高疗效。周期性冲击疗法也没有优越性。3MU/d 左右较低剂量的 IFN2α 即可有效，且不良反应小，能耐受，可导致完全缓解或部分缓解。Dreno 采用 3～6MU/d，IFN 2α 每周 3 次，共 8 个月治疗 5 例ⅡB 期或Ⅲ期 CTCL，客观疗效达 80%（完全缓解 40%，部分缓解 40%）。Mughal 等用 5MU/d，IFN2α 每周 3 次，共 3 个月治疗 3 例晚期 CTCL 均有效，完全缓解率 67%。IFN－β 治疗 CTCL 效果不比 IFN－α 好。单用 IFN－γ 治疗 CTCL 的客观有效率为 48%，其中完全缓解率约 7%。干扰素可与氮芥外用、PUVA、化疗药、维 A 酸类等分别联合应用。

2）恶性黑素瘤：IFN－α 治疗恶黑的有效率为 5%～30%，改变剂量对疗效无明显影响，IFN－γ 也不优于 IFN－α。高危患者在手术后以 IFN 与化疗药或与其他细胞因子（如 IL－2、IL－4 或 TNF 等）联合应用可提高疗效。

3）Kaposi 肉瘤：AIDS 患者的 kaposi 肉瘤经大剂量 IFN－α（$>20\times10^6$ U/m^2）皮下注射治疗后可有 20%～50% 的消退。剂量小于 2×10^6 U/m^2 则无效。$CD4^+$ 细胞低于 150/ml 者亦无效。

4）日光性角化：IFN－α1.5 $\times10^6$U，每周 3 次，皮损内注射共 3 周。治疗后 12 周时的疗效可达 80%～100%。外用效果较差。

5）基底细胞癌和鳞状细胞癌：用法同上。亦可用 IFN－γ 皮损内注射。对不能接受手术切除的患者，皮损内 IFN 注射是一种有价值的选择。

（3）炎症性皮肤病

1）Behcet 病：IFN－α（8～9）$\times10^6$ U 每周 3 次，共 10 周，或 IFN－γ100μg/d，共 3～4 周，可迅速清除皮肤和黏膜病损。

2）特应性皮炎：因患者 IL－4 水平升高，IFN－γ 水平降低，故给予 IFN－γ 有效。皮下注射第一周 100μg/d，连用 5 天，以后 3 周 100μg/d，每周 3 次。皮损迅速消退，血清 IgE 水平亦下降。但对严重特应性皮炎效差。IFN－α 对湿疹也有效（3×10^6 U，每周3次）。

3）瘢痕疙瘩与硬皮病：IFN－α 抑制胶原和黏多糖的生成，抑制成纤维细胞增生，使胶原酶活性恢复正常，故可用于纤维化疾病。IFN－α 皮损内注射（1.5×10^6单位/次）可使瘢痕疙瘩消退达40%。IFN－γ 也有相似效果，并可用于治疗硬皮病。

8．不良反应 发热、寒战、头痛、肌肉痛、乏力、恶心等感冒样症状。亦可有体重下降、白细胞减少、肝酶上升。可出现抗 IFN 的中和抗体，且与耐药相关。但对重组 IFN 产生抗体的患者仍可对天然 IFN 有反应。IFN 的皮肤反应包括斑秃、瘙痒、皮疹、注射部位溃疡及银屑病加重等。

二、白细胞介素（IL）

临床上最常用者为 IL－2。IL－2 可刺激细胞的增殖和分化，也可激活 B 细胞和巨噬细胞。IL－2 增加 CTL、NK 细胞和 LAK 细胞（淋巴因子激活的杀伤细胞）的杀伤活性。IL－2 输注后高体内 IL－2R、TNF－α、IL－1 和 IFN－γ 的血清浓度。IL－2 临床上用于治疗肿瘤和免疫缺陷患者较多。IL－2 本身无抗肿瘤活性，它通过调节宿主细胞的防卫机制而发挥抗肿瘤作用。恶性黑色素瘤患者在应用 IL－2 治疗后有 10% ～24% 可获完全消退或部分消退。IL－2 亦可用于治疗转移性肾癌和 AIDS。也有报告，IL－2 局部注射治疗血管内皮细胞瘤有效。20 世纪 80 年代后期对 IL－2 加 LAK 联合疗法较为重视。方法是用白细胞透析（leukophresis）收集大量外周血淋巴细胞，再与 IL－2 一起在试管内孵育数天以培养 LAK 细胞，然后将 LAK 细胞与大剂量 IL－2 同时回输给患者。IL－2 加 LAK 联合疗法可使约 10% 的恶性黑素瘤患者完全消退，比单用 IL－2 更有效。但现在已不再推荐 LAK 疗法，原因之一是 LAK 细胞的作用不完全一致，即有多向性。近来更主张采用“肿瘤浸润性淋巴细胞”（tumor intiltlating lymphocyte，TIL）与 IL－2 联合应用的过继疗法（adoptive therapy）。IL－2 的剂量随治疗方案和个体耐受性而异。

不良反应有流感样综合征，脱发、红斑、瘙痒、中毒性表皮坏死松解症样发疹及毛细血管渗漏综合征（capillary leak syndrome）等。还可加重银屑病、皮肌炎类等以 Thl 型细胞异常增高为表现的疾病。有些不良反应可危及生命，故应用时需注意观察。

三、生长因子（growth factor）

用于免疫调节的主要为其中的集落刺激因子（CSFs）。粒细胞集落刺激因子（G－CSF）和粒细胞、巨噬细胞集落刺激因子（GM－CSF）对化疗后刺激骨髓干细胞的增生和分化有显著作用，从而发挥其免疫增强作用。GM－CSF1 $\times10^3$ ～2×10^4 U/（kg·d）治疗 14 天可增加中性粒细胞的功能和数量。CSFs 可用于治疗 AIDS。G－CSF 和 GM－CSF 可克服叠氮胸苷疗法的骨髓毒性作用，GM－CSF 还有助于叠氮胸苷的抗病毒作用，因此联合用药效好。另外，单用 CM－CSF 有可能通过活化含 HIV 的巨噬细胞而促进 HIV 复制，故治疗 AIDS 时 GM－CSF 必须与抗病毒药联合应用。相反，实验证明，G－CSF 无论在体内还是在试管内都对 HIV 复制无任何影响。

四、肿瘤坏死因子（TNF）

主要用于局部注射治疗。伊藤等用 TNF 皮损内注射治疗 Merkel 细胞癌明显有效，且 12 个月后未见复发。Kahn 等用 TNF 皮损内注射治疗 AIDS 患者的 Kaposi 肉瘤，可使瘤体显著消退（约 94%）。但 TNF 可能影响叠氮胸苷和双脱氧胞苷的疗效，故它在 AIDS 患者中的应用有待进一步研究。

五、胸腺激素（thymichormores）

又称胸腺因子。是胸腺分泌几种多肽激素的总称，包括胸腺素 B1、胸腺肽、胸腺细胞生成素、胸腺五肽和胸腺体液因子等。无种属特异性。可调节 T 细胞功能，如促进 T 细胞产生 IL－1、IL－2、IL－6、IL－7、GM－CSF，促进 T 细胞表面 IL－2R 的表达。还可促使萎缩的淋巴组织复生、淋巴细胞增殖、幼稚淋巴细胞成熟分化为有免疫活性的 T 淋巴细胞。纯化的胸腺激素无免疫原性，无不良反应，可使因老化、肿瘤、自身免疫反应、免疫抑制疗法等造成的免疫缺陷部分恢复。国外多用胸腺细胞生成素及胸腺素－α_1。国内现有从小牛胸腺中提取的小牛胸腺肽、从猪胸腺中提取的胸腺素及胸腺因子 D。

临床上目前多用于治疗儿童免疫缺陷病、某些自身免疫性皮肤病（如系统性红斑狼疮、干燥综合征、Behcet 病）、复发性顽固性口腔溃疡、慢性或复发性感染、肿瘤。据报告，与 IL－2 或 IFN－γ 联合应用治疗头颈部肿瘤效好。

剂量一般为 0.1～0.4g/m^2，皮下或肌注。疗程从 1 周到 20 个月不等。按疗程的长短，可每日、隔日、每周、或隔周注射 1 次。

该药对心、肝、肾、骨髓或中枢神经系统无毒性作用。少数患者注射部位有间歇性轻微的皮肤反应，如水肿、红斑、硬结、风团、瘙痒等。偶可发生全身性反应，如发热、寒战、头痛和肌肉痛等。

六、转移因子（TF）

1. 理化性质　TF 是从致敏淋巴细胞中抽提出来的一种可溶性、能透析的多肽，或多肽与核苷酸的混合物，能特异地将供体特定的细胞免疫转移给受体。无毒性，分子量小于 10000kD，无抗原性，不引起变态反应。但他有种属特异性，不能在同种间应用。

2. 作用机制　①可产生非特异性免疫增强。可能是通过细胞因子或胸腺激素的作用；②TF 有拟胸腺样作用，可促进 T 细胞的功能和迟发型超敏反应；③TF 中分子量为 4000～5000kD 的非免疫球蛋白性质的多肽可与抗原结合，这些多肽可能是 T 细胞抗原受体的一部分；④TF 富含酪氨酸－甘氨酸或酪氨酸－甘氨酸－甘氨酸寡肽，它们代表了脑啡肽的 N－末端，可能以神经递质样作用来影响免疫系统。

在 TF 的作用下，非特异的淋巴细胞表面出现了特异性受体而成为致敏淋巴细胞。这些致敏淋巴细胞与带有相应抗原的靶细胞（如肿瘤细胞、组织相容性抗原不同的外来细胞、抗原性改变了的自身细胞或有微生物寄生的自身细胞）相遇即可引起细胞反应，包括：①致敏淋巴细胞直接对靶细胞发挥细胞毒作用；②合成及释放多种淋巴因子；③致敏淋巴细胞转化为淋巴母细胞，进一步分裂增殖，形成更多的致敏淋巴细胞群以扩大生物效应；④释放特异性 TF 以动员更多的非致敏淋巴细胞直接变成致敏淋巴细胞，以扩大细胞反应。

3. 应用方法

（1）供体的选择：最好有特异性强的供体，如采用从白色念珠菌素强阳性供体的白细胞制备的 TF 来治疗白色念珠菌感染的患者。但这样的来源较困难。目前我国多用混合健康人外周血的白细胞、摘除的扁桃体、或正常脾脏（因破裂而切除）作为制备 TF 的原料。

（2）剂量和疗程：尚无统一的剂量单位，常以白细胞或淋巴细胞数作为单位，自 4×10^8～6×10^9 细胞数为一单位（即 1 支）。疗程因病种及病情不同而异。对慢性患者一般每周注射 1～2 支，以 3 个月为 1 疗程。对带状疱疹、单纯疱疹等急性感染一般只注射 1 次（1～2 支）。

（3）注射部位：一般注射于淋巴回流比较丰富的上臂内侧或腹股沟下端之皮下，也可肌注，或将 TF 直接注射于肿瘤组织。

4. 在皮肤科的应用

（1）作为对以 T 淋巴细胞活性减弱为特征的，原发性或继发性免疫缺陷状态的补偿疗法。

1）先天性细胞免疫缺陷病：如先天性胸腺不发育伴甲状旁腺功能减退（Digeorge 综合征）、

伴有血小板减少和湿疹的免疫缺陷（Wiskott - Aldrich 综合征）、散发性胸腺不良（Nezelof 综合征）。

2）先天性细胞免疫及体液免疫混合缺陷运动失调毛细胞管扩张症、X 性联两系统免疫联合缺陷、常染色体隐性遗传两系统免疫缺陷。

3）获得性免疫缺陷状态：TF 试用于 HIV 感染的结果令人鼓舞，亦应用于白血病患者的水痘、结节病、Bechet 综合征等。

（2）病毒、真菌、细胞内寄生细菌引起的急性播散性感染时，作为常规疗法的补充治疗，如疣、球孢子菌病、黏膜皮肤慢性念珠菌病、组织胞质菌病、麻风、结核病等。

（3）对处于缓解期或未广泛播散的恶性肿瘤，可作为常规疗法的辅助治疗，如恶性黑素瘤、Hodgkin 病等。

（4）作为自身免疫性疾病常规疗法的辅助治疗，如系统性红斑狼疮、硬皮病等。

5. 不良反应　注射部位酸胀痛感、肿胀，全身不适或眩晕，个别病例有皮疹、瘙痒、痤疮增多等。偶可有短暂肾功能损伤。

七、吞噬作用激素（tuftsin）

是一种从免疫球蛋白分子的 Fc 段衍生的 4 肽。无毒性，可刺激 NK 细胞、巨噬细胞和中性粒细胞的功能，在感染性疾病中尤其有用。其作用机制与 cGMP 有关。

八、免疫核糖核酸（iRNA）

是由免疫动物的淋巴细胞中抽提的核糖核酸。分子量 10 万 ~ 30 万，不能透析。主要作用是使正常非致敏淋巴细胞转变为致敏淋巴细胞，使之再接触相应抗原时能发生特异免疫反应。作用原理是当进入接受者的淋巴细胞后，iRNA 作为模板，其信息在反转录酶的作用下反转录到 DNA，后者再作为 RNA 的基因，可不断转录出相应的有免疫活性的蛋白质，从而使正常非致敏淋巴细胞变为致敏淋巴细胞。

iRNA 无明显的抗原性与种属特异性，已试用于临床，主要用于治疗肿瘤，如恶性黑素瘤等，有一定疗效。

用于治疗肿瘤的 iRNA 的来源：①已治愈肿瘤患者的淋巴细胞；②被自体瘤细胞或被相同组织型的同种异体瘤细胞特异致敏动物的淋巴细胞。

给药方法有二种：①直接皮内注射；②将自体周围血淋巴细胞过滤后在体外与免疫 RNA 一同培育，然后输还。前者简便易行，故多采用。皮内注射是每周 1 次，每次注射 10 点，每点 0.1ml，距腋窝或鼠蹊部淋巴结引流处注射。用 iRNA 作免疫治疗仍处于试验阶段。

第二节　微生物产物

一、卡介苗（BCG）

为牛型结核杆菌在培养基上反复培养后失去致病性而制成的预防结核病的菌苗。BCG 可激活巨噬细胞，促其分泌 IL - 1 等细胞因子，并能加强带瘤宿生的骨髓产生巨噬细胞。

在皮肤科主要用于治疗恶性黑素瘤和淋巴瘤。仅作为化疗、放疗或外科疗法的辅助治疗，而且一次接种的活菌数应超过 6×10^7，否则不仅效果差，甚至可能造成免疫促进。

治疗方法可分为口服法、多点穿刺、皮内注射、皮肤划痕及瘤内注射法。大量使用 BCG 容易引起严重的不良反应，表现为持续数天的高热、恶心、呕吐、流感样症状、肝功能损害、慢性肉芽肿，甚至发生严重的迟发型超敏反应及粟粒型结核等。活的卡介苗可在免疫缺陷宿主造成播散性感染，故不宜用于 AIDS 患者。

二、短小棒状杆菌（CP）

是一种厌氧性革兰阳性棒状杆菌（简称棒菌）。用于免疫调节者为灭活的棒菌。CP 对单核巨噬细胞有较强刺激作用，还能刺激 B 淋巴细胞增生，促进高效价 IgM、IgG 抗体的合成，增加抗原、抗体的亲和力。故可用于抑制肿瘤细胞生长及提高机体对某些传染病的抵抗力。用 CP 后可引起 T 淋巴细胞功能抑制，可能是被激活的脾巨噬细胞抑制了 T 细胞的活性所致。但瘤内注射 CP 的效果却依赖于 T 细胞。可见 CP 的作用较为复杂。

CP 在皮肤科主要用于治疗恶性黑素瘤、淋巴瘤等。CP 单用或与放疗、化疗合用，对有些患者能延长存活期，或使肿瘤消退，有助于化疗或放疗后骨髓功能状态的恢复，提高治疗效果。现主张皮下注射，以避免发生不良反应。注射部位应尽量靠近病灶。剂量应小于 3. 5mg，间隔 1 ~ 4 周。皮内注射易产生肉芽肿，故不采用。CP 是死菌，故无潜在感染危险。不良反应主要为发热，局部疼痛、肿胀等。

三、脂 A 类似物（lipid A and loge）

是脂多糖，即革兰阴性菌内毒素的衍生物。它们对免疫系统有多重作用，尤其是对 B 细胞和巨噬细胞，是一种有希望的免疫调节剂。作为佐剂与抗原一起给药则可促进抗体形成。作用环节有：①促进 T 细胞前体分化成熟；②促进 B 细胞前体分化成熟；③促进 B 细胞的多克隆增殖；④激活巨噬细胞；⑤促进补体（尤其 C3a、C5a）刺激巨噬细胞的作用。

该类药物中单磷酰脂 A 是一种低毒性、有佐剂活性的衍生物。它促进 T 细胞分泌 IFN－γ，进而间接促进 B 细胞产生抗体。它还刺激巨噬细胞产生 TNF－α，TNF－α 又可和 MLA 一起刺激 NK 细胞产生 IFN－γ。有人发现，MLA 选择性地促进 IgG2γ 型抗体产生。MLA 对 Thl 型细胞的作用比对 Th2 型细胞的作用强。一种含 MLA 的制剂正作为黑素瘤疫苗在进行临床试验。

四、聚糖类（dycans）

是真菌产生的由 B－1，3－糖苷键连接的多聚葡萄糖。可激活巨噬细胞、增强巨噬细胞的杀菌作用和杀肿瘤作用，诱导细胞因子，如 IL－1、TNFα 和 CSFs 释放。日本产的商品名为“Lentinan”和“Krestin”，美国产品名为“glucan”。已用于治疗胃癌，可提高患者存活率。

五、胞壁酰二肽类（MDPs）

是一类经提纯、或合成的分枝杆菌细胞壁的活性成分。MDPs 刺激巨噬细胞分泌 CSFs、IL－1 和 TNF，与 IFN－γ 同时应用可增加巨噬细胞表达 MHC－Ⅱ分子。促进骨髓前体细胞分化成粒细胞和单核细胞，减轻粒细胞减少症及其继发的感染。MDPs 还具有免疫佐剂活性，可作用于 B 细胞和 T 细胞，盐水中给药，主要诱导体液免疫反应；而在油包水乳剂中给药可增强体液免疫和细胞免疫。日本产品 Muractasin 已用于肿瘤化疗后的骨髓恢复。法国产品 Murabutiale 也用于治疗感染和肿瘤的临床验证。一种新产品名为胞壁酰四肽－磷脂酰乙醇胺脂质体也已在美国和欧洲进入治疗肿瘤的临床观察。

六、链球菌产物（bestatin）

是一种从链球菌中提取的非毒性二肽。口服有效。可激活巨噬细胞与 NK 细胞，其作用由细胞膜上的氨基肽酶所介导。临床上已用于急性非淋巴细胞性白血病，与化疗合用可防止复发，延长存活期。

国内产品“多抗甲素”（polyactin）系从α溶血性链球菌中提取的糖蛋白。可肌注或口服给药。用于各种原因引起的白细胞减少及改善患者免疫功能。但不能用于风湿性疾病。

第三节 拟胸腺药

多口服有效，相对无毒性，有轻中度免疫恢复作用。最适用于作免疫佐剂应用，亦应与抗微生物或抗肿瘤药同时使用。

一、盐酸左旋咪唑

是一种毒性较小的广谱抗蠕虫药，后来发现它有免疫增强作用。能促进T细胞、巨噬细胞和粒细胞的功能。还可通过激发和恢复T细胞的功能来重建对B细胞的正常控制，从而调节抗体产生。其作用与细胞内cGMP水平有关。左旋咪唑在体内刺激T细胞功能的效应在免疫缺陷患者中尤为明显，据认为是其含硫部分诱导产生一种胸腺素样因子所致。用于直肠癌、类风湿关节炎、慢性感染、复发性阿弗他口炎等效果较好。

因每日给药可能发生免疫抑制或粒细胞减少，故常采用每3天给药1次、每周连给2天或每2周连给3天等方案。后一种方案最常采用，即成人每2周连服3天，每天0.15g分3次口服，儿童按2.5mg/（kg·d）计算。

皮肤科可用来治疗：①慢性感染：病毒感染（如疣、单纯疱疹、带状疱疹等），细菌感染（如麻风），真菌感染（如念珠菌病、深部真菌病等）；②自身免疫性疾病：如系统性红斑狼疮、硬皮病、Behcet病等；③肿瘤，如恶性黑素瘤、Hodgkin病；④其他：如复发性口炎、家族性良性慢性天疱疮、结节病等。

不良反应较少且轻。最常见为胃肠道症状，流感样综合征，口中金属味觉、皮疹、粒细胞缺乏症等。在HLA-B27阳性的类风湿关节炎患者尤易出现粒细胞减少，使用时应注意观察。

另一种含硫的抗蠕虫药，名为二乙基二硫氨基甲酸酯，即Ditiocarb，又名Imuthiol，作用比左旋咪唑更强，更少毒性。在美国和欧洲广泛进行了治疗HIV感染方面的临床验证，显示在有症状的晚期患者中能明显减少感染。

二、异丙肌苷类

可增强细胞免疫。促进T细胞的分化、增殖、细胞毒性作用、分泌白介素等。也促进巨噬细胞、粒细胞和嗜酸性细胞的功能。用于提高感染患者和肿瘤患者的细胞免疫功能。但因作用较弱已逐渐不用。其衍生物ST789和单磷酸甲基肌苷（MIMP）已试用于临床。MIMP可扭转前列腺素E_2、糖皮质激素及HIV产物对T淋巴细胞增生的抑制作用，亦可扭转由于IL-2缺乏、老化及HIV感染引起的T细胞反应低下。对病毒感染和肿瘤感染引起的免疫缺陷尤其有用。ST789和MIMP均可刺激巨噬细胞、NK细胞和中性粒细胞的杀伤功能，故适用于治疗感染。

第四节 干扰素诱导剂

干扰素诱导剂不但诱生干扰素，还可以增加单核-吞噬细胞系统活性和促进特异性免疫，促进巨噬细胞和NK细胞介导的抗病毒和抗肿瘤作用。一些较早期的干扰素诱导剂，如聚肌胞（PolyI：C），因其作用有限、毒性较大已趋被淘汰，已证实重复给药后干扰素诱导剂可阻碍进一步诱导，即反而使干扰素产生减少。重组干扰素的临床应用及其优越性更使人们对干扰素诱导剂失去兴趣。国内基层医师由于多种原因仍广泛使用聚肌胞。皮肤科主要用于单纯疱疹、带状疱疹、寻常疣等病毒感染。方法为1~2mg肌注，每周2次。疗程视病情而定。国外较多使用多聚腺尿苷酸（PolyAu）及Ampligen。Ampligen是聚肌胞衍生物，即在聚肌胞的C链上平均每12个核苷酸残基就有一个尿嘧啶残基。其毒性比聚肌胞大为减低。它增强NK细胞的作用及抗病毒活性，临床上已试用于治疗肾癌及与叠氮胸苷一起治疗HIV感染，初步结果令人鼓舞。另一类新的嘧啶类干扰素诱导剂是Bropirimine，口服有效。但它对HIV感染无效，现试用于膀胱癌。

第五节　单克隆抗体

单克隆抗体（MoAb）用于肿瘤治疗已有多年的历史，但进展缓慢，仍处于试验阶段。MoAb输注后可达靶细胞部位并与之选择性地结合。其杀伤肿瘤的机制，多数认为是一种依赖抗体的细胞毒作用，效应细胞可能是表面携带Fc受体的单核及（或）巨噬细胞。MoAb尚可作为载体，与毒素、化疗药物、放射性核素交联形成“生物导弹”，其临床前试验和初步临床试验的结果令人鼓舞。

以前所用的MoAb多为人、鼠杂交瘤制备，抗鼠抗体的出现不但可能导致治疗失败，而且可能引起严重的变态反应，是限制MoAb应用的原因之一。现在用基因工程技术来制备人源化抗体（humanized anti－body）：先用聚合酶链反应将编码重链、轻链V区的基因序列分别进行扩增，然后分别克隆进载体，再在哺乳动物细胞中进行表达。从而得到人源化抗体。尽管尚有许多技术问题有待解决，但人源化抗体的前景已经呈现。有人试用人源化抗体短期治疗的一些血管炎患者，获得了长期缓解。另外，MoAb还可用于拮抗细胞因子、拮抗细胞因子受体及拮抗黏附分子等，相信将不断有新的制剂品种问世。

第六节　静脉内注射免疫球蛋白

静脉注射免疫球蛋白（IVIG）由正常供血者的血浆制备而成。IVIG的免疫调节机制包括：①阻断巨噬细胞表面的F_c受体；②通过IgG与C3b和C4b的结合，抑制补体介导的损伤；③调节细胞因子及细胞因子拮抗物的产生；④IVIG中的互补抗体（即抗独特型抗体）可中和循环自身抗体；⑤选择性地刺激某些表达抗原受体的B细胞克隆或T细胞克隆，对免疫系统进行整体调节。

IVIG已用于：治疗感染性疾病（如败血症），治疗自身免疫性疾病（如皮肌炎、系统性红斑狼疮、移植物抗宿主病、系统性血管炎和重症大疱性皮肤病），治疗对激素耐药的过敏性疾病。

第七节　免疫毒素

免疫毒素是嵌合分子，由与细胞相结合的配体与毒素连接而成。依靠配体的特异亲和性，它可有选择地杀伤肿瘤细胞。现在用得较多的是蓖麻蛋白毒素A链（RTA）与单克隆抗体相连接物。蓖麻蛋白由2条多肽（A链和B链）以二硫键相连而成。经单克隆抗体导向后，蓖麻蛋白由其B链与靶细胞表面乳糖的糖蛋白或糖脂相结合，经细胞摄粒作用再移行到高尔基体外侧网络，在此处A链转运到胞质溶胶中。A链通过酶促作用除去60S核糖体亚基上关键的腺嘌呤残基，后者系蛋白质合成时与延伸因子－2的结合所必需。在临床上免疫毒素已试用于治疗转移性黑素瘤、胆管癌、转移性乳腺癌、Hodgkin病、非Hodgkin淋巴瘤、移植物抗宿主病（GVHS）等。其治疗淋巴瘤的Ⅰ期临床试验效果良好，有12%～75%的患者获得部分或完全缓解。对

GVHS 和自身免疫病的Ⅰ期验证显效率 28%。不良反应主要为血管渗漏综合征、神经毒性。

第八节 过继疗法

过继疗法（adoptive therapy）主要是治疗肿瘤，即把有抗肿瘤活性的物质转输给肿瘤宿主。现已不再推荐 IL－2 与 LAK 细胞的联合疗法，而代之以 IL－2 与肿瘤浸润性淋巴细胞（TIL）的联合疗法与基因疗法。

1. IL－2 加 TIL 是从肿瘤活检标本中分离得到肿瘤浸润性淋巴细胞，再加入 IL－2 在试管内培养使之繁育、活化，然后再与大剂量 IL－2 一起输注到同源肿瘤患者体内。分离淋巴细胞的原理是：标本中有 IL－2 受体的淋巴细胞受 IL－2 的刺激而增殖，由于它们对肿瘤有反应，可破坏肿瘤细胞。故培养 2～3 周后试管中就不再有肿瘤细胞存在。IL－2 加 TIL 已用于治疗恶性黑素瘤（包括晚期有转移者），38% 的患者有效。其效果明显优于单用 IL－2、或 IL－2 加 LAK 疗法。

2. 基因治疗方法　①将编码细胞因子的基因导入效应细胞（如 TIL）增加效应细胞功能（如肿瘤杀伤作用）；②将编码 B7 蛋白和细胞因子的基因导入肿瘤细胞，使之更易被 CTL 识别和杀伤。已将 IL－2、IL－4、12、IFN－γ、TNF－α、GM－CSF 等细胞因子基因应用于基因治疗的临床试验，如用 TNF 基因修饰的 TIL 治疗晚期黑素瘤。

第九节 脱敏治疗

脱敏的机制可能为：①变应原的刺激使机体产生 IgG 型封闭抗体；当变应原再次进入机体时，IgG 与之结合从而阻止变应原与 IgE 结合，防止变态反应的发生；②当小量变应原进入机体后，同时附于肥大细胞或嗜碱性粒细胞上的 IgE 抗体结合，发生反应而释放出小量的组胺等生物活性物质，使机体能及时通过体液中的组胺酶等予以分解，而不致引起对机体的损害；③变应原与原已存在的抗体结合成非毒性变合物，从而防止发生变态反应。

第十节 局部免疫治疗

治疗方法：根据不同作者治疗不同的疾病而有所不同。有的作者先用 1% DNCB 酒精液做斑贴试验（进行致敏），30 天后用 10% DNCG 丙酮液涂擦病损部（进行攻击）。有的用 10% DNCB 丙酮液涂患处，每 10 天 1 次，共 3 次。还有人用 30% DNCB 丙酮液贴敷 48 小时（致敏），2 周后对患者用 10.66% DNCB 丙酮液做斑贴试验，然后对已致敏者每周 1 次用 3% DNCB 丙酮软膏贴敷患部 48 小时进行治疗。

在皮肤科中用于治疗基底细胞癌、鳞状细胞癌、癌前期病变、原位癌、黑素瘤、蕈样肉芽肿、苔藓样副银屑病、斑秃及顽固性疣，已取得不同程度的疗效。

有的作者认为，应用本疗法治疗良性疾病应慎重考虑，因 DNCB 致敏后，若患者再遇到此抗原可产生变态反应，而且 DNCB 可能会与其他物质发生交叉敏感性，有人报告，DNCB 与氯霉素之间有交叉敏感性。此外，因 DNCB 可能非特异地促发过敏性皮炎或原有的神经性皮炎，故有的作者认为，既往患过湿疹皮炎者应避免用本疗法。

第十一节　其　　他

一、西咪替丁

是 H_2 受体阻断剂。作用机制为通过阻断 T_S 细胞膜上的 H_2 受体来减少其抑制作用，增强细胞免疫功能。用于免疫缺陷宿主的病毒感染。其他作用，如抗组胺作用可用于治疗麻疹，抗雄性激素样作用可用于治疗痤疮。亦可用来治疗真性红细胞增多症引起的瘙痒及嗜酸性筋膜炎，其机制不明。

二、中药

中药有提高抗体免疫力的作用。中药中的补药能增强免疫，如补气药党参、黄芪、白术等，特别是前二者所组成的合剂有更强的促进巨噬细胞的吞噬作用。中药验方“过敏煎”用于临床治疗过敏性疾患有明显的疗效，它由柴胡、防风、五味子、乌梅、甘草组成。从甘草中提取的甘草甜素（强力宁、甘利欣）、从当归中提取的阿魏酸钠，均有不同程度的抗炎及免疫调节作用。有人报告甘草甜素治疗银屑病、斑秃有效。

三、免疫佐剂

MDPs 等因作免疫佐剂已如前述。新近研究表明，福氏完全佐剂激活 Thl 型细胞，而含铝佐剂激活 Th2 型细胞。因为福氏完全佐剂不能用于临床，法国已有新产品“Mantanide”在试用。含铝佐剂亦有与蛋白抗原一起用于临床试验者，如疟疾疫苗 spf 66。IFN－γ 和 IL－2 亦已作为佐剂与 HBV 疫苗一起进行临床验证。

四、选择性免疫抑制

主要用于自身免疫性疾病，针对抗原提呈细胞、自身反应性 T 细胞或调节性 T 细胞。是一种全新的免疫调节疗法。主要有 6 个途径：①阻滞 MHC 分子；②阻断 CD4 分子；③去除 T 细胞受体 Vβ（TCR Vβ）特异的 T 细胞；④诱导免疫耐受；⑤使用 TCR 拮抗剂；⑥诱导调节细胞的产生。在疾病的动物模型中它们几乎全都奏效。其中抗 CD4 单抗阻断 CD4 分子的方法已在临床上试用于类风湿关节炎的治疗。诱导调节性细胞产生的选择性免疫法已用于试治多发性硬化。

目前正进行研究的免疫调节方法还有反义核酸（ODN）技术的应用，如 IL－4 特异性 ODN 用来阻断 IgE 合成，用 IL－4R ODN 来抑制人体 IL－4R 的表达。抗黏附分子抗体的应用研究也在进行。相信随着分子、生物学技术的发展，免疫治疗的前景会更加广阔。

（陈志强）

第十四章　冲击疗法在皮肤科的应用

冲击疗法（pulse therapy）即在短时间内口服或静脉输注超大剂量药物，以获得用普通给药法难以期待的疗效。基本药物为糖皮质激素和免疫抑制剂，如甲基泼尼松龙、泼尼松、地塞米松、环磷酰胺以及大剂量免疫球蛋白静注等，目前国内外用该法治疗一些诸如狼疮肾、天疱疮、皮肌炎、坏疽性脓皮病等严重的皮肤病均获得满意疗效，现将冲击疗法及其在皮肤科的应用介绍如下。

第一节 冲击疗法

一、药物和方法及剂量

1. 甲基泼尼松龙冲击疗法

(1) 甲基泼尼松龙：1g 加入生理盐水或 5% 葡萄糖液中静滴 3~12 小时，每天 1 次，连用 3 天为 1 疗程，每月 1 次。

(2) 甲基泼尼松龙：0.5~0.8g 加入生理盐水或 5% 葡萄糖液中静滴 3~12 小时，每天 1 次，连用 3 天为 1 疗程。

(3) 甲基泼尼松龙：0.3g、0.2g、0.1g 分别于第一天、第二天、第三天加入生理盐水或 5% 葡萄糖液中静滴 3~12 小时，连用 3 天为 1 疗程，每周 1 次。

2. 泼尼松 3 日冲击疗法　泼尼松 3 日口服量分别为 0.3g、0.2g、0.1g，分别于第一天、第二天、第三天早晨 1 次顿服（有肝损害可将泼尼松改为泼尼松龙），每周 1 次。

3. 地塞米松冲击疗法　地塞米松 0.15g 加入生理盐水或 5% 葡萄糖液中静滴，每天 1 次，连用 3 天为 1 疗程，每月 1 次。

4. 环磷酰胺（CTX）冲击疗法

(1) CTX 8~12mg/kg 加入生理盐水或 10% 葡萄糖液中静滴，连用 2 天，每 2 周 1 次。累积剂量不超过 0.15g/kg。初用量可从 8mg/kg 开始。

(2) CTX 1g 加入生理盐水或 10% 葡萄糖液中静滴，每 3~4 周 1 次，共 6~8 次。

以上两种方法的静滴时间均应在 1 小时以上。

5. 大剂量免疫球蛋白静注（IVIG）　用于治疗免疫缺陷的患者，一般应用剂量为每月 0.4g/kg。近来研究表明，IVIG 每月 2g/kg 时，显示对机体具有明显的免疫调节作用，并用于多种自身免疫性疾病的治疗，如大疱性皮肤病等。每月免疫球蛋白总量（2g/kg）可分成 5 次静注，每次 0.4 g/kg，连续 5 天。也可将每月总量一次给予，如体重 60kg 的患者，给药总量为 120g，方法是 120g 溶于 5% 葡萄糖溶液 6000ml 中静滴，滴注前半小时的滴速为 1ml/min，以后为 3ml/min，总量在 6~8 小时滴入。

以上糖皮质激素和免疫抑制剂冲击疗法及 IVIG 可分别单独使用、联合使用或交替使用。

二、冲击疗法的作用机制

1. 糖皮质激素冲击疗法的作用机制　糖皮质激素冲击剂量与常规剂量的作用机制有无区别尚无统一的结论，有人认为二者的作用机制相同。糖皮质激素具有抗炎和免疫抑制等作用。Wiener 等观察了大剂量甲基泼尼松龙静滴，对聚乙烯海绵植入鼠体造成急性炎症的效果，结果发现，能显著抑制嗜中性粒细胞向海绵及邻近组织处汇集，一些嗜中性粒细胞溶解和炎症区溶酶体酶的水平降低，大量甲基泼尼松龙静滴也能减低毛细血管的渗透性，减轻组织损伤及活性物质的释放。使循环淋巴细胞数暂时降低，其中 T 细胞数较 B 细胞数降低更显著，表明对细胞免疫功能具有明显抑制作用，还有抑制抗体合成及减少免疫复合物的形成等作用。

2. CTX 冲击疗法的作用机制　CTX 是一种细胞周期非特异性免疫抑制性药物，对机体的细胞免疫和体液免疫均有抑制作用。文献报道，大剂量 CTX 冲击治疗既能抑制 OKT_4 细胞，又能减低 OKT_8 的活性。对血清免疫学影响明显，主要表现在增加补体水平并抑制抗体产生，可能是它治疗自身免疫和免疫复合物病的重要机制之一。

3. 免疫球蛋白治疗的作用机制　免疫球蛋白治疗自身免疫性疾病的作用机制尚不清楚，一般认为是多种机制共同作用的结果，除了替代作用，还有中和抗原，抑制 Fc 受体功能，抑制细胞因子和炎症介质的产生和释放，调节 T 和 B 淋巴细胞活性，减少自身抗体产生。具有抗菌、抗病毒以及抗炎和免疫调节作用。免疫球蛋白中 IsC 分子 Pc 部分及抗体分子可变区 F（ab'）可能是其免疫调节作用的关键，通过下列机制发挥免疫调节作用：①脾脏巨噬细胞上 Fc 受体的功能性封闭；②抑制补体介导的损伤；③调节细胞因子和细胞因子拮抗剂；④免疫球蛋白中的抗独特型抗体对循环性自身抗体的中和作用；⑤对可能参与自身免疫性疾病的病原体的中和作用；⑥免疫球蛋白中存在的 Fa 抗体可对 Fa 受体进行封闭。另外，免疫球蛋白中存在的活性物质，如可溶性 CD4、γ－干扰素等也具有一定作用。

三、冲击疗法的疗效统计

刘志芳等查阅了国内 1986～1996 年的文献共 46 篇，对国内 11 年糖皮质激素等冲击疗法临床资料进行了分析。其具体情况见下表。

冲击疗法治疗几种皮肤病病种及转归表（%）

病　种	例数	治愈	好转	无效	死亡
SLE 肾炎、脑病	226	0	203	12	10
SLE 肺炎	2	0	2	0	0
SLE 血管炎	2	2	0	0	0
SLE 并 DIC	1	1	0	0	0
PM/DM	28	11	17	0	0
大疱病	24	24	0	0	0
过敏性紫癜	63	3	60	0	0
合　计	346	98（28.32）	225（65.03）	12（3.47）	10（3.18）

随着目前医疗水平的提高和新药种类的日益增多，冲击疗法在皮肤科临床治疗中应用更广泛，如霉酚酸酯、环孢素 A 等也有冲击疗法的应用。

第二节　冲击疗法在皮肤科的应用

一、儿童系统性红斑狼疮

吴凤岐用 IVIG 冲击治疗 35 例儿童系统性红斑狼疮，将 35 例重症 SLE 患儿随机分两组，治疗组 20 例用 IVIG 和甲基泼尼松龙，对照组 15 例单用甲基泼尼松龙治疗。IVIG 按 0.4g/(kg·d)，连用 3～5d。根据 SLE 活动积分，比较治疗前后病情控制情况及两组间的疗效。结果治疗组显效 18 例，无效 2 例。对照组显效 5 例，有效 7 例，无效 3 例，有显著统计学差异（$P<0.01$）。IVIG 治疗后 3～4 周，5/8 例抗 dsDNA 抗体、8/11 例抗核抗体、8/10 例抗心磷脂抗体均明显下降。结果提示，糖皮质激素联合 IVIG 冲击治疗儿童重症 SLE 有效，适用于狼疮危象、合并严重感染、血细胞减少、常规剂量糖皮质激素及免疫抑制剂治疗无效者。

二、狼疮性肾炎（LN）

1. 糖皮质激素冲击疗法　对于病情严重，用常规疗法治疗无效，尤其是Ⅳ型，病期超过 2

年者，用本疗法有时可使病情迅速缓解，其基本方法为甲基泼尼松龙 1g 加入生理盐水或 5% 葡萄糖液中静滴 3 ~ 12 小时，每天 1 次，连用 3 天为 1 疗程，每月 1 次。冲击疗法具有疗效高，见效快的优点，但不能改变预后，且超大剂量激素迅速进入体内能导致电解质（钾等）的急剧变动，引起心律紊乱甚至心搏停止，也可致严重感染。国内曾试用琥珀酸钠氢化可的松 5g/d 或地塞米松 0. 15g/d 静滴作冲击也取得类似效果，但不良反应较严重，前者水钠潴留重，后者半衰期长，故更易合并感染。此外，还可用泼尼松龙口服 3 日冲击法，3 日口服量分别为 0. 3g、0. 2g、0. 1g，分别于第 1、2、3 天早晨 1 次顿服，此法较安全，方便和经济，但疗效稍逊。

2. 环磷酰胺（CTX）冲击疗法　将 CTX8 ~ 12mg/kg 加入 10% 葡萄糖液或生理盐水中静滴，每周 1 次或连用 2 天，每 2 周 1 次，累积总剂量不超过 0. 15g/kg。也可用 1g 的剂量静滴，每 3 ~ 4 周 1 次，共 6 ~ 8 次，静滴时间均应在 1 小时以上，冲击前和冲击后 24 小时应饮水或补液使摄入水量达 3000ml、24 小时尿量 > 2000ml。采用白天给药（防止其代谢产物在膀胱内贮）可有效防止出血性膀胱炎的发生。冲击前静推氯苯西泮 1 ~ 4mg，或口服甲氧氯普胺 30mg 可防止恶心、呕吐等胃肠道反应。冲击疗法比常见疗法奏效快，疗效好，不良反应轻，肿瘤、出血性膀胱炎及感染发生率均较常规疗法低，一般在治疗 1 ~ 2 周后即显效，其远期疗效也比甲基泼尼松龙冲击疗法好，故值得今后进一步推广使用。但环磷酰胺中毒性肝炎的发生率较高，可抑制骨髓和性腺（尤对男性），应予注意。治疗狼疮性肾炎时，毒性与肾功能有关，尤其当患者肌酐清除率 < 20ml/min 时毒性增加，故当患者有肾衰时冲击量应适当减少；当白细胞 $<3\times10^9$/L 应立即停药。

LN 的治疗分为诱导期治疗及维持期治疗。对较重的 LN 现多主张激素与免疫抑制剂合用。其中 CTX 间断冲击方案临床对照试验证实比单用激素更为有效（延缓肾功能、减少死亡率）。国内唐政等报道了 CTX 静脉冲击疗法 46 例 LN 的近期疗效，其治疗方法为每次 CTX 0. 5 ~1. 0g/m^2，连续 3 ~ 6 次，同时合用泼尼松 0. 5mg/（kg · d），再配合雷公藤 25g 煎服，每日 1 次，结果接受 CTX 冲击疗法 3 次以上的 46 例患者均有明显的近期疗效，尿蛋白量显著下降（$P<0.01$），肉眼血尿消失，镜下血尿明显减少（$P<0.01$），肾功能改善（$P<0.05$），重复肾活检显示病理损害减轻。该法治疗 LN，肾衰的发生率低。

国外 Cune 等用 CTX 冲击疗法治疗 9 例伴有肾损害的严重的 SLE 患者，最初给予 CTX 静注 0. 5 克/次，每月 1 次，逐渐加量，最大量可用至 2. 5 克/次，连用 6 个月。泼尼松开始量为 0. 5mg/（kg · d），以后根据临床症状及体征逐渐减量，观察患者的临床和免疫学改变。结果肌酐清除率、24 小时尿蛋白定量水平、抗 DNA 抗体效价、C3、C4、CH50 及血沉均有明显改善。泼尼松的平均剂量由 45mg/d，减至 17mg/d。作者认为，对于伴有肾损害的严重的 SLE 患者，CTX 静脉冲击治疗有效地改善肾功能，疗效好，值得临床应用。

陆福明用霉酚酸酯（MMF）与环磷酰胺冲击疗法，在狼疮性肾炎诱导治疗中进行了对照研究，27 例活动性 LN 患者分两组，MMF 组 12 例给予 MMF1. 0 ~ 1. 5g/d（分 2 次口服），CTX 组 15 例间断性 CTX 冲击治疗（0. 75 ~ 1. 0g/m^2），两组均联合服用泼尼松 1mg/（kg · d），其他治疗措施包括抗凝、降脂、控制血压及对症治疗等均相同。两组治疗前一般情况相似，治疗期 6 个月（至 6 个月时平均 CTX 总量为 6. 1 ± 2. 1g），随访相关指标并监测伴发的不良反应，部分患者做重复肾活检。

结果表明，两组患者治疗后全身狼疮活动均明显受到控制。MMF 组在尿蛋白下降、贫血改善、肾功能改善及抑制自身抗体程度方面均比 CTX 组更为明显。MMF 组中 9 例重复肾活检示肾脏病理均有明显改善，CTX 组中有 2 例重复肾活检示肾脏病理改善不佳。MMF 联合激素组在 LN 诱导治疗中疗效优于 CTX 冲击联合激素组，且伴随的不良反应较少。但由于 MMF 比 CTX 昂贵，在临床上尚不宜作为 LN 的首选治疗药物。MMF 适用于重症 LN，对 CTX 等免疫抑制剂反应不佳或缓解后复发者，CTX 等治疗过程中伴发明显不良反应而不能耐受者，年轻未育且对 CTX 性腺抑制不良反应有明显顾虑者，以及经济条件较好的患者。

三、狼疮性脑病

国内李小萍等比较了CTX冲击疗法与糖皮质激素冲击疗法在治疗伴发狼疮性脑病的SLE中临床结果。CTX冲击组：根据Steinberg建议的大剂量CTX（2克/次）冲击疗法的方案，采用在常规糖皮质激素治疗1mg/（kg·d）的基础上，加上CTX 2g，分4天用。糖皮质激素冲击组：甲基泼尼松龙1g或地塞米松0.1～0.15g静滴；3～10天/次，冲击后给予常规糖皮质激素治疗。结果：CTX冲击组的缓解率为80%，死亡率为20%；糖皮质激素冲击组的缓解率为10%，死亡率为80%，二者相比有显著性差异。作者认为，CTX的冲击疗法优于以往的糖皮质激素疗法，此疗法见效快、不良反应少，可在临床上试用于并发狼疮性脑病的SLE患者。

四、皮肌炎（PM）

对于严重的用常规量糖皮质激素治疗不能控制的皮肌炎，糖皮质激素冲击疗法是一种有效的治疗方法。方法为甲基泼尼松龙1g加入生理盐水或5%葡萄糖液中静滴3～12小时，每天1次，连用3天为1疗程。

Yanagisawa等对3例用常规量糖皮质激素治疗无效的患者，经冲击治疗后肌酶水平很快下降，临床症状也获改善。Laxer等提出冲击疗法对轻度儿童型皮肌炎效果也特别好，但短期大量糖皮质激素比长期激素治疗不良反应更大。

Bombardieri等报道了CTX冲击治疗10例伴有PM改变的结缔组织病患者，他们均有严重的进行性肌炎，CTX冲击前，所有病例临床情况恶化，CTX冲击后1～4周内临床表现改善，肌酸磷酸激酶进行性下降。在观察4个月中无1例复发。作者认为，单用CTX冲击治疗或与糖皮质激素合用，可能是治疗严重的PM一种有希望的疗法。

国内俞宝田等用CTX冲击治疗1例对激素完全耐药的皮肌炎患者，用CTX 0.4g溶于生理盐水40ml静注，每1～2周1次，同时配合泼尼松60mg/d，经CTX 3次冲击后，四肢可稍活动，颈肌功能完全恢复，出院后仅服泼尼松30mg/d维持，病情稳定，可以短距离行走。另外需注意，氟化糖皮质激素（如地塞米松等）能导致类固醇性肌病和易使肌肉萎缩，故不宜用于治疗本病。

五、坏疽性脓皮病（PG）

对于口服泼尼松效果欠佳的严重的进行性及合并有炎性肠病的患者，应用甲基泼尼松龙冲击疗法，可使有些患者的皮损疼痛和炎症迅速减轻，皮损快速愈合，且一般比口服泼尼松不良反应小，经典糖皮质激素冲击疗法为用甲基泼尼松龙1g加入5%右旋糖酐500ml中静滴，每天1次，共用3～5天。已有用冲击疗法产生严重的甚至致死性合并症的报告，故必须住院治疗，并在输注的24小时内进行心电监护。

应强调本方法仅适用于病情严重而用其他方法治疗无效的顽固病例。有肾功能减退、电解质平衡失调、心律失常史和用利尿剂的患者忌用。另外，免疫抑制剂作为糖皮质激素治疗PG的辅助或替代药物，当糖皮质激素治疗无效或因其不良反应而不能耐受时使用，主要是环磷酰胺（CTX），可用口服0.15g/(m^2·d）或用冲击量0.5g/m^2，每1～2周1次，以后再用0.1g/d口服作维持治疗，以防止复发。其作用机制可能是与可纠正存在于PG的免疫缺陷有关，鉴于其不良反应尤其是对骨髓抑制的危险，一般认为仅适用于病情严重或顽固病例，可与糖皮质激素冲击疗法合用。

六、天疱疮

糖皮质激素和免疫抑制剂冲击疗法可以治疗严重的天疱疮，Surrindr 等用地塞米松和 CTX 联合冲击（简称 DCP 法）治疗天疱疮 50 例，其中寻常型 45 例、落叶型 5 例。冲击方法为地塞米松 0.136g 加 5% 葡萄糖液中静滴，每天 1 次，连用 3 天，第一天同时加用 CTX 0.5g 静滴，每月 1 次，严重者每 2 周 1 次，接受 DCP 治疗的患者在 2 次冲击之间口服 CTX 50mg/d，经 DCP 治疗后 3 ~ 4 天皮损开始愈合，天疱疮患者的死亡率由以往 25% ~ 30% 下降到 6%。作者认为，DCP 治疗天疱疮可减少死亡率，缩短病程，减少单用糖皮质激素治疗的不良反应，值得推广应用。

陈志强等报道，采用 CTX0.6g/w，间隔冲击疗法治疗 3 例常规治疗失败的难治性天疱疮（其中 2 例寻常型，1 例红斑型），不仅疗效好、见效快、无明显不良反应，且有助于较快减少糖皮质激素的用量，认为 CTX 静脉冲击治疗是复发性天疱疮患者可选择的一种标准治疗方法。并认为每周 CTX 间隔冲击或每月 1 次 CTX 静脉冲击疗法的累积剂量小于口服，并有望降低继发恶性肿瘤的危险。另外，IVIG 可用于治疗天疱疮，因天疱疮 IgG 循环性自身抗体在其发病中具有关键作用，而 IVIG 通过封闭天疱疮抗体而发挥作用。

综合文献报告，应用 IVIG 累计治疗 21 例寻常型天疱疮和 1 例落叶型天疱疮患者，其中 19 例患者 IVIG 作为糖皮质激素和（或）免疫抑制剂疗法的辅助治疗，IVIG 剂量为每月 2g/kg，18 例患者将每月总量均分成 5 次给予，即每天 0.4 g/kg，连续 5 天，临床均获得明显疗效，并可减少其他药物的剂量，1 例患者以 IVIG 每月 2g/kg 一次给予，治疗失败，后死于败血症。另外 3 例为单用 IVIG，用药 5 天后未见临床疗效而判为治疗失败，随后经给予泼尼松和硫唑嘌呤等传统治疗而获得完全缓解。经验显示，IVIG 作为治疗天疱疮的辅助方法，疗效肯定。

七、大疱性类天疱疮（BP）

治疗大疱性类天疱疮，一般采用糖皮质激素 1mg/(kg·d)，或免疫抑制剂、四环素及烟酰胺等常规疗法。但对病情严重的患者，或接受 5 ~ 7 天较大剂量激素治疗后仍未能有效控制病情，又无禁忌证者，可考虑及早采用大剂量糖皮质激素，或大剂量糖皮质激素与 CTX 联合冲击疗法。

刁庆春等报告，采用大剂量糖皮质激素与 CTX 冲击疗法，治疗 1 例泼尼松 80mg/d 治疗后仍有新发皮疹的重症患者取得明显疗效。方法是用地塞米松 0.1g 静滴，每天 1 次，连用 5 天后改为口服泼尼松 80mg/d 维持，继用 CTX 0.5g 静滴，连用 2 天，1 个月后重复 1 次。结果皮疹完全愈合，无新发皮疹，糖皮质激素逐渐减量，4 个月后泼尼松减为 20mg/d 维持，病情完全缓解。肖洛群等报告 IVIG 治疗的 19 例 BP 患者中（其中 11 例未设对照组），共有 12 例（63%）BP 患者获得显著疗效。在 7 例 IVIG 治疗无效的患者中，其中 4 例为单独使用 IVIG，2 例为辅助使用 IVIG，但总剂量低于每月 2g/kg。

八、SLE 并发再生障碍性贫血

Walport 等报道了 1 例出现再生障碍性贫血的 SLE 患者，先后用非甾体抗炎药，泼尼松及硫唑嘌呤（AZP）治疗，病情仍未控制，遂给予 CTX 1g 冲击治疗，9 天后血液学检查较疗前改善，皮损好转，发热消退。6 个月后全血细胞计数正常，泼尼松减至 20mg/d。作者认为，对于经大剂量糖皮质激素和 AZP 治疗仍有明显活动的 SLE 并发再障患者，采用 CTX 冲击治疗是有效的。

九、Behecet 综合征

Du 用 CTX 冲击治疗 17 例贝赫切特综合征患者，17 例中，完全型 6 例，不完全型 11 例，CTX 平均剂量为每次 0.922g（0.7～1.0g），每月 1 次，每例患者平均冲击次数为 10 次（2～22 次），行 CTX 冲击治疗时，17 例患者同时服用泼尼松，平均剂量 62mg/d。结果表明，有进行性损害的 22 只眼，12 只视力好转，9 只无变化，仅 1 只恶化。全部患者眼的炎症表现均消退，17 例经 CTX 冲击治疗后泼尼松减至 44mg/d。作者认为，CTX 冲击治疗疗效好，耐受性满意，未见明显不良反应。

十、药疹

胡红保等用地塞米松与 CTX 冲击疗法，治疗中毒性大疱表皮坏死松解型药疹（TEN）和重型多行红斑各 1 例。2 例患者均用地塞米松 10～15mg/d，治疗 3～5 天无明显效果，改用地塞米松 10～15mg，加 CTX 13mg/(kg·d) 静滴，连用 2 天，以后每周 CTX 8mg/kg，同时加强支持疗法，防治继发感染，进行皮肤及黏膜损害的护理，症状明显改善后即停 CTX，地塞米松逐渐减量至停用，2 例患者均取得满意的疗效。

于业军等用地塞米松冲击治愈 1 例 TEN。入院前 6h 给予地塞米松 10mg，患儿仍高热不退，皮疹加重，改用地塞米松 20mg 及维生素 C 10g 静滴，体温降至 38.7℃，但新生水疱仍向下腹发展。再静滴地塞米松 15mg，糜烂渗出明显减少，无新生皮疹。第 2、3 日分别静滴地塞米松 20mg、15mg，以后减量至痊愈。未发现不良反应。

十一、斑秃

Frendli 等用甲基泼尼松龙冲击疗法，对 45 例严重斑秃进行开放性前瞻性研究。其中多灶性脱发 20 例，匍行性脱发 10 例，普秃 9 例及全秃 6 例。病例选择标准：脱发区不超过头皮面积 30%；病程在 12 个月以内；病情呈活动性。治疗方法：甲基泼尼松龙 0.25g 静滴，每天 2 次，连续 3 天。分别在疗后第 1、3、6 和 12 个月，测量毛发再生面积占疗前脱发区的百分率，结果 20 例多灶性脱发患者的疗效最好，未观察到严重不良反应。

Sharma 用每月口服 1 次糖皮质激素冲击疗法，治疗泛发性斑秃。患者均不超过 18 岁，其中 10 例为广泛性斑秃，3 例全秃，3 例局限性斑秃。年龄 12～18 岁的患者每月口服 1 次泼尼松龙 0.3g，3～11 岁的患者用泼尼松龙 5mg/kg，每月口服 1 次。15 例患者完成了 3 次冲击治疗，于 6 个月时评价疗效，其中 9 例患者评分为极好，3 例评分为差，3 例无效。

十二、白癜风

Seiter 等用甲基泼尼松龙静脉冲击疗法，成功治疗 1 例快速进行性泛发性白癜风患者。方法是甲基泼尼松龙 0.5g/d 静滴，连续 3 天，每月 1 次，共 6 次。结果白癜风皮损基本恢复。患者对治疗有良好的耐受性，没有发现不良反应。作者认为，对于迅速进行性泛发性白癜风患者，大剂量糖皮质激素冲击疗法是可选择的治疗方法之一。

第三节 冲击疗法的不良反应

冲击疗法的不良反应较常规疗法明显减少，除冲击疗法实施中出现的电解质紊乱、心律失常、猝死等情况外，常见的近期和远期不良反应如下。

一、近期不良反应

1. 血液学变化 糖皮质激素能使嗜中性粒细胞增多，淋巴细胞、嗜酸性粒细胞和单核细胞减少，血栓形成，出血倾向。CTX 有骨髓抑制，白细胞、血小板减少和贫血常于 CTX 治疗后 3~5 日内出现，1 周左右达到高峰，2 周后逐渐恢复正常。

2. 消化系统症状 可出现恶心、呕吐、腹泻等。糖皮质激素可诱发消化道溃疡、出血、穿孔及胰腺炎，

3. CTX 可致出血性膀胱炎，出现尿频、尿不适、尿急等。

4. 感染 可出现带状疱疹、反复感冒等。

5. 肝功能损害。

6. 治疗 LN 时 CTX 的毒性与肾功能有关，当患者肌酐清除率小于 20ml/min，毒性增加。

二、远期不良反应

1. 对生殖系统的影响 可抑制性腺，可使男性精子数量减少。

2. 并发恶性肿瘤。

第四节 注意事项及不良反应的预防

1. 糖皮质激素冲击疗法可产生严重、甚至致死性合并症（有使电解质突然改变和随后发生心律紊乱的可能性），故需住院治疗，并在输注后 24 小时内进行心电监护。本疗法仅适用于病情严重、用其他方法治疗无效的顽固病例。禁用于有严重心、肝、肾功能障碍，电解质平衡失调，有心律失常史及正在使用利尿剂的患者。

2. CTX 冲击疗法后应经常检查血象，对严重粒细胞缺乏者加强监护，可输新鲜血和白细胞悬液，当白细胞低于 3×10^9L 时应立即停药，并定期做骨髓检查。冲击前静推氯苯西泮 1~4mg 或地塞米松 5~10mg 或口服甲氧氯普胺 30mg，预防恶心、呕吐等胃肠道反应。冲击前和冲击后 24 小时应饮水或补液，使摄入量达 3000ml，24 小时尿量 >2000ml。应在白天给药，以防止其代谢产物在膀胱内贮留，防止出血性膀胱炎的发生。一般 0.5~1 个月复查肝功能 1 次，防止中毒性肝炎的发生。有肾功能障碍时应适当减少冲击剂量。因 CTX 能抑制性腺，对生育期患者应慎用。

3. 糖皮质激素和 CTX 二者都可能诱发和加重感染，应高度警惕感染征象，当出现带状疱疹、反复感冒等，应积极治疗，对症处理。同时应注意是否并发恶性肿瘤。

总之，冲击疗法适用于某些经常规治疗无效的严重皮肤病患者，其特点为见效快、疗效可靠、不良反应相对较少。肿瘤、出血性膀胱炎及感染的发生率均低于常规疗法。现已在皮肤科临床广泛应用，随着应用的深入，冲击疗法在皮肤科的适应证可能会进一步增加。

（杨雪源）

第十五章 维 A 酸类药的系统应用与不良反应对策

维 A 酸类药（retinoic acid，RA）是一组化合物的总称，包括了与维生素 A 作用相似的所有天然和人工合成的化合物。维生素 A 的广义概念也不是特指某一特定的化合物，而包含了正常生理情况下存在于人体中的一类生物化合物家族，RA 分为三代，即非芳香类、单芳香类、多芳

香类。第一代为天然存在的 RA，包括视黄醇（retinol）、视黄醛（retinal）、全反－维 A 酸（all－trans－retinoic acid，亦称维 A 酸，即 tretinoin）、9－顺－维 A 酸（9－cis－retinoic acid）、13－顺－维 A 酸（13－cis－retinoic acid，亦称异维 A 酸，即 isotretinoin）、维胺酯（viaminate）等。第二代 RA 类药由人工合成，现主要用于治疗角化异常性皮肤病，其治疗指数较第一代 RA 明显提高，包括阿维 A 酯（etretinate）、阿维 A（acitretin）等。第三代 RA 的最显著特点是引入了多芳香环状结构，使其具有受体的选择性，药物作用的针对性提高，同时减少了不良反应，包括他扎罗汀（tazarotene）、阿达帕林（adapalene）（均为外用制剂）、bexarotene（targretin）、芳维 A 胺（fenretinide）、芳维 A 酸乙酯（arotinoid ethyl ester）等。

第一节 维 A 酸类药物的系统应用

经 FDA 认可系统运用 RA 类药治疗的疾病有：阿维 A 治疗银屑病；异维 A 酸治疗寻常痤疮；bexarotene 治疗 MF 中的某些病例。

一、银屑病

RA 类药中，阿维 A 酯和阿维 A 对银屑病疗效最好，因现在阿维 A 酯已经被阿维 A 替代，故阿维 A 是治疗银屑病的可选择药物。脓疱型银屑病（包括连续性肢端皮炎）对阿维 A 的反应最好，其次是红皮病型银屑病。关节病型银屑病和寻常型银屑病对阿维 A 的反应欠佳，需联合用药。

阿维 A 可单独应用于脓疱型银屑病、红皮病型银屑病以及斑块状银屑病的维持治疗阶段。药物的剂量存在个体差异（国外资料的用量偏大），在这三种类型的银屑病中阿维 A 的用法稍有不同。对脓疱型银屑病患者，所用的初始量偏大，0.5～0.6mg（kg·d），一般在 1 周内起效，很快控制病情后，逐渐减至维持量。对红皮病型银屑病，大剂量 RA 所引起的皮肤黏膜的不良反应可能会加重病情，故在治疗的开始需考虑这个因素，若患者不能耐受，可从较小的剂量开始，阿维 A0.3～0.5mg/(kg·d)，其起效时间较脓疱型银屑病稍慢，一般需 2 周以上，当患者对 RA 类药的耐受能力增加时，加量至 0.5～0.6mg/(kg·d)，或用较长的时间控制病情后，逐渐减至维持量。斑块状银屑病的维持治疗中所用的阿维 A 的剂量偏小，一般 <30mg/d，维持 3～6 个月。

对顽固的斑块状银屑病，阿维 A 可与其他的抗银屑病疗法联合使用，如外用糖皮质激素、维生素 D 类药物、蒽林、煤焦油及 PUVA 等。阿维 A 和 PUVA 联合使用可同时减少阿维 A、PUVA 的剂量，在降低其不良反应的同时还可提高疗效，阿维 A 还可抑制 PUVA 潜在的致癌性。阿维 A 的用量为 20～30 mg /(kg·d)，用 10～15 天后，合用 PUVA，UVA 的总剂量为 30～60J/cm^2 时，90% 以上的患者疗效显著，皮损基本消退后，可单独用小剂量阿维 A10～15mg/d 维持治疗。需注意的是，合并有光敏的皮肤、慢性 UV 损伤、发育不良痣细胞综合征、日光性角化等患者不能选择 RA－PUVA 或 PUVA 的治疗方案。

最近，银屑病的治疗引入了窄谱紫外线的方法，其也能与阿维 A 联合使用，方法和注意事项基本同 PUVA。阿维 A 和非甾体抗炎药，如与布洛芬合用，治疗关节病型银屑病报道有效，但阿维 A 对关节病型银屑病的疗效不如甲氨蝶呤和环孢素 A。儿童银屑病使用 RA 类药需慎重，只在病情很重且反复发作的患者中才用，可联合蒽林、浴疗等治疗方法，注意不能与 PUVA 合用。需观察药物对骨骼系统的影响。

特殊部位的银屑病：①角化过度型的掌跖银屑病：可先用大剂量的阿维 A，1.0～1.5mg/(kg·d)，10～14 天后，减量至 0.25mg/(kg·d)，用 2 周后停药。一般治疗 12～18 天时掌跖开始脱皮，这时可联合外用尿素或水杨酸软膏；②银屑病甲病：伴有其他部位的皮损时，按上述方案口服 RA，其全身症状好转的同时，指甲也可变薄。以甲损害为主的银屑病患者一般用小量的阿维 A 治疗，10mg/d，6 个月，可使 75% ~90% 患者的甲病好转，注意避免甲沟炎的发生；③头皮银屑病：RA 类药治疗头皮银屑病相对有效，常不能使其完全消退，要联合外用角质溶解剂、糖皮质激素、维生素 D 或他扎罗汀等增加疗效。因阿维 A 酯有引起生长期脱发的不良反应，故 1 天的药物分 2 次服用，剂量不要超过 20mg/d。

异维 A 酸可治疗银屑病，尤其对脓疱性银屑病（包括掌跖脓疱病、连续性肢端皮炎等脓疱性疾病）的治疗也有效，但其所需的剂量大，0.75 ~1.2mg/(kg · d) 所致的不良反应较阿维 A 多。

维胺酯用于治疗银屑病时，所需的剂量为 1 ~2mg/(kg · d)，适用范围同阿维 A，其作用较异维 A 酸和阿维 A 弱，一般用药 2 周后见效，不良反应少，使用该药的女性患者，停药后需避孕半年。

芳维 A 酸乙酯（arotinoid ethyl ester）的药物动力学特征与阿维 A 相似，它可用于治疗对阿维 A 抵抗的严重患者，包括寻常型银屑病和关节病型银屑病，用很小的剂量（0.05 ~0.1mg/d）即可产生疗效。虽然此药的不良反应和致畸性与第二代 RA 无区别，但强大的抗角化功能是其独特优势。

二、痤疮

在系统 RA 类药中，只有异维 A 酸对痤疮具有良效。异维 A 酸可从 4 个位点阻断痤疮的发病：抑制皮脂腺增殖、分泌的功能，抑制痤疮丙酸杆菌的生长以及抗炎作用。故其治疗痤疮有效。该药多用于较严重的痤疮患者，如囊肿性痤疮、脓疱性痤疮用其他疗法无效，并伴有躯干部受累的患者。在异维 A 酸治疗痤疮的过程中，炎症性皮损的消退较粉刺快；脓疱较丘疹、结节的消退快，颜面较躯干部位的皮损消退快。

严重的痤疮患者用 0.5 ~1mg/(kg · d)，一般在 8 周内显效。比较 0.5mg/(kg · d) 和 1.0mg/(kg · d) 疗效时发现，两种剂量在治疗的开始阶段的疗效相似，但较小剂量时，病情易复发，然而 1.0mg/(kg · d) 有较明显的不良反应，故对较轻的患者 0.5mg/(kg · d) 的用量为佳，是否持续治疗，需在完成治疗后 8 周再决定，因为有的患者，即使在停药 2 个月后，病情仍在好转。具有躯干受累的患者，一般均较顽固，可用 1 ~2mg/(kg · d) 的异维 A 酸治疗。间歇冲击疗法可治疗轻度到中度的痤疮患者，其方法为 0.5mg/(kg · d)，1 个月口服 1 周，连用 6 个月。经临床评价，其治愈率为 88%，但在停药 1 年后，有 39% 病情较重的患者复发。

异维 A 酸可治疗伴有终末期肾病的结节性痤疮的患者，还可治疗革兰阴性毛囊炎、HIV 相关的嗜酸性毛囊炎等。闭合性粉刺和微囊肿性痤疮对异维 A 酸的治疗反应差，其治疗缓解后复发的相对危险度是 2.7。超过 20 岁的患者、面部痤疮的严重度的分级大于 3/4，预示此患者病情易反跳，危险度分别为 0.6 和 1.5。

维胺酯可用于痤疮，用量为 1 ~2mg/(k · d)，由于价格便宜、不良反应少、治疗有效，受到患者和医师的认可。

三、蕈样肉芽肿（MF）

有 3 种 RA 类药可治疗 MF，即异维 A 酸、阿维 A（阿维 A 酯）、bexarotene。3 种药物分别属于第一代、第二代、第三代 RA，其中 bexarotene 是受体选择性的 RA 类药，选择性地与 RXR 受体结合，被 FDA 认可用于治疗 MF。RA 类药主要用于红斑期、斑块期 MF 患者。

异维 A 酸治疗 MF 的用量为 1.0 ~1.5mg/(kg · d)，有效率为 40% ~50%。起效时间为 4 周

左右。阿维 A 的用量为 1.0mg/(kg·d)，可和 PUVA 联合使用，疗效较单用效果好。另外，有报道阿维 A 或阿维 A 酯（1.0mg/(kg·d)）联合电子束照射（35Gy），成功地治疗了 MF、Sezary 综合征的患者，但却不能改变 MF 的总病程。也有关于维 A 酸类药联合化疗治疗肿瘤期 MF 时具有协同作用的报道。

最近，有学者将阿维 A 或异维 A 酸与 IFNα－2a 、IFNα－2b 合用，发现 RA 类药与 IFNα－2b 联合使用效果好，异维 A 酸合用 IFNα－2b 时，其皮损消退率为 57%，阿维 A 酯合用 IFNα－2b 时，其皮损的消退率为 77%，RA 类药可上调 IFN 受体的表达水平，同时 IFN 也可上调维 A 酸受体的表达水平，故这两种药物具有协同作用。

bexarotene 在一项多中心、开放研究中，用量为 0.3g/(m^2·d）组，有效率为 48%（疾病的早期为 54%，疾病的晚期为 45%），用量为 0.4g/(m^2·d）组，其有效率为 58%（疾病的早期为 67%，疾病的晚期为 55%），一般在 4 周之内起效，也有较长时间起效者。bexarotene 用于治疗对至少一种治疗方案抵抗的 MF 患者。bexarotene 的起始用量为 0.3g/(m^2·d)，每日顿服 1 次，若患者对药物的不良反应不能耐受，可减量至 0.1～0.2g/(m^2·d)，或暂时停用，当不良反应得到控制后，剂量可增加至 0.4g/(m^2·d)，根据患者临床反应的情况来调整用药。

国内也有用维胺酯 2mg/(kg·d）治疗 MF 有效的报道，患者处于红斑期或斑块期。

四、角化异常性皮肤病

RA 类药对维持上皮组织的正常角化过程有重要的作用，可用于治疗病理以上皮细胞增殖、分化紊乱及角化异常为特点的疾病。RA 类药已用于鱼鳞病（包括层板状鱼鳞病、先天性大疱性鱼鳞病样红皮病、性联遗传性鱼鳞病）、对称性进行性红斑角化症、Darier 病、毛发红糠疹、扁平苔藓、掌跖角化症、黏膜白斑病、汗孔角化症、疣状表皮发育不良、可变性红斑角化症、表皮疣状痣等疾病。

1. Darier 病　在角化异常性疾病中，第二代 RA 常比第一代 RA 类药疗效好，但 Darier 病用异维 A 酸比阿维 A 酯、阿维 A 疗效好。在疾病的发作期（夏季），推荐剂量为 0.5～1mg/(kg·d)，但 0.2～0.3mg/(kg·d）在疾病开始加重时应用，即可起到很好的预防作用。对全身泛发型的 Darier 病阿维 A 比异维 A 酸疗效好。至今为止还没有比较第一代 RA 和第二代 RA 对 Darier 病疗效的双盲对照试验。有作者报道 2 例 Darier 病患者用芳维 A 酸乙酯 0.03mg/d 或 0.015mg/d，2 个月后，大部分皮损消退，维持量为 0.03mg，每周 2 次，没有新皮损出现，血脂正常，不良反应有皮肤干燥、轻度瘙痒、脱发。

2. 毛发红糠疹　国外用异维 A 酸 1～1.5mg/(kg·d）或阿维 A1mg/(kg·d)，可使 70% 的患者皮损明显改善，一部分患者还可长期缓解。笔者用阿维 A0.5mg/(kg·d）或异维 A 酸 1mg/(kg·d）治疗毛发红糠疹，取得了良好的疗效；用维胺酯 1mg/(kg·d）成功治疗儿童毛发红糠疹 1 例。

3. 鱼鳞病　在鱼鳞病的治疗中，阿维 A 酯、阿维 A 的疗效优于异维 A 酸。板层状鱼鳞病合并 sjogren－Larsson 综合征者对阿维 A 的反应更好，因鱼鳞病常在婴儿期发病，故使用 RA 类药时，一定要注意其不良反应。小剂量的第二代 RA 类药可减少骨骺提前闭合的危险性，并降低特发性骨肥厚（diffuse idiopathic skeletal hyperostosis）合并症的发生率。板层状鱼鳞病对 RA 类药的反应性和对药物不良反应的耐受程度，优于其他类型的鱼鳞病。虽然寻常型和 X－连锁隐性遗传鱼鳞病对 RA 治疗反应好，但病情轻者，并不需要系统使用 RA 类药。阿维 A35mg/d 治疗较严重的 X－连锁隐性遗传鱼鳞病效佳。当 RA 类药治疗大疱性表皮松解性鱼鳞病时，在治疗的开始阶段，可诱发水疱的形成，从小剂量开始，阿维 A 酯 0.25mg/(kg·d)，逐渐加量，可减轻这种症状。异维 A 酸治疗鱼鳞病时的剂量偏大，≥2mg/(kg·d）时才能有效，阿维 A 酯和阿维 A 的量为0.5～1mg/(kg·d)即可获得良效。在开始治疗的2个月内，出现明显效果，病情缓解后，RA即可逐渐减量，直至用维持量25mg/d。国内有用维胺酯1～2mg/(kg·d)治疗鱼鳞病的报道。

4. 角皮症 各型角皮症对第二代RA的反应和使用剂量与鱼鳞病非常相似。需注意的是，对表皮松解性角化过度相关的患者、表皮松解型掌跖角皮症的患者，用药需非常谨慎，RA类药会使皮损局部出现大的糜烂面，因此，首先要用小剂量的RA类药，逐渐加量，避免糜烂面和水疱的形成。

五、预防和治疗肿瘤

在体外和体内试验中均发现RA类药对异常增殖的癌细胞有抑制作用，RA类药抑制AP－1转录因子的作用，可能在预防和治疗肿瘤的过程中发挥重要的作用。

1. 癌前的皮肤病变 RA类药对于进展期的癌肿疗效不佳，但可预防癌肿的发生，如口腔黏膜白斑、光线性角化病、砷角化病、Bowen病等对RA的反应均较好，另外，角化棘皮瘤和Bowen样丘疹病对RA的治疗也有效。

2. 与皮肤恶性肿瘤相关的综合征 基底细胞痣综合征、副肿瘤性肢端角皮症（Bazexs syndrome）、色素性干皮症、Muir－Torre syndrome、疣状表皮发育不良等疾病都有用RA治疗有效的报道。异维A酸的用量为≥2mg/(kg·d)，患者常对药物的不良反应难以耐受，阿维A的用量为≤1mg/(kg·d)，患者发生不良反应的概率较前者少。

3. 器官移植患者 虽然所有进行器官移植的患者均有并发皮肤恶性肿瘤的可能性，但在肾移植中概率最高。一组由33例患者参加的双盲对照试验中，治疗组用阿维A30mg/d，6个月后，治疗组并发角化性皮肤损害者减少（13%），对照组为28%，鳞状细胞癌（SCC）的发生率在两组间亦有显著性差异（11%:47%）。故在器官移植患者中应用RA类药可防止癌肿的发生。其远期的效果如何，尚待进一步的观察。

4. Kaposi肉瘤 虽然一些RA类药（如维A酸、异维A酸、9－顺维A酸、阿维A、Ro－13－1470）经证实治疗Kaposi肉瘤有效，但至今为止，还没有一种口服药经FDA认可用于Kaposi肉瘤。只有外用的0.1% 9－顺维A酸凝胶被FDA认可用于治疗Kaposi肉瘤。

六、皮脂腺和汗腺相关皮肤病

1. 脂溢性皮炎 异维A酸可用于治疗严重的脂溢性皮炎患者。0.1mg/(kg·d)的异维A酸，4周后，可抑制皮脂生成总量的75%，用至0.3～0.5mg/(kg·d)，4周后，可抑制皮脂生成量的90%。临床中，一般用0.1～0.3mg/(kg·d)或5～10mg/d，用药4周内即可得到明显的疗效。维胺酯25～50mg/d也可明显抑制皮脂腺的分泌。

2. 酒渣鼻 据报道，异维A酸对于斑丘疹型者疗效好，而对于毛细血管扩张型者疗效不佳，个案报道，异维A酸对于肉芽肿型酒渣鼻的疗效也好，用0.5～1mg/(kg·d)治疗有2/3的患者有效，大部分患者在停药一年余时间内病情仍在继续好转，用药的持续时间与痤疮的治疗相似。异维A酸应用于对一般治疗效果不理想的患者。维胺酯2mg/(kg·d)治疗酒渣鼻亦有效，其用药的持续时间与异维A酸相似。

3. 化脓性汗腺炎和头皮穿掘性蜂窝织炎 化脓性汗腺炎不如痤疮、酒渣鼻对异维A酸的反应好，且用量大，1～2mg/(kg·d)，50%的患者在剂量0.7～1.2mg/(kg·d)时，病情可得到最大程度的改善，异维A酸对轻型的化脓性汗腺炎的疗效好。少数无对照的临床观察显示，异维A酸对头皮穿掘性蜂窝织炎的疗效很好，剂量至少为1mg/(kg·d)，对于严重的病例用量可至2mg/(kg·d)。

七、RA 治疗其他皮肤病

1. 皮肤型红斑狼疮　异维 A 酸和阿维 A 可用于治疗各种类型的皮肤型红斑狼疮，对角化过度型的盘状红斑狼疮效果尤其好，对播散型盘状狼疮（非角化过度型）和亚急性皮肤红斑狼疮亦有效。大部分患者口服异维 A 酸或阿维 A 酯 1mg/(kg·d)，在 4 个月内起效，但停药后，疗效不能持续。维胺酯 1~2mg/(kg·d) 也可得到相似的疗效。

2. 扁平苔藓　异维 A 酸和阿维 A 均可用于治疗扁平苔藓，一般用量为 1mg/(kg·d)，4 周内见效，若对其不良反应不能耐受，可用较小剂量，联合其他的治疗方法。RA 类药可用于治疗全身泛发型扁平苔藓、肥大型扁平苔藓或口腔糜烂型扁平苔藓，RA 类药可以单独或与糖皮质激素联合使用，RA 类药与小剂量的糖皮质激素合用治疗全身泛发型扁平苔藓有效。维胺酯 1~2mg/(kg·d) 也被用于扁平苔藓的治疗中。

3. 硬化萎缩性苔藓　RA 类药是继外用雌激素、睾酮、糖皮质激素治疗女阴硬化萎缩性苔藓之后，又一种可以选择的药物。在一无对照的 20 例研究中，阿维 A 酯的起始量为 0.54mg/(kg·d)，在用药 2 周内，患者的局部瘙痒和灼痛得到缓解，维持量为 0.26mg/(kg·d)，疾病的严重程度在 95% 的患者中得到了改善，并得到组织病理学的支持。用阿维 A0.3~0.5mg/(kg·d) 治疗硬化萎缩性苔藓，16 周见效。在临床实践中，异维 A 酸 0.5mg/(kg·d)、维胺酯 1mg/(kg·d) 也用以治疗硬化萎缩性苔藓。

4. 移植物抗宿主病　在一项开放性研究中，对于由于同种异体骨髓移植后发生的硬皮病样改变的移植物抗宿主病，用阿维 A 酯治疗 3 个月后，有非常显著的疗效，此前多数患者曾用过多种治疗方案无效，在 27 例患者中，有 74% 患者的皮损得到缓解，包括皮肤变软、变平、皮肤的活动度增加。

5. HPV 感染　有报道，阿维 A 酯治疗全身泛发疣有效，异维 A 酸可治疗与 HPV-33 感染相关的持续性的直肠溃疡，RA 类药与干扰素联合使用可更好地抑制 HPV 原癌基因的表达。与 HPV 感染有关的疾病有寻常疣、扁平疣、鲍温样丘疹病、尖锐湿疣、疣状癌、疣状表皮发育不良等，这些疾病均可用维 A 酸类药治疗。

6. RA 类药还有报道治疗结节性痒疹、颜面播散性粟粒性狼疮、结节病、硬皮病、环状肉芽肿、先天性厚甲、先天性外胚叶发育不良、皮肤淀粉样变、黑棘皮病、Grover 病、肢端角化性弹力纤维病、副肿瘤性肢端角化症、Reiter 病、穿通性毛囊炎、脂溢性角化、白色萎缩、融合性网状乳头瘤病、虫蚀样皮肤萎缩、进行性特发性皮肤萎缩、斑状萎缩、先天性大疱性表皮松解症、IgA 天疱疮等病。

第二节　维 A 酸类药物的不良反应

一、致畸性

致畸是 RA 类药的最严重的不良反应，摄入 10000U/d 或低于此量的维生素 A（retinyl esters 或 retinol）是安全的。系统运用 RA 类药的安全阈值还未确定，因此，妊娠妇女中无使用该药物的最小安全量，停药后需避孕的时间在不同类型 RA 药中的规定也不相同。

RA 主要影响头部神经嵴（cephalic neural crest）的发育，在妊娠 3~6 周服药者致畸的危险性更大。妊娠最初 3 个月服用异维 A 酸，约 50% 的新生儿会出现上述畸形，流产和死产的发生率也升高。阿维 A 酯和阿维 A 较异维 A 酸的致畸率低，此结果可能与服用前者的患者年龄较大，药物在临床的使用时间较短有关系。

因阿维A在乙醇的存在下，可再脂化为阿维A酯，故患者服用阿维A或阿维A酯后，其避孕的期限为停药后2年。异维A酸的避孕期限为停药3个月。维胺酯的避孕期为停药后5个月。

在男性患者中，RA似乎不影响精子生成、精子的形态、精子的活动性及下丘脑－垂体－性腺轴。有报道，7例妊娠女性及配偶服用阿维A，无一致畸。但这有限的病例尚不能得出最后的结论，目前，关于RA在精子中以及精子向女性生殖器转运过程中的药物动力学的研究还不够，精液中存在的RA是否对胎儿有影响尚不明确。现规定，男性患者正在服用bexarotene或停药1个月内，必须使用阴茎套。

二、对眼的影响

在1979年，有报道服用异维A酸的患者中20%～50%可发生睑结膜炎，金黄色葡萄球菌在结膜囊的定植数也显著增加。此外，也有角膜浑浊、白内障的报道，但发生率很低。以上不良反应的产生与RA导致泪液分泌减少以及使泪液中的脂质成分减少有关。有规律地使用人工泪液可降低睑结膜炎的发生率，若已经出现了睑结膜炎，外用抗生素眼药水有效。视网膜的功能异常及患者的暗适应能力差与RA干扰了视力的色素或视紫红质循环有关（pigment or rhodopsin cycle）。

患者发生假脑瘤症状时，除了有视力异常外，还伴随有呕吐、恶心、头痛、视盘水肿等症状，服用异维A酸已有假脑瘤的报道。若出现视觉异常，伴有头痛、恶心、呕吐症状，应立即转入神经内科以除外假脑瘤的可能性。当患者出现暗视力异常时，需进行暗适应能力检测，视网膜电图（electroretinogram）、眼电图（electrooculogram）的检测。在一个由79例接受bexarotene治疗的患者组中，发现有17例患者发生了白内障或以前的白内障症状加重，但此项研究缺乏对照组，且患者的年龄偏大，64%的患者大于60岁。

三、对骨骼的影响

RA对骨骼的不良反应包括：异常的长骨重建、脱钙、进行性韧带钙化、肌腱的嵌入、骨皮质肥厚、骨膜增厚、干骺端过早闭合及骨质疏松。其发生的机制不清楚。最近的研究结果显示，RA和特定的细胞因子之间可能存在某种联系，加速了成骨细胞的成熟。

儿童短时间使用RA（少于2年）是安全的，一项由儿童和青少年参与的大样本研究中，给予起始量为1mg/(kg·d）的阿维A酯，持续11年，未发现明显的骨骼损害。发生在儿童中的骨骼异常以干骺端的过早闭合最常见。其危险因素有：口服大剂量［>1mg/(kg·d)］RA制剂、同时服用维生素A、治疗时间长于5年等。

在成人患者中，现认为异维A酸较阿维A酯、阿维A更易导致骨骼的损害，口服大剂量异维A酸多于2年者易出现骨肥厚、脊柱棘前韧带钙化等，颈椎受累的概率较胸椎和腰椎高，一些患者表现为脊柱外的骨骼（如踝、骨盆、膝等部位）受累。长期服用阿维A酯也可导致与异维A酸相似的不良反应。阿维A酯的累积剂量多于30g时易出现骨骼的损害，因为约50%的骨骼损害是无症状的，故检测脊柱、踝关节等易受累部位的X线变化是必需的，对于儿童还应监测身高。

四、对血脂的影响

RA类药可导致血清中甘油三酯和胆固醇水平增高、极低密度脂蛋白（VLDL）和低密度脂蛋白（LDL）的含量升高以及高密度脂蛋白（HDL）的含量降低。RA对血脂的影响为可复性的，停药4～8周可恢复正常。发生高脂血症的易感因素为肥胖、酗酒、吸烟、糖尿病、家族性的高脂血症，同时服用β受体阻滞剂、避孕药、噻嗪类（thiazides）等药物。RA所致的高脂血症可用饮食控制，如食入鱼油等不饱和脂肪酸可缓解高脂血症，或使用降血脂的药物来控制血脂的水平。用 RA 药时，开始血脂水平变化较大，每 1～2 周监测 1 次血脂的水平，2 个月后，患者的血脂水平一般较稳定，可每个月监测 1 次。若血脂的水平高于 0.6g/dl 或胆固醇的水平高于 0.3g/dl 时，需停药，直到血脂恢复正常。

五、对肝脏的影响

RA 类药可使肝脏转氨酶（主要包括 AST、ALT）升高，而碱性磷酸酶、乳酸脱氢酶、胆红素的升高较少见。其中以阿维 A 酯的发生率最高。转氨酶的改变通常发生在治疗开始后的 2～8 周。严重、持续的肝脏损害很少见，其主要的危险因素有糖尿病、肥胖、同时或之前使用 MTX、酗酒、合并肝炎病毒的感染等。若肝酶的水平只是轻度的升高，可继续用药，一般情况下，转氨酶可恢复正常。当肝酶大于正常上限水平 3 倍以上时，必须立即停药，直到肝酶恢复正常时，才能在监护下使用较小剂量的 RA 药物。

六、对肌肉的影响

主要发生在异维 A 酸治疗的患者中，肌痛的发生频率和严重程度常与患者所承受的体力的负荷成正比，高危人群为运动员、从事重体力劳动者。常伴有肌酸磷酸激酶的明显升高，但不伴随横纹肌的溶解。故患者有严重肌痛时，应行肌酸磷酸激酶的检查。

七、对皮肤黏膜的影响

RA 类药可引起皮肤和黏膜干燥（干皮病、唇炎、结膜炎、尿道炎）、皮肤的脆性增加、皮肤发黏、掌跖脱屑、瘙痒和脱发等。其发生率和严重程度呈剂量依赖性，当停药后上述症状可完全恢复。唇炎的发生率为 100%，一般发生于用药 2～3 周后，被认为是 RA 类药有效吸收的可靠指标。光敏反应多见于使用异维 A 酸的患者，与药物使皮肤角质层的厚度减少有关，局部或全身的剥脱性皮炎是 bexarotene 常见的不良反应（发生率约为 27%），与第一代和第二代 RA 类药相比，其所致的皮肤黏膜不良反应和眼毒性的发生率低且程度轻。在异维 A 酸治疗的早期，在患者的囊性痤疮处、甲沟处、外伤处可见化脓性肉芽肿样损害，长期服用阿维 A 酯和阿维 A 的患者，也有出现甲周化脓性肉芽肿性损害、播散性化脓性肉芽肿性损害的报道，其发生的机制不清楚。金黄色葡萄球菌的定植与 RA 类药引起的皮脂分泌减少，增加了潜在的皮肤感染的危险性有关。

综上所述，皮脂分泌的减少、皮肤角质层的厚度变薄、皮肤屏障功能受损是 RA 类药皮肤不良反应的关键。可给予保湿剂，或周期性地外用糖皮质激素药物来缓解上述症状，有皮肤感染时可给予抗生素口服或外用治疗，出现肉芽肿改变时，采取糖皮质激素局部封包、局部皮损内注射治疗或刮除、电灼、激光治疗。

八、对头发和指甲的影响

据报道，生长期脱发的发生率为 10%～75%。阿维 A 较阿维 A 酯更易导致脱发，异维 A 酸和 bexarotene 导致脱发的报道少，脱发呈剂量依赖性，为可逆性，当患者停药或减药时，脱发可完全恢复正常。脆甲症和甲裂较常见，甲营养不良、甲剥离的发生率低，且多见于服用阿维 A 的患者中。

九、对胰腺的影响

第一代和第二代 RA 很少导致胰腺炎，每日口服 bexarotene 的量大于 0.3g/m^2 时，胰腺炎的发生率为 1%～3%，且常伴有血清甘油三酯升高。可能导致胰腺炎的血清甘油三酯的最低值为

0.77g/dl，大多数并发胰腺炎患者的甘油三酯超过1.0g/dl。发生胰腺炎的危险因素有：既往有胰腺炎的病史、不可控制的高脂血症、酗酒、高甘油三酯等，有这些危险因素的患者应避免使用bexarotene。

十、对甲状腺轴的影响

在FDA认可的RA类药中，只有bexarotene可导致甲状腺功能的低下，服用此药的患者，有60%～69%的患者甲状腺刺激激素（TSH）水平升高，46%～59%的患者T_4水平降低，在这些有实验室异常的患者中，75%有甲低的临床表现，当停药后，甲低的实验室和临床表现可完全恢复，机制不清。当进行bexarotene治疗时，应进行甲状腺轴功能的评价。

十一、对血液系统的影响

在接受每日bexarotene大于$0.3g/m^2$治疗的患者中，43%的患者可出现可逆性白细胞减少，多发生在用药的4～8周，白细胞的减少主要由中性粒细胞的减少所致，且呈剂量依赖性，在停药或减量的30天内，白细胞的减少可恢复，白细胞减少及其他血液系统方面的异常在第一代和第二代RA的应用中很少出现。对HIV感染，使用RA类药时建议对其血液系统进行监测。

十二、对中枢神经系统的影响

假脑瘤的发生率不高，是RA类药最重要的不良反应，头痛伴有恶心、呕吐、视力变化时应立即做进一步的检查以排外假脑瘤的发生。在一项早期的研究结果中发现，异维A酸相关的假脑瘤患者中，有半数同时服用四环素或米诺霉素或强力霉素，故为了防止假脑瘤的发生，避免以上3种药物和异维A酸同时服用。其他不常见的神经系统的不良反应包括周围神经感觉异常和眩晕。有报道，RA类药，主要是异维A酸可导致严重的抑郁、精神病及自杀趋向。但Jicd等报道，经数千例口服异维A酸与口服抗生素的对比观察未显示新发抑郁及其他精神症状和自杀行为与异维A酸有关。RA类药致中枢神经系统改变的机制不清，患者具有持续性精神病和神经症状者应行进一步的检查和治疗。

十三、维A酸综合征

用全反维A酸治疗急性早幼粒细胞白血病时，部分患者会突发高热、呼吸困难、干咳、心包炎等全身症状，严重影响患者的呼吸、循环系统，死亡率高，可能与用药量大有关，在皮肤科的用药过程中未见此类报道。

十四、Sweet综合征

用全反维A酸治疗急性早幼粒细胞白血病时，有发生Sweet综合征的报道，患者发热、外周血的中性粒细胞数升高、面部疼痛性的红斑。组织病理表现为真皮致密的中性粒细胞浸润。用糖皮质激素治疗能缓解。

十五、其他系统

有极少的病例报道，糖尿病患者服用RA类药后，其血糖的水平更难于控制，RA与炎症性肠病的发生有关，但其可靠性还有待进一步的证实。

一项由956例银屑病患者参与的5年的回顾性研究中，发现阿维A酯未增加心血管、癌肿、糖尿病、炎症性肠病的危险性，这项研究证明，在监护下正确用药4年是安全的。个例报道服用RA后有苔藓样发疹、炎症性肠病、药疹等。

第三节 不良反应的药物水平的监测

系统用RA类药时，每隔4周要对药物导致的皮肤、黏膜的不良反应和患者的依从性进行评价。血沉、转氨酶（ALT、AST）、γ－谷氨酰转移酶、血浆尿素氮、血肌酐、血脂水平每隔4～8周检查1次。如果上述各指标水平升高，则减少RA类药的剂量至原剂量的50%或停用此药。血脂升高常发生于年龄较大，尤其易发于有遗传趋向或具有危险因素的患者中，这些危险因素包括糖尿病、高血压、酗酒、吸烟、肥胖、口服避孕药和糖皮质激素类药物。在采用RA治疗的起始阶段2～3个月内，每隔2周需监测血脂和胆固醇水平（进食后12小时抽血），以后每隔8周监测1次即可。为了减少高脂血症的发生率，有必要给患者指定合适的饮食计划。

一些疾病需长时间的口服RA类药，在这些患者中，必须注意骨骼的变化，尤其对幼儿和儿童患者，更为重要。在用药前，需对脊柱和四肢骨行X线检查，关于多长时间应对骨骼系统进行血药浓度监测，现在还没有统一的措施，要根据不同个体的具体情况区别对待，对于儿童患者，主张定期对其骨骼系统和长骨的骺软骨行X线检查，且定期监测身高以观察药物的可能影响。

对体内的RA水平进行血药浓度监测，主要是采用高效液相的方法。用于对RA治疗无反应和妊娠患者中，对其水平进行监测有助于分析治疗无反应的原因，若RA的血药浓度很低，则提示提高RA的用量，才能使疾病得到有效的控制。高效液相的测定范围是2～4ng/ml，当异维A酸的血药浓度可监测到时，应终止妊娠，当此方法监测不到时，说明异维A酸的血药浓度在2ng/ml以下，这时药物无致畸性。阿维A酯和阿维A的情况较复杂，因阿维A酯的嗜脂性，故必须对脂肪组织中的阿维A酯的含量作出评价。脂肪中药物的浓度常高于血浆中的浓度，且持续的时间长。正是基于此，规定服用阿维A酯和阿维A的患者，其避孕时间为停药后2年。

（冯素英）

第十六章 维A酸类药物的外用

第一节 临床应用

一、痤疮

全反－维A酸、异维A酸、阿达帕林、他扎罗汀、维胺酯的外用制剂均可用来治疗痤疮，它们是有效的粉刺溶解剂，促进已有粉刺的引流，防止新粉刺的形成，使毛囊上皮的脱屑周期正常化，抑制痤疮丙酸杆菌的生长。

0.025%～0.05%全反－维A酸已用于痤疮的治疗中。另外在一项随机实验中，治疗组和安慰组分别为268和313例患者，证实0.05%异维A酸凝胶在用药后5周能显著缓解炎症部位的皮损，8周后非炎症部位的皮损也得到了缓解。在另一项由77例患者参与的双盲对照实验中，发现5%过氧化苯甲酰控制炎症性皮损较0.05%异维A酸凝胶快，但二者的疗效无显著性差异。在一个由1114例患者参与的随机实验治疗12周后，发现0.1%阿达帕林凝胶至少与0.025%全反－维A酸霜效果相当，且不良反应小。有研究表明，0.5%～0.1%他扎罗汀凝胶治疗痤疮亦有效，但易出现红斑、脱屑等皮肤黏膜的不良反应。全反－视黄醇－β－葡糖苷酸也可用于痤疮的治疗，其治疗作用与0.1%全反－维A酸相似，但其对皮肤的不良反应很小。0.3%维胺酯乳膏治疗痤疮也有效。

以上的外用RA类药可在用药的6周内，减少粉刺的形成和减轻炎症反应，其最大的效应发生在用药后的3~4个月。为了减少药物不良反应的发生，开始可每晚用药1次，以后为每日2次，最好与遮光剂同时使用。RA类药需与抗菌药联合使用，一般RA类药晚上使用1次，抗菌药物白天使用1次。RA类药单独外用适用于较轻的粉刺、炎症性丘疹的治疗，起效较慢。约需2周，在疾病缓解后还可以外用RA类药，以防复发。

二、皮肤的光老化

全反-维A酸外用对皮肤的光老化有效，可诱导表皮的过度增殖、使角质层细胞的排列紧密，使葡糖胺聚糖（glycosaoglycans）沉积于表皮中，胶原纤维在真皮的浅层沉积。因它可降低黑素小体由黑素细胞向角质形成细胞传递的速率，故表皮的色素沉着减少。除了全反-维A酸有此功能外，0.025%异维A酸也可用于光老化的治疗。

使用全反-维A酸时，应先从低浓度开始（0.0025%），根据患者的治疗反应情况，过渡到较高的浓度（0.05%或0.1%），霜剂刺激性小，使用后皮肤不干燥。凝胶和溶液剂型更适合于油性皮肤和生活在较潮湿环境中的患者。方法为每日1次，持续8~12个月，以后可每周用药2~3次，维持疗效。视黄醛也用于光老化的治疗中。

国外有报道，将0.1%全反-维A酸霜与0.05%双醋-2氟松霜联合外用，每晚1次，16周后使严重的光老化患者的皱纹和色素沉着的症状得到了显著的缓解。我们主张RA和中效或弱效糖皮质激素合用治疗光老化性疾病。0.3%维胺酯乳膏治疗光老化有效，用法同0.1%全反-维A酸霜。他扎罗汀和阿达帕林对皮肤光老化的疗效如何，还需临床进一步验证。

三、皮肤美容

视黄醛是天然存在于人体中的一种维生素，外用视黄醛后，迅速以视黄醇酯的形式贮存，缓慢地释放，只有少量视黄醛转化成全反-维A酸发挥作用，可避免用大剂量全反-维A酸所致的不良反应，可用于眼周围等较敏感的部位。现多用于化妆、美容，预防光老化的产生。视黄醇棕榈酸是一种视黄醇脂，其发挥作用的特点和临床的适应证同视黄醛。0.5%~0.6%视黄醇棕榈酸洗剂多用于美容中，它可使表皮变厚，同时使更多的胶原纤维沉积于真皮中。视黄醛和视黄醇用于皮肤美容，其刺激作用较0.025%全反-维A酸小，选择全反-维A酸治疗时，为避免其对皮肤的刺激作用，多选用的浓度为0.025%。

四、色素性皮肤病

黄褐斑、日光性黑子、表浅的炎症后的色素沉着斑对外用全反-维A酸反应好，多选用0.025%~0.05%的霜剂或凝胶剂，单用或与氢醌霜、氢化可的松霜合用均可。白天要用宽谱的遮光剂。其作用机制可能与全反-维A酸能减少黑素小体由黑素细胞向角质形成细胞传递的速率、抑制酪氨酸酶的活性，从而使黑素的生成减少有关。0.1%阿达帕林、0.05%他扎罗汀和0.3%维胺酯乳膏对治疗黄褐斑和炎症后色素沉着有效，用法与注意事项同全反-维A酸。

五、银屑病

RA主要用于静止期、斑块状银屑病。以全反-维A酸（0.05%~0.1%）和他扎罗汀两种药物为主。他扎罗汀（0.05%~0.1%凝胶）已在欧洲的一些国家和美国被指定为治疗银屑病的药物。临床的疗效一般出现在用药后2周，用药6~12周后皮损可明显消退。他扎罗汀系统的不良反应少。联合中效的糖皮质激素可增强疗效，同时减轻药物的刺激性。一种新的RA类药AM

-80 属于第三代维 A 酸类药物，正在研究外用于银屑病。0.3% 维胺酯乳膏可用于治疗斑块状银屑病，其对黏膜的不良反应较小。

六、角化性皮肤病

全反-维 A 酸、他扎罗汀、阿达帕林以及维胺酯也可用于其他的角化异常性皮肤病中，用法与在银屑病中的方法相似，对于掌跖部位的皮损、过度角化的皮损选用药物的浓度较银屑病高。可与糖皮质激素、维生素 D 等药物合用，加强药物的疗效、减少药物的不良反应。

七、HPV 感染

RA 类药可治疗扁平疣、寻常疣、尖锐湿疣，可配合其他的抗病毒药物同时使用。其作用机制可能是：① RA 类药对抗皮损局部的角化过度；②RA 的免疫调节作用；③诱导表皮的正常分化功能。多用 0.1% ~0.3% 全反-维 A 酸，对于面部的皮损可选择 0.05% 全反-维 A 酸或 0.3% 维胺酯乳膏。有报道，0.1% 阿达帕林治疗扁平疣有效。

八、加速创面的愈合

RA 类药可促进血管的增殖，促进新生上皮的生长，有利于创面的恢复。RA 对真皮和表皮均有作用，在皮肤磨削术、化学剥脱术前，可使用 RA 类药，加速创面的愈合。多用 0.025% 全反-维 A 酸。

九、硬化及萎缩类皮肤病

RA 类药还可治疗硬斑病、硬化萎缩性苔藓、斑状萎缩、进行性特发性皮肤萎缩、膨胀纹、瘢痕、弹力纤维溶解症等疾病。多用 0.05% ~0.1% 全反-维 A 酸，0.3% 维胺酯乳膏也有效。

十、癌前病变

0.05% ~0.1% 全反-维 A 酸可治疗癌前病变，如日光性角化病、鲍温病的前期病变、日光性唇炎等。在一项研究中发现芳维 A 酸甲砜（arotinoid methyl sulfone）霜治疗日光性角化病的疗效比 0.05% ~0.1% 全反-维 A 酸更好，且皮肤的不良反应少。在一项研究中发现，芳维 A 胺 Fenretinide 霜治疗日光性角化病也获得良效。黏膜白斑对全反-维 A 酸的反应不好。

十一、其他疾病

RA 类药还可用于斑秃、脂溢性皮炎、酒渣鼻、神经性皮炎、结节性痒疹、线状苔藓、毛发苔藓、小棘苔藓、光泽苔藓、黑头粉刺痣等疾病的治疗。

第二节　不良反应及处理

在动物试验中，未发现外用 RA 类药有致畸性、致突变性和致癌性。在妊娠动物中也未观察到该药对胎儿的影响，但至今为止，对外用 RA 类药的致畸性如何，尚无确切的定论。虽然有 3 例个案报道，外用 RA 类药可能诱发胚胎畸形，但一项最近流行病学调查结果提示，外用全反-维 A 酸不影响妊娠妇女中胚胎畸形的发生率，再者，外用 RA 类药并不影响体内天然维 A 酸的血药浓度值。即使如此，外用 RA 类药也应慎重。较公认的方法是，在妊娠的前 3 个月，应严格禁用 RA 类药。在德国外用 RA 类药不要求避孕，但在妊娠的过程中不能外用 RA。在美国，在外用 RA 药物的过程中均要严格避孕。

外用RA类药的特征性的不良反应是皮肤干燥、脱屑、瘙痒，多发生于开始用药的头1个月，以后则逐渐耐受。这种不良反应发生的频率和程度取决于RA的种类、浓度、基质的性质等因素。外用0.1%的全反-维A酸，患者常因出现不良反应而停药，用0.05%或0.025%的全反-维A酸时，则不良反应轻且患者易接受。外用RA制剂时，当选择具有相同的生物效应的浓度时，其对皮肤的不良反应的排序为：阿达帕林<异维A酸=motretinide<他扎罗汀<全反-维A酸。在最近的研究中，发现视黄醛对皮肤的不良反应比全反-维A酸少，同时观察到，全反-视黄醇-β-葡糖苷酸、视黄醇、芳维A胺对皮肤无上述的不良反应。

从低浓度开始使用RA，增加患者的耐受性；合理联合使用糖皮质激素类药物可减少RA对皮肤的刺激性。周期性运用保湿剂可使皮肤干燥、脱屑的症状得到缓解。

（冯素英）

第十七章 维生素D类似物

第一节 药理作用

维生素D_3通过与维生素D受体结合而发挥作用，维生素D受体是一种磷酸肽，分子量大约为60kD，可以在细胞核与细胞质之间自由移动。维生素D受体属于核受体超家族成员。维A酸和糖皮质激素受体均是这个超家族成员之一。它要与维A酸受体RXR结合形成异源二聚体发挥作用。维生素D_3与其受体在细胞核中结合以后，启动维生素D反应元件，从而调节角质形成细胞增殖，分化的免疫功能。

在培养的角质形成细胞中，1,25-$(OH)_2$-D_3抑制细胞的增殖，促进其分化。维生素D_3尤其促进了角质外膜和外皮蛋白的合成，增强了转谷氨酰胺酶活性。这些都是维生素D_3用以治疗银屑病和其他角化异常性皮肤病的证据。

维生素D具有免疫抑制活性。在体外试验中，此开环甾类化合物抑制IL-2、IL-8的释放，抑制淋巴细胞活化。其可能通过促进集落刺激因子1的表达，抑制单核细胞分化为树突样细胞，抑制角质形成细胞合成RANTES和IL-8发挥作用。在体内，也可观察到维生素D具有抑制IL-8、IL-6和其他细胞因子表达的作用，用于治疗银屑病时，也发现其具有减少皮损中淋巴细胞和中性粒细胞浸润的作用，同时也减少IL-8和黏附因子（ICAM1，ELAM1，LFA1，VLA3，VLA6）的表达。

在体外研究中，活性维生素D_3对炎症介质的形成也有影响，其可抑制T细胞产生IL-2和IL-6，抑制GM-CSF和IFN-γ，抑制NK细胞的活性。维生素D_3还可促进巨噬细胞的细胞毒作用和阻止中性粒细胞释放花生四烯酸。这些发现都预示着维生素D_3在炎症性皮肤病中也有治疗作用。

第二节 临床应用

一、他卡西醇（tacalcitol）

商品名萌尔夫，其分子式为（1，24e二羟维生素D_3）。

在日本，外用他卡西醇治疗银屑病已经多年，其制剂的浓度为1~20μg/g，在欧洲他卡西醇的浓度一般为4μg/g，外用每日1次。其疗效经双盲对照试验研究中得到了证实。他卡西醇4μg/g，

1 次/日的有效性不如卡泊三醇 50μg/g，每日 2 次。他卡西醇浓度低，引起皮肤刺激反应的可能性小，可以用于颜面和间擦部位。在一项长期的临床观察中，发现对他卡西醇反应好的患者，其缓解期可以达到 18 个月，虽然在 299 例患者中只有 64 例患者完成了治疗方案。他卡西醇还可与 UVB、PUVA 联合使用，加快病情恢复的同时，也能减少紫外线照射的总量。

目前，4μg/g 他卡西醇每天的最大推荐剂量为 10g，但在临床实践中，用 4μg/g 他卡西醇 15~20g/d，连续 26 天未发现血钙和尿钙水平异常。用高浓度他卡西醇 20μg/g，也是相对安全的。尚无外用他卡西醇导致高钙血症的报道，对他卡西醇过敏的情况也很少发生。

国内使用他卡西醇的浓度为 2μg/g，2 次/日，可用于颜面皮损，安全性更高。据报道外用他卡西醇治疗有效的其他疾病有 Nekam 病、融合性网状乳头瘤病、Grover 病、角层下脓疱病、家族性良性天疱疮、播散性浅表性光线性汗孔角化症和白癜风。

二、骨化三醇（calcitriol）

其分子式为 1，25 二羟维生素 D_3。

骨化三醇是生理情况下存在于人体中的活化维生素 D，其系统或外用治疗银屑病均有效，像其他维生素 D 类似物一样，因为要监测体内钙离子水平，故很少系统给药治疗银屑病。

骨化三醇外用治疗银屑病时，其浓度为 0.3~15μg/g，用高浓度药物，尤其是外用药物面积较大时，可观察到血钙和尿钙水平的变化。用低浓度药物，疗效很有限。当用他卡西醇 3μg/g，每天 2 次时，对照研究显示其对人体钙水平无影响，同时也有治疗作用，在 8 周的疗程中，其有效性可与蒽林短时接触法相比，虽然在两组中均未发现很好的疗效。3μg/g 他卡西醇的有效性不如 50μg/g 卡泊三醇。在一项长疗程的临床研究中，253 例患者中只有 75 例患者的疗程达到 1 年，108 例退出患者的主要原因是疗效不满意，3μg/g 他卡西醇软膏很少导致刺激性或变态反应。

三、卡泊三醇（calcipotriene MC903）

虽然其开发较晚，但卡泊三醇是目前研究最多的一种治疗银屑病的开环甾类化合物，在分子结构的侧链末端有一个环丙烷结构，这个结构可加速药物代谢，它是一个理想的外用维生素 D 药物，当药物浓度比骨化三醇和他卡西醇高时，仍然很安全。对照试验研究中显示，药物最大反应发生于 50μg/g 浓度时，事实上，以后所有的临床研究所用的浓度均为 50μg/g。

在 2 岁以上儿童中，卡泊三醇的有效性和安全性已得到了证实，在婴儿患者中卡泊三醇也被证实有效。

外用卡泊三醇也可用于泛发型脓疱型银屑病和红皮病型银屑病，但在这种情况下，药物吸收明显增加，故要检测药物不良反应。卡泊三醇也可用于连续型肢端皮炎、甲银屑病，疗效不一。

在一项比较研究中，50μg/g 卡泊三醇外用治疗银屑病时和强效糖皮质激素，如倍他米松-17-戊酸盐疗效相似，比 4μg/g 骨化三醇、3μg/g 他卡西醇和蒽林疗效好。在长期随访中发现，用卡泊三醇的患者缓解期相对长。

卡泊三醇也能与其他治疗银屑病的药物联合使用。与糖皮质激素联合使用可以加强疗效和减少刺激反应。当与中效或强效激素联合使用，每天各 1 次时，减少了皮肤刺激反应，比每天 2 次卡泊三醇疗效好。一个新的复合制剂 Dovobet，由 0.05% 丙酸倍他米松和 50μg/g 卡泊三醇组成，已经证实每天外用 1 次 Dovobet 较每天用 2 次卡泊三醇有效。蒽林短时间接触疗法与卡泊三醇每天 2 次联合使用，比单用蒽林效果好得多。

外用卡泊三醇也可与治疗银屑病的其他治疗方法联合使用，如 UVB、PUVA、环孢素 A、维 A 酸和延胡索酸酯等。

外用卡泊三醇时，用聚乙烯或水胶体封包，可以加强卡泊三醇的疗效，尤其适用于胫前的顽固性皮损，这时系统药物吸收会增加一些。

卡泊三醇可以引起刺激反应，尤其是用于颜面皮肤，变态反应很少见，但也有报道，有些情况与药物基质有关。

用卡泊三醇软膏时，每周的最大剂量100g，超过此剂量易导致高钙血症，当具有导致体内高钙的潜在危险时，如超过推荐剂量使用，大面积使用卡泊三醇等情况下，建议监测血钙和尿钙水平。

除了银屑病外，还有报道卡泊三醇治疗其他皮肤病有效，这些报道大多为无对照研究。这些疾病有融合性网状乳头瘤病、播散性浅表型光线性汗孔角化，离心型环状红斑，生殖器外的硬化性苔藓，慢性苔藓样角化病，苔藓性皮肤淀粉样变，扁平苔藓，结节性痒疹，乳头痣样角化过度，硬斑病，毛发红糠疹，Reiter综合征，鱼鳞病，白癜风，Vorner综合征（掌跖表皮松解性角皮症）。

卡泊三醇在以下疾病中疗效不理想：光线性角化，全秃，毛囊角化，遗传性掌跖角皮症，毛发角化病，脂溢性皮炎。

四、马沙骨化醇（22－oxa－calcitriol）

这是一种新的维生素D类似物，其疗效与卡泊三醇相似，还未进入医药市场。

（冯素英）

第十八章 雷公藤在皮肤科的应用

雷公藤又名黄藤，系卫矛科雷公藤属植物，在我国药用已久。1969年开始首用于治疗类风湿关节炎，随后用其治疗其他自身免疫性疾病、结缔组织疾病，取得较好的疗效。在许多皮肤病，雷公藤制剂也有重要的治疗作用。

第一节 资源与化学成分

雷公藤主要分布于长江流域以南的浙、闽、皖、赣、湘、台湾等省。其同属亚种为昆明山海棠，分布于云、贵、川等省，药用也广泛；另一同属异种为东北雷公藤，产于我国东北地区，临床功效相似。药用部分为其全根或去皮根木质部。具有抗炎、抗肿瘤、免疫抑制、抑菌、抑制性腺功能等作用。

通过雷公藤药用部分的综合利用及活性化合物的综合分析研究，确认雷公藤全植物，尤其是地上部分同样可有效利用，这对扩大药用部位、保护植物资源有很大意义。

雷公藤的化学成分有生物碱、卫矛醇、二萜类化合物、三萜类化合物、苷类化合物、倍半萜及有机酸等。新近已从雷公藤中分离出70多种化学成分，雷公藤多苷（TⅡ）是其主要的抗炎成分，是取其根和木质部碎片提炼而成，既保留了雷公藤生药的有效成分，具有免疫抑制作用，又去除了许多毒性成分，减少了其不良反应。

雷公藤红素（celastrol）是一个具有多种生物活性的天然产物，来源于中药雷公藤的根皮，研究表明它具有抗氧化、抗类风湿、抗老年性痴呆症、抗癌等功效。雷公藤甲素（criptolide）是一个具有多种生物活性的二萜内酯，来源于中药雷公藤的根，是雷公藤片、雷公藤多苷片等制剂的主要有效成分。

雷公藤氯内酯醇（T4）和雷公藤内酯酮（T7）是可供选择的二个活性的优选单体成分。现有的结果表明，T4能反映雷公藤制剂的整体治疗作用。它兼有抗炎和免疫抑制作用，其作用环节是多方面的，涉及多种细胞和介质。所以能针对复杂的自身免疫性疾病的发病机制，疗效确切，有特色。但是另外一方面，与其他雷公藤制剂一样，T4对代谢或免疫各环节不具备高度的选择性，一些不良反应难免，尤其是抗精子生成作用，这在临床上要特别注意。同时也是雷公藤药物研究的方向和最大难题之一。T4和T7为男性抗生育化合物。

第二节 作用机制

20世纪70年代初中国医学科学院皮肤病研究所用生药煎剂及初级提取物验证民间及前人的经验，推断雷公藤在治疗炎性、变应性及自身免疫性疾病方面可能有广泛的前途。70年代国外发现雷公藤化合物有抗肿瘤活性，而国内首先开展抗炎症、调节免疫及抗生育活性研究。

80年代初中国医学科学院皮肤病研究所与中国药科大学协作，从雷公藤中提取出一个有效组分——雷公藤多苷（TⅡ），并初步阐明该成分治疗作用的药效学基础是其抗炎、免疫抑制活性，推向市场后应用至今，这也是迄今上市的雷公藤中制备工艺较深入的一个。

最近的报告，经体内、体外的抗癌机制研究证实，雷公藤中的抗癌活性成分雷公藤红素（celastrol）是通过控制癌细胞的蛋白酶体进而诱发癌细胞凋亡的抑制剂，实验证明已有效的抑制了裸鼠前列腺癌的增生。

雷公藤的药物作用机制已明确的有3个方面，即抗炎作用、免疫抑制与免疫调节作用、反抗生育作用。

1. 抗炎症作用　它能拮抗和抑制炎症介质的释放及实验性炎症及关节炎的反应程度。用多种炎症模式研究雷公藤的抗炎症作用，表明雷公藤能降低炎症时毛细血管通透性，减少炎症渗出的水肿，抑制组织增生。雷公藤醋酸乙酯提取物（TⅠ）对佐剂关节炎有预防作用，对大白鼠棉球肉芽肿有明显抑制作用。雷公藤多苷（TⅡ）对巴豆油诱发的小鼠耳肿胀及琼脂诱发的关节肿模型表现出抗炎作用。TⅡ亦能显著抑制增殖性炎症，但较糖皮质激素弱。有人发现，TⅡ能抑制类风湿关节炎患者周围血单个核细胞（PBMC）在体外产生前列腺素 E_2（PGE_2），其抑制作用比吲哚美辛（消炎痛）稍弱，但比地塞米松强。从TⅡ分离的$TⅡ_{1\sim8}$的8个组分，进一步分离到$TⅡ_2$、$TⅡ_3$、$TⅡ_4$、$TⅡ_6$、$TⅡ_8$等5个单体组分的研究揭示，5个单体都有明确、显著的抗炎作用。

总苷对琼脂引起的大白鼠急性关节肿有明显的抗炎作用。在与氢化可的松比较实验中，在实验剂量下总苷的抗炎强度与氢化可的松相等；总苷和氢化可的松均能抑制组胺引起的毛细血管通透性增加；总苷和氢化可的松均能抑制大白鼠的棉球肉芽肿增生。在离体豚鼠回肠实验表明，对组胺及5-羟色胺有阻断作用。

2. 免疫抑制作用　能抑制T细胞功能，抑制延迟型变态反应，抑制白介素-1的分泌，抑制分裂原及抗原刺激的T细胞分裂与繁殖。

（1）非特异性免疫抑制作用：TⅠ对小鼠腹腔内巨噬细胞的吞噬功能无明显影响。而昆明山海棠对小鼠单核-吞噬细胞系统的吞噬功能有明显的抑制作用。

（2）体液免疫抑制作用：用特异玫瑰花瓣形成细胞试验及小鼠脾空斑形成细胞试验，观察总苷对体液免疫的影响，结果表明，总苷对小鼠的抗体分泌细胞及抗原结合细胞均有显著的抑制作用。许多研究证明，雷公藤对溶血素以及凝集素抗体的生成有明显的抑制作用，说明雷公藤对特异性抗体的生成有明显的抑制作用。雷公藤多苷对正常人及类风湿关节炎患者周围血单个核细胞在体外分泌IgG及IgM的抑制作用相近。雷公藤多苷单独处理单核细胞或/和淋巴细胞均可抑制免疫球蛋白的分泌，但对后者的抑制作用明显高于前者。

有人（郑氏等）从TⅡ中分离出$TⅡ_{1-8}$等8个组分，其抗体生成抑制作用在$TⅡ_{2-4}$组分中重叠，在$TⅡ_{1-5}$组分中分离。通过观察雷公藤对小鼠脾细胞产生白细胞介素-2（IL-2）功能的抑制作用，说明对B细胞功能没有明显的直接抑制效应，其对体液免疫应答的抑制作用是通过抑制辅助性T细胞的功能而间接实现的。

（3）细胞免疫抑制作用：雷公藤总苷与硫唑嘌呤比较，均能抑制豚鼠的OT皮试反应。雷公藤多苷能抑制豚鼠旧结核菌素迟发型超敏反应。雷公藤总苷还可使豚鼠的RE玫瑰花瓣细胞形成试验及淋巴细胞转化试验受抑制；大剂量总苷（60mg/d×5d）与氢化可的松（60mg/d×5d）一样，可造成幼鼠的胸腺萎缩。雷公藤水煎剂给药5~8天（1周），引起动物胸腺萎缩。在小鼠模型中，TⅠ对细胞免疫功能呈抑制作用。雷公藤新碱对小鼠DNCB所致迟发型皮肤超敏反应具有明显的抑制作用。

总苷可抑制T淋巴细胞的辅助细胞，从而影响B淋巴细胞的活性和抗体的产生。

3. 免疫调节作用　TⅡ4单体在体内、外对小鼠脾细胞、NK细胞活性的影响，小剂量增强NK细胞毒百分比，而较大剂量则具有抑制作用。剂量越大，抑制越明显。

4. 抗肿瘤作用　二萜环氧化合物有抗癌活性，生药制剂的抗癌实验已有报告，但临床治疗未获效果。雷公藤红素的抗癌作用正在研究中。

5. 抗生育作用　实验表明，总苷抑制动物（狗、大鼠及小鼠）精原细胞的有丝分裂，造成不同期的生殖细胞减少或消失。但总苷对睾丸的间质细胞无影响。男性服药后精虫活力下降，数量减少以至消失。停药后可恢复。女性服药后排卵功能受抑制，同样可致不育。

第三节　临床应用

1. 红斑狼疮　各型均有效。中、轻型系统性红斑狼疮单用有效，可替代糖皮质激素，重型与糖皮质激素合用可加速病情的控制。有一组研究，总有效率70%~91.2%，主张轻型单用雷公藤，重型合用糖皮质激素。单用雷公藤治疗盘状红斑狼疮63例，有效率85.7%，缓解率17.5%，平均皮损消退时间为1~2.5个月，但停药后复发。对系统性红斑狼疮，雷公藤总苷治疗的疗效较激素及雷公藤生药低，但不良反应较轻。显效率54.3%，多数患者在2周~2个月见效或达显著疗效。盘状红斑狼疮用药后平均1个月，临床症状及皮损消退。

2. 皮肌炎　配合糖皮质激素应用，疗效良好。

3. 湿疹皮炎　接触性皮炎、泛发性湿疹、自家敏感性皮炎、多形日光疹、特应性皮炎等。多数患者在服药后24小时显示疗效，特别是急性炎症改善明显。泛发性湿疹用总苷治疗，临床症状及皮损消退所需时间平均为8天。

4. 药疹　用雷公藤总苷治疗，临床症状及皮损消退所需时间平均为6天。明显缩短病程。

5. 皮肤血管炎　对过敏性紫癜、Sweet综合征（临床症状及皮损消退所需时间为4~6天）、变应性血管炎（临床症状及皮损消退所需时间为14天）、Behcet病、结节性红斑、结节性血管炎、过敏性紫癜、急性痘疮样苔藓样糠疹、脂膜炎、荨麻疹性血管炎等均有效。

6. 银屑病　雷公藤口服治疗67例寻常性银屑病，总有效率83.6%。发现疗效佳者在15天左右，次者2~3个月，一般是1个月。除口服雷公藤外，还有外用制剂。雷公藤内酯醇软膏和0.1%维A酸软膏对照治疗寻常性银屑病，雷公藤内酯醇软膏的近期疗效满意，局部刺激作用发生率较高，使用时需注意，但均能耐受。

对脓疱型银屑病疗效好，有效率为79%，停药复发，再服仍有效。对红皮症型银屑病也有较好的疗效。雷公藤总苷治疗关节病型银屑病，临床症状及皮损消退所需时间平均为20天。雷公藤最早用于治疗类风湿关节炎，治疗效果确切、快速、强力，优于其他已知药物，尤其是疾病活动期疗效好于非活动期。用药方法以长期间歇服用为宜。疗程长短视病情轻重、个别差异及治疗反应而定，一般开始从小剂量，半个月尚无效抗炎时，可加大剂量。如1个月内未见效，则视作无效而停用。有效病例应连服3个月，在达最高剂量后，再维持量（原剂量的1/3～1/2）连续服用1年以上。复发病例再用此药仍然有效。

7. 红皮症　靳培英教授等用雷公藤治疗40例红皮症患者，收获良效。31例痊愈(77.5%)，8例显效（20%），只1例无效。痊愈率与其基础疾病密切相关。疗效最好的是继发于湿疹者，为85.7%。临床症状及皮损明显改善所需时间平均为16天。

8. 麻风反应　对Ⅱ型麻风反应有效，有效率为98.95%。对Ⅰ型麻风反应也有效，有效率为94.1%。而沙利度胺对Ⅰ型麻风反应无效。雷公藤对麻风反应的各种症状，如神经痛、结节性红斑、皮损充血水肿、关节炎均有效。对其他症状，如发热、血沉增快、虹膜睫状体炎、睾丸炎等也有效。

9. 无菌性脓疱病　掌跖脓疱病、角层下脓疱病等无菌性脓疱病用雷公藤总苷治疗，临床症状及皮损消退所需时间为4～6天。

10. 斑秃　本病与细胞免疫异常有关。口服雷公藤2个月为1疗程，疗程结束已痊愈者，继续服维持量（剂量减半）1个月。

11. 其他皮肤、黏膜病　对天疱疮、大疱性类天疱疮、多形红斑、玫瑰糠疹、疥疮、干燥综合征、复发性口疮、脂膜炎、高丙种球蛋白血症性紫癜、多发性硬化、结节性痒疹、硬化症等疾病有效。

总之，雷公藤总苷适用于变态反应性疾病、自身免疫性疾病与发病机制可能与变态反应有关的疾病，也适用于一些炎症反应明显的疾病。疗效确切，并且见效快。疗效肯定者为红斑狼疮、血管炎类、皮炎湿疹等疾病。雷公藤没有糖皮质激素的不良反应，停药后没有反跳现象。故可用于某些对糖皮质激素有依赖、有抗药性及有禁忌证的患者。

第四节　不良反应

雷公藤全植物均有毒，毒性与其所含生物碱及二萜环氧化合物有关。根皮毒性较木质部大，毒性与采收季节有关，在夏季采收的毒性较大。各种动物对雷公藤毒性反应不同，人对雷公藤敏感。中毒的主要器官是心、肝及胃肠道。

雷公藤中毒死亡病例尸检见广泛胃肠出血、心肌出血、肝肺淤血、肾小管坏死、中枢神经系统各部神经细胞不同程度变性。剂量较大死亡较速者与心肌损害有关。死于急性心源性脑缺血综合征或因心肌炎诱发恶性肺水肿。剂量较小死亡较缓者似与肾功能衰竭有关。

主要不良反应为胃肠道反应（口服雷公藤总苷时的发生率为10%～20%）、月经紊乱、女性卵巢萎缩、骨髓抑制、皮疹、肝功能异常等。其他不良反应尚有心悸、胸闷、心律不齐、头痛、头晕、口唇及全身麻木、流泪、口唇及口腔糜烂、咽喉痛、皮肤瘙痒、皮肤色素沉着等。

有人统计100例类风湿关节炎患者服用雷公藤提取物片剂后，出现食欲不振15例、恶心8例、口干4例、呕吐2例、腹痛2例、腹泻14例、月经减少12例、闭经5例、白细胞减少3例、皮疹5例、肝酶GPT酶升高1例。少数患者发生头晕、疲倦及黄褐斑。

雷公藤总苷的不良反应比雷公藤生药少而轻。最常见的不良反应是消化道症状，但大多数患者能自行消退，毋须停药。少数患者发生外周血白细胞计数减少，停药后能很快恢复正常。由于雷公藤对内分泌系统（月经紊乱及闭经，其发生率占育龄妇女的30%～50%，一般停药后3～6个月恢复）及生殖系统的不良反应，儿童及生育年龄的男女患者宜慎用，孕妇禁服。

雷公藤中毒症状早期主要表现为剧吐、腹绞痛、腹泻、心音弱快、心电图改变、血压下降、体温降低、休克、尿少、水肿、尿液异常。后期发生骨髓抑制、黏膜糜烂、脱发等，个别可有抽搐。主要死因是循环衰竭及肾功能衰竭。误服大剂量药物可在24小时内死亡，一般不超过4天。

不良反应与中毒表现仅为程度上的差别。抗生育作用为使精子活力降低、数量减少。但在一定的总剂量下，为可逆性。

第五节 急性中毒与解救

有报告，72例雷公藤急性中毒者，死亡30例，死亡率高达41.8%。其中5例在24小时内死亡。

急性中毒症状为头晕、头痛、剧烈呕吐、上腹部烧灼感、腹痛、腹泻、血便、胸闷、气促、脉搏细弱、血压下降、发绀、体温下降、休克及呼吸衰竭。2~3天后发现脱发、水肿、尿毒症以致急性肾功能衰竭。

急性中毒时可采用一般对症治疗，还可给予低盐饮食。有人用凤尾草鲜品1斤，水煎服抢救10例成功。1例口服雷公藤中毒濒于死亡的患者，用凤尾草1斤煎水频服，田三七1钱研末分3次冲服治愈。

早治疗是抢救成败的关键。洗胃必须彻底，洗出液不含雷公藤时仍应继续灌洗数次，彻底清除水溶性毒素。对重度中毒必须采用综合性的抗休克措施，纠正酸中毒、扩充血容量、注射阿托品，而不宜使用收缩血管药物，配合甘露醇的应用，不仅能利尿扩容，还有利于阻止肺、脑水肿，改善微循环，但在心肌损害和心衰明显时使用要慎重。

第六节 应用雷公藤的注意事项

由于雷公藤适应证范围广，疗效较高。从临床应用来看，多数患者对雷公藤均能耐受。有的服用数年仍能耐受，但雷公藤毒性大，应用时仍应时刻注意以下几点。

1. 掌握好剂量，由小剂量开始逐渐增量。
2. 对年老体弱或儿童要慎用或减量使用。本品有抑制性腺功能的作用，除对女性引起月经紊乱外，对男性则可致精子数目减少，以至缺如。因此，对未婚青年、少年儿童均应慎用。
3. 对有心、肝、肾器质性病变者，功能不良者，白细胞低，孕妇及哺乳妇女忌用。
4. 饭后服用或合用保胃药，以及维生素 B_6 等可以减轻消化道不良反应。
5. 用药过程中定期检查血象。

（林 麟）

第十九章 氨苯砜在皮肤科的应用

氨苯砜（DDS）是Fromn和Whittmars于1908年合成，1947年起用于麻风病的治疗。目前是重要的抗麻风药。此后，陆续发现了很多其他重要的适应证。

第一节 结构及代谢过程

DDS为芳香胺类，是砜类药物的母体，其他砜类药物入体后，一般均转化为DDS发挥作用，但较慢。DDS 目前为口服片剂，口服吸收完全，70% ~80% 是胃肠道吸收，而后与胆汁结合进入肝肠循环，3 ~6 小时达到血药高峰浓度。入体后分布于皮肤、肌肉、肝和肾脏，口服 DDS 85% ~90% 由尿排出，其余则由汗液、唾液、泪液、粪便排出。DDS 在体内有蓄积作用，停服此药 1 个月以上在体内仍可测得微量。

第二节 药理作用

1. 抗菌作用 对氨基苯甲酸（PABA）是合成叶酸所必需的代谢产物，DDS 可作为 PABA 的竞争性抑制剂，且 DDS 较易进入细胞内，干扰叶酸代谢及某些生物酶的作用。有人认为，砜类药物可刺激吞噬细胞的溶酶体形成，从而促进细胞内细菌的消化，或使细菌与宿主细胞的共存关系遭到破坏而不利于细菌生长或死亡。DDS 除可抑制麻风杆菌外，亦可抑制链球菌和各种分枝杆菌，对疟原虫有抑制作用。

2. 抗炎作用 DDS 在临床及实验中，均显示出较强的抗炎作用。对于中性粒细胞刺激产生的毒性中间产物有明显的清除作用，是最强的清除剂之一。

DDS 可抑制透明质酸酶的作用，从而降低滑膜、黏膜和毛细血管通透性，减少渗出而起到抗炎消肿的作用。

DDS 可抑制人中性粒细胞 5 - 脂氧合酶的释放，从而部分抑制了花生四烯酸的级联反应和白三烯 B4 的产生，而白三烯 B4 是最强的中性粒细胞趋化因子。研究证明，DDS 抑制中性粒细胞与基底膜带抗体的黏附，抑制中性粒细胞的移行与黏合到皮肤中沉积的 IgA，因而对 IgA 介导的大疱性皮肤病有效。

DDS 可减少白细胞的呼吸爆发（respiratory burst）所引起的组织损伤，抑制抗原激发肥大细胞、嗜碱性粒细胞以及中性粒细胞释放的不同的炎症介质。

DDS 可抑制嗜酸性粒细胞的髓过氧化物酶，从而对氧的毒性中间产物（O_2、OH^-、H_2O_2）具有清除作用，并对嗜酸性粒细胞中介的皮肤病起到治疗作用。

3. 免疫抑制作用 DDS 可抑制麻风患者 IgG 和 IgA 的合成。亦可绕过补体中介的替代途径，抑制补体和 IgA 抗体的合成。长期口服 DDS，可抑制 Arthus 反应，DDS 特别对缓激肽有抑制作用。

第三节 临床应用

1. 麻风 砜类药物治疗麻风疗效肯定。一次口服 DDS 0.1g，其血中浓度是最低抑菌浓度的 500 倍，且可持续高于最低抑菌浓度达 10 天之久。近期疗效明显而相当迅速，远期疗效仍能继续但进步较慢。单用 DDS 疗程较长，瘤型麻风一般 5 ~6 年，界线类麻风为 3 ~4 年，结核样型麻风 2 ~3 年，未分类麻风平均 2 年。目前已按 WHO 的联合化疗方案治疗麻风，DDS 与利福平、氯齐法明（B663）合用。详见麻风的治疗。

2. 大疱性皮肤病 DDS 是治疗疱疹样皮炎的首选药物，一般为 0.1 ~0.15g/d，可以迅速治愈皮损并控制瘙痒症状。Barlow 和 wolf 用 DDS 0.1 ~0.15g/d，治疗 1 例疱疹样皮炎，7 天内痊愈。

一般认为，DDS 不是治疗天疱疹的首选药物，首选仍为泼尼松。当疗效差或发生不良反应不能应用泼尼松时可考虑应用 DDS，待病情控制再递减甚至停用泼尼松。落叶型天疱疮和红斑型天疱疮是天疱疮的较良性型，对 DDS 治疗较有效。Basset 等人治疗 9 例患者，均符合落叶型或红斑型天疱疮的诊断标准，开始剂量为 0.2 ~0.3g/d，9 例中 5 例反应良好，4 例无反应，反应良好的5例其皮损范围减少50%以上，其余2例因停药而在治疗3年和5个月后复发，再用DDS 0.2g/d仍有效。应用DDS治疗一般最初15天内有效，如无效甚至恶化，则停用DDS而改用糖皮质激素。总之，DDS最好用于抗细胞间黏合物抗体阴性或低效价的天疱疮患者。

Bouscarat对应用DDS治疗大疱性天疱疮作了回顾性研究。36例应用DDS治疗，剂量为50mg~0.2g/d，其中16人完全或部分缓解，失败20例。DDS合并外用糖皮质激素疗效明显优于单独应用DDS。Jeffes在13例复发性大疱疮类天疱疮用DDS取得良好疗效，应用DDS最大剂量0.2g/d，平均使用5个月，13例中12例达到临床完全缓解。大疱性类天疱疮一般应用DDS 0.1~0.15g/d，1~2周后皮损开始消退。停药后复发再用仍可迅速控制病情。对那些已长期应用糖皮质激素治疗并发生明显不良反应的大疱性类天疱疮患者，加用DDS治疗可能有很大价值。

儿童慢性大疱性皮肤病可应用DDS或加小剂量糖皮质激素控制。Ratnam等用DDS治疗4例患者，剂量50mg/d，见效后逐渐减量，除1例因不良反应停药外，余3例均于治疗后5天~4周内完全消退，随访3年，无新疱出现。现普遍认为，线状IgA大疱性皮肤病可首选DDS治疗，多数患者用0.1~0.15g/d剂量即可使皮损完全消退，用DDS 50mg，隔日1次维持治疗即可。

3. 无菌性脓疱病　Macmillan等曾报告1例复发性脓疱性银屑病，用DDS 0.3g/d，曲安西龙75mg/d，并逐渐减至15mg/d。控制8个月，取得较好效果。Sneddon等应用DDS 0.1g/d治疗角层下脓疱病5例，其中3例7日内痊愈，2例效果不显著。国内有人应用DDS治疗儿童掌跖脓疱病9例，剂量为2mg/(kg·d)，分2~3次口服，10天后皮损全部消退，全部临床治愈，随访半年无复发。总之，DDS对于组织学上以嗜中性细胞浸润为特征的皮肤病有较好疗效，可作为首选药物。

4. 皮肤血管炎　DDS可作为治疗白细胞碎裂性血管炎的首选药物，也可用于对糖皮质激素或秋水仙碱无效或不能耐受的患者，用秋水仙碱治疗有效而后复发的患者，DDS可作为辅助治疗药物。Fredenberg应用DDS治疗3例白细胞碎裂性血管炎，其中1例应用DDS 75mg/d，逐渐加量至0.1g/d，1个月后，皮损完全消退，停药后复发，再次用药后皮疹全部消退。另1例口服75mg/d，渐增至0.15g/d，皮疹完全消退，无新疹出现。Katz报告4例持久性隆起性红斑，用DDS治疗，用量为50mg~0.25g/d，1~2周内显效，部分停药后复发。Thampsan报告1例坏疽性脓皮病，应用DDS 100mg/d，合用泼尼松40mg/d，用药1年痊愈，停泼尼松后未复发。

DDS对急性痘疮样苔藓糠疹有显效，75mg/d，7~14天治愈。Narammra等报告1例严重该病，应用75mg/d，3天后症状好转，2周内皮损完全消退，剂量渐减至50~25mg/d，共服药34周，观察8个月无复发。DDS对皮肤色素性紫癜性皮肤病亦有效。

5. 红斑狼疮　Ruzicka认为，治疗SLE的血管炎性荨麻疹样损害可单用DDS 0.15g/d，2~3天皮损即可消退，但仍需较长时间维持，他认为DDS适用于LE以下几种情况：血管炎性荨麻疹、口腔黏膜溃疡、非瘢痕性慢性LE损害以及对氯喹不能耐受者。亚急性慢性LE特别是皮损对DDS有著效。可用小剂量每日25mg，或较大剂量每日0.1g，有效后减量维持，停药后未复发。Limdskod等应用DDS治疗33例慢性盘状LE，显效和有效各8例，17例无效。具有冻疮样、环状或萎缩皮损者效著，红斑或肥厚者效差。DDS疗效低于氯喹，故治疗DLE仅在氯喹治疗无效或出现不良反应时使用。

6. 扁平苔藓　DDS治疗儿童和成人的大疱型扁平苔藓有效。DDS对糖皮质激素及免疫抑制剂无效的糜烂性扁平苔藓效果显著，可用50毫克/次，每日2~3次口服，症状改善后，可改为50~100毫克/次，每周2次口服。Falk报告1例用50mg/d，3日后溃疡好转，15个月后痊愈，Beck等报告用50mg/d，渐增至0.15g/d，7个月后口腔黏膜及趾部糜烂性损害愈合，瘙痒消失。

7. 环状肉芽肿　Gzanechi以DDS 100mg/d治疗6例。均于1~3个月痊愈，2例停药后复发，再服药皮损又消退。Steiner等治疗泛发性环状肉芽肿10例和局限型6例，服药14天~4.5

个月，4 例泛发型和 2 例局限型皮损完全消失 1 个月以上，3 例泛发型和 4 例局限型皮损消退 50% 以上。临床症状 6 周内得到改善。

8. 寻常型痤疮 DDS 无论对丘疹型、脓疱型和聚合型痤疮效果均好。丘疹型每日用量 50mg，第 2 周起 0.1g/d，治疗 2 个月。脓疱型和聚合型每日 0.1g，1 周为 1 疗程，停 2 ~ 3 天后重复疗程。平均 3 周症状始减轻，治愈时间分别为 7 周和 8 ~ 9 周，治愈后复发少。有人应用米诺环素和 DDS 联合治疗痤疮，米诺环素和 DDS 均为 50mg，每日 2 次，总有效率 90%，均于服药 4 周内取得良好疗效。

9. 感染性皮肤病 可用于各种抗结核治疗无效的颜面播散性粟粒型狼疮，每日口服 DDS 50mg，共 3 ~ 5 个月。有报告 DDS 治疗带状疱疹，多数患者于 2 ~ 4 天内疼痛明显减轻，无新疹发生，平均治疗时间 6.6 天。

10. 结节性痒疹 国内有人应用 DDS 与特非那定合用治疗结节性痒疹 30 例，DDS 50mg，每日 3 次，特非那定 60mg，每日 2 次，平均治疗 10 天皮损开始消退，瘙痒减轻，疗程最短 3 周，最长 8 周，93.3% 痊愈。

11. 其他 迟发性压力性荨麻疹，病因不明，治疗困难，有人用 DDS 治疗 5 例，初始剂量 50mg/d，最大剂量 0.15g/d，症状控制后减为维持量 50mg，隔日 1 次，并逐渐减量至完全消退。4 例停药后复发，再用仍有效，最长者 18 个月未复发。有报告，用 DDS 治疗皮肤瘙痒症，50 毫克/次，每日 3 次，一般 2 ~ 3 天见效。4 ~ 5 天显效，治愈率 80%。1 例增殖性皮炎用 DDS 治疗，50mg，每日 2 次，1 周后皮损开始消退，1.5 个月后大部皮损消退。后因皮损全部消退而停药，半月后复发。再次应用 DDS 50mg，每日 2 次，1 月后皮损完全消退。

第四节 不良反应

1. 常见不良反应 为恶心、头痛、乏力等。

2. 溶血性贫血 是 DDS 胺代谢引起，可表现不同程度低血色素高网织红细胞的溶血。白细胞比积下降，多于服用 DDS 后 3 ~ 4 周出现。6 - 磷酸葡萄糖脱氢酶缺乏者易发生严重贫血，应禁用。

3. 高铁血红蛋白血症 其发生与 DDS 用量有关，是 DDS 使血红蛋白形成高铁血红蛋白，造成组织缺氧。多见于老人和儿童。

4. 血细胞减少 罕见粒细胞缺乏并致死，多在应用前 3 个月发生。有发热、喉炎，白细胞 $<2\times10^9/L$（$2000/mm^3$），应立即停药。

5. 药物性皮炎 主要发生于用药 5 ~ 6 周，表现为发热、猩红热样或麻疹样发疹，停药 2 ~ 7 天可消退，重者可发展为红皮病

6. DDS 综合征 服 DDS 3 ~ 6 周后出现轻重不一皮疹，发热、不适、肝脾及全身淋巴结肿大，贫血。

7. 其他 肝肾功能障碍、末梢神经炎（通常为运动和感觉运动神经，多在 1 年内恢复）。偶发精神障碍。

（盛 楠）

第二十章 曲尼司特在皮肤科及其他学科的应用

曲尼司特（tranilast，TNST）是一种过敏介质阻释剂，20 世纪 70 年代由日本学者 Kota 等研

制成功，国外于1982年上市。国内中国药科大学制药有限公司于1988年获得卫生部批文开始生产。最初，TNST主要用于Ⅰ型变态反应性疾病，如支气管哮喘和过敏性鼻炎的治疗，后来发现该药尚具有抗Ⅱ型、Ⅲ型、Ⅳ型变态反应，以及抗纤维化等多种药理作用，尤其是抗纤维化作用的发现，使其应用的学科和适应病种也不断增加，TNST在皮肤科的应用比较广泛和活跃，现将该药在皮肤科等领域的研究进展及应用情况作一综述。

第一节 作用机制

1. 抑制肥大细胞和嗜碱细胞释放化学介质 TNST能抑制肥大细胞和嗜碱细胞的磷酸二酯酶，使细胞内环磷酸腺苷的水平升高，进入细胞的游离钙减少，稳定细胞膜，抑制细胞脱颗粒和释放组胺、5－羟色胺等化学介质，从而起到抗变态反应的治疗作用。有学者用嗜碱细胞组胺释放试验证实，TNST治疗后的全血组胺含量明显低于疗前，具有统计学的显著性差异。Katoh报告，TNST还可直接抑制肥大细胞的分裂并减少其数量。

2. 降低血清中IgE的水平 IgE与抗原结合后可使肥大细胞释放出组胺及5－羟色胺等过敏性反应物质。血清中IgE的水平，是衡量变态反应性疾病严重程度的一项重要指标。国内有学者曾对77例支气管哮喘患者服用TNST治疗前后血清中的IgE水平进行测定，结果表明治疗后IgE明显下降，与治疗前相比二者具有非常显著的统计学差异。该结果提示，TNST不仅是肥大细胞膜的稳定剂，还可能对浆细胞的IgE产生株具有抑制作用。

3. 抑制抗原抗体反应 为证实TNST对抗原抗体反应的抑制作用，有学者用螨、豚草等15种皮试抗原对40例患者治疗前后的皮试阴转率进行统计，结果TNST治疗组的皮试阴转率为70%，而对照药物色甘酸钠组为59%，二者之间有显著统计学差异。TNST对螨、豚草抗原所致的嗜碱细胞组胺释放率亦有显著的抑制作用。

4. 减少嗜酸细胞存活率 过敏性疾病中往往伴有嗜酸细胞的增多，因为嗜酸细胞也参与免疫应答所致的炎症过程，并释放介质。有学者对77例患者用治疗前后末梢血中的嗜酸细胞进行了测定，结果表明，治疗后嗜酸细胞绝对计数明显减少，与治疗前相比有显著差异。

5. 抑制过敏反应慢反应物质（SRS－A） 目前认为，SRS－A主要成分是白三烯，SRS－A是在免疫应答过程中由肥大细胞、嗜碱细胞及巨噬细胞所产生，在迟发型变态反应中起重要作用，对平滑肌，特别是肺的平滑肌具有缓慢而持久的收缩作用。有学者用致敏豚鼠肺组织SRS－A释放抑制试验证实，TNST对致敏豚鼠肺组织SRS－A的释放有较强的抑制作用，且与TNST的浓度呈显著的剂量相关性。

6. 调节胶原合成代谢过程 日本学者Suzawa等通过体外成纤维细胞的培养发现，在瘢痕疙瘩和高度增殖性瘢痕中，成纤维细胞的胶原合成明显高于正常人，曲尼司特可抑制胶原的脯氨酰基和赖氨酰基的羟化，并抑制胶原合成的限速酶－脯氨酰羟化酶的活性，且只抑制瘢痕疙瘩和高度增殖性瘢痕中成纤维细胞的胶原合成，而对正常的成纤维细胞则无影响，提示曲尼司特的这种抑制作用是特异性的，它不同于糖皮质激素，后者对皮损处及正常皮肤成纤维细胞的胶原合成均有抑制作用。

7. 抑制成纤维细胞产生转化生长因子－B（TGF－B） 血小板、单核－巨噬细胞及成纤维细胞可产生TGF－B，Yamada等用细胞培养方法证实，TGF－B不仅能促进瘢痕疙瘩和高度增殖性瘢痕中成纤维细胞的增殖，同时也促进胶原的合成，且促进胶原合成的作用大于对成纤维细胞的增殖作用。近年来的研究发现，TGF－B的靶细胞包括皮肤成纤维细胞、肝脏星状细胞、血管平滑肌细胞、肾间质成纤维细胞及肺泡巨噬细胞等。TGF－B在人体多个重要脏器的纤维化疾病中起着重要作用，因此，近年来TNST在抗纤维化的研究方面，取得了很大进展。

8．免疫调节作用　据报告，TNST可抑制单核－巨噬细胞表面主要组织相容性复合体Ⅱ（MHC－Ⅱ）、HLA－DR和HLA－DQ抗原的表达，继而抑制抗原激发白细胞介素－2（IL－2）受体CD25的表达，曲尼司特还能抑制单核－巨噬细胞及淋巴细胞释放白细胞介素－1（IL－1），从而间接抑制由IL－1、IL－2所产生的各种免疫效应。

2008年，邹晴等报告，还可抑制白介素12、18诱导的干扰素γ的分泌，故认为TNST可抑制Th1型反应，故可治疗Th1型上调的皮肤疾病，如特应性皮炎等。

9．抑制神经生长因子和P物质　神经生长因子（NFG）和P物质是属于神经肽的多肽类物质，在皮肤炎症性反应中发挥重要作用。在TNST5mg/(kg·d)的剂量下，可使增高的NFG和P物质下降至正常水平。故可用于神经肽增高的皮肤病。

10．抗肿瘤作用　在子宫平滑肌瘤、胃癌、胰腺癌、肺癌及恶性胶质瘤等动物模型和体内试验表明，TNST具有抗肿瘤作用，且无细胞毒作用。其作用主要是阻断肿瘤基因的表达、诱导细胞凋亡及抑制肿瘤血管生成，诱导细胞周期素依赖激酶（CDK）的抑制剂p21、p53的表达，使细胞周期处于G_0/G_1期等环节。

11．其他作用　文献中报告，TNST尚能够对血小板源性生长因子（PDGF）、碱性成纤维细胞因子（bFGF）、单核细胞趋化蛋白1（MCP－1）具有抑制作用。上调新生血管内膜p27等。

第二节　曲尼司特在皮肤科的应用

1．特应性皮炎　日本东京大学等用TNST治疗83例特应性皮炎4周，有效率为75.3%，而日本TNST研究班报告该药治疗99例特应性皮炎的有效率为66.7%，张庆虹用TNST治疗15例，有效率为80%。张国毅报告用TNST治疗13例严重的特应性皮炎，总有效率为76%，其中8例末梢血中嗜酸细胞计数显著下降。胡敏用TNST、特非那定、TNST＋特非那定三组药物治疗特应性皮炎和慢性荨麻疹，用药4～8周，证明TNST对特应性皮炎的疗效高于慢性荨麻疹，且以联合用药组的疗效最好。新近国内一项多中心、随机、双盲、安慰剂平行对照临床研究结果表明，TNST组和对照组的基本痊愈率分别为21.54%、6.67%，两组的有效率分别为64.62%、33.33%，有非常显著的统计学差异。

2．荨麻疹　国内有学者报告，TNST治疗93例荨麻疹，有效率为84%，其疗效明显优于特非那定和酮替芬。胡敢用TNST、尼莫地平、TNST＋尼莫地平三组药物治疗慢性和寒冷性荨麻疹共326例，其有效率分别为80.5%、85.8%、96.3%，显示出联合用药组优于单一用药组。林泽等用TNST和二苯环庚啶治疗慢性荨麻疹的有效率分别为83%、45%，疗效优于二苯环庚啶。徐素平等用TNST和咪唑斯汀加用TNST治疗慢性荨麻疹，结果加用TNST组的疗效明显提高，提示疗效的提高与TNST的细胞膜稳定作用有关。

3．皮肤瘙痒症　有人用TNST治疗瘙痒症20例，并与其对60例荨麻疹、15例特应性皮炎及15例多型性日光疹的疗效进行对比，结果表明对荨麻疹的疗效最好，有效率为82%，特应性皮炎为80%，多型性日光疹67%，而皮肤瘙痒症仅为50%。

4．多型性日光疹　如上所述，TNST对多型性日光疹的疗效高于皮肤瘙痒症，而低于荨麻疹和特应性皮炎。

5．瘢痕疙瘩和肥厚性瘢痕　1992年，日本TNST研究班用双盲法对TNST治疗瘢痕疙瘩和肥大性瘢痕进行了疗效观察，治疗组141例的有效率为56.2%，而安慰剂组138例则为24.1%，二者之间有非常显著的统计学差异。TNST对瘢痕疙瘩和肥厚性瘢痕自觉症状和他觉症状的改善率为51.2%，而安慰剂组仅为25.9%，二者亦有显著性差异。其中止痒的有效率为50%左右。新近，国内曹元华等的一项多中心、随机、双盲、安慰剂平行对照临床研究结果表明，TNST组和对照组的显效率分别为15.00%、4.69%，两组的有效率分别达到79.10%、71.01%，TNST组的疗效优于对照组。

6. 硬皮病　日本学者Taniguchi报告1例病程2年的14岁男性局限性硬皮病患者，曾外用双氟拉松软膏和口服弹性蛋白酶，一度缓解，但1年后复发并加重，试用TNST 0.2g/d治疗1年后，皮损及关节损害明显缓解，随访3年未见药物不良反应，临床症状及各项实验室指标均正常。

7. 环状肉芽肿　户田宪一等首先报告TNST治疗1例73岁泛发性环状肉芽肿患者，该患者病程8年，除头面部外，绿豆至黄豆大的皮损遍布全身，曾连续外用强效糖皮质激素1年，无明显效果，口服TNST 0.3g/d 10周后，除留有少许色素沉着外皮损全部消退。1999年，山上美江等亦报告1例2岁环状肉芽肿患儿，TNST 51mg/d，1个月后皮损逐渐缩小，2个月后治愈，随访13个月未见复发。

8. 肉芽肿性唇炎　千叶万智子等用TNST治疗2例肉芽肿性唇炎，剂量为0.2～0.4g/d，治疗时间为3～8个月，结果唇部红斑及浸润性肿胀均完全消退，其中1例随访8个月未见复发。Kato等和Chiba等亦曾报告用TNST治疗肉芽肿性唇炎获得非常满意的效果。

9. 光泽苔藓　Wright曾观察43例光泽苔藓的自然病程，结果表明，69%的患者可在1年内消退，最长者可达8年而不消退。盐田哲夫等用TNST治疗1例光泽苔藓，2周皮损开始消退，1个月后治愈。据此，他认为该例患者在短期内治愈系TNST的作用，而非自然消退。Toshihiro等亦报告1例5岁光泽苔藓患者，用糖皮质激素软膏治疗效果不佳，改用TNST口服1个月后，皮损完全消退，仅留有点状色素减退。

10. 结节病　新山史郎等用TNST治疗3例结节病患者，剂量为0.3g/d，1例于治疗2周后皮损消退；1例患者躯干和右下肢有指头至鸡蛋大皮损数个，并伴有双侧肺门淋巴结肿大，治疗6周时皮损开始消退，8周后大的结节性皮损亦变平，双侧肺门肿大的淋巴结亦消失，停药后未见复发；另1例患者病程4年，全身性结节样皮损，并伴有肺门淋巴结肿大和呼吸困难，4年中一直服用泼尼松15～30mg/d，病情控制不满意，加用TNST后，皮损及呼吸困难均迅速减轻，但肺门淋巴结无改变。Yamada等报告用TNST治疗结节亦获得良好效果。

11. 环状弹力纤维溶解性巨细胞肉芽肿（annular elastolytic giant cell granuloma，AESCG）布施宁子等用TNST 0.2g/d治疗1例AESCG患者，结果1个月后皮损变平、浸润减轻，3个月后全部消退。木村俊治亦报告用TNST治疗1例83岁的AESCG患者，该患者胸、背及双上肢有多发性环状红斑，外用糖皮质激素3周皮损无变化，口服TNST 0.3g/d后，红斑、浸润逐渐减轻，3个月后皮损全部消退。

12. 银屑病　日本学者报告用TNST治疗107例银屑病患者，其有效率为63.8%～81.8%。国内徐永1999年报告用TNST 0.4g/d，治疗51例进行期银屑病患者，对照组46例口服氨酞素和维生素C，疗程均为60天。治疗组和对照组的总有效率分别为60.8%、17.4%，二者之间有显著性统计学差异。

13. 疱疹样皮炎　高田和代等报告1例30岁疱疹样皮炎女患者，因口服氨苯砜（DDS）出现头痛等不良反应而不能足量应用，每日口服DDS 25～50mg可使皮损减轻，但红斑和水疱反复出现，加服TNST 0.3g/d，3天后瘙痒减轻，1周后水疱减少，1个月后红斑和水疱均消失，且DDS的用量每3天仅为25mg。为探讨该患者的疗效是否系TNST的作用，在1.5年中曾先后5次中止口服TNST，结果每次均在停用TNST后皮损及瘙痒又复出现，而恢复口服TNST则症状消失。在该患者服用TNST的1.5年中，无明显不良反应。

14. 寻常型天疱疮　Miyamoto等报告1例37岁天疱疮患者，首先用泼尼松龙40mg/d，未能控制病情，加用DDS 75mg/d后，水疱逐渐减少，将泼尼松龙减量至15mg/d时皮损又出现，增加口服硫唑嘌呤 50mg/d 效果仍不明显，将 DDS 和硫唑嘌呤剂量均增至 0.1g/d，颜面皮损依然不消退，加用 TNST 0.3g/d 后皮损消失，继之先后停用 DDS 和硫唑嘌呤，仅用泼尼松龙 7.5mg/d 和 TNST 维持治疗，天疱疮抗体效价由 1∶240 降为 1∶120，皮损未再复发。

15. 疱疹样天疱疮　加藤真人等报告 1 例该病女患者，单用 TNST 4 周无效，加用 DDS 75mg/d 后皮损逐渐消退，停用 TNST 后皮损又急剧恶化，再次加用 TNST 2 周，皮损则又迅速消退，作者指出，TNST 对疱疹样天疱疮有效的机制不明，从该患者单用 TNST 4 周无效，而与 DDS 并用则获得满意的疗效来看，TNST 与 DDS 合用后也许产生了新的作用。

16. IgA 线状大疱病　池田佳弘等用 TNST 和 DDS 治疗 1 例 17 岁该病患者，据称取得了非常显著的疗效。

17. 肥大细胞增生病　杨健报告 1 例 1 岁患儿，全身反复出现水疱 8 个月，用抗组胺药效果不佳，用泼尼松 7.5mg/d 皮疹减少，发作间歇时间延长，但减量或停用时则皮损复发，改用曲尼司特 0.1g/d，病情可完全控制，2 周后开始减量，减至 33mg/d 后，以每 3 天 33mg 作为维持量，随访 2 年未见复发。日本学者 Katoh 报告 2 例单发性肥大细胞瘤的患儿，口服曲尼司特 5mg/(kg·d)，8 周后皮损明显消退，持续治疗 6 个月痊愈，停药后未见复发。

2005 年，曹元华等用 TNST 治愈 1 例 6 岁患儿，该例皮损泛发于全身，呈绿豆至黄豆大的丘疹、结节及增生性瘢痕样，服药 20 天后皮损开始消退，3 个月后所有皮损全部消失。随访 6 个月无复发。这是 TNST 治愈泛发性肥大细胞增生病的首例报道。

18. 进行性色素性紫癜性皮病　日本学者报告 1 例 14 岁患者，病程半年。口服曲尼司特 5mg/(kg·d)，外用糖皮质激素，治愈后未见复发。

19. 丛状血管瘤　2005 年，日本学者报告 1 例女患儿，4 个月时左上臂出现红色结节，渐渐扩大、融合为 30mm×40mm，诊断为丛状血管瘤。9 个月时开始口服曲尼司特 5mg/(kg·d)，2 个月后开始缩小，7 个月后完全消退。而 10 例同病患者的自然消退时间为 10 个月～3.5 年，平均 1 年 8 个月。作者认为，本例患儿皮损的消退系 TNST 的作用，或至少能够加快丛状血管瘤的消退。

20. 嗜酸细胞性脓疱性毛囊炎　2008 年藤井弘子等报告 1 例 30 岁女性，颜面多发性散在的孤立性结节，曾怀疑为结节病、颜面播散性粟粒狼疮进行活检，为预防瘢痕发生，口服曲尼司特，意外发现 1 周后明显好转，4 周后完全消退。

第三节　曲尼司特在其他学科的研究及应用

一、循环系统

1. 损伤性血管狭窄　Ohlstein 等在颈总动脉球囊扩张术后血管狭窄大鼠模型中，综合应用多种新技术来研究 TNST 的干预作用，结果表明，TNST 对球囊扩张术后的血管再狭窄约有 33% 的保护作用，可减少动脉内层胶原浓度及中层胶原的沉积，TNST 组血管内膜与中层的比率较对照组下降 39%，结果提示，TNST 对于血管内膜损伤具有预防和保护作用，其机制可能是通过抑制血小板源性生长因子 BB 和碱性成纤维细胞因子，从而抑制动脉平滑肌细胞的有丝分裂而发挥作用。2006 年，国内徐超等的动物实验结果也得出类似的结论，曲尼司特能抑制血管平滑肌细胞增殖，其抗增殖机制可能与细胞周期调控和上调 p27 相关。

2005 年，袁国会等观察 TNST 对大鼠急性心肌梗死（AMI）后心肌纤维化和左室功能的影响，结果与 AMI 组比较，TNST 能减少非梗死区心肌羟脯氨酸含量，降低左室舒张末压，减轻 AMI 后左室心肌纤维化，改善左室功能。新近，方志成等探讨 TNST 对兔心肌梗死后心肌间质纤维化干预作用，结果发现，TNST 组治疗前后心功能、心腔内径、室壁厚度明显改善，血清 TGF－β1，Ⅰ、Ⅲ型胶原浓度及羟脯胺酸含量较对照组明显下降，提示 TNST 可有效拮抗心肌梗死后心肌间质纤维化。

Tamai 等评估曲尼司特对冠脉内成形术后再狭窄患者的影响，297 例患者（151 例服用曲尼司特，146 例服用安慰剂），结果曲尼司特组和安慰剂组每个损伤的再狭窄率分别为25.9%和41.9%；每个患者的再狭窄比例分别为 20.2%和 47.3%。对于再狭窄的冠脉损伤，曲尼司特组的再狭窄发生率明显低于对照组，具有非常显著的统计学差异。作用机制可能与以下因素有关，TNST 能够抑制 A23187 或内毒素诱导的 LTC_4 和 PGE_2CH 的产生、具有直接抑制成纤维细胞增殖、免疫调节及抗炎作用。

2. 动脉粥样硬化　1999 年 Matsuura 对遗传性高脂血症家兔模型的研究发现，TNST 对血浆总胆固醇、甘油三酯及 HDL 与对照组虽无明显差异，但 TNST 组动脉壁中的胆固醇和胆固醇酯却明显降低，从而抑制动脉粥样硬化的形成。这种抑制作用与其抑制动脉粥样硬化管壁免疫激活的标志物——主要组织相容复合体Ⅱ及 IL－2 受体 CD25 的表达有关。TNST 还通过抑制粥样硬化斑块中 T 细胞和巨噬细胞释放单核－巨噬细胞源性因子、脂蛋白酶、细胞毒物质、纤维蛋白激活剂，从而调控 LDL 的代谢。有学者通过自发性高血压大鼠模型研究发现，血小板源性生长因子 BB（PDGF－BB）和 TGF－β 可诱导血管平滑肌增殖，与动脉粥样硬化的形成有直接关系，TNST 能抑制 PDGF－BB 和 TGF－β 发挥抑制动脉粥样硬化形成的作用。Saiura 等在心脏移植大鼠模型中发现，TNST 能明显提高冠脉中细胞周期素依赖激酶抑制剂——$P21^{Waf1}$ 阳性细胞的数量，从而抑制移植后冠脉的粥样硬化。

二、呼吸系统

1. 支气管哮喘　日本自 1976～1983 年用 TNST 共治疗支气管哮喘 2239 例，对过敏型、混合型、发作型、慢性型及季节型均有较好的疗效，体现在减少发作次数，缓解呼吸困难和缺氧症状，使哮鸣音和痰量减少等。国内有人报告用 TNST 治疗支气管哮喘 293 例，其显效率为 66.5%，总有效率为 91.8%。

2. 过敏性鼻炎　日本对 233 例患者用 TNST 进行双盲治疗研究，显效率为 45.9%，有效率为 76.0%。国内陆锦玉等用 TNST 治疗过敏性鼻炎 154 例，显效率为 51.9%，总有效率为 91.3%。疗效体现在发作次数和鼻涕量减少、鼻塞和鼻黏膜肿胀减轻、鼻涕中嗜酸性粒细胞减少等。

3. 肺纤维化　肺泡巨噬细胞（AM）在肺纤维化形成的急性炎症期和慢性期均起着至关重要的作用，AM 活性的提高能够产生过氧化氢和促进纤维化的发展。体外实验表明，博来霉素可通过 AM 诱导肺纤维化的形成，TNST 能够抑制博来霉素诱导的 AM 的活性，使 AM 产生 TGF－β 的量减少，从而发挥抗肺纤维化作用。

三、泌尿系统

1. 肾小管间质损伤　单侧输尿管梗阻模型研究结果发现，梗死侧肾内压增高，机械性损伤导致小管上皮或巨噬细胞表达 TGF－β，从而出现与 TGF－β 增加相关的肾间质纤维化、肾小管萎缩。Miyajima 的研究结果表明，TNST 能够降低梗阻侧肾组织内 TGF－β 的浓度及肾小管凋亡，增加小管上皮增生修复，改善缓和预防输尿管梗阻引起的肾小管损伤。2004 年，Kelly 等的研究亦发现，TNST 能够减少肾间质纤维化和肾小管萎缩，减少蛋白尿和延缓肾功能丧失。

2. 肾小球肾炎　单核细胞趋化蛋白 1（MCP－1）通过趋化单核细胞，在肾小球肾炎的发病过程中起着重要作用。研究表明，TNST 可浓度依赖性抑制 IL－1β 诱导的 MCP－1 的分泌及 MCP

-1mRNA 的表达。荧光素分析表明，TNST 可抑制 IL-1β 诱导的依赖于 NF-κB 的转录，并能选择性抑制 IL-1β 诱导的 Jun 氨基酸激酶的活性。这可能是 TNST 抑制 IL-1β 诱导的 MCP-1 生成的部分机制，因 TNST 具有抗趋化因子的特性，故有学者建议将其作为治疗肾小球肾炎的一种新药物。

3. 肾小球硬化 Ikeda 的实验研究发现，TNST 可抑制肾小球系膜细胞的增殖和 DNA 的合成。尚有学者的实验研究也证实，TNST 能够浓度依赖性抑制血小板源性生长因子刺激的肾小球系膜细胞的增殖和 DNA 的合成。这些研究结果提示，TNST 在肾小球硬化方面，可能具有潜在的应用价值。

4. 糖尿病肾病 胶原是细胞外基质的主要组成成分，而细胞外基质沉积和肾小管间质纤维化是糖尿病肾病的特征性病理改变。已有学者报告，肾小球系膜区存在成纤维细胞分泌的Ⅰ、Ⅲ、Ⅳ型胶原沉积，参与了糖尿病肾小球硬化的形成。Misfud 在大鼠糖尿病模型研究中发现，TNST 对血糖和血压无影响，但与对照组相比，TNST 能明显减慢早期肾脏体积增加速度，减少肾小管间质纤维化、减少小管萎缩和肾小球硬化及蛋白尿。其机制主要是抑制 TGF-β 的产生和抑制其导致纤维化的作用。该研究表明，TNST 对动物进展性糖尿病肾病的肾脏结构和功能都具有保护作用。对人类糖尿病肾病的研究具有参考价值。

四、眼科

国外多位学者先后在动物实验证实，TNST 能够抑制兔混浊角膜细胞的增殖和胶原合成，抑制兔玻璃体视网膜增殖，抑制兔眼球筋膜和角膜基质成纤维细胞的增殖，对培养的翼状胬肉细胞有抑制作用。TNST 滴眼液能够抑制角膜细胞增殖和角膜基质中胶原的合成而减轻角膜混浊。2004 年和 2006 年，国内王曼等的动物实验也证实，TNST 具有抑制晶状体上皮细胞增殖的效果，将细胞抑制在 G_1 期的限制点内；曲尼司特微球能够抑制兔眼晶状体超声乳化术后后囊膜混浊的发生和发展。

Tobari 等用 0.5% 曲尼司特滴眼液，预防人白内障手术后人工晶体植入后的纤维增生和晶体混浊，已获得成功。曲尼司特滴眼液已于 10 多年前在日本上市，用于预防佩带隐形眼镜对角膜的损伤。

五、外科

腹膜粘连是腹部手术后最常见的并发症，Adachi 等的动物实验研究发现，TNST 能够减少腹膜粘连的频率和强度，但不影响吻合部位的张力强度。其作用机制是 TNST 抑制成纤维细胞和血管内皮细胞中碱性成纤维细胞因子的表达，从而降低了手术后腹膜粘连的发生。

六、肿瘤

国外学者的动物实验性表明，TNST 能够将胰腺癌模型中 PGHAM-1 细胞的增殖限制和阻抑在 G_0/G_1 期，减轻血性腹腔积液量和肿瘤转移部位的新生血管，明显减少大网膜、肠系膜及膈肌的淋巴转移；明显抑制口腔鳞状细胞癌的大鼠模型中肿瘤的生长和颈淋巴结转移；将子宫平滑肌瘤的细胞周期阻抑在 G_0/G_1 期，抑制平滑肌瘤的增殖。Murahashi 和 Yashiro 报告，用顺铂和 TNST 联合治疗硬化性胃癌，可抑制肿瘤的增长，缩小肿瘤的体积，并减少顺铂的剂量。

七、神经科

2002 年，国内白跃宏等的动物试验表明，TNST 能够缩短热逃避反射潜伏期和神经传导速度，有效预防慢性卡压性神经病变炎症反应和轴索的变性，保护神经功能。

八、男性科

Yamamoto等给少精子症患者口服TNST 3个月，结果患者精子的密度、活力及有活力精子总数均明显增加，且治疗组受孕率为28.6%，安慰剂为0%；Hibi等给52例精子活力低下患者口服TNST 3个月后，有31%~44%患者的精子密度明显增加，并有6对夫妇自然受孕，他们认为，TNST可作为治疗严重精子减少症的有效药物。

九、其他

文献中尚有个案报告，TNST用于治疗慢性克罗恩病、血管性紫癜、紫癜性肾炎、肾病综合征及嗜酸细胞增多性膀胱炎等。

第四节 用法与不良反应

成人常用剂量为0.1g，每日3次口服，儿童用量为5mg/(kg·d)。日本统计服用TNST的21772名患者不良反应发生率为2.36%，国内统计的4276例不良反应发生率为2.48%，无严重不良反应事件。尽管皮肤科文献中有些报告病例数不多或仅为个案，但大多是在治疗上比较棘手的疾病，能够取得较理想的疗效，值得深入研究。曲尼司特抗纤维化作用的发现，以及越来越多与抗纤维化有关的、具有说服力的研究结果和数据，将为其新的研究方向和新的治疗用途提供新的思路和理论依据，具有潜在的应用前景和价值。

（曹元华）

第二十一章 沙利度胺在皮肤科的应用

众所周知，沙利度胺（反应停，thalidomide，THD）于20世纪60年代，因致畸作用，导致大量“海豹胎儿”畸形，而被许多国家禁用。然而对该药的临床及实验室研究一直在进行。1965年，Sheskin发现沙利度胺停可以有效地治疗型Ⅱ麻风反应的结节性红斑，以后又陆续发现可用于治疗口腔溃疡、贝赫切特综合征、红斑狼疮等疾病，现又延伸至艾滋病及其相关疾病、肿瘤等的治疗。

第一节 药理作用

1. 系统药理作用　THD主要为中枢镇静作用，可降低实验动物活动性，诱导睡眠，能增强巴比妥类的麻醉作用。Broke认为本药治疗结节性痒疹有效，其机制可能是中枢镇静作用降低了外周瘙痒刺激感觉，阻断了瘙痒-搔抓的恶性循环，但其他镇静药却无效，因而认为THD还可能同时作用于外周皮损内的神经组织，产生治疗效果。THD不降低动物对疼痛的敏感性，但能轻度增强哌替啶和吗啡的镇痛作用。

2. 抗炎作用　许多临床观察和试验研究表明，THD具有很强的抗炎活性，但具体抗炎机制的研究较少。THD具有抑制中性粒细胞趋化、稳定溶酶体膜、抗组胺及抗5-羟色胺作用。1997年，Dununder发现THD可抑制脂多糖诱导的中性粒细胞趋化及其跨内皮游走。近来研究表明，THD可显著抑制单核细胞转化，增加淋巴细胞和单核细胞随意游走，还可选择性抑制人单核细胞表达TNF-α，但不影响T细胞TNF-α。

3. 对免疫影响　THD是一种强效的T细胞共刺激剂，其在治疗浓度即可向T细胞提供活化信号，促进IL-2介导的细胞增殖和IFN-γ表达，并与T细胞T受体复合物具有协同作用，其对$CD8^+$细胞刺激作用较对$CD4^+$T细胞明显。THD迄今为止一直被认为是温和的免疫抑制剂和免疫调节剂，其机制有待进一步深入研究。

4. 抗血管生成作用　D'Amato等首先发现THD显著抑制碱性成纤维细胞诱导的角膜血管生长。近年发现，THD可抑制内皮细胞增殖。D'Amato推断THD所致肢体畸形，有可能与其在胎儿肢芽形成过程中对血管生成的抑制有关。

第二节　临床应用

一、麻风性结节性红斑

THD对Ⅱ型麻风反应的结节性红斑效果良好，总有效率为99%。推荐起始剂量为0.4g/d，以后逐渐减量至50mg~0.1g/d维持，用药48~72小时皮损明显缓解。在服用THD时已接受过大剂量或长程糖皮质激素治疗，见效慢一些。如用THD时正在服用糖皮质激素，则应继续应用糖皮质激素并逐渐减量。THD对Ⅰ型麻风反应效果差。

二、红斑狼疮

THD治疗DLE效果良好，有效率90%。剂量为0.1~0.4g/d，但以每日0.1~0.2g较为适宜，通常2周内见效，1~2个月缓解，停药后70%复发，需用25~50mg/d维持。THD适用于糖皮质激素及抗疟药治疗无效的病例。1999年Duong等治疗7例皮肤型红斑狼疮（CLE），其中1例退出，6例治疗有效，2例1年后皮损完全消退，4例显著改善。在治疗前有自身循环抗体的患者中，治疗后皮损好转，但循环抗体未下降。作者认为，在采取严格避孕及避光条件下，小剂量THD单一疗法是对常规标准治疗无效的CLE的一种有效方法

THD对SLE皮肤、关节症状有效，但对内脏改变几乎无效。Walchner治疗5例SLE和5例CLE（其中4例为DLE，1例为SCLE），初始剂量为0.1g/d，仅1例为0.3g/d，4个月后减为每日50mg。SLE患者前4周用维持量糖皮质激素治疗，以后每周减药量直至停药。10例中9例于治疗后2周外周血淋巴细胞相对和绝对计数升高，并在治疗期间保持正常。4例SLE治疗前抗dsDNA抗体升高，治疗开始后4周内下降，3个月后均转阴。2~3周所有炎症性皮损开始消退，与LE皮疹有关的脱发部位除有瘢痕形成外，均有新发生成。

三、移植物抗宿主病（GVHD）

1985年因发现THD具有免疫抑制作用而应用于GVHD，许多THD治疗GVHD的报告也显示对慢性患者有明显效果，而急性患者多失败。有人认为，THD尤适用于对其他治疗无效的GVHD，剂量0.1~0.3g/d。近来一项研究表明，那些对标准免疫抑制治疗抵抗的慢性GVHD患者，在增加THD治疗后，总有效率38%，所有THD治疗有效者无1例死亡，无效者中仅2例存活。

四、复发性口疮及口生殖器溃疡

THD对于各种复发性口疮有良好疗效，有效率75%~100%，轻者0.1g/d，重者0.3g/d，控制症状后以小剂量维持2个月，且可抑制复发。Grinspan曾治疗100例并随诊1~8年，仅有少数复发。曾有人用THD治疗15例复发性口、生殖器溃疡，14例完全消退，1例显效，平均见

效11天（5~21天）。国内有人用THD治疗复发性口腔溃疡48例。口服THD 75mg，每日4次，持续2~10周。95.8%患者有较好疗效。疼痛缓解出现早，改善显著，4周后有半数患者明显缓解，一般在6周出现最大疗效，用药4周以上者无1例在停药1个月后复发，1年以上未复发者11人。

五、贝赫切特综合征

THD对贝赫切特综合征部分症状尤其是口、生殖器溃疡有效。Nunro用THD治疗伴发贝赫切特综合征的坏疽性脓皮病1例。初用泼尼松龙每日0.1g，并加用DDS 0.1g/d，皮损仍继续出现并扩大。治疗10天后，停用DDS，改用THD 0.4g/d，晚间1次服用。48小时内所有皮疹明显消退，无新发疹。4天后THD减至每日0.2g，并于6周内停用泼尼松龙。THD继续减至0.1g/d，2个月后右手皮损活动，增加THD剂量后有效。国内有人用THD治疗贝赫切特综合征14例，剂量为0.1g，每天2次，11例痊愈，1例显效。一般在治疗1~3周内黏膜溃疡愈合，皮损消退，自觉症状消失，而后逐渐减量治疗3~6个月停药。

六、结节性痒疹

治疗剂量为0.2g/d，要达到稳定效果一般需服药6个月。一般2~4周内瘙痒消失。长期小剂量维持有无必要尚未肯定。国内有人治疗结节性痒疹12例，THD 0.1g，每日2次，11例痊愈或进步，一般服药1~2个月内皮损渐消退，然后缓慢减量，需连续服药2~4个月停药。用于治疗慢性单纯性痒疹疗效不满意。

七、光化性痒疹和多形性日光疹

现认为，THD治疗光化性痒疹有较好疗效，但治疗所需疗程较长，停药易反复。成人剂量为0.1~0.2g/d，儿童80mg~0.1g/d，1~3周后出现疗效，多数患者需用15mg~0.1g/d，维持治疗。在常规治疗失败后可考虑应用。该药对多形性日光疹亦有疗效。

八、迟发性皮肤卟啉症（PCT）

Monastirli 1999年用THD治疗Ⅰ型PCT（8例），治疗时间为4周，第1周剂量为每日0.3g，以后3周为每日0.2g，所有患者治疗1周后，无新发水疱和大疱，治疗完成后2个月原发水疱完全消失，皮肤脆性改善，色素沉着明显好转。所有患者尿中总卟啉排泄快速，显著下降，并于治疗期间达到正常水平。治疗16~18个月无复发。作者认为，口服THD治疗PCT可快速改善临床症状，使异常卟啉水平完全恢复正常，同时有良好耐受性。

九、与HIV感染相关疾病

1. HIV感染并发阿弗他溃疡　许多报告和研究表明，THD可有效治疗HIV感染者的阿弗他溃疡，同时不削弱其免疫功能。Peterson等报告20例HIV男性感染者，因患特发性口疮溃疡（口腔16例，喉腭4例，食管5例，直肠3例）而用糖皮质激素制剂、阿昔洛韦或更昔洛韦治疗无效，改用THD 0.2g/d，疗程4~84天，平均14天，治愈19例，改善8例，1例疗效难以判定。Jackson等为24例患食管阿弗他溃疡的HIV感染者每日口服THD 0.2g，另一组给予安慰剂，4周后THD组11例中8例痊愈，安慰剂组13例仅3例痊愈。Soler治疗1例14岁HIV患者，患口腔溃疡及疼痛性痔结节，每日口服THD 0.1g，3天后疼痛明显减轻，3周内溃疡完全消失。随后齿龈炎减轻，痔结节几乎完全消失。除轻度倦怠外，无其他不良反应。有研究认为，THD在体外可增加角质形成细胞的移行和增殖，并认为可能是它促进创口愈合原因之一。

2. HIV感染并发消耗综合征　在一项103例患者，长达8周的随机、双盲试验中，用THD患者体重平均增加3.4%（0.1g/d）和2.5%（0.2g/d），而安慰剂平均减轻0.3%。尿氮排泄量及生物电阻试验证明，THD可增加机体肌肉质量。

3. HIV感染并发腹泻　有研究表明，患小孢子虫病和慢性腹泻患者并对阿苯达唑治疗抵抗的HIV感染者，接受THD 0.1g/d治疗后获得明显改善，肠道蠕动频率降低，止泻药用量减少，但体外研究提示沙利度胺并无抗小孢子虫活性。

4. 其他　Siloa等报告用THD双盲安慰，交替治疗21例难治性尿毒症瘙痒症，总有效率81%，认为THD是对其他药物治疗无效的顽固性瘙痒有效的药物。Thomas报告4例通过免疫组化确诊的朗格汉斯细胞组织增生症，用THD 0.1～0.2g/d，1～3个月病情缓解，药物减至50mg/d或隔日50mg，最后停药。1例停药后复发。

据报告，THD还可用于天疱疮、家族性慢性良性天疱疮、多形性红斑、颜面播散性粟粒型狼疮、坏疽性脓皮、血管炎等的治疗。

第三节　不良反应

THD较严重的不良反应是致畸和多发性神经炎，这也是THD不能作为许多皮肤病首选治疗药物的原因。

1. 一般不良反应　包括头晕、嗜睡、荨麻疹、情绪改变、头痛、便秘、口干、瘙痒等。一般症状很轻，均可耐受，停药后可很快恢复。偶见血细胞减少、血小板减少、中毒性表皮坏死松解症、剥脱性皮炎。对男子生精能力影响不肯定。

2. 致畸作用　主要表现为短肢畸形，常为双侧性，但程度不对称，内脏畸形也可发生。THD致畸一般发生在妊娠3个月内，Lenz更确切认为在末次月经37～50天内，此期间服药致畸发生率为2%～20%，故有生育能力妇女服药期间应严格避孕。

3. 神经炎　文献报道的发生率自1%～50%不等，其发生不可预见，与服药总量密切相关。当总量达到40～50g时易出现神经炎。但Ochonisky认为女性及高龄患者危险性较高，个体易感性基因素质较每日用量及疗程更重要。主要表现为感觉迟钝、感觉障碍、对热及痛觉过敏、麻木感等。多出现于下肢、手足，呈手套袜套样分布。远端较重，较少扩展到肘膝以上。运动异常少、轻、出现晚，主要为乏力，多见于肢体近侧，严重者可致肌肉失用性萎缩。THD致神经炎恢复较慢，因而患者用药期间一旦出现外周感觉异常的早期症状，即应减少用量，建议至少每6个月进行1次常规神经检查。

（盛　楠）

第二十二章　妊娠和哺乳期的皮肤病用药

女性在妊娠期间，免疫功能、新陈代谢、内分泌等各方面都发生一定变化，使她们的皮肤附属器也易发生一系列生理或病理改变。因此，比平时更易罹患相应皮肤病，而此时为了母婴安全，任何用药都必须格外谨慎。哺乳期也如此。

妊娠期和哺乳期的合理用药是指用药前充分考虑到疾病与患者的身体状况，能够正确运用药效学和药物代谢动力学选出最佳的药物及其制剂，认真制订并能够调整适当的用药方案（包括药物剂量、用药途径、间隔时间以及疗程等），安全治愈所患疾病。

医师应掌握药物在孕产妇体内的代谢动力学变化、药物的理化性质、药理、毒理以及对胎儿有无致畸作用等。孕产妇的用药原则是，能够一种药物就避免联合用药，能用疗效肯定的老药就避免使用尚难确定对胎儿有无不良影响的新药，能小剂量用药就避免大剂量用药。

有资料统计，我国孕产妇服药率非常高，从停经开始至产褥期结束曾用过1种以上药物者高达85%以上，用过10种以上仍占5%左右。因此，有必要了解妊娠期药物代谢的特点。

第一节　孕妇的药代动力学特点

一、药物在孕产妇体内的代谢动力学特点

妊娠期间胃排空时间延长，肠蠕动减慢使口服药物吸收缓慢，血药峰浓度延迟出现且峰值偏低。血容量、体液pH值、药物与血浆蛋白结合率以及药物与组织结合率等因素都影响药物在孕妇体内的分布。

有研究证明，孕妇的血容量约平均增加35%，血浆增加多于红细胞增加，因而血液的稀释使血浆蛋白量减少，致使游离型药物相对增多。妊娠使肝脏血流量增加和雌激素水平增高，会加快药物的代谢。肾血流量增加则加快了药物的排泄，从而会不同程度降低血药浓度。

二、药物在胎盘的转运

胎盘对药物转运的程度和速度，主要取决于药物的理化性质（分子量＜500kD及脂溶性药物容易通过胎盘），但孕妇如患感染性疾病，感染及缺氧常能破坏胎盘屏障，使正常情况下不易通过胎盘屏障的抗生素等药物变得容易通过。

三、药物在胎儿体内代谢特点

羊水中，药物以游离型存在为主，12周以后，药物可被胎儿吞咽进入胃肠道，被吸收入胎儿血循环，最终从胎儿尿中排出药物代谢物，又可被胎儿吞咽入血循环，形成羊水－肠道循环。药物易在胎儿肝脏、脑、肾中蓄积，引起胎儿畸形或中毒等危害。

四、药物对胚胎和胎儿的影响

受精卵着床后至12周左右，是胚胎、各器官处于高度分化、迅速发育、不断形成的重要阶段。此时用药，其毒性能够干扰胎儿组织细胞的正常分化，任何部位的细胞受到药物毒性干扰，都有可能造成与胚胎各部位不相对应的分化时相。随着妊娠进展，能使某一部位的组织或器官发生畸形。妊娠12周内是药物致畸最敏感时期。

妊娠4个月以后，由于胎儿绝大多数器官已经形成，药物的敏感性明显减弱，已经不再形成大范围的畸形，但对有些尚未分化完全的器官，如生殖系统、神经系统仍有可能受到影响。

五、哺乳期合理用药

药物通过乳腺以被动扩散方式从乳汁中排出，但药物含量很少超过哺乳妇女摄入药量的1%~2%，药物排除数量和速度与乳腺的血流量和乳汁中脂肪含量相关。脂溶性高、弱碱性、分子量小于200和解离度高的药物，在母乳中含量高。由于新生儿代谢能力弱，容易引起药物在新生儿体内蓄积中毒。

第二节　与用药时间相关的危险

1. 妊娠期药物危险等级的分类　美国FDA根据药物对人类致畸情况，将药物对胎儿危害的

等级标准分为A、B、C、D、X五个级别。孕产妇出现紧急情况必须用药时，应该尽量选用经临床多年验证无致畸作用的A、B级药物。

FDA妊娠期药物危险等级的种类：A：对照研究对胎儿没有危险；B：除了可能的动物危险对人类胎儿没有；或者在动物研究没有危险而人类研究没有做；C：危险性不能排除，缺乏人类研究，潜在的利益大于危险；D：对人类胎儿有阳性证据的危险；然而药物的益处大于危险；X：妊娠期禁忌，妊娠期使用无任何原因的危险；未分类：妊娠期没有归类。

2. 第一个妊娠周期（前3个月） 在妊娠2～2.5周，细胞尚未分化。此期间给药会影响所有细胞，或是杀伤器官。主要的影响是自发性流产而不是任何的先天性异常。

器官发生最迟在妊娠的2～8周。分化的细胞可被特殊的药物所影响，从而导致先天性异常。在这期间避免使用所有一切可能致畸作用的药物非常重要，包括列于FDA妊娠范畴的X或D类的药物，以及一些其他等级药物或一些尚未鉴定等级的药物。

3. 第二个妊娠周期（4～6个月） 在妊娠中期，各个器官系统发育成熟。胎儿对药物的代谢率不同于母亲，假如胎儿代谢慢于母亲，则胎儿与药物的接触时间会延长。例如，母亲使用碘，可使胎儿出现甲状腺功能减退。

4. 第三个妊娠周期和产前（7～10个月） 妊娠晚期尤其临近分娩，磺胺类药物可产生核黄疸症。NSAID可促进持续的胎儿循环或羊水过少，利福平与胎儿的出血有关，母亲在快生产时使用多虑平可使胎儿出现呼吸抑制的危险。

5. 哺乳期 哺乳期不应使用已知有致畸性的药物，包括所有抗肿瘤药物，因为它的免疫抑制作用或可能与致癌有关的作用。

妊娠、产前或哺乳期服药的危险性是不同的。妊娠期用药的相关危险性因妊娠每3个月的周期不同而不同。有致畸性的药一般在妊娠前几周出现危险。但在整个妊娠期一般均建议避免使用。

口服避孕药和肝酶诱导剂合用（如灰黄霉素等）可引起口服避孕失败，并增加雌激素代谢，男女双方都应避免使用灰黄霉素。其他药，如利福平也可降低口服避孕药的效果，它可刺激雌激素代谢或减少雌激素的肠肝循环，青霉素也可减少雌激素的肠肝循环。四环素和磺胺可以增加突破性出血和降低避孕效果。假如决定妊娠，无论男女都应避免使用甲氨蝶呤。

第三节 妊娠期和哺乳期的皮肤科合理用药

一、糖皮质激素

（一）妊娠期

1. 系统使用糖皮质激素 FDA分类为C。研究发现，动物哺乳期系统使用糖皮质激素与腭裂、胎盘生成不充分、自发性流产和胚胎在子宫内生长迟缓的危险性升高有关。人类没有观察到小剂量系统使用糖皮质激素有致癌性等问题，大剂量与婴儿生长抑制、内源性激素分泌抑制以及激素的潜在危险有关。有报道，妊娠期母亲使用泼尼松婴儿出现先天性白内障。妊娠期10mg/d或更低剂量的泼尼松不禁忌。但是可能与低体重儿有关，并且低体重儿可能与迟发性高血压和心血管疾病的死亡率有关。近来不断有证据表明，产前反复给予糖皮质激素可能会影响胎儿中枢神经系统发育。另一项调查发现，英国98%的产科病区早产前重复用过糖皮质激素，有时可重复3、4次或更多。产前给予糖皮质激素的最大受益者为早产儿肺表面物质系统。

动物实验表明，糖皮质激素有延缓神经髓鞘形成作用。目前，糖皮质激素抑制脑生长的机制尚不清楚。体外发现，地塞米松能抑制大鼠皮质星状细胞中成纤维细胞生长因子和神经生长因子基因表达，促进细胞凋亡。

动物实验还证实，糖皮质激素影响脑组织抵抗缺血、缺氧的能力。糖皮质激素对缺氧脑组织的作用机制十分复杂，应用不当不但起不到预期的保护作用，有时可能会促进脑损害。

产前应用倍他米松与新生儿头围大小存在相关性。次数越多，头围越小。产前应用糖皮质激素，慢性肺疾患发生率显著降低，但神经运动异常发生率增加。早产儿应用糖皮质激素脑损害的风险大大增加，对于极低体重儿，糖皮质激素可能负面影响其大脑发育，也可能是由于增加了已有脑损害患儿的生存能力。短期使用泼尼松 40～80mg/d，没有增加先天性畸形的危险。

2. 外用糖皮质激素　妊娠期外用糖皮质激素和胎儿的危险性无明显关系。超强效的外用糖皮质激素的厂商明确警告妊娠期或准备妊娠的患者不能大量、广泛或长期使用。有报道，母亲每日外用相当于 40mg 的曲安奈德，胎儿在子宫内生长迟缓。通常短期外用糖皮质激素与先天性畸形无关。

（二）哺乳期　母亲系统使用糖皮质激素不影响婴儿的血液化学或感染率。如果长期应用或激素量超过 20mg/d，泼尼松应换成泼尼松龙。服药后 3～4 小时喂奶则使药物接触婴儿最少。哺乳期使用糖皮质激素相对安全。外用糖皮质激素在哺乳前不能用于乳房。有报道，母亲外用激素于乳头，婴儿出现高血压。

二、镇痛药

（一）妊娠期

1. 对乙酰氨基酚　FDA 分类为 B，对人类无影响。在第一和第二周期用超毒性剂量，大多数胎儿仍正常。如果母亲在第三周期使用了超量的对乙酰氨基酚，则婴儿会发生致命性危险。在妊娠的任何周期使用小剂量此药对胎儿没有影响。

2. 阿司匹林　FDA 分类 C，是一个已知动物致畸药，研究未显示对人类的胚胎有毒性或致畸性。妊娠晚期，使用阿司匹林与新生儿出血有关。也有报道会引起早产儿动脉导管闭合、过度成熟综合征和腭裂。许多研究显示，小剂量阿司匹林可成功阻止生长发育迟缓、妊娠导致的高血压和死产。小剂量的阿司匹林不会出现致畸效果。

3. 非甾体抗炎药（NSAID）　吲哚美辛（消炎痛，FDA 分类为 D）在第三个妊娠周期使用时与羊水过少、早产儿动脉导管闭合有关。还与坏死性小肠结肠炎、脑出血、无尿和孤立性回肠穿孔有关。虽然对其他的非甾体抗炎药还没有研究，但所有的 NSAID 在妊娠的第二和第三期应避免使用。其他的 NSAID 包括布洛芬（FDA 分类 B）、酮洛芬（FDA 分类 B）、萘普生（FDA 分类 B）。动物研究显示该类药使妊娠延长和婴儿出生推迟。

4. 麻醉性镇痛药　可待因（FDA 分类 C）、哌替啶（杜冷丁，FDA 分类 C）、喷他佐辛（镇痛新，FDA 分类 B）、吗啡（FDA 分类 C）、丙氧氨酚（FDA 分类 C）都可以透过胎盘屏障，致胎儿产生药物依赖，使新生儿出生后立即出现戒断症状（如过度啼哭、打喷嚏、打哈欠、呕吐、腹泻等），分娩期使用可引起新生儿呼吸抑制。第一个妊娠周期使用可待因可能与呼吸道畸形有关。一项研究报道，母亲使用吗啡和孩子的腹股沟疝有关。母亲长期使用丙氧氨酚会导致婴儿长期的行为异常。除吗啡外，妊娠期使用小剂量的麻醉剂与致畸性无关。如必须使用可以很小量的短期使用该类药物。

（二）哺乳期　对乙酰氨基酚：哺乳期可使用。阿司匹林：可经乳汁排泄，哺乳期禁用。NSAID：包括布洛芬、酮洛芬、塞来昔布和萘普生，可分泌至乳汁，如有可更换药物，尽量不用。麻醉性镇痛药：可待因、哌替啶、喷他佐辛、丙氧氨酚等所有的麻醉性镇痛药都会少量通过乳汁排泄，在哺乳期可慎用或减少剂量，吗啡禁用。

三、麻醉药

（一）妊娠期 局部麻醉药：普鲁卡因（FDA 分类 C）、利多卡因（FDA 分类 B）、盐酸丁卡因（FDA 分类 C）、罗哌卡因（FDA 分类 B）、布比卡因（FDA 分类 C）、甲哌卡因（FDA 分类 C），B 类在妊娠期使用无禁忌，C 类宜在对胎儿潜在的利益大于危害时使用。皮肤科活检时使用这些麻醉剂，对母亲或胎儿均无危险。

（二）哺乳期 利多卡因、罗哌卡因和盐酸丁卡因均可用。

四、抗菌药

（一）妊娠期 抗菌药是用药最广泛的药物之一，品种繁多复杂，因此，了解各类药物特性，对哺乳期和妊娠期治疗具有指导意义。

药物在组织体液中分布：妊娠早期，大多数抗菌药物在蜕膜中浓度最高，绒毛其次，胎儿最低。但氧氟沙星、氯霉素和甲硝唑在胎儿中浓度明显高于绒毛，头孢曲松、苯唑西林的胎儿浓度略高于绒毛组织浓度。妊娠晚期均以脐带血药浓度为最高，其余依次为胎盘、羊水和脐带。但甲硝唑、阿米卡星、头孢曲松在羊水中浓度高于胎盘组织。妊娠中期羊水药物浓度多明显低于母血浓度，然而甲硝唑羊水浓度约为母血 1/2。妊娠各期组织体液浓度相比，除甲硝唑外，晚期羊水药物浓度均较中期者明显为高。

药物的组织体液浓度和对血－胎盘屏障的穿透性：对血－胎盘屏障的穿透性，青霉素、头孢菌素类相对较低，甲硝唑、氧氟沙星对血－胎盘屏障的穿透性为高。

药物在乳汁中含量：除甲硝唑和红霉素乳糖酸盐外，大多数药物在乳汁中浓度低。

1. 青霉素 青霉素家族的 β－内酰胺类抗生素，FDA 分类 B，与先天性异常的危险性增加无关。妊娠期使用青霉素不禁忌。在妊娠期，尤其在第一期，使用红霉素和青霉素比头孢菌素更安全。

2. 头孢菌素 包括头孢氨苄（FDA 分类 B）、头孢克洛（FDA 分类 B）和头孢拉定（FDA 分类 B）等，有报道在第一期使用会增加先天性缺陷的危险，但有争议。头孢羟胺苄（FDA 分类 B）与危险无关。小样本研究妇女使用头孢菌素未见增加先天性畸形的危险。第一个妊娠周期后使用对胎儿没有危险。青霉素类、头孢菌素类虽对血－胎盘屏障穿透性不高，然而其组织体液浓度仍可达对敏感菌的杀菌水平，该类药物毒性又低，可安全用于妊娠各期感染。

3. 红霉素和相关的大环内酯药 红霉素：FDA 分类 B，已使用多年，比较安全，可用于妊娠的任何时期。阿奇霉素：FDA 分类 B，化学性质与红霉素类似，尚无相关危险性报道。克拉霉素：FDA 分类 C，大剂量使用与动物的心血管缺陷以及胎毒性有关。在确切数据不明之前，妊娠期避免使用。

4. 喹诺酮类 FDA 分类 C，包括环丙沙星、氧氟沙星、左氧氟沙星、诺氟沙星、培氟沙星、洛美沙星、依诺沙星、司帕沙星、莫西沙星、曲伐沙星、加替沙星等。氧氟沙星的组织体液浓度高，血－胎盘屏障穿透性亦高，在胎儿组织中浓度可达母血浓度的 60%，动物实验对幼年动物可致软骨坏死。该类药物均应避免在妊娠期使用。

5. 硝基咪唑类 甲硝唑：FDA 分类 B，为血－胎盘屏障穿透性最高者，动物试验有致突变作用，因此，妊娠早期不宜应用。有研究显示，第一个妊娠周期母亲口服甲硝唑，其婴儿畸形的发病率升高，第二、第三周期使用不禁忌。替硝唑 FDA 分类 C。

6. 磺胺类 FDA 分类 C，动物实验发现有致畸作用。人类与新生儿胆红素脑病以及葡萄糖－6－磷酸脱氢酶（G－6－PD）缺乏性的溶血性贫血的危险性增加有关。因为不可能确定胎儿 G－6－PD 缺乏的情况，所以在妊娠晚期或可能早产时避免使用磺胺类药物。

7. 四环素类 FDA 分类 D，可透过胎盘屏障进入胎儿体内，引起胎儿齿染色和釉质再生不良，以及抑制胎儿骨骼生长。该类药物在动物中有致畸作用。妊娠期间患者对本药的肝毒性反应尤为敏感。因此，妊娠期禁用。

8. 氨基糖苷类 FDA 分类 D，可透过胎盘屏障进入胎儿体内，引起胎儿听力损害，以及肾毒性，禁用。

9. 氯霉素 FDA 分类 C，在胎儿组织中浓度高，可致新生儿周围循环衰竭（灰婴综合征），妊娠期避免使用，尤其妊娠后期不宜应用。

10. 外用抗生素 各种外用抗生素，如红霉素、莫匹罗星、氯洁霉素、杆菌肽、多黏霉素、新霉素均对胎儿没有危险。

第三个妊娠期外用磺胺嘧啶银对胆红素脑病和早产儿出血或 G-6-PD 缺乏的婴儿具有潜在的危险。不建议第三期使用。

外用硫磺或磺胺醋酰在妊娠期无禁忌。

（二）哺乳期

1. 口服抗生素类 红霉素、克拉霉素和阿奇霉素可分泌入乳汁，可以谨慎使用。头孢菌素也可小心使用。

2. 甲硝唑 哺乳期感染时可应用，但因其在乳汁中浓度高（与血药浓度相当），在婴儿消化道吸收完全，可致消化道不良反应发生，乳汁中的苦味或异味常使婴儿拒乳，因此，用药时可暂停哺乳。

3. 喹诺酮类 和妊娠期相同原因，喹诺酮类抗菌药避免用于哺乳期妇女。

4. 磺胺类 口服磺胺药以及外用磺胺嘧啶银哺乳期均禁用，因为可导致 G-6-PD 缺乏的新生儿发生溶血性贫血。

5. 四环素类 可经乳汁分泌，乳汁中浓度较高，哺乳期应当避免使用。另外，有哺乳期使用米诺环素出现黑乳的报道。

6. 氯霉素 可经乳汁分泌，有导致婴儿发生不良反应的可能，包括严重的骨髓抑制反应，不宜使用，或暂停哺乳。

7. 外用抗生素 外用氯洁霉素在乳汁中出现量很少。哺乳期可以外用红霉素、硫磺制剂和外用磺胺醋酰钠。

五、抗真菌药物

（一）妊娠期 阴道念珠菌病是妇科常见病，育龄妇女高发。主要致病菌为白色念珠菌，少数其他致病菌，如光滑念珠菌、热带念珠菌、克鲁斯念珠菌等所致。临床上广谱抗生素、糖皮质激素、免疫抑制剂的广泛使用，导致此病发病率升高。

1. 灰黄霉素 FDA 分类 C，曾有报告灰黄霉素可能是连体儿的诱因。动物研究显示，会增加胎儿死亡、生长迟缓和骨骼畸形的频率，但人类情况未知。因此，妊娠各期避免使用。

2. 制霉菌素 FDA 分类 B，外用在妊娠整个时期均无禁忌。

3. 克霉唑 FDA 分类 B，一项研究认为第一个妊娠周期口服或外用治疗阴道炎与先天性缺陷的危险性升高有关。其他研究未提到对胎儿不利。第一个妊娠周期之后外用直到分娩，均无不良反应。

4. 咪康唑 FDA 分类 C，此药与动物胎毒性有关。但有数据不支持用药和先天性缺陷之间有关。妊娠第一周期之后外用咪康唑和直到分娩没有发现不良反应。

5. 益康唑 FDA 分类 C，动物实验表明，大剂量用药对胚胎及胎儿有毒性作用。早期应用应权衡利弊。

6. 酮康唑　FDA 分类 C，本药可通过胎盘，与人类和动物的致畸性有关，应避免使用，尤其是在妊娠第一周期。

7. 伊曲康唑　FDA 分类 C，啮齿动物中表现与剂量相关的胎毒性和致畸性，但也有报告在妊娠期使用伊曲康唑是安全的。尽量避免使用。

8. 特比萘芬　FDA 分类 B，动物实验及胎儿毒性研究尚未观察到不良反应，也有报告在小鼠会产生良性肿瘤（致肿瘤性），但不会流产（动物毒性）。人类临床研究较少，妊娠期应权衡利弊使用。

9. 氟康唑　FDA 分类 C，大剂量使用时与动物流产、死胎增多、肋骨畸形、腭裂等有关。人类未发现此类情况。妊娠的第一、二周期应避免长时间使用。妊娠期单剂量氟康唑未发现对胎儿有害。

10. 布替萘芬　FDA 分类 B，动物实验中未观察到有致畸性以及对生殖能力的影响，但人类临床试验尚不明确。谨慎使用。

11. 外用抗真菌药　布康唑（FDA 分类 C）、环匹酮胺（FDA 分类 B）、布萘替芬（FDA 分类 B）、奥昔康唑（FDA 分类 B）、硫康唑（FDA 分类 C）、噻康唑（FDA 分类 C）在人类均没有研究。

益康唑、咪康唑和特康唑：在妊娠第一周期，必要时才使用。临近分娩时，不建议使用阴道内抗真菌药物。

二硫化硒：FDA 分类 C，妊娠期妇女不应使用治疗花斑癣，因为在这方面没有动物和人类的研究，对胎儿的危险性也一无所知。

（二）哺乳期　系统使用抗真菌药：氟康唑、伊曲康唑、酮康唑和特比萘芬可经乳汁分泌，可使新生儿发生胆红素脑病的危险性增加。

外用抗真菌药：酮康唑、特比萘芬、特康唑和噻康唑哺乳期禁用。布康唑、环匹酮胺、克霉唑、益康唑、咪康唑、布萘替芬、奥昔康唑和硫康唑哺乳期可以慎重使用。制霉菌素则没有警告反对使用。

哺乳期不能大面积使用二硫化硒治疗花斑癣。二硫化硒抑制泌乳，机制尚不清。

六、抗病毒药

（一）妊娠期

1. 阿昔洛韦　FDA 分类 C，动物试验对胎儿没有致癌性，用在人类妊娠期没有充分的数据可确定此药的安全性。阿昔洛韦用于播散性单纯疱疹感染有助于减轻死亡率，但是对复发性 HSV 感染没有确定的指征。除非已足月妊娠或严重的感染，阿昔洛韦不用于妊娠期。

2. 泛昔洛韦　FDA 分类 B，对动物没有致畸性，但在小鼠引起良性肿瘤。仅当确实必需才用。

3. 伐昔洛韦　FDA 分类 B，对动物没有致畸性。厂商频繁报告人类妊娠期的使用情况，仅当对母亲的利益大于对婴儿的危险才使用。

4. 喷昔洛韦　FDA 分类 B，没有人类使用相关资料。

以上药物外用相对安全。

5. 利巴韦林　FDA 分类 X，动物研究证实有明显的致突变和胚胎毒性，且在体内清除很慢，孕妇和准备妊娠妇女禁用。

（二）哺乳期　法昔洛韦哺乳期禁用。阿昔洛韦和伐昔洛韦慎用。利巴韦林也不推荐哺乳期妇女使用。

七、抗组胺药

(一) 妊娠期 在一项共 3025 例婴儿参加的回顾性研究显示，出生时体重低于 1750g 的婴儿，在妊娠的最后 2 周使用过抗组胺药，并且与眼的晶体后纤维增生症发生率的增高有关。抗组胺药的类型没有说明。

1. 氯苯那敏 FDA 分类 B，妊娠期慎用。

2. 二苯环庚啶 FDA 分类 B，妊娠期慎用。初期最好不用。

3. 苯海拉明 FDA 分类 B，用于妊娠期有较长的相对安全历史，许多医师认为苯海拉明是妊娠期治疗瘙痒症的首选药物。但早期服用本药，可能增加婴儿腭裂、腹股沟疝和泌尿生殖器官畸形发生率。

4. 多塞平 FDA 分类 C，系统使用多塞平与胎儿肠梗阻、心脏问题、胎儿过敏、呼吸窘迫、肌肉痉挛和婴儿癫痫发作有关。应避免使用，尤其是临近分娩。

5. 酮替芬 FDA 分类 C，孕妇用药安全性尚不确定，应慎用。

6. 阿司咪唑 FDA 分类 C，半衰期很长，代谢物在体内可存留长达 4 个月。用药时应注意避孕。

7. 羟嗪 FDA 分类 C，在动物给予成人剂量有致畸性。妊娠期禁用。

8. 西替利嗪 FDA 分类 B，一项小的前瞻性研究证实，妊娠期使用没有增加对胎儿的危险。避免在妊娠早期使用。除了在妊娠的最后 2 周出现早产先兆外，妊娠第二周期和第三周期使用无禁忌。

9. 氯雷他定 FDA 分类 B，妊娠期的不良反应有腭裂、耳郭发育不全、小眼球、聋、畸形和膈疝，虽然与药物的关系不明显，它的安全性尚未确定，早期使用应慎重。

10. 特非那定 FDA 分类 C，大剂量使用时和动物胎儿体重下降以及存活有关，并且可能与多指畸形和人类其他畸形有关。妊娠期应避免使用。

11. 曲普利啶 FDA 分类 C，国内资料孕妇禁用。

12. 阿伐斯汀 FDA 分类 B，国内资料孕妇不宜使用。

13. 富马酸氯马斯汀 FDA 分类 B，动物试验未见致畸报告，人类没有相关研究，避免使用。

14. 咪唑斯汀 动物实验未见明显有害作用，但缺乏人类妊娠期使用经验，需慎用。

15. 依巴斯汀 孕妇使用的安全性尚未确定，应权衡利弊再用。

16. 非索非那定 FDA 分类 C，厂商认为此药的利必须大于弊才能使用，还没有在人类妊娠期进行研究。

17. 西咪替丁 FDA 分类 B，关于妊娠期使用西咪替丁争论很大。西咪替丁能通过胎盘屏障，尤其大剂量时具有抗雄激素作用。动物妊娠期使用时会导致雄激素性组织体重下降，并可能与个别的胎儿短暂性肝损害有关。妊娠期禁用，以排除理论上对胎儿男性女性化的危险。

(二) 哺乳期 哺乳期不推荐使用抗组胺药，因为可分泌入乳汁，影响婴儿。禁止使用西咪替丁，避免引起婴儿肝功能障碍。

八、抗痤疮外用药

(一) 妊娠期

1. 壬二酸 FDA 分类 B，动物研究中未发现突变性、致畸性或胚胎毒性。外用药很少吸收。因此，妊娠期小剂量外用壬二酸未必有危险性。

2. 过氧化苯甲酰 FDA 分类 C，尽管过氧化苯甲酸在 UVB 的影响下皮肤可能有致癌危险性，但单用本药没有致癌性。妊娠期谨慎使用。

3. 莫匹罗星　FDA分类B，妊娠期和哺乳期可以谨慎使用。

4. 维A酸　FDA分类外用C，口服D，妊娠期使用时与致畸性有关。因此，妊娠期禁用。

5. 维胺酯　孕妇使用可导致自发性流产及胎儿发育畸形，应禁用。哺乳期也禁用。

6. 阿达帕林　FDA分类C，是治疗痤疮的外用维A酸类药物。和其他维A酸一样，妊娠期禁用。

7. 异维A酸　FDA分类X，有致畸性，孕妇禁用，育龄妇女或其配偶服药期间及服药前、后3个月内应严格避孕。

（二）**哺乳期**　哺乳期外用壬二酸和过氧化苯甲酰没有禁忌。甲硝唑可以外用，但不提倡系统使用。哺乳期动物试验研究外用维A酸没有不良反应。在乳汁发现的量很小，但仍应避免使用。

九、抗疟药

（一）**妊娠期**　氯喹和羟氯喹：FDA分类C，能聚集在胎儿眼部，并且在眼组织存留至少5个月。妊娠期禁用。

（二）**哺乳期**　药物可经乳汁分泌，但对受乳婴儿的影响尚不明确，哺乳期禁用。

十、抗蠕虫药

（一）**妊娠期**

1. 阿苯达唑　FDA分类C，对鼠和兔有致畸性和胎毒性。妊娠期禁用。推荐育龄妇女使用之前作妊娠试验，并且在治疗过程中以及1个月之后必须避孕。

2. 喷他脒　FDA分类C，表现有胎毒性和延迟小鼠骨化作用。雾化的喷他脒也有争论，尽管这种形式是和胎儿接触最少的给药方式。妊娠期使用仍有争论。

3. 三氯苯达唑　大剂量使用与小鼠腭裂有关。外用三氯苯达唑可能被吸收。在人类还没有进行研究。

4. 左旋咪唑　FDA分类C，妊娠期禁用。

（二）**哺乳期**　药物均可进入乳汁，哺乳期禁用。

十一、抗疥虫药

（一）**妊娠期**

1. 克罗米通　FDA分类C，没有动物试验研究，危险性还不充分了解，仅当确实必须时才用。

2. 伊维菌素　FDA分类C，大剂量时对动物有致畸性。FDA没有批准治疗疥疮。妊娠期应避免使用。

3. 林丹　FDA分类B，妊娠期慎用，使用不能超过每日2次。

4. 扑灭司林　FDA分类B，外用被推荐为妊娠期治疗疥疮和虱的首选药。动物研究没有显示致畸的证据。

5. 沉降硫磺　报道该药在治疗动物和人类均有过事故。妊娠期选择其他抗疥药会更好。

（二）**哺乳期**　哺乳期使用克罗米通没有禁忌。沉降硫磺没有相关资料。伊维菌素可排泄人乳汁，但第三世界国家用于大量的人群，对胎儿未发现问题。林丹未必能吸收足以导致不良反应的量，用药期间应避免哺乳2~4天，也有认为在哺乳期大量使用，对婴儿无关紧要。扑灭司林有动物致癌性，哺乳期禁用。

十二、其他药物

1. 地蒽酚　FDA 分类 C，妊娠期未在人和动物进行试验。已知有致癌性和辅助致癌的潜在危险。妊娠期禁用，哺乳期慎用。

2. 卡泊三醇　FDA 分类 C，动物实验大剂量口服导致骨骼异常。外用达到毒性剂量才出现胎毒性。哺乳期未发现问题。

3. 他卡西醇　尚未确定妊娠期间应用的安全性，应避免大量或长期大面积使用。

4. 氯法齐明　FDA 分类 C，妊娠期、哺乳期用药及 1 岁以上婴儿会出现皮肤染色情况。对人类致畸性尚未观察到。

5. 煤焦油　FDA 分类 C，已知有致癌性和突变性。香波的使用与煤焦油吸收有关。煤焦油不宜作为妊娠期和哺乳期的一线用药。

6. 环孢素　FDA 分类 C，可以通过胎盘，动物研究中有胚胎毒性和致癌性，但另一些研究则没有。在人类一项研究中，154 例中有 2 例与先天性异常有关，另一报告早产的危险性增加。用环孢素也有很多成功妊娠报告。Briggs 认为妊娠期使用环孢素对胎儿的生长没有危险。哺乳期不推荐使用环孢素是因为中毒性肾损害、高血压和对胎儿的危害性增加。

7. 氨苯砜　FDA 分类 C，文献支持妊娠期安全使用氨苯砜治疗麻风和疱疹样皮炎，并指出妊娠期使用氨苯砜对胎儿没有大的危险性。妊娠期最后 1 个月停止治疗可以使新生儿胆红素脑病达到最小的危险。哺乳期使用氨苯砜有争议，因为可在乳汁中达到有效浓度，WHO 反对使用。

8. 金制剂　FDA 分类 C，动物使用与先天性异常和腭裂有关。人类研究显示，母亲使用金制剂生出的婴儿正常。金制剂是妊娠期推荐作为抗风湿危险性最小的药。哺乳期和妊娠期宜慎用。

9. 氢醌　FDA 分类 C，尽管厂商注明妊娠期安全性没有确定，但妊娠期或哺乳期使用没有特别禁忌。

10. 咪喹莫特　FDA 分类 B，在毒性剂量下，动物实验证明可导致海豹体重下降和延迟小鼠骨骼发育。人类乳汁分布没有被证明。

11. 阿维 A　FDA 分类 X，具有致畸性，并可转变为阿维 A 酯，后者也有致畸性，且半衰期显著延长。孕妇和计划 2 年内妊娠者禁用。国外资料建议育龄妇女需停药至少 3 年以后才能妊娠。

12. 他扎罗汀　FDA 分类 X，有致畸性，妊娠期、哺乳期禁用。

13. 干扰素　干扰素 α-2b（FDA 分类 C），用来治疗尖锐湿疣。证明大剂量干扰素治疗恶性肿瘤与人类胎毒性有关。然而治疗疣的剂量比治疗恶性肿瘤的剂量要低。使用大剂量干扰素的正常妊娠已有报告。妊娠期选择干扰素治疗疣不太合适。哺乳期可使用干扰素。

14. 甲氧沙林　FDA 分类 C，没有动物研究。一些研究证明在围生期和妊娠早期口服甲氧沙林加 UVA 照射治疗时，没有出现问题。一项研究包括治疗 1 年或多年以后妊娠，没有发现对胎儿有任何危险性增加。然而，这个研究样本量小。建议将要妊娠的妇女在用补骨脂加 UVA 治疗期间或治疗后，应作产前染色体组型检查，以排除染色体异常的可能性，孕妇最好禁用。哺乳期可以小心外用。

15. 米诺地尔　FDA 分类 C，外用与短暂性多毛症有关，心脏和其他异常也被报道，妊娠期和哺乳期妇女禁用。外用米诺地尔停药 1 个月后再妊娠为宜。

16. 己酮可可碱　FDA 分类 C，可能与心血管和其他缺陷的危险性升高有关。妊娠期仅当非常需要才用，哺乳期禁用。

17. 足叶草酯毒素（鬼臼毒素） FDA 分类 C，外用有细胞毒性和致畸性，只限于小面积外用。大面积使用可能与重要的危险性有关。致畸性的数据尚未确定，有潜在的骨髓毒性和神经毒性。妊娠任何时期都禁用。哺乳期也禁用。

（贾 虹）

第二十三章 精神性药物在皮肤科的应用

在相当一部分皮肤病中，精神因素对其发生、发展和预后起着重要作用。精神因素可以是某些皮肤病，如寄生虫病妄想、拔毛癖的直接病因；可以是某些慢性皮肤病，如银屑病、湿疹加重的诱因；也有些皮肤病因为影响美容而引起精神性并发症。当患者出现以上情况时，最好找精神病学方面的医师，进行心理治疗、行为治疗和药物治疗。如果患者不愿意到精神科求治，则皮肤科医师有必要对其给予适当的抗精神病药物。

精神性皮肤病可以分为 5 类：①原发性精神性皮肤病，如寄生虫病妄想、人工性皮炎、皮肤行为症及拔毛癖等；②可被精神因素加重的皮肤病，如银屑病、斑秃、湿疹等；③慢性皮肤感觉异常，如无局部因素的肛门瘙痒症等；④因为皮肤病影响美容而带来的精神抑郁或社交恐惧症；⑤没有精神因素，但可以使用抗精神病药物进行治疗的疾病，如慢性荨麻疹、带状疱疹后遗神经痛等。前四类按精神病理学观点可分为：焦虑、抑郁、妄想及强迫 - 强制症。精神性皮肤病的治疗原则主要基于其精神病理学类型。以下分别讨论各类精神性皮肤病的基本治疗原则。

第一节 皮肤病伴焦虑时的诊断和治疗

焦虑在主观上表现为紧张、不安、放松困难，在生理学上表现为肌肉紧张、出汗、气短、心悸、尿频等。皮肤病伴发的焦虑可以分为急性焦虑和慢性焦虑。

急性焦虑通常是工作紧张、人际关系、经济困难等导致，虽然数周后可缓解，但有时足以使原有皮肤病加重。对于急性焦虑患者应选用起效快的抗焦虑药，最常用的是阿普唑仑（alprazolam），与地西泮（diazepam）相比半衰期短，不易在体内蓄积，大剂量时有三环类抗抑郁药，如丙米嗪（imipramine）相类似的抗抑郁作用。用法为每次 0.25 ~ 0.5mg，每天 4 次，对大部分急性焦虑患者有效，也可从每次 0.125 ~ 0.25mg，每天 4 次开始，逐渐增加剂量。短疗程使用时，镇静作用是唯一的不良反应，小剂量开始后逐渐加量可避免。症状控制后应逐渐减量，否则容易复发。阿普唑仑大剂量长期应用时可导致依赖性，因此，每天不应超过 2mg，疗程不超过 3 ~ 4 周。

对于慢性焦虑，丁螺环酮（buspirone）是一种无镇静作用的非依赖性抗焦虑药，长期使用比较安全，但该药需 2 ~ 4 周才能起效，不适用于急性焦虑患者。丁螺环酮必须规则用药，剂量从 5mg 每天 3 次到 10mg，每天 4 次。如果无效，可以选用兼有抗焦虑作用的抗抑郁药，如多塞平（doxepin）等。丁螺环酮的不良反应包括恶心、呕吐、头痛、乏力、眩晕及不安等。

第二节 皮肤病伴抑郁时的诊断和治疗

抑郁在主观上表现为心情压抑、快感缺乏（anhedonia）、无助感、绝望感等，生理学上表现为失眠、嗜睡、食欲减退或亢进、便秘、乏力等。患者通常否认自己处于抑郁状态，拒绝服用抗精神病药物，这时可以通过一些客观表现，如失眠、厌食等证实。然后应耐心地询问患者在生活、工作或经济上的状况，当谈到这些困难时，患者通常能意识到自己处于抑郁状态及其严重程度，以便进一步说服患者服用抗精神病药物。

当皮肤病患者伴有抑郁时，多塞平是一个比较理想的药物。因为多塞平除了有抗抑郁作用外，还有强大的止痒作用，有利于改善患者的皮肤瘙痒症状。此外，皮肤病患者伴有的抑郁通常兼有一定程度的焦虑，而多塞平有镇静作用。多塞平最常见的不良反应是镇静作用及抗胆碱作用，在老年人还可以引起直立性低血压和心脏传导障碍，如Q－T间期延长。癫狂－抑郁交替发作者慎用。用法：开始每天25mg，以后每5～7天增加25mg，最大剂量可达0.1～0.3g/d，应当提醒的是，不要在开始时即用大剂量，否则可能会导致患者的自杀倾向。

第三节 原发性精神性皮肤病的诊断和治疗

原发性精神性皮肤病较常见的是寄生虫病妄想等，常用匹莫齐特（pimozide）治疗。患者一般都否认自己是妄想症，拒绝服用抗精神病药物，这时应争取患者的合作，认真听取患者陈诉，仔细为患者检查身体，使患者相信你是在真心帮助他。然后将匹莫齐特作为缓解患者的易激动、身上有蚁行感等症状为治疗目的，而不能向患者说明是为了治疗其妄想症，整个治疗过程要取得患者的密切合作。匹莫齐特的用法一般为：开始1mg/d口服，以后每4～7天增加1mg，直到妄想症状消失，维持2～3个月后逐渐减量。匹莫齐特常见的不良反应包括假性帕金森症状、静坐不能等，有时可能发生急性肌张力障碍。当发生以上不良反应时可以用苄托品（benzotropine）、或苯海拉明治疗，前者每天4次，每次1～2mg，后者每天4次，每次25mg。苄托品优于苯海拉明，因为无嗜睡作用。应该强调的是对于寄生虫病妄想等妄想症，开始用匹莫齐特时就应该加用以上药物，因为如果不同时服用，一旦患者出现上诉不良反应而还未出现疗效，患者会从此拒绝服用该药。另外，匹莫齐特有引起猝死的报道，因此治疗前及治疗过程中应进行心电图检查，以防Q－T间期延长等不良反应。

第四节 皮肤病中的强迫和强制症

皮肤病中的强迫－强制症包括拔毛癖、剔甲癖、神经性表皮剥脱等，这些疾病必须和妄想症及单纯的习惯进行鉴别。治疗包括精神治疗和行为治疗，药物方面可以选择的有氯米帕明（clomipramine）及氟西汀（fluoxetine）。氯米帕明开始剂量为每晚服用25mg，然后逐渐增加剂量，成人最大剂量为0.25g/d，儿童最大剂量为3mg/(kg·d)。氯米帕明除了有镇静及抗胆碱的不良反应外，还有心脏毒性，如Q－T间期延长，其他包括恶心、癫痫样发作、性功能障碍等。癫痫样发作的发生率大概在0.48%～0.7%。氟西汀是一种新的非三环类抗抑郁药，对强迫－强制症状有较强的治疗作用，其抗胆碱、镇静及心脏方面的不良反应较氯米帕明明显减少，常见的不良反应为腹泻、激动、焦虑及皮疹等。有认为氟西汀可使患者产生暴力和自杀倾向，虽没有确凿证据，但对有暴力和自杀倾向的患者仍应慎用。用法为每天20mg或40mg，不良反应严重时可以减到20mg以下或加用抗焦虑药物数周。

第五节 精神性药物在非精神性皮肤病中的应用

在皮肤科，三环类抗抑郁药被广泛用于瘙痒性疾病、慢性荨麻疹和后遗神经痛。多塞平和组胺H_1受体的亲和力大约是羟嗪（hydroxyzine）的56倍，是苯海拉明的775倍。具有强大的止痒功能，当传统的抗组胺药（如苯海拉明、羟嗪）无效时，可以考虑选用。多塞平的半衰期较这两种药物长，并且可以加深睡眠，使患者晚上不被痒醒，不至于在睡眠中抓伤皮肤。但多塞平也有缺点，如其抗胆碱作用及心脏毒性，老年患者还可引起直立性低血压。用于止痒时其剂量根据需要为每晚服用12.5～25mg。

多塞平除了组胺H_1受体阻断作用外，还有强大的抗组胺H_2受体的作用，可用于慢性荨麻疹的治疗，剂量根据患者的反应情况进行调整。

阿米替林（amitriptyline）对后遗神经痛有疗效，每晚服用25～75mg对大部分患者有效。其镇静作用和抗胆碱作用较强，如果患者不能耐受这些不良反应，可以换用地昔帕明（去甲丙米嗪，desipramine），其不良反应较轻，但疗效可能也相对差一些。

（马道铭　钟连生）

第二十四章　糖皮质激素外用制剂的混合及稀释使用等问题

将外用制剂混合或稀释后用于不同患者、病种、病期及部位在皮肤科比较常见，据国外报告，有30%～85%以上的医师混合、稀释使用过外用制剂，至于为什么要混合或稀释使用的答案很多，但并无确切的理论依据，多是凭个人经验。对于混合、稀释使用外用制剂也存在争议。这是一个非常值得重视和探讨的问题。国内尚未见关于混合或稀释使用外用制剂之利弊的相关文献，现以糖皮质激素外用制剂（topical glucocorticosteroids preparation，TGSP，均指市售商品及其浓度）的混合、稀释等问题进行文献复习和归纳，可供皮肤科医师临床用药时作参考。

第一节　皮肤科外用制剂混合及稀释使用的现状

国内目前尚无这方面的统计资料。江藤等对TGSP混合使用的情况调查或许具有一定的提示意义，他从日本4000余名皮肤科学会会员中随机抽取422名临床医师，进行问卷调查，有效答卷311份，统计结果如下。

1. 是否对TGSP进行混合　积极混合使用的医师115名（37.0%），经常混合使用的医师148名（47.6%），二者达84.6%。从不混合使用或认为不应该进行混合者（48名）仅占15.4%。回答为混合使用者中，普通医院与大学附属医院及私人开业的医师之间无统计学差异。

2. 混合调制的理由（回答有重复）　为了提高患者依从性者占51.3%，为了减少TGSP不良反应者占41.4%，认为TGSP与保湿剂等混合可起到“相加”或“协同”治疗效果者占29.3%，认为混合使用会使医院制剂具有“特色”者占25.5%，应患者的要求占5.3%，受单次处方剂量为1周所限，不得不混合（混合后不增加糖皮质激素总量）者占4.7%，尚有回答是为了降低成本、收取调制费等。

3. TGSP与何种制剂混合使用　白凡士林占24.3%，多磺酸黏多糖（商品名喜辽妥）软膏占19.1%，尿素软膏占18.9%，氧化锌软膏占14.4%，前4种达77.7%。另外，还有和水杨酸软膏、抗细菌、抗真菌制剂等混合使用者。

4. 混合后是否标明外用制剂名及其配比　标明外用制剂名及其配比者占58.6%，仅标明药品名者占23.6%，未标明外用制剂名及其配比者占17.9%。

5. 混合调制是否发生过问题　没有发生过问题占79.85%，回答发生过问题的58人中，分解、变质占79.3%，接触性皮炎占6.9%，与药剂人员发生争议占5.2%，尚有从调配容器中检测到耐青霉素酶金葡菌等。

6. 最常与TGSP混合的制剂　虽然回答与TGSP混合使用的药物组合达668人次，但最常与

TGSP 混合的 3 种制剂是：白凡士林与弱至中效 TGSP 的混合，其次是多磺酸黏多糖软膏与最强效 TGSP 的混合，第 3 位是尿素软膏或白凡士林与强效 TGSP 的组合。

7. 不混合使用的理由（回答有重复）　认为混合后会导致分解、变质等不稳定性者占 62.5%，对混合后可起到“相加”或“协同”作用持怀疑态度者占 41.8%，认为不安全者占 29.2%，担心违反《制造物责任法》者占 18.8%，担心与药剂人员发生争议及患者等待时间过长者占 10.4%。

8. 不混合调制者如何使用 2 种以上制剂　先用 TGSP 者占 50%，先用其他药物再用 TGSP 者占 14.6%，随便先用哪一种占 20.8%，在手掌上混合后再外用者占 4.2%。

9. 不宜混合药物的使用情况　问卷调查中涉及到的药物共 382 种，根据文献可以判定配伍的为 263 种，其中有 77 种是文献中明确不宜混合的药物占 29%，不宜混合的原因主要是分解，约 20% 是含量降低。

第二节　混合及稀释使用外用制剂的争议

尽管有很多皮肤科医师曾混合或稀释使用过外用制剂，特别是将 TGSP 与其他制剂混合使用，但对此做法存在颇多争议。

1. 赞同混合及稀释使用的理由　许多学者认为，混合使用可减少多次涂药的麻烦，提高患者的依从性；减少 TGSP 的总用量从而减少不良反应；将 TGSP 与 10% 尿素软膏或 0.3% 多磺酸黏多糖软膏混合使用可起到“相加”或“协同”作用，提高治疗效果；还有人认为混合外用是“有特色的制剂”。

2. 反对混合及稀释使用的理由　有学者指出，关于外用制剂的混合及稀释，至今尚无理论性的专著，也未见其实施方法的指南（guide - line）；混合及稀释使用 TGSP，并不能提高安全性，在一般的医疗机构中的简单条件及配制反而使危险性增加，有害无益。还有学者指出，误认为混合、稀释后 TGSP 含量的降低使安全性提高，易导致使用面积过大。混合、稀释后 pH 值的变化可导致药物失效，造成细菌污染等均会使危险性增加。混合或稀释后具有“相加”或“协同”作用并无确切证据。一些学者强调“临床医师希望通过混合、稀释来平衡或左右 TGSP 的血管收缩作用和临床效果，在保持疗效的同时仅减少副作用，这种期待是不正确的”。浅沼报告，将 0.025% 醋酸氟轻松用氧化锌软膏稀释 2 倍后短期大面积外用于患者，并检测血和尿中的 11 - 羟基皮质类固醇（11 - OHCS），检测结果表明，外用 2.5 ~ 5.5 天期间血和尿中的 11 - OHCS 值均降低，停药后血尿 11 - OHCS 值回升，证实大面积外用醋酸氟轻松可导致了垂体 - 副肾上腺皮质系统的抑制。安田浩等指出，混合外用 TGSP 时，如果仅将降低效价作为目的而使用是危险的。

第三节　TGSP 混合或稀释的研究

1. TGSP 稀释或混合后的效价及其疗效　TGSP 的抗炎等治疗作用通常与其收缩血管的强度有关，故实验研究往往以 TGSP 对血管收缩作用的强弱来估价其临床疗效，并作为 TGSP 作用强弱的重要分级标准。

1982 年 Woodford 等报告，适当稀释倍他米松并不降低其血管收缩作用。同年，Gibson 等发现，丙酸氯倍他索稀释 4 倍时未见其血管收缩作用减弱。Stankler 等对倍他米松和丙酸氯倍他索进行比较研究发现，后者在稀释 4 倍时其血管收缩作用仍大于前者。Guin 等研究表明，醋酸氟轻松稀释 4 倍时疗效最好，药物从基质中释放增强。将倍他米松稀释至 16 倍时，其血管收缩作用也无改变。

浅沼等用 6 种油脂性软膏作基质，将 0.025% 醋酸氟轻松稀释 2 ~ 16 倍，在人体做自身双侧斑贴试验，并与原浓度的醋酸氟轻松进行对比，发现无论用哪种油脂性软膏稀释醋酸氟轻松，当稀释 8 倍时其血管收缩作用不变，稀释至 16 倍时仍有较强的血管收缩作用。他们还用氧化锌软膏将 0.025% 醋酸氟轻松稀释 2 倍、4 倍，采用自体双侧对比法治疗多形性日光疹、特应性皮炎、湿疹及接触性皮炎患者，并与原浓度的醋酸氟轻松进行疗效比较，结果发现，稀释 2 倍时疗效与原浓度的醋酸氟轻松相等或更好，稀释至 4 倍时疗效与原浓度的醋酸氟轻松相等或略差。

2003 年安田浩等进行如下研究：①单用二氟可龙（diflucortone）、地塞米松、倍他米松 3 种 TGSP 软膏；②单用 10% 尿素软膏、0.3% 多磺酸黏多糖软膏；③将 3 种 TGSP 软膏分别与 10% 尿素软膏、0.3% 多磺酸黏多糖软膏混合。分别外涂于大白鼠足垫，并观察这些单用或混合制剂对角叉菜胶（carrageenan）所致大白鼠足垫肿胀的抑制作用。结果表明，单用 3 种 TGSP 制剂均能显著抑制鼠足垫肿胀；单用 10% 尿素软膏或 0.3% 肝素软膏亦能明显抑制鼠足垫肿胀，但抑制作用均弱于 3 种 TGSP 制剂；除倍他米松外，二氟可龙、地塞米松与 10% 尿素软膏或 0.3% 肝素软膏混合后具有更强的抑制作用，但无统计学差异。关于单用尿素软膏或多磺酸黏多糖软膏也能够抑制鼠足垫肿胀的机制，可能是调整了角层屏障，从而抑制表皮角朊细胞产生过多的细胞因子，并抑制了真皮水肿。

适当混合或稀释后 TGSP 收缩血管作用及疗效不降低的原因，可能是由于稀释的热动力学（thermodynamics）变化而促进了糖皮质激素从基质中的释放。大谷等实验结果表明，TGSP 与尿素混合后，尽管 TGSP 的含量减半，但透皮量却增加了 4 ~ 5 倍，其原因可能与尿素的角质溶解作用有关。因此，他强调 TGSP 与其他制剂混合时，除考虑主药含量的变化外，还要考虑透皮量的因素。

Gao 等用市售的 0.025% 氟轻松，将其稀释 10 倍后与市售原浓度的氟轻松进行比较，二者的临床疗效无统计学差异，他认为，尽管稀释了 10 倍，但仍能够与皮肤上的糖皮质激素受体充分结合，说明市售 0.025% 氟轻松的浓度过高，过高浓度的 TGSP 与疗效并不一定成正比。

2. TGSP 稀释或混合的影响因素　虽然许多研究证明，TGSP 与保湿剂等混合或作适当倍数的稀释并不减弱其血管收缩作用及疗效，但亦有部分研究结果表明，TGSP 与其他外用制剂混合后糖皮质激素含量降低，除药物的理化性质外，基质 pH 值的影响不容忽视。对市售的 9 种皮肤科外用制剂的 pH 值进行测定，结果 pH 值从 3.6 ~ 8.2，且每一制剂的 pH 值均不相同。pH 值的变化可使某些糖皮质激素发生酯的转移，大谷研究发现，倍他米松 - 17 戊酸酯在与乳膏（emulsifying ointment）混合后 pH 值升高，17 位上戊酸酯水解、疗效降低。Yip 等的研究亦证实了这一点，并指出添加磷酸可增加其稳定性。Ryatt 等用高效液相色谱法证实，倍他米松 - 17 戊酸酯在用乳膏混合 6 小时内，约 60% 的 17 戊酸酯被降解，其活性仅是原来的 1/15。有学者指出，有些 TGSP 不宜与尿素软膏混合，因为尿素向水相转移后分解成氨而使碱性更强，可降低 TGSP 的疗效。外用制剂除药物化学性质及结构的因素不宜混合或稀释外，与之混合基质的性质的影响也很重要，常用基质大致可分为油脂性、水溶性、乳剂及凝胶，这些基质各具特点，由于理化性状的不同，也存在是否适于混合或稀释的问题（见下表）。

常用基质是否宜于混合

	油脂性	水溶性	O/W	W/O	凝胶
油脂性	○	×	×	△	×
水溶性	×	○	△	×	×
O/W	×	△	△	×	×
W/O	△	×	×	△	×
凝　胶	×	×	×	×	×

注：O/W：水包油型乳剂；W/O：油包水型乳剂；○：可混合；△：根据组合可以混合；×：不可混合

从表中可看出，基质性质相同的制剂可以混合。根据组合的不同，基质性质相近的制剂（如水溶性与水包油型乳剂等）可以混合，而凝胶则不宜与其性质不同的任何基质相混合。江藤等认为，以小液滴形式分散在另一种与之不相混溶的液体中所构成的非均相分散体系的乳剂，可因混合而导致油水分离，这种变化只在显微镜下可见，外观上凭肉眼无法区别。

第四节　影响外用制剂混合使用的其他因素

1. 市售商品上的剂型标示不规范　有学者调查市售 18 种外用制剂商品，其上标注的剂型为软膏的有 11 种，乳剂 1 种，其余 6 种则只有商品名称而未标明是何种剂型。在标明为软膏的 11 种外用制剂中，实际上水包油基质为 6 种，油包水基质为 2 种，另外 3 种制剂的基质则是凝胶。标明为乳剂的 1 种商品其基质实际上也是凝胶。6 种未标明是何种剂型的基质既有水包油，也有油包水，还有油脂性的。可见，市售商品所标明的剂型是不规范的，若按商品所标明的剂型进行混合使用，则可能会发生基质不宜混合而混合使用的错误。

2. 稀释及混合后的保存　关于稀释及混合后制剂的保存时间，江藤认为尽管混合的组合各不相同，但有数据表明，就药物的稳定性而言，通常在混合后 2 ~ 4 周没有问题，稳定的组合在室温下以 4 周为限。Mugnus 等报告，稳定性可保持 3 个月，其稳定性与基质密切相关，受 pH 值的影响也很大。Ryatt 等用高效液相色谱法证实，倍他米松 - 17 戊酸酯在用乳膏混合后原药被降解，其活性下降，21 位为羟基的倍他米松及醋酸氢化可的松也发生变化而效价降低，但将基质变更为一种名为 Merck 的软膏，并将上述药物稀释 32 倍，室温保存 2 个月却未见活性下降。Jackson 等报告，TGSP 用乙醇稀释未发现疗效下降。大谷等研究证实，除 17 位为戊酸酯和 21 位为羟基的倍他米松外，其他的 TGSP 混合后 1 个月左右，效价无降低。乳剂型基质及凝胶型基质水分含量多，应注意糖皮质激素分解、结晶析出及细菌污染的问题。另有学者对 7 种制剂在混合后立即检测，发现这些混合制剂中的空气含量为（3.0 ± 0.2%）~（29.2 ± 1.5%），大量空气的混入将加速药物的氧化，空气蒸发后影响制剂的外观也会受到患者质疑。

第五节　结　　语

对于非药学专业和从事外用制剂研究的临床皮肤科医师来说，上述资料可传递如下信息：①将 TGSP 与其他外用制剂混合使用的皮肤科医师占有相当高的比例；②约有 1/3 的药物不宜混合而混合使用；③无论混合还是不混合使用者，均没有确切的理论根据；④由于理化性质的不同，有些基质不宜混合或稀释，基质的 pH 值等因素会影响某些糖皮质激素的稳定性；⑤市售外用制剂剂型的标示不规范；⑥从总体看，市售 TGSP 的浓度偏高，各种 TGSP 与外用制剂适当混合或稀释时，虽然糖皮质激素含量减少，但其血管收缩作用或疗效并未减弱，血管收缩试验并不能完全反映临床疗效；⑦由于误认为混合、稀释后糖皮质激素的含量明显减少、安全性提高，而易导致大面积、长时间外用。

综上所述，将 TGSP 与其他外用制剂混合使用的现象比较普遍，说明皮肤科医师希望能有更多的、安全有效的复方外用制剂，但又缺乏规范性和理论依据。因此，建议皮肤科医师应与从事外用制剂研究的药学专业人员合作，共同开展复方外用制剂的研究，以避免随意混合使用的弊端，乃至承担相关的法律责任。

第六节　展　　望

由于 TGSP 的血管收缩试验并不能完全反映临床疗效，国外已有学者采用测定皮损局部淋巴细胞数量的变化来评价 TGSP 的临床疗效，运用微透析（microdialysis）的方法分析非糖皮质激素类药物的透皮释放。国内隗慧林等已成功地建立了小猪体内皮肤微透析（microdialysis，MD）取样技术的动物模型，并已着手 TGSP 的相关研究。初步研究结果表明，运用 MD 方法可连续、微创、实时监控局部用药后的皮内药物浓度变化过程，在外用制剂的局部药代动力学研究、临床前处方筛选与优化、药物皮肤毒理浓度探索，以及外用制剂间生物等效性评价方面有良好的应用前景。她们相信，在今后的实验中，有望从提高探针回收率、改变皮肤状态或采用更为灵敏的检测手段等方面优化 MD 实验条件，以实现对糖皮质激素外用制剂经皮吸收动态过程进行观察的目标，为临床正确外用 TGSP 提供参考。

（曹元华）

第五篇 女性常见皮肤病的特殊治疗

第一章 女性常见皮肤病的物理治疗

物理治疗是指利用光、电、热和水等各种物理因子治疗皮肤病的方法。随着近年来计算机技术和制作工艺的发展，利用上述物理因子研制出了许多新的理疗仪器，物理治疗也得到迅速发展。本章主要介绍一些与女性皮肤病相关的物理治疗方法及其作用原理。

第一节 光 疗

光是一种有着电磁波和粒子流二重性质的物质，波长为180～1000μm，按照波长的长短分为：短波紫外线（180～290nm）、中波紫外线（290～320nm）、长波紫外线（320～400nm）、红光（650～760nm）、短波红外线（又称近红外线，760nm～1.5μm）、长波红外线（又称远红外线，1.5～1000μm），用于皮肤科治疗的主要为红外线和紫外线。经过多年的临床实践证明，光疗通过作用于朗格汉斯细胞、T淋巴细胞、肥大细胞、内皮细胞和自然杀伤细胞来抑制机体的免疫反应，以及通过改善血液循环和促进单核－吞噬细胞系统的功能而发挥抗炎、抗过敏等作用。皮肤是重要的免疫器官，因此，很多与免疫有关的皮肤病都可以通过光疗达到治疗目的。

一、红外线疗法

红外线属于非可见光，由热光源产生，波长760nm～400μm。其中短波红外线波长760nm～1.5μm，对组织的穿透性2～3cm，已有文献记载可达3～8cm；长波红外线波长1.5～400μm，组织穿透力相对较弱，透入深度不超过0.5cm。临床上利用红外线治疗疾病的方法称红外线疗法。

1. 红外线的生物学效应　红外线产生的生物学效应主要是热效应，其作用机制有：

（1）促进局部血管扩张和血液循环，加速炎症吸收和组织再生。

（2）促进单核吞－噬细胞系统的吞噬功能及白细胞的浸润，提高机体抗感染能力。

（3）降低末梢神经的兴奋性，减轻疼痛。

（4）使局部水分蒸发、温度升高，皮肤干燥。

2. 治疗方法　碳丝红外线灯泡仍是目前临床最常用的红外线治疗仪，另外，频谱治疗仪和TDP治疗仪也属于红外治疗仪。治疗时将光源对准皮损，通过调节光源与皮损之间的距离或治疗仪的输出功率，使局部皮肤有舒适的温热感和皮肤出现淡红斑为宜。每日治疗1次，每次20～30分钟。

3. 适应证

（1）炎症性疾病：如疖、毛囊炎、汗腺炎、甲周炎等，需要注意的是应同时配合抗生素治疗。

（2）物理性疾病：如冻疮等。对女性患者来说，由于末梢循环较差，手足部位的冻疮容易复发。在每年冬天来临之前，每天用红外线照射原先皮损的部位，可减少复发或减轻病情。

（3）慢性溃疡：如淤积性溃疡、糖尿病性溃疡等。红外线穿透较深，可达3～8cm，通过热作用使局部组织的血管扩张，促进炎症吸收，改善血液循环，增强细胞的再生能力，促进肉芽生长，创面愈合。

（4）带状疱疹后遗神经痛：频谱或TDP治疗仪通过照射皮疹所在的神经分布区域，增强人体的免疫能力，减轻受侵犯神经节，从而有效地控制病情及疼痛的发展。

（5）慢性外阴营养不良：该病是指女性外阴皮肤、黏膜营养障碍所致的组织变化和色素改变。病因尚未完全明确，目前尚无理想的防治方法，临床也都是以对症治疗为主。王艳霞观察了用BPM红外光疗仪治疗84例慢性外阴营养不良的疗效，结果显示2～3个疗程后治愈率20.23%，显效率19.04%，有效率59.52%，总有效率98.8%，比CO_2激光照射疗效好；而且复发率也低，仅为1.8%，易被患者接受。

（6）尖锐湿疣：是人乳头状瘤病毒感染引起的皮肤黏膜的疾病，治疗方法包括药物、激光、冷冻、手术等，但较易复发。豆焕香等用50%三氯醋酸联合BPM红外光疗仪治疗了50例女性外阴尖锐湿疣，在1个月内疣体全部脱落，随访半年无复发，认为该方法创伤小、不易复发、感觉舒适、容易接受。李显荣等单用BPM红外光疗仪治疗了62例女性尖锐湿疣患者，同样取得了较好的疗效，治愈率97%，有效率100%，3个月后只有1例患者复发。红外线治疗尖锐湿疣在临床上并不常用，上述小样本研究的可行性有待扩大样本进一步证实，但其作用机制可能与局部抗炎、增强免疫力及干燥作用有关。

4. 注意事项 治疗一些感觉有障碍的患者时温度不宜过高，以免烫伤；颜面及眼周部位皮损需要治疗时，应注意保护眼或用湿纱布遮盖眼；长期接受红外线照射的患者，可能会出现火激红斑。由于女性皮肤相对较薄，更应注意此类不良反应的发生。

二、紫外线疗法

紫外线属于非可见光，波长180～400nm，根据生物学特性的不同分为长波紫外线（UVA），波长320～400nm；中波紫外线（UVB），波长290～320nm；短波紫外线（UVC），波长180～290nm。其中，UVA又分为UVA1（340～400nm）和UVA2（320～340nm）；UVB又分出窄谱UVB（311～313nm）。临床上利用紫外线治疗皮肤疾病的方法称为紫外线疗法，常用的方法有宽谱UVB（BB－UVB）、窄谱UVB（NB－UVB）、光化学疗法（PUVA）和UVA1等。治疗时应根据患者的病情和皮损的性质选择不同波长的紫外线进行治疗。紫外线穿透皮肤的深度与波长有关，波长越长，穿透越深；波长越短则穿透较浅。UVA大部分可透入真皮，并可达真皮中部；UVB大部分为表皮吸收，少部分可达真皮浅层；UVC大部分被角质层反射和吸收，仅小部分可达棘细胞层。

1. 宽谱中波紫外线（BB－UVB）

（1）作用机制：BB－UVB照射机体后可促进维生素D_3的形成，促进肠道对钙、磷的吸收，减轻变态反应；角质形成细胞、肥大细胞、内皮细胞等在紫外线作用下，产生组胺、前列腺素、白介素、激肽、肿瘤坏死因子等多种细胞因子，导致血管扩张出现红斑；血管内皮细胞变性产生血管舒缓素，释放出激肽引起血管扩张，红斑形成；激活黑素细胞，使黑素细胞体积增大、树突延长、酪氨酸酶活性增强，黑素小体向棘层、角质细胞层转移，黑素合成增加，皮肤出现色素沉着。

另外，紫外线照射皮肤后还可使机体的免疫系统出现两方面的变化，这两方面是如何统一的，甚为复杂，还有待于进一步研究。①免疫抑制：紫外线照射后主要通过三条途径发挥免疫抑制作用。一是皮肤朗格汉斯细胞的数量和功能降低、形态发生改变，抗原提呈功能减弱，抑制皮肤接触变态反应和迟发型超敏反应；二是通过释放“抗 IL-1 因子”，抑制 IL-1 在皮肤超敏反应中的作用。另外，还可使反式尿刊酸转成顺式尿刊酸，抑制各种免疫活性细胞（如 NK 细胞）的作用；②免疫增强：紫外线照射可促使角质形成细胞生成多种细胞因子，如白介素-1、3、6、10 和肿瘤坏死因子-α（TNF-α），这些细胞因子参与免疫细胞的激活、分化和增殖。另外，紫外线照射还可使免疫球蛋白形成增多，补体活性增加，单核吞噬细胞吞噬能力增强，改变 T 细胞亚群的成分等。

在上述作用机制中，机体出现红斑反应的强度与照射紫外线的潜伏期、强度和持续时间有关。一般来说，UVB、UVC 容易引起红斑反应，UVA 需用 UVB 剂量的 1000 倍才可引起红斑反应，潜伏期也相对较长（UVA 3~6 小时，UVC 1.5~2 小时）。我们把特定光源、固定距离照射后 24 小时，皮肤产生肉眼刚可察觉的红斑所需的紫外线照射剂量定义为最小红斑量（MED）。我们曾测量过南京地区正常人群腹部的 MED，结果显示，男性 UVA 为 $55J/cm^2$，UVB 为 $31mJ/cm^2$；女性 UVA 为 $40J/cm^2$，UVB 为 $29mJ/cm^2$。女性较男性稍低一些，可能是女性在月经期、妊娠期等对紫外线的敏感性增高，以及女性肤色相对比男性白皙，敏感性也随之增高。

（2）治疗方法：治疗前应测定患者的 MED 值，确定照射的起始剂量；如无条件测定 MED，可结合所用光源、当地人群的平均 MED 及患者的肤色、既往治疗情况等确定。一般来说，全身照射的首次剂量为 80% MED，治疗期间根据患者皮肤出现红斑的情况，逐渐递增上次剂量的 20%~30%；当患者因故停止治疗后，下一次治疗时应根据患者前次的治疗剂量、间断时间的长短和皮肤的反应情况确定照射剂量。局部照射应根据疾病种类，给予红斑量（1~3MED）或超红斑量（>3MED）治疗；前者引起轻到中度红斑反应，后者引起明显的红斑反应。

（3）适应证

1）感染性疾病：如疖、痈、毛囊炎、甲沟炎、丹毒、带状疱疹等。对一些体质较弱的女性患者，出现带状疱疹后，可将紫外线联合药物治疗，不仅可以快速镇痛、缩短病程，还可以降低医疗费用。

2）红斑鳞屑性疾病：如银屑病、玫瑰糠疹、毛发红糠疹等。女性患者皮肤较薄，紫外线容易穿透，因此，比男性患者的疗效好。

3）皮炎湿疹类疾病：如特应性皮炎、泛发性湿疹、皮肤瘙痒症（因肾功能损伤而致）等。

4）其他：如皮肤慢性溃疡、冻疮、白癜风、斑秃等。

（4）注意事项及不良反应

1）紫外线加重的疾病不宜采用，如着色干皮病、卟啉病、皮肌炎、SLE、Bloom 综合征、恶性黑素瘤、种痘样水疱病等。

2）儿童、妊娠患者，合并甲状腺功能亢进、活动性肺结核等内科疾病的患者不宜接受紫外线照射。

3）全身照射应保护眼、生殖器等部位，局部照射应保护非照射区，患者和医务人员均应佩戴防光眼镜；相对于男性患者而言，女性患者的生殖器部位不需要进行特殊的保护。

4）治疗当日避免过度日晒，治疗期间避免食用有光敏的食物、药物等。

5）定期检查治疗仪，并测定光强度。

6）近期不良反应包括皮肤干燥、瘙痒、红斑、疼痛和色素沉着等，远期不良反应包括白内障、光老化、皮肤肿瘤的发生。

2. 窄谱中波紫外线（NB-UVB） NB-UVB 波长 311~313nm，由 Parrish 和 Jaenike 于

1981年研究发现。治疗银屑病、特应性皮炎等疾病，不仅起效快，疗效优于BB－UVB，并与PUVA相当，而且不良反应很小，已成为治疗这些疾病的主要方法之一。

（1）作用机制：NB－UVB除具有BB－UVB的作用外，还有下列作用。

1）直接诱导T细胞凋亡，使表皮、真皮中$CD3^+$细胞计数减少。

2）诱导角质形成细胞产生一些细胞因子，如IL－1、IL－6和TNF－α等，这些因子具有抗炎或免疫调节作用。

3）抑制淋巴细胞增殖，减少细胞因子（IL－2、IL－10、IFN－γ）的产生。

（2）治疗方法：与BB－UVB相同，治疗前应测定每位患者的MED，初始剂量为0.5～0.7MED；如无条件测定MED，则根据患者的皮肤类型及治疗经验决定初始剂量。一般来说每周治疗3次（隔日1次），根据患者照射后的红斑反应，递增前次剂量的10%～20%或固定剂量（$0.05J/cm^2$或$0.1J/cm^2$）。如治疗后出现轻度红斑，暂不加量；出现中度红斑，减前次剂量的10%～20%；出现痛性红斑或水疱，应暂停治疗，并作相应处理。当患者皮损消退90%以上后，延长治疗间隙期并进入维持治疗，一般需要3个月或更长时间。

我们曾比较了不同加量法治疗银屑病的疗效，结果显示，每次递增前次剂量20%与递增固定剂量（$0.1J/cm^2$）相比较，前者可明显提高有效率、缩短疗程，且未见明显不良反应。

（3）适应证

1）银屑病、特应性皮炎和玫瑰糠疹：这些疾病的治疗与BB－UVB基本类似，但起效快、治疗次数少、不良反应小，易被患者接受。有作者比较了NB－UVB与药物治疗玫瑰糠疹的疗效，发现不论是皮疹、停发时间、皮疹消退、瘙痒缓解时间等方面均优于药物治疗组；而且该方法操作简单，疗程短，不良反应少，值得临床进一步探讨、推广使用。该方法治疗时在性别间无明显差异。

2）白癜风：治疗面颈部白癜风患者时，应指导患者做一个面罩，在皮损的相应部位挖一个与白斑大小和面积相应的洞，周围正常皮肤涂上防晒霜后再行治疗，以免产生晕痣样的色素沉着。尤其是对女性患者而言，如果出现了均匀不一的色素沉着，将会影响美观，产生不良情绪，使治疗的依从性下降。

3）角层下脓疱病、蕈样肉芽肿、急慢性移植物抗宿主病、环状肉芽肿、带状疱疹、掌跖脓疱病、毛发红糠疹、色素性荨麻疹等，也都有一定的疗效。

（4）安全性

1）NB－UVB在治疗过程中不需要使用光敏剂，不出现光敏剂所引起的恶心、头晕、光毒反应等现象，治疗当日也不需对眼进行特殊防护。

2）NB－UVB对哺乳期妇女和儿童的安全性也较高。

3）由于该疗法在临床治疗中的应用时间尚短，至今还未见有远期皮肤肿瘤发生的报道；Wulf等在1994年通过动物试验研究发现，到达MED的NB－UVB的致癌性是BB－UVB的2～3倍。临床上还需要长期随访排除其致癌性。

3. 光化学疗法　光化学疗法是指将光敏剂与紫外线结合起来治疗疾病的一种方法，临床应用最广泛的是补骨脂素（psoralen）与UVA（简称PUVA），对一些皮肤疾患有较好的疗效。补骨脂素与UVB（简称PUVB）联合治疗皮肤疾病也有报道，但其作用机制及确切疗效有待进一步研究。

（1）作用机制

1）口服或局部外用补骨脂素后，在UVA照射下，光敏剂与表皮细胞中DNA双螺旋结构上的胸腺嘧啶发生光化学反应，形成光加合物。由于细胞需要进行切割、修复，延缓了DNA复制、核分裂活动减少，表皮细胞增生减慢。这是PUVA治疗银屑病有效的机制。

2）改变组织和血液中淋巴细胞的组成、分布和功能，抑制中性粒细胞的趋化性和肥大细胞脱颗粒，减少细胞因子的产生。这是抑制皮肤接触变态反应和迟发型超敏反应的机制。

3）补骨脂素还可以通过能量传递产生单态氧、氧过氧化离子等活性氧，引起细胞膜、细胞质的损伤。

（2）治疗方法：目前常用的光敏剂有甲氧沙林（8－MOP）、三甲基补骨脂素（TMP）和5－甲氧补骨脂素（5－MOP），我国仍以使用8－MOP为主。光敏剂的给药途径有3种：①口服：适用于全身治疗的患者，于照光前2小时按0.5～0.6mg/kg服用8－MOP；②外涂：适用于局部治疗的患者，于照光前1小时局部外用0.1%～0.2%8－MOP酒精溶液，应注意用药不可超出皮损范围；③浸泡：适用于全身或手足部位治疗的患者，浓度为0.5～1mg/L，浸泡20分钟后再进行光疗。虽然这种方法需要一定的水疗设备，但可避免药物所致的胃肠道不良反应，成为我国皮肤科临床常用的给药方法之一。

照射之前最好能测定患者的最小光毒量（MPD），具体方法是：患者先口服8－MOP（0.5mg/kg），2小时后在腹部或背部测定生物剂量，48小时出现肉眼刚可观察到的红斑所对应的剂量为1个MPD。这种测量方法比较繁琐，临床实际工作中常根据以往的治疗反应和工作经验，确定一个初始剂量，并根据首次照射后的反应再进行调整。

照射的初始剂量一般为80%MPD，每次递增前次剂量的20%或1/4～1/2MPD或0.5J/cm^2，每周治疗5次或隔日1次，最大剂量不超过5J/cm^2。治疗过程中如出现轻度红斑，维持前次照射剂量；如红斑比较明显，则应减量甚至停止治疗，并给予适当处理。如两次间隔时间超过1周予以维持，超过2周减原剂量的50%，超过3周则需从初始剂量重新开始。

（3）适应证

1）银屑病：PUVA治疗寻常型银屑病的疗效比BB－UVB好，可达90%；对红皮病型、脓疱型银屑病也有一定疗效，但照射剂量偏小，加量也应缓慢。皮损消退95%以上需进入维持治疗阶段，原剂量维持4周，每周1次；以后减量25%，每2周1次，维持4周；最后减量50%，每4周1次，维持2～3个月。

近年来新发展的Re－PUVA疗法是将PUVA与维A酸类药物联合应用，此方法治疗银屑病不仅起效快、疗程短，还可以减少UVA的累积剂量，总体疗效优于PUVA。

2）特应性皮炎：对一些病情较重、对糖皮质激素依赖的患者，PUVA有助于激素的减量，但儿童不宜采用。照射的初始剂量应偏小，加量要慢。大多数患者治疗后症状能明显改善，甚至完全缓解；再次复发的患者可延长缓解期，减轻症状。

3）白癜风：PUVA适用于皮损比较局限的患者，对一些泛发的皮损和手足部皮损疗效欠佳。治疗前局部先外用8－MOP，1小时后再照光；对停止治疗又复发的患者，再次治疗仍然有效。

4）蕈样肉芽肿（MF）：适用于红斑期和浸润较浅的斑块期MF，有时联合应用氮芥、干扰素、维A酸等药物，可提高疗效，促进皮损消退。对浸润较深的斑块期皮损疗效较差，容易复发；对肿瘤期皮损无效。

5）多形性日光疹（PLE）：PLE是好发于女性患者的一种光敏性皮肤病，以春夏季节多见，表现为光暴露部位皮肤的斑丘疹、湿疹样损害。预防性的进行PUVA治疗（即硬化治疗，hardening therapy）是目前控制中、重度PLE最为有效的方法，它可以诱导患者皮肤色素加深，角质层增厚，发生光学耐受。一般而言，患者对PUVA满意度为90%，对NB－UVB为80%，对BB－UVB为70%；临床研究也证实，相同生物学剂量的PUVA疗效优于UVB，而不良反应二者相近。

进行光疗和PUVA治疗以前，首先要确定光疗的类型和个体化的起始剂量以及增加剂量的方案。光疗应在预计病情发作前1个月进行，而且事前应告知患者，治疗期间可能会诱发PLE发作。对光线极度敏感的患者照射后立即外用糖皮质激素和（或）口服25mg泼尼松龙可有效抑制皮损发作。光疗后患者应继续进行适量日光照射以维持疗效，否则4～6周内即会失效。PLE缓解期数月至1年不等，多数患者每年春季均需要重复治疗，其疗效不会因应用次数增多而降低。

6）其他：如掌跖脓疱病、手足湿疹、毛发红糠疹、斑秃、慢性移植物抗宿主病等。

（4）注意事项及不良反应

1）口服给药的患者治疗时和治疗后的18～24小时内，应尽量避免日晒，减少户外活动，外出使用宽谱防晒霜，防止光毒反应的发生；如需外出应佩戴防光目镜，以防发生白内障。

2）口服8-MOP的患者可出现胃肠道反应，部分患者症状严重到无法坚持治疗。可采用分次给药、饭后给药等方法改善症状。采用浸泡给药方法也可避免此不良反应。

3）治疗后大多数患者会出现皮肤干燥、瘙痒，照光后外用润肤剂可使其得以改善。

4）反复接受PUVA（PUVB）治疗的患者有发生皮肤肿瘤的危险性，特别是一些曾接受过砷剂治疗或放疗的患者更是高危人群，应定期随访。肿瘤以基底细胞瘤或鳞状细胞癌为主。

5）有报道，采用Re-PUVA疗法不仅可以提高疗效，还可以减少皮肤肿瘤的发生。

4. UVA1疗法　1992年UVA1（340～400nm）光疗法开始应用于皮肤科临床。经多年的实践证明，UVA1光疗法对特应性皮炎、硬皮病、蕈样肉芽肿等T细胞介导的疾病均有较好的疗效。由于其穿透较深，且无光敏剂所致的各种不良反应和光毒反应，在皮肤科临床的应用正逐渐增多。

（1）作用机制：关于UVA1治疗的作用机制尚未完全明了，除具有长波紫外线的作用外，可能与其对皮肤的免疫调节效应及影响真、表皮细胞群功能等因素有关。

（2）治疗方法：因UVA1在临床应用的时间较短，故至今尚无统一的治疗方案。有报道，单次使用照射剂量为20、30、60、100和130J/cm² 不等，每周连续治疗5天，共2～6周，最终的疗效也不完全相同，因此，该疗法的具体治疗还需要在今后的临床工作中进一步完善。

（3）适应证

1）特应性皮炎（AD）：目前临床上控制AD病情常用的药物是糖皮质激素、环孢素、干扰素以及近年来逐渐推广使用的他克莫司和吡美莫司等，但因其潜在的不良反应，使其应用受到限制。近年来研究发现，UVA1治疗AD的疗效优于传统的UVA-UVB光疗法，且不良反应较小。Tzaneva等采用双侧对照的方法比较了大剂量（80～130J/cm²）和中等剂量（40～65J/cm²）UVA1治疗重症AD的疗效，发现临床改善情况大剂量略优于中等剂量，但二者无明显差异；治疗后的缓解和复发情况也相同。

2）硬皮病：UVA1可通过诱导T细胞凋亡使皮损中浸润T细胞数目下降，上调成纤维细胞中胶原酶Ⅰ表达，使胶原酶ImRNA的含量上升，从而缓解病情。虽然UVA1治疗硬皮病的方案至今并未统一，治疗剂量也尚存争议，但其疗效却被一致肯定，特别是皮肤症状的改善。

3）蕈样肉芽肿（MF）：MF是一种低度恶性的T细胞淋巴瘤，疾病早期可采用PUVA，但随着病情的进展，PUVA的疗效也逐渐降低。由于UVA1穿透较深，可以直接作用于MF细胞和真皮乳头血管中的循环细胞，以达到治疗的目的。

目前认为，BB-UVB对斑片期MF有效，NB-UVB对斑片期和早期斑块期有效，UVA1可治疗皮损较厚又不能耐受补骨脂素者。

4）硬化萎缩性苔藓（LS）：Kreuter等试用UVA1光疗治疗了10例生殖器外的LS，每周4次，每次20J/cm²，连续治疗10周后，皮肤厚度明显下降，受累皮肤的颜色和弹性均逐渐恢复，提示UVA1可能是治疗生殖器外LS的有效且易耐受的方法。

5）其他：UVA1对瘢痕疙瘩、肥厚性瘢痕、斑块状副银屑病、泛发性肥大细胞增多症、慢性硬化性移植物抗宿主病等也有一定的疗效。

(4) 注意事项及不良反应：本疗法尚处于临床探索研究阶段，对一些 PUVA 和 UVB 治疗无效的患者可考虑试用。18 岁以下的青少年、对 UVA 高度敏感者、合并 HIV 感染或皮肤肿瘤者、妊娠哺乳期妇女禁用。

第二节 电 疗

一、音频电疗法

该疗法具有镇痛、消炎、消肿、改善微循环、促进结缔组织吸收和神经功能障碍恢复等作用，临床用于治疗带状疱疹及后遗神经痛、斑秃、皮肤溃疡、局限性硬皮病、瘢痕和肥厚性瘢痕等。

每次治疗时间为 30 分钟，每日 1 次，10 天为 1 疗程。治疗时无论开机或是关机，调节电流均应缓慢，切忌突然改变电流强度。治疗电极应注意避开心脏部位。

二、高频电疗

高频电疗是利用高压尖端放电原理产生的热效应，烧灼病变组织使其坏死，达到治疗和美容的效果。由于其操作简单、疗效确切、感染率低、不留瘢痕，在临床得到了广泛应用，可用来治疗寻常疣、化脓性肉芽肿、色素痣、老年疣、各种浅表的小面积的良恶性肿瘤。治疗时的频率为 1 ~ 3. 8MHz，输出功率 10 ~ 50W。蔡翠平统计了 21 种 4751 例皮肤病患者用高频电疗治疗的效果，治愈率在 80% 以上的 11 种，60% ~ 80% 的有 7 种，40% ~ 60% 的有 2 种，低于 40% 的有 1 种，大多数疾病的疗效确切，且痛苦小，易被患者接受。

睑黄瘤是皮肤科常见疾病之一，多见于中老年女性，治疗方法有激光、冷冻、外科手术切除、电解等，各种方法各有利弊。刘军等观察了高频电离子治疗 38 例睑黄瘤患者的疗效，32 例 1 次治愈，6 例经 2 次治疗愈合；未出现瘢痕，仅有少数患者遗留色素沉着。该方法操作简单，不良反应小，适合在基层医院使用。

三、正弦调制中频电疗法

正弦调制中频电流特别是低频调制的中频电流有较好的镇痛作用，并能够促进局部的血液循环，提高免疫功能。治疗的频率一般为 100Hz 或 150Hz，电流强度控制在能耐受的范围内，每日 1 次，时间 10 ~ 15 分钟，10 天 1 疗程。

临床上该方法治疗带状疱疹疗效确切，后遗神经痛的发生率只有 2. 17%，较其他方法 (27. 5%) 有显著性差异，值得临床推广使用。

四、直流电离子导入疗法

直流电离子导入疗法是借直流电的电场作用将带有电荷的药物导入皮肤发挥其治疗作用；另外，在直流电的作用下，皮肤角质层的组成发生改变，增加了药物的渗透性。因此，直流电离子导入可使局部皮肤的药物浓度在高于数倍甚至数十倍的系统给药浓度。导入的药物除发挥其固有的作用外，并常与直流电的生物效应协同发挥治疗作用。近年来由于医学的发展，使得该疗法在皮肤科临床中已不被重视。然而，该疗法对下列疾病的治疗确有独特的优势：

1. 手足多汗症　顽固的手足多汗症严重影响了患者的生活质量，尤其对女性患者更是一种心理负担。该病目前尚无特效治疗，电离子导入法可起到非常明显的疗效，常用的是自来水离子导入疗法（TWI）。一般来说治疗数次至十余次后，多汗情况可明显改善；如加用抗胆碱药物导入，起效更快，疗效也更好，且作用时间持久。停止治疗后，随着时间的推移症状可逐步加重，甚至可恢复到治疗前水平，此时再次治疗，同样有效。部分患者经数个疗程的重复治疗后，多汗情况得到了持久性改善，但其作用机制尚不清楚，可能是直流电和药物作用于汗腺，影响或破坏其分泌功能。治疗时除因直流电刺激而引起皮肤暂时性轻度红斑外，一般无任何不良反应，易被广大女性患者接受。

2. 限局性硬皮病、皮肤硬性水肿、慢性皮肤炎症性浸润　常用碘离子透入，碘本身具有消散炎症、软化组织的作用。治疗时碘由阴极导入，与阴极有协同作用，增强了阴极的生物效应。临床也有应用透明质酸酶导入治疗有良好疗效的报告。

3. 慢性溃疡　常用锌离子导入治疗。锌离子可促进肉芽组织新生；直流电有扩张血管、加强血循环、改善局部营养、提高代谢的作用，二者具有协同作用，可促进溃疡愈合。治疗中，电流强度不宜过大，每次治疗15～20分钟。

4. 其他　如带状疱疹后遗神经痛、痤疮等。

第三节　冷 冻 治 疗

冷冻是利用低温作用于病变组织使之发生坏死或诱发生物效应，以达到治疗目的的一种治疗方法。因其操作简单易行，在皮肤科得到了广泛应用。

一、作用机制

当低温作用于病变组织时，通过：①温差引起的机械损伤使细胞发生致死性的损伤；②组织中电解质和酸碱度出现紊乱，细胞中毒死亡；③细胞膜上的类脂蛋白复合物发生变性，膜的通透性增加，细胞代谢障碍；④血管内皮细胞肿胀、坏死、缺血等途径使组织坏死。

另外，当低温使组织坏死后，受损的组织成为一种抗原刺激机体产生抗体，发生冷冻免疫反应（cryoimmunology），T细胞（包括T辅助和T抑制细胞）和HLA－DR^{+}细胞均明显增加，增加机体的抵抗力。

二、治疗方法

冷冻治疗的疗效与致冷剂、治疗方法（包括冷冻方式、冷冻时间、冻融次数等）及组织的特性有关。临床常用的致冷剂是沸点为－196℃的液氮，有化学性质稳定、易于储存、价格便宜等优点。常用的治疗方法有：

1. 棉签法　适用于面积较小的表浅性损害的治疗，如扁平疣、脂溢性角化或斑秃等。由于棉签浸蘸的液氮量有限，蒸发较快，需要多次浸蘸才能完成治疗，目前已基本不用。

2. 接触法

（1）封闭式接触治疗：适用于深在损害的治疗，如寻常疣等。治疗时需要特制的冷冻治疗机，液氮通过储存罐内的导管喷于治疗头上，然后将治疗头放置于皮损上进行治疗。治疗头及治疗时间的选择应根据皮损面积和病变性质确定。

（2）浸冷式冷刀：适用于小面积的浅表或深在损害的治疗。治疗时先将冷刀浸入盛有液氮的广口保温瓶中预冷，当冷刀达到一定温度后套上保护套，置于皮损上进行治疗，必要时将冷刀重新浸泡后再次治疗。此种方法操作简单，致冷剂损耗也少，在临床应用广泛。

（3）喷射法：适用于面积较大、表面凹凸不平和深在性损害的治疗。液氮放置在密闭容器中，当其从液相变为气相时，容器内压力增加，此时液氮通过容器的喷嘴直接喷射到皮损上而起治疗作用。此种方法是将液氮连续不断地直接喷射于病变组织，因此，冷冻效果最强，但治疗时需要对周围正常皮肤进行保护。

三、适应证

1. 感染性疾病　主要是指各种疣（扁平疣、寻常疣和尖锐湿疣）的治疗，对一些药物治疗无效或疗效不好的疾病可考虑采用。

尖锐湿疣是由人乳头状瘤病毒感染所引起的疾病，治疗方法较多，但易复发。单纯采用冷冻疗法治疗尖锐湿疣容易复发，可能与其治疗深度和范围不够、激发亚临床感染、促进病毒的扩散等原因有关。有时可联合应用干扰素、卡介苗多糖核酸等提高疗效，降低复发率。特别是对体质较弱的女性患者，加用免疫调节剂后，能增强机体的免疫功能，对缩短病程、减少复发有一定的好处。

2. 色素性疾病　如色痣、雀斑等。黑素细胞和上皮细胞对冷冻反应极其敏感，冷冻治疗色素痣和雀斑疗效较好，但极易出现色素减退。治疗前应向患者说明清楚。

3. 良性肿瘤　如皮脂腺瘤、神经纤维瘤、脂溢性角化、光线性角化、血管瘤、睑黄瘤等，其皮损相对较小时，冷冻疗法可有一定疗效，但疗后可能有瘢痕形成，因此，治疗前应权衡利弊。

4. 恶性肿瘤　如黏膜白斑、Bowen 病、红斑增生症、基底细胞瘤、鳞状细胞癌、Kaposi 肉瘤和黑素细胞瘤等，可采用冷冻治疗，但临床上只用于外科手术治疗困难的恶性皮损，或是耳郭、鼻翼部位的肿瘤，采用冷冻治疗不仅有较高的治愈率，还可以保留更多的正常组织，达到良好的美容效果。治疗的方法一般以液氮喷射法为主。该法能够快速冷冻，持续时间长，对组织损伤大；在其缓慢复温融化后予以第二次冻融，一般需要 3～4 次冻融；治疗的面积应扩至肿瘤边缘和基底部 5～10mm 处，以期彻底杀灭肿瘤细胞。

5. 其他　如汗孔角化症、结节性痒疹、疥疮结节、化脓性肉芽肿、囊肿性痤疮、结节病等。对一些耳郭和鼻翼等部位的皮损，由于软骨和骨组织对冷冻不敏感，神经纤维也有一定的抵抗力，因此冷冻治疗常是首选疗法。

对一些女性患者外阴的硬化苔藓来说，药物治疗无效或不明显的可考虑冷冻治疗。国外一项研究发现，12 例硬化性苔藓的患者中，9 例外用药物无效的患者对冷冻有效，50% 的患者缓解时间长达 3 年。

近年来，随着激光技术的飞速发展，尤其是在治疗女性患者的雀斑、毛细血管扩张、黄褐斑、色素痣等疾病方面，取得了较好的疗效。我们认为，冷冻治疗雀斑、扁平疣、甲周疣、耳郭部位的色痣等，与激光相比，有着满意的疗效和美容效果。特别是甲周（或甲下）疣，CO_2 激光治疗的深度难以掌握，过深可致甲畸形或甲不生长，过浅又易复发，而临床也无有效的药物治疗，冷冻疗法虽然次数较多，但是疗后不影响甲的生长，美容效果较好，不影响女性患者的生活质量。

四、注意事项及不良反应

1. 注意事项　治疗后尽量保持创面清洁和干燥，必要时外用抗生素软膏；避免过度日晒，减少色素生成；让痂皮自然脱落，不要强行剥除。

合并有冷球蛋白血症、冷纤维蛋白血症的患者不宜采取大面积冷冻治疗，应分次进行；糖尿病、长期使用免疫抑制剂的患者应慎用冷冻疗法；已经出现放射性损伤的皮损最好不用。

治疗后应及时清洁、消毒治疗头或冷刀，以免引起交叉感染。

2. 不良反应　冷冻治疗的过程中或治疗后可出现不同程度的疼痛，一般都能忍受。疗后可出现一定程度的水肿、水疱、血疱、皮下水肿、色素减退或沉着、出血、继发感染、萎缩性瘢痕等不良反应，予以对症处理即可。

少数患者可出现全身症状（头晕、心悸、血压下降、心脏传导阻滞等）和急性荨麻疹的表现，应及时将患者采取卧位，并给予相应处理。

第四节　水　　疗

水疗是利用水的温度作用、清洁作用以及加入水中药物的作用治疗皮肤病的方法，是皮肤科重要的辅助治疗方法之一。

一、作用机制

1. 清洁作用　水疗可以去除皮肤上的鳞屑和陈旧药物，不仅清洁皮肤、增加紫外线的穿透；还可以减少渗出物对皮肤的刺激作用，提高机体抗菌能力。

2. 温度作用　皮肤科常用的温水浴（36～38℃）有镇静、安抚、止痒作用，热水浴（38～40℃）有促进新陈代谢、改善血液循环和促进浸润吸收等作用。

3. 药物作用　在水浴中可加入化学药物、中药，不仅有普通水疗的作用，还可发挥药物的作用。

二、治疗方法和适应证

治疗时先将药物放入浴水中，配制成一定浓度后，患者全身或局部浸泡其中 10～20 分钟，根据病情确定治疗频率。目前临床开展水疗的种类有淀粉浴、人工海水浴、高锰酸钾浴、补骨脂素浴、矿泉浴等。

1. 淀粉浴　主要用于皮肤瘙痒症、泛发性神经性皮炎、痒疹、慢性湿疹等一些瘙痒性皮肤病，具有镇静、安抚和止痒作用。多采用全身浸泡，水温 37℃左右，每日 1 次，每次 20 分钟，15～20 次为 1 疗程。

2. 人工海水浴　主要用于硬皮病、皮肤硬肿病和银屑病等，具有促进皮肤血液循环、提高机体对紫外线的光敏作用。也为全身浸泡，盐水浓度 3%～5%，水温 38～40℃，时间 20 分钟。

3. 补骨脂素浴　主要用于银屑病、白癜风等疾病的光化学疗法。治疗前先将三－甲氧沙林（TMP）或甲氧沙林（8－MOP）配制成 0.1%～0.5% 的酒精溶液，然后加入浴水中配成 0.5～1mg/L 的补骨脂素溶液，水温 37～38℃，全身或局部浸泡 20 分钟，浴后再进行光疗。此法可减少口服用药所致的胃肠道不良反应。

4. 高锰酸钾浴　主要用于天疱疮、药疹、剥脱性皮炎、脓疱型银屑病等一些渗出性疾病，具有杀菌、去臭作用。视皮损面积的大小局部或全身浸泡，高锰酸钾浓度 1∶8000～1∶10000，水温 37～38℃，时间 10 分钟。

5. 矿泉浴　主要用于银屑病的治疗。矿泉浴中含有多种化学元素、气体和放射性物质，不仅使 T 淋巴细胞、T 辅助细胞、IgG、IgA、IgM 有较大幅度的增加，还可以显著调节患者的交感神经功能，发挥清洁、抗炎、调节免疫的作用达到治疗目的。多采取全身浸泡，水温 36～38℃，20 分钟。

三、注意事项

总体来说，水疗安全性较高，至今未见不良反应的报道。但在治疗过程中，要密切巡视患者，一旦出现眩晕等不良反应，立即处理。

不宜在空腹或饱餐后治疗；疗后不宜再用清水冲洗；浴盆应严格消毒，以防交叉感染。年老体弱和有严重心脑血管疾病患者应慎用。

第五节 放射线治疗

在皮肤科治疗中，随着激光美容和皮肤外科的不断发展，以及对放射线副作用（特别是远期副作用）的认识，放射线治疗的应用范围正逐渐缩小。然而，对于皮肤血管瘤、瘢痕疙瘩、蕈样肉芽肿肿瘤期等部分皮肤疾患，X线仍可作为治疗方法，甚至是首选疗法之一；而放射性核素治疗则基本被淘汰。对女性患者而言，X线治疗面部以及特殊解剖位置的皮肤病后，因对局部结构破坏较小而对美容影响较小，故仍是可选择的有效疗法之一。

一、X线治疗

虽然X线治疗在皮肤科的应用逐渐减少，但我们在考虑选用X线治疗时，除了必须具备皮肤科知识外，还必须了解X线治疗的基本理论、严格控制适应证、熟练掌握治疗技术和注意事项，才能收到良好的治疗效果，避免不良反应的发生。

（一）作用机制 X线对皮肤组织的作用主要有：①抑制并破坏增生的或分化程度低的组织或细胞；②抑制角质形成细胞的分化和增殖；③抑制或破坏皮肤附属器细胞的增生，影响其分泌及毛发生长；④使血管内皮细胞肿胀、变性、坏死，管腔狭窄、血栓形成；⑤降低皮肤反应性，调节神经末梢兴奋性。这些作用随着照射剂量的不同可发生相应的变化，其强度与组织及细胞分化程度有关。如一次大剂量照射，可使细胞DNA双螺旋结构破坏，细胞发生不可逆的损伤而死亡；小剂量照射则可杀伤对X线敏感的病变组织或细胞，而对正常组织几乎不产生影响；增生快、分化程度低的组织或细胞对X线的敏感性高，除正常腺体组织（如胸腺、性腺、甲状腺、腮腺等）以外，其他正常组织的敏感性较低。因此，临床治疗时应尽量避免照射正常的腺体组织。

（二）X线质的选择 X线的质常用“组织半价层”表示，即吸收X线表面量50%所需皮肤组织的厚度。如组织半价层与病变组织厚度相当，则照射的X线大部分为病变组织所吸收，而皮损下的正常组织受到的照射量最小，这样既达到治疗效果，又最大程度地避免了对周围正常组织的损伤。影响X线的质有以下几个因素。

1. 管电压 指X线管两极间的千伏数值（kV），皮肤病治疗常用的管电压为10～120kV。管电压的数值越大，X线质越硬，穿透越深；反之，数值越低，质越软，穿透也较表浅。临床上根据电压的不同将其分为超软X线（5～20kV）、低电压近距离X线（30～60kV）、软X线（29～50kV）和表层X线（60～140kV）。一般来说，小面积治疗采用低电压近距离X线，大面积治疗采用软X线，深在性皮损采用表层X线治疗。

2. 滤过板 X线为一混合光谱，在加用一定厚度的金属滤过板后，可吸收作用较为表浅的软X线，使其穿透增加、作用加深。制订治疗方案常根据病变的深浅，采用不同厚度的铝板为滤过板。

3. 照射距离 根据照射距离的平方反比定律，距离越大，深部组织的照射量越大。因此在治疗前应充分估计治疗皮损的厚度，以选择合适的照射距离。

（三）照射剂量 目前国际上统一使用组织吸收量表示照射剂量，单位为戈（瑞）（gray，缩写为Gy），1Gy为1kg组织吸收1J的X线量，相当于过去空气量100库（仑）（R）。

制订治疗方案时需要考虑到疾病的种类、病情、发病部位和面积大小。

1. 良性皮肤病 常采用小剂量分次照射，总量控制在10Gy之内，两次治疗期间应间隔一定的时间，使组织得到修复的机会；恶性皮肤肿瘤需要以足够的剂量达到杀灭肿瘤细胞的目的，照射总量可至40～60Gy。

2. 大面积皮损 进行X线治疗时，产生的二次射线相应增多，组织接受的放射量也随之增大。可通过增加照射次数、减少单次照射剂量来减少照射总量。

3. 注意事项 X线对组织的作用是长期存在的，因此，对某一部位的皮肤而言，一生中只能接受一定剂量的X线照射，超过此剂量，即可出现放射性损害。其发生率与患者的年龄、部位及个体差异有关。国外对接受X线治疗患者随访30年，发现境界线照射总量在60Gy以内、普通X线照射总量在12Gy以内是相对安全的。

（四）适应证 随着医学技术的发展和治疗方法的不断改进，目前已很少采用X线治疗，仅在一般常规治疗无效时才予考虑。

1. 血管性损害 主要指儿童时期的鲜红斑痣和血管瘤，前者已基本被美容激光和光动力疗法所替代，后者如为进展期的毛细血管瘤或海绵状血管瘤，仍可考虑X线治疗。这两种损害对X线敏感性较高，疗效较好；尤其是对女童患者面部、乳房、会阴等部位的血管瘤，不影响其解剖结构和正常发育，且治疗时无疼痛。我们曾总结了应用低剂量X线（每次1～2Gy，每周1～2次，总量控制在6～8Gy）治疗1008例儿童皮肤血管瘤，治愈率为95.04%，且无明显的不良反应。

2. 瘢痕疙瘩和增殖性瘢痕 瘢痕疙瘩和增殖性瘢痕好发于胸部、腹部、腰背部、颈部等部位，暴露部位的皮损直接影响了患者的美容，尤其是女性患者，严重者可出现自卑心理。对早期发展中的瘢痕疙瘩和增殖性瘢痕，X线照射常可阻止其发展，减轻瘙痒和疼痛等主观症状，促使皮损消退；但对陈旧性的已形成增殖的瘢痕组织单用X线治疗无改善作用。目前常联合外科手术切除或冷冻治疗，在切除创口缝合线拆除后立即开始照射，疗效可达70%左右。薛兴欢等观察了35例瘢痕疙瘩患者在切除缝合或植皮后进行放射治疗（总剂量为16～20Gy，1～2周内分4～5次照射）的疗效，结果术后7个月至4年的治愈率为77.1%；吴信峰等对70例前胸瘢痕疙瘩患者采取手术切除拆线后连续3天浅层X线（29kV）照射，每次7Gy，总量21Gy，随访2～5年，总有效率为80%。钟元培等比较了单纯放疗、单纯手术及联合治疗（手术+放疗）的疗效，结果联合治疗的有效率高达95.2%，病程超过1年、直径大于3cm者疗效欠佳。

3. 蕈样肉芽肿（MF） 红斑期和斑块期损害一般采用紫外线或PUVA治疗，X线治疗仅适用于较为深在的浸润期斑块和肿瘤期损害。MF对X线的敏感性较高，因此，治疗时所需的剂量相对较小。一般选用表层X线照射，每次1～2Gy，隔日1次，总量10～20Gy，可使肿瘤迅速消退。如果皮损位置较深，应根据皮损深度加用不同厚度的过滤板，以增加X线的穿透深度。但是，该病常反复发作，且为多部位发病，因此，治疗过程中应严格标明每次的治疗部位，以避免日后过度的重复照射。

4. 基底细胞瘤和鳞状细胞癌 随着皮肤美容外科的迅速发展，基底细胞瘤和鳞状细胞癌大多采用手术切除；但对特殊解剖位置的肿瘤（如眼睑、鼻翼、口唇等）、年龄较大、身体衰弱、不能耐受手术治疗的患者，可考虑采用X线治疗。治疗时需选用组织半价层与肿瘤累及深度相当的X线（侵袭性肿瘤较深一些）；肿瘤周围0.5～1cm的正常皮肤均需要照射，以减少复发的概率；照射剂量必须足量，以便彻底摧毁肿瘤组织。

临床上根据肿瘤的类型和范围决定治疗方案，一般每日1次，每次2～3Gy，总量40～60Gy；对于鳞状细胞癌其疗效与肿瘤的范围有关，皮损小者疗效高，大者疗效差；而基底细胞瘤的疗效与肿瘤的大小无明显关联。照射时需要注意尽可能减少肿瘤以下正常组织的损伤，特别是对X线吸收较大的骨组织和软骨组织；治疗后应长期注意对局部的保护，尽量避免日晒、温热、机械性和化学性刺激；如在照射部位出现溃疡和明显的角化，应长期随访有无恶变。国外Thom等分析了1999～2001年在澳大利亚接受浅层放射治疗的259例患者，绝大多数是头面部（尤其是眼和鼻）的恶性肿瘤，3 周内予以 36Gy 射线治疗，疗效较好，亦不影响美观，但他认为目前电子束治疗还不能完全代替 X 线治疗。

5. 其他　连续性肢端皮炎、掌跖脓疱病、慢性脓皮病、皮肤淋巴细胞浸润症、局限性皮肤淋巴细胞瘤、角化棘皮瘤及 Bowen 病等，常规治疗无效、疗效较差时，或患者不能耐受手术或不适合手术治疗时，可考虑选择 X 线治疗。

（五）治疗原则及注意事项　治疗前应明确诊断，并确定其为 X 线治疗的绝对适应证；充分了解患者既往治疗史，尤其是有关放射治疗史（包括照射时间、部位、条件和总剂量等）；对曾接受过放射治疗、或照射剂量不清楚、照射部位无法确定时，原则上不予考虑再行 X 线治疗。

制订方案时需要综合考虑病变部位、范围及深浅，选择合适的 X 线治疗方法及单次和总照射剂量；同时要考虑到组织对 X 线的敏感性、二次射线的作用。

治疗过程中严格遵守操作规程，以免发生不必要的副作用；对一些特殊部位（如甲状腺、乳腺等）治疗时，在注意保护皮损周边正常皮肤的同时，应尽可能推开腺体组织以减少放射损伤；工作人员应作好自身安全防护工作。

治疗期间和治疗结束后的一段时间内，应避免各种物理因子和化学因子的刺激，如日晒、热水烫洗，或使用煤焦油、水杨酸、碘酊等。

二、放射性核素治疗

放射性核素的治疗在皮肤科已基本被淘汰，其治疗适应证大多被激光、美容外科或新型有效的药物治疗等替代，仅在一些受条件限制、能很好掌握放射性核素治疗适应证、并能按要求规范操作的医疗单位开展。

目前临床上常用的放射性核素治疗一般使用^{32}P 和^{90}Sr 的体外照射，这两种放射性核素均释放单纯的 β 射线，对皮肤组织具有一定的穿透性，而且半衰期较长，是较为理想的放射源。^{32}P 的半衰期为 14.3 天，最大射程为 8mm，临床治疗时需要制成敷贴器进行外照射，但需要经常更新、反复计算放射剂量，临床操作较为繁琐，剂量亦不易掌握，已逐渐被^{90}Sr 所取代。^{90}Sr 的半衰期约为 28.5 天，在体内需要转变为稳定的放射性核素^{90}Sr 才能发挥作用，最大射程为 11mm；^{90}Sr 属于高毒性放射性核素，应严格遵守相关的使用和保管原则，以免造成不必要的人体伤害和环境污染。治疗时操作较为简单，采用由专门的工厂制成的成品照射器即可。

由于 β 线的作用较为表浅，放射性核素治疗在临床上仅用于一些表在性皮肤病的治疗，如鲜红斑痣、慢性湿疹、神经性皮炎、酒渣鼻、浅表恶性皮肤肿瘤（如表皮内鳞癌）等，常有一定的疗效。治疗前应充分估计皮损累及的深度是否在射线的有效作用范围内，如皮损过深可致深部损害照射剂量不够，而致皮损继续发展或复发。在治疗剂量和方法上，各家报告不一，但总体原则是除皮肤恶性肿瘤外，尽可能采用小剂量、长间隔的方案，以免引起放射性损伤。有作者总结了^{90}Sr 治疗 171 例血管瘤、瘢痕疙瘩、神经性皮炎、寻常疣、跖疣、鸡眼、胼胝等的疗效，治愈率为 79.2% ~100%；优点是无痛苦、操作简单方便、治愈率高、复发率低，但对暴露或非暴露部位的皮损应分别采用不同的照射剂量，治疗过程中认真观察皮损的变化情况，并及时调整剂量，尽量避免出现放射性损伤。

不管是 X 线治疗，还是放射性核素治疗，均需严格掌握适应证，尤其是女性患者的面部皮损，需要考虑美容效果；其次根据皮损的不同性质选择恰当的治疗方案；严格进行操作；并对放射源进行妥善保管。

（顾　恒　鞠　梅）

第二章　女性常见的皮肤激光美容

爱美是人类的天性，女性甚于男性。据中国医学科学院皮肤研究所激光美容中心统计，因美容问题接受激光治疗的20217人中，女性占75.4%（下表），可见，女性是美容市场消费的主力军。

女性常见的皮肤激光美容所占的比例

治疗分类	男	女	女性比例（%）
表皮色素沉着	638	2500	79.7
真皮色素沉着	682	3837	84.9
皮肤色素减退	130	172	57.0
皮肤血管异常	896	1850	67.4
多毛	96	645	87.0
皮肤老化	79	313	79.9
皮肤瘢痕	83	104	55.6
皮肤良性肿瘤	1668	4523	73.1
其他	709	1292	64.6
合计	4981	15236	75.4

色素沉着、血管浅露、组织增生、肤质粗糙或皮肤老化等所引起的皮肤美容障碍，不但在美容院无法解决，就是在正规医院也颇为棘手。20世纪90年代，随着脉冲激光、强脉冲光和射频等治疗设备的相继问世，使部分皮肤美容障碍的祛除变得非常便利。

因为强脉冲光、射频和激光都是电磁波，都具有波粒二相性，只是波长不同，且在美容治疗的适应方面各有侧重。以中国医学科学院皮肤病研究所的美容治疗经验为基础，本章将介绍激光、强脉冲光和射频的一般知识，美容治疗原理、适应证、操作、治疗后护理及疗效和预后等。可供从事医疗美容医护人员和求美女性在选择美容治疗方法时的参考。

第一节　激光的基础知识

一、激光的概念

激光（LASER）是根据Einstein在1917年第一次提出的概念，即当分子从激发状态或原子受撞碰成为类似的激发状态，转回到稳定状态时所发出的光子。20世纪80年代，根据Anderson和Parrish提出的选择性光热作用（selective photothermolysis）理论，认识了组织的热扩散和激光脉冲宽度的关系，产生了真正意义上的脉冲激光，即Q－开关激光。90年代随着脉冲激光的广泛临床应用，开始了真正意义上的激光美容。下面简述与美容相关的激光方面的几个概念。

（一）调Q（Q开关）激光　调Q就是调激光器的品质（quality），即激光振荡的阈值。激光器振荡是在一定的阈值下产生并输出激光。一般情况下，激光器的振荡阈值是不变的，上能级的反转粒子数限制在反转数阈值附近，所输出的激光脉冲是尖而宽的，峰值功率不高。为了增多上能级反转粒子数，必须调高激光的阈值，抑制激光振荡的产生，以积累上能级的反转粒子数。当反转粒子数积累到最大时，再突然调低阈值，此时积累在上能级的大量反转粒子便崩溃似的跃迁到低能级，在极短的时间内瞬间释放出能量——光子，从而产生峰值功率极高的脉冲激光。调Q激光的特点是，激光峰值功率高，达兆瓦级（10^6W）以上，脉宽极窄，达纳秒级（$1ns = 10^{-9}s$）。

（二）**可调脉宽、短脉冲和长脉冲激光** 可调脉宽激光指激光脉冲宽度是可以调整的，可由几毫秒调整至几十毫秒，甚至上百毫秒，是针对靶组织的热弛预时间不同而设计的激光。短脉冲常指脉冲宽度在微秒范围的激光。长脉冲多指脉冲宽度在毫秒范围的激光。这与调Q激光的脉宽是相反的，并且对组织的作用机制也不相同，主要用于血管、毛发及瘢痕等方面的美容治疗。

（三）**激光的基本术语**

1. 能量 能量是做功的动力，是用力乘以和长度或用质量乘以速度表达。测量能量的单位是焦耳。外科激光的能量计算是功率乘以使用时间，并且是一激光量的测量。

2. 功率 功率是做功的速度，用能量除以使用时间，功率测量单位是瓦特。1瓦特等于1焦耳每秒。功率输出的大小对控制由激光在组织中的热传导所引起的烧伤是重要的因素，但手术操作是通过控制功率密度和光斑大小以及重复率而进行的。

3. 功率密度 功率密度或辐照度是激光向每单位面积内靶组织释放能量的速度。功率密度表达为W/cm^2，是由功率除以光束或光斑面积所确定的。因为圆的面积是随着半径的平方而变化的，所以在治疗部位，当光斑减少时，能量将呈4倍的增加。但是增加激光管的功率输出，功率密度仅呈相应的线型增加。功率密度主要决定了激光对病灶摧毁的程度和对组织去除的速度。功率密度值或辐照高，病灶的摧毁程度就剧烈，组织去除的速度就快。

功率密度是一静止的测量。激光的量与激光释放的时间相关，是能量释放的测量。与功率的瓦数乘以激光释放的时间相关，用焦耳数表达。功率密度是量的测定，而不是浓度。流量是能量密度或浓度的测定，兼有辐照度和量的概念。

4. 流量 流量或能量密度是总能量除以光束的损断面，表达为每平方厘米焦耳数。流量是由辐照量和光照时间决定的。当功率密度大于$100W/cm^2$时，组织损伤量是与光束使用时间成比例的，而与辐照量或功率密度不成比例。相反辐照量决定了组织汽化的速度。去除组织的量完全是由激光的能量数决定的。通过功率和时间的计算能够知道给一定量的能量就能去除一定量的组织。当考虑到组织的热扩散时，激光使用的时间是最重要的因素。

5. 光斑大小 激光的光斑大小是被聚集镜或简单地通过移动手具和靶组织间的距离控制的。手具和靶组织间的距离有较小的变化，但由光束或光斑直径所引起的功率密度的变化是显著的。在光束横断面上的幅照量是按高斯分布的，峰在光束的中心，在边缘减少为零。较大的光斑可获得平滑的，更均匀的病灶摧毁和组织去除，但需要用非常高的激光管的功率来补偿。因为增加光斑的面积，就稀释了功率密度。较小的光斑创面会产生不平的脊沟和出血。现已经表明较大的光斑能减少光斑周边组织的热损伤等。

6. 激光脉冲 脉冲的宽度是以时间为单位。最常见的是用快门开关的方式切断连续激光的光束，以使激光光束机械地被短时间地阻断，形成断续的一连串的脉冲。这种快门开关所形成的脉冲激光，不是真正意义上的有美容作用的脉冲激光，而Q-开关激光是使用了调Q技术，是控制工作物质粒子数反转程度和共振腔Q值（损耗率）突变特性的专门技术。采用该种技术后，激光振荡脉冲的宽度可被较大幅度地压缩，使激光脉冲宽度达到纳秒级水平，激光的峰值功率能提高数倍，从而能瞬间摧毁靶组织，不损伤病灶周围的组织。

二、美容激光设备

因美容市场的需求和科学技术的发展，美容激光设备更新较快，往往2~3年就有新的激光设备产生。较常用的美容激光设备见下表。

常用的美容激光设备

激光系统	波长（nm）	脉冲	皮肤色基
XeCl 准分子	308	脉冲（10～30ns）	蛋白质
倍频 Nd：YAG	532	调 Q 或可调脉宽	黑素、血液
脉冲染料	577	调 Q	黑素、血液
脉冲染料	585	调 Q 或短脉冲	黑素、血液
脉冲染料	595	可调脉宽	黑素、血液
红宝石	694	调 Q 或长脉冲	黑色素
翠绿宝石	755	调 Q 或长脉冲	黑色素
半导体	800	可调脉宽	黑色素
半导体	810	可调脉宽	黑色素
半导体	1450	可调脉宽	水
Nd：YAG	1064	调 Q 或可调脉宽	黑素、血液
Nd：YAG	1320	可调脉宽	水
铒	2940	短脉宽	水
CO_2	10600	短脉宽	水

第二节　激光美容的治疗原理

一、皮肤对激光的吸收及起效应的因素

当激光射向皮肤时，激光可在空气与皮肤的界面上发生反射、折射、透射、散射和吸收等现象，但起治疗作用的光是透射入皮肤并且其光子能量被皮肤的靶组织所对应吸收的激光。这种对应的关系与激光的波长和组织中的色基相关。

（一）色基（chromophore）　能对应地吸收光子能量的分子或原子称为色基。分子或原子的外周电子有其固有的振动频率，当这种振动率频和光子的振动频率一致时，便强烈地吸收光子的能量。所以皮肤组织中的色基对光的吸收是有波长选择的。当色基与周围组织竞争性地吸收对应振动频率的光子能量时，便会产热效应，同时在控制脉冲时间的情况下，选择性地激励或破坏靶组织或靶周围的组织，以促进组织增生祛除影响美容的组织，以达到美容的效果。皮肤中主要的色基如下。

1. 蛋白质和核酸　能强烈地吸收中波紫外线（UVB）和短波紫外线（UVC）。

2. 黑色素　能强烈地吸收 UVC，UVB 和长波紫外线（UVA）。

3. 血红蛋白　能强烈地吸收 UVA，蓝光（400nm），绿光（541nm）和黄光（577nm）。

4. 水　能强烈地吸收红外线（700～10^6nm）。

在皮肤中还有外源性色基，如文身染料；光敏剂可用作光动力治疗。

在皮肤组织中，作为细胞或细胞内外基质的构成成分，如黑素小体、红细胞、毛发、胶原纤维、皮肤中的细胞以及水等。这些细胞或组织成分成为对应波长激光选择性作用的靶目标。

（二）光在皮肤中的透射　根据朗伯－比耳定律，$I = I_0 e^{-al}$，I 表示光束垂直通过物质的厚度，I_0 表示光束刚进入物质时的强度，a 称为物质对该频率光的线性吸收系数。由此可见，某一波长的光束在物质中垂直穿透时，其某点的光强与刚进入皮肤时的光强 I_0 成正比，并随着穿透物质厚度的增加而减弱。又根据比尔定律，物质对某光的线性吸收系数正比于单位体积中吸收的分子数，即色基的浓度。物质中某点的光强随色基浓度的增加而减弱。所以影响美容治疗效果的要素有光波长与色基的对应性、光束的强度和色基在皮肤中的浓度。

另外，除了光被色基强吸收而减弱外，还与光的散射相关。一般光的波长较长，其散射强度就弱，那么光穿透物质的厚度就较深，相反光穿透物质的厚度就较浅。波长较短的光（300～400nm）穿透皮肤时有强烈的散射，穿透深度小于 0.1mm，而波长较长的光（600～1200nm）穿透皮肤时散射较小，或穿透皮肤 2mm 以上，可用于治疗较深在的损害。

（三）皮肤对激光的吸收　皮肤对光吸收的量与色基和色基的密度及光波长的对应性有关系。另外，因为光的散射和皮肤的显微结构，如构成皮肤组织团块的大小和密度也有关系，所以皮肤由于散射所吸收的光子对美容治疗不起作用。因为散射消耗了光强并减少了光透射皮肤的深度。皮肤吸收对应波长光的能力用吸收系数表示。吸收系数是表示对应波长的光子在每单位路径长度上被吸收的概率。用距离的倒数（cm^{-1}）表示。某色基对光子吸收的概率越高，表明色基吸收光的能力越强。

Anderson 在纯水中，以血红蛋白浓度 11g/100ml，多巴浓度 15mg/ml，模拟人体皮肤作了多种波长的光吸收试验。结果表明，在可见光的范围，黑色素的吸收光谱较宽，且随光的波长加长，黑色素的吸收系数降低；血红蛋白对 420nm、577nm、900nm 波长的光有强吸收峰。在红外线的范围，水对波长 950nm 以上的光吸收系数较高，且随光波长的加长，水对光的吸收系数升高。

但在人体皮肤上，选择性美容治疗作用的靶色基或靶组织对光的吸收量则受到以下因素的影响。

1. 非靶色基对激光能量竞争性吸收的影响　如当以毛细血管为靶组织时，表皮的黑色素会与真皮内血管内的血红蛋白竞争性地吸收光能，而妨碍了针对血管的美容治疗效果。此时，可先用药物或激光去除表皮的色素，再治疗真皮层的血管病变。

2. 靶色基和非靶色基在皮肤中的密度差对激光吸收的影响　密度差越大，选择性美容治疗效果越好。

3. 激光波长对激光吸收的影响　色基对光的吸收有波长的对应性，但也不是唯一的。由吸收光谱示意图可知，同一色基有多个吸收峰值，由于不同色基在皮肤中的深度和密度不同，可避开最佳吸收峰值，选择适合的光波长，达到靶色基与非靶色基的最佳竞争性吸收光能，以达到最佳选择性美容治疗作用。

4. 激光强度对激光吸收的影响。

5. 激光作用于色基的时间，即脉宽对激光吸收的影响。

6. 皮肤透光性，即皮肤表面的光洁程度和皮肤的质地对靶色基吸收光能的影响，因为粗糙的表皮会增加光的反射。

所以，要达到最佳选择性美容治疗作用，除了有足够的激光设备供选择外，还需要对病损的病理生理有充分的了解、对病损有细致的评估以及美容治疗前对皮肤的准备，以减少光的反射和光在皮肤中的非治疗性作用的损耗。

二、皮肤对激光起美容效应的因素

（一）色基与色基的热弛豫时间　色基能选择性地吸收对应波长的光，但光对皮肤的美容治疗作用不仅是色基与光的对应性吸收，产生光热作用，还与色基的热传导的特性有关。衡量色基热传导特性用热弛豫时间来表示。色基的热弛豫时间是指被加热的色基经过热扩散，色基的温度减少50%时，所需要的时间。它的意义在于，如果激光脉冲的宽度短于组织的热弛豫时间，则不会发生显著的热扩散，病灶周围组织的热损伤则会减少到最小。色基的热弛豫时间和被加热的色基或色基团块的属性、体积、表面积和形态相关。色基质地较密的热弛豫时间短，色基质地较疏的热弛豫时间长；体积小的热弛豫时间短，体积大的热弛豫时间长；形态细而扁的热弛豫时间短，形态粗而圆的热弛豫时间长。

因为在软组织中含水的比重较大，所以大多组织的热传导特性都与水相似，其热弛豫时间与同样厚度的水相似。水的热弥散度 k 值为 $1.3\times10^{-3}cm^2/s$。如果 d 厚度的组织，那么其热弛豫时间 $t=d^2/4k$。估计组织热弛豫时间的简易方法是，当物体的大小以毫米为单位时，该物体的热弛豫时间（秒）近似于该物体大小的平方，如黑素小体的直径是 0.5μm，则该物体的热弛豫时间等于 5×10^{-4} 的平方，即是 250ns。

常见的靶色基和靶组织的热弛豫时间：

1. 黑素小体约 0.5μm 大小，其热弛豫时间是 250ns。
2. 鲜红斑痣血管的管径约是 0.1mm，其热弛豫时间是 10ms。
3. 毛囊组织的热弛豫时间是 30ms。
4. 直径1mm 的纯水柱，其热弛豫时间是 325μs，而同样体积的人皮肤的热弛豫时间是695μs。在动物试验中已知 200μs 和 600μs 脉宽的 CO_2 激光都能局限治疗皮肤的热扩散。

所以当要摧毁靶色基时，激光的脉冲时间必须小于靶色基的热弛豫时间，如真皮层色素沉着，脉冲必须在纳秒级；而当要摧毁靶组织时，激光脉冲时间必须大于靶组织的热弛豫时间，如毛细血管扩张的美容治疗和脱毛的美容治疗，激光脉冲必须大于靶组织的热弛豫时间，以增加激光的热对靶组织的损伤。大多认为，CO_2 激光磨削时，脉宽小于 950μs 时，足以预防临床显著的热损伤。

（二）皮肤热传导的时间与距离的关系 在人体上热传导的时间是随热源与某点距离的平方而增加。如距离为 30μm 的组织发生热传导的时间大约是 4ms，那么距离为 300μm 时，热传导时间则是 400μs；再如，1 秒之后，1mm 深的组织温度升至 70℃，那么 2mm 深的组织升至相同温度时，则需 4 秒时间。当用低辐照量或长脉宽激光作用于组织时，就会产生一个热损伤梯度，这个损伤梯度随热扩散的距离加大而减小。所以当用激光凭借色基的热传导达到摧毁靶组织的目的时，必须要有足够的脉冲宽度，使靶色基所吸收的热有足够的时间传导到靶组织，使靶组织产生热损伤，而达到美容治疗的目的，如毛细血管扩张、鲜红斑痣和脱毛的美容治疗，脉冲宽度常在几个毫秒甚至几十个毫秒。

（三）皮肤坏死与温度和时间的关系 组织的坏死不但与温度相关，还与温度在组织上的作用时间相关，完全的表皮坏死发生时的温度和激光辐照所需的时间是：50℃时辐照 5 分钟，60℃时辐照 5 秒钟，70℃时辐照 1 秒钟。当温度升至 100℃时，细胞和细胞间的水分发生汽化，细胞被破坏。然而细胞破坏是在 60℃时由细胞内蛋白质凝固所引起的。另外，高热引起细胞损伤的机制包括细胞膜的损害，胞质成分的转变，RNA 的 DNA 的变性和酶的失活。

三、激光对皮肤的作用

激光对皮肤的选择性光热作用除了色基与激光的波长对应外，还与激光的量和量的释放方式相关。

（一）以水为靶色基的激光对皮肤的作用 在皮肤美容治疗中，以水为靶色基的激光有 CO_2 激光、铒激光等，主要用于皮肤的磨削和切开，以祛除病灶，如色素痣的汽化去除、痤疮凹陷性瘢痕的磨削和整形手术时的皮肤切口。以下以 CO_2 激光为例说明激光对皮肤的作用。

1. 激光流量对组织的作用　当激光磨削皮肤时，输出激光的流量在临界值以上，即辐照量大于 $4J/cm^2$，就是使组织温度超过组织汽化的最低激光能量，并且每个脉冲宽度少于组织的热弛豫时间，可以简单地说，某点上的组织吸收激光能量所形成的损伤，和这一点与被激光作用的组织的边缘的距离成指数减少。就是说激光创面边缘的表皮细胞仍能存活，并参与创面的愈合。那么，受激光作用的组织将被彻底地汽化而没有创面边缘以外的热损伤，并且创面的温度应限制在 100℃。

如果当组织处于亚汽化温度时，即辐照量小于 $4J/cm^2$，在一定时间内组织会发生热化学作用，使酶失活，细胞质成分变化，产生较慢的组织损伤，形成量的变性，最终引起细胞坏死。

如果持续用低流量的脉冲激光，即低于组织汽化所必需的最低流量，或连续激光照射组织，会使组织热量缓慢累积，组织水分蒸发，凝固、干燥、炭化。显著的组织炭化温度可超过 300℃。如炭化组织不断地被激光辐照，创面温度可升至 600℃（炭烧红的温度），而不是所期望的组织水分汽化的温度 100℃（水的沸点）。此时炭化的组织会作为一个发热源，向周围的组织产生再次热传导，引起周围组织的热损伤。这就像电灼术一样，热传导所引起组织的烧伤、热坏死层会达到 1～5mm 厚，而不是 50～100μm 的窄的热损伤。

2. 辐照度与组织损伤的关系　激光磨削皮肤所使用的辐照度被认为与周围组织的热损伤是密切相关的。然而，Mckenzie 用一个三维模式计算表明，辐照度和周围组织损伤在定性上是一致的，但没有系统的相关性。Mckenzie 的计算得出以下凝固带厚度的减少和相应辐照度的数据，当热损伤的凝固带厚 500μm 时，辐照度是 $100W/cm^2$；凝固带厚 55μm 时，辐照度 $1000W/cm^2$；20μm 时辐照度 $10kW/cm^2$。然而，Schomacker 等发现所有的辐照度引起的热损伤带厚度几乎是一致的。当辐照度是 $1000W/cm^2$ 或更大时，热损伤带大致都是 80μm。Fuller 也表明，当辐照度是 $800W/cm^2$ 以上时，周围热损伤率下降，但进一步增加辐照度时，热坏死率很少再有下降。因此，仅对坏死带的大小而言，而不管时间对热传导和热损伤的影响，辐照度的影响是较小的。

辐照度，即功率密度，是一静止的测量。激光的量与激光释放的时间相关，是能量释放的测量。同一激光的量可在不同的时间内释放，所以辐照度仅能控制组织汽化率和汽化灶的深度，而不能控制组织的热损伤带。所以建议应该使用最高的辐照度，选用连续激光光束时，需要很快的扫描速度，或者选用很短的脉冲激光。但如果使用低功率密度来控制切割或汽化深度，尤其是使用连续激光的光束来汽化组织，则会加深组织的热损伤带。因为这种操作增加了操作时间和病灶周围的热扩散。

3. 激光产生热坏死与止血作用　理想的 CO_2 激光必须是快速有效地切开或汽化组织，凝固血管，并允许残余的附件结构以及邻近的上皮，使创面快速正常愈合而不影响移植皮片的存活。激光产生的 300～1000μm 厚的热损伤层，能自动封闭直径 0.5mm 以下血管并可用作直径大至 2mm 血管的止血。然而，这种热坏死层也阻碍了伤口愈合，降低伤口张力强度和移植皮片的存活率。

4. 激光对创面愈合的影响　CO_2 激光所产生创面的上皮形成较慢，这种结果是创面上皮移行的开始延迟引起，上皮形成延迟是激光所导致的组织热坏死所致，这种热坏死在创面边缘形成坚硬的焦痂，在范围大小上和在物理方面阻碍了上皮形成。

5. 激光波长对创面的作用　已知水对激光的吸收随激光波长的增加而增加，但对创面的作用深度却随波长的增加而变浅，故波长较长的激光对创面作用浅。

（二）Q 开关激光对组织的作用　Q 开关激光对组织的作用多为机械性损伤，或者说仅是有选择性地对黑素小体的机械性损伤，从而达到去除黑素沉着损害的美容治疗作用。美容治疗时，激光流量必须小于造成结缔组织损伤所需要的能量，大于黑素小体崩解的最小流量。不应一味地追求高的激光能量。

（三）可调脉宽激光对组织的作用 可调脉宽激光的靶色基，不是靶色基本身，而是靶色基邻近的组织，可调脉宽激光的脉冲宽度不但必须大于色基的热弛豫时间，而且要小于色基团块的热弛豫时间，使色基团块吸收的激光能量能够有足够的时间传导至邻近的靶组织，又确保靶组织周围的非靶组织损伤最小。所以，可调脉宽激光对靶组织的美容治疗作用必须满足以下条件。

1. 有可供激光作用的靶色基或靶色基团块。

2. 有适量的激光能量提供。

3. 有合适的脉宽时间，使色基所吸收的激光能量向邻近的组织传导，并且不至于过量地传导给靶组织周围组织，如治疗毛细血管扩张，当流量过高，脉冲宽度过短，则会出现紫癜现象；当流量较小，脉宽不适当时，则血管不能完全封闭；当流量过高，脉宽过长时，则会出现皮肤的不可逆热损伤，产生瘢痕。

（四）激光光束大小对组织的作用 当激光光束较大时，作用于皮肤面积大，且对组织的作用加深，使较深的病损得到治疗。相反，当光束直径较小时，光束的光子较易被散射所损失，治疗深度则较浅。购买激光设备时，既要注意激光流量大小的比较，也要比较激光束的大小。只有当激光束与激光流量同时增加时，激光器的品质才较高。

四、选择性光热作用

激光的美容治疗原理是根据选择性光热作用，去除皮肤病损。但这种选择性光热作用不是绝对的，而是相对的，只是选择的靶色基或靶组织的热损伤相对较严重，而非靶色基或靶组织的热损伤相对较轻，或是可逆的热损伤。选择性光热作用有以下因素可供参考。

（一）激光方面 ①激光的波长；②激光的脉宽；③激光的流量。

（二）皮肤方面 ①靶色基；②靶色基的大小；③靶色基团块的大小；④靶色基或靶色基团块的热弛豫时间；⑤同类色基的密度差；⑥靶色基和非靶色基对光吸收率的差；⑦靶组织或作用于靶组织的凭借色基；⑧皮肤的透光性，即皮肤表面的光洁程度和皮肤质地对靶色基吸收光能的影响，因为粗糙的表皮会增加光的反射。

（三）激光对靶色基的选择性

1. 激光制式对靶色基或靶组织的选择性光热作用 ①调Q激光对色素的优先损伤，如调Q激光对真表皮色素沉着的治疗；②可调脉宽激光对靶组织的优先损伤和损伤的控制，如可调脉宽激光治疗血管和毛发的美容障碍。

2. 激光波长对靶色基的选择性光热作用 根据 Anderson 皮肤色基对光的吸收系数的测定，选择某波长的光，在选择的光谱中能使靶色基和竞争色基的吸收系数差值最大，如在577nm 光谱的范围，色基血红蛋白与竞争性色基黑素对这段光谱的光吸收系数差值最大。所以577nm 范围的光对血管作用最强。

3. 激光流量对色基相同而色基密度不同的选择性光热作用 在同一光斑中，合适的激光流量对密度较高的色基有优先的光热作用。例如，当去除颜面色素斑时，可选择较低的流量密度对色素较深的斑片起优先的光热作用。

4. 激光波长对色基相同而色基密度不同的选择性光热作用 在一定的流量下，长波长的激光对黑素密度较高的色斑有优先的光热作用。

5. 长波长激光对位置较深的色基的光热作用 波长较长的激光散射较少，透射较深，能达到相对位置较深的色基，发生光热作用，同时为了加深光在皮肤中的透射深度。

第三节 强脉冲光的基础知识

一、强脉冲光及强脉冲光的产生

强脉冲光（intensive pulse light，IPL）简称强光，是由非常规大气压氙灯等光源所产生的强度很高的光，然后通过一定的技术，使强光以单脉冲或多脉冲的方式发出，且脉冲的脉宽、延迟时间及流量是可调的，经过聚焦和滤光，去除不需要的短波长的光，形成一束有理想治疗作用的，波长范围在 200～400nm 的脉冲强光。临床上使用的滤光片主要有能滤除 515nm、550nm、560nm、590nm、615nm、640nm、645nm、695nm、755nm 以下波长光的滤光片，如用 560nm 的滤光片，则输出波谱范围在 560～1200nm、单脉冲或脉宽和延迟时间可调的多脉冲强光。由此可见，强脉冲光在治疗参数上不但具有能量、波长相对集中、与激光相类似，而且在波长、脉宽的可调方面较激光有优势，可以达到一台强光设备有多种美容治疗用途的作用。

二、强脉冲光美容治疗的原理

强脉冲光的美容治疗原理与激光相同，均是通过选择性光热作用，摧毁影响皮肤美容的病损，达到美容治疗的目的。强脉冲光的脉冲可调宽度是几毫秒至几十毫秒，没有微秒甚至纳秒级的脉冲。所以强脉冲光没有 Q 开关激光针对黑素小体的机械性损伤的美容治疗作用，仅有短脉冲、长脉冲或可调脉冲激光的美容治疗作用，但在皮肤黑素病损的治疗方面，强光仅是通过光对黑素细胞的选择性热凝固作用，使病损随着表皮的脱落而剥脱，达到美容治疗的目的。强脉冲光有 400～1200nm 波长范围的滤波片或治疗头可供选择。所以一台强脉冲光的设备能相当于多台激光设备，治疗适应证也较激光的治疗适应证多。

强脉冲长波长的光可作用于皮肤较深层组织，产生光热作用，刺激皮肤的胶原纤维和弹力纤维，并促进其增生、重新排列、恢复皮肤的弹性，从而达到消除或减轻皮肤细小皱纹、增加皮肤光泽度的治疗效果。皮肤光老化的治疗不只是改善皱纹，而是改善包括皮肤纹理、不规则色沉和毛细血管扩张在内的所有的皮肤光老化现象，最大优点是一次治疗可同时改善多种皮肤问题。

用强光治疗皮肤光老化是一种非剥脱性的方法，所用的能量密度较低，对正常皮肤损伤较轻，基本无副作用，不影响患者的工作和生活。

第四节 射频波的基础知识

一、射频波的概念

射频（radio frequency）是一种高频的交流变化电磁波，所以也称射频电流。交流电小于 1000Hz 称低频电流，大于 10000Hz 称高频电流，用于外科和美容治疗的射频的频率一般是 3.8～6MHz，波长在数 10 米范围。射频与激光、IPL 对组织的作用不同，不是通过色基吸收光能转化为热能或产生压力波达到美容目的，而是射频电流在组织中受电阻的影响，转化为热能而起到美容治疗的作用。

二、射频电流产生的生理效应

（一）电流强度的生理效应 人体是一个电流导体，当电流通过人体时，可引起各种生理效应，电流强度可引起组织不同的生理反应为：0.5～1mA：电刺激感；2～20mA：电击感；

>20mA：疼痛；>100mA：心室纤维颤动；1～2A：持续心肌收缩；>6A：暂时呼吸麻痹，严重烧伤。

通过人体电流的大小是皮肤的电阻所决定的。所以当电压一定时，电流引起组织的生理效应和损伤就与该组织的电阻相关。影响皮肤组织的阻抗大小的因素有：①皮肤的条件：角质层厚薄、干湿度及粗糙程度等。干燥皮肤的电阻为10～300Ω，而潮湿皮肤的电阻仅为1～10Ω；②电流的频率：在接触相同的电流的条件下，电流频率高时，人体的总阻抗相对变小，电流频率低时，人体的总阻抗相对增大；③电极与皮肤的接触条件：接触的松紧度、接触面的大小、接触面的清洁度、导电胶的使用；④电极间的距离。

（二）电流频率的生理效应 电流频率对组织的影响实验证明，电流频率为50～60Hz时，电流对人体的刺激反应最强；当电流频率低于50Hz时，电流对人体的刺激反应减弱；当电流频率大于100Hz时，电流对人体的刺激反应随电流频率增加而减弱；当电流频率高达1M Hz时，电流对人体的刺激则完全消失。

（三）射频的美容治疗原理

1. 射频外科或美容治疗方面的工作原理 当射频电流从发射极经传导线流向电极时，在3.8～6MHz高频交流变化的射频电流的电磁场作用下，转化为热能，使电极接触的组织瞬间汽化，并使组织瞬间脱离电极，切口面的余热很少向周围组织继续传导，创面热损伤只有15μm左右，避免了切口组织的炭化和细胞的破坏。

2. 射频皮肤提紧术的工作原理 射频皮肤提紧术分为单极射频和双极射频两种。射频皮肤提紧术是根据真皮胶原蛋白在68～72℃时会立即产生收缩的原理，通过控制控流经组织的电流大小和时间，对组织进行定位和定温加热，使真皮胶原发生收缩，引起胶原的自身修复和重整，从而达到皮肤提紧的美容作用。

Fiozpaorick R等，在2003年报道了射频紧肤的多中心研究，治疗唇周皱纹，其改善率83.2%（99/119例），眉的提升率61.5%（40/65），紧肤后的眉能提升0.5cm。所以射频紧肤在皮肤年轻化美容方面取代并超越了激光、强脉冲光，但对于因皮肤光老化所产生的毛细血管扩张和色素沉着，仍需要激光或强脉冲光治疗。

第五节 设备参数设置和术后护理及防护

一、激光美容门诊的设备

随着人们对选择性光热作用的认识越来越深刻，加上科学技术的促进作用以及旺盛的美容市场需求，激光美容设备的出现和更新频率非常的快。几乎每2～3年就有新的光学美容治疗设备产生，同类产品的更新升级更快。列举几种常用激光治疗设备仅参考。

（一）调Q激光 调Q激光主要用于真皮色素沉着的治疗，如雀斑、太田痣、文身等，其治疗深度随激光波长的加长而加深。

1. 准分子激光 准分子激光是一种脉冲激光，因谐振腔内充入不同的稀有气体和卤素气体的混合物而有不同波长的激光产生。波长范围为157～353nm。用于皮肤美容治疗的准分子激光是XeCl激光，激光波长是308nm，脉冲宽度60ns，作用于靶蛋白质，产生光化学反应而起到治疗作用。

2. 调Q倍频掺钕钇铝石激光 激光波长532nm，简称Q532激光。因为Q532激光是将波长1064nm的激光通过晶体钛酰磷酸钾（KTP）后获得的，所以亦将Q532激光称为KTP倍频激光。

3. 调Q染料激光 激光波长585nm，简称Q585激光。

4. 调 Q 红宝石激光　激光波长 694nm，简称 Q694 激光。

5. 调 Q 翠绿宝石激光　激光波长 755nm，简称 Q755 激光。

6. 调 Q 掺钕钇铝石激光　激光波长 1064nm，简称 Q1064 激光。

（二）可调脉宽或长脉宽激光　可调脉宽激光设备可发射出不同宽度脉冲的激光，以适用于不同大小的靶组织，主要用于皮肤血管、皮肤多毛、皮肤浅瘢痕的治疗。

1. 可调脉宽 532nm 激光　脉冲宽度可由 2ms 加宽到 40ms，激光器工作物质同 Q532 激光，主要用于不同直径的皮肤浅表血管的治疗，如毛细血管扩张。

2. 可调脉宽染料激光　激光波长 595nm，脉宽从几个毫秒到 40 个毫秒，主要用于皮肤较深层血管的治疗。

3. 长脉宽 755nm 激光　主要用于脱毛的治疗，但脉冲宽度常在几个毫秒，远小于毛囊的热弛豫时间，所以脱毛效果欠佳。

4. 可调脉宽或长脉宽 800nm 的激光　脉冲宽度可由几个毫秒到 100 个毫秒，适用于不同粗细毛发的脱毛，激光器的工作物质是半导体晶体。

5. 可调脉宽或长脉宽 1064nm 激光　脉冲宽度达 20ms，主要用于皮肤较深血管的治疗和浅瘢痕的治疗，亦有用于皮肤浅皱纹的治疗。

6. 可调脉宽 1320nm 激光　激光器的工作物质是掺钕钇铝石（Nd：YAG），脉宽可由几个毫秒到几十个毫秒，主要用于皮肤老化和皮肤痤疮凹陷性瘢痕的治疗。

7. 长脉宽 1450nm 激光　激光工作物质是半导体晶体，脉冲宽度达 250ms，主要用于皮肤老化、痤疮及痤疮凹陷性瘢痕的治疗。

8. 短脉冲铒激光　激光器工作物质是掺铒的钇铝石（Er：YAG），波长 2940nm，脉宽 250μs，主要用于皮肤光老化的剥脱性治疗和皮肤磨削术。

9. 短脉冲 CO_2 激光　激光波长 10600nm，脉宽小于 1ms，主要用于皮肤光老化的剥脱性治疗和皮肤磨削术。

（三）强脉冲光设备

1. E 光　是射频和强脉冲光结合一体的美容设备。E 光中的射频波可以穿透皮肤的深层，选择性作用于皮下色素或血管等靶组织。同时 E 光还能刺激皮下胶原蛋白增生，加强皮肤的年轻化效果。

2. OPT 光　是指优化的强脉冲光，主要特点是光的脉冲没有功率峰值，且每个脉冲宽度都可能有足够的宽度和流量。可根据靶组织的不同光热效应和治疗目的而设计出不同的参数，加强光对靶组织的热损伤作用，降低美容治疗中对正常皮肤光灼伤。

3. 光量子嫩肤仪　光量子嫩肤仪实质就是强脉冲光，光量子就是光子。

（四）射频设备　射频设备还没有明确分类，但就目前设备的发射极不同分为 3 种。

1. 单极射频　是指在治疗部位仅起治疗作用的射频发射极与皮肤相接触的设备，负极远离治疗部位或负极省略。

2. 双极射频　是指射频发射极与负极在同一治疗部位且两极相距较近。单极与双极射频设备所发射的射频波在皮肤中的传导方向是不一样的，单极射频波是向皮肤深部传导的，可能会对深部脏器产生影响。双极射频波的传导方向是与皮肤相平行的，对深部脏器影响较少，所以双极射频相对较安全。

3. 冰极射频　是指射频的发射极是冷却的，以降低因射频发射极发热对皮肤产生灼伤。

4. 射频刀　当射频设备的发射极做成针状、环状，或与皮肤平行状，在一定的射频流量之下，可用作不同功能的手术器械，如手术刀、皮肤磨削器具。

二、几种常用激光设备的参数设置

（一）调Q激光参数设置原则 因为每个激光美容设备的设计及生产厂商不同，所以每台设备品质及输出参数的表述不完全相同，采用相同的参数治疗时，其治疗反应和结果亦不相同。治疗参数的设置原则为：

1. 调Q激光波长的选择 ①根据黑素沉着的深浅不同选择激光的波长：因为波长较长的光散射较少，透射较深，所以黑素沉着较浅的斑多用较短波长的激光治疗，黑素沉着较深的斑多用较长波长的激光治疗；②根据黑素沉着颜色深浅的不同选择激光的波长：因黑素对激光的吸收是随激光波长的延长而降低，故颜色较深的选择波长较长的激光，颜色较浅的选择波长较短的激光；③根据色素沉着斑的颜色不同选择激光的波长：治疗彩色文身时，可能会同时存在多种颜色的色素沉着，如赤、橙、黄、绿、蓝、靛、紫。它们光的波长分别约为650nm、600nm、580nm、520nm、470nm、440nm、410nm。人们所能看到的染料颜色，是染料物质反射出来的光。所以治疗彩色文身时，常选择非染料颜色的较长波长光谱的光。

2. 调Q激光光斑大小的选择 一般来说，应根据黑素斑点的大小，选择相应大小的激光光斑，如雀斑的治疗。但是为了提高治疗深度时，根据激光的辐照量在光束横断面上的分布是按高斯分布的，峰值在光束的中心，光斑越大激光在组织中的透射就越深，所以，在较高的流量情况下，选择较大的光斑可提高治疗的深度。

3. 调Q激光流量的选择 ①根据黑素沉着深浅的不同选择激光的流量：因为激光在透射皮肤时，透射越深消耗的光子越多，所以当治疗较深黑素沉着斑时，应当选择较高的激光流量，黑素沉着较浅时，应当选择较低的激光流量；②根据黑素沉着颜色深浅的不同选择激光的流量；当黑素颗粒密度较高时，黑素斑的颜色就较深，黑素斑吸收的激光能量就较多，引起皮肤的治疗反应就较剧烈，所以，当黑素沉着斑颜色较深时，应当选择较低的激光流量，当黑素沉着斑颜色较浅时，应当选择较高的激光流量。

（二）宽脉冲激光参数设置的原则 宽脉冲激光多适用于血管、多毛和皮肤细皱纹的美容治疗。靶是一些色基的团块，即一定体积的血红蛋白、毛干和水。在激光波长、流量和光斑大小的选择上与调Q激光基本相同，但在脉宽的选择上需注意以下因素：

1. 靶色基团块的体积 靶色基团块的体积常指血管和毛干的粗细，但水的体积和光束的大小相关。色基团块较大的，选择较宽的激光脉宽，色基团块较小选择较小的激光脉宽。

2. 靶色基团块的颜色 一般来说，在激光流量一定的情况下，色基团块颜色较深时，选择较宽的激光脉宽，以避免治疗反应过度；色基团块颜色较浅时，选择较窄的激光脉宽。

3. 靶色基团块的位置深浅 当靶色基团块在皮肤较深位置时，为了提高治疗效果，在提高激光流量的同时，可选择较宽的激光脉宽，延长激光的热传导时间，以达到较深层的治疗目的。

（三）强脉冲光的参数设置原则 因为强脉冲光的导光头较大，远远大于激光的光束，当进行皮肤美容治疗时，强光除了作用于皮损外，同时还作用于正常的皮肤。所以设置强脉冲光的治疗参数时，除了考虑皮损的损害大小、损害深浅、颜色深浅，还要考虑皮肤对光的光感程度、肤色和皮损颜色与肤色的差，以达到最佳的选择性光热作用和美容治疗的目的。到目前为止，尚无具体标准。以下是中国医学科学院皮肤病研究所治疗的临床经验，可供参考。

1. 强脉冲光滤波片的选择 对强脉冲光的光波长的选择是采用滤波片去除较短波长的光，使较长波长的光通过，而作用于治疗部位，如560nm波长的滤波片，能去除560nm以下波长的光，使560nm以上波长的光通过。滤波片的选择与皮肤及皮损的相关因素见下表。

滤波片的选择及相关因素

强光滤波片		560nm ⇨ 755nm
皮肤分型	⇧	⇨
正常肤色	⇧	⇨
肤色与皮损的色差	⇧	⇦
皮损的损害深度	⇧	⇨
皮损的颜色深度	⇧	⇨
靶色基团块的大小	⇧	⇨

当 Fitzpatrick 皮肤分型较高、正常肤色较深时，为了减轻皮肤的损伤，避免治疗后产生黑素沉着，根据黑素对激光的吸收是随激光波长的延长而降低，应采用较高的滤波片，使正常皮肤的黑素对强光的吸收减少，从而减少正常皮肤的损伤。肤色与皮损的色差较大时，强光对皮肤的选择性光热作用较强，可考虑采用较低的滤波片，以增加皮损的光热损害，提高疗效。皮损的损害深度较深、颜色较深、色基团块较大时，可采用较高的滤波片，增加强光的透射深度，降低强光对皮损的治疗反应。

2．强脉冲光脉宽的选择　脉宽的选择与皮肤及皮损相关的因素见下表。

脉宽的选择与皮肤及皮损相关的因素

强光脉宽		小 ⇨ 大
皮肤分型	⇧	⇦
肤色	⇧	⇨
肤色与皮损的色差	⇧	⇦
皮损的损害深度	⇧	⇨
皮损的颜色深度	⇧	⇨
靶色基团块的大小	⇧	⇨

当 Fitzpatrick 皮肤分型较高、肤色与皮损的色差较大时，可选用较小的强光脉冲，同时相应地降低强光的流量，使皮肤吸收的光能最少，皮损的治疗反应最佳，降低皮肤在治疗后的色沉反应。当肤色较深、皮损的损害较深、颜色较深、色基团块较大时，可增加强光的脉冲宽度，使强光对皮损的作用时间延长，提高疗效，减少正常皮肤对强光的治疗反应。但在增加强光脉宽时，需适当提高强光的流量。

3．强脉冲光子脉冲数的选择　子脉冲数的选择与皮肤及皮损相关因素见下表。

子脉冲数的选择与皮肤及皮损相关因素

子脉冲数		单⟹多
皮肤分型	⇧	⟹
肤色	⇧	⟹
肤色与皮损的色差	⇧	⟸
皮损的损害深度	⇧	⟹
皮损的颜色深度	⇧	⟹
靶色基团块的大小	⇧	⟹

子脉冲即一组脉冲或多个脉冲，可将设置的流量分成较小的流量多次地发射到皮肤或皮损上。当 Fitzpatrick 皮肤分型较高、肤色较深、皮损的损害较深，颜色较深，色基团块较大时，可选用较多的子脉冲，以减少皮肤对强光的治疗反应，温和地加重皮损的损害。当肤色与皮损的色差加大时可适当地减少脉冲数或选用单脉冲，以减小强脉冲光的治疗流量，达到理想的治疗效果。

4．强脉冲光子脉冲间延迟时间的选择　子脉冲间延迟时间的选择与皮肤及皮损相关因素见下表。

延迟时间的选择与皮肤及皮损相关因素

子脉冲间的延迟时间		短⟹长
皮肤分型	⇧	⟹
肤色	⇧	⟹
肤色与皮损的色差	⇧	⟸
皮损的损害深度	⇧	⟸
皮损的颜色深度	⇧	⟹
靶色基团块的大小	⇧	⟸

延迟时间是子脉冲与子脉冲间的间隔时间。延长延迟时间可增加皮肤或皮损的冷却时间，减少因每个脉冲发射的强光流量使皮肤或皮损的光热作用叠加，以减轻皮肤或皮损的治疗反应和损伤程度。所以，当 Fitzpatrick 皮肤分型较高、肤色较深、皮损颜色深时，可适当延长子脉冲间的延迟时间，以减轻治疗反应，增加疗效；当肤色与皮损的色差较大、皮损的损害较深、靶色基团块较大时，应减少子脉冲间的延迟时间，增加皮损的光热作用叠加，或减少强光流量的发射，增加皮损的光热透射深度，以提高疗效。

5．强脉冲光流量的选择　流量的选择与皮肤及皮损相关因素见下表。

流量的选择与皮肤及皮损相关因素

强光流量		低⟹高
皮肤分型	⇧	⟸
肤色	⇧	⟸
肤色与皮损的色差	⇧	⟹
皮损的损害深度	⇧	⟹
皮损的颜色深度	⇧	⟸
靶色基团块的大小	⇧	⟹

在强脉冲光的波长、脉宽、子脉冲数、子脉冲延迟时间的参数设置后，设置强脉冲光的流量。一般来说，Fitzpatrick 皮肤分型较高、肤色较深、皮损颜色深时，应降低强光的流量，减少皮肤及皮损的治疗反应，如果肤色与皮损的色差较大，损害较深，靶色基团块较大时，可适当增加强光的流量，以增加疗效。但强脉冲光流量的最后确认，需根据治疗经验和强脉冲光对皮肤及皮损的试验性治疗反应。

三、靶或靶组织对激光美容治疗的反应

当皮肤或皮损受到激光或强脉冲光或射频波作用后，皮肤或皮损会出现肉眼可见的反应，这种反应程度的判别有助于医护人员评估治疗的量是否足够，预测治疗效果。

1. 调 Q 激光治疗时的皮肤或皮损反应　根据局部所产生的白霜多少将治疗反应分为 5 级：1 级：无反应；2 级：不均匀的白霜；3 级：较淡的均匀的白霜；4 级：均匀较白的白霜或风团；5 级：有水疱或血疱或出血。

治疗反应表现为 3 级时，激光流量比较合适，即激光作用至真皮，治疗反应为皮肤水肿，表现为皮肤红斑、风团。

2. 宽脉冲激光治疗鲜红斑痣时的治疗反应　治疗反应表现以血管的收缩情况分为 5 级：1 级：无反应；2 级：血管收缩，但又立即充血，皮肤无热损伤；3 级：血管收缩，但血管颜色仅变淡，皮肤无热损伤；4 级：血管收缩并消退，皮肤无损伤；5 级：有水疱产生或皮肤呈苍白色。

治疗反应达到 3 级时较理想；反应表现为 4 级时，可能会有瘢痕产生，应减少激光流量。

3. 激光脱毛时的治疗反应　治疗反应分级与调 Q 激光治疗反应相同，但一般无明显皮肤损害，仅在毛干吸收激光能量后引起毛囊的热损伤时，才会出现毛周的风团样反应。治疗反应为 4 级时，脱毛效果较好。治疗反应超过 4 级，则表明毛损害过度并伴有表皮的损伤。

4. 强脉冲光美容时的治疗反应　强脉冲光的美容治疗可同时针对几种美容障碍进行治疗，如色素沉着、毛细血管扩张、皮肤粗糙和多毛等，亦可选择其中 1 种进行治疗。治疗反应的判断以靶目标能达到较明显的、理想的损伤，而靶周围正常皮肤的光热副作用应当较轻为宜（下表），否则应调整治疗参数。

强脉冲光美容时的治疗反应

反应级别	正常皮肤的热痛感及表现	靶目标的损伤
1 级	无反应	无反应
2 级	温	微损伤
3 级	热，微痛	轻度损伤
4 级	针刺样痛，淡红斑，10 天内消退	理想损伤
5 级	烧灼，疼痛较重，红斑，水疱	过度损伤

正常皮肤的损伤反应往往需要10分钟以后才会完全表现出来，故在试验性治疗时，要耐心等待和观察。如以皮肤粗糙、皮肤细皱纹为主要治疗目的，其治疗反应达到3级时，治疗参数较为合适。

5. 脉冲 CO_2 激光的治疗反应及创面深度判断　根据肉眼所见可对创面的深浅做出一定的判断，避免创面过深，产生不必要的瘢痕。表皮层：激光汽化 1~2 遍，创面白而细密；真皮浅层：皮肤附件不暴露于创面，胶原纤维较致密；真皮中层：创面皮肤附件皮脂腺体颗粒暴露。

当脉冲 CO_2 激光的光束为 1mm，脉冲宽度小于 1ms，激光能量足够时，表皮受激光作用后出现干燥、膨化的白色碎屑，经生理盐水擦洗后，创面呈白色，说明皮肤受激光的热损伤较轻。如果创面经擦洗后仍呈淡黄色或黑色，说明皮肤的热损伤较重，激光的流量较低或脉冲宽度较长，应提高激光的流量，减少激光的脉冲宽度，以减少激光对皮肤的热损伤。

6. 射频波治疗时的皮肤反应　可出现潮红、紫癜和疼痛。射频波的参数应限制在使皮肤潮红以下，避免出现紫癜和较重的疼痛。

四、皮肤激光美容治疗的准备和护理

（一）皮肤激光美容治疗前的准备

1. 治疗前清洁皮肤，用中性洗面乳洗净颜面，去除治疗部位的毛发。
2. 标记治疗的范围或皮损。
3. 照相或摄像，拍摄时最好要用标准的照相条件，以便治疗前和治疗后的美容治疗效果有可比较性。
4. 对皮损进行评估并做记录，作为治疗参数设置的根据。
5. 完成治疗前病历记录，并检查求美者是否已签名。
6. 表面麻醉或局部浸润麻醉，必要时全麻。
7. 激光美容治疗部位常规皮肤消毒，但要避免使用易燃消毒剂，如酒精。
8. 激光治疗前的安全检查。

（二）一般激光美容治疗后的护理　激光治疗后皮肤出现程度不等的热损伤或开放性创面，较轻的表现为皮肤红斑、轻度水肿，严重的则出现水疱，皮肤缺血、坏死。要针对激光对皮肤的损伤程度进行治疗和护理。

1. 冷敷　激光美容治疗后需立即冷敷，以吸收残留在创面里的热量，减少治疗部位的热损伤。冷敷是常用冰水袋紧贴于治疗面外的敷料上，敷料不要包扎太厚，不要弄湿治疗面。

2. 体位　患部抬高，头面的治疗要半卧位，避免加重水肿。

3. 饮食　低盐高蛋白饮食，禁食光敏性食物，以减少水肿，促进创面修复，避免创面产生炎症性色素沉着。

4. 避光　激光美容后表皮常受到损伤，易受到日光损害，产生色素沉着，影响治疗效果和下一次的治疗。痂皮脱落后，新生的表皮最易产生色素沉着，此时需特别加强避光护理，一般需要维持1～2个月。必要时可外用SPF30、PA++的防晒霜。

5. 保湿　激光美容后创面要外用保湿霜，尽量少用洗面乳清洗创面，必要时可选用非皂型洗面乳。

6. 使用抗生素　为预防感染，可短期口服广谱抗菌药和抗病毒药物，如罗红霉素和阿昔洛韦。

（三）微创激光美容治疗后的护理　调Q激光、强脉冲光和射频波的皮肤提紧术，在治疗面的皮肤上无明显的皮肤损伤。美容后的皮肤护理除了以上所述的6点外，中国医学科学院皮肤研究所在治疗后，常规立即外涂复方泼尼松软膏（含有泼尼松、新霉素、的卡因等），能减少激光后的热损伤反应、疼痛、微生物的侵入及后续的皮肤损伤。

如果在治疗后出现过度皮肤热损伤，可口服泼尼松10mg，每日2次，严重者可静滴地塞米松10mg，每日1次，直到水肿消退，水疱干枯。射频波皮肤提紧术治疗后要对松弛的皮肤加压包扎固定。

（四）汽化型激光美容治疗后的护理　汽化型激光，如脉冲CO_2激光、铒激光的皮肤美容手术会产生皮肤开放性创面，除一般激光治疗后的护理外，应按照外科手术后创面护理原则进行护理，但又有别于外科的创面护理，不应让创面过早地形成干燥性结痂，而要保持创面润泽，促进创面肉芽健康生长，即湿性护理。

中国医学科学院皮肤研究所在激光术后护理的做法是：术后立即外用金霉素软膏，且软膏在创面上要有一定的厚度，可起到保湿、抗感染的作用，经1万多名黑素痣患者激光美容术后使用经验证实，简单、经济、方便、效果又好。

五、皮肤激光美容门诊的防护

从激光的特性、人体特别是眼对激光的敏感性以及激光对周围易燃物体的危险性，医务人员和管理人员应对激光的防护有足够的重视。

（一）环境防护

1. 激光治疗室装修时应避免采用易燃材料和反光材料，如天花板、墙壁和窗帘的材料选择。另外，术中要注意避免使用反光的金属器械。

2. 激光室的门窗应该避免采用透光材料，以免激光光束对室外人员产生伤害。

3. 激光室内不要放置易燃物质、助燃物质、危险品，特别要注意避免使用易燃消毒剂，术中及治疗中避开使用的易燃布类敷料。

4. 激光治疗室内要安装排烟装置，因治疗时组织在激光的作用下易产生烟雾，烟雾中可能含有细微组织碎屑和病原颗粒，对健康造成危害。

5. 激光治疗室内外都要设置“激光危险”的醒目标牌，以警示进入激光治疗区域的所有人员。

（二）人体防护　主要是要避免激光对医务人员、患者以及参观者产生非治疗性伤害。特别是对眼的保护。

1. 眼的防护　激光进入眼必须经过角膜、房水、晶状体、玻璃体等屈光介质，然后到达视网膜。不同屈光介质的吸收率为：角膜：<295nm和>1400nm；晶状体：320～400nm和780～1400nm；玻璃体：不吸收可见光；视网膜：400～1400nm，吸收峰为500～700nm。

激光对眼的损伤是根据眼球的屈光介质及视网膜对激光吸收率的多少决定的。对眼球的损伤主要是激光引起屈光介质及视网膜的变性、凝固、失去透光或光感性，严重的可造成不可逆转的损伤，温度高时甚至引起视网膜凝固穿孔、出血等。

在激光治疗室中的每一个人必须佩带合适的特定波段的护目眼镜。不要直接看激光束或反射面散射的激光。在眶部的激光术中，患者不应使用塑料眼挡板或塑料角膜保护器，尤其是黑颜色的，应当使用非反光的金属角膜保护器。

2．皮肤的防护　当激光波长大于600nm，能量在安全阈值以上，意外照射到非治疗部位的皮肤时，皮肤可产生红斑、水疱、汽化、凝固、炭化等急性热损伤。激光波长小于600nm，对皮肤的损伤主要是累积性光化损伤，可引起皮肤红斑、老化，过量时可致皮肤癌变，尤其是300nm以下波长的光对皮肤的危害最大。

医护人员治疗时要穿白色的工作服，戴手套，不让激光直射到皮肤上，并防止反射、散射光对皮肤的急性和慢性损伤。

3．呼吸道的防护　主要是减少或避免激光所产生烟雾的吸入。工作时必须佩戴合适的口罩或湿口罩。

第六节　色素性皮肤病的激光治疗

色素性皮肤病中色素沉着是影响皮肤美容的最主要问题，约占激光美容治疗人数的70%以上。皮肤色素沉着可分为表皮层色素沉着和真皮层色素沉着。

一、表皮色素沉着

最常见的表皮色素沉着疾病主要有雀斑、咖啡斑、黄褐斑、眶周黑变病及脂溢性角化病。

这些影响美容的损害都局限于表皮层，治疗存在共性，在治疗设备的选择上范围也比较宽。

1．调Q532nm波长激光的治疗　调Q532nm激光是较普遍的，往往在调Q1064nm的激光设备上，都兼有调Q倍频激光，所以也是治疗表皮色素沉着最常用的激光。治疗步骤如下。

（1）激光治疗参数设置：一般选择光斑2～3mm大小，流量2J/cm^2，治疗前要先试验性治疗，治疗反应为4级，表明激光流量较合适，若反应过轻或过重则应对激光流量作相应调整。

（2）激光扫描：治疗雀斑一般3～5Hz，治疗大片的皮损（如咖啡斑）激光扫描的速度可增加到10Hz，扫描时手具要垂直于皮损面，上一个治疗光束与下一个治疗光应略有重叠，避免疏漏未治疗的皮损，必要时可补遗扫描。

雀斑在治疗1周后，会随表皮的脱落而全部脱落。对再生的或疏漏的雀斑可再次治疗，治疗间隔一般是1个月。

咖啡斑的治疗效果比较差，有40%～50%会复发，复发时间多在治疗后的20～30天，治疗的复发咖啡斑可换波长较长的调Q激光，经多次治疗仍可提高疗效。

脂溢性角化病皮损较薄的疗效佳，一般需2～3次。对皮损较厚者，可选用脉冲CO_2激光一次性去除病灶。

2．调Q染料激光的治疗　调Q染料激光的波长是585nm，较倍频532nm激光的波长稍长，治疗深度略深。

3．调Q红宝石激光的治疗　红宝石激光的波长是694nm，治疗较倍频532nm激光更深一些，治疗咖啡斑、脂溢性角化病的疗效优于倍频532nm。

4．调Q翠绿宝石激光的治疗　翠绿宝石激光波长是755nm，可进一步加深治疗深度，对咖啡斑和脂溢性角化病的治疗效果较好，而对黄褐斑疗效欠佳。

5．强脉冲光的治疗　最初，人们对强脉冲光治疗色素沉着斑的认识不足，实践证明，在治疗雀斑等表皮色素沉着性皮肤病方面，强脉冲光比调Q激光更具优势，体现在经济、快捷及疗效佳等方面。

强脉冲光的治疗关键在于治疗参数的设置。

(1) 强脉冲光治疗雀斑的参数设置：①根据肤色选择滤波片，如果皮肤的颜色较白，可选用滤 560nm 波长以下光的滤波片，如果肤色较黑可选用 590 ~ 615nm 波长之间光的滤波片，如果皮肤更黑些，可选用 640nm 波长以上光的滤波片；②根据雀斑和肤色的色差选择脉宽，如果色差较大，选用 3ms 左右的脉宽，如果色差较小选用 4ms 左右的脉宽；③根据雀斑的颜色选择脉冲数。如果雀斑颜色较浅，可选用单脉冲，如果雀斑颜色较深，可选用双脉冲；④如果选用双脉冲，延迟时间一般选 20ms；⑤根据雀斑的颜色深浅选用强脉冲光的流量。如果雀斑的颜色较深，可选用较低的流量，如果雀斑的颜色较浅，可选用较高的流量。但最终流量的确定，需根据雀斑和皮肤对强脉冲光试治疗的反应而调整相应的参数，并最终确定流量。

(2) 强脉冲光治疗咖啡斑的参数设置：如前所述，调 Q 激光治疗咖啡斑易复发，原因可能是调 Q 激光只去除了含有黑素颗粒的角朊细胞，而对黑素细胞本身并未起到破坏作用。而用强脉冲光治疗咖啡斑时，采用较宽的脉冲宽度（5 ~ 7ms）对难治的咖啡斑获得了非常满意的效果。

(3) 强脉冲光治疗黄褐斑的参数设置：治疗黄褐斑的经验参数是较宽的脉冲宽度（5 ~ 7ms）、较多的子脉冲数（3 个子脉冲）以及较低的流量，对依从性好的患者有较好的疗效。

(4) 强脉冲光治疗脂溢性角化病的参数设置：设置参数时，可增加脉冲的宽度，一般在 5ms 左右。

强脉冲光的治疗参数在原则上设置后，要先进行试验性治疗 1 ~ 2 个光斑，这是非常重要的。即使操作者有很丰富的治疗经验，因为个体的差异和设备硬件、软件的故障是很难预料的，以免发生灼伤等意外。试验性治疗一般选择正常皮肤和皮损两个区域的皮肤。正常皮肤一般选择在下颌角部位，试验性治疗时应无明显的光热损伤反应，一般反应程度在 1 ~ 2 级的范围。

试验性治疗后，可按照理想的参数进行治疗。治疗时，光斑要稍有重叠，避免疏漏未治疗的皮损，以免产生斑马线样治疗痕迹。治疗后 7 ~ 10 天，色素沉着斑随表皮的脱落而脱落。但往往颜色较深的色素沉着斑脱落明显，较浅的斑脱落不明显，需要在治疗 1 个月后进行再次治疗。

6. 脉冲铒激光或脉冲 CO_2 激光的治疗　对眶周黑病变病合并皮肤松弛可选用脉冲 CO_2 激光或脉冲铒激光汽化治疗，或在汽化治疗后加用调 Q 激光治疗，可使松弛的眼睑皮肤提紧，同时去除色素沉着。对角化增生较厚的老年斑可选用脉冲铒激光或脉冲 CO_2 激光一次性汽化去除。

二、真皮层色素沉着

最常见的真皮色素沉着疾病主要有太田痣、颧部褐青色痣、文眉及文身。真皮层色素沉着的治疗基本上是选用波长较长的调 Q 激光治疗，如调 Q694nm 波长的激光、调 Q755nm 波长的激光、调 Q1064nm 波长的激光。

1. 调 Q694nm 波长的激光治疗　为真皮层沉着激光治疗的首选。治疗步骤同调 Q532nm 波长的激光对雀斑的治疗。光斑选 3mm，流量选择 4 ~ 5J/cm^2。治疗前要先试验性治疗，一般以激光的皮损出现 3 级反应的流量为佳。

太田痣和颧部褐青色痣需治疗 6 次左右，治愈率可达 90% 以上。颧部褐青色痣在治疗过程中易产生色素沉着，需加强护理，减少治疗后色素沉着。对合并有表皮色素沉着的颧部褐青色痣宜先选用强脉冲光治疗，当颧部褐青色痣裸露后再进行调 Q 激光治疗。治疗间隔，太田痣和颧部褐青色痣需要 3 ~ 6 个月。

因文刺的深度、颜色等没有标准，故其疗效和治疗次数难以确定，有时需反复多次的治疗染料才能清除。文刺浅者较文刺深者颜色减淡明显，治疗间隔一般是 1 个月。

5 年前的文刺几乎可 100% 去除，而近年较流行的绣眉，激光去除非常困难。可能与文刺方法和染料不同有关。

2. 调Q翠绿宝石激光的治疗　翠绿宝石激光的波长较红宝石激光的波长长，对皮肤的透射也较深。所以调Q翠绿宝石激光可用于经红宝石激光治疗去除不净的真皮层色素沉着，或直接选用调Q翠绿宝石激光治疗。但翠绿宝石激光较易损耗，所以激光治疗的成本较高。

3. 调Q掺钕钇铝石激光的治疗　波长是1064nm，较调Q红宝石激光和调Q翠绿宝石激光在皮肤中的透射深度高，故多用于文身的治疗。

4. 多个波长的调Q激光联合治疗彩色文身　彩色文身往往有多染料，需要结合其他波长的激光联合治疗，如红色染料可选用绿色调Q激光治疗，黄色染料可用绿色或红色调Q激光治疗，绿色染料可用红色调Q激光治疗。黄色染料最难清除，绿色次之。

5. 脉冲 CO_2 激光治疗难治性的文身　经过调Q激光治疗无效者，可改用脉冲 CO_2 激光汽化去除，但易产生瘢痕。

第七节　白癜风的激光治疗

近10年来，用脉冲 CO_2 激光和脉冲铒激光制作移植床加自体表皮移植治疗白癜风，不影响创面愈合和移植皮片的成活，使新生色素均匀一致，且皮纹不发生改变，手术简短，创伤减少，固定简单，疗效满意。对难治的白癜风还可选用准分子紫外激光或窄波谱紫外线等非创伤性治疗方法。

一、脉冲 CO_2 激光或脉冲铒激光在手术治疗白癜风中的应用

主要是用于汽化白癜风表皮，制作自体表皮片的移植床。表皮的汽化深度是激光美容手术治疗的关键，汽化的深度应在真皮的乳头层，自体移植表皮片的厚度也很关键，吸泡法取得的疱壁皮片较易成活，但吸泡法的手术时间较长，疱壁的基底细胞可能会因操作不当受损伤，疱壁也易受污染。超薄刃厚皮片厚约0.15mm，既有疱壁皮片的优点又克服了刃厚表皮片的缺点。仅以脉冲 CO_2 激光为例简述激光手术治疗白癜风。

1. 脉冲 CO_2 激光汽化治疗晕痣　晕痣是白癜风的一种特殊类型，皮肤和激光手具常规消毒，0.5%的利多卡因皮损下浸润麻醉。根据皮损大小选光束直径1.0或电脑图形发生器（CPG）的手具汽化晕痣的痣体。每汽化1遍，用湿生理盐水纱布擦去干燥的组织碎屑，直至恰好汽化、完全去除痣组织。对色素减退晕应该用CPG手具汽化1~2遍，去除表皮，使真皮有轻度收缩，利于边缘的黑素细胞随上皮向晕区移行。术后外用抗生素或外科包扎、换药，创面约10天愈合。

2. 脉冲 CO_2 激光单纯汽化治疗较小面积的白癜风　用脉冲 CO_2 激光去除白癜风表皮，并形成由中心到边缘有一定深度梯度的创面，促使皮损边缘的黑素细胞向皮损中央移行，该方法适用于直径小于5mm的白癜风皮损。

皮损和激光手具常规消毒，局部浸润麻醉，能量设置为400~500mJ，光斑直径2mm，光束密度是8（光斑之间互不重叠），用CPG手具汽化去除白癜风表皮。术中可听到表皮被汽化的小爆碎声，看到乳白色的小泡及干燥的表皮碎屑，用生理盐水纱布可擦除并见粉红色平滑的创面，即表皮和真皮乳头的分离面。术毕油纱覆盖创面包扎，7~10天创面愈合。

3. 脉冲 CO_2 激光加自体疱壁表皮片移植术治疗白癜风　只适用于局限、小面积、稳定期的白癜风。

皮损和激光手具常规消毒，局部浸润麻醉。用CPG手具，在能量400~500mJ、光斑直径2mm、光束密度8（光斑之间互不重叠）的条件下，汽化扫描2遍去除表皮，制作皮片移植床。然后在供皮区用负压吸引器和发疱吸杯，在身体较隐蔽部位产生水疱，工作负压为26.66~

53.33kPa。为了缩短发疱时间，可用100W的白炽灯在发疱区加温。在无菌手术条件下，取疱壁表皮片移植于受皮区，加压包扎固定。术后10天左右去除敷料。术后2~3周，受皮区新生色素开始恢复。

4. 脉冲 CO_2 激光加自体超薄表皮片移植治疗白癜风　适用于较大面积的白癜风皮损。

皮损和激光手具常规消毒。皮损区和供皮区局部浸润麻醉，CPG手具去除白癜风表皮，制作皮片移植床。供皮区多选股外侧的上方及臀部，用取皮刀取超薄刃厚皮片，厚度约0.15mm。将皮片平铺于激光制作的表皮片移植床上，皮片周边缝合固定，加压包扎，术后12天左右拆线。

5. 脉冲 CO_2 激光加微小皮片移植术治疗白癜风　适用于较大面积白癜风的治疗。微小皮片的取得是将超薄刃厚皮片通过乱剪法获得。

皮损、激光手具常规消毒，皮损区和供皮区局部浸润麻醉，用CPG手具去除白癜风表皮，制作表皮片移植床。在股外侧上方，取超薄刃厚皮片。皮片面积等于或小于白癜风面积的1/6。将皮片剪成微小皮片，每片直径1~1.5mm，将微小皮片均匀撒于移植床上，油纱覆盖加压包扎，术后10天拆除敷料。经3~4周，创面开始长满黑素。亦可在拆除敷料后，加用紫外线照射治疗，增加黑素细胞在体的扩增倍数。

二、脉冲 CO_2 激光联合药物治疗白癜风

手术联合药物治疗适用于非稳定期白癜风和激光手术失败过的白癜风。方法是术前口服泼尼松10mg，每日2次，并外用强效糖皮质激素1个月以上，皮损不再扩大或有新生黑素长出后，再施行脉冲 CO_2 激光加超薄表皮片移植术，或微小邮票皮片移植术，或单纯脉冲 CO_2 激光汽化等手术。术后继续服用泼尼松10mg，每日2次。拆线后继续外用皮质激素及促色素生成剂，如补骨脂类药物，直至新生色素生成稳定，治愈率在90%左右。

三、多期的脉冲 CO_2 激光治疗白癜风

单一的1次激光手术通常都不能完美地解决白癜风的美容问题，如新生色素生成不均匀等。1995年，Falabella报告了多期的白癜风外科治疗，即首先做微小表皮片移植试验，确定表皮片移植手术的可行性，从臀部选取4~6片直径1.0~1.2mm的表皮片，移植于皮损区，每皮片相隔3~4mm，并观察3~4个月，如发现在微小移植皮片四周有新的1~2mm宽黑素晕生成，即可确定表皮片移植手术治疗可行。在施行表皮片移植术后，由于多种原因，仍难免出现小部分皮片失活和色素缺失，需要再次或多次微小表皮片移植手术，使黑素生成均匀。此方法虽然费时，但白癜风手术痊愈率达100%。

四、白癜风激光手术失败原因和避免方法

1. 常见原因和避免方法　①感染或亚临床感染：坚持无菌手术原则，术中受皮区及移植皮片用庆大霉素溶液冲洗，必要时术后口服抗生素；②移植皮片下积血积液：移植较小的皮片或在皮片上打孔，引流积血积液，术后立即加压包扎；③胡须、毛发生长过快顶起移植皮片：可采用微小皮片移植并加压包扎的方法解决；④包扎固定不可靠：在关节活动部位用缝线碎纱打包加压固定皮片，必要时用石膏绷带固定限制关节活动；在邻近颜面器官开口部位，可缝合固定上下眼睑或部分口唇。限制眼睑或口唇的活动；⑤受皮区不健康：避免使用低功率密度的激光去除白癜风表皮，以减少受皮区的热损伤；⑥移植皮片反贴：术中应仔细辨认移植皮片的真皮面；⑦受皮区基底细胞残留较多或移植疱壁含基底细胞较少：脉冲 CO_2 激光汽化受皮区时，必须有一定的汽化深度；⑧自体黑素细胞缺陷：应在远离白癜风皮损处供皮。术中使用黑素生成素并术后口服糖皮质激素；⑨同形反应：术后口服糖皮质激素以抑制白癜风活动；⑩皮损处于进展期：系统和

局部药物治疗使皮损稳定，再行激光手术治疗。

2. 影响术后外观的因素　①新生色素不均匀，或有白斑边界；②新生色素较深；③移植皮片臃肿。①～③可通过多次微小表皮片移植术和白癜风表皮汽化手术得到改观；④皮纹改变：应注意避免受皮区汽化过深。

五、准分子激光治疗白癜风

XeCl 准分子激光，波长 308nm，近年在白癜风的治疗上取得了较好的疗效。在治疗前，先在治疗部位正常皮肤上试验准分子激光的最小红斑量（MED），治疗时从最小红斑量开始，并逐渐增加治疗量，但应避免有水疱产生。一般每周治疗 2 次，疗效和治疗频率增加无关，而与治疗的总次数相关。

有报告，用 XeCl 准分子激光治疗 39 例，共 201 处不同部位的白癜风皮损，结果表明，不同部位取得显效的治疗次数不同，面颈部位的白癜风平均治疗 10 次，躯干部位 15 次，四肢部位近 30 次。治疗次数与病程的长短无显著关系，病程小于 2 年的白癜风，治疗 20 次显著有效，而病程大于 2 年的白癜风平均治疗 30 次，但二者没有显著性差异；治疗次数与年龄显著相关，发病年龄小于 18 岁，平均照射 10 次取得显著效果，而大于 18 岁者平均治疗 30 次。活动期和稳定期的白癜风取得显著效果的照射次数也无显著差异。

六、窄波谱紫外线治疗白癜风

用窄波谱紫外线（NB－UVB）是波长为 311nm 的紫外光治疗白癜风，是较新的方法，疗效明显优于宽波谱紫外线（BB－UVB）。治疗方法及疗效基本同准分子激光。有人对 NB－UVB 治疗的耐受性和疗效进行研究，14 例患者每周治疗 3 次，照射 1 年，痊愈 10 例，占 71.4%。单纯 NB－UVB 治疗与联合光敏剂治疗相对照，临床效果相同，光的照射剂量没有显著差别，但光毒性显著增加。NB－UVB 联合外用钙泊三醇的效果优于单用 NB－UVB 治疗，联合治疗不仅 UVB 的累积剂量低，产生色素早、副作用少，也缩短了治疗时间。

第八节　皮肤血管异常的激光治疗

皮肤血管异常指皮肤血管浅露或增生，常见的有鲜红斑痣、毛细血管扩张、草莓状痣、蜘蛛痣等。要求激光美容治疗的以女性居多。皮肤血管异常的激光美容治疗有：

1. 可调脉宽 532nm 激光的治疗　可调脉宽 532nm 激光是治疗皮肤血管异常较常用的方法。因为血红蛋白对可见光的吸收有 3 个峰值，分别是 418nm、542nm 和 577nm，而 532nm 的激光恰好落在峰值 542nm 波长的附近。可调脉宽 532nm 激光的脉冲宽度范围为 2～100ms，因皮肤异常血管的直径大多为 0.1mm，其热弛豫时间是 10ms，故最常用的脉冲宽度是 10ms。因激光的波长较短，透射皮肤较浅，故可调脉宽 532nm 激光适用于真皮乳头层和真皮浅层的血管异常的治疗。

根据血管的粗细，先以直径 3mm 的光束，8～10ms 的脉冲宽度，12～15J/cm^2 流量试验性治疗，如果血管对治疗反应仅达到 2～3 级，可提高 2 个流量，如果血管仍未完全封闭，或封闭后又开放，并见到受光热作用的正常皮肤损害加重，则可能是脉冲宽度不足，可适当增加脉冲的宽度，并同时观察血管封闭和正常皮肤热损伤的情况，以治疗反应达到 4 级为佳。如治疗反应 5 级，则先降低流量，再观察反应，必要时减少脉宽。

按照理想的治疗参数从血管的末端沿血管行走方向依次治疗，治疗光斑之间应略有重叠。配有冷却装置的治疗手具对皮肤有保护作用，可减少受光区正常皮肤的热损伤。治疗时，皮损上应外涂偶合胶，以减少光的反射。手具应不对皮损的血管产生压力，保证血管内有足够的血液充盈，以产生足够的光热作用和治疗作用。有报道，在皮损上加热，可增加异常血管的血液充盈量，提高疗效。

复诊时如仍有异常的血管残留，一般可在1.5～2个月后再行治疗。如果按照原治疗参数再次治疗没有进步，可能是血管位置过深的缘故，应增大治疗光束，同时增加流量和脉冲宽度，以期增加治疗深度达到治愈的目的。如果治疗效果仍无进步，则停止治疗，改用波长较长的可调脉宽激光治疗，或强脉冲光治疗，或光动力治疗。

2. 可调脉宽染料激光治疗　波长有585nm和595nm两种，都在吸收峰值577nm波长的附近，较532nm激光的波长长，对皮肤的透射深，可望提高疗效。可用于532nm波长治疗不再有进步的患者，或首选可调脉冲染料激光治疗。参数设置过程、治疗方法及治疗后护理与532nm激光治疗相同。

3. 强脉冲光的治疗　治疗皮肤血管异常的原理与可调脉宽激光相同，但在治疗的参数选择和适应证较可调脉宽激光范围更广，因为强脉冲光在光波的波长和脉宽的选择较多，能够适应不同直径的皮肤血管异常的治疗。有资料表明，强脉冲光透射皮肤的深度可达4mm。但从临床治疗效果来看，有效深度可能远小于4mm。

强脉冲光的导光头较大，所以治疗皮肤血管异常速度较快，可用于可调脉宽激光治疗不再进步的皮肤血管异常。

强脉冲光治疗皮肤血管异常的参数设置基本同可调脉宽532nm激光。较浅和较小的血管选较小波长的滤波片，较细的血管选较窄的脉冲，如选用滤波片560nm，大多选单脉冲，脉冲宽度6ms，流量21J/cm^{2}左右；较深和较密的血管选较大的滤波片，较粗的血管选较宽的脉冲，如选用滤波片615nm，脉冲宽度可达20ms，在有效流量范围内脉冲宽度可更长。为了减少正常皮肤的热损伤，可选用双脉冲。

治疗前先试治疗，调整强脉冲光的脉冲宽度和流量的过程基本与可调脉宽532nm激光相同。由于强脉冲光的光束较大，为了防止不合适的参数对皮肤的损伤过大，可用遮光板将导光头的大部分遮住，仅允许较小的光束通过，到达试治部位，以治疗反应达到4级为佳。

4. 可调脉宽1064nm激光的治疗　可调脉宽1064nm激光对皮肤的透射较深，有效治疗深度可达2mm以上，可用于位置较深和增生肥厚的皮肤血管异常的治疗。因1064nm的激光对血管的选择性光热作用较差，对血管治疗作用的参数和对正常皮肤组织产生不可逆的热损伤的参数非常接近。故选用可调脉宽1064nm激光治疗皮肤血管异常时，不要简单地追求治疗效果，以免产生较明显的瘢痕。临床经验表明，1064nm激光治疗增生肥厚的皮肤血管异常效果较好，治疗蜘蛛痣效果特别显著。治疗参数是脉冲宽度16～18ms，流量110J/cm^{2}左右。

5. 脉冲CO_2激光治疗　治疗皮肤血管异常仅用于伴有皮肤组织增生肥厚的鲜红斑痣。汽化去除增生的血管和皮肤组织，但必须保留有相当的皮肤附件，以免产生畸形瘢痕。不要追求完全去除异常的血管，对残留的异常血管可选用选择性较好的可调脉宽激光治疗。

6. 光动力治疗

（1）光动力治疗：是利用组织中的光敏剂在特定波长的光照射下发生光化学反应，从而选择性破坏病变组织的治疗。光动力治疗的效果与光敏剂的光动力活性、光吸收特性和靶向特性相关。禁用于高光敏体质、卟啉症、血液病的患者。

（2）光敏剂：光敏剂是能吸收光能并重新释放特殊波长光子的卟啉类分子。第一代光敏剂是血卟啉衍生物（hematoporphyrin derivative，HpD），缺点是不能完全地被光转为激发态的细胞毒性物质、光照和皮肤光敏反应时间较长的缺点。第二代光敏剂大多是从血卟啉优化而来，克服了第一代光敏剂的缺点。5－氨基酮戊酸（5－aminolevulinic acid，ALA）于20世纪末开始用于临床治疗。这是一种内源性光动力治疗药物，在体内经一系列酶的作用生物合成具有光敏作用的原卟啉PP（PPIX）后发挥作用。ALA的作用光谱与HpD类似，吸收峰值在波长630nm处。进入人体后1～3小时达到峰浓度，6小时后逐渐下降，24小时后组织中测不到PPIX。ALA可静脉、口服或外敷给药。皮肤科用于银屑病、日光性角化病和皮肤血管异常等疾病的治疗。

（3）光动力治疗：光动力治疗在血管疾病的治疗上，光敏剂的用药方法、光照的波长、给药和开始光照的时间、光照的量和避光的时间都不同。

有学者用静脉注射血卟啉单甲醚（hematoporphyrin monomethyl ether，HMME），PDT治疗1385例患者的1949个鲜红斑痣皮损。光敏剂3～7mg/kg，波长78.2～488.0nm，功率密度50～100mW/cm^2，能量密度90～540J/cm^2。结果，皮损完全消退者6.6%，消退75%者38.3%，消退50%～75%者47.4%，消退小于50%者7.4%，所有患者几乎无瘢痕产生。苑凯华静注HMME 3.5～5.0mg/kg PDT治疗136例鲜红斑痣，给药后5分钟内行铜蒸气激光照射。激光功率密度80～100mW/m^2，光斑直径8～9cm，照射时间20～40分钟，能量密度120～240 J/cm^2。总有效率94.8%，完全治愈11.8%，基本治愈33.8%，好转率35.3%，改善率13.9%，无效率5.2%。

Evans用ALA－PDT治疗鲜红斑痣，治疗光源是脉冲染料激光，与单一用脉冲染料激光治疗鲜红斑痣相对照，ALA－PDT治疗鲜红斑痣效果虽稍有提高，但在疗效和副作用的发生上无显著差别。张安利报道局部湿敷10% ALA溶液，PDT治疗鲜红斑痣28例，在湿敷3小时后用激光照射，激光波长532nm，频率58Hz，能量200～300mJ。每次治疗间隔2～3个月。经治疗1～4次，完全治愈3例，基本治愈10例，明显好转14例，改善1例。

Betz用Temoporphin（Foscan）PDT治疗11例血管畸形患者，25个皮损，给药量0.15mg/kg，给药后4天进行瘤体内照光，照光波长652nm，光照总量每光纤输出20J，皮损体积均显著减小。

第九节 多毛的激光治疗

多毛不单是医学上所指的多毛症，是泛指影响美容的毛，包括腋毛、四肢的较浓密体毛、胡须、发际过低，甚至阴毛等。求治者大多为青年女性。

以往的脱毛方法有：①临时性脱毛方法，包括剃毛、拔毛（蜡脱）、化学（脱毛膏）脱毛；②永久的脱毛方法，包括电解法脱毛和高频电针脱毛。缺点是易产生点状瘢痕。20世纪90年代末，脉冲红宝石激光开始了脱毛的新时代，既能达到永久脱毛的效果，又无瘢痕产生。激光脱毛已成为脱毛的首选方法。

脱毛的效果受毛发的颜色、生长周期、激光的波长、激光的脉冲宽度和激光的流量等因素影响。深色毛发脱毛的效果优于浅色毛发。生长期毛发的脱毛效果优于退行期或休止期。肤色的深浅也与脱毛的风险程度相关。肤色较深的，毛发优先吸收激光的能量相对减少，皮肤吸收激光的能量较多引起皮肤灼伤的可能性就较大。

通常选择600～1000nm波长的激光进行治疗，光的有效透射深度达到2～4mm。除了波长对皮肤透射深度的影响外，光束的直径大小也与光的透射深度相关，光束直径需要5～10mm，才能达到较理想的皮肤透射深度。激光脉冲的宽度与毛发的直径相关。毛发直径一般0.15～0.25mm，激光脉冲宽度一般需要10～50ms，通常是30ms，为了彻底损伤毛囊的生发层，可使脉冲宽度增加到100ms左右。激光脱毛每月1次，通常需要6次。

一、长脉宽红宝石激光脱毛

红宝石激光脱毛系统的激光波长是694nm，激光脉冲宽度是3ms，设有单脉冲、双脉冲和3

脉冲。脉冲间延迟时间 100ms。光束直径 7mm 或 10mm。配有皮肤冷却系统。

因黑素对红宝石激光的吸收系数较高，易引起深肤色皮肤产生热损伤，故红宝石激光脱毛系统适合于浅肤色（Fitzpatrick 皮肤分型Ⅲ型以下）的患者，对Ⅲ型以上的皮肤，激光流量通常设置为 8～30J/cm^2。先以较低流量试治疗，10 分钟后，治疗反应达到 4 级为佳。根据试治疗的反应情况适当调整流量、脉冲宽度和脉冲间的延迟时间。治疗头在皮肤上移动时，应顺着毛发方向对皮肤略加压力，可增加脱毛的效果。

二、长脉宽翠绿宝石激光脱毛

长脉宽翠绿宝石激光脱毛系统的激光波长是 755nm，脉冲宽度 5～20ms。翠绿宝石激光对皮肤的透射较深，表皮的黑素对翠绿宝石激光的吸收较少，故脱毛时对毛发的作用较深，而对皮肤的反应较轻。治疗操作同红宝石激光。治疗时应尽可能在毛发生长期的初期增加毛发的热损伤，如使用较长波长的激光、增加激光的脉冲宽度、提高激光的流量、适当减少再次治疗的间歇期。

三、长脉宽半导体激光脱毛

长脉宽半导体激光的波长是 800～810nm，脉冲宽度可达 400ms，光斑约 1cm^2。具有对皮肤透射深，表皮黑素对激光吸收少，皮肤灼伤的可能性少，对毛发的作用深，脱毛再生长的概率较少，设备损耗少等优点。操作技术与长脉宽红宝石激光相同。

四、强脉冲光脱毛

强脉冲光脱毛多选用 640nm 波长的光滤波片，滤除波长 640nm 以下的光。因为通过滤波片到达皮肤的光是复合光，光波长是 640～1200nm。所以光透射皮肤较深，光对皮肤的热作用也较强。但临床实践发现，强脉冲光脱毛的复发率比半导体激光高，且脱毛时皮肤的光热反应较重，患者的主观痛感也较重，因此，强脉冲光脱毛要特别注意保护皮肤，避免热损伤。治疗过程与长脉宽红宝石激光相同。

第十节 皮肤老化的激光治疗

改善皮肤老化的外观或延缓皮肤老化的进程，是皮肤老化的康复医学、美容学、心理学等研究的热点。皮肤激光美容是目前治疗皮肤老化的较时尚而有效的主要方法之一。近年来，脉冲 CO_2 激光、深冷触激光、强脉冲光和射频波治疗仪的出现和应用，使皮肤老化的治疗取得了很大的进步，从创伤性治疗发展到微创伤的治疗，但在治疗方法的选择上应因人而异，遵循个性化的原则。

一、脉冲 CO_2 激光治疗皮肤老化

虽然新型脉冲激光种类较多，但只有两种激光系统被率先用于治疗皮肤老化，即 ultrapulse 激光（Coherent Laser Corp）和 SilkTouch 扫描器（Sharplan Laser Inc），并取得了临床使用资料。

ultrapulse 激光能在每一脉冲释放 500mJ 的能量，脉宽小于 1ms。一般选用 3mm 平行光束，3～5W，重复频率 6～10Hz。使用电脑图形发生器（CPG）能够确保每一高能脉冲和组织之间的作用迅速精确。Sharplan 激光系统使用标准的连续 CO_2 激光光束，聚焦成 200μm 的光斑，并通过旋转镜片处理后，迅速扫描组织，使激光在组织中停留的时间小于 1ms。有 4、6 或 9mm 的扫描图形供选择。在临床使用中，Sharplan SilkTouch 系统治疗 2 遍所去除组织的量和残余组织热损伤的深度相当于 ultrapulse 激光治疗 3 遍的深度。

除了汽化作用外，当汽化深度达到250～300μm时，如继续汽化，激光与真皮间的作用会产生一个可见的皮肤收缩，使松弛的皮肤皱褶被拉紧。这是热作用所引起的胶原收缩的结果，对达到满意的临床效果非常重要。

当CO_2激光与组织作用时，有3个明显的与组织加热程度相关的组织变化层：①激光直接作用的组织层，将使细胞间的水分发生汽化和组织去除；②在激光直接作用的组织层下面是不可逆的热损伤层和变性层，产生组织坏死；③可逆的非坏死的热损伤层。在最后的组织变化层中，由于CO_2激光对真皮的作用，使组织收紧，胶原纤维发生皱缩。Ⅰ型胶原纤维在55～60℃时能迅速收缩，缩短原长度的1/3。这就使创面在愈合过程中，新生胶原以缩短的胶原纤维为支架，形成新的提紧的组织结构，达到光老化皮肤和皱纹修复的目的。

（一）适应证

1. 口周和眶周的光损害及皱纹　最好是对整个颜面都进行治疗，以避免口和眶周的治疗部位与整个颜面不协调。

2. 整个颜面的皱纹　治疗效果优于局部治疗，可使整个颜面比较协调。

3. 皮肤皱纹修复的时期　对皮肤光老化及皱纹是早期还是晚期修复尚有争议。

一次治疗达到完全去除较深的皱纹是不可能的。预期疗效是50%～70%。如果期望进一步改善，6个月之后再进行第二次治疗。

（二）禁忌证

1. 可能引起创面愈合不良的情况　术前1～2年之内服用异维A酸者；有瘢痕疙瘩、增殖性瘢痕体质者；硬皮病或其他胶原及血管性疾病；服用免疫抑制药物者。

2. 皮肤附件减少的情况　术前有放射治疗史；术前有较深的酚剥脱治疗；烧伤瘢痕。

3. 感染性疾病　AIDS/HIV阳性；丙型肝炎；活动性单纯疱疹；颜面有感染病灶。

4. 有同形反应的皮肤疾病。

5. 内科疾病　糖尿病；高血压；严重的心、肝、肾功能障碍者。

（三）术前处理

1. 患者眼的保护　首先用0.5%盐酸丁卡因或类似的麻醉药点眼，此后在金属眼球保护罩上涂一层已消毒的眼科凡士林，并置入到眼球表面。手术结束去除眼罩时，应用生理盐水洗去眼部的凡士林。

2. 术前用药　术前患者应每日上午外用维生素C（Cellex－C）1次，每晚外用维A酸1次，同时外用全光谱的遮光剂。这些外用药物可提高美容效果，加快愈合和上皮形成。术前处理至少需要2周时间，要达到最好的效果至少需要2个月时间。对于属于Fitzpatrick Ⅲ型和Ⅳ型皮肤的患者，术前需外用氢醌、曲酸或壬二酸1～2个月。

为了防止手术应激引起单纯疱疹复发和手术去表皮引起单纯疱疹播散，对有单纯疱疹病史的患者，应在术前3天口服抗病毒药，且持续到创面愈合。

（四）激光治疗

1. 麻醉　颜面的感觉神经分布复杂，用神经阻滞的方法很难获得满意的麻醉效果，全颜面皮肤光老化及皱纹的激光修复术宜采用气管内插管全身麻醉。深的静脉镇静联合咽部气罩能够使手术完成而不需气管内插管和麻醉机。

2. 手术操作　最重要的是每一脉冲与组织间的作用，脉冲重复率必须小于5Hz，以允许组织在脉冲间隙得到冷却，避免累积性热作用发生。如使用3mm光斑的手具，手具移动的速度和脉冲重复率，必须能够允许每一脉冲和激光组织间的作用最小或无重叠，重复率选用4～10次/秒。当使用图形扫描装置或图形发生器时，光斑不应重叠，图形内每一光束重叠应最小。

皮肤表面经激光扫描1遍，一般能去除表皮并且有极小的热损伤残留，有10～30μm厚，用湿生理盐水纱布去除白色碎屑。再用上述方法扫描第2遍，到真皮收缩。对较明显的光损害和皱纹可以再扫描第3遍。如果在治疗的创面上光损害仍有残留，可用“3mm”的平行光束选择性治疗。

在皱纹修复中，必须记住以下几点。

(1) 创面边缘与正常皮肤必须有过渡区，这种过渡区是通过减少脉冲密度以及脉冲能量(减少到250~350mJ) 产生的。过渡区在发际线内宽5~15mm，颏下3~5mm。

(2) 在近眼睑部位的过渡区选择合适的参数，激光扫描不超过2遍，使用孤立的光斑以形成组织皱褶。

(3) 仔细观察睑部激光组织间的作用，避免过度的组织收紧，而产生巩膜外露或睑外翻的可能，特别是对有睑成形病史的患者。

(4) 使用3mm的手具沿上、下唇红缘扫描1遍，因为这里是最常见的固定的皮肤皱纹。治疗通常不要越过唇红缘，但必须达到唇红缘，因为能使唇外观较饱满，并且使唇红缘突出。治疗与唇红缘交叉的皱纹，应沿着每一道皱纹用激光一遍遍地扫描，而不是治疗全部的唇红表面。

(5) 用CPG手具治疗后，应仔细检查残余的脂溢性角化、光线性角化或原位鳞状细胞癌和瘢痕是否完全汽化干净，并用3mm光束继续汽化，直到完全汽化干净，使创面修平坦。

(6) 仔细观察发生收缩和黄棕色改变的组织反应。如果用盐水纱布擦拭后，这种组织变色的反应仍存在，说明有热坏死的征象。

(7) 3mm的光斑可以相互间距3~5mm，既能达到提紧皮肤的作用，又没有明显的热损伤危险。密集的皱纹通过这样的治疗能有效地去除。

(8) 当出现下列情形之一，治疗应停止，并转移至另外的部位进行治疗：①皱纹或瘢痕在肉眼观方面消失；②发现黄色或棕色的热损伤指征；③看不到进一步的皮肤收紧反应。

(9) 唇红缘的扫描一般是用较大的扫描图形扫描2遍，然后用3.7mm的光束按照Ultrapulse 3mm手具的扫描方式扫描。过渡区域是用降低功率和偏斜手具的治疗角度（小于90℃）达到的。眼睑部位治疗也要降低功率，一般仅扫描1遍。

(五) 术后处理

1. 水肿　手术中如果患者有显著的水肿（常发现于眶周），可在术后单次给予地塞米松10mg静注或倍他米松6mg肌注。

2. 预防感染　严密注视创面情况，并用洗必泰清洁创面，除了鼻内使用莫匹罗星软膏之外，还可选择适当的抗生素口服。也有报道，在手术当天单次口服氟康唑0.15~0.4g，预防真菌感染。

3. 生物密封敷料　术后3~5天外用生物密封敷料能保持渗液对皮肤的清洁，利于上皮较快形成。术前外用的药物，术后可再用2~3周。

4. 随访　术后密切观察患者情绪和愈合过程，分别在术后2~3天、1周、3周、6周、3个月、6个月和1年复诊。

(六) 并发症　皮肤皱纹修复术的并发症与手术深度和皮肤色素类型相关。应让患者了解，红斑是创面愈合过程中的生理过程，色素改变可通过适当的术前、术后处理得到修复，可通过预防性治疗避免继发性感染，瘢痕能在很大程度上通过控制激光对组织的作用而预防，不可解释的瘢痕发生率小于1/500。

二、深冷触激光治疗皮肤老化

深冷触激光常指波长较长的红外线宽脉冲激光，如波长1064nm、1320nm和1450nm等，脉冲宽度20~250ms，透射皮肤深度可达4mm。深冷触激光，可用于眶周、口周皮肤的细皱纹和皮肤粗糙的治疗，能改善皮肤细皱纹和皮肤松弛，增加皮肤的光泽和弹性，但对于皮肤光老化产生的色素沉着无治疗作用。治疗参数的最高设置一般以治疗后无明显水肿为度。

使用1320nm的宽脉冲激光治疗皮肤细皱纹时，冷却时间20ms，在延迟30ms后用激光治疗，激光流量28～32J/cm^2，可在真皮100μm深处产生80℃的温度，作用于真皮胶原，而表皮的温度却在45～50℃之间，使表皮不受损伤。一般经4～5次治疗，每次间隔1个月。激光治疗后需联合药物和护肤，以巩固疗效。必要时可重复多个疗程。

三、强脉冲光治疗皮肤老化

强脉冲光治疗皮肤老化大多被称为“光子嫩肤”，是非创伤性治疗皮肤老化较好的方法，可去除或改善多种皮肤老化的损害，如色素沉着、毛细血管扩张、皮肤粗糙及细皱纹等。

（一）强脉冲光治疗适应证和禁忌证

1. 适应证　色素沉着、毛细血管扩张、日光性角化、皮肤粗糙和细皱纹等。

2. 禁忌证　①近期接受过阳光暴晒及将要接受阳光暴晒的人群；②光敏性皮肤及正使用光敏性药物的人群；③近期口服维A酸者；④孕妇；⑤糖尿病患者；⑥具有瘢痕疙瘩病史者；⑦怀疑有皮肤癌的患者；⑧存有不现实期望的患者。

（二）强脉冲光治疗

1. 治疗参数选择　因患者个体差异较大，不同的仪器也有不同的特性。具体使用的参数应以治疗当时的反应而定，即参数个体化（见本章第五节强脉冲激光治疗参数设置）。

2. 试验性治疗　选择相对隐蔽的部位进行试治疗，如下颌缘部位。根据皮肤光老化的情况，设置治疗参数，然后用低于设置参数的1～2个流量进行试治疗，观察治疗红斑的反应情况，应持续观察10分钟左右。去除黑素或血管治疗的理想治疗反应是正常皮肤无或仅有轻微的潮红，而皮损有轻度变灰的反应，如治疗皮肤皱纹，应当使经治疗后皮肤能发生轻度潮红。根据治疗反应情况适当调整能量密度和脉冲宽度，但每次增加能量密度不超过1～2J/cm^2。对肤色较黑的患者，可能会出现延迟的皮肤反应，不能因为即刻治疗反应不明显而轻易增加强光流量。

3. 强脉冲光治疗　对于有多种光老化损害者，宜分次治疗，通常先治疗色素沉着，再治疗血管扩张，最后解决皮肤的质地问题。每次治疗间隔1个月。

根据理想的试治疗参数进行治疗。治疗前应外涂冷却的透明偶合胶，以保护表皮不受光损伤。光斑和光斑之间不留间隔，以免治疗后出现“斑马线”样外观。治疗时应根据皮肤的不同部位和皮损的情况适当调整治疗参数，使治疗参数设置不但个体化，而且不同部位和不同皮损的色基密度、治疗参数亦不相同。治疗应避免在发际、眉和睫毛上，眼睑的治疗亦应谨慎。

对于病变严重部位可进行2次扫描，而对于皮肤即刻反应较重的部位禁止使用2次扫描；对于颈部或胸部应采用较低的能量密度，调整能量密度的幅度也应小，每次治疗只进行1次扫描；对于皮下组织较少的部位，如额部，则在抬高治疗头的同时，还应将能量降低10%；复诊治疗时，要根据每位患者前一次治疗结果来改变治疗参数，若光老化皮肤已有改善，能量密度每次可提高1～2J/cm^2。每间隔3～4周进行1次，一般治疗3～6次可获得理想的疗效。

4. 治疗后反应和护理　治疗后可能出现轻微的灼热感，可能持续0.5～2小时；轻微的发红，可能持续4～12小时；对于雀斑可能会出现轻微的颜色变深，一般1周内可逐渐脱落。

术后治疗部位用冷敷袋冷却至少15～30分钟，直到热敏感减退。术后几天内应使用冷水柔和地清洁皮肤，避免使用热水清洗。早晨涂抹维生素C霜及防晒霜，晚间涂抹保湿霜。

（三）副作用及治疗　流量设置过高及操作不当可出现：①暂时性的紫癜、水疱，可外用弱至中效的糖皮质激素，水疱破溃渗出时，可用呋喃西林氧化锌油外用；②显著水肿可口服糖皮质激素，持续冷敷和避光；③色素减退或色素脱失，见于肤色较黑或受日光暴晒者。一般不需特殊处理，大多可自动复色。

四、射频波治疗皮肤老化

2005年以来，不断有射频波治疗皮肤老化的报道。一般经4次射频波治疗，可使皮肤收紧3～4mm。射频波治疗设备有多种，有单极的、双极的或多极的设备，亦有光电组合设备。

（一）适应证　适用于颜面、颈部、腹部、上臂等皮肤的轻度、中度松弛及皱纹的治疗，如额纹的提紧、眉的提升、外眦皱纹提紧、上睑皮肤提紧、鼻唇沟皮肤提紧及颏下皮肤松弛提紧等。对色素和血管方面的改变无治疗作用。

但对于过度皮肤松弛及合并有皮下脂肪堆积的患者应慎重选择，皮肤提紧术禁用于高龄患者及合并有系统代谢性疾病，如糖尿病以及系统和外用激素者。

（二）治疗

1. 治疗前准备　彻底清除皮肤表面的污物和油渍。导电胶应涂于皮肤和电极的接触面。拍摄治疗部位照片应设参照物，以便评价疗效。除皱治疗，应在皱纹部位粘贴带有微米刻度的标签，以便评价皱纹变浅或减少的程度。

2. 射频波的能量设置　可根据经验预设置参数进行试验性治疗，以使治疗反应最佳。射频波的预设置能量一般是50～100J/cm^2，或70～120J/cm^2。

3. 应根据设备的操作规则治疗。放置电极时，射频波电流的方向应垂直于皮纹的方向或与皮肤提紧的方向平行。电极和接触的皮肤之间外涂导电胶。治疗时可见到皮肤有微小的提紧，亦可辅助性地减小皮肤张力，以便于皮肤提紧。提紧眼睑皮肤时，应避免电流经过眼球。治疗中可出现皮肤充血、轻度疼痛，可在24小时内消退。一般2～3周治疗1次，连续治疗4～6次为1个疗程。最佳疗效见于治疗后的3个月。

（三）治疗后不良反应及其护理　治疗后即刻出现的轻度灼热感和红斑可冷敷或不处理。如红斑反应较重，有水疱产生或淤血，或红斑在48小时内不消退，应积极对症处理。颈颏部、上臂、腹部等皮肤特别松弛的部位治疗后，可用弹力绷带或专用弹力带加压包扎。治疗后应注意皮肤保湿，在皮肤恢复期避免系统和外用糖皮质激素。

第十一节　瘢痕的激光治疗

瘢痕是组织创伤修复、愈合的最终结果。由于创伤及受伤组织、遗传因素和愈合生理病理状态的不同，所形成的瘢痕也不尽相同，可形成肥大性瘢痕、瘢痕疙瘩、凹陷性瘢痕、萎缩性瘢痕及皮肤膨胀纹等。

在瘢痕的治疗上，还没有一种药物或治疗技术能成功地使组织创伤得以修复成为正常组织。皮肤瘢痕的激光美容治疗只能启动瘢痕的再次修复，在物理形状以及质地上使瘢痕得到改善。对女性来说，主要是痤疮凹陷性瘢痕和妊娠纹的修复。

一、瘢痕的激光美容治疗

20世纪90年代早期，先后发表了一系列关于成功使用585nm闪光泵辅脉冲染料激光治疗肥大性瘢痕和瘢痕疙瘩的研究。研究表明，脉冲染料激光治疗瘢痕疙瘩，在临床参数和组织学上都有显著改善。可改善妊娠纹（膨胀纹）外观，局部真皮弹力纤维增加。

二、激光治疗的适应证

对瘢痕或妊娠纹的分型、病期、皮损特点及皮肤类型进行评估，有助于确定哪一种激光或用几种激光联合治疗，包括需要激光治疗的次数和对治疗的预期反应。

成熟瘢痕和膨胀纹趋于红斑消退。瘢痕早期（小于1年）一般不需要激光治疗。如果出现肥大性瘢痕的特征，早期激光治疗有助于促进瘢痕的早期改善、抑制进一步增殖。

瘢痕或膨胀纹有瘙痒感、触感痛，需口服抗组胺药或镇痛药。585nm闪光泵辅脉冲染料激光照射1~2个疗程能显著改善症状。

对有瘢痕性体质的患者，不宜选用外科切除或CO_2激光去除，用585nm脉冲染料激光照射有可能取得满意效果。

585nm激光照射对肤色浅者的治疗效果优于肤色深者。

成熟瘢痕除了美观外，一般不需治疗，萎缩性瘢痕和挛缩性瘢痕需联合整形外科手术治疗。

应告知患者，皮损治疗后产生显著改变需要几个疗程。对期望值过高的患者，采用激光治疗应慎重。

三、激光治疗

瘢痕和膨胀纹需要激光治疗的次数取决于病损的表现形态、瘢痕胶原及创面愈合对激光的反应。一般情况下，肥大性瘢痕和瘢痕疙瘩需要2次或2次以上的治疗（下表）才能获得理想的平整和光泽。

瘢痕和膨胀纹的激光治疗

瘢痕分型	激光	治疗疗程	流量（J/cm^2）
肥大性瘢痕	585nm脉冲染料激光	2~4	6.0~7.0
瘢痕疙瘩	585nm脉冲染料激光	2~6	6.0~7.0
膨胀纹	585nm脉冲染料激光	1~2	3.0

1. 585nm闪光泵辅脉冲染料激光治疗　585nm脉冲染料激光用流量6.0~7.0J/cm^2、5~7mm的光斑治疗肥大性瘢痕和瘢痕疙瘩。膨胀纹对低流量（3.0J/cm^2）反应较好。每个光斑之间不重叠。治疗后会立即产生不同程度的充血反应使组织呈暗红色。膨胀纹的照射由于流量低不需产生典型的暗红色充血反应，但通常应出现轻度的粉红色反应。瘢痕包括瘢痕疙瘩在激光照射后，如不出现暗红色反应，可以使光斑重叠或重复两个激光脉冲。术后4~8周评价治疗效果，并按照疗效用同样或稍高的流量再次治疗。如果治疗后出现色素沉着斑，必须延长2~4周，以便有足够的时间使色素消退，再次评价疗效并进一步治疗。

2. 激光联合治疗　非红斑期的肥大性瘢痕、成熟性瘢痕用高能超脉冲CO_2激光去表皮，并立即用585nm脉冲染料激光照射能得到优良的临床效果，但肥大性瘢痕不要用脉冲CO_2激光完全汽化去除，因可能会使瘢痕复发。手术过程是采用每脉冲500mJ能量和功率5W，光斑3mm的脉冲CO_2激光扫描1~2遍，瘢痕去表皮，并使胶原皱缩，然后使用流量6.5J/cm^2的585nm脉冲染料激光，光斑5~7mm，扫描已去表皮的瘢痕，光束之间不重叠。

对瘢痕疙瘩和增殖期的肥大性瘢痕，可用糖皮质激素皮损内注射和585nm脉冲染料激光照射1~2次联合治疗，能迅速止痒且瘢痕平复明显。

根据皮肤老化激光修复原理，对表浅的瘢痕、痤疮凹陷性瘢痕、桥状瘢痕、赘状瘢痕等成熟性瘢痕，可用ultrapusle CO_2激光汽化治疗，去除表皮以见到瘢痕浅表层出现皱缩为止。必要时术后1~2个月联合长脉宽Nd：YAG倍频532nm激光治疗1~2个疗程。治疗效果以颜面最好，四肢、躯干皮肤次之。

四、术后处理

脉冲染料激光照射肥大性瘢痕和瘢痕疙瘩，即刻产生的紫红色反应，7～10 天消退。照射膨胀纹所产生的反应为轻微的充血和水肿，可外用抗生素或促进愈合的软膏。激光治疗后，在二期愈合期间（持续 6～8 周），创面应避免阳光照射。

第十二节 皮肤良性肿瘤的激光治疗

皮肤良性肿瘤除汗管瘤外，发病无明显性别差异，但在求美者当中，要求去除颜面黑素痣等良性肿瘤的，女性占大多数。适应激光手术以位于真皮中上层以上的肿瘤为佳，颜面较小的位于真皮网状层以上的肿瘤也是激光治疗适应证。以下介绍最常见皮肤肿瘤的激光治疗。

一、痣细胞痣

1. 激光和激光参数的选择　可选连续激光也可选用脉冲激光进行治疗，但前者局部损伤较大，瘢痕形成明显，故以美容为目的的治疗最好选用脉冲激光，如 Ultrapulse CO_2 激光。2mm 以上的痣，可选用 CPG 手具，能量 500mJ，功率 25W，光斑直径应小于痣的直径；小于 2mm 的痣，选用光斑直径为 1mm 的手具，能量 300mJ，功率 1.2W，对较大的半球形或有蒂的色痣，可选用光斑直径 0.2mm 的手具，在皮肤切线方向切除，对有残余的较深的点状含色素组织，可选用 1mm 的手具点状汽化。

2. 消毒和麻醉　常规消毒皮肤和激光手具。0.25%～0.5% 的利多卡因加 1/20 万的肾上腺素在痣组织下做浸润麻醉。对疼痛耐受性好、痣损害小、痣数目少的患者，在给以心理准备的情况下，可不麻醉。

3. 手术操作　汽化组织时应尽量减少对色痣周围组织的热损伤，沿色痣表皮向深层汽化时，可以听到小的爆碎声，看到小的泡和痣组织蛋白干燥及碎屑。每汽化 1 遍，用生理盐水、棉签或纱布擦除表面的碎屑物质，以利于重复扫描。

由于交界痣和复合痣的病理特点，当汽化 1 遍或 2 遍擦去干燥碎屑时，有时可见到丝状黑素或点状黑素，从痣的团块组织向周围健康组织延伸、扩散；当汽化到痣细胞巢的基底部时，有时可看到沙粒样黑素，向真皮深层或附件内沉积。

皮内痣与周围组织界限较清楚，具有一层薄膜，易汽化彻底。肉眼观察可以见到下列指征：颜面可见到粗颗粒的皮肤附件，呈白色沙粒状的皮脂腺腺体，在四肢或躯干可见到较致密的结缔组织，致密度由真皮乳头层向深部逐渐减低，继续汽化时，真皮内附件消失，能看到粗的纤维束，像浸在水里的棉线，表明已到达真皮的网状层，正常愈合情况下，汽化至网状层通常不会产生明显瘢痕，如果继续汽化，则可能会产生明显瘢痕。

4. 术后处理　若是创面较小，外用金霉素软膏，创面暴露，注意创面清洁，应避免创面结痂，因结痂不利于创面愈合。创面超过 1cm，需外科包扎换药，必要时口服抗生素。

二、先天性色痣

1. 适应证　先天性小痣、分裂痣。激光治疗应以婴幼儿时期为好。因为随着年龄增长，病损有较多的时间向真皮网状层甚至皮下增生，失去激光治疗时机。

2. 禁忌证　病理中发现皮损黑素深达皮下脂肪层的先天性色痣、先天性巨痣和怀疑有恶变的病损，不宜用激光治疗。

3. 激光治疗

（1）激光和激光参数的选择：与痣细胞痣相同，但由于先天性色素痣在真皮上部和网状层结构的特点，可选用波长755nm翠绿宝石激光，流量6J/cm²，光斑3mm和半导体激光脱毛联合治疗。

（2）消毒与麻醉：同痣细胞痣。

（3）手术操作：操作与痣细胞痣基本相同，但汽化分裂痣时应作好眼球的保护，用角膜罩保护眼球，汽化睑缘部位痣组织时，应尽力使睑缘有正常的外观形态。汽化到真皮网状层，痣组织可基本去除，透过真皮网状层组织可看到真皮下血管网，剩余少数毛囊可用1.0手具去除。如痣的面积较大并伴多毛，可用半导体激光脱毛后再用波长755nm的翠绿宝石激光治疗，术毕外科包扎。

（4）术后处理：由于创面较深、较大，愈合往往需要3周时间。如有复发，在术后4周左右可见到点状色素发生，可用1.0mm手具继续汽化。

三、表皮痣

表皮痣又称为疣状痣、线状表皮痣。通常不选择切除手术。CO_2激光汽化表皮痣，在防止瘢痕形成和复发方面均已经取得较大的成功。

1. 激光和激光参数选择及消毒与麻醉　同痣细胞痣的治疗。

2. 手术操作　先用CO_2激光浅表地去除所有可见的皮损成分，由浅表至深层依次逐层汽化，每汽化1遍后，用生理盐水纱布擦去干燥的碎屑，直至汽化至表皮突以下的层次，为防止复发，可使用放大镜观察汽化的深度。必要时，可联用以色素为主的激光（versa pulse）以进一步减少瘢痕形成的危险。

3. 术后处理　外科包扎换药，对于较大面积的手术应口服抗生素预防感染，为防止或延缓表皮痣的复发，创面愈合后可外用维A酸制剂。

四、汗管瘤

汗管瘤是一种痣样肿瘤，皮损多位于眼睑及其周围，女性多见，常因影响美容而求治。

1. 激光及激光参数选择　ultrapulse CO_2激光，光斑1.0mm的手具，能量250～300mJ，功率1.0～1.2W。

2. 消毒与麻醉　同痣细胞痣。

3. 手术操作　由表皮向汗管瘤深处依次汽化，术中可见有淡黄色较硬的沙粒样汗管瘤组织，应全部汽化去除，用放大镜检查汽化创面，减少汗管瘤残留。一般汽化3遍即可。必要时再次汽化。术毕外用金霉素眼膏，无菌纱布覆盖。

五、Pringle皮脂腺瘤

Pringle皮脂腺瘤是结节性硬化症的皮肤表现之一，皮损多位于鼻周和面颊。谷粒至绿豆大群集的丘疹，其表面有毛细血管扩张，形成桑椹状外观是其特点。激光治疗可参照汗管瘤的治疗。

六、脂溢性角化

用ultrapulse CO_2激光治疗能够去除多发性皮损，并且几乎无瘢痕产生，但较厚的损害需要多个疗程。

1. 激光和激光参数的选择　对较薄的皮损选用versapulse波长755nm的翠绿宝石激光治疗，对较厚的皮损，特别是呈疣状损害的皮损，用ultrapulse CO_2激光汽化，为提高美容效果，当汽化到一定厚度时，可联用755nm翠绿宝石激光治疗。

2. 手术操作 常规皮肤和激光手具消毒、麻醉后，用ultrapulse CO_2激光汽化治疗，汽化至恰好皮损脱落，创面呈粉红色。如果联用versaPulse755nm翠绿宝石激光，当汽化到近皮损基底部，又有少数色素残留时，即可用波长755nm的激光，流量6J/cm^2，光斑3mm扫描。术后外用金霉素软膏，创面可暴露，一般术后1周愈合。

七、肥厚性鲜红斑痣及其他

肥厚性鲜红斑痣皮损可逐渐出现增厚和结节，也可伴有软组织和骨骼的发育过度，如一侧上颌骨增大、口唇臃肿。这种损害往往面积较大。

其他肥厚的血管损害有：淋巴血管瘤、血管纤维瘤、血管角皮瘤、疣状血管瘤、化脓性肉芽肿、限局性淋巴管瘤和静脉湖等。皮损的特征是向外生长，并含有特殊的纤维成分或大量的血管成分，用专一的激光去除较困难的，这些疾病对倍频长波532nm激光治疗有反应，但CO_2激光治疗更精确、彻底。

1. 激光及激光参数的选择 ultrapulse CO_2激光汽化，联合运用versapulse倍频长脉宽532nmNd：YAG激光凝固血管。汽化病损组织用CPG手具，能量500mJ，功率50W，凝固血管的手具应具有冷却装置，流量9.5～15J/cm^2，脉宽10～20ms，光斑直径4mm，冷却水4℃。

2. 手术操作 常规皮肤及激光手具消毒、铺巾，局部浸润麻醉。用CPG手具逐层汽化病损组织，汽化过程中会有点状渗血，应用生理盐水纱布擦洗创面，压迫止血，汽化数遍后，可见增生的皮脂腺体及皮肤附件，应继续逐层汽化，如发现腺体等皮肤附件密度减少，应及时停止汽化。

口唇及鼻唇沟部位易产生瘢痕并挛缩引起外观畸形，故不可单纯追求完全汽化去除病损中的血管组织，或汽化到正常形态，否则可能产生瘢痕增生和挛缩畸形。如果对手术深度判断有困难，可先在某一点汽化，掌握准确的深度后，再汽化整个皮损，有残留的畸形血管，再用长脉宽532nm的激光凝固，术毕外科包扎。

其他增厚的血管瘤治疗方法相同。对血管瘤引起的重唇可采用部分唇切除术。

3. 术后处理 创面外科换药及包扎，可口服抗生素预防感染，创面约10天愈合，在愈合的初期形态较术前好转，但颜色仍没有显著改变，应在术后半年左右判断疗效，必要时再用长脉宽532nm激光凝固畸形的血管损害。

（吴余乐）

第三章 女性的医疗美容皮肤外科学

第一节 皮肤外科学与美容皮肤科学

1. 皮肤外科学的定义 皮肤外科学是皮肤病治疗学中重要的组成部分，是一门以皮肤病学科为基础，采用外科手术等技术手段，在治疗过程中将美学、美容学和皮肤科学三者有机结合，对某些皮肤病进行治疗，以达到针对体表完美的治疗效果为目的的皮肤科分支科学。

2. 皮肤外科的学科体系 皮肤外科治疗实施的靶目标是针对人体的体被系统，决定了它将涉及多个与体表相关的学科领域，虽然它是皮肤科的一个重要分支，但很难将它与其他学科，如普通外科、整形外科等学科截然分开，它们都涉及皮肤的外科治疗，所以皮肤外科实施的内容难以有一个严格的界限。

3．皮肤外科实施的范围　皮肤外科虽然还没有一个严格的内容范围，但根据外科的基本治疗原则、适用范围结合皮肤科的特性，针对需要外科治疗的皮肤疾病，临床上根据其采用的治疗方法、手段、内容和目的可以基本确立皮肤外科的实施范围。

（1）根据治疗的方法划分：如果认为皮肤外科仅仅就是手术外科是不够全面的，还应包括某些非手术的治疗方法，如激光外科（lasersurgery）、冷冻外科（cryosurgery）等也都可列入皮肤外科范畴，采用这些方法可以完全或部分地达到甚至优于外科手术的效果。

（2）根据治疗内容和目的划分：皮肤外科通过手术或其他外科方法进行治疗的内容大致可以分为疾病的治疗性手术、非疾病性的美容皮肤外科治疗以及疾病的诊断性手术。

4．皮肤外科治疗的主要手段　如切除缝合、游离皮肤移植、皮瓣移植、皮肤磨削、假体置入、皮肤软组织扩张、皮肤切割、削除、电解、电灼、冷冻、化学剥脱以及激光、注射等。

5．美容医学　是指运用手术、药物、医疗器械以及其他具有创伤性或者侵入性的医学技术方法对人的容貌和人体各部位形态进行修复与再塑的医学科学，包括美容外科学、美容皮肤科学和美容中医学等。

6．美容皮肤科学　美容皮肤科学是一门以医学美学为指导，皮肤科学为基础，研究人体皮肤的功能与结构，维护、改善、修复和塑造人体皮肤的健康与美的规律的美容医学分支学科。

7．皮肤外科与美容医学的关系　皮肤外科学、美容皮肤外科、美容皮肤科学与美容医学，阐明了皮肤外科与美容医学的内在联系。而且，作为美容医学实践的重要学科分支，皮肤外科的发展必将大大推动美容医学的进步。

（方　方　陈晓栋）

第二节　皮肤外科的基本原则与围手术期的处理

一、皮肤外科的基本原则

1．无菌操作原则　任何外科手术都应遵守无菌操作规则，每一位外科医师必须具备严格的无菌观念。无菌操作的原则始终贯穿于手术的全过程，严格地执行无菌操作技术是保证手术效果、预防感染最有效的方法。

2．无创操作原则　任何外科手术要做到绝对的无创是不可能的。无创操作原则是指客观上要求手术中尽可能地减少组织不必要的损害，尽可能减少创口周边组织的损伤，防止术后形成明显的瘢痕。

3．无张力缝合　手术中切口张力过大、术后皮肤收缩造成缝线对组织的切割损害，同时组织挤压明显导致组织缺血、切口愈合延迟，甚至切口组织坏死、裂开、瘢痕变宽或增生。因此，术前精密的设计是非常重要的，不能够一次切除的可分次切除，当张力过大时也可做局部皮瓣转移修复，必要时游离植皮以覆盖创面，不应勉强缝合。

4．无血肿、死腔原则　手术中应彻底止血，特别对于大的血管应给予结扎，正确缝合切口消灭死腔，术后适当的加压包扎是非常必要的，需要时还可以放置皮片等引流物。

5．无痛原则　应根据患者的身体情况、手术的难易、施术者的技术水平和手术麻醉条件综合考虑，选择安全有效的麻醉方法。对于疼痛敏感者可在局部注射前外涂表面麻醉或镇痛药物，对于较大手术、儿童及心理素质不稳定的患者，可采用基础麻醉辅以局部或全身麻醉，效果可能更好且较安全。

二、围手术期的处理

1．术前准备　①病史采集；②体格检查及实验室检查；③正确地选择手术方法；④手术前影像资料的收集；⑤术前医患间的充分交流；⑥手术区准备；⑦手术前精神准备；⑧术前用药；⑨麻醉方法选择等。

2. 术后处理 ①门诊手术：一般伤口常规包扎，术后2天切口换药，如有引流皮片或皮管应予24~48小时拔除，48小时后仍有较多渗血应及时打开伤口彻底止血加压包扎。术后可适当给予抗生素和镇痛药物。根据不同部位，术后适时拆线；②住院手术：全麻患者未清醒前必须专人护理，做好心电、血压、呼吸等各项指标监测护理，并备好抢救物品，如氧气、气管切开包、吸引器等；③术后体位和饮食：应根据麻醉的方式和手术而定。

（方 方 陈晓栋）

第三节 皮肤外科手术的基本操作技术

1. 皮肤切口的设计 切口设计的原则为：①切口的长轴在便于手术操作的前提下尽可能的使切口方向与皮纹或生理性皱纹相一致，此时切口线与弹性纤维的长轴一致，弹力纤维对切口的拉力最小，缝合后的张力小，愈后瘢痕细小。身体有些部位皱纹线与Langer线是一致的，而有些部位则不一致，特别是颜面垂直于Langer线。切口应按照皱褶线进行，即使有的部位与Langer线不一致，切口也应与皱褶线平行为宜；②切口尽可能选择在隐蔽处，以达到美容效果；③切口的方向最好与神经和血管走行相一致；④在四肢关节部位，切口不得垂直方向跨越关节平面，若必须跨越关节面，经关节正中线可采用“Z”形或“S”形或锯齿形切口，以防止因纵形直线瘢痕挛缩而影响关节的运动。

2. 皮肤切开 切开须注意：①正确的持刀方法，皮肤外科手术相对普外科来说比较精细，多采用执笔式；②选用锐利刀剪，保证切口切开准确迅速，减少对周围组织牵拉的损伤。在皮肤松弛部位切开后可用剪刀沿术前的划线剪开皮肤；③运刀要正确，通常应使刀刃与皮面呈垂直切开或稍向病变组织外侧偏斜，可预防以后因弹力纤维牵拉收缩使切口瘢痕变宽；④毛发部位，切开皮肤应与毛发根方向和毛发生长方向平行，以减少毛囊的损伤，防止术后脱发。

3. 剥离 ①锐性分离：采用手术刀或剪刀在直视下准确剪、切等分离组织，在直视下可准确地避开血管神经，出血少，损伤轻，术后瘢痕小；②钝性剥离：采用手指、刀柄、剥离或其他剥离器械钝性剥离，多用于不易暴露视野的手术，或分离正常的较疏松的解剖间隙；③锐性剥离和钝性剥离相结合：多用于视野较大并不太清晰且解剖层次较复杂的区域，如颜面除皱中颞部及面颊区域的分离。

4. 止血 术中的止血方法主要有：①局部麻醉药品中加入少量肾上腺素（1∶20万）；②压迫止血；③浅表小血管出血压迫无效时，采用血管钳钳夹血管数分钟；④上述方法不能奏效时可采用电凝法，双极电凝损伤较小、无火花，适用于皮肤外科尤其是美容外科；⑤对于活动性大血管出血，一般采用结扎止血，为防止结扎线脱落，可单纯缝扎，也可行“8”字缝扎。

5. 清洗与引流 创面较大、组织暴露时间长、组织碎片多，可用庆大霉素盐水反复冲洗清洁创面，皮肤癌肿切除后创面可用氟尿嘧啶盐水冲洗，对于化脓性感染组织创面，可用过氧化氢溶液及生理盐水冲洗。对于术后可能有渗血或存在死腔，须放置引流皮片或负压引流皮管等。

6. 缝合 皮肤切口的缝合应遵循组织的解剖层次逐层缝合、不留死腔的原则。缝合中尽可能采用细针、细线，保证切口整齐，减少术后的瘢痕。皮肤切口缝合的方法有：①间断缝合；②皮内缝合；③连续缝合；④褥式缝合。

缝合操作应注意：①尽可能选用细小的适当弧度的三角针，进针角度应与皮面垂直；②缝合间距不宜过宽；③正确选择缝合线：缝合皮下组织为3-0~5-0可吸收缝合线或丝线，皮肤切口3-0~7-0丝线或尼龙线；④高浅、低深缝合，因切口两侧高低不一，应从高的一侧进针，少带其下方组织，低的一侧出针，多带其下方组织，缝合后可调整切口使其平坦。

7. 常见手术切口及处理

(1) 椭圆形切除缝合：将切口两侧皮下组织稍加剥离后直接缝合，切口缝合后线状瘢痕不明显，颜面色素痣的切除或分次切除的皮损多采用此法。

(2) 三角形伤口尖端的缝合：经两腰一侧皮肤穿入创口，同时横向于三角皮瓣尖端真皮下穿出至另一腰侧创缘，经皮下穿出皮面，轻轻拉拢打结，使尖端创缘平整对合。

(3) “V－Y”成形与“Y－V”成形术：适用于轻度局限性下睑外翻、下唇唇缘外翻、鼻小柱延长术等，即行“V”形切开，使三角形组织松解、后退到需要的位置，再行“Y”形缝合以达到组织复位。而“Y－V”成形即为“Y”形切开，三角形组织松解向前推进，复位缝合成“V”形。

(4) 猫耳朵的修整：在切口的两端会出现皮肤隆起皱褶，此即“猫耳朵”。修复时用皮钩将皮肤皱褶提起，沿一侧切口延长切开，另一侧多余的皮肤形成的皮瓣倒向切口侧，沿此皮瓣的投影切除多余的皮肤再缝合切口。

(方　方)

第四节　皮肤外科的基本手术

一、Mohs 外科技术

(一) 历史背景　Mohs 外科技术是由 Frederic Mohs 医师于 20 世纪 30 年代早期发明，是一种用氧化锌糊原位组织固定、手术切除病变组织、用组织病理方法检查病变是否切除完全，如果未完全切除，这一过程将反复进行，直到无肿瘤细胞的界面出现的方法。这种与使用化学药物结合外科手术的治疗方法当时被称为 Mohs 显微外科学组织固定技术，是皮肤肿瘤外科手术治疗的一项重要革新。

从经组织学检查确认肿瘤被全部切除，以及手术中正常组织丢失最少方面看，Mohs 显微外科技术被称为皮肤肿瘤切除的金标准。

但是，随着手术例数的增多，这项技术也暴露出许多缺点。首先是氧化锌糊使用后局部有刺激，患者不舒服；其次是手术时间长，常常需要数天的时间，仅手术的一个阶段往往就需要 1 天的时间；最后是切除肿瘤后的伤口需要等待组织病理检查的结果，在病损未切除完全之前，伤口得不到及时修复，伤口长时间的开放，导致愈合不良等并发症的发生。

发现上述问题后，1953 年，Mohs 尝试改用新鲜组织进行冷冻切片，既减少了氧化锌糊的刺激作用，又有效地缩短了手术时间，1969 年，Mohs 著文介绍了这一改良方法。后来这种改良方法获得人们的广泛接受并运用于临床治疗。至此，大多数皮肤肿瘤手术 1 天内即可完成，医师的工作强度得以大幅度的降低，患者的新鲜伤口也得到了及时的修复。

近年来，有人使用病变组织冷冻切片的 HMB－45 单克隆抗体染色方法，这是一种快速检验技术，可在 90 分钟内完成，在原位和侵袭性黑色素瘤的 Mohs 显微外科手术中可节省大量的时间。

另外，免疫过氧化酶技术也运用于 Mohs 显微外科，可选用多克隆或单克隆抗体，以多克隆效果显著。

(二) 适应证　Mohs 外科技术的最佳适应证是与容貌密切相关的面颈部皮肤肿瘤，尤其是复发性基底细胞瘤和鳞状细胞癌。另外，原发性基底细胞瘤和鳞状细胞癌、隆突性皮肤纤维肉瘤、疣状癌、角化棘皮瘤、乳房外 Paget 病、Merkel 细胞癌、恶性黑素瘤等也是较好的适应证。

（三）方法 Mohs显微外科手术是一种危险性非常低的、可在门诊手术室完成的手术，一般采取局部麻醉。整个手术过程一般分为以下几个阶段：

1. Mohs显微外科切除肿瘤前，先用电干燥等方法刮（去）除病变组织，包括肿瘤的增生组织、坏死组织、痂等，以达到初步确定肿瘤范围的目的，为下一步手术刀切除肿瘤作好准备。

2. 距刮除缺损外1～3mm用手术刀切除组织，包括肿瘤周边及深部，切除后的创面常规处理，包括结扎或电凝止血，湿纱布敷盖保护创面。

3. 画图标志手术区域，标记标本的形状、方向，按区域将标本切成小块组织并编号，送病理检查。

4. 病理科将标本冷冻，切片，HE染色，光镜检查是否切除完全。若有肿瘤未切除干净区域，再进行手术反复切除，直到病理切片中无肿瘤细胞出现。

理论上，任何直径大于2.0cm的肿瘤都应使用Mohs显微外科技术治疗。Mohs显微外科对神经、附属器及血管周围的浸润性肿瘤特别有效，眼睑、外生殖器、外耳道、鼻、手指、足趾等部位的肿瘤疗效好。

Mohs显微外科技术需要外科、病理科等部门的协作方可完成，单纯的外科医师努力是不够的，病理检查是外科手术是否成功的强力保证。

二、皮肤磨削术

皮肤磨削术是医学美容换肤技术在临床上最为常用的一种方法，磨削术是使用一种装有粗金属丝刷或砂石钻、金刚钻的快速旋转的手持器械，对表皮和真皮浅层进行可控制的机械性磨削以完成治疗及美容的一种手术。磨削后，当创面愈合时，可改变皮肤表面的组织结构，使真皮的胶原纤维和弹性纤维重新排布，残存的皮肤附属器（毛囊、皮脂腺、汗腺）会迅速形成新的表皮，创面几乎不留有瘢痕。

在磨皮的麻醉选择和创面的愈合方面也同时得到了发展和研究，由冷冻麻醉、局部麻醉到肿胀麻醉，提高了麻醉效果，并使磨削皮肤肿胀紧绷，更加便于磨削操作，磨削后使用生物敷料及促表皮生长因子等促进创面愈合。

（一）皮肤磨削术所用器械

1. 砂纸 使用各种规格的（如40号、60号）碳化硅砂纸，先将其灭菌，然后将砂纸裹在直径为3cm的纱布卷外周成硬质圆筒，即可在术区进行磨削。

2. Kurtin金属刷 Kurtin装刷磨削机由电动机机身及固定金属刷的手柄组成，使用时金属刷通过固定的手柄而快速旋转，以1000～5000r/min的速度，进行皮肤磨削。

3. Sehumen高速旋转磨削机 丝刷在超过20000r/min时不能有效使用，因为刷杆可能弯曲，但钻石磨头能在60000r/min以上速度使用。Schaman发明的磨削机，可提供15000～60000r/min的速度。它是在高速旋转的轴杆尖端安装各种形状的磨头（钢刷、矿石钻、金刚钻），这一机器要求有较粗轴杆来承受高转速的特殊钻石磨头，因而比低转速的电机产生更大的破坏力。

4. 微晶磨削机 最初由意大利LMottion Engineering设计，Harver微晶磨削机的作用原理是利用经过真空密闭的机内系统引导，一方面经正压出口喷出微晶砂（三氧化二铝多棱晶体），另一方面又经过负压吸口将微晶砂及组织细胞碎片吸走。两个开口均在同一磨头手柄的顶端，喷出的微晶砂撞击凹凸不平的瘢痕皮肤，达到磨削皮肤的作用，微晶砂的砂流量及负压均可调控，使用十分方便。

5. 激光机 有CO_2激光仪（高能超脉冲或扫描式CO_2激光）、铒激光仪。

激光磨削的治疗机制为：①汽化消除不平整的表皮层或部分真皮，可去除凹陷或非真增生性瘢痕及位于真皮浅层以上的皮损；②真皮胶原再生、重塑：激光产生的热对真皮的作用，使Ⅰ型胶原纤维在55～62℃时能迅速收缩，长度可缩小60%，使创面在愈合过程中新生胶原以缩短的胶原纤维为支架，形成新的提紧的组织结构，达到光老化皮肤和皱纹修复的目的。

铒激光穿透组织深度较浅，对周围组织的热损伤小，这一特点使其对皮肤组织的汽化较CO_2激光更加精确，但对于较深皱纹的疗效可能不及CO_2激光。但患者术后炎症反应和色素沉着较CO_2激光更轻，恢复更快，因此，较适用于黄种人的皮肤。

（二）适应证

1. 面部瘢痕及缺陷　①疾病、手术、外伤留下的线状、浅表性、凹凸不平的瘢痕；②痤疮凹陷性瘢痕；③面部粗大的毛孔或细小的皱纹；④天花的后遗瘢痕；⑤毛细血管扩张、酒渣鼻。

2. 色素性皮肤病　①雀斑，磨削可以取得满意的效果，但有复发可能，术后避光非常重要，可减少复发；②白癜风，对稳定期、局限性皮损结合药物，采用单纯皮肤磨削（面积小于2cm^2）或磨削结合自身表皮移植（面积较大）治疗，治愈率可达90%以上；③咖啡斑，多数可取得良好效果，个别有复发现象；④太田痣，磨削可使其褐色变淡，对于色素分布较深达不到完全满意，磨削结合皮肤冷冻可提高疗效；⑤文身，人工文身或是外伤性色素异常沉着，只要色素分布在皮肤内比较浅表，采用磨削术均可有良好的效果。

（三）其他皮肤病　脂溢性角化、毛发上皮瘤、表皮痣、汗孔角化症、汗管瘤、毛囊角化病等疾病。另外，酒渣鼻和毛细血管扩张，采用皮肤磨削或磨削结合切割治疗也有较好的效果。

（四）术前准备

1. 主要器械的准备　磨削机各种磨头、手柄及辅助器械（如角膜保护板等）的调试和消毒准备。

2. 皮肤准备　术前清洁剃毛，有化脓性感染者应先行治疗，术前皮损区要照相，以便术后效果对比，并作为病案资料保存备查。

3. 消毒　颜面以硫柳汞酊或新洁尔灭溶液、酒精消毒，铺手术巾，暴露手术野。

4. 麻醉　多采用局部麻醉，全身麻醉主要用于针对全颜面磨削患者，行局麻注射时可在麻醉药中添加少许肾上腺素。也可采用皮肤表面麻醉制剂局部麻醉。

（五）手术方法

1. 砂纸磨削　采用各种规格的碳化硅砂纸，经消毒灭菌后，裹以纱布呈卷，进行皮肤磨擦，其优点：操作技术简单，使用安全，与动力靶驱动磨削相比更易于控制，特别是磨到困难的眼周部位，甚至到睑板缘和口唇的结合部，磨削边缘易于处理使其柔和。另外，该法材料简单，价格低廉，为基层医院适用的一种较好的磨削方法。目前较少使用的原因有磨削速度较慢，不太适合大面积操作，磨削的均匀度受人为因素干扰较大等。

2. 金属刷磨削术　使用电动设备，金属刷通过固定的手柄而快速旋转。每分钟转数越高，破坏性越大，越容易穿透入皮肤。金属刷除去组织的破坏性小于锯齿轮，但比砂石钻的破坏性强，电动机金属刷磨皮，手术者毫不费力，这个设备产生的转力距需要医师牢固地控制。操作时提高设备末端使之与皮肤成一个角度，很像电动表面抛光机。该法目前临床上使用的也不多。

3. 磨头磨皮术　高速旋转磨削机，以钻石磨头替代金属刷，这一粗糙的转头对皮肤磨削破坏性小于丝刷，而且更容易控制，不可能给皮肤凿出沟槽。磨头可制成多种形态，可以是"梨形"或"子弹头形"，不同的磨头，更适用于不同状态的瘢痕损害，较细小的适用于深瘢痕的底部及皮肤皱褶沟处。磨削时同金属刷磨削相似，只是进行磨头磨皮时不像金属刷磨皮，皮肤不需像"石头那么硬"。对于一些较深的瘢痕，可以先用甲紫或亚甲蓝标记。使用磨头磨皮时，手术的压力要比使用金属刷稍大一些。目前该法在临床上较广泛使用，磨削速度快，适用于大面积操作，使用较简便。

对于一些瘢痕处缺乏真皮或未经修补的深瘢痕，有两种处理办法：①术前6~8周打孔植皮后再行磨削；②磨削的同时进行瘢痕切除和修复。

4. 微晶磨削术 一般无需麻醉，必要时可外涂皮肤表面麻醉剂，麻醉效果良好，此法磨削的深度较浅，常需要更多次磨削，但术中无明显出血，不影响正常工作。故目前临床使用较广泛，常与磨头磨皮相结合使用，作为磨头磨皮后期的精细磨削。使用时，开启机器，调节砂流量及负压吸力的大小，结合患者的感觉，利用手柄在皮肤上的滑动，使微晶体撞击皮面，达到磨削效果。术中可有少量出血。

5. 激光磨削术 高能超脉冲（Ultrapulse）CO_2激光：行皮肤表面激光扫描1遍，细胞间的水汽化后形成了由表皮组织蛋白组成的白色、干燥的碎屑。这些白色碎屑可用湿生理盐水纱布擦除。再用上述方法扫描第2遍，可见到真皮层。一般来讲，对较明显的瘢痕和皱纹可以再扫描第3遍，通过汽化将较高的创面整平。磨削过程中应注意创面边缘与正常皮肤必须有过渡区。

扫描式CO_2激光（SilkTouch激光）和铒激光（Erbium：YAG激光）的治疗基本同高能超脉冲CO_2激光相似。Erbium：YAG激光可产生更为均匀、精密的剥脱效果。但需要多次扫描才能达到CO_2激光器的效果，通常用CO_2激光3次扫描相当于铒激光的7次扫描。

（六）磨削的深度 Burks将磨削的深度分为4级：①Ⅰ级磨除表皮和真皮乳头层，术中表现为弥漫性渗血；②Ⅱ级为磨除表皮和真皮上1/3，术中表现为针尖样出血；③Ⅲ级磨除表皮和真皮中上1/2，表现为颗粒状的出血；④Ⅳ级为磨除表皮及真皮2/3厚度，表现为有广泛的较大出血点。一般磨削只限于Ⅰ~Ⅱ级，Ⅲ~Ⅳ级仅适用于局限性点磨，否则有可能出现瘢痕。

（七）磨削方法的选择及注意事项 面部磨削根据损害的部位、形态大小、范围及要求，选用不同的磨削方法，目前主要选择磨头磨削和微晶磨削。砂纸磨削和金属刷磨削只偶尔在某种特定的情况下选择，如眼睑、口唇缘等，必要时可采用砂纸磨削，既准确又避免了磨头磨皮对周边器官的损伤，对于磨头的选择是先选用磨削较强的钢齿轮将皮肤表皮磨削，削平高起的组织，再以砂齿轮细磨。以后根据前期治疗效果，于半年后进行第2次磨削。对于只需要细磨的可采用微晶磨削。

磨削的具体方式有平磨、斜磨、点磨、圈磨。磨削时从边缘开始向内移动，往返磨削，力度均匀，磨削深度以达到真皮乳头层为止，若达到网状层深度，术后多留有瘢痕。

（八）术后处理

1. 术后创面以庆大霉素生理盐水冲洗，涂以表皮生长因子液或直接敷以消毒的凡士林油纱布，外层采用7~8层的无菌细纱布加压包扎。微晶磨削创面处理，仅涂以抗生素凝胶或软膏即可。

2. 术后1~3日由于创面的血清渗出，外层纱布可能被浸湿，可更换外层纱布，但内层凡士林纱布不需处理。

3. 术后可使用抗生素3~5d，预防感染。

4. 术后5天左右去除外层敷料，内层凡士林纱布一般于10~14天自行脱落。

5. 3~6个月后可行第2次手术。

6. 若留有瘢痕，应及早按瘢痕治疗原则处理。

7. 术后创面愈合后，皮面平滑，潮红2周后逐渐出现褐色色素沉着，一般在2~6个月后可恢复正常色泽，为了预防颜面色素沉着，术后可服用大剂量维生素C，每日1.5~2.0g，同时外用氢醌霜，避免日晒，外出时可使用防晒霜。

（九）并发症

1. 疼痛 多数患者术后无疼痛或仅有轻微疼痛，可给予一般的镇痛剂。

2. 水肿 磨削后，有时会发生轻度水肿现象，一般3~6周可消失。

3. 皮肤发红　这是磨削后最先出现的并发症，其存在时间的长短因人而异，通常可在1～3个月内消失。

4. 粟丘疹　常在术后2～6周发生，可用消毒的注射针头将其刺破，挤出内容物即可。

5. 切割伤　术中若不慎，磨头将皮肤切割损伤，应立即缝合，一般不留瘢痕。

6. 瘢痕化　磨削较深达真皮深层时，可能会产生瘢痕，术中应严格掌握磨削深度。

7. 感染　发生率较低，主要是创面污染过重及术后处理不当引起。

8. 色素沉着　发生率90%以上，因人而异，是暂时性的，一般在术后3～6个月即可慢慢消退。少晒太阳和服用维生素C有减轻色素的作用。

实施皮肤磨削术时，应避免留有瘢痕，术后患部发红及色素沉着是受术者较大的思想负担，为解决这一问题，可试验性地先磨削病变的一部分，观察3～6个月后再做较大范围的磨削。

三、皮肤软组织扩张术

皮肤软组织扩张术是应用皮肤软组织扩张器，经手术埋置于正常皮肤软组织下，通过定期向扩张器囊内注入液体，使扩张囊不断扩张膨胀，从而使其表面的皮肤软组织也随之逐渐地被扩张伸展，产生"额外"的皮肤与皮下组织，用于修复皮肤软组织缺损，或器官再造，或形成一定的腔隙以适应自体组织及组织代用品的充填、置入。

（一）构造与类型　皮肤软组织扩张器由对机体无害的医用硅橡胶制作的，分为可控制型和自行膨胀型两类。

1. 可控制型扩张器　主要由扩张囊、连接导管和注射壶三部分组成。优点是可根据需要控制扩张量和扩张时间。

（1）扩张囊：是扩张器的主体部分，主要功能是接受充注液，完成对皮肤软组织的扩张。囊壁具有较好的弹力伸缩性和密闭性，有较强的抗撕拉和抗爆破能力，可接受额定容量数倍以上的注液量的扩张。按形状和容量可分为多种规格。常见的有：①圆形：包括球形、半球形、椭圆形、圆饼形等。容量30～500ml不等，可应用于所需要的各个部位，也可作为隆乳术置入乳房假体前；②方形：有长方形、立方形等，容量相对较大，100～1000ml不等。方形扩张囊扩张后仍呈方形，边和角比较圆滑，形成皮瓣后向前推进较容易。此类扩张器多用于躯干和四肢，也可用于扩张后中厚取皮；③肾形：包括大、小肾形及新月形等，容量10～400ml不等。此类扩张囊扩张后皮肤呈肾形隆起，内侧弧度较小，外侧弧度较大，外侧皮肤扩张率大于内侧。多用于与其弧度相适应的部位，如下颌缘、颈部、耳后等；④长方形：主要有圆柱形、半圆柱形等，容量10～400ml不等。多用于四肢的皮肤扩张；⑤特殊类型：指为特殊部位、特殊需要而设计的扩张器，如用于眶周的"C"形、用于下颌部的马蹄形、用于指背的长条形等。

（2）注射壶（injection reservoir）：又称注射阀门，是接受穿刺，并由此向扩张囊内注射扩张液的主要部件。有半球状、乳头状、圆盘状等。直径1.0～2.0cm，厚0.7～1.7cm。由穿刺顶盖、底盘、防穿刺的不锈钢片或硬塑片，以及特殊的防渗漏装置等组成。壶内有特制的单向或双向活瓣。单向活瓣即在注射壶内设有的定向通过装置，注射进入扩张囊的液体受到了定向活瓣的限制而不能反流，优点是减轻了注射壶所承受的内压，避免了穿刺部位的渗漏；缺点是一旦注入量过多，囊内压过高致局部皮肤血液供应障碍时，不能通过注射壶回抽扩张液减压，处理较为困难。而双向活瓣则克服了这一困难，既可通过其向囊内注液，又可通过注射壶抽出囊内液体；不足之处是当囊内压较高时，扩张溶液可从注射壶顶盖穿刺针孔外渗。

（3）连接导管：即连接注射壶和扩张囊之间的硅胶管。直径2.0～3.5mm，长度5.0～15cm。管壁有一定厚度，不易被压瘪、扭曲或折叠。

2. 自行膨胀型扩张器　采用具有半渗透膜性的密闭硅胶膜囊，内含有一定量的高渗盐水，利用囊壁内外的渗透压差，使扩张囊自行扩张。该型扩张器没有注射壶及导管装置，埋置后，由于体内组织液渗透压远低于囊内，通过扩张囊的半透膜作用，囊外的组织液慢慢地渗透到囊内，随着时间的延长，扩张囊逐渐充盈膨胀达到自行扩张的目的。优点是不需要定期向囊内注液，操作方便；缺点是扩张的速度及时间不易控制。另外，一旦扩张囊密闭性遭到破坏，囊内的高渗盐水渗漏到组织间，可导致周围组织的坏死，目前临床上很少使用。

双层扩张器，向其中心囊内注射生理盐水用于扩张，夹层内注入氨茶碱、利多卡因等药物，以加速扩张，缓解疼痛。有人将注射壶设计在扩张囊的中央部，省略了导管，使之成一整体。国内亦有人设计了通过持续对皮肤牵引，以获得扩张延伸皮肤组织的皮肤外扩张器和皮肤延伸器。

（二）使用方法

1. 术前一般准备

（1）了解患者的要求及目的，制订完善的治疗计划。

（2）完善必要的检查和医学摄影。

（3）对有残留创面或慢性炎症病灶者术前给予敏感抗生素治疗。

（4）对儿童及埋置2个以上扩张器者，因手术区域多、范围广，失血可能较多，应配血备用，按每个扩张区失血100～150ml估算准备。

（5）术前1日晚一般应用镇静、安眠药，对凝血机制较差者，术前应给予维生素K、酚磺乙胺等药物。

2. 扩张器置入前准备

（1）扩张区域的选择与设计：原则上应选与修复缺损区相邻近的部位，使供区与受区皮肤色泽、质地相近似。严禁选择可能损伤重要组织器官或影响功能的区域。

（2）扩张器的选择：根据需要修复缺损区的位置、范围、面积以及周围组织提供扩张区的条件，选择适宜的扩张器，如头部多选用椭圆形、肾形，四肢多选用长方形等。同一种型号的扩张器可以用在不同部位，同一个部位也可选择不同型号的扩张器，还可以几个不同型号的扩张器联合应用。一般而言，在等容量条件下，一个大容量的扩张器扩张后效果要比几个小容量扩张器扩张效果好，但有时因条件限制，几个小容量扩张器联合应用反而能取得好的效果，因此，选择时应灵活、视具体情况而定。

（3）扩张容量的计算：依据需要修复的缺损区域的面积大小和可行扩张的情况决定，如头皮区可按每1.0cm^2缺损面积需3.0～3.5ml扩张容量计算。但在颈部、腹部等深层有软组织的区域，由于扩张器扩张时除向外扩张外，尚有部分向内扩张，按1.0cm^2缺损面积需4.0～5.0ml扩张容量计算。另外同样的容量和时间扩张后，不同形态的扩张器所获得的面积增长率也各有不同，如圆形扩张器面积增长率比椭圆形的大一些，而比方形的小一些。

在扩张组织转移之前，一般要求其面积应为缺损区的2倍以上，或大于扩张器基底与缺损面积之和；也可按2∶1基本面积规则，即在扩张前先按常规画出用于修复的组织瓣面积，扩张达到画出的组织瓣面积的2倍时进行转移手术。各种文献报道的数学公式精确计算法与临床实际应用差距很大，一般较少应用。

（4）扩张器的检查：在消毒前及术中置入体内前均应仔细检查扩张器有无破裂及渗漏等情况，可向扩张囊内注入一定量的空气，再将扩张器置入水中，通过挤压扩张囊检查是否漏气。也可向注射壶内注入一定量的生理盐水，挤压扩张囊，检查扩张器有无渗漏现象。

（5）扩张器的清洗与消毒：扩张器检查合格后，应用肥皂水或自来水冲洗干净，然后用生理盐水冲洗，用4号半针头经注射壶抽出扩张囊内的气体或水，用纱布包裹好装于金属消毒缸中，同器械一样进行高温高压消毒。煮沸消毒时，应包裹后加重物沉入水底，煮沸30min，此法一般少用。若扩张器重复使用，消毒前应用自来水反复冲洗干净后，再用1%稀盐酸溶液或

0.25%胰蛋白酶溶液浸泡24小时以上，浸泡后经清水冲洗3遍再消毒，以便清除异体蛋白，以避免或减轻术后组织反应。为确保使用质量，建议扩张器不要重复使用。

3．禁忌证

（1）全身或局部有化脓性感染、皮疹。

（2）有出血性疾病或有出血倾向、凝血机制障碍者。

（3）严重肝、肾功能不全，或其他内脏器官功能严重代偿不全者。

（4）恶性肿瘤，或良性肿瘤、溃疡疑有恶变者；精神异常，或儿童尤其是3岁以下的婴幼儿等不能配合治疗者；特殊感染，如梅毒、麻风、结核、深部真菌病等尚未治愈者。

4．手术方法　除术中即时扩张修复外，皮肤软组织扩张术一般需分二期进行。一期手术为扩张器的置入，二期手术为扩张器的取出、扩张后皮瓣形成、病变部位的切除及缺损的修复，两期手术之间为扩张器的注射扩张期。

（1）一期手术：埋置扩张器以亚甲蓝标绘出扩张区域和剥离范围，剥离范围一般略大于扩张囊基底面积，并标出切口线及注射壶埋置部位。切口位置应相对隐蔽，且便于操作，多选在扩张区域与修复区域交界处、或在皮损边缘、或置于二期手术时即将形成皮瓣的游离缘，与第二期切口基本一致，绝不可在皮瓣的蒂部。有时两个埋置区可以共用一个切口，切口方向一般与埋置区轴线相垂直，以避免扩张时张力对切口的影响。扩张器埋置的深度可视供区条件及受区需要而定。一般头皮扩张时应置于帽状腱膜深层；颈部可置于颈阔肌浅层或深层；耳郭再造时则仅埋置于皮下。注射壶多埋置在皮下较浅的部位，也可外置。

埋置腔隙的剥离是一期手术的关键，术者要了解局部的解剖层次、组织结构及主要血管神经的分布情况，剥离时一般采用潜行钝性分离，操作要轻柔，层次要清楚。分离过程中，术者可将左手放在拟剥离处皮肤表面，右手持剪刀进行分离，靠触摸感觉判断并指导分离层次的深浅，沿途止血要彻底。剥离腔隙要足够大，一般要超过标记扩张囊周边1cm左右，便于置入的扩张器囊展平，否则将影响扩张效果，并可因扩张囊折叠形成锐角刺破皮肤，致扩张囊外露。扩张囊置入时不可用锐器夹持扩张器。

注射壶若埋置皮下，可在扩张囊周围适当的部位分离出一个较小的腔隙放置注射壶，不可过大，以免注射壶置入后滑出。注射壶与扩张囊之间必须有一定距离，利于以后注液的操作，距离太近，穿刺注液时容易误伤扩张囊。放置时注射壶穿刺面应朝向皮面，切勿放反，连接导管勿成角折叠或锐性扭转，以免影响注液。

术中可向扩张器内注入一定量（额定容量的10%～20%）的生理盐水，可起一定的扩张器展平、压迫止血作用。缝合前在腔隙深部放置负压引流管，以防腔隙积血，切口要分层缝合，以防扩张囊从切口突出，缝合时可将皮下、皮肤缝合线留置，一并打结，以避免刺伤扩张囊和导管。

（2）注液扩张

1）常规扩张：术后5～7d开始注液扩张，5～7天/次。每次注入量视扩张囊大小和扩张部位而定，皮肤张力较大或深部有重要器官（如颈部）部位，一次注入量不可过多。一般每次注入扩张器额定容量的10%～15%。一般所需扩张时间为6～8周，液体总量可达扩张器规格容积的2倍。优点是扩张效果确切，皮肤回缩率低；缺点是扩张时间长。

2）术中即时扩张：扩张器埋入皮下后，注射壶外置，连续注射扩张液，每次注射到皮肤苍白时为止，维持30分钟，待皮肤松弛后可再注液扩张，直到皮肤苍白时再停止注射。维持30分钟。每次注液后应密切观察血液供应，再次注液前皮肤血液供应必须恢复，否则需回抽注入液。如此反复5～6次后，取出扩张器，行病变部切除、扩张皮瓣转移修复。优点是一次手术即可完成扩张与修复，时间短；缺点是扩张范围有限、皮肤回缩率高，仅适用于修复小面积的缺损。

3）间隔快速扩张：术后 3～5d 即开始注液扩张，12～48 小时/次，整个扩张期可缩短至 1～2 周。现也有人提出在计算注液扩张总量后，合理计划并分配注射次数及每次注液量，于 72 小时内完成扩张。

4）连续快速扩张：采用特定的注液装置，或用电脑控制的恒压持续自动注液，在有严密的皮肤生存安全指标监视下，扩张可以持续不断进行，更为严密、安全、有效。注液泵控制扩张囊内压稍低于毛细血管压的恒定水平（4.67kPa）；或以疼痛为超负荷指标，将扩张器囊内压始终控制在患者的疼痛阈值水平以下，连续充注，速度为 1.0～2.0ml/h，连续扩张平均为 8.5d。

5）亚速扩张：较常用。2～3d 注液 1 次，扩张时间为 3～4 周，特别适用于注射壶外置时。优点是扩张后效果确切，皮肤回缩率不明显。

扩张液多选用生理盐水。为预防感染、缓解扩张时产生的胀痛、减轻扩张囊壁周围的瘢痕包膜增生，可加入有效浓度的抗生素、地塞米松、利多卡因等药。

注液扩张前先扪及并确定注射壶位置，消毒后，持 4 号半针头注射器垂直准确刺入注射壶，到有抵触感的防穿刺片为止，缓慢推注扩张液。每次注入量不可过多，皮肤张力不能过大。扩张囊内压以不超过 5.3kPa 为宜。如出现注液后局部皮肤张力过大、苍白、无充血反应，停止注液 5 分钟左右仍不恢复者，则要通过注射壶抽出适量的液体以利减压，缓解上述症状。

（3）二期手术：当皮肤软组织扩张达到预期目的、常规"养皮"后（指达到预期扩张目的后，停止扩张并维持 2 周时间，以改善皮瓣局部循环、皮瓣充分延展、减少皮瓣回缩，增加皮瓣组织量），即可以施行第二期手术，取出扩张器、利用扩张后形成的皮瓣对受区及供区同时进行修复。如扩张后皮瓣不足以修复全部受区，也可以在皮瓣下再次埋入扩张器进行重复扩张。皮瓣的设计与转移是修复创面的关键。应尽可能根据供、受区的形态、范围等综合考虑，并注意局部的血液供应及神经分布特点。应遵循先形成皮瓣、后处理缺损区的原则，以避免扩张面积的不足。常见的皮瓣设计有：

1）滑行推进皮瓣：以顺血液供应的近端为蒂，使皮瓣远端覆盖受区。切口线分别设计在供、受区交界处及扩张部位的两侧，切开后可形成矩形瓣，直接向受区滑行推进。为增加修复面积，皮瓣远端两侧可携带部分未扩张的皮肤，但以每侧不超过 3.0cm 为宜。

2）旋转皮瓣：以邻近修复区的一侧为蒂，形成与受区相平行并能依一定轴线向受区旋转的皮瓣。设计时皮瓣远端可以较蒂为宽，以利旋转。此种皮瓣转移至受区后，供区可形成一定范围的缺损区，可以利用剩余扩张皮肤及形成皮瓣后供区或受区远侧端产生的三角形皮瓣进行修补。

3）易位皮瓣：也称交错皮瓣，是以顺血液供应的一侧为蒂形成一个较长的三角形皮瓣或舌形瓣，其蒂部一侧靠近受区，而远端位于远离受区的部位，所形成的皮瓣与受区间相隔有部分扩张或未扩张的正常皮肤软组织，将形成的皮瓣插入受区，与皮瓣和受区间的皮肤软组织互换位置，使扩张的皮瓣获得充分利用。或可利用受区两侧的两个扩张区分别形成两个蒂在不同方向相对应的三角形皮瓣，转移后两个皮瓣相互交错进行修复。

其他类型的皮瓣还有：以扩张后皮肤组织包含知名血管在内并沿其轴线设计形成的轴型皮瓣；以轴型皮瓣或皮管携带形成的远位扩张皮瓣；以扩张后形成皮下蒂的岛状皮瓣等。

二期手术首先沿埋置时的原切口进入，取出扩张器，根据扩张后皮肤的松弛程度，估计能修复的面积，并参照术前设计，确定最后形成的皮瓣和修复的面积，切不可一开始即完全按设计将所有切口线一并切开，以免皮瓣转移后难以吻合。

由于扩张后皮肤多呈半球面形或圆弧状突起，中央部位扩张率最大、最松弛，越向外周扩张率越小。如术中欲使扩张皮肤舒展平整，并得以充分利用，除了设计皮瓣时注意切口线应尽量向扩张区中央靠拢外，必要时还要增加一些垂直于边缘的松解切口，当皮瓣展平后这些垂直切口可被拉成直线，可以使皮瓣的边长长度增加许多，但切口不宜过大，以免影响皮瓣血液供应。

扩张器取出后，其周围所形成的纤维囊壁贴附于皮瓣内侧和扩张区基底部，基部周围有一环形增生性瘢痕，称纤维环。其环如附带在皮瓣上将严重影响皮瓣舒展，如留在供区将起占位作用，影响皮瓣的转移效果，因此，术中应将纤维环剥除。对囊壁的处理可视具体情况而定，如对皮瓣伸展无影响时可不予剥除；如不影响皮瓣血液供应，则可去除干净或采用多处纵横划开，仅以切开囊壁为度，以免伤及深层血管网。

对于同一受区有多处供区者，除术前统筹设计外，术中不可同时将几个皮瓣翻开或将受区瘢痕一次全部切除，避免造成某处皮瓣超出所需要的面积，另一处又明显不足，给手术带来困难，故手术中应将所有扩张器取出后，再逐个形成皮瓣。每形成一个皮瓣即刻转移至供区，并定点缝合数针，逐个进行，形成一个，转移一个。这样可根据前一个皮瓣修复情况适当修整设计，可更有效地利用所有扩张后的皮肤，根据每个皮瓣所能覆盖的面积大小切除瘢痕或病变组织。

5. 重复扩张　对于大面积皮肤缺损及供扩张区面积较小的病例，单靠1次皮肤扩张术不能完全满足需求，应用重复扩张术则可以通过正常皮肤的反复扩张，达到逐步切除至完全切除病变的目的，取得完善的功能修复及美容效果。

重复扩张是指扩张后的皮瓣在转移后再次反复扩张，直至足以覆盖所需修复的创面为止。这一概念由 Manders 提出，Sellers 应用于临床。实践证明，皮肤软组织通过重复扩张后，形成的皮瓣血运良好，愈合正常，是一种较好的修复大面积皮肤软组织缺损方法。

目前有两种重复扩张方法：①在取出扩张器行皮瓣转移的同时，将新扩张器或原扩张器抽尽液体后置于转移之皮瓣下方，可以缩短疗程，减少麻醉及手术次数，但是否影响皮瓣血运及伤口愈合，尚需观察；②等待转移之皮瓣完全愈合3个月后再重新置入扩张器，切口可选择在前次手术瘢痕边缘。这种方法不受皮瓣远端坏死的干扰，3个月后皮瓣基本不发生回缩，上次手术之扩张器包膜已吸收，利于再次扩张。二者各有利弊，主要视患者对治疗周期的要求而定。

6. 术后处理

（1）一期术后需放置负压引流并保持通畅，并观察记录引流量及引出液体情况。一般术后1～3d渗血明显减少或停止时去除。

（2）一期术后7～10d拆线后开始注液扩张。

（3）注意皮肤的保护，防止注射壶等处包扎过紧引起血液供应障碍或活动时磨破。注液后如发现局部皮肤过度紧张、苍白持续不退等缺血现象，或胀痛持续不减，应回抽液体减压，至皮肤表面血管充盈反应恢复为止，以免发生血液供应障碍。

（4）扩张过程中一旦发现皮肤坏死和扩张囊外露、破损等情况，应停止扩张，必要时取出扩张器，提前进行第二期修复手术。

（5）二期手术后的处理与一般皮瓣转移后的处理相同，可酌情放置负压引流管或引流条。注意观察皮瓣血供情况，防止皮瓣蒂部受压等。

7. 并发症及防治　皮肤软组织扩张术自引入皮肤外科领域以来，日益受到关注和推广应用，成为皮肤外科的又一强有力的治疗手段。但也存在着或多或少的并发症，其发生率为10%～40%，各部位不尽相同。并发症的发生与术者操作熟练程度、患者的素质及扩张器的质量等有关。常见的并发症的原因和处理如下。

（1）血肿：是早期常见的并发症，大多发生在一期手术后72小时以内，以面颈部发生率较高，表现为术区肿胀、疼痛、皮肤发紧。

原因：①解剖层次不清，术中损伤了较多的穿支血管而止血又不彻底；②切口过小，盲视下操作，出血点未被发现，未能彻底止血，或仅靠压迫止血；③引流不畅或未放置引流；④术后加压包扎不牢固；⑤全身有出血倾向。

防治：关键措施是术中止血彻底和术后引流充分。措施有：①准确掌握分离层次，尽可能采用足够大的切口，严格认真止血，个别看不清的部位应通过直射光线观察有无出血；②渗血较多或有出血倾向者，应给予止血药物；③放置负压引流，引流时间为48～72小时或以上；④术毕向扩张器内注射10%～20%的扩张囊容量的扩张液，可压迫止血，术后适当加压包扎；⑤若术后局部肿胀明显，皮肤发紫，并有扩大及加重的倾向时，应考虑有继续出血及血肿形成。应果断进行手术探查，清除血肿，寻找出血点，彻底止血。

（2）感染：多指一期术后组织扩张过程中的感染。可为原发性，也可为继发于血肿、扩张器外露后。表现为扩张区红、肿、热、痛，全身发热、白细胞计数升高等。也有于二期手术皮瓣转移术后皮瓣血液供应障碍、坏死后继发感染。

原因：①术前术区准备不充分，有毛囊炎、痤疮等感染病灶；②术中无菌操作不严格；③切口处愈合不良，感染并向内扩散；④扩张囊或注射壶处表面皮肤破溃、感染，并向内扩散；⑤注射扩张液操作时消毒不严格，注入液体感染或注射针眼处感染；⑥血源性感染。此外，与注射壶外置、扩张器放置时间过长、局部皮肤状况及患者情况等有关。

防治：①术前彻底清洗术区，发现有小感染灶及潜在的感染应延期手术；②术中严格无菌操作；③术后若发现切口裂开，皮肤破溃，扩张器外露或扩张处表面有感染病灶，应尽早处理；④注液扩张过程应严格遵守无菌原则；⑤全身感染时，要及时予以敏感抗生素治疗，扩张部位发生感染时，还可局部加用抗生素治疗；⑥对年龄偏大者应注意加强抗感染措施，必要时应用其他增强全身免疫力的药物；⑦尽可能不采用注射壶外置的方法。若上述措施无效，应及时切开引流或取出扩张器，待感染治愈后再考虑下一步治疗。

（3）扩张器外露：是比较常见且最为严重的并发症。

1）切口处外露：一期手术切口多选在病变组织或相邻部位，而这些部位多为血液供应不佳，组织愈合能力差；剥离过程中，边缘层次过浅而致血液供应更加不足；缝合时若只缝合皮肤，而扩张器位于切口下或距切口太近，则更不利于伤口愈合；若注液扩张时不注意囊内压情况，致创口张力增大，血液供应会进一步恶化，使伤口裂开而致扩张器外露。

防治：①切口尽量选择在与病损保持一定距离的正常部位；②剥离层次不可深浅不一，不可强力牵拉皮瓣边缘，以免日后出现破溃或表皮破损，剥离腔隙要充分，以利于扩张囊埋置时能舒展平整；③缝合时先将皮瓣与切口下深部组织缝合，以保证扩张囊不发生移位，如未能阻止扩张囊移位到切口下，须延缓首次注液时间及减少注液量；④一旦出现外露，应取出扩张器，抽出囊内液体，扩大剥离腔隙后再次回置，重新缝合，多可望取得预期效果。若外露并发感染或由于感染而破溃，则应取出扩张器，于3个月后再考虑手术。

2）正常皮肤处扩张器外露：主要原因有：①剥离层次过浅，皮瓣血液供应障碍；②剥离后皮瓣出血，为彻底止血，止血钳夹持过多，或电凝时间过长，致皮瓣局部或全层坏死；③剥离腔隙不足，扩张囊舒展不平致形成尖角，加以包扎过紧，尖角顶破皮肤；④皮肤张力随注液增加，表皮层抵抗力下降，易发生毛囊炎、皲裂等，继发感染后皮肤坏死。

防治：①术中剥离解剖层次要准确；②剥离中遇与皮瓣相连的筋膜组织时，如有较粗大的血管应先结扎后剥离，皮瓣上的出血应仔细结扎，不可用较大功率的电凝止血，一般而言，向扩张器内多注液或加压包扎止血不可靠；②扩张囊置入时，尽力舒展平整，防止折角形成；④如发现扩张的皮瓣上出现毛囊炎或皲裂，须及时处理。

3）血肿感染后外露：血肿继发感染，伴有脓性分泌物产生，会在切口或扩张囊腔隙内形成脓肿，破溃后致扩张囊外露。

防治：术中彻底止血，术后保持负压引流通畅，不能依靠扩张囊内注液或加压包扎来达到止血目的，如有血肿发生，须积极处理。

4）张力过大致皮瓣坏死引起扩张器外露：术中剥离腔隙不足，注液扩张急于求成，每次注液量过大，致扩张皮瓣因血液供应障碍而坏死，扩张器外露。另外，埋置注射壶的腔隙剥离过小，也有可能致使注射壶外露。

防治：埋置扩张囊或注射壶的剥离腔隙必须充分，注液时以观察皮肤已有一定张力、表面血循环存在为准，不必拘于预定注液量。

（4）扩张囊不扩张：指扩张器置入后，注液时不扩张或出现渗漏无法继续进行扩张者。

原因：①扩张器注射壶密封性不好，或经注射针反复穿刺后，囊内压增高时出现渗漏；导管与扩张囊或注射壶交接处胶粘不牢；扩张囊厚薄不一或接缝处薄弱易破；②操作过程中扩张器被刺伤；③扩张器导管呈直角折叠或交叉受压无法完成注液扩张操作；④扩张囊周围纤维包膜增生而限制扩张。

防治：①选用优质扩张器，做好术前、术中检查，发现可疑立即更换；扩张器尽量不重复使用；②操作要认真仔细，避免损坏扩张器；③发现扩张器已不能扩张或渗漏破坏时，应立即再次手术更换扩张器；④应用药物或增加扩张速度，以减少纤维包膜的形成。

（5）皮瓣坏死：常见于二期手术皮瓣转移后，也可发生在扩张过程中的扩张部位。

发生原因：①一期手术分离腔隙时，层次掌握不当或操作中损伤了皮瓣的主要血管；②扩张器埋置过浅或扩张器在腔隙内折叠扭转；③皮瓣转移时，设计长宽比例过大，转移后有较大的张力，或皮瓣蒂部扭转；④皮瓣远端携带未扩张组织过多。

防治：①一期形成埋置腔隙时，分离层次要准确，腔隙要足够大，尽量选用不带棱角的扩张器；②遵循皮瓣设计的一般原则和皮瓣切取中的无创伤操作原则；③皮瓣远端携带的未扩张皮瓣仅能在1.0cm的比例范围内。

（6）排斥反应：极少发生。手术后局部持续红、肿、发热，但无疼痛，负压引流管有大量的浆液性液体流出，应停止扩张，将扩张器取出。

（7）注射壶找不到：常发生在扩张囊与注射壶距离过近，扩张后皮肤隆起导致注射壶位置、方向变化所致。若扩张目的未达到，可在X线透视下继续注射扩张；反之，可施行局部手术，将注射壶外置。

还有局部疼痛、局部水肿、神经暂时性麻痹、骨吸收、暂时性秃发、皮肤萎缩纹等各种不同的并发症。治疗时应针对各自不同的发生原因，采取必要的措施。原则上能维持扩张的应继续扩张，尽量减小对手术效果的影响。

四、皮肤移植术

（一）皮肤移植的分类 皮肤移植是指把人体或动物的皮肤从其原来生长的部位移植到另一个部位或机体。被移植的皮肤称“移植体”，供给组织的机体称为“供体”，接受移植的机体称为“受体”，常见的皮肤移植分类多见下列几种：

1．按遗传学分类 可分为自体移植、双生移植、同种移植和异体移植。自体移植指供体和受体均在同一个体或动物的身体的自身移植，此种移植方式最常见。双生移植是指同种双胎之间的个体移植；同种移植是指同一种的两个个体之间的移植；异体移植是指不同种类的两个个体之间的移植。

2．按移植方法分类 可分为游离移植、带蒂移植和吻合移植。游离移植是指一片皮肤完全与身体脱离以后的移植。带蒂移植是指在移植过程中移植的皮肤带有1～2个蒂，与身体保持有血管、神经、淋巴管的联系。吻合移植是指采用显微外科的手段将游离血管神经的供体与受体血管神经相吻合的一种技术。

3．其他分类 依据移植体的活力，皮肤移植可分为活体皮肤移植和失活皮肤移植两类。失活皮肤移植是指经过冰冻、干燥、化学制剂处理后的受体，虽失活，但在移植后仍能产生符合治疗所需的生理功能。依据皮肤移植的部位，可分为正位移植和异位移植两大类。正位移植是指将移植体移植到正常的位置，如把皮肤移植到皮肤的位置，黏膜移植到黏膜的位置；所谓异位移植就是指受体和供体的组织不一样，如把皮肤移植到口腔、鼻底或阴道内的一种移植方式。

（二）皮肤的游离移植 皮肤的游离移植就是通常讲的“植皮”，是皮肤外科治疗中的一种主要治疗手段，如各种外伤、烧伤、肿瘤切除等遗留的各种创面，需皮肤的游离移植，才能保持体表的完整。人体皮肤的厚度，随着人的年龄、性别和供体位置的不同而异。皮片的游离移植通常分刃厚皮片、中厚皮片（又分薄中厚、一般中厚和厚中厚）、全厚皮片和含真皮下血管网的皮片移植。以一般成年男子在胸部或股部取皮为例，刃厚皮片 0.20 ~ 0.25mm，薄中厚皮片 0.30 ~ 0.45mm，中厚皮片 0.5 ~ 1.0mm，厚中厚皮片 0.55 ~ 0.9mm，全厚皮片 1.1mm。

1. 刃厚皮片移植术 刃厚皮片含有表皮和少量的真皮乳头层，生长所需的条件要求不高，供皮区的面积不受限制可反复切取。刃厚皮片的优点是成活能力强，在各种条件较差或轻度感染的肉芽创面上可以生长，特别适用于下肢部位的溃疡，供区恢复快，取皮后一般 7 ~ 10 天即可痊愈，愈后一般不留瘢痕，但其缺点是受区移植皮片较易挛缩、不耐磨，手术后与周围皮肤色差大，表皮高低不平，易擦破，易形成湿疹样皮炎，功能也较差。

适应证：①肉芽创面，如下肢溃疡、大隐静脉及天疱疮形成的肉芽创面等；②非功能及颜面的大面积皮肤缺损，如大面积烧伤后的植皮等；③用于修复口腔、鼻腔、阴道部位创面，作为黏膜的替代物。

2. 中厚皮片移植术 中厚皮片含表皮和部分真皮，生长所需条件一般，供区面积一般不受限制，供皮区愈合一般需 2 ~ 3 周，其厚度为 0.3 ~ 0.6mm。中厚皮片又分为薄中厚皮片、一般中厚和厚中厚皮片，具有刃厚皮片和全厚皮片的优点，中厚皮片含相当多的真皮组织，既可以生长在有轻度污染的肉芽组织，又能应用于术后需要有一定耐磨力的位置，色差较小，收缩程度较表皮皮片小。供皮区仍能借毛囊、皮脂腺、汗腺上皮的生长而自行愈合，但其缺点是如切取过深或供区有轻度的感染后，可形成增生性瘢痕，愈合后有较明显的色素沉着影响美观。

适应证：①面、颈、手、足、关节部位，瘢痕挛缩的畸形修复；②头部大面积的撕脱伤；③体表巨大肿瘤切除后软组织缺损的修复；④新鲜肉芽创面的覆盖；⑤三度烧伤后早期的切痂植皮术。

3. 全厚皮片移植术 全厚皮片含有全层皮肤，生长条件较高，感染的创面不易成活，供区面积受限，特别是大面积烧伤的患者难以满足。全厚皮片包含皮肤表皮及真皮的全层，因组织较厚，移植后不易成活，一旦成活则具有较强的耐磨性，质地柔软，与周围组织色差小，不易收缩，具有较好的外观和良好的功能，特别适于手掌、足底的部位，是理想的皮肤移植。

适应证：①足底、颜面、手掌、颈部皮肤缺损的修复；②关节功能部位挛缩瘢痕松解后创面修复；③阴道再造；④利用带毛囊的全厚头皮修复眉缺损。

4. 含真皮下血管网皮片植皮术 真皮下血管网皮片含表皮真皮全层及真皮下血管网，不同部位的皮片厚度不同，存活后不易收缩，弹性及耐磨性良好。带真皮下血管网皮片的植皮（又称血管网状皮），移植修剪时，仔细去除真皮下脂肪组织，不要伤及真皮下血管网，移植后通过此层血管网，皮肤组织可以存活或较易存活，一旦成活，其外形、质地、功能、色泽均优于全厚皮片，具有皮瓣移植的特点。但如何使含真皮下血管网皮片成活率提高及扩大移植面积是今后继续研究的方向。

适应证：①额、颈、手、足部位皮肤缺损的修复，如颜面的色素痣、基底细胞瘤、鳞状细胞癌、毛细血管瘤等；②关节功能部位皮肤缺损的修复，如四肢部位的增生性瘢痕或瘢痕挛缩畸形，瘢痕切除后创面的修复；③截肢残端创面的修复；④外观凹陷的缺损创面，可以起到组织填充的作用；⑤瘢痕疙瘩及增生性瘢痕切除后创面修复；⑥器官再造或洞穴的衬里，如眼窝再造、尿道再造、外耳道再造、阴道再造等。

5. 皮片切取与植皮术　取皮植皮技术并不复杂，它是皮肤外科医师必须掌握的基本技术，但要移植成功并不简单，需要术前作详细的准备，术中认真操作，术后严格管理，确保供区、受区能达到一期愈合。

（1）术前准备：术前对患者身体情况要充分了解，要求患者身体状况良好，如患者肝肾功能异常、血红蛋白低于80g/L，则不宜手术。植皮术一般是择期手术，只有在患者全身情况良好时才能准备手术。

1）供区准备：人体全身许多部位均可作为供区，但因全身不同部位其皮肤的厚度、颜色、质地、毛发、皮纹均有所不同，以供区与受区的皮肤情况相差不大为宜，二者相距越近其皮肤的颜色、厚度越相似，如耳后乳突区皮肤与上睑部皮肤相近，耳轮复合组织与鼻翼复合组织相似，用上睑的皮肤或对侧上睑的皮肤可修复下睑皮肤的缺损。锁骨上区的皮肤与颜面的皮肤非常相近，但因此处是暴露部位，故现在已较少使用。前额部皮肤经皮肤软组织扩张器扩张之后可用于鼻部再造。一般来说，最常用的供区是腹部，腹股沟区及股外侧。股外侧可以取得较大的厚及中厚皮片，但易留下色素沉着及瘢痕，而下腹部及双侧腹股沟区皮肤较隐蔽，且能提供较多的皮肤，常用来修复手足部位缺损，也可用于颜面，但色泽较差。下腹部一般在左下腹取皮，未育女性一般不取腹部的皮肤以防影响胎儿的发育。此外，上臂内侧、侧胸部等也是常用的取皮区。供区术前备皮，每日清洁1次。

2）受区准备：受区若系烧伤、外伤后引起的增生性瘢痕或瘢痕疙瘩时，术前3天用1∶1000新洁尔灭或1∶5000碘伏液，每日清洗3次，若瘢痕凹凸不平、缝隙中有污物，可用棉签蘸汽油将其内的油渍状污物清除。若受区为肉芽组织，且创面渗出较多伴脓性分泌物，可在局部清洗之后，用1∶1000雷佛奴尔或1∶1000呋喃西林液湿敷，尽快把分泌物清除；若肉芽创面生长过快，则用高渗生理盐水湿敷，使之收敛平坦；肉芽创面周围有炎症时，可系统使用抗生素；清除肉芽创面的坏死组织及溃疡性周边纤维组织，以利产生良好的受区血液供应，利于植皮后皮肤的成活。适合皮片生长的健康肉芽创面的标准是：肉芽颜色鲜红，分泌物少，创面周围无急性炎症。

（2）皮片的切取：皮片的切取是皮肤游离移植的一个重要手段，是关系手术能否顺利进行的关键，它与术者的临床经验非常有关。皮片切取常用方法有徒手取皮和器械取皮二种。

1）徒手取皮：一般是指所取面积不大的皮片，主要有表皮、中厚、全厚及带真皮下血管网皮片的切取。

表层皮片的切取一般选在股外侧，术前先在供皮区划线，标记取皮范围。局部麻醉满意后，术者和助手各持木板一个，按压皮肤使之绷紧成一平面。然后用一长薄刃刀片或剃须刀片在皮面上反复拉锯式推进就可取得皮片。切取时应注意刀片的角度（与皮肤呈20°~30°）和刀片的压力，只有用力均匀才可能取得厚薄相对均匀的皮片，所取得表皮可用于小面积的白癜风表皮移植、下肢小面积溃疡创面的治疗等。徒手取表皮的缺点是较难取得较宽的皮片，且周围皮肤呈锯齿状边缘不整，所取皮肤厚薄不一。也可用手术刀于下腹部或腹股沟区也切取较大面积的中厚、全厚皮片，先按所需皮片的大小在下腹部或腹股沟区划线并切取带有皮下组织的皮肤，再修剪皮下脂肪组织或部分真皮组织，便可得到全厚或中厚皮片，修剪时注意勿剪通皮片。此两处创面所形成的瘢痕隐蔽。带血管网皮片的切取与全厚皮片的方法相同，切取与受皮区创面相应大小的带皮下脂肪的皮肤，在手术放大镜下，细心修剪脂肪，保留厚度约1.0mm的脂肪层，避免损伤血管网。

2）器械取皮：常用的有滚轴式取皮刀、鼓式取皮机和电动取皮机。此三种方式取皮的厚度可调节，切取表层皮片或中厚皮片。

滚轴式取皮刀：又称Humby切皮刀，取皮方法是具有滚动的滚轴和附有调节切片厚度的装置的较简易的切皮器械，调节厚度刻度的旋钮，每格代表 0.25mm 的厚度，切取皮片时操作简单，如同徒手取皮一样，掌握刀刃与皮肤的角度和压力，取皮前在皮肤与刀片上涂一层消毒液体石蜡油，便于术中操作，但切取皮片有时并不整齐，边缘呈锯齿状，厚度也不够精确。

鼓式取皮机：又称 Padgett - Hood 切皮机，取皮方法是由 Padgett 和 Hood 于 1939 年共同研制的。鼓式取皮刀的工作原理是：用双面胶或胶水把鼓式取皮机与所取皮肤粘在一起，根据要求调整好所取皮肤的厚度，边滚动边切取，呈拉锯样，这样便可取得所需一定厚度及大小的皮片，所取皮片的面积较大可用于修复大面积的皮肤缺损，如面部巨痣、增生性瘢痕切除后较大创面的修复等。

电动取皮刀：形状如同理发用的理发推，取皮前调整好取皮机的刻度，厚度调节开关一般设有 10 个刻度，每个刻度代表 0.1mm 厚度，宽度调节开关一般设有 8 个保护器，每个保护器宽 1cm，依所需皮片厚度和宽度的不同调节，在所取皮片的位置，绷紧皮肤，按所取的宽度和长度切取皮片。

（三）植皮术 溃疡、外伤或肿瘤切除后的创面，反复用庆大霉素生理盐水冲洗，然后用生理盐水纱布压迫创面约 5 分钟，小的活动性出血点双极电凝止血，四肢部位的植皮，先用止血带，去血后，气囊压迫，彻底止血后，放松止血带，反复止血，止血带压迫时间不能超过 1 小时。

加压包扎法：如刃厚皮片植皮，受区清除干净或磨削之后，把所取表皮贴附于受区，上覆油纱、纱布然后给予加压包扎，如果是白癜风植皮位于颈部四肢易活动的部位，可以用石膏固定以防表皮滑脱引起植皮失败。

缝线包扎法：又称打包法、缝扎法等。如中厚、全厚或含真皮下血管网皮片的移植，则把整张皮片按受区形状大小贴紧创面，在皮片四周缝合固定几针，然后，间断缝合皮肤，预留长线，缝合完毕后，用庆大霉素生理盐水冲洗皮片下腔隙，清除残留的积血、积液，压迫挤出冲洗液，皮片上敷一层油纱后，其上放置大小不等的条纱或碎纱布，周围长线对应给予加压包扎，周边用凡士林纱布缠绕一圈，然后再加压包扎，若受压部位位于颈、四肢、关节，则需给予石膏固定，以防活动引起皮片移位影响成活。

内嵌植皮法：又称 Stent 或 Esser 植皮法，如口腔、眼窝、鼻道、阴道等腔道的植皮，无法在直视下缝合。首先手术切开剥离所需腔道，彻底止血后将所取的皮片缝合成管状，真皮朝外，用无菌模型将其塞入腔道或管道内，并将皮片可见的外部边缘与受区创面的创缘缝合，然后给予适当的加压包扎并制动。

延期植皮法：用于某些持续渗血、渗液的部位，如瘢痕切除或 Mohs 术后的创面，出现上述情况时不适宜植皮，可先用纱布覆盖包扎，数日后渗血、渗液好转后再给予植皮。

（四）皮肤的带蒂移植 皮肤的带蒂移植又称皮瓣移植，是指由具有血液供应的皮肤及其附着的皮下组织所构成，在皮瓣形成的过程中，有一块组织与机体是相连的，这个相连的部分称蒂。皮瓣的血液供应初期是靠蒂部提供，后期皮瓣与受区重新建立血液循环之后，蒂部血液供应就逐渐减弱了。

皮瓣的种类繁多，传统的分类：按皮瓣的形态分为扁平皮瓣和管形皮瓣；按血液供应分为随意形皮瓣和轴形皮瓣；按皮瓣转移部位的远近可分为局部皮瓣、邻位皮瓣及远位皮瓣。而目前皮瓣的分类多采用综合性分类。

1. 随意型皮瓣 ①局部皮瓣：滑行推进皮瓣、旋转皮瓣、易位皮瓣；②邻位皮瓣；③远位皮瓣。

2. 轴型皮瓣 ①一般轴型皮瓣；②岛状皮瓣；③肌皮瓣；④游离皮瓣；⑤含血管蒂的皮肤复合组织游离移植。

3．皮瓣设计的原则

（1）首先根据缺损的位置，力求皮肤质地、色泽近似于受区，特别是颜面缺损的修复，因局部皮瓣、邻近皮瓣条件较好，移植安全方便，故应为首选。同时注意周边皮肤是否有瘢痕及色素沉着。

（2）设计中尽可能避免不必要的延迟及间接转移，以缩短治疗时间。皮瓣设计的大小应比实际的创面大10%左右，因为皮瓣切开后都有回缩的现象。

（3）身体各部的皮瓣长宽比例不同，如头颈部的比例为3∶1或4∶1，躯干四肢的比例为2∶1或1∶1，皮瓣的设计一般不超过躯干的中轴。

（4）皮瓣的设计可以是单蒂、双蒂、皮下蒂等。

（5）老年人因动脉硬化，血液供应较年轻人差，故在皮瓣设计上要注意，皮瓣的长宽比例要适宜。

4．局部皮瓣转移修复术　适应证：①缺损区周围有正常组织或近似正常的组织，如软化的瘢痕组织；②创面缺损相对较小者，供区皮肤拉紧可以直接缝合；③瘢痕挛缩畸形与局部组织异位或错乱时；④慢性溃疡灶待肉芽创面新鲜时，可用局部皮瓣修复，供区若不能直接缝合，可植皮；⑤皮肤肿瘤切除后，创面的及时修复。

（1）旋转皮瓣移植：首先作皮瓣的设计，以皮瓣周围的正常组织作为修复旋转的组织，找到缺损的轴心点，顺时针或逆时针方向旋转移位修复缺损，设计时选择适当的圆心点，以大于缺损边长度为内径，顺三角形底边弧度划一弧线作为切口线，其切口线的长度为三角形皮肤底边的4倍，此旋转皮瓣蒂部到弧形切口线的长度应比缺损创缘长。设计线用亚甲蓝标记，并用2%碘酊固定，切除病灶之后，沿切口设计线切开皮肤及皮下脂肪组织，在深筋膜的浅层或深层，用组织剪反复钝性分离组织，遇到较大的血管应注意保护，充分游离、止血后，将形成的皮瓣向缺损区旋转覆盖创面，创面缝合时注意应无张力，确保皮瓣的成活，缝合分两层，皮内层用可吸收线间断缝合，外层用丝线间断缝合，该方法适用于三角形、圆形的缺损。

若旋转皮瓣修复缺损张力过大，如头皮部位，皮肤的弹性较差，旋转时张力较大，则此时在弧线切口线远端轴心线上作一垂直小切口，此切口“逆切口”或在最远端切口线处设计小“Z”字瓣，这样可延长轴心线。

（2）滑行皮瓣：适用于组织缺损面积较小，缺损周围有正常组织且移动性较大。此类皮瓣有单蒂滑行皮瓣，双蒂滑行皮瓣，V－Y或Y－V滑行皮瓣，皮下组织蒂滑行皮瓣。

1）滑行皮瓣：在组织缺损一侧正常皮肤部位设计两条平行切口与创面宽度一致，切口线的长度取决于缺损的面积和局部皮瓣的松紧度，亚甲蓝标记后用2%碘酊固定，沿切口线切开皮肤与皮下组织，边分离皮瓣边拉紧，看是否能完全覆盖创面且皮瓣张力较小，若皮瓣移位时有张力，可在皮瓣的两侧各切除一小的三角形组织减张。

2）双蒂滑行皮瓣：此皮瓣最常用于下肢溃疡，设计时，溃疡按梭形切除后，在其内或外侧部设计一双蒂皮瓣，切口较病灶创面略长，皮瓣的宽度以创面的宽度及皮瓣的活动性而定，按设计线切开皮肤皮下组织，从深筋膜浅层分离皮瓣，然后向创面部分移动，且与对侧创缘作间断缝合，若供区张力过高，则采用全厚植皮，若一侧双蒂皮瓣不能完全覆盖创面，则需在对侧相应位置再设计一双蒂皮瓣，二者向中间靠拢，间断缝合，若供区部位张力大则需植皮。

3）皮下组织蒂滑行皮瓣：此皮瓣移植活动度大，灵活张力小，是修复鼻唇部位常用方法。利用缺损创面一侧正常组织设计皮瓣，皮瓣多为三角形，此类皮瓣蒂部不含知名血管束，皮下蒂的形成是在真皮下或皮下剥离，剥离时须小心仔细，不能损伤蒂部血液供应，剥离的宽度以三角形皮瓣前移与创缘相面边无张力时为宜。

（3）“Z”形皮瓣：“Z”形皮瓣又称对偶三角皮瓣或异位皮瓣，是整形美容外科应用最多的一种皮瓣，同时也广泛应用于皮肤外科领域，如颜面色素痣、小面积基底细胞瘤切除后的创面修复等。“Z”皮瓣用以改变瘢痕挛缩的方式，恢复创面长轴的长度，错位组织复位，减少张力，修复创面。一般“Z”字整形瓣设计的三角形皮瓣的角度为60°，即以挛缩瘢痕线作为中心轴线，在其两侧作相反方向的平行线与中心轴线成角60°的辅助切口线，形成的两个三角皮瓣切开剥离后互相交换位置缝合，易位缝合后延长的轴线距离可达75%，即松解了挛缩或张力。特殊情况两三角形的角度可以不相等，两三角形所形成的面积也可以不等，如常用于修复头面、腋窝、腘窝及会阴部瘢痕挛缩畸形，但附近须有可以使用的正常组织方可采用“Z”形瓣。

（4）“W”成形术：是在“Z”成形的基础上衍化而来，是作“W”形切口或连续作多个“W”形切口的连续“Z”成形，优点是减少了缝合张力，减少术后瘢痕，多用于颜面瘢痕及较大色素痣切除整形，实际设计时，绘出连续的“W”形切口线，实际上是连续的三角皮瓣，三角形边长一般为5.0～8.0mm，不宜太短，三角形皮瓣的夹角为60°～90°，以60°为最佳，两侧“W”应相互对应，将两侧“W”形切口范围内的瘢痕切除，可能包括了此范围内的一些正常皮肤。

（5）菱形皮瓣：常用于圆形、菱形、矩形皮肤缺损的皮肤切除创面的修复，从缺损的一侧创缘作一菱形的邻位皮瓣或连续多个菱形的邻位皮瓣以转移修复创面，紧靠缺损处菱形呈120°钝角，而邻位皮瓣呈60°角。

（6）“四瓣”成形：常用于需要延长长度较大的部位，如虎口、腋窝的蹼状瘢痕等，先设计一个夹角为90°～120°的大“Z”形皮瓣，再将两个夹角一分为二，成为4个三角皮瓣，再分别换位缝合，成形后延长长轴的长度较大。

（7）五瓣整形术：五瓣整形术适用于腋窝部或虎口部瘢痕挛缩畸形修复，但必须在瘢痕挛缩浅的一侧有正常皮肤，且局部皮肤较松弛。以腋窝部瘢痕挛缩为例，以瘢痕挛缩线作为中心轴线，在其正常皮肤侧作3个角度为60°的三角形皮瓣，在中心线的中点作一垂直的辅助切口，并在其两端与中心轴线成60°角，各切口长度相等。

（赵 亮 方 方 吴信峰）

第五节 常见皮肤外科手术治疗

一、腋臭

1. 局部皮肤切除术 在局部麻醉下，将腋毛分布区皮肤切除，切缘直接缝合。此方法疗效确切，但缝合时皮肤张力大，瘢痕明显，部分患者瘢痕有挛缩现象，影响美观及功能。此方法是最初的手术方式，不符合美容要求，目前不常用。

2. 局部皮肤切除、修剪、“Z”形皮瓣缝合术 局部麻醉下，将腋毛分布区中央皮肤部分切除，同时修剪去周边未切除腋毛分布区的皮下组织及毛囊，作1～2对辅助切口，“Z”形缝合。此方法疗效确切，缝合时皮肤张力较小，但瘢痕仍较明显。少部分腋毛分布区面积较大的患者瘢痕有挛缩现象，影响美观及功能。

3. 小切口修剪术 在腋毛分布区后缘做约3.0cm长的“W”形切口，或于腋中线做顺皮纹切口，在皮下浅层柳叶刀分离皮肤，范围为腋毛分布区外缘0.5cm，手指翻开皮瓣，修剪去附着于皮瓣的脂肪、汗腺及毛囊等组织，不易修剪处可用刮匙刮除。术后缝合切口，置橡皮条引流，加压包扎，24～48小时拔除皮片，继续加压包扎，7～9天拆线。此法技术要求高，操作复杂，但由于是在直视条件下手术，效果肯定，术后瘢痕也较小，目前较常用。

4. 抽吸术 将肿胀液（配方见吸脂术）注入腋毛分布区至皮肤呈白色，待疼痛消失后在边缘用穿刺针穿刺1~3个皮肤小孔，将细的吸管插入皮下脂肪浅层，通过负压均匀地将腋毛分布区及外缘0.5cm内脆化的脂肪、汗腺等组织吸出体外，术后加压包扎。方法简单并易于操作，瘢痕小，但应注意抽吸过浅易伤及皮肤，过深伤及深部组织。另外，抽吸应均匀、彻底，以免残留。缺点是不易彻底。

二、色素痣

痣的处理是一个复杂的问题，其本身对健康影响不大，可以不予处理。多因美容需要，或疑有恶变时才考虑治疗。

手术切除法：如发生在掌跖、腰围、腋窝、腹股沟、肩部等处，或易磨擦受损部位，可能对皮损产生不良刺激，或出现恶变症状时，应及时完全切除，皮损范围较大者，可行分次切除或切除后皮瓣转移以及植皮治疗，也可采用皮肤扩张术治疗。小的色素痣还可采用贯穿插缝扎术、削除法治疗。其效果也很满意。

三、酒渣鼻

1. 毛细血管扩张期　可用多锋刀在血管扩张处行交叉切割术，以切断扩张的血管为度。

2. 鼻赘期　依患者的轻重情况分别采取磨削术、磨削加切割、鼻赘生物切除整形加磨削。若酒糟鼻处于轻微的增生可选用单纯的磨削术；如鼻部出现明显的高低不平者，应采取先磨削后切割的方法；如鼻部出现较大的赘生物，可采用先切除鼻赘生物整形之后，再磨削切割的方法。所谓磨削加切割就是将增生的鼻赘组织先用磨削机予以磨削，然后再用切削的方法去除多余的小部分增生组织，在磨削后的皮损上用并列的手术刀片以十字交叉方向反复予以划痕，切断鼻部异常增生的组织，以使残留的部分鼻赘组织因缺血坏死脱落，借深部腺体上皮新生后修复创面。当鼻外形接近正常后用凡士林油纱布覆盖创面，鼻腔给予管状支架支撑，以便于鼻部的加压包扎，并保持鼻部的外形利于呼吸。

术后大约2周凡士林纱布自行脱落创面即可愈合。患者在手术治疗之后均服用抗菌素及维A酸类药物，以防感染及减少油脂的分泌。维A酸类药物（如维胺脂胶囊、泰尔丝等）服用1~2个月。磨削处如有油脂可用75%酒精棉球擦洗，每日3次。一般手术后需3个月鼻部外形才可渐渐恢复正常。如第一次手术患者不满意，待创面愈合后间隔3个月，可再行第二次手术。

四、白癜风

目前，常用的治疗方法有非手术治疗、手术治疗、中医药治疗及辅助治疗。应根据不同临床分型及患者具体情况应用不同的治疗方法，应尽可能采用综合疗法。

1. 外科手术切除　适用于面积较小、特别是毛发区域、经正规用药无效而病情又稳定没有发展倾向的患者，可以采用美容外科的方法直接切除缝合或应用局部皮瓣转移的方法，同时术后口服小剂量泼尼松1~2个月，每日15mg，早晨8点1次口服，以防止同形反应的出现。

2. 单纯皮肤磨削术　适用于面积小的白斑，一般为1~2cm^{2}的稳定期皮损。借助表皮创伤愈合修复，黑色素细胞增殖移行，以修复黑素脱失的皮肤。具体方法：应用皮肤磨削器械或牙科台钻，磨去白癜风皮损区表皮及部分真皮乳头层，可见有细点状出血，并形成边缘浅、中间深的“锅底状”创面。创面油纱覆盖包扎，7~10天愈合，纱布自行脱落。术后早期用药同手术切除，创面愈合后继续外用有效药物治疗。

3. 自体皮肤移植　早在20世纪50年代初，就有人试用皮肤移植方法治疗白癜风，现发展到黑素细胞的培养和移植，取得了重大进展。皮肤移植的方法有：①全厚植皮：外观差、色差大、瘢痕明显；②中厚植皮：较全厚植皮略有改观；③表皮植皮：外观美、色差小，瘢痕不明显。前两种方法由于存在着较多缺陷，目前临床上已不被采用，广泛应用的是表皮移植。

4. 自体表皮移植　外科疗法主要适用于静止期或节段型白癜风，皮损数目不多，注重美容者。瘢痕体质及同形反应者禁忌。外科疗法治疗静止期节段型白癜风患者疗效最好，预期治愈率达到95%，其次是局限型。

(1) 供皮区的选择：隐蔽部位，局部较平整，与受区色差较小处，一般多采用腹壁、臀部、股内（外）侧。

(2) 取皮的方法：滚轴式取皮刀取皮，鼓式取皮刀取皮，电动取皮刀取皮，取皮刀徒手取皮。其优点：适用于大或特大面积皮损的治疗，不受移植面积的限制，一次性治疗可达几百平方厘米。缺点：医师技术操作要求高，大面积整张表皮移植后早期会出现挛缩，表现为局部不平整，表皮偏厚者更加明显，多数随时间推移可自行恢复，严重者，6 个月后通过磨削可以完全消失。

5. 负压吸疱法　①负压吸疱获取表皮：即应用白癜风治疗仪，它配有不同形状的吸盘，适用于身体的不同部位。该方法操作简便，技术要求低，较适合皮肤科医师完成。所取疱顶表皮每个约 $1cm^2$，最大一次可取 $48cm^2$，起疱时间 30～50 分钟，操作时应辨清所取表皮正反面，并将所取表皮置凡士林纱布上待用；②受区（白斑区）处理：可以采用吸疱的方法祛除白斑区表皮，并剪下弃之，将正常表皮移植其上。也可采用皮肤磨削的方法祛除白斑，再将表皮移植其上。术后创面凡士林油纱包扎 7～10 天愈合，至油纱自行脱落后，继续给予药物口服及外用 1～2 个月，同时口服泼尼松 10～15mg，每日 1 次，防止同形反应出现。

此法有效率达 90% 以上，前种受区处理方法治疗后色素范围扩大现象不明显，而后一种方法，黑色素生成的皮肤往往超过移植的范围。该法的缺点：一次性治疗面积受限，面积较大的常多次治疗。术后可能出现斑点状色素不匀现象。

6. 其他方法

(1) 自体单株毛发移植：适用于局限型及节段型，特别适用于眉毛、睫毛小面积白癜风。操作时首先在枕部头皮做椭圆形长切口，将供体头皮以单个毛囊为单位进行分离，毛发移植器将单个完整毛囊植入受体皮肤处，因供体毛囊来源有限，故不适用于大面积白癜风治疗。

(2) 自体微移植：在正常皮肤和皮损部均用钻孔取皮，将皮损处皮片去除，将正常皮肤皮片移植于皮损钻孔处。本法成功率也很高，与起疱法相比，简单且易操作，无需特殊设备。但有形成瘢痕的缺点，瘢痕呈"鹅卵石样"外观改变。

(3) 自体黑素细胞移植：①培养的表皮片移植：取一小片患者自身健康皮肤，用胰酶消化，分离出表皮并获得表皮细胞悬液后，借助载体膜将其置于培养基中，培养液每周更换 2 次，21 天后获得带有黑素细胞的表皮片，将其平整的置于事先准备好的皮损裸露面包扎即可；②表皮细胞悬液移植：在患者臀部或其他部位浅层削取表皮经胰蛋白酶消化后制成表皮细胞悬液，再将表皮细胞悬液接种到发疱后的水疱中，或者是在此之前，将白斑处皮肤磨削，然后再铺上表皮悬液，最后包扎好；③培养的黑素细胞移植：浅层取皮经胰蛋白酶消化后制成细胞悬液，然后接种到培养瓶进行黑素细胞培养，2～3 周后，再将体外增殖黑素细胞悬液移植到磨削面。本法有实验室操作，要求条件高，时间长，费用昂贵。临床上难以普及，且培养过程中还存在一些问题，有待进一步研究。

(4) 同种异体表皮移植：存在排异问题，处在研究阶段。

(5) 文饰术：也可采用人工色素植入文身的方法进行治疗，此属被动治疗，在白癜风治疗中，将带有色素的非致敏原性氧化铁通过物理性方法植入白斑处，可以对白斑起到长期性的遮盖作用。

无论何种外科治疗，均需要药物的辅助及维持。

五、皮肤瘢痕及瘢痕疙瘩

瘢痕的临床分类方法较多，临床上根据瘢痕形态学的区别，将其分为表浅性瘢痕（又称正常瘢痕）、增生性瘢痕、萎缩性瘢痕和瘢痕疙瘩等。其中，增生性瘢痕和瘢痕疙瘩是临床较为常见的病理性瘢痕。瘢痕及瘢痕疙瘩的治疗主要分手术、非手术、综合治疗三种方法。

1. 常见瘢痕的治疗　根据瘢痕的不同情况决定不同的手术计划。

（1）增生性瘢痕：手术应于愈合后1年或更长时间以后进行，早期采用压力疗法，硅胶黏膜，影响功能者可采取手术切除，早期放射及放射性核素敷贴也有一定效果。

（2）萎缩性瘢痕：是一种最不稳定的瘢痕，多由烧伤及慢性溃疡愈合后形成；宜及早手术切除，防止恶变。

（3）凹陷性瘢痕：可采用充填凹陷的方法或重新切除凹陷的表面，拉拢创伤缝合整形后再行磨削，小而浅的直接磨削。

（4）浅表性瘢痕：一般为擦伤所致，外表稍异于正常皮肤，表面粗糙，多不需要处理，少数有碍美观，可行磨削治疗。

（5）线状瘢痕：切除瘢痕，按照整形原则“Z”成形术重新切开缝合。

（6）挛缩性瘢痕：手术时机应于1年后软化时进行，一般均可用“Z”成形术解除挛缩，如大面积的挛缩，大部切除或部分切除后植皮，特殊部位以皮瓣修复。

（7）蹼状瘢痕：挛缩性瘢痕的特殊表现，采用“Z”成形术，若要去除瘢痕，单用“Z”整形不能修复创面时，可结合植皮。

（8）桥状瘢痕：可直接切除缝合，较大的可将皮桥切开平展，桥下皮肤切开，将平展皮肤覆盖其上修复创面。

2. 瘢痕疙瘩的治疗　瘢痕疙瘩多数无法彻底解决治疗问题，复发率高，临床症状明显。目前主张应用综合疗法。首先，应结合病史、临床表现进行合理的综合评估。然后，根据皮损的进展阶段、大小、质地、自觉症状等决定治疗方案。一般情况下，硅凝胶片与弹力套可以作为基础性辅助治疗手段；皮损内激素注射作为第一线治疗方法；外科手术需严格掌握适应证、遵循操作原则，术后及时辅以放射等治疗；若合并有明显的自觉症状，则选用抗组胺药和/或辅以其他经验性药物治疗；冷冻、激光可根据情况适当选用。

（1）外科手术切除：单纯外科手术切除是瘢痕疙瘩治疗史上最悠久的手段之一。手术既切除了影响美观、影响感/触觉的瘢痕疙瘩，给患者心理或生理上以安慰，又为以后的其他治疗创造了条件。文献报道单纯切除复发率为45%～100%。所以，手术切除通常都与其他治疗方法，如压力疗法、激素注射、放射治疗、硅凝胶外用或口服药物相联合。

近年来，我们在瘢痕疙瘩手术过程中广泛使用免缝技术，即皮内分层缝合完毕后，皮肤表面采用免缝胶布黏贴，或使用表面皮肤黏合剂2－氰基丙烯酸辛基酯（多抹棒，dermabond）关闭伤口。使用这种表面液体黏合剂后，避免了表面缝线的刺激，不会出现缝线周围急性的皮肤反应，没有任何连续缝合所致的持久针眼标记。同时黏合剂本身就在切口处加压，而在愈合过程中压力疗法可促使瘢痕软化并改善外观。

（2）局部注射：糖皮质激素注射最常用于瘢痕疙瘩最初阶段的治疗。可单独使用，也可与其他方法合用，临床最常见的是与手术切除联合使用。像单纯手术切除一样，单独使用激素注射的有效率在50%～100%，复发率在9%～50%。激素注射对处于生长期的增生性瘢痕效果最好，但对于陈旧性的瘢痕或瘢痕疙瘩仅能使瘢痕不同程度的变软变平，症状改善。一般采用皮损内注射。由于瘢痕组织致密，皮损内注射临床多选用1ml注射器，4.5号针头，相对其他型号的注射器，较容易完成推注。但也经常会因推注力过大而导致注射液冲出或由注射器针头及针体连接处向外溢出，同时注射药液在病变处分散欠均匀，影响疗效。中国医学科学院皮肤病研究所方方采用自行设计研制的专利产品高压注射助推器，进行瘢痕内注射治疗增生性瘢痕和瘢痕疙瘩，有效解决了上述传统注射器的不足。

所用的药物包括醋酸氢化可的松、甲基泼尼松、地塞米松、醋酸曲安奈德以及较近使用的复方倍他米松，其中醋酸曲安奈德是最常用的。将激素与利多卡因混合注射可减轻疼痛。目前尚没有证据说明上述哪一种激素是最好的，而且注射的剂量和方式也没有统一的标准，笔者主张个性化治疗。

Ketchum 等根据患者年龄和皮损面积大小，提出如下瘢痕疙瘩的醋酸曲安奈德治疗方案，可供参考。①成年人：1.0～2.0cm^2，20～40mg；2.0～6.0cm^2，40～80mg；6.0～10.0cm^2，或更大者，80mg～0.12g；②儿童：1～5 岁：最大剂量 40mg；6～10 岁：最大剂量 80mg。最大剂量 0.12g，可每月重复注射 1 次，至 4～6 个月。

糖皮质激素注射与外科手术联合治疗的复发率为 0%～100%，平均 50%。注射可选择在术前、术中或术后：术前注射激素至瘢痕不能显著消退，而后进行手术效果较佳；术中在切口边缘即时注射激素；术后常规每周注射 1 次，连续 2～5 周。注射的次数取决于临床表现和症状，如果必要的话，可再额外每月注射 1 次，连续 3～6 个月。

糖皮质激素注射的作用机制是在体内可以降低胶原和蛋白聚糖的合成，减轻切口处的炎症过程，抑制成纤维细胞的增生，并导致局部缺氧。此外，激素可抑制血浆蛋白酶抑制剂的生成，使胶原酶降解胶原增加。激素注射的不良反应包括皮肤萎缩、色素减退或色素脱失、毛细血管扩张、局部坏死、溃疡以及 Cushing 综合征等表现。尤其在将激素注射至瘢痕疙瘩周围的真皮或皮下组织时易于发生。这些不良反应部分是可逆的。对注射量较大的患者，应注意激素潜在的系统不良反应。

（3）放射治疗：可作为治疗瘢痕疙瘩的主要手段，或作为外科治疗的辅助手段。目前我们一般采用术后 1 周内（不管是否拆线），切口予以浅层 X 线照射，每日剂量 7Gy，连续 3 天。2003 年，Ragoowansi 报道，80 例瘢痕疙瘩患者，均采用手术后 24 小时单剂 10Gy 的 60kV 或 100-kV 的浅层光子照射治疗，复发率 1 年为 9%，5 年为 16%。Ogawa 在 1988～2000 年，采用 15Gy 电子束照射 378 例瘢痕疙瘩，随访 18 个月以上，结果总的复发率为 32.7%，复发率高的区域均是皮肤张力高的区域，如胸部、肩胛区、耻骨上区，因此建议，对复发率高的区域应逐渐增加放疗的剂量。Caccialanza 回顾性总结了 156 例瘢痕疙瘩放疗后的疗效和安全性，作者选用 X 线垂直放疗，剂量 15～40Gy，放疗开始时间：127 例（81.4%）术后 1 周之内，余者 3 周之内开始。随访时间 6～216 个月，完全消退者 141 例（90.4%），部分消退者 15 例（9.6%）。5 年复发率 13.32%。外观满意或能接受者 86.68%，未观察到特别的不良反应。

（4）压力疗法：最早用于烧伤后瘢痕，长期使用会使瘢痕变平变软。尽管压力疗法的确切机制并不清楚，有人认为压力疗法的机制可能与导致瘢痕区的缺血、组织代谢降低、胶原酶活性增加等有关。文献报道的有效率在 60%～85%。每天佩戴弹力套必须 18～24 小时，连续使用至少 4～6 个月。外科手术后佩带弹力套治疗瘢痕的有效率为 90%～100%，尤其对耳垂部瘢痕疙瘩效果更为显著。关于压力的大小认为至少需要 24mmHg，以超过内在的毛细血管压力；但又必须低于 30mmHg，否则会影响外周的血液循环。临床研究如能保持这种压力数月至 2 年，可能永久性地抑制增生性瘢痕。

除了上述的治疗作用外，手术后联合硅酮外用可有效抑制增生性瘢痕和瘢痕疙瘩的生成，其有效率达 75%～85%。而且在硅酮中还可以添加抗生素或其他药物。为了防止瘢痕的复发，每天必须外用硅酮 24 小时，连续至少 3 个月。

（王 强）

第六节　体表良性肿瘤的外科治疗

一、表皮痣

本病尚无特效的治疗方法，外科手术是较为有效的治疗方法，但也有局限性。手术方法的具体选择依皮损的分布范围、位置、大小的不同而采用不同术式，面颈部小面积的表皮痣，患者不愿手术切除时，可选用磨削术，效果较好。若复发可择期再磨，术后可配以维A酸类药物口服或外用，以维持疗效。分布于四肢、躯干线状分布的表皮痣，如宽度在2.0~3.0cm以内的可手术切除后直接缝合，切口瘢痕再以磨削加以改善。颈、四肢近关节部位的表皮痣切除后的较大创面可借助局部皮瓣加以修复。切除时应切至皮下脂肪层，否则易复发。泛发性皮损可在口服维A酸类药物的同时加以局部磨削。

二、皮脂腺痣

外科手术治疗是首选。皮脂腺痣较小者，可以直接切除缝合或利用局部皮瓣的方法修复。因本病好发于头皮或颜面属良性疾病，从美容的角度讲，利用头面部周围组织修复是最好的选择，如皮脂腺的范围较大则可采用皮肤软组织扩张器的方法修复缺损区。

三、浅表脂肪瘤样痣

浅表脂肪瘤样痣属皮肤良性肿瘤，预后良好，一般不需治疗。多发型浅表脂肪瘤样痣中皮损面积较大、影响到患者生活质量时，可首选手术，必要时可行皮瓣转移修复。面积巨大的皮损宜选择皮肤扩张器在邻近正常皮肤区域埋置、定期扩张，以“额外”的正常皮肤来修复病损切除后创面为最佳，这样既去除了病损，又达到美观的目的。也可采取多次手术方式，分次切除病损，尽可能地不采用皮肤移植。手术时，应注意皮损可同时合并有较多、较深的皮下损害，治疗时应妥善处理，以免治疗的不彻底。

四、汗管瘤

汗管瘤是一种良性肿瘤，可以不治疗，但从美容的角度来看，可以用局部切除、药物治疗，但一般效果不理想。使用皮肤磨削、激光、多功能电子治疗仪治疗，如果掌握好治疗深度，可以不遗留明显瘢痕，取得较好效果。

五、粟丘疹

本病为良性小囊肿，通常无需治疗。若患者有要求可以用针或尖刀片挑破或切开囊肿，去除内容。

六、皮脂腺囊肿

皮脂腺囊肿以手术完整摘除为佳，若囊肿继发感染，可以先抗炎治疗，炎症消退后，再行手术治疗。

1. 常规手术方法　在囊肿中央表面沿皮纹方向划一梭形切口，切开皮肤至囊壁，用血管钳牵拉切开的皮肤，用小蚊式血管钳或小剪刀钝锐性结合分离，将囊肿与皮下组织完整分离，尽量不使囊肿破裂。若囊肿破裂，则先用过氧化氢冲洗创面，后用1∶1000的新洁尔灭将腔内的内容物擦洗干净，把残留的囊壁去除干净，以防术后复发。皮下间断缝合消除死腔，皮肤切口给予间断缝合，必要时放置引流条。

2. 小切口方法 于囊肿中间作0.5cm的小切口，刺破囊壁挤出囊内容物，同时用蚊式血管钳撑开囊腔，用眼科剪把囊壁清除干净，庆大霉素、生理盐水冲洗后缝合1针即可。

七、表皮样囊肿

治疗以外科手术摘除为好，若摘除不彻底，易复发。手术步骤同皮脂腺囊肿摘除术。

八、皮样囊肿

治疗以外科手术摘除为好，若摘除不彻底，易复发。手术步骤同皮脂腺囊肿摘除术。

九、脂囊瘤

药物治疗一般无效，若瘤体较大或影响外观且有要求的患者，可以手术切除。若多发性脂囊瘤固化，手术时应将脂囊瘤完整切除。若脂囊瘤多发、柔软可采用手术方法治疗。

手术步骤：术前用美蓝在每个多发性脂囊瘤的顶端标记，2%碘酒固定。患者一般取平卧位，常规75%酒精消毒铺巾，戴无菌手套。0.5%利多卡因加1∶20万肾上腺素生理盐水混合液，局部浸润麻醉后，在多发性脂囊瘤的顶端用11号尖刀片反挑1～2mm的微小切口，用手捏紧囊壁外皮肤挤出囊内容物。有时囊壁随内容物一起被挤出至切口，用血管钳或镊子夹出囊壁。如囊壁未被挤出，可用眼科镊或蚊式血管钳从小孔入囊内夹住囊壁，可顺时针旋转使囊壁脱落。若囊壁脱落不完整可用眼科镊深入囊内，寻找到囊壁后用眼科剪锐性剥离之；切口处出血较少压迫片刻即可止血。所遗留的小切口可以缝合1针，也可不缝合，或直接用抗菌素药膏涂抹。术前设计好治疗方案分批治疗，一次可治疗数10个皮损。此种方法特别适合暴露部位，不适合钙化或感染的多发性脂囊瘤。

十、脂肪瘤

手术切除是治疗脂肪瘤的较好方法，手术时应把脂肪瘤完整的切除，无残留以防复发。也可在瘤体的远处作一小切口，用脂肪抽吸针对脂肪瘤进行抽吸。此法特别适合多发性脂肪瘤，瘤体相距较近者。术后留下的瘢痕较小，年轻女性最乐于接受。

十一、黄色瘤

根据高脂血症的不同类型给予低脂饮食和系统治疗，对于影响美容和功能的皮肤损害可采用局部治疗。

手术是治疗黄色瘤的常用方法，面积较小者可切除后直接缝合，面积较大者，可分次切除或切除，后进行局部皮瓣转移，或进行中厚、全厚植皮术。

十二、皮肤纤维瘤

本病是一种良性肿瘤，通常不必治疗。单发者手术切除，多发者也可用激光、多功能电子治疗仪治疗，皮损内糖皮质激素局部注射也有较好的疗效。

十三、脂溢性角化病

一般无需治疗，若从美容角度皮损可采用药物、冷冻、激光或电凝治疗，仅在其性质不明确或怀疑有恶性改变时行手术切除，并做病理检查。

十四、血管瘤

血管瘤的治疗分为手术治疗和非手术治疗，可依据发病部位，分别选择不同的治疗方案。手术治疗可选用以下方法。

1. 切除缝合术 适用于面颊及其他部位较小的血管瘤，如较小者可一次切除缝合，缝合时采用微创缝合，皮内使用可吸收缝线，减少瘢痕的形成。对5~7岁后仍然没有消退的、较大的毛细血管瘤可分次切除，此法也适用于鲜红斑痣或草莓状血管瘤，间断时间为3~6个月。面积较大者，可行皮肤扩张术治疗。

2. 切除加植皮术 对较大的皮肤及皮下组织的血管瘤，切除病灶皮损较大，不能一次缝合者，切除后给予游离植皮术。

3. 切除加皮瓣转移术 对于瘤体范围较大而相对较局限的海绵状血管瘤、蔓状血管瘤在切除肿瘤的同时为防止局部畸形的发生，需作局部皮瓣修复创面。

4. 血管瘤的摘除术 对于位于皮下范围局限体积较小者，或者有完整包膜的海绵状血管瘤、蔓状血管瘤可予切除。术前B型超声定位确定瘤体大小，决定切除范围；术中由瘤体的周围向中央逐层分离结扎进入瘤体的血管，完整摘除。

5. 血管结扎术 对较大范围的海绵状血管瘤、蔓状血管瘤为防止出血较多而采取分层结扎的方法，对瘤体广泛、部位较深的切除比较困难的海绵状血管瘤或蔓状血管瘤，采用边分离边结扎的方法以达到缩小瘤体减少出血的方法。

十五、血管球瘤

手术切除是治疗血管球瘤的较好方法，肿瘤位于甲下者，应拔甲后切除，切除时尽量保留甲床，分离后连包膜一同切除，并尽可能修复残留甲床。也可行双极电凝、单极电凝、冷冻、激光等治疗。

十六、神经纤维瘤病

手术治疗：适用于皮损严重妨碍美容，或肿瘤太大影响功能，或有疼痛并疑恶变时。必要时进行神经外科手术，切除疼痛的病源。神经纤维瘤一般行手术切除。小而局限的神经纤维瘤可一次切除；巨大肿瘤只能作部分切除，以纠正畸形，改善功能障碍。因为肿瘤常与皮肤及基底粘连，并且血运十分丰富，手术时出血较多，故术前应充分备血，并选择低温麻醉。肿瘤质地较脆，不易用一般方法止血，手术时锐性切除瘤体周围组织，较钝性分离快而出血较少。

（吴信峰）

第七节 体表恶性肿瘤的外科治疗

一、基底细胞癌

基底细胞瘤可以通过手术切除、刮除术、电灼、放射、冷冻、Mohs手术等方法。但是各种方法都有一定的复发率，而且各种不同亚型的基底细胞瘤的治疗方法也有一定的区别。

一般认为，基底细胞瘤手术治疗需完整切除病变组织，至少距离边缘0.3~1.0cm，因基底细胞瘤主要为浸润性生长，故切除的深度常需达到皮下组织直至深筋膜，术中可予以5-FU溶液湿敷。较小的皮损可以直接切除缝合，较大的皮损可以应用局部皮瓣，若局部皮瓣的使用困难，可考虑植皮术。尽管作为一种常规，基底细胞瘤如果没有转移应尽可能在评估组织学边界后切除，仅在特殊部位、小的、境界清楚的基底细胞瘤可选用其他的治疗方式，如刮除术、电灼或冷冻等。有血液病的患者可采用 CO_2 激光汽化或光动力疗法。但疗效不确切，而且5年复发率很高（较小肿瘤复发率大约15%，直径>3cm者可高达50%）。而Mohs手术能将原发性肿瘤5年治愈率增至96%，复发性肿瘤5年治愈率增至90%。推荐为第一线治疗方法的肿瘤为：所有复发疑难病例，以瘢痕模式生长的肿瘤（如局限性硬皮病），关键部位初始治疗极易失败的肿瘤（如鼻唇沟、鼻颊角、外耳道、前额），或是希望最大限度保留未受累部位组织。

结节型基底细胞瘤可用手术切除。用冷冻疗法，至少要冻2次，每次30秒。放疗也是有效的选择，而且不影响美观，是年老患者颜面中等大小基底细胞瘤的最佳选择。

较大的溃疡型基底细胞瘤治疗比较困难，包括手术和放疗。硬斑病型或纤维化型基底细胞瘤因为有肉眼无法看见的癌巢，可以用Mohs外科手术来减少复发率。一般不主张放疗。

浅表型基底细胞瘤可以用多种方法治疗，如外科手术、刮除术加电灼、冷冻疗法、光疗法或者局部外用5-FU。

色素型基底细胞瘤治疗原则与结节型相同。

Pinkus纤维上皮瘤型基底细胞瘤的大部分病人可以通过外科切除。

二、鲍温病（Bowen病）

Bowen病的治疗首先应当考虑外科手术切除，至少距离边缘0.5cm，切除的深度达到皮下组织。较小的皮损可直接切除缝合，较大的皮损可考虑使用局部皮瓣，如推进皮瓣、旋转皮瓣、交叉皮瓣或带蒂皮瓣。若较大的缺损不能通过局部皮瓣顺利缝合就需要进行植皮。手术过程中，可予以5-FU生理盐水湿敷。

三、鳞状细胞癌

1. 外科手术 一般认为，鳞癌手术治疗需完整切除病变组织，至少距离边缘0.5~1.0cm，切除的深度至少达到皮下组织，术中冷冻快速切片有助于肿瘤的彻底切除。较小的皮损可以直接切除缝合，较大的皮损可以应用局部皮瓣，或考虑植皮术。Mohs外科手术可减少切除组织的大小，降低未完全切除而导致复发的风险。

2. 非手术治疗 冷冻疗法常用小于2.0cm的皮损，时间30秒，2个冻融周期，尤适用于耳部、鼻部和前额的鳞癌。激光治疗更适用于浅表性或外生性肿瘤。放射治疗是一种对老年人眼睑、鼻部和唇部鳞癌的有效和值得推荐的治疗方法。

四、疣状癌

疣状癌按发病部位分为3型：口腔疣状癌也称为口腔菜花状乳头瘤病。肛门生殖器部位疣状癌也称为巨大尖锐湿疣。跖部疣状癌也称为穿掘状上皮瘤，开始类似跖疣，肿瘤一方面向外生长，同时也有向深部组织穿掘生长的趋势。结果形成深在“地窟”，其中充满角质及脓液。最后肿瘤穿通跖筋膜，甚至破坏跖骨而侵犯足背皮肤。

外科手术治疗：疣状癌应参照鳞状细胞癌进行治疗。广泛的外科手术切除是治疗疣状癌的经典方法，其中以Mohs显微图解外科手术方式（MMS）为最佳。

五、湿疹样癌

湿疹样癌又称帕哲病（Paget disease，PD），Paget病包括乳房Paget病和乳房外Paget病（EMPD），此两型一般临床和组织特征相同，但组织源性和生物学行为相异。

因为乳房PD是乳腺癌的一种形式，确定诊断后，首选外科治疗，单纯乳房切除是根本的治疗方法。

尽管EMPD是一种缓慢生长的恶性肿瘤，但是文献已明确提出，因其具有侵犯性，最终仍会发生转移性腺癌。故普遍认为，EMPD一经确诊，必须尽快予以切除。理想的治疗方案必须针对EMPD的特点，即多中心发生、肿瘤边缘往往超出肉眼范围。对切除皮损边缘的病理检查有助降低再次手术率和复发率。

有三种方法供选择：①术后对标本进行多点检查，边缘阳性者及时二次手术，但仍有很高的复发率（31%～61%）；②术中进行快速冷冻或石蜡切片，复发率33%；③Mohs显微外科手术，即在显微镜控制下的外科切除，术中对全部边缘进行切线冷冻切片，复发率23%。皮损比较分散的病例彻底切除非常困难，特别是生殖器和肛周的皮损。若切除皮损的面积较大可用植皮术或局部皮瓣。

目前不主张进行所谓的根治术，如外阴切除术、阴囊切除术、阴茎切除术等，因为根治术并不适用于这种生长缓慢的恶性肿瘤，而且导致局部的畸残，并不能降低复发率。值得一提的是，组织切片边缘阴性并不意味着切除完整，因为传统的垂直冷冻或石蜡切片仅能检查到实际边缘的1%。这意味着即便彻底切除，长期随访仍非常重要。如有淋巴结受累必须清扫，术中淋巴结活检是必须的，但不主张预防性淋巴结清扫。

对有外科手术禁忌证，皮损范围广泛的老年患者，部位特殊无法保证彻底手术及手术易导致局部畸残者，放疗是一种有效的选择。Burrows采用总量4050Gy，在3周内分9次对5名患者进行放疗，照射范围包括可见皮损及周边2cm区域，随访6个月～8年无1例复发。

六、恶性黑素瘤

目前认为，恶性黑素瘤（MM）主要有四型，即浅表扩散性黑素瘤、结节性黑素瘤、雀斑样痣恶性黑素瘤和肢端/黏膜雀斑痣样黑素瘤。其他尚有促结缔组织生成性黑素瘤、亲神经性黑素瘤、气球样细胞黑素瘤、有蒂的黑素瘤、疣状黑素瘤、转移性黑素瘤、退行性黑素瘤和明细胞肉瘤等，但临床十分少见。

（一）手术治疗

1. 皮损活检　关于恶性黑素瘤的病理活检，目前普遍认为，如可能应当从原发部位全部切除（距离边缘1～3mm），给准确皮肤病理检查和分级提供了一个完整的条件，一般不主张刮片病检。组织标本需要连续切片以确定肿瘤的厚度，即测量表皮颗粒层至肿瘤的最厚的距离，以毫米计，同时评价疾病的分期，后者决定进一步的手术范围和患者的预后。

2. 淋巴结活检　肿瘤厚度小于0.8mm的MM通常不发生淋巴结转移（1%），厚度在0.8～1.5mm之间者转移率为8%，厚度在1.5～4.0mm之间者为23%，厚度超过4.0mm者36%有淋巴结的累及。有可疑淋巴结时可采用穿刺针吸活检，针吸活检不能明确时才推荐使用手术活检。

哨兵淋巴结是指从肿瘤所在范围的皮肤引流淋巴液的第一个淋巴结，可用美蓝或^{99m}Tc标记的放射胶体进行鉴别并进行组织学检查。切取的哨兵淋巴结固定后应同时进行HE和免疫组化染色（如S-100、HMB-45以及MART-1），单纯的HE染色会漏诊12%的阳性淋巴结。即使有时淋巴结内黑素细胞数量非常少，但详细的检查分析有助于发现小的微转移病灶。目前哨兵淋巴结活检已成为恶黑分期和判断预后的最有力依据。

是否常规切除哨兵淋巴结目前存在争论，支持者认为除去哨兵淋巴结有利于判断预后，决定患者是否需要系统的辅助治疗。反对者则认为哨兵淋巴结切取无助于提高生存率。还有学者以为，肿瘤厚度小于1.0mm的MM很少发生淋巴结转移，不需要常规进行哨兵淋巴结活检，只是对表现不良预后特征者，如有溃疡，或Clark Ⅳ到Ⅴ级，进行淋巴结活检。对肿瘤厚度超过1.0mm者，哨兵淋巴结活检利于明确分期，同时决定是否需要辅助治疗或临床试验性治疗。

3. 手术切除范围 皮损切除无疑是主要的治疗手段和提供确切疗效的方法。切除的范围主要取决于肿瘤的厚度，通常肿瘤厚度和切除的范围（距离肉眼所见皮损边缘）为：原位 MM，切除0.5~1.0cm；厚度≤1.0mm，切除 1.0cm；厚度 1.0~2.0mm，切除 1.0~2.0 cm；厚度2.0mm 以上，切除2.0cm。对于肿瘤厚度≥4.0mm 者，因淋巴结转移和远处转移的风险明显增加，故盲目地扩大切除范围并不能改变预后，2.0cm 的切除范围已足够。

但需特别指出的是，患者术后仍然存在局部和远处复发的风险，以及新出现的 MM，故术后应特别警惕新发的皮损。术后密切随访，定时体检，作全身皮肤黏膜及淋巴结的检查。

（二）术后辅助治疗

1. 无远处转 MM 的辅助治疗 随着 MM 的分期日益准确，对那些虽无远处转移，但复发风险较高，如Ⅱ、Ⅲ期的 MM 患者，手术切除术后应考虑给予系统的辅助治疗。

（1）干扰素-α2b（IFN-α2b）：大量临床研究证实，大剂量 IFN-α2b 可使 MM 复发率降低20%~30%，生存率提高30%，1996 年被 FDA 批准用于治疗ⅡB 或ⅡC、以及Ⅲ期的 MM。鉴于大剂量 IFN-α2b 的不良反应，对降低复发率和提高生存率的比例较低，所以目前大剂量 IFN-α2b 疗法并未得到普遍接受。折中的方法包括小剂量 IFN-α2b 联合不同的疫苗疗法，在欧洲主要用于中等厚度的 MM 临床试验性治疗。

（2）肿瘤疫苗：现已设计出多种针对 MM 的保护性疫苗，包括 GM2-神经节苷脂-MM 疫苗、脱落 MM 抗原疫苗、Canvaxin（多价全细胞疫苗）、M-Vax（二硝基酚结合的自体肿瘤疫苗）和 Melacine（由 MM 细胞溶解产物与佐剂 Detox 混合后的疫苗）等。但疫苗的疗效，以及与 IFN-α2b 联合使用时的协同作用尚有待进一步研究。

2. 远处转移 MM（Ⅳ期）的治疗 对Ⅳ期 MM 患者，术后5年生存率尚不到25%，目前尚无任何随机、双盲对照的临床研究来证实任何一种药物或药物联合疗法能够提高生存率。目前仅有大剂量白介素-2 和达卡巴嗪被 FDA 批准用于Ⅳ期 MM。

（1）白介素-2（IL-2）：1998 年获得 FDA 批准用于治疗Ⅳ期 MM。具体方案是：第1~5天和第15~19天时，给予60万或72万U/kg，静注，每天3次。尽管仅16%患者对该疗法有反应，但由于大剂量 IL-2 存在许多严重的不良反应，如低血压、毛细血管渗漏综合征、心肌炎、暂时性的肾功能不全以及导管相关性脓毒病等。这些不良反应的存在要求临床医师严格选择患者，并且做好处理可能并发症的准备。

（2）细胞毒药物：在所有细胞毒药物中，达卡巴嗪对于 MM 患者是最有效的，15%~20%的患者对药治疗有反应，时间平均为4个月。具体用法：$1g/(m^2 \cdot d)$，每3~4周1次。该药不良反应轻微，仅表现为恶心和呕吐，故可用于门诊患者。治疗过程中同时给予镇吐药可缓解上述不良反应。近来有将 DTIC、顺铂、IL-2 和 IFN-α2b 联合使用，亦称生物化学疗法，二期临床试验显示，40%~50%患者治疗后肿瘤有反应，而且疗后分析显示该疗法优于细胞毒药物化疗或免疫治疗单用。个别的三期临床试验也显示与化疗相比，生物化学疗法后患者对治疗的反应率和反应持续时间均加倍，而且平均生存率显著延长。鉴于生物化学疗法的药物毒性累加，并不主张将其作为常规疗法。

（陈晓栋）

第八节 塑形美容手术

一、吸脂美容术

脂肪抽吸术（liposuction technique），简称吸脂术，是20世纪70年代发展起来的一种美容外科新技术，其基本原理是通过负压吸引将皮下过多的脂肪组织以颗粒状或液态形式吸除，从而达到形体美容的目的。

此项技术兴起于欧洲，早在19世纪即出现了皮下脂肪切除整形。20世纪70年代又出现了小切口局部脂肪刮除术，却因感染及损伤等严重的并发症，以失败告终。至80年代在原有吸脂技术的基础上不断的改进，由“干性抽吸法”，即在抽吸部位不注入任何液体和药物而直接抽吸转而“湿性抽吸”，即在抽吸部位注入大量生理盐水（内可加肾上腺素，利多卡因等药物）后抽吸，由单一的负压抽吸发展至超声吸脂、电子式抽吸及注射器式抽吸。

（一）吸脂术的生物化学理论依据 影响局部脂肪代谢障碍的因素包括遗传、内分泌、饮食习惯等。人出生时脂肪细胞数目相对固定，在此基础上随着年龄增长有所增加，至成年后其细胞数量保持恒定。成年人的肥胖只是脂肪细胞体积增大，而数目未增加。药物及非手术治疗肥胖，只能使膨大的脂肪细胞体积缩小，并不减少数目；即使严格控制饮食，进行健美锻炼，由局部脂肪代谢障碍引发的脂肪局限性堆积也难以消失。吸脂术减少了脂肪的细胞数目，从根本上解决了这个问题，术后长久有效，可以改善人的形体并增加了曲线的魅力。

皮下脂肪分为两层：蜂窝层和板状层。蜂窝层脂肪位于真皮下浅层，广泛分布于全身，由小的脂肪球组成，肥胖时此层会增厚。板状层脂肪位于真皮下深层，在浅筋膜层和深筋膜层之间，由大的脂肪球组成，疏松地分布在广泛的筋膜间隔内，比蜂窝层脂肪更疏松。仅出现在某些区域，如腹部、股内侧、上臀部等。肥胖患者板状层比蜂窝层明显增厚，一般是正常人的8～10倍，蜂窝层是正常人的2倍，因此，影响人形体的主要是板状层。Illouz认为人体肥胖主要是深层脂肪细胞肥大所致，抽脂术主要去除深层脂肪；而Casperoni和Barry都认为深浅两层均有肥大，提出了全层、广泛吸脂的观念。我们的体会是抽吸深层脂肪细胞，可以明显的改善体形及减肥；而浅部真皮下蜂窝层脂肪球紧密地嵌在表浅筋膜纤维隔内，抽吸浅层时可改变皮肤的弹性，使松弛的皮肤能弹性回缩，有利于皮肤的塑形。因此，我们认为进行全层脂肪抽吸其术后塑形效果会更好。

（二）吸脂术的适应证 无严重心、肝、肾疾病及高血压的局部脂肪堆积者均可接受。一般以局部脂肪堆积或以局部脂肪堆积为主的轻、中度肥胖为最佳适应证。周身弥漫性单纯性肥胖有弯腰、下蹲、步行等障碍者，也可经手术得到改善，并部分改变其外形。至于受术者年龄，考虑到皮肤的松弛及回缩和弹性情况，一般以18～50岁之间为最佳。抽吸的部位多以腹部、腰部、臂部及股内、外侧等处为多。

（三）吸脂术的种类 脂肪抽吸根据抽吸工具的不同分为电动式抽吸、超声波式抽吸、电子式抽吸、注射器式抽吸。

1. 电动式吸脂 基本原理是利用负压电动吸引器吸除皮下过多的脂肪组织，从而起到体形美的目的。

2. 超声式吸脂 原理是利用超声波作用于脂肪组织发生理化及生物学效应，选择性地破坏、乳化脂肪组织，而对血管神经、淋巴管组织无损伤，失血少，最后通过负压吸引将乳化的脂肪组织抽出，超声式吸脂又分为体内、体外两种方法。

3. 电子去脂术 原理是应用高频电场在人体内皮下脂肪层产生热效应，使脂肪加热，直至脂肪细胞破裂，不损伤肌肉、血管、神经、淋巴管，同时电刺激对治疗区皮肤有显著的紧缩作用。

4. 注射器吸脂 使用一次性塑料注射器，规格20～60ml，配以吸脂专用针及针芯固定器或蚊式钳，与传统电动式负压抽吸原理相同，但其有许多优点：①设备简单；②操作简便，易于控制；③损伤小；④尤其适用于小范围脂肪抽吸，抽出的脂肪颗粒便于移植利用。

以上多种方法的抽吸皆在以肿胀技术（即湿性法）的原则下进行，简单说就是在抽吸前将肿胀液充注在抽吸部位，然后才能完成抽吸的过程，肿胀液的配制大致为：2%利多卡因40ml，1∶1 000肾上腺素1.0ml（1∶100 000），5%碳酸氢钠10ml（6 mmol），生理盐水加至1000ml，其pH7.2～7.4。其中碳酸氢钠的作用是中和利多卡因的pH值，以减轻局部烧灼和疼痛感。超声吸脂时可将肿胀液中1000ml生理盐水改为生理盐水、蒸馏水各500ml，几种抽吸方法各有优缺点，但相对来说超声及电子去脂损伤小。目前几种方法都在使用。

几乎身体所有肥胖部位均可以抽吸，无论在何部位抽吸，进针点的选择都应作到隐蔽，避开重要血管、神经及器官，操作方便，易于均匀抽吸。

（四）脂肪抽吸的方法 脂肪抽吸可以选择的麻醉主要有：局部麻醉、全身麻醉和神经阻滞麻醉。抽吸量在2000ml以下或在门诊完成的脂肪抽吸，一般均可选择局部肿胀麻醉。

根据抽吸的需要在手术区以同心圆画出抽吸的范围并做标记，完成麻醉后选择区域内隐蔽处做切口或刺孔，右手持吸头，经切口或刺孔准确插入吸管，左手掌握抽吸的深度，吸管的侧孔朝向需要抽吸脂肪的部位，一般先从深层开始作同一层次多隧道、放射状反复拉锯式抽吸。然后再在浅层作相同的抽吸，动作要求轻、柔、慢，利用左手的掌面来感觉、控制抽吸脂肪部位的深浅及方向。如在松弛的部位，可用左手将抽吸皮肤握起在其中抽吸，抽吸时注意观察抽吸液的颜色，如有明显的血性液应及时改变抽吸的方向和部位，抽吸时应避免在一个地方长时间的反复抽吸，可呈放射状方向或扇形进行移位抽吸，保证抽吸部位平整，避免术后凹凸不平现象。深浅两层的全层抽吸，吸脂效果更好。抽吸完，手指捏起的皮肤厚度应在1.0cm以下。

（五）并发症及预防 总的来说，脂肪抽吸术是比较安全的，早期文献报道的严重并发症有脂肪栓塞、深静脉血栓形成、死亡等，随着肿胀技术的应用及设备的改进，这些情况已明显减少。目前常见术后并发症有：①皮肤淤斑，可在2～3周内基本消退；②感觉减退，于3个月内可恢复正常；③血肿和假性囊肿，适当的压力包扎和术后引流可预防其发生；④皮下硬块，可于术后4周左右消失，理疗有助于皮下硬块的消退；⑤外观不平整，吸脂过程操作不均匀所致，严重的凹凸不平可通过再次抽吸纠正。

（六）手术前后的处理 除常规手术前查体、实验检查外，还应在术前对所吸部位进行测量、记录、照相，术后应用抗生素预防感染，抽吸量较多时（2000ml以上）可适当补液，局部给予加压包扎，需住院或留院观察。手术后穿戴弹性衣裤2～3个月。

二、自体颗粒脂肪注射术

医用充填材料在美容外科的应用中，手感、质地都不及自体组织，且价格昂贵，少数人还会出现排异反应，而颗粒脂肪作为充填材料，理论上其生物学特性远远优于任何异种材料。

应用自体脂肪颗粒移植治疗软组织缺损和发育不良已有较长的历史，早在1893年Neuber就曾报道，后来Peer的研究发现移植的脂肪颗粒成活率大约50%，坏死的脂肪颗粒往往引起纤维囊性化和假性囊肿。所有这些情况使得医师们非常谨慎地使用。直到20世纪80年代脂肪抽吸技术的出现，使得大量脂肪获取成为可能，而且十分方便。Carppaneda（1993年）和Guerrosantos（1996年）通过实验证实，在血液供应丰富的条件下，移植的自体脂肪颗粒是可以存活的。此后，自体脂肪颗粒移植作为一门新技术得以迅速发展，成为整形外科医师治疗相关畸形或缺陷的常用方法。特别是对于颜面、体部软组织凹陷及半侧颜面萎缩等的治疗取得了良好的疗效，并逐渐成为首选治疗。

丰乳术或隆乳术是整形外科最常见的一项美容手术，当人们意识到自体脂肪有可能成为丰乳的材料时，立即受到求医者和施术者的欢迎，并赋予了极大的期望。“该胖的地方胖起来，该瘦的地方瘦下去”，将脂肪组织合理分配。

自体脂肪颗粒移植丰乳，已有很多成功的报道，并逐渐为大家所接受，成为主流方法。操作时因为小乳症患者乳房本身皮下组织明显不足（脂肪缺乏或乳腺组织发育不良），需要充填的组织需求量大，所以常常需要多次注射。注射时应在脂肪层或乳房后间隙多点注射，避免注入腺体组织中，乳房后的胸大肌间隙血液循环不及颜面及肢体，所以颗粒脂肪移植的吸收量相对较多。注射量受限于移植基床的血液供应，每次注射的量不可以过大，如注射的越多由于血液的供应不能满足，而吸收的也越多，因此，要控制每次的注射量。有人建议一次60～80ml，也有160～180ml的报道。每次注射间隔3个月左右。术后要及时、充分的按摩使脂肪颗粒均匀的分布。

从这项技术来说，存活足够量的脂肪和避免脂肪坏死的纤维囊性化，是取得疗效和进一步发展的关键。纤维囊性化和假性囊肿的形成不但影响乳房的手感，并且影响对乳房包块的诊断，是目前影响这一治疗方法应用前景的主要问题。为了预防并发症的产生，可于术后20天左右对乳房进行适当的按摩或理疗，以减少纤维囊性化的发生，一旦出现假性囊肿可以通过局部穿刺抽出液体。

自体脂肪颗粒移植丰乳，成功的关键在于医师的技术和处理并发症的能力。

（一）颗粒脂肪移植的具体操作

1. 颗粒脂肪的抽取　以臀、股、腰或腹部皮下脂肪为供区，臀、股脂肪质量最佳。皮下脂肪层采用肿胀麻醉，配方为2%利多卡因20ml加生理盐水500ml，加肾上腺素0.5mg。采用20ml一次性注射器及口径为2mm的吸脂针头，将针头插入皮下脂肪内，左手放置在皮肤表面上触摸抽吸层次，右手持针筒反复抽吸，以获取脂肪。

2. 颗粒脂肪的纯化　脂肪抽吸物为含有颗粒脂肪和血液成分的淡红色混悬液，其中含有颗粒状脂肪及破碎、液化的脂肪和一些血液成分，将注射器抽取的混合液留置于注射器中并直立静置，脂肪因其比重小而悬浮于上层，排出下层淡红色血性液体，保留乳黄色脂肪组织，再次抽吸生理盐水，反复重复上述清洗过程至注射器内无淡红色液体，仅留有颗粒状脂肪组织，即制备成纯净的脂肪颗粒备用。

3. 颗粒脂肪注射移植　将需要充填的部位用亚甲蓝做好标记，常规消毒后，在标记线外较隐蔽处或皱褶线内穿入皮下。脂肪隆乳时需要将针头穿入乳腺后胸大肌表面之间隙，由远及近呈放射状注射，每次单侧注射70～110ml，注射完毕局部需要适当按摩，使颗粒脂肪均匀的分布于注射区，也可以边注射边按摩。注射皮下组织要适当过度矫正约30%，对有皮下粘连的瘢痕，要先行瘢痕松解再予颗粒脂肪注射。术后给予口服抗菌素预防感染，供区加压包扎，针眼缝合6天拆线。再次注射需间隔3～4个月。

颜面和肢体注射早期，由于术中过度的注射（超量约30%），明显表现为局部臃肿，但随时间的延长（1～3个月），吸收明显（往往超过注射量的30%），此时，常感充填不足，需再次注射方能纠正。

这一技术的优点是：颗粒脂肪来源丰富，取材容易，操作简便、安全、易于成活，适用于身体任何部位，可重复进行多次治疗。既可抽脂塑形，又可移植，一举两得，其术后造型、质地、手感好，无排异反应；对组织创伤小，恢复快，费用低。

（二）颗粒脂肪移植主要适应证

1. 用于充填颜面皮下凹陷性缺损或畸形，如单侧或双侧颜面萎缩，面部软组织发育不良，颧、颞、额、眶区的凹陷，面部手术或外伤所导致的凹陷，上唇过薄或人中过短、鼻唇沟过深、耳垂较小等。

2. 用于先天性乳房发育不良，哺乳后乳房萎缩，双侧乳房大小不对称，乳头凹陷畸形。

3. 用于吸脂术后的凹陷，身体其他部位皮肤各种原因所致的软组织凹陷，如上肢、臀部、股部、小腿弯曲等。

（三）颗粒脂肪移植部分吸收的问题　因存在技术性和非技术性的吸收，移植量和结果不易把握，常需2次、甚至更多次的移植。Konoas认为，术后4个月体积为原来的31.6±12.2%，重量为32.7±11.4%。国内戚可名等认为术后6~8个月吸收率为40%，建议过度矫正30%是必要的。

1. 造成吸收的可能原因 ①肿胀麻醉的影响，陈建等报告采用肿胀麻醉后抽吸颗粒脂肪静置1h，颗粒中尚含有15%的局麻肿胀液，使得临床报告中术后颗粒脂肪的吸收率高；②脂肪颗粒纯化浓度不够，James认为以前脂肪移植中血液及液化的脂肪在体内很快吸收，从而导致移植物体的大量减少，因此，尽可能的保证颗粒脂肪的纯化是十分必要的；③移植颗粒脂肪的数量与基底床受区面积的关系，注射时受区播种面积相对局限，脂肪颗粒堆积血液循环、营养供应较差；④术中按摩不够充分，颗粒脂肪分布不均匀，因供血不足导致脂肪坏死、液化、吸收，早期可能引发感染出现疼痛，后期可出现假性囊肿、纤维化、表面不平整等并发症。

2. 减少吸收的方法 ①抽吸及注射时避免过度高压，高压力对脂肪细胞损伤经组织学检查已得到证实；②注射时应避免过于集中或过量注射导致血液营养供应不足；③术中适当按摩使颗粒脂肪均匀的分布，术后半个月内不再按摩，同时可以口服活血化淤药物以利移植颗粒脂肪细胞的成活；④适当的压力有助静脉的回流以改善血液循环。

（四）其他问题 早期可有局部感染，出现红、肿、热、痛现象，后期出现乳房结节及假性囊肿，主要是脂肪的用量过多或注射过于集中，大量脂肪堆积在一起，因供血不足导致脂肪坏死、溶解、吸收，极易引发感染，出现疼痛。术后没有及时按摩脂肪组织，造成分布不匀，是产生假性囊肿、纤维化或钙化、乳房变形、脂肪坏死等后遗症的主要原因。因此，术中有效的按摩是十分重要的，术后2周内不需再按摩，有利于移植组织的成活及血液循环的建立。

三、胶原注射美容术

医用美容胶原注射剂是由高度纯化的人或动物胶原蛋白制成，主要来源于人和牛，临床上常用于止血、促进伤口愈合、诱导组织再生等，呈无菌膏状，含利多卡因及磷酸生理盐水的缓冲液，可制成注射性胶原溶液，用于颜面软组织的充填整形美容。医用美容胶原应在4~10℃条件下储存及运输，有效期一般为1年。

（一）原材料的特性及作用原理 胶原与宿主组织的胶原成分相同，组织相容性好，能够被宿主整合为一体。胶原被降解吸收后，成纤维细胞、毛细血管、脂肪细胞向胶原注射物内移行，并合成使用者自身胶原蛋白，最终形成自身正常结缔组织，填充软组织缺损，移植后组织外形和硬度较为理想，达到了美容的目的。

（二）适应证及禁忌证 胶原美容主要适用于颜面软组织缺损、鱼尾纹、眉间皱纹等皮肤静态性皱纹，也可用于疾病或外伤引起的皮肤萎缩及改善组织轮廓。

对胶原、麻醉药过敏者，患有自身免疫疾病、结缔组织病、风湿性疾病的患者，正在使用免疫抑制剂者、妊娠、哺乳、经期妇女，18岁以下未成年人及患有严重疾病者均不宜使用胶原蛋白注射。

（三）操作方法

1. 注射前使用者认真阅读美容胶原简介，操作者要科学讲解美容胶原原理及注意事项。

2. 使用时应先做皮肤试验。用0.2ml胶原做前臂屈侧皮内注射，一般在72小时后观察结果，观察时间为4周，阳性表现为注射区红斑、硬结、压痛及肿胀，可伴有痛痒、偶有恶心、呕吐、关节痛及肌肉痛，皮试阳性者不宜接受胶原注射。

3. 患者取平卧位或头部有依靠的半卧位，常规消毒皮肤。

4. 进针针头与皮肤呈15°角缓缓由皱纹末端刺入，进入深度为真皮乳头层，边退针边均匀注入胶原，至皮肤逐渐变白、隆起到毛孔处溢出胶原为宜。若皮肤未变白，说明进针过深。

5. 因为胶原注射后脱水收缩，过量注射的体积将于24小时左右消失，每次注射剂量应采用预期矫正程度的1.5～2倍的胶原。如注射量不足可于2～4周后再次注射，注射2～3次即可达到预期效果。

6. 注射后立即按摩，使进入皮下的胶原均匀分布到皱纹下，起到良好的充填效果。

（四）注意事项

1. 注射区有炎症，待痊愈后方可注射。

2. 正确注射深度为真皮乳头层，切忌将美容胶原注射到小血管内。

3. 成年人每年接受注射最大剂量为30ml。

4. 一次未用完的胶原材料，不宜保留应丢弃。

（五）不良反应 注射胶原后，可出现暂时性肿胀、轻微发红、不适，不适多在24～48小时基本消失，极少数患者在饮酒或日晒后注射区出现轻度水肿、瘙痒，是外周血管扩张所致。以上症状具有自限性，多不需治疗，症状较重者可对症处理。

四、肉毒毒素美容术

肉毒毒素是肉毒杆菌生长繁殖过程中产生的一种细菌外毒素，根据其抗原性的不同共分7型，它能够选择性抑制神经肌肉接头部位的突触前神经元释放乙酰胆碱，使运动终极失神经支配，导致肌肉麻痹松弛。20世纪80年代，治疗眼睑痉挛时意外地发现它有皮肤除皱作用，随后被美容界广泛应用。A型肉毒毒素于1989年12月被美国FDA正式批准为临床治疗药品，成为世界上第一个用于临床的微生物毒素，我国兰州生物制品研究所也于1993年获卫生部批准生产该制剂。

（一）肉毒毒素注射美容的适应证

1. 颜面、颈部除皱 前额皱纹、眉间皱纹、鱼尾纹、口周放射纹、鼻背部皱纹、颈阔肌纹等。

2. 改善颜面轮廓 眼轮匝肌肥厚、单纯咬肌肥大、口角不对称、改善鼻唇沟等。

3. 头面、颈部肌张力障碍 眼睑痉挛、痉挛性斜颈、面肌抽搐症、面瘫后不对称畸形等。

4. 美容眼科的应用 斜视、上睑退缩、下睑内翻、角膜炎、兔眼症、外展神经麻痹、眼球震颤等。

5. 腺体性疾病 流涎症、多汗症、腋臭、鳄泪综合征等。

（二）除皱机制 皱纹是皮肤老化的表现之一，颜面皱纹，包括前额及颈部的皱纹可以分为体位性、动力性和重力性三大类。

1. 体位性皱纹 属于正常生理现象，人出生时即已存在，并非皮肤老化表现，如颈横纹。不过，随着年龄的增长和颈阔肌的长期收缩，如果横纹变的很深，并且横纹间的皮肤表现过多，也是皮肤老化的象征。

2. 动力性皱纹 是面部表情肌运动收缩牵拉皮肤所造成的结果。此皱纹一旦形成，即使该部表情肌未收缩，皱纹线也不会完全消失。因此，动力性皱纹的出现是皮肤老化表现。动力性皱纹主要有额纹、眉间纹、鱼尾纹、鼻唇沟等。

3. 重力性皱纹 重力性皱纹多在40岁以后出现，主要是由于皮下组织、肌肉和骨骼萎缩以后，皮肤变的松弛，加上重力的作用而逐渐产生。重力性皱纹多发生在骨骼比较突出的部位，多见于上睑的外1/3部、面下和颏下部。在眼周表现为下睑皮肤松弛，眼袋畸形，在下颌为“双下颌”，在颈部表现为蹼状皮肤皱纹，俗称“火鸡颈”。

表情肌的过度收缩是面部皮肤皱纹的主要成因之一，因为表情肌起或止于皮肤，收缩时引起皱纹，而肉毒毒素的肌肉松弛作用能起到皮肤除皱效果，所以肉毒毒素除皱更适用于动力性皱纹。

（三）操作方法

1. 制剂保存及配制方法　国产A型肉毒毒素为冻干粉，每瓶100U，冻干制品-20℃以下3年内、2~8℃以下2年内、25℃以下1周内保持稳定，效价不变。使用前用无菌生理盐水1.0ml稀释，注意稀释时不要晃动配制液，以免产生气泡导致变性和毒素灭活，浓度一般稀释至25U/ml，即2.5U/0.1ml或5U/0.1ml，用1.0ml皮试注射器抽取配制好的溶液，立即进行注射，首次每点注射0.1ml含2.5U，一次注射总量为20~50U，毒素稀释后应立即用完，多余的置2~8℃冰箱最多保存4小时。

2. 注射时按照皱纹的范围程度决定多点注射的位点，一般应注射于局部表情肌和肌肉中（即肌肉隆起处），而不是最明显的皱纹处，这样效果最好。

（四）常见皱纹应用

1. 前额皱纹　额头纹注射点应在眉上缘1.5cm以上，避免注射太低引起上睑下垂和眉下垂。根据皱纹范围以2.0cm间隔定注射点，一般在前额一侧注射3~6个点不等，定点要对称，用药要等量，每点注射2.5~5U，总量10~25U。

2. 眉间纹　眉间纹是由额肌、降眉肌和眼轮匝肌内侧缘肌肉收缩引起，因此，定点时要兼顾周围协同肌的范围，一般选一侧3~4点，每点2.5~5U，共计10~25U，注射眉间纹时避免进针过深和剂量过大，离眉过近可引起上睑下垂。

3. 鱼尾纹　鱼尾纹是由眼眶肌的外侧缘肌肉收缩引起。一般在眼眶外侧各注射3点，总剂量7~12U，注射时应在骨性眶外侧1.0cm外水平进针，每上下间隔1.0cm为1点，每点2.5~5U。

（五）不良反应　局部血肿、疼痛、头痛、表情呆板、畏光流泪、额部紧绷感、邻近部位皱纹加深、眉下垂、上睑下垂、复视、下睑外翻等，但都是短暂的，可于2~3周自行恢复；变态反应较少，但严重者可发生过敏性休克。

（六）注意事项　治疗前2周停止使用阿司匹林、氨基糖苷类抗生素，注射后静坐休息，无需按摩注射部位，以免毒素扩散到周围肌肉。

（七）效果及维持时间　肉毒毒素的除皱效果几乎可达100%，注射后患者表现为面部皱纹变浅、变平、皮肤变光滑，但因其作用机制所限，疗效持续时间一般为3~6个月，平均4个月，少数可达1年。

一般认为，剂量和浓度达到一定水平后，再增加剂量，麻痹效果并不增加，反而因较多的邻近肌肉受累，且易引起副作用。

（方　方）

第九节　文　饰　术

一、文眉术

文眉术是以文饰术的手法先绘出理想的眉毛形态，再用文眉器械（文眉机等）将各种理想的颜料植染于皮肤表层，使之永不褪色的色彩修饰方法。

（一）适应证　①由于疾病或其他原因引起的眉毛脱落；②先天的眉毛稀疏、细小、色浅而不明显者；③外伤引起的全眉或部分眉毛缺损，眉中瘢痕；④断眉、眉不连，常见为眉头眉毛浓密，而眉峰、眉梢的眉毛稀少、没有或部分缺眉；⑤两侧眉形不对称；⑥眉形不理想或对眉形不满意者；⑦因职业需长期化妆而又无充足时间者。

（二）禁忌证 ①眉部处于感染伴有皮疹者；②眉部外伤新生瘢痕不足1年者；③过敏性体质，瘢痕体质者；④患者有严重心、脑疾病，高血压、糖尿病者。

（三）文眉的原则 文眉前无需将眉毛统统剃掉，而应在原有眉形基础上修剪，美化后再行文眉，其基本遵循的原则为："宁浅勿深，宁短勿长，宁窄勿宽，浓淡相宜"。眉头、眉梢、眉峰、眉身上下边缘要淡，而眉身要文得深些。

（四）眉形设计 设计眉形是文眉过程中重要的步骤之一，必须符合脸型、眼型、年龄、职业、气质、性格、肤色、发色等众多因素，不能千篇一律，要求美容医师需具有一定的审美能力、心理学素质和美术功底。

术前充分交流，了解就诊者的要求爱好和审美观，在双方共同商榷的基础上加以指导，但美容医师绝不能不依据实际，一味随意附和个别就诊者的不合理要求，要遵循美学标准结合实际与患者充分沟通，达成一致意见后，方可施术。

1. 正常人眉的标准位置

（1）眉头的标准位置：在内眦角的正上方。

（2）眉峰的标准位置：在眉梢到眉头距离的外1/3处，在外眦角的上端。

（3）眉梢的标准位置：标准的眉梢应微微倾斜向下，眉梢的末端和眉头应该大致在一条水平线上。

（4）眉毛与眼、鼻、唇的标准位置关系。

2. 依据脸型进行眉的设计 人的脸型各种各样，设计眉形时，一定要与脸型相适应，一些特殊脸型的人，其眉毛的画法和修整方法与正常人不同，以下为各种脸型的眉头设计。

（1）圆形脸：应设计出上扬眉形。眉毛应略微向上斜，稍粗，长短适宜，以达到五官舒展的效果，不可设计出水平长眉，而使脸型显得宽阔。

（2）长形脸：特点是颜面长度有余，宽度不足，一般可设计成接近水平，横向形态的眉，不可设计为上扬，更不可画成吊眉，那样会使脸显得更长。

（3）方形脸：特点是颜面长宽相近、棱角较明显，应设计出大方、近弧形略有棱角、比例适当，不可设计出纤细短平的眉毛。

（4）瓜子形（又称正三角形）：眉毛不要画成三角形，否则会夸大脸型下部宽度，一般应画成上翘圆弧形眉，眉正常位置近于外眼角上方，以使脸的上方显得宽展些。

（5）倒三角形：特点是脸型上宽下尖，应设计出圆弧形眉，以使额宽在视觉上有压缩感。

（6）菱形脸：又称枣核形，此形眉不宜下斜过长，否则会使脸型颊部更为突出，设计以画成水平圆眉为好，在眉头处适当着色深些。

人的脸型各自不同，具体设计应灵活掌握，以达到和谐美的准则，展出的不同脸型可供设计者参考。

（五）操作方法

1. 确定眉形，修掉眉形以外多余的眉毛。

2. 用70%酒精或0.01%新洁尔灭溶液擦拭消毒。

3. 一般不需麻醉，对疼痛敏感者，于手术前20分钟眉区皮肤上涂以表面麻醉制剂。

4. 文刺手法 术者以持笔式手持文眉机手柄，将肘关节找好支点，以免文刺中手部不稳，用文眉针尖部蘸以文眉色料制剂，刺入表皮，手法可分为点刺法、机连法、旋转法、点刮法、继断法，一般对眉头及眉上、下缘用点刺法，对眉毛的正中线至眉梢可用点刮法。

应保证一人一针，色料一人一份，如非一次性使用必需消毒处理，针与色料可高压消毒，以防交叉感染。

文刺后，用新洁尔灭消毒棉球擦拭，先顺着眉毛生长方向擦，然后再逆着眉毛生长方向擦，这样擦得干净，便于观察文刺着色情况，文刺不满意处可继续文刺，直至满意为止。结束后眉区再次清洁处理，局部涂以少许抗生素药膏。

5. 文刺术后处理 术后1~2天内局部出现轻度红肿属正常现象，之后逐渐开始结痂，1周左右结痂逐渐脱落恢复正常，切勿剥除痂皮。术后1周左右需保持局部干燥，不要用热水或肥皂液清洗，尤其在结痂之前。文刺术的1个月左右如果眉部文刺浅、短、窄、着色不均，不满意之处可于第二次，甚至多次酌情补色修正。文眉定型后，对于眉形以外长出的杂乱眉毛，应进行适当修饰，甚至可通过脱毛的方法予以解决，以保证眉形之美感。

二、文眼术

东方亚洲人种颜面较扁平，单眼皮小眼睛的比较多，面部轮廓缺乏层次立体感，睫毛稀少，双眸暗淡无神，通过在睑缘睫毛附近文刺着色，突出眼部，会使双眸更加炯炯有神，而且可扩大眼裂改变眼型，使睫毛显得浓黑，以增添美感。

（一）适应证

1. 睫毛稀疏脱落者。
2. 小眼睛、双眼皮者文眼线可起到扩大眼裂的效果。
3. 大眼睛、双眼皮者文眼线会使眼显得非常明亮，更加炯炯有神。
4. 重睑术后过宽，可通过文眼线，从视觉上产生缩小重睑宽度的效果。
5. 倒睫及眼袋术后为掩饰、遮盖瘢痕者。
6. 主动要求文眼线且无禁忌者。

单眼皮的人一般睫毛根部都翻卷在内侧，文眼线后较难看到，效果不明显，因此，最好在做过双眼皮后再文眼线。

（二）禁忌证

1. 患有眼病的急性感染，尤其是睑缘有炎症者。
2. 眼球外突或下睑轮廓不好者。
3. 瘢痕体质、过敏体质者。
4. 精神状态异常或精神病患者。

（三）文眼线的原则 文眼线的部位，一般上眼线应文在睫毛部及其稍外侧，下眼线应文在睫毛根部的内侧。文眼线的比例上眼线比较粗、深，下眼线比较细而淡。上、下宽度，粗、细比例以7:3较为自然。文眼线的形态，上眼线内眦部向外眦部，逐渐加宽，尾部微微上翘，下眼线泪点下缘至外眦可基本一致或逐渐增宽，下眼线文得一定要细直淡。注意上下眼线在内、外眦部决不能连起来，以免形同一个黑圈，将整个眼被眼线框起，使眼显得较小而呆板。

（四）文眼线的操作方法

1. 设计画出眼线的造型，并得到就诊者的同意。

2. 采用工具同文眉相同，首先常规0.1%新洁尔灭消毒，因文眼线一般较痛，故在消毒之前20分钟可涂以皮肤表面麻醉剂，也可术中沿睫毛皮下局部注射1%利多卡因局部麻醉，但用量不可太多，以防影响操作和造成眼线宽窄误差。

3. 文针蘸少许色料，沿眼线造型，依次按先上后下，从内向外文刺次序进行，文刺可采用点刺、点划手法进行。文刺过程中应嘱受术者微闭双眼，操作过程中，应随时清除多余色料和渗液，以利观察。文刺中文针方向绝不能朝向眼球，以防出现“飞针”损伤眼球。

4. 文刺完毕后，可给受术者滴抗生素药水，文刺过的地方涂以抗生素眼药膏。一般术后1~2天可有轻度肿胀，无需处理，5~7天后自然脱痂。出现色素不均或着色变浅处可于半个月后酌情修正补色。

三、文唇术

口唇不仅具有言语、吐纳、亲吻和辅助吞咽等功能，而且是构成容貌的重要部位之一，其重要性仅次于眼，有时尚胜过眼，口唇以红唇在正常肤色的面容中格外耀眼，一个上唇较下唇稍薄、而又微微翘起、两端嘴角也微微向上翘的口唇，常给人一种含笑的秀美与魅力。

口唇的外形有种族差异，白种人的口唇较薄，黄种人稍厚，黑种人最厚，一个大小厚薄都很理想的所谓标准唇型，并不适合于所有的人唇型的美与丑，与种族、民族的文化背景、审美观的不同以及每一个具体人的特征、气质等因素相协调有关。文唇包括文唇线及文全唇。

（一）文唇线的适应证

1. 正常人唇红线条不明显，为增加立体感及健美感常需涂以口红弥补者，而又不能保证修饰时间的。

2. 唇红线因外伤后瘢痕化较不规则、不整齐错位者。

3. 先天性唇裂修补术后留有唇缘对位不好或有瘢痕者。

4. 凡唇形不理想、唇厚、唇过大过小及唇弓、唇峰不明显者。

（二）文唇的禁忌证

1. 结缔组织性皮肤病、传染病、过敏性体质、瘢痕性体质者。

2. 近期口周有感染者。

3. 精神状态不正常或精神病患者。

4. 未成年人、且在无法定监护人同意时。

（三）文唇的操作方法 文唇的原理同文眉、文眼线一样，只是在着色上变黑为红，在设计好的唇形上进行文刺以使唇形变得鲜明，富于立体层次感，使口唇及唇像具有长久不变的诱人色彩，文唇仍然需遵循“宁淡勿浓，宁窄勿宽”的原则，力求适中和谐，同时结合个体的唇型、脸型五官、年龄、职业等因素综合考虑，文出一个适合每一个体的唇型。

文唇的手法以采用点划和斜划法为宜，具体文刺方法步骤和注意事项大致同文眉、文眼线术。因唇部血管丰富，故一般文刺不宜太深，不超过1mm为宜，过深易出血，且影响操作、观察与判断，术后局部涂以抗生素软膏，注意局部护理，防止感染，术后1周左右脱痂。不满意者可于1个月后酌情再次修补文刺，文全唇时应由后外缘向内，由深渐浅自然过渡。

（方　方）

第十节　眼部美容术

一、重睑术

（一）重睑形成的机制 施行重睑成形术虽已是较成熟的手术，但是有关重睑形成的机制至今仍是一个悬而未决的科学问题。重睑之所以形成，是由于上睑提肌腱膜除了附着在睑板上缘外，尚有部分纤维穿过眶隔和眼轮匝肌，分布至重睑皱褶处的上睑皮肤，当上睑提肌收缩上提时，上睑在皱褶处出现重睑。这种主张对于西方人可能正确，但是中国人重睑形成的因素是多方面的。

1. 上睑皮肤本身可以分为两个部分 在皱褶能上能下的广大部分，称为眶部，其皮肤较厚、较硬；在皱褶以下与睑缘之间的上窄条部分，称为睑板前部，其皮肤很薄、很软。这种厚薄、软硬不同的情况，使上睑皮肤在睁眼时皱褶处就自然加深，成为深沟，表现为重睑。反之，如果上睑靠近睑缘处的皮肤及其上方的部分都是很薄很软，没有薄厚和软硬的差别，重睑的皮肤皱褶当然就不能出现。这可能是初生儿以至小婴儿大多都是单睑的原因。

2. 眼轮匝肌也可以分为两个部分 在皱褶以上的部分，称为眶部，此处的肌肉较厚且比较发达；在皱褶以下的部分，称为睑板前部分或板前部分，此处的肌肉如果甚薄或很不发达，睁眼时在两部分肌肉的交界处，即睑板的上缘，就会出现一个皱褶，即重睑。反之，如果两部分的肌肉都很发达，二者之间没有明显的交界，则重睑的皱褶就不能出现。

3. 眶隔脂肪的下界如果在睑板的上缘，则睑板上缘之上的眼睑表现为丰满或凸起，而在其下则表现平坦。这样就很自然地会加强重睑的形态。不过，如果眶隔脂肪较多，越过睑板上缘，下降到睑板的前面，则重睑的皱褶就无法出现，所以眼睑成为单睑。

4. 如果上睑提肌和米勒肌（Müller 肌）都很发达，或者真有纤维分布至皮肤，则此肌收缩时不仅可使眼睁开，且有明显的重睑皱褶。反之，如果上睑提肌不发达或没有肌纤维分布至皮肤，则重睑皱褶就很难出现。

所以，重睑成形术的主要操作是：①将眼轮匝肌的板前部分剪去一些，使板前的皮肤能与睑板粘连或靠近；②将上睑皮肤的真皮与上睑提肌的腱膜或睑板缝合固定；③除非眶隔脂肪下移至睑板上缘之下或睑板前面，可以不剪除，因为睑板上缘以上的眶隔脂肪不仅便于提肌活动，使上睑运动灵活，而且可使眶下凹处略显丰满，使眼富于魅力，显得年轻；④对于睑板前的皮肤，如果不是过多，不是下垂将眼睑遮盖，可以不予切除。这样，皮肤切口的瘢痕可更整齐、细小，甚至不明显。

（二）重睑成形术的适应证和禁忌证

1. 适应证 ①眼睑皮肤较薄，眼裂较长的单眼皮，手术效果最佳；②单侧重睑或两眼的重睑大小不一致者；③隐重睑者。虽然是重睑，但睁眼时双眼皮不明显或消失者；④上睑皮肤松弛，压迫睫毛或掩盖部分瞳孔者；⑤主动要求行双眼皮成形术者；⑥眼外形不美观者，如三角眼或眯缝眼等。

2. 禁忌证 ①患有先天弱视、结膜炎、急性感染等眼疾者；②面神经瘫痪且不能闭眼者；③眼球突出者，眼裂短、两眼距离过宽（超过一只眼裂长度），或眉弓与上睑缘距离过近（小于1.5cm）的单睑；④瘢痕体质者；⑤各种原因造成的上睑下垂；⑥眼裂闭合不全，睑外翻或伴有眼部皮肤瘢痕、皮疹等；⑦心理准备不够充分或有精神神经症状者、要求不合实际者。

（三）术前检查和设计 手术前须仔细检查受术者具有上列的哪些临床特征，其程度如何。对检查所见除用文字记录以外，尚须作睁眼和闭眼的照相记录，以便与手术后的照片对比。

1. 重睑的类型

（1）平行形：上睑皮肤皱襞内侧与睑缘平行，外形显得秀丽端庄。

（2）开扇形：上睑皮肤皱襞自内眦处或靠内眦外侧开始逐渐斜向上变宽，犹如折扇开启之时的形状。此型双眼皮有秀美、妩媚之感。

（3）弯月形：上睑皮肤皱襞在内眦、外眦处稍低，中间部稍高，外形如同弯月，具有清秀雅丽之感。

2. 重睑线的设计与画线法 术前设计的重点是确定重睑的宽度，确定上睑皱褶与睑缘的关系。嘱受术者坐位，闭眼。用尖竹签蘸亚甲蓝或亚甲蓝液在睑缘上方皮肤表面，根据重睑类型定点。以开扇形为例，中央点一般距睑缘6.0～9.0mm（最常用7.0～8.0mm），内眦处距离睑缘3.0～4.0mm，外眦处距睑缘3.0～5.0mm，然后将三点连续画成弧线，并向外眦角外方延长3.0～5.0mm。如采用切开法延长线应略向外上方延长。画好后应查对双眼的重睑线是否对称。满意之后，可用竹签轻轻压住重睑线中部嘱受术者睁眼，此时能看到重睑的宽窄，检查其外形和两侧是否对称。

（四）消毒与麻醉 用0.1%的新洁尔灭溶液或75%酒精溶液擦拭消毒。重睑成形术一般在局部麻醉下施行。所用的局麻方法，常因重睑成形的手术方法和手术者个人的习惯而略有不同。采用结扎法时，可在重睑设计线的内、中、外三点，分别由皮肤至睑板表面垂直注射1%利多卡因溶液（每10ml内加入0.1%的肾上腺素溶液1滴）0.5ml。如果采用结扎法，进针通过结合膜，尚需在结膜囊内滴入1%地卡因溶液行表面麻醉。采用切开法时，可沿切口画线，用含肾上腺素的1%利多卡因溶液做皮下浸润注射，注射量为1.5~2.0ml。手术时为了使两侧上睑情况完全一致，局麻的注射量也须相同，皆为1.5ml或2ml。用这种简单的局部麻醉方法进行重睑成形术，经常可以收到手术无痛和出血甚少的满意效果。

（五）手术步骤

1. 缝线结扎法　这是一种传统的重睑术式，具有手术操作简便、无皮肤切口、手术时间短（15~20分钟）、重睑效果可靠和术后维持时间持久等优点。不足之处是术后上睑肿胀明显，消肿慢，自拆线到恢复自然状态一般需1~3个月。初学重睑术者应首选此法。

手术操作：用0号丝线两端穿角针，自结膜面睑上缘进针，从上睑皮肤面重睑线上分别穿出，两针间距2.0~3.0mm。一般从内眦到外眦共穿出5对针线，留足够长的线待结扎。接着用同样方法缝对侧上睑。将两侧上睑皮肤上的各5对缝线提紧，嘱受术者睁眼向上看，此时可观察形成的双眼皮外形情况及两眼是否对称。因上睑皮下有局麻药浸润，故所见到的重睑要比所设计的略宽些，属正常现象，不须处理，消肿后会恢复自然。观察满意之后，在每对缝线之间垫上2.0mm×3.0mm的酒精纱布卷，结扎缝线。

术后每天用抗生素眼药水滴眼1~2次。术后7天拆线。缝线结扎法在拆线后3天内肿胀仍显著，但拆线后每天消肿都十分显著，1周后常会获得较为美观的眼形。完全消肿时间较长（3个月左右）。

2. 埋线法　埋线法适用于上睑较薄，眼型美观，眶脂不多，不伴内眦赘皮者。

（1）连续埋线法：在画好的重睑线上定a、b、c、d、e 5个点，用带有5-0尼龙线的5×14的小三角针自外部皮肤e点进针，穿过皮下至d点，再挂上睑板穿出c点，然后再由c点进针穿过睑板至b点，由b点进针穿出a点后反折，带上睑板后至b点，经皮下至c点，由c点进针带睑板至d点，由d点经皮下至e点穿出，拉紧缝线打结，并将线结埋入e点皮下。

缝合要点：①为了避免形成皮肤小凹坑，注意原针眼进针原针眼出针，避免挂住过多真皮；②连续埋线缝合完毕，打结之前，嘱受术者睁眼，重睑效果满意后再结扎，结扎时缝线不要拉得过紧；③穿睑板时不要穿透结膜，如已穿透，应在结膜面原针眼穿出再缝合。

这种方法的优点是操作简便，术后肿胀较结扎法轻，不用拆线。但术后部分受术者重睑可能消失。因此，该法适用于眼皮肤较薄和无肉泡眼的人。

（2）间断埋线法：重睑线上定a、b、c、d、e、f 6个点，放置好角膜护板。带5-0尼龙线小三角针，由a点垂直刺入皮肤至睑板上缘后在结膜下横向b点推进，由此穿出皮肤。再从b点原针眼刺入，紧贴重睑线皮下推进至a点原针眼穿出。再按此法分别缝合c~d点、e~f点。然后嘱患者睁眼，重睑外形满意后，分别拉紧缝线打结，并将线结完全从针眼埋入皮下。

（3）小切口埋线法：在画好的重睑线的中心、内侧和外侧分别做3个长约3.0mm的小切口，切口一侧至真皮层，一侧切透真皮层至皮下。用穿以5-0尼龙线的小三角针自切口一侧垂直进针，带上睑板后，在结膜下向小切口另一侧推进，然后自小切口处出针，打结，将缝线埋入皮下。按同样方法分别缝合另外两处，并结扎埋线至皮下，这时可形成重睑效果。小切口不必缝合，只须涂抗生素眼膏即可。这种方法特点是操作简单，术后肿胀轻、消肿快，不用缝合皮肤切口，不需拆线，重睑外形美观。适于上睑皮肤较薄而且不松弛的青年人。缺点是有部分人术后重睑可能出现脱落。因此，术后2~4周内局部应避免用力牵拉或受外力撞击，防止缝线松脱或断裂。

3. 切开法 沿画好的重睑线切开皮肤、皮下组织、眼轮匝肌，直达睑板浅面的上睑提肌腱膜，用小剪刀在切口下方略作分离，剪除切口下缘一条宽约2mm的眼轮匝肌和多余的皮下组织。显露切口上内方的眶隔并剪开一个小口，轻轻挤出眶隔内脂肪并剪除由切口膨出的眶内脂肪，用5-0尼龙线做八字缝合。彻底止血后，用5-0尼龙线将眼睑切口上下缘皮肤缝合到睑板上缘水平的上睑提肌腱膜上，共缝5针。最后用5-0尼龙线间断缝合切口。上睑皮肤过于松弛时，可根据松弛的程度去除切口上缘多余的皮肤和切口上缘的眼轮匝肌。术后常规加压包扎双眼，有利于防止血肿，并能减轻水肿。24~48小时后去除敷料，检查创口后即可暴露双眼，术后6~7天拆线。

适应证：①年龄较大，上睑皮肤松弛及眶内脂肪过多（肉眼泡）的单睑者；②对重睑外形美要求较高者。其优点为术后重睑效果良好持久，并可按术者审美观调节重睑外形。不足之处主要有手术操作较前几种复杂，技术要求也较高，个别人术后可能在内眦切口处出现瘢痕增生。此外，手术后肿胀时间较长，双眼皮恢复自然状态一般需3~6个月。

（六）术后并发症及处理

1. 重睑消失 较常见，多见于埋线或缝线法。主要是术者轻视重睑形成的机制，不注意选择适应证，千篇一律应用埋线或缝线法。眼睑皮下脂肪组织过多，埋线或缝线不能长期使上睑真皮层与睑板粘连，或见于埋线结扎松脱。也可见于切开法保留过多的皮下疏松组织或未保留睑板前筋膜层，使睑缘皮肤不能与睑板牢固扣着在睑板上。处理此类并发症的方法一般应以手术切开法为主，尤其是“水泡眼”。切开法在暴露睑板时既不可保留过多的皮下组织，也不要使睑板完全裸露，应保留睑板前筋膜层。

2. 内眦或外眦皱褶消失 重睑线在内眦或外眦消失、中断形成半截双眼皮。主要原因是在手术时没有充分切除内眦或外眦的脂肪组织或眼轮匝肌组织。应将内眦角处的眼轮匝肌修剪干净，外眦角部的环行眼轮匝肌还应修剪多些，使眼睑的皮肤能与肌层深部的组织愈合在一起，形成明显的皱褶。

3. 双眼睑不对称 原因：①切口线的测量与标记不一致；②做上睑固定时皮肤的牵拉力量不匀；③局麻药的注射两侧不等量，切除上睑皮肤的宽度不等同，切除眼轮匝肌或皮下组织不等量；④切开重睑缝合创缘时带睑板的高低不一致。

处理此类并发症主要是针对上述4个原因进行相应的修整，一般要在3~6个月后组织反应消退方能进行第二次修整手术。一般以形态较理想的一侧作为标准，使对侧修整在同一水平，如果瘢痕不明显且低于6.0~8.0mm水平，可重新设计重睑线；如属上睑固定时皮肤的牵拉力量不匀者，可在原切口切开进行皮下剥离后按同一皮肤张力重新固定；如属肌组织，皮下组织切除不等同者一般观察半年后确定两侧明显不对称者可在另一侧适当切除些皮下组织或肌组织，使上睑皱褶基本在同一水平。

4. 重睑皱褶宽窄不均 多为手术切除皮肤和肌肉时宽窄不均的结果，可再施行一次手术矫正。

5. 三角眼 多见于中老年切开法患者，是由于眶隔脂肪丰满或松垂，术中没有足够切除眶隔脂肪，或切口没有超过外眦，处理这类问题的关键是切除眶隔脂肪，伴有上睑松垂的中老年患者还须根据上睑外眦部的皮肤松弛情况，予以适当切除。

6. 上睑退缩 因提上睑肌的退缩，使上睑退缩并轻度外翻，巩膜暴露，但闭眼多无障碍。有些患者主诉睁眼时上睑沉重有牵拉感。这是由于上睑真皮层和眼轮匝肌固定到提上睑肌腱膜比正常皮肤张力高，另外可能与眶隔紧紧地粘连到提上睑肌腱膜上。引起上睑退缩的因素可能与术者对解剖不重视或在处理上睑皮下组织眶隔时操作过分粗暴有关。第二次手术时眶隔与上睑提肌组织的粘连必须解除，为了预防在同一位置再次形成粘连可以利用眶隔脂肪瓣转移到粘连解除的区域，粘连解除，上睑回到皮肤无张力的固定水平，同时也矫正了睑缘外翻。

7. 上睑凹陷　多见于上睑皮肤薄或深陷的眼睛，凹陷在上睑中部最显著，是眶隔脂肪切除过多所致，在凹陷部位睑皱褶明显减弱。

8. 上睑下垂　因为重睑固定水平的瘢痕妨碍了提上睑肌的功能；或者手术中损伤了提上睑肌腱膜致提上睑肌腱膜的止点与睑板分离；还可能由于上睑皮肤切口太深太高以致将提上睑肌腱切断；以及血肿压迫提上睑肌腱膜，造成暂时性（2～7天）的上睑下垂。处理主要是矫正被损伤的提上睑肌腱膜，仔细地解剖出提上睑肌并重新缝合到睑板上。

9. 感染和血肿　较少见。感染的发生主要是术者无菌操作不严格或缝线法线结外露所致。血肿主要是手术时没有仔细地进行止血，或者手术时剪除眼轮匝肌的范围过低，损伤眼睑动脉弓，产生较多的即时出血或术后出血。严重的术后出血，须打开伤口止血。

10. 上睑瘢痕　较少见。多为扁平瘢痕，一般因上睑皮肤较薄，切开缝合后瘢痕仅为一条缝合的痕迹，如同上睑皱褶。但如切口愈合不好，可造成毁容。处理可经瘢痕切除，同时行重睑成形术。

二、上睑皮肤松弛矫正术

眼睑皮肤松弛临床上很常见，尤其是在中年后，随着年龄增加愈加明显。消瘦者比胖者发病早。由于皮肤逐渐失去弹性，产生明显的皮肤皱褶。一般上睑较为明显，尤其是外1/2部分或中外2/3部分。重症的皮肤松弛遮住颞侧部分睑裂，因此有的患者为了看清前方的东西需要抬头，或不时地用手抬起上睑。

（一）**术前设计**　受术者端坐、闭眼。医师用手指轻轻向上拉紧受术者上睑的皮肤，使睑板的上缘隐约可见；然后用细棉签蘸亚甲蓝溶液，在睑板上缘的稍下处或距睑缘6.0～8.0mm处画出下切口的画线，画线由内眦向外眦并由外眦越过眶外缘到达其附近上方的一个鱼尾纹处；再用小弯钳由下切口画线向上夹捏上睑过多的皮肤，在不妨碍受术者闭眼的情况下，画出上切口的画线，此画线也是由内眦向外眦并由外眦越过眶外缘达到其附近上方的一个鱼尾纹。注意，上下画线之间为需要切除的赘皮。画好线以后，可用碘酊将亚甲蓝画线固定。

（二）**手术步骤**　在上睑画线处用含有肾上腺素的1%利多卡因溶液约2ml做浸润麻醉。先沿下切口画线做切口，再沿上切口画线做切口，两切口均需切开皮肤深达眼轮匝肌的表面；用小剪刀将两切口之间的皮肤剪除，露出眼轮匝肌。剪除皮肤最好由外向内，并在外眦部用锐性分离法分离；再沿睑板上缘剪去一条宽约3.0mm的眼轮匝肌纤维；上睑若有脂肪疝出，可在疝出处将眶隔膜剪一小口，并对眼球稍施压力，让脂肪自然突出，然后将突出的脂肪剪去，但不可剪除过多；在伤口内仔细止血，最后用5－0细丝线将上切口与下切口直接缝合。

（三）**术后处理**　手术完毕时，可在眼内涂眼膏，切口可用凡士林纱布条和干纱布条覆盖，不可用绷带包扎。手术后严禁过度用眼，用棉签蘸生理盐水清洁患眼的分泌物。术后4天拆线，一般受术者在术后10天可恢复工作。

（四）**并发症**

1. 两侧不对称　由于测量上的错误致使重睑形成不对称，或两侧眼轮匝肌去除的不相等，高度不一致所致。

2. 重睑未形成或过浅　可能是睑板上缘暴露不够，或是缝合时未挂住睑板上缘筋膜所致。

3. 眶上区凹陷　是眶隔脂肪切除过多所致。

4. 眶内血肿　止血不彻底，或有全身血液性疾病。术前应重视血液检查。

5. 重睑过高　设计上的误差，或是设计时未拉紧松弛的皮肤。

6. 睫毛过度外翻　切口低、悬吊固定过高所致。

7. 上睑下垂　解剖不清，手术粗暴，切断了提上睑肌。

8. 三角眼或三眼皮　悬吊层次不一致或某针与眶隔粘连或剥离过于广泛，内眦赘皮严重而未矫正。

9. 感染　消毒不严格，无菌操作不严格，切口内遗留纱布丝等异物，拆线不彻底将线头遗留在伤口内等。

三、下睑皮肤松弛矫正术

眼袋是由于下睑皮肤松弛，皮肤与眼轮匝肌间纤维组织连接减弱，肌肉及眶隔膜间的张力降低，以致眶内脂肪组织经眶隔的薄弱部位向外疝出。久之，可致下睑皮肤高度松垂，其表现为下睑饱满，皮肤松弛皱纹增多，甚者形成袋状结构，故称为眼袋。

（一）临床分型

1. 眶脂疝出型　以眶脂向外下方突出为主，以中青年多见，有一定遗传因素。

2. 下睑皮肤松弛型　以下睑皮肤松弛下垂为主，多见40岁以上者。

3. 混合型　兼有眶脂突出与下睑皮肤松弛的特点，临床最为常见，约占眼袋手术的70%。

4. 眼轮匝肌型（假性眼袋）　睑缘下方因眼轮匝肌肥厚，形成下睑缘下方条状凸起，而眶脂并无疝出。多见于青年人。

（二）皮肤切口眼袋成形术　适用于眶脂膨隆伴皮肤、轮匝肌及眶隔松弛的中老年患者。手术步骤如下。

1. 切口设计　平卧，稍向上视，使下睑皮肤展平。自下泪点稍外侧距睑缘2.0mm处起，依次向外在下睑中点，内侧3/4与外侧1/4交界处，外眦下方，及斜向下外顺鱼尾纹延伸4.0～5.0mm处，定为A、B、C、D、E五点，分别距下睑缘、外眦或鱼尾纹中间线为3.0、3.0、4.0、5.0、6.0mm。用亚甲蓝针头刺出五个关键定点，其连线即切口线。由于鱼尾纹的中间线低凹，与D、E点之间成斜坡，站立时此处切口线不明显。外侧稍宽的皮肤切口，术后睑缘的静脉、淋巴回流良好，轮匝肌悬吊固定和下睑皮肤提紧后，不会牵拉外眦角的上睑皮肤。

2. 麻醉　眶下神经、面神经颧支阻滞及局部浸润麻醉。

3. 切口与剥离　按设计切口线切开皮肤，沿皮肤与眼轮匝肌间进行剥离。不损伤真皮下血管网则出血少。剥离范围达眶下缘，外侧达颧突上部，此处皮肤和皮下组织较厚较致密。在下睑中段沿肌纤维分开，可见眶隔及其深面的脂肪组织。

4. 切除眶脂　轻压眼球，剪开眶隔及脂肪包膜，中央部脂肪球自动脱出，切除后止血。然后移向内侧稍作钝性剥离，找出内侧脂肪球，切除并止血。外侧脂肪球在眼球前下方，位置较深，去除的脂肪量较少。三处脂肪球去除后需仔细止血。眶隔和轮匝肌分开处可缝合闭合眶隔。

5. 悬吊固定轮匝肌　眼轮匝肌松弛以至下垂者，需剪除切口下方窄条肌肉；若仅是皮肤轻度皱纹者可不必剪除。然后将肌肉外侧悬吊固定于外眦韧带或附近骨膜上。

6. 切除松弛皮肤　将已剥离的下睑皮肤上提至下睑缘，嘱受术者视向头顶并张口，自然状态下精确画出多余皮肤的切除线。宁少勿多，先留有余地，以恰好毫无张力地与上创缘对合为度，以免造成睑球分离、睫毛前翻以至睑缘外翻。1.0～2.0mm的误差则显出这些不良后果，故必须十分谨慎和精细。剪除多余皮肤时，由外向内侧，并轻提下睑皮肤移向外眦部，使之对合良好间断缝合皮肤，不留皱褶或高低不平。切口设计的A点亦往往需酌情修剪延伸，但使缝线不超过下泪点内侧。

7. 术后处理　以0.25%氯霉素眼液滴眼，切口处以油纱及纱布加压包扎。48小时后去除。5天拆线，肿胀或青紫可在7～10天内消退。

（三）结膜切口眼袋成形术　18～30岁青年人眶脂过多为首选；相对适应证为患者要求无切

口瘢痕，或皮肤偏暗为避免切口色素减退性瘢痕者。手术步骤如下。

1. 麻醉　先做眶下神经阻滞麻醉，后做下睑结膜下局部浸润麻醉，辅以结膜表面麻醉。

2. 切口　先用生理盐水棉球持续保护眼球。距下睑板下缘1.0~2.0mm处的中段，作1.0~1.3cm的结膜横切口。切开结膜，用睑裂拉钩牵开创缘。沿眼轮匝肌与眶隔之间，水平方向钝性剥离。

3. 去眶脂　达眶下缘时剪开眶隔，中央的脂肪团先疝出。打开囊膜，脂肪球自行脱出，予以电烙切除。再向内侧钝性剥离，注意勿过深以致伤及下斜肌。内侧脂肪球由较小的分叶组成，较紧密，呈暗黄色或白色，常见到内侧脂肪囊上有一条纵行血管，需彻底止血并切除脂肪。外侧脂肪球依法切除。须留意眶脂切除不可过多。

4. 复查　为了真正体现站立时情况，必须在上睑轻压眼球，如有眶脂溢出仍可切除并结扎。轻揉下睑，复位，并检查下睑外观。

5. 缝合结膜　用7-0尼龙线连续缝合结膜，自内外眦部拉紧，不打结，两端粘贴，以供术后4天拉出缝线。也可不缝合，涂以抗生素眼膏。

（四）并发症

1. 皮下组织淤血、肿胀　常见，一般无需特殊处理，1周左右可自行吸收。

2. 局部血肿　多是手术中止血不彻底造成，严重者并发球后血肿，压迫眼底血管，造成视力障碍及失明。为避免造成面部血肿，术中操作应仔细，彻底止血，术中麻醉不应加过多的肾上腺素，以免药效过后出现反跳性的毛细血管渗血。对出现的轻度血肿，可以做理疗，促进吸收；如血肿较大，则需再次手术，清除血肿。

3. 下睑外翻　轻度的下睑外翻，经2~3个月能渐渐恢复。对出现的不可逆性睑外翻，可在3个月后再次手术，向外上方悬吊眼轮匝肌。如为很严重的下睑外翻，可采用下睑外1/3部分楔形切除法，上睑皮瓣、颞侧皮瓣转移以及下睑部植皮等方法来修复。

4. 眶隔脂肪切除不均　如两侧眶隔脂肪切除量不均，可再次手术，将脂肪多的一侧再部分切除，以达到两侧基本一致。如切除眶隔脂肪过多，出现下睑部凹陷，则很难弥补，只能随着时间的推移而有所缓解。

5. 结膜面切口眼袋成形术较常见的并发症是双侧眶隔脂肪切除后，结膜面对合不好。

眼袋成形术中要特别注意：①解剖层次要清楚；②切忌通过眶隔切口用镊子伸进眼眶内向外牵拉脂肪团，这样容易引起术后眶内血肿。切除脂肪团后一定要彻底止血；③不能以为切除眶内脂肪愈多愈好，它可以导致眼窝凹陷、粘连等；④不要切除过多的皮肤与眼轮匝肌，以免引起睑外翻。

四、上睑下垂矫正术

正常人双眼平视时，上睑缘遮盖上部角膜1.0~2.0mm。由于提上睑肌功能不全或丧失，致上睑提起不全，或不能提起，遮盖角膜超过2.0mm，遮盖部分或全部瞳孔，称为上睑下垂。

（一）上睑下垂的分类

1. 一般分类　①先天性上睑下垂，最常见，单侧性多（75%），双侧较少（25%）。绝大多数提上睑肌发育不全，残存提上睑功能；②后天性上睑下垂，包括外伤性、神经源性、机械性、肌源性、老年性及假性上睑下垂。

2. 临床分类　①轻度为上睑下垂1.0~2.0mm（上睑缘位于瞳孔上缘）；②中度为下垂3.0mm（上睑缘位于瞳孔上缘和瞳孔的中点）；③重度为下垂≥4.0mm（上睑缘遮挡瞳孔1/2）。于上眶缘压眉除去额肌力量，平视前方时，正常的上睑缘位于角膜上缘和瞳孔上缘中间。

（二）临床表现　平视时（无额肌作用）上睑缘遮盖角膜超过3.0mm者为上睑下垂。平视时正常睑裂高度平均为7.54mm（男性7.66mm，女性7.42mm），两侧对称。若两眼睑裂高度相差大于2mm者，可认为上睑下垂。

典型的上睑下垂有特殊容貌表现：①下垂侧的额部皱纹深而明显；②额肌强力收缩协助下垂侧提睑而出现此侧眉上移；③双侧下垂者常有抬颌、仰视。严重者可导致脊柱后弯畸形；④盖过瞳孔的先天性上睑下垂，可能引起弱视；⑤先天性上睑下垂者，常伴有上直肌功能不全和/或其他睑部畸形。

（三）术前检查

1. 提上睑肌功能　两眼平视正前方，正常上睑缘应在角膜上缘与瞳孔上缘之间。如低于此水平，部分或完全遮盖瞳孔区为上睑下垂。医师用两手拇指压住患者眉弓部，嘱患者眼球向上转动，如眼睑完全不动，表示提上睑肌功能消失。如向上注视时，眼睑稍能上举，表示提上睑肌功能减弱。

2. 上直肌功能　提起两眼上睑嘱患者向各方向运动，注意比较两眼是否对称，特别是上直肌。也可嘱患者闭起两眼，眼球向上转动，医师撑开眼睑观察眼球位置，如果角膜仍在原来位置，那么可以推想到患者术后眼睑闭合不全，角膜暴露。

3. 下颌瞬目联带运动　注意当患者咀嚼时有无瞬目反射的联带运动。下颌瞬目综合征不宜作提上睑肌缩短术治疗。重症者一般作提上睑肌切断术，然后借用额肌力量予以矫正。

4. 新斯的明试验　以除外重症肌无力。

5. 可卡因试验　以除外交感神经性下垂。

6. 注意眼球位置、外眼肌活动情况以及有无复视、斜视等。

（四）手术方法的种类和选择　一个理想的上睑下垂手术应该满足：①两眼的睑裂大小和宽度应该一致；②两眼上睑缘位置和高度相同；③睑缘弧度与外形无损；④双重睑对称；⑤眼球各方转动时，睑球运动协调一致；⑥眼睑闭合好；⑦保持正常瞬目；⑧无复视和斜视。

上睑下垂矫正术的术式已有百余种之多，按各自的机制分成三类：①提上睑肌缩短，用以增强提上睑肌力量；②借用额肌力量；③借用上直肌力量。

从解剖与生理的角度来看，提上睑肌缩短类手术比较符合生理，术后效果也好，但手术操作复杂。若提上睑肌功能很差（提上睑肌肌力低于5.0mm），则手术效果不理想。借助额肌力量类手术，操作简单易行，不受提上睑肌功能限制，但术后出现眼睑停滞现象，提起上睑的方法是向上，而不是后上方，因此，不符合生理。借助上直肌类手术，操作简单，术后无眼睑停滞现象，但术后无瞬目，睡眠时眼睑闭合不全，由于增大了上直肌负担，临床上出现复视和斜视，目前这类手术一般不采用。

小儿上睑下垂一般安排在3岁以后手术治疗，过晚有可能出现弱视和皱额、抬眉、后仰等外貌。外伤性上睑下垂最好在病变稳定后再手术，一般在外伤后6个月至1年。

1. 提上睑肌缩短术（内外联合切口）

（1）手术在局部麻醉下进行。上穹隆部结膜下注入0.5ml局麻药，要浅，使结膜下组织肿起，易于分离。于上穹隆部鼻侧和颞侧端分别作一垂直切口，长约5.0mm，或于睑板上缘上2.0mm，水平切开穹隆结膜，长2.0～2.5cm。于结膜和Müller肌间潜行分离，范围由睑板上缘至上穹隆顶端。沿上睑缘于眼轮匝肌下及眶顶提上肌方向注入适量局麻药。结膜囊上穹隆部插入金属垫板。于重睑线处作平行睑缘的切口，切开皮肤和眼轮匝肌。作上睑缘牵引缝线，把上睑拉向下方，眼轮匝肌下作潜行分离，至睑板上缘上5.0～6.0mm，暴露眶隔。

（2）睑板上缘上3.0mm处，水平切开眶隔。将眶隔下的脂肪组织用眼睑拉钩向上拉开，下方即提上睑肌腱膜。睑板上缘，提上睑肌腱膜两侧，各开一钮孔与穹隆部两侧结膜相通。通过两侧钮孔伸入直血管钳夹住提上睑肌腱膜和Müller肌。在睑板上缘横向切断提上睑肌和Müller肌，充分向上分离。如手术中于睑板上缘切开穹隆结膜的，此时可于结膜面作连续缝合。

（3）沿提上睑肌两侧缘，向上剪开提上睑肌的内、外角，松动提上睑肌。注意避免损伤上斜肌和泪腺。沿提上睑肌两侧的开口，向上进一步剪开提上睑肌两侧的节制韧带。此时，提上睑肌充分分离，能顺利拉出。将睑缘提高到适当高度。如单眼上睑下垂可参考健眼睑裂高度。假如患者为双眼上睑下垂，可将上睑提高至角膜上缘。把提上睑肌拉下，估计出需要缩短的提上睑肌长度。

（4）于拟缩短的提上睑肌处，作三对褥式缝线线套，并将各线套的一侧缝线通过睑板中央部水平的相应位置，缝线作活扣结扎。观察睑裂大小、上睑缘弧度、闭合不全的程度，以及两眼是否对称。必要时，打开缝线活扣，提高或降低提上睑肌缝线位置，结扎缝线，去除多余的提上睑肌。

（5）切除眼睑皮肤切口以下的眼轮匝肌。皮肤创缘作睑板固定缝线。下睑缘作 1～2 个暂时性牵引缝线，固定于眉毛上方，结膜囊内涂抗生素眼膏，以保护角膜，绷带包扎。术后 48 小时换药，一般术后 3～5 天可拆去下睑牵引缝线。7 天后拆除缝线。

2. 额肌瓣悬吊术　适用于提上睑肌功能极差，或完全丧失的患者。术后眼睑闭合不全较缝线提吊术轻，且改善快，外形好。因没有埋入缝线，故远期术后并发症感染可以避免。但手术野暴露欠佳，出血稍多。

（1）局部麻醉后，于眼睑重睑线处切口，切开皮肤与眼轮匝肌，达睑板面。上睑缘中央部作牵引缝线，向下牵拉。

（2）于皮肤与眼轮匝肌间作潜行分离，达眉弓部，并越过眉毛（注意避免损伤眉毛毛囊），进一步向上，于皮肤与额肌间作潜行分离。额肌分离范围为眉弓上 1.0～1.5cm，宽 2.5cm，鼻侧端注意避免损伤眶上神经。

（3）再于眼轮匝肌和睑板间向上作潜行分离，至眶上缘后，贴眶骨向上进一步分离额肌深部，范围向上，鼻侧部分离不要超越眶上切迹。

（4）用眼睑拉钩拉开并提起皮肤切口的上缘。于眉弓下缘作平行于睑缘的眼轮匝肌切口，切透肌肉，长度约 2.5cm。再于该眼轮匝肌切口的上缘的内外两端，向上作额肌的垂直切口，形成额肌瓣。鼻侧切口位于眶上切迹颞侧，颞侧切口与鼻侧切口间隙 2.5cm。充分压迫止血。

（5）将额肌瓣拉下，通过眼轮匝肌深部达睑板表面。用镊子把上睑缘提到正常位置，注意与健侧上睑缘位置对比，如为双眼上睑下垂，要注意两眼对称。轻轻拉紧额肌瓣，于睑板中央部水平相应处，作三对褥式缝线，将额肌瓣固定于睑板上。如位置合适，结扎缝线，切除多余的额肌瓣组织。

（6）皮肤切口作睑板固定缝线。下睑缘皮肤作一个暂时性牵引缝线，固定于额部。

3. 阔筋膜带悬吊术　施行此手术之前，需先在受术者股外侧采取一条长约 16cm、宽约 0.6cm 的阔筋膜，再将其一分为二，使之成为两条宽约 0.3cm 的阔筋膜带，以便为两眼进行悬吊手术。悬吊的方式有“V”形、“U”形、“山”形和“W”形 4 种。仅介绍“W”形悬吊术。

（1）在局部麻醉下，先在患者眉上缘的内眦、瞳孔中央和外眦相对处共做 3 个长约 0.6cm 的横行小切口，深达额肌表面。再在上睑皱褶的内 1/3 与中 1/3 及中 1/3 与外 1/3 的交界处各做一个长约 0.3cm 的横行小切口或沿重睑线切开，深达睑板的表面。然后将一小型筋膜引针由眉上中央小切口插入，经眉的皮下及眼轮匝肌与眶隔之间到达睑板表面，在上睑皱褶内侧小切口穿出；于是，将筋膜带的一端穿入引针的小孔。抽出引针，将筋膜带由皱褶内侧小切口引入，自眉中央小切口穿出。

（2）用同法，将筋膜带的另一端经过眼轮匝肌与眶隔之间及眉的皮下，在眉上内侧小切口拉出。

(3) 用与上述方向相反的方式，将筋膜带的一端由眉上中央小切口引入，自上睑皱褶外侧小切口拉出；再用与上述相同的方式，将另一端由上睑皱褶外侧小切口引入，自眉上外侧小切口拉出。筋膜带在眉与上睑之间的组织内排列成“W”形。

(4) 用丝线将眉上中央小切口内的筋膜带与额肌缝合，固定以后拉紧筋膜带的两端，使“W”的两个“V”形缩短，借以将下垂的睑板和睑缘向上方吊起。吊起的程度应以上睑睑缘位于瞳孔中央水平线以上约0.1cm处为宜。将切口内的筋膜带分别用细丝线缝合，固定于睑板和额肌。最后，将皮肤切口缝合。

如果为双眼手术，则应注意使两眼裂的大小一致。术后如果用绷带加压包扎，要注意使绷带的压力保持在眉部，而不涉及眼球。因为眼球一旦受压，可引起眼部剧痛和更严重的后果。其他术后处理与上睑提肌缩短术的相同。

(五) 并发症 包括感染，睑眶部血肿，结膜水肿，结膜脱垂；睑裂闭合不全及暴露性角膜炎，睑缘弧度欠佳或畸形，睑内翻或外翻，睑皮下结节或囊肿形成，两侧重睑不对称或重睑形态不良；睑下垂矫正不足或矫正过度上睑退缩，上睑迟滞；损伤眼外肌特别是上直肌上斜肌，导致复视和眼球偏位；眶上神经痛等。

五、内眦赘皮矫正术

内眦赘皮是指在内眦角前方自上而下呈顺向性或自下而上呈反向性蹼状皮肤皱褶，是东方人眼的特征之一。它可以掩盖内眦角的正常外形，并可遮挡一部分视线，影响眼的美观。为了使眼更加美丽动人，必须先矫正内眦赘皮后才能进行重睑手术。

(一) 分类 按发生的原因分为先天性内眦赘皮及外伤性内眦赘皮，临床以先天性内眦赘皮多见。内眦部的切割伤、烧伤及手术后瘢痕挛缩，均可产生外伤性内眦赘皮。先天性内眦赘皮分为：①眉型：赘皮起自眉部，向下延伸至泪囊区皮肤；②睑型：赘皮起自上睑，向下延伸经过内眦至下睑，与鼻侧皱襞融合在一起；③睑板型：赘皮起自上睑皱襞，向下行走，在内眦部消失；④倒向型：赘皮起自下睑，经过内眦向上延伸至上睑。

(二) 手术时间 轻度先天性单纯内眦赘皮，有时随患儿发育，鼻背的逐渐增高而日趋减轻或消失，故对患儿应定期随诊，观察其演变，在12岁前不宜施行手术。后天性内眦赘皮，应待瘢痕软化后再行手术，早期可采用局部按摩、压迫或其他理疗方法，促其软化平复。

(三) 术前设计

1. 先画出前正中线及此线上两眼眦角间中点，测量两侧内眦及眼裂宽度。按眼美学标准，即眼裂宽度 = 两内眦间距 = 两外眦间距1/3 = 头宽1/5，确定手术拟达到的新内眦点。然后画出切口设计线，用亚甲蓝针头刺出关键定点。

2. 内眦修复都作小皮瓣，在切口、剥离上要准确。皮瓣厚度必须有2.0~3.0mm的皮下组织和肌肉组织，预防皮瓣尖端坏死，转位后对合要严密。

3. 稍予分离内眦角皮瓣。将内眦韧带浅面的坚韧组织缝至新内眦点附近鼻根外侧的筋膜或骨膜上定位。

4. 内眦周围至鼻根之间为凹陷区，对多余皮肤的修剪要少一些，留有余地，经缝合和压迫粘贴，使内眦鼻根间的凹陷区无张力，皮瓣下无死腔。

5. 内眦附近为较易出现瘢痕增生的区域，术前应向患者解释清楚，原则上切口要少，沿上下睑皮纹精细施术。

(四) 手术方法

1. Stallard法 局部麻醉后，顺内眦赘皮皱襞缘的全长作一弧形皮肤切口。于切口上端向上睑裂缘作大致呈垂直的皮肤切口。内眦部下4.0mm处由弧形切口向鼻上侧作皮肤切口，切口终止于内眦水平距离弧形切口4.0mm左右处，此时皮肤切口呈Z形。游离上下两个三角形皮瓣作交错转位。间断缝合皮肤切口。同法作另眼。

2. Spaeth法　局部麻醉后，沿内眦赘皮缘作弧形皮肤切口ab。于切口两端作朝向上下睑缘内1/3处几乎是垂直的皮肤切口ac、bd，分离2个三角形皮瓣A、B。于a、b两端将皮瓣拉起向鼻上鼻下侧展开，使内眦部完全暴露，用亚甲蓝标出其适当位置，即e、f点。于内眦赘皮切口的中央O点向e、f作分支切口oe、of，分离皮下组织，呈2个三角形皮瓣C、D。将A、C两个皮瓣与B、D两个皮瓣互相交错转位，间断缝合皮肤创缘。

3. Blair法　局部麻醉后，于内眦部作Y形皮肤切口，切口上下两端向内眦部作分支切口，分离A、B、C、D 4个三角形皮瓣，将AB和CD 2个皮瓣互相交错转位，间断缝合皮肤切口。

4. Y-V矫正术　局部麻醉后，先标出正常内眦位置，测出需要缩短的距离，切口长度根据具体病情决定，作Y形皮肤切口，分离切口四周的皮肤组织，作V形缝合，修整四周皮肤后，间断缝合皮肤切口。

5. 四瓣法

（1）适应证：先天性内眦赘皮、内眦间距增宽及小睑裂综合征等。优点是手术后无直线瘢痕通过内眦部。缺点是内眦赘皮手术后瘢痕多，但1年后瘢痕多不明显。

（2）切口设计：让患者正视前方，在鼻正中线至瞳孔中心水平连线的中点定P_1点，为新内眦角，在原内眦角处定P_2点，从P_1P_2连线中点分别向内眦方向定出与该线呈60°角的切口线，长度为P_1P_2线的1/2，再自这二线两端向鼻背画出与其呈45°角的2条切口线，长度也为P_1P_2线的1/2，以P_2点为中点画出一条凹面向内眦的弧形切口线。

（3）手术步骤：局麻下沿预定线切口切开皮肤，剥离成4个皮瓣。显露内眦韧带，用不锈钢丝将韧带穿经鼻骨，牵紧使之缩短。先将P_1点与P_2点缝合，然后依次将上方2个瓣和下方2个瓣相互换位缝合，要求创缘对合准确，缝合平整。

（五）并发症

1. 手术瘢痕。

2. 内眦赘皮矫正过度　轻者可暂不予处理，多于短期后自行恢复。重症者可导致睑外翻、眼睑闭合不全。多是皮瓣转位缝合后牵拉力量过强引起。手术结束时发现上述现象，应予重新缝合。

3. 外眦切开所致的畸形。

六、眉下垂矫正术

眼睑皮肤松弛有时可以合并出现轻度或中度的眉下垂。眉下垂必将加重眼睑皮肤松弛的外貌。眉下垂的手术矫正可以和眼睑皮肤松弛或睑袋矫正术一起进行。

（一）眉下垂矫正术　切口通常位于眉上缘，长度以中外2/3为好。先用镊子夹取眉部上方的皮肤测出皮肤切除量后，用亚甲蓝标出。手术在局部麻醉下进行，切除标出的新月形全厚皮肤，间断缝合。该皮肤切口符合眼轮廓线，因此，术后瘢痕不明显。

（二）眉下垂后固定矫正术　上睑及眉间浸润麻醉后，结膜囊内放入金属垫板。于重睑线切开皮肤和眼轮匝肌，并顺睑板表面向上分离睑板前眼轮匝肌和眶隔前眼轮匝肌，并继续向上分离至额肌。分离额肌的范围如果不超过眉上2.0mm，鼻侧不超越眶上切迹，手术应该是安全的，不致损伤眶上神经。皮肤与眼轮匝肌间潜行分离至眉部，注意分离至眉部时不宜太浅，以免损伤眉毛毛囊。手术过程中如出血较多，可压迫止血。

用穿以3-0的不吸收缝线的三角针作3对后固定的褥式缝线。先缝中央部1针。缝线穿过眉毛深部组织，然后通过额肌，缝于预定位置的额骨骨膜上，先打活结观察疗效，如果达到满意效果，再缝合其他2针，各距中央缝线1.0cm，结扎缝线，重睑线皮肤切口作睑板固定缝线。

（三）眉毛骨膜固定术 局部麻醉后，沿眉毛上缘外侧1/2作2.5cm长的皮肤切口直至肌肉，于该切口上方作一弧形切口，中央部最大垂直距离约1.0cm，故呈新月形。切除新月形皮肤，于创面内做一平行于眉毛上缘的切口，深达骨膜。向上下作分层潜行分离。

用3-0不吸收缝线作一褥式缝合。缝针过程为于切口上缘从下而上（由额部向眉部）通过帽状腱膜，于其一侧距离约1.0cm处又从上而下穿过该腱膜层。然后根据眉下垂的程度，间隔一段距离，缝针由上而下通过骨膜，向距离约1cm的缝线起始侧（与帽状腱膜缝线相对应）又从下而上穿过骨膜。逐渐拉紧缝线并注意观察眉毛的位置是否抬高到预定的位置。如果达到满意效果，结扎缝线。分层缝合深部组织和皮肤。

（王　焱）

第十一节　乳房整形美容术

一、乳房的美学

乳房是女性的重要性器官之一，人类关于乳房最初的意识是与生命的孕育和诞生紧密相联的。

随着社会的发展，经济生活水平的提高，特别是女性参与社会活动的增加，更加注重自己的形体。如今，全球范围内女性选美活动如火如荼地开展，仅从对形体三围（乳房、腰腹、臀部）的要求，可略见一斑，而乳房的形态当之首位，说明了当今人类对女性乳房美学形态的重视是前所未有的。所以，女性乳房不仅作为功能器官和性征器官，并作为审美学器官，越来越受到大家重视。

乳房的大小形态因种族、年龄、人体发育而有所不同，很难找到一个适合于每一个人的理想化的乳房形态标准。一般来说理想的乳房形态应是丰满的半球形或圆锥形，基底是半圆形，乳头位于顶端向前外稍向上突出。

由于种族间的体质、文化传统、心理因素等不同，各国乳房美学的标准多少存在些认识上的差异，我国学者对中国女性乳房测量结果的数据分析，女性乳房的形态根据其前突的长度与乳房基底面半径比例的大小分为四种类型：圆盘型为乳房前突的长度小于乳房基底部的半径，半球型为乳房前突的长度等于乳房基底部的半径，圆锥型为乳房前突的长度大于乳房基底部的半径，下垂型为乳房前突的长度大于乳房基底部的半径并有乳头部下垂。

根据测得的结果及数据分析，中国女性乳房的美学标准应该是两方面的，一是指乳房本身形态丰满、匀称、柔韧而富有弹性，一般认为半球型和圆锥型的乳房为较美的乳房；二是指乳房大小与体形的协调比例符合一定的美学规律。

二、小乳症与隆乳术

女性乳房扁平或过小，使胸部及形体特征的优美曲线无法构成，而丰满圆润的乳房则是女性正常优美及轮廓的象征。

女性小乳症（扁平乳）的原因：①乳房先天性发育不良；②哺乳后乳腺组织萎缩；③乳房肿瘤的乳腺切除术后；④局部感染、外伤导致腺体破坏所致。

（一）隆乳术的适应证 凡女性年满18周岁有小乳症或为美容目的而有要求的，在无禁忌手术条件的情况下均可做隆乳术。包括：①乳房发育不良或乳房在分娩后萎缩；②两侧乳房大小不对称；③哺乳后乳房腺体组织萎缩；④体重骤减后形体消瘦乳房萎缩；⑤两侧乳房轻度下垂；

⑥乳房良性肿瘤单纯乳房切除术后，或乳腺癌术后随访无复发且保留胸部肌肉完好者。

（二）禁忌证 ①乳房组织或手术切口附近皮肤有炎症者；②瘢痕体质者；③心、肝、肾等重要脏器有严重病变者；④心理、情绪不稳定者，或要求不切合实际者；⑤精神异常或有精神病者；⑥患有免疫系统或血液系统疾病者；⑦乳腺癌术后有复发或已有转移倾向者。

（三）麻醉 一般采用全麻、高位硬膜外、局部浸润麻醉、肋间神经阻滞。

（四）隆乳材料的选择

1. 自身组织材料

（1）邻近真皮脂肪瓣的移植。

（2）游离真皮脂肪瓣移植，因其吸收率高达30%～50%，有脂肪组织液化、坏死等并发症，故目前已少用。

（3）自体脂肪组织（脂肪颗粒状移植），因其取材方便，术后外观及手感逼真，尽管有相当部分被吸收，但经多次注射仍可达到较好的效果，目前应用较多，患者愿意接受。

2. 假体组织材料 目前广泛应用的乳房假体有：①硅凝胶充填的硅橡胶囊假体；②硅橡胶材料的带有活瓣的可充注式乳房假体（可注入生理盐水）。

3. 医用高分子材料 20世纪90年代末期，由乌克兰引进一种新型软组织充填材料——医用聚丙烯酰胺水凝胶（英捷尔法勒），国内同类产品商品名为“奥美定”，在国内应用于临床注射隆胸，由于注射后很难将其取出，已在一些患者身上出现了很多并发症，国内已停止使用。

目前最为普遍采用和认为安全性较高的为单腔硅凝胶假体和自身组织的颗粒状脂肪注射移植。虽然使用硅凝胶假体存在着或多或少的并发症，但经历了三十多年的临床实践，到目前还没有发现更好的替代品，因此，该材料假体仍是隆乳术的首选假体。

（五）假体大小的选择 一般根据身材长度大小来选择假体的大小：①身高150～160cm，假体选择130～150ml；②身高160～170cm，假体选择150～180ml；③身高170cm以上，假体选择180～220ml。具体应用时应根据患者的胖瘦及身材的匀称情况做适当调整，做到既丰满挺拔又与身体相匀称、比例协调。

（六）假体隆乳术的操作方法

1. 切口的选择 常用的切口有三种，即乳晕切口、乳房下皱襞切口和腋窝切口。乳房下皱襞切口距离较近，剥离范围较小，显露较好，术后切口瘢痕不太明显，是最常选用的切口。具体的选择还要根据术者的技术掌握情况及患者本人的选择而定。

2. 假体安放的位置 主要有两种：①放置于乳腺组织后、胸大肌筋膜的表面，乳腺组织过少者，一般不宜使用，因其缺乏对假体的支撑固定作用；②放置于胸大肌后间隙，优点是位置固定较稳定，术后因纤维组织包膜囊挛缩而硬化的发生率要低，相对放置于乳腺组织后的假体，应选择偏大一些的假体（约多20ml），其缺点是剥离、暴露操作的难度大。结合笔者的体会目前对于中国妇女受术者，埋置假体较理想的位置是胸大肌后间隙。

3. 不同切口的隆乳操作方法

（1）腋窝切口：①腋窝前皱襞切口：切口长约4.0cm，切开皮肤、皮下组织暴露胸大肌外侧缘，位置较浅，肌间隙明显，很容易钝性剥离，进入间隙分离形成腔隙，内至胸骨旁，下界至乳房下皱襞，外界至腋前线。切口或切缘有少量出血可电凝止血，肌间隙一般少有出血，置入假体，调整位置使之对称，逐层缝合切口，手术完毕后，可在乳房四周填塞大量松软敷料，便于加压固定乳房假体的位置，尤其是在乳房上缘可用胸带适当加压包扎，以防因肌肉的活动使假体位置上移。尽可能减少双上肢活动。术后5～7天拆线，可佩戴合适的乳罩，并做相应的乳房按摩，因切口的位置外露，术后瘢痕较明显；②腋窝顶部横切口：切口最为隐蔽且与皮纹方向相一致，术后瘢痕不明显，但腋窝顶部切口经皮进入胸大肌间隙距离较长，术中损伤较大，剥离腔隙时会造成范围不够，其次术后同样因肌肉运动容易造成乳房假体上移的缺陷。术中假体的置入及术后处理同腋窝前皱襞切口。

（2）乳晕上下切口：该切口较小，约3.0cm呈半圆形，位于乳晕区有结节状乳晕皮脂腺的伪装，切口瘢痕不明显，沿切口切开皮肤及皮下组织至乳腺表面，切开腺包膜以乳头为中心放射状切开乳腺组织达胸大肌表面，沿胸大肌肌纤维方向分开胸大肌至胸大肌后间隙，再以隆乳剥离器充分分离术前预计的剥离范围，假体置入及术后处理同腋窝入路法。为防止损伤乳腺导管或防止术后会影响乳头的感觉与勃起，在乳晕皮肤切开后沿乳腺表面剥离绕过乳腺到乳房下皱襞胸大肌表面，然后同前法进入胸大肌后间隙剥离腔隙，置入假体。

该法优点主要是切口位于有色素的乳晕区瘢痕不明显，假体位置相对容易固定，其缺点为手术可能对乳腺及导管神经组织损伤较大，易出血，感染机会相对较多，有可能损伤乳头的感觉。

（3）乳房下皱襞切口：该法切口位于乳房下部，切口瘢痕因乳房自然下垂而被遮盖，故不易显露，切口选在乳房下皱襞，如乳房甚小，乳房下皱襞浅而不明显，可以在乳头垂直下方7.0～8.0cm处为中点做一弧形切口长2.0～3.0cm，切开皮肤、皮下组织，分离显露胸大肌筋膜及乳腺组织的下缘，此后根据假体置放的部位有两种操作：一是在乳腺与胸大肌筋膜之间向上及内外采用钝性剥离做潜行分离达术前认定的范围，再置入假体；二是在胸大肌外下缘切开胸大肌筋膜进入胸大肌下，在胸大肌后间隙进行钝性剥离，达标记范围后置入假体。置入假体之前可于胸大肌筋膜或皮下预留缝合线以防止关闭切口时缝合针刺破假体，如未预留缝线，缝合时应特别小心，术后处理无特殊，与其他方法相同。

（七）隆乳术的并发症及防治

1. 出血及血肿　隆乳术中，术后出血是较常见的并发症，首先应予避免。术前应作血常规及凝血功能的检测，手术不应在经期进行，同时在腔隙制备后，用带有肾上腺素的冷盐水纱布腔隙内压迫止血，明显有活动性出血必须准确结扎处理。术毕对有可能发生出血情况者，可在囊腔内放置负压引流，以便术后观察及时处理，术后乳房及四周适当加压包扎也有一定的止血作用。

2. 感染　一般较少见，多因无菌操作不严格，术后血肿处理不当继发性感染。一旦发生经抗感染治疗得不到控制，应立即取出假体，清创引流，按软组织感染原则处理。

3. 假体移位　主要因囊腔剥离过大，术后固定不牢靠，加上过早剧烈运动造成，多发生于腋窝入路法。

4. 形态不良　表现为两侧乳房位置形态不对称，乳房位置较高。主要是由于囊腔制备时两侧不对称，囊腔剥离不够充分偏小，使乳房呈球状失去了水滴型，囊腔下外侧胸肌筋膜分离不够，造成假体放置位置偏高。

5. 纤维囊形成乳房硬化　在假体植入经历一段时间后，在其周围可形成一层致密而坚韧的纤维包膜，有3%～10%的人所形成的包膜囊因挛缩而致植入腔变小，使假体受压、乳房变形、变硬。胸大肌下植入者的发生率少于乳腺后间隙及皮下植入者。

纤维囊挛缩根据Baker（1975）提出的分级作为参考值：Ⅰ级：乳房柔软，如同没有手术的正常乳房；Ⅱ级：轻度变硬，乳房假体可扪及，但外观无变化；Ⅲ级：中度变硬，乳房假体容易扪及，并有外观改变；Ⅳ级：严重变硬，假体扭曲乳房变形，并有疼痛感。

防止纤维挛缩首先要作到无菌，无污染操作；尽可能采用胸大肌后间隙植入法；防止手术过程中过多损伤，防止出血和血肿，防止异物（如滑石粉、纱布丝）进入隆乳囊腔；植入假体的腔隙应充分剥离，术后坚持有效的乳房按摩至少6个月。

纤维囊挛缩的处理：对于Ⅰ、Ⅱ级一般不需治疗，坚持有效的乳房按摩会取得良好的效果。对于Ⅲ、Ⅳ级可以考虑手术，手术在局麻下从原切口进入，切除原切口瘢痕，将假体完整取出，钝性分开纤维囊壁，适当剪除部分囊壁并彻底止血，使纤维囊挛缩得以彻底解除，保证囊腔足够大，重新放入假体，逐层缝合切口。再次植入的假体如果较原先的小，一般认为再次发生挛缩的机会将减少。

即使如此仍有较高的复发率，因此，纤维囊挛缩、乳房硬化变形仍是隆乳术后的重要问题

6. 乳房下垂　主要是隆乳囊腔分离得过大过低超越了乳房下皱襞所致，假体置于乳腺后间隙的发生概率多于假体置入胸大肌后间隙者。

7. 假体外露　较少见，多由于切口感染或切口缝合层次少，切口愈合质量差所致，较多发生在乳房下皱襞切口的受术者，一旦发生应及时取出假体，待创口愈合后6个月，再次手术。

三、乳头内陷矫治术

乳头内陷是指成年女性的乳头凹陷于乳晕之中，依病因分为原发性和继发性两种类型的内陷。原发性多是先天性的畸形，常为双侧，也可以是单侧的，系由于乳头、乳晕的平滑肌发育不良，乳头下组织空虚缺乏支撑组织。继发性多系外伤、炎症、肿瘤及手术造成的，因乳头受乳腺内病理性组织牵拉所致。

（一）临床类型　根据乳头内陷的程度可分为3型：一型：轻度乳头内陷，受到冷或触摸刺激时乳头可勃起突出于乳晕表面；二型：中度乳头内陷，在向外牵拉乳头时乳头可短暂维持凸起状；三型：重度乳头内陷，乳头完全凹在乳晕下方无法使内陷乳头挤出。

（二）乳头内陷的治疗原则　乳头内陷的治疗分为手术矫治与非手术治疗两种方法。未育或轻度乳头内陷者，采用物理负压吸引的方法，一般2个月可收到一定效果。对于较严重的乳头内陷，应针对病因进行手术矫治，手术方法有多种，为使手术成功，应注意：①松解引起乳头内陷的纤维束，必要时切断部分或大部分短缩的乳腺导管；②乳头下方空虚部分用邻近组织充填；③在乳头颈部制造一狭窄环，防止乳头内空虚处已充填的组织回缩；④必要时做皮瓣移植加大乳头或再造乳头颈；⑤术后定时行乳头牵引，防止乳头内陷的复发。

（三）常用的手术方法

1. 四个矩形瓣法　以乳头为中心画直径为3.0cm的圆，于圆内外各标出互相错开的4个等边三角形切口，将圆外的三角形的皮肤和皮下组织切除，形成围绕乳头有皮肤的4个矩形瓣，贯穿内陷乳头缝1针作为牵引线，牵出乳头，用尖刀在各瓣深部围乳头做相应的环形切除，以松解矩形瓣的皮下及紧缩的平滑肌纤维，将与乳头相连的4个矩形皮瓣互相缝合，包裹乳头使之挺拔延长，再缝合圆外的4个三角形创面。

2. 乳晕皮菱形切除缝合法　在乳头四周乳晕区内切除3~5个呈放射状菱形皮肤及组织，用缝线将乳头牵出，并在乳头下方行细致的分离，切断过紧的平滑肌纤维束，使乳头充分松解，必要时切断部分乳腺导管，然后环绕乳头根部做皮下荷包缝合，但结扎不宜太紧，使乳头挺立，最后逐一缝合菱形切口，术毕环绕乳头包扎。

3. 组织瓣转移乳头内陷整形　组织瓣转移乳头内陷整形是一种适用于1~3型乳头内陷整形的手术方法，王炜于1992年开展并称之为新月形瓣乳头内陷矫正术。具体操作如下。

（1）1号丝线贯穿乳头缝合并将其牵引出乳晕表面。

（2）按乳头乳晕下新月形切口切开，也可做双侧切口，沿切口切开皮肤皮下形成新月形乳晕瓣，松解乳头牵出，在乳头下方深部切断乳腺导管间的纤维束，如不足以松解乳头的牵拉，常常需要切断部分乳腺导管。

（3）乳腺组织瓣形成：切断乳腺导管间纤维束及部分乳腺导管后，仍不能矫正乳头内陷，需要在乳头下方及乳晕下方充填组织，以弥补松解的乳头下方的空虚，即设计一乳腺组织的蒂在远端，尖端向下的组织瓣，制备时注意血液供应，防止移植后组织血液供应不足。

（4）缝合：将新月形乳晕皮瓣插入乳头颈部，乳头颈部作荷包口缝合，以防止移植充填乳

头的乳腺组织瓣回纳，致乳头内陷复发。

(5) 术后处理：乳头牵引线于术后7天拆除。

4. 伞状缝合法 在乳晕边缘做一圆形切口，并在圆形切口的两侧各附加一条横切口，切开皮肤及皮下组织，用丝线贯穿乳头缝1针做牵引，将乳头牵出乳晕平面，再以尖刀在乳晕下分离切断紧张的肌纤维束，直至松解充分，乳头呈伞状突起后在乳晕皮肤上切除6~8块三角形组织并相互缝合，以缩小乳晕周径，抬高乳头，然后将乳晕皮肤与圆形切口做褥式缝合，以加强乳头凸起效果，最后将横行皮肤切口缝合并与乳晕边缘固定，术后7天拆线，环形纱布固定乳头3个月左右。

四、巨乳整形术

正常女子乳房为半球形，上界在第2肋，下界在第6肋，外界在腋前线，近中界在胸骨外侧缘，正常乳房的重量为250~350g，超过这个界限或大于这个重量的乳房称为巨乳。巨乳在站立时都有不同程度的下垂，下垂巨乳乳房下皱襞反折处皮肤经常潮湿浸渍而呈皮炎湿疹变化。

（一）巨乳症的分类 可以根据巨乳肥大的性质与乳房形态进行分类。

1. 按乳房肥大性质分类 ①乳腺组织过度增生性巨乳，是腺体组织过度增生所致，表现为乳房坚实饱满，多见于未婚育女子；②假性乳腺肥大，是乳房中的脂肪组织过度增生所致，表现为乳房松软，多伴有乳房下垂，常见于哺乳后或继发于肥胖后的妇女。

2. 根据乳房形态分类 ①轻度肥大：乳房丰满，轻度下垂，皮肤弹性良好；②中度肥大：乳房上部失去丰满，明显低于正常上界，乳房呈葫芦状，乳房皮肤明显松弛；③重度肥大：乳房上部扁平，乳房超出正常范围，尤其是下界明显，乳房呈葫芦形，乳房皮肤明显松弛。

（二）巨乳缩小术的常用方法 巨乳缩小手术方法较多，常用的也有十余种，大家要全部熟练掌握很困难，本节只详细介绍一些较适合于中国妇女的巨乳整形术式。

巨乳缩小术应注意的几个关键问题：①确定新乳头乳晕的位置并保护其功能；②切除过多的乳腺组织；③切除过多的皮肤；④尽可能地减少手术瘢痕，使瘢痕隐蔽。

（三）巨乳手术前的准备

1. 术前检查 常规进行乳房及全身检查，注意患者有无精神方面的问题，有无甲状腺功能亢进、高血压、心脏病、糖尿病等，还要特别注意是否经常服用避孕药及有增加手术中出血倾向的药物，如阿司匹林等，如有应于手术前3周停止使用。

2. 术前照相存档 术前要给患者照正侧面相及左右半侧面相，相片的范围要上至颌部下至脐下，左右包括两肩和双臂，再次术后需相应照相，前后两次照片的条件应相同，以便对比。

3. 术前谈话并签署手术同意书 一般应由施术者本人向受术者说明手术及手术前后可能发生的问题及并发症，如切口裂开、切口内积液、血肿或感染等，尤其是移位的乳头可能有3~6个月的感觉异常（如知觉消失），愈合后可能会有明显的瘢痕等，在征得患者的理解和同意并签署手术同意书后方可施术。

4. 其他准备 在切除组织量较大或甚大时，术中应常规补液并做好输血的充分准备。应在手术前进行巨乳缩小的设计，亚甲蓝画线并做碘酒固定。

（四）麻醉 巨乳缩小整形手术创面大，操作时间长，此手术一般都应在全身麻醉下进行，为了减少手术出血，可在患者乳房基底部浸润注射100ml左右含肾上腺素浓度为0.25%利多卡因局部麻醉液。

（五）巨乳缩小手术的设计 巨乳缩小手术设计一般在站立、坐位或平卧位状态下进行新乳头位置的确定和去除组织量的设计。

1. 站立或坐位状态下新乳头位置的设计

（1）站立或坐位状态下，由胸骨上凹的中点，分别向两个巨乳的乳头画直线，然后再在两直线距胸骨上凹 17～24cm 处为新乳头的位置，这种设计必须因人而异，依患者的身高而有所变化，身长短者 17cm，较高者 24cm，一般常规 20cm。

（2）以胸骨切迹上凹为圆心，以 17～24cm 为半径，同时以胸骨剑突为中心 11～13cm 为半径，上下各画两个弧形，两弧形交点即为新乳头位置，同样因受术者身高长短而有所变化。

（3）新乳头的位置在两上臂中线连线与由胸骨上凹的中点，分别向两个巨乳的乳头画直线的交叉点上，各距前正中线 10cm 处。

（4）锁骨中点向下至乳头画一直线即锁乳线，再从胸骨切迹的中点用软尺以 22cm 左右的长度为半径画出的弧形与两线的交叉点为新乳头的位置，22cm 为一般的长度，身高短者可为 20cm，而长者可为 24cm。

2. 平卧状态下新乳头的设计　主要见于皮坦基（Pitanguy）手术，在乳房下皱襞处画出乳房下线，其内侧端至胸骨旁线，外侧端到达腋前线，用左手示指自乳房下线的中点，将巨乳的下面尽量向上推顶，按示指指尖的所在处在巨乳的前面划出 A 点为新乳头大致的位置。

3. 新乳晕位置确定　一般采用以新乳头为中心画出直径为 3.0～5.0cm 的圆圈，此圆圈即为新乳晕的区域画线。

4. 乳腺组织切除量的计算

乳房组织须切除量 = 患者乳房体积 - 标准乳房体积

标准乳房体积 = 2145.32 - 11.4069 × 身高（标准体重）

患者乳房体积有两种方法可以测得：①患者乳房体积 = 250 + 50 × 胸围差 + 20 × 超重体重，其中胸围差 = 经乳头最丰满处测量减去经腋下测量；②用乳罩杯测量乳房体积。

（六）手术操作及方法

1. 横行双蒂瓣法（Strombeck 法）　该法的设计是采用魏斯（Wise）的标准模型，使设计变得更为简单手术形成一个包含供应乳房内外侧血管并去除表皮，以乳头乳晕为中间点两侧皮下组织为蒂的横行双蒂组织瓣。

（1）手术前设计：先确定新乳头乳晕的位置，以新乳头的位置为圆心，按模型的圆孔画出新乳晕的圆周 ACB，再按模型的底边画出 AD、BE 两斜线 4.0～5.0cm，DE 两点在用手将乳房向右向左推移时，必须能够无张力到达乳房下皱襞线中点 M，再画出乳房下皱襞切口线，此线两端最高 G、F 分别用平滑曲线与 D、E 连接。

（2）手术操作

1）用手术刀在乳房皮肤上将全部画线划为表浅的刀痕，以免术中将画线擦掉。

2）在原乳晕周围按画线作圆形皮肤切口深达真皮浅层，类似于中厚取皮的厚度。

3）将 ABED 范围内的表皮削去，但要保留巨乳的乳头和乳晕仍在原处。

4）按画线将胸前新乳晕处的皮肤、脂肪和腺体切除，直至胸大肌表面的筋膜。

5）将乳房下部 EDFG 范围内的皮肤、脂肪和腺体全部切除，深达胸大肌筋膜。

6）在乳房腺体与胸大肌之间进行潜行分离使 ABDE 处去除表皮的皮肤、脂肪和腺体以及与之相连的乳头和乳晕成为一个横行双蒂组织瓣。

7）将乳头和乳晕向上推入新乳晕处的组织空隙，并在 C 处和 D、E 处各缝合 1 针，将其固定在新的位置上。

8）将 AD 和 AE 切口直线缝合。

9）将乳房下皱襞处的多余皮肤切除，再将切口缝合，此处与乳房下的垂直线形成倒“T”字形，术毕切口最低处可放置负压引流管 1 天。

2. 垂直双蒂瓣法（Mckissock 法）

（1）乳头乳晕的位置的确定：按水平双蒂法画线或采用标准模型胶片画线，再由新乳晕周围的5点（A）7点（B）处各向下画线，与乳房下皱襞线交于P、Q两点，使PQ以M（锁乳线与乳房下皱襞线之交点）为中点，长度不小于8.0cm。

（2）手术操作：用手术刀将全部画线划为表浅刀痕，去除ACBQMP范围内的表皮（除原乳头乳晕范围），根据具体情况切除AD、GP及BE、FQ范围内的皮肤、皮下及乳腺组织，深达胸大肌前筋膜。将双蒂组织瓣与其下面的胸大肌分离，将上蒂折叠缝合后再将乳头和乳晕向上推移到新的位置，与其周围皮肤缝合，最后间断缝合皮肤切口，切口内放置引流皮管引流。

3. 上蒂瓣法　维纳尔在采用垂直双蒂瓣法时发现它有一个重要的缺点，即它的垂直双蒂瓣的两端都被固定，将乳头乳晕向上移动时，很不自由甚至颇有困难，所以他提出了垂直单蒂瓣法，设计时，手术操作基本同垂直双蒂瓣，只是将下蒂切断，使其成为垂直的单蒂，使乳头乳晕向上方移动的最大距离变大，将上移的乳头乳晕缝合固定，最后缝合皮肤切口。

4. 下蒂瓣法　在垂直双蒂瓣法的基础上切断上蒂，保留下蒂，术中先去除下蒂瓣的表皮，再根据需要切除多余的皮肤、皮下组织及腺体组织，最后将乳头乳晕上移到设计的位置，缝合固定，并依次缝合切口。

5. 乳腺反向双V切除法　本法于1985年首先创用，它的特点在于采用自行设计的巨乳缩小设计图样，去除皮肤的展开角在90°左右，双侧皮瓣远侧宽度在5.0～7.0cm之间，这种设计图样适合于任何类型巨大乳房的缩小手术。由于乳腺组织上、下呈“U”形和“A”形切除，使得余下的乳腺蒂极易移动，便于乳房的造型。

（1）先确定新乳头乳晕的位置，按同样设计，将设计图样的圆心放在新乳头处，按图样画出皮肤切口线，乳房下缘切口线，按乳房下皱襞线自然画出即可。

（2）沿原乳晕周切开皮肤，深达真皮浅层，再向乳晕四周做潜行分离1.0～2.0cm，按切口线切开皮肤皮下，分离乳房内侧及外侧皮瓣，向上分离皮瓣直到乳腺上界，在乳腺上方以乳晕为中心行“V”形乳腺组织切除深达胸大肌筋膜，用粗丝线将乳腺组织悬吊固定于第2肋水平的胸壁上，悬吊时应充分游离原乳晕处的乳腺，以利塑形，将乳头乳晕向上缝合固定于新的位置上，将内外侧皮瓣相向推进并缝合固定1针，再在乳房下部“V”形切除部分乳腺组织，间断缝合乳晕环和其他切口。

6. 双环行切口的乳房缩小整形术　适用于中、重度乳房肥大和乳房下垂的矫正。

（1）切口设计：首先在乳晕周围设计两个镶嵌的环行切口。内环以乳头为中心，直径3.0～4.0cm。外环距内环外侧2.0～3.0cm，根据乳房肥大和下垂的具体情况，可以灵活设计成圆形、椭圆形等不同形状。在外环外侧设计一条弧形切口线延伸至腋中线附近，此切口线外侧最高点与外环最高点平齐，中间最低点与乳头平齐，内侧向上与外环延续。

（2）手术操作

1）真皮帽形成：沿双环行切口线切开皮肤，去除两个环行切口之间的表皮，形成真皮帽。

2）切开外环切口线及皮外侧弧形切口线达皮下组织，在皮下组织与乳腺包膜之间进行内、外、上3个方向剥离，剥离范围达腺体边缘，保留下方不做剥离，便于保留的腺体最后整形，从真皮帽的内外上3个方向切除多余的腺体，保留乳腺基底及下部腺体组织，将剩余的腺体向上提起，断端缝合于胸壁正常位置处，将其与胸大肌缝合固定，使剩余的腺体最终呈圆锥形。

3）皮肤乳罩的再形成：将切口上缘皮瓣向外下方旋转，下缘皮瓣向外上方推进，切除皮瓣多余的皮肤，间断缝合皮下、皮肤两层切口。

4）乳头位置的确定：乳房塑形完成后，在乳房的顶点最后确定乳头乳晕的位置，切除此处多余的皮肤，将内环保留的乳晕边缘与皮肤切口缝合。

五、乳房下垂及悬吊术

乳房下垂主要原因为乳房腺体和脂肪组织的增生所致的乳房肥大所引起；乳房因年龄的增长并没有腺体和脂肪组织的增生，或仅有少量脂肪增生的只有皮肤过多或皮肤萎缩松弛的下垂。

通常巨乳都有乳房下垂的现象，各种巨乳缩小整形手术，不仅缩小了乳房体积，而且也将其下垂的乳头、乳晕和乳房下部向上移位恢复了正常位置并固定，这些内容均在巨乳缩小的手术中介绍过，这里所指的下垂和论述的固定术是专指仅有皮肤过多或萎缩松弛所致的垂乳而做的整形手术。

1. 乳房下垂分类　根据乳房下垂的程度一般可分为3类：一类（轻度）：乳头下移未超过乳房下皱襞位置；二类（中度）：乳头下移位于乳房下皮肤反折线以下；三类（重度）：乳头位置位于乳房的最低位置。

乳房下垂治疗的目的是切除多余乳房组织，施行乳房悬吊固定，重建乳头、乳晕的位置，并升高乳房的位置。

2. 手术操作

（1）宋氏法

1）按宋氏法巨乳缩小整形术的设计方法，定出新乳头的位置，然后让患者用手捏住乳头向上拉至新乳头的位置，同时将乳房自下而上托起，上部出现折叠，在折处边缘画出上方和下方两个曲折的线。

2）按照画线切开皮肤，深达乳腺包膜。

3）用采取中段皮片的方法将画线内的皮肤切除，将真皮及真皮下血管保留。

4）先将切口的乳腺包膜层间断缝合，再将皮肤层切口缝合。

手术切口瘢痕位于乳晕上方，很容易被乳罩所遮盖。

（2）新月形皮肤切除乳腺固定术：在乳晕上方设计一新月形皮肤切除范围，切除多余的新月形皮肤后，向上作皮下分离，显露乳腺上部筋膜，将乳腺筋膜上提并缝合固定于第2或第3肋水平的胸大肌筋膜上，逐层缝合皮下和皮肤。该手术切口位于乳晕周围并呈弧形一段，不明显并常为乳罩所遮盖。

第十二节　面部除皱术

一、额部除皱术

1. 适应证　前额、眉间、鼻根皱纹的清除，部分鱼尾纹矫治，眉及上睑皮肤松垂的矫治。

2. 术前准备　切口设计依据发际的高低，可采用针对发际高的发际切口或针对发际低的发际内切口，通过做额部皱眉或抬眉动作以核查其额部共有几条横纹与眉间纵行皱纹，并用亚甲蓝做好标记，以确保手术时横行切断额肌与纵行切断皱眉肌准确的位置。

3. 手术操作　此手术可在全麻或局麻下施行，局麻采用含1∶20万肾上腺素的0.25%利多卡因溶液，术区肿胀麻醉。全麻的患者也可再在术区采用含肾上腺素的生理盐水做肿胀浸润，具体操作如下。

（1）沿设计画线切开皮肤达帽状腱膜下。

（2）再通过切口在帽状腱膜下进行分离，继续向眉部延伸至额肌下额骨骨膜之间进行分离，分离的范围在眉间应至额骨的鼻部，显露皱眉肌两侧至眶上缘，两外侧颞区在颞深筋膜浅层表面锐性剥离，达眶外侧缘。

(3) 将头皮复合组织瓣向下翻转，如额纹较深，可在前额第一横纹相对的水平，在以下三处横行切除三条额肌束：①左右眶上神经血管束的外侧各横行切除一条额肌束；②再在两滑车上神经血管束中间横行去除一条额肌，术中注意勿损伤眶上神经血管束。

(4) 翻转头皮后，充分显露眉间鼻根部的皱眉肌和降眉肌，皱眉肌起自额骨的鼻部，肌纤维斜向上外，终止于眉部皮肤，降眉肌是额肌的延续部分，起自鼻根部，向上终止于眉间部皮肤。他们的收缩使眉间和鼻根部产生眉间的纵纹和鼻根的横纹。手术时可细心地将他们切断或部分切除，切除时应注意：①请勿过多切除以免造成此区的缺损，致术后凹陷畸形；②切除皱眉肌时注意保护滑车及眶上神经血管束，在眶上缘水平 1.0cm 平面，两侧眉梢垂线内侧 1.5cm 之间横行切除一条宽 1.5cm 的额肌束，注意勿损伤或避开眶上神经血管束，切除肌肉应层次准确，不损害脂肪组织，以防术后的额区凹凸不平，切除后创面应仔细止血。

(5) 将额部皮肤向上展平，向上并向后拉紧头皮皮瓣，前额正中以中心点两侧对称分点固定缝合皮肤，消除前额皱纹切除多余皮肤。固定方法，拉紧头皮瓣，在预固定切开前缘与后切缘吻合处，3-0 丝线全层缝合头皮及帽状腱膜，切除多余皮肤，再按帽状腱膜和皮下组织层及皮肤层两层间断缝合伤口，缝合时，如果两切缘长度不等，可在一侧两端各剪去一块三角形头皮皮瓣，然后重整缝合，术后切口可放置硅橡胶管引流。

4. 术后处理　手术后用消毒纱布、棉垫和绷带包扎，套以弹性头套以加压包扎固定，全麻患者清醒后呈半坐位。第 2 天更换敷料，拔除引流，并给予抗生素 3~5 天预防感染，术后皮肤切口 5~7 天拆线。

二、颞部除皱术

眶外侧部的皱纹，是由于眼轮匝肌与皮肤之间甚为错综复杂的关系相互作用的结果，理想的手术方法应是提紧颞部皮肤，同时将眼轮匝肌外侧缘分离出来，缝合于一个平展的位置上。

1. 安全区与危险区的确定　简化的确定方法是连接下述各点所成的弧线：耳屏前 1.7cm（a）、外眦水平外 5.1cm（b）、眉梢水平外 3.5cm（c）、眉梢垂直线上 2.1cm（d），线前为危险区，线后为安全区。另过外眦外做半弧是为眼轮匝肌外缘，此危险区内如果能保护颞浅筋膜及其下的疏松组织不受损害，即可确保面神经颞支不受损害。

2. 适应证　眼眶外侧部及耳前鱼尾纹的去除，两侧眉梢及上睑外侧的松垂。

3. 术前准备　术前设计，切口线均需设计在发际内 4.0~5.0cm 处，位于两耳间发际内的冠状连线上，每侧长度自耳根部沿冠状线上行 7.0~8.0cm，向下沿耳前皱襞达耳屏上切迹，颞部切口亦可以采用弧形或“S”状形切口。

4. 手术操作　此手术同额部除皱术，可在全麻或局麻下进行，具体操作如下。

(1) 切口线切开头皮深达颞浅筋膜层，用手指沿颞浅筋膜表面钝性分离皮瓣，尽可能不用锐性分离，以免过深进入颞浅筋膜内导致出血较多，损伤面神经的可能。

(2) 分离的范围：由外侧耳颞部向内分离至额肌，眼轮匝肌外缘，正常情况下此边缘一般在眶外侧 3.0~5.0cm 处，它紧贴于皮瓣表层，在眼轮匝肌外缘 1.0cm 处，平行于肌外缘半环行切开颞浅筋膜（SMAS），至颞中筋膜表面，用钝头剪刀在眼轮匝肌下分离使外侧边缘游离出来，舒展平坦，然后做适当的向耳郭方向半环状提紧，将颞浅筋膜-眼轮匝肌瓣边缘可拉紧的情况下用 5-0 可吸收线缝合于近外切缘的颞浅筋膜上，然后拉紧颞部皮肤，切除松垂多余的皮肤，分皮下和皮肤两层间断缝合伤口，注意勿损伤面神经的颞支，此外也可以简单地将分离出的眼轮匝肌做 2~3 针放射状外牵引缝合，以舒展眼轮匝肌并恢复其张力，提高松垂的上睑和外眦。

如果某些受术者眼轮匝肌明显肥厚或眼睑外侧部皱纹十分显著，可将其眼轮匝肌劈开达外眦部，再将肌肉上下两股拉紧缝合于外切缘的颞浅筋膜上。

5. 术后处理　基本上同额部除皱，颞部除皱术往往上睑水肿较为明显，一般术后72小时肿胀逐渐消退，无需特殊处理。

三、额颞部除皱术

额颞部除皱术，实际上是将额部除皱与颞部除皱术一次性进行，额颞部除皱术是临床上较为多见的一种除皱手术。

1. 适应证　适用于消除额部横纹，眉间皱纹、鼻根部横纹及两侧鱼尾纹，也包括眉毛的下垂及上睑皮肤的松弛下垂等。

2. 术前准备　术前准备同额部、颞部的除皱术，术前两天每天洗头1次，设计的切口处，需将头发剃去约3.0cm宽，术前碘伏消毒洗发，其余的头发扎成小辫。

3. 切口设计　需要根据发际的高低及额部宽窄来定，发际较低者，切口线可设计在额部发际内4.0cm左右处，发际高者，额部切口线应该在发际处，而颞部切口无论切口高低，均必须设在发际内。

4. 手术操作　额颞部除皱术，可在全麻或局麻下进行，同单纯性额、颞部除皱，在局部皮下注射含有1/20万肾上腺素浓度的0.25%利多卡因肿胀液麻醉。

沿切口设计线切开皮肤、皮下、帽状腱膜至骨膜，额部在帽状腱膜下和骨膜之间进行分离，分离的范围同额部除皱术，两颞部皮肤切开深达颞浅筋膜层即可，采用手指钝性分离至眶外缘与颧弓部。值得注意的是额部皮瓣与颞部皮瓣部皮瓣不是在同一平面进行分离，二者之间有一肌筋膜带——颧颞额带，内有面神经的颞支和颞浅血管，分离时注意应多采用钝性分离以免损伤这些组织，皱眉肌、降眉肌、额肌和眼轮匝肌等的处理，与单纯额部除皱与颞部除皱完全相同，切除多余皮肤，间断并分两层缝合皮肤。

5. 术后处理　术后处理同单纯性额或颞部除皱术。

四、面颈部除皱术

1. 适应证　消除颧颊部、下睑和颈部皮肤松弛及皱纹，矫治鱼尾纹和深陷的鼻唇沟。

2. 颊颌区面神经的安全区与危险警戒线　即SMAS层下腮腺周缘的轮廓线。简单的确定方法是过耳屏点向下分别作水平线及垂直线，再于此坐标系中标出如下各点（X，Y）：（2.2，1.0）、（3.4，1.7）、（2.7，4.0）、（1.7，6.0），各值的单位是厘米。弧形连接上述4点即成腮腺轮廓线。线前方为危险区，线后方为安全区。

3. 术前准备　同额颞部的除皱术。

4. 切口设计　自颞部发际内至耳前沟，经耳垂转向耳后并由耳垂后沟往上至耳郭后沟约2/3处，最后由耳郭后沟75°向下后方进入发际2.0～3.0cm，并在发际内倾斜向下延伸5.0cm处止。

5. 手术操作　按设计线切开皮肤，在颞颧颊区皮下潜行分离，范围大致是眼轮匝肌外侧的颧大肌外缘，耳屏游离线前15cm和鼻唇沟的曲线外侧，对鼻唇沟明显者，分离范围宜超过鼻唇沟，剪断颧弓韧带和下颌骨韧带，它们分别位于耳屏间切迹前方4.3cm处和下颌角前3.3cm处，耳后区皮下脂肪很少，SMAS层与真皮紧密相连，需在SMAS下一并分离至颌下颈区，需钝、锐性结合在颈阔肌表面分离，分离的范围根据颈颌部皮肤松垂的程度而定，最大可达颈中线附近。

SMAS层与颈阔肌瓣的形成和固定：沿耳前皮肤切口前0.5cm和颧弓下缘下1.0cm，切开SMAS，在腮腺筋膜表面锐性分离，直到腮腺前缘，SMAS层颈阔肌瓣的分离范围，向前可至颧大肌外缘，向下至颌下颌区上部，不宜分离颧肌，以免损伤面神经的颧肌支。

SMAS－颈阔肌瓣提紧固定的要点，尽管以较大力量将SMAS－颈阔肌瓣向后上，将SMAS瓣在颧弓根表面的骨膜上缝合 2 针固定，固定时应注意不可靠内侧，不能超过耳屏游离线向前 1.7cm 的范围以免损伤面神经的颞支，也可以将 SMAS－颈阔肌瓣向后上提紧固定在耳垂下后方的三角形致密区，或固定在乳突区的筋膜、骨膜上，最后剪除多余的 SMAS－颈阔肌瓣部分，切缘对合缝合，多余部分需注意修平。

最后将皮肤瓣向后上方提紧，3 点剪开固定：①外眦水平相对处；②耳垂部位；③耳后乳突区。切除多余的皮肤并将皮肤、皮下多层缝合。

五、全颜面除皱术

全颜面除皱术是将上述的额、颞、面部除皱术的联合应用，一次完成，其效果是它们的集合表现。手术要求住院进行，手术创伤较大且时间长，需 3～4h，常需要备血，手术对术者及患者身体状况的要求均比较高，体质差、年龄较大者往往不具备上述手术条件，为了安全针对此种情况宜行分期分段手术完成。

（方　方）

第十三节　毛发移植术

良好的头发是一个人健康、年轻和有活力的象征，秃发常给患者带来一定的形象损害以及较大的精神压力，所以其治疗愿望迫切。秃发可由多种原因引起，但毛发移植术的对象主要是雄激素性秃发、瘢痕性秃发和继发性头皮缺损等。

毛发移植的常用方法有皮瓣修复、组织扩张器修复和游离的毛发移植。前两种方法目前主要用于头皮缺损或瘢痕性秃发的修复，已很少用于男性型秃发的治疗。而游离毛发移植目前主要应用于男性型秃发的治疗以及其他相应情况。关于皮瓣修复和组织扩张器修复的原则与其他部位的组织修复基本相同；只是特别要提出的是组织扩张器在头部的扩张效果是最佳的，也是头部瘢痕性秃发的常用手术方法。本节将着重介绍游离的毛发移植。

一、适应证

游离毛发移植的手术适应证主要是雄激素性秃发。当然，其他情况，如不完全性瘢痕性秃发或眉毛缺失等患者也是很适合的。

雄激素性秃发的确切发病机制目前虽尚不完全清楚，但雄激素的影响被认为是起了主要作用，其中二氢睾丸酮是引起基因敏感毛囊秃发的主要介质。这些对雄激素敏感的毛囊在男女各有特定的分布并决定着秃发的类型。枕部和部分顶部的毛囊对雄激素不敏感，把它们移植到秃发区后将保持其原来的特性而继续生长，这种现象被称为“供区优势”，也正是毛发游离移植治疗雄激素性秃发的生理学基础。

二、患者的选择和手术设计

秃发达到一定程度而影响患者喜爱的发型时都可作为治疗的对象。和其他美容手术一样，患者的期望必须切合实际；医师应将手术的有关情况如实告诉患者，对手术疗效存在不切实际幻想的患者都不应作为手术对象。

手术设计是成功的关键，设计时必须牢记 3 点：①不论应用何种方法，都要充分有效地利用有限的供区毛发；②秃发是进行性的。患者，特别是年轻患者，随着时间的推移秃发还将进行或加重；③所用的方法必须经得住时间的考验，不仅近期要让患者满意，也应使患者在 2 多年以后秃发即使有所进展时也较满意。所以手术设计一定要从长远观点全盘考虑，每次手术都要合理、有效地利用有限的供区毛发。

前额部位的毛发移植常需优先考虑，因为移植后即能勾画出面部的轮廓，患者的自我形象因而迅速得到改善；而且，所用毛发不多，大多数 Norwood Ⅳ型以下的秃发患者都有充足的供区可供前额毛发的移植。前额部位毛发移植一旦完成，剩余的供区毛发就可计划用于顶部秃发区。

毛发移植一般需要 2～4 次手术，每隔数月进行 1 次。每次植入数百到上千个移植物。也有人主张应在最短的时间内恢复患者的形象，推行单次大面积毛发移植，即一次性植入 1000 个以上移植物，通常为 1500～2000 个，每个移植物含 1～2 根或 3～4 根毛发。单次手术所获的毛发密度虽然有限，但约 98% 患者对结果表示满意。

三、移植物的制备

根据需要用普通手术刀直接切取枕部一长条梭形头皮是现行获取供区毛发更有效的方法，也有用特制的间隔 3.0～5.0mm 相互斜行排列的多枚刀片一次切取几条细长条头皮。不论用何种方法，刀的角度要始终和毛干方向平行，深达帽状腱膜。切下的头皮放于 0～4℃生理盐水纱布上备用，供区直接缝合。多次取皮时，上次手术遗留的瘢痕应同时切除，这样即使多次取皮供区最后只留下一条瘢痕。过去以钻孔方法获取圆形毛发移植物而让供区小孔延期瘢痕愈合。这样做的缺点是瘢痕明显，而且没有充分利用有限的供区毛发，在愈合的瘢痕间尚存优质的毛发。

切下的头皮在木板上用薄而锋利的刀片将其切成小片，然后再将小片切成所需的移植物。在移植物的制备过程中应尽量避免毛囊的损伤。毛囊是以每 1～3 根为一家族单位出现的，每一单位均有相对独立的皮脂腺、立毛肌、毛囊周围血管神经丛，称其为毛囊单位。如果移植物尽量制成这样的移植单位，可以避免分离时不必要的毛囊损伤，移植后成活率也可提高。手术时清楚的手术视野是必需的，Limmer 和 Cooley 提出应用手术显微镜可避免部分毛囊分离时的损伤，但这样做手术时间会增加 2 倍。

四、移植物的植入

毛发移植近年最重要的进展是微型毛发移植物的制作并将其植入更小的切口中，以获得自然的移植效果。一般每个移植物含 1～3 根毛发，最多可为 5～7 根。对含 5～7 根毛发的移植物受区应作小切口或小孔。头皮小切口可非常容易地以各种毛发移植器械制作，当然，15 号手术刀片也可用于含 3～7 根毛发的移植物的受区创口制作。而 16 号针常用于含 1～2 根毛发的移植物的受区制作。当移植物所含毛发超过 7 根时应以 1.0～2.0mm 的环钻制孔。另外，在一定的技术参数下用 CO_2 激光在受区打孔有省时而出血少等优点，但有人认为它对受区组织有一定的损伤。

移植物通常以细小的镊子植入受区小切口或小孔中。可在制作每个受区的同时立即将移植物植入；也可先将所有的受区制作好，最后将移植物一起植入。为加快植入速度，有人设计了半自动的移植器械。例如，Choi 毛发移植器：助手事先将单个移植物装入移植器备用，手术医生将毛发植入后交还助手重新安装，一般需 7～8 个这样的移植器，如此循环操作。每分钟约可植入 38 个移植物。Boudjema 毛发移植笔：尖端为中空的可收缩的针，可容纳移植物。针体中空可接负压吸引器。移植物的把握主要靠负压吸引，每次移植物植入后消除负压，抽出移植针。还有 Carousel 快速毛发移植器，受区制作和植入一步完成，每分钟可植入约 40 个移植物，是手工植入速度的 6 倍。

五、一些特殊问题

1. 年轻秃发患者　为 30 岁以下的年轻秃发患者施行手术应特别慎重，因为很难预料秃发的最后严重程度，而且他们的心理负担常更沉重。所以手术要相对保守，分期进行。手术时着重完善前额发际形态并保留一些供区以供今后的手术是明智的做法。告诉患者秃发可随其年龄增长而进展，以后可能需再次手术。

2. 女性秃发 其主要原因也是雄激素引起，但其范围可以从额部发际延伸到头后部。如果整个头部头发稀少，则不适合行毛发移植，因为缺乏供区。女性型秃发其正常发际常存在，只是头发稀少，需要增加密度。植入时只能用针刺植入，以免损伤正常的毛囊。如果发际后有斑片状秃发，则可通过小切口或1.0mm环钻小孔植入。

3. 修正手术 毛发移植用于男性型秃发虽已有40多年的历史，且移植技术在过去的几年里也飞速的发展，但仍有部分患者对结果不理想。这些患者可能是接受了早期过时的术式或近期接受了不正规的手术，可以通过再次手术而改善。手术方法有补植、将移植物作重新分布或将移植物切除。几种方法可联合应用。

六、展望

毛发移植术是一项费时而枯燥的重复劳动，为提高移植物的成活率，手术组人员常需集中精力连续工作4～6h。因此，医师和患者都须有一定的耐心和毅力，这是妨碍毛发移植进一步开展的最重要因素之一。

如何使毛发移植的速度更快和成活率更高，将是今后毛发移植的重点研究方向。毛发移植速度的提高将会依赖于各种自动毛发移植器械的研制，而成活率的提高将会取决于多种因素。其中植入前将毛囊冷藏或保存在富营养的保存液内是提高成活率的一个办法。

另外的一个设想是，如果毛囊的离体保存能延长到一定时间，并且移植后不影响其成活率，那么毛发移植可分为二个时间完成。先将供区头皮切下，让助手在较充裕的时间内制成所需移植物，并将之保存在一定的环境中备用。然后，在适当的时间由手术医生将之植入。如能这样，参加手术的人数可减少，医师和其助手的工作压力可大大减轻，患者的手术痛苦和经济负担都将减轻，毛发移植术也将会得到更广泛的应用。我们将毛囊在不同的保存液中保存一定时间后再移植到裸鼠，实验的结果初步表明延期移植是可行的，0℃的林格液是较理想的保存液，但毛囊在体外保存的时间不能超过48小时，否则影响毛发的生长；因为毛囊是一多成分的复杂器官，各成分间有着复杂的联系调节着毛囊的生长。

（方　方）

第十四节　女性外生殖器矫正术

一、处女膜破裂修复

1. 适应证 ①未婚女性处女膜意外破裂者；②外伤所致处女膜破裂而本人有修补需求者。

2. 手术方法 手术时间一般选择月经后1周或经前10天手术，术前给予口服甲硝唑，局部1:1000的新洁尔灭溶液坐浴，现在一般采用瓦合法修补，成功率高。手术步骤：患者取截石位，用1%利多卡因在处女膜破口处两侧行肿胀麻醉，用手术刀先在一侧处女膜裂口的外侧切除表皮，另一侧裂口处内侧切除表皮。这样互相瓦合后，增加了更多的接触面积，利于切口的愈合；缝合时最好用5－0可吸收线缝合，术后不必拆线，缝合后处女膜以仅能容1小指为宜，切口缝线处涂以抗生素软膏。

3. 术后注意事项 ①保持外阴清洁，每日用1‰新洁尔灭擦洗2遍；②抗生素的外用，口服甲硝唑1周，每日3次，每次0.2g；③限制活动，术后半个月内避免骑车、下蹲等动作。

二、处女膜闭锁修复

1. 适应证　青春期月经未来潮，且伴有下腹部周期性疼痛。下腹正中可触及包块，是阴道内积血过多的原因，处女膜外膨隆且呈紫黑色。

2. 手术方法　术前于处女膜膨隆处穿刺，可抽出褐色不凝血性液体，于此处作“十”字或“X”形切口，放出经血及凝血块，剪除多余的黏膜作环形缝合，用小纱布尽量把经血擦洗干净，以防引起继发感染，切口不能太小，至少可容1指左右，保持通畅。

3. 注意事项　①术后3～5周给予流质饮食，减少排便次数；②抗生素使用，甲硝唑0.2g，每日3次；③1∶1000新洁尔灭清洁切口，或1∶5000高锰酸钾溶液坐浴。

三、小阴唇肥大矫正术

小阴唇位于大阴唇的内侧及尿道外口的两侧，直立时大小阴唇自然闭合，遮盖住阴道口，保持湿润，防止外来污染。小阴唇的正常宽度一般为1.5～2.0cm，若小阴唇超出大阴唇1.0 cm以上，影响行走或性生活时，则称为小阴唇肥大或肥厚。

1. 手术方法　患者取截石位，设计切口线，以两阴唇缘接近的高度为基线，在高出大阴唇0.5cm的小阴唇上画一切口线，内侧切口线高出外侧切口线0.5 cm左右，使切口线位于小阴唇外侧。缝合后的瘢痕在小阴唇的外侧，这样的瘢痕隐蔽。局部浸润麻醉满意后，沿切口线切除皮肤，将软组织推向后内，彻底止血后，用可吸收线缝合软组织并向后内推移，细丝线间断缝合切口。若小阴唇肥厚，则在切除皮肤的同部位，切除部分皮下软组织，术后切口处给予金霉素软膏外涂。

楔形切除法：将肥大的小阴唇下部做“V”形切除，形成以小阴唇上部为蒂的镰状瓣，细丝线间断缝合。

2. 术后注意事项　①口服抗生素1周；②保持外阴部清洁，每天便后给予1∶1000新洁尔灭清洗后外涂金霉素或红霉素软膏；③术后1个月避免性生活。

四、阴蒂肥大缩小术

1. 适应证　①单纯性阴蒂肥大；②女性假两性畸形者。

2. 手术方法　阴蒂肥大缩小术通常有两种方法。

（1）阴蒂切除术：在局部麻醉下将阴蒂牵引，切开阴蒂包皮并分离阴蒂海绵体，从阴蒂根部切断，断端海绵体缝合止血后，切口处给予间断缝合，闭合创面，由于阴蒂的血管神经及大部分阴蒂海绵体已被切除，术后阴蒂的性刺激敏感度下降，影响性生活，因此，建议慎用此法。

（2）阴蒂体切除术：患者取截石位，局部浸润麻醉，于阴蒂背部皮肤做“工”形切开，将皮瓣向两侧剥离，并注意保护，游离出阴蒂海绵体及阴蒂的血管神经束，切除阴蒂中间的海绵体，阴蒂头部分作楔形切除后做间断缝合，缩小阴蒂头，阴蒂的两断端缝合，阴蒂皮肤自身折叠缝合，缝合形成部分小阴唇。由于阴蒂头及血管神经束的保留，这样就保留了阴蒂部分性的敏感度。

3. 注意事项　①口服抗生素1周；②保持切口清洁，每天1∶1000新洁尔灭冲洗切口2～3次，然后给予金霉素软膏外涂；③术后给予半流质饮食，以防粪便污染切口。

（吴信峰）

第四章 女性皮肤心理学及心理疗法

第一节 女性皮肤美容心理学

一、女性皮肤的美学意义

1. 健美的皮肤是人体健康的标志 从医学的角度审视女性的美，女性的美是以现实的、具有生命活力的人体美为基础，是以个体生命的健康为基础的，是指人体在形态结构、生理功能、心理过程以及社会适应能力等多方面活动的和谐统一，具体体现在体形、五官、皮肤、神态、言行多方面。而这一切，都通过皮肤承载和表现出来。

2. 健美的皮肤能传递生命的美感信息 女性因年龄、职业、民族的不同，甚至生活地域的不同，可能在皮肤的颜色和光泽度等基本表征方面有所差异，但健美的皮肤所传达的生命的美感信息却是一致的：幼儿皮肤的柔嫩、少女皮肤的细腻、青年女性的丰盈，即使是中老女性的皱纹，也展示着生命的坚强和内涵的丰厚，传递着人生历史的沧桑之美。

3. 健美的皮肤还能传达人的情感信息 多数人有过类似的体验：当遇到喜事时，人会心情激动、皮肤会显得红光焕发、富有弹性；而当遇到挫折时，尤其是较长时期的焦虑和烦恼时，人会情绪低落、皮肤灰暗、失去光泽。

4. 人体的体表美取决于皮肤美 皮肤不仅具有保护、感觉、调节体温、吸收、分泌、排泄、参与代谢及免疫等生理功能，而且由于其表皮的坚韧性、真皮的弹性以及皮下组织的软垫样作用，维持着人体健美的外形，具有特殊的美学意义。

二、女性皮肤的美学特点

1. 女性外表的形式美与内容美 从人体美学的角度看，女性的美是外表的形式美与内容美的统一，是人的形态美与气质美的统一。但无论是形式还是形态，都离不开其客观的物质载体，即人体的皮肤。因此，美丽的女性大多是肤色红润、有光泽、肌肉丰满有弹性，她们展示的是精力充沛、生命力旺盛的美。很难想象一个面容枯槁、皮肤松弛的女人会给人带来视觉的美感。

战国时期的文学家宋玉在他的《登徒子好色赋》中勾画了一位美女的形象："增之一分则太长，减之一分则太短；著粉则太白，施朱则太赤；眉如翠羽，肌如白雪；腰如束素，齿如含贝"。中国历史上"燕瘦环肥"的典故说的是汉代以赵飞燕的瘦弱为美，唐朝以杨贵妃的丰满为美，这些都形象地说明了审美的标准是具有时代性和不确定性的。

2. 肌肤美是女性美的重要特征 尽管不同的种族、民族和国家，由于历史和文化背景的不同，在审美趣味和标准方面存在着差异，对女性美的标准也不完全一致，然而，从古到今的文学作品在描写美丽女性时，都用"冰肌玉肤""肌如凝脂""面若桃花"一类的词语，可见，光洁、润泽、细腻、柔嫩、丰满、富有弹性的肌肤是女性美的重要特征

三、评价女性皮肤的美学要素

皮肤这一特定器官有着丰富的美学内涵，有其生理功能的美，色泽和质地的美，也有其形态结构的美。每个人都希望拥有健康的皮肤，尤其是女性，自古以来就从未停止过对美的追求，衡量女性美的标准与民族、宗教和文化背景息息相关。富有弹性、光泽红润的皮肤给人健康的美感，而暗淡无光、松弛的皮肤给人病态的感觉。不同的国家和民族的女性对皮肤美的评价标准虽

有差异，但总结起来评价的基本要素有7个方面。

1. 肤色　皮肤的色泽是视觉审美的重要特征，主要由3个因素决定：①皮肤中黑素颗粒的数量和分布；②皮肤微血管中红细胞高铁血红素的含量；③角质层、颗粒层的厚薄及其胡萝卜素等色素的含量等。皮肤的颜色与种族、年龄、性别及外界环境等因素密切相关。一般认为，东方女性健康的皮肤应该比较细嫩，透明感强，血管充盈度好，表皮层的黑色素较少且分布均匀，略显粉红或白皙。

2. 润泽　指皮肤的湿润和光泽的程度。皮肤的含水量很高，约占皮肤总量的70%，所以，皮肤能保持适度的湿润，并呈现光泽、润泽是健美的标志。散发出健康心理和生理状态的美感。如水分不足，皮肤会失去光泽，变得干燥、粗糙和皱缩，也是病态或衰老的表现。性激素可以维持一个人的最佳性别特征。

3. 细嫩　由于皮肤组织中纤维束的排列和牵引，使皮肤形成许多皮沟和皮嵴，二者构成皮纹。皮沟将皮肤划分为许多细微的三角形、菱形或多角形的皮丘。皮沟的深浅随皮肤部位、年龄和性别的不同而有差异。皮肤细腻一般是指皮肤纹理细腻，即皮沟浅而细，皮丘小而平整，毛孔和汗腺孔细小，表皮光泽润泽，触之有柔嫩而光滑感。柔嫩、光滑、细腻的皮肤是女性美学特点的重要表征之一。

4. 弹性　皮肤的弹性与真皮内的胶原纤维、弹性纤维的性质，以及皮下脂肪组织的软垫样作用有关。皮肤的弹力和弹性能防止和延缓皮肤松弛及皱纹出现，皮肤所含水分和脂肪比例适中，血液量充足，新陈代谢旺盛，才能始终保持良好的弹性，使其显得光滑平整。

5. 体味　体味是指人体散发出来的气味，主要是由皮肤汗腺、皮脂腺分泌物所产生，呼吸道、消化道、阴道等的分泌物或排泄物有的也可成为体味的组成成分。体味分为生理性、病理性和情感性三类。生理性体味反映了人体健康的信息；病理性体味却传递人体病态的信息；情感性体味是人体情感的流露和人体气息语言的交流。健美女性具有正常的生理性体味，也是吸引异性的重要因素之一。

6. 表情　面部是情绪表达最重要的媒介，人的面部表情肌高度发达，受喜、怒、哀、乐、悲、恐、惊等多种情绪支配。不同的情绪往往通过不同表情反映出来，面部表情肌收缩使面部呈现各种表情。健美女性应是表情自然、丰富。

7. 功能完整　人体皮肤的结构与生理功能特点，是人体皮肤所具有的自然属性，健康完美的皮肤是自然事物发展到最高阶段的人体之美。健康的皮肤其功能必须完整、有效和相互协调，尤其是对冷、热、疼痛、情感等刺激反应灵敏。

医学关于女性皮肤健美的标准给我们美容护肤的实施提供了依据，使我们的目的更加明确。美的标准与美的个性相结合，就能创造出耐久恒定的美。

四、正常皮肤求美者的心理

美学是人类精神文明的最高级的形式之一。何为美？经验主义美学认为，美是对象在人的心里产生的快感。理性主义美学认为，美是感性认识的完善。唯物主义哲学论美的本质：美是整一，美是关系，美是生活。马克思主义的美学认为，以人为中心的社会实践才是美的生成之根本，美产生于人类社会实践的过程中。美感是人们在观赏审美对象时产生的心理和意识现象。审美分为三个层次：审美感受和审美心理、审美意识、审美意识的理论形态。马克思主义美学认为，人们的审美意识具有时代性、民族性和阶级性。美欲即人的审美需要，是人最基本的精神需要。人们进行审美创造和审美欣赏，都需要对审美对象进行心理体验、虚构、整合、再造和重建，使之成为完整的形象化的审美意识，从而获得精神上的审美愉悦和满足。

1. 爱美是人最基本的精神需要之一　人们追求的美，从广义上理解是客观世界的美和人类自身的美，从狭义上理解，是人们对自身容貌美化的一种理想状态。从社会心理学的角度理解，人们爱美的心理需要，实际上是一种高层次的精神需要，是个体被欣赏、被尊重、被接纳的自我实现的社会性需求。因此，爱美是人最基本的精神需要之一，是人的求美行为的原始动机。

2. 女性需要爱　用一句人人皆知的俗话“爱美之心人皆有之”，就能解释从美容心理学角度所说的人的爱美心理。马克思主义美学认为，人们的审美意识具有时代性、民族性社会性、阶级性和个体的独立性。皮肤是人体最大也是最具有性吸引力的器官。不同的女性对皮肤美的要求不一致，与人的多种心理需要有关，即皮肤美的动机具有层次性，人们的审美观具有群体的差异性。有的人要求很低，而有的则对美的要求很高。不同年龄、不同身份、不同文化程度的女性有不同的求美特点，但总的说来，女性需要美、需要爱。

3. 女性需要被爱　为什么美容？为谁美容？“女为悦己者容”，这句流传千年的古话反映了女性热衷打扮、追求美丽的普遍心态。在人类追求美的历史进程中，尤其是在东方文明的传统背景下，美的发展总是建立在女性被欣赏、被爱的基础之上的。在古今中外的历史上，那些被君王宠爱、被英雄欣赏的女子无一不是花容月貌的，这充分说明了美是被爱的客观条件和基本需要。因而，女性总是社会中追求美丽与时尚的主流群体。为了获得别人的爱，就会采取美容以达到美化自身的目的。

五、特殊皮肤求美者的心理

在日常生活和皮肤病美容门诊，常常会遇到一些有特殊需求的女性，她们的爱美之心和求美行为，除了具有正常的层次性、多样性和复杂性之外，往往还存在极端的非理性的甚至病态的求美心理，对于这些特殊的求美者，尤其需要耐心地反复地引导沟通，否则，很容易产生医疗纠纷。

特殊皮肤求美者人群大致分为：美容文饰受术者与去除者、皮肤美容手术需求者、皮肤美容护理需求者。这些人在求美的过程中有着相似或迥异的心理需求。

1. 美容文饰受术者和去除者的心理　前者的动机无非是3类，即弥补缺陷、追求完美（如文眉、文眼线和文唇线）、追求时尚和新奇；而后者的心理也有3类，即对文饰效果不满意、社会流行趋势的改变、自身审美观发生了改变。

美容文饰术具有的固定性和永久性，决定了它容易过时失去新意的特点，对这部分求美者要反复告之其手术的局限和利弊。

2. 皮肤美容手术需求者的心理　这是一类希望通过皮肤美容手术，即整形手术改变自己的人，从性格特点方面分析，我们可将其分为5个类型，即忧虑型、依赖型、情感型、偏执型和分裂型。从需求动机方面分析，除了弥补缺陷、追求完美和追求时尚之外，还有更现实的3类需要，即恋爱婚姻的需要、工作职业的需要和适应环境的需要。由于美容手术具有求美者的高期望值和手术本身的高风险，手术前的咨询、告之尤为重要，务必做好医师和患者的沟通工作。

3. 皮肤美容护理需求者的心理　接受美容护理的人群与前两类人群相比，数量多、心态相对平和，因为这些人知道，皮肤的护理保养是一个漫长、日积月累的过程，因此，这类人群的心理大致有3类，即追求完美、追求时尚、追求享受。

人的求美动机是以自我需要为基础的，同时受到理想、信念、人格特征等因素的制约，受外界环境的影响，即外界环境的刺激可以引起某种相应的动机。求美行为一方面来自求美的需要，另一方面还来自内心之外的求美刺激或诱因。现实生活中，大多数的女性都很关注自己的皮肤，尤其是面部皮肤，她们常以使用化妆品或美容护理的方式来保护皮肤，满足其爱美、希望红颜不老的心理要求。同时，在美容护理的过程中这一群体又表现出一些共同的心理特征。

4. 虚荣心攀比心　莎士比亚曾说过：“上帝创造女人一张脸，女人又给自己一张脸。”换句话说就是女人有两张脸，一张是老天给的，一张是自我期望的。很多女性都希望自己是与众不同的一个。但是，女性通常又喜欢与处于同一层次、境况相类似的人做横向比较，总想拥有别人所拥有和别人所没有而且比别人更多更好的。而这种“想要”和“与别人相比较”的心态往往使一些女性对外表美的追求变得感性而非理性。

5. 恐惧感和满足感　所有女性对自己的容貌有着与生俱来的敏感和脆弱。特别随着年龄的增长，甚至有可能会变成恐惧。这种恐惧心态源于两点，一是女性出于对皮肤异常或身材变形本能的恐惧；另一方面是出于对婚外恋等一些社会现象的恐惧。而一些美白、祛斑、消脂、抗衰老等功能性产品恰到好处地迎合了这部分女性的需求。其实，她们在使用化妆品或接受美容护理时也许更在乎的是一种愉快与美好的自我暗示。有一位心理学家曾说过：“当你心情不好时，就稍微化点妆吧，那样会使你快乐许多。”所以，美容护肤带给女性的满足感会减弱内心的恐惧感。

6. 从众心情绪化　如果商场的柜台前围着一堆人，那么当中最多的一定是女性，这并不是说女人喜欢凑热闹，而是说她们喜欢跟着大众的意识感觉走。女人潜意识中把自己定性为弱势群体，因此她们尽量避免不健康或者不安全的事情，但她们愿意尝试一切可以表现外在美的东西。同时，女性多愁善感的性格特质决定了她们无法脱俗的情绪化心态。这种情绪化心态有时候会令人产生一些莫名其妙的心理，做出一些疯狂的举动，比如隆胸、减肥、祛斑等，而导致这一切的原因，或许仅仅是因为旁人对其身体某个部位不经意的一句评判。

在实践中，我们除了解求美者动机的真实性，还要注意区分动机具有的多样性和复杂性，还要认真了解求美者是否具有病态的求美动机。对于那些借整形为手段欲达到不切实际的幻想或非人力所能及的目的的人，应拒绝其求治要求；作为患者，为达到治疗的理想效果，应向医师表明动机，避免双方的误解，引发不必要的医疗纠纷。

六、损容性皮肤疾患对女性心理的影响

因为损容性皮肤疾患的皮损大多发生在颜面或身体的暴露部位，直接影响容貌美观，所以对于天生就爱美的女性来说，患上这一类疾病是非常痛苦的。青春期是最富于幻想的美好时期，如果患上了脂溢性皮炎、寻常性痤疮，就必须面对满脸的丘疹、结节、脓疱；中、青年时期是就业工作、婚姻家庭都要拥有的时期，如果患上酒渣鼻、白癜风或过敏性皮炎，那随时都会被痛苦折磨；到了中年或更年期，如果脸上出现黄褐斑，眼睑出现睑黄瘤，颈部再布满皮赘，那真是只有悲叹青春不在红颜已老了。因此，在女性短暂的一生中，任何一种损容性皮肤病都是对女性人性和美丽的摧残，是对女性自尊心和自信心的考验。

七、精神心理因素在皮肤病中的作用

心身疾病是指心理－社会因素在疾病的发生、发展、诊断、预防、治疗及转归等全过程中起主导作用的一类躯体疾病。从心身医学角度上说，皮肤和毛发是心理问题躯体化表现的重要“靶器官”。女性容颜的衰老，心理因素起重要作用。面部是心理健康的一面镜子，不良的心理状态促进面容过早老化，色泽灰暗无光。

一些心理障碍也可引起许多皮肤病，主要表现为精神神经症状的皮肤病，如咬甲症、拔毛癖、强迫行为、疾病恐怖、自残等（详见精神神经性皮肤病一章）。

精神心理因素在疾病的发生和发展过程中起着重要的作用，如精神因素可加重的皮肤病有斑秃、瘙痒症、银屑病等。因皮肤病影响美容可引起精神抑郁或社交恐惧症。社会媒体的夸大宣传，如把银屑病、红斑狼疮、白癜风比喻为“第二癌症”、“不治之症”等，也会明显影响患者的心理状态，造成精神压力和心理负担，使精神心理因素与皮肤疾病之间相互影响，形成恶性循环。所以，从现代医学模式观点着眼，在防治方面应充分重视社会心理因素。

斑秃是典型的心身性皮肤病，俗语称之为“鬼剃头”，绝大多数患者发病与精神紧张、思想压力、惊吓、重大挫折等负性生活事件因素有关，高考期间的应考学生斑秃明显增多即是明显的例证。从临床现象和发病过程来分析，精神因素所致的斑秃，可能是自主神经对毛囊的失控引起，长期心情压抑而逐渐发生的斑秃也可能通过神经、内分泌和免疫通路而发生。大多数患者随着精神心理状态的改善，毛发开始生长而痊愈。

银屑病被认为是典型的心身性皮肤病，国内外大量的研究表明，银屑病的发生、发展与患者紧张、烦恼、忧虑情感等心理因素及社会环境有密切关系，这些心理因素可影响神经、内分泌和免疫系统，是银屑病发病和复发加重的因素。采用规范化负荷条件下进行银屑病患者和正常对照组的自主神经调节功能的检测分析，发现银屑病患者组交感神经的兴奋性和副交感神经的张力均低于正常人对照组，经过心理治疗，特别是生物反馈放松训练治疗后，副交感神经的张力和交感神经兴奋性都有明显改善，银屑病病情亦随之缓解、消退。

历史上曾有伍子胥过昭关一夜愁白了头的传说。“一夜愁白了头发”可能只是夸张的比喻，但因长期精神紧张、压抑、操劳等应激反应会使头发变白加快，却是人们生活实践中常见的事实。

性病患者的精神问题更为突出。由于患病部位特殊，患者常常产生恐惧心理，害怕影响今后的性生活，女性患者尤其担心影响生育能力。部分思想传统型女性患者，由于得了性病感到无脸见人，而产生严重的自责心理。由于害怕传染给亲人，整天提心吊胆，情绪消沉。有的女性患者由于丈夫行为不轨而被动染上性病，感到羞愧、愤怒和对生活失去希望。

在皮肤科临床实践中，精神神经因素诱发和加重病情的皮肤病还是很多的，抗焦虑、抗抑郁等精神性药物，以及镇静剂、安眠类药物，治疗一些皮肤病可获得满意的疗效，也反证了神经精神因素及心理因素对皮肤病所产生的作用和影响。

关于皮肤病患者的心理护理详见第一篇第十二章第三节。

第二节 女性皮肤美容心理辅导

一、女性皮肤美学的基本原则

1. 自我心理调节，身心和谐的原则　遵循现代医学健康定义，自我心理调节是指在社会生活中应避免不利于健康的心理过程和对自己的性格进行适应性的调适，不断提高自己对事物的评价能力，保持良好的心境与情绪，坚定自己工作与学习的恒心与毅力，并且学会以心理防卫法克服不利于心身健康的负性情绪，人都有各自的性格，要对性格中社会适应性差的那些成分进行调适，以减少性格因素所致的疾病。认识人体自然发展规律，不苛求完美。

2. 自我生理调节，顺其自然的原则　良好的生理活动节律可以保持与增进人体美。学习与注意自我生理调节，形成正常的生活规律与生活节奏。保持充分的营养，养成良好的饮食习惯，进行有规律的工作、休息与睡眠，积极进行身体锻炼，是自我生理调节的重要内容。正视个体差异，因人而异，不攀比。

3. 循序渐进，全面兼顾的原则　对美的追求是不懈的，对皮肤的养护也是持续的，应该做到衣食住行全面兼顾。新的健康观念使人们对自我保健有了更深刻的认识，人们除了对于自身疾病的自我保健外，更多的是关心自己身体的全面健康，从生理、心理和环境角度去研究疾病与健康之间的关系，以保持人体在正常状态下的形式结构、生理功能、心理过程和社会适应的全方位合乎目的的协调、匀称、和谐和统一。

4. 自我美容保健的原则　皮肤的健美是以人的健康为基础的，因而在自我美容保健中应最大限度地创造适用于人体健康需要的自然环境、心理环境和社会环境。

避免不良行为因素，行为因素与皮肤健美有着密切关系，规律的生活与工作节律以及良好的饮食习惯，可以使身体内环境保持良好的生物节律。而不良的行为习惯，如过量酗酒、不规则的饮食起居都会给健康带来影响。重视行为因素与健康的关系，趋利避害，力求以自我保健方式达到健美的目的。

二、女性皮肤美容的心理辅导

现代社会的职业女性，工作紧张、生活忙碌，要想自己拥有“肤如凝脂”“面若桃花”的完美肌肤，除了一定的物质条件保证外，更需要修身养性、笑对生活，面对喧嚣的外界始终保持平和、恬淡的心情。

人的情绪、行为及激素的分泌受下丘脑管辖。下丘脑上通大脑皮质，下通脑垂体和其他神经组织，是调控神经体液——内分泌的中枢。情绪的好坏不仅会影响各脏器的生理功能，而且还直接影响到肤色的变化。当人遇到高兴的事而心情愉悦时，大脑内神经调节物质乙酰胆碱分泌增多，血液通畅，皮下血管扩张，血流通向皮肤，使人容光焕发，给人一种精神抖擞、神采奕奕、充满自信的感觉；相反，当人过度紧张、情绪低落时，体内儿茶酚胺类物质释放过多，肾上腺素分泌增加，使动脉小血管收缩，供应皮肤的血液骤减，使人面色苍白蜡黄，同时伴有血压升高，心悸、头晕、手足冰凉的现象。如果一个人长期抑郁寡欢、焦虑烦闷，还会使上皮细胞合成过多的黑色素堆积于皮肤细胞中，使皮肤变得灰暗无光泽。忧愁苦闷导致神经衰弱、失眠，也会影响皮肤血液供应，使面容憔悴、眼圈发黑。不良情绪还会损害人体的免疫系统，使免疫细胞活力降低，脏腑功能减退，各种感染性疾病甚至癌症等亦会随之而来。因此，良好的心态不仅是不花钱的化妆品，还是保证健康的营养品。

1. 以顺其自然的人生观认识自我　女性在一生中要经历胎儿期、婴儿期、幼儿期、青春期、性成熟期、更年期与老年期7个时期，这些时期环环相扣，每一个时期都以前一时期为基础，同时又影响着下一个时期，好似一条生命之链，展示出女性绚丽多姿的生命历程：婴儿期的柔弱、幼儿期的娇嫩、青春期的明艳、性成熟期的妩媚、更年期的成熟、老年期的厚重。女性的肌肤从柔嫩细致到松弛皱褶，女性的容颜从美艳如花到风烛残年，几乎所有的女性都怕老，都怕那些意味着衰老的皱纹和色素斑过早地爬上颜面，然而，我们谁也无法改变生命的自然进程，我们唯一能作的就是正确认识生命的历程——生老病死。

只有较好，没有最好。可是在现实生活中，许多女性总喜欢最好，她们希望自己红颜不老，今年二十明年十八，她们渴望美丽，追求完美，容不得遗憾甚至瑕疵，在临床实践中我们常常遇到这样的求医者，她们总是对医师说，以前脸上没有一点斑，现在为什么就有了呢？以前从来不过敏，现在为什么就过敏了呢？以前晒不黑等等。她们总把现在的皮肤问题同以前比较，好像她们不会长大、成熟和衰老。还有的女性对自己天生的长相不满，为脸上的皱纹和色素斑烦恼，于是频繁地出入于医院、整形美容机构和美容院，变着花样地使用各种祛皱祛斑产品，结果往往事与愿违。对于这样的女性，我们应该引导她们从理想状态中走出来，放弃理想中的完美自我，承认现实中的不完美真我，接受现实，勇敢生活。

2. 以适者生存的自然观对待生活　其实，真正让不少女性痛苦、难以接受，但又不得不直面的是那些有损容貌美观的天生的缺陷或后天的疾患，如严重的雀斑、黄褐斑、瑞尔黑变病、皮肤异色病、重金属沉着病、白癜风、痤疮、酒渣鼻、脱发、红斑狼疮、皮肌炎、硬皮病等。这些皮肤病造成的皮肤损害可以分为两类，一类是可以治疗和修复的，但需要时间、金钱，需要患者的配合，需要特殊的治疗和护理，如痤疮、酒渣鼻、脱发等；另一类是目前的技术条件难以治疗和修复的，需要心理辅导和修饰手段，如白癜风，可以通过化妆的手段，用粉底霜或专用遮盖霜掩饰白癜风的皮损。

损容性皮肤疾患在给女性带来身体痛苦的同时，还极大地伤害了她们的自尊心和自信心，因此，对于这些女性，我们在积极治疗康复、整形矫正的过程中，还要引导她们改变信念、改变思维模式，学会放弃完美，接受缺陷。一方面是接受现实，接受自己的症状和情绪，同时靠自己的努力带着症状和缺陷去面对人生、积极生活，去做自己应该做的事；另一方面是学会适应、乐观生活，要坦然地面对现实，接受痛苦，坚持去做自己应该做的事情。只有把自身的精神能量投向外部世界，在行动中体验自信与成功的喜悦，才会淡化缺陷和疾病带给自己的痛苦。

第三节 心理治疗要点

一、心理健康的标准

心理健康是指心理活动和心理特征相对稳定、相对协调、能与客观环境统一和适应。心理健康的基本标准是：心理特征与各阶段的生理发育符合，智力正常，有较好的情绪控制能力，自我感觉良好，与社会契合，人际关系和谐，有坚强的意志和完整的人格，具备适应和改造现实环境的良好心态。

心理健康是一种谱系性的连续状态，健康与不健康之间没有明显的界限。心理不健康可以在某些方面，也可在多方面。心理健康在较长的一段时间内是动态变化的，因此要保持心理健康需要不断调整，更好地适应社会和客观环境。

二、重新认识“医学目的”

1994 年，美国的 Daniel Callahan 院士指出，存在于医学界的种种矛盾和危机，其根源在于对“医学目的”认识不正确，要在世界范围内重新考虑和讨论医学的根本目的。包括中国在内 14 国家的医学和哲学界形成的“医学目的——确定新的优先战略”的报告中，提出了 4 个不分先后次序的医学目的：①预防疾病和损伤，促进和维持健康；②解除由病灾引起的痛苦和疾苦；③照料和治疗有病的人，照料那些不能治愈的人；④避免早死，追求安详死亡。这些概念完全不同于以往乃至目前只注重疾病本身和偏重于治疗的观念。应该用这一新的观念来衡量一切医学研究和临床实践，其中的促进和维持健康观念，理所当然包括心理健康，在注重疾病及治疗的同时，更应注重心理及整体的健康。

这一新的理念，既适用于政府官员，也适用于医学研究者、临床医务工作者、所有疾病的患者，也是实施心理治疗所应具备的观念和基础。

三、转变医学模式

随着解剖、生理、病理、生化等学科技术的进步，医学的重点转向研究生物学的改变，探索疾病的病因和治疗方法，产生了以实验生理学与细胞病理学为基础的“生物医学模式”，推动了医学的深入发展，致病微生物的发现及近代细胞与分子水平上的研究，使急性病和传染病得到控制或消灭，器官移植和人工器官得以应用等，为医学发展作出了巨大贡献。

在医学实践中，“生物医学模式”逐渐暴露出其各种缺陷。最重要的是，这一医学模式偏离了医学对象“人”的完整性，所进行的是孤立、静止的局部研究，认为每一种疾病都能在组织、器官及细胞上找到解决办法，治疗也是针对某组织、器官及细胞，忽视了人的整体性、心理因素和社会因素。一些传染病的消灭，使医学研究者和人们产生了错觉，认为只要科学进步，加大经济投入，就能消除任何疾病。事实上，尽管医学科技在飞速发展，医疗费用投入越来越多，医院越办越大，但诸如高血压、糖尿病及各种肿瘤等疾病，非但未减少，反而明显增多，这也是忽略人的整体性、社会因素的结果。以银屑病为例，城市人的生活水平、医疗条件及医药费用投入远远高于农村，但近年来的调查表明，城市银屑病的发病率却高于农村，可见社会因素、环境因素的重要性。因此，必须重新认识“医学目的”和转变医学模式。

医学的发展方向，必须由单纯的“生物医学模式”向综合的“生物－心理－社会医学模式”转变。在这种新的综合模式下，考虑到人是有思想、感情和理想的，人是处在复杂社会生活中的，有着复杂的心理活动和社会环境。因此，临床医学研究必须从生物、心理和社会三个方面去了解患者、体察患者，作出注重整体、全面、合乎实际的诊断和治疗方案。只有按照“生物－心理－社会医学模式”，才有可能解决诸如心理、饮食结构改变、环境、社会等因素所致的疾病，如冠心病、高血压、糖尿病及各种肿瘤等，也才能达到包括心理健康在内的全面康复。

在心身疾病的治疗上，“生物－心理－社会医学模式”则显得尤为重要。心身疾病的治疗原则：①充分利用“生物医学模式”的研究成果，治疗躯体疾病，按照“生物－心理－社会医学模式”，对以往的治疗进行评估，吸取有效、合理的部分，摒弃有损于整体健康的、不利于远期健康的治疗；②注重心理治疗，应因人而异，可运用认知教育、心理辅导及生物反馈等多种治疗方法；③注重社会因素对患者心理的影响，为患者营造一个宽松的、有利于患者心理健康的环境，包括家庭的、同事的、单位的及社会的环境。

四、心理辅导疗法

心理疏导是实施心理治疗重要环节，是运用医学心理学的原理和方法，通过医务人员的语言和行为，或通过相应的仪器或环境来改变患者的认识、态度及行为，使患者从不健康的心理状态恢复至正常心理状态，从而达到治疗疾病的目的。尤其适用于心身疾病的治疗。从形式上可分为单个心理治疗、集体心理治疗、家庭心理治疗及社会心理治疗 4 种。在医疗单位，最常用的是单个心理辅导疗法，以下举例作简要介绍。

单个心理治疗又称个别心理治疗，是指医患之间单独进行心理性交谈，是针对性最强、最常用的方式。

对于女性患者，最好是女医师与之进行沟通。作为患者的医师，首选应全面掌握患者的病情及主要心理障碍情况，以真诚、友善、和蔼、关心的态度使患者感到亲切、温暖、可信，在建立相互信任的基础上，将深奥的医学知识转换为易懂话语，谈话宜从日常生活话题开始，逐渐切入病情及心理障碍的主题。对患者的病情及心理障碍已明确者，谈话的医师应给患者以坚定、果断、明确的答复。

1. 对无疾病仅存在心理障碍的人（并非患者）　如并无任何患有性病的医学依据，患者却坚信自己患有性病，其主要心理问题是对性病的恐怖。对于这种情况，在充分沟通并已获得患者信任的情况下，首选应有针对性的向患者介绍性病的有关知识，作为否定患有性病的基础，此后则应向患者坚定而明确表示：我可以负责地告诉您，您绝对没有患性病，没有必要再做任何检查，更不需要任何治疗，我将对我给您的结论负责，您应放下思想包袱，正常生活，如有什么问题可以随时与我联系，但我相信您再与我联系的问题绝对不会是关于性病的话题。这样就会使患者坚定自己并无性病的信念，终止性病恐怖的心理障碍。

2. 对缺少医学常识，害怕自己被传染或怀疑自己已经患传染病的人　除坚定、果断、明确的答复外，最佳的方式是肢体语言，如某女性，因其邻居曾被诊断为麻风，便怀疑自己得了麻风，精神压力巨大。此时，谈话医师的自身举动是最好的解释，除以绝对的口气说明麻风不会传染给细胞免疫正常的人之外，若给谈话者理一理头发，帮其整理一下着装、与其握手等肢体接触，会迅速消除其恐惧心理，立即走出患了麻风的阴影。

3. 对确有疾病又有心理障碍的患者　如一女性银屑病，病情比较轻，其主要问题有二，一是急于想根治而乱求医且存在过度治疗，二是担心是否会遗传给下一代，精神压力大。针对这种情况，谈话医师应根据自己掌握的足够知识，首先给患者一个肯定的信息，目前在全世界范围内还没有根治银屑病且永不复发的治疗方法和药物，以降低患者要求根治的期望值，并向其举例说明过度治疗的危害性，使患者避免因追求根治而受到伤害性治疗，同时向患者介绍一些合理治疗的方法和药物，延长和减少复发的注意事项，以及配合医师、平衡心态会使病情改善并保持稳定的例子。继之向患者明确表示，银屑病的遗传并不像想象的那样严重，国外报告夫妇仅有一方患银屑病，其子女发病的可能性仅为15%左右，国内的统计数字更低一些，劝导患者没有必要为遗传的问题而终日生活在压抑中，乐观向上的精神状态，无论对疾病还是婚后的日常生活都是有益的。

4. 对于心理障碍严重程度已达到有精神症状者　除心理疏导外，应请精神神经科医师协助诊断，适当使用抗焦虑、抗抑郁、镇静剂等精神性药物进行治疗。

总之，心理辅导和心理治疗的成败关键在于：①医患之间是否建立了特定的友好关系，尤其是患者对医师的充分信任；②是否引导和倾听了患者的倾诉，其倾诉是否说出了心灵深处的真情，即是否找出了症结所在；③医师是否做到了因人施治，给予患者的解答是否恰到好处，心理沟通后患者是否达到了认识（心理障碍的内心确认）与即将的实践（跨越心理障碍的信心与行动）同步。

（金　懿　陈　敏）

第六篇 女性皮肤的保健与养护

第一章 皮肤自然老化与光老化及其预防

衰老是一个不可避免的自然规律，也是一个渐进的过程。皮肤作为机体的一个部分，也随着机体的衰老而老化，而长期紫外线照射所致的光老化则加快了皮肤老化的步伐。皮肤老化及光老化对女性的影响比男性更大，因为女性皮肤的胶原含量低于男性，女性皮肤衰老要比男性早15年。随着社会生活水平的不断提高，人们特别是女性对美的渴望越来越强烈，如何防止皮肤的衰老，保持青春活力就成为一个重要的课题。

一、衰老的基本理论

关于衰老主要有两种理论。第一种理论认为，衰老是一种先天决定、不可避免的过程，其理论依据主要是端粒学说。端粒位于染色体末端，每经历一个细胞周期，端粒就缩短一点，当其到达临界长度后，细胞周期停止并发生凋亡。而另一种理论认为，衰老更大程度上是环境对机体的累积损害引起的。机体正常代谢可产生氧自由基等造成损伤，机体为抵御这种氧化损害，发展了一种细胞防御系统。寿命长的个体往往具有更完善的防御系统。抗氧化物的活性和水平随年龄增加而下降，从而损伤机体而致衰老。而皮肤的自然老化与光老化就是体现了遗传和环境两方面对皮肤老化的影响。

二、皮肤自然老化和光老化的临床表现

皮肤自然老化属于生理退行性变，可发于任何部位，表现为细碎皱纹，皮肤松弛、干燥、粗糙、脆性增加，甚至出现皮肤良性肿瘤，如软纤维瘤、脂溢性角化、老年性血管瘤等。而光老化则表现为皮肤弹性下降，皱纹粗大，皮革样外观，常伴色素沉着和毛细血管扩张，可出现恶性变，如日光性角化、基底细胞癌、鳞状细胞癌。

三、皮肤自然老化和光老化的组织学改变

自然老化皮肤表皮变薄，皮突变平，真表皮连接力下降，真皮弹性纤维变细，数量减少，朗格汉斯细胞和黑素细胞数目变少，同时伴有血管、毛囊、皮脂腺数量减少。光老化皮肤表皮增厚，真表皮连接变平，表皮细胞极性消失，形态不典型。真皮成纤维细胞增大、增多，大量炎症细胞浸润，弹性纤维增多、增粗、排列紊乱，而胶原纤维变少，呈嗜碱性变，分布异常，血管迂曲扩张，管壁增厚，还可见毛囊扩张，皮脂腺萎缩。

四、皮肤自然老化和光老化的相关机制

成年人真皮胶原含量以每年1%的速度递减，胶原的减少主要是基质金属蛋白酶（MMP）表

达增加及胶原合成减少所致。随着年龄增长，MMP－1、2、9、12 水平升高，而前胶原 mRNA 表达明显下降。最近研究发现，丝裂原活化蛋白激酶（MAPK）信号传导途径在细胞生长、MMP 表达、Ⅰ型前胶原合成等生理活动中起着至关重要的作用。MAPK 又可分为 3 类，即细胞外信号调节激酶（ERK）、c－Jun 氨基末端激酶（JNK）及 p38MAPK。ERK 主要介导生长因子对细胞的作用，JNK 和 p38 主要介导细胞因子和生理应激对细胞的作用。JNK、p38 与 ERK 之间哪一方面占优势决定细胞生存还是凋亡。JNK 通过激活其下游元件 AP－1 上调 MMP 家族的表达，MMPs 能特异性降解真皮内胶原和弹性蛋白。同时 AP－1 也可以下调Ⅰ型前胶原基因表达。总之，在老年人皮肤中，JNK 相比 ERK 途径占优势，AP－1 活性增加，进而 MMP 表达上调，前胶原合成减少，引起皮肤自然老化。

皮肤光老化的发病机制也形成了很多不同的理论，其中占主流的是紫外线致氧自由基（ROS）生成的理论，该理论认为紫外线作用于人体皮肤后，ROS 生成增多，从而激活 MAPK 介导的信号转导途径，进而增强其下游因子 AP－1 的表达。另外，紫外线也可直接诱导 PKC 途径，促使 c－Jun 和 c－Fos 异源二聚体形成，再促进 AP－1 表达。AP－1 的转录使基质金属蛋白酶，如 MMP－1、MMP－3、MMP－9 等生成增多，从而加速降解胶原及细胞外基质。UV 也可以通过激活核转录因子 NF－κB，募集炎症介质，促进 MMP－8 生成。除了促进胶原和细胞外基质的降解，UV 还可以减少胶原的合成，主要机制也是通过激活 AP－1，AP－1 下调 TGF－β 表达，从而抑制胶原合成。另有研究发现，受到损害的胶原，特别是大分子量的Ⅰ型胶原能反馈性地抑制胶原的合成并促进其降解，从而放大损害。还有人认为，UV 对线粒体 DNA 损害也推动了光老化进程，但还需要进一步的证据证实。

五、皮肤光老化的防护

女性皮肤的护理对她们来说很重要，对皮肤科医师来说也是一种挑战。遗传基因、激素状态、内环境紊乱、日光暴露等都会对皮肤的老化及光老化施加影响。有研究认为，光老化 80% 发生于人生的前 20 年，因此，女性应该从年轻时就重视皮肤光老化的防护。应该学会自我检查，制订完善的健康计划，注重饮食结构，坚持锻炼身体，调节自身压力，保持充足睡眠，这些都对延缓皮肤衰老有益。具体防护措施分述如下。

1. 避光措施　预防光老化最有效的措施就是减少皮肤接受日光辐射，主要有 3 种方法，即避免日光照射、穿着遮光衣服、外用防光剂。在上午 10 点与下午 4 点之间最好不要外出，如外出应穿戴长袖衣服、帽子和太阳镜。最好选用紫外线保护系数（UPF）在 40～50 的衣服。防光剂以防 UVB 多见，可分为化学性和物理性。化学性防光剂以吸收光能为主，主要有 p－氨苯甲酸及其酯类、肉桂酸盐、水杨酸盐等。物理性防光剂以反射或散射紫外线为主，主要有二氧化钛、氧化锌。但由于 UVA 在紫外线中所占比例较大，且可深达真皮，其对光老化的影响较 UVB 更大，应使用对 UVB 和 UVA 均有防护作用的防光剂，以及配合使用保湿剂。同时戒烟很重要，吸烟可以加重紫外线所致的光老化，同时可使颜面皱纹增多。

2. 维 A 酸类　长期以来，维 A 酸类一直是预防和治疗光老化的主要药物。其主要的作用机制可能是激活 RAR 和 RXR，阻断 JNK－AP1－MMP 途径，抑制胶原酶活性，从而保护胶原免受降解，同时也可预防异常弹性纤维增生。0.05% 全反式维 A 酸润肤霜在维 A 酸类药物中是唯一被 FDA 批准用于光老化治疗的药物。有一项多中心随机对照试验比较了 0.01%、0.025%、0.05%、0.1% 浓度的他扎罗汀软膏和 0.05% 维 A 酸软膏治疗光老化的疗效。结果发现，对光老化均有很好的疗效。0.1% 的他扎罗汀软膏和 0.05% 维 A 酸软膏疗效相近。维 A 酸的治疗应个体化，根据年龄、皮肤类型、光老化程度及伴随疾病而选择合适的药物。

3. 抗氧化剂　抗氧化剂对防治 ROS 对皮肤的损害有很好的效果。一项为期 6 个月的随机双盲对照试验发现，外用维生素C可以使人皮肤皱纹明显减少。其主要作用机制是上调胶原和金属蛋白酶组织抑制剂（TIMP）的合成速度。辅酶Q10参与线粒体电子传递链，也是皮肤的一种抗氧化剂，其在表皮中的浓度是真皮的10倍，试验证实，0.3%辅酶Q10外用也能有效减少皱纹的数量。α－硫辛酸具有抗氧化和抗炎作用，能有效减少转录因子（如NF－κB）产生，抑制炎症细胞因子的表达，3%α－硫辛酸外用治疗光老化有很好的疗效。口服辅助因子，如1－脯氨酸、1－赖氨酸、锰、铜、锌、槲皮素、金雀异黄素、N－乙酰半胱氨酸、葡萄糖醛酸内酯等抗氧化剂，有较好的防治效果。

4. 雌激素　有一个横断面研究发现，口服雌激素可明显降低皮肤干燥、皱纹的发生率。主要机制是增加真皮胶原含量，外用雌二醇凝胶治疗也可有相似效果。

5. 生长因子和细胞因子　国外有学者使用一种8种生长因子混合制成的凝胶治疗14名光老化患者，疗程2个月，结果11例获得明显疗效，与对照组相比有显著差异。后又将其使用于体外皮肤样本，发现新胶原合成加快。

6. 新化合物　有一种富岩藻糖的多糖“FROP－3”可以使成纤维细胞氨基葡聚糖合成增加，其制成的乳膏连续使用4周以后，试验区域光老化程度明显改善。另有研究发现，椰枣核提取物治疗5周能明显减少受试者皮肤皱纹的形成。

7. 铁螯合剂　因为基质金属蛋白酶（MMP）的活性需要铁的参与，所以铁螯合剂可以通过降低MMP的活性防治光老化。其代表药物为曲酸，曲酸是米曲霉的提取物，以往多用于治疗色素性皮肤病，实验证实，外用曲酸对硫酸软骨素沉积、表皮增生、真皮变性等光老化表现有较强的逆转作用。

8. 抗炎药　临床研究发现，氢化可的松、萘普生、布洛芬外用均可防止皱纹形成，阻止胶原损伤变性。最近的研究认为，塞来昔布外用可降低局部皮肤p53水平，减少DNA损害，与对照组相比，皮肤炎症因子水平明显下降。

9. 中药及其提取物　近年来关于中医中药在延缓光老化方面的研究较多。中药及提取物保护皮肤光老化主要体现在以下几个方面。

（1）光防护作用：骆丹等发现绿茶提取物表没食子儿茶酚没食子酸酯有较强的光防护作用，明显优于羟氯喹，黄芩和川芎也有一定的光防护作用。

（2）自由基清除作用：试验发现，珍珠粉能有效降低血中脂质过氧化物（LPO）及其降解产物丙二醛（MDA）的含量，提高超氧化物歧化酶（SOD）活力。贺建荣发现，黄芩及甘草提取物黄芩多糖、黄芩总黄酮、甘草次酸等能有效清除羟自由基和超氧阴离子自由基，并存在明显的量效关系。另有研究发现，竹叶提取液及其有效成分竹叶黄酮能显著提高机体抗氧化酶活性，增强其清除自由基的能力。

（3）胶原修复作用：研究发现，大剂量茯苓能提高大鼠皮肤羟脯氨酸含量，抑制胶原蛋白分子之间的交联。厚朴提取液能明显抑制胶原酶、弹性蛋白酶、透明质酸酶的活性。景天类植物提取物及丹参有效成分丹参酮可增强皮肤SOD活性，增加羟脯氨酸含量，改善皮肤弹性。

（4）改善皮肤微循环：实验证实，丹参及红花提取物能有效改善皮肤微循环，保持内环境稳定，延缓皮肤衰老。

10. 物理及外科治疗　物理及外科治疗也是光老化治疗的一种重要手段，现分别介绍如下。

（1）化学脱皮术：化学剥脱剂种类较多，有α－羟基酸、水杨酸、三氯醋酸、酚等。根据其作用深浅可分为浅层、中层、深层剥脱剂。光老化治疗主要以α－羟基酸类的羟基乙酸为主，羟基乙酸是一种浅层剥脱剂，它能减少表皮及角质层厚度，增加真皮胶原数量，可以有效地改善皮肤质地，减少皮肤细皱纹。但它可能有加剧日晒红斑的作用。

（2）表面重建技术：主要是皮肤微磨削技术。其主要机制是通过微磨削技术造成局部创伤愈合的级联反应，从而显著增加真皮乳头层厚度，改善胶原纤维和弹性纤维的组织结构，同时也能改善局部色素沉着。在临床应用中也显示了较好的疗效。

（3）激光技术：用于治疗光老化的激光可分为烧灼性和非烧灼性，二类激光均或增加真皮胶原合成，改善光老化，但其具体机制尚不明确。烧灼性激光主要是 CO_2 激光和铒：YAG 激光。临床应用发现，CO_2 激光对改善皮肤质地，减少皱纹的有效率达到50%。而铒：YAG 激光的不良反应明显小于 CO_2 激光。烧灼性激光的不良反应主要是瘢痕形成，色素改变以及愈合时间较长等。非烧灼性激光的作用机制可能是在不破坏表皮的情况下，使真皮形成创伤，重塑真皮胶原。其主要优势在于不需要术后恢复期，但其疗效明显差于烧灼性激光，甚至其是否有效仍广受质疑。二个不同的研究小组同样使用1450nm 半导体激光治疗眼周皱纹患者，一项研究认为有明显疗效，而另一项研究则认为几乎没有疗效。

（4）射频技术：射频技术可以产生电流，通过真皮及皮下组织的电阻产生热量从而获得治疗作用。有研究显示，其能有效改善颊和颈部皮肤松弛，主要不良反应有红斑、灼痛、甚至Ⅱ度烧伤等。

（5）肉毒素：肉毒素 A 是肉毒杆菌产生的一种外毒素，可以阻滞局部神经肌肉接头传导，2002 年被 FDA 批准用于美容。它虽然不能逆转细胞外基质的改变，但通过松弛局部肌肉仍能获得很好的疗效。局部注射 1 次后，疗效维持时间约 3 个月。一项大型安慰剂对照试验证明其治疗眉间皱纹有显效。肉毒素 B 的作用靶位是突触小泡蛋白，阻止乙酰胆碱释放。实验证明，其治疗手足等部分皮损有较好疗效，但尚未被批准用于面部皱纹治疗。

（顾 恒 张青松）

第二章 防晒化妆品的选择与使用

有学者报告近 20 年来全球臭氧层的量平均每 10 年减少 3.5%，使得到达地表的紫外线（UV）逐年增多。能够到达地球表面的日光包括 UV、可见光及远红外线等，其中 UV 对人类影响最大。UV 波段被划分为 UVA（320～400nm）、UVB（290～320nm），UVA 又被划分为 UVAⅠ（340～400nm）、UVAⅡ（320～340nm）。人类处于上述所有波段 UV 的辐射中，然而，日光所致的生物学效应主要来自波长较短的 UV，波长 290～330nm UV 的功效是波长大于 340nm UV 的 100～1000 倍。较多的临床及基础研究表明，波长大于 340nm 的 UV 对皮肤亦有一定的损伤。过量照射 UV 引起的晒伤、皮肤色素沉着、皱纹、皮肤光老化及皮肤肿瘤等已有诸多报告。为此，防晒（光）制剂的研制和使用已日益受到重视。防晒化妆品（sunscreen cosmetics，以下简称防晒剂）已有50 余年的历史，防晒剂的功能已从单一的防护皮肤日晒伤发展为可防护 UV 对人类皮肤的短期及长期损害。虽然防晒剂的使用历史悠久，且种类、品牌繁多，但能作为外用药物用于治疗光线性皮肤病的制剂甚少，据 Stanley 在 2001 年的报告，国外至今可作为市售药品的防晒剂仅有 5 种。我国目前尚无外用治疗光线性皮肤病的防晒药物。实际上，一些高防晒系数具有防中波紫外线（UVB）和防长波紫外线（UVA）功能的防晒剂可以用于预防和辅助治疗光线性皮肤病。

一、防晒剂防护效果的表示及其意义

正规的市售防晒剂的商标上均标有 UVB 防晒系数（sun protection factor，SPF）和 UVA 防晒等级（protection grade of UVA，PA）。其意义和依据如下：光源在一定距离照射，引起皮肤产生刚能觉察到的红斑反应所需的照射时间，为一个最小红斑量（MED）。SPF 的定义为：外用防晒剂部位皮肤产生最小红斑所需的 UVB 辐射剂量与未用防晒剂部位皮肤产生最小红斑所需的 UVB 辐射剂量的比值。SPF 后的数值是指：涂防晒剂是未涂防晒效果的倍数，SPF15，表示涂防晒剂引起皮肤红斑的时间是不涂的 15 倍。光源在一定距离照射，引起皮肤产生最轻色素沉着的时间，称为最小黑变量（MPPED）。防长波紫外线的防晒系数（PFA）用 MPPD 来衡量，PFA = 涂防晒剂部位的 MPPD/未涂防晒剂部位的 MPPD。UVA 防晒效果等级 PA 的表示与 UVB 有所不同，PA 后用数字或用“+”，PA 后面“+”越多表明其防 UVA 的作用越强。PA +：2≤PFA <4；PA ++：4≤PFA <8；PA +++：PFA≥8。有些国家在 PA 后面不用“+”，而用“★”或其他符号的多少来表示，但其意义与“+”相同。

二、防晒剂防护效果的测定方法和标准

虽然防 UVB 的防晒剂早已问世，但直到近年各个国家和地区才制订出各自的测定方法和标准，如日本（1992）、澳大利亚和新西兰（1993）、美国（1993）、澳洲（1994）。测定方法和标准见下表。

各地测定 SPF 方法和标准

	日本	美国	欧洲	澳大利亚和新西兰
被试皮肤类型	均为Ⅰ、Ⅱ、Ⅲ型			
试验人数	>10	20 ~ 25	10 ~ 20	>10
标准材料	8% 水杨酸三甲环已酯溶液		高、低 SPF 标准品	同日本、美国
涂药量	均为 $2mg/cm^2$ 或 $2ml/cm^2$			
涂药面积	$20cm^2$	$50cm^2$	$35cm^2$	$30cm^2$
使用光源	氙弧光太阳模拟器			太阳模拟器
照射野	$>0.5cm^2$	$>1cm^2$	$>0.4cm^2$	$>1cm^2$
观察时间（照后 h）	16 ~ 24	22 ~ 24	16 ~ 24	16 ~ 24
SPF	SPF = 涂 SC 部位最小红斑量/未涂 SC 部位最小红斑量			
表示方法	被试者平均 SPF	取 >95% 可信下限值		同日本

从表中可看出，各国和地区对 UVB 防护效果的测定方法、标准不完全相同，故 SPF 的可比性差，应根据国家和地区的不同正确理解 SPF 值。

三、防晒效果的等级表示

各国和地区关于防晒效果等级的表示也不完全相同，相同的 SPF 值，在不同国家和地区其防晒等级明显不同，见下表。

防晒效果等级表示（UVB）

	美 国	欧 洲	澳大利亚和新西兰
弱防晒剂	2≤SPF＜4	2≤SPF＜5	2≤SPF＜4
中等防晒剂	4≤SPF＜8	5≤SPF＜11	4≤SPF＜8
强防晒剂	8≤SPF＜12	12≤SPF≤19	8≤SPF≤15
最强防晒剂	12≤SPF＜20	SPF≥20	SPF＞15
超强防晒剂	SPF≥20		

注：日本不标明防晒等级，而直接读取 SPF 值

从表可看出，各国和地区对 UVB 防晒效果等级的表示有较大的差异，如 SPF15 在欧洲、澳大利亚和新西兰定为强防晒剂，在美国则定为最强防晒剂，SPF20 在欧洲定为最强防晒剂，而在美国被定为超强防晒剂，且澳大利亚和新西兰的 SPF 值上限为 15。所以，应根据国家和地区的不同来理解 SPF 值所表示的不同防晒等级。

日本、欧洲、澳大利亚和南美洲等国家的 18 个化妆品检测机构，曾对防晒护肤品进行联合检测发现，由于检测机构的不同，同一种防晒剂的 SPF 值之间相差可达到 25%。下表是欧洲 7 个实验室采用 COLIPA SPF 测定法测定 4 种防晒剂的变动范围。

7 个实验室测定 4 种防晒剂的变动范围

防晒产品上标注的 SPF 值	7 个实验室测定的 SPF 值	
	平均值	变动范围
4	4.2	3.9～4.6
15	12.7	11.1～14.1
15	15.5	14.2～18.2
20～25	22.4	11.3～33.9

由表可见，检测机构、检测方法及判定者技术水平等因素，也会对 SPF 值造成影响。理解 SPF 值时，亦应考虑这些影响因素。

四、防晒剂中防晒物质

防晒剂中的防晒物质基本上可分为物理性和化学性两类，最常用的物理性防晒物质有二氧化钛、氧化锌、滑石粉等，主要是通过遮挡、散射、折射太阳光中的紫外线而起到防晒作用。

化学性防晒剂主要是利用化合物吸收紫外线的特性来达到防晒目的。常用的防 UVB 化合物有对氨基苯甲酸（PABA）及其衍生物，吸收光谱为 260～313nm。肉桂酸酯类（Cinnamates），吸收光谱为 270～320nm。水杨酸酯类（Salicylates），吸收光谱为 290～315nm。二苯甲酮类（Benzophenone）既有防 UVB 也有 UVA 的作用，其中羟苯甲酮（oxybenzone）吸收光谱为 270～350nm。目前认为，较理想的防 UVA 物质是丁基甲氧基二苯酰甲烷（Parsol 1789，4－tert. butyl－4'－methoxy－benzoylmethane）和甲氧基肉桂酸辛酯（Parsol MCX，2－ethylhexyl－p－methoxycinnamate），吸收光谱为 310～400nm，吸收峰在 350nm。我国卫生部规定的化妆品组分中限用紫外线吸收剂种类及其浓度可参阅《化妆品卫生规范》，紫外线吸收剂的品种和浓度超出《化妆品卫生规范》范围，则属于违规制品。

五、使用防晒剂的误区

1. 认为SPF值越高防晒效果越好　由于报纸杂志过分夸大紫外线的危害性，商家过分夸大防晒护肤品的作用，并鼓励自购自用，导致了制造和购买防晒剂的SPF值越来越高，如日本1990年的防晒剂SPF值多为30，1992年多为40，1996年在50左右，1998年大多为80，最高达到123，国内防晒剂的SPF值也高达88，这既浪费了资源，也增加了消费者的经济负担，同时高SPF值的防晒剂中大量使用UV的吸收剂和散射剂，也会带来使用上的不适感和不安全性。因此，美国已规定作为正常人使用的防晒剂的SPF上限为30，澳大利亚和新西兰规定的上限为15，而日本、法国、德国、意大利至今未规定SPF值的上限。

2. 认为标有SPF值的化妆品能防护所有紫外线　其实标有SPF值的制品仅能防护UVB，对UVA则几乎无效，而UVA对于皮肤的损伤比UVB更严重。有学者研究表明，UVA比UVB到达真皮的量要多，光暴露部位真皮乳头层的Ⅰ型和Ⅲ型胶原较非暴露部位减少了20%～30%，胶原酶的基因表达亢进和胶原酶产生增多。在动物实验中UVA可间接使成纤维细胞的金属蛋白酶mRNA表达和酶活性增高，使真皮胶原分解，诱发皮肤光老化和皱纹的发生。UVA在诱发皮肤鳞状细胞癌方面亦起到一定作用。所以选择防晒剂时，应选择既能防中波也能防长波紫外线的防晒制品。

3. 使用量过少　正确用量是2mg/cm^2，但有学者调查，消费者实际使用量仅仅是正确用量的1/4～1/2。某研究机构评估了防晒剂的使用总量、在皮肤的分布、吸收UVA的功能三项相对重要的因素，结果发现，75%是由于防晒剂使用的剂量不足，25%是由于使用方法及防晒剂本身防护UVA的功能不足，从而影响防晒的效果。

4. 忽视防水、出汗等因素的影响　除标有防水功能的防晒剂外，普通防晒制剂容易受下雨、出汗、洗浴等因素的影响而降低防晒效果，当存在这些因素时，应适当增加使用量或及时补充使用。

5. 过分相信防晒剂的理论防晒时间　理论上，SPF15防晒剂防护UNB的时间为15分钟×15＝225分钟，约3小时45分钟，PA＋防护UVA的时间约4小时，但由于上述实际使用量、下雨、出汗、洗浴等原因，实际上很难达到理论上的防晒时间。因此专家建议，暴露于日光后应尽快重复使用防晒剂，防晒剂的推荐使用方案是：暴露于日光前15～30分钟应使用防晒剂；日光暴露后15～30分钟应补用防晒剂；在游泳、过度出汗及摩擦后应补用防晒剂。

六、理想防晒剂应具备的条件

①有很强的防UVA、UVB作用；②作用持久、使用舒适；③安全、无刺激性、无异味；④制品稳定性好，易于保存；⑤有较好的防水性。

七、正常人选择防晒剂的标准

为合理使用防晒制剂，避免浪费和减少不良反应的发生，专家建议，通常可按以下标准选择和使用。

1. 室内工作者和一般家庭主妇　SPF10，PA＋。
2. 室外工作的职业、中午户外活动及作业者　SPF20，PA＋＋。
3. 烈日下活动、海水浴及滑雪者　应使用防水性较好的SPF30，PA＋＋＋的制品。

八、防晒剂在皮肤科的应用

尽管有人对防晒措施能否有效防护由紫外线引起的皮肤损伤，尤其是对能否预防皮肤癌的发生表示怀疑和尚有争论，但大多数学者认为，SPF值是防护UVB所致红斑（晒伤）和继发性晒黑的有效指标，并间接证明，SPF15～30的防晒剂，可完全防止实验性皮肤癌的发生，能有效地抑制紫外线反复照射所致的色素沉着及皮肤衰老等慢性损害。1986年国外学者Stern曾报告，从婴儿时期到18岁，每天使用SPF15的防晒护肤品，可以使一生中皮肤癌的发生率减少78%。

上述防晒剂的选择标准只是对正常人而言，主要是预防晒黑、晒伤及职业造成的光损害。而光敏性皮肤病患者与正常人不同，往往对太阳光中的紫外线特别敏感，所以，光敏性皮肤病患者防晒制剂的使用，应由皮肤科医师根据病种、病情、光敏试验结果及患者具体情况进行选择。

有报告，服用灰黄霉素等具有光敏性的药物时，同时外用高SPF值和高PA等级的防晒剂，可不因光敏而停药，使治疗顺利进行。亦有学者报告用SPF80的防晒制剂预防和治疗对UVA和UVB高度过敏的慢性光敏性皮炎，取得了非常满意的效果。已有学者用SPF25～60的防晒制剂预防和治疗慢性日光性皮炎、多形性日光疹、日光性荨麻疹、药物性光敏及小儿丘疹性日光疹，有效率达76.2%。

尽早使用SPF80以上和高PA的防晒护肤品可预防和治疗色素性干皮病等严重的光敏性疾病，并阻止其发展和恶变。

综上所述，可以认为，在国内目前尚无专用于光敏性皮肤病的防光外用商品药物的情况下，可以将市售的高防晒系数化妆品用于光敏性皮肤病患者，通常以选择SPF30以上，PA ++以上的制品为宜，用于日常防光和作为口服治疗药物的辅助用品，而正常人根据具体情况选用SPF30和PA ++以下的防晒剂已足够。

九、防晒护肤品的不良反应

最常见的不良反应是接触性皮炎，主要的表现为涂抹防晒剂局部出现红斑、风团、水疱、糜烂，伴有程度不同的瘙痒、烧灼感、疼痛。可遗留炎症后的色素沉着或色素减退。

国外有人对怀疑有光敏的402例患者进行防晒护肤品的斑贴试验，结果其中80例（20%）对防晒护肤品中1种以上紫外线吸收剂过敏或引起接触性皮炎。国外还有学者对500例湿疹患者进行调查，其中有3.2%～4.2%的患者对防晒护肤品中1种以上的香料过敏。防晒剂中的防腐剂也是引起接触性皮炎的变应原之一。

因此，防晒剂无论是用于正常人的防晒还是用于光敏性皮肤病的预防和治疗，都应注意接触性过敏的问题。为安全起见，在使用前可取少量防晒剂涂于耳后或前臂内侧的皮肤上，若24小时以上局部无不良反应，通常可放心使用。

（曹元华）

第三章 化妆品基础知识

一、化妆品的含义和分类

（一）化妆品的含义 化妆品是以化妆为目的产品的总称，包括清洁人体用的洗涤化妆品；调整皮肤水分和油分，保养和滋润肌肤，以保持皮肤健康的基础化妆品；润饰容颜的美容化妆品；美化和保护毛发、指甲的化妆品以及口腔内使用的化妆品和芳香制品等。化妆品种类繁多，从其所含成分来看，化妆品是不同化学物质通过不同的工艺混合而成的。世界各国都把化妆品列为精细化学品（fine chemicals）或专用化学品（chemical specialties）。

随着科学、经济的发展和社会的进步，化妆品的定义在不断地更新。1938年美国颁布的《食品药品化妆品条例》中对化妆品的定义为：用涂搽、倾注、喷洒或喷雾或其他方法应用于人体或人体的任何部位的物品，能起着清洁、美化、增加魅力或改变外观的作用。但不包括肥皂。日本药事法对化妆品的定义为：为了使人体清洁、美化、增加魅力、修饰容貌或者为了保持皮肤或毛发的健美，而在人体上涂抹、散布和采取与之类似的其他方法施加的，对人体作用柔和的物品。以清洁身体为目的而使用的肥皂和牙膏也被列入化妆品的范畴。

中华人民共和国国务院批准的《化妆品卫生监督条例》是我国化妆品生产和经营必须遵守的法规。它对化妆品的定义为：本条例所称的化妆品，是指以涂搽、喷洒或者其他类似的方法，散布于人体表面任何部位（皮肤、毛发、指甲、口唇等），以达到清洁、消除不良气味、护肤、美容和修饰目的的日用化学工业产品。

世界上大多数国家都把化妆品列入药典或食品药品条例中，对化妆品的使用对象、使用目的、使用方法和其安全性等方面均有一定规定，并列入有关法规内。随着化妆品工业的迅猛发展及学科间的相互渗透，形成了一门新兴的综合性的学科，即化妆品学。从科学的角度将化妆品定义为：化妆品是在安全性方面受药典制约的、按照化妆品化学和皮肤学理论进行研究开发的、一种兼备生活必需品和嗜好品的化学制品。

（二）化妆品的分类 化妆品按实际生活中使用情况分为5类：①日常护肤品；②护发用品；二者的主要作用就是滋润、保护皮肤和毛发，抵御风寒及紫外线等外界不良环境的侵害；③清洁卫生用品，主要是除去皮肤表面的污垢；④美容化妆品；⑤兼有营养、药物疗效作用的化妆品。

护肤品是化妆品行业的主流产品。中国的化妆品市场每年销售额以23.8%的速度递增，2003年销售额已超过500亿元人民币，其中护肤类产品175亿元，占化妆品销售总额的35%；护发类产品140亿元，占28%；美容类产品120亿元，占24%；香水类产品40亿元，占8%。中国的化妆品工业在销售额上已居世界第八位，亚洲第二位。

按照我国化妆品生产、销售和有关化妆品法规实施情况，则将化妆品分为7大类，即护肤类、发用类、美容类、口腔类、芳香类、气雾剂类和特殊用途的化妆品。气雾剂类化妆品由于工艺特殊，有别于其他类别的化妆品；特殊用途化妆品必须经国务院卫生行政部门批准，取得批准文号后方可生产。所以，尽管这两类产品使用目的和部位与其他类产品有交叉，但都认为分别列为一类产品较为合理。

此外，按剂型化妆品可分为液剂、乳剂、乳膏剂、固融体油膏剂、固融体棒形剂、粉剂、啫喱和丸锭剂等。化妆品剂型变化很大，往往同一功能或性质的产品，由于制备配方和工艺的变化、改变包装的要求以及使用方面的变化等原因而变化剂型，而且化妆品剂型与基质及其原料的物理化学性质也有密切的关系。

（三）疗效化妆品 疗效化妆品系指含有活性制剂或具有疗效的药物制剂的化妆品。这类化妆品的使用是以卫生、美化和改善身体的不愉快气味等方面为目的。疗效化妆品虽以化妆为主要目的，但又兼备以药品来防止或预防身体内部失调或不愉快的感觉以及尚未达到病态与诊治的轻度皮肤异常的功效，如米诺地尔局部应用用于治疗生理性秃顶，一些维A酸类局部外用则可改善皮肤老化的过程，还有一些增湿剂被用于治疗干燥性皮肤病等。

世界各国对这类化妆品的分类、含义和法规略有不同。日本药事法把含药化妆品称为医药部外品，其使用目的是防止口臭和体臭，防止斑疹和溃烂，防止脱发，育发和除毛，防止和驱除鼠、蝇、蚊及跳蚤。在美国，疗效化妆品被称为药物化妆品，列为无医师处方可合法出售的药品（over - the - counter drug，缩写OTC），它的制造、销售和注册需要遵从化妆品和药物的法规。许多化妆品，在某种程度上，具有药品相似的功能，可预防和缓解一些轻度皮肤病态的作用。

中国《化妆品卫生监督条例》把疗效化妆品称为特殊用途化妆品。条例规定：特殊用途化妆品是指用于育发、染发、烫发、脱毛、美乳、健美、除臭、祛斑和防晒的化妆品。我国特殊用途化妆品的分类和含义见下表。

中国特殊用途化妆品的分类和含义

类 别	含 义
育发化妆品	有助于毛发生长、减少脱发和断发的化妆品
染发化妆品	具有改变毛发颜色作用的化妆品
烫发化妆品	具有改变毛发弯曲度，并维持相对稳定的化妆品
脱毛化妆品	具有减少、消除体毛作用的化妆品
美乳化妆品	有助于乳房健美的化妆品
健美化妆品	有助于使体形健美的化妆品
除臭化妆品	用于消除腋臭的化妆品
祛斑化妆品	用于减轻皮肤表皮色素沉着的化妆品
防晒化妆品	具有吸收紫外线作用，减轻日晒引起皮肤损伤功能的化妆品

（四）化妆品、疗效化妆品和药品的比较 化妆品、疗效化妆品和药品三者的法定含义、使用目的、对象、使用期间、效能和效果、管理法规等方面都有不同，它们之间的区别见下表。药品的定义中包含“可以影响人体结构和任何功能的物品”。化妆品和药品二者的定义并不互相排斥，一些疗效化妆品（如止汗剂和增白剂）既可以药品形式在 OTC 药店销售，也可作为化妆品出售。

化妆品、疗效化妆品及药品比较

项 目	化妆品	疗效化妆品	药 品
使用目的	清洁、保护和美化人体	清洁、保护和美化人体，消除不良气味	诊断、治愈、缓解、治疗或预防疾病
使用对象	健康人	健康人或尚未达到病态，有轻度异常的人	患者
对人体作用和功能	保持人体内部各种成分的恒常性，缓和外界环境对皮肤和毛发的影响，辅助维持其原来的防御功能，作用缓和、安全	防止或预防身体内部失调，不愉快的感觉以及尚未达到病态与诊治的轻度异常，各类制品有其特定使用对象和范围，作用缓和、安全，有一定的疗效	对人体结构和功能有影响，对症下药，具有治疗疗效，使用安全
效能和效果	依赖于构成制剂的物质和作为构成配方主体的基质的效果	效果依赖于所配合的有效成分的种类和配合量及其基质二者的效能和作用	效果依赖于药物成分的效能、作用及使用剂量
使用方法	外用（包括涂抹、倾倒、散布和喷雾等）	外用（包括涂抹、倾倒、散布和喷雾等）	外用、内服和注射，有严格剂量限制
使用期	常用	常用或间断使用	在一定时间内使用，病愈停药
生产和质量管理法规	受《化妆品生产管理条例》、《化妆品卫生监督条例》、《化妆品卫生监督条例实施细则》、《化妆品卫生标准》和有关各种产品国家标准及专业标准制约	除受化妆品有关法规制约外，还受《中华人民共和国药典》和《中华人民共和国药品管理法》的制约	受《中华人民共和国药典》和《中华人民共和国药品管理法》制约

二、化妆品的有效性和安全性

化妆品作为一类日常生活消费品，除符合有关化妆品的法规外，还应具备以下的基本要求。

1．安全性　化妆品与药品不同，是长期使用品，因此，必须严格要求长期使用的安全性。药品上市前必须经严格的市场前安全性和有效性试验。法规和罚款促使化妆品科学家勉强展示外用化合物的生物学效果或安慰剂作用的特性。化妆品改革和毒理学研究中所需考虑的重要事项就是社会对动物实验日趋增长的关心。一些制造商已自动废除在动物体上进行产品的最后检测实验。欧盟在《化妆品管理的第六次修正案》中提议，从2002年6月30日开始禁止在动物体上进行成分测定实验。但总的来说，按时实施该禁令却难以实现，因为可替代的检测方法发展缓慢且充满争议。

美国化妆品制造商们自发性的一项活动就是向食品和药物管理局（FDA）提供化妆品不良反应的报告。化妆品、美容品及香水联合会（CTFA）和制造商贸易团体赞助化妆品成分检察署（CIR）审察化妆品成分的安全性，并在《环球毒物学杂志》上公布其最终报告。美国自1978年开始，零售化妆品就要求必须表明其成分。成分的表明要使用《全球化妆品成分词典》中的术语并按照分量递减顺序排列。而由复杂混合物组成的香水仍被简单命名为香水。1989年，在美容院和美容沙龙中使用或出售的化妆品也自愿遵循这些法规。从1998年开始，欧洲的化妆品也要求标明成分。欧洲近期要求在标签上必须标明24种芳香性变应原。与美国接触性皮炎协会合作，CTFA发表了《化妆品工业通讯，Cosmetic Industry On Call》，书中列出了一系列工业科学家，他们将帮助皮肤科医师评估患者是否会对化妆品有不良反应。化妆品使用过程中可出现刺激、接触性皮炎等不良反应。诊断因化妆品引起的反应时，皮肤科医师必须仔细评价和判断这些反应之间的差异。

2．有效性　化妆品与药品不同，其使用对象为健康人，化妆品有效性主要依赖于构成制剂的物质及其作为构成配方主体的基质的效果，而药品主要依赖于药物成分的效能和作用。化妆品要具有柔和的作用，还要达到有助于保持皮肤正常的生理功能以及容光焕发的效果。皮肤生物测定学领域的发展将人们对于有效性的要求从一种想法变成现实，近年来的研究工作进展很快，无论在皮肤生理学方面，还是在心理学方面，都不断地证实了化妆品的有效性。作为化妆品，同时可影响皮肤组织结构和功能的疗效化妆品的问世，进一步提升了化妆品的有效性，并使得1983年的化妆品定义显得过时又不合理。而消费者希望获得方便的疗效化妆品的要求促进了该领域的快速发展。在社会交往中，身体自身的吸引力是非常有益的，良好的形象常常被认为是友善、成功和健康的标志。医师们应该承认，有效化妆品的使用可提升和改善使用者自身的吸引力，继之使其心情愉悦最终达到身心获益，而且这种影响的范围已扩大到老年人。

3．稳定性　要考虑最终使用阶段和货架寿命，要求产品在胶体化学性能方面和微生物存活方面能保持长期的稳定性，在有效期内不变质。

4．使用舒适感　化妆品与药品的另一不同之处是必须使人们乐意使用，不仅色、香兼备，而且必须有使用舒适感。美容类化妆品强调美学上的润色；芳香类产品则在整体上赋予身心舒适的感觉。

三、护肤化妆品

1．清洁剂　清洁皮肤就是去除皮肤上的污物、汗液、皮脂、其他分泌物、脱屑细胞、微生物以及美容化妆品的残留物，以保持皮肤的卫生健康。清洗皮肤时，清洗的对象是人体皮肤，因此，必须考虑到人体皮肤的生理作用，把安全和效率结合起来考虑。肥皂是由脂肪和碱皂化而成，去污剂由合成洗涤剂乳化为脂类，二者均可用水冲洗掉。最初，常把含有矿物油和硼砂的可揩掉清洁乳作为清洁剂，把可冲洗掉的泡沫洗剂作为去污剂，无脂类的清洁洗剂含有脂肪醇亦可被揩掉或洗掉。20 世纪 50 年代，液体肥皂被开发主要用于清洁工人的双手并且是相当粗糙的；70 年代和 80 年代，液体清洁剂和凝胶剂被生产，并加入了表面活性剂（包括非离子表面活性剂）使之更加温和，广泛用于清洁手、面或全身皮肤，具有更少的刺激性。脂肪酸和聚合体的加入进一步增加了其温和性，抗菌剂氯二甲酚或三氯生也被用于清洁剂中，生产出了具有抗菌作用的洗涤剂。近年来，清洁皮肤用化妆品更加着重于温和、安全性，使洁肤和皮肤护理有机的相结合。

（1）无水清洁霜和油剂：无水清洁剂是一类全油性组分混合而制成的产品，主要含有白矿油、凡士林、羊毛脂、植物油和一些酯类等，这类不干性皮肤羟甲基主要用于除去棉布或颈部的防水性美容化妆品和油溶性污垢。其缺点是不容易清洗，常常外观也比较差。近年来，在一些较新的无水清洁霜中，添加中等至高含量的酯类或温和的油溶表面活性剂，使其油腻性减少，肤感更舒适，也较易清洗。有些配方制成凝胶制品，易于分散，可用纸巾擦除。

（2）油包水（W/O）型清洁霜和乳液：冷霜是典型的 W/O 型清洁霜，蜂蜡－硼砂体系是冷霜的主要乳化剂体系。近年来，一些新的 W/O 型乳化剂、精制蜂蜡、合成蜂蜡、蜂蜡衍生物和其他合成或天然蜡类也已开始应用于 W/O 型乳化体系。制备 W/O 型清洁霜还可使用一些非离子表面活性剂作为乳化体系，有时添加小量的蜂蜡作为稠度调节剂。

（3）水包油（O/W）型清洁霜和乳液：是一类含油量中等的轻型洁肤产品。近年来很流行，也受消费者欢迎。一般洗面奶多属此种类型的产品。这类产品种类繁多，可满足各种不同类型消费者的需求。

（4）温和表面活性剂为基质的洁肤乳液：这类皮肤清洁剂是温和和起泡的，一般在浴室内使用，使用后需用水冲洗。其对皮肤的作用比一般香皂缓和、易于添加各种功能制剂（如水溶性聚合物、杀菌剂、酶类和氨基酸其他活性成分），赋予产品特有的功效。这类洁肤制剂颇受消费者的喜爱，专利文献也有较多的报道。

（5）含酶或抗菌剂的洁肤剂：这类洁肤剂具有洁肤、抑菌和消毒作用，对皮肤作用温和。此类洁肤剂含有缓冲性的酸类，可使皮肤保持其正常的 pH 值。

（6）含磨料的洁肤剂：是一类含有粒状物质的 O/W 型乳液（无泡）或温和浆状物（有泡）。一般含有球状聚乙烯、尼龙、纤维素、二氧化硅、方解石、研细种子皮壳的粉末、芦荟粉等。这类洁肤剂的目的是通过轻微的摩擦作用去除皮肤表面的角质层并磨光皮肤。但应注意过度摩擦会造成刺激作用。此外，对这类洁肤剂组分选择也应小心，组分应对皮肤作用温和，不会损伤或刺激皮肤。

（7）凝胶型洁肤剂：俗名为啫喱型洁肤剂，主要指含有胶黏质或类胶黏质、呈透明或半透明的产品。凝胶型产品包括无水凝胶、水或水－醇凝胶、透明乳液、透明凝胶香波和其他凝胶产品。透明凝胶产品外观诱人，单相凝胶体系有较高的稳定性，与其他剂型产品比较，凝胶更易被皮肤吸收。这类产品适用于油性皮肤的消费者，添加少量防治粉刺的活性物和消毒杀菌剂，对痤疮粉刺有一定的治疗和预防作用。

（8）温和表面活性剂洁肤皂：洁肤皂使用的历史很长，但仍然是流行较广的洁肤剂。近年来，含有温和表面活性剂的洁肤剂受到消费者的欢迎。这类产品对皮肤作用温和，在浴室内使用很方便。

（9）化妆水：又称收缩水或爽肤、养肤水、皮肤清新液、活肤液。我国市售的花露水也属于此类产品。化妆水一般呈半透明液体，兼备清洁皮肤和补充水分，调整皮肤生理作用并保护皮肤的功能，通常在用洁面剂等洗净皮肤后使用。近年来，化妆水更着重于保持皮肤水分均衡、控制油脂积聚、营养皮肤、清除皮肤表面的过氧化脂质和活性酯酶，使皮肤清凉、爽洁。根据化妆水的功能分为收敛性化妆水、洁肤性化妆水、柔软和营养性化妆水和特殊用途的化妆水。

清洁剂也许会引起刺激，尤其是一些易感人群，如老人或特应性皮炎的患者。清洁剂刺激的潜在可能性可通过肥皂舱试验或使用试验来测定，这些试验也许会加重原有的刺激。阳性试验者有皮肤屏障的损伤、炎症、皮肤干燥或粗糙。用 Squamometry 试验可确定亚临床损伤和角质层损伤的程度。影响刺激的因素包括表面活性剂的结构和性质、化学损伤、水温和清洁剂使用的时间和频率。

由于可搽掉，产品接触皮肤是短暂的，一般不会引起过敏性接触性皮炎。然而，已有报道这些产品中的一些表面活性剂、防腐剂、抗菌剂和芳香剂可作为变应原引起变态反应。甜菜碱类是化妆品中最常用的两性表面活性剂，其中一些过敏反应是由杂质引起的。因此，进一步纯化这些表面活性剂也许会减少过敏反应的发生。

2. 护肤膏霜和乳液　化妆品膏霜是指固态或半固态乳化制品，也包括一些不含水的制品，如蜡－溶剂基的睫毛油、液态眼影膏和医用的油膏等。如果乳化制品的黏度较低，在重力作用下可倾倒，这样的乳化制品称为乳液或奶液。此类化妆品是以保护皮肤，特别是皮肤最外面的角质层中适度水分为目的而使用的化妆品。特点是不仅能保持皮肤水分的平衡，而且还能补充重要的油性成分、亲水性保湿成分和水分，并能作为活性成分和药剂的载体，使之为皮肤所吸收，达到调理和营养皮肤的目的，产品使用范围很广。

（1）润肤膏霜和乳液：使用该类产品的目的就是恢复和维持皮肤健美的外观和良好的润湿条件。典型的润肤膏霜不含或少含特殊功能的添加剂，常选用传统的油脂、保湿剂和乳化剂体系。成本较低，占护肤品市场（特别是发展中国家）相当的份额，也是一些原型配方改进产品性能的基础。润肤乳液是比较流行的液态乳化制品，可代替粉底霜使用，含营养添加剂的润肤乳液可代替晚霜使用。近年来，轻质含水溶性聚合物的润肤乳液较流行，这类乳液质地细腻，外观诱人，用后肤感好，稳定性高。

（2）晚霜：是专门夜间就寝前使用的润肤霜，主要用于面部和颈部。传统的晚霜含较多低熔点的油脂和酯类，在涂抹或按摩后几小时内还留在皮肤上或保持其流动状态，易于分散，但不会很快消失，使用时也不会玷污衣服和床单。这类膏霜含油量高，常为 W/O 型、软固状或黏液状膏体。晚霜在皮肤表面形成的吸留油层可减慢透过表皮的水分损失，润滑皮肤表面的作用，赋予平滑肤感，使角质层最外层的锯齿形细胞变得平滑。近年来，市售的一些晚霜常常声明含有营养成分、活性物，甚至含有激素。有的把含有营养皮肤组织活性物的润肤霜称为活组织润肤霜（tissue cream），如含多量营养成分的润肤霜称为营养霜或皮肤养料（skinfood）；如含有抗皱、延缓皮肤老化活性成分的润肤霜称为抗皱霜或抗衰老护肤霜，或回复青春润肤霜（rejuvenating cream）。营养霜、抗皱－抗衰老的护肤霜已成为护肤品市场上一类重要的产品。

（3）按摩霜：又称润滑霜，主要用于面部按摩，用作润滑剂，也可用于身体的其他部位。早期按摩霜主要是为了减少按摩时引起的不舒适感，成分简单，目的单纯。但近年来随着化妆品学和美容技术的发展，发现按摩对美容有相当的助益作用后，按摩霜受到重视，而且演变成为兼备清洁、滋润、理疗等多种功能的按摩霜和油。按摩霜可分为无水油性非乳化型的按摩霜和油、含水乳化性按摩霜（一般为 W/O 型，也有 O/W 型）。按摩霜基质与冷霜和晚霜相近，采用流动点低、黏度较低的油脂、天然油、矿物油和蜡类为原料。常配合漂白剂、杀菌剂、皮肤柔软剂、营养成分和植物提取物。有时采用脂质体微囊、纤维素海绵状微球，产品呈柔软砂感。

（4）粉底霜：粉底霜也是一种比较古老的传统润肤膏霜，也称为雪花膏。主要用于涂抹白粉及其他美容化妆品前涂抹在皮肤上，预先打下光滑而有润肤作用的基底。其有助于粉剂黏着于皮肤，也作为皮肤保护剂，可防止因环境因素（如日光或风）所引起的伤害作用。现代粉底霜有优良的外观和稳定性，不仅含有润肤剂，而且还可能含有防晒剂。

(5) 手用、体用护肤霜和乳液：此类产品主要是能保持皮肤水分和舒缓干燥皮肤的症状，降低水分透过皮肤的速度。其机制是通过形成吸留性保护膜起着护肤的作用。现代手和体用的护肤霜和乳液多数是 O/W 型乳化体系，能很快分散在皮肤上，有很好的外观，形成不黏的耐水膜，但不影响手部皮肤正常汗液的分泌。

(6) 防护和屏蔽膏或霜：是用于屏蔽表皮（主要是手部），以防止各种职业原因可能与皮肤接触有害物质的伤害和刺激。此类膏、霜必须是容易涂抹和分散，在皮肤上留下连续的保护膜，不刺激皮肤，用后容易除去，根据不同需要具有抗不同有害物质的伤害的作用。

3. 剃须用品　是供男性剃须时使用的化妆品，应用的最初目的是减少剃须引起的皮肤损伤，而现今市售的各种各样的供剃须和刮面使用的剃须制品，其目的除了使表皮少受损伤外，还为了增加剃须的速度，以及使剃须时和剃须后皮肤感到舒适。剃须产品可分为 3 类，即湿式剃须制品、干性剃须制品和剃须后皮肤护理产品。

剃须前使用的湿式剃须制品包括泡沫剃须膏（霜）或凝胶及气雾剂剃须泡沫等，此类产品可湿润和软化胡须，以减少金属刀片在剃须过程中产生的摩擦。润滑剂加入到这些脂肪酸肥皂中可减少刀片在皮肤表面运动时的摩擦力。干性剃须制品主要用于电动剃须前，常用的两种制品为含醇的乳液和滑石粉棒状剃须润滑制品。含醇类产品可使须毛干燥和挺硬，润滑剂有助于减少电动剃须器与皮肤间的摩擦。剃须后使用的皮肤护理产品包括剃须后护理液、剃须后护肤凝胶和剃须后护肤霜等，此类产品可舒缓剃须引起的轻度刺激、皮肤红晕，使剃须后有舒适和安宁的愉快感觉。其含有的芳香化妆品可部分解释发生于此部位的过敏和光敏反应，现在人们已经知道合成麝香就是一种变应原。

4. 脱毛剂　是一种不需要利用剃刀或电动剃毛器除去皮肤上多余毛发的化妆品。除毛的方法包括剃毛、拔除、化学溶解、电解除毛和脱毛剂除毛。脱毛剂包括拔毛剂、化学脱毛剂和磨毛剂（abrasive）。比较常用的是化学脱毛剂，硫化物脱毛剂是使用最早的脱毛剂，主要缺点是脱毛过程中有令人不快的气味，并有可能发生刺激反应。现在大多数的脱毛剂含有取代的巯基，巯基乙酸类很少发生刺激反应，他们的作用比硫化物慢一些但更安全。巯基乙酸类可进攻角蛋白也许会损伤表皮，应注意生产商的提醒和注意事项。盐酸依氟鸟氨酸霜已获 FDA 批准用于减少女性颜面多余的毛发，该药主要是抑制鸟氨酸脱羧酶的活性，但其作用是可逆性，当停止使用后会反弹，可作为颜面除毛的一种辅助治疗。

5. 除臭剂/止汗剂　是用来去除或减轻人体分泌物的臭味，或者用来防止这种臭味产生的化妆品。常用的除臭止汗化妆品主要用于腋窝，该部位大汗腺分泌的有机化学物质通过细菌代谢可产生让人难以接受的气味。而小汗腺产生的这些化学物质更广泛。除臭剂含有抗菌剂（如三氯生）和芳香剂可消除难闻的气味。常用止汗剂为铝的无机盐，该制剂理论上可引起小汗腺暂时性闭塞，达到减少汗腺分泌和抑制局部菌群的作用。铝盐也许会引起刺激反应，但与这些产品有关的过敏反应则由芳香剂或其他成分引起。

6. 保湿剂　主要是改善皮肤的湿润程度，使皮肤看起来滋润光滑、有生机和活力。消费者对保湿产品的评价可能有较大的差异，这主要取决于其所使用的解剖部位。面部保湿剂要求相对比较高，以改善化妆的质感和效果，而手部则以保湿为主。某些富含脂类的保湿剂具有治疗效果，其可在表面形成一层膜起到保护作用，并防止油脂性物质干扰消费者工作。腿部保湿剂则要求增加油脂的含量以减少瘙痒和脱屑。某些保湿剂则适当的加入了角质剥脱剂。

保湿剂作用的化学方式和机制目前仍不完全清楚。脂类是大多数保湿产品的主要成分。甘油在 19 世纪已被广泛接受，目前在消费市场上仍占主导地位。其他被公认具有保湿作用的还有尿素和一种被称为天然保湿因子的混合物。水是大部分保湿剂的主要组成成分。保湿剂通过作用于角质层减少脱屑并增加其含水量，以改善干燥和老化皮肤的外表和感观特性。传统上，保湿剂通过阻塞作用抑制表皮水分的流失。细胞间脂类的丧生可破坏水屏障功能，并通过角质层传导信号唤醒修复机制。以这种方式，干燥的皮肤继之得以治疗并使表皮再次获得生机。

通常情况下含有水和脂肪的混合物，如凡士林、羊毛脂、羊毛脂衍生物和脂肪醇都可减少脱屑，并暂时增加角质层水分的含量。目前几个比较公认的机制是：①吸留学说，即让水从有活力的表皮渗入；②恢复或加速细胞间脂类混合物的合成；③保湿作用，让水滞留在角质层。所有的测试方法是否成功取决于实验数据，包括经表皮水的流失、阻抗、气传导率、表皮电容和退化试验。精明的消费者则通过他们皮肤的外表和感观来判断，美学标准亦由此引入。近年来几个实验已证实了传统的观点，即保湿剂减少了刺激性皮炎的发生，其疗效与油脂的聚集有关。在这方面保湿剂可能与糖皮质激素同等重要或许更重要。保湿剂在防止刺激性皮炎方面的预防价值尚不是很清楚。几个急性暴露试验证实了保湿剂的价值作用，而在一个慢性给药研究中不仅没有证实其效果，而且可加重表面活性剂诱导的刺激性皮炎。

凡士林是一种半固体碳氢混合物，由重矿物油脱蜡获得。作为一种独特有效的保湿剂其作用机制尚未完全明了。凡士林可延缓角质层水分的蒸发，不干扰角质层脂类屏障的修复并可加速其修复功能。凡士林无原发或累积刺激反应，并可保护对抗去污剂引起的刺激反应。Kligman 提出了凡士林可能会增加痤疮和粉刺的发生，但高质量化妆品级的凡士林在这方面是安全的。但量较多时会有发黏的不适感觉，因而消费者不大喜欢凡士林。

羊毛脂及其衍生物在审美学上更易被接受并具有好的保湿效果。羊毛脂是高分子量乙醇和脂肪酸的酯类和多酯类混合物。实验分析表明，羊毛脂能渗入整个角质层并使细胞间的水分乳化。尽管有报道在斑贴试验中有2% ~5% 的患者过敏，但在正常皮肤一般不会引起过敏反应，只有用于湿疹皮肤尤其是淤积性皮炎时可能会发生过敏。Cronin 报道了 26 例女性羊毛脂化妆品颜面皮炎，其中一半眼睑受累明显。斑贴试验可用羊毛醇（凡士林中占 30%）和 Amerchol L-101（凡士林中占 50%）来筛选变应原。

3 种脂类，即胆固醇、游离脂肪酸和神经酰胺在维持表皮渗透屏障方面是必须的。3 种脂类必须有合适的摩尔比例。甘油和丙二醇的功能就是保湿作用。对含有甘油的保湿剂的研究表明，在角质层有甘油库的形成，提示甘油在屏障修复和阻止角质层脂类转化为固体结晶状态方面起着作用。尿素的吸湿特性使其很快与角质层的水分结合，尤其是在高湿度状态下。在亲水膏中加入尿素可增加水结合能力，但这种功能在低湿度状态下就会丧失。

滋润粗糙的皮肤使之更平滑、减轻皮肤的老化是消费者对保湿产品最基本的要求。在护肤产品中角质剥脱剂（如羟酸和水杨酸）是非常受欢迎的成分。低浓度的羟酸可降低角质层下角质细胞的黏附，刺激表皮细胞的增殖、增加活性表皮层的厚度。α-羟酸能刺激氨基葡聚糖和胶原的合成。消费者不但要减少皱纹和色素，而且要改善皮肤的质地、光泽和弹性。α-羟酸可改善日光照射和光老化引起的不良作用。

改进配方可减少护肤产品的刺激和令人不愉快的气味。一般来说，低的 pH 和高浓度可增加这些成分的渗透。CIR 规定：化妆品中羟乙酸、乳酸及其盐类和酯类的浓度≤10% 时可安全使用。当产品的 pH≥3.5，配方说明可降低光敏感性或者专门用于日光防护每日使用时，FDA 则要求要进一步做毒理学研究。

来自 UV 光和其他损伤所产生的活性氧簇对人体细胞具有损伤作用。理论上这些化学物质也部分地参与了人体的衰老过程。抗氧化剂，如维生素 A、C、E 及其衍生物已被添加到化妆品中试图阻断这种损伤，抗氧化剂的混合物具有协同作用可提高疗效。许多化妆品中已加入了遮光剂以阻止皮肤的光损伤。许多所谓的抗老化和光保护产品的基质实际上与保湿剂完全相同。活性剂和保湿剂成分分别在这些产品中发挥多大价值目前尚不清楚。

对护肤品保湿功效的评价目前国外多采用单一的皮肤含水量指标测定，虽然该指标能在一定程度上客观地反映皮肤滋润的程度，但受影响因素较多，结果不很稳定，不能全面地评价产品的保湿效果。国内赖维等除了同样引用这一观察指标外，还使用了医师评估和受试者自评两个评价指标，使用这几个指标的理由是研究者受过训练，能从皮肤肤质及皮肤健康状况等专业角度注重整体皮肤光洁度、弹性等的改善；受试者作为护肤品使用的主体，对于护肤品的质地和使用后皮肤滋润程度及舒适感等主客观感受最为准确；皮肤含水量的测定则提供了客观的数据。试验结果表明，皮肤含水量测定、医师评估和受试者自评均能很好地反映出产品使用后的保湿效果，是一种简便易行、效果较好的评价方法。

7. 皮肤增白剂　又称祛斑化妆品，此类产品拥有广泛的消费人群，该制剂可改善皮肤的色泽、减少色素沉着，使已存在的黑色素脱色或防止新的黑色素形成。近年来一些新的皮肤增白活性剂不断出现，并把增白、换肤与抗衰老结合起来，从单纯增白或漂白的目的，转变为对皮肤新陈代谢的控制，使失活的表皮及时剥离或脱落，达到保持肌肤青春常驻的效果。

氢醌可抑制酪氨酸转化为黑素过程中的酪氨酸酶。含有2%氢醌的非处方增白霜对炎症后色素沉着、色素斑和黄褐斑有一定的疗效。2002 年，美国 FDA 首次批准了一种皮肤增白处方制剂，它含有 0.01% 的氟轻松、4% 的氢醌和 0.05% 的维 A 酸。有效治疗黄褐斑需严格防护 UV 光。与氢醌应用相关的不良反应包括刺激和变态反应、色素减退、色素沉着、外源性褐黄病和甲染色。

羟酸可增加氢醌的作用。一个双盲研究表明，5.0% 或更大浓度的乳酸可单独作为增白剂。曲酸是一种真菌代谢产物，通过与铜离子的螯合抑制酪氨酸酶的活性。1988 年，含 1% 曲酸的非处方制剂首先在日本上市，至今仍很受欢迎，目前已进入美国市场。人们对维生素 C、维生素 E 的稳定衍生物和亚油酸在抑制色素产生方面的作用也进行了研究。同时也在寻找一些天然制剂，从梨树叶子里提取的熊果苷是氢醌的一个来源，从甘草根中提取的甘草酸在临床研究中也能减轻色素沉着。这些化妆品成分与处方产品的相互结合，为消费者治疗色素沉着疾病提供了宽广的选择。

8. 防晒化妆品　防晒化妆品主要包括防晒制品和晒黑制品，其目的是防止或减少太阳辐射的伤害作用，或有助于皮肤晒黑，而不会因日晒引起皮肤的疼痛和皮炎。

（1）防晒制品：不同防晒值、不同品种的防晒品琳琅满目，如防晒乳、防晒霜、防晒粉底和防晒凝胶等都是很好的防晒护肤用品。①防晒乳：是防晒护肤品中最基本的产品，几乎所有品牌中都有这一款。它的防晒值变化较大，一般比较容易涂抹，是最广泛使用的防晒护肤品；②防晒霜：与防晒乳性质相同，但是它一般油性大一些，而防晒乳比较清爽一些；③防晒棒：为外观设计类似于唇膏的固体结构，内含有防晒产品。携带方便是其一大特点，使用起来很简单，像涂抹唇膏一样。而手抹式的防晒霜必须在清洁手部之后才能使用，防晒棒就没有这个限制，可以随时涂抹。有的产品还有局部美白的作用，对已经出现的斑点可以有针对性地涂抹，并有一定的遮盖作用；④防晒凝胶：这种产品一般使用起来感觉很清爽，为水溶性凝胶状，适合易出油的皮肤在夏季使用。

（2）自我晒黑制品（self - tanning agents）：含二羟基丙酮的“自我晒黑”液被规定为化妆品，尽管它们对长波 UVA 光有一定的防护作用。二羟基丙酮可与皮肤表面的角质结合产生一种棕色染色，只有当角质层细胞脱落后才可褪色。由于该产品能给予晒黑的错觉因而大受欢迎。二羟基丙酮或配方中的其他成分偶可引起过敏性接触性皮炎。

四、护发化妆品

1. 洗发香波和调理剂　洗发香波是去除皮脂、皮屑、微生物和环境尘埃的清洁剂。完全清洁可使毛发干枯、带静电并失去光泽。现代的洗发香波多数为调理香波，同时具有清洁和调理作用，内含一种或复合的阴离子、阳离子、阴阳离子两性兼并或非离子型表面活性剂，这样不仅可清洁毛发并可使毛发柔顺易于梳理。按香波的功能和使用对象可分为：通用型香波、调理香波、二合一香波、儿童用香波、药效型香波（包括去头屑、止痒、祛臭、杀菌等）、专用香波（如定型、染发、电烫合漂白后香波）。根据头发的类型分为干性头发用、中性头发用或油性头发用的香波，洗涤强度由表面活性剂的类型和浓度来决定。婴儿洗发香波含有两性的表面活性剂，不刺激眼，清洁强度适中。

调理剂用于护发产品中有多种用途，增加毛发湿润状态的易梳理性并使毛发易于干燥，中和静电荷，改善毛发的外观、质感、丰满度和光泽，并使干性毛发更易梳理。长发和干燥性毛发常常需要用调理剂以助于梳理，防止损伤并增加外观的美感。水解蛋白、阳离子表面活性剂、高分子化合物、脂类、乙二醇和硅酮都是最常用的调理剂。调理剂可停留在毛干上，调理作用可增加毛发的膨松感，并使毛发滑润飘逸。香波也含有稠化剂、发泡剂、色素和防腐剂。化学物质对毛发可造成广泛损伤，因此，主张香波应与调理剂分开使用，香波洗发后再用调理剂可增加调理剂在毛干的沉积，从而增加其调理作用。

香波和调理剂仅仅与皮肤接触，一般不会引起不良的接触反应。有报道，发生于消费者和美容师的过敏反应，与用两性表面活性剂椰油酰胺丙基甜菜碱（cocamidopropyl betain）有关。甲醛和甲基氯异噻唑酮与甲基异噻唑酮的化合物作为防腐剂也可引起过敏性接触性皮炎。

2. 护发制品 其作用是使头发保持天然的、健康和美观的外表，赋予头发光泽、柔软和生机。护发制品可分为两大类：①用于治疗和舒缓头发和头皮有关的不适或疾病的疗效护发制品，如止脱屑、防脱发和油性头发及头皮制品，这类制品常称为养发水（hair tonics）；②护发素，是一种主要的护发制品，其目的是改善、恢复和保持头发的调理性，该制品占据护发制品市场的较大份额，润丝也属于此类制品，但目前已较少使用。此外，市场上销售的其他类型的护发素包括头发增强剂（hair thicker）、焗油、发乳、防晒发乳或发油、护发喷剂等。

3. 整发制品 是以美化为主要目的的化妆品，也称头发修饰化妆品。整发制品是为了使头发保持天然、健康和美观的外表，光亮而不油腻；使头发易于修饰和定型，并具有一定程度的调理作用，不受或少受日常各种活动和所处各种环境的影响。整发制品包括喷发胶、定型摩丝、定型凝胶、乳化整发制品、油性整发制品和其他一些类型的整发制品。

4. 染发剂 其目的是为了改进毛发的颜色，包括将白发染成原有的天然色调和根据美容及服饰的要求暂时改变毛发的颜色。近年来，毛发的颜色越来越受到人们的喜爱和关注。仅仅在美国，估计有5千万消费者染过他们的毛发。这种神奇的化妆品给爱美的人们增加了新的亮点，改变了古板的发色，并隐藏了满头的白发。染发剂被分为暂时性、渐进性、半永久性和永久性四大类。一些用于使毛发颜色变浅的漂白剂也归于这类制品。

（1）暂时性染发剂：是指染发剂仅沉积在毛发的表面上形成着色覆盖层，只需用香波洗涤一次就可除去。该染发剂对白发的遮盖作用微乎其微，所使用的染料包括酸性染料、碱性染料、吲哚胺、醌氨酚及偶氮、连氮或噻嗪类衍生物，这些染料一般对人体无危害。

（2）渐进性染发剂：是经多次反复使用后使毛发着色，当达到所需色调后，色调持久性与永久性染发剂相近。渐进性染发剂有空气氧化染发剂和金属染发剂。因为此类染色剂可影响烫发或其他染色剂的使用，所以应用这种产品者绝大多数是男性，目的就是遮盖白发。醋酸铅染料以氧化铅和硫化物的形式沉积在毛干上，一般不会引起急性中毒。1980年，美国FDA在查阅了该染料观察使用期间有关人体铅吸收的资料后批准了该染料的上市应用，但有关铅对环境影响的问题仍然存在。

（3）半永久性染发剂：染料的颜色可持续经历6～12次的香波洗涤才褪色，并且不需要过氧化氢作显色氧化剂。用于没有漂白的毛发，可使自然毛发增加新的色泽，并可覆盖较大面积的灰发（达到50%），有时用于改善永久性染色毛发的外观。半永久性染发产品为低分子量染料可渗透入毛小皮。这些染料大多数是硝基苯胺、硝基苯二胺和硝基氨基苯酚的衍生物。其中一些产品掺入了氧化的前体成分和低浓度的过氧化物以延长其维持作用的时间。近年来，也流行一些不同色调的半永久性染发剂，如有深金黄色至中等棕色，这类染发剂不会损伤毛发，因此较为流行，特别是女性喜欢使用焗油型半永久性染发剂。

（4）永久性染发剂：是一种氧化型染发剂，永久性染发剂不含染料，而是含有无色的染料中间体和偶合体或改性剂，这些中间体和偶合体渗入毛发的皮质后，与毛干内的过氧化氢发生氧化反应、偶合和缩合反应，形成较大的染料分子，被封闭在毛发纤维内形成永久性的毛发颜色。反应过程产生的中间产物，如 p – 苯二胺或 p – 氨基苯酚被过氧化氢氧化并与许多不同的偶合物反应可产生一系列的不同色调，使毛发染上不同的颜色。由于其魅人的美容效果，因而颇受消费者欢迎，永久性染发剂一直是染发剂中销售量最大的品种。然而其使用的苯胺类的染料中间体可引起过敏性反应（主要是 p – 苯二胺），其刺激性和毒性在化妆品原料中也属最高的，但目前尚无令人满意的替代产品。对 p – 苯二胺的不良反应包括Ⅳ型急性和慢性皮炎、偶见Ⅰ型荨麻疹和过敏症。

（5）毛发漂白剂：是一种使毛发颜色漂白或变浅的制品。主要以美容化妆为目的，有两方面的作用：一方面使毛发的颜色比天然色调浅；另一方面为了改变毛发的色调，先使毛发色调变淡，然后上所需的色调。配方中的过氧化氢溶液可氧化黑色素为比较明亮的颜色，以补充过硫酸盐增强剂的作用。过硫酸铵可引起Ⅰ型和Ⅳ型过敏性接触性反应。极少数消费者的Ⅰ型变态反应可发展为系统性反应，而Ⅳ型反应可引起常用者，如理发师的手部过敏性皮炎。

（6）烫发制品：是将天然直发或卷曲的毛发改变为另一种发型的化妆品。在烫发过程中，首先是硫醇破坏毛发的二硫键，使毛发柔软、化学张力松弛；随后还原剂在新的位置上使支链重新结合形成波浪形；最后通过中和氧化作用使肽链之间的二硫键在新的位置上形成，这样就使毛发形成一种新的设定形状，卷曲后的发型便可固定下来。中和剂含有过氧化氢、溴化钾或溴化钠、过溴酸盐、过碳酸盐或硼砂过水合物。卷曲的毛发看起来数量较多比较丰满，因此颇受毛发比较少、发质比较纤细的妇女喜欢，往往给人以满头毛发的假象。

还原剂中的巯基乙酸不适当应用可引起广泛的毛发损害和急性刺激性皮炎，用于“酸性”固定剂中的甘油基巯基乙酸盐可诱发过敏性接触性皮炎。亚硫酸钠被用于一些家庭固定剂套装中，胱氨酸波浪溶液在日本一直非常流行。

（7）直发产品：是可将卷曲的毛发拉直的毛发护理产品。明显的卷发可通过机械加压暂时变直，或采用化学松弛剂永久变直。当加压油使用后，便可用热的金属梳子或圆形夹具拉直毛发。在20世纪90年代早期，加压油是以凡士林为基质由重石蜡组成；现在则加入了羊毛脂、苯二甲基硅油和二甲基硅油可使毛发更加柔顺并增加了飘逸感。40年代，含有氢氧化钠和氢氧化钾的化学直发剂被引入，其可永久性改变纠结毛发的结构，并应用凡士林基质来保护头皮。毛发被松弛后应使用中和酸的洗发香波，这些香波含有阴离子和两性的表面活性剂及亲阳离子的调理剂。松弛剂可损伤毛发并导致毛发的断裂。黏稠乳剂配方中的碱性巯基乙酸盐通过氧化步骤被中和也被用作直发剂。

梳理、洗涤、热处理、染色、漂白、卷发和直发对毛干均有不同程度的损伤。让这些损伤完全修复和逆转目前尚不可能，因此细心护理防止毛发的损伤是非常重要的。

五、美容化妆品

美容化妆品历史悠久，从远古时代人们便开始使用化妆品，古代人在宗教仪式上将面部或身体涂上各种色彩，或来发展为面部和身体的装饰美容及保护用品，其目的就是为了适合某种标准、使自身具有魅力并突出某些特征、或者创造某种特殊的外表风格。技术娴熟的化妆艺术家们专门设计了不透明的化妆品用于伪装技术，并指导患者使用以掩盖某些缺陷和疾病，这极大地改善了这些患者的心理健康。因此，美容化妆品应具备美化、保护皮肤和心理健康的作用。

根据化妆品使用的部位，可将美容化妆品分为颜面、眼部、唇部和甲用化妆品。按照功能不同，美容化妆品分为基础美容化妆品和局部美容化妆品。剂型也是多种多样的，包括粉体型、乳化分散型、油中分散型和水中分散型；若按形态和包装分类有粉末、压粉、粉饼、纸片、条状、乳液、膏状、铅笔型等。

1. 面部美容化妆品　面部美容化妆品主要是涂抹于面部，利用色彩变化，赋予皮肤色彩，修整肤色或加强眼、鼻部位的阴影，以增强立体感，从而使之更有魅力。同时，也可用于遮盖雀斑、伤痕和痣之类的皮肤缺陷。面部化妆品应较容易涂抹，并在面部形成平滑的覆盖层，具有自然的外观，且容易在面部均匀分布，不会积聚在皱纹和毛孔内。粉类和粉底的色调应为较浅的肉色，或略带润湿外观的淡珠光色调，胭脂应是各种半透明的红色。但随着潮流的变化和不同的民族习惯，半透明程度，颜色的深浅和类型及其他外观特性都有较大的差异。

颜面美容化妆品的组成主要是由着色颜料、白色染料和体质燃料（即填充剂）等粉体部分和作为这些粉体原来分散所使用的基剂成分组成。基剂一般包括凡士林、液体石蜡、合成酯类、羊毛脂及其衍生物、天然植物油、二甲基硅氧烷及其衍生物等油溶成分，甘油、丙二醇保湿剂和表面活性剂等。还有防腐剂、抗氧化剂和香料等。面部美容化妆品应具有好的遮盖力、良好的吸收性、一定的附着性和形成像天鹅绒肤感的绒膜性。

2. 眼部美容化妆品　其作用是涂敷在眼周围（眼皮、睫毛、眼皮下边缘和眼角等），产生阴影和各种色调，显示出立体感，使眼显得更突出，具有生机和活力，更加传神，有如画龙点睛的作用。眼部化妆品施用部位离眼黏膜较近，对其安全性应特别注意，主要包括颜料的选用和微生物污染的问题。

眼部美容化妆品使用燃料的色调较多。眼线、睫毛制品和眉墨一般为黑色、灰色和茶色。眼影制品的色调更多，除上述色调外，还有桃红色、紫色、蓝色、绿色和珠光色。色调变化带有潮流趋向。颜料一般采用各种颜色（黑、红和黄）的氧化铁、群青、炭黑等无机颜料和滑石粉、高岭土等体质颜料。一些稳定性高的天然色素也可应用。在眼部美容化妆品允许使用的颜料方面，各国法规有差异。我国规定化妆品组分中暂用的着色剂（GB7916－87）中，其Ⅰ和Ⅱ类着色剂可用于眼部美容化妆品。根据使用部位不同，眼部化妆品分为眼影制品，包括眼影粉饼、眼影膏和眼影条；睫毛制品，包括睫毛饼、睫毛膏和乳液；眼线制品和眉墨。

3. 唇用美容化妆品　其主要功能是赋予嘴唇以色调，强调或改变两唇的轮廓，显示出更有生机和活力。近年来，随着美容化妆品的发展，唇用化妆品除继续保持美容为主外，还兼顾保湿、防晒的功能。唇用美容化妆品主要包括唇膏、护唇油膏和香脂及唇线笔。

随着美容化妆品的发展，唇膏的色调、配方和功能都有较大的变化。特别是近年来珠光粉和处理颜料的使用，使唇膏的色调更加多样化，质感更舒适。根据唇部皮肤的特点和唇膏类美容化妆品的功能，唇膏类制品必须具备绝对无毒性和刺激性，具有自然、清新愉快的味道和气味，外观诱人，颜色鲜艳，表面光滑，品质稳定，无微生物污染。唇膏的主要着色燃料是溴代酸（bromoacids），基质成分包括染料溶剂、油脂和蜡类、香精和防腐剂等。

（1）护唇油膏和护唇香脂：主要以唇部护理为目的，防止和延缓外界条件（如阳光、冬天寒冷干燥气候和环境污染）对唇部的损害，以唇部护理为主，兼顾美容的唇用化妆品。护唇类制品不含着色染料和染料溶剂，其配方组成与一般化妆品相近，含有油脂、蜡类和润肤剂，有时还添加少量防晒剂和护肤营养成分。

（2）唇线笔：主要的作用是勾划唇部的轮廓，显出唇形，增大反差和立体感。其主要成分是油脂、蜡类和颜料，一般不含润肤剂，含蜡类和颜料较多。

在色彩化妆品市场，一个重要的趋势就是硅酮技术的应用，以产生长效的成分用于唇膏、基质和相关产品。色彩化妆品必须有政府批准使用的证件，这些颜料极少引起过敏反应。美国已经审批了34种色彩化妆品，但仅仅有13种获得批准在三大化妆品市场销售（日本、欧洲和美国）。采用常规标准封闭斑贴试验可检测大多数化妆品是否具有接触过敏。但防水性睫毛油是一个例外，它含有挥发性溶剂，必须完全干燥以避免严重的刺激反应。上睑皮炎综合征与许多内外因素有关，其中少部分是由化妆品所引起的刺激性皮炎或者过敏性接触性皮炎。汞防腐剂具有继发假单胞菌感染的危险，因此，仅允许用于眼部的化妆品中。由于没有适当保护使用眼部化妆品而引起的眼感染罕见有报道。

4. 甲美容化妆品　包括甲的清洁、护理和化妆美化制品，合理的应用甲化妆品可保护和增加甲的美观。指甲油是最常用的甲用化妆品。除指甲油外，还有甲表面清洁剂、甲漂白剂、甲护理剂、甲强壮剂和甲抛光剂等。

（1）指甲油：指甲油包括基质和表面的油彩，主要组成成分：①硝化纤维素膜；②增进黏附和光泽的树脂；③增强柔性的增塑剂；④改变黏度的溶剂和稀释剂；⑤色彩；⑥防止色素沉着的悬浮剂。新研制的水合指甲油配方增加了内容物的含量，并减少了活性物质的损失。添加一种增加紫外光亮度的色素，可以掩盖甲不明显的瑕疵。在指甲油中加入了一种称为okoume的因子可增强指甲的平滑性。在另外的产品中含有大豆蛋白水合物则可以缓解指甲的干燥性。

对指甲油的大多数过敏反应是甲醛树脂引起的。1996～1998年期间，一项约3500例患者参加的斑贴试验研究表明，1.5%的阳性过敏是甲醛树脂引起，其中68%的过敏与临床表现一致。指甲油引起的过敏性接触性皮炎容易被误诊，因为其常常影响到面部、眼睑、颈两侧或口周，手和手指也许没有损害。新的指甲油配方已使用了其他的树脂，因此不同的过敏也许会出现，如丙烯酸甲酯和邻苯二酸酐/乙二醇共聚物等。

（2）甲延长材料：专业修甲师可通过多种方法延长自然甲的长度，包括胶粘已成形的假体、包装并粘贴用精致布料作成的条带、塑造丙烯酸延长体，或增加光显影可塑凝胶层。假体由塑胶甲组成可覆盖整个甲板，用氰基丙烯酸酯胶将塑胶的顶端粘附到甲的远端已经变得非常流行，因为这种技术比雕刻丙烯酸延长甲更易掌握。对氰基丙烯酸酯粘胶的瞬间过敏可引起甲萎缩和甲周炎。

雕刻甲是依据甲模板塑造，然后做成所要求的形状。液体也许包含在稳定剂，如氢醌、可塑剂和溶剂中，粉剂包含在引发剂中。粘附前首先要用锉子研磨甲板或用异丁烯酸涂抹甲板，当新甲长出后，基底部分必须用新的树脂粘附。甲延长过程中产生的不良后果包括感染、感觉异常、甲萎缩、甲周及远端过敏性皮炎。丙烯酸甲过敏患者的斑贴试验提示，5种化合物可用于斑贴试验的筛选，即丙烯酸乙酯、2－羟基丙烯酸乙酯、乙烯乙二醇二甲基丙烯酸、乙基氰基丙烯酸酯、三甘醇二丙烯酸酯。2－羟基乙基异丁烯酸和乙烯乙二醇二甲基丙烯酸可用于光结合丙烯酸甲过敏的斑贴试验筛选。对应用这些凝胶的专业人员进行丙烯酸酯斑贴试验，结果30例中有15例发生过敏反应。

专业性的修甲术有复杂的程序并包括许多产品，除机械性损伤以外，大多数的不良反应是由指甲油或甲延长使用的丙烯酸酯所引起。尽管皮肤病学家们经常看到有不良反应的发生，但美甲化妆品仍大受欢迎。在过去的十年内美国已经开放了无数的美甲工作室，每年用于甲护理的费用高达800万。

六、化妆品不良反应

1. 刺激综合征　早先认为刺激综合征是一种单一形态学变化，但实际上其过程相当复杂。

尽管发病机制不同，但通常表现为湿疹样外观。几个临床和生物学病种已被描述，其他的还有待于临床或基础研究来确定。

（1）客观刺激：皮肤刺激被定义为非免疫系统介导、由内在和外界环境因素造成的局部炎症。如果人们没有严格遵守毛发拉直剂、永久性染发剂和脱毛膏的安全使用说明，那么它们就可能造成急性刺激反应。清洁剂经常会导致刺激性皮炎。混合有水和橄榄油的增湿剂和润肤霜中常包含有轻微刺激性的表面活性剂和乳化剂。当这些化妆品被用于角质层较薄的面部、干性皮肤或湿疹性皮肤时，就可能会引起刺激反应。刺激反应的最初形态学特征为脱屑，但随着避免接触也许会很快消退，但反复接触会变成红斑，并且转变成慢性刺激性皮炎。一些化妆品只有在重复使用后才会造成刺激，这种现象被称为累积刺激。常用的包含颗粒的化妆品或用于去除表皮的材料或设备（如人造海绵）均可引起摩擦、损伤和机械性刺激。

敏感的生物工程技术曾用于评估刺激的病理生理学变化，其中包括经表皮水分的丢失、皮肤阻抗、传导阻力和血流速度。采用预测性动物或人体实验，可以辨别出强刺激性或轻微刺激性的成分或产品。在上市前试验中，轻微刺激更难被发现和定量。

一些皮肤和头发护理化妆品会引起痤疮样发疹。丘疹脓疱可能在几天之内就出现，而黑头粉刺的出现会迟一些。

（2）主观刺激：由化妆品或局部药物外用所引起的灼烧、刺痛或瘙痒，无法用肉眼或显微镜观测到的改变称作主观刺激。这种反应的传入神经是位于真皮和活力表皮中的 C 神经纤维。易感者在应用相关的化妆品或药物 1 小时后面部就会出现刺痛现象。“易感者”并无偏高的遗传性过敏和干性皮肤的发生率，但是却经常报告有化妆品的不良反应。刺激成分包括丙二醇、芳香酸、羟基酸和乙醇。

硝酸锶和氯化物能抑制由 γ - 羟基酸、维生素 C 和铝盐引起的感觉刺激。这些阻滞剂目前已被用于皮肤护理产品中，如有的护肤品就含有 γ - 羟基酸。

2. 接触性荨麻疹综合征　典型的接触性荨麻疹综合征皮损特征为风团和潮红，一般发生在皮肤接触某些制剂后的 30 ~ 60 分钟内。症状从最轻的瘙痒、刺痛、灼热和红斑到最严重的过敏性反应和死亡。按照 A 分钟和 Maibach 的综述，直接接触性荨麻疹的诊断依据完整的病史（包括由于皮肤接触引起的灼热、刺痛、瘙痒，荨麻疹或呼吸系统症状）及用可疑物质进行皮肤试验。

根据已提出的病理生理机制，接触性荨麻疹综合征可分为两种亚型：非免疫型和免疫型。最常见的就是非免疫型接触性荨麻疹，没有既往接触史，皮损比较局限，无全身症状。特征是反应的强度会因成分的浓度和使用的部位而改变，发生机制目前还不十分清楚。化妆品中普遍使用的芳香酸、肉桂酸和肉桂醛是导致此型反应的主要物质。

免疫型接触性荨麻疹是一种速发型 I 型变态反应，常发生在致敏的个体，更常见于有遗传性过敏的患者。激发过敏的化学物质在肥大细胞膜上与特异性 IgE 分子发生反应。局部性荨麻疹可扩大并超出接触范围，可伴有鼻炎、结膜炎、哮喘和变态反应等症状。引起此型反应的有尼泊金甲、尼泊金乙、散沫花和过硫酸铵等，常同时伴有全身系统性反应。

3. 迟发型超敏反应　皮肤科医师治疗的接触性皮炎中，由化妆品不良反应引起的只占一小部分，但却相当重要。一个由北美接触性皮炎协会进行的皮肤接触试验研究结果表明，5% 的患者的接触性皮炎和化妆品有关。欧洲也报道过近似的百分比。有研究表明，59% 由化妆品引起的反应发生在颜面，而且 79% 发生在女性。

过敏性接触性皮炎的诊断是基于接触某些物质的病史和斑贴试验的结果。大多数化妆品不是强的刺激物，采用通常的封闭斑贴试验能够检测出是否过敏。区分化妆品中存在哪些变应原是非常重要的。激发使用试验也称重复开放应用试验，是筛选对化妆品包括香料过敏或证实弱阳性反应临床意义的一种实用性方法，即在前臂近肘窝屈侧约5cm范围内每天外用化妆品2次，共4周。化妆品中的许多光敏性成分是遮光剂或香料。光敏试验中，外用可疑成分后斑贴部位要暴露在5～10个焦耳的UVA下24小时，48小时后将光斑贴部位与非刺激斑贴部位进行比较。

4. 化妆品不耐受综合征和敏感皮肤　化妆品不耐受综合征不是一种单一的病种，而是多种内外因素引起的复杂症状。患者会诉说颜面有灼热感和不适，并与大多数护肤品应用有关。她们的皮肤也许会有明显的炎症改变，或者仅仅为主观感觉。临床症状的严重性常常与疾病的客观表现不一致。目前认为，该综合征的大部分患者是一种器质性病变，而不是一种神经症。

Fisher将不能耐受任何面部化妆品使用的患者称为“化妆品体质”。其中一些人在使用化妆品过程中经历了最初的主观或客观刺激，最终发展为对许多其他的外用制剂均不能耐受。对化妆品不能耐受患者的诊断，包括做斑贴和光斑贴试验寻找可疑的过敏和光敏性皮炎、进行接触性荨麻疹试验、反复进行开放性应用试验及治疗内源性炎症性疾病。

部分患者有颜面持续性灼热感而无客观体征，Gotterill将其称为“皮肤病学无病状态（dermatologic nondisease）”。其中许多人处于抑郁状态需要精神病学家的帮助，但他们常常拒绝治疗。

敏感皮肤是皮肤状态的一种描述，这些人的皮肤比正常人对环境状况和局部制剂更不能耐受。英国最近的一个调查表明，约58%的妇女和38%的男性认为他们的皮肤属于敏感性皮肤，其中19%的人近年有对化妆品不良反应。

5. 香料　香料按原料和制法分为天然香料和合成香料两种。除了美容和化妆品外，也被添加到了日用品和清洁剂中，一些调味剂也含有香料。据2004年对日本香料市场的调查，随着近年来美白和美肤类产品，尤其是按摩霜和男用护肤霜产量的增加，香料的用量也相应增加。发用产品是香料使用量最多的产品，但近年漂洗剂、染发剂、发型定型剂和喷发剂的香料用量相应有所减少，但在生发水、润发露和发乳中的用量则明显增多。

香料过敏是常见的，影响到几乎整个人群的1%，香料过敏引起的皮炎可发生于颜面、颈、手和腋部，严重者也许会泛发全身。香料香精引起的皮肤过敏和刺激症状包括显型香精过敏性皮炎、隐型香精过敏性接触皮炎、过敏性接触皮炎、光致刺激作用或光致毒性、光致接触皮炎、非免疫性接触荨麻疹以及主观刺激作用。

在甲基香豆素和合成麝香从香料中被剔除之前，光敏的发生更为常见。合成麝香过敏遗留下很多的后果，即所谓的持久性光敏性皮疹。香料过敏常常被患者和医师所忽视，因此，斑贴试验是确定此类过敏的一个重要工具。在斑贴试验筛选系列中，秘鲁的香脂、肉桂醛、芳香混合物和松香是香料过敏的辨认标志。目前芳香混合物包含8种成分，即丁子香酚、异丁子香酚、橡树苔净油、香叶醇、肉桂醛、α-戊基肉桂醛、羟基香茅醛和肉桂醇。一项国际研究表明，在可能香料过敏的165例患者中，芳香混合物阳性反应占到86%。但香料过敏存在种族和地域的差异，如日本人最常见的反应是水杨酸苄酯。

香料过敏的检测可采用激发使用试验。香料成分中，可引起接触性荨麻疹的香脂、肉桂醇、肉桂醛、苯甲醇和苯甲醛在封闭斑贴试验中未发现相似现象。

6. 防腐剂　添加防腐剂的主要目的就是为了防止化妆品中微生物的污染及防止由氧化或紫外线引起的有效成分的降解，以确保消费者的使用安全。约有60种化学药品通常被作为防腐剂用于化妆品中。特殊防腐剂的使用在美国、欧洲和亚洲市场存在差异，因此，对防腐剂过敏的发生率也随之不同。

氨甲酸苄苯酯是一类最常用的防腐剂，可有效对抗真菌和革兰阳性菌。氨甲酸苄苯酯过敏极少见，偶见于湿疹部位，应用于该敏感患者正常皮肤时则耐受性良好。

丙二醇是一种常用的溶剂和保湿剂，但具有抗菌特性常被用于一些“无防腐剂”的化妆品中。文献复习和斑贴试验的观察发现丙二醇有轻度的刺激，仅偶尔有变态反应。

甲醛和甲醛释放剂一直被广泛应用，在洗涤产品，如洗发香波配方中便有甲醛。氯烯氮金刚烷、咪唑烷基脲、N-（羟甲基）-N-（1,3-羟甲基-2,5-二氧-4-咪唑啉基）-N-（羟甲基）脲（diazolidinyl urea）、1-（羟甲基）-5,5-二甲基乙内酰脲和2-溴-2-硝基丙烷-1-3-丙二醇均通常被作为防腐剂，它们都可释放甲醛。这些物质本身可引起过敏，或者由于其释放的甲醛引起甲醛过敏者的继发性反应，交叉反应也有报道。

当甲基氯异噻唑酮/甲基异噻唑酮作为防腐剂引进欧洲时，以原液形式被广泛应用，但常常引起过敏。基于欧洲的经验并努力解决这个难题，限制洗涤产品浓度必须≤15ppm，护肤产品必须≤7.5ppm。甲基二溴磷戊二腈和苯氧基乙醇混合物最初用于欧洲并已被广泛应用，但报道更常被作为一种变应原。作为抗氧化剂的丁羟茴醚、丁羟甲苯、维生素E、没食子酸丙酯和t-丁酰对苯二酚有时也被报道作为变应原。在化妆品中常报道作为变应原的其他成分包括对苯二胺、甲苯氨苯磺胺、丙烯酸酯、羊毛脂、甘油基巯基乙酸盐和UV光吸收剂。

七、职业危险因素

职业性手部湿疹常常发生于理发师。有特应性手部湿疹病史者发生刺激性接触性皮炎的概率更高。要教育理发师安全操作，在离开工作环境的前后均应涂搽刺激性较低的保湿霜。起保护作用的橡胶手套也可引起过敏。当慢性手部湿疹影响工作时，应做斑贴试验确定是否有相关的变应原引起或加重皮炎的发生。

最近美国洛杉矶地区对897例膀胱癌患者的一项研究表明，每月用永久性染发剂的妇女癌症的发病率是未用者的2.1倍。从事理发行业10年以上者患膀胱癌危险是正常人的5倍。修甲师有发生丙烯酸酯接触性过敏的危险，但适当的保护培训和“非接触”技术可增加他们的安全性。

八、加强化妆品不良反应的监测

中国的化妆品标准对化妆品检测主要在微生物、重金属以及皮肤刺激三个方面，是最基本要求。对其功效及适应性检测及评价方面总体来看还是空白，对化妆品安全性、毒性评价程序和方法完全基于动物实验，与现行的我国法律及欧盟等发达国家的法规发生冲突。中国目前制订的化妆品行业基本法规有《化妆品生产管理条例》、《化妆品卫生监督条例》等化妆品相关法规。与国际弱化法规趋势不相一致，有关部门应尽快加强化妆品标准建设与质量监测，要尽快实现中国化妆品标准与国际接轨，参照欧美同行执行标准使化妆品管理逐步走向合理化管理模式，建立针对专业美容行业的化妆品产品标准，健全化妆品安全性、功效性及适应性等产业标准，理顺管理体制，保护消费者的健康安全和权益。目前中国已经在全国各地的医院建立起了42个化妆品皮肤不良反应监测点，已经收到一些皮肤不良反应报告，而其中有一些与国外的知名品牌有关。因此，加强中国化妆品不良反应的监测力度，有利于进一步提高人们对化妆品不良反应的认识，并促进中国化妆品行业的健康发展。

九、化妆品及护肤产品的发展趋势

当今化妆品科学已经取得了长足的进展，最新研发成果已将表皮生长因子、聚胶原质缩氨酸、硅纳米粒子与大豆蛋白结合等成分加入护肤化妆品中以提升并拉紧皱纹。

作为推动化妆品科学领域的研发者来说，都渴望与消费者分享新发现的知识，如Boots在英国一栋楼房的80层设立了表皮护理免费咨询中心，在细分的诊断单元里，能够测量皮肤水分、皮脂水平、皮肤弹性、色素沉积情况、面部纹理及皱纹等。医师会根据特定的需要给咨询人推荐合适的皮肤护理产品，同时还要识别并处理，如湿疹、干性头皮、脂溢性皮炎和变态反应等皮肤科情况。在配方层次上，利用激光散射光谱和透射电镜表征粒子控制粒径，使粒子产生稳定的分散，使疏水物质在表面活性剂存在下可以很好地分散于水溶液中。加入避光剂后形成的这种乳液与传统的乳液体系相比，具有预防皮炎等炎症的能力。冷处理过程的配方方案可以应用热敏性原料并保证其在产品中发挥最大的功效。美国斯科茨代尔生物皮肤研究项目的负责人 Shyam Gupta 认为，“多年以来的抗衰老竞技场如今已远远超出了除皱和深层保湿的范畴。现在的护肤产品结合了除皱、润肤、促进细胞增长、洁肤及表皮生长等多重作用，可以使人整体年轻，看起来鲜亮而有活力”。

越来越多的针对特殊肤质的洗浴用品亦受到消费者的欢迎，如在洗浴过程中那些能缓解银屑病和湿疹症状的香皂和沐浴用品。香薰治疗产品，包括紧肤和减脂产品在化妆品领域将会显著增长。针对婴幼儿、青少年和年长者的产品仍有增长的潜力。婴幼儿及儿童香皂和沐浴用品的配方常针对幼儿细嫩、敏感的肤质设计，含有较柔和的成分，常伴随着有趣的水果味道。有专为幼儿使用方便的液体皂及固体皂、易被小手拿稳的香皂条、浸渍了香皂的化妆面巾和手套。

近年来，单纯的彩妆品销售逐渐下滑，结合护肤技术的彩妆是未来发展的趋势。这些护肤技术有抗皮脂防皱作用、抗衰老作用、保湿作用、丰润作用和长效作用等。融合了护肤技术的彩妆，符合市场发展的规律，使消费者得到多功能、多用途的产品，可以预计未来的彩妆市场将会与整容市场相抗衡。

李伟年论述了化妆品最新发展技术及产品发展的趋势，指出中草药热潮已经席卷了化妆品领域，并呈现出最热门和增长最快的发展趋势，皮肤祛斑/美白类化妆品正在拓展，同时推动发展了以多功能优势提供皮肤美白的技术。随着人们生活方式的改变、护肤品市场的快速增长、新产品的开发，男用化妆品将会迅速增长，女性抗衰老护肤品将占据化妆品市场的巨大份额。同时，随着消费者对化妆品便利、方便携带和有效的需求，防晒化妆品正朝着多功能、多品种方向发展，具有抗衰老和疗效作用、加入额外益处而有更多效果的化妆品将越来越受到人们的青睐。未来的化妆品及护肤洗涤用品市场的增长将是那些准化妆品（quasi - cosmetics）和护肤类产品，化妆品配方中使用食品及饮料成分也将成为一种显著的发展趋势。追求完美、健康以及更加独特、美丽的外表，依然是消费者永恒的选择。

（弓娟琴）

第四章　化妆品的使用及其作用

化妆品是用来修饰、掩饰、加亮、加色和戏剧化的表现面部的外观。化妆品的使用对于皮肤科医师来说特别重要，因为这些产品可以引发痤疮样皮疹、产生刺激和过敏等不良反应。而且化妆品可以缓解或加重原有的皮肤病。以下将阐述如何在面部、眼和口唇使用化妆品及其作用，尤其侧重于与皮肤病相关的方面。

一、粉底

从皮肤科角度来看，粉底是最重要的一类彩色面部化妆品，因为粉底每天应用于整个面部，且上妆后要保留一段时间。粉底可以用来增加面部颜色、覆盖不规则色素和提供载体以利防晒霜、保湿霜和收敛霜的使用。

粉底原为演戏而研制，用白色的粉末混入液体基质而成。后来，色素和赋形剂加入油性载体而形成油彩。粉底的第一个重大突破在戏院外产生，Max Factor 发明了块状化妆品，该产品在 1936 年获得了专利。这种粉底覆盖好，增加了面部的颜色，让人看起来很柔和。

1. 组成成分　粉底有 4 种基本的组成，即油基、水基、无油和无水。

（1）油基粉底：是油包水乳剂，色素混悬在油相中，如矿物油或羊毛脂，也可能掺入植物油和合成酯（十四烷酸异丙酯、棕榈酸辛酯和十六酸异丙酯）。粉底使用后，水分蒸发，油相中的色素留在面颊。使面颊皮肤感觉湿润，尤其适用于皮肤干燥的女性。

（2）水基粉底：是水包油乳剂，色素乳化在少量油相中，水相对含量较多。第一代乳化剂常常是肥皂，如三乙醇胺或去离子表面活性剂。第二代乳化剂用量少，常常是甘油硬脂酸酯和丙二醇硬脂酸酯。这些粉底适合微干或正常皮肤。

（3）无油粉底：不含动物、植物和矿物油。然而，可能含有其他油性物质，如硅酮、二甲基硅油和环甲硅油。这些粉底常常适用于油性皮肤的个体。色素溶解于水或其他溶剂中，使皮肤没有油腻的感觉。在粉底的发展历史中，这种粉底是发展最快的。硅油不会引起痤疮和粉刺，且很少有过敏者，调整粉底中硅油的含量可以使这种粉底适用于多种不同类型的皮肤。

（4）无水的粉底：组成中不含水，具有防水功能。植物油、矿物油、羊毛脂酒精和合成酯作为油相，与蜡混合后形成霜剂。这种粉底干起来很慢，不会改变颜色，是不透明的，可以用于遮盖面部色素和轻微瘢痕。因为用肥皂和水不能充分洗去这种粉底，所以需要特殊的清洁剂。

2．治疗作用　粉底除了能改善肤色和遮盖瑕疵外，还有治疗作用。例如，粉底所含的增色剂是二氧化钛和氧化铁，有时合并有群青蓝。二氧化钛既是一种面部遮盖剂又是物理性防晒成分。因此，大部分粉底有广谱防光作用，SPF值约为5。

粉底也有助于控制颜面油脂分泌。大部分粉底中含有不同浓度的滑石粉和白陶土，它们的功能是作为吸油剂和赋形剂，可以吸收面部分泌的油脂。控油粉底含有更高浓度的滑石、白陶土、淀粉或其他合成聚合体以吸收面部油脂，减少面部油光。粉底含油量可以通过下面的方法评测。把一滴粉底滴在一张25%的棉纱纸上，含油的粉底会在纸上留下一个油环，而不含油的粉底则不会，油环的大小与粉底含油的浓度成正比。

粉底也能为干性皮肤提供全天的水分。含有更高浓度的油和/或蜡的粉底，可以有效地覆盖受损的皮肤屏障，减少水分经皮丢失和便于角质层修复。

3．应用　粉底的应用按照所含成分不同而使用技术不同。如果用于增色或调匀不一致的色调，应尽可能选用与自然肤色相接近的粉底。然而，真正做到这一点并非易事，因为鼻、面颊、肤色、前额及下颌肤色不完全相同。这时，可以使粉底颜色与下颌线的皮肤相配，因为这里是面颊和下颌肤色调匀的地方。粉底颜色应该在自然光下选择，大多数商场里使用明亮的荧光灯会使辨认颜色失真。可在商场里在下颌线皮肤上涂上粉底样品，然后走到外面自然光下对照镜子观察颜色是否匹配。

一般来说，粉底应该用手指尖涂抹。在前额、鼻、面颊和下颌涂上一点粉底，然后以划小圆圈的方式把粉底涂抹开，直到在整个面部包括口唇上分布均匀。最后用粉扑或海绵以向下的方向轻拍，去除粉底不均匀留下的痕迹并使毳毛变平。要特别注意在发际、耳屏上和下颌下涂抹粉底。在眼周涂匀粉底，甚至在上睑也要涂。让粉底固定干燥，直到轻触粉底不会松动。

如果用来遮盖色素、瘢痕或达到其他遮盖目的，可以在第一层粉底干燥后再使用一层。对于一些严重色素异常的患者，即使使用2种普通粉底来调色也还是不够，这时就需要选择外科掩饰粉底。

外科掩饰粉底通常是厚的霜剂。有时需要在手掌中加热软化后再使用。注意要把粉底填入所有的毛孔和凹陷性的瘢痕中。大多数外科粉底在使用完后需要再用散粉填入粉底里，起固定作用和增强防水性。

4．不良反应　粉底有可能引起过敏性和刺激性接触性皮炎。过敏性接触性皮炎少见，最可能是发生于对防腐剂敏感的个体。刺激性接触性皮炎较常见，因为粉底在化妆品应用顺序中一般是首先使用的，而且要留在面部一整天。刺激性反应一般是以痤疮样皮疹的形式表现，如毛囊周围的丘疹或脓疱。这种刺激反应是粉底有移行到毛囊口并滞留的倾向，从而导致毛囊口堵塞。在油脂分泌旺盛的个体这种移行更快。粉底组成中能引起这种反应的成分有赋形剂和乳化剂。

检测涂粉底是否会有反应，应该做使用试验而不是斑贴试验。在夜间将粉底应用于眼外眦附近皮肤5个晚上，观察有无反应。这个部位的皮肤是面部最敏感的，提供最佳的试验部位。

二、蜜粉

蜜粉是用来改善肤色，使面色有光泽，可以吸油，调匀粉底的色调。

1. 组成成分　蜜粉含有滑石，即水合硅酸镁和遮盖色素的成分，如二氧化钛、高岭土、碳酸镁、硬脂酸镁、硬脂酸锌、配制的白垩、氧化锌、淀粉和精制白垩。大多数蜜粉含有碳酸镁以吸收油脂，使蜜粉保持松散以及吸收加入的香料。蜜粉中常常加有氧化铁作为主要的棕色色素，但也可以加入其他无机色素，如群青、氧化铬和水合铬等。

为了改变蜜粉表面的性状还可以加入其他成分。例如，有些蜜粉涂在脸上显得光彩照人，是加入了珍珠色的色素，如氯化氧铋、云母、二氧化钛包被的云母或结晶的碳酸钙。

2. 应用　用粉扑从粉盒蘸粉涂抹或用刷子蘸粉轻拂在颜面，使皮肤显得光滑平整。干性皮肤应注意避免使用蜜粉，因为用了会更干。油性皮肤使用蜜粉是吸收过多油脂的好办法。在前额、鼻和下颌中央涂抹蜜粉可以减少油光，易于再加用其他化妆品。

3. 不良反应　蜜粉的最常见的反应是吸入后引起肺部刺激，尤其是患有哮喘和过敏性鼻炎的女性更明显。对蜜粉本身的过敏性接触性皮炎发生率很低，然而加入的香料可能带来更多的问题。刺激性接触性皮炎是蜜粉组成中粗糙的颗粒物质所致，如珍珠色的色素，可以引起毛囊周围的丘疹或脓疱，也可以引起粟粒疹。检测是否会有反应，蜜粉和粉底一样，也是做使用试验。

三、腮红

腮红，也称为胭脂，是用来使面颊红润。特别是给成熟女性的苍白脸色增添红色，显现出健康的脸色。

1. 组成成分　虽然腮红和胭脂是同义词，都是用来给面颊部增添色彩。但是对于大多数消费者来说腮红意味着粉状产品，而胭脂意味着霜剂产品。腮红粉更流行，除了加入更鲜艳的颜色，其他组成成分与蜜粉相同。因为主要作用是增色而不是遮盖，腮红粉氧化锌含量不多。胭脂霜组成成分像无水的粉底，含有轻酯、蜡、矿物油、二氧化钛和色素。

2. 应用　为了达到自然的效果，涂抹腮红应该从眼瞳孔正下方的面颊开始向上涂到眼外侧。这样涂抹可以形成高颧骨或让高颧骨更明显。这正是女性所追求的。腮红粉从粉盒中用刷子刷在面颊上。而胭脂霜用海绵从粉盒中蘸取涂抹于面颊上。

3. 不良反应　腮红和胭脂的不良反应与蜜粉的不良反应相同。

四、美黑霜

美黑霜是一种获得古铜色皮肤的方法，不需要日光照射。美黑霜涂抹后皮肤变成棕色，它代表着色化妆品。美黑霜的使用在欧美国家较流行，因为中国人更加追求皮肤白皙，所以应用很少。

1. 组成成分　美黑霜的活性成分是3%～5%二羟基丙酮，把它加入到甘油和矿物油的基质中成为白色的霜剂。二羟基丙酮可以把角质层染成棕色。它作为一种糖类物质与角质层中的氨基酸发生反应，产生一种称蛋白黑素的物质，其使皮肤变成棕色。这种色素不是持久的，随着角质层脱屑而脱落，因此，需要持续应用才能获得皮肤美黑效果。

2. 应用　美黑霜可以使接触的任何部位的皮肤着色，包括手掌。因此，在用手涂抹美黑霜后要立即清洗手。美黑霜使用要均匀，否则会留下线状涂抹痕迹。美黑霜会使脂溢性角化病、光化性角化病、汗孔角化病和鱼鳞病的皮损颜色加深。

在光滑皮肤上使用固定量的美黑霜会取得更好的效果。要让皮肤光滑可以使用脱毛、表皮剥脱霜或用打磨海绵轻柔的涂搽的方法，α－羟酸霜也可用于去除多余的角质层鳞屑。

白肤金发碧眼或浅棕色头发的人喜欢将自己的皮肤染成金黄色，美黑霜非常为这些人所接受。地中海地区的人将皮肤染成人工的橄榄色或极个别人染成粉红色肤色。

3. 不良反应　使用美黑霜引起过敏性接触性皮炎少见，但也有报道数例对二羟基丙酮过敏。美黑霜可以按常规操作进行开放或闭合式斑贴试验。

五、眼影

眼影是用来增添眼的情趣和美感的一种化妆品。眼睑化妆品早在公元前4000年就已经开始使用，是由磨细的孔雀石做的绿粉组成。眼睑闪粉也很流行，是由磨细的甲虫壳做成的。当代彩色的眼睑化妆品是从1959～1962年开始流行的。

1. 组成成分　眼影目前有粉饼、无水霜、乳剂、棒和笔等类型。颜色多种多样，但是煤焦油衍生物不能用于眼周。只有纯化的天然色素和无机色素才能使用。

眼影的表面性状和它的颜色一样的重要。质地可以从暗淡无光到珍珠色再到彩虹色。氯化氧铋、云母和鱼鳞中的精华素是产生珍珠样色彩的标准物质。金属质地感来自加入的铜、黄铜、铝、金或银粉。

粉饼型眼影是最受欢迎的类型，主要成分是滑石、色素以及作为黏合剂的硬脂酸锌或镁。加入高岭土和白垩可以增加吸收油脂功能和易于上妆。上妆时用软的海绵或棉签轻划眼睑皮肤。

无水霜型眼影包括色素、凡士林油、可可脂和羊毛脂等。这种类型是防水的，但是易于移行到眼睑的皱褶里，尤其是那些油性皮肤和眼睑皮肤过多的女性。这种眼影上妆时用手指轻轻地涂抹于眼睑皮肤上。

无水霜型眼影也可以作成乳液，应用时可以用尖端海绵的棉花棒来轻划眼睑皮肤。这种被称为自动眼影的产品也是防水的，比霜剂在眼睑上保持时间更长。成分包括蜂蜡、环甲基硅油和溶于挥发性凡士林油蒸馏物的赋形剂中的色素。

2. 应用　根据组成不同可以将眼影轻划或涂抹于眼睑皮肤上。尽管选择与虹膜的自然颜色互补的眼影是最有魅力的，但是颜色的选择主要还是看个人的爱好和时尚，应注意不要让眼影进入眼内。

3. 不良反应　眼睑是人体皮肤最薄的部分。常可出现过敏性和刺激性接触性皮炎。北美接触性皮炎组织认定12%的化妆品反应发生于眼睑，但只有4%与眼的化妆品使用有关。用常规斑贴试验难以确定眼睑接触性皮炎的病因。很多物质，如指甲油可以通过手触摸眼而带到眼周围皮肤，使变应原判定更加复杂。

开放或闭合式的斑贴试验都能用于检测眼影是否有反应。但是自动乳液型眼影要完全干燥后才能开始闭合测试。按照前面讨论的办法，使用试验也推荐用来检测眼影是否有反应。

六、睫毛膏

睫毛膏是最常用的可以使睫毛变黑、变粗和变长的化妆品。因为睫毛参与形成眼的框架，所以浓密的睫毛是面部有魅力的必备条件。

1. 组成成分　制造睫毛膏要注意使用简单和均匀，而且没有沾污性、刺激性和毒性。美国食品、药品和化妆品法案规定禁止睫毛膏中使用煤焦油色素。因此睫毛膏的着色剂必须来自于植物色素或无机色素和沉淀色料。使用的色素有黑色的氧化铁、深蓝色的群青和棕色的赭土或烧过的赭土或合成的氧化物。

目前已经有几种剂型的睫毛液：水基型、溶媒基型和混合型的。

（1）水基型睫毛液：由蜡（蜂蜡、腊棕榈蜡和合成蜡），加入的色素（氧化铁、氧化铬、群青蓝、洋红和二氧化钛）以及溶解于水中的树脂组成。这种睫毛液被归类于水包油乳剂。水分很快蒸发，易于清洗，但是缺点是会沾污汗液和泪液。

一些水基型睫毛液中如果含有加量的蜡或聚合体以增加色素吸附睫毛的能力，其标示为有抗水性。有时加入特殊添加剂以改善睫毛液在睫毛上的性状。这些添加剂包括可以调节睫毛的水解的动物蛋白和增长睫毛的尼龙或人造纤维。

（2）溶媒基型睫毛液：主要成分是凡士林油蒸馏物，其中加入色素（氧化铁、氧化铬、群青蓝、洋红和二氧化钛）和蜡（小烛树蜡、腊棕榈蜡、石蜡和氢化蓖麻油），具有防水功能。这种睫毛液不会沾污汗液和泪液，但是清洗比较困难，需要油基的洗剂或霜剂。

（3）混合型的睫毛液：是把水基型和溶媒基型的体系混合形成油包水或水包油的乳剂。目的是合成一种理想的睫毛液，既有像水基睫毛液一样干燥快的特点，又有像溶媒基睫毛液一样有防水的优点。在睫毛液组成中的水需要和好的防腐剂混合。

2. 应用　现代的睫毛液是用顶端多簇状的涂布器在睫毛上涂抹的。这种涂布器在使用时插入睫毛管中蘸取睫毛液，有很多机会把细菌带进睫毛液中。铜绿假单胞菌是最危险的细菌。尽管睫毛液中含有抗细菌成分，使用3个月的睫毛液仍应丢弃。同一睫毛管仅供一人使用。

睫毛液的风格是由流行所决定的，选择使用不同睫毛刷可以得到不同风格的睫毛。如果流行粗的睫毛，使用更大更长的毛刷蘸取更多的睫毛液来涂抹就可以使睫毛增粗。如果流行长的睫毛，使用短的毛刷蘸取睫毛液多次连续薄薄的涂抹就可以使睫毛变长并且彼此分开。

3. 不良反应　使用睫毛液最担心的问题就是感染，尤其是铜绿假单胞菌的角膜感染可以引起永久性的视力影响。表皮葡萄球菌和金黄色葡萄球菌也可以在污染的睫毛液中繁殖。如果眼球被污染的睫毛液损伤则更易引起感染。

水基型睫毛液容易被细菌污染，细菌可以在水中迅速地生长。所以水基型睫毛液必须加用防腐剂，通常是对羟苯甲酸酯。对对羟苯甲酸酯过敏的人就有可能对这类睫毛液产生变态反应。不过水基型睫毛液通常是睫毛液类型中致敏性最低的。有些女性对在睫毛液中用来保持色素的乳化剂有接触性刺激反应。

对于溶媒基型睫毛液来说，细菌污染不是一个大问题，因为凡士林油蒸馏物有抗细菌作用。反复发生细菌感染的人，可能是细菌的定植引起，应该选择使用溶媒基型睫毛液。溶媒基型睫毛液可能是眼受刺激的一个原因。

真菌也可以污染睫毛液并引起眼的感染。这种情况罕见，通常见于免疫抑制或戴接触镜的患者。

如果睫毛液被眼泪冲洗进结膜囊里，睫毛液中含的色素可引起结膜色素沉着，尽管这种色素沉着多数没有症状，目前还没有消除这种色素沉着的办法。

已经报道，某些睫毛液中含有的松香和二氢枞醇引起的过敏性接触性皮炎。睫毛液可以按照常规操作进行开放或闭合式斑贴试验。但要注意睫毛液完全干燥后才能开始闭合测试，以避免挥发性的赋形剂引起刺激性反应。

七、眼线

眼线用来确定眼的边界。眼线可以画在紧靠睫毛线的外侧，有时也可以在内侧。

1. 组成成分　市场上的眼线类型有块状、液体或笔状。眼线笔最容易使用，含有天然或合成的蜡以及色素、矿物油、植物油和羊毛脂衍生物。使用眼线笔时，把它削尖到所需的程度，根据个人的爱好可以削得薄或宽。再次使用时把已经露出来的削掉，这样可以减少污染。

2. 应用 取适量在上、下睑的适当部位画眼线。眼线尤其适用于因为斑秃或瘢痕而眼睫毛脱落的人，因为眼线可以模拟睫毛的样子。

3. 不良反应 与睫毛膏类似，眼线也有细菌和真菌污染的同样问题，尤其是使用眼线液时可能性更大。但是主要的不良反应是可能引起结膜色素沉着，这种不良反应也见于使用睫毛膏时。结膜色素沉着在下睑边缘划眼线时更常见。

眼线的变态反应比其他面部化妆品更常见。通常乳胶基质的眼线液最容易出问题，而块状眼线最少引起过敏性和刺激性接触性皮炎。眼线是否有反应可以按照常规操作进行开放或闭合式斑贴试验，但要注意应在眼线液完全干燥后才能开始闭合测试。使用试验也用于检测有无不良反应。

八、唇膏

唇部化妆不仅使唇更明显，而且起到润滑、遮光和掩饰唇部缺陷的作用。唇彩的使用最早可以追溯到公元前7000年。这种方法代代相传，从埃及人、叙利亚人、巴比伦人、波斯人、希腊人、罗马人到现代人。最早的唇膏由蜂蜡、动物脂和红色的植物色素组成。现代唇膏成分于1920年左右开始使用。

1. 组成成分 唇膏是由蜡、油和色素以不同浓度混合而成。浓度不同，产生性状不同。例如，在唇上保留较长时间的唇膏由高浓度的蜡、低浓度的油和高浓度的色素组成。使唇有光滑似奶油样感觉的唇膏是由低浓度的蜡和高浓度的油组成。

常用来加入唇膏中的蜡有白色的蜂蜡、小烛树蜡、腊棕榈蜡、石蜡、羊毛脂蜡、地蜡和其他合成蜡。唇膏中通常含有经过仔细挑选和搭配的多种蜡的组合，以达到合适的熔点。然后选择油，如蓖麻油、白色的矿物油、羊毛脂油、氢化的植物油或油醇，油是用来形成一层薄膜，使唇膏适合在唇上使用。油对于色素的分散也是必须的。其他成分还有防腐剂、抗氧化剂、香料和表现表面特性的添加剂。

唇膏使用的着色剂包含荧光素、卤化荧光素和相关的非水溶性染料的溴化酸，可以获得持久性的色素或唇的着色。其他色素包括非水溶性染料和沉淀色料。金属性色料是非水溶性的染料，可以在金属物质（如铝）表面沉淀。

2. 应用 使用唇膏（色素棒）在唇上涂抹，必须涂在整个唇红上，形成光滑、平整和好看的唇轮廓。根据流行的式样可以画出不同的唇轮廓。对于有唇部畸形的患者，唇膏是一种有用的遮盖化妆品。

3. 不良反应 在唇膏中有几种独特的成分对于敏感人群会带来一些影响。在20世纪20年代中期唇膏中最常见的致敏物是溴化酸染料，伊红是其中的一种。在那个年代流行持久性着色的红色唇膏，伊红是常用的染料。现在这种持久性着色的唇膏有卷土重来的趋势，因为很多职业女性希望能使唇长久着色。已报道，唇膏引起皮炎的其他致敏成分包括蓖麻油酸、苯甲酸、立索玉红BCA、微晶体蜡、羟苯甲酮、没食子酸丙酯和C十八脂肪族的复合物。

因为唇膏的刺激性比较低，可以按照常规开放或闭合式斑贴试验来检测有无不良反应。然而，唇霜或彩瓶类化妆品可能是口周皮炎和唇红边缘粉刺的原因。

九、唇线

最常用的是唇线笔。除了含有更硬更高熔点的蜡和极微量的油之外，唇线的组成成分类似于唇膏。这样唇线就很硬，在唇上留下很厚的色素。唇线用来勾勒出唇的外边界，可以用来重新复原正常的唇轮廓。在唇缘的厚蜡层可以防止乳剂型唇化妆品流下来。使用时，通常选择比唇膏颜色深1～2个色度的唇线。

使用化妆品对女性来说是自我形象设计的一个重要部分。女童转变为成人的过程也包括脸、眼和唇的色彩使用的转变。在现代社会中，化妆是展现外表魅力的一种重要方式。皮肤科医师应该知道彩色化妆品的组成、应用和可能的不良反应，以便于为正常女性或患者提供更好的服务。

（刘苏俊）

第五章 化妆品不良反应的诊断、治疗及预防

随着经济水平的提高和人们对美的追求增加，化妆品在人们日常生活中使用的越来越普遍，随之而来化妆品引起的不良反应也逐年增加。女性是化妆品的主要使用者，化妆品不良反应给不少女性带来明显的伤害，不仅是外观上的，而且还可能是心理上的。虽然大部分不良反应病变比较局限、反应轻微、影响时间短，但少数严重者可能出现不可逆的皮肤损害（如色素沉着和瘢痕等）而遗留终身的遗憾。

化妆品不良反应可以是全身性的，也可以是皮肤局部的。前者很少见，如长期大面积对儿童使用一些含有性激素成分的化妆品，就可能引起儿童的性早熟。经常使用一些含有毒性物质（如重金属等）的伪劣化妆品，则存在因为这些毒性物质的蓄积作用而引起全身中毒的危险性。化妆品局部不良反应多见，体表局部直接接触化妆品可引起多种皮肤生理和病理改变。轻者仅有一些自觉症状而无明显皮损，表现为敏感性皮肤。重者则出现或轻或重的皮肤损害，表现为各种化妆品皮肤病。

化妆品皮肤病是指人们日常生活中使用化妆品引起的皮肤及其附属器的病变。是一组有不同临床表现、不同诊断和处理原则的临床综合征，需要有一定资质的皮肤科专业医师根据临床表现及一些辅助检查的结果才能作出正确的诊断。常见的化妆品皮肤病包括接触性皮炎、痤疮、毛发损害、甲损害、光感性皮炎以及化妆品皮肤色素异常等。这些化妆品皮肤病可单独存在，也可数种并存。本章将重点介绍这些化妆品皮肤病的诊断、处理原则、治疗及预防。主要参照卫生部制订的《化妆品皮肤病诊断标准及处理原则》。

化妆品皮肤病总的诊断原则：①发病前必须有明确的化妆品接触史；②皮损的原发部位是使用该化妆品的部位；③排除非化妆品因素引起的相似皮肤病；④必要时进行可疑化妆品的皮肤斑贴试验、光斑贴试验或进一步做化妆品系列变应原的皮肤斑贴试验。

化妆品皮肤病总的处理原则：①停用可疑致病的化妆品；②根据临床类型及病情按一般皮肤病的治疗原则对症处理；③避免再次接触已经明确的致病物质。

个体使用化妆品后出现不良反应的原因是多方面的。化妆品方面的原因包括：①化妆品中含禁用物质：如苯酚、维A酸、激素等；②化妆品中限用物质含量超标：如铅、汞、砷等；③化工原料不纯产生的毒性刺激；④化妆品中活性成分的不良反应：如酸的配方不合理、浓度过高等；⑤标签说明书中宣传不当误导消费者：如宣传治疗作用或夸大宣传功效，以及产品说明书未按照卫生部的要求附加使用注意事项等。消费者方面的原因有患者自身的过敏体质、选择化妆品类型不当、使用前未详细阅读产品说明书、使用前未作相应的皮肤敏感试验、出现不良反应时未及时停用并到正规医院就诊等。产品流通方面的原因有化妆品保存不当、美容院人员缺乏基本的相关知识而使用化妆品不当等。

我国卫生行政部门确定一些单位为化妆品皮肤病诊断机构，由其负责化妆品皮肤病的诊断和化妆品不良反应的监测。2004年9月以前有5家单位，分别为中国人民解放军空军总医院、上海市皮肤病性病医院、天津市长征医院、重庆市第一人民医院和中山大学附属第三医院。后来，

卫生部增加认定8家机构作为化妆品皮肤病诊断机构：中国医学科学院皮肤病医院、中国医科大学附属第一医院、四川大学华西医院、大连医科大学附属第二医院、南京医科大学第一附属医院、山东省皮肤病性病防治研究所、福建医科大学附属第一医院和第四军医大学第一附属医院。目前共有13家化妆品皮肤病诊断机构，这样更有利于加强化妆品卫生监督管理，有效监测化妆品不良反应。

卫生部公布的2003年化妆品皮肤病监测情况表明，2003年共确诊化妆品皮肤病565例，其中94%为女性。最近发表的《卫生部关于2005年化妆品不良反应监测情况的通报》中，共监测发现化妆品不良反应1053例，女性996例，约占95%。年龄集中在20～40岁之间。从2005年化妆品不良反应病变类型来看，1053例不良反应中，以化妆品接触性皮炎最常见，共789例，约占75%，而化妆品皮肤色素异常和化妆品痤疮发生率都较低。这些化妆品不良反应共涉及2295种化妆品，其中国产普通化妆品1039种，国产特殊用途化妆品162种，进口普通化妆品826种，进口特殊用途化妆品71种。在引起不良反应的普通类产品中，护肤类化妆品数量最多，共有1023个，其次是抗皱类，共有238个。在引起不良反应的特殊用途化妆品中，防晒类化妆品数量最多，共有107个，其次是祛斑类，共有86个。值得注意的是，有52个不良反应病例与美容院使用的化妆品有关，且皮损表现和后果较为严重。

一、化妆品接触性皮炎

化妆品接触性皮炎系指由接触化妆品而引起的刺激性接触性皮炎和变应性接触性皮炎。其发病机制和临床表现与非化妆品接触因素所致的接触性皮炎无本质区别，唯一不同的是发病前曾有明确的化妆品应用史，是最常见的化妆品皮肤病，占总数的75%，其中又以变态反应性接触性皮炎为主。各种化妆品都有发生接触性皮炎的可能，特殊用途化妆品，如除臭、祛斑、脱毛类等常在接触部位引起刺激性接触性皮炎，使用频率较高的普通护肤品则常常引起变应性接触性皮炎。这类损伤多发生在面和颈部，以成年女性多见。

化妆品组成成分中可以引起过敏的物质很多，其中香料是引起化妆品接触性皮炎的最常见成分。化妆品中含有的不同成分和浓度的防腐剂也较容易引起变态反应，常用的防腐剂有对羟基苯甲酸酯类、咪唑烷基脲、季铵盐－15、甲醛和异噻唑啉酮类等。染发剂是另一类较常见的易发生接触性皮炎的化妆品。对苯二胺及其衍生物是永久和半永久染发剂中的主要染色物质，也是引起染发剂接触性皮炎的主要变应原。

（一）诊断标准

1. 刺激性接触性皮炎　①有明确的化妆品接触史，且接触后较快出现皮炎改变；②皮损局限于接触部位，界限清楚；③在同样条件下，一般接触较多者发病；④皮损形态常呈急性或亚急性皮炎，有程度不等的红斑、丘疹、水肿、水疱。破溃后可有糜烂，渗液，结痂。自觉局部皮损瘙痒灼热或疼痛。皮损严重程度和接触物的浓度、接触时间有明显联系；⑤发生在口唇黏膜时可有干燥、脱屑，局部刺痒或灼痛；⑥去除病因后很快痊愈；⑦排除其他非化妆品接触因素所致病变。

2. 变应性接触性皮炎　①有明确使用或多次使用化妆品的历史，并有一定的潜伏期；②在使用同一种化妆品的人群中，一般仅有少数人发病；③原发部位局限于接触部位，但可向周围或远隔部位扩散；④皮损形态多样，自觉瘙痒。可表现为皮炎、红斑鳞屑、头面部红肿、眼周皮炎伴发结膜炎、手掌手指汗疱疹样以及接触性荨麻疹样表现；⑤口唇黏膜可表现为红肿、渗出、结痂、糜烂等，病程较长时可有浸润、增厚等慢性皮炎改变；⑥皮损常迁延不愈；⑦斑贴试验常获阳性结果；⑧排除其他非化妆品的接触因素所致病变；⑨斑贴试验结果阴性者，必要时可做皮肤开放试验。

诊断化妆品接触性皮炎时应排除其他原因引起的类似病变和其他炎症性皮肤病，如湿疹、脂溢性皮炎、慢性红斑狼疮、多形性日光疹、手部汗疱疹、接触性荨麻疹等也需要进行鉴别诊断。

皮肤斑贴试验是诊断化妆品接触性皮炎的重要依据之一。如果怀疑对某种化妆品过敏，可采用斑贴试验进行确诊。用患者所用的可疑致病的化妆品原物做斑贴试验，在排除假阳性和假阴性反应后，斑贴试验阳性者可诊断为化妆品接触性皮炎。当斑贴试验结果持续阴性时，或对斑贴试验的结果及意义有疑问时，应结合病史和临床表现全面分析，必要时进行开放应用试验以帮助诊断。用化妆品原料制备的标准抗原对化妆品过敏者进行斑贴试验，可发现引起过敏的具体成分，但用化妆品产品原物进行斑贴试验可能对于诊断化妆品过敏更好。

斑贴试验应该根据化妆品性质以及受试者情况不同而选择合理的方法和时间。“用后不冲洗”的产品可用原物进行封闭斑贴试验，“用后洗掉”的化妆品，试验物的浓度应按化妆品实际使用浓度和方法而定，不能直接用化妆品原物，如清洁类或洗发类产品应将其稀释成2% ~5%浓度，脱毛剂稀释为5% ~10%浓度等。同时将稀释剂外涂于受试部位对侧作为对照。化妆品过敏的临床急性期不宜做斑贴试验，否则可能激发更严重的皮肤炎症。试验前患者如服用了抗炎或抗过敏药物亦不宜做斑贴试验，以免出现假阴性的结果。酷暑或在高温环境下工作者也不宜做斑贴试验，因出汗可稀释斑贴试验内容物，甚至使斑试器脱落。具有刺激性的化妆品（如脱毛、祛臭类产品）不宜做封闭式皮肤斑贴试验。

（二）**治疗** 化妆品接触性皮炎治疗可以参照一般的接触性皮炎的治疗，处理原则是：①及时清除皮肤上存留的化妆品；②停用引起病变或可疑引起病变的化妆品；③按皮炎\湿疹的治疗原则对症治疗。

根据皮损的表现选择适当的外用药和系统治疗。轻度红肿、丘疹、水疱而无渗液时外用炉甘石洗剂，急性皮炎红肿、水疱、渗液不多时可外用氧化锌油，急性皮炎而有明显渗液时可用3%硼酸溶液冷湿敷。当皮炎转为亚急性皮炎时可用各种糖皮质激素霜剂。系统用药以止痒、抗过敏为主，可内服抗组胺药物，静注10%葡萄糖酸钙溶液，对皮损严重或泛发者可短期应用糖皮质激素口服或静注，有并发感染者则加用抗生素类药物。

（三）**预防** 为最大限度减少化妆品接触性皮炎的发生和减轻其反应，应采取如下措施。

1. 应到正规商店和美容机构购买正规合格化妆品，不要购买“三无”化妆品。
2. 根据自己的皮肤选择合适的化妆品，并于使用前仔细阅读化妆品说明书。
3. 可于耳后或前臂屈侧小面积试用化妆品，观察2 ~4天，如无红斑瘙痒等反应，则可基本认为该化妆品无致敏性。对于易过敏人群尤其应该先试用。
4. 选择护肤品时宜选用无香料、无颜色的单纯膏霜更安全。
5. 对苯二胺过敏患者可以建议使用其他恰当的替代染发剂，如散沫花（使任何头发颜色略带微红），氧化铅（使灰白头发变黑）和临时染色剂（仅保证洗头数次不褪色）等。
6. 外用化妆品部位出现红斑瘙痒等表现，应立即去正规医疗单位就诊，防止处理不当引起病变加重。
7. 如能用化妆品原料制备的标准抗原进行斑贴试验，可发现引起过敏的具体成分，以后应避免使用含有该成分的化妆品，对于减少再次化妆品接触性皮炎、指导化妆品的选择很有帮助。

二、化妆品痤疮

化妆品痤疮是指由化妆品引起的面部痤疮样皮疹。国内外均有报道，并不少见。应与其他外因引起的职业性及油性痤疮以及其他病因诱发的痤疮相鉴别。

化妆品痤疮主要因劣质油性或粉质化妆品填塞毛孔，导致皮脂排泄障碍而形成黑头粉刺及炎症丘疹或继发感染形成脓疱性损害，与化妆品的质量（如含有不纯的凡士林、卤素等化学物质）

及选用或使用不当有关。如不恰当使用粉底霜、遮盖霜、磨砂膏等产品，可引起黑头粉刺或加重已存在的痤疮，也可以造成毛囊炎症。

化妆品痤疮应与寻常性痤疮、类固醇性痤疮和月经前痤疮相鉴别，但化妆品痤疮有时可在寻常痤疮基础上发生。要根据病史和症状加以区别。化妆品痤疮目前主要靠病史及症状体征来诊断，必要时对所用化妆品进行质量分析，可以协助诊断。进行化妆品及其原料的致痤疮性动物试验具有研究价值，国外常用兔耳试验作为动物模型。化妆品可引起兔耳的两种组织学改变：①毛囊口缓慢扩张，充满致密的角化物质，这种变化即是化妆品的致痤疮反应；②毛囊口的炎症，毛囊口内没有致密的角化物。

1. 诊断标准　①发病前有明确的化妆品接触史；②皮损仅局限于接触化妆品的部位；③化妆品痤疮一般表现为黑头粉刺、炎性丘疹、脓疱等；④若原先已有寻常痤疮存在，则症状会明显加重；⑤停用可疑化妆品后，痤疮样皮损可明显改善或消退；⑥排除非化妆品引起的其他一切痤疮。

2. 治疗原则　①停用一切可疑的化妆品；②清除颜部所残留的化妆品，保持清洁卫生；③按消炎、抗菌和角质溶解等原则对症处理（参见寻常性痤疮的治疗）。

三、化妆品毛发损害

化妆品毛发损害是指应用化妆品后引起的毛发损伤。随着美发、染发、护发等系列产品的出现及新项目的开展，由化妆品引起的毛发损害病例逐渐增多。化妆品毛发损伤的机制多为物理及化学性损伤。与化妆品中所含成分（如染料、去污剂、表面活性剂、化学烫发剂以及其他添加剂等）有关。

诊断化妆品毛发损伤主要根据病史、临床表现及毛干、毛囊的显微镜检查，必要时可进行电子显微镜检查。根据患者停用可疑化妆品后对治疗的反应和恢复情况也有助于诊断。应注意与非化妆品毛发损害区别。对单独表现为脱发的患者，皮肤斑贴试验无诊断价值。发生损伤后应对可疑化妆品进行质量鉴定，核实是否为伪劣产品，限量物质是否超标，有否污染和变质等。

1. 诊断标准　①化妆品毛发损害必须有发用化妆品接触史，如洗发护发剂、发乳、发胶、染发剂、生发水、描眉笔、眉胶、睫毛油等；②在使用上述化妆品后出现毛发脱色、变脆、分叉、断裂、脱落、失去光泽、变形等病变；③应除外其他原因引起的毛发损害，如头癣、发结节纵裂、管状发、斑秃、男型秃发等；④停止使用毛发化妆品后可逐渐恢复正常；⑤必要时对毛发化妆品及损害之毛发进行分析检查，以协助确定病因。

2. 治疗原则　①停用原来使用的毛发化妆品；②清洁毛发，除去残留化妆品；③可做一般的护发处理，不需特别治疗；④及时使用护发素有助于尽快恢复。

四、化妆品甲损害

化妆品甲损害是指应用甲化妆品所致的甲本身及甲周围组织的病变。指甲美容是现代美容化妆中不可缺少的重要组成部分，随着其使用增多，化妆品甲损害的发病也有逐渐增多的趋势。

甲化妆品大致可以分为3类：①修护用品，如表皮去除剂、指甲增强剂、磨光剂等；②涂彩用品；③卸除用品。指甲用化妆品组成成分中多包括有机溶剂、合成树脂、有机染料和色素，以及某些限用化合物，如丙酮、氢氧化钾、硝化纤维等，多数有一定的毒性，对指甲和皮肤有不同程度的刺激性和致敏性。

化妆品甲损伤包括甲板损伤和甲周围软组织损伤两部分。甲板损伤表现为甲的质地脆裂、失去光泽、甲板变形、软化剥离等。这些病变可由甲化妆品直接引起，也可以表现为甲周围皮炎的继发改变。甲周围软组织损伤可有多种类型表现，如原发性刺激性皮炎可由甲板清洁剂、表皮去除剂中的某些成分引起；变应性接触性皮炎可由甲油中的树脂类、甲硬化剂中的甲醛等成分诱发；光感性皮炎可由甲油中的多种荧光物质引起，如甲抛光剂中可含有荧光染色剂，如曙红、赤藓红、荧光剂或若丹明等。甲的光感性皮炎可在日晒后发生甲剥离。

化妆品甲损害常见的病变：由清洁甲板的有机溶剂引起的，如甲失去光泽、变脆、变形、纵裂等；由纤维型胶引起的勺状甲、甲沟炎；由染料等引起的甲周皮炎等。须依据病史及症状综合分析方能作出诊断。诊断化妆品甲损害时，由营养缺乏、内脏疾病、高原气候、物理因素、真菌及细菌感染等多种原因所致的其他甲及甲周病变应予以排除。对指（趾）甲进行显微镜检查有助于判断是否为真菌感染。对甲化妆品做化学分析及必要的斑贴试验，有利于化妆品甲损伤及甲周皮炎的诊断。

1．诊断标准　①化妆品甲损害必须是在应用甲化妆品，如甲油、染料、甲清洁剂等之后发生；②化妆品甲损害表现为甲板变形、软化剥离、脆裂、失去光泽，有时也可伴有甲周皮炎表现，如皮肤红肿甚至化脓、破溃，自觉疼痛；③应除外其他原因引起的甲损害，如真菌、细菌、物理损伤、营养性甲改变等；④停用化妆品后，甲可逐渐恢复正常，甲周皮炎不再复发；⑤必要时做斑贴试验以协助诊断。

2．治疗原则　①停用甲化妆品；②清除甲及甲周残留的化妆品；③按一般甲损伤及甲周皮炎对症治疗。

五、化妆品光感性皮炎

化妆品光感性皮炎是指使用化妆品后，又经过光照而引起的皮肤炎症性改变，是化妆品中的光感物质引起的皮肤黏膜的光毒反应或光变应反应。光毒性反应与中波紫外线（波长 290～320nm）照射有关，光变态反应则主要由长波紫外线（波长 320～420nm，可穿透普通玻璃）引起。化妆品中的光感物质可见于防腐剂、染料、香料以及唇膏、口红中的荧光物质等多种成分中，防晒化妆品中的遮光剂，如对氨苯甲酸（PABA）及其脂类化合物也能引起光感性皮炎。

1．光毒性反应　一般多于日晒后数小时内发生，表现为日晒伤样反应，红斑、水肿、水疱甚至大疱，易留色素沉着。光毒性反应是一种直接的组织损伤，初次使用光毒性化妆品即可发病，无潜伏期。较典型的光毒性反应为香水皮炎。香水皮炎在 20 世纪初期很常见，为日晒后出现的条状色素沉着，发生色素沉着前可有或无红斑表现。后经查实，香水中的薄荷油里含有的 5－甲氧补骨脂素是光毒性物质。自从 20 世纪 60 年代减少香水中天然薄荷油的浓度和使用不含 5－甲氧补骨脂素的薄荷油后，香水皮炎的发病率已明显下降。

2．光变态反应　一般于日晒后 24～48 小时出现反应。表现为湿疹样皮损，多伴瘙痒。光变态反应的发病机制为Ⅳ型迟发性超敏反应。引起光变态反应的变应原随使用化妆品及其成分的改变而不断变化。60 年代，皂类和清洁剂里的卤化水杨（酰）苯胺及其相关成分是常见光变应原，并曾造成小的地方性流行，去除这些成分后，发病人数就明显减少了。在抗菌剂中，芬替克洛（硫双对氯酚）是目前最常见的光变应原。70 年代末期，麝香是最常见的光变应原，当时主要用于男性剃须后用的科隆香水中。1985 年，国际香料协会已规定麝香不能用于直接接触皮肤的产品中。从 90 年代至今，对抗菌剂、香料和外用药的光过敏相对越来越少。

随着公众对日光的致癌性和引起皮肤老化认识的增多，防晒霜的使用越来越多，对防晒霜的过敏也随之增多，并成为外源性光敏感的主要原因之一。这个趋势在未来一段时间内可能不会改变，因为不仅防晒霜的使用增多，其他化妆品，如除皱霜、保湿霜、眼霜、唇膏里面加入防晒成分也成为时尚。另外，现在防晒产品强调高 SPF 值以及宽防晒谱（UVA 和 UVB），使得防晒成分的浓度更高。

最早报道的引起光敏感的防晒成分是对氨基苯甲酸（PABA）及其酯类。随着对 PABA 致敏性和PABA与其他物质交叉致敏认识的增加，在美国、欧洲、日本和澳大利亚越来越推荐使用不含PABA的防晒霜，而推荐使用相对安全的含二苯甲酮的防晒霜。但二苯甲酮作为PABA的替代品上市后，随着应用逐渐广泛，发现其光敏感的发生也渐增多。随后，又引入了不含羟苯甲酮（oxybenzone）的防晒剂，先是二苯甲酰甲烷，近来是肉桂酸酯类（cinnamates），而这又导致了第三和第四次光敏感的高潮。亚洲报道的防晒剂过敏远较欧美为少。有专家推荐更多的使用物理防晒（如包被的微粒化二氧化钛和微粒化氧化锌）来替代化学防晒，对于降低防晒剂不良反应发生率无疑是一个较好的选择。

1. 诊断标准　①有明确的化妆品接触史和光照史；②皮损主要发生于曾使用化妆品后的光照部位；③皮损形态多样，可出现红斑、丘疹、小水疱。自觉症状瘙痒，慢性皮损可呈浸润、增厚、苔藓化等；④发生在口唇黏膜时可表现为肿胀、干裂、渗出等，下唇发病多见或较重；⑤病程可迁延，停用化妆品后仍可有皮疹发生，再接触光敏物质后可再发病；⑥化妆品光斑贴试验阳性；⑦排除非化妆品引起的光感性皮炎。

2. 治疗原则　①及时清除皮肤上存留的化妆品；②停止使用致病的化妆品，避免光照；③根据病情，按光感性皮炎对症治疗。

六、化妆品皮肤色素异常

化妆品皮肤色素异常是指应用化妆品引起的皮肤色素沉着或色素脱失等，是化妆品皮肤病的常见病变之一。

化妆品皮肤色素异常的概念由日本学者Nakayama于20世纪70年代提出。当时在日本，有些女性面部出现了一种不同于黄褐斑的色素沉着，表现为双颊的弥漫性或网状、黑色或深棕色的斑片，边界不清，有时可以累及全面部。伴随色素可有轻度皮炎或皮炎先发于色素沉着，但多数无严重皮炎发作史。此病曾一度被诊为“瑞尔黑变病”或“女性面部黑变病”。

1964年开始怀疑此病的原因为化妆品。1969年对这些患者进行了化妆品成分的斑贴试验和光斑贴试验的系统性研究，证实很多患者的皮损是长期反复接触小量变应原引起的化妆品过敏所致，并发现化妆品中的主要致敏物为煤焦油染料和香料（如茉莉属香料、香水树油等），而光过敏在这些患者发病中的作用较小。基于这个发现，Nakayama等人采用了“变应原控制系统”来生产更安全的化妆品，从1977年开始，日本大多化妆品公司停止生产含有这些致敏物的化妆品，到1998年，明确的色素性化妆品皮炎的发病显著减少，并且一些化妆品变应原的斑贴试验阳性率也开始下降。

化妆品色素异常多因化妆品直接染色、脱色或刺激皮肤色素形成造成，亦可继发于化妆品接触性皮炎和光感性皮炎所致的皮肤炎症之后。化妆品中含有不纯的石油分馏产品、某些染料及感光的香料等均可引起皮肤色素异常。化妆品皮肤色素异常中以色素沉着较为常见，多发生于面颈部等常使用化妆品部位，可单独发生，也可以和皮肤炎症同时存在或继发于其后。含有氢醌的化妆品有时引起不符合主观愿望的色素减退甚至色素脱失。

伴有炎症或继发于炎症后的化妆品色素异常可借助皮肤斑贴试验协助查找病因，有报道用可疑化妆品做斑贴试验阳性率可达80.65%，对单独出现的化妆品色素异常，或病史不清、缓慢发生的色素异常患者，斑贴试验的诊断意义不大。由于引起皮肤色素变化的因素很多，应注意和非化妆品所致的黄褐斑、女子颜面黑斑、色素型扁平苔藓、瑞尔黑变病、爱迪生病、白癜风、单纯糠疹等鉴别。诊断化妆品皮肤色素异常主要靠病史和临床表现，必要时可做组织病理学及内分泌学检查等以鉴别诊断。

1. 诊断标准　①有明确的化妆品接触史；②皮肤色素异常发生在接触化妆品的部位；③面部色素异常可在较长时间使用某种化妆品后直接发生或在日晒后发生，或继发于皮肤炎症之后；

④化妆品皮肤色素改变可表现为青黑色不均匀的色素沉着或色素脱失斑，且常伴有面部皮肤过早老化现象，可因某些化妆品直接作用造成，亦可因应用含有感光物质的化妆品经日晒后发生，或继发于化妆品皮炎之后；⑤必要时做斑贴试验或光斑贴试验，以协助寻找病因；⑥排除非化妆品引起的其他皮肤色素异常改变。

2. 治疗原则 ①停用所有可疑的化妆品；②避免日晒；③按一般色素沉着或色素脱失皮肤病治疗原则进行治疗。

七、敏感性皮肤

敏感性皮肤是近年来出现的新名词，通常指个体自觉不能耐受涂抹在皮肤上的很多皮肤护理产品和化妆品。皮肤科医师及化妆品专家常用敏感性皮肤（sensitive skin）描述这种皮肤状态。处于这种状态的皮肤比正常人的皮肤有较高的敏感性，易受到外部因素（如化妆品等）的影响而产生一些症状和皮损表现。

（一）病因

1. 种族 种族不同，皮肤敏感性不同。白种人、黑种人或黄种人等各人种中均有敏感性皮肤者，白种人及亚洲人相对黑种人的发生率更高，在亚洲人中，日本人敏感性皮肤者比例较高。欧洲裔美国人对风较敏感而一般对化妆品较少出现过敏，非洲裔美国人对大部分环境因素都不甚敏感，亚裔美国人较容易对辛辣食物和环境因素（温度和风等）产生敏感反应。这种种族差异可能与种族之间皮肤解剖结构及生理功能不完全相同以及遗传因素等有关。

2. 性别 有调查发现，女性对于皮肤受到的刺激较男性敏感，易出现敏感性皮肤，这可能是女性皮肤 pH 值较高，对于刺激缓冲力较差所致，另外也可能和女性使用化妆品较多较杂有关。

3. 年龄 敏感性皮肤与年龄有一定关系，一般来说，老年人敏感性皮肤的发生率较年轻人低。可能与不同年龄间皮肤结构和功能不同有关。

4. 皮肤类型 不同皮肤类型对外界刺激的敏感性不同。Ⅰ型皮肤者（日晒后经常被灼伤，从不出现黝黑反应）对于刺激敏感性相对较高。

5. 疾病 不少皮肤病可以引起皮肤敏感性增高，如特应性皮炎、湿疹、玫瑰痤疮、刺激性皮炎、口周皮炎等。有研究发现，女性特应性皮炎患者中，66% 为敏感性皮肤。即使部分处于此类疾病的亚临床期的患者，虽无典型临床表现，但也可以出现皮肤敏感性增高。有些非典型玫瑰痤疮患者虽无明显毛细血管及丘疱疹等皮损表现，但易受到多种环境因素的影响而出现红脸等现象。

6. 外界因素刺激 各种物理、化学和生物刺激均可使皮肤敏感性增高。这些刺激因素可以损伤皮肤的屏障功能而使皮肤对外界刺激敏感。这种损伤有时并不产生明显可见的临床表现，如寒冷干燥的气候、日光照射、含有多种化学成分的各种用途的化妆品、细菌真菌等病原微生物的感染等。

（二）病理生理机制 以上多种内外因素单独或协同作用，最终导致皮肤结构和功能的变化，出现神经传导功能增强、免疫反应增强、屏障功能的破坏、血管扩张及某些炎症介质释放等。

当出现神经传导功能增强时，即使皮肤受到较轻的刺激就会产生较强烈的感觉。这种变化可能有一定的病理生理基础，如由于敏感者的末梢神经结构发生改变、神经递质释放增多及特殊的神经中枢信息加工过程等。

局部免疫反应增强时，少量抗原即可使皮肤产生较强的变态反应。

皮肤屏障功能下降主要是角质层变薄引起，是敏感性皮肤产生的主要原因。皮肤屏障功能下降可以使得刺激物及抗原吸收量增加，且易到达血管及抗原呈递细胞，从而使刺激反应和免疫反应更易于发生。屏障功能下降还使神经末梢受到的保护减少，暴露于各种外界刺激之下，使其更易接受刺激信号而增强神经传导。

有研究发现，敏感性皮肤者血管扩张明显，当受到外界刺激后反应较正常人高。有些敏感性皮肤者因长期外用含有糖皮质激素的制剂而使皮肤变薄和血管扩张，最终导致其敏感性皮肤的发生。有研究发现，敏感性皮肤还与颗粒层钙离子浓度、前列腺素 E_2、白介素 -1、白介素 -5 及肿瘤坏死因子等细胞因子的变化有关。

（三）临床表现 敏感性皮肤者与正常人相比有较高的敏感性，易受到多种外界因素（如化妆品等）的影响而产生一些症状和皮损表现，如皮肤使用多种化妆品后均可有自感刺痛、烧灼、紧绷、瘙痒等，可伴有不同程度的皮肤干燥、脱屑、发红和肿胀等，部分人可仅有自觉症状而不伴有明显的临床体征。敏感性皮肤者对相当多的化妆品不耐受，甚至对于成分简单的化妆品也有明显不适感。部分严重者不能进行基本的皮肤护理，更不用说皮肤美容性的化妆，给他们的工作和生活带来了严重的影响。

（四）测试与评定 敏感性皮肤对外界因素的敏感性较高，使得其在皮肤护理及化妆品使用方面有较高要求，因此，预先了解皮肤状态对于正确选择化妆品及皮肤护理方法就显得尤为重要。敏感性皮肤有主观症状和客观体征，评定应依靠主观标准及客观标准共同进行。

主观标准主要包括皮肤敏感者自我评定及医师的临床评定。客观标准则是根据各种试验仪器的检测结果进行评定。敏感者的自我感觉评定包括对瘙痒感、刺痛感、烧灼感及紧绷感的评定，主要通过问卷调查进行。有学者等根据受试者对气候（寒冷及干燥）、皮肤护理品、清洁剂、纺织品及粗糙物品的敏感性分别进行评分：0 分为不敏感，1 分为有时敏感，2 分为经常敏感。将 5 项评分结果相加，总分大于 4 分者评定为敏感性皮肤。

1. 皮肤试验　医师临床评定可通过各种皮肤试验进行。常用的方法有 3 种。

（1）乳酸试验：在敏感性皮肤的筛选中，乳酸试验的应用最为广泛。乳酸在一定浓度、一定时间的作用下只引起皮肤的刺痛感，因此，被用于皮肤对于刺痛感敏感性的评定，常用的方法包括涂抹法及桑拿法两种。涂抹法是在室温下进行，将 10% 的乳酸溶液 50μl，涂抹于鼻唇沟及颊部。桑拿法是先用桑拿器蒸脸 15 分钟，然后再用 5% 的乳酸溶液 50μl，涂抹于鼻唇沟及颊部，在 2.5 分钟及 5 分钟时分别对受试者的刺痛程度进行 4 分法评定。将两次分数相加，总分大于 3 分者即为敏感性皮肤。此反应在鼻唇沟较为明显，与该部位的解剖结构有关，包括通透性较高的角质层、高密度的附属器官及丰富的神经网络。

（2）二甲基亚砜（DMSO）试验：DMSO 试验可以诱导出强烈的烧灼感，并且会诱发红斑、风团的形成。皮损程度与试验物剂量、涂抹于皮肤上的时间长短及个体敏感性等有关。试验方法是在室温下，将直径为 8mm 的高级真空酯形成的柱状圈置于前臂屈侧，加入 90% 或 100% 的 DMSO 10μl，5 分钟后擦干试验物，再过 5 分钟进行评分。评分标准为：0 分为无反应，1 分为滤泡样风团，2 分为轻微隆起、坚实的风团，3 分为高起、坚实的风团。分数越高，皮肤敏感性越高。

（3）硫酸月桂酯钠（sodium lauryl sulphate，SLS）试验：用于检测皮肤血管的扩张。方法是将 1.0% SLS 置于直径为 12mm 的小室于前臂屈侧进行封闭斑贴试验，24h 后除去斑试物，分别于 24、48、96h 观察结果，并进行 4 分法评分，取其平均值，分数越高则皮肤敏感性越高。

2. 仪器测量　上述皮肤试验的自我评定和临床评定，主观性都很强。因此，现在常结合各种试验仪器进行检测，以增加评定的客观准确性。检测经表皮失水率、皮肤含水量、皮肤血流量及 pH 值，是常用的方法。

（1）经表皮失水率（TEWL）：皮肤水分流失测试仪有湿度及温度传感器，可对皮肤表面水分蒸发的浓度梯度进行测量，其结果以 TEWL 值表示。TEWL 值取决于皮肤屏障功能的完整性。

当皮肤屏障功能受损时，经表皮失水增加，TEWL 值升高。敏感性皮肤者皮肤屏障功能多不完整，因此面部基础 TEWL 值较正常皮肤高，但差异没有显著性。当受到外界环境影响时，TEWL 显著增高。

（2）表皮含水量：水分是皮肤上介电常数最大的物质。因此，当水分含量发生变化时，皮肤的电容值同时发生变化，这种电容值变化可以通过表皮含水量检测仪测得，从而间接反映出皮肤的含水量。敏感性皮肤者面部基础表皮含水量较正常皮肤低，且差异有显著性。

（3）皮肤血流量：皮肤血流量的变化可以影响化学物质的吸收，当皮肤血管扩张时，化学物质吸收增加。皮肤血流量的变化可表现为皮肤表面红斑的变化。色度检测仪通过检测皮肤表面红斑大小从而推测判断血流情况。有学者用色度检测仪检测后发现敏感性皮肤与正常皮肤相比，红斑颜色最大值及红斑面积最大值增高，差异有显著性。皮肤血流量还可用激光多普勒仪进行测定。激光多普勒原理是通过分析红细胞所散发的光线而对血流情况进行检测。有研究表明，用甲基尼古丁涂抹于前臂屈侧，用激光多普勒仪测定发现，敏感性皮肤与正常皮肤相比，皮肤血流量增加，差异有显著性。

（4）pH 值：pH 计可以检测出皮肤表面的 pH 值。敏感性皮肤 pH 基础值较正常皮肤高，但差异无显著性。用乳酸分别涂抹鼻唇沟及前臂屈侧，进行 pH 值检测后发现，敏感性皮肤前臂屈侧 pH 值变化与正常皮肤相比，差异无显著性。而鼻唇沟处敏感性皮肤者在刺激开始时下降较正常者快，随后二者均上升，但敏感性皮肤者上升幅度较正常者高，25 分钟后二者差异有显著性。

（五）预防及治疗 敏感性皮肤者在购买化妆品时，应在信誉较高的市场购买由正规厂家生产的化妆品。选用护肤品时应尽量选择性质较柔和、成分相对较单一的专为敏感性皮肤设计生产的化妆品。目前市场上已有这类化妆品出现。这类化妆品在选材时减少了护肤品内成分，避免使用易产生刺激、易致敏的原料，包括乙醇、防腐剂、香料等。在敏感性皮肤专用化妆品产品上市之前，应在敏感性皮肤者中试用，并通过上述各种评定方法进行效果评定，以减少敏感性皮肤发生刺激反应及变态反应的可能性。敏感性皮肤者使用化妆品后一旦发生不适反应，应立即停用所有产品，并于正规医院皮肤科就诊行对症治疗。皮损消退后至少 2 周，可以再考虑使用化妆品，此时应先于耳后或前臂屈侧小面积试用，如 2 ~ 4 天无不适反应，再扩大使用面积，并可逐步增加品种，以便找到产生刺激及变态反应的产品。必要时行斑贴试验以明确致敏化妆品和化学成分，减少再次发生不适反应。

（刘苏俊）

第六章 女性皮肤的养护

第一节 皮肤养护的基本概念

一、皮肤养护的渊源

人类从她的童年时期就开始利用大自然的资源来进行皮肤养护，用陶土护肤防晒、用香草汁沐浴及用植物的茎、叶、汁来护发、护肤、护指甲。在古埃及，人们用动物的油脂涂抹皮肤以防飞虫的叮咬，在眼圈上染绿、蓝色的染料预防沙眼。古埃及人用植物的香胶、树脂、树根和树皮制造香水和化妆品，并在沐浴后用香油、香水或油膏滋润皮肤。在古罗马，人们继承了许多希腊人的习俗，不仅喜欢使用香料和化妆品，而且还能从花朵、杏仁和其他植物中提取不同的香料，并喜欢将香料溶入沐浴水中浸泡身体，用不同的辅助品或化妆品养护皮肤、头发和指甲。在古代中国，从殷周时代的胭脂饰面到春秋时代的颜料画眉，从民间美女的装饰到宫廷权贵的养颜，封建王朝给我们留下许多美容艺术和宫廷秘方。

近代，随着社会科学的进步和化学工业的发展，全球范围出现了深刻的美容革命：随着各类化妆品和护肤品的面市，美容院相继出现；随着各类美容仪器的诞生，药物和医疗手段的运用，美容的概念和实践范畴全新的拓展；人们对皮肤的养护更注重科学性，注重运动、膳食、心理的全面平衡。

可见，人类对美的追求经历了从爱美到装饰、从化妆到护肤，从自发到自觉的漫长的探索过程。

二、皮肤养护的学科定义

皮肤的美容护理与保健通常被人们称之为美容，狭义的美容是指使人漂亮的一类行为或技术、或为此目的所使用的物品，而广义的美容是指一切增进人体美的方法。

现代美容一般包含两个部分，即生活美容和医学美容。1975 年的第二十届国际美容学会分别设立了化妆品学、美容学、医学美容学独立的学组，并从美容学的特性、目的、方法方面，将美容学的内容分为三个部分：①生活美容：通过对人体的修饰来增加人体美感，内容包括化妆品使用、生活美容化妆、服装修饰等；②保健美容：通过各种保健与护理手段，如药膳调理、心理疏导、生活与卫生习惯改善、按摩保健、理疗保健等来维护和增进人体美；③医疗美容：用各种医学的手段和方法纠正和弥补人体从美学视角上看的缺陷，塑造出比原来更完善的形体，其内容包括外科整形美容、药物治疗美容等。保健美容也称自然美容，它的内容属于广义的生活美容，主要是通过良好的生活、饮食和卫生习惯，增进健康延缓衰老，使皮肤、形体、毛发等保持健美状态，以达到增进外形美的目的。保健美容的手段涉及药膳、心理、按摩和运动等学科领域，因此，保健美容也是医学美容的组成部分。

由此可见，皮肤的美容护理与保健实际上是跨越生活美容和医学美容之间，建立于美学、心理学、保健学、护理学、美容皮肤科学等多学科的基础之上的，是皮肤病学科的一个重要组成部分。它是在皮肤病内科学的诊疗和美容外科学的整形基础上，对人体皮肤进行整体护理，使之达到延缓皮肤衰老、增进皮肤健美的目的。

三、皮肤养护的实践范畴

1. 皮肤养护的实践领域　生活美容和医学美容是两个既有联系又有明显区别的概念，相同之处是根本目的一致，都是为了增进人体的美，而不同之处则表现在三个方面。

（1）具体目标不同：前者是修饰性的，后者是治疗性的。

（2）实施手段不同：生活美容使用简易的保养方法，如化妆、按摩等，而医学美容则使用手术、药物、仪器等医学诊疗方法，技术高，难度大。

（3）项目实施者不同：生活美容由美容师操作，一般经过短期专门培训即可胜任，而医学美容的实施者却必须是通过医学教育和专业训练的皮肤科医师或美容整形外科医师，他们的专业性强，技术要求高，一般要经过多年的培养。

2. 皮肤美容护理的技术与方法　清洁美容术、蒸气美容术、面膜美容术、按摩美容术、文饰美容术、化妆美容术是现代皮肤美容护理常用的技术，是维护人体皮肤健美临床实施中必要的手段，也是一类不断在更新和发展的治疗新技术。因为这些技术和方法大多起源于我国的传统医学，如中草药熏蒸、中草药外敷、穴位针灸指压、经络按摩推拿等，既有千年的流传历史，又与人们的日常生活密切相关，所以被人们推崇和接受，有广泛的实用性和极强的可操作性。

3. 损容性皮肤的护理技术与方法　在各类皮肤病中都有一些有损人体容貌美观的疾病，在皮肤内科学中大致分为色素障碍性皮肤病、皮肤附属器疾病、变应性皮肤疾病、感染性皮肤疾病、代谢性皮肤病、结缔组织病及皮肤老化八类。这些疾病造成的皮肤损害可以分两类，一类是可以治疗和修复的，但需特殊的治疗、或较长时间的护理，需要患者的配合；另一类是目前的技术条件下难以治疗和修复的，需要心理辅导和修饰手段，需要患者正确对待。这些疾病的皮损大多在面部或身体的暴露部位，直接影响容貌美观；有些疾病的病因复杂不明，症状经常复发，导致病人情绪烦躁。所以损容性皮肤病在给人造成身体伤害的同时，还影响着人的情绪和心理，影响着疾病的治疗和预后，严重的还会影响人的心理健康。

对于损容性皮肤的护理既要重视技术又要重视心理，对可以用药物治疗的要及时治疗，对可以用药物或其他偏方辅助修复的要耐心修复，但需要时间和患者的配合；对目前的医疗技术难以治疗和修复的疾病，要向患者做耐心的解释和心理疏导，也可介绍一些行之有效的修饰方法，如化妆、遮盖等。帮助患者正确对待疾病，增强生活的信心。

4. 皮肤美容保健的心理辅导与健康教育　现代医学研究表明，人的肤质与精神状态好坏息息相关。皮肤色泽取决于表皮内黑色素的含量，分布位置以及皮下血管收缩与扩张的程度，而这些因素无不受控于神经体液－内分泌系统的调节，其中情绪则起着“总导演”的作用。情绪不稳、精神因素不良，不仅会损害人的身心健康，更易损害人的容貌。因此，要使女性树立正确的皮肤养护的观点，要懂得单纯的外表美容仅仅是“舍本逐末”，而科学的美容法应该从追求整体美、自然美和健康美入手，而心理和情绪的调整是美容的要素之一。

第二节　女性皮肤养护的技术与方法

古代中国的王公贵族都希望长生不老，试图通过炼丹获得长寿之药，宫廷的女性则是通过养颜化妆来保持美貌，历代御医留下了很多美容养颜的技术和配方。这些方法，一类是外用的，主要是美容用的美容粉、美容液和美容膏，一般都用天然植物、中草药作原料，起养颜护肤、祛斑除皱的作用；第二类是内服的，主要用于滋补气血、调和阴阳，提高人体的健康水平；第三类是药膳美容方，古人不仅讲究膳食，而且讲究在一定的节气“进补”，以食物或药物配成菜肴或糕点，既可口宜人，又保健美容。

传统医学的按摩、针灸、冷冻和磨砂在传统美容护肤中也应用得十分广泛。

一、清洁美容术

（一）清洁美容术的原理和作用　很多女性把大量的时间、精力和金钱投入到层层涂抹的嫩肤露、粉底、胭脂上，却往往忽略了洗脸这个最基本的程序。也许她们并不了解，皮肤是需要氧气的，皮肤所需要的氧气大部分由血液供给，另一部分从空气中直接吸收，皮肤通过空气吸收的氧气占身体氧气量的2.5%，呼出的二氧化碳约占3%。如果白天覆以脂粉，夜晚施以霜露，面部的毛孔就始终处于封闭的状况，造成内外呼吸不足，长此以往，就会使面部皮肤失去红润和光泽。

从专业美容的角度看，洗脸就是清洁美容，清洁美容不仅是美容护肤的第一步，而且有着重要的意义和严格的标准。首先，它是评判皮肤是否健美的主要依据之一，没有污垢、斑点的皮肤才可称之为“清洁”；其次，它是进行其他美容活动的基础和保障。因此，人们一直探索洗脸的方法，研究用于洗脸的清洁剂以及特殊的仪器设备，但无论哪种方法，目的都是一致的，即保持皮肤汗腺和皮脂腺的分泌畅通，防止细菌对皮肤的感染，促进皮肤的新陈代谢，增强皮肤的吸收能力，清除老化的角质细胞和皮肤表面和毛孔里的污物。

（二）清洁美容的用品和仪器

1. 清洁美容的用品：我们通常把皮肤美容的清洁分为一般清洁和深层清洁两类，一般清洁常称为洗脸，主要用品是洗面奶；深层清洁又称为去死皮，主要用品是磨砂膏。

（1）洗面奶：洗面奶的种类很多，最常见的是根据功效来分：控油洗面奶、去脂洗面奶、保湿洗面奶、脱敏洗面奶。也有根据皮肤的特性来分类：干性皮肤洗面奶、中性皮肤洗面奶、油性皮肤洗面奶。

（2）磨砂膏：根据膏体砂粒的粗细和针对皮肤的特性，磨砂膏有粗砂、中砂和细砂之分。

2. 清洁美容的仪器　①负压吸脂仪：用于吸出油性皮肤的油脂；②粉刺挤压针：用于挤压堵塞在毛孔里的粉刺。

（三）清洁美容的方法和过程

1. 一般清洁　一般清洁的方法很多，以下介绍几种常用的洗脸方法。

（1）三重洗面法：这种方法将面部的清洁和运动结合起来，分三步完成：以中指和无名指的指腹，用清洁剂按摩面部3分钟，再用化妆纸拭净；用洗面刷、水加酵素洗面膏，轻轻擦洗全面（这种洗面刷是一种天然毛制品，可以更加有效地清洁毛孔中的污物，但使用之前得认清自己的皮肤是否敏感，敏感的皮肤最好不用洗面刷。同时注意，洗面使用过频反倒使雀斑增多，酵素洗面膏是天然洗面物，其pH值为5～6，接近皮肤天然微酸性）；蘸取一点磨砂膏，轻刷一遍除眼周、口周外的面部皮肤，可清除油脂。

（2）按摩洗面法：秉承上述原理，将清洁与面部运动合而为一，具体做法是：首先洗额部，从眉心开始向左右太阳穴搓洗3～5遍；然后洗眼眶四周，从内眼角开始，经过上眼眶向外眼角、再由外眼角经下眼眶向内眼角轻拂；其次洗面颊，从嘴角开始向上向外搓洗，左右各搓几下。洗面颊时手势要轻，从嘴角开始向外向上搓洗，左右各搓几下，直到干净为止，记住，一定要从下向上搓，以防止面部皮肤过早松弛下垂，应自鼻下开始，经口唇外侧向下，做半圆形清洗，反复几次；第四洗鼻翼，自上向下划小圈清洗，此处最易积聚油脂，长出粉刺，洗时可稍加用力，接着从鼻下开始洗口唇周围，经口唇外侧向下向上做半圆形划圈，反复几次。最后洗下颌，这是标志你青春与衰老的重要部位，从下颌中间开始，先用右手缠住毛巾向右耳方向轻搓，再用左手缠住毛巾由中向左耳方向轻搓，洗下颌下部时，可从下颌垂直向下反复擦洗。

这些工作做完后，把毛巾上的皂沫洗净，把面冲净或用干面巾轻轻擦去涂在面上的清洁乳液，最好再换一盆清水，把面冲洗1遍，用毛巾拍干，然后擦上护肤晚霜就可休息了。

（3）板田洗面法：是日本人板田创立的洗面法，此法有三个特点：洗面时少用或不用香皂，减少对面部皮肤的刺激；用冷、热水交替洗脸，使面部的皮肤血管先收缩后扩张，供应面部更多的养料；洗面时要从外往里、从下往上洗（与一般的习惯洗面法相反）。用此法洗面，有助于面部的血液循环，防止出现皱纹和皮肤松弛现象。

（4）冷水洗面法：冷水能刺激皮肤使血管先收缩后扩张，营养供应充足，皮肤弹性增强。坚持冷水洗面，可使面部皮肤红润、光滑、丰满、俊秀，还可预防冻伤。

冷水洗面时，先将面部皮肤搓热，然后用毛巾蘸些冷水在面部轻擦，前额要横擦，鼻背要竖着擦，面颊上要斜着擦，擦2遍以后，把面浸到冷水中并用力吹气。

冷水洗面最好从夏季开始，慢慢过渡到冬季，身体弱的人可适当加些热水。冷水洗面最好在早晨进行，长期坚持不仅能健美皮肤，还能预防感冒。

2. 深层清洁　深层清洁也称去死皮，是美容护肤的重要方法，它利用离子喷雾器的雾状水分和热力使面部皮肤的毛孔张开，然后涂上磨砂膏或去死皮膏，去掉即将脱落的角化细胞，使面部皮肤洁白。

（1）深层清洁的操作过程：①用洗面奶清洁皮肤；②利用离子喷雾器用熏蒸的方法软化皮肤角质层；③用磨砂膏（或去死皮膏）祛除老化的角质细胞。将磨砂膏（去死皮膏）均匀地涂在额、两颊、鼻端、下巴上，并顺皮纹走向抹开；如使用磨砂膏，可按洗面的相反顺序，即额、面、下巴、鼻用打小圈圈的手法进行磨砂，并用熏蒸的方式使皮肤保持湿润；如使用去死皮膏，则将去死皮膏均匀涂在皮肤上，在半干的状态下，用一手的示指和中指固定住皮肤，另一手拇指或中指在缝中轻轻将其搓掉；④用清水将面洗净，用纸巾吸水；⑤拍收缩水，涂面霜。

（2）深层清洁的注意事项：①正确选择磨砂膏，毛孔粗大的皮肤不能用细砂。粗糙的皮肤适于用粗砂，雀斑、正常皮肤的保养用细砂；②掌握好磨砂的度，磨砂去死皮不能做得太密，油性皮肤每周做1～2次，中性皮肤和干性皮肤2～3周做1次即可；每次磨砂的时间以不超过15分钟为好；③牢记磨砂的部位，颈部、唇部和眼眶四周不能做磨砂或去死皮，因为这些部位的皮肤很薄、很嫩，不宜磨砂刺激。炎症性或高度敏感性的皮肤也不宜磨砂，道理是一样的。

二、蒸气美容术

蒸气美容术是现代美容皮肤科临床治疗和美容院皮肤护理常用的一门技术，它是通过在特制的蒸气美容器里加入蒸馏水或不同用途的药物，利用电热装置产生蒸气，再通过离子化后经金属管道喷雾而出，对皮肤的目标部位进行喷雾熏蒸，以补充皮肤的水分或局部给药，达到护肤美容、治疗保健的目的。蒸气美容术起源于我国古代医学的药物熏蒸疗法，随着时代的进步和高科技与医学美容事业的发展不断改善，已逐步发展成为应用广泛的多功能的美容技术。

近年来，蒸气熏蒸疗法已经成为医院皮肤科、医学美容中心或美容院普遍使用的一项美容技术。

（一）蒸气美容术的原理

1. 蒸气的热效应　蒸气美容器在加热后能产生喷雾状气体，具有热力作用，能使毛囊、毛细血管扩张，细胞膜的通透性增加，促进血液循环的加快，同时也能使组织温度升高，提高血氧含量而增强皮肤的代谢功能。

2. 蒸气的冲击力　经蒸气美容器加热后通过金属管道喷射而出的蒸气具有一定的冲击力，对皮肤能产生轻微的震动，有利于皮肤对水分子、氧离子及药物分子的吸收，同时对皮肤有一定的按摩作用。

3. 蒸气的低渗作用　根据渗透原理，蒸气与皮肤细胞之间存在的渗透压差会导致蒸气分子向皮肤细胞内渗入，从而补充皮肤细胞中的水分含量，使皮肤滋润。

（二）蒸气美容术的作用

1. 改善微循环　喷射而出的蒸气可以改善皮肤的微循环，增强皮肤、神经、血管的营养供应，使皮肤软化、红润、光泽和柔嫩。

2. 补充皮肤的水分　蒸气能直接有效地补充皮肤水分，使皮肤保持湿润状态并具有一定的弹性。由于角质层水合程度提高，可使皮肤的吸收作用增强，有利于药物或营养成分的吸收。

3. 深度清洁皮肤　蒸气喷雾熏蒸面部皮肤可使毛囊及角化细胞软化，有利于在清洁、按摩时清除毛囊深层的污垢和角化细胞，并能较彻底地清除皮肤的污物及化妆品，使皮肤清爽、光滑和细腻。可以减少或消除面部皮肤中的黑色素沉着，防治面部色斑，使面部皮肤柔滑、白嫩。另外，皮肤受热气熏蒸后，弹性增强，皱纹减少。

4. 增加氧离子的吸收与释放　由于离子化后的蒸气富含氧离子，喷射时产生的冲击力有利于增强皮肤对氧离子的吸收。在其热效应的作用下，能加强皮肤的有氧代谢，增加氧合血红蛋白在组织中释放，使皮肤的供氧改善，可减轻皮肤的水肿、渗出、淤血、瘙痒等，也能促进皮损的愈合及上皮细胞的再生。

5. 杀菌消炎　蒸气美容仪器一般安装有紫外线灯，启动后可产生臭氧，对熏蒸部位有一定的杀菌消炎作用。

（三）蒸气美容的工具和用品

1. 用于美容护肤的有蒸气喷雾机（也有负离子蒸气机、奥桑负离子机等多种称谓）、中药熏蒸喷雾机。蒸气喷雾机有热喷机、冷雾机，分别满足不同的皮肤护理需要。

2. 纯净的蒸馏水和辅助护肤药物，喷雾机必须使用纯净的蒸馏水，辅助药物一般是经过特殊处理的便于熏蒸使用的中草药。

（四）蒸气美容的操作方法

1. 将蒸馏水加热至鼎沸，至有均匀的蒸气产生。

2. 将喷雾散发口对准需要护理的部位，喷头与面部皮肤的距离一般以 30 ~ 50cm 为宜，也可根据喷雾气体的强弱、大小以及美容受术者对蒸气的敏感程度来调整。

3. 根据美容受术者的需求确定熏蒸的时间，热气熏蒸美容一般每次 10 ~ 15 分钟，冷气熏蒸美容一般为 20 分钟；过敏性皮肤一般用冷气熏蒸或短时间的热气熏蒸（3 ~ 5 分钟）；熏蒸时间冬季可稍长些，夏季则应短些；一般的护肤熏蒸每周 1 ~ 2 次；治疗性的用药熏蒸则可每日 1 次；油性皮肤每星期熏蒸 1 次；普通皮肤每 10 天熏蒸 1 次；干性皮肤每 15 天熏蒸 1 次。

4. 熏蒸时，美容受术者闭目养神，熏蒸后用冷水洗面使毛孔重新收缩。

（五）蒸气美容的注意事项

1. 严格执行操作规程　喷雾熏蒸前要检查仪器是否正常，加热时必须等蒸气雾化正常后才能对准熏蒸部位。

2. 保证安全　因蒸气美容是借助仪器喷雾，甚至是沸水来完成的，所以安全和舒适程度尤为重要。为保证安全，熏蒸过程中操作者不得离开受术者并密切观察喷雾状况。容器内的水量不能超过水位警戒线，以免水沸时突然喷出引发事故；熏蒸时受术者应全身放松，闭上双眼，以免因蒸气刺激睑结膜、球结膜引起水肿，导致短暂的视物不清。

3. 定期清洗检查仪器，保持仪器功能正常，避免因喷不匀或加热不足影响护理效果以及在护理过程中的心情和感受。

三、按摩美容术

（一）按摩美容的原理和作用　按摩是面部美容术中最重要的环节，也是面部保健最有效的方法之一。它依照人体面部神经、血管、肌肉分布的方向或经络穴位的分布走向进行有规律、有节奏的按摩，解除面部皮肤、神经、血管和肌肉的紧张，具有改善血液循环和淋巴液循环、促进新陈代谢，促进面部污物的清除和角化细胞的脱落，增进面部营养物和治疗药物的吸收、提高药物外治的疗效，具有护肤养颜、延缓皮肤衰老的功效。

（二）面部皮肤的解剖学特点　面部血管丰富，皮肤滋润细嫩，按摩时要方法得当，避免引起毛细血管扩张。面部皮肤及皮下组织松弛，容易伸展移动，故按摩时应轻柔。同时，面部中央部位的毛孔粗大，皮脂腺丰富，是粉刺痤疮的好发部位。面部肌肉和神经分布复杂，按摩时应按照肌纤维的分布螺旋式的向外向上按摩。面部皮纹有张力纹和皱纹，张力纹是自然的皮肤条纹，皱纹则是由于表情肌的长期牵拉和皮肤老化形成的。按摩时应注意方向，使张力线与皮肤条纹一致，皱纹与皮纹垂直。按照中医的观点，面部有丰富的穴位和经络，按摩时应循经络穴位按摩。按摩的动作应稳健、均匀、有节奏，不能牵拉皮肤。

（三）面部皮肤按摩术的基本方法

1. 面部皮肤按摩术的分类　面部皮肤按摩的方法有纹理按摩和穴位按摩两大类，由此形成的美容按摩的手法套路有中式穴位按摩、西式纹理按摩和中西式混合按摩三大类。

2. 面部皮肤按摩术的手法　在临床实践中，面部皮肤按摩的基本手法有“搓”、“敲”、“捏”。

“搓”是指按肌肉的方向和血液的流向进行按摩，要点是成圆圈状擦搓，适用于前额和鼻背两侧。“敲”是用手指的指腹敲击皮肤，适用于皮肤松弛部位，如眼眶周围，能预防眼角皱纹。

“捏”是用来加速血液循环的手法，具有刺激皮下组织，改善血液循环的作用，有助于油脂排泄管道疏通，适合面颊及下颌。这三种手法可以单独使用，但在实际运用中常常配合使用，并由此派生出抹、搽、揉、按、颤抖、弹拨、啄叩、拍打等手法。

面部美容按摩中常用的手法有轻擦法、强擦法、揉按法、振动法、捏法、弹法、压迫法等。摩擦动作有助于血液循环、腺体活动。敲打动作包含敲、拍以及砍的连续动作，面部按摩中应用敲拍动作，是用指头在下巴、脸颊作快速的点状敲击，手指手腕放松、用力均匀。振动动作利用手指按压在穴位处，以手臂肌肉迅速的收缩动作，造成的振动的效果。这是一种高难度且具有高度刺激作用的按摩手法，每一穴道施以数秒钟，也可利用振动按摩器代替。

进行面部美容按摩时，按摩的手法总是根据按摩的时间长短、目的功效组合成一定的套路的，以纹理（或肌理）按摩为主的被称为西式按摩，以穴位指压经络疏通为主的按摩被称为中式按摩，二者兼顾的被称为中西式按摩，最常用的是中西式按摩。

无论哪种类型的按摩，都必须注意节奏、力道和质感，必须注意抑扬顿挫，起承转合，即注意按摩动作的快慢、轻重、停顿、重点部位的加强，开始结束的连贯性及全套按摩的韵律感，一气呵成，完成一个部位后，再换另一个部位按摩。值得注意的是，手法既要轻柔，又要使面部感到有压力为佳。

要实现完美的按摩，操作者必须经过严格的训练，纹理按摩方向正确，经络按压穴位准确，操作技巧熟练，动作轻柔流畅，同时，还必须具有适合按摩的双手。操作者的双手指甲不能长，皮肤不能粗，在按摩前要均匀地涂上足够的按摩霜，以免按摩时对受术者的皮肤造成伤害。

（四）常用按摩膏的种类及用途 按摩膏的种类按功效和作用分为滋养护理性和药物治疗性的两大类。

1．滋养护理性的按摩膏 此类按摩膏名目繁多，常见的分类是按作用功效分，有控油祛脂、保湿补水、滋养祛皱、祛斑修复等多种。因为美容按摩的程序基本上是在美容场所里完成的，所以顾客对按摩膏的选择基本上是受美容师引导的。

2．药物治疗性的按摩膏 此类按摩膏种类要少些，也更严格些，分类方法也是按作用功效分，大致有抗过敏、抗感染、去油脂等类型。这类按摩主要是针对损容性皮肤病造成的暂时性的皮肤损害的治疗、修复和保养的，按摩程序应该在医院的美容科室里完成，因此，所用药物及辅助用品必须是皮肤科医师处方配置的。

（五）按摩美容的注意事项

1．按摩时间适度 脸部美容按摩的时间不可太长或太短，要根据个体皮肤的性质、状况和年龄来决定，基本原则是干性皮肤多按摩，油性皮肤少按摩。①油性皮肤：对于油性皮肤的青春期女生，如果选择适合肤质的清洁、熏蒸、按摩、敷面的方法，每周按摩5～10分钟，能预防和治疗粉刺和痤疮；②中性皮肤：每周按摩10～15分钟，可采用补水型按摩膏；③干性皮肤：每周按摩15～20分钟或每晚按摩2～3分钟。此类皮肤不易出现粉刺、毛囊炎，但易生成小皱纹，尤其是眼角，可采用滋润型按摩膏；④敏感性皮肤：此类皮肤不宜按摩，或最多5分钟。因为此类皮肤稍有刺激，即会产生红肿、斑疹、刺痛感，可采用药物性抗过敏按摩膏；⑤老年人皮肤：应按皮肤分类各增加5分钟，最好每周固定按摩及敷面；⑥在美容院进行护理性美容按摩可每周1次；在医院进行治疗性按摩可根据病情或医嘱每日或隔日按摩；在家进行干燥、粗糙皮肤的自我保健按摩可每天1次。

2．按摩环境适宜 按摩环境以空气流通，温度适中为宜。若是夏天，气温太高应在凉爽、有空调的室内按摩；冬天则要注意保暖，以防裸露部位受寒。

3．按摩强度适中 按摩指甲不宜长，因为指甲易损伤皮肤。按摩的强度以顾客能耐受舒适为度，开始时强度可稍轻，随后逐渐加重，结束时要轻揉和缓。当处于饥饿、饱食、疲劳过度时一般不要按摩，否则会影响身体健康。

4．按摩产品正确　应根据皮肤养护的目的选用按摩产品，原则上是无刺激、适合自己肤质的产品。

5．按摩程序正确　应按正确的护肤程序进行，因为如果皮肤干涩、毛孔阻塞，即使按摩也难促进吸收，只有在清洁皮肤、清除了沉积在皮肤表面的污垢后，才能借按摩收到美肤效果。

四、面膜美容术

（一）面膜美容的原理和作用　远在古埃及金字塔时代，人们就发现用一些天然的原料，如土、火山灰、海泥等来敷面或涂抹身体，可以治疗皮肤病。后来人们又发现用羊毛脂与一些物质，如蜂蜜、蛋类、粗面粉、粗豆类、水仙球根、富蒲根、牛角粉和海鸟粪等混合，调成浆状，敷面可以使皮肤变得柔嫩光洁。在我国，面膜的起源可以追溯到古代的中医药物外治疗法，它是通过在面部涂抹一层黏稠状物，在皮肤表面形成一层与外界隔离的膜，以达到保养、治疗、美容的目的。目前利用面膜敷面已经成为美容机构最基本的美容程序之一，也是人们居家护肤最为重要的手段。

1．保持水分　利用膜状物质以适当的厚度涂于皮肤表面，经一定时间使其干燥（一般40～60分钟）。在这期间，由于来自面膜的水分与被覆盖层皮肤的水分充足而使皮肤角质层保持柔软。

2．增加张力　舒张毛孔、增加分泌，皮肤张力增高，毛囊内的污物与皮脂容易排出，起到清洁皮肤的效果。

3．促进吸收　面膜促进面部皮肤角质层膨胀、汗腺扩张、皮肤温度升高、促使血液循环加快，代谢功能增强，加强药物及营养成分的吸收，其作用类似于“封包”。

4．收敛皮肤　在膜状物的干燥过程中，面膜收缩，对皮肤产生暂时收紧的作用，对皮肤产生良性的刺激。

5．吸附作用　面膜具有吸附作用，当面膜剥脱干燥时，可以同时除去皮肤上的污垢、油脂、粉刺和老化的角质细胞，起到很好的洁肤作用。

（二）常用面膜的种类及用途　面膜的种类很多，从材料的性状，可以分为粉状面膜、剥离面膜、膏状面膜、成型面膜和石膏面膜。

1．粉状面膜　粉状面膜是一种细腻、均匀、无杂质的混合粉状物质，对皮肤无刺激、安全。使用时将适量的面膜粉与水调成糊状，涂敷于面部，随着水分的蒸发，经过10～20分钟，糊状物逐渐干燥并在面部形成一层较厚的膜状物，即胶性软膜或干粉状膜。

粉状面膜的基质组成是具有吸附作用和润滑作用的粉末（如高岭土、钛白粉、氧化锌、滑石粉等）以及可形成软膜的天然或合成胶凝剂（如淀粉、硅胶粉等）；另可添加多种功效的粉末状添加剂（如天然动植物提取物质及中草药粉），使其具有养肤作用。

使用时，将适量的面膜粉与水调成糊状，涂敷于面部，待水分干燥后成膜，10～20分钟后将其剥离（胶状软膜），或用水擦洗干净（干粉状面膜）。

2．剥离面膜　剥离面膜一般为膏状或透明凝胶状，使用时将它涂抹在面部上，经10～20分钟，水分蒸发后，就逐渐形成一层薄膜，随后就可揭下（剥离）整个面膜，皮肤上的污垢、皮屑也黏附在薄膜上随之被清除。这种面膜使用简便，是面膜中常用的一种。

3．膏状面膜　膏状面膜一般不能成膜剥离，而需用吸水海绵擦洗掉。膏状面膜大都含有较多的黏土类成分（如高岭土、硅藻土等）或润肤剂油性成分，有些还添加护肤营养物质（如海藻胶、甲壳素、火山灰、深海泥、中草药粉等）。使用膏状面膜时一般都比剥离面膜厚一些，以使面膜的营养成分充分被皮肤吸收。

膏状面膜不能成型被揭下，需要用水擦洗。但这种不足也是可以克服的，若在配方中加入适当的凝胶剂，在剥离面膜前喷洒或涂上固化液，经几分钟后就可将固化成膜的面膜揭下。

4. 成型面膜 这是近年来出现的一种新型面膜，克服了粉状面膜和膏状面膜自我操作不便、携带不便和需要清洗的缺点。成型面膜有湿布型面膜和可溶性成型面膜两种。

（1）湿布型面膜：它是将无纺布类纤维织物剪裁成人体面部形状，放入包装物中，再灌入面膜液将包装物密封，使这种面部形状的无纺布浸透面膜液而成为成型面膜。使用时，剪开密封包装物，取出一张成型面膜贴在面部即可，作用和功效同前面各类面膜一样，经 15 ~ 20 分钟，面膜液逐渐被吸收，很容易地从面部将其取下。成型面膜因使用简单、携带方便、感觉舒适而受消费者的喜爱，已成为一种很流行的面膜。

成型面膜液的主要成分是保湿剂、润肤剂、活性物质［如果酸、维生素、表皮生长因子（EGF）等］，还有防腐剂和香精。

（2）可溶性成型面膜：近年来出现的可溶性成型面膜是一种新型面膜，它是以具有良好水溶性的葡萄糖天然纤维素衍生物为主要成分，添加了多种天然植物萃取物和生物活性物质、维生素等制成的一种干膜状成型面膜。所以它具有良好的水溶性，因此可以使其中的多种成分在溶解状态下最大限度的被皮肤快速吸收，使各种成分充分发挥功效，起到极佳的护肤效果。

使用时将面膜直接敷于润湿的面部，面膜即均匀紧贴在面部，在溶解状态下，面膜的有效成分很快被皮肤吸收，经过 20 分钟左右，面膜溶解液逐渐被吸收完，用清水稍加清洗即可洗净面部。这类可溶性面膜使用简单、方便、舒适、安全，由于产品是干膜状，易于包装，便于携带和长时间保存，是一类很有发展前景的面膜产品。

5. 石膏面膜 常称为“倒膜”，是一种固化剥离型面膜。该面膜使用前为粉末，主要成分为熟石膏，还可添加其他营养物质及植物、中草药成分，使用时用水调和成糊状，后涂敷于面部，由于熟石膏与水发生水合反应，产生热量，并逐渐固化，经过一段时间后，就将固化了的面膜经剥离而除去。这种面膜在使用过程中产生的热量具有促进皮肤微循环和新陈代谢等作用，对皮肤具有美容功效，是美容院常使用的一种面膜。

（三）面膜的特征与要求

1. 面膜应是不含砂粒质，没有其他令人不愉快气味的、质地柔细平滑的浆状物或粉末。

2. 面膜敷于面部，应较快生成黏着的覆盖层，但用后能从面上剥除或稍加洗涤除去，不会引起任何不适感。

3. 面膜敷布在面部后应有皮肤拉紧的感觉。

4. 面膜应对皮肤产生有效的清洁作用。

5. 对皮肤无害和无毒。

五、文饰美容术

（一）文饰美容的原理和作用 美容文刺术源于文身，文身是用黑墨、银珠或辰珠等颜料按预定的图案或文字刺入皮肤，形成有颜色的永久存在的图案或文字。

美容文刺术是用修饰美化眉毛、唇线、眼线的一种美容术。

文饰美容术是一种皮肤着色术，是用文饰器械将一种无毒的、具有稳定性的有颜色的液体（有黑色、棕色、灰黑色、红色等）植于皮肤组织内，形成长期不褪色的新的形状或图案。

文饰美容主要是指文身、文眉、文眼线和文唇线，恰到好处的文刺术，如皮肤色素异常者的文身，生理性缺眉、病理性秃眉和眉型不良者的文眉，起永久性化妆作用的文眼线和文唇线，能掩饰缺陷、扬长避短、修饰美化，增强面部的美感。

美容文饰术也是一项美容造型术，具有高度的科学性、实践性、艺术性和严肃性，是美容技术中不可缺少的一部分。它的正确实施对于改善和增进受术者的容貌美感和整体生命活力都有特殊意义。

（二）**文饰美容术的适应证、禁忌证及操作方法** 关于文饰美容术，如文眉、文眼及文唇术等的适应证、禁忌证及具体操作方法，详见女性医疗美容皮肤外科学中文饰术一节。

（三）**文饰美容的利弊** 美容文刺术给类似眉毛缺损、睫毛稀疏及唇缘不齐的患者带来了福音，但也给许多并无上述适应证的求美者带来了困惑，即文刺过的眉毛、眼线或嘴唇才是美的。而对自己的本来面目反倒产生了怀疑，如同一些人认为化妆才算美一样，纷纷尝试。不必说失败的文刺术带来的负面效果，即使巧夺天工的文刺也难免刻板和缺少变化。要知道人的眉毛掌控七情，喜怒哀乐无不形之眉头、眼底，而文出的眉毛却只有一种表情，所以选择文眉、文眼线、文唇线时，应该非常谨慎。

随着美容文刺术的应用，由美容文刺术引发的纠纷和毁容事故时有发生，美容业在管理方面的薄弱环节和美容文刺术自身的弊端和弱点逐渐暴露出来。分析起来，大致有以下几个方面的因素：

1. 技术原因 社会美容业的美容师大多数只经过短期的专业培训，而没有经过系统的医学专业培训，对文刺机制、受术者须具备的条件、文刺时应采取的正确的麻醉手段等缺乏了解，文刺时易造成机械性损伤或合并感染，如文眼线造成的角膜炎、化脓性睑缘炎、急性结膜炎等，文眉造成的眉型呆板、粗细不匀。因此，文刺美容术应该是医疗美容的项目，应该由经过医学专业系统培训的医疗技术人员实施，而非一般美容院的附加内容。

2. 原材料原因 文刺药水应该由具有稳定的化学性质的色素经过特殊配制而成的，对人体无任何不适或毒害作用。但是目前很多文刺药水品牌混乱、成分不详，特别是一些社会从业人员为了追求高利润而购买廉价产品，致使一些不合要求的产品流入市场，随之就发生了文眉后变色（如眉毛变蓝发青）、色素弥散（眼皮变黑）等毁容事故。

3. 受术者自身条件 文刺术并不是每一个人都适用的，它不仅要求较高的技术条件，还有特定的禁忌要求，而受术者的最重要自身条件就是非瘢痕体质。这一点，接受过其他手术或有过摔伤史的人不难判断，反之就很难确定了。

六、化妆美容术

在远古的遗存中我们看到，山顶洞人在创造劳动工具的同时，也为自己创造了装饰品：钻孔的小石珠、砾石、青鱼眼上骨、挖孔的兽牙、磨孔的海蚶壳和刻文的乌骨管；还有最早的染料，即赤铁矿粉粒。随着社会的进步，古代生产力的发展，人们学会了宝石的开采、金属的冶炼，同时，人们就有了从石头、贝壳、骨头、陶瓷、象牙到宝石、黄金、白银的各种各样的项链、耳饰、戒指和头饰。

在古希腊，无论是宗教仪式还是个人都大量地使用化妆品，妇女从指甲花中萃取染料涂抹唇和指甲，用白铅制成面霜，用锑粉作眼影，用朱砂粉作腮红或和油膏混合用作唇膏。

（一）**化妆美容的目的和意义** 在日常生活和工作中，每个人都通过自己的修饰打扮、仪表风度、举止言行构成具有自己特点的外部形象，从而反映出个人的文化修养和思想内涵。化妆正是这样一种独特的美化自己形象的修饰艺术。由于化妆的方法多种多样、灵活多变，我们只有根据不同的时间、场合，根据自己的年龄、身份选用适宜的化妆类型才能扬长避短，使化妆技术真正起到美化形象的作用。

美容化妆的分类方法很多，从时间可分为日妆和晚妆；从场合可分为工作妆、晚宴妆；从角色身份可分为学生妆、新娘妆、明星妆。不同的化妆技术，如浓与淡的处理、眉形的处理、眼影色彩的处理和唇形色调的处理等，都可体现出不同的造型特点，如端庄、自然、娇柔和华丽。如果你是一位职业妇女，你要上班、谈公事、或者开会、参加正式的庆典活动、参观博物馆和画展等，你就可以选择端庄型，它会使你显得高贵典雅气度不凡；如果你是相夫教子的好妻子、好母亲，或者你正在休假或与朋友相约去旅行，你就可选择自然型，它使你显得清新淡雅自然；如果你和先生约会或出席婚宴，你可选择娇柔型，它使你显得温柔妩媚、楚楚动人；如果你出席晚宴或盛大的舞会，你可选择华丽型，它使你光彩照人、雍容华贵。如果你能根据不同的场合选择不同的妆型来打扮自己，你就能在不同的生活空间里实现角色变换，使自己时时处处都显得美丽得体，从而展示自己多姿多彩的美的风貌。

（二）常用的化妆用具和化妆品

1. 常用的化妆工具　很多女性都有过这样的尴尬：面对杂乱的眉毛却不知用什么来修理，粉底霜涂在脸上怎么也抹不匀，想画眉毛时，眉笔不是太粗就是断的。你不禁感叹巧妇难为无米之炊！当你鼓足勇气到商店去购买，可面对琳琅满目的化妆品和促销小姐的笑脸，你又不知道该买什么。确实，只有当你知道了你需要什么，你才会从容地去选择。

一般说来，你可以为自己准备如下的化妆工具。

（1）镜子：一个质地优良的较大的双面镜，一面是正常比例用于平常化妆，另一面是放大比例，用于修眉和检查皮肤状况。

（2）纸巾和棉棒：用来擦拭画得不当的化妆品。

（3）铅笔刀：用于削刨眼线笔和唇线笔，孔有粗细之分。

（4）镊子或眉钳：用来拔不整齐的杂眉，1 周左右就得修整 1 次。

（5）化妆海绵和棉签：用化妆海绵涂抹粉底霜会显得均匀而透明，棉签有两头四面，专门用来抹眼影，眼影的色彩不要混合。

（6）眉刷：用眉刷将画好的眉毛顺势刷一下，眉毛会显得更加自然。

（7）粉刷：用来刷定妆粉或眼影粉。

（8）口红刷：适用于化浓妆，专业化妆师喜欢用，一般人会觉得不好掌握又麻烦。

（9）胭脂刷：一般的化妆盒里都有。

（10）睫毛梳和眉梳：这是一种两面的小刷子，稍密的一面是睫毛刷，稍疏的一面是眉刷。

（11）指甲刀和指甲锉：用于修整指甲，尤其是喜欢涂指甲油的女士更应配备。

（12）小剪刀：用于修剪头发和眉毛。

（13）睫毛夹：有些人的眼睫毛看上去又浓又长，微微上翘，这就是使用睫毛夹的结果。当然，如果你的睫毛短而稀疏，那你需要的就不是睫毛夹，而是睫毛油了。

（14）棉花块：是卸妆必不可少的，因为只有棉花是最柔软而又不伤害皮肤的。

（15）化妆包和化妆托盘：居家有一个化妆托盘，井井有条地陈列化妆品，既方便美观又能避免化妆工具损坏；出门备一个小巧的化妆包，可以让你时时都美丽。

2. 常用的化妆品　既然人们的皮肤有油性、中性和干性之分，妆型有浓妆和淡妆之别，那么选择化妆品就应该依据个人的皮肤性质和妆型需要来确定，而过敏性皮肤和暗疮性皮肤是不适合化妆的。

有些人问：为什么我的皮肤一直都很干，而到了夏季就直“冒油”，有时还会长几颗“青春痘”，我不知道自己属于什么类型的皮肤，也不知道该买什么样的化妆品。其实，一个人的皮肤类别只是相对的，暂时的，而不是绝对的，因为人体是一个变化着的生物体，皮肤更是随一个人的年龄、身体状况、季节的变化而变化，所以对自己的皮肤也要有基本的评价和辨证的认识之后，再对化妆品的作用有所了解，才会选择属于自己的化妆品。

（1）化妆水：用于化妆前，起收缩毛孔的作用，有四种类型，柔性适用于比较粗糙的皮肤，收敛性适用于油性皮肤；保湿性适用于干性皮肤和中性皮肤；营养性适用于干性皮肤和衰老性皮肤。

（2）润肤霜或营养霜：用于化妆前的护肤品，适用于任何皮肤任何季节，夏季也可选择乳液，因为乳液可以给皮肤补充水分而无油腻感。

（3）粉底霜、粉条或粉饼：用于调整肤色、改善皮肤质感，由于它含有油、粉和色素，有较强的遮盖掩饰作用，粉底或粉条根据含色素量的多少而具有多种色彩，从浅米色至咖啡色，但如果使用不当就会造成毛孔堵塞并引发粉刺痤疮。一般说来，粉底霜适用于干性、中性和衰老性皮肤，淡妆薄抹，浓妆厚抹即可。粉条适用于中性、干性皮肤化浓妆。粉饼携带使用很方便，适用于油性皮肤和化淡妆。

（4）眼影：用于眼部化妆，通过色彩的运用，改善面部的凹凸关系，改善面部五官轮廓的不足。

（5）眼线笔：用于眼局部的淡妆。

（6）眉笔：这是必不可少的基本化妆用品，有棕色、灰色和黑色之分，应根据年龄肤色和妆型选用，一般说来，年龄较大的，适宜用灰色或棕色，皮肤较白的适合用棕色，而皮肤较黑或化浓妆则选黑色。

（7）睫毛膏：有水溶性、防水性和加长型之分，一般人用于化浓妆。

（8）唇线笔、唇膏：这也是基本的化妆用品，用唇线笔勾画唇形，再涂口红就不易渗出，唇膏的颜色很多，一般应与自己的年龄、肤色、服装和妆型相配，应该有几只备用，唇线笔的颜色要与唇膏相配，唇线笔的色彩略深于唇膏。

总之，化妆品的品种繁多，选用时要遵循适用原则。

（三）化妆的基本过程

1. 准备过程　主要是化妆用品的准备、面部洁肤、选择合适的妆色和妆型。

2. 操作过程

（1）清洁皮肤：这是化妆的基础，通过洗脸能舒展皮肤的张力，加强血液循环，增强细胞活力，在此基础上化妆才自然牢固。

（2）修眉：可用修眉工具除去多余的眉毛。

（3）拍收缩水，使毛孔收缩。

（4）上营养霜或乳液：使皮肤滋润，在皮肤表面与色素性化妆品之间形成保护层。

（5）涂粉底霜：改善皮肤的颜色与质感，遮盖色素斑。

（6）施粉：减少粉底在皮肤上的油光感，有定妆的作用。

（7）化鼻影：改善视觉上鼻背的高低宽窄印象。

（8）眼部化妆：画眼影、画眼线、涂睫毛油。

（9）画眉：弥补眉形的不足。

（10）涂腮红：弥补脸型的不足。

（11）唇部化妆：画唇线、涂唇膏。

（12）修补定妆。

化妆的繁简可因人因时而定，简单时只需（1）、（4）、（9）和（11）四步。但务必要记住第四步，即必须上隔离霜或营养霜，不能让含色素的化妆品直接接触皮肤，化妆过程是不可逆的。

化妆是通过化妆品的应用，艺术地描绘修饰自己的过程，我们应用的化妆品虽有很多奇妙的修饰作用，但也或多或少地存在一些副作用，尤其是色素性的化妆品，如粉底、眼影、腮红等，因此，我们只有严格地遵循正确的步骤来化妆，才能达到既美化形象，又保护皮肤的目。

3. 检查过程　主要是检查化妆的各个环节有无不妥之处，如粉底是否均匀得当，眉眼的修饰是否对称，唇红有无外溢，妆色和服装色彩是否协调等，以便采取补救措施。

（四）化妆的方法和技巧 已经有很多专门的书籍具体介绍化妆的方法和技巧，而大多数的女性也或多或少的有过化妆的体验，如描眉、涂粉、抹口红。也许很多人都认为细眉大眼最漂亮，高鼻小嘴最理想，可是在我们周围，为什么有些天生并不漂亮的人却能“浓妆淡抹总相宜”，而另有一些本身并不难看的人却总让人感觉不自然、矫揉造作不协调，因此，人们本来是想通过化妆来修饰自己，对面部的美点加以强调，对面部的不足加以弥补和掩饰，以达到美化形象的目的，但终因不了解化妆的基本方法而弄巧成拙。因此，要通过一些介绍化妆知识的专业书籍学习化妆方法和技巧，把自己装扮得更美。

我们只是从审美角度探讨简单的化妆原则。

1. 了解面容美的标准，并参照此标准找出自己该强调的美点和该掩饰的不足点。面容美虽然有一定的民族性和时代性，但更具有客观的，被人们普遍认可。现代东方人对面容美的审美标准如下。

（1）皮肤以细腻柔软无瑕疵、红润光泽为美。

（2）脸形以椭圆形为其标准脸形，虽然椭圆形、圆形、方形、三角形、倒三角形、菱形和长方形 7 种脸形各有特点，但化妆时总是力求使脸形接近椭圆形。

（3）五官的整体结构比例以三庭五眼为标准，这是以黄金切割法来确定的。“三庭”是指颜面的长度比例，即将颜面从前额发际线到眉骨，从眉骨到鼻底，从鼻底到下颌共分为三等分，每一等分是颜面长的 1/3。“五眼”是指颜面的宽度比例，以一只眼的长度为单位，从一侧发际到另一侧发际为 5 只眼长，2 只眼之间有一个眼形的间距，两眼外侧到发际各为 1 只眼的间距，每一等分是面宽的 1/5。

（4）面部要有一定的凹凸层次，也就是人们说的“轮廓”，由于种族、遗传的不同，每个人的骨骼大小、转折角度大小和脂肪厚薄都不同，这便有了鼻子的高低、眼睛的大小和颧骨的高低之别，而人们普遍的审美理想还是以鼻背高一点，眼大一点，面部线条柔和为美。

2. 了解五官轮廓的“形”，并找出最接近自己最适合自己的“形”。

3. 要通过眼影、鼻影和腮红的应用，冷暖色调的应用，造成面部的美的线条和轮廓。

（五）化妆的注意事项

1. 遵循美学原则，选择恰当的妆型，避免“弄巧成拙”“西施效颦”。

美容化妆隶属美学范畴，自然要受到一般美学原则的指导。化妆时应遵循的原则有：

（1）整体和谐至上原则：化妆后的容貌，如果让人感觉很美，最大的特点是什么？是和谐。生活中，那些具有超凡脱俗、靓丽动人且令人叹为观止的妆饰，无一不是美在和谐。各局部相似的形、色构成一定的关系，进而组成一个有机的整体，而美就是由整体产生的，对于各个局部的化妆，是强调还是抑制，是浓妆还是淡抹，都要从整体看，既不能盲目仿效他人的画法，也不能认为自己是最完美的，把精心修饰的眉眼凑到一起，以为就美了，其实，部分美的集合并不等于美。什么都想强调，结果反而什么都强调不了。

（2）与社会的协调性原则：这里所说的协调，指的是审美意识和化妆手法与时代、民族风俗及场合等特点的一致性，也就是说，任何妆色、妆型，都需要注意与时间、地点、环境状况吻合，特别是要注意与人群的适应性，因为化妆在很大程度上是为了给人看，不能搞一些人们难以接受、欣赏不了的妆色妆型。只讲“自我感觉”，而不谈社会效应，要得人缘就不要走极端。有的年轻姑娘在化妆时，舍弃自然之美，热衷于浓妆，整天像上舞台表演似的，殊不知舞台化妆与生活化妆有很大的区别，舞台化妆需要夸张和强调，以适应强烈的灯光及远距离的视觉效果和气氛的需要，浓墨重彩是必要的。

（3）为自己肌肤定性原则：美容化妆的首要任务，就是要把个人独特的美的感受留给自己并带给他人，要想达到这个目的，首先应对自己的皮肤特征了如指掌，因为化妆是以肌肤状态为基础的和直接对象的，肌肤的特性是基本固定的，而化妆品则是活的，令人随意摆弄的东西。

（4）了解自己的形象特点：这里所讲的形象，并非人的整体形象，而单指面部印象，美容化妆无非是要给人以好的印象，而印象又很重要的取决于脸型和五官，许多人对自己属于哪种脸型、眉眼有何特点从未留意或感到难以判断，这样的化妆永远也不会得体，所以，在掌握了自己皮肤特性后，还要知道一些有关脸形、五官特点的常识，同时了解自己的特点。

（5）选择属于自己的色彩：化妆最注重的是色彩的调和，它既可以使妆面赢得意想不到的成功，也完全可以使妆面毁于一旦，这就要看如何选择色彩和运用色彩。

2．采用正确的化妆步骤，避免操作失误引起皮肤不适。

3．选用适合自己的化妆用品，避免因化妆品不当引起皮肤不适。

4．正确保养化妆皮肤　长期化妆使皮肤每天与粉饰化妆品接触，如粉底霜、粉饼、腮红和眼影等，而粉饰化妆品不仅影响皮肤的正常呼吸与排泄（如油性皮肤容易引起粉刺青春痘），还会因其含色素容易引起色素沉着。长期化妆的皮肤若不及时保护，就容易灰暗无光、干燥甚至加速衰老。因此，化妆的皮肤必须正确保养，其要点如下。

（1）科学化妆：主要是指化妆的步骤要正确，要在粉质化妆品和皮肤之间涂抹营养霜，形成保护层。

（2）适时化妆：不要天天化妆，或者选择性的化妆，正式场合化浓妆，休闲时间化淡妆，在家休息不化妆。

（3）正确卸妆：用卸妆油卸浓妆，用清洁乳卸淡妆，卸妆时用柔软的棉花团蘸卸妆油（或乳）轻轻擦拭眼睑和唇部，面部则采用打圈圈的洗脸手法，由下而上，由内至外轻揉使化妆品和污垢溶解，然后用清水洗尽。

（4）即时卸妆：化妆后1小时左右妆色是最美的，但4小时之后就应该卸掉，尤其是油性皮肤和粉底较厚的浓妆。就寝前卸妆，使皮肤清洁，进行正常的呼吸与排泄，人处于睡眠状态时是皮肤修复的最佳时期。

（5）定期做皮肤护理：3天左右做1次清洁面膜，每周做1次全面护理。

第三节　女性皮肤养护的健康教育

一、了解皮肤养护的科学常识，理性养护肌肤

皮肤的养护是一门跨越生活美容和医学美容之间的，建立于美学、心理学、保健学、护理学、美容皮肤科学等多学科的基础之上的学科，它在人体皮肤的整体护理、延缓皮肤衰老、增进皮肤健美方面有系统的学科理论和知识。然而，无知无畏、无知愚昧，几乎是我们很多女性对待自己肌肤的一种常态。一些女性珍爱自己的容貌肌肤，她们一方面用大量的时间和金钱用于购买化妆品、出入美容院，用于每天的浓妆淡抹，同时又承担着繁重的工作和生活压力，过着毫无规律的生活。她们忽略了一个简单常识：美容是通过良好的生活、饮食和卫生习惯，增进人体的健康，延缓机体的衰老，使皮肤、形体、毛发保持健美状态的。为了达到健美的目的，美容的手段还涉及到药膳、心理、按摩和运动等多学科领域。

因此，想做一个美丽的女人，首先要做一个聪明的女人，爱学习的女人，因为只有通过学习，了解了皮肤养护的科学原理和一些与我们日常生活相关的护肤常识，才会理性的保护自己的肌肤。

二、掌握皮肤养护的基本方法，正确养护肌肤

皮肤的养护是一门操作性和实践性很强的学科，它不仅涉及到使皮肤健美的一类行为或技

术，还涉及到为了使皮肤健美所使用的物品。

日常生活中有这样一些女性，她们热衷于购买各种护肤品和化妆品，热衷于尝试各种新兴的美容技术和方法，但往往事与愿违，弄巧成拙。有些人因为使用护肤品出现面部红肿，有些人因为长期化妆出现面部色素斑，于是，她们怀疑护肤品或化妆品的质量问题，责怪厂家的恶劣和商家的不负责任，于是，纠缠于无休止的扯皮和官司。其实，在临床实践中出现的这些问题，不能简单地归咎于护肤品和化妆品的质量，因为很多时候是因这些女性顾客对产品的选择失误或用法不当造成的。

因此，只有正确地、因人而异地选择护肤用品和方式，选择适应自己的经济能力、生存环境和机体健康状况的护肤方法，才能真正养护好自己的肌肤。

三、走出皮肤养护的认识误区

以下是女性在皮肤养护认识方面经常遇到的问题和容易陷入的误区。

1. 任何香皂都会刺激皮肤 其实不然，也可能是选择不当或使用不当引起的，因为香皂的种类很多，其中有不少的品种含有滋润成分，性能温和，可以清洁面颊部。

2. 一个人的护肤品应是同一系列 不必如此，护肤产品选择的关键是适合自己。

3. 如果不化妆，只需用水来清洁皮肤 水能滋润肌肤却不能清洁皮肤。为了去除面部的油脂和灰尘，还是需要用洁面产品。

4. 皮肤干燥脱屑不是疾病 油性皮肤的人过分地清洗或使用收缩水会导致皮肤的表层干燥，看上去有剥落现象。但不管你是哪种类型的皮肤，如果面部持续干燥脱屑，都应该请医师诊治。

5. 抗皱霜能去除皱纹 抗皱霜只能滋润营养皮肤，使肌肤柔滑，至多具有预防皱纹产生的作用，因为皱纹的形成除了岁月的因素，紫外线是致命的杀手，所以要延缓衰老必须防晒。已经形成的皱纹，需用激光、注射肉毒素或手术整复。

6. 皮肤总不够干净 许多人认为，脸洗的次数越多越干净，水温越热对皮肤越有帮助，这样做的结果只会使面部皮肤干燥而敏感，甚至引起面部毛细血管扩张，事实上，洗脸的次数要因人因时而定，适可而止。

7. 油性皮肤不需使用润肤露 油性皮肤也会遇到干燥的问题，尤其是在空调房间里，因此也需适当加以滋润。现在也有许多清爽型的润肤霜，特别适合油性肌肤使用。

8. 天然系列的护肤品最适合敏感性肌肤 利用植物、草药提炼而成的护肤品的确很好，但以为它们最适合敏感性肌肤就错了。因为，如果一个人对某些化学物质过敏，就有可能对某些植物或草药成分过敏。

（全 懿）

第七章 女性头发的健美与养护

第一节 概 述

一、女性头发养护的概念范畴

与皮肤养护一样，人类很早开始利用大自然的资源来进行头发和指甲的养护了，当今仍然有不少地区的人们喜欢用植物的茎、叶、汁来养护头发和指甲。随着社会科学技术的进步和化学工业的发展，全球范围的洗发护发产品不断更新面市，各类针对头发的养护药物的诞生，养护技术和医疗手段的运用，人们对头发养护的概念和实践范畴有了逐步加深的认识，人们更注重在日常生活中调节，更注重科学性和全面性。

毛发是皮肤的附属器官之一，几乎分布全身。从生理功能来说，眉毛和睫毛对眼睛起着重要的保护作用，但从审美角度来看，眉毛和睫毛乃至头发都是决定人体五官容貌美与丑的重要因素，与女性的外貌美直接相关，因此，眉毛、睫毛和头发是女性最在乎和关注的。不少的女性通过修眉、画眉或文眉技术来改善自己的眉型，通过烫眼睫毛或涂抹睫毛膏使眼睫毛浓黑上翘，从而获得“眉清目秀”审美效果，也有不少女性发现通过眉毛和睫毛创造容颜美的操作空间并不大，而真正能给女性带来多姿多彩无穷魅力的还是头发。

二、女性头发养护的目的意义

1. 健美的头发是人体健康的标志　女人都希望拥有乌黑油润、柔软光亮的头发，因为能给人留下健康、充满活力的印象，反之，如果头发枯黄稀疏、干燥而没有光泽，就会给人留下憔悴疲劳、营养不良的印象。由此可见，头发的健美是与人的整体容貌美密切相关的。一般来说，黄种人的健康头发是乌黑油润、光亮而有弹性，如果头发干枯而没有光泽、易断易分叉，甚至大量脱落，那就说明头发需要养护了。

2. 健美的毛发能传递生命的信息　多数的女性在年轻的时候都会忽略头发的保养，她们染发、烫发，不断地追求着时尚，也不在乎头发所受的伤害。随着年龄的增加，往往是偶然之间，她们会忽然意识到自己的头发出现了问题，枯黄、干涩、分叉、营养不良，甚至在发丛中发现了几丝白发，于是才会抱怨青春易逝、红颜渐老。40 岁以后的很多女性开始染发，但此时这些逐渐步入中年的女性染发的目的主要是为遮盖逐渐增多的灰白头发，她们希望自己看起来更年轻更时尚些。

虽然每个人的头发都会随着年龄的增加、身体的变化或环境的改变发生正常的或非正常的改变，但生活中仍有不少这样的女性，她们的头发或过于干燥、或过于油腻、或突然脱发、或过早白了，她们的情绪随之变得焦虑不安。因此，拥有一头乌黑亮丽的头发几乎是每个女性的愿望，而正确地认识头发、科学地养护头发还是每个女人在人生的各个阶段都要面对的生活课题。

三、女性头发养护的美学特点

1. 头发的美能彰显女性的体表美　头发分布于头皮上，具有保护头部的生理作用，同时头发的形态和颜色具有种族特征性，头发的质地和造型对外貌又起着修饰作用。头发形状和色泽可通过人为方法进行改变，根据个人的要求进行设计，使其卷曲、拉直、发亮、变色等。

女性头发的发质一般分为四种类型：柔软型、硬直型、自然卷曲型和细少型。从审美角度来看，正是女性头发的这些自然属性，展示了女性或温婉、或直率、或妩媚、或柔弱的多样美。

温婉美，柔软型的发质发育健康，质地柔软，给人柔美的感受，少女的头发大多属于此型。这种头发可以梳理出各种发式。

直率美，硬直型的发质从组织学角度看是典型的圆柱状，外观显得粗而直，女性中属于这种发质的人不多，但这种发质的女性，留个短发是非常健美的。

妩媚美，自然卷曲型头发的横断面在显微镜下呈现的是不规则形，这种发质与遗传有关，在黑人、白人中，卷曲型头发较多。这种自然卷曲的头发，可以做出多种漂亮的发式。

柔弱美，细少型的头发的发质较细，头发数量较少。这种头发的女性，只要选用蓬松的适合自己的发型，同样很美。

2. 发式的美能传达女性的审美取向　头发既能反应女性身体的健康状况，也能为女性提供展示美的空间。很多聪慧的女子都把母性的博爱和女人的柔情，掩映在飘拂的秀发里。虽然，靓丽的秀发和随意变换的发型属于年轻女性，因为年轻，她们可以不必刻意修饰，但过了这个阶段，美丽就要从“头”开始了。过了35岁，女性开始有了少量的皱纹，而最先发生变化的部位是前额和脖子，聪明的女性会选择有刘海的或中长发型，不经意的把衰老掩饰起来；过了40岁，波纹式的、卷度排列比较规整的发型把女性衬托得成熟稳重、智慧而端庄；过了55岁，发型简单，烫发也不复杂，平伏的波浪显示出正从中年过渡到老年的女性特有的安详、慈爱、庄重和仁厚的气质。在此期间，很多女性也通过染发来改变自己的形象，增加美感和时尚感，保守些的女性，喜欢选择趋于自然头发的颜色，如黑色、蓝黑色、深棕色等；时尚些的女性，喜欢偏暗的酒红色、栗色或紫色，令自己看起来更年轻更时髦。

可见，在女性的一生中，头发是女性展示自身外在美的一种重要方式，头发美是女性美的重要表征。

四、女性头发养护的心理

一般说来，东方女性对头发养护的心理需求主要从颜色、柔韧度、弹性和疏密度方面考虑。

1. 颜色正常　乌黑的头发是青春的象征。虽然年轻女性喜欢把头发染成各种颜色，而中年女性还是偏爱黑色，她们传统地认为拥有乌黑的头发才会显得年轻，才会令人爱慕。因此，乌黑是中国女性头发美丽的前提。其实，头发黑不黑是与头发内黑色素的含量相关的。一般人的头发，其乌黑的程度是由发根向发尾递减的，是头发受到氧化伤害，黑色素被破坏所致，因此，毛燥、分叉与变黄通常是结伴而来。

2. 润泽柔亮　是高贵气质的体现。头发柔润有光泽，会使人显得秀美高贵，也是头发质量的直观体现。因此，很多女性都希望把头发护理得柔润光亮。由于美发技术的不断进步，专业的美发厂商已经逐渐放弃使用油脂使头发柔亮的方法，而改用了保湿的方法，即利用洗发、护发、日常护理、造型等时机，给头发补充保湿物质，使头发内水含量增加，从而使头发变得柔亮。

3. 富有弹性　使美丽更加多变动人。弹性不足的细发，不但不容易造型，也容易变形，发型不持久。所以，头发细软使很多女性烦恼。其实，除先天细软的头发缺乏弹性外，原本具有弹性的头发，如果多次过度地烫染，头发的蛋白质纤维会受到伤害，头发会呈现细软而无弹性的症状。

4. 结构紧密　是青春永驻的标志。紧密的结构能保证头发长久美丽，因此，它是美发中不可忽视的一点。毛发数万根蛋白质纤维之所以能够紧密聚拢，主要是由于相邻蛋白质纤维间无数横向连接的二硫键。如果头发长久与氧气、紫外线接触，或者烫发过度，都会导致二硫键的逐渐氧化或断裂，头发的结构就会呈现松弛症状。

蛋白质、水、二硫键及黑色素是组成头发的四大要素，只有将这四者的含量持续地保持在正常的水平，才会使头发乌黑、柔亮、紧密、具有弹性。

第二节　头发的解剖与生理

一、毛发的组织结构

毛发是人体皮肤的附属器，由角化的上皮细胞构成。毛发的结构分发干、毛根和毛球三个部分。露在皮肤外面的部分称毛干，分外、中、内3层，内层为体质，含有色素细胞，使毛发呈现出不同的颜色。埋在皮肤以内的部分叫毛根，毛根末端膨大呈球状，称毛球。毛球的下部向内凹陷，富有毛细血管和神经末梢的结缔组织深入其中，形成毛乳头，为毛发的生长提供营养。围绕毛根的筒状囊样部分称毛囊，毛囊下部靠近毛乳头处称毛基质，是毛发和毛囊的生长区。

毛发的剖面由内向外分3层，即毛髓质、毛皮质和毛小皮。毛髓质为含色素的多角细胞构成，位于中心，也称之为发髓；毛皮质为梭形细胞构成，含色素，与毛发的弹性、韧性及展性有关；毛小皮由长形鳞片样细胞重叠排列成叠瓦状，其游离缘向着发梢。毛小皮在最外层，是毛干的保护层，能阻挡较轻微的理化因素损伤。

二、毛发的形态种类

毛发可分为长毛（如头发、胡须、腋毛、阴毛）、短毛（如眉毛、睫毛、鼻毛）和毳毛3种。长毛较粗较硬，具有一定的颜色，所以又可称为硬毛。毳毛又细又软，几乎遍及全身。

毛干和皮肤之间呈一定的倾斜度。倾斜方向一致的毛发被称为发流或毛流。发流在头顶上形成一个中心向外、周围头发呈旋涡状的排列，俗称发旋。多数人有一个发旋，少数人有两个或三个。发旋没有特殊的意义，只是其生长的位置对发式造型有一定的影响。

毛发的形态因种族不同而有一定的差异。黄种人头发直而粗，黑种人头发易卷曲，白种人头发则介于二者之间。从头发的横断面来看，黄种人的毛发是圆形，呈黑色；黑种人毛发呈卵圆形，但一边呈平边，呈黑色；白种人毛发呈卵圆形，且比黑种人毛发细，颜色有黑色、白色和金黄色。毛发的曲直是由毛囊的形状决定的：毛囊是椭圆或卵圆形的，长出的毛发卷曲；毛囊是圆筒状的，长出的头发就是直的；毛球的不规则生长会使头发呈波浪形状。

毛发的横断面形状不但解释了毛发卷曲的程度，也决定了毛发的光泽和皮脂分布毛干的能力。其表面光滑，允许大量光线反射且皮脂易于从头皮沿着毛干移动，因此，直发比卷发更具光泽。

毛发的颜色是由毛囊基质处黑色细胞所合成的黑素的多少而决定的，而这种黑素的多少又因人种或个体的差异而不同，可以呈现出黑色、褐色、金黄色、红色、白色等，也就有了白种人的金发和黄种人的黑发之分。

头发的颜色与头发所含的色素细胞和黑素小体的数量、大小有关，黑色和棕褐色头发的色素是由酪氨酸黑素细胞组成的，而黑色比棕色所含的色素细胞的黑素小体浓一些、大一些；浅黄色和红色的头发的色素是由嗜黑素细胞组成的；灰发是黑素小体的生成活性降低、色素细胞和黑素小体较少的缘故。此外，头发的颜色还与头发内所含的金属元素的种类和数量有关，灰发和金黄色头发是含钛量不同所致，而红发则是含钼量较多，棕褐色是由铜钴铁的混合作用而成，白发则与含钛量、黑素小体减少、细胞间隙疏松、空气进入和折光有关。

三、毛发的生长周期

毛发的生长呈周期性，一般分为生长期、退行期和休止期。在毛发生长期中，毛乳头增大，毛囊伸入皮肤深层即皮下脂肪层；退行期中，毛囊中的角质细胞先出现核固缩再发生凋亡，除基膜外整个毛囊都可被吸收。毛发在生长周期中形态会发生一些微妙的变化：生长期的毛发根部柔软，周围有白色透明的鞘包绕，毛球卷曲，而在休止期毛发的根部呈一头粗的棍棒状，毛根周围无白色透明鞘包绕。

头发的生长期较长，一般2～5年，退行期为2～4周，休止期为3～4个月。头发具有相对较长的生长期和较短的休止期，这就使得人体在任何时候都只有很少的毛囊处于退行期。正常人的头部大约有10万根头发，每天脱落70～100根头发，同时有几乎等量的头发在新生。

毛发的生长受多种身体因素（如疾病、手术、妊娠、内分泌变化、甲状腺疾病、皮肤病等）和情绪因素的影响，但不受作用于毛干的物理因素（如刮胡须、卷发、梳头、染发等）的影响。

毛发的生长速度，以毛发生长的部位来分，头部的生长最快，其次是颌部、腿部、前额。从性别来分，女性的头发比男性长得快，青春期前男童毛发的生长速度比女童快；但从全身来看，男童毛发的平均生长速度比女童快。从年龄来看，若不考虑性别因素，15～30岁之间毛发的生长速度最快。以季节来分，每年三月为生长高峰，九月为低谷，而且秋天的毛发脱落是最多的。

头发是长在头皮部位上的毛发，在人的生命历程中，头发不断地生长、脱落与再生，其生长的速度与人的年龄、体质、健康状况有关。

四、毛发的特性

毛发的主要成分是毛发角蛋白。毛发角蛋白属中间丝家族，此外还有含硫量多的蛋白、含甘氨酸/酪氨酸较多的蛋白、含瓜氨酸的δ－γ－谷氨酸酰赖氨酸交联蛋白，这些蛋白间存在较多的二硫键，使毛发具有一定的强度、弹性、屈曲性及含水量。

1. 强度　毛干的物理特性与它的几何形状及成分的组织结构相关。毛干的主要成分是中心的皮质层，它由紧密相邻的纺锤形细胞组成，细胞间有一狭窄的缝隙，包含着一种蛋白质似的细胞间薄层，它将细胞彼此黏合在一起。毛干的这种结构决定了其机械强度，但是完整的毛小皮对于抵抗外在的机械应力是必要的。

2. 弹性　头发被适度拉直、拉长、扭转及屈曲，在干燥或潮湿后能恢复到原来的状态和长度而不被损伤，是因为毛发具有一定的弹性。弹性是头发的重要特征，利用这一特征可以进行发的造型，但这种弹性是有限的，当反复过度地受到理化因素的处理，如烫发、染发及过度地牵拉，毛发的弹性都会遭到破坏，甚至失去弹性，脆弱断裂。

3. 含水量　毛干中含有少量的水分以滋润毛发使其不干燥。毛发中的水分很少从毛皮质逸出，因为毛皮质的外面有排列致密的毛小皮覆盖，起着防水层的作用。但水分也能从外部吸收，毛干上有许多小孔，当浸泡在水里时可使其重量增加12%～18%。水的吸收可引起毛干肿胀，是美发的化学处理的第一步。

4. 静电作用　毛发的另一个重要特性是静电作用。干燥的毛发在梳理过程中会产生静电，静电可以引起毛发的梳理或修饰困难，能使毛发黏附在头皮上而不能产生飘逸的效果。因此，尽量减少毛发间的摩擦、在凉爽处梳头、或适当增加毛发的湿度均可减少毛发的静电。

5. 调节作用　毛囊连着竖毛肌和皮脂腺，当竖毛肌兴奋活动时，皮脂腺就分泌皮脂到毛囊口，调节体温。当人体受到外界刺激（如寒冷）时，皮肤会马上起“鸡皮”，使毛囊紧缩，防止体温散发；而当外界温度高，它又通过毛囊排汗蒸发，将热量带走，保持体温。

五、毛发生长的内分泌调节

与毛发生长相关的因素是人体的内分泌调节系统，即甲状腺激素、性激素及糖皮质激素等。

1. 甲状腺激素　一部分甲状腺功能减退者常伴有脱毛症状，其血清中蛋白结合碘水平下降，同时毛发的平均直径也减小，脱发部位以枕部、头顶最明显，经甲状腺素治疗后可恢复正常。

2. 雌激素　妇女生产后，体内的激素水平会发生剧烈变化，雌激素水平会迅速下降，因此，一部分妇女在产后4～6个月可能出现脱发。

3. 雄激素　对于男性面部、躯干及肢端的毛发与男女性的阴毛、腋毛的生长，雄激素有控制作用；而对于头发，雄激素的作用则不同，它对于头皮毛囊主要是“下调”作用。因此，雄激素源性脱发患者的雄激素水平通常较高，因雄激素受体亚单位的聚集发生改变，加之5α－还原酶活性增强，故患者对雄激素的敏感性增强，引起脱发。

在认识了正常毛发的结构、形态、生长周期及特性后，我们就能理解毛发的自然脱落、变色等均是人体正常的新陈代谢过程。

第三节　毛发病理性损害的识别与处理

一、健美头发的标准

健康美丽的头发应该是清洁柔亮，颜色正常、润泽有弹性的，这类头发含水量适中、疏密适度、不干不油、无头屑、无断发分叉，容易梳理，能适应季节的变化。这是一种理想的发质，具有以下特点：①毛发健康，没有白发、脱发、斑秃、分叉等毛发疾病；发泽正常，黄种人介于黑色与褐色中间；②毛发清洁，没有污垢和头皮屑；③毛发有弹性，即亮泽柔软，弹性良好，不易缠结且发型保持时间较久；④毛发有活力，即应滋润亮泽，而不是暗淡无光、枯萎、焦黄；⑤毛发性质呈中性，即不油腻干燥；⑥毛发耐老，即随着年龄的增长，头发不易变白、脱落和萎黄；⑦毛发质地中等，即不太粗也不太细，手感柔软、润滑。

但是完美的头发是极少的，我们最常见的还是有着某些不足或需要精心护理的头发，甚至直接影响着容颜美和心理健康的病态的头发。

二、干性头发的识别与处理

干性头发是由于缺乏皮脂或水分使头发显得干燥的一种较常见的头发类型，干枯无光、容易缠结成团、容易卷曲或发梢分裂、僵硬、弹性极低。拉力试验是测试这种头发性质的一种简便的方法，健康的头发一般可被拉长其长度的25% ~30%，而干性头发拉长的长度往往小于25%。

干性头发多数是后天护理失误造成的，有些人的头发由于过多的日晒和干燥的风吹（包括电吹风）使头发干燥，有些人出现干发现象后采取不当的护理方法，如减少洗发次数，期待自然分泌的头油集结起来滋润头发，结果产生大量头垢，甚至堵塞毛囊中的皮脂腺，造成头发更加干燥。还有一些人可能与遗传、年龄、身体健康因素有关，她们的皮肤和头发都显得异常干燥。

持久地护理是能够使干性头发重新润泽光亮的，其方法是：调整饮食，多食富含油脂的食物，这和皮肤的养护不冲突，因为一般干性头发的人皮肤也呈干性；多吃蔬菜和水果，尤其是一些干果，如核桃一类的营养丰富的食物。限制食盐的摄入；适时清洗头发，选用滋润的洗发露或护发素；外出时，采取防晒措施，防止太阳对头发的伤害；没有特别的需要，尽量不使用电吹风，不进行电热卷发，尽量使湿发自然晾干；平时多按摩头皮，改善头皮微循环。

对于干燥的头发，可以定期到美发店做焗油护理也可以在家里做简单油浴，具体方法是：选用优质的植物油或橄榄油，加热至微温后倒于手心，搽到头发分缝处并沿整个头发往下擦，使油均匀分布，然后再分头发，每次分缝间隔开2 ~5cm，依次进行，直到所有的头发都被温油浸染，此时，用手指搓揉头发5分钟，将油按摩进去，按摩后，用毛巾把头包起来罩上浴帽，至少要让油在头发上停留半小时以上让油充分发挥作用，这种方法可以油润发干和减轻外皮粗糙，并使发干尽可能地吸收油液，使头发保持适度的含水量，从而使头发变得润泽。油浴可以视头发的干燥程度每周做1 ~2 次。

如果干燥的发梢已分叉，最好将分叉的部分剪掉，然后用弱酸性的护发用品，每天用木梳或角梳将头发梳理整齐，帮助油脂均匀地分布于整根头发。

干性头发较易缠结，洗发时应特别注意，不可用双手在整个头发上摩搓，而要舒缓地任水流冲洗干净，然后用适量的护发产品将头发渗透，保留5 ~10 分钟，再耐心地慢慢梳理。梳头时，切记从发根梳起，逐步梳向发梢，否则会拉断头发，甚至连根拔出。梳顺之后，再用轻缓的水流将头发梳洗干净，最后将头发彻底梳通。

三、油性头发的识别与处理

油性头发是由于头皮的油脂分泌过多，而使头发油腻的一种类型。油性头发在洗发2天甚至次日后，头发就有油性粘连，发根有鳞屑，容易头痒，使人很不舒服。与干性头发不同，油性头发的产生多与遗传、内分泌有关，头发细的人头油较多，因为每根细发的圆周较小，其毛囊在头皮上占位少数量多，所以有较多的毛囊，分泌的油脂也多。此外，头发多油还与精神压力、生活习惯有关，生活不规律以及经常进食辛辣、高脂食物、过度地梳理都可使油脂分泌增加，使头发油腻。

对油性头发的处理，关键是调节生活习惯，选用正确的洗发方式和适宜的洗发用品。

尽量避免诱发加重皮脂分泌的因素，养成良好的生活习惯，注意休息；饮食清淡，少吃辛辣刺激、高脂肪食物，多饮水，多吃新鲜蔬菜水果，荤菜以低脂蛋白质为宜，同时尽量忌食油炸食品，少食黄油、奶酪、奶油、腌制食品；注意清洁头皮，尽可能每天洗发，每周不得少于3~5次，以保持头发的清爽洁净；不要用过热温水洗发，以免刺激油脂分泌；发乳或头油只宜涂在发干上，不要搽在头皮上；不要经常用发刷梳头，宜以疏密适当的梳子代替发刷，并只梳理发丝。

细而油腻的头发常常不能做成满意的发型，难保持发型，从而使人们的审美要求与头发保健的需要发生矛盾。为能较妥善地解决这个难题，需采用一种特别的洗发方法，洗发前将头发完全浸湿，将护发剂涂抹到湿发上，用量比平时护发要多50%，按摩1分钟再用清水冲洗，但无需完全冲净，让少量护发剂保留在头发上用梳子梳通头发，再用洗发剂洗1次并彻底冲洗干净。采用这种方法可以使细发变得清洁、光亮和柔软，而且易于护理和制作发型。

随着年岁的增长，人的头发的发质会发生变化，油性头发可能会自然地趋于干燥，这时，就需要用处理干性头发的方式来进行头发的护理。

四、脱发的识别与处理

（一）脱发的类型 根据毛囊受损的状况，医学上将脱发分为暂时性脱发和永久性脱发两大类。

暂时性脱发大多是突发因素使毛囊出现暂时性的血液供应减少，或者局部神经调节功能发生障碍，使毛发生长营养不良，但毛囊的结构没有被破坏，经过及时的治疗新发还可再生，这一类型在临床上常见的有斑秃、全秃、病后脱发、药物性脱发等。

永久性脱发是某种病变造成了毛囊结构的破坏，导致新发不能再生。常见的永久性脱发有细菌引起的秃发性毛囊炎或痤疮，由真菌引起的黄癣或黑癣以及盘状红斑狼疮、扁平苔藓、假性斑秃等。早秃多属遗传性的，虽不形成瘢痕，但由于毛囊萎缩，毛发再生往往相当困难。永久性脱发最常见的是男性型脱发，其脱发的过程是逐渐产生的，开始时，前额部的头发边缘明显后缩，头顶部头发稀少；然后逐步发展，最后会发展到只剩下头后部、头两侧一圈稀疏的头发。

（二）脱发的种类 根据脱发的原因，可把脱发分成精神性脱发、产后脱发、更年期脱发、发型性脱发、食盐性脱发与食糖性脱发等。

1. 精神性脱发　是精神压力过度导致的。在精神压力的作用下，人体的立毛肌收缩，头发直立起，并使毛囊输送养分的微毛细血管收缩，使头发营养物质供给受到限制，造成头发生态改变和营养不良。精神压力还会引起出汗过多和皮脂腺分泌增长，产生严重的头垢，降低头发生存的环境质量，从而导致脱落，治疗以改善精神状态、减轻精神压力为主。

2. 产后脱发　是孕妇生产后7个月内出现的生理性超常脱发现象，约有45%的产妇发生。原因：①产妇生产后，体内雌激素分泌突然减少，激素水平失去平衡，产妇体内环境不稳定从而引起脱发；②产妇在妊娠期间，因受脑垂体和高水平雌激素的干扰，毛囊处于休眠期，在正常情况下原本应该脱落的头发没有脱落，产后半年内，这些头发相继脱落，加重了脱发现象；③由于脱发量较大，使产妇惊恐不定，造成巨大的精神压力，由此又加剧了脱发。产后脱发一般发生在产后2~7个月之间，脱发形式与男性脱发相似，即从发际线及太阳穴外开始，整个头上的毛发变稀。发生产后脱发的产妇首先要保持冷静，注意合理的饮食，防止贫血和肥胖，每天多饮水，坚持每天洗头，按摩头皮，促进头部血液循环，帮助新发生长。

3. 更年期脱发　是女性更年期卵巢功能减弱、雌激素分泌大量减少、体内激素水平发生巨大变化而导致的超常脱发。更年期结束后，女性的身体逐渐获得新的激素平衡，脱发症状将有所缓解。处理方法是：妇女在更年期适量服用雌激素，延缓剧烈的生理变化过程，减轻脱发程度，同时细心养护头发，尽量避免由化学药物或热烫引起的脱发。

4. 发型性脱发　又称牵引性秃发。通常是做某种发式造成的机械性脱发，如辫子、发髻等发式由于长期用力牵拉，造成超常脱发。因此，女性的头发需保持一定程度的自然蓬松及对压力保持适当的弹性，否则就会折断或脱落。

5. 食盐性脱发与食糖性脱发　分别是因为食盐与食糖过量造成的，因为过量的盐会使头发组织滞留过多的水分，从而影响头发正常的生长发育；过量的糖则会破坏维生素B群，扰乱头发的色素代谢，使头发枯槁。同时，过多的糖会在体内转化成脂肪诱发脂溢性皮炎，继而引起超常脱发。因此，最好的处理方法是控制糖与盐的摄入量。

6. 脂溢性脱发　俗称“谢顶”，是在皮脂溢出过多基础上发生的一种脱发，常伴有头屑增多，头皮油腻，瘙痒明显。脂溢性脱发多发于皮脂腺分泌旺盛的男性青壮年，所以有时也称“男性型秃发”。此类脱发除了自身注重头发保健和护理，少食刺激性食物外，还应到医院皮肤科请医师诊疗，通过对症下药可以减少油脂皮屑、消炎止痒。

7. 斑秃　一种局限性斑状脱发。病因不确定，可能与神经精神因素引起毛发生长的暂时性抑制、内分泌障碍、免疫功能失调、感染、中毒或其他内脏疾患有关。出现此种情况，也应及时到医院皮肤科诊治。

（三）脱发的原因

1. 年龄　随着年龄的增长，人体的组织和器官的功能逐渐衰退，使毛发的生长速度相对减慢。脱落的速度加快，新生的速度变慢，就形成了头发越来越少的趋势。

2. 油脂　过量的油脂分泌容易和皮肤死亡的角质细胞混合形成污垢聚集并堵塞毛孔，阻碍头发的生长，最后形成脱发。

3. 压力　充满压力的生活容易导致精神长期紧张或是压抑，从而容易使头部的局部微循环发生障碍，长期则会造成头发的病态性脱落。

4. 新陈代谢失衡　平衡的新陈代谢结构能为头发及头皮层提供充分的营养，维持头发正常的生理过程，但如果新陈代谢系统平衡破坏，就会导致大量的头发脱落。

5. 内分泌失调　内分泌系统调节人体的各项生理活动维持在正常的状态，当人体的内分泌失调，就容易引起头发的脱落。

6. 免疫调节失衡　当免疫能力正常时，人的各项功能皆处在正常状态，当免疫调节失衡、免疫水平低下时，就容易产生免疫性脱发。

7. 头皮病态　头皮发生功能性病变，导致毛囊萎缩或破坏，发根营养缺乏，从而容易导致头发的脱落。

8. 化学危害　过度的染烫头发，或使用劣质的染发剂和洗发水都容易导致头发的发质遭到破坏甚至伤及头皮和毛囊，从而导致化学性的脱发。

导致脱发的因素很多，还有一些物理因素，如意外的头皮损伤等都容易导致脱发。

（四）脱发的处理和预防　根据脱发的原因和程度，可选择到医院皮肤科就诊或个人家庭护理。

1. 最好不要使用梳齿过密的梳子梳头，以防过分的物理外力拉扯导致头发脱落，使用梳齿密度适中的梳子梳头，既能防止过分拉扯头发，又能按摩头皮，促进血液循环。

2. 勤洗发，洗头的间隔最好是2~4天，洗发的同时按摩头皮，这样既能保持头皮清洁，又能使头皮活血。

3. 不用脱脂性强或强碱性的洗发剂，因为这类洗发剂的脱脂性和脱水性均很强，容易使头发变脆或脱落，选用对头皮和头发无刺激的，或根据自己的发质选用洗发护发产品。

4. 少抽烟，少饮酒，少食辛辣、油腻食物。

5. 放松心情，减轻压力。精神状态不稳定，长期焦虑不安容易导致脱发，而且焦虑的程度越深，脱发的现象也越严重。因此，经常进行深呼吸，散步，做松弛体操，有利于消除疲劳，保持愉快的精神状态。

6. 远离强辐射源、放射性元素、高压线和大型变压器等。不要长时间呆在电脑或电视前，如不可避免，应该注意每小时适当的休息几分钟。

7. 注意帽子、头盔的通风。长期戴帽子、头盔的人要注意帽子和头盔的通风透气，防止头发长期处在密闭闷热的环境中破坏了发质。

8. 保持充足的睡眠，科学的饮食。头发所需的营养成分，多来源于绿色蔬菜、薯类、豆类、海藻类和水果，这些食品对预防脱发白发有益。

五、"少白头"的识别与处理

"少白头"指发生于儿童及青年的白发，医学上称为"少年白发"，常呈家族性发病。

(一) 病因

1. 营养因素　东方人正常的头发为黑色，因为髓质和皮质含有黑色素颗粒，头发就乌黑发亮；如果黑色素颗粒少，头发就变淡，甚至变白。而黑色颗粒的形成与营养有关，人体内营养充足时，黑色素合成作用就活跃，头发也随之变黑。如果营养不足，黑色素合成作用受到影响，黑色素颗粒就减少，头发逐渐变白。维生素 B_1、B_2、B_6 及铜、蛋白质等对黑色素颗粒的形成有促进作用，如长期缺乏头发就会变白。

2. 精神情绪因素　精神过度疲劳，长期不愉快，精神受到刺激等外界因素都影响黑色素颗粒的形成，导致白发。

3. 疾病因素　患有某些慢性疾病，如自主神经失调、甲状腺功能亢进、恶性贫血、结核、伤寒、血液循环和内分泌障碍等都会导致白发的产生。

(二) 自我保健　注意饮食的调节，不偏食，多吃五谷杂粮、豆类、蔬菜水果等含维生素的食物和各种动物肝脏，柿子、西红柿、土豆、菠菜等含铜、铁等元素的食物；豁达开朗，精神愉快，劳逸结合，避免精神刺激；积极治疗各种慢性疾病，消除影响黑色素颗粒形成的障碍；按摩头皮，每天早上起床后和晚上睡觉前用示指和中指在头皮上画小圆圈，揉搓头皮（先自前额经头顶到后枕部，再从额部经两侧太阳穴到枕部)。开始每次1~2分钟，每分钟来回揉搓30~40次，以后逐渐延长到每次5~10分钟。按摩时用力要适中、均匀，并持之以恒，白发会逐渐减少；到医院就诊，遵医嘱用药。

六、化妆品毛发损害

化妆品毛发损害是指应用化妆品后引起的毛发损伤。随着美发、染发、护发等系列产品的出现及新项目的开展，由化妆品引起的毛发损害病例逐渐增多。化妆品毛发损伤的机制多为物理或化学性损伤，与化妆品中所含成分（如染料、去污剂、表面活性剂、化学烫发剂以及其他添加剂等）有关。

化妆品毛发损伤主要根据病史、临床表现及毛干、毛囊的显微镜检查结果，根据患者停用可疑化妆品后的反应和恢复情况进行识别诊断，并与未受损害的毛发进行区别。对单独表现为脱发的患者，皮肤斑贴试验无诊断价值。发生损伤后应对可疑化妆品进行质量鉴定，核实是否为伪劣产品，限量物质是否超标，有否污染和变质等。

1. 识别化妆品造成的毛发损害　必须有发用化妆品接触史，如洗发、护发剂、发乳、发胶、染发剂、生发水、眉笔、眉胶、睫毛油等；在使用上述化妆品后出现毛发脱色、变脆、分叉、断裂、脱落、失去光泽、变形等现象；应排除其他原因引起的毛发损害，如头癣、发结节纵裂、管状发、斑秃等；停止使用毛发化妆品后可逐渐恢复正常；必要时对毛发化妆品及损害之毛发进行分析检查以协助确定病因。

2. 处理原则　停用原来使用的毛发化妆品；清洁毛发，除去残留化妆品；做一般的护发处理；严重时到医院皮肤科就诊。

第四节　毛发检查和育发技术

一、毛发检查技术

为了判断毛发的生长、发质和性能是否正常，医师除了观察患者的脱发、断发及毛发生长情况外，还可进行一些特殊的毛发检查，以便为诊断及选择正确的养护方法和治疗方案提供依据。这些检查的方法分三类：毛发检查法、观察法和综合因素判定法。

观察法是最基本初步的检查方法，凭肉眼对毛发的状况进行评价，如果看上去暗淡无光，容易缠结成团，发干卷曲而发梢开叉，头发僵硬而无弹性，这样的头发一般属于干性头发；而看上去油光发亮，紧贴头皮、手感黏腻的，应该是油性头发。

毛发检查法是针对个体症状，需要患者同意和配合的特殊的检查方法，有毛发牵拉试验、拔毛试验、毛发弹性试验、卷曲性试验、检查毛发表层结构性能试验 5 种技术。

1. 毛发牵拉试验　用拇指和示指抓紧头顶部约 20 根头发，若拔出休止期发（根部呈棒状）少于 2 根为正常，多于 2 根则可能有休止期头发异常脱落。因为正常人头发 10% ~20% 在休止期。做此试验前，如果被检查者已经洗头或梳头可出现假阳性。

2. 拔毛试验　从顶部拔出一定数量的毛发，计算生长期与休止期毛发的比例。若休止期毛发计数 >25% 是休止期秃发的诊断指标，>20% 可能存在异常。此试验可引起被检者不适，一般无必要时不做。

3. 毛发弹性试验　取下顶部头发 2 ~3 根，将其向两头慢慢拉扯，记录拉长前后的长度，并观察头发是否能恢复到原来的长度。头发伸展而不易断，表示头发弹性大；若其弹性很大，伸展后还可慢慢缩回；若弹性不好，拉扯时能伸展，但也容易断裂。中性头发可伸展 25% ~30%，油性头发的弹性还要高些，干性头发仅能伸长到其长度的 25%，甚至更低。

4. 卷曲性试验　取一根较长的头发，左手固定住一端，右手将头发从拇指和示指的指甲中拉过，头发呈螺旋状卷曲，再将其拉直，过几秒钟再松开，观察头发的变化。如果能重新卷曲，说明其发质较好；若不能或少部分卷曲，说明发质很差或欠佳。

5. 检查毛发表层结构性能　取一根头发，将两端拉紧，用指腹在头发上轻轻滑动。若感觉粗糙，说明头发表层的完整性差或有明显损伤，需要很好养护，近期不宜烫发或染发。

综合因素判定法是综合观察法和毛发检查试验的结果，结合个体的身体健康和精神状况多方面因素，对毛发的健康状况做综合评价。

二、药物育发技术

药物育发技术是通过全身或局部用药，促进和恢复毛发再生，达到美发目的的技术。临床上将秃发分为永久性秃发和暂时性秃发，前者常见于瘢痕性秃发。瘢痕性秃发大多由于各种因素造成了毛囊结构的破坏，导致新发不能再生。而暂时性秃发的毛囊结构没有被破坏，经过及时的治疗能使再生新发。这一类型在临床上常见的有斑秃、休止期脱发、生长期脱发、病后脱发和药物性脱发等。

药物育发技术主要采用全身用药和局部用药。无论选择哪种方式，脱发的患者都应该到有资质的正规的医疗机构就诊，在皮肤科医师的指导下用药。

三、理化育发技术

目前常用的理化育发技术主要有光化学疗法、液氮冷冻及其他物理疗法，一般适用于治疗斑秃或全秃。

1. PUVA 疗法　PUVA 即补骨脂素－长波紫外线疗法，是化学疗法中最常用的一种，其作用机制目前认为是一种光免疫作用，可能是抑制朗格汉斯细胞对毛囊的局部免疫损伤作用，同时，PUVA 作用于皮肤组织后，会产生温热效应，改善局部血液循环，从而刺激和促进毛发的生长发育。

2. 血卟啉（HP）和 UVA 疗法　此疗法是采用外涂光敏剂血卟啉加 UVA 照射，利用其光化学反应使局部血管扩张，促进血液、淋巴循环，改善局部营养和对局部的免疫调节作用，促进毛发的生长。

3. 液氮冷冻法　常用冷冻接触法或喷雾法治疗，冷冻治疗后发生暂时性地血管收缩，解冻后则血管扩张，局部血流量增加，增进毛乳头营养，促进毛发的生长。

4. 其他物理疗法　其他的物理疗法还有紫外线疗法和音频电疗法。

理化育发技术是一类发展快，技术要求高的专门的医疗技术，有治疗愿望和需求的人应该到有资质的正规的医疗机构就诊，在医师的指导下，由专业技术人员完成。

第五节　毛发养护技术

健美的头发应该清洁整齐没有头屑，头发外观乌黑发亮富有弹性，发干粗细适中，发梢没有分叉，头发分布疏密均匀。而要拥有如此完美的头发，就必须从日常的养护开始。

一、日常养护

首先，要注意头皮的清洁卫生。因为头皮被头发覆盖，日常的尘埃和头皮屑都堆积在此，如果不经常清洗头发，皮脂的排除就会受阻，引起头发脱落或折断，毛囊发炎，甚至感染化脓。洗头时要根据自己头发的性质来选择洗发剂和水的温度，一般来说，不能使用碱性肥皂或洗衣粉洗头，以免头发变脆断落。一般人可用中性洗发产品，干性头发的人应选用含蛋白的洗发产品；油性头发的人则应用弱酸性的洗发产品。洗头的水温以 37～38℃ 为宜，因为水过冷，洗不干净皮脂污垢；水过热，又会破坏头发的蛋白成分，使头发失去弹性和光泽。洗头的次数以每周 1～2 次为宜，夏天多些，冬天少些。

其次，要加强头发的营养。头发由角蛋白构成，含有甘氨酸等多种物质和铁、锌、铜等微量元素，因此，在日常要注意补充含蛋白质的食物，同时注意食物的多样化。此外，还可根据自己的发质选择护发产品。护发产品种类很多，一般有护发素、发蜡、发乳、发油四大类，分别用于洗发和日常护理。护发素有多种系列，分别适用于各种发质的洗发过程；发蜡主要含凡士林、香精，油润性强，适用于干性头发保养。发乳主要含羊毛脂、单硬脂酸甘油酯、凡士林、蜂蜡、香精等，油润性好而不油腻，适用于各种性质头发的保养。发油由白油加香精和水配制而成，日常使用可使头发蓬松、光亮而柔美。

第三要经常进行头皮按摩，促进血液循环。简单易行的方法有两种，第一种是用手指按摩：将双手的五个手指略微分开，从前发际开始，用指尖在头皮上从前至后运行按摩头皮，左右手分别按摩左右两边头皮，各做20～30次。此按摩每天早晚各1次，不仅能使头发健美，而且还有助于消除疲劳。第二种是每晚睡觉前用梳子梳头：用梳子从前额发际开始，从前至后梳到后发际下，再由鬓角经过耳朵梳到后颈肌两侧的边缘，如此反复，各梳20～30次。如果长期坚持能收到很好的效果。

另外，还应纠正一些不利于头发健美的生活习惯，如带着帽子睡觉，带着发夹发带睡觉，平时不梳头等，同时还应注意，频繁的染发和烫发有损于头发健美。

二、洗发护发养护

1. 洗发　头发的养护从正确的洗发开始：轻揉头皮、清水洗涤、洗发液洗头、使用护发素、清水冲净、用干毛巾吸干头发上的水分。洗发时还需注意：①选用适合自身头发的洗发露；②将适量洗发露倒入掌心加水轻搓，起泡沫后才接触头皮和头发；③双手接触头发时不要过分用力搓擦头发，因为湿发脆弱易受损伤；④若能顺头发自然下垂姿势洗发更佳；⑤洗完后用护发素，必要时加用滋润精华素。

值得注意的是，干性头发皮脂分泌量少，洗发周期略长，选择温和营养性的洗发用品；油性头发皮脂分泌多，洗发周期略短，选择去污力略强的洗发用品；中性头发皮脂分泌量适中，选择中性柔和的洗发用品。

2. 干发　湿发脆弱易损，故干发时宜用干毛巾按压拍干，不宜用毛巾搓擦；电吹风的高热对头发有损伤作用，使用时吹风温度宜低不宜高；过于潮湿和干燥的头发都不宜吹风烘干，最好让头发自然干燥。

3. 护理发丝　干性头发和受损头发每周焗油1次，补充毛发的油分和水分。每日按摩头部10～15分钟，促进血液循环，供给表皮营养，促进皮脂腺的分泌。洗发后用少量橄榄油。中性头发每10～15天1次，每周作3～4次头部按摩，每次10～15分钟。

4. 修剪发丝　当毛发生长到一定的长度，发梢就会出现分叉的现象，定期修剪可避免这种现象的产生，使发丝保持健康的状态。同时，定期修剪还可刺激毛发细胞的新陈代谢，刺激毛发的生长。

5. 蓬松发丝　如果头发黏贴在头皮上，既影响皮肤的呼吸和排泄，使头皮和发丝产生病态现象，也影响发型的美观。

三、梳头养护

1. 精选梳子　选用宽齿的梳子，最好是牛角梳或木梳，尽量不使用容易产生静电的塑料梳子。

2. 洗头前梳通头发　洗头前先用宽齿梳子将头发理顺，顺头发自然下垂方向分段梳理。分段梳理是指先梳理远端发梢段，后梳理近端发根附近头发，并能解除纠缠，不要拉扯头发。

3. 洗发后梳顺发丝　用温水彻底淋湿头发，水温控制在38℃左右；清洗时不用力摩擦头发，也不要用梳子粗暴拉扯头发，因为发根经热水浸泡后很脆弱，头发容易被拉掉；待头发大致干后，用宽齿梳从发梢开始慢慢地向发根梳理，这样不仅可以减少发丝之间的摩擦，还可以很快地把头发梳通。

4. 勤梳头 空气中的灰尘和细菌附在头发上，与分泌的皮脂混合在一起形成皮屑和污垢，形成脱发和病灶。如果每天早、中、晚都能梳头50次左右，能对头发、头皮造成轻微的刺激，使血液畅通，促进新陈代谢和皮脂的分泌，保持头发的生机。

5. 用手指梳头 用双手的十指梳理头发，既不会伤害头发，还能对头皮做很好的按摩。双手的十个指头从头皮部位抹起，由发根至发梢梳理，并用指腹轻轻按摩头皮，由头顶移至太阳穴，再左右按摩整个头部，顺着颈部一直按至双肩，左右摇摆头部，颈项放松。经常按摩头皮能促进血液循环，使毛乳头得到更多的血液供应，使毛球部的毛母色素细胞营养充分，促进黑色素颗粒的合成。

四、饰发技术及其利弊

（一）烫发及其利弊 烫发是采用化学或物理的方法使天然的头发卷曲以便各种发式造型的一种技艺。人类烫发的历史可以追溯到遥远的古埃及和古罗马时代，而自从20世纪初发明了热式烫发机，特别是30年代发明了非机器烫发、冷式烫发，70年代用中性和酸性溶剂烫发后，烫发工艺有了长足的进步，为人们美发提供了更广阔的空间。

目前，烫发的方法主要有两种：热烫和冷烫。

热烫的特点：不使碱性物质伤害头发和皮肤，不使染过的头发褪色，成型的头发波浪形态柔软自然。

冷烫的特点：波浪和发型保持时间长，发梢有弹性，容易成型。

无论哪一种烫发，其原理都是通过高温或化学药剂使头发的细胞结构发生化学或物理的变化，使之按照发型要求重新组合，烫发总会对头发和头皮有不同程度的损伤，所以，为了保护头发，烫发后的护理尤为重要，其护理要点如下：

1. 采用正确的洗头方法 选择适合的洗发用品。其目的和作用是：①补充蛋白：选择含有蛋白质的洗发剂，因为烫发容易使维持头发健康的角蛋白受损，而含蛋白质的洗发剂中含有20余种氨基酸或肽，可以渗入到皮质层，补充头发所需的营养；②维持酸碱平衡：一般的洗发剂为碱性，洗后的头发显得蓬松而干燥，而酸性洗发剂或含蛋白量高的洗发剂可以在头发表面形成一层保护膜，头发显得柔软、光泽、富有弹性；③食醋洗发：一种传统的民间方法，因为食醋有杀菌作用，可以去污止痒，使头发柔滑亮丽。

2. 采用正确的干发方法 自然干发有利于护发，应尽量少用或不用电吹风干燥头发。

3. 定期油疗或焗油 近几年，焗油已经成为许多女性熟悉并使用的日常护发方法，而油疗却鲜为人知。其实，油疗类似于焗油，是一种传统的民间护发方法，简单易行，它是将优质植物油或橄榄油加热至微温后倒入手心，擦到头发分缝处，并沿着整个头发往下擦，使油均匀地分布，然后再分头发，每次分隔2cm，依次进行，直至所有的头发都被油浸润，然后用手指搓揉头发、按摩头皮5分钟，再用热毛巾把头包起，罩上帽套，让油在头发上停留1小时左右，最后用温和的洗发剂洗净。油疗后的头发显得滋润柔顺。

4. 每天梳头 每天梳头可以避免油脂的聚集，也可以促进头皮的新陈代谢、增进血液循环，促进头发的生长。

5. 控制烫发时间 每次烫发的时间不宜过长，有些人以为烫发时间长，发型保持的时间就长，其实是错误的。同时，两次烫发间隔的时间不宜太短。

（二）染发及其利弊 染发是利用化学物质人为地改变头发本来的颜色的一种技术，是人们在追求美的过程中诞生并发展起来的头发修饰艺术，它能满足一些追求时尚的女性变换头发的色彩，使发色更具特性和魅力，也能帮助一些早生花发的女性掩饰白发显示青春，使头发恢复自然之色。染发的种类可分为暂时性染发、半永久性染发、永久性染发和头发漂染等。

无论哪种染发，其实质都是将人工色彩加到头发上，或者漂淡头发的颜色。染发时，首先是由染发剂中的碱性成分把头发表层的毛鳞片打开（头发上的鳞片遇碱即会张开），然后使人工色素进入头发的毛髓质，与天然色素中的一部分相结合，形成想要的颜色。这些碱性成分对头发表层的毛鳞片有很强的破坏作用，很容易造成毛鳞片脱落、水分流失，因此，染过的头发都比较粗糙，缺少光泽失去弹性。

有的染发剂含金属粉，会在头发的表皮形成一层膜，从而改变头发的色彩，如果含银，头发会变绿；如果含铅，头发会变紫；如果含铜，头发会变红，这就是我们常见的染发的效果。但这种染发的时间稍长，头发就会变得粗糙，失去光泽。

还有一类暂时性的染发产品，它有洗发精型、冲洗型、粉状型、蜡条型和喷雾型，家庭染发常用的是洗发精型。这种染发剂化学分子大，不易渗过头发的外皮层，不能使头发的色素发生变化，只用于暂时性的修饰，因而色彩保留的时间比较短。

苯胺染发剂是以两种化学物混合而成的，一种是基础染发剂，另一种是含过氧化氢的促进剂，这种染发剂渗透力强，当染发剂中的无色基本染发分子由头发的毛皮层进入发髓后，会与过氧化氢发生气化反应，使头发的发质发生改变，在此过程中，有些人就会出现变态反应，如皮肤红肿有刺痛感，或出现颗粒状的红丘疹。

染发剂含有苯二胺，有些人用后可能发生变态反应，因此，在染发前应该先取少量的染发剂做试验，即选择手臂内侧或耳后任意一处洗净，把将要使用的染发剂涂在上面，保留 24 小时，如果有不良反应，即不能使用。在确认无变态反应后方可使用。

染发之后要从以下方面注意养护。

1. 正确选用洗发护发产品　使用专门针对染后头发的酸性洗发水和护发素，因为普通的碱性洗发产品容易溶解染发分子的结构，使色泽渐渐变淡。

2. 避免洗发时间过长或漂洗　避免游泳时头发漂浮在水面。头发表面的毛鳞片的每一间隙都会因吸水而扩张，最多可比原来间隙多出 20% 的空间，这将使染发剂中的色素分子流失，发生褪色现象，同时，洗发时间不宜过长。

3. 慎用电吹风　电吹风的热会加快色素脱落，尽量不用电吹风，或在吹风之前涂一些护发品，以保护头发的色素使其稳定。

4. 染发后应该避免立即烫发　烫发剂的碱性很强，对人造色素有破坏作用，造成色素流失和失去光泽。

5. 染发后应避免日晒　阳光和氯气等环境因素会造成染发剂中的色素分子分裂成更小的体积，这些体积变小的色素分子从毛鳞片中流失，造成染后的秀发褪色。

总之，染发和烫发虽然可以改变头发的颜色和性状，满足人们求美的心理需求，但头发以每天 0. 35mm 的速率生长。头发的不断更新意味着无论做成多么漂亮的发型、颜色，改变只是暂时的，且大部分的染发和烫发产品中都含有对人体有害的化学物质，如有些染发剂中含有铅，长期使用可使毛囊发生慢性铅中毒，引起脱发。所以，染发和烫发，轻则损伤头发发质，使头发干燥无光泽、纠缠易打结、脆弱易折断，重则形成慢性中毒，造成身体的损伤。因此，尽量不烫发不染发，或至少增加间隔时间，减少烫发和染发的次数。

（金　懿　刘彤云）

第八章　女性指甲的养护与美甲

拥有一双完美的玉手，是每个女性的愿望；举手投足，更需要美丽的指甲来增色。但指甲的美丽不仅仅是女性外表美的展现，指甲的健康往往与身体的健康状态相关，因此，越来越多的女性在追求指甲美的同时开始关注指甲的健康，开始注重指甲的日常养护。

一、指甲的结构与功能

1．指甲的组织结构　指甲是皮肤的附属器，包括甲板、甲床、甲廓、甲沟、甲根和甲母质。坚硬外露的部分称甲板，甲板下面称甲床，甲板周围的皮肤部分称甲廓，甲廓与甲板之间形成的沟称甲沟，埋在皮肤里的部分称甲根，再下面就是指甲的生长区——甲母质。

指甲由角化上皮细胞组成，因含硫量高，含水量少，故坚硬。甲板的成分主要为角蛋白，即原纤维状的低硫蛋白、球状的高硫基质蛋白和富含甘氨酸、酪氨酸的基质蛋白。甲板的硬度主要与高硫基质蛋白有关。甲板中含有大量的磷脂，主要分布于被层和中间质，与甲的活动度有关，甲板中含钙的重量约为0.1%，与卵磷脂结合存在。甲板的厚度主要取决于生发细胞的数量，与甲的生长速度无关。

2．指甲的生长周期　指甲的生长是终生的，每天都在生长，生长的速度与个体的身体状态有关。指甲的生长速度，平均每周0.5～1.2mm，一个指甲从基质长到游离缘，平均需5.5个月，趾甲比指甲慢1/3～1/2。各指之间的生长速度亦有差异，一般中指＞示指＞环指＞拇指＞小指，右手指甲生长快于左手，年轻人快于老年人。在疾病状态下，甲的生长速度也会发生改变。在正常情况下，当指甲受伤脱落或手术拔除后，从甲根部长出到完全恢复常态需要100天左右。

3．指甲的功能　指甲的主要功能是保护手指，使甲板以下的组织不受外伤，并完成各种较精细的手工劳动；指甲还有显著的美容作用，光洁发亮、白里透红、根据自己的喜好精心修理的甲形（椭圆形、自然形、方形、尖形），配以高雅得体的甲油，这样的指甲一定给人以美感。

二、病理性甲损害的识别与处理

1．健康指甲的标准　健康指甲呈粉红色，外观光滑亮泽，坚韧呈弧形。指甲的健康状况与个人的身体状况有关，疾病、营养、环境、气候、职业及生活习惯均可影响指甲的外形及生长速度。因此，指甲的颜色、形态、表面光洁度、厚薄等都能反映出人体的健康状况或疾病状态。

2．病理性甲损害的识别与处理　影响甲的疾病很多，甲的形态和外观表现亦多种多样，如甲真菌病、银屑病、甲周扁平苔藓、先天性厚甲、二十甲营养不良、药物及慢性重金属中毒等均会影响到甲的外观，当甲的颜色、光泽、质地、形态等发生异常时，应及时到正规医院的皮肤病就诊，以尽早确定诊断，及时治疗或接受医师的生活指导。

三、指甲美化技术

（一）修甲术　通常用于正常指甲的修整美化，也可用于其他甲疾病的辅助治疗。修理指甲的工具最好专人专用，以防交叉感染。

修剪指甲的磨甲刀一般分粗面和细面两种，女性最好选择细面磨甲刀。使用磨甲刀修理指甲时，要注意指甲形状的优美，同时，要注意小心翼翼地修整指甲的长度，将磨甲刀以45°对准指甲，从右面到中央然后再从左面到中央进行磨削，这样，既能保持指甲的圆润，又不会损伤指甲。指甲修剪的形状因个人喜好而定。

1．方形　展现时髦鲜明的个性，各种金属色都很适合，方形指甲也是最适合足趾甲的甲形。

2．椭圆形　突出女性温柔、雅致的甲型。适合稍胖而美的手，选粉色等淡雅的甲油会更添加美丽。

3．方圆形　是最不易折断的形状，适合指甲脆弱的人，这种甲形适合涂深色的甲油，且适合显瘦的、骨节明显的手。

4．尖形　充分展示古典风格的个性派甲形。

（二）拔甲术　拔甲术适用于无甲周炎症的各种甲畸形，及仅少数甲受累、有系统服药禁忌的甲癣患者。

40%的尿素拔甲膏是一种强烈的角质溶解剂，它能使甲板与甲床分离，经过几天的包甲换药，甲板与甲床分离，然后用无菌小剪刀拔除病甲，并清除甲床上残留的病甲碎片，用油纱布包扎、止血，2~3天后换药，新甲生长需要半年左右的时间。甲畸形、嵌甲等，宜采用局部麻醉后拔除，并给予矫治。

（三）美甲术　美甲术是指用于保护指甲、赋予指甲色彩及光泽、表现指甲美的各种方法。美甲的方法有多种，有各种绘画的艺术指甲、镶嵌珠宝钻石的人工指甲等。在很多国家，修饰指甲是一种古老的文化习俗，近年来，人们可以将不同的颜色在指甲上描绘出各种自己喜爱的花纹与图案，把平时光洁的指甲装扮得漂亮而又神奇，年轻爱美的女性更是乐此不疲，女性愿意将金钱花费在指甲的装饰和护理上。

1．美甲用品　大致分为3类：①修护用品，如表皮去除剂、指甲增强剂、磨光剂等；②涂彩用品；③卸除用品。美甲用品的成分中包括有机溶剂、合成树脂、有机染料、色素以及某些限用的化合物（如丙酮、氢氧化钾、硝化纤维等），多有一定的毒性，对指甲和皮肤有不同程度的刺激性和致敏性。

（1）指甲油：包括成膜剂、增塑剂、染料、挥发成分（溶剂和助溶剂）、珠光剂等组成。

（2）亮甲油：用于摩擦指甲表面，平整沟纹，使甲平坦、光泽；另使指甲油的涂膜牢固，更具有光泽。主要为矿石微细粉末，还可添加保湿剂（甘油）和油形成分（油脂、酯类）。

（3）底油：涂抹指甲油之前使用的制品，用以改善指甲油的黏附性和耐久性，由成膜剂、增塑剂和溶剂组成。

（4）亮油：涂抹于指甲油后的制品，用以增强指甲油膜的硬度和光泽。

（5）固甲品：用于增强脆甲的强度，使指甲具有一定的长度，不过早破碎。固甲品涂抹后尚有“底膜层”的功效，使指甲油黏附良好。

一般职业美甲工作需具备底油、有色指甲油和甲面膜3种美甲用品，分别形成底膜层、色素层和甲面膜层。底膜制品不含染料，黏度低，形成牢固耐磨的薄膜；有色指甲油赋予美观的颜色；甲面膜具有光泽性、黏附性和柔软性。

2．指甲油的选择　首先要选择与自己衣装、唇膏及年龄相适宜的指甲油颜色，并充分考虑整体搭配的效果。深色指甲油可使宽大的手指有缩小感，宜与深色皮肤相配。指甲油颜色和肤色越相近，手指看起来越修长。

一般暖红色的指甲油（米红、橘红、棕红、大红等）适合在某些特定的场合，如婚宴、晚宴、舞会中使用，而且以红为中心，色系偏重的指甲颜色也较适合黄皮肤、黑眼珠的东方女性。

自然肉色，如浅红色、中性浅红色及透明无色等，适合于任何年龄与场合，它同任何装束及手指所戴饰物都很协调，属于万能色，涂上后不仅显出淡淡的粉红色，而且有光泽，真实自然。

偏冷色的玫瑰红、紫红色，较适合于肤色白皙的人，或与相应的服饰搭配使用，如蓝宝石、紫水晶、红宝石等手指饰物。而祖母绿、黄玉、珊瑚、绿松石则宜与暖红色相搭配。

3．指甲油用法　指甲油必须涂在清洁的指甲上，事前须涂上保护层打底。涂抹时要摇匀指甲油，保持指甲油的稀稠度。先从指甲根部，由中间向前涂一笔，然后再沿着指甲的两侧缘各涂一笔，并用刷子轻轻抹平纵纹。一般可在晚上涂第一层指甲油，约15分钟便干，但底层要几个小时后才干燥变硬，到第二天早晨再涂第二层，可使指甲油耐久并避免指甲断裂。也可在指甲油上涂指甲亮光，既固色又增加光亮。另外，涂一层薄薄的指甲油干燥剂，也可避免指甲油干时觉得黏黏的。涂完指甲油后，要注意轻擦指甲边缘多余的指甲油。

指甲也需要呼吸，在指甲角或月牙边应留一条同指甲油隔开的边。涂抹指甲油不可过频，一般每周1次即可。当指甲油开始褪色脱落时，可先擦去，直到下次修剪，给指甲充分的休息机会。如果长期连续涂用指甲油，易使指甲变脆，出现分层剥脱，应停用2～3周。热盐水洗浴、多食富含蛋白质、维生素的食物对变畸的指甲可起到保护作用。

四、美甲技术的利弊

（一）美甲技术的获益 指甲美容可掩盖指甲缺点，改善指甲外观。指甲胶可对点蚀、变色、脊皱、甲剥离以及其他类型受损的指甲起到掩饰作用；指甲贴片可以强化薄弱的指甲，用于薄弱、易损和营养不良的指甲（如脆甲症等）；指甲染色既能装饰又能掩盖不美观的指甲或病态的指甲。指甲美容剂可以暂时对患病指甲起到固定作用，但没有治疗作用。

（二）美甲技术的弊端 指甲美容虽然能增加暂时的美感，但也会出现一些不良反应，如接触性刺激（指甲膏清洗剂、指甲油）、变态反应、机械损伤（角质层或皮肤破损、甲下游离缘探通术、人工指甲机械损伤、锉削磨光的机械损伤）、感染和创伤（细菌、真菌、病毒）等。

指甲美容本身不具有危险性，但是在使用中确实存在一些问题，这些问题可以分为两大类，一类与美甲的材料有关；另一类与美甲的过程和操作有关。

1. 与美甲材料有关的问题

（1）刺激作用：美甲材料的化学成分会对甲周及周围皮肤产生刺激作用，并引起甲板变化。变应原是指甲油中的热塑性树脂甲苯硫，在一般情况下，甲板能避免污垢及油类物质对甲板生成物的作用。美甲时通常用底油或底漆来粘贴甲板和贴片，如果使用过多或溅到皮肤上对甲床和甲褶可产生刺激作用。

另外，如指甲底油、亮油以及指甲油，通常含有甲苯，这些使用在美甲剂中的材料可以在甲周或远隔部位（如面颊、颈部）引起变态反应和刺激作用，并能引起甲板变化。变应原是指甲油中的一种热塑性树脂甲苯硫胺类甲醛树脂（TSFR）、金属珠调制的指甲油所含的镍物质以及指甲硬化剂中的甲醛。不含TSFR的指甲油可采用其他树脂材料，包括环氧树脂或酚酞聚酯，尽管其变态反应很少发生，但这些材料不耐用。指甲油还可使甲板变黄，且其易着色在甲板的远端。对美甲材料的化学成分进行说明有利于对其进行评估和了解相关问题。

（2）损伤甲：长期使用美甲产品会使甲板变脆易碎。由于修甲术中要使用底油以增强指甲油的附着性，长期使用会发生甲板角蛋白的颗粒化，甲板的表面会呈白色块状脱落，这种现象在修指/趾甲术中比较常见。目前甲板角蛋白颗粒化的发生机制还不清楚。

（3）继发性不良反应：人工指甲可使甲板细化。在敷贴人工指甲前对指甲进行削锉，会对甲板造成损害。如丙烯酸树脂指甲不能维护甲板，会引起甲板小面积松动，导致水分聚集，为微生物繁殖提供适宜环境，其中以假单胞菌属较为常见。

人工指甲过长可导致甲板与甲床分离，造成酵母菌和细菌感染。人工指甲中使用的一些材料可引起甲板近端和侧甲褶疼痛发炎，导致慢性甲沟炎，甲周组织受累引起变态反应和刺激作用可加重甲剥离和甲沟炎。甲小皮清除剂中的角质软化成分对甲褶也有刺激作用，能引起甲沟炎。引发剂能加强丙烯酸树脂指甲的附着作用，常用的是强刺激物异丁烯酸，如果溢出或溅到皮肤上可引起甲褶组织化学性烧伤。

2．与修饰指甲过程和操作有关的问题 ①人为损伤与并发症：修甲过程操作不当，可引起创伤和感染诸多并发症。修甲术首先需要将指甲浸泡在水中使角质层变软，然后用金属工具将甲角质层磨削，有时会使用角质层清除剂，但通常会用镊子或小剪刀对角质层进行修剪、填充成形、磨光使之光滑平整；②器械处理不当易引起细菌、病毒和真菌的感染。因为无法进行灭菌，感染概率最高的是锉刀，常被检测出真菌孢子、病毒和细菌。另外，美甲师为顾客提供按摩服务时可增加患者发生手部、眼睑和颈部接触性皮炎的危险性。

（三）美甲的自我保护 热衷美甲的女性可以采取一些自我保护的措施：选择有资质的美甲机构进行美甲；美甲前洗手，要求对用具进行灭菌处理，或使用自己的锉刀和器具；美甲后注意是否出现瘙痒和灼热感，指甲油变态反应可出现在面部、眼睑和颈部；剪短指甲，贴甲前不要锉平甲板表面，不要贴过多的指甲；如美甲过程中出现伤口要及时处理；皮肤有破损时不要进行美甲护理。做家务杂事时戴手套避免感染。

（四）对美甲师安全的影响 许多美甲师每天要长时间地对顾客的指甲进行修整，在这一过程会中吸入大量的美甲材料中挥发的有害物质和气体，还有在锉削指甲时产生的粉尘。一些长期从事美甲服务的人员已经出现了不良反应，如喉部刺激、头晕、困倦、皮肤刺激和手震颤。

有人质疑使用丙烯酸酯材料会引起美甲师神经认知的改变，也有报道称指甲油中高剂量的酞酸丁酯可致大鼠畸形。

五、指甲养护技术

1．注意营养的均衡 适当食用谷物、豆制品、核果、动物肝脏、水产品，多吃水果、蔬菜，可以保证指甲生长所需的维生素 B、维生素 C、维生素 A、维生素 E、微量元素锌、蛋白质、钙和胶原类物质等营养物质的摄入。

2．养成勤剪指甲的卫生习惯 指甲不宜留得过长，以免甲缝积存污垢。指甲也不宜太短，否则容易造成指甲在生长过程中嵌入两侧的皮肤褶皱中形成嵌甲，引起感染、疼痛。

夏季应避免双手长期浸泡在水中，冬季要注意经常为双手尤其是甲周皮肤涂抹润手霜，防止甲周皮肤浸渍糜烂或干燥皲裂、发生逆剥（倒刺）引起的皮肤感染对指甲的损伤。

3．注意甲及甲周护理 甲体主要靠甲床供应营养，而一些平常手足发凉、指甲颜色苍白或紫暗的人，甲床的微循环不良，因此要注意手足的保暖，改善局部的血液循环。同时，经常做手指运动或指甲的按摩，对于美甲也是简便易行且行之有效的措施，方法是每天轻轻叩击指甲数十次。

日常要维护指甲强固，避免断裂，要避免指甲与甲周的外伤，并保持指甲干燥、避免潮湿，尤其不要反复浸湿及干燥指甲，更不要反复涂抹或除去指甲，这样会使得指甲的质地变得脆弱、失去光泽。

涂擦指甲油之前最好先上防护层；做家务接触化学洗剂时，最好戴手套；洗完手后最好涂护手霜；每周做 1 ~ 2 次的手部护理。另外，避免常常抠抓指甲根部，这样会使得指甲变得像洗衣板状的变化，常常敲指甲会使指甲尖变成层状碎裂，这些都是保持指甲美观必须注意的地方。

指甲的养护除了保护指甲本身之外，还必须保养指甲周围的皮肤，健康的甲基质决定指甲的健康。

六、化妆品甲损害

化妆品甲损害是指应用甲化妆品所致的甲本身及甲周围组织的病变。指甲美容是现代美容化妆中不可缺少的重要组成部分，随着其使用增多，化妆品甲损害的发病也有逐渐增多的趋势。

化妆品甲损伤包括甲板损伤和甲周围软组织损伤两部分。甲板损伤表现为甲的质地脆裂、失去光泽、甲板变形、软化剥离等，这些病变可由指甲化妆品直接引起，也可以表现为甲周围皮炎的继发改变。甲周围软组织损伤可有多种类型表现，如原发性刺激性皮炎可由甲板清洁剂、表皮去除剂中的某些成分引起；变应性接触性皮炎可由指甲油中的树脂类、指甲硬化剂中的甲醛等成分诱发；光感性皮炎可由指甲油中的多种荧光物质引起，如指甲抛光剂中可含有荧光染色剂，如曙红、赤藓红、荧光剂或若丹明等。指甲的光感性皮炎可在日晒后发生甲剥离。

化妆品甲损害常见的病变：由清洁甲板的有机溶剂引起的，如甲失去光泽、变脆、变形、纵裂等；由纤维型胶引起的勺状甲、甲沟炎；由染料等引起的甲周皮炎等。须依据病史及症状综合分析方能作出诊断。诊断化妆品甲损害时，由营养缺乏、内脏疾病、高原气候、物理因素、真菌及细菌感染等多种原因所致的其他甲及甲周病变应予以排除。对指（趾）甲进行显微镜检查有助于判断是否为真菌感染。对甲化妆品做化学分析及必要的斑贴试验，有利于化妆品甲损伤及甲周皮炎的诊断。

1. 化妆品甲损害的识别 ①必须是在应用甲化妆品（如甲油、染料、甲清洁剂等）之后发生；②甲损害表现为甲板变形、软化剥离、脆裂、失去光泽，有时也可伴有甲周皮炎表现，如皮肤红肿甚至化脓、破溃，自觉疼痛；③应排除其他原因引起的甲损害，如真菌、细菌、物理损伤、营养性甲改变等；④停用化妆品后，甲可逐渐恢复正常，甲周皮炎不再复发；⑤必要时做斑贴试验协助诊断。

2. 化妆品甲损害的处理 停用甲化妆品；清除甲及甲周残留的化妆品；严重时到医院皮肤科诊疗。

七、指甲与健康

大部分指甲异常是甲基质的病变所造成，使得指甲的生长分化出现问题。最常见的甲疾病是甲癣，是甲受到皮癣菌或念珠菌或一般杂菌类感染而引起的，表现为甲变厚，颜色变深变黄，或是甲床甲板分离等。另外，各种疾病均可造成甲的异常，如遗传性、全身性疾病常可造成甲的变化。指甲颜色苍白、形态平坦、甚至凹陷成汤匙状、晦暗没有光泽等常可能是身体健康受损的体现，如贫血、肺部疾病、心血管疾病等。轻度损伤、日常习惯、应用美容剂及各种感染均可能影响到甲的外观，如局部指甲外伤、皮肤感染、肿物，甚至年龄的老化等，都可使甲外观受影响。因此，甲的健康是需要时刻关注的问题。

（金 懿 蔡立敏）

第九章 女性抽烟的危害及对皮肤的影响

长期以来，吸烟严重影响人们的健康。吸烟作为一项世界范围的健康问题，受到越来越多的关注。香烟所产生的物质中大约有1500种可对人体组织产生重要影响。香烟对人体的危害，不仅仅存在于与其直接接触的组织和器官，其产生的毒性物质也可间接引起靶器官损害。

几十年来，大家一直关注香烟引起的癌症及心血管方面的疾病，其中包括不断增加的口咽癌、食管癌、肺癌、肾癌、膀胱癌、慢性肺阻塞性疾病、急性心肌梗死等，另外，溃疡性结肠炎、变应性肺泡炎、口疮性溃疡、Grave病都显露出与吸烟的相关性。多种皮肤疾患都与吸烟直接或间接相关，如一些炎性皮肤病、酒渣鼻、痤疮等，吸烟还可引起皮肤过早老化、可能增加皮肤癌的发病率、延迟伤口愈合等。

一、吸烟对皮肤的影响

1. 吸烟损伤皮肤的可能机制

（1）吸烟对皱纹产生的影响：皮肤直接暴露于香烟及香烟的挥发物中，是除肺脏外直接与香烟接触浓度最高的器官。吸烟可导致皮肤角质层的含水量下降，从而更容易皱纹产生。另外，吸烟时面部肌肉的动作，也有可能促进眼角及口周区域皱纹的产生。

（2）吸烟对真皮组织的影响：吸烟引起的弹性组织变性与光老化不同，主要累及深部的网状层，真皮乳头层未受影响。这可能由于毒性基团和酶类主要通过血液播散而起作用的。

（3）吸烟可导致皮肤血管改变：与皮肤过早老化出现的灰色面容有关。实验证实，吸烟可使表皮的基础和动态的血流量永久降低，且与吸烟量有关。

（4）吸烟可产生大量的外源性自由基：对皮肤生理产生重要影响。烟草成分可激活白细胞产生超氧离子，通过直接的脂质过氧化和间接的酶改变，损伤蛋白质和脂质，促进衰老的发生。其中酶的改变包括可增加血浆中性粒细胞弹性酶的活性及可灭活 α_1 蛋白酶抑制剂。一些报道显示，吸烟可降低血浆黄醇及皮肤 α-生育酚、β-胡萝卜素的水平，从而使组织清除自由基的能力减弱，加速皮肤衰老。

（5）吸烟可致使交感神经系统兴奋性增加，促使血液中肾上腺素和去甲肾上腺素水平增加，还可促使抗利尿激素分泌及抑制前列环素。

（6）吸烟可引起激素的改变：①吸烟对雌激素水平的影响：吸烟具有抗雌激素的作用。雌激素对皮肤生理具有重要作用，许多皮肤改变与绝经后雌激素缺如有关。雌激素可减少皱纹产生，而吸烟通过抗雌激素作用，产生皱纹，表现为干性皮肤，胶原含量减少，萎缩等；②尼古丁可增加皮质醇、生长激素及催乳素的水平。此作用可能是通过下丘脑的胆碱能神经元或 5-羟色胺神经元而产生的。另外，吸烟还可增加甲状腺素的水平。这些激素水平的改变都可对皮肤产生影响。

2. 吸烟对皮肤的影响

（1）吸烟对皮肤衰老的影响：皮肤的老化受各种因素影响，包括遗传及不可抗力因素（如年龄、重力、内分泌等）引起的自然老化和环境因素（如紫外线、吸烟、风吹、接触化学物质）引起的外源性老化。皮肤衰老常表现为皱纹增多和皮肤松弛。

皱纹是皮肤老化的标志之一。近年来，多项流行病学研究肯定了吸烟是面部过早出现皱纹的危险因素之一。1971 年，Daniell 报道了吸烟与面部鱼尾纹区域至外眦区域的皱纹有关。在其检测的 1104 名 30～70 岁的人中（98% 为高加索人）烟龄≥5 年者设定为吸烟者，烟龄 <5 年者定义为不吸烟者，在统计学上，排除年龄等因素，男性和女性重度皱纹的出现程度与吸烟有统计学意义。另外，在烟龄大于 15 年者中，每日吸烟量大于 10 支者皱纹更加显著。

吸烟者都拥有相似的面容：面色灰暗或蜡黄，口唇、前额及眼角鱼尾纹区皱纹较多。Model 把吸烟者（1 周 10 支或烟草 14g 以上，持续 10 年以上）的特殊面容称为烟容。他的描述得到同行们的认可，即具有下列一项或多项表现：①眼角及上下唇的放射状或呈直角的皱纹，颊部深皱纹或下颌许多浅皱纹；②面容憔悴，骨骼轮廓突出；③皮肤萎缩或呈轻度暗灰色表现或多血质面容。

Kadunce 的研究中，调整了日光暴露、年龄、性别、社会阶层及近期体重变化等因素后，吸烟组呈上述烟容表现者仍明显多于不吸烟组，认为吸烟是皱纹过早产生的独立危险因素之一，且面部皱纹与吸烟累积时间及每日吸烟量呈正比。每年吸烟量多于 50 大盒者比不吸烟者其产生皱纹的可能性大 4.7 倍，当吸烟者（每年大于 0.9 大盒/年）和日照大于 5 万小时，对皱纹的产生可起相乘的协同作用。对 911 名 40～69 岁的人群进行年吸烟盒数与面部皱纹评分关系的双盲研究显示，每年10大盒的吸烟量相当于衰老1.4年，且吸烟对女性皱纹的产生更加明显。

（2）吸烟可致伤口愈合延迟：吸烟时，各种毒性物质被吸入肺组织，通过血液循环，进入全身各个部位。其中一氧化碳、氢氰化合物等以气态被吸入。每支香烟中有2～3mg的尼古丁、10～30ml的一氧化碳被吸入。尼古丁通过以下几方面影响伤口愈合。

1）尼古丁使血液黏滞度增加、促进血小板聚集及内皮损伤，从而增加微血栓的形成，减少微循环灌流，可导致组织缺血。组织缺血、缺氧可致使表皮血管收缩，进而可导致肾上腺素和外周儿茶酚胺的释放，进一步增加了氧需要量。

2）尼古丁可激活颈动脉窦和主动脉体感受器，致使交感神经和肾上腺髓质释放儿茶酚胺；吸烟还可减少前列环素的合成、促进血管加压素和交感肾上腺介质的释放，使周围血管收缩，局部缺血。

3）尼古丁可使红细胞、成纤维细胞和巨噬细胞数量减少，其中成纤维细胞和巨噬细胞是影响伤口愈合的主要细胞。

4）香烟中的一氧化碳竞争可抑制血红蛋白与氧气的结合，减少血红蛋白的携氧能力，减少外周氧气的释放；另外，血液中碳氧血红蛋白的增加使得氧离子曲线左移，组织氧灌流减少使得细胞缺氧，导致伤口和胶原合成延迟。

5）氰化氢阻碍酶系统正常的氧化新陈代谢和细胞水平的氧运输，进一步降低了细胞的氧化新陈代谢。

综上所述，尼古丁所致的血管收缩降低了外周血液营养成分的供应，使局部缺血，一氧化碳引起氧运输和新陈代谢降低，氰化氢阻碍酶系统正常的氧化新陈代谢和细胞水平的氧运输，巨噬细胞和成纤维细胞的直接损伤等机制，抑制了上皮的形成。另外，香烟中的微粒和气体等成分也可抑制伤口的愈合。

吸烟不仅可致伤口愈合延迟，并可导致皮肤移植的皮片坏死，可能是吸烟引起急性血管收缩和缺氧所致。另有人研究吸烟对拇指皮肤微循环的影响，结果显示，吸1支香烟拇指血流量平均减少23.8%，吸2支香烟平均减少29%。目前有关围手术期避免吸烟的时间还没有被明确，有相关资料推荐手术前1～3周至手术后的5天～4周最好避免吸烟。

（3）吸烟与皮肤病

1）吸烟与炎症反应：吸烟可改变皮肤的免疫应答反应。尼古丁作为生物碱具有毒性和可快速被肺泡组织、口腔黏膜、皮肤吸收的特点，吸收后其分布于组织与液体中。吸烟可改变表皮的活性，其机制可能与影响前列腺素及免疫功能有关。

吸烟可减少前列腺素的水平。前列腺素是花生四烯酸的代谢产物，可影响朗格汉斯细胞、角质形成细胞、肥大细胞及上皮细胞等各种细胞。前列腺素为药理学的重要介质，其作用包括血管舒张，增加血管的渗透性及免疫反应等。尼古丁可通过减少前列腺素的水平来抑制皮肤的炎性反应。研究发现，不吸烟者经皮吸收尼古丁后，可降低外用月桂硫酸钠、UVB引起的局部炎症反应，还可以抑制反应性充血，但无长效。还发现通过给药及吸烟获得的尼古丁，引发的效果不一致。

2）吸烟与银屑病：近年来，不断有人提出吸烟是银屑病的一个潜在危险因素。几项研究显示，紧张的生活与银屑病的发病有关，而吸烟可能是紧张的行为表现。

烟碱样胆碱能受体可加速角质形成细胞分化，不断地激活这些受体可导致表皮角质形成细胞的黏附力及向上迁移能力的改变。调查研究显示，大约有20%的银屑病与吸烟有关。吸烟可刺激中性粒细胞活化而导致过氧化酶的释放，使其分布及利用加速、趋化性、黏附性增强，活化后产生的一些过氧化物及酶系可参与银屑病皮损的炎症发生，尤其是其趋化性及活化作用在银屑病发病中起重要的作用，可改变吞噬细胞的氧化代谢、增加炎症反应的氧化代谢及酶的释放，从而导致皮损的发生或加重。吸烟数量愈多，中性粒细胞利用加速，趋化性、黏附性增强，炎症反应的氧化代谢物及酶的释放也愈多，银屑病的皮损也愈严重。

3）吸烟与病毒感染：吸烟女性感染 HPV 危险性更高。宫颈癌的 HPV 的检出率，在吸烟女性中明显高于非吸烟女性，吸烟量越大越大，检出率也相应越高。病毒的检出率与吸烟数平行增加。

吸烟者中单纯疱疹病毒（HSV）抗体的效价比非吸烟者要高。吸烟可能激活了潜伏的 HSV-1，导致无症状的病毒播散，随后使血中效价上升。香烟中的多环芳烃可使小鼠 HSV-1 播散。Park 等研究发现，鼻烟刺激和 HSV 感染单独都不能致仓鼠颊癌变，但疱疹病毒感染和鼻烟刺激协同可以导致 50% 以上的动物上皮发生侵袭性鳞状细胞癌。吸烟被认为是 HSV 感染促肿瘤的发生机制之一。

吸烟和获得性免疫缺陷综合征（AIDS）之间的关系首次是在对男同性恋者的研究中被发现的；与对照组 24.1% 相比，51.5% 的 AIDS 患者是吸烟者。吸烟可能加速 HIV 感染的自然病程和发展到 AIDS 的过程。这种推断的原因在于吸烟对于免疫系统有众所周知的影响。尽管理论推导有逻辑性，但已发表的研究结果尚不能证实吸烟与加速进展到 AIDS 有关。

4）吸烟与皮肤癌：烟草中包含多种致癌及致突变物质。许多研究发现，吸烟与 DNA 损伤有关。肺癌中吸烟导致的 DNA 损伤与姐妹染色体互换、微核形成、次黄嘌呤-鸟嘌呤磷酸核糖转移酶突变、p53 肿瘤抑制基因 G-C 易位等相关。

烟草中的化学成分包括多环芳香烃、亚硝胺、芳香胺、环氧乙烷、丁二烯等。烟草中的亚硝胺为 4-（甲基-亚硝胺基）-1-（3-吡啶基）-1-丁酮和 N 亚硝基去甲烟碱。N-亚硝胺经细胞色素 P450 酶代谢活化及 DNA 的内转与一些癌症有关。暴露于多环芳香烃常与皮肤癌的发生有关。暴露于多环芳香烃可增加次黄嘌呤-鸟嘌呤磷酸核糖转移酶突变，其与 DNA 内转水平有关。

黑素瘤：吸烟可损伤机体的免疫监视功能，可能促进黑素瘤的转移。虽然吸烟不引起黑素瘤，亦无研究显示吸烟能增加患黑素瘤的机会，但吸烟者原发病灶更容易发生转移，且吸烟者在确诊后存活率降低。

鳞状细胞癌：吸烟与 SCC 之间有非常显著的联系，危险性随吸烟的量和持续时间而增加。

口腔癌和唇癌：口腔癌与吸烟有肯定的关联。流行病学调查显示，宫颈癌主要与Ⅱ型疱疹病毒有关，而口腔癌可与Ⅰ型疱疹病毒有关，shillitoe 等人在其研究中发现，在口腔癌患者的血清中发现 HSV-1\ HSV-2 中和抗体，吸烟者 HSV-1 的抗体效价远高于不吸烟者。

肛门生殖器癌：长期吸烟可能增加潜在的致癌作用，与不吸烟者相比，吸烟者女性宫颈原位非典型增生和侵袭性癌的发病概率都显著增加。另外，现已发现肛门生殖器皮肤癌与吸烟有关。肛门生殖器部位的鳞状细胞癌在吸烟者中更常见，吸烟史在 45 年以上的人危险性更大。

二、女性吸烟的危害

吸烟对人体的损害包括全身重要器官：呼吸系统、循环系统、神经系统、泌尿生殖系统及其他重要脏器。由于女性具有特殊的身体结构和孕育下一代的生理特点，吸烟对女性自身及其胎儿还可造成一些特殊的危害。

1. 吸烟可降低体内雌激素的水平　雌激素在人体内的代谢涉及了一系列氧化反应。雌激素被氧化成孕酮后，在 C-2 位被羟基化形成 2-羟雌酮或在 C-16 位被羟基化形成 16-羟雌酮和雌二醇，此不可逆的两个过程相互制约。2-羟雌酮缺乏外周雌激素活性，其分泌后间接终止了雌二醇的作用。

在吸烟的女性中，C-2 羟雌酮分泌量增加，既减少内源性雌激素，又改变绝经前妇女雌激素的代谢，可导致吸烟女性绝经期提前、月经不调、骨质疏松、骨质疏松性骨折发生率增加等。

2. 吸烟可导致不孕症和异位妊娠的概率增加 女性吸烟时，尼古丁分解物可影响女性生殖周期中雌性激素的产生，影响受孕，烟雾可以刺激其小血管壁而使其增厚，导致盆腔内血液循环发生变化，从而引起受精卵着床变异等一系列变化。这也是吸烟妇女发生输卵管妊娠的危险比不吸烟者高的可能原因。

3. 吸烟可引起痛经 吸烟不但使血管收缩变窄血液流动减慢，且吸烟还可使子宫内膜血流减少，从而发生痛性痉挛。

4. 吸烟可促发子宫颈炎及盆腔炎 与非吸烟者相比，吸烟者宫颈黏液中有更多的（集落计数 > 8500/ml）微生物，包括酵母和除乳酸杆菌外的非致病性正常菌落。女性吸烟者有较多的终生性伴侣，妊娠、衣原体感染、淋病和（或）盆腔炎（PID）的危险性显著增加。

5. 吸烟促进衰老 吸烟导致的长期缺氧及体内雌性激素的分泌减少，是促使吸烟女性提前衰老的主要原因。表现为皮肤粗糙、干燥、胶原含量减少、易产生皱纹，过早出现一些衰老的征象。

6. 吸烟影响胎儿发育 烟草中的有害物质（如尼古丁、氢氰酸、氨、一氧化碳、二氧化碳、吡啶、芳香族化合物和焦油等）可以随着烟雾被吸收到母体血液中，再通过血液渗入胎盘，导致胎盘超微结构损伤，如降低合体滋养层微绒毛的活性等。孕妇 NO 不足会严重影响妊娠期血管和子宫平滑肌的张力，导致胎儿血液灌流减少，胎儿氧气和营养不足，造成胎儿生长发育迟缓、先天性畸形等，且易分娩出低智商儿。在整个妊娠期被动吸烟的产妇其新生儿为小于胎龄儿的相对危险度明显大于在妊娠中期或晚期被动吸烟的相对危险度。另外，吸烟的孕妇临产时出现胎盘早剥、出血、早破水等合并症的概率要大大高于不吸烟的产妇。吸烟还增加了孕妇患高血压、心脑血管疾病的危险。

7. 吸烟诱发肿瘤 烟草致癌物可增加妇女患口咽癌、食管癌、肺癌、肾癌、膀胱癌、乳腺癌、子宫颈癌、卵巢癌的概率，其中被动吸烟是非吸烟女性发生肺癌的主要危险因素。

吸烟已成为影响全民健康及素质的严重危险因素。根据 WHO 的定义，不吸烟者每周至少有 1 天以上吸入吸烟者呼出的烟雾，且超过 15mg/d，即为被动吸烟。被动吸烟同样会产生相似作用。研究显示，被动吸烟与不良妊娠结局之间有一定的剂量 - 反应关系，每日被动吸烟的时间超过 3 小时，则其对不良妊娠有显著影响，因此，应该引起全社会的重视。

（蔡丽敏）

第十章 女性饮酒的危害及对皮肤的影响

近年来，随着我国酒类产量的提高及人均消费酒精量的明显增加，大量饮酒而导致的酒精依赖及其所引起的各种危害的发生率也随之增加，目前此问题已经成为社会所关注的公共卫生问题。酒精相关问题的严重程度与人均酒精消费量以及饮酒模式有着密不可分的关系。酒精不但给人类的肉体造成伤害，同时也给精神和社会带来极其严重的危害。人体中没有任何器官系统可免于酒精的损害，长期大量饮酒可导致酒精性精神疾病、酒精依赖综合征、酒精性胃炎、酒精性脂肪肝和酒精性肝硬化等疾病，酒精还可干扰激素的分泌，改变血糖水平，加速糖尿病的恶化，影响生殖功能，干扰钙离子水平和骨组织构建，增加骨组织疏松的风险性，同时也会影响个人的生活品质、健康状况、人际关系或社会经济地位等。WHO 提出为了降低酒精对健康的慢性损害，男性每日纯酒精摄入量应小于 40g，女性则应小于 20g。

一、饮酒的危害

1．酒精影响血糖调节　酒精可影响体内所有的葡萄糖来源及各种激素的活动。长期大量饮酒者会导致葡萄糖摄入缺乏，在空腹状态下，储存的糖原被匀速消耗，而当酒精处于新陈代谢过程时，葡萄糖的产生受到抑制，这种综合效应使得人在狂饮酒类的6～36小时过程中导致严重的低血糖。

2．酒精损伤生殖功能　生殖系统接受各种激素水平的调解，其中最主要的是雄激素和雌激素，主要由睾丸和卵巢合成后作用于各种靶器官。另有一些生殖激素通过下丘脑和垂体合成。酒精可导致男性性功能障碍，降低精子的存活数目而导致不育，对于女性来说则会抑制第二性征、月经周期和影响受孕情况。酒精的直接毒理测试发现，在男性人群中，酒精可降低睾酮水平，另外还可通过抑制维生素A的代谢而抑制精子的结构和运动灵活度，在女性人群中，酒精可抑制排卵。以上这些功能障碍可通过酒精的急速调节直接引起，也可由酒精滥用导致的其他器官损伤而间接引起，如肝病、胰腺疾病、营养不良、胎儿发育异常等。

3．酒精与肥胖　酗酒的人通常过度肥胖，因为酒精中的能量较高而缺少蛋白质、必需脂肪酸、维生素和矿物质等营养物质。经测算，一杯威士忌、啤酒或葡萄酒中含有的热量超过100cal。

4．饮酒与激素水平　长期酗酒不仅可造成肝脏、心脏和大脑的严重损害，而且内分泌系统同样受到不同程度的损害。酒精还可抑制钙的代谢，大量的酒精消耗可导致暂时性PTH缺乏，增加尿钙排泄，导致钙的流失，长期大量饮酒可干扰维生素D的代谢而导致机体对钙的吸收量减少。

5．饮酒对女性的影响　我国居民饮酒行为与性别的差异和风俗文化有着密切的关联。传统上，人们对男性饮酒和吸烟较为宽容和认可，而对女性的这种行为则持不赞许的态度。女性饮酒量增长迅速的原因是女性就业人数增加、女权意识增强、女性经济实力的提升、参与社会各项活动的机会增加等。虽然女性饮酒比率明显低于男性，但酒精对女性影响的风险因素却远远大于男性。

酒精与女性内分泌系统存在相互作用。首先，酒精的吸收、代谢和清除受月经周期激素变化的影响；第二，相反，酒精可能直接或间接地影响雌激素水平的变化，扰乱了正常的月经周期。月经周期可分为2个阶段，卵泡期和黄体期，每阶段大约14天，如果卵细胞未排出，卵巢的激素分泌组织黄体不能形成，因此黄体期雌激素和孕酮的高水平就不能出现。

催乳素和肾上腺激素分泌过多是酗酒女性性功能障碍的最初表现。已有报道，剧烈饮酒和长期饮酒者脑垂体黄体生成素（LH）减少，脑垂体异常可造成不可逆的高催乳素血症。饮酒过急，即使是小剂量也会引起绝经前女性血浆睾酮水平的升高。研究者认为，这一发现与饮酒所致女性性欲提高有关。脱氢睾酮是具有活性的雄激素代谢产物，可以作用于皮肤，5－α还原酶使睾酮转变为脱氢睾酮。根据Eriksson等人的发现，酗酒女性5－α还原酶增多（孕酮水平下降），睾酮增多，从而生成大量的脱氢睾酮。因此推测，长期酗酒的女性月经前期痤疮患病率可升高。口服避孕药者酒精代谢会变慢也可无变化，而是否服用外源性激素对孕酮水平则没有显著影响。

酒精对男性和女性的影响不同，而且在女性月经周期的不同阶段作用也不同。饮等效剂量的酒，女性与男性相比，由于女性胃中醇脱氢酶活性降低，代谢降低，使得血液中酒精浓度较高，另外，女性体内的含水量小于男性，当饮酒时，酒精分布于细胞内和细胞外，因为女性体内含水的质量较小，所以女性血中的酒精浓度要比男性高，女性月经前期饮酒的吸收率也要比其他阶段快。故女性更容易醉酒，尤其是在月经前期。

酗酒女性会出现性腺功能障碍，包括闭经、性欲下降、不孕不育及其他妇科疾病。男女饮酒所产生的不同反应可以解释为：①女性脂肪组织较多，相对体液含量较少，因此会导致血中相对较高的酒精水平；②性别不同，消化系统对酒精降解程度不同，要经过醇脱氢酶代谢，女性此种酶的含量仅为男性的59%；③胃蠕动影响对酒精的吸收，胃排空运动控制酒精的吸收率；④月经周期循环中激素水平的变化能影响胃肠通过率（每份或每小时食物通过消化道的速度），例如，雌激素和孕酮会引起妊娠妇女产生胃灼热感等症状，黄体期胃肠通过时间延长，吸收率改变，因此血中酒精浓度也会改变；⑤肾脏对酒精的代谢也起一定作用。

另有报道，女性中酒精对肝脏的损伤程度高于男性。酒精还可使乳腺癌发生的风险率增高，有人认为绝经后女性内源性激素水平改变与乳癌和子宫内膜癌的发生有关。此外，雌激素对子宫内膜和乳腺上皮细胞亦有很大的影响。Nagata 等人发现，绝经后饮酒女性雌二醇和脱氢异雄酮硫酸盐水平升高。绝经后女性雌激素的主要来源是雄激素的转化，酒精可以提高这一转化。适度饮酒与绝经后女性血清雌二醇/睾酮比率相关联。有报道发现，进行雌激素替代治疗（ERT）的绝经女性，饮酒可以影响其雌激素的代谢。是否使用 ERT 对血中酒精含量没有显著影响，而饮酒能使进行 ERT 的女性饮酒后 1 小时雌二醇水平显著增高，并维持在较高水平持续 5 个小时。这可以部分解释适量饮酒能降低绝经后女性发生心血管疾病危险性的原因，但这也可能提高雌激素相关恶性肿瘤发生的危险性。

二、饮酒与皮肤病

1. 银屑病 多项研究发现银屑病患者的平均饮酒量较正常人群高，且饮酒量和疾病的严重程度呈正相关，难治型银屑病可能与饮酒过多有关。有学者研究表明，吸烟和嗜酒均可诱发银屑病，尤其是女性患者。在女性患者中，饮酒对银屑病的发病有影响（$P<0.05$），且饮酒次数及量越多银屑病发病程度越重。银屑病病理基础是角质形成细胞过度增长、中性粒细胞浸润及真皮血管异常增长和扩张。一方面，嗜酒特别是烈性酒可以直接扩张血管，使血管通透性增加，利于中性粒细胞游出并向表皮浸润；另一方面，嗜酒使花生四烯酸含量增高，抑制腺苷酸环化酶，使 cAMP 减少，导致表皮细胞增殖。而吸烟可刺激中性粒细胞活化后过氧化酶的释放，使其分布、利用加速，趋化性、黏附性增强，活化后产生的一些过氧化物及酶系可参与银屑病皮损的炎症发生，尤其是其趋化性及活化作用在银屑病发病中起重要的作用，可改变吞噬细胞的氧化代谢，增加炎症反应的氧化代谢和酶的释放，从而导致皮损的发生或加重。

2. 酒渣鼻 连续饮酒的患者可加速酒渣鼻（RA）的进程，促使 RA 潮红，因此要主动避免所有导致潮红的因素，尤其是酒精。另外，免疫调节机制可能起一定的作用。大量饮酒者可出现细胞介导的免疫抑制，这可解释持续饮酒者的 RA 加重的原因。此外，在饮酒过度患者中，发现有较高的胶原Ⅲ前肽水平，它是胶原代谢增加的一个标志。在皮肤组织学研究中发现，酗酒患者的皮肤胶原增加，因此，它可能解释在 RA 后期组织增生的机制。酒精对免疫系统有很大的影响，与过度饮酒相关的疾病，如银屑病、HIV 感染者中也更多见，故提示在发病机制上可能有相似的因素。

3. 痤疮 皮肤感染，包括毛囊炎，在重度酗酒者中最常见。可能的机制是免疫功能失调。此外，细菌和酵母菌均具有乙醇脱氢酶活性，过度饮酒时能使这些微生物产生反应性和有毒性的乙醛。从患者皮肤取材，培养痤疮棒状杆菌和金黄色葡萄球菌，加乙醇孵育后其乙醛产生有所增加。痤疮在嗜酒者中占 1%～26%。酒精相关的痤疮往往见于年龄大的患者（30～50 岁）。

4. 皮炎 研究显示，特应性皮炎、湿疹与滥用尼古丁和酒精相关。神经性皮炎、脂溢性皮炎与饮酒关系似乎也很密切。过量饮酒既可促发又可加重病情，而不断的饮酒则导致治疗困难和频繁复发。现有证据表明，脂溢性皮炎是酒精引起的免疫功能失调，进而促进致病菌，如糠秕孢子菌属和酵母菌的寄居。

伴有湿疹和银屑病的嗜酒者有脂质代谢异常，尤其是溶血卵磷脂（lisophos - phatidylcholin）膜浓度增加，有膜毒性，可能是加重炎症性皮肤病的因素。

5．泛发性瘙痒症　有达40%的酒精依赖性患者主诉皮肤瘙痒。而医师观察到的皮损多为继发性的抓痕，这种瘙痒可发生在肝硬化之前，但看来似乎与肝功能异常无关。可能的机制是自身免疫性神经疾病，但这仍然是推测。

6．创伤　嗜酒者较年龄匹配的对照者皮肤表现得更老，且有较高的皮肤外伤频率，是酒精增加了患者皮肤的麻木感的原因。

近年来国外研究结果显示，少量适度饮酒能降低冠心病和心肌梗死等疾病的患病率和死亡率，且另有研究表明饮酒可降低中年女性热潮红的危险性，但其机制迄今尚未能得到证实，并且适量的程度难以把握，个体差异较大，故不宜向公众笼统宣传饮酒有益。

（蔡丽敏）

第十一章　女性与毒品及其危害

毒品泛滥作为当今世界的重大公害之一，越来越引起各国政府和人们的关注。据2004年联合国国际禁毒署的数字统计，目前全球吸毒人数已超过2.18亿，至少有1.4亿人服用大麻，1300万人服用可卡因，860万人服用海洛因。每年有10万人因吸毒死亡，1000万人因吸毒丧失劳动能力。女性和青少年吸毒者的数量明显增加，因吸毒而诱发艾滋病患者也越来越多。

中国曾是毒品危害最重的国家，可以说中华民族屈辱的近代史是由毒品造成的。中国也是唯一一个曾经在境内消灭了毒品的国家。但是，近30年滥用毒品的形势急剧恶化，吸毒问题在全球蔓延，中国已不再是一片净土，中国又一次处于毒品的危害之中。截至2007年12月底，全国吸毒人员数据库中的吸毒人员达95.7万人。据估计，中国目前实际吸毒人员比上述数字要多。其中80%是吸海洛因的，吸食新型毒品的实际人数上升较快。

一、毒品及其危害

1．毒品的定义　毒品是指国际禁毒公约规定的受管制的麻醉药品和精神药品。根据我国《刑法》第357条规定：毒品是指鸦片、海洛因、甲基苯丙胺（冰毒）、吗啡、大麻、可卡因以及国家规定管制的其他能够使人形成依赖的麻醉药品和精神药品。

毒品种类繁多，但一般来说，均具备4个共同的特征：①不可抗力，强制性地使吸食者连续使用该药，并且不择手段地去获得；②连续使用有不断加大剂量的趋势；③对该药产生精神依赖性及躯体依赖性，断药后产生戒断症状（脱瘾症状）；④对个人、家庭和社会都会产生危害后果。

2．毒品的分类　目前毒品种类已达到200多种，根据不同的标准有不同的划分方法。根据国际禁毒公约的规定，能够使人产生依赖的毒品主要分为两大类：精神药品和麻醉药品。在世界范围内被禁止和被限制使用的精神药品有104种，麻醉药品有128种，共计232种。另根据毒品来源和生产方法不同，可分为天然毒品和合成毒品；根据毒品对人体的作用，可分为麻醉剂、抑制剂、兴奋剂、镇静剂和致幻剂；根据毒品对人的危害程度，分为软性毒品和硬性毒品。

联合国麻醉药品委员会将毒品分为6大类：①吗啡型药物（包括鸦片、吗啡、海洛因和罂粟植物等），是最危险的毒品；②可卡因（包括古可碱、盐酸可卡因等）；③大麻（包括大麻烟、大麻脂、大麻油等）；④安非他命等人工合成兴奋剂；⑤安眠镇静剂（包括巴比妥药物和安眠酮）；⑥精神药物（安定类药物）。世界卫生组织（WHO）将当成毒品使用的物质分成8大类：

吗啡类、巴比妥类、酒精类、可卡因类、印度大麻类、苯丙胺类、柯特（KHAT）类和致幻剂类，其他还有烟碱等。

3. 常见毒品及其对人体的作用

（1）鸦片：俗称阿片、大烟、烟土、阿片烟、阿芙蓉等。鸦片系草本类植物罂粟未成熟的果实用刀割后流出的汁液，经风干后浓缩加工处理而成的褐色膏状物，这就是生鸦片。生鸦片经加热煎制便成熟鸦片，是一种棕色的黏稠液体，俗称烟膏。鸦片是一种初级毒品。生鸦片可直接加工成吗啡。鸦片主要含有鸦片生物碱，已知的有25种以上，其中最主要的是吗啡、可待因、海洛因等，含量可达10%～20%。滥用海洛因、鸦片、吗啡的吸毒者，毒瘾发作时，涕泪交流，大哭大叫，难受之状犹如万箭穿心，四肢痉挛，尿便失禁，不死不活倒地昏睡。

（2）吗啡：吗啡是鸦片的主要有效成分，是从鸦片中分离提炼出来的具有奇特中枢镇痛作用的生物碱，含量可达5%～15%。呈白色结晶粉末状，味苦有毒，易溶于水。作为镇痛剂应用于临床，也用于麻醉前给药，此外还有极强的镇咳、镇静作用。吗啡依赖者常用针剂皮下注射或静注，会产生难以言表的欣快感，易使人产生依赖，但由于对呼吸中枢有极强的抑制作用，如同吸食阿片一样，过量吸食吗啡后出现昏迷、瞳孔极度缩小、呼吸受到抑制，甚至于出现呼吸麻痹、停止而死亡。

（3）海洛因：亦称盐酸二乙酰吗啡，是一种高毒性的鸦片类化合物。其主要成分为二乙酰吗啡，属于合成类麻醉品。来源于鸦片，是鸦片经特殊化学处理后所得的产物。迄今为止已有一百多年的历史。主要品种有1号海洛因（粗制吗啡）、2号海洛因（海洛因碱）、3号海洛因（纯度25%～45%）及4号海洛因（纯度可达98%）。毒品市场上的海洛因有多种形状，是带有白色、米色、褐色、黑色等色泽的粉末、粒状或凝聚状物品，多数为白色结晶粉末，极纯的海洛因俗称“白粉”。由于海洛因产生依赖最快，毒性最烈，难以戒断，曾被称为世界毒品之王。其依赖性和毒性为吗啡4～5倍，滥用会造成急性中毒，不及时抢救会导致死亡。注射方式可传播艾滋病等多种疾病，吸食者会出现人格扭曲，从而走向犯罪。一般持续吸食海洛因的人寿命只有7～8年。

（4）大麻：大麻是1年生草本植物，通常被制成大麻烟吸食，或用作麻醉剂注射，有毒性。大麻，分大麻烟、大麻脂、大麻油。大麻脂略带黏性，大麻油为黑黏稠的液体。大麻草可单独吸食，将其卷成香烟，被称为“爆竹”；或将它捣碎，混入烟叶中，做成烟卷卖给吸毒者，这就是大麻烟。这种毒品在当今世界吸食最多，范围最广，因其价格便宜，在西方国家被称为“穷人的毒品”。初吸或注射大麻有兴奋感，会产生错觉、情绪激动、好斗；继而会产生焦虑猜疑，倦怠昏睡；长期使用会出现人格障碍、双重人格、人格解体，记忆力衰退、迟钝、抑郁、头痛、心悸、瞳孔缩小和痴呆，偶有无故的攻击性行为，导致违法犯罪的发生。

（5）可卡因：可卡因是1860年从前南美洲称为古柯（COCA）的植物叶片中提炼出来的生物碱，其化学名称为苯甲基芽子碱。是一种无味、白色薄片状的结晶体。毒贩贩卖的是呈块状的可卡因，称为“滚石”。可卡因服用方式是鼻吸。可卡因是最强的天然中枢兴奋剂，使人产生长时间的兴奋与欣快感，能消除疲劳和紧张。对中枢神经系统有高度毒性，可刺激大脑皮层，产生视、听、触等幻觉；服用后极短时间即可产生依赖，并伴以失眠、食欲不振、恶心及消化系统紊乱等症状；中毒严重者可导致偏执型精神病，呼吸衰竭而死亡。70mg的纯可卡因，可以使体重70kg的人当场丧命。

（6）甲基苯丙胺（amphetamine）及其衍生物：甲基苯丙胺亦称去氧麻黄碱或安非他命，因其形状与冰块相似，故俗称“冰毒”，属联合国规定的苯丙胺类毒品。主要来源是从野生麻黄草中提炼出来的麻黄素。甲基苯丙胺的形状为白色块状结晶体，易溶于水，一般作为注射用。由于“冰毒”刺激性大、持久力强，使用一次便可产生依赖，因此，被称为“毒品之王”。其具有强烈的中枢兴奋作用，运动明显增加，易产生错觉及被迫害的感觉而引发暴力行为和刑事犯罪；长期使用可导致记忆力减退、长久性失眠、大脑功能破坏、心脏衰竭、胸痛、焦虑、紧张或激动不安，更有甚者会导致长期精神分裂症；过量服用将引发全身性衰竭并死亡。吸食“冰毒”死亡率较高，特别是孕妇吸食对胎儿毒害最严重。

（7）K粉：化学名称为“氯胺酮”，属于其他合成类的新型毒品，其外观为纯白色细结晶体，在医学上一般作为麻醉剂使用。K粉的吸食方式为鼻吸或溶于饮料后饮用，能兴奋心血管，吸食过量可致死，具有一定的精神依赖性。滥用后，易导致迷幻，产生错觉，麻痹人的神经系统。吸食者会疯狂摇头，疯狂的摇摆还会造成心力、呼吸衰竭。吸食过量或长期吸食，可以对心、肺、神经造成致命损伤，对中枢神经的损伤比冰毒还严重。

（8）摇头丸：又称“狂欢丸”、“狂喜丸”等，是指致幻型苯丙胺类兴奋剂的统称，为“冰毒”的一种衍生物，是近年来在世界范围内流行的新型毒品之一。化学名称为“二氧甲基苯丙胺”。在我国因吸毒者滥用后会随着音乐剧烈地摆动头部而得名“摇头丸”。通常为丸剂、片剂，形状多种多样，五颜六色，图案繁多，具有强烈的中枢致幻和兴奋作用。服用后，作用于人的中枢神经系统，使人极度兴奋，处于幻觉及妄想状态，摇头不止，行为失控，表现出苯丙胺精神症状，酷似精神分裂症，可引发对自身的伤害，并导致危害社会的行为发生。经常服用会引起精神错乱、心衰、急性肾功能衰竭、肝功衰竭，最终致人死亡。

4. 毒品的危害　毒品的危害，可以概括为12个字：毁灭自己、祸及家庭、危害社会。

（1）毁灭自己：①毒品摄入体内，可产生毒副反应及戒断症状，对健康构成直接而严重的损害，甚至吸毒过量以至死亡。此外，由于毒品对消化、呼吸、心血管、免疫等多个系统的影响，滥用毒品可导致多种并发症的发生；②毒品不仅对躯体造成巨大的损害，由于毒品的生理依赖性与心理依赖性，使得吸毒者成为毒品的奴隶，他们生活的唯一目标就是设法获得毒品，为此失去工作、生活的兴趣与能力。长期吸毒者精神萎靡，形销骨立，人不像人，鬼不像鬼。

（2）祸及家庭：家庭中一旦出现了吸毒者，从此全家就会永无宁日，就意味着这个家庭贫穷和充满矛盾的开始。吸毒者在自我毁灭的同时，也破坏自己的家庭，使家庭陷入经济破产、亲属离散、甚至家破人亡的困难境地。

（3）危害社会：①吸毒与犯罪如一对孪生兄弟。吸毒者为获毒资往往置道德、法律于不顾，越轨犯罪，严重危害人民生命与社会治安。据估计，在毒品犯罪严重地区，约80%的男性吸毒人员有过违法犯罪行为，而80%以上的女性吸毒者从事卖淫，导致艾滋病等多种疾病扩散流行。据报道，在英国有一半吸毒者是靠犯罪获得买毒品的钱；②吸毒者丧失工作能力与正常生活，对吸毒者各种医疗费用，缉毒、戒毒力量的投入，药物滥用防治工作的开展，都给社会经济带来严重的损失。如今，吸毒成为社会痼疾，在全世界蔓延，人类社会因此背上了沉重的社会包袱。

二、女性吸毒的现状

历史上，毒品似乎是男性世界的专利，吸毒者绝大多数为男性，但是近几十年来吸毒女性的数量正迅速增加。20世纪60～80年代，美国女性吸毒者的比例从14%上升到30%，到90年代，大约40%的吸毒者为女性。我国在20世纪80年代中期以前，吸毒者绝大多数为男性，女性青少年吸毒者较为少见。但据公安部的统计数字表明，从80年代末期尤其是进入90年代以来，我国女性吸毒者数量大幅度上升，各地均发现女性青少年吸毒迅速增长之势。1999年我国登记在册的女性吸毒者为11.8万人，2000年上升至13.8万人，上升幅度为16.9%。进入新世纪以来，全国女性吸毒总人数比10年前多了近1倍，特别是在沿海地区的部分省市，女性吸毒人数甚至占到吸毒总人数的40%以上。2002和2003年女性吸毒者所占吸毒人员总数的比例均在16%左右。2004年登记在册的吸毒人群中，女性吸毒者占了近20%。

据联合国禁毒署2002年度毒品问题报告，亚洲女性毒品滥用者占滥用者总数的10%。无论从全国总体还是从局部省份的情况来看，中国女性吸毒者占吸毒人员总数的比重已明显高于亚洲女性吸毒者所占比重的平均水平。

三、女性吸毒的特点

1. 女性吸毒者的年龄结构　绝大多数吸毒女性年龄偏低，多系25岁以下的青少年，平均年龄22～27岁之间，比男性平均年龄小3～4岁。据司法部预防犯罪研究所“吸毒违法行为预防与矫治”课题组一项对400名女性吸毒者的调查，18～25岁青少年的比例高达66.75%，而男性同年龄段人数的比例为40.8%。

2. 女性吸毒者的职业与就业状况　无论是女性还是男性吸毒者，在吸毒之前和吸毒之后的职业与就业状况的变化都非常大，相对而言，女性的职业和就业状况的变化更为明显一些。这可能与社会对女性的行为定位和角色期望，以及女性的心理、生理特点有关。

女性吸毒者多无职业或无固定职业。据司法部预防犯罪研究所“吸毒违法行为预防与矫治”课题组对1200名吸毒劳动教养人员（女性吸毒者400人）的调查，女性吸毒者中仅19～35岁的无业和待业人员的比例就高达46%，高于平均比例数，也明显高于男性组的同项指标。

3. 女性吸毒者的地域分布特点　女性吸毒者以城市女性为主，农村中吸毒女性相对较少。在城市吸毒女性中，又以中小城市女性为主。这与男性吸毒者以农村和小城市或城镇为主有较大的区别。据司法部预防犯罪研究所“吸毒违法行为预防与矫治”课题组调查，农村男性被调查有效个案总数的比例超过40%，高于女性组比例近34个百分点。而在大中城市吸毒者的比例中，女性组被调查者的比例达到54.25%，男性组仅有15.64%，女性组的同项指标高于男性组38个百分点以上。

4. 女性吸毒者的婚姻状况　由于社会性别因素，吸毒女性的心理压力比男性更大，大多不能过上正常的婚姻生活。女性吸毒者已婚率普遍较低，50%以上未婚，即便是结过婚，其离婚率也很高，未婚同居现象较为严重，这与女性吸毒者年龄偏低有关。

5. 女性吸毒者的依赖过程　吸毒依赖的难易，与需吸时间的长短、吸毒的次数、毒品摄入量、吸毒者的体质、抗毒能力等有很大的关系。女性的体质相对男性而言一般要差，且比男性有更好的毒品药理感觉，因此女性吸毒者产生依赖较男性所需时间要短，次数要少，毒品摄入量要低，更具有依赖快、依赖性强和戒断难等特点，而女性心理脆弱、更缺乏承受能力，所以更容易陷入复吸。

6. 女性吸毒者的关联性违法犯罪行为　吸毒容易导致和诱发其他违法犯罪行为。有两个特点：①从事相关违法犯罪行为的比例高。据资料估计，女性吸毒者相关违法犯罪的比例在80%以上；②相关违法犯罪行为的类型较为单一，多数从事卖淫活动。

近几年来，随着女性吸毒人数的不断增多，女性毒品犯罪也呈现逐年增多的趋势。“以贩养吸、以淫养吸”的现象在毒品违法犯罪人员中占有很大比重，这是女性吸毒者解决毒资维持吸毒的重要手段。2002年对某女子监狱毒品罪犯的调查表明，女性贩毒罪犯中约有50%的人是以贩养吸、吸贩合一者。吸毒与卖淫是一对形影不离的孪生姐妹。来自公安部门公布的数字表明，在我国女性吸毒人员中80%有卖淫问题。

7. 女性吸毒加速了性病及传染病的传播　吸毒女性由于长期吸毒、卖淫，健康受到严重损害，性病、传染病较普遍。一方面由于许多妇女为筹措毒资不得不卖淫，因而导致性病的泛滥。另一方面吸毒者共用针头注射毒品和吸毒者吸毒后的性混乱行为，也会使性病尤其是艾滋病广泛传播。女性滥用毒品后，比男性更容易感染艾滋病。吸毒女性一旦涉足卖淫，其感染性病及人类免疫缺陷病毒（HIV）的危险性将大大高于普通人群。感染HIV的吸毒女性的性行为，已成为一个地区艾滋病流行最具威胁因素。

据报道，希腊的吸毒者中3.8%感染HIV，这一比例在比利时为66%，西班牙为65.9%，在意大利为64.3%，在英国为61%，在法国为20%。纽约与旧金山的吸毒者中66%是HIV携带者。此外，女性吸毒者之间由于共用注射器而易感染甲型肝炎病毒、甲乙型肝炎病毒或丙型肝炎病毒。静脉吸毒女性常出现HIV感染与丙型肝炎的伴发，最近一项研究表明感染HIV的静脉吸毒者中，92%合并感染丙型肝炎病毒。

四、女性吸毒的原因

（一）客观原因

1. 毒品犯罪活动日趋严重的国际环境的影响　近几十年，国际毒品犯罪活动日益猖獗，国际贩毒集团采取各种方式，千方百计对我国进行毒品渗透。目前我国已经从无毒国变成毒品过境国，以至毒品过境与消费并存国。国内外贩毒集团为了扩大毒品消费市场，采取各种手段“培养瘾君子”，许多女性沦为吸毒者。

2. 不良社区环境的影响　任何一个社会成员都在一定的社区环境中生活，社区环境的好坏对每一个人特别是女性，是否走上违法犯罪的道路会产生很大的影响。许多社区已经形成固定的毒品销售点、吸食点。不良的社区环境是增多女性吸毒的重要原因。

3. 不良交际环境的影响　在未成年时期和成年早期，交际环境对于个体社会化往往具有直接、明显的影响。吸毒主要靠后天习得。在戒毒所绝大部分吸毒者尤其是女性吸毒者，在吸毒前都或多或少的交有吸毒的朋友，她们的“第一口”、“第一针”常常是在朋友的怂恿下开始的。

4. 不良家庭环境的影响　每个人都在一定的家庭中生活，不良的家庭环境是一个人特别是女性青少年走上违法犯罪道路的重要原因。①父母对子女的溺爱，常常是青少年女性吸毒的祸根；②不当的家教方式，将许多青少年女性过早的推向复杂的社会，更是促使她们在毒品中寻找安慰的要因；③家庭成员吸毒是女性吸毒不容忽视的危险因素。据司法部预防犯罪研究所“吸毒违法行为预防与矫治”课题组的调查，吸毒女性组中家庭成员和亲属吸毒的比例明显高于男性组，女性组配偶和恋人吸毒的比例接近有效个案的一半，合计比例达到48.15%，而男性组的同类比例仅有7.09%，相差极为悬殊，充分说明女性吸毒更容易受到不良家庭环境的影响。

5. 吸、贩毒人员及其他非法人员的强迫、引诱、欺骗、教唆　一些吸毒人员，尤其是毒贩子为牟取暴利，极力引诱、哄骗和教唆女性吸食毒品。有些非法人员，如组织、强迫女性卖淫人员为了更好的控制女性卖淫，常常强迫、引诱、教唆她们吸毒。人体运毒是近些年来较为常见的贩毒方式，女性因其特殊的生理结构和不易为人怀疑、发现、检查等特点，而为贩毒分子所青睐。有些贩毒分子为了便于把部分女性变为容易操纵的运毒工具，常常强迫、引诱、教唆她们吸毒。这些都是近年来女性吸毒现象增加的重要原因。

（二）主观原因

1. 缺乏对吸毒违法性的认识　很多女性吸毒者对吸毒存在着严重的误解，有相当数量的人认为，“吸毒吸的是自己的钱，和抽烟一样是个人爱好，不违法”。这既是女性吸毒的重要原因，也给矫治工作带来了许多困难。

2. 人格缺陷　近几年的相关研究表明，某些吸毒者在吸毒之前就是显性或潜在的精神病患者，其人格方面就存在缺陷。女性吸毒者的人格缺陷主要表现为叛逆性、嬉戏性、冲动性、报复性、自控力差、精神空虚等。许多女性吸毒者染毒的原因竟只是和屡劝不改的吸毒丈夫赌气，结果一沾而不可收拾。更多的女性吸毒者是为了寻求刺激、求得精神上的所谓“解脱”。

3. 好奇心理　好奇心是人类的天性，女性的这种天性更为突出。一些涉世不深的女性青少年看到周围的人，如朋友、家人等吸毒，总想体验一下，尝一尝。殊不知今天的毒品纯度和毒性已非昔比，一尝之后，悔之晚矣。

4. 对毒品的危害认识不清　毒品具有较强的镇痛、抑制和催眠等致幻、麻醉作用，最初都是作为药物使用。毒品的依赖性危害为人们所了解也经历了一定的过程。但是，迄今仍有不少人误认为毒品是治病良药。为治病、减肥而染毒的女性不在少数。

五、吸毒对女性身体健康的危害

毒品能损害吸毒者的身心健康，破坏人体的正常生理功能和免疫系统。毒品对人体的毒性作用表现为各系统的损害，如神经、呼吸、心血管、胃肠道、生殖系统等。女性身心独特，免疫功能相对于男性为弱，因而更易受到毒品的损害，遭受更多的痛苦。表现有以下方面。

1. 营养不良　营养不良居吸毒并发症的首位。吸毒可以引发呕吐、食欲下降，抑制胃、胆、胰消化腺体的分泌，从而影响食物的消化吸收，造成吸毒者营养不良和体重下降，最后骨瘦如柴。

2. 损害呼吸道　零售的毒品中大都掺入了滑石粉、咖啡因、淀粉等粉状杂物，吸食后可引起肺颗粒性病变、肺纤维化、肺梗死、肺气肿、肺结核等肺部感染。由于海洛因具有镇咳作用，当吸毒者肺部病变时，并无明显咳嗽等表现，易掩盖病情，往往临床上发现吸毒者有肺部感染时，病情已经十分严重。

3. 易患各种性病　女性吸毒者大多数是性乱者。滥交、卖淫，极易交叉感染各种性病，尤其是加速了艾滋病的传播。吸毒者之间共用不洁注射器注射毒品和吸毒后的性乱行为已成为艾滋病传播的重要渠道，而女性吸毒共用注射器比例高的特征，决定了他们感染 HIV 的概率加大。静脉吸毒者在患艾滋病病人中所占的比例不断上升，女性感染 HIV－1 的危险性高于男性。吸毒女性感染梅毒的危险性明显高于健康人，也高于男性吸毒者，梅毒感染率在 1.4% ~29.2% 之间。

4. 易患传染性疾病　易导致肝炎病毒感染而引起甲型肝炎、乙型肝炎或丙型肝炎的暴发和流行。

5. 感染性疾病　不消毒的静注易引起皮下脓肿、蜂窝织炎、血栓性静脉炎、败血症和感染性心内膜炎等感染性疾病。

6. 损伤血管　静注毒品，可引起局部动脉栓塞、静脉炎、坏死性血管炎和真菌性动脉瘤等。

7. 神经系统　如急性横贯性脊髓炎、急性感染性神经炎、细菌性脑膜炎等。

8. 生殖系统　女性多表现为闭经、痛经、停止排卵、性欲缺乏、乳房萎缩和不孕。还会危害下一代，吸毒孕妇分娩婴儿死亡率高。

女性吸毒带来的另一个特殊的直接后果是大量“快克婴儿”（吸食毒品快克后产出的婴儿）、“海洛因婴儿”的出生。这些婴儿由于在母体内受到毒品的影响，大脑发育受到严重影响，经常会从过度亢奋状态转变为呆滞，有的生下来便有毒瘾，大多数婴儿在长大后智力低下、行为异常。根据美国全国毒品管制策略机构公布的材料，在美国每年出生的“快克婴儿”多达 10 万名。

9. 精神病症状　由于毒品的作用以及吸毒后生活方式的改变，吸毒者多出现人格改变和典型的精神病症状，如自私、冷漠、社会公德意识差，有的还会出现幻觉冲动，发生攻击行为、自残、伤人或自杀。

10. 肾脏疾病　如急性肾小球性肾炎、肾功能衰竭和肾病综合征等。

11. 皮肤损害　皮肤斑点、溃疡，手部水肿，接触性皮炎、皮疹、紫斑、瘙痒等。

12. 其他　吸毒还可以引起骨、关节、肌肉的炎症和疟疾、破伤风等。

六、女性吸毒者的性行为和性关系

大量调查和研究表明，吸毒者是性传播疾病（STD）的高危人群。在吸毒之后至依赖初期的一段时期内，许多女性吸毒者的性关系和性行为处于比较混乱的状态。女性吸毒者性关系和性行为的混乱状态，直接或间接地导致三种后果：一是性行为和性伙伴的混乱；二是性行为的频繁；三是女性吸毒者受心理和生理欲望的驱使，往往在进行性行为时不采用安全措施。这些都客观上加剧了女性吸毒者感染和传播性病的可能性。其主要原因有：

1. 女性吸毒者人格特点和生活方式的外在反映　女性吸毒者往往具有强烈的追求享乐、追求感官刺激的欲望，自控力弱，精神空虚，性行为是其满足畸形需求和弥补空虚的一种方式。女性吸毒者在吸毒之前相对而言就存在性伴侣多的情况，她们往往性成熟早，性欲强度和性行为频率一般都高于普通人。

2. 毒品在一定阶段对于性欲具有刺激作用　吸毒初期，毒品会对中枢神经产生毒性刺激作用，使吸毒者产生不同程度的性冲动亢进和性功能增强状态，即具有所谓“性心理正性强化作用”。在这一阶段女性吸毒者的性行为相对频繁，追求性体验的程度较高。

3. 吸毒行为的纠合性比较明显　因为这样更容易获取毒品、完成吸毒行为，也便于逃避法律的制裁。这种纠合性使异性共同吸毒时容易导致性行为。

4. 吸毒的场合一般比较封闭　如宾馆或旅馆的房间、家庭住宅以及其他比较固定、隐蔽的吸毒场所，吸毒者之间进行性行为的条件便利。

5. 女性吸毒者为获取毒资往往进行卖淫活动　一些卖淫女出于对毒品的错误观念试图用毒品来刺激性欲。卖淫女是性疾病的高危传染源，尤其是毒品的刺激、获得毒品或毒资双重目的的混合，使吸毒与性混乱具有更突出的联系。

虽然女性吸毒者在一段时期内，会体验到毒品对于性欲的刺激作用，并且性行为相对频繁，然而，随着对毒品的依赖程度不断加重，对毒品的快感体验超过了对性行为的快感体验，女性吸毒者需要逐步加大剂量和加快频率，以追求欣快感。同时长时间的毒品摄入也导致了生理功能的衰退和心理的变异。在吸毒经过一定时期后，绝大多数吸毒者都会出现生理和心理障碍，性欲减退或消失，性功能低下或产生障碍。女性吸毒者由于特殊的生理结构，受毒品的损害一般会更为严重。

七、女性吸毒的防治

毒瘾戒断是一项世界性的难题，目前，国际上戒毒的巩固率只有9%，即使科技比较发达、戒毒技术比较先进的美国等发达国家复吸率一般也在90%以上。戒毒工作颇有成效的新加坡，其复吸率也高达70%～80%。中国的复吸率估计在90%以上。女性吸毒者的毒瘾戒断复吸率可能还要高，不能忽视这样一个事实：女性吸毒者大都存在卖淫等性罪行为。吸毒与性罪纠合在一起，其矫治的难度要远甚于单纯的毒瘾戒断。因此，治理女性吸毒的重点应该定位于预防。采取有效的措施防患于未然，才是控制和根绝女性吸毒的根本措施。

（一）加强对女性吸毒的预防

1. 加强和开展专门针对女性的法制、毒品知识的宣传和教育　大力宣传毒品的危害。宣传教育的方式可以多种多样。要充分利用电视、广播、报纸、杂志等大众传媒宣传毒品的种类、性能、危害以及远离毒品的方法和知识，使防毒、禁毒的观念深入人心，从而使人自觉增强防毒的意识和决心。

女性吸毒是一种特殊的社会现象，不懂法或法制观念淡薄，缺乏对毒品和吸毒行为应有的正确了解和认识，在女性吸毒者身上都有不同程度的反应。目前开展的禁毒宣传和教育鲜有根据女性的生理、心理特点，专门针对女性而开展的。

2. 加强对女性的人生观、世界观道德、价值观教育　培养和增强女性对毒品的自我抵御能力，需要家庭、学校、社会和女性自身的共同努力，以不断提高女性道德、文化素质，塑造健康的人格，培养“自尊、自信、自立、自强”的精神，使她们能在美丑、苦乐、荣辱、义利、公私、生死等一系列观念上分清是非，自觉遵从社会道德规范，提高道德水平，摒弃贪图享乐的极端利己思想和迷恋一时快感不顾遗憾终身的错误观念，善待人生，把握人生正确的方向，做一个有理想有道德的新女性，不断增强对毒品的自我抵御能力。

3. 建立健全家庭、集体、社会保护网络　创造保护女性的良好环境，女性仍然是社会的弱者，为女性特别是女性青少年提供良好的保护环境，是预防女性吸毒的一项有效和必要的措施。为此，负有保护责任与义务的家庭、学校、单位、社会要共同形成一个有机联系的完整保护网络，确保女性在良好的环境中健康成长与生活。精神文明建设基础性工程之一的家庭美德建设，是形成良好的家庭风貌、营造和谐的家庭氛围、建成良好的家庭保护环境的有效措施，应受到全社会的高度重视，在全社会广泛开展起来，对于预防女性吸毒具有重要的现实意义。

（二）杜绝毒品来源　吸毒以能获得毒品为前提和条件。因此，杜绝毒品来源，使吸毒现象成为无源之水，是遏制吸毒蔓延趋势的最直接有效的措施。杜绝毒品来源，就要严厉打击各种毒品犯罪活动。有效地打击与走私、贩卖、运输、制造毒品等有关的各种犯罪活动，最大限度地堵住毒品的渗入、运输、流通等各种渠道，女性的吸毒问题也就失去了蔓延的条件和基础。要注意打击毒品犯罪中的国际合作，通过国际刑警组织与境外缉毒部门加强联系，定期交流情况，以便有效地打击跨国化、集团化的毒品犯罪。只有这样，才能使毒品犯罪受到打击和遏制，从而为减少女性吸毒创造条件。

（三）戒毒　对于广大的未吸毒者来说，重要的是教育他们远离毒品；而对于那些已经染上毒瘾的人来说，关键是要做好戒毒工作，使他们早日脱离毒魔。

1. 毒瘾的发作规律　吸毒者一旦中断毒品后 8～12 小时即可发瘾，若不继续吸食毒品，发瘾症状于 36～72 小时达到高峰，第三天后逐渐减轻，1 周后只要症状徐缓消除，失眠、焦虑、烦躁和不适感，有时会迁延很长一段时间。

2. 吸毒者的戒毒心理状态　吸毒者对戒毒终究是处于一种矛盾的心理状态，吸毒到一定程度不仅得不到欣快感，反而容易引起烦闷、苦恼；也有吸毒者知道毒品的危害，害怕毒品损害自己身体，这时很想戒毒，但是在他们自觉自愿接受戒毒治疗时，总是留恋吸毒时的欣快感，种种原因致使他们陷入毒渊中不能自拔。

3. 毒瘾戒断的方法

（1）冷火鸡法：又称自然戒断法或干戒法。在强制的环境中中断吸毒者的毒品，仅提供饮食与一般照顾，让戒断症状自然消退。

（2）西药戒断法：又称药物脱毒治疗（替代疗法），是采用各种戒断药物来减轻吸毒者在戒断过程中的痛苦，是临床治疗中最传统、最常用和最有效的方法。替代疗法又称替代递减法，采取逐日限制减少原毒品用量直至撤药，如此来减轻戒断症状。目前替代疗法已采用依赖性潜力低、作用时间长的阿片类药物来替代海洛因等依赖性大的毒品，并逐日减少戒断药的用量直至脱毒，常用的有美沙酮、可乐宁、丁丙诺啡等。

（3）中医中药戒断法：中医的针灸、理疗仪、一些中药复方制剂（如韩式戒毒仪、济泰片等），对减轻戒断症状的反应有一定的作用。

4. 戒断综合征　中断滥用阿片类药物后可出现一系列戒断症状，称为戒断综合征（俗称发瘾）。戒断症状有流鼻涕、瞳孔散大、体毛竖起、出汗、腹痛、腹泻、全身酸痛、自发射精、头晕、头痛、血压上升、心跳过速、脉搏加快、发热、失眠、焦虑、烦躁、恐惧、紧张等，及在痛苦中哀求或威胁给药，扯头发、撞头、打滚，甚至出现不自主的震颤、四肢抽筋、瞳孔扩大，严重时出现血压下降、虚脱、休克。戒断综合征在出现的第三天逐渐减轻，1 周后主要症状徐缓消除，失眠、焦虑、烦躁和不适感会迁延较长一段时间。

（蔡丽敏）

第十二章　女性性虐待的诊断与处理

性虐待是婚内暴力的一种严重形式。近年来性虐待的发生率逐年上升，Elliott 等用随机分层抽样邮寄问卷的方式在全美进行了一次调查，有 32% 的女性和 13% 的男性有过性虐待史。性虐待多始于儿童期，1997 年 WHO 在日内瓦召开的防止虐待儿童会议上指出：大约 20% 的女性和 5% ~10% 的男性在儿童时期经历过不同形式的性虐待。儿童性虐待在女童的发生率为 7% ~36%，在男童为 3% ~29%。在一项美国全国性的成人电话调查中发现，27% 的妇女和 16% 的男性报告他们在 18 岁以前受过性虐待。

我国陈晶琦等报道某城市中学高中女生 16 岁前有 25.5% 经历过性虐待。另一调查结果显示，18 岁以前经历过至少 1 次、1 种或多种性虐待的报告率为 22.11%，其中非身体接触性虐待报告率为 10.70%，身体接触性虐待报告率为 11.41%。

性虐待既可引起人身伤害，又可带来心理伤害。长期遭受身体上的痛苦可能会引发多种损伤，从表浅的青肿和撕裂伤到严重的内脏损伤。性攻击，尤其是被很亲密的人，所带来的心理影响是极大的。很多遭受婚内强奸的受害者与遭受其他类型强奸的受害者经历同样的反应，都表现出严重的身体及精神后遗症，并有抑郁和自杀倾向。

一、性攻击及性虐待的基本概念

1. 性攻击与性虐待的定义　①性攻击：是指攻击者在未经受害者同意用手、口腔及生殖器接触受害者生殖器的行为；②性虐待：通常是指以摧残对方，置对方于不堪忍受的境遇而为自己达到性满足。

2. 性攻击及性虐待的性交形式　强奸和乱伦为性攻击及性虐待的性交形式。强奸的 3 个基本要素为：①性攻击者的生殖器必须接触受害者的生殖器；②性攻击者完成的行动必须是违背受害者的意愿的；③性攻击者的行动必须包括暴力或威胁受害者的身体。

法定强奸是指与法定承诺年龄以下的少女进行性交的行为，且即使得到本人的同意也被认定为强奸，所以又称强奸少女。我国刑法规定的法定承诺年龄为 14 岁。法定强奸还指性攻击者在受害妇女因醉酒、滥用药物、受刺激或处于昏睡、重病，不知抗拒或无法抗拒的状态下强行与其发生非法性交的行为。

3. 受害者的情感反应　共分 4 个阶段。第 1 阶段：称急性期，受害者有精神创伤及认知障碍的表现；第 2 阶段：时间为几天或几周，受害者常有身体不适及精神症状，并有性功能抵抗；第 3 阶段：很长一段时间内受害者表现为感情脆弱，有失败感，处理问题表现非常谨慎，甚至改变生活方式；第 4 阶段：经过以上 3 个阶段，受害者解决了性攻击带来的情感问题，会逐渐坚强起来，能和别人谈论其内心深处的感受。

二、女性性攻击及性虐待的诊断程序

（一）病史的采集

1. 性攻击或性虐待经过情况的采集　详细、准确及完整描述性攻击发生的时间、地点及经过，包括性攻击者阴茎插入的部位；性攻击者是否使用及如何使用暴力或威胁手段、是否使用避孕套、是否射精等。描述受害者目前的精神状态，应避免判断性陈诉。

2. 一般病史采集　包括月经、婚姻状态、有无避孕措施及避孕方法；性暴力前24小时内有无性生活，性暴力后是否更衣、沐浴、漱口、冲洗阴道、化妆、排便等；是否酗酒、吸毒。

（二）受害者的身体检查

1. 身体检查　男性医师不应单独面对受害者，应在有受害者的家人、朋友或女护士陪同的情况下，对受害者进行检查。检查包括：

（1）抵抗痕迹检查：应摄像或绘图描述。

（2）神经系统检查：包括精神状态的评估。

（3）盆腔检查：必要时在麻醉下仔细检查外阴、阴道是否有擦伤、裂伤或血肿。因性交所致的阴道裂伤多发生在后穹隆或环绕子宫颈，常呈（一字形）横裂口或呈（新月形）裂伤，一般不深，边缘整齐，部分可合并会阴裂伤，严重者可发生阴道撕裂伤，甚至贯穿腹腔。

（4）肛门和直肠检查：性攻击者侵入受害者直肠可导致肛管裂伤、肛周擦伤及直肠张力降低。

2. 性传播疾病检查　滴虫性阴道炎、细菌性阴道病、沙眼衣原体和淋球菌感染，是遭受性攻击后妇女中最常见的感染。沙眼衣原体和淋球菌可引起上行感染，需特别重视。

（1）沙眼衣原体和淋球菌：沙眼衣原体和淋球菌感染的初次检查，需在受害者被侵入或试图被侵入的部位，如阴道、肛管或咽部取材，进行沙眼衣原体和淋球菌培养。细菌培养是诊断二者感染的金标准，如不能进行沙眼衣原体的培养，可行直接荧光抗体实验或酶联免疫抗原抗体实验。

（2）取阴道分泌物检查：检查是否有滴虫性阴道炎、细菌性阴道病和真菌感染。

（3）血清标本：采集血清标本检查是否有乙型肝炎、人免疫缺陷病毒和梅毒感染。

（4）外生殖器、肛门周围和口腔：检查是否有尖锐湿疣病灶。

（5）单纯疱疹病毒：在外生殖器溃疡部位进行单纯疱疹病毒培养。

3. 妊娠实验检查　行妊娠实验检查以除外妊娠。

（三）采集证据　为警方调查所用，由受害者自行决定是否报警及同意警方采集证据。采集的证据包括以下几个方面。

1. 受害者在受到性攻击时衣服上的血迹、污物、可疑精液斑痕。

2. 拍摄或绘图记录身体在受到性攻击时所发生的撕裂伤、擦伤和其他损伤。

3. 可疑施暴者的阴毛等。

4. 精液检测　①生殖器官标本采集：取阴道后穹隆分泌物或宫颈黏液置于载玻片中，显微镜下观察有无精子并观察活动度。青春期前女性，用2cm×2cm大小灭菌微湿的纱布擦洗外生殖器皮肤并封存；②口腔标本的采集：用拭子分别采集受害者上、下齿龈线的唾液并封存；③直肠标本的采集：将插入直肠的灭菌生理盐水湿润的拭子封存。

5. 对性攻击者血清酸性磷酸酶实验　以鉴定是否有过射精。并可将受害者与可疑施暴者血标本进行比较。

6. ABO血型抗原　此项检查对性攻击者的身份判定很有意义。

7. 精浆前列腺特异性抗原p30　此项检测具有高度种属特异性和器官特异性。

三、女性性攻击及性虐待的处理

1. 情感危机的处理　关爱受害者，制定长期周全的治疗方案，鼓励受害者接受医疗、法律、妇女保护和有关组织的帮助。对未成年受害者，应通知其监护人。

2. 生殖器官损伤的处理　根据生殖器官损伤程度进行治疗。性虐待最常导致女性阴道的损伤。及时应用抗生素治疗，保持会阴部清洁、干燥，每日擦洗会阴部1~2次，尿便后及时清洗，避免造成伤口感染，愈合不良。防止出血性休克，对出血量大、血压不稳定者严密观察生命体征及阴道流血情况，迅速建立静脉通道，进行心电监护，低流量吸氧，配备充足血源，在未得到血液之前先补充晶体液，维持血容量，避免因输血输液不及时，错过抢救的良机。

3. 性传播疾病感染的预防　根据美国疾病控制中心提议，对受害者进行预防性治疗，方案如下。

（1）滴虫性阴道炎、细菌性阴道病、沙眼衣原体和淋球菌感染：应用头孢三嗪（0.125g，单次肌内注射）加甲硝唑（2g，顿服）加阿奇霉素（1g，顿服）或强力霉素（0.1g，每天2次口服，共7天）。

（2）乙型肝炎：初始检查时接种乙肝疫苗以预防乙型肝炎，1~2个月和4~6个月重复接种。

（3）对青春期前无性传播疾病感染症状的幼女，如为慢性性虐待受害者或以前曾遭受性虐待，应根据实验室检查结果进行处理；如近期遭受性攻击，可预防性用药。方法为：头孢三嗪（0.125g，单次肌内注射）加红霉素（每天50mg/kg，共7天）或阿奇霉素（20mg/kg，总量不超过1g，顿服），如幼女年龄大于7岁，可加强力霉素（0.1g，每天2次口服，共7天）。

4. 紧急避孕　受害者在性暴力后如未采用避孕措施，在初始检查除外妊娠后，应给予紧急避孕处理：①性攻击发生72小时内，可给予左旋18甲基炔诺酮（0.75mg，口服，12小时后再重复1次）或米非司酮（25mg顿服）或复方左旋18甲基炔诺酮避孕片（4片口服，12小时后再重复1次）；②性攻击发生的7天内，可放置宫内节育器。

5. 随访　可于初次检查后4~6周随诊，行妊娠实验，以了解是否妊娠，并对症处理。鼓励受害者接受心理治疗。对有性传播疾病感染受害者的随访，应于2周后重复进行阴道滴虫、细菌、沙眼衣原体和淋球菌感染的检查，如初次检查血清学人免疫缺陷病毒、乙型肝炎病毒和梅毒感染阴性，应在6、12、24周后重复上述检查。

（蔡丽敏）

第十三章　变性手术及皮肤科医师的作用

易性癖现象和变性手术广泛涉及心理学、医学、道德、伦理、婚姻、家庭、社会等诸多领域，在中国一直是一个敏感、复杂而探讨不多的话题。中国第一例变性手术是在1984年完成的，进入90年代以后，中国变性医学发展迅速，总共进行了约110余例变性手术，并在许多方面达到了国际先进水平。

一、易性癖和变性手术的概念

1. 易性癖的定义　易性癖被认为是个体性角色中表现出的性别自我认知障碍性疾病。主要特点是心理上对自身性别认定与解剖、生理上的性别特性恰好相反，患者持续存在改变本人性别解剖特征以达到转换性别的强烈愿望。

易性癖是一种很少见的性身份障碍，最早是1938年由Esquirol报道，1949年由Caldwell正式予以命名。国外统计发病率为1/（5~10）万，男女比例为3:1。在我国，易性癖患者由于受到社会生活环境及伦理道德的约束，主动求医者很少。发病者的生活经历、文化背景、社会条件、宗教信仰和肤色不尽相同。对于易性癖患者，心理治疗很难成功而手术改变性别已有了肯定的评价。

2. 变性手术的定义 性别改变手术简称为变性手术，是针对易性癖患者在心理、药物等手段治疗无效的情况下而实施外科治疗手段，即通过整形外科手段（组织移植和器官再造）使易性癖患者的生物学性别与心理性别相符。

针对男易性癖者施以阴茎和睾丸切除、尿道移位、人工阴道成形及诸如乳房增大成形、面部骨骼整形、声调调整等手术；针对女性易性癖者施以子宫和卵巢切除、乳房切除、阴茎形成等手术。全部手术不仅包括切除原有生殖器官、重建新的生殖器官，还包括第二性征的整复，使患者从头到足各部位与改造后的性别身份相适应，使其身体符合心理状况。这一系列手术复杂而精细，被国外医学界称为“性别工程”。在欧美发达国家已有数十年历史，我国是在20世纪80年代开始。这种治疗可使患有某些精神疾病而无法治愈的患者改变社会性角色，完成婚后的夫妻生活，从而减轻这些患者在生活中的痛苦。

目前国际上大多数专家认为，对真正的易性癖患者，变性手术是最好的治疗手段，药物和心理治疗并没有持久的帮助。国际性焦虑协会于2001年2月最新版的《性身份障碍诊疗标准》中提出：“在任何意义上，性别重塑手术都是一个实验性、研究性、美容性的手术。它对易性癖和严重的性身份障碍是一项非常有效和适当的治疗方法”。

二、易性癖的表现及诊断

1. 临床表现

（1）生长发育过程中心理行为的异常表现

1）幼儿期：男性患者均为不喜欢粗野、攻击性游戏，表现胆小、温顺；女性患者则均喜爱男性的粗野、攻击性游戏。

2）儿童期（6~12岁）：男女患者均不能进入正常的“同性阶段”，即不喜欢与同性玩耍，其后也不能进入“仿同阶段”，即不愿模仿同性的长者，如同性的父、兄或母、姐的性别角色，相反却模仿异性长者的行为，如男童学母亲做饭、做家务等，女童则学父、兄耕地种田等。患者的气质、形象向异性发展。

3）青春发育前：男女患者开始持续、强烈地为自己的性别所苦恼，希望自己成为异性，穿着异性服装，关注异性的生活及生活方式，呈现所谓的“儿童性身份障碍”。

4）青春发育期：患者多从14~15岁开始形成异性性心理，为自己的心理和解剖生理、性征的不一致而十分痛苦，厌恶自己的性器官及性征发育，性心理指向同性。患者开始以异性心理、角色爱慕同性，以明显的异性角色进行社交活动及生活。

（2）同性恋行为：青春期后患者的性心理指向同性，爱慕同性，以至出现了同性恋行为。在同性恋行为中，患者均为异性角色。

（3）情感障碍：由于患者对自己的性器官有持久而强烈的厌恶和不适感，导致焦虑和抑郁情绪。

（4）性解剖生理特征：第二性征及内、外生殖器均发育正常；男性有过遗精，女性月经来潮；除非服用激素，性激素检查也在正常范围。染色体均为正常46XY或46XX。

（5）性格特征：男女患者均有突出的性心理异性化的特点，男性更为强烈，都存在多项心理问题及程度不同的人格偏离。

2. 诊断标准 美国精神病学会精神障碍诊断和统计手册第四版的标准有如下4项。

（1）强烈而持久的相反性别识别

1）儿童至少有4项表现：①反复说想成为相反性别或坚持认为自己是相反性别；②男童爱穿女性服装或模仿女性打扮，女童爱穿男童惯有的服装；③在假装游戏中强烈地坚持扮演相反性别的角色，或坚持幻想成为相反的性别；④强烈地希望参与相反性别惯有的游戏和娱乐，强烈喜爱相反性别的游戏伙伴。

2）少年或成人有如下表现：说自己希望成为相反性别，往往仿效相反性别排尿，希望像相反性别那样生活或他人将自己看作相反性别，或深信自己具有相反性别的典型感受和反应。

（2）持久地对自己的性别感到不舒服，或感到自己的性别角色不适当。

1）儿童的表现：男童声称自己的阴茎或睾丸令人讨厌，它即将消失，或者声称最好没有阴茎，或者厌恶打闹的游戏并拒绝男孩惯有的玩具、游戏和活动；女童拒绝蹲着排尿，声称自己有阴茎或会长出一个阴茎，或者声称自己不想长乳房或来月经，或者厌恶规范的女性服装。

2）少年或成人的表现：全神贯注于去掉自己的第一及第二性征（例如，要求使用激素、手术或者其他方法改变性征以模仿相反性别），或深信生错了性别。

（3）身体并不同时存在雌雄同体。

（4）障碍引起具有临床意义的苦恼或者社交、职业或其他重要功能的损害。

中国精神障碍分类于诊断标准第三版的诊断标准如下：

对自身性别的认定于解剖生理上的性别特征呈逆反心理，持续存在厌恶和改变自身性别的解剖生理特征以达到转换性别的强烈愿望，并要求变换为异性的解剖生理特征（如使用手术或异性激素），其性爱倾向为纯粹同性恋。已排除其他精神病所致的类似表现，无生殖器解剖生理畸变与内分泌异常。

诊断标准：①期望成为异性并被别人接受，常希望通过外科手术或激素治疗而使自己的躯体尽可能与自己所偏爱的性别一致；②转换性别的认同至少已持续 2 年；③不是其他精神障碍（如精神分裂症）的症状，或与染色体异常有关的症状。

3. 诊断流程

（1）会同精神科医师与患者及家属会谈，以了解患者发病以来的性别认同与性别角色扮演的情况，评估是否有其他精神疾病或重大压力引起性变态的可能，了解生活状态、交友状况等社会适应情况，以及父母家人的态度。

（2）请妇产科和泌尿外科会诊，并检查性激素和染色体来筛选生理性别及性心理是否正常。

（3）安排相关的问卷调查或心理测试来做更加审慎的分析、评估与诊断，以了解其智力状况、人格结构、性格特征等。

填写问卷与量表，包括性知识量表、性态度量表、性偏好问卷、性别形容词检核表、性认同量表、多向度性量表、中国人健康问卷，以广泛了解其性别认同、性别角色、性欲取向等是否特殊，性偏好、性知识与态度并筛选其精神健康状态。

（4）精神科医师会诊以评估其精神状态，了解是否患有精神疾患。

（5）以变性欲症为架构，进行多次个别会谈，广泛了解家庭背景、发展过程、性发展史与性别困扰的历程，并对其社会适应进行深入探讨。

（6）与患者家属一起会谈，以家属的观点来澄清患者的发病史，并了解家属对易性症和性别转换手术的看法。当家属同意变性手术时，和患者会谈，探讨其对变性手术的了解程度、期待程度以及可能发生的问题和解决途径，并进一步明确诊断。

三、变性手术的实施

变性手术是近年来迅速发展的新课题，它涉及生殖系统、内分泌、整形美容等诸多学科，要达到变性成功，除了需要医师精湛的手术技巧，还需要在手术各阶段加强心理、生理的多方面精心护理，提供正确的健康指导及异性行为训练，帮助缓解内分泌失调引起的情绪波动。出院后，患者面临着工作、恋爱、婚姻、家庭等各方面的问题，有待追踪随访，作进一步的护理研究，使易性癖患者手术治疗后生理、心理、语言、行为真正协调，以提高生活质量，更好地融入社会。

1. 心理护理及健康教育 患者长期的性别认知障碍而引起一系列的异性服饰及言行，不被他人理解，甚至受到社会歧视；要求实行变性手术的想法遭到家属的反对，心理长期处于应激状态，易导致焦虑、愤怒、绝望、自卑等心理问题。同时还担心手术效果、再造器官的功能及术后能否像正常男性那样生活。针对患者不同的心理问题给予适当的心理疏导，减轻心理压力。主动关心、体贴他们，尽可能圆满地解答疑问，鼓励其树立自信心，以最佳心理状态接受手术治疗。向患者讲解有关手术方式及麻醉的一般情况，了解该手术及术后无生育的关系，术后性激素改变所引起的生理变化。

2. 变性手术

（1）变性术适应证：易性癖的确诊是手术正当合法的前提，但也非所有易性癖患者均适宜手术治疗。在现有技术和认识水平条件下，建议只对病情重、变性要求强烈且已严重影响生活乃至生命的患者，药物和心理治疗均无效时，才考虑手术治疗。变性手术是不可逆的，因而实施手术之前要做详尽的检查，并严格掌握手术适应证。

国际性焦虑协会（HBIGDA）推荐的手术适应证为：①法定年龄的成年患者；②曾经连续接受激素治疗 1 年以上；③对自己的解剖生理性别感到不适应，并连续以异性身份在社会上成功生活了 1 年以上；④如果心理医师要求，患者可以接受由患者和心理医师共同参与的贯穿于整个真实社会生活的精神治疗，但这种精神治疗并不是手术的前提；⑤充分了解和认同手术的费用、住院时间、术后并发症、术后康复等诸多问题；⑥由多学科医师共同讨论并达成共识。

中国目前较为认可的手术适应证为：①必须提供证明表明其变性的欲望至少持续 2 年以上；②患者的易性症诊断必须有专门从事这一专业并经特殊训练的临床心理医师提供；③由心理学家对患者进行的临床心理分析治疗应不少于 1 年；④在考虑外科治疗前，患者必须以其渴望的性角色在社会上生活不少于 18 个月；⑤外科治疗前，在心理医师的指导下，患者必须进行至少 6 个月的异性性激素的治疗；⑥以上过程必须在严密监督下有效进行；⑦提供由户籍及法律监护人开出的书面手术变性同意证明。

（2）手术方法

男性变女性：男性变女性手术包括 3 个主要步骤：①睾丸、阴茎切除；②阴道成形：方法包括应用肠或腹膜做腔壁；皮片或羊膜植入做衬里；皮瓣移植做衬里等。还有一种简易阴道成形术，即利用外阴局部皮肤相对缝合构成阴道，但宽度与深度均难以满足生理要求；③隆乳、喉结整形等：隆乳目前采用的方法为胸大肌后硅胶囊假体置入，切除过多的甲状软骨来求得颈部女性外观。

女性变男性：女性变男性手术包括 3 个主要步骤：①子宫及双侧卵巢切除术，阴道切除术，阴道闭合术；由妇科医师协助完成；②乳房过多组织切除术；睾丸假体植入术；阴囊成形；口唇增厚术；减少髋部、股部、臀部脂肪等整形手术等；③阴茎成形术：阴茎成形是这一变性手术中最为复杂和关键的步骤。成形后的阴茎需满足的要求有外观上提供一个美的男性特征；阴茎内尿道的延续；为适应术后性生活所需的阴茎挺拔；感觉良好。

3. 出院指导

（1）对患者言行举止和服饰装扮提出良好的建议：一些患者在手术后一时还不能接受穿着异性服装，可以建议他们先穿偏异性风格的中性服装，以后再慢慢地过渡。帮助患者认识男性美或女性美，养成良好的举止行为习惯，让身心真正的统一起来，建立性别的自信心。

（2）指导改变发音的练习：男变女患者说话时多用气声，以削弱原有的低音调并注意增加语句中的抑扬顿挫感，使发出的声音轻柔；女变男患者可将发音部位下移，声音会变得浑厚一些。

（3）对于女变男性患者建议加强体育锻炼，增强体质和自信力，以增加男子阳刚之美。2个月内禁止性生活。告诉患者再造阴茎没有阴茎海绵体，暂时无勃起功能，术后6个月左右，待阴茎瘢痕软化后再手术置入硅胶假体，可达到再造阴茎的触觉和性感觉灵敏，形态满意。

（4）术后内分泌失调的调整：目前这一医学技术存在的主要问题是，变性后的人都不再具有生殖能力，并且需要在术后定期服用雄性或雌性激素，建议内分泌失调者应在医师指导下服用性激素类药物。

（5）其他方面出院指导：告诉患者注意术区清洁，定期复查等。鼓励患者以崭新的精神面貌步入社会之中。

四、皮肤科医师在变性手术中的作用

在变性的问题上皮肤科医师的作用通常处于次要的地位。一些已变性的或是想变性的患者可能会向皮肤科医师咨询或寻求帮助。面对此类临床情形，皮肤科医师要避免采取伦理学家的姿态是非常重要的，医师是要帮助患者而不是去教化患者。皮肤科医师对于变性能起到一定辅助作用，有助于对变性人进行修饰，在某些情况下还可能帮助减少皮肤上能反映男子气的一些特征。

绝大多数病例都是男性想变性为女性，而女性想变性为男性则很罕见。因此，变性的患者比较关注三个皮肤学领域：文身、男性脱发以及祛除体毛（包括胡须、四肢和躯干部位的体毛）。

1. 文身　变性的人中专业性和非专业性文身都很多见，且这些文身常在易见部位。很显然，在可见部位如面、手及臂，能明显显示男子气的文身对于想变性为女性的个体来说是不可接受的。此类患者会要求皮肤科医师为其祛掉文身。

祛除非专业性文身的最佳方法是Q转换双频Nd：YAG激光、Q转换红宝石激光或Q转换变色石激光。绝大多数非专业性文身可取得满意的疗效，一般治疗次数为2～8次，多数患者可完全祛除，只有少数患者遗留色素沉着。专业性文身祛除比较难，特别是含有绿色色素的，用Q转换红宝石激光或Q转换变色石激光要治疗20次以上，不是所有的绿色色素都能完全清除。非常重要的一点是，患者都期望能获得理想的祛除效果。对于分布范围较广的专业性文身的治疗常需要很长的时间，且最终取得的结果不很理想，因此，还要采取其他的处理方法，如化妆品掩饰。

2. 男性脱发　想变性为女性的男性所存在的问题中，男性脱发问题占据了很大的比例。用醋酸环丙孕酮治疗在某种程度上可使脱发停止或有助于改善脱发，且其在某种程度上还可促进乳房发育及抑制第二性征毛发的生长。局部应用米诺地尔也有一定的作用，尤其对于近期发生的男性脱发。但通过实际经验所知，男性变性中很大比例的人仍需要假发。

3. 面毛和体毛的祛除　大剂量的醋酸环丙孕酮在某种程度上有助于第二性征部位毛发的生长，但也被皮肤科医师用于为变性人祛除面毛。祛除胡须、躯干及四肢部位的体毛则要采用激光治疗。有几种不同的激光系统可选用，包括不同步的红宝石激光、长脉冲Nd：YAG激光、Q转换双频Nd：YAG激光（可带有也可不带有内源性色素沉着）以及光动力学疗法。以上几种激光治疗对于男性变性祛毛的作用还没有很好的长期研究。相对而言，男性胡须部位的毛发很难祛除，很多治疗方法虽说只能祛除50%，但也是很必要的。电解对于处理此种情况也有部分作用，但浓密较粗而又黑的终末毛发必须求助于定期的修面。

（蔡丽敏）

附录一 部分皮肤病鉴别诊断表

鉴别诊断是确诊与治疗的前提，是皮肤科医师必然面临的问题，也是非常重要的基本功之一。从某种意义上说鉴别诊断的水平可代表医师临床技术水平。本节以皮损的分布等特点，用简表的形式对一些常见皮肤病进行归纳，力求简便、实用。可作为临床工作中的参考。

表1 头皮几种皮肤病的鉴别

	头皮银屑病	石棉状糠疹	头皮神经性皮炎	脂溢性皮炎	头癣
病因	不明	不明	精神因素、局部刺激	皮脂溢出、真菌感染	真菌感染
年龄	少年至老年	青少年	成年	婴儿、青壮年	儿童多见
性别	无差别	女性多	男性多	男性多	男性多
皮损特点	鳞屑性斑、发不成束状、可超出发际、可见血露现象	黏着性白色厚痂、发不呈束状、不超出发际	鳞屑不黏着、皮损肥厚、发不呈束状、有头皮外的皮损	发油腻或干燥、糠状鳞屑、不超出发际、脱发	脓癣黄癣有厚痂、有断发、白色发鞘
季节性	冬季加重	冬季加重	夏季加重	夏季加重	无季节性
瘙 痒	轻微	无或轻微	严重或剧烈	轻到中度	轻微
真菌检查	阴性	偶可阳性	阴性	偶可阳性	阳性

表2 眼周、鼻周几种丘疹性皮肤病的鉴别

	汗管瘤	粟丘疹	播散粟粒狼疮	胶样粟丘疹	结节性硬化	毛发上皮瘤
病因	良性肿瘤	皮脂潴留	结核疹?	遗传?	先天疾病	遗传疾病
好发年龄	成年	青年	成年	成年、儿童	儿童	青春期
性别	女性多	女性多	无差异	男性多	男性多	女性多
好发部位	下睑、胸	眼周、面颊	下睑、鼻唇沟	眼睑周围	鼻翼两侧	下睑、鼻根
皮疹特点	扁平丘疹、肤色或淡黄、质软、群集但不融合，夏重	白或乳白色丘疹、散在发生触之坚硬、无炎症	平丘疹、红或暗红色，集簇而不融合、愈后有萎缩性瘢痕	扁平、半透明淡黄色丘疹、质坚实、群集不融合	丘疹、其上有毛细血管扩张外观如草莓状质硬、不融合	大扁平丘疹肤色或淡黄散在或群集不融合
其他症状	无	无	可能有其他部位结核	瘙痒	癫痫、智力低、鲛鱼皮斑、叶状白斑、甲周纤维瘤	无

表3 四种无菌性脓疱皮肤病的鉴别

	疱疹样脓疱病	角层下脓疱病	脓疱型银屑病	嗜酸性脓疱型毛囊炎
年龄	青壮年	中老年	青壮年	青壮年
性别	女性和孕妇多、男性20%，儿童偶见	男女之比1:5	无差异	多为男性
初发部位	股、腋下、乳房、脐周	腋下、股、下腹部	掌跖或躯干及皱襞	面部、躯干、上臂
口腔黏膜	常累及	极少累及	可累及	不累及
皮疹特点	红斑基础上针头至绿豆大脓疱、扩展成环形、多环形、可融合成大片脓湖、糜烂结痂	开始即为脓疱或由水疱变为脓疱、疱壁松弛、可见疱内脓液呈弦月状坠积	银屑病基础皮损或正常皮肤出现针头至绿豆大脓疱发展成大片	毛囊性丘疹或丘疹顶端谷粒大脓疱、丘疹周围绕以红晕、消退周边新疹出现扩展呈体癣样外观
病程	反复、慢性、死亡率高	慢性、反复、预后好	慢性、周期发作、预后好	反复、慢性、预后佳
自觉症状	中度瘙痒、灼热、疼痛	轻微瘙痒	通常无瘙痒	轻微瘙痒
全身症状	高热、呕吐、腹泻、手足抽搐、甚至昏迷、死亡	通常不伴全身症状	常伴高热、关节红肿、疼痛	通常不伴全身症状
辅助检查	部分患者血钙值低	无特殊	血沉快、白细胞增多	白细胞和嗜酸细胞增多
组织病理	Kaojoj 海绵状脓疱、真皮内嗜酸细胞浸润、血管和淋巴管扩张	角层下脓疱、疱内充满中性粒细胞、真皮无改变	与寻常型银屑病相似 Munro 小脓肿增多、增大	毛囊内形成脓肿、脓肿内大量嗜酸细胞和中性粒细胞

表4 二期与三期梅毒疹的鉴别

	二期梅毒疹	三期梅毒疹
发生时间	感染后7~10周或下疳出现后6~8周	大多在感染的4年以内
皮损部位	皮肤和黏膜	除皮肤和黏膜外，可累及内脏、骨骼、神经
皮损特点	以斑疹、丘疹为主，尚有扁平湿疣、梅毒性白斑、梅毒性脱发、口腔和鼻黏膜损害，常伴有眼部受累、骨损害，神经系统可受累但临床症状不明显	以结节和树胶肿皮损为主，皮损质地坚硬，常发生溃疡。眼部、骨骼、心血管系统、神经系统受累严重
数目、分布	皮损数量多，散在、广泛、对称。愈后不留瘢痕。全身淋巴结可肿大	皮损数目少，孤立性病灶，不对称。边愈合，边扩展，有形成环形、马蹄形倾向。愈后常留有萎缩性瘢痕。淋巴结常不肿大
性质、症状	传染性大，破坏性小。自觉症状不明显	传染性小，破坏性大。皮损可疼痛，夜间重
血清 RPR	100%阳性	80%阳性

表5 女阴部常见白色皮损的鉴别

	白癜风	外阴白色病变	硬化萎缩性苔藓	扁平苔藓	局限性硬皮病	女阴干枯
年龄	儿童或青年多	更年期多	任何年龄、中年多	成年多	青壮年多	更年期多
累及部位	大阴唇外侧、阴阜或肛周	小阴唇内外、阴蒂、阴道	大阴唇内外、肛周	大阴唇、肛周	大阴唇	小阴唇、阴蒂、阴道黏膜
颜色	白色或乳白	珍珠白色	象牙色、有光泽	紫红皮损上白色纹	象牙色	灰白或浅白
皮损特点	白斑境界清楚周边可色素沉着，白斑处阴毛变色	白斑表面角化局部苔藓化不超出大阴唇	萎缩皮损上有散在点状或白色片、质韧	片状苔藓上可见白色角化，呈点或网状	局部皮损硬以后渐萎缩	小阴唇、阴蒂萎缩、阴道口狭窄
自觉症状	无	剧烈瘙痒	有瘙痒	瘙痒明显	无	剧烈瘙痒、可发展为外阴白色病变
预后	佳	有癌变可能	通常好	良好	良好	
组织病理	基底层色素颗粒消失	棘层肥厚、可见细胞间变、真皮炎症浸润	角化过度、胶原纤维肿胀变性、有角栓	基底层液化变性有淋巴细胞为主带状浸润	胶原纤维肿胀变性、晚期全层萎缩	同硬化萎缩性苔藓，无角栓

表6 硬下疳与软下疳的鉴别

	硬下疳	软下疳
病原体	梅毒螺旋体	杜克雷嗜血杆菌
潜伏期	2~4周	1~5天
皮损特点	通常为单个皮损。无自觉症状。初起为丘疹，很快破溃，圆形、软骨样硬度，不治疗3~8天自行消退。好发于外生殖器，或口唇、肛门，愈后不留瘢痕	通常皮损多发。剧烈疼痛。由丘疹和脓疱发展为较深溃疡，可结痂，易出血。质地较软。1~2个月愈合。好发于外生殖器，或手指、股部，愈后残留瘢痕
淋巴结	附近淋巴结肿大，对称，通常不化脓	附近淋巴结红肿，剧痛，不对称。可化脓、破溃
分泌物	浆液性，不能自家接种	灰黄色脓性，易于自家接种
辅助检查	RPR 80%阳性	涂片或培养可发现杜克雷嗜血杆菌
组织病理	主要表现为血管周围有浆细胞、淋巴细胞浸润及内皮细胞增生	切片可见三区：浅区溃疡底部由中性粒细胞、纤维蛋白、坏死组织等组成；中区结缔组织水肿并有较多新生血管；深区在真皮深部有致密浆细胞

表7 几种非感染自觉疼痛皮肤病的鉴别

	平滑肌瘤	红斑肢痛症	皮痛症	灼痛	皮肌炎
病因	良性肿瘤	血管神经病变	皮肤神经功能紊乱	周围神经损伤	结缔组织病
年龄、性别	成人男性多	青壮年男性多	中年女性多	成人	儿童至老年、女性多
好发部位	躯干、四肢伸侧、乳房	手足	头皮或部位不定	神经支配区域	面、颈、手背
皮损形态	绿豆至樱桃大扁平丘疹、结节、冰块或局部刺激可见收缩、蠕动	充血、鲜红、淡红斑，或暗红、紫红	无皮损	充血、苍白、变薄，多汗或无汗、热或冷	水肿性紫红斑，指关节扁平丘疹
疼痛性质	阵发性、局部刺激易诱发，触痛明显	温度高易诱发，跳痛、灼痛无触痛	刺痛至剧痛、有时闪电样痛，无触痛	烧灼性、持续性情绪波动易诱发，触摸可诱发	主要是肌肉疼痛，活动加剧，有肌肉压痛
全身症状	无	脉搏跳动增强	无	易怒、烦躁、恐惧	发热、肌无力及食管受累等

表8 几种小腿结节性皮肤病的鉴别

	结节性红斑	硬红斑	变应性血管炎	结节非化脓脂膜炎	结节性多动脉炎
病因	感染、药物、其他	结核、血管炎	免疫复合物疾病	不明	自身免疫性疾病
性别年龄	青年女性居多	青年女性居多	成人男性居多	中年女性居多	中年男性约占80%
好发部位	小腿伸侧、对称	小腿偏下、屈侧	下肢、可全身	股部、四肢或躯干	小腿多见、沿血管
皮损特点	皮下结节、鲜红樱桃至蚕豆大、通常不破溃	紫红、暗红色，蚕豆至核桃大结节，溃疡	紫斑、丘疹、结节血疱、溃疡、孤立至数厘米大、对称	肤色、微红色、0.5～10cm、愈后局部凹陷	结节、红斑、水疱豌豆至蚕豆大、通常不破溃
局部疼痛	明显	轻微	轻微	触痛	明显
全身症状	发热、关节痛	通常无全身症状	发热、关节痛、肌痛、肾炎、消化道出血等	发热、呕吐、肌痛、偶可多脏器受累而出现相应临床症状	发热、畏寒，关节肌肉疼痛、可多脏器受累
组织病理	皮下组织浅层小静脉及周围慢性炎症浸润、血管受累、闭塞	真皮和皮下组织血管炎改变、淋巴细胞浸润灶内干酪样坏死	小血管壁纤维蛋白样变性、周围炎细胞浸润、有核尘	脂肪组织变性坏死区内组织细胞浸润、可见泡沫细胞、晚期纤维化	真皮下中小动脉管壁变性、坏死、管腔血栓、肉芽肿形成，纤维化

表 9 几种常见口腔黏膜破溃疾病的鉴别

	寻常型天疱疮	药疹	Behcet 综合征	扁平苔藓	阿弗他口炎	大疱性表皮松解
病因	自身免疫	药物	自身免疫	不明	不明	遗传
年龄性别	中年女性多	无明显差异	青壮年男性多	中年女性多	无明显差异	多婴儿期发病无性别差异
黏膜损害	可累及整个口腔、红斑、水疱、糜烂、易出血	可累及整个口腔、红斑、水疱、糜烂、易出血	2～10mm 圆或椭圆性形溃疡、黄色坏死基底、周边鲜红	颊黏膜后侧、舌、腭及咽网状、斑块、糜烂、溃疡白色角化	1cm 内的小而浅溃疡、有红晕、通常 1～5 个，基底灰黄色	见于隐性营养不良型、易磨擦部位、水疱、血疱、糜烂、溃疡、萎缩
自觉症状	疼痛	疼痛	疼痛	疼痛	触痛	疼痛轻微
全身症状	除口腔外水疱可分布全身、尼氏征阳性、发热等	重症多形红斑或中毒表皮坏死皮损、高热等	可见眼部受累，生殖器溃疡、痤疮样皮损、针刺反应阳性、常累及骨和其他脏器	除瘙痒外全身症状不明显	全身症状不明显，但可累及肛门生殖器	躯干、四肢易外伤部位有水疱、大疱、萎缩、瘢痕
病程	慢性进行性	较短	慢性、反复发作	相对慢性	慢性、反复	终生
预后	较差	视病情与治疗	较差	良好	良好	视病情

表 10 几种常见下肢溃疡的鉴别

	淤积性皮炎	结节非化脓脂膜炎	动脉性溃疡	神经营养性溃疡	硬红斑
病因	静脉曲张	不明	动脉闭塞、栓塞	糖尿病、麻风等	结核
性别年龄	中年以上男性	中年女性多见	中年以上男性	中年以上，无性别差异	青年女性多
皮损数目	单发或多发	常多发	单发为多	常多发	常多发
好发部位	小腿下部、内踝	股部、四肢、躯干	小腿下部、指（趾）	足部受压、着力处	小腿下屈侧
皮损特点	溃疡浅表或深、基底肉芽鲜红、边缘不隆起、周皮肤肥厚、色素沉着、水肿	由结节发展而来、破溃后流出黄油状液体、基底为脂肪组织、周边纤维化、色沉	溃疡基底黑或灰色、无肉芽组织、边缘不规则、闭塞或栓塞以下皮肤温度低	溃疡深、基底暗红、边界截然、边缘不隆起、分泌物不多、麻风引起者局部感觉障碍、常有残毁	由结节发展而来、溃疡深、边缘不整、陡峭，基底暗红肉芽、脓液稀
自觉症状	通常痒、不痛	触痛	疼痛剧烈	无	轻微
病程经过	有自愈倾向	慢性、愈合慢	慢性、愈合慢	慢性、较难愈合	愈合较慢

（曹元华）

附录二　皮肤科临床相关专用语

皮肤科临床工作和查阅文献时，常常会遇到一些皮肤科专用语、专用词汇、病名的别名及相关检查、试验等，对于疾病的诊断、鉴别诊断具有提示或确诊的意义，这里统称为皮肤科相关专用语。现将一些临床上较常见的（不包括病理、实验室等专用语）予以整理，并简要注释，以作为实际临床工作中的参考。以英文形式出现的，按英文字母顺序列出，以中文形式出现的，按汉语拼音排序。

一、以英文形式出现的皮肤科专用语

【Arthus 反应】　又称 Arthus 现象，或局限性免疫复合物病。给血液循环中有高效价沉淀性抗体者的皮下注入抗原，可引起局部潮红，继之水肿、出血，最后出现坏死、溃疡。反应出现在抗原注射后 3～8 小时达到高潮。是Ⅲ型变态反应中的一类。糖尿病患者反复注射胰岛素后局部可出现此反应。

【Auspitz 征】　又称点状出血现象。轻刮银屑病皮损处鳞屑，渐露出一层淡红色、发亮的半透明薄膜，再刮除薄膜则可见小出血点，出血点实际是真皮乳头层的毛细血管被刮破所致。用于银屑病的诊断与鉴别。

【Bitoto 斑】　营养不良及维生素 A 缺乏时，眼结膜上出现的斑点，亦可见于蛔虫病患者。

【Blaschko 线】　德国开业医师 Blaschko 发现的一种既不同于血管、神经分布，也不同于按皮纹分布的线，遍布于全身，走行特异。在胸部、背部正中呈“V”形，腹部两侧呈“S”形，后腰部与臀部之间呈“M”形，其余部位的线的分布亦有一定的规律性。临床上常见一些呈线状分布的色素痣、疣状痣、扁平苔藓、硬皮病、汗孔角化、色素失禁等均是沿 Blaschko 线分布。

【CREST 综合征】　是皮肤钙沉着、雷诺现象、食管功能障碍、肢端硬皮病、毛细血管扩张综合征的英文缩写。是系统性硬皮病的一型。

【Darier 征】　搔抓、摩擦色素性荨麻疹的皮损可诱发风团，其周围出现红斑。是色素性荨麻疹的一种特有现象。

【Darier 病】　即囊角化病。

【Draize 试验法】　是一种化学物的原发刺激试验（闭合式斑贴试验），用于职业性接触性皮炎的诊断与鉴定。

【Goeckerman 疗法】　是 Goeckerman 于 1925 年提出的一种治疗银屑病的方法，即焦油浴、紫外线照射，然后外用煤焦油软膏的三联疗法。

【Gottron 丘疹 】　为指（趾）关节伸侧紫红色斑或扁平隆起丘疹，其上可有细小鳞屑。见于皮肌炎后期，发生率约为 30%。是皮肌炎的特征性皮损。

【GPMT】　即 guinea pig maximization test 的缩写，是皮内和局部涂抹相结合的一种动物实验方法。用于弱致敏物质的筛选，是变应性接触性皮炎的确诊试验。

【GVHD】　移植物抗宿主病（graft－versus－host disease）的缩写。在该病的早期和晚期有不同的皮肤改变。

【H 病】　又称 Hartnup 综合征，是一种色氨酸吡咯酶缺陷，表现为烟酸缺乏样皮损，小脑共济失调和氨基酸尿。

【Hanger－Rose 试验】　诊断猫抓病的一种抗原皮肤试验，特异性较高，有确诊意义。

【Hebra 鼻】 是鼻硬结病结节期一种特殊外貌，坚硬的结节阻塞鼻腔，面容广泛受损，貌似河马、犀牛。

【Higoumenaki 征】 习惯使用手的一侧锁骨变粗，是晚期梅毒骨硬化性损害的特殊表现。

【Homans 征】 用手挤压腓肠肌两侧或将足快速背屈，可使腓肠肌及比目鱼肌迅速伸长，从而激发血栓所引起的炎症性疼痛或疼痛加剧，称为 Homans 征阳性。用于诊断小腿肌肉静脉丛血栓形成。

【Ingram 疗法】 治疗银屑病的一种较悠久的方法。先做焦油浴 10 分钟，待干后照射紫外线，然后外用 0.4% 的蒽林糊剂。

【Job 综合征】 即高免疫球蛋白 E 综合征，特点是特应性皮炎样皮损，反复发生化脓性感染，实验室检查可见血清高 IgE 值，中性粒细胞趋化功能降低。

【Koebner 现象】 又称同形反应，搔抓、外伤、注射、或针刺外观正常皮肤后出现相同疾病的皮损，常见于银屑病。疣状表皮发育不良及扁平疣亦可出现，所谓自家接种现象。

【Koplik 斑】 麻疹的特征性皮损，起病的 2~3 天后，在第二臼齿相对的颊黏膜上出现蓝白色或紫斑点，周围有红晕。见于疾病的前驱期，躯干皮疹出现第二天开始消退。

【Kveim 试验】 用结节病皮损组织的 10% 混悬液皮内注射前臂内侧，6 周后取注射部位皮肤活检，如有结节病的典型组织学改变则为阳性。是结节病的一项特异性诊断试验。

【Langer 线】 1861 年发现的分布与皮肤的线，是外科长期以来采用的手术切口沿线。后来发现真皮胶原纤维的排列与 Langer 线的走行并不完全一致，以沿皮肤皱褶线切口的瘢痕最纤细。

【Libman Sacks 心内膜炎】 一种以心内膜赘生物为主要表现的心脏损害，又称为疣状心内膜炎。SLE 及抗磷脂抗体综合征较常合并，后者明显高于前者的并发率。

【LD 小体】 Leishiman 和 Donovan 发现的黑热病病原体，即利什曼原虫。

【Mondor 病】 又称胸壁硬化性静脉周围炎综合征，1944 年 Mondor 证实为血栓性静脉炎。常累计胸壁、腹壁的静脉。条索状硬结伴牵拉痛是主要特征。

【Monodis 征】 局限性肺曲菌病的一种特征性 X 线所见，肺野有圆形、椭圆形透亮区，其内可见半月状透光区或围绕曲菌球周围的圆影，并可随体位的改变而密度发生改变。

【Nikolsky 征】 即通常所称的尼氏征。特点是轻压推外观正常皮肤即表皮移位，或挤压水疱的一侧，则水疱向周围正常皮肤扩展。常见于天疱疮、表皮坏死松解、葡萄球菌性烫伤样综合征及大疱性表皮松解症的部分型等。

【OT 试验】 即旧结核菌素试验。用于判断是否感染过结核及目前是否存在结核。现已逐渐被结核菌纯蛋白衍生物（PPD）的皮内或划痕试验所取代。

【PA】 防护长波紫外线等级（protection grade of UVA）的缩写，常标示于防晒护肤品和化妆品的标签上，通常 PA 后用“+”或“★”的多少来表示防长波紫外线的强度，“+”或“★”越多，防长波紫外线的效果越好。如涂抹量正确（$2mg/cm^2$），通常 PA 后一个“+”，防晒时间约为 4 小时。

【Pastia 线】 出现于肘窝、腋窝及腹股沟等皮肤褶皱处的深红色、淤点状线条，是猩红热的一种特征性皮损。

【PUPPP】 妊娠瘙痒性荨麻疹性丘疹及斑块病的英文缩写。见于妊娠晚期，皮损多形性，初发皮损多位于妊娠纹上。

【Raynaud 病】 即雷诺病，通常是指原因不明的、非继发于其他结缔组织病的原发性患者。特点是寒冷或精神因素诱发，对称分布，局部缺血、坏死，病程 2 年以上，无继发原因。

【Raynaud 现象】 其表现与 Raynaud 病早期基本相同，但病情轻，持续时间短，在温暖环境易恢复等。

【rose－bengal 试验】 即玫瑰红试验。用玫瑰红溶液滴于眼内，阳性者可见内眦和外眦角膜呈三角形染色区。是诊断干燥综合征的一种特异性试验。

【Schultz－Charlton 反应】 当用猩红热抗毒素或猩红热患者的恢复期血清注射于红斑处，可使注射部位红斑变白，用于猩红热的证实诊断，现已很少使用。

【Schirmer 试验】 将一条长 35mm、宽 5mm 的滤纸置于下眼睑内侧结膜囊处，15 分钟后观察滤纸的湿润长度，以测定泪腺的分泌功能，判断眼干燥的程度，用于干燥综合征的诊断。

【SPF 值】 中波紫外线的防晒（光）系数（sun protection factor）的英文缩写，SPF 后用数值表示，如 SPF 15 等。SPF 值表示防晒制品防护中波紫外线的强度，标准涂抹量 SPF 15 的防晒效果是不涂抹防晒剂的 15 倍，理论防晒时间是 225 分钟。

【Wichanm 纹】 皮损上的白色、带有光泽的小斑点或网状纤细纹，局部涂植物油后更清晰，是扁平苔藓的特征性改变。

二、以中文形式出现的皮肤科专用语

【癌源性肢端银屑病样皮肤病】 副肿瘤肢端角化症的别称。

【巴西天疱疮】 又称流行性落叶性天疱疮，流行于南美洲和欧洲，可能与当地的一种黑蝇叮咬有关。临床上分为局限型、泛发型和色素沉着型。

【白色划痕反应】 又称白色皮肤划痕症（white dermographism）。皮肤被划后不是出现正常的红色，而是白色线条，见于特应性（异位性）皮炎患者，据认为与血管功能失调、反应异常有关。

【白斑黑变病】 老年性黑子的皮损类型之一。大小不等的色素斑与大小不等的色脱失斑掺杂存在，即称为白斑黑变病（leukomelanoderma）。

【半月形积脓现象】 脓疱形成后，疱液上部澄清，下部浑浊，脓液渐沉积于疱底部呈半月状或弦月形，脓疱疮的特征表现，亦见于角层下脓疱性皮病。

【扁平苔藓样疹】 又称症状性苔藓样疹。多由药物、接触彩色胶片显影剂引起，并见于骨髓移植术后，皮损和组织病理类似扁平苔藓。

【蝙蝠状面孔】 是中间界线类麻风（BB）患者面部的特有表现，典型的皮损呈展翅的蝙蝠状、灰褐色。有人称之为“双型面孔”。

【暴发性痤疮】 痤疮的一种少见型，全世界仅报道 100 例左右。Karvonen 的诊断标准是：①严重的结节囊肿性痤疮，急性发病；②关节痛，严重的肌肉疼痛或二者兼有，至少 1 周；③发热 38℃或 38℃以上，至少 1 周；④白细胞总数 $>10\times10^9/L$，或血沉 $\geq50mm/h$，或 C－反应蛋白 $\geq50mg/L$；⑤疼痛部位的骨 X 线片发现骨溶解性损害或骨扫描发现摄入量增加。确认有 1 和 2 条，加上 3、4、5 中的任 2 条，可确诊。另外尚有对抗生素治疗反应不佳，糖皮质激素治疗有显著疗效的特点。

【豹综合征】 又称多发性黑子综合征。泛发性、颜色浓淡不一的黑子遍布躯干及四肢近端，如豹的外观。往往合并心脏异常及其他畸形。

【苍白圈】 蚊虫叮咬后的一种特征性表现。叮咬处有针头大红色淤点，其周围绕以淡于正常肤色苍白环。另见于猩红热的口周，即全身及面部红斑、皮疹，唯口周不受侵犯，谓之“环口苍白圈”。

【槽形征】 性病性淋巴肉芽肿中期，腹股沟淋巴结肿大，腹股沟韧带可将肿大的淋巴结分隔，形成中间凹陷的条状沟槽，故称为槽形征（groove sign）。亦见于软下疳所致的淋巴结体征。

【刺激后蠕动】 用冰块或针尖等刺激皮损，皮损可发生收缩或缓慢的蠕动，是平滑肌瘤的特有表现。

【醋酸白试验】 用5%醋酸溶液涂于皮损及周围的皮肤黏膜，1分钟后可见人乳头状瘤病毒感染部位变白，常用于尖锐湿疣的诊断及亚临床感染的确定。

【顶针状甲】 指（趾）甲上出现较多针头大点状凹陷，形成顶针状外观，是银屑病患者甲损害的症状之一。

【冻疮样痣】 血管角化瘤的一种。常见于指（趾）背，手背，多发生在冻疮之后，呈针头至绿豆大的暗红色、角化性斑丘疹。

【多菌型麻风】 麻风的分类方法很多，为了联合化疗的方便，近年来倾向将麻风分为多菌型麻风（multibacillary）和少菌型麻风（paucibacillary）。多菌型麻风包括瘤型、界线类偏瘤型、中间界线类，细菌密度指数≥2。

【恶性红斑】 皮肌炎合并恶性肿瘤时，红斑损害明显而广泛，称恶性红斑（malignant erythema）。

【帆布椅征】 丘疹性红皮病的一种特征性皮损。1984年由日本学者太藤首报。皮疹为孤立扁平的红色丘疹，周围为正常皮纹包绕，形成特征性条纹，丘疹之间的皮纹仍为正常肤色，似砖墙样外观，称为帆布椅征（deck - chair sign）。

【狒狒综合征】 即baboon syndrome。为系统性接触性皮炎皮损的一种特殊分布形态，皮损发生在股内侧、阴囊、腹股沟。皮疹为紫红色至淡红色斑。

【郝秦生齿】 见于晚期先天梅毒。上门齿呈螺丝刀状，即上宽下窄，咬合面中央有半月形缺损。为晚期先天梅毒的永久性标志（permanent stigmata）。

【郝秦生三征】 即郝秦生齿、实质性角膜炎、神经性耳聋。

【黑皮哮喘】 慢性哮喘患者急性发作前3～4天，皮肤出现弥漫性色素沉着，可见色痣变大、数目增多者，称为黑皮哮喘（melanodermic asthma）。

【红斑灼痛病】 原称红斑性肢痛病（erythromelalgia）。因仅描述了红斑和疼痛，故近被红斑灼痛病（erythermalgia）所取代。因后者描述更贴切，患者常有灼热性疼痛，局部温度升高，该病常由热诱发且对热不耐受。

【糊口现象】 男性淋病患者脓性分泌物封堵尿道口的现象，多见于早晨排尿前。

【徽章样斑】 中间界线类麻风的特征性皮损之一。皮损表现象徽章样或靶子，又称为靶形斑。

【吉海反应】 Jarisch - Herxheimer reaction的译文，是梅毒及血吸虫病治疗过程中出现的严重反应，可能是机体对大量死亡病原体释放物的反应。有高热、原皮损加剧及其他症状加重等表现。

【机械性紫癜】 又称血管内压增高性紫癜。常见于剧烈咳嗽、呕吐、哭闹、分娩及便秘等屏气动作后，面、颈、眼结膜及胸部等处出现紫癜皮疹。

【降级反应】 麻风患者细胞免疫的增强或减弱而发生的反应，细胞免疫力降低称为降级反应，反之则称为升级反应。是麻风病情不稳定的表现。主要发生在界线类和部分结核样型麻风患者。

【寄生性色素缺乏】 见于花斑癣患者皮损局部的色素减退。可能与糠秕马拉色菌本身可滤过紫外线，或病原体产生壬二酸物质干扰了黑素细胞的活性有关，称为寄生性色素缺乏（achromia parasitica）。

【进行性种痘症】 接种牛痘后，接种部位不能愈合，继续向周围扩展，或导致病毒血症而致皮损泛发，见于严重体液和细胞免疫功能低下者。

【结节性硬化三联症】 指结节性硬化患者常见的3个主要症状，即智力低下、癫痫和皮脂腺腺瘤。其实还有鲛鱼皮斑、叶状白斑、甲周纤维瘤，亦是结节性硬化的常见症状。

【惊叹号发】 见于斑秃、全秃和普秃患者。易松动和拔出的头发置于显微镜下，可见毛干近端萎缩，呈上粗下细的惊叹号状。

【空白区】 斑块或浸润性皮损中央出现空白区，又称“打洞区”，皮损内缘清楚，外缘可清楚或不清楚。是中间界线类麻风的特征性皮损之一。

【口香糖试验】 近有学者用含有柠檬的口香糖测试唾液腺功能，结果患者组 10 分钟后的唾液量为正常人的 1/3。用于干燥综合征的辅助诊断。简便、易行。

【口周放射状纹】 又称口周放射状皲裂。见于先天性梅毒早期，常发生于口周，愈后留有放射状瘢痕，亦可发生于鼻腔和肛门周围，是永久性标记。口周放射状皲裂亦可发生于葡萄球菌性烫伤样综合征，并被认为有特殊的诊断意义。口周放射状纹尚见于红细胞生成性原卟啉症，不过放射状纹是萎缩性的，又称假性皲裂。另外，成人早老症口周的皱纹也可呈放射状。

【盔甲癌】 转移性恶性肿瘤的一种特殊表现。可形成弥漫性、坚硬如皮革的巨大斑块，状若盔甲，故称盔甲癌（carcinoma en cuirasse）。

【狼疮发】 指 SLE 时前额发际线下降，发变短且长短不齐，干燥、变脆、失去光泽，容易拔脱，称狼疮发（lupus hair）。

【硫磺颗粒】 放线菌病的皮损形成脓肿、窦道可排出坚硬的分叶小颗粒，即硫磺颗粒，组织病理亦可找到，是确诊放线菌病的依据。

【螺旋发】 坏血病早期有毛囊口扩大、角化及角栓形成，角栓下毛囊内有鹅颈样卷曲的毛发，谓之螺旋发（corkscrew hairs）。

【氯化乙烯病】 发生在氯化乙烯制造业工人的职业病，典型表现为雷诺现象、硬皮病样皮损和末节指骨溶解，故又称肢端骨质溶解症。需与硬皮病相鉴别。

【麻疹样荨麻疹】 遗传性家族性荨麻疹的新称谓。表现出生时即发生皮疹，无间歇期。皮疹为稍高起的较红颜色的风团，但无瘙痒。1977 年有学者认为，称麻疹样荨麻疹为宜。

【慢性女阴营养不良】 原称女阴白斑病变，泛指一组女阴皮肤、黏膜色素变白的疾病，并认为癌变率很高。但近年研究证明，大多为非癌前病变，故 1975 年国际女阴病研究会将其改称为慢性女阴营养不良（chronic vulvar dystrophy）。

【毛囊阻塞三联征】 同一患者患有化脓性汗腺炎、聚合性痤疮和脓肿性穿掘性毛囊周围炎时，称为毛囊阻塞三联征（follicular occlusion triad）。

【毛状白斑】 又称口腔病毒性白斑、口腔扁平湿疣。是艾滋病患者早期的特异性症状，发生率在 20% 以上，表现为发生于舌侧缘和口腔黏膜的毛状白色斑块。一组 80 例无艾滋病症状的口腔毛状白斑患者，血清 HIV 检测阳性率达 99%，7.5 个月后 28 例出现了典型的艾滋病症状。

【米老鼠样外貌】 Cockayne 综合征的特殊外貌。四肢细长伴不成比例的大手、大足，两耳大而高耸，呈米老鼠（mickey mouse）样外观。

【母斑】 又称为先驱斑（herald patch），是玫瑰糠疹中较有诊断价值的皮损。

【摩擦性黑变病】 又称尼龙浴巾黑变病、骨隆起部皮肤异常色素沉着。1980 年左右由日本学者发现并命名，系长期使用尼龙浴巾、尼龙刷等摩擦引起的色素沉着斑。后来发现本病的真皮乳头层有灶性淀粉样物质沉积，故中国有学者提出摩擦性皮肤淀粉样变病（friction amyloidosis）之病名。

【黏液脓性宫颈炎】 子宫颈感染沙眼衣原体后，出现宫颈管黏液脓性分泌物，宫颈充血、水肿，脆性增加，有时可见特征性的肥大性滤泡状外观，称黏液脓性宫颈炎（mucopurulent cervicitis）。

【鸟样外貌】 成人早老症的特征性外貌。鼻尖变细形成钩状，眼部结缔组织萎缩致眼球突出，耳皮肤萎缩致耳变小，呈鸟样外观。

【捏挟紫癜】 见于原发性皮肤淀粉样变病，其典型皮损之一是紫癜，与皮肤血管壁有淀粉样蛋白沉积导致血管脆性增加有关，主要发生于面部，尤其是眼睑与眶周，轻微外伤即易诱发，故称为捏挟紫癜（pinck purpura）。

【脓湖】 针头至绿豆大的脓疱互相融合成大片的比喻，常见于疱疹样脓疱病、泛发性脓疱型银屑病等。常伴有高热等全身症状。

【拍红性面颊】 双侧面颊发生片状水肿性红斑，蝶形分布，边界截然，局部皮肤温度增高，无鳞屑，伴有瘙痒或烧灼感，犹如巴掌拍打引起的红斑，故称拍红性面颊（slapped cheek）。是传染性红斑特征性皮损。

【佩刀胫】 胫骨中部增厚、向前隆起，呈佩刀状，是晚期先天梅毒硬化性骨损害的特征性改变。

【皮肤划痕征】 患者皮肤对外来机械性刺激的生理反应性增强，通常在划痕的数分钟内出现条索状、水肿性隆起，可于数分钟内消退，是荨麻疹的一型。划痕后6～8小时出现皮损，并持续24小时以上者称为延迟性皮肤划痕征。

【皮肤石】 又称表皮下钙化结节。以往曾将其归入特发性皮肤钙沉着症，但国际皮肤病理权威Lever则将其单独加以描述。国内曹元华1985年曾报告1例发生于下眼睑的患者，并得到Lever的认可。

【苹果酱结节】 寻常狼疮的典型性皮损。用玻片按压隆起、柔软的红褐色或棕褐色结节，颜色可改变为淡黄色或黄褐色，如苹果酱颜色，故名。

【纤维组织形成性脂膜炎】 继发于静脉曲张所致的静脉炎及其周围炎，脂膜炎及脂肪细胞变性、坏死之后，发生纤维组织增生，导致皮下硬结或硬化性斑块。见于淤积性皮下硬化症。

【轻拉实验】 用手指抓住一些头发轻轻牵拉，可见较多头发脱落（正常人仅有1～2根脱落），称为轻拉试验阳性，常见于斑秃、休止期脱发及药物性脱发。

【妊娠性肉芽肿】 可能是化脓性肉芽肿的一个异型，其临床表现与化脓性肉芽肿几乎相同。常见于妊娠的30周以后，皮损突然出现，且迅速增大，好发部位为齿龈、口腔黏膜、指腹、上唇、颊部、鼻背。分娩1～2个月内消退。

【乳房下皱褶部癌】 可为乳腺癌的最早表现，是1978年报告的乳腺癌的一种新类型。在乳房的皱褶部位出现隆起、硬化性结节，中央可发生破溃。

【三色白癜风】 据认为是活动期白癜风的一个变型。临床表现大致可分为4种：①单块皮损与周围正常皮肤形成典型三色性，即皮损中央呈纯白色，周围绕以乳白色中间带，周边是外观正常皮肤；②在正常肤色皮肤上，部分皮损呈纯白色，部分呈乳白色；③在正常肤色皮肤上，纯白色与乳白色皮损混杂、交织存在；④乳白色中间带不是围绕在纯白色皮损周围，而位于纯白色皮损的某一侧边缘。组织病理主要改变为：银染色可见从正常皮肤、乳白色中间带至纯白色皮损，基底层黑素颗粒逐渐减少至完全消失。曹元华等国内首报20例。

【三联反应】 对组胺实验正常人的皮肤反应，即皮内注射组胺后，约半分钟后出现第一个小红斑，再过半分钟后出现第二个大红斑，最后红斑中央出现风团，称三联反应，表明局部皮肤的神经功能正常。而麻风皮损末梢神经受累，所支配的血管不能扩张，故无第二个红斑出现，称为三联反应完整。

【三廓症状】 疣状皮肤结核的特征性皮损表现。皮损发展过程中，损害中央疣状增殖逐渐变平，留有萎缩性瘢痕而自愈，而周边皮损继续向外扩大，外围则绕以红晕，形成中间瘢痕、疣状边缘、周围红晕的三廓现象。

【少菌型麻风】 为了联合化疗的方便，近年来倾向将麻风分为多菌型麻风（multibacillary）

和少菌型麻风（paucibacillary）。少菌型麻风包括中间界线类偏结核型、结核样型及未定类麻风，细菌密度指数≤2。

【石棉疣】 接触石棉或玻璃纤维工人的职业性皮肤病。表现为刺入皮肤局部形成谷粒至绿豆大类似寻常疣的皮损，但有压痛，不易自愈。

【砷黑变病】 慢性砷中毒的皮肤表现之一。躯干、四肢弥漫性褐色色素沉着，杂有色素脱失斑，称为砷黑变病。

【手足凹坑】 凹坑见于痣样基底细胞癌综合征患者的掌跖，可能是表皮内基底细胞癌。有学者观察到约70%的痣样基底细胞癌综合征患者有凹坑，认为是该病的特征性皮损。

【探针贯通现象】 寻常狼疮结节隆起、柔软、表面薄嫩，用探针检查时，极易刺入、贯通及出血，称为探针贯通现象。

【蜗牛爬行痕迹样溃疡】 二期梅毒口腔黏膜的一种特殊形态。软腭及咽部黏膜出现不规则条索状、无痛性溃疡，称蜗牛爬行痕迹样溃疡（snail - tract ulcer）。

【涡纹癣】 叠瓦癣的别称。因皮损呈多环形、多重同心圆形，而形成涡纹状而得名。

【五彩纸屑样色素沉着】 慢性砷中毒时，除多种角化性皮损、弥漫性褐色色素沉着并杂有色素脱失斑外，脐部五彩纸屑样色素沉着更是慢性砷中毒的典型佐证。

【细菌密度指数】 各查菌部位细菌计数“+”号的总合，除以查菌部位总数得出的数值，用来评价麻风杆菌感染的程度及药物疗效等。

【细菌的形态指数】 是细菌密度检查中完整菌，除以观察到的细菌总数得到的数值，亦用于评价麻风杆菌感染的程度及药物疗效等。

【显微镜性皮肤病】 是糖尿病患者皮肤外表虽无皮损，但组织学上却可见小血管病变，主要是糖蛋白沉积在毛细血管基底膜上，故称为显微镜性皮肤病（microscopic dermopathy）。表明糖尿病性微血管病变的广泛性。

【锌耗竭综合征】 长期接受静脉内输注营养者，可出现与肠病性肢端皮炎患者相似的临床生化学改变，称为锌耗竭综合征（zinc depletion syndrome）。

【性病恐怖】 顾名思义，是非性病患者深信自己患有性病的一种无法解脱的恐怖，不能接受任何关于实验室检查结果正常的结论，反复求医，难以自拔。谓之性病恐怖（venereophobia）。是一种强迫观念、心理问题。

【荨麻疹性瘙疮】 一种特殊类型的神经症性表皮剥脱。患者常有神经症的症状，且背、肩、面、颈及胸部可出现小风团及痒疹样丘疹，自觉瘙痒。由于经常搔抓致表皮剥脱、色素沉着及浅表瘢痕形成。常见于中年妇女，月经期周期性发作或加重。

【延缓苍白现象】 用1∶1万乙酰胆碱0.1ml注射于皮内，正常人15秒后可出现局部潮红、多汗和鸡皮样外观，持续4~5分钟后消退，而特应性皮炎患者在皮试后3~5分钟，于注射部位周围出现苍白区，并可持续15~30分钟，即延缓苍白现象。有统计，约70%的特应性皮炎患者有此现象。认为与患者血管功能失调、反应异常有关。

【烟酸缺乏三联征】 是指烟酸缺乏症典型的三种症状：暴露部位的皮肤损害、消化道症状和神经系统症状，即皮炎、腹泻和痴呆三联征。其实发生痴呆者甚少。

【叶状白斑】 1~3cm长的柳叶状或卵圆形白斑，是结节性硬化症特征性的最早期皮损，统计其发生率高达90%。可在尚无本病其他症状之前的婴儿期出现，若同时伴有原因不明的抽搐，则高度提示将来会逐渐出现结节性硬化症的其他症状。

【阴囊舌】 舌背出现许多形状不规则的沟纹，使舌形成面脑回状，犹如阴囊皱襞，故名。多见于遗传、发育缺陷、黏液性水肿患者及B族维生素缺乏、泛发性脓疱型银屑病等。

【痒疹性横痃】 严重的慢性痒疹可伴有颈部、腋下、肘部及腹股沟淋巴结肿大，腹股沟的淋巴结可达核桃至鸡蛋大，特点是无红肿、疼痛及化脓，谓之痒疹性横痃（prurigo bubo）。

【疑病症综合征】 是指汗臭症恐怖、寄生虫病妄想和畸形体妄想的总称，青年男性多见，可能是精神分裂症的早期表现或症状。

【乙醛综合征】 在吸入而非饮用乙醇，接触化学品三氯乙烯、二甲基甲酰胺及甲硝哒唑和甲硝唑等之后，可出现面部灼热、全身潮红、头痛、恶心、出汗及昏厥等精神紊乱症状，称乙醛综合征（aldehyde syndrome）。

【蔗糖试验】 用蔗糖 0.8g 置于舌背中央，记录完全溶解的时间，大于 30 秒为异常，是测定唾液腺功能的一种试验，用于干燥综合征的诊断。较简便、实用。

（曹元华）

附录三　中文病名索引

G

H

I

J

Z

主要参考文献

1. Parish L C. Womenn's Dermatology. Parthenon. New York , 2001
2. Parish L C. Atalas of Womenn's Dermatology. Taylor & Francis. New York , 2006
3. Schwarzenberger K. Womenn's Dermatology. Dermatol Clin, 2006, 24 (2): 131 ~280
4. Burns T. Rook's Textbook of Dermatology. 7th ed. Blacwell Scienece. New york, 2004
5. Odom R. B. Anderew's Disease of the Skin Clinical dermatology. 9th ed. Philadelphia, WB Saunders, 2000
6. Wolff K. Fitzpatrick's Dermatology in General Medicin. 7th ed . McGraw - Hill. NewYork, 2008
7. 赵辨主编．临床皮肤病学．第3版．南京：江苏科学技术出版社，2001
8. 王侠生主编．杨国亮皮肤病学．上海：上海科学技术文献出版社，2005
9. 靳培英主编．皮肤病药物治疗学．北京：人民卫生出版社，2004
10. 张学军主编．现代皮肤病学基础．北京：人民卫生出版社，2001
11. 曹泽毅主编．中华妇产科学．第2版．北京：人民卫生出版社，2005
12. 徐增祥，史常旭主编．现代妇产科治疗学．北京：人民军医出版社，2002
13. 石一复主编．外阴阴道疾病．北京：人民卫生出版社，2005
14. 王家璧主编．阴部疾病与性病．北京：清华大学出版社，2005
15. 戚可名．女性美容整形外科学．北京：人民军医出版社，2001
16. 张晓梅．中国美．北京：新华出版社，2005
17. 文洁华．美学与性别冲突．北京：北京大学出版社，2005
18. 张玉能主编．美学教程．武汉：华中师范大学出版社，2005
19. 马飞主编．女性医疗保健宝典．第3版．青岛：青岛出版社，2006
20. 周艳萍．美容技巧．北京：中国中医药出版社，2002
21. 刘宜群主编．美容美发300问．北京：中国中医药出版社，2004
22. 王学民编译．秀发秀．上海：上海科技教育出版社，2002
23. 赵启明，邬成霖主编．皮肤美容外科学．杭州：浙江科学技术出版社，2003
24. 张敬东主编．皮肤美容治疗学．北京：北京科学技术出版社，2005
25. 郑荃主编．皮肤美容外科学．北京：人民军医出版社，2004
26. 刘玮，张怀亮主编．皮肤科学与化妆品功效评价．北京：化学工业出版社，2005
27. 中华皮肤科杂志，1998 ~2008
28. 临床皮肤科杂志，1998 ~2008
29. 中华妇产科杂志，1995 ~2004
30. 中国皮肤性病学杂志，1998 ~2008
31. 中国麻风皮肤病杂志，2000 ~2008
32. 国外医学皮肤性病学分册，1998 ~2006
33. 国外医学妇产科学分册，1995 ~2004